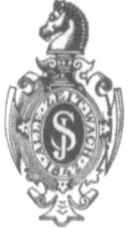

F. Grosse-Brockhoff

Pathologische Physiologie

Zweite Auflage

Unter Mitarbeit von

M. Bürger · S. Effert · G. Engstfeld · G. Gehrmann · H. Gillmann
U. Gleichmann · W. Herms · D. Koch · H. Kreuzer
F. Loogen · R. Mürtz · H. Odenthal · W. Rick · E. L. Schäfer
E. Schröder · A. Sturm jr. · E. Wetzels

Mit 376 Abbildungen

Springer-Verlag Berlin Heidelberg GmbH 1969

Professor Dr. F. Grosse-Brockhoff
Direktor der I. Medizinischen Klinik der Universität Düsseldorf

ISBN 978-3-642-87796-4   ISBN 978-3-642-87795-7 (eBook)
DOI 10.1007/978-3-642-87795-7

© by Springer-Verlag Berlin Heidelberg 1969
Ursprünglich erschienen bei Springer-Verlag Berlin Heidelberg New York 1969
Softcover reprint of the hardcover 2nd edition 1969

Library of Congress Catalog Card Number 77-77477.

Titel-Nr. 0337

Meinen Lehrern

PAUL MARTINI
Professor der Inneren Medizin an der Universität Bonn

und

HERMANN REIN
Professor der Physiologie an der Universität Göttingen

in Dankbarkeit und Verehrung

Vorwort

In kaum einem Gebiet der Medizin dürfte sich der rasante Fortschritt der Neuerkenntnisse der letzten Jahrzehnte deutlicher widerspiegeln als in der Physiologie und Biochemie, die beide einen wesentlichen Schlüssel zum Verstehen krankhafter Vorgänge bilden. War schon bei der 1. Auflage des Buches für *einen* Autor die Grenze der gedanklichen Beherrschung und damit der Darstellbarkeit des ungemein angewachsenen Stoffes erreicht, so galt dies um so mehr für eine Neuauflage. Eine moderne Gestaltung, die dem derzeitigen Wissensstand entspricht, ließ sich nur durch eine Aufteilung verschiedener Gebiete auf eine Reihe von Autoren erreichen. Auf der anderen Seite galt es jedoch zu verhindern, daß die Einheitlichkeit der Darstellung durch die ungeheure Vielseitigkeit des Stoffgebietes und die unübersehbare Fülle der Detailerkenntnisse gesprengt wurde. Durch die Mitarbeit von 17 ehemaligen und derzeitigen Schülern, die auf den verschiedenen Gebieten eine Reihe von Jahren gearbeitet haben bzw. als Experten ausgewiesen sind, wurde dem derzeitigen Wissensstand Rechnung getragen. Auch wurde es durch die große Bereitschaft der Mitarbeiter, sich auf die Gesamtkonzeption des Buches einzustellen und sich in der Darstellung erhebliche Beschränkungen aufzuerlegen, möglich, dem Leser eine einheitliche und gestraffte sowie übersichtliche Darstellung des so vielschichtigen Gebietes in einem Band an die Hand zu geben.

Vordergründig und wegweisend für die pathophysiologische Darstellung sind deren Bezüge zu den jeweiligen Krankheitsbildern. Die Schwerpunkte sind insbesondere auf jene Bereiche der inneren Medizin gelegt, die in den klinischen Lehrbüchern nicht entsprechend abgehandelt werden, deren Kenntnis für das Verstehen krankhafter Funktionen jedoch unerläßlich ist.

Aufbau und Gliederung entsprechen im wesentlichen der 1. Auflage. Auf das Kapitel Animalisches Nervensystem wurde verzichtet, da eine Darstellung, die den modernen Belangen gerecht würde, den Raum eines eigenen Buches in Anspruch nehmen würde. Das vegetative Nervensystem wurde nicht mehr in einem gesonderten Kapitel abgehandelt, sondern den jeweiligen Abschnitten zugeordnet. Das gleiche gilt für die Vitamine. Die Problematik des tumorösen Wachstums hat solche Dimensionen angenommen, daß sie derzeit in einem Lehrbuch der Pathologischen Physiologie sicherlich nur noch sehr unvollkommen dargestellt werden könnte. Überdies findet das Wissensnotwendige auf diesem Sektor in den Lehrbüchern der Pathologie entsprechende Berücksichtigung.

Das fast völlig neu geschriebene Buch wendet sich in erster Linie an den Studenten der klinischen Semester. Es verfolgt nicht den Zweck, ein reines Examenswissen des umfangreichen Stoffgebietes zu vermitteln. Vielmehr soll es ihm einen systematischen Überblick über die vielfältigen und ineinandergreifenden Störungen der Funktionssysteme in physiologischer und biochemischer Sicht geben. Auch dem berufstätigen Arzt soll die Neuauflage einen Überblick über den derzeitigen Stand unseres Wissens in der für sein therapeutisches Handeln wichtigen pathophysiologischen Analyse der Krankheitsbilder vermitteln. Dem jungen medizinischen Forscher und dem Biologen, für den die Medizin als Grenzgebiet Bedeutung hat, soll das Buch helfen, sich über die ihm begegnenden Grenzprobleme kurz zu informieren, ihm aber auch zu zeigen, wieviel ungelöste Fragen es noch zu bearbeiten gibt.

Außer den Mitarbeitern, deren jeweilige Autorenschaft im Inhaltsverzeichnis aufgeführt ist, habe ich meinem Freunde, Professor Dr. W. SCHOEDEL, Göttingen, zu danken, daß er es mir bei der Darstellung der Kapitel „Herz und Kreislauf" freistellte, auf unsere gemeinsam verfaßten Artikel im Handbuch der Allgemeinen Pathologie und im Handbuch der Radiologie zurückzugreifen und auch seine Textteile mit zu verwenden. Meinem langjährigen Mitarbeiter, Professor Dr. D. AMELUNG, Darmstadt, schulde ich für seine entscheidende Hilfe, die er mir bei der Abfassung der Kapitel „Kohlenhydrat-, Fett- und Lipoidstoffwechsel" zuteil werden ließ, besonderen Dank. Den Kollegen, Professor Dr. R. MÜRTZ, Dr. CH. BESUCH und Dr. A. BODE danke ich für ihre wesentliche Hilfe bei der Erstellung des Sachverzeichnisses. Herrn Dr. H. GÖTZE und den Mitarbeitern des Springer-Verlages, insbesondere Frau TH. DEIGMÖLLER, spreche ich für ihre große Förderung und Unterstützung bei der Herstellung der Neuauflage meinen Dank aus.

Düsseldorf, im Februar 1969   F. GROSSE-BROCKHOFF

Inhaltsverzeichnis

Mitarbeiterverzeichnis

BÜRGER, M., Dr.,
Medizinische Klinik des Elisabethenstiftes,
6100 Darmstadt, Landgraf-Georg-Str. 100

EFFERT, S., Prof., Dr.,
Abteilung Innere Medizin I der Medizinischen
Fakultät an der Rhein.-Westf. Technischen
Hochschule,
5100 Aachen, Goethestr. 27—29

ENGSTFELD, G., Dr.,
4000 Düsseldorf-Oberkassel, Adalbertstr. 4

GEHRMANN, G., Prof. Dr.,
Städtische Krankenanstalten,
Medizinische Klinik,
5600 Wuppertal-Barmen, Heußnerstr.

GILLMANN, H., Prof. Dr.,
Medizinische Klinik der Städtischen
Krankenanstalten
6700 Ludwigshafen, Bergmannstr. 1

GLEICHMANN, U., Priv.-Doz. Dr.,
Cardiologische Abt.
an der I. Medizinischen Universitäts-Klinik,
4000 Düsseldorf, Moorenstr. 5

GROSSE-BROCKHOFF, F., Prof. Dr.,
I. Medizinische Universitäts-Klinik,
4000 Düsseldorf, Moorenstr. 5

HERMS, W., Priv.-Doz. Dr.,
I. Medizinische Universitäts-Klinik,
4000 Düsseldorf, Moorenstr. 5

KOCH, D., Prof. Dr.,
I. Medizinische Universitäts-Klinik,
4000 Düsseldorf, Moorenstr. 5

KREUZER, H., Priv.-Doz. Dr.,
Cardiologische Abt.
an der I. Medizinischen Universitäts-Klinik,
4000 Düsseldorf, Moorenstr. 5

LOOGEN, F., Prof. Dr.,
Cardiologische Abt.
an der I. Medizinischen Universitäts-Klinik,
4000 Düsseldorf, Moorenstr. 5

MÜRTZ, R., Prof. Dr.,
I. Medizinische Universitäts-Klinik,
4000 Düsseldorf, Moorenstr. 5

ODENTHAL, H., Prof. Dr., Marienhospital,
4650 Gelsenkirchen, Kirchstr. 36

RICK, W., Prof. Dr.,
I. Medizinische Universitäts-Klinik,
4000 Düsseldorf, Moorenstr. 5

SCHÄFER, E. L., Prof. Dr.,
Städtische Krankenhaus-Anstalten,
6630 Saarlouis

SCHRÖDER, E., Dr.
I. Medizinische Universitäts-Klinik,
4000 Düsseldorf, Moorenstr. 5

STURM, A., jr., Priv.-Doz. Dr.,
I. Medizinische Universitäts-Klinik,
4000 Düsseldorf, Moorenstr. 5

WETZELS, E., Prof. Dr.,
I. Medizinische Universitäts-Klinik,
4000 Düsseldorf, Moorenstr. 5

Blut

I. Biochemie und Kinetik der Erythrocyten

Jahrzehntelang wurde der Erythrocyt als ein einfaches protoplasmatisches Teilchen aufgefaßt, das wegen seiner Kernlosigkeit, seiner minimalen Atmung und seines hohen Hämoglobingehaltes (95% der Trockensubstanz) lediglich als Transportvehikel für Sauerstoff angesehen wurde. Erst neuere Befunde über Konservierungsmethoden für Erythrocyten haben ergeben, daß auch im Erythrocyten ein nicht unbeträchtlicher Energiestoffwechsel vor sich geht, der ausschließlich an den Nichthämoglobinanteil des Erythrocyten (5% der Trockensubstanz) gebunden ist. Die freiwerdende Energie gewährleistet während der relativ langen Lebensdauer (120 Tage) und den damit verbundenen weiten Transportwegen vielfache Erythrocytenfunktionen (Aufrechterhaltung von optimalen osmotischen Bedingungen; Erhaltung der discoidalen Form gegenüber Kräften, die zur Sphärocytose tendieren; Gewährleistung der Semipermeabilität der Membran mit aktivem Transport von Kalium in die Zelle sowie Natriumtransport aus der Zelle, Erhaltung eines Methämoglobin reduzierenden Systems).

Da der Erythrocyt kein Glykogen enthält, ist für die Aufrechterhaltung des Energiestoffwechsels ein konstanter Zustrom von Glucose erforderlich, deren enzymatischer Abbau über den anaeroben *Embden-Meyerhof-Cyclus* (Abb.1) (etwa 90%) oder den oxidativen *Pentose Monophosphat-Cyclus* (Abb. 2) (etwa 10%) den Hauptenergielieferanten darstellt. Unter normalen Bedingungen beträgt die Glykolyserate in den roten Blutkörperchen 0,3—0,4 mg/100 ml Zellen je Std. Als Endprodukt des anaeroben Glucosestoffwechsels entsteht durch Reduktion von Brenztraubensäure Milchsäure, die aus dem Erythrocyten diffundiert. Ein Abbau der Brenztraubensäure über den Citronensäurecyclus ist im Erythrocyten nicht mehr möglich. Der eigentliche Energielieferant des anaeroben Glucoseabbaus ist Adenosin-triphosphat (ATP). Ein Absinken der ATP-Konzentration unter 50% des Normalwertes führt zu Veränderungen der Zellstruktur mit konsekutiver Hämolyse. Das klinische Beispiel hierfür sind die genetisch determinierten Enzymopathien bei hereditärer nichtsphärocytischer hämolytischer Anämie (s. S. 27).

Der mit 10% nur relativ geringe Abbau der Glucose über den Hexose-Monophosphat-Cyclus dient vor allem dem Elektronentransport im Rahmen der biologischen Oxydation; d. h., der Wechsel in der Wertigkeit des Eisenatoms erfolgt über das System Methämoglobin Hämoglobin, der durch spezifische Methämoglobinreduktase katalysiert wird (Abb. 3). Dabei existieren zwei Reduktasen, nämlich ein NADP reduzierendes nicotinsäureamiddinucleotidphosphatabhängiges Enzymsystem und NADPH oxidierendes nicotinsäureamiddinucleotidphosphatabhängiges System. Letzteres Enzymsystem nimmt insofern eine Sonderstellung ein, als NADPH auch an der Aufrechterhaltung der Konzentration von reduziertem Glutathion (GSH) aus oxydiertem Glutathion (GSSH) mitwirkt. Dieses reduzierte Glutathion nimmt wiederum eine zentrale Schutzfunktion gegenüber einem oxydativen Abbau des Hämoglobins durch Peroxydasen ein.

In der Klinik ist die Stellung des NADPH-abhängigen Methämoglobinreduktase-Systems am Beispiel der Fava-Hämolyse besonders deutlich ersichtlich. Bei dieser erblichen Enzymopathie liegt ein Mangel an Glucose-6-Phosphat-Dehydrogenase (G-6-PDH) vor (s. S. 29). Letzteres Ferment ist unter anderem mitverantwortlich für die Neubildung von NADPH. Bei Mangel an G-6-PDH tritt somit nicht nur ein Mangel an NADPH ein, sondern auch ein Mangel an NADPH-abhängigem GSH sowie eine Inaktivität der NADPH-abhängigen Methämoglobinreduktase. Die Folge ist eine verminderte Schutzfunktion der GSH gegenüber einem oxydativen Abbau des Hämo-

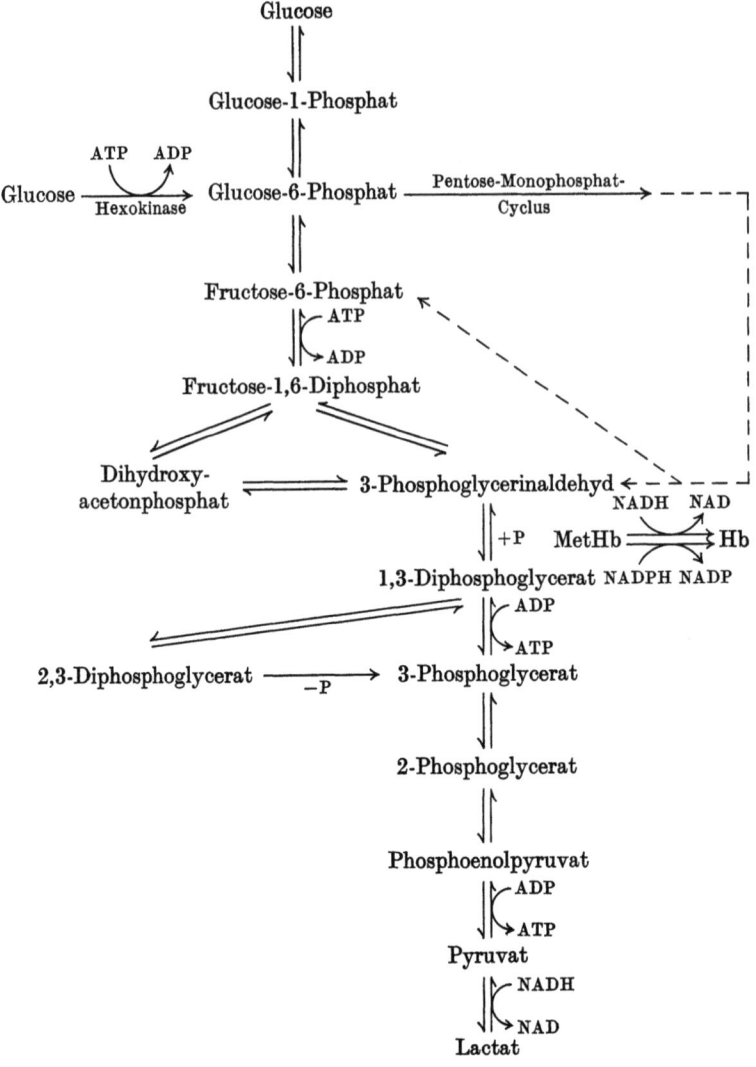

Abb. 1. Erythrocytärer Embden-Meyerhof-Cyclus

gobins durch Peroxydasen und eine Anhäufung von Methämoglobin mit konsekutiver Heinz-Körper-Bildung und Hämolyse.

Eiweiß- und Lipoidstoffwechsel sind im Erythrocyten offenbar nur minimal. Reife Erythrocyten können Aminosäuren nicht mehr komplett zu Proteinen synthetisieren. Das von den Erythroblasten mitgegebene Hämoglobin kann von zirkulierenden Erythrocyten nicht mehr synthetisiert werden. Lipoide und Mukoproteide sind fast ausschließlich in der Zellmembran lokalisiert und zeigen keinen aktiven Stoffwechsel. Auch scheinen keine Beziehungen zwischen Lipoid- und Kohlenhydratstoffwechsel zu bestehen, da der zirkulierende Erythrocyt keine α-Glycerinphosphatdehydrogenase enthält und keine C_2-Körper bilden kann. Der besondere Aufbau der Erythrocytenmembran

beruht auf der hydrophilen (polaren) oder hydrophoben (nichtpolaren) Struktur der Phosphatide, der terminalen Stellung von Neuraminsäure und der zentralen Anordnung von Elanin (Abb. 4). Diese Bausteine sind mosaikförmig zusammengesetzt. Dazwischen sind positiv geladene Poren ausgespart. Diese Membranstruktur gewährleistet eine freie Permeabilität für Wasser und Anionen, eine selektive Permeabilität für Kationen und eine Nichtpermeabilität für Hämoglobin. Die äußere Mucopolysaccharidschicht mit terminaler Neuraminsäure bedingt die negative Ladung der Erythrocyten; während die Elaninschicht stabilisierende Eigenschaft hat.

Für die Klinik ist es von großer Bedeutung, daß eine enzymatische Erschöpfung des Energiestoffwechsels für die normale Alterung der

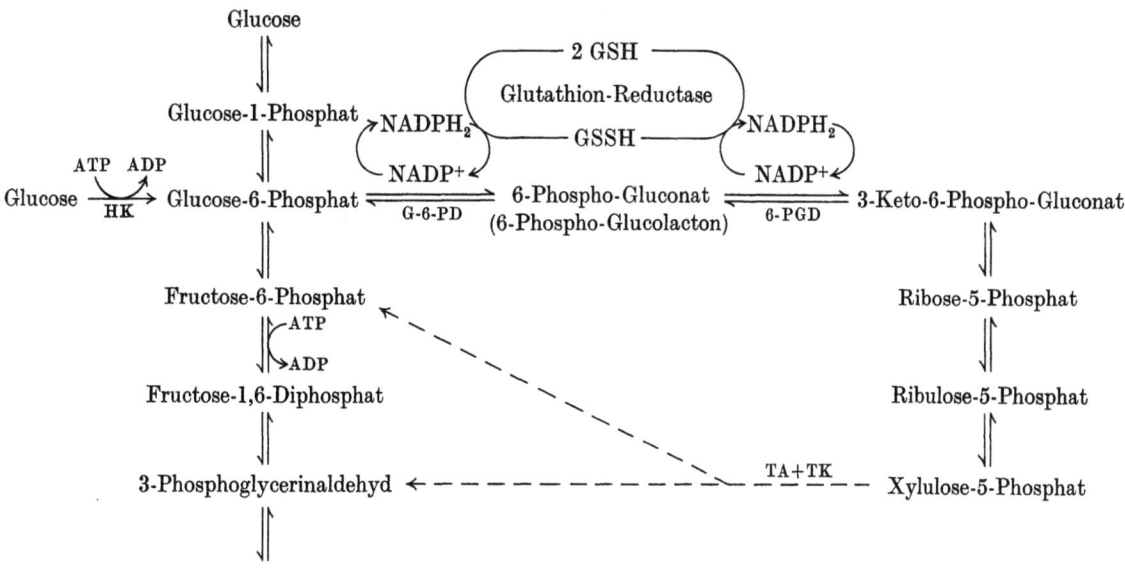

Abb. 2. Erythrocytärer Pentose-Monophosphat-Cyclus (GSH reduziertes Glutathion; GSSH oxydiertes Gluta-thion; NADPH reduziertes Nicotinsäureamid-Dinucleotidphosphat; NADP oxydiertes Nicotinsäureamid-Dinucleotidphosphat; G-6-PD Glucose-6-Phosphat-Dehydrogenase; 6-PGD 6-Phosphogluconat-Dehydrogenase; TA Transaldolase; TK Transketolase)

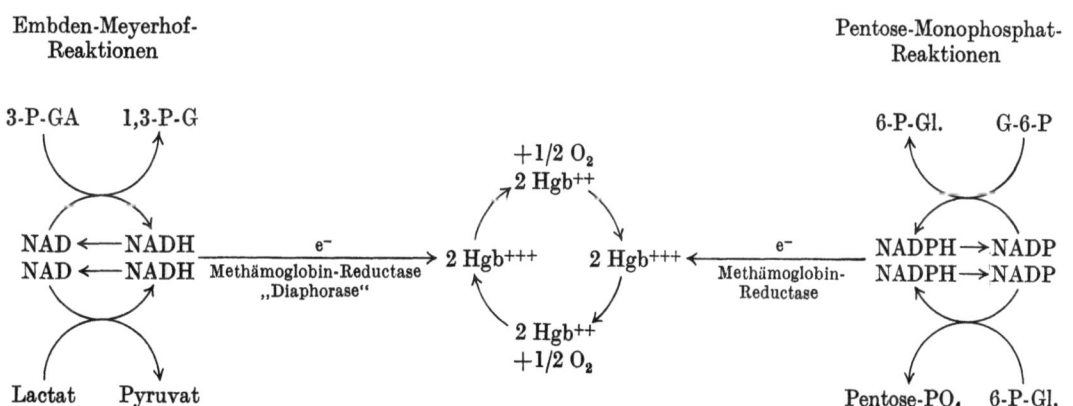

Abb. 3. Erythrocytäre Methämoglobin-Reduktions-Reaktionen (3-P-GA 3-Phosphoglycerinaldehyd; 1,3-PG 1,3-Diphosphoglycerat; NADPH reduziertes Nicotinsäureamid-Dinucleotidphosphat; NADP oxydiertes Nicotinsäureamid-Dinucleotidphosphat; 6-P-Gl 6-Phosphogluconat; G-6-P Glucose-6-Phosphat)

Erythrocyten verantwortlich ist, daß anderer-seits auch hereditäre enzymatische Störungen des erythrocytären Glucosemetabolismus be-stimmte hämolytische Anämien (hereditäre nichtsphärocytische hämolytische Anämie, Fava-Hämolyse) hervorrufen können. Die Konzentration bestimmter erythrocytärer Fer-mente — wie Glucose-6-Phosphat-Dehydro-genase, 6-Phosphorgluconatdehydrogenase und Phosphorhexose-Isomerase — ist in jungen Erythrocyten (Reticulocyten) wesentlich höher als in gealterten Erythrocyten. Dadurch er-klärt sich, daß mit zunehmender Alterung die Rückbildung von Methämoglobin und die

Regeneration des Energielieferanten ATP nicht mehr gewährleistet ist und der Erythrocyt schließlich nach einer Lebensdauer von etwa 120 Tagen zugrundegeht. Die unterschiedliche Konzentration von Glucose-6-Phosphat-De-hydrogenase in jugendlichen und gealterten Erythrocyten ist gleicherweise mit ein Grund für die Refraktärphase bei der Fava-Hämolyse (s. S. 30).

Alterung und endgültige Destruktion nor-maler Erythrocyten werden im wesentlichen durch 5 Faktoren bestimmt:

1. durch das glykolytische Energiepotential.
2. durch die Struktur und Funktion der Zell-

membran. 3. durch die Zellform. 4 durch die anatomische Struktur der Milz. 5. durch Phagocytose.

Die physiologische Zellalterung wird durch eine Reduktion der erythrocytären Glykolyse mit zunehmendem Inaktivitätsverlust einer Vielzahl von glykolytischen Enzymen eingeleitet. Daraus resultiert eine Verminderung der ATP-Konzentration mit deren Auswirkungen auf die Kationenpumpe und auf die Zellform. Gleichzeitig geht damit ein Anstieg der Methämoglobinkonzentration einher. Letztere ist

cyten) und Erythrocytenphagocytose (z. B. Phagocytosekapazität des RES) bestimmt werden. Der Milz selbst dürfte jedoch im Rahmen der normalen und auch der pathologischen Erythroklastose nur eine passive Bedeutung zukommen, dergestalt, daß metabolisch und membranös alternde Erythrocyten zur Kugelzellform tendieren und als solche in der Milz stagnieren, um danach durch Phagocytose abgebaut zu werden. Die Erythrostase in der Milz macht bestimmte Veränderungen in der Zelle als Prärequisit erforderlich, so z. B. Sphäro-

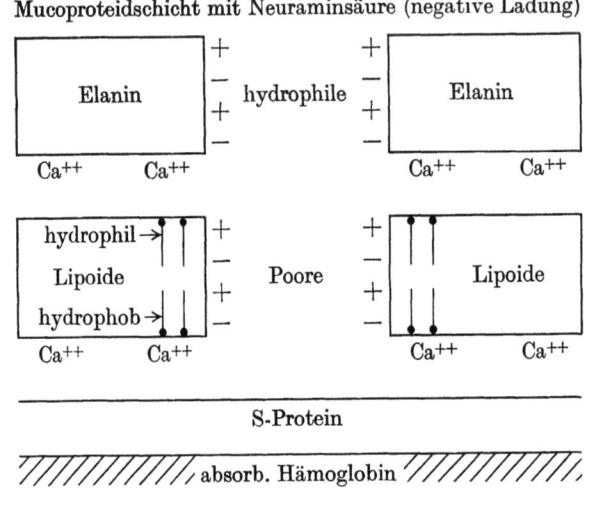

Abb. 4. Schematische Darstellung der Membranstruktur von Erythrocyten

Folge einer verminderten Methämoglobinreduktion mit Aktivitätsverlust der NADH$_2$-bildenden Reaktion. Dadurch kommt es zu einer Störung des Gleichgewichts zwischen reduziertem und oxydiertem Glutathion in alternden Erythrocyten und gleichzeitig zu einer Verminderung der Glutathion-Synthese. Da die Stabilität der SH-Gruppen des Hämoglobins und der SH-Enzyme der Membranproteine an die celluläre Konzentration von Glutathion gebunden ist, kommt es im Rahmen des altersbedingten Abfalls von Glutathion auch zu strukturellen Veränderungen des Hämoglobinmoleküls und zu Membranschädigungen.

Während die Zellalterung im wesentlichen somit durch biochemische und biophysikalische Einflüsse zustandekommt, ist die endgültige Destruktion ein primär cellulärer Vorgang, wobei Art und Ausmaß des Zelluntergangs durch Erythrocytenform (z. B. Sphäro-

cyten, Art und Ausmaß der Antikörperbeladung. Die selektive Stase von gealterten Erythrocyten in der Milz ist eng mit dem anatomischen Aufbau der Milz verknüpft. Die morphologische Besonderheit der Milz liegt in der Gefäßversorgung und im Reichtum an reticuloendothelialen Zellen. Die Funktion ist — örtlich verschieden stark ausgeprägt — durch Speicherung und Destruktion von Erythrocyten einerseits und Bildung von lymphoiden Zellen andererseits gekennzeichnet, wobei beim Menschen der Abwehrtyp aufgrund des geringeren Kapsel-Balken-Systems und der stärker entwickelten weißen Milzpulpa überwiegt (Abb. 5 und 6). Wahrscheinlich wird die Stagnation des Blutes in der Milz mit partieller Trennung in plasmatische und corpusculäre Bestandteile hämodynamisch bereits durch den rechtwinkligen Abgang der Balkenarterien eingeleitet. Im Bereich der terminalen arteriellen Strombahn, d. h., im Bereich der

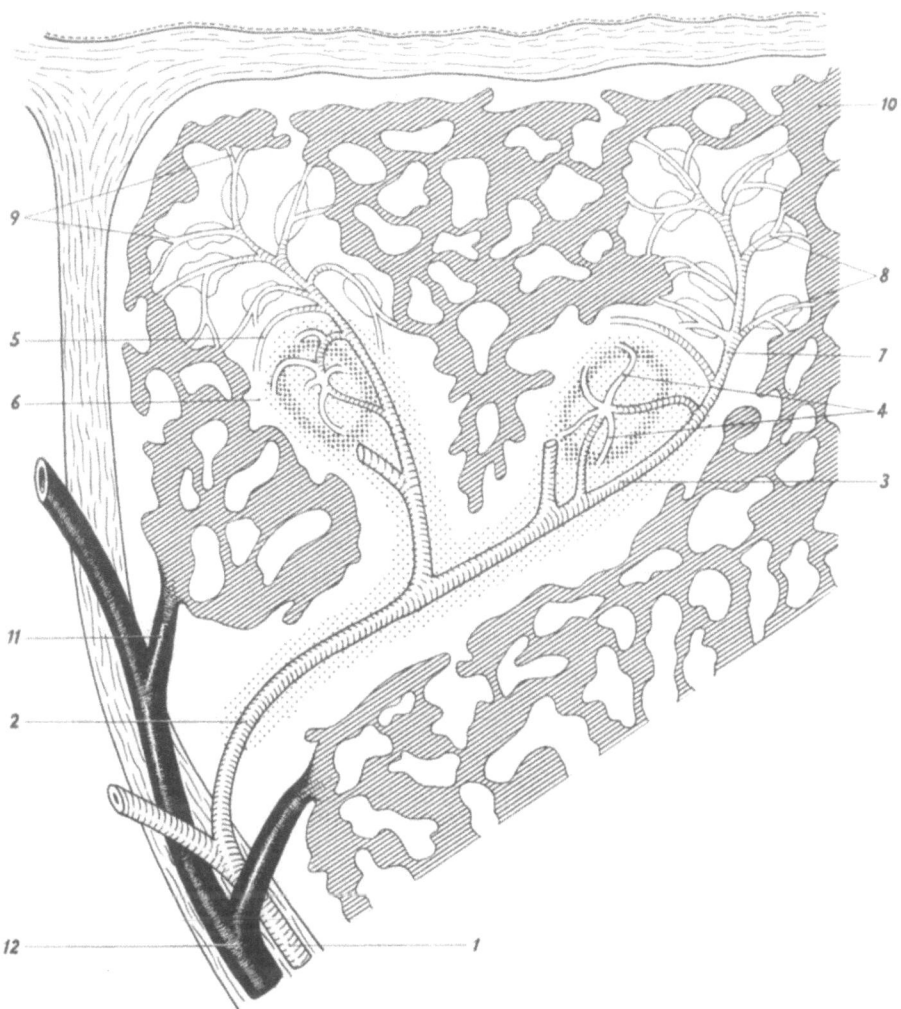

Abb 5. Kreislaufschema der menschlichen Milz. *Hell:* Arterien und arterielle Capillaren; *schraffiert:* Sinus; *dunkel:* Venen; *punktiert:* lymphatisches Gewebe der weißen Pulpa; *unmarkiert ausgespart:* Capillarhülsen und das übrige Reticulum der roten Pulpa. *1* Balkenarterie; *2* Lymphscheidenarterie; *3* Follikelarterie; *4* Follikelcapillaren; *5* Hofarterie; *6* Knötchenrandzone; *7* Pulpaarteriole; *8* Hülsencapillaren; *9* arterielle Endcapillaren; *10* Sinus; *11* Pulpavene; *12* Balkenvene. (Nach F. Tischendorf, Die Milz. Handb. d. mikr. Anatomie, Bd. VI/6, Berlin-Heidelberg-New York: Springer 1969)

Pulpa-Arteriolen und der Hülsencapillaren, werden alternierend wirksame Verschlußmechanismen gesehen, die zusammen mit den Sinusein- und -ausgängen und den die einzelnen sinusverbindenden „Reusen" entweder Stagnation (Speichersinus) oder Strömung (Stromsinus) des Blutes herbeiführen.

Die *Phagocytose* stellt offenbar die Hauptdestruktionsform von Erythrocyten dar. Zur Phagocytose von stagnierenden Erythrocyten ist die weiße Milzpulpa wegen ihres besonderen Reichtums an Reticulumzellen ganz besonders befähigt. Hieran scheinen die im Bereich der arteriellen Gefäßschleusen massierten Reticulumzellen der Schweiger-Seidelschen Capil-

larhülsen und die Reticulumzellen der Billrothschen Stränge besonders teilzunehmen. Die eigentliche Phagocytose wird möglicherweise durch eine Adhäsion von Erythrocyten an Phagocyten während der Erythrostase in Milz, Leber und Knochenmark eingeleitet. Möglicherweise verlieren alternde Zellen während des Zeitraums der Stase eine nekrotisierende Substanz, die eine Chemotaxis (Nekrotaxis) auf die benachbarten Phagocyten ausübt, so daß letztere ihre Pseudopodien auf die gealterte Zelle ausrichten und sie schließlich phagocytieren. Möglicherweise sind es die in den Granula von Phagocyten enthaltenen hydrolytischen Enzyme (Lysocyme), die die

Verdauung der phagocytierenden Zelle bewirken.

Bei einer Normalperson mit einem Körpergewicht von etwa 70 kg beträgt der Anteil des Knochenmarks etwa 3000 g (3,4—5,9% des Körpergewichts). Funktionell resultieren daraus etwa 25 mal 10^{12} Mill. Erythrocyten, was einer Hämoglobinmenge von rund 750 g entspricht. Bei einer Erythrocytenlebensdauer von 120 Tagen kann somit die tägliche Hämo-

unter Umständen voll kompensiert werden. Dieser Kompensationsvorgang geschieht durch eine Vermehrung der Erythroblasten im Knochenmark (erythroblastische Hyperplasie) und unter Umständen auch durch eine Volumenzunahme des erythropoetischen Markanteils (erythropoetische Invasion des Fettmarks). Maximal kann die erythropoetische Kapazität um das etwa 6fache gesteigert werden, so daß eine manifeste hämolytische An-

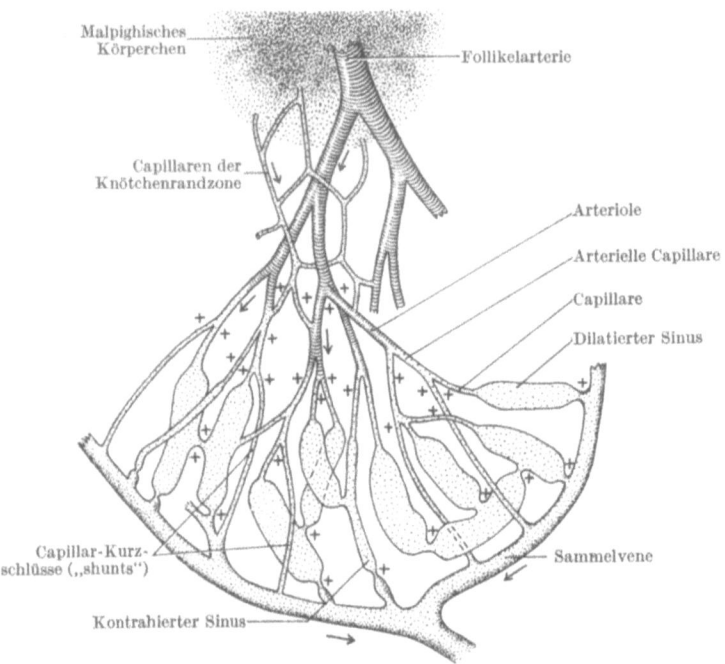

Abb. 6. Schema der verschiedenen Tätigkeitsphasen der Sinus. *Schraffiert:* Arterien und Arteriolen; *weit punktiert:* Capillaren und Sinus (neutrales Stromgebiet); *eng punktiert und schattiert:* Venolen und Venen; + alternierend tätige Verschlußmechanismen. (Nach F. TISCHENDORF, Die Milz. Handb. d. mikr. Anatomie, Bd. VI/6, Berlin-Heidelberg-New York: Springer 1969)

globinproduktion mit 6,25 g veranschlagt werden. Da zwischen Erythrocytenproduktion und -destruktion physiologischerweise ein Gleichgewicht besteht, muß auch die gleiche Hämoglobinmenge abgebaut werden, was einem täglichen Umsatz von 21 mg Eisen und 220 mg Bilirubin entspricht. Während das Eisen wieder reutilisiert wird (s. S. 324), erfolgt für Bilirubin und seine Abbauprodukte die Elimination über Galle, Stuhl und Urin (s. S. 351). Im Bedarfsfall — z. B. bei hämolytischen Erkrankungen, wo ein Verlust von Synthese-Material (z. B. Eisen) oder eine Hemmung des Snythesemechanismus im allgemeinen nicht vorliegt — kann die verkürzte Erythrocytenlebensdauer

ämie nur dann zu erwarten ist, wenn die Erythrocytenlebensdauer weniger als 20 Tage (120:6) beträgt.

Exakte Werte für die tägliche Produktionsrate und den Ort der Erythrocytenbildung können durch ferrokinetische Untersuchungen (s. S. 8) gewonnen werden. In Kombination mit der Ermittlung der Erythrocytenlebensdauer und im speziellen der Erythrocytenabbauorte (^{51}Cr-Methode, s. S. 25) lassen sich im Einzelfall Produktionsrate und Destruktionsrate quantitativ erfassen, wodurch unsere pathophysiologische Vorstellung bei unterschiedlichen hämatologischen Erkrankungen wesentlich bereichert worden ist.

II. Eisenstoffwechsel

Die Gesamteisenmenge eines normalen Erwachsenen beträgt rund 4,5 g. Davon ist der größte Teil an den Porphyrinring gebunden (Hämoglobineisen 3 g; Myoglobineisen 0,15 g) oder liegt in Form von Ferri-Hydroxyd-Einheiten als Speichereisen (Ferritin 0,7 ; Hämosiderin 0,6 g) vor. Demgegenüber ist der Anteil des Transporteisens (Transferrin = Fe^{+++} +

der Lage, über eine verstärkte Ionisation des Nahrungseisen die Eisenresorption zu fördern. Die Hauptresorptionsstätte für Eisen stellt beim Menschen das Duodenum und das obere Jejunum dar, wo durch das alkalische Milieu die Reduktion von Fe^{+++} zu Fe^{++} erfolgt und gleichzeitig eine Aufoxydation des Fe^{++} verhindert wird. Für die eigentliche Eisenresorp-

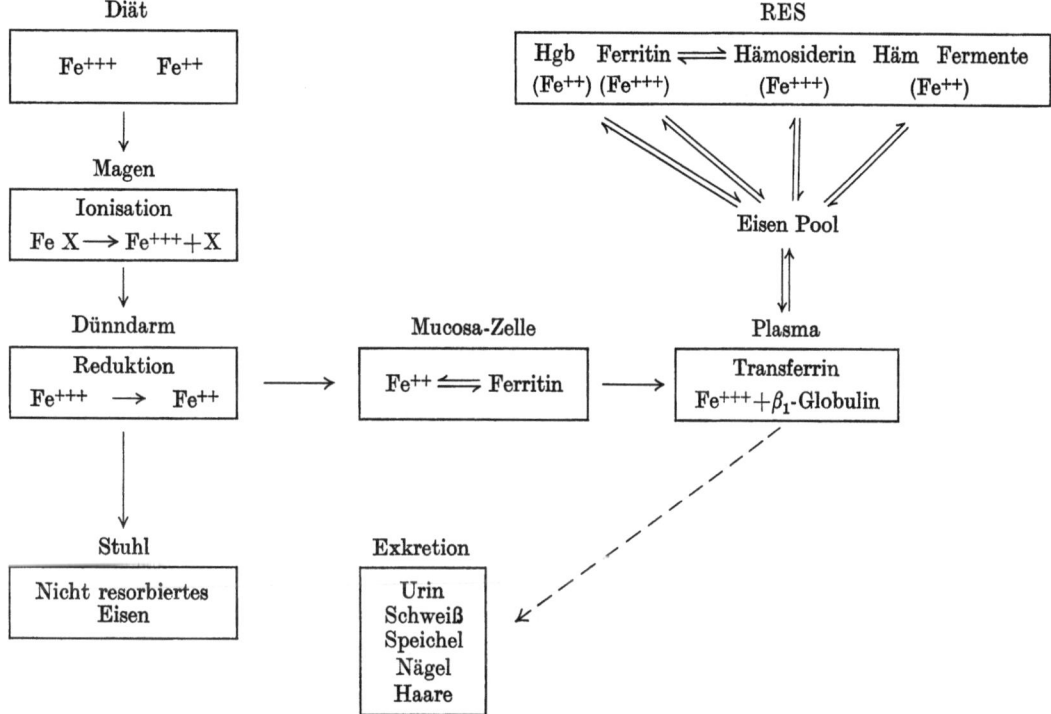

Abb. 7. Schematische Darstellung des Eisenstoffwechsels

β_1-Globulin) mit 0,1% des Gesamteisens nur sehr gering.

Wie aus der schematischen Darstellung des Eisenstoffwechsels ersichtlich ist (Abb. 7), liegt das Nahrungseisen sowohl in 3wertiger (vorwiegend Ferrihydroxyd) als auch in 2wertiger Form (als Citrat, Lactat oder an Aminosäuren gebunden) vor. Davon werden normalerweise nur etwa 10% resorbiert. Die Resorption als solche kann nur in ionisierter Form erfolgen, wobei 2wertiges Eisen wesentlich besser resorbierbar ist als 3wertiges Eisen. Der Salzsäure kommt im wesentlichen nur eine Bedeutung für die Ionisation des Eisens zu. Bei einer Normalperson kann durch zusätzliche Gabe von Salzsäure die Eisenresorption nicht gefördert werden; erst bei Anazidität oder bei vermehrtem Eisenbedarf sind Salzsäurepräparate in

tion wurde lange Jahre die sog. Mucosa-Block-Theorie diskutiert, wonach in der Mucosazelle ein Eisenreceptor in Form von Apoferritin vorliegt, der sich mit 2wertigem Eisen zu Ferritin verbindet. Der Konzentration an Apoferritin wurde die entscheidende Bedeutung für die Resorption von Eisen zugeschrieben, d. h., je größer der Eisengehalt des Organismus, desto größer auch die Fe^{++}-Absättigung des Apoferritins und desto geringer somit die Eisenresorption und umgekehrt. Neuerdings wird diese Theorie der „intestinalen Intelligenz" jedoch angezweifelt, wobei dem Plasma-Eisen-Transport-Mechanismus eine größere Bedeutung für die Eisenresorption beigemessen wird. Die Resorption selbst erfolgt wahrscheinlich sehr rasch, so daß die Serum-Eisen-Konzentration (Normalwert 90—120 γ-%) schon nach etwa 3 Std ihr Maximum erreicht, um nach 12—18 Std wieder auf den Ausgangswert abzufallen. Nach Resorption wird 3wertiges Eisen an ein spezifisches β_1-Globulin (Transferrin, Siderophilin) gebunden, wobei jedes Molekül (Molekulargewicht 90000) zwei Eisenatome bindet. Transferrin ist normalerweise nur zu etwa $^1/_3$ mit Eisen abgesättigt, so daß die Gesamteisenbindungskapazität des Serums rund 300 γ-% beträgt. Daraus errechnet sich eine Transferrinkonzentration von rund 0,25 g-%.

Die Serumeisenkonzentration ist bei Eisenmangelanämien, bei Infekten und Tumoren erniedrigt; bei der unbehandelten Perniciosa, bei hämolytischen und aplastischen Anämien, bei Hämosiderose und Hämochromatose erhöht. Als Differentialdiagnostikum kommt der Serumeisenkonzentration insofern eine gewisse Bedeutung zu, als die Werte bei der Hepatitis erhöht sind; im Gegensatz zu niedrigen Werten beim Verschlußikterus. Als weiteres differentialdiagnostisches Kriterium haben sich Eisenresorptionsstudien und die Bestimmung der totalen Eisenbindungskapazität des Serums bewährt. Während bei der Eisenmangelanämie eine erhöhte Eisenbindungskapazität des Serums vorliegt mit entsprechend positivem Eisensog im Resorptionsversuch (Anstieg der Serumeisenkonzentration im 3 Std-Wert nach oraler Belastung mit Fe^{++}), zeigen Infekt- und Tumoranämien ein vermindertes Eisenbindungsvermögen mit (scheinbar) negativem Eisensog. Bei letzteren Erkrankungen ist der Eisensog im 3 Std-Belastungsversuch nur scheinbar negativ, weil das Eisen sehr rasch in die Speicherorgane abtransportiert wird. Eine verminderte Eisenbindungskapazität des Serums liegt auch bei der unbehandelten Perni-

ciosa, bei hämolytischen Anämien, bei Lebercirrhose und bei Urämie vor, während für die Hämochromatose die totale Absättigung charakteristisch ist.

Die Serumeisenkonzentration reflektiert sozusagen die komplexen Verhältnisse von Eisenresorption, Eisentransport von und zu den Depots, Eiseneinbau in das Hämoglobinmolekül und Freiwerden des Eisens aus dem Hämoglobinabbau. Etwa 27 mg Eisen werden täglich über das Plasma transportiert, wobei etwa 21 mg direkt aus dem Hämoglobinabbau stammen und der Rest vorwiegend von den Depots herrührt. Die resorbierte Menge beträgt nicht mehr als 1,5 mg täglich.

Ein direkter Austausch zwischen Plasma- und Hämoglobineisen findet nicht statt, vielmehr wird das Eisen erst im Knochenmark von unreifen Erythroblasten aufgenommen. Dabei wird das Eisen entweder direkt von Transferrin oder von Ferritin speichernden Reticulumzellen durch Pinocytose an die Erythroblasten übertragen. Zweiwertiges Eisen wird dann enzymatisch durch die Hämsynthetase mit Hilfe von Mikrosomen und Mitochondrien in das Protoporphyrinmolekül inkorporiert (s. S. 9).

Etwa 30% des Gesamteisens werden in Leber, Milz und Knochenmark als labiles Reserveeisen — hauptsächlich als Ferritin — gespeichert. Die Eisenexkretion beträgt physiologischerweise beim Mann höchstens 0,5 mg täglich; dagegen bei der Frau infolge Menstruation bis zu 1,5 mg. Da in einer normalen Nahrung etwa 12—15 mg Eisen/Tag enthalten sind, davon aber nur etwa 10% resorbiert werden, liegt beim Mann eine positive, bei Säuglingen und Frauen dagegen häufig eine negative Eisenbilanz vor.

Ferrokinetik

Die Verwendung von radioaktiv markiertem Eisen ermöglicht quantitative Rückschlüsse auf die latente Eisenbindungskapazität (= Differenz zwischen totaler Eisenbindungskapazität und Serumeisenkonzentration), auf die Größe der intestinalen Eisenresorption und den intermediären Eisenstoffwechsel.

Nach intravenöser Injektion von ^{59}Fe erfolgt eine rasche Bindung des Eisens an Transferrin und eine ebenso rasche Eisenabwanderung aus dem Plasmaraum in das RES. Nor-

malerweise erfolgt die durch Radioaktivitätsmessungen einzelner Blutproben ermittelte Abwanderungsgeschwindigkeit des Radioeisens aus dem Plasma mit einer Halbwertzeit von 70—140 min. Mit Hilfe dieser Größen läßt sich bei bekannter Plasmaeisenkonzentration und bei bekanntem Plasmavolumen der Eisenumsatz errechnen (Normalwert 200—400 γFe/Std je Liter Vollblut). Außerdem kann durch wiederholte Bestimmung der Impulsrate pro ml Erythrocyten bei bekanntem Erythrocytenvolumen im Vergleich mit der Impulsrate einer Standardlösung des injizierten Radioeisens der Eiseneinbau in die Erythrocyten errechnet werden. Dieser erreicht am 8.—10. Untersuchungstag 70—90% des injizierten Radioeisens. Schließlich ermöglichen Oberflächenaktivitätsmessungen über dem Knochenmark, der Leber und der Milz Rückschlüsse auf die Organverteilung des Eisens. Normalerweise steigt die Radioaktivität über dem Knochenmark in den ersten Stunden steil an, erreicht nach 1—2 Tagen ihr Maximum, um dann mit der Ausschwemmung von ^{59}Fe-markierten Erythrocyten wieder abzufallen. Im Gegensatz dazu sind die Oberflächenaktivitätswerte über Leber und Milz durch einen späten Aktivitätsanstieg nach anfänglichem Abfall gekennzeichnet.

Plasmaeisenumsatzrate, Erythrocyten-Inkorporationsrate und Organverteilungsmuster gestatten quantitative und qualitative Einblicke in eine wichtige Partialfunktion des Erythrons, die im wesentlichen durch die erythropoetische Aktivität des Knochenmarks bestimmt wird. So zeigen Aplasien einen verminderten Eisen-Umsatz und eine herabgesetzte Eiseneinbaurate bei verminderter oder gar fehlender Radioaktivitätsverteilung über dem Knochenmark. Im Gegensatz dazu findet sich bei effektiver erythroblastischer Hyperplasie — z. B. bei hämolytischen Anämien — ein gesteigerter Plasmaeisen-Umsatz und eine rasche Inkorporationsrate. Liegt dagegen eine ineffektive erythroblastische Hyperplasie vor — z. B. bei sideroachrestischer Anämie (siehe S. 20) — dann findet sich zwar ebenfalls ein gesteigerter Plasmaeisen-Umsatz, allerdings mit verzögertem und erniedrigtem Eiseneinbau in die Erythrocyten. Im Eisenmangelzustand ist der Plasmaeisen-Umsatz trotz des erniedrigten Serumeisens normal; der Eiseneinbau in die Erythrocyten erfolgt jedoch sehr rasch und vollständig.

III. Porphyrine und Hämoglobine

Hämoglobin (Protoporphyrin + Fe^{++} + Globin) ist ein Chromoproteid mit einem Molekulargewicht von etwa 67 000, das aus vier Hämgruppen und Globin besteht.

Quantitative Störungen der Hämoglobinsynthese führen zu hypochromen, mikrocytären Anämien (sideroachrestische Anämien, s. S. 20), während qualitative Störungen Porphyrien, Hämoglobinopathien oder Störungen des Häm-Moleküls hervorrufen.

Die Biosynthese des Hämoglobins erfolgt — sowohl was den Globinanteil als auch was den Porphyrinanteil betrifft — aus einfachen Bausteinen. Die Grundkörper für die Globinsynthese stellen die Aminosäuren dar, während für die Porphyrinsynthese Essigsäure und Glykokoll die primären Ausgangsprodukte sind. Durch Inkorporationsversuche mit radioaktiv markierter Essigsäure bzw. Glykokoll konnte die Herkunft der einzelnen C-Atome im Protoporphyrinmolekül genau ermittelt werden.

Die Biosynthese von Protoporphyrin erfolgt aus Essigsäure, die über den Citronensäurecyclus zu Succinat und bei Anwesenheit von Mg-Ionen, ATP und Coenzym A zu Succinyl-Co A aktiviert wird. Durch Kondensation mit Glykokoll entsteht schließlich mit Hilfe des Cofermentes Pyridoxal-5-Phosphat (= Vitamin B$_6$) über mehrere Zwischenstufen ϑ-amino-Lävulinsäure + Co$_2$. Zwei Moleküle ϑ-amino-Lävulinsäure kondensieren sich bei Anwesenheit von Glutathion (GSH) und ϑ-amino-Lävulinsäure-Dehydrase (ϑ-ALS-DH) zu Porphobilinogen. Aus vier Molekülen Porphobilinogen entsteht nach enzymatischer Katalysierung durch Porphobilinogen-Desaminase (P-D) und Uroporphyrin-Isomerase (U-I) Uroporphyrinogen III, das durch Uroporphyrinogen-Decarboxylase (U-D) in Coproporphyrinogen III überführt wird, während Uroporphyrin III und Coproporphyrin III nur Nebenprodukte sind. Coproporphyrinogen III wird auf noch unbekanntem Wege in Protoporphyrin überführt. Die Synthese von Hämoglobin erfolgt schließlich bei Anwesenheit von Fe^{++}, Globin, Glutathion und dem Ferment Hämsynthetase.

1. Porphyrie

Bei den Porphyrien (Porphyria erythropoetica, koproporphyrinämische und protoporphyrinämische Lichtdermatose, akute intermittierende Porphyrie, Porphyria cutanea tarda) handelt es sich um relativ seltene qualitative oder quantitative Störungen der Porphyrinsynthese, die u.a. durch eine vermehrte Bildung der unphysiologischen Porphyrin Isomere I gekennzeichnet sind. Im Gegensatz dazu stellen die Porphyrinurien lediglich symptomatische Zustände einer vermehrten Urinausscheidung von physiologischen Porphyrinen der Isomere III dar.

Bei der *Porphyria erythropoetica* handelt es sich um eine der seltensten Krankheiten überhaupt, die bereits im Neugeborenenalter durch den burgunderroten Harn mit Schwarzfärbung nach Lichteinfall charakterisiert ist. Auch die Zähne, die Knochen und sogar die Erythroblasten des Knochenmarks zeigen eine intensive, rot-braune Fluorescenz. Die abnorme Erythroblastenbildung steht auch in unmittelbarem Zusammenhang mit einer hämolytischen Anämie und Splenomegalie. Ursächlich liegt dieser Erkrankung ein Mangel an Porphobilinogen-Isomerase der Erythrocyten zugrunde, wobei die normale Porphyrinsynthese zugunsten der Isomere I verschoben ist. Während die Stuhl- und Urinverfärbung, die Zahn-, Knochen- und Erythroblastenfluorescenz durch Uroporphyrin I und geringe Mengen Coproporphyrin I bedingt sind, bleibt die genaue Ursache der Lichtdermatose mit konsekutiver Blasenbildung (Hydroa aestivale) und lepraähnlichen Verstümmelungen noch unbekannt. Für den Menschen ist ein Erbgang ungewiß, dagegen ist bei Rindern und Schweinen eine sehr ähnliche Erkrankung mit recessivem Erbgang bekannt.

Neuerdings sind zwei familiäre (dominant?) auftretende Varianten beschrieben worden: die *koproporphyrinämische* und die *protoporphyrinämische Lichtdermatose*, die im Gegensatz zur Porphyria erythropoetica klinisch durch das Fehlen von Mutilationen und Porphyrinanreicherung in den Zähnen gekennzeichnet sind.

Als *Porphyria hepatica* werden alle übrigen Formen der Porphyrie (akute intermittierende Porphyrie, Porphyria cutanea tarda) bezeichnet, da hier die Porphyrine bzw. deren Vorstufen besonders in der Leber und nicht so sehr im Knochenmark vermehrt sind.

Die relativ häufige *akute intermittierende Porphyrie* zeigt keine Lichtsensibilität, sondern entweder schwere akute abdominelle Symptome oder neurologische Störungen in Form von motorischen Ausfällen (der Tod erfolgt häufig infolge respiratorischer Paralyse) ohne nennenswerte Sensibilitätsstörungen. Darüberhinaus treten nicht selten psychotische Symptome auf. Die abdominelle Verlaufsform veranlaßt wegen der klinischen Symptomatik des akuten Bauches, der begleitenden Temperatursteigerung und Leukocytose nicht selten nicht-indizierte chirurgische Eingriffe. Der Verlauf ist im allgemeinen schubweise, wobei gelegentlich abdominelle, neurologische und psychische Formen kombiniert auftreten. Häufig werden die einzelnen Schübe durch Schwangerschaften, Infektionen oder Medikamente (Barbiturate, Sulfonamide) ausgelöst. Die Krankheit wird dominant vererbt und ist durch eine vermehrte Urinausscheidung von Porphobilinogen gekennzeichnet, das nach Lichtexposition in Uroporphyrin überführt wird und so das Nachdunkeln des Urins (burgunderrot bis schwarz) verursacht. Bei etwa $^2/_3$ aller Patienten findet sich auch eine vermehrte Ausscheidung von ϑ-amino-Lävulinsäure, deren Bestimmung sogar als Screening-Test für noch symptomlose Erbmalsträger geeignet ist. Die klinischen Symptome werden wahrscheinlich durch eine Störung des Pyrrolstoffwechsels im Nervensystem bedingt. Die abdominellen Symptome könnten als Ausdruck einer gestörten motorischen Innervation des Darmes aufgefaßt werden.

Die häufigste Form stellt die *Porphyria cutanea tarda* dar, die bis auf die Photosensitivität weitgehende Übereinstimmung mit der Hämochromatose aufweist (bevorzugter Befall von Männern, Manifestationsalter zwischen 40 und 60 Jahren, Hautpigmentation, Hämosiderose mit Siderocirrhose und Diabetes mellitus, nicht selten familiäres Vorkommen (dominanter Erbgang?)]. Biochemisch ist eine konstant vermehrte Stuhlausscheidung von Copro- und Protoporphyrin charakteristisch mit zusätzlicher Ausscheidung von Uroporphyrin im Harn. Unter *Mischform* wird die sehr seltene Kombination von akuter intermittierender Porphyrie und Porphyria cutanea tarda verstanden.

Die *Porphyria cutanea tarda symptomatica* zeigt praktisch die gleichen klinischen und biochemischen Veränderungen wie die hereditäre Porphyria cutanea tarda. Auslösend sind chronischer Alkoholismus, infantile Ernährungsstörung mit konsekutiver Hepatopathie, Leberzelladenome und Fungicide.

2. Hämoglobinopathien

Elektrophoretische, chromatographische und immunologische Verfahren haben die Hämoglobinopathien als den Prototyp einer „molekularen Erkrankung" erkennen lassen. Änderungen der normalen Proteinstruktur auf molekularer Basis rufen eine Vielzahl klinischer und labortechnischer Anomalien hervor, die die Art der Hämoglobinopathien im einzelnen charakterisieren. Der Globinanteil von normalem Hämoglobin (Hämoglobin A_1) macht mit 98% die Hauptfraktion aus. Sie besteht aus zwei paarigen Polypeptidketten, den beiden α-Ketten mit je 141 Aminosäuren und den beiden β-Ketten mit je 146 Aminosäuren. Hämoglobin A_1 hat demnach die Kettenformel $\alpha_2\beta_2$. Daneben kommt bereits physiologischerweise in einer Konzentration von nur 1—2% eine Hämoglobin A_2-Fraktion vor, die in bezug auf die α-Ketten mit Hämoglobin A_1 identisch ist, während sich die β-Ketten bei gleicher Aminosäurezahl durch die unterschiedliche Struktur

Sequenz einer Dreiergruppe der vier Basen Adenin, Cytosin, Guanin und Uracil determiniert (sog. genetischer Kode).

Störungen der Hämoglobinsynthese sind genetisch determiniert und können prinzipiell unter zwei Varianten auftreten:

1. als Thalassämie. 2. als echte Hämoglobinopathie.

Bei der klassischen *Thalassämie* handelt es sich nicht um eine echte Hämoglobinopathie, also nicht um eine abnorme Hämoglobinvariante, sondern lediglich um eine genetisch determinierte Synthesestörung von normalem Erwachsenenhämoglobin (Hämoglobin A_1). Damit einher geht 1. eine Vermehrung von an und

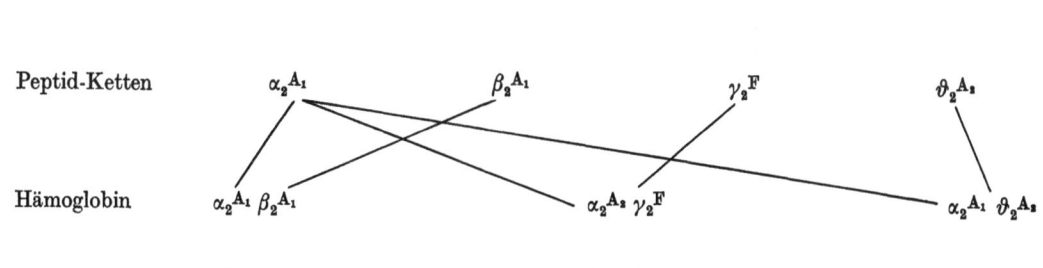

Abb. 8. Schematische Darstellung der genotypischen und phänotypischen Merkmale für normale Hämoglobine. (Nach HARRIS, The red cell. Production, metabolism, destruction: normal and abnormal. Cambridge, Mass.: Harvard University Press 1963)

von 8 Aminosäuren unterschieden. Die Kettenformel für Hämoglobin A_2 wird deshalb mit $\alpha_2\delta_2$ bezeichnet. Schließlich findet sich bei der Geburt ein fetales Hämoglobin (Hämoglobin F) von etwa 60—80% des Gesamthämoglobins. Ende des ersten Lebensjahres ist der Anteil von Hämoglobin F auf 0,25—0,75% zurückgegangen. Auch für Hämoglobin F sind die α-Ketten identisch mit Hämoglobin A_1; jedoch differieren die β-Ketten bei gleicher Zahl von 146 Aminosäuren durch die unterschiedliche Zusammensetzung von 17 Aminosäuren in 39 unterschiedlichen Stellungen. Hämoglobin F hat deshalb die Polypeptidkettenformel $\alpha_2\gamma_2$. Die Synthese der unterschiedlichen normalen Hämoglobine wird durch je zwei unterschiedliche Genpaare gesteuert (Abb. 8). Die genetische Information zur Polypeptidkettenbildung wird von der Ribonucleinsäure der Ertyhroblasten übertragen, wobei die Ribonucleinsäure Art und Stellung jeder einzelnen Aminosäure im Rahmen der einzelnen Polypeptidketten durch die

für sich physiologischem Hämoglobin (Hämoglobin A_2 und Hämoglobin F) und 2. ein Persistieren von Hämoglobin F im Erwachsenenalter.

Nur bei einzelnen Thalassämieformen kommt es gelegentlich auch gleichzeitig zur Bildung einer abnormen Hämoglobinvariante, so z.B. in Form von Hämoglobin Barts und Hämoglobin H. Schließlich führt das Thalassämie-Gen in Kombination mit abnormen Hämoglobinen bei entsprechenden Merkmalsträgern zu einer Unterdrückung der normalen Hämoglobin A_1-Bildung, nicht dagegen zur Unterdrückung der abnormen Hämoglobinsynthese. Die biochemische und klinische Vielgestaltigkeit der echten Thalassämie und der sog. Thalassämie-Syndrome ist aus Tabelle 1 ersichtlich.

Die klassische Thalassämie wird autosomal-dominant vererbt, wobei die homozygoten Merkmalsträger mit der häufig schon im Kindesalter tödlich endenden Thalassaemia major

Tabelle 1. *Biochemische und klinische Symptome von Thalassämie und Thalassämiesyndromen*

Thalassämiesyndrom	Hgb A₁ %	Hgb A₂ %	Hgb F %	Hgb Bart's %	Hgb H %	Hgb Lepore %	Klinische Symptome
α-Thalassämie							
homozygot	Letalfaktor	Letalfaktor					
heterozygot	vermindert	normal	normal	5—15	+		Thal. minor
β-Thalassämie							
homozygot		normal vermehrt	10—90				Thal. major
heterozygot	vermindert	3—6	vermehrt				Thal. minor
β-Thal. + Hgb Lepore	vermindert	normal	40—90			5—8	Thal. major
β-Thal. + Pers. v. Hgb F	vermindert	0—3	25—70				Thal. minor
ϑ-Thalassämie							
homozygot	unbekannt	unbekannt					
heterozygot	vermindert	fehlt	normal				Thal. minor
Hgb Lepore							
homozygot	fehlt	fehlt	70—75			25	Thal. major
heterozygot	vermindert	normal	5			7—14	Thal. minor
Hered. Pers. v. Hgb F							
homozygot	fehlt	fehlt	90				Thal. minor
heterozygot	vermindert	niedrig	20—30				keine

behaftet sind, während die Heterozygoten entweder als Thalassaemia minor oder als Thalassaemia minima imponieren. Beide heterozygote Formen zeigen im Gegensatz zur homozygoten Form nur leicht bis minimal ausgeprägte Krankheitszeichen; ihr Verlauf ist nicht letal. Das Thalassämie-Gen ist besonders unter der Mittelmeerbevölkerung weitverbreitet. Etwa 3—19% der Bevölkerung des Po-Deltas leiden an Thalassaemia minor; auf Sardinien sogar zu 27%. Endemische Thalassämie-Gebiete finden sich besonders in Italien, in Griechenland, im Mittleren Orient und in Vorderasien. Sporadische Formen von Thalassaemia minor kommen auch in Europa in den Eroberungsgebieten der Römer vor; d.h. in Spanien, Frankreich, Deutschland und England. Dagegen scheint die Thalassämie in Afrika eine Rarität zu sein. Da die homozygoten Merkmalsträger im allgemeinen bereits im Kindesalter, also in einem noch nicht reproduktionsfähigen Lebensabschnitt, sterben, ist es verwunderlich, daß das Thalassämie-Gen mit einer solch exzessiven Häufigkeit unter der Mittelmeerbevölkerung persistiert. Möglicherweise ist hierfür ein ausbalancierter Polymorphismus verantwortlich, der den Heterozygoten aus endogenen oder exogenen Gründen einen gewissen Vorteil verschafft. Neben einer größeren Reproduktions-

fähigkeit der Heterozygoten ist vor allem eine größere Resistenz der Heterozygoten gegenüber Malaria vermutet worden.

Die Thalassaemia major manifestiert sich im allgemeinen bereits im ersten Lebensjahr mit einer zunehmenden Anämie und einer frühzeitigen Vergrößerung von Leber und Milz. Die Blässe überwiegt bei weitem den Ikterus, der rein hämolytischer Natur ist. Hautpigmentationen und chronische Unterschenkelgeschwüre können auftreten. Subjektiv stehen Knochenschmerzen und rezidivierende Fieberattacken im Vordergrund. Die betroffenen Kinder bleiben gegenüber den Altersgenossen im Wachstum meist deutlich zurück. Die expansiv erfolgende erythroblastische Hyperplasie führt häufig zu einer Ausweitung der Diploe mit konsekutivem Turmschädel und röntgenologischem Aspekt eines Bürstenschädels. Der Tod im frühen Kindesalter ist entweder Folge der schweren Anämie oder Folge von rezidivierenden Infekten mit komplizierender Infektanämie. Je älter die Patienten werden, desto mehr treten kardiale Komplikationen wie Myokardsiderose, rezidivierende Pankarditis, Arythmien, Blockbildungen und Herzinsuffizienz in den Vordergrund.

Pathogenetisch liegt der Thalassaemia major folgender circulus vitiosus zugrunde:

genetisch determiniert besteht eine Globin-synthesestörung von Hämoglobin A_1. Daraus resultieren defekte Erythrocyten, die zum Teil bereits im Knochenmark zugrunde gehen, während sich die in die Zirkulation ausgeschwemmten Zellen aus zwei Zellgruppen zusammensetzen, einer kurzlebigen Zellpopulation und einer länger lebenden Zellpopulation. Letztere sind unter anderem durch ihren hohen Gehalt an Hämoglobin F gekennzeichnet. Zusätzlich besteht eine Häm-Synthese-Störung, die für die ineffektive Erythropoese verantwortlich ist. Der Block scheint hierbei entweder auf der Stufe von Glykokoll und δ-Aminolävulinsäure zu liegen oder durch einen Mangel von Hämsynthetase gekennzeichnet sein. Damit reiht

die klassische β-Thalassämie. Heterozygotie für β-Thalassämie und Hämoglobin Lepore (β-Thalassämie-Hämoglobin-Lepore), einem strukturell abnormen Hämoglobin, kann zu einer intermediären Thalassämie-Erkrankung führen, während die seltene Homozygotie für Hämoglobin Lepore eine klassische Thalassaemia major hervorruft. Heterozygotie für β-Thalassämie kann schließlich in Kombination mit dem hereditären Persistieren von Hämoglobin F (β-Thalassämie-F) ein thalassämieähnliches Krankheitsbild hervorrufen. Die α-Thalassämie führt bei Homozygotie zu einem strukturell abnormen Hämoglobin (Barts-Thalassämie = γ_4 oder H-Thalassämie = β_4). Beide sind in der homozygoten Form Letalfaktoren. Schließlich kann die β-Thalassämie auch mit einer echten Hämoglobinvariante wie Hämoglobin S auftreten (S-β-Thalassämie).

Im Gegensatz zur klassischen Thalassämie liegt den echten Hämoglobinopathien eine ge-

Tabelle 2. *Stellung und Art der Aminosäureanomalie bei den häufigsten Hämoglobinopathien*

Hämoglobinopathie	Kettenformel	Anomalie der Aminosäure
S (früher B)	$a_2\beta_2^{\,6}$ Valin	Glutaminsäurevalin
C	$a_2\beta_2^{\,6}$ Lysin	Glutaminsäurelysin
D	$a_2\beta_2^{\,121}$ Glutamin	Glutaminsäureglutamin
E	$a_2\beta_2^{\,26}$ Lysin	Glutaminsäurelysin

sich die Thalassämie zumindest teilweise auch in die Gruppe der sideroachrestischen Anämien ein (s. S. 20).

Da sich die Varianten der Erwachsenenhämoglobine A_1 und A_2 durch die Aminosäuresubstitution in der α- oder β-Polypeptidkette unterscheiden, können zwei große Thalassämiegruppen abgegrenzt werden, nämlich die α-Thalassämie und die β-Thalassämie.

Klinisch und hämatologisch sind die in Tabelle 1 aufgeführten Thalassämiegruppen mit der klassischen Thalassämie weitgehend identisch. Hierzu gehören einerseits Patienten, die nur γ- oder nur β-Bausteine synthetisieren, woraus Hämoglobin Barts (Barts-Thalassämie = γ_4) resultiert oder Hämoglobin H (H-Thalassämie = β_4). Ein thalassämieähnliches Bild kann schließlich auch durch das hereditäre Persistieren von Hämoglobin F hervorgerufen werden, allerdings nur in Kombination mit β-Thalassämie. Ein weiteres Thalassämie-Syndrom kann durch ein strukturell abnormes Hämoglobin hervorgerufen werden, wie z.B. Hämoglobin Lepore. Hämoglobin Lepore kann entweder isoliert oder in Kombination mit β-Thalassämie auftreten.

Zusammenfassend haben Familienuntersuchungen und biochemische Befunde ergeben, daß das klinisch-hämatologisch weitgehend identische Krankheitsbild der Thalassämie sowohl in seiner homozygoten Form (Thalassaemia major) als auch in seiner heterozygoten Form (Thalassaemia minor et minima) durch eine Vielzahl von unterschiedlichen Gendefekten hervorgerufen werden kann. Nach der Häufigkeit überwiegt

netisch determinierte Anomalie des Globinmoleküls vom Hämoglobin zugrunde.

Die Anomalie des Globinmoleküls kann sich in zwei unterschiedlichen Formen manifestieren:

1. in dem Fehlen von einer oder von beiden Peptidketten des normalen Erwachsenenhämoglobins. Hierher gehören die bereits im Rahmen der Thalassämie-Syndrome besprochenen Hämoglobine H und Barts.

2. kann eine Anomalie in der normalen Reihenfolge einer einzigen Aminosäure innerhalb der einzelnen Polypeptidketten des normalen Erwachsenenhämoglobins zur Hämoglobinpathie führen (Aminosäuresubstitution). Ein solcher Austausch einer einzelnen Aminosäure innerhalb der paarigen Polypeptidketten betrifft bei den häufigeren Hämoglobinopathien die β-Ketten, bei den selteneren Globinvarianten α- oder β-Ketten, vereinzelt auch die γ-Ketten.

Stellung und Art der Aminosäure-Anomalie bei den häufigsten Hämoglobinopathien ist aus Tabelle 2 ersichtlich.

Die *Nomenklatur* der bisher bekannten mehr als 40 Hämoglobinvarianten richtet sich nach folgenden Gesichtspunkten:

1. Die Polypeptidkettenbezeichnung α, β, γ und δ werden beibehalten. Desgleichen die Bezeichnung

Hämoglobin H $= \beta_4$, Hämoglobin Barts $= \gamma_4$. Gleiches gilt auch für die Bezeichnung α-Thalassämie und β-Thalassämie sowie für das hereditäre Persistieren von fetalem Hämoglobin.

2. Die Hämoglobine und Hämoglobinvarianten werden mit den Buchstaben A—Q bezeichnet. Allerdings sollen die restlichen Buchstaben des Alphabets und der Buchstabe B (früher verwandt für Hämoglobin S) vorerst nicht verwandt werden. Neue Hämoglobine können nach Belieben des Erstautors durch Zusatzangabe des Patientennamens oder der Stadt, des Hospitals bzw. des Laboratoriums, wo die Anomalie gefunden wurde, zusätzlich gekennzeichnet werden.

3. Gruppenidentische Hämoglobinvarianten können durch zusätzliche Angabe der abnormen Polypeptidketten identifiziert werden, z.B. Hämoglobin-G-α im Gegensatz zu Hämoglobin-G-β. Erforderlichenfalls kann z.B. der Name der Stadt angegeben werden; z.B. Hämoglobin-G-α-Philadelphia im Gegensatz zu Hämoglobin-G-β-Akkra.

Das Gemeinsame der Hämoglobinpathien ist der genetisch determinierte Defekt der Globinbildung auf molekularer Basis. Die daraus resultierende Hämoglobinopathie führt bei den heterozygoten Merkmalsträgern zu minimalen und klinisch praktisch belanglosen Symptomen, während die Homozygoten bereits seit der Geburt manifest krank sind. Nach der Häufigkeitsverteilung lassen sich vier häufige Hämoglobinopathien von den übrigen selteneren Formen abgrenzen; und zwar Hämoglobin S, Hämoglobin C, Hämoglobin D und Hämoglobin E. Diese sind proteidchemisch dadurch charakterisiert, daß Glutaminsäure im Gefolge der β-Ketten an unterschiedlicher Stelle durch eine andere Aminosäure ersetzt ist (Tabelle 2). Eine weitere Besonderheit dieser häufigen Hämoglobinopathien liegt darin, daß die einzelnen Globinvarianten bei bestimmten Menschen kombiniert auftreten können. Eine solch doppelte Heterozygotie für z.B. Hämoglobin S und Hämoglobin C (SC) verändert nicht nur das proteidchemische Hämoglobinspektrum, sondern auch die klinische Symptomatologie. Schließlich können die abnormen Hämoglobinvarianten bei doppelter Heterozygotie auch in Kombination mit β-Thalassämie auftreten (s. S. 13).

Die *Sichelzell-Hämoglobinopathie* ist die am weitesten verbreitete Folge einer erblichen Hämoglobinopathie. Das führende morphologische Merkmal ist die sichelzellartige Deformierung der Erythrocyten. Diese Erkrankung ist fast ausschließlich auf die negroide Rasse beschränkt, wobei sich das Sichelzellphänomen

in vivo und in vitro durch Sauerstoffmangel verstärken läßt. Für die Ausbildung der reversiblen Sichelzellbildung ist das Ausmaß des Sauerstoffmangels bei heterozygoten und homozygoten Merkmalsträgern sehr unterschiedlich. Während bei Homozygoten der zur Sichelzellbildung notwendige Abfall der Sauerstoffspannung noch im physiologischen Bereich liegt und dementsprechend auch in vivo leicht erreicht werden kann, ist für die Heterozygoten eine Sauerstoffspannung von etwa 10 mm Hg erforderlich. Ein solcher Wert wird in vivo praktisch kaum erreicht.

Die geographische Verteilung der häufigsten Hämoglobinopathien ist aus Abb. 9 ersichtlich. Aufgrund anthropologischer und archäologischer Befunde ist die Theorie aufgestellt worden, daß die derzeitige völkische und geographische Verteilung der Sichelzellanämie nicht unabhängig von einander an unterschiedlichen Gegenden der Welt aufgetreten ist, sondern daß die jetzige Verbreitung möglicherweise das Resultat einer einzigen Gen-Mutation darstellt. Ihren Ausgang soll diese Gen-Mutation von den präsemitischen Einwohnern der arabischen Halbinsel während der neolithischen Zeit genommen haben. Von dort aus soll sich das Hämoglobin S-Merkmal durch Völkerwanderung auf das tropische Afrika und auf Indien ausgedehnt haben.

Die klinische Manifestation der Hämoglobin S-Krankheit wird im wesentlichen durch vier Faktoren bestimmt:

1. durch die Menge an Hämoglobin S in den roten Blutzellen. 2. durch die Art und Menge von zusätzlichen abnormen Hämoglobinen. 3. durch die Kombination mit andersartigen erythrocytären Defekten (z.B. hereditäre Sphärocytose, Thalassämie). 4. durch noch unbekannte modifizierende Faktoren, unter denen die sozialen Umweltfaktoren von großer Bedeutung sind.

Homozygote Merkmalsträger für Sichelzellanämie (Homozygotie SS) zeigen im Gegensatz zu den heterozygoten Merkmalsträgern bereits seit der Kindheit eine zunehmend schwere chronisch-hämolytische Anämie. Diese verstärkt sich häufig in Form von Krisen. Letztere sind hämolytischer oder aplastischer Genese. Zusätzlich treten krisenhafte Gefäßverschlüsse auf mit konsekutiven Apoplexien, Lungenembolien und Milzinfarkten. Diese führen zu schmerzhaften Gefäßverschlüssen und im Bereich des Knochens häufig zu aseptischen Knochennekrosen. Wegen der klinischen Vielgestaltigkeit dieser Schmerzen hat sich die generelle Bezeichnung Sichelzellkrisen eingebürgert. Verlauf und Prognose der Sichelzellanämie werden im wesentlichen durch zwei Faktoren bestimmt: 1. durch den von Fall zu Fall klinisch und biochemisch unterschiedlichen Schweregrad. 2. durch die Art der soziologischen und ökonomischen Gesellschaftsstruktur.

Die Voraussetzungen zur spontanen intravasalen Sichelzellbildung sind nur unter drei

homozygoten Merkmalsträgern zu einer unterschiedlich großen Bildung von Hämoglobin S. Heterozygote bilden nur zu etwa 20—40% Hämoglobin S und außerdem noch Hämoglobin A_1 und etwas vermehrt Hämoglobin F. Durch die nur geringe Bildung von Hämoglobin S und die kompensatorisch vermehrte Bildung von Hämoglobin F bleiben Heterozygote klinisch asymptomatisch bzw. symptomarm. Dagegen beträgt bei Homozygoten die Hämoglobin S-Konzentration 80—100% bei völligem Fehlen von Hämoglobin A_1. Die

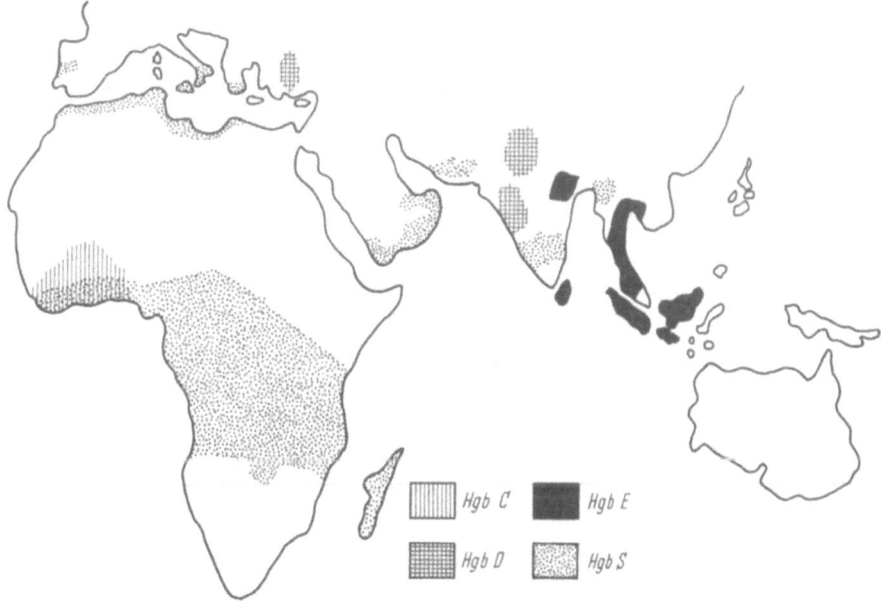

Abb. 9. Geographische Verteilung von Hämoglobin C, D, E und S. (Nach LEHMANN u. HUNTSMAN, Man's Haemoglobins. Including the haemoglobinopathies and their investigation. Amsterdam: North-Holland Publ. Co. Amsterdam 1966)

Bedingungen gegeben, deren Wirksamwerden durch geeignete prophylaktische Maßnahmen verhindert werden muß.

Die in vivo-Sichelzellbildung wird gefördert durch: 1. Stase. 2. Verminderung der Sauerstoffspannung. 3. leicht saures Milieu.

Die Pathogenese der Sichelzellanämie ist durch vier abnorme Faktoren gekennzeichnet. Hierbei handelt es sich um genetische, biochemische, physikalische und biologische Faktoren. Pathogenetisch ergibt sich für die Sichelzellanämie folgender circulus vitiosus: genetisch determiniert liegt der Sichelzellerkrankung eine Anomalie der β-Ketten des Hämoglobinmoleküls auf molekularer Basis zugrunde. Diese führt bei heterozygoten und

klinisch im Vordergrund stehenden rezidivierenden Organinfarkte führen bei Homozygoten zu einer Art Selbstsplenektomie; d.h., mit zunehmendem Lebensalter bildet sich infarktbedingt der Milztumor zurück. Die rezidivierenden Organinfarkte werden durch lokale Stase und lokale Acidose bei Hämokonzentrationen und konsekutivem O_2-Mangel ausgelöst. Als deren Folge kommt es zur lokalen Sichelzellbildung, wodurch Stase, Acidose, Hämokonzentration und O_2-Mangel im Sinne eines circulus vitiosus verstärkt werden. Die intravasal gebildeten Sichelzellen sind mechanisch leicht lädierbar. Ihr beschleunigter intravasaler Abbau führt zur intravasalen hämolytischen Anämie.

3. Störungen des Häm-Moleküls

Von den Hämoglobinopathien und den Porphyrien sind klinisch und biochemisch streng zu trennen die Störungen des *Häm*-Moleküls.

Carboxyhämoglobin entsteht durch Vereinigung von Kohlenmonoxyd und Hämoglobin. Kohlenmonoxyd hat eine etwa 210mal größere Affinität zum menschlichen Hämoglobin als Sauerstoff. Carboxyhämoglobin ist trotzdem relativ gut dissoziierbar, jedoch unfähig für den O_2-Transport. Das erklärt einerseits die rasche Rückbildung der Carboxyhämoglobincyanose innerhalb weniger Stunden nach O_2-Atmung, andererseits aber auch den raschen Tod infolge Gewebeanoxie. Die chronische Kohlenoxydinhalation führt über eine chronische Gewebehypoxie mit konsekutivem Ödem, Mikrohämorrhagie, perivasculären Infiltraten und zentralen Nekrosen zu bleibenden Schäden, besonders am ZNS und am Herzen.

Methämoglobin (Häminglobin) ist ein Hämoglobinderivat mit 3wertigem Eisen, das für den O_2-Transport ungeeignet ist. Es kann jedoch im Rahmen der biologischen Oxydation leicht zu aktivem Hämoglobin reduziert werden; desgleichen durch andersartige Redoxysysteme wie Ascorbinsäure oder Methylenblau. Angeborene oder auch exogene Faktoren können den normalen Methämoglobin reduzierenden Mechanismus ($NADPH_2$-abhängige Methämoglobinreductase) so stören, daß eine bleibende Methämoglobinämie resultiert.

Die angeborenen Formen werden autosomal dominant (besonders bei Griechen) oder autosomal recessiv (bei Eskimos und Indianern) vererbt und sind durch einen Mangel an Met-hämoglobinreductase gekennzeichnet. In Abhängigkeit von dem Schweregrad besteht entweder nur eine leichte Cyanose oder zusätzliche Hypoxiesymptome, wie Kopfschmerzen, Schwindel, Dyspnoe und Tachykardie.

Eine weitere dominant vererbte Methämoglobinämie ist 1948 zuerst in Deutschland beschrieben worden und durch ein abnormes Hämoglobin (Hämoglobin M) charakterisiert. Hier wird die Methämoglobinämie durch die abnorme Sensivität von Hämoglobin M gegenüber Oxydation hervorgerufen und nicht durch einen Mangel an Methämoglobinreductase.

Die erworbenen Formen der Methämoglobinämie entstehen durch die stark oxydierende Wirkung bestimmter chemischer Verbindungen (industrielle und therapeutische Substanzen), wie Anilin, Phenacetin, Sulfonamide, Nitrite. Neben der Methämoglobinämie kann es zur Heinz-Körper-Bildung in den Erythrocyten und sogar zur hämolytischen Anämie kommen.

Sulfhämoglobin entsteht durch Vereinigung von Hämoglobin mit löslichen anorganischen Sulfiden und Peroxyden. Im Gegensatz zum Carboxy- und Methämoglobin kann Sulfhämoglobin nicht wieder in Hämoglobin überführt werden, so daß die Therapie nur in der Vermeidung von induzierenden Substanzen, wie chronischer Gebrauch von Aniliden und Phenacetin, besteht. Die relative Seltenheit der Sulfhämoglobinämie trotz des weit verbreiteten Phenacetinabusus legt die Vermutung nahe, daß für die Ausbildung der Sulfhämoglobinämie noch ein individueller, bisher noch unbekannter Faktor verantwortlich ist.

IV. Humorale Regulation der Erythropoese

Morphologie und formaler Ablauf der Erythrocytenbildung sind seit vielen Jahren weitgehend bekannt, dagegen haben sich erst in den letzten Jahren interessante Aspekte über das regulatorische Prinzip der Erythropoese ergeben.

Erythrocytenzahl und Hämoglobinkonzentration stehen in Abhängigkeit vom Sauerstoffangebot und von der Sauerstoffaufnahme, so daß die Hypoxie als der primäre Stimulus für die Erythropoese angesehen werden kann. Die Hypoxie führt ihrerseits zur Aktivierung eines humoralen Faktors, der in Form des sog. *Erythropoetins* die Erythropoese stimuliert. Der aktivierende Effekt des Erythropoetins betrifft das Knochenmark direkt, und zwar vorwiegend im Sinne einer Differenzierung von Stammzellen; möglicherweise auch im Sinne einer Stimulation der Hämoglobinsynthese.

Nach Aktivierung durch Hypoxie ist Erythropoetin (wahrscheinlich handelt es sich um ein Glykoproteid) bereits innerhalb von 2 bis 3 Std im Plasma nachweisbar, mit einem Maximum nach 16—24 Std. Die Abbaurate des

Erythropoetins erfolgt mit einer Halbwertzeit von etwa 3—4 Std, wobei eine direkte Utilisation bei der Erythroblastenreifung und eine renale Exkretion als biologisch aktive Substanz vorkommt.

Als Bildungsstätte für Erythropoetin kommt im wesentlichen die Niere in Frage, wofür sowohl tierexperimentelle als auch klinische Hinweise vorliegen.

Als Experiment der Natur gilt der offene Ductus Botalli mit Shuntumkehr, der regelmäßig mit einer Polyglobulie einhergeht. Dabei ist der Strömungswiderstand im Lungenkreislauf größer als im großen Kreislauf. Unter diesen Bedingungen sind Sauerstoffsättigung und Sauerstoffspannung in den oberen Extremitäten und im Sternalmark weitgehend normal, dagegen infolge Shuntumkehr in der Arteria femoralis und im Iliacamark deutlich vermindert. Trotzdem findet sich in dem normal mit Sauerstoff versorgten Sternalmark eine deutliche erythroblastische Hyperplasie. Diese Befunde sprechen nicht nur für die Konzeption der humoralen Regulation der Erythropoese, sondern können auch als indirekter Hinweis dafür gewertet werden, daß als Bildungsstätte für das Plasma-Erythropoetin ein Organ unterhalb des Zwerchfells in Frage kommt. Als spezielle Bildungsstätte in der Niere wird vor allem der juxta-glomeruläre Apparat diskutiert.

Überträgt man die Erythropoetinbefunde auf die klinische Hämatologie, so ergeben sich folgende Gesichtspunkte: Die bei Neugeborenen vorliegende Polyglobulie ist sozusagen die Folge des „Mount Everest Milieu in utero". Nach der Geburt ändert sich die Sauerstoffspannung des Kindes sofort, gleichzeitig tritt durch Abfall der Erythropoetinaktivität eine Drosselung der Erythropoese ein. Während die Erythropoetinkonzentration im normalen Plasma außerordentlich gering ist, findet sich bei Patienten mit aplastischer Anämie unterhalb einer Hämoglobinkonzentration von 10 g-% regelmäßig eine erhöhte Erythropoetinaktivität. Desgleichen bei hämolytischen Anämien und bei akuten Blutungsanämien; allerdings bei diesen Anämieformen nur dann, wenn die Hämoglobinkonzentration weniger

als 6 g-% beträgt. Diese scheinbare verschiedene Abhängigkeit von der Hämoglobinkonzentration ist dadurch zu erklären, daß bei hämolytischen Anämien in der Regel ein funktionell intaktes Knochenmark vorliegt mit konsekutivem Verbrauch von Erythropoetin, während bei den Aplasien die Erythropoese primär ineffektiv verläuft. Das heißt, wenn das Stammzellenkompartment quantitativ oder qualitativ geschädigt ist — wie z.B. bei angeborenen oder erworbenen aplastischen Anämien —, dann fehlt der Receptor für Erythropoetin und es kommt konsekutiv zu einer Erhöhung der Erythropoetinkonzentration im Plasma.

In Anbetracht der renalen Bildung von Erythropoetin ist es nicht verwunderlich, daß bei Patienten mit renaler Anämie praktisch kein Erythropoetin im Plasma oder Urin nachweisbar ist, und zwar unabhängig vom Schweregrad der Azotämie. Von großem klinischen und therapeutischen Interesse ist die in den letzten Jahren wiederholt beobachtete Polyglobulie bei bestimmten Nierenerkrankungen. Als Ursache für eine solche „renale Polyglobulie" sind Hypernephrome, Adenome, Cysten, einseitige Hydronephrose und hyperparathyreoditische Nephrocalcinose wiederholt in der Literatur mitgeteilt worden. Die prompte Rückbildung der Polyglobulie nach Nephrektomie oder auch nach alleiniger Entfernung der Nierencyste weist auf die renale Genese dieser Polyglobulieformen hin. Pathogenetisch ist dafür eine in ihrer speziellen Initialwirkung noch unbekannte, autochton gesteigerte Erythropoetinbildung in der betroffenen Niere verantwortlich zu machen, zumal wiederholt im Tumorextrakt oder im Cysteninhalt bzw. in der Cystenwand eine vermehrte Erythropoetinaktivität nachgewiesen werden konnte. In diesem Zusammenhang sei erwähnt, daß die Polyzythämia vera nicht auf einen Erythropoetineffekt zurückzuführen ist. Dagegen lassen vereinzelte Beobachtungen über Polyglobulien bei primärem Lebercarcinom, bei Uterusmyom, bei Gehirnhämangioblastom und sogar bei Phäochromocytom vermuten, daß auch andersartige Gewebe befähigt sein können, vermehrt Erythropoetin zu bilden.

V. Anämien

Im klinischen Sprachgebrauch wird unter einer Anämie eine Verminderung der Hämo-globinkonzentration, der Erythrocytenzahl und des Hämatokritwertes verstanden. Diese Werte geben lediglich die Konzentration an O_2-tragender Substanz in einem bestimmten Blutvolumen an, ohne daß die Gesamtblutmenge in der Klinik routinemäßig erfaßt wird. Die Bestimmung der Blutmenge erlaubt jedoch prinzipiell eine verläßlichere Aussage über die Funktion des „Erythrons", wie am Beispiel der akuten Blutung leicht zu erkennen ist. In unmittelbarem Anschluß an eine akute Blutung sind nämlich Erythrocytenzahl und Hämoglobinkonzentration noch normal; lediglich an der Oligämie ist die vorausgegangene Blutung quantitativ erkennbar.

Ursächlich liegt allen Anämien eine quantitative oder (und) eine qualitative Störung des Erythrons zugrunde. Unter letzterem Begriff werden die zirkulierenden Erythrocyten und deren Bildungsorgan — beim Menschen im wesentlichen das Knochenmark — verstanden. Als Interstitium des Erythrons können Plasma sowie Fett und Reticulum des Knochenmarks aufgefaßt werden. Vom Standpunkt eines Organs betrachtet, unterliegt das Erythron allgemein gültigen, aus der Pathologie bekannten Gesetzmäßigkeiten, wie kongenitale Störungen, Entzündungen, Malignität, Atrophie und Hypertrophie. Ätiologisch unterschiedliche Erkrankungen des Erythrons manifestieren sich entweder in einer verminderten Erythrocytenproduktion oder (und) in einer verstärkten Erythrocytendestruktion. Die konsekutive Anämie ist demnach immer nur ein Symptom; also in jedem Fall handelt es sich um eine „sekundäre" Anämie.

Eine Anämie kann dadurch gekennzeichnet sein, daß Erythrocytenzahl, Hämoglobinkonzentration und Hämatokrit in etwa proportional abfallen, so daß eine *normochrome normocytäre Anämie* resultiert

$$\left(\text{HbE} = \frac{\text{Hgb}}{\text{Ery}} = 30\text{—}33\,\gamma\gamma; \text{ MEZV} \right.$$
$$\left. = \frac{\text{Hämatokrit}}{\text{Erythrocyten}} = 76\text{—}96\,\mu^3 \right).$$

Andererseits kann die Hämoglobinkonzentration vergleichsweise stärker abfallen als die Erythrocytenzahl und der Hämatokrit, so daß eine *hypochrome mikrocytäre Anämie* resultiert (HBE $< 30\,\gamma\gamma$, MEZV $= < 76\,\mu^3$), oder die Erythrocytenzahl ist vergleichsweise geringer als die Hämoglobinkonzentration und der Hämatokritwert, so daß eine *hyperchrome makrocytäre Anämie* resultiert (HbE $> 33\,\gamma\gamma$, MEZV $> 96\,\mu^3$). Daraus geht hervor, daß die mittlere Hämoglobinkonzentration des Erythrocyten $\left(= \text{MHgbKE} = \frac{\text{Hämoglobin}}{\text{Hämatokrit}} \right)$ die Erythrocytengröße entscheidend mitbestimmt. Im Normalfall und auch bei normochromen Anämien enthält der Einzelerythrocyt mit etwa 33% bereits eine maximale Hämoglobinkonzentration. Jeder Abfall der Hämoglobinkonzentration führt zu einer Verkleinerung des Erythrocytenvolumens (Mikrocytose), während eine zusätzliche Hämoglobinaufnahme nur durch eine Vergrößerung des Erythrocyteneinzelvolumens ermöglicht wird (Makrocytose).

1. Hypochrome mikrocytäre Anämien

Die bei weitem häufigste Ursache für eine hypochrome mikrocytäre Anämie ist der Eisenmangel, woraus schließlich eine ungenügende Hämoglobinbildung resultiert. Letztere ist im Knochenmark durch eine linksverschobene Erythropoese mit Vorherrschen von basophilen und polychromatischen Erythroblasten gekennzeichnet, während im dimorphen peripheren Blutbild kleine hämoglobinarme Erythrocyten auftreten, die im schweren Eisenmangelzustand nur noch einen Hämoglobinring (Ringformen, Passarformen) aufweisen.

Ein klinisches Symptom ist allen hypochromen mikrocytären Anämien gemeinsam: der Beginn ist schleichend und fortschreitend. Dagegen sind die subjektiven Beschwerden wie Schwäche, Ermüdung, Nervosität, Kopfschmerzen, Schwindel, Schlafstörungen usw. bloße Anämiefolge und nicht charakteristisch für hypochrome Anämien. Da Eisen nicht nur für die Hämoglobinsynthese benötigt wird, sondern auch für Myoglobin und bestimmte Fermente, treten bei der Eisenmangelanämie unter Umständen zusätzliche suspekte klinische Veränderungen auf, wie Glossitis, Dysphagie (Plummer-Vinson-Syndrom), Atrophie von Zungen- und Magenschleimhaut (bei 50 bis 83% aller Patienten besteht eine Anacidität), Mundwinkelrhagaden, Menstruationsstörungen; Haut und Haare sind spröde und trocken, die Fingernägel zeigen bei etwa $^1/_3$ aller Patienten eine Abflachung mit Längsriffelung.

Ein eigenartiges psychisches Symptom des Eisenmangels ist die gelegentlich zu beobachtende Abartigkeit des Appetits (z. B. Appetit auf Kreide).

Die quantitativen und qualitativen Aspekte des Eisenstoffwechsels wurden bereits früher (s. S. 7) dargestellt. Rein theoretisch ist mit einem Eisenmangelzustand unter folgenden Bedingungen zu rechnen (Abb. 10).

In der Praxis sind häufig eine Kombination dieser Faktoren und der Zeitfaktor ursächlich wirksam, zumal eine hypochrome Anämie erst dann auftreten kann, wenn auch die Eisendepots verarmt sind.

Mangelhafter Eisengehalt der Nahrung spielt ursächlich allenfalls einmal in unterentwickelten Gebieten eine Rolle, wo die ökonomischen Verhältnisse sehr schlecht sind und zusätzlich der eisenarme Boden eisenarme Früchte liefert. Weitere Ursachen können Hungerepidemien und Sektierertum sein, wo neben dem diätetischen Eisenmangel auch die verminderte Eiweißzufuhr eine Rolle spielt.

Mangelhafte Eisenresorption ist nicht so sehr die Folge eines isolierten Salzsäuremangels (s. S. 7), sondern die Folge einer kombinierten Resorptionsstörung, wie Anacidität, Erkrankungen des Magen-Darmtraktes, Hypersekretion mit vermehrter Bildung von resorptionshemmenden Schleimstoffen im Magen, beschleunigte Magen-Darmpassage. Als Beispiel hierfür sei der Zustand nach Billroth II-Operation angeführt, in dessen Gefolge sich fast regelmäßig eine Sideropenie und gelegentlich sogar eine Eisenmangelanämie entwickelt. Hierbei ist durch die Art der Operation der Salzsäure produzierende Anteil des Magens reduziert worden; die gelegentliche Hypersekretion von Schleim und die Sturzentleerung wirken resorptionshemmend; durch die operative Ausschaltung großer Teile des Duodenums ist die Resorptionsfläche für Eisen vermindert worden. Letzterer Faktor ist auch entscheidend für die Eisenmangelanämie bei entzündlichen Erkrankungen des Dünndarms oder bei Fistelbildung (z. B. gastero-colische Fisteln).

Ein *vermehrter Eisenbedarf* liegt wegen der negativen Eisenbilanz (s. S. 8) bei Säuglingen und Frauen im reproduktionsfähigen Alter häufig vor. Hypochrome, mikrocytäre Anämien sind im Säuglingsalter zwischen dem 6. Lebensmonat und dem 3. Lebensjahr sehr häufig (bis 20%), weil das starke Wachstum

(Myoglobineisen) und die Vermehrung der Blutmenge (die Hämoglobinmenge muß im 1. Lebensjahr verdoppelt werden) bereits regelmäßig zur Sideropenie führen. Eine Eisenmangelanämie wird unter diesen Voraussetzungen leicht auftreten können, wenn weitere Faktoren das Eisendefizit verstärken. Hierzu gehören: ungenügende pränatale Eisenspeicherung bei Neugeborenen von anämischen Müttern; Frühgeborene und Zwillinge wegen ihres geringeren Blutvolumens und ihres stärkeren Wachstumsbedarfs; abnormale Diät, wie

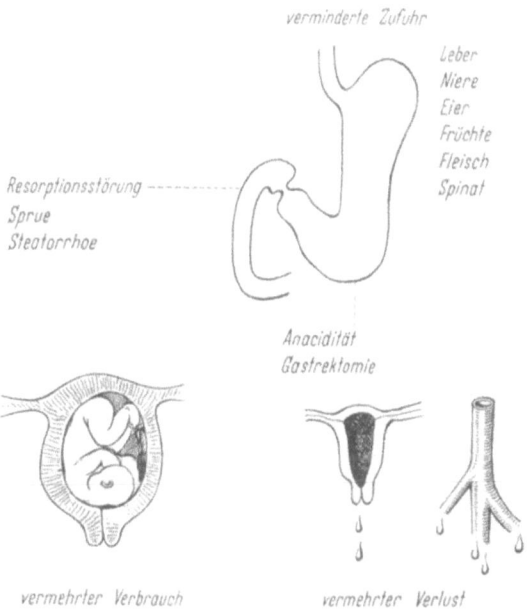

Abb. 10. Häufigste Ursachen eines Eisenmangels

exzessive Zufuhr von eisenarmer Kuhmilch; Störungen des Eisenstoffwechsels durch die nicht seltenen frühkindlichen Infekte und gastrointestinalen Erkrankungen.

In der *Schwangerschaft* liegt regelmäßig ein vermehrter Eisenbedarf vor, wie aus folgender Berechnung leicht ersichtlich ist. Während einer normalen Schwangerschaft gibt die Mutter etwa 500 mg Eisen an den Feten ab; weitere 250 mg Eisen gehen in Form von placentarem Eisen und durch die Geburtsblutung verloren. Unter Berücksichtigung einer amenorrhoisch bedingten Eiseneinsparung von maximal 500 mg resultiert somit in jeder Schwangerschaft ein Eisendefizit von mindestens 250 mg, was einer Blutmenge von 500 ml entspricht. Eine verstärkte kompensatorische Eisenresorption im dritten Trimester der Schwangerschaft von etwa 3 mg täglich vermag zwar normalerweise eine Eisenmangelanämie zu verhindern, nicht jedoch eine Sideropenie. Gefährdet im Sinne einer Eisenmangelanämie sind deshalb folgende Schwangere: späte Erstgebärende, bei denen die Menstruationsblutungen schon viele Jahre vorher ein Eisendefizit hervorrufen konnten; Frauen mit einseitiger (sozialer Faktor) oder ungenügender Ernährung (Hyperemesis gravidarum) und rasch aufeinanderfolgenden Schwangerschaften. Die Eisenmangelanämie stellt die häufigste Schwangerschaftsanämie überhaupt dar und sollte bei partieller Hypochromie und Hämoglobinwerten unter 10 g-% (bis etwa 10 g-% Hgb kann die Schwangerschaftshydrämie die Ursache der Erniedrigung des Hgb sein) umgehend und ausreichend mit einem geeigneten Eisenpräparat behandelt werden. Wegen der Häufigkeit von Sideropenien im Säuglingsalter und während der Schwangerschaft ist sogar die prophylaktische orale Eisengabe in diesen Lebensabschnitten zu empfehlen.

Da der Eisenbedarf der Frau während des reproduktionsfähigen Lebensabschnittes infolge Menstruation und Schwangerschaft etwa viermal so groß ist wie der des Mannes, bleibt es nicht verwunderlich, daß gerade das weibliche Geschlecht für Eisenmangelanämien prädestiniert ist. Zwei klinische Syndrome des Eisenmangels kommen sogar fast ausschließlich bei Frauen vor:

Die *Chlorose* als Bleichsucht der jungen Mädchen um die Pubertät herum wurde bis etwa 1920 wiederholt beobachtet und als Folge von Liebeskummer, Heimweh, Obstipation und Tragen eines Korsetts (Verlagerung der Milz) aufgefaßt. Ursächlich dürften jedoch für die Entwicklung der Chlorose im wesentlichen folgende drei Faktoren verantwortlich gewesen sein: ein vermehrter Eisenbedarf infolge zweiten Wachstumschubes; ein vermehrter Eisenbedarf infolge Menstruationsbeginns; eine ungenügende diätetische Zufuhr von Eisen infolge Nahrungsmittelidiosynkrasie oder infolge ästhetischer Vorstellungen (Schlankheitsprinzip).

Die zweite Form, *die essentielle hypochrome Anämie* (achylische Chloranämie), ist bis zum Jahre 1930 als nosologische Einheit aufgefaßt worden. Wegen der häufig mit einer Eisenmangelanämie vergesellschafteten Achylie, der konstitutionellen und sogar familiären Verwandtschaft mit der perniziösen Anämie wurde dieses Syndrom auch als Schwester der perniziösen Anämie bezeichnet. Andererseits zeigt diese Erkrankung in bezug auf den fast ausschließlichen Befall von Frauen auch eine gewisse Verwandtschaft mit der Chlorose; allerdings liegt bei der achylischen Chloranämie das Manifestationsalter zwischen dem 30. und 50. Lebensjahr. Die bei der essentiellen hypochromen Anämie häufig beobachteten Haut- und Schleimhautveränderungen (spröde und rissige Haut, Mundwinkelrhagaden, atrophische Zungenschleimhaut) sowie die Veränderungen an den Anhangsgebilden der Haut (spröde Haare, längsgerillte Nägel, Hohlnagelbildung) sind nicht — wie früher vermutet — pathognomonisch für dieses Syndrom, sondern ebenso Ausdruck eines generellen Eisenmangels, wie die starke Erniedrigung der Serumeisenkonzentration. Das heutzutage kaum mehr beobachtete Syndrom der essentiellen hypochromen Anämie ist besonders bei der armen Bevölkerung aufgetreten und außerdem häufig im Anschluß an wiederholte Schwangerschaften oder an Aborte mit massiven Blutverlusten. Bei diesen Frauen haben außerdem nicht selten Mangelernährung und Menstruationsstörungen vorgelegen. Aufgrund dieser Befunde kann die essentielle hypochrome Anämie — ähnlich wie die Chlorose — nur noch als eine spezielle polyätiologische Form der Eisenmangelanämie aufgefaßt werden und nicht als eine nosologische Einheit. Dadurch wird nicht nur die Effektivität der Eisentherapie bei diesem Syndrom erklärbar, sondern auch das Verschwinden dieses Syndroms seit der wirtschaftlichen Besserung, der zunehmenden medizinischen Kenntnis und der Bevölkerungsaufklärung.

Störungen der Eisenverwertung liegen bei den sideroachrestischen Anämien und bei den Infekt- und Tumoranämien vor.

Sideroachrestische Anämien sind durch eine Eisenverwertungsstörung gekennzeichnet, die als idiopathische Hämoglobin-Bildungsstörung entweder x-gonosomal recessiv vererbt werden oder in höherem Lebensalter als Anaemia refractoria sideroachrestica manifest werden. Darüber hinaus werden symptomatische sideroachrestische Anämien im Gefolge andersartiger Erkrankungen beobachtet, wie Thalassämie, Bleivergiftung, Tumoren, bei INH-Behandlung und bei Pyridoxinmangel (Tabelle 3). Pathogenetisch steht die exzessive Eisenablagerung

Tabelle 3. *Pathogenetische Formen von sideroachrestischen Anämien*

A. Idiopathische Formen:

    1. Angeborene Formen: Anaemia sideroachrestica hereditaria. Hereditäre sekundäre Hämochromatose
    2. Erworbene Form: Anaemia refractoria sideroblastica

B. *Symptomatische Formen:*

    1. Bei Thalassämie
    2. Bei Bleivergiftung
    3. Bei Pyrodoxinmangel
    4. Bei Blutneoplasien
    5. Bei Panmyelopathien
    6. Bei Pellagra
    7. „Crude liver anemia"

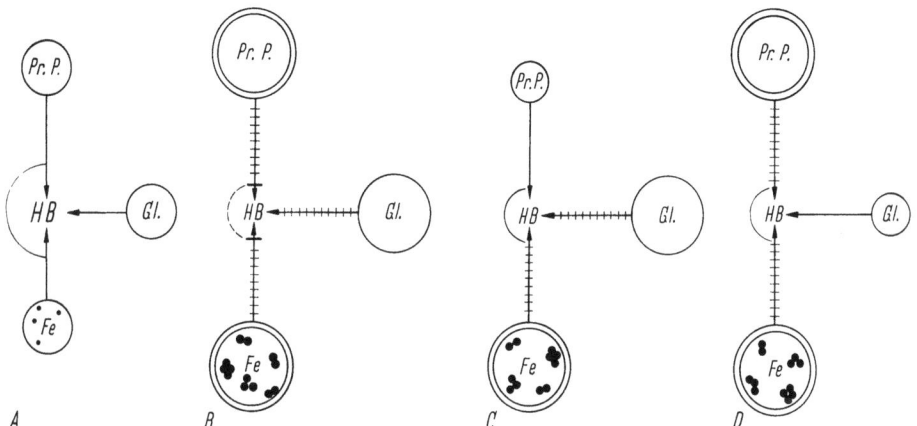

Abb. 11A—D. Schematische Darstellung der Pathogenese von sideroachrestischen Anämien. *A* normale Hämoglobinsynthese; *B* Hämsynthetasemangel; *C* Protoporphyrinbildungsstörung (z. B. Pyridoxinmangel); *D* Globinbildungsstörung (z. B. Thalassämie). (Nach HEILMEYER, Die Störungen der Bluthämsynthese mit besonderer Berücksichtigung der sideroachrestischen Anämien und erythropoetischen Porphyrien. Stuttgart: Georg Thieme 1964.)

in den Mitochondrien der Erythroblasten ganz im Vordergrund (sog. Ring-Sideroblasten). Daraus resultiert eine unter Umständen schwere Strukturschädigung der Mitochondrien, so daß konsekutiv die in den Mitochondrien verankerten Syntheseschritte für Häm gestört sind. Ausführliche Bestimmungen des Präkursorenmusters der Hämatoporphyrine haben drei entscheidende Synthesestörungen bei sideroachrestischen Anämien nachweisen lassen (Abb. 11). Bei der idiopathisch erworbenen sideroachrestischen Anämie und auch bei den meisten symptomatischen Formen findet sich eine Störung im Zusammenschluß von Eisen und Protoporphyrin zu Häm (HämsynthetaseMangel). Bei der Anämia sideroachrestica hereditaria und bei der echten Pyridoxinmangelanämie liegt dagegen die Hämsynthesestörung bereits auf der Stufe der δ-AminoLävulinsäure-Synthese. Schließlich kann auch durch eine qualitative Schädigung der Globinkomponente — z.B. bei der Thalassämie —

die Hämoglobin-Synthese Not leiden. Durch diesen pathogenetischen Mechanismus wird die klinische Symptomatik der sideroachrestischen Anämien bestimmt, nämlich „ring"-sideroblastische Hyperplasie des Knochenmarks, hypochrome Anämie mit Reticulocytopenie, Hypersiderämie mit Organhämosiderose, verminderter Eiseneinbau in die Erythrocyten bei erhöhter Eisenumsatzrate, refraktäres Verhalten gegenüber Eisentherapie, normale oder nur gering verkürzte Erythrocytenlebensdauer. Die pathogenetisch im Vordergrund stehende Eisenüberhäufung der Mitochondrien bestimmt auch die Therapie, nämlich Besserung der Anämie durch Eisenentzug (Aderlaß, Desferrioxamin) und (oder) Stimulation der HämSynthese durch Pyridoxin (Abb. 12).

    In diesem Zusammenhang verdient die *Bleianämie* eine besondere Erwähnung. Während die akute Bleiintoxikation zu einer hämolytischen Anämie führt, ruft die wesentlich häufigere chronische Bleivergiftung das Bild einer sideroachrestischen Anämie hervor. Die toxische Hemmung der Porphyrin- und Hämsynthese ist an der vermehrten Urinausscheidung von Coproporphyrin III und δ-Amino-Lävulinsäure erkennbar. Die gesteigerte Urinausscheidung von δ-Amino-Lävulinsäure gilt sogar als das verläßlichste Frühsymptom der Bleivergiftung, das noch vor den klinisch-hämatologischen Veränderungen (Blei-Gingivitis, Blei-Neuritis, Blei-Anämie mit basophiler Tüpfelung der Erythrocyten) auftritt.

Die *INH-abhängige sideroachrestische Anämie* wird dadurch bedingt, daß INH und Pyridoxal wegen ihrer chemischen Ähnlichkeit

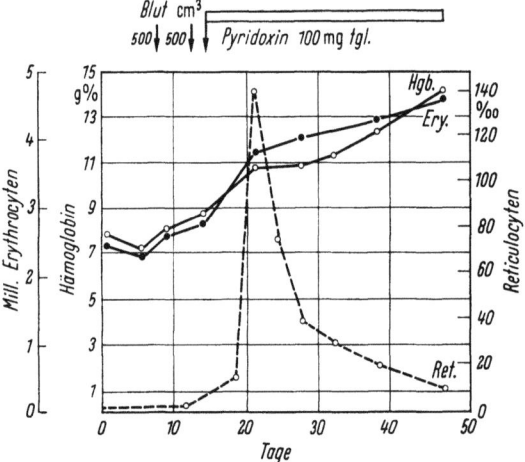

Abb. 12. Therapieeffekt von Vitamin B₆ bei sideroachrestischer Anämie

bei höherer Dosierung antagonistisch wirken; das heißt, es kommt zur Bildung eines harnfähigen Pyridoxal-Isonicotinyl-Komplexes. Der sekundäre B₆-Mangel ist außerdem für die oberhalb von 10 mg INH/kg KG häufig auftretende INH-Neuritis verantwortlich. Zusätzlich ist die Tatsache von Bedeutung, daß die Entgiftung (Acetylierung) von INH genetisch determiniert langsam oder normal erfolgen kann (sog. Langsam- oder Schnellacetylierer). Langsamacetylierer (Acetylase-Mangel der Leber) sind deshalb gegenüber der INH-Neuritis besonders gefährdet. Die daraus resultierende therapeutische Konsequenz besteht in der prophylaktischen Gabe von Vitamin B₆ bei hoher und längerer INH-Medikation, ohne daß durch diese Maßnahme der tuberkulostatische Effekt von INH blockiert würde.

Infektanämien sind trotz der regelmäßig vorliegenden Hypoferrämie im allgemeinen normochrom-normocytär, weil neben der Eisenverwertungsstörung noch eine ineffektive Erythropoese und eine leichte Hämolyse besteht. Die Eisenverwertungsstörung ist bei Infektanämie durch die erheblich verminderte Serumeisenkonzentration bei verminderter Eisenbindungskapazität des Serums gekennzeichnet. Resorbiertes Eisen wandert bei Infektanämie sehr rasch in die Speicherorgane ab, ohne die Serumeisenkonzentration bleibend zu beeinflussen oder die Anämie zu bessern. Darüber hinaus ist der Eisentransport von den Speicherorganen zum Plasma gestört; die Eiseninkorporation in neugebildete Erythrocyten verläuft verzögert und vermindert; die Reutilisation von Eisen aus gealterten Erythrocyten ist herabgesetzt. Die Komplexität der Stoffwechselstörung bei Infektanämie kommt schließlich auch in der erhöhten Serum-Kupferkonzentration, der Vermehrung des freien Erythrocyten-Protoporphyrins und der gesteigerten Urinausscheidung von Coproporphyrin zum Ausdruck.

Die ineffektive Erythropoese ist an den fehlenden Regenerationszeichen (fehlende Reticulocytose) leicht erkennbar. Die Hämolyse ist im allgemeinen nur gering, so daß klinische Hämolysesymptome — wie Hyperbilirubinämie, vermehrte Urobilinogenausscheidung — bei Infektanämien meist fehlen.

Fokale Infektionen führen in der Regel nicht zur Anämie, sondern nur subakute oder chronische Infektionen, wie rheumatisches Fieber, Endocarditis lenta, Tuberkulose, Lungenabsceß, Bronchiektasie, Osteomyelitis, Entzündungen des Urogenitaltraktes usw. Mit Ausnahme der Anämie bei Sepsis entwickelt sich die Infektanämie bei den im Vorhergehenden genannten Entzündungen im allgemeinen erst nach etwa 4 Wochen. Alle bekannten Hämatopoetica, einschließlich Eisen, sind bei Infektanämien unwirksam. Neben symptomatischen Bluttransfusionen ist die entscheidende Besserung der Infektanämie nur von der Beherrschung der Infektion selbst zu erwarten. Vereinzelt läßt sich die Infektanämie durch Kobalt bessern (100—300 mg Kobaltchlorid täglich). Die gastrointestinalen Nebenwirkungen sind jedoch nicht unerheblich und der Effekt ist im Einzelfall ungewiß, so daß diese Therapie nicht generell empfohlen werden kann. Der gelegentlich beobachtete stimulierende Effekt von Kobalt auf die Erythropoese bei Infektanämien dürfte durch eine Aktivierung von Erythropoetin bedingt sein.

Den *Tumoranämien* liegt eine ähnliche Störung zugrunde wie den Infektanämien (Eisenverwertungsstörung, ineffektive Erythropoese, leichte symptomatische Hämolyse), so daß diese Anämieform im allgemeinen ebenfalls normochrom-normocytären Charakter aufweist. Erhebliche Hypochromie bei Tumorleiden ist dagegen die Folge einer Tumorblutung. Schließlich kann eine Tumoranämie noch durch Knochenmetastasierung bedingt oder mitbedingt sein.

Daraus resultiert eine normochrom-normocytäre, myelophthisische Anämie (s. S. 45), die durch begleitende Leukocytopenie und Thrombocytopenie sowie durch Erythroblastenausschwemmung in das periphere Blut gekennzeichnet ist. Allerdings können Knochenmetastasen auch ohne Anämie vorliegen.

Chronische Blutungen sind die häufigste Ursache der Eisenmangelanämie; vorausgesetzt, daß die Sickerblutung groß genug ist und lange genug besteht, um eine negative Eisenbilanz hervorzurufen. Blutungsanämien können durch einen verstärkten physiologischen Blutverlust (Menstruation) bedingt sein oder durch pathologische Veränderungen, wie Menorrhagie, Metrorrhagie, Magenulcus, Hiatushernie, Colitis ulcerosa, Magen- und Darmcarcinom, Lebercirrhose mit Varicenblutung, Epistaxis, hämorrhagische Diathesen, Hakenwurmbefall usw.

Das Ausmaß der Hypochromie und Mikrocytose steht in Beziehung zum Schweregrad der Anämie. Bei leichter Eisenmangelanämie kann deshalb die partielle Hypochromie mit Hilfe der HbE-Bestimmung noch nicht sicher erfaßbar sein. In solchen Fällen ist die sorgfältige Betrachtung des peripheren Blutbildes entscheidend, wobei die Hypochromie und Mikrocytose einzelner Erythrocyten leicht erkennbar ist. Die Bestimmung der Serumeisenkonzentration allein ist für die Diagnose der Eisenmangelanämien nicht verläßlich (siehe S. 8).

Neben der Beseitigung des Blutungsherdes besteht die allein wirksame Behandlung der Eisenmangelanämie in der Therapie mit einem geeigneten Eisenpräparat über eine ausreichend lange Zeit. Der Therapieeffekt ist zuerst an der Reticulocytose erkennbar (Maximum um den 5.—8. Tag nach Therapiebeginn). Das Ausmaß der Reticulocytenkrise ist abhängig vom Ausgangswert der Anämie und der Art, Menge und Applikationsart des verwandten Eisenpräparates. Die Hämoglobinbildung erfolgt innerhalb der ersten Wochen mit einer Rate von 0,2—0,3 g/Tag bei gleichzeitigem Anstieg der Erythrocytenzahl und des Hämatokritwertes. Die Serum-Eisenkonzentration erreicht dagegen erst später ihren Normalwert, da vorher noch die Eisendepots aufgefüllt werden müssen. Ein echt eisenrefraktäres Verhalten tritt bei gesicherter Diagnose nur dann auf, wenn das verwandte Eisenpräparat qualitativ oder quantitativ unzureichend ist bzw. die Kooperation des Patienten fehlt. Selbst ein refraktäres Verhalten gegenüber einer rein oralen Eisentherapie ist — abgesehen natürlich von Unverträglichkeitserscheinungen — äußerst selten. Ohne auf die Therapie näher eingehen zu wollen, sei doch an dieser Stelle eine einfache Formel angegeben, mit deren Hilfe sich der totale effektive Eisenbedarf für Hämoglobinsynthese und Wiederauffüllung der Depots im Einzelfall leicht errechnen läßt, und zwar:

Soll-Hgb-Konzentration in g-% minus Ist-Hgb-Konzentration in g-% mal 255 = mg Eisen.

Bei Zugrundelegen dieser Formel werden iatrogene Hämosiderosen infolge übermäßiger i.v.-Applikation vermieden; bei oraler Medikation muß berücksichtigt werden, daß die Eisenresorption auch im Eisenmangelzustand nicht 100%ig ist. Eine zusätzliche Behandlung mit andersartigen Hämatopoetica — wie Vitamin B_6, Vitamin B_{12}, Folsäure, Kupfer, Kobalt — und auch mit Salzsäure ist unnötig und sogar zu vermeiden, zumal damit evtl. die allein wirksame Eisentherapie verzögert wird und eine Bestätigung der Diagnose ex juvantibus vereitelt wird.

2. Normochrome Anämien

Normochrome Anämien treten dann auf, wenn es zu einem akuten Blutverlust kommt (akute Blutungsanämie), wenn eine gesteigerte Blutdestruktion vorliegt (hämolytische Anämien), wenn eine ungenügende Blutneubildung besteht (aplastische Anämien) oder wenn eine Blutverdünnung eintritt (Schwangerschafts-Hydrämie).

Einzelne dieser Anämieformen (akute posthämorrhagische Anämie und hämolytische Krise) können sogar einmal vorübergehend zu einer Makrocytose führen, und zwar dann, wenn die Regeneration sehr groß ist, so daß relativ unreife Erythrocyten in die Blutbahn ausgeschwemmt werden (Reticulocyten sind bereits normalerweise größer als die zugehörigen reifzelligen Erythrocyten).

Akute Blutungsanämie: Die Ursachen für akute Blutungen sind verständlicherweise sehr vielgestaltig; desgleichen die generellen klinischen Symptome des akuten Blutverlustes. Letztere sind im wesentlichen abhängig vom Ausmaß der Blutung und vom Zeitraum der Blutung. Die klinischen Zeichen der akuten Blutung — wie Unruhe, Schwitzen, Durst, Hypopnoe, kalte Extremitäten, Blässe, Tachykardie, Blutdruckabfall — sind im akuten Stadium entscheidend für die Art und das Ausmaß der Therapie, da in der akuten posthämorrhagischen Phase die Hämoglobin-, Erythrocyten- und Hämatokritwerte infolge Vasoconstriction irreführend hoch sind. Das Ausmaß der Blutung läßt sich in diesem Stadium nur durch die Bestimmung der Blutmenge quantitativ erfassen. Erst der über mehrere Tage einsetzende Einstrom von Gewebeflüssigkeit in die Blutbahn läßt die Anämie manifest werden, wobei jetzt die Hydrämie eine etwas stärkere Anämie vortäuscht. Bei einer größeren intestinalen Blutung tritt regelmäßig ein Anstieg des Rest-N-Wertes auf, der als relatives Maß für das Ausmaß der intestinalen Blutung gewertet werden kann. Blutungen in das Gewebe können zu einem vorübergehenden Temperaturanstieg und zu einem passageren Ikterus durch Hämoglobinabbauprodukte führen. Die frühesten hämatologischen Zeichen einer schweren Blutung manifestieren sich in Form einer vorübergehenden Thrombocythämie und Leukocytose mit Linksverschiebung, die innerhalb der ersten 5 Std ihr Maximum erreichen, während das Reticulocytenmaximum erst zwischen dem 4.—7. Tag nach der Blutung eintritt.

Persistierende Leukocytose und Reticulocytose weisen auf eine anhaltende Blutung hin.

3. Hämolytische Anämien

Hämolytische Erkrankungen sind durch eine Verkürzung der Erythrocytenlebensdauer charakterisiert. Durch letztere wird die für diagnostische Zwecke bedeutsame Symptomatologie einer hämolytischen Anämie bedingt; nämlich vor allem die Erhöhung des „indirekten" Serumbilirubins, die vermehrte Urobilinogenausscheidung im Stuhl und Urin, die erythroblastische Hyperplasie des Knochenmarks und die Vermehrung der Reticulocytenzahl trotz weiterhin bestehender Anämie. Allerdings weisen diese Veränderungen keine Korrelation zum Schweregrad der hämolytischen Anämie auf, wenn man bedenkt, daß die erythropoetische Produktion des Knochenmarks maximal um das 6—8fache gesteigert werden kann, so daß unter Umständen eine schwere Hämolyse klinisch-hämatologisch voll kompensiert werden kann.

Für die Einteilung der hämolytischen Anämien hat sich eine Klassifikation in *intraerythrocytäre* (im allgemeinen kongenitale) und *extraerythrocytäre* (im allgemeinen erworbene) hämolytische Anämien am zweckmäßigsten erwiesen. Allerdings unterliegt auch diese Einteilung gewissen Einschränkungen, wie am Beispiel der erworbenen, intraerythrocytär bedingten paroxysmalen Schlafhämoglobinurie und am Beispiel der kongenitalen, extraerythrocytär ausgelösten Fava-Hämolyse noch gezeigt werden soll. Frühere Bezeichnungen — wie familiärer hämolytischer Ikterus oder Kugelzellanämie — sind in Anbetracht der zunehmenden Kenntnis über die Pathogenese der einzelnen hämolytischen Anämien heute nur noch von historischem Interesse und sollten durch die genauere Definition, wie z.B. hereditäre Sphärocytose, sphärocytische hämolytische Anämie oder idiopathisch erworbene hämolytische Anämie vom Typ inkompletter Wärmeauto-Antikörper mit Sphärocytose, ersetzt werden.

Für die Klinik der hämolytischen Anämien hat sich in den letzten Jahren die Verwendung von radioaktiv (^{51}Cr) markierten Erythrocyten sowohl in der Diagnostik als auch in der Therapie als unersetzlich erwiesen, so daß an dieser Stelle eine kurze Besprechung der „Radiochrom-Methode" der Darstellung der speziellen Hämolyseformen vorausgeschickt werden soll.

Für diese Untersuchungen ist radioaktives Chrom (Na$_2$^{51}CrO$_4$) in mehrfacher Hinsicht besonders geeignet:

a) Die erforderliche Aktivitätsmenge von ^{51}Cr beträgt nur 50—100 μC, so daß — unter Berücksichtigung der Zerfallsart und der biologischen Eigenschaften dieses Isotops — eine nennenswerte Strahlenbelastung für Patienten und Umgebung nicht eintritt.

b) Bereits nach 30minütiger in vitro-Inkubation sind etwa 90% des reduzierten radioaktiven Chroms (^{51}Cr$_2$O$_3$) an die Erythrocyten gebunden, und zwar vorwiegend an die β-Polypeptidketten des Hämoglobins.

c) Das beim Erythrocytenzerfall freiwerdende 3wertige ^{51}Cr kann nicht mehr reutilisiert werden.

d) Die Erythrocytenlebensdauer kann relativ einfach und schnell unter Verwendung einer kleinen Blutmenge im Milieu des Erkrankten selbst bestimmt werden.

e) Aus dem Eliminationsvorgang können Rückschlüsse auf die Art des hämolytischen Prozesses gezogen werden.

f) Der spezielle Abbauort der Erythrocyten kann durch Oberflächenaktivitätsmessungen erfaßt werden.

Erythrocytenlebensdauer. Die Absterberate von ^{51}Cr-markierten Erythrocyten folgt bei Normalpersonen weitgehend dem Verhalten einer negativen Exponentialfunktion. Der 50%-Wert der Ausgangsaktivität wird normalerweise zwischen dem 24. und 32. Untersuchungstag erreicht. Für diese „scheinbar halbe" Erythrocytenlebensdauer (t/2 ^{51}Cr-Wert) sind bei der Radiochrom-Methode im wesentlichen zwei Faktoren verantwortlich, nämlich die lineare Absterbefrequenz der Erythrocyten und ein exponentieller ^{51}Cr-Verlust von intakten Erythrocyten (etwa 1% täglich). Eine mehr oder weniger starke Verkürzung der Erythrocytenlebensdauer liegt immer dann vor, wenn der 50%-Wert der Ausgangsaktivität früher als am 24. Tag erreicht wird (Abb. 13).

Bei autologer Bestimmung der Erythrocytenlebensdauer weisen hämolytische Anämien im Prinzip drei unterschiedliche Schweregrade auf:

1. Idiopathisch erworbene hämolytische Anämien (t/2 ^{51}Cr-Mittelwert: 6,6 Tage) mit exponentiellem Kurvenverlauf, woraus auf einen extra-erythrocytären, altersunabhängigen Erythrocytenabbau geschlossen werden kann.

2. Intraerythrocytär bedingte hämolytische Anämien (t/2 ^{51}Cr-Mittelwert: 11,7 Tage) mit gelegentlich zweiphasigem Kurvenverlauf als Hinweis darauf, daß hier zwei unterschiedlich langlebige Erythrocyten-Populationen vorliegen.

3. Symptomatisch erworbene hämolytische Anämien (t/2 ^{51}Cr-Mittelwert: 15,4 Tage).

Durch homologe Bestimmung der Erythrocytenlebensdauer wird die in diagnostischer

und therapeutischer Hinsicht bedeutsame Differenzierung zwischen intra- und extraerythrocytär bedingter hämolytischer Anämie im Einzelfall ermöglicht. Bei intraerythrocytärer hämolytischer Anämie haben die genetisch-enzymatisch defekten Erythrocyten — z.B. Sphärocyten — nicht nur im Organismus des Erkrankten eine verminderte Überlebenszeit, sondern auch in dem eines blutgruppengleichen, hämatologisch Gesunden. Dagegen zeigen normale Erythrocyten bei extraerythrocytär be-

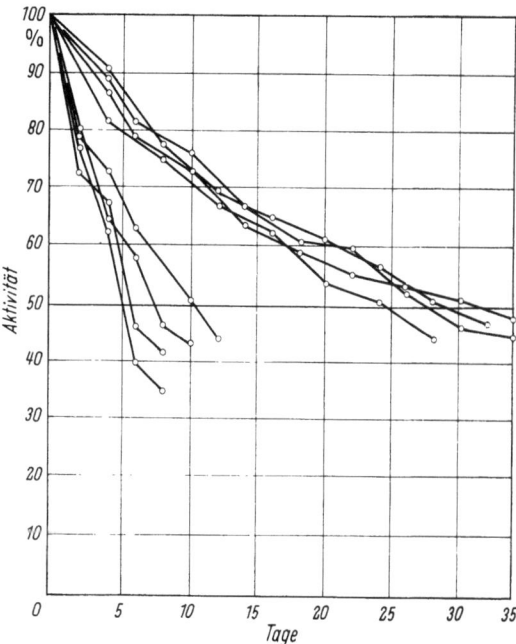

Abb. 13. Erythrocytenlebensdauer bei Normalpersonen und bei Patienten mit hämolytischer Anämie (51 Cr-Methode)

dingter hämolytischer Anämie — z.B. bei idiopathisch erworbener hämolytischer Anämie — nur im Milieu des Erkrankten eine verkürzte Lebensdauer.

Abbauort der Erythrocyten. Durch Oberflächenaktivitätsmessungen über dem Herzen, der Milz, der Leber und dem Knochenmark lassen sich quantitative Rückschlüsse aus den Meßergebnissen über dem jeweils speziellen Erythrocyten-Abbauort gewinnen. Methodisch gestattet die Bestimmung der sog. „zusätzlichen Aktivitätswerte" im Einzelfall die verläßlichste Aussage, zumal dadurch der Faktor Organgröße eliminiert werden kann. Diese „zusätzlichen Aktivitätswerte" errechnen sich — unter Zugrundelegung der in erythroklastischer Hinsicht unbedeutenden Herzaktivität — für die einzelnen Organe des reticulo-

endothelialen Systems aus dem Unterschied
von theoretisch zu erwartendem und tatsäch-
lichem Aktivitätsanstieg über Milz, Leber und
Knochenmark. Oberflächenaktivitätsmessungen haben ergeben, daß der Erythrocytenabbau normalerweise nicht nur in der Milz und
in der Leber erfolgt, sondern zu einem geringen
Teil auch im Knochenmark. Die homologe
Bestimmung von Erythrocytenlebensdauer und
von Oberflächenaktivitätsmessungen hat bei
der hereditären Sphärocytose den Beweis erbracht, daß ^{51}Cr-markierte Sphärocyten auch
in der normalen Milz selektiv und rascher
sequestriert werden, d.h., der Milz kommt bei

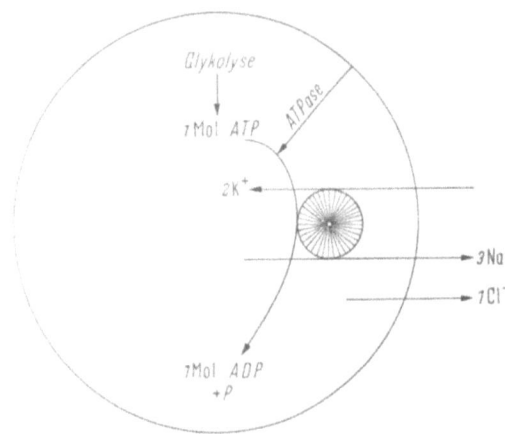

Abb. 14. Schematische Darstellung des aktiven Kationentransportes zwischen Erythrocyt und Plasma

Sphärocytose nur eine passive erythrokla-
stische Funktion zu. Der spezielle Abbauort
der Erythrocyten läßt sich mit Hilfe von
Oberflächenaktivitätsmessungen im Einzelfall
verläßlich bestimmen. Damit steht erstmals
eine Methode zur Verfügung, welche die Indikation zur Splenektomie bei allen Formen von
hämolytischer Anämie ermöglicht. Bezüglich
des Erythrocyten-Abbauortes konnten fünf
unterschiedliche Hämolyse-Typen nachgewiesen werden:

1. Der lienale Typ, 2. der lienal-hepatogene
Typ, 3. der hepatogene Typ, 4. der intravasale
Typ und 5. der medulläre Typ.

*Größen- und Lokalisationsbestimmung der
Milz.* Sphärocyten und mit inkompletten Rh-
Antikörpern beladene Erythrocyten werden
selektiv in der Milz abgebaut. In vitro kann
eine Sphärocytose durch 20minütiges Erhitzen
auf 49,5°C leicht erzeugt werden. Nach Markierung so wärmegeschädigter Erythrocyten

mit ^{51}Cr und Reinjektion erfolgt ein isolierter
Abbau in der Milz. Durch szintigraphische
Registrierung lassen sich verläßliche Anhaltspunkte über Lage und Größe der Milz gewinnen. In der Klinik hat dieses Verfahren
inzwischen große Bedeutung zum Nachweis
einer Nebenmilz, zur Darstellung von Milz-
cysten und vor allem zur Differenzierung
gegenüber andersartigen Tumoren im linken
Oberbauch gewonnen.

a) Hereditäre Sphärocytose

Diese Form der hämolytischen Erkrankung
ist im wesentlichen durch den autosomal dominanten Erbgang mit Auftreten von Sphärocyten, einer hämolytischen Anämie und eines
Milztumors gekennzeichnet. Allerdings kann
eines oder gar mehrere dieser Symptome (mit
Ausnahme der Sphärocyten) fehlen. So läßt
sich z.B. bei rund 25% aller Fälle ein Erbgang
nicht nachweisen (sog. sphärocytische hämolytische Anämie). Hier kann entweder eine
Mutation oder eine nur sehr schwache Manifestation des ererbten Gens bei den Vorfahren
angenommen werden.

Die Pathogenese der hereditären Sphärocytose ist bisher nur insofern klar, als alle
klinischen, hämatologischen und serologischen
Befunde eindeutig für einen ererbten intraerythrocytären Defekt sprechen, dessen morphologisches Substrat der Mikrosphärocyt ist.
Als Basisdefekt besteht ein hereditärer Mangel
an Membranlipoiden mit abnormer Membranpermeabilität. Daraus resultiert ein beschleunigtes Einströmen von Natrium-Ionen. Dadurch wird die aktive Kationenpumpe verstärkt aktiviert. Das führt zu einem Verlust
von ATP und einer Anreicherung von ADP im
Erythrocyten (Abb. 14).

Der im einzelnen noch unbekannte ererbte
biochemische Erythrocytendefekt ist zwar die
Grundvoraussetzung für diese Form der Mikrosphärocytose und auch die Grundbedingung
für den raschen Zelluntergang. Letzterer ist
aber an das Vorhandensein der Milz unabding-
bar geknüpft, so daß der frühe Zelltod letztlich durch Wechselbeziehungen zwischen strukturell defekten Sphärocyten und der normalen
Milz zustandekommen muß. Sphärocyten haben wegen ihrer abnormen Dicke offenbar eine
längere Verweildauer in der anatomisch normal aufgebauten Milz. Bei der Stagnation in

der Milz erleiden Sphärocyten einen progressiven Glucosemangel. Dieser wirkt sich auf membranös und cytoplasmatisch vorgeschädigte Sphärocyten wesentlich ungünstiger aus als auf Normocyten. Daraus läßt sich folgern, daß der Milz bei hereditärer Sphärocytose nur eine sekundäre Bedeutung als „spezielle Grabstätte" für Sphärocyten zukommt, und daß die Größe des Milztumors bei hereditärer Sphärocytose vom Schweregrad der Hämolyse und auch von der Krankheitsdauer abhängig ist. Weitere Untersuchungen haben gezeigt, daß homolog transfundierte Sphärocyten in der Milz eines Gesunden ebenso rasch sequestriert werden bzw. im Organismus eines Gesunden mit Zustand nach Milzexstirpation normal lang überleben. Bei Patienten mit hereditärer Sphärocytose ist damit die Splenektomie als Therapie der Wahl anzusehen. Nach der Splenektomie normalisiert die Erythrocytenlebensdauer mit den konsekutiven Symptomen — wie Anämie, Reticulocytose und Bilirubinämie —, dagegen wird die genetisch bedingte Sphärocytose und die davon abhängige osmotische Resistenz durch die Milzexstirpation praktisch nicht beeinflußt. In Anbetracht der nichtvoraussehbaren und praktisch nicht beeinflußbaren Gefahr einer aplastischen Krise sollte die Splenektomie bei allen Fällen von hereditärer Sphärocytose — zumindest jenseits des Kleinkindesalters — durchgeführt werden, zumal das Operationsrisiko außerordentlich gering ist. Der günstigste Operationszeitpunkt ist das jugendliche Alter um das 8.—14. Lebensjahr, und zwar nicht nur aus operationstechnischen Gründen (zunehmende Milzgröße mit zunehmendem Lebensalter), sondern weil dann durch die Milzexstirpation auch eine eventuelle Wachstumshemmung behoben wird und die Entwicklung von Bilirubinsteinen frühzeitig unterbrochen wird.

b) Hereditäre nichtsphärocytische hämolytische Anämien

Hereditäre nichtsphärocytische hämolytische Anämien sind erst in den letzten 10 Jahren bekannt geworden. Es handelt sich dabei um eine heterogene Gruppe von intraerythrocytär bedingten hämolytischen Anämien, die durch einen dominanten oder recessiven Erbgang charakterisiert sind. Die Anämie ist leicht bis schwer und wird häufig bereits im frühen Kindesalter manifest. Dadurch kann im Säuglingsalter eine hämolytische Erkrankung des Neugeborenen vorgetäuscht werden, so daß bei schwerer Hämolyse Austauschtransfusionen zur Vermeidung eines Kernikterus erforderlich werden können. Als indirektes Hämolysezeichen findet sich ein acholurischer Ikterus, eine zum Teil exzessive Reticulocytenvermehrung, eine erythroblastische Hyperplasie des Knochenmarks und ein gering bis mäßig vergrößerter Milztumor. Im Gegensatz zur hereditären Sphärocytose sind Mikrosphärocyten nicht nachweisbar; stattdessen findet sich eine familiär unterschiedlich ausgeprägte Anisocytose und leichte Ovalocytose. Darüberhinaus zeigen einzelne Patienten basophil punktierte Erythrocyten und vereinzelt Erythroblasten im peripheren Blut. Daraus resultiert insgesamt eine normocytäre bis leicht makrocytäre Anämie bei normaler Hämoglobinbeladung der Erythrocyten. Die Splenektomie bleibt entweder völlig ineffektiv oder sie führt in ausgewählten Fällen zu einer leichten bis mäßigen Besserung der Hämolyse.

Pathogenetisch liegt der Gruppe von hereditären nichtsphärocytischen hämolytischen Anämien ein genetisch determinierter Mangel an Enzymen der erythrocytären Glucolyse zugrunde. Dieser führt im Rahmen des anaeroben Glucose-Abbaus über den Embden-Meyerhof-Cyclus zu einer ungenügenden Bildung von energiereichen Phosphaten (ATP), während Enzymdefekte im Rahmen der aeroben Glucolyse über den Pentose-Monophosphat-Cyclus durch einen Mangel oder eine Instabilität des reduzierten Glutathions gekennzeichnet sind. Eine Sonderstellung nimmt der kongenitale Mangel an ATPase ein, da hier die Glucolyse primär normal abläuft, dagegen der Defekt die ATP-spaltenden Reaktionen betrifft. Eine Zusammenstellung über die Enzymdefekte und den Erbgang der bisher bekannten Formen von hereditärer nichtsphärocytischer hämolytischer Anämie findet sich in Tabelle 4.

c) Hereditäre Elliptocytose

Die hereditäre Elliptocytose ist eine relativ seltene familiäre Formanomalie der roten Blutkörperchen. Dabei kommen wahrscheinlich mehrere abnorme allele Gene vor, die für die unterschiedliche klinische Manifestation der hereditären Elliptocytose verantwortlich sind.

Tabelle 4. *Enzymdefekt und Erbgang der bisher bekannten Formen von hereditärer nichtsphärozytischer hämolytischer Anämie*

Gruppendefekt	Einzeldefekt	Erbgang
Embden-Meyerhof-Cyclus	Hexokinase	autosomal-recessiv
	Triosephosphat-Isomerase	autosomal-recessiv
	2.3-Diphosphoglyzerat-Mutase	autosomal-recessiv ?
	Pyruvat-Kinase	autosomal-recessiv
Pentose-Monophosphat-Cyclus	Glukose-6-phosphat-Dehydrogenase	X-gonosomal-dominant
	Glutathion-Reductase	autosomal-dominant
	Glutathion-Synthetase	autosomal-recessiv
	6-Phosphoglukonat-Dehydrogenase	autosomal-dominant ?
ATP-spaltende Reaktionen	ATPase	autosomal-dominant

Das Gen oder die Gene für Elliptocytose scheinen an die gleichen Chromosomen gekoppelt zu sein, die die Gene für das Rh-Blutgruppensystem tragen. Die unterschiedliche klinische Manifestation ist nicht nur durch die unterschiedliche Zahl von Elliptocyten gekennzeichnet, sondern auch durch den unterschiedlichen Hämolysegrad, der von Fall zu Fall wechselnd stark sein kann und häufig ein Familiencharakteristikum darstellt. Dementsprechend finden sich drei unterschiedliche Verlaufsformen, nämlich eine Minima-Form (latente Form) ohne Hämolysezeichen, eine Minor-Form (kompensierte Form) mit kompensierter Hämolyse und eine Major-Form mit dekompensierter hämolytischer Anämie. Mit etwa 88% überwiegt die Minima-Form gegenüber der sehr seltenen Minor- und Major-Form. Letztere Patienten sind nicht homozygote Merkmalsträger, sondern heterozygote mit starker Expressivität des Gens für Elliptocytose. Ungeklärt bleibt bisher die Frage, warum das Ausmaß der Elliptocytose bei der Minor-Form genauso stark sein kann wie bei der Major-Form bzw. warum einzelne Patienten mit dekompensierter hämolytischer Anämie nur eine geringe Anzahl von Elliptocyten aufweisen. Ähnlich wie bei der hereditären Sphärocytose bestehen offenbar auch hier Wechselbeziehungen zwischen Elliptocyt und normaler Milz, zumal die Milzexstirpation regelmäßig zu einer Heilung führt. Allerdings sind Einzelheiten dieser Wechselbeziehung noch weitgehend unklar.

d) Hereditäre Heinz-Körper-Anämie

Die hereditäre Heinz-Körper-Anämie ist eine kongenitale hämolytische Anämie, deren führendes Charakteristikum eine massive Bildung von Heinzschen Innenkörpern im An-

schluß an die Splenektomie darstellt. Diese Form der hämolytischen Anämie kann entweder als transitorische hämolytische Anämie der Neugeborenenperiode auftreten oder als relativ seltene Erkrankung bis zum späten Kindes- und sogar Erwachsenenalter persistieren. Pathogenetisch liegt der hereditären Heinz-Körper-Anämie eine erbliche Hämoglobinopathie zugrunde. Am häufigsten wird hierbei Hämoglobin Köln gefunden, das biochemisch als $\alpha_2\beta_2^{98\text{-Valin-Methionin}}$ identifiziert worden ist. Die pathogenetische Bedeutung dieses Hämoglobins für die Bildung von Heinzschen Innenkörpern beruht auf der Instabilität dieser Hämoglobin-Variante. Das heißt, die Art der Polypeptidkettensubstitution bedingt eine Instabilität des Hämoglobin-Moleküls mit Neigung zur intraerythrocytären Heinz-Körper-Bildung und gleichzeitig mit Neigung zur Methämoglobinbildung. Mit Heinzschen Innenkörperchen beladene Erythrocyten werden sehr rasch intravasal abgebaut. Dabei kommt es im Gefolge der hereditären Heinz-Körper-Anämie zur Ausscheidung eines abnormen Pigmentes im Urin, das dem Harn die suspekte mahagonibraune Verfärbung gibt. Die Vererbung der Heinz-Körper-Anämie erfolgt autosomal mit inkompletter Dominanz. Der unterschiedliche klinische Schweregrad und die von Fall zu Fall wechselnde Konzentration an abnormem instabilem Hämoglobin wird durch die unterschiedliche Gen-Ausprägung erklärt.

e) Paroxysmale Schlafhämoglobinurie

Eine seltene Hämolyseform, die durch den plötzlichen Beginn, den chronischen Verlauf und die Attacken von nächtlicher Hämoglobinurie gekennzeichnet ist. Die Erkrankung leitet pathogenetisch über zu den extraerythrocytären hämolytischen Anämien, da die hämolytische Krise durch Serumfaktoren ausgelöst wird. Allerdings unterliegen nur solche Erythrocyten einer krisenhaften Zerstörung während des Schlafes, die einen intraerythrocytären Defekt aufweisen. Letzterer ist erworben, wie aufgrund des Prädestinationsalters (2.—4. Lebensjahrzehnt) zu vermuten war und inzwischen durch klinische Beobachtungen bei eineiigen Zwillingen bewiesen wurde. Für den intraerythrocytären Defekt wird eine Anormalität der Lipoproteidstruktur der Zellmembran und eine Verminderung der Acetyl-cholinesterase-Aktivität und eine vermehrte Thromboplastinaktivität beim Erythrocytenzufall diskutiert. Durch letzteren Faktor läßt sich die besondere Thromboseneigung bei diesen Patienten erklären. Von den extraerythrocytären Serumfaktoren sind bisher vier unterschiedliche Systeme bekannt geworden, von denen je zwei als thermostabile oder thermolabile die Hämolyse fördern oder hemmen. Hämolysefördernd wirken zusätzlich Magnesium, Calcium und Thrombin sowie eine Verschiebung des pH-Wertes zur sauren Seite. Letztere Veränderung wird verantwortlich gemacht für das Auftreten der Hämolyse im Schlaf, und zwar infolge CO_2-Anreicherung. Der stimulierende Effekt von Thrombin erfolgt indirekt durch die Blockierung der Hämolyseinhibitoren. Somit stellt die paroxysmale Schlafhämoglobinurie ein typisches Beispiel für einen Circulus vitiosus dar, wobei die im Schlaf durch Verschiebung des pH-Wertes und durch Serumfaktoren ausgelöste hämolytische Krise zum intravasalen Zerfall von vorgeschädigten Erythrocyten führt. Bei der Zerstörung wird vermehrt Thromboplastin frei, wodurch die intravasale Blutgerinnung induziert wird und zum klinischen Symptom der Thrombose führt. Die dabei anfallende vermehrte Thrombinbildung verstärkt wiederum den primär extraerythrocytär ausgelösten Hämolysemechanismus.

Diese pathogenetischen Vorstellungen haben auch die Therapie entscheidend beeinflußt: Eine Splenektomie ist wegen der intravasal ubiquitären Hämolyse nicht induziert. Eine Alkalisierung oder Hyperventilation hemmt zwar die Hämolyse. Dieses Vorgehen kann therapeutisch jedoch nicht empfohlen werden, da nach Absetzen der Alkalisierung die Hämolyse sogar verstärkt einsetzt infolge zwischenzeitlicher Anreicherung von sehr hämolysesensitiven Erythrocyten. Als Therapieversuch kommt vorerst nur eine Behandlung mit Dicumarol-Präparaten infrage, wodurch die Thrombinbildung gehemmt wird

und somit evtl. der Circulus vitiosus unterbrochen werden kann. Heparin ist bei dieser Erkrankung wegen seines hämolysefördernden Effekts kontraindiziert. Ansonsten sind symptomatische Bluttransfusionen erforderlich, wobei jedoch nur gewaschene Erythrocyten transfundiert werden dürfen, da auch Fremdserum eine Hämolyse indizieren kann.

f) Favismus

Beim Favismus handelt es sich um einen hereditären Enzymdefekt der Erythrocyten, der durch einen Mangel an Glucose-6-Phosphat-Dehydrogenase gekennzeichnet ist und X-gonosomal mit inkompletter Dominanz vererbt wird. Daraus erklärt sich der bevorzugte Befall des männlichen Geschlechts, so daß zur Hämolyse bevorzugt die homocygoten Frauen und die hemicygoten Männer prädestiniert sind; und nur vereinzelt die heterocygoten Merkmalsträger.

Die genetische und klinische Bedeutung dieser, übrigens in ihrer klinischen Symptomatik bereits in der Antike bekannten, ,,enzymopenischen hämolytischen Anämie" ist aus der Tatsache ersichtlich, daß die Morbidität des Favismus je nach Rasse zwischen 1—40% schwankt, so daß dieser Erkrankung in Sardinien fast die Bedeutung eines ,,sozialen" Übels zukommt. Etwa 1,3% der Eurasier, 4,8% der amerikanischen Neger, 2,5% der Chinesen, 3,3% der Inder, 10—20% der Sardinier, 20—40% der orientalischen Juden, aber nur 0—2% der europäischen Juden leiden an einem erblichen Glucose-6-Phosphat-Dehydrogenasemangel der Erythrocyten. Die aus dieser Häufigkeitsverteilung ersichtliche exzessive Dominanz des Favismus-Gens innerhalb der Bevölkerung des Mittelmeerraumes findet ihre Erklärung in der nahezu identischen geographischen Verteilung des Favismus (und übrigens auch der Thalassämie), mit dem Vorkommen der Malaria. Danach kann die Dominanz des Favismus-Gens dadurch erklärt werden, daß Merkmalsträger für Glucose-6-Phosphat-Dehydrogenasemangel gegenüber Plasmodium malariae insofern gefeit sind, als Plasmodium malariae zu einer intraerythrocytären Vermehrung reduziertes Gluthation benötigt, welches jedoch bei G-6-P-D-Mangel nur ungenügend gebildet wird.

Die Fava-Hämolyse stellt insofern eine Kombination von intra- und extraerythrocytär bedingter Hämolyse dar, als der vererbte intraerythrocytäre Enzymdefekt (G-6-PDH) nur der zur Hämolyse prädestinierende Faktor ist und erst zusammen mit extraerythrocytären Noxen (z. B. Faba-Bohne) zur hämolytischen Krise führt. Das heißt, die gleiche extraerythrocytäre Noxe ist nicht in der Lage, Erythrocyten ohne diesen Enzymdefekt zu hämolysieren. Neben Nahrungsmitteln, wie der in Sardinien weitverbreiteten Saubohne (Vicia faba), kommen bestimmte Medikamente und Gifte als auslösendes Agens in Frage, wobei bei amerikanischen Negern mit diesem Enzymdefekt besonders Antimalariamittel als auslösend bekannt geworden sind. Generell besteht jedoch bei diesen Drogensensitiven bzw. enzymopenischen hämolytischen Anämien in bezug auf das auslösende Agens eine gekreuzte Sensitivität.

Der genaue Mechanismus dieser, die Hämolyse auslösenden Noxen ist noch nicht bekannt; ein toxischer Effekt oder ein Antigen-Antikörper-Mechanismus liegen sicherlich nicht vor. Die Stellung der G-6-PDH ist aus dem auf S. 3 dargestellten erythrocytären Glucoseabbau zu ersehen, wonach bei Mangel an diesem Enzym ein Mangel an $NADPH_2$ und auch an $NADH_2$-abhängigem GSH und eine Inaktivität der $NADH_2$-abhängigen Methämoglobinreduktase eintritt. Eine Folge ist eine verminderte Schutzfunktion der GSH gegenüber einem oxydativen Abbau des Hämoglobins durch Peroxydasen und eine Anhäufung von Methämoglobin mit konsekutiver Heinz-Körper-Bildung und Hämolyse nach Einwirkung der genannten exogenen Noxen.

Klinisch ist die Fava-Hämolyse bei Patienten mit erythrocytärem Mangel an G-6-PDH durch das Auftreten von schweren Hämolysekrisen nach den genannten exogenen Noxen (aber auch die Einatmung von Faba-Pollen kann schon genügen) gekennzeichnet, wobei unter abdominellen Beschwerden eine akute, intravasale Hämolyse eintritt mit konsekutiver Hämoglobinurie, hämolytischem Ikterus, normochromer Anämie, Reticulocytenvermehrung und spontaner Heinz-Körper-Bildung in den Erythrocyten. Der nahezu spezifische Nachweis einer spontanen Heinz-Körper-Bildung in den Erythrocyten bleibt jedoch nur für wenige Tage bestehen. Etwa am 5. Tag nach der durch exogene Noxen ausgelösten Hämolyse-Krise kommt es zu einer spontanen Erholungsphase mit Normalisierung aller hämatologischen Symptome bis etwa zum 24. Tag.

Mit dieser Erholungsphase geht interessanterweise eine Refraktärphase einher, während der die weitere Verabfolgung des die Hämolyse auslösenden Agens nicht nochmals eine hämolytische Krise induziert. Dieser Refraktärzustand hält jedoch nur etwa 4—5 Wochen an und ist darauf zurückzuführen, daß nur gealterte Erythrocyten von der Hämolyse betroffen werden. Reticulocyten zeigen z. B. keine Heinzsche Innenkörperbildung. Umgekehrt ist die Fähigkeit zu Heinz-Körper-Bildung in älteren Erythrocyten wegen ihres verminderten Gehaltes an reduziertem Gluthation wesentlich stärker ausgeprägt. Die Lebensdauer dieser Heinz-Körper-tragenden Erythrocyten ist generell verkürzt. Im gleichen Sinne ist die Beobachtung zu werten, daß sich enzymopenische Erythrocyten elektronenoptisch wie alte Erythrocyten verhalten. Daß jüngere Erythrocyten beim Favismus von der Hämolyse verschont bleiben, ist wahrscheinlich auf deren größeren Enzymgehalt zurückzuführen, der erst mit der normalen Alterung der Erythrocyten abnimmt. Demnach handelt es sich bei „Fava-Erythrocyten" um Zellen „an der Grenze der Dekompensation".

Für das Verständnis des Favismus sind noch zwei Tatsachen von besonderem Interesse:

1. erscheint es verwunderlich, warum gesunde Frauen (XX) nicht eine doppelt so hohe Enzymaktivität haben als gesunde Männer (XY). Als Erklärung für diese scheinbare Diskrepanz bietet sich bei X-gonosomalen Merkmalen eine sog. Dosiskompensation zwischen weiblichem und männlichem Geschlecht an. Die bisher beste Erklärung einer solchen Dosiskompensation hat die Engländerin Mary F. LYON im Jahre 1961 gegeben. Die „Lyons-Hypothese" beinhaltet folgende, zum Teil durch Tierexperimente belegte Vorstellung:

1. In allen Zellen ist nur ein einziges X-Chromosom aktiv. Bei Anwesenheit von zwei oder mehr X-Chromosomen (XX = normale Frau; XXX = „Superfemale") werden alle X-Chromosome bis auf eins in einem frühen embryonalen Entwicklungszustand physiologisch inaktiviert. Diese Inaktivierung von einem oder mehr X-Chromosomen scheint beim Menschen um den 12. Tag des fetalen Lebens einzutreten, zumal an diesem Tag erstmals das Geschlechtschromosom beim Menschen sichtbar wird.

2. Welches X-Chromosom inaktiviert wird, das mütterliche oder das väterliche, bleibt dem „Zufall" überlassen.

3. Das gleiche nicht inaktivierte X-Chromosom, per Zufall entweder das mütterliche oder das väterliche, ist auch in allen weiteren Tochterzellen genphysiologisch wirksam.

Durch die Lyons-Hypothese wird das mosaikartige Verhalten der Enzymaktivität bei heterocygoten Merkmalsträgern für G-6-PD-Mangel erklärt. Bei genetischer Aktivität beider X-Chromosomen hätte nämlich erwartet werden müssen, daß alle Erythrocyten von heterocygoten Frauen einen intermediären Mangel an G-6-PD aufweisen. Tatsächlich konnte jedoch gezeigt werden, daß bei heterocygoten Merkmalsträgern ein Mosaik von zwei unterschiedlichen Erythrocytenpopulationen vorliegt; nämlich Zellen mit Mangel an G-6-PD und Zellen mit normaler Enzymaktivität.

Die verminderte Aktivität der G-6-PD bei Patienten mit Favismus kann theoretisch auf zweierlei Wegen zustandekommen:

1. dadurch, daß das Gen-Produkt tatsächlich nicht gebildet wird. Dieser Zustand wäre analog der Thalassämie, wo die Bildung von normalem Hämoglobin mehr oder weniger stark genetisch determiniert unterdrückt wird.
2. dadurch, daß ein qualitativ abnormes Enzym gebildet wird. Dieser Zustand wäre ein Analogon zu den Hämoglobinopathien.

Im Falle des G-6-PD-Mangels kann die zweite Möglichkeit als gesichert gelten; d. h., der G-6-PD-Mangel wird dadurch bedingt, daß das normale Enzym auf genetischer Basis durch ein qualitativ verändertes Enzym ersetzt worden ist. Daraus resultieren ähnlich wie bei den Hämoglobinopathien auch für den G-6-PD-Mangel viele Möglichkeiten zu Änderungen der Enzymstruktur auf molekularer Basis. Neben den bisher bekannten Mutanten für G-6-PD ist für die Zukunft mit weiteren biochemischen und klinisch differenten Symptomen des G-6-PD-Mangels zu rechnen. Inzwischen sind mehrere Mutanten für G-6-PD bekannt geworden, die zum Teil zu unterschiedlichen klinischen Syndromen führen. Unter den bisher bekannt gewordenen Mutanten für G-6-PD sind drei von besonderer klinischer Bedeutung:

1. Die häufigste Mittelmeer-Mutante bei der Bevölkerung des Mittelmeerraumes.

2. Die sog. afrikanische Mutante, die für die hämolytische Krise bei Negern im Rahmen der Primaquin-sensitiven hämolytischen Anämie verantwortlich ist.

3. Die sog. kaukasische Variante, die wesentlich seltener ist als die Mittelmeerform und die afrikanische Form. Sie zeigt sowohl chemisch als auch klinisch verschiedene Abweichungen von der Mittelmeervariante und auch von der afrikanischen Variante. Während bei der Mittelmeervariante und auch bei der afrikanischen Variante nur ältere Erythrocyten gegenüber exogenen Noxen wie Antimalariamittel und Fava-Bohnen sensibel sind, betrifft der G-6-PD-Mangel bei der kaukasischen Variante auch junge Erythrocyten. Dementsprechend ist die hämolytische Krise bei der kaukasischen Variante nicht selbst limitierend; sie geht hierbei auch nicht mit einer passageren Refraktärphase einher.

g) Extraerythrocytär bedingte hämolytische Anämien

Unter den extraerythrocytären hämolytischen Anämien nehmen die idiopathischen hämolytischen Anämien mit nachweisbaren und gelegentlich auch nicht nachweisbaren erythrocytären Antikörpern rein zahlenmäßig und auch in pathogenetischer Hinsicht den breitesten Raum ein. Da jedoch die Diagnostik der idiopathischen Form nicht selten per exclusionem gestellt werden muß, sollen einleitend die übrigen extraerythrocytären Hämolyseformen besprochen werden.

h) Chemische Noxen

Wie am Beispiel des Favismus dargestellt wurde, können chemische Noxen dosisunabhängig bei vorhandener individueller Sensitivität zur hämolytischen Reaktion führen. Andererseits sind bestimmte Chemikalien — insbesondere bei entsprechend exponierten Industriearbeitern — in reiner Abhängigkeit von der Dosis geeignet, hämolytische Erscheinungen auszulösen, die darüberhinaus zu einer Aplasie des Knochenmarks mit peripherer Panhämocytopenie führen können. Einzelne dieser Chemikalien — wie z. B. Benzol, Toluol und das früher häufig zur Arteriographie verwandte Thorotrast (kolloidales Thoriumdioxyd) — können ihre toxische Knochenmarkswirkung sogar bis zur leukämischen Entartung entfalten.

Eine überwiegend hämolytische Reaktion, häufig gepaart mit Methämoglobinurie, ist bekannt nach chronischer Intoxikation mit Anilinderivaten, Nitroverbindungen von Benzol, Phenol und Toluol, sowie nach akuter Bleiintoxikation. In klinischer Hinsicht ist die Auslösung einer Hämolyse nach Injektion von Phenylhydrazin und auch von destilliertem Wasser von Bedeutung, zumal Phenylhydrazin früher zur Behandlung der Polycythämia vera verwandt wurde. Das unbeabsichtigte Einströmen von destilliertem Wasser als Spülflüssigkeit bei der transuretralen Prostataresektion löst erst dann eine akute Hämolyse aus, wenn mehr als 600 ml Wasser in die eröffneten Venen eingeströmt sind. Hierher gehören auch bestimmte Schlangengifte, die durch eine Lecithinase Lecithin in Lysolecithin überführen, wodurch eine Schwellung und schließlich eine Hämolyse der Erythrocyten ausgelöst wird.

Neuerdings sind hämolytische Anämien häufiger nach Langzeiteinnahme des Antihypertonicums α-Methyl-Dopa beobachtet worden. Offenbar induziert dieses Medikament die Bildung erythrocytärer Antikörper, da der Coombs-Test hierbei regelmäßig positiv ausfällt.

i) Physikalische Noxen

Während ionisierende Strahlen in Abhängigkeit von Art und Dosis eher zu einer Aplasie und unter Umständen zu einer Leukämie führen können, treten hämolytische Anämien besonders häufig nach Verbrennungen auf, wobei schon ein Verbrennungsgrad von 20% der Körperoberfläche (Grad III) ausreichend ist. Die Hämolyse ist dabei Folge der direkten thermischen Einwirkung auf die Erythrocyten mit konsekutiver Schädigung der Zellmembran unter Ausbildung von Sphärocyten.

j) Mechanische Hämolysen

Hämolytische Anämien nach mechanischer Traumatisierung der Erythrocyten sind im peripheren Blutbild durch das Auftreten von sog. Schistocyten oder Traumacyten gekennzeichnet. Mit dem Auftreten einer mechanischen Hämolyse ist unter vier Bedingungen zu rechnen.

α) Bei der *Marschhämoglobinurie*, die sinngemäß nach anstrengenden Märschen und Läufen auftritt, wobei verständlicherweise Soldaten und Langstreckenläufer besonders betroffen sind. Im Vordergrund steht eine transitorische Hämoglobinurie ohne nennenswerte subjektive Beschwerden, wobei die Hämoglobinurie im allgemeinen 1—2 Std nach der körperlichen Anstrengung auftritt und sich bereits nach 12 Std wieder spontan zurückbildet. Daraus geht hervor, daß die hämolysierte Blutmenge gering sein muß — etwa 40 ml — zumal eine hämolytische Anämie nicht auftritt. In Analogie zur Marschalbuminurie wurde auch für die Marschhämoglobinurie bislang eine Zirkulationsstörung in der Niere bzw. eine verstärkte Lordose diskutiert. Neuerdings konnte jedoch durch eine einfache Versuchsanordnung wahrscheinlich gemacht werden, daß die Marschhämoglobinurie durch eine mechanische Fragmentation der Erythrocyten in den Gefäßen der stark belasteten Fußsohlen ausgelöst wird, wobei das Ausmaß der Hämolyse nicht nur von der Härte der Lauffläche, sondern auch vom Laufstil abhängig ist. Dadurch wird einerseits die seit langem bekannte Tatsache erklärt, daß die Marschhämoglobinurie nur nach Belastung in aufrechter Körperhaltung auftritt; andererseits kann der Laufstil als Erklärung dafür herangezogen werden, daß zwar eine sog. physiologische Hämoglobinämie bei gesunden Langstreckenläufern vergleichsweise häufig vorliegt, eine Hämoglobinurie jedoch nur vereinzelt auftritt. Der unterschiedliche Laufstil mit konsekutiver Hämoglobinurie scheint die alte Theorie der verstärkten Lordose zu stützen. Wahrscheinlich dürfte jedoch sein, daß nur bei hyperlordotischem und stampfendem Laufstil die mechanische Hämolyse quantitativ ausreichend ist, um die Plasmahaptoglobine abzusättigen. Die primär rein mechanische Genese der Marschhämoglobinurie findet schließlich ihre Bestätigung in der Prophylaxe durch Tragen von weichen Schuheinlagen.

β) Bei den *mikroangiopathischen hämolytischen Anämien*, z.B. im Rahmen urämischer Syndrome, kommt es zu einer mechanischen Alteration der Erythrocyten in den diffus von fibrinoider Nekrose, nekrotisierender Arteriitis, hyaliner und tumoröser Thrombose befallenen Arteriolen. Eine Korrelation zum Schweregrad der Urämie liegt nicht vor. Vermutlich sind die Erythrocyten bei ihrer Passage durch die ausgedehnt nekrotisch veränderten und partiell blockierten Arteriolen einer mechanischen Traumatisierung ausgesetzt. Solche „mikroangiopathischen hämolytischen Anämien" kommen vor allem bei der thrombotischen thrombocytopenischen Purpura (M. Moschkowitz) vor, gelegentlich auch bei der bilateralen Nierenrindennekrose, Glomerulonephritis, maligner Hypertonie, Periarteriitis nodosa und diffusen Carcinomatosen oder Lymphadenoma.

γ) *Mechanische Hämolysen nach Operation am eröffneten Herzen* stellen insgesamt eine relativ seltene Komplikation dar. Sie treten nach Korrektur angeborener Herzscheidewanddefekte (Ostium primum-Defekt, Canalis artrio ventricularis communis, Ventrikelseptumdefekt) offenbar nur vereinzelt auf, während mechanische Hämolysen nach Implantation künstlicher Herzklappen wesentlich häufiger sind. Im Gegensatz zur Marschhämoglobinurie erfolgt hierbei die mechanische Traumatisierung der Erythrocyten kontinuierlich und unter Umständen auch quantitativ ausreichend, um eine hämolytische Anämie hervorzurufen. Der Hämolysefaktor ist bei diesen Patienten intrakardial gelegen, zumal nach Reoperation und entsprechender Korrektur die Hämolyse prompt behoben wird. Der Hämolysemechanismus selbst verläuft extraerythrocytär, wie durch autologe und homologe Bestimmung der Erythrocytenlebensdauer nachgewiesen werden kann. Das Ausmaß der Schistocytose zeigt eine gute Korrelation zum Schweregrad der Hämolyse. Die mechanische Genese wird nicht nur durch die morphologischen Veränderungen der Eythrocyten und den intravasalen Erythrocytenabbau belegt, sondern auch durch die Ineffektivität der Corticosteroidbehandlung sowie die häufig akut auftretende Hämolyse in zeitlichem Zusammenhang mit einer Nahtinsuffizienz. Dadurch kommt es zur Regurgitation der Erythrocyten und zur Fragmentation an der nichtimprägnierten Nahtseite der Klappenprothese. Bei optimal sagittaler Implantation einer optimal großen Ballprothese (z.B. bei Aortenklappeninsuffizienz) reicht die nur geringfügige Traumatisierung weniger Erythrocyten zwischen dem Kunststoffball und dem stählernen Haltekorb nicht aus, um eine Hämolyse hervorzurufen. Entscheidend sind vielmehr Ausmaß und Art der Strömungsturbulenz um die Klappenprothese. Diese ist vom transvalvulären Druckgradienten offenbar weniger abhängig als vom anatomi-

schen Situs der Klappenprothese und dem Auftreten einer zusätzlich komplizierten Nahtinsuffizienz. Die eigentliche Auswirkung einer intrakardialen Strömungsturbulenz hängt wahrscheinlich mit dem Phänomen der sog. Kavitation zusammen. Unter diesem Begriff wird in der Technik die Erscheinung verstanden, daß sich in einer Flüssigkeit unter genügend großer Turbulenz gashaltige Hohlräume bilden, die dann im nächsten Augenblick wieder mit großer Heftigkeit zusammenstürzen. Wie gewaltig die dabei entstehende kinetische Energie in Form von thermischer oder Druckenergie sein kann, sei dadurch veranschaulicht, daß durch Kavitation sogar Schiffsschrauben zerstört werden können.

δ) *Mechanische Hämolysen bei erworbenen Herzklappenfehlern* können ebenfalls in Abhängigkeit vom transvalvulären Druckgradienten und von Art und Ausmaß der intrakardialen Strömungsturbulenz auftreten.

Meist handelt es sich um kompensierte Hämolysen. Hierfür ist ursächlich das Ausmaß der intrakardialen Strömungsturbulenz an dem geschrumpften und verkalkten Klappenapparat verantwortlich.

k) Infektion und Hämolyse

Grundsätzlich können alle Infektionskrankheiten mit einer Hämolyse einhergehen, vorausgesetzt, daß die Infektion hinreichend schwer ist und ausreichend lange besteht. Darüberhinaus können jedoch bestimmte Erreger relativ häufig und manchmal sogar regelmäßig eine akute hämolytische Anämie auslösen, so z.B. Clostridium welchii im Rahmen eines septischen Abortes. Unter den Viruserkrankungen sind es die infektiöse Mononucleose, die Hepatitis epidemica und die Herpes-Virusinfektion, die — wenn auch selten — zu einer akuten hämolytischen Anämie führen können. Von den parasitären Erkrankungen mit akuter hämolytischer Anämie ist die mit hoher Mortalitätsrate einhergehende Infektion mit Bartonella bacilliformis zu erwähnen, die in Peru unter der Bezeichnung Oroya-Fieber bekannt ist. Der häufigste zur hämolytischen Anämie führende Erreger ist zweifelsohne das Plasmodium malariae, das sich bekanntlich intraerythrocytär entwickelt und bei jedem Cyclus in eine neue Erythrocytenpopulation eindringt und diese schließlich zerstört. Die Folge ist, daß Anämie und hämolytischer Ikterus mit der Intensität und der Dauer der Malariainfektion zunehmen. Hierher gehört auch das sog. Schwarzwasserfieber, das durch eine bedrohliche hämolytische Krise gekennzeichnet ist, die bei Behandlung mit Chinin wegen Infektion mit Plasmodium falciparum auftritt. Europäer werden davon besonders häufig betroffen, so daß — auch wegen der früher bereits erwähnten Beziehung zwischen Malaria und Gluthationreduktase (s. S. 9) — ein Mangel an G-6-PDH pathogenetisch entfällt. Möglicherweise handelt es sich um einen Hapten-Antigen-Antikörper-Mechanismus, wobei Chinin als Hapten mit dem Protein der zerstörten Malariaparasiten als Vollantigen reagiert (s. S. 60).

l) Symptomatische hämolytische Anämien

Hämolytische Anämien im Gefolge andersartiger Erkrankungen sind beobachtet worden bei Tumorerkrankung, bei Kollagenosen und bei primär hämatologischen Erkrankungen. Unter den Tumorerkrankungen sind es besonders Ovarialtumoren, hier insbesondere Dermoide und Teratome, Magencarcinome, Pankreascarcinome und Thymome. Unter den Kollagenosen kann eine hämolytische Anämie sogar das führende klinisch-hämatologische Symptom sein, so besonders beim Lupus erythematodes disseminatus und bei der thrombotischen thrombocytopenischen Purpura. Unter den primär hämatologischen Erkrankungen mit hämolytischer Anämie nehmen die chronisch-lymphatische Leukämie mit etwa 15% und die Lymphogranulomatose mit etwa 8% Hämolysefällen nach der Häufigkeit eine bevorzugte Stellung ein, allerdings auch die übrigen lymphoproliferativen Erkrankungen wie Lymphosarkom, Retothelsarkom, Brill-Symmers und seltener auch Plasmocytom, Makroglobulinämie Waldenström und Osteomyelofibrose.

Der pathogenetische Mechanismus der symptomatischen hämolytischen Anämien ist unterschiedlich; neben mechanischen Faktoren im Sinne der mikroangiopathischen hämolytischen Anämie (bei thrombotischer thrombocytopenischer Purpura, bei metastasierenden Carcinomen) sind es Auto-immun-Mechanismen (häufig bei lymphatischer Leukämie, Lymphosarkom und Lupus erythematodes, gegelegentlich bei Morbus Hodgkin und Ovarialcarcinom), bei denen der positive Coombstest der hämo-

lytischen Anämie sogar vorausgehen kann. Eine pathogenetische Beziehung zwischen hämolytischer Anämie und Grundkrankheit wird auch daraus ersichtlich, daß sich die hämolytischen Symptome mit der effektiven Behandlung der Grundkrankheit häufig zurückbilden.

α) Isoagglutinine als Ursache für hämolytische Anämien. Unter Isoagglutininen werden nach der ursprünglichen Definition von Landsteiner natürlicherweise vorkommende Antikörper verstanden, die mit den Erythrocyten bestimmter Menschen reagieren können. Für die klinische Medizin kommt diesen Isoagglutininen insofern eine besondere Bedeutung zu, als Isoagglutinine im Rahmen von Transfusionszwischenfällen und im Rahmen der fetalen Erythroblastose zu einer hämolytischen Reaktion bzw. zu einer schweren hämolytischen Anämie führen können. In beiden Fällen kann es sich um Isoagglutinine der Hauptblutgruppen handeln (anti-A und anti-B) oder um Isoagglutinine der Untergruppen (anti-Rh, anti-Kell usw.).

Während die Erythrocytenantigene AB0 mit ihren Antikörpern (Isoagglutinine) anti-A und anti-B die Hauptmerkmale des menschlichen Blutgruppensystems darstellen, stellt das Rh-Antigen mit seinem Isoagglutinin anti-Rh die häufigste und klinisch wichtigste Untergruppe dar. Alle anderen Untergruppen wie das M, N, S, s-System, das P-System, die Untergruppen Kell, Lewis, Lutheran, Duffy, Kidd, Diego, Dombruck und andere wurden in den Jahren 1946—1956 entdeckt; gelegentlich dadurch, daß bei Patienten mit wiederholten Bluttransfusionen oder bei Müttern mit einem erythroblastosekranken Neugeborenen entsprechende Immunantikörper nachweisbar waren. Die Bezeichnung dieser zum Teil sehr häufigen, zum Teil exzessiv seltenen Blutgruppenantigene erfolgte zum Teil nach dem Eigennamen des Ersterkrankten.

Die Vererbung der meisten Blutgruppenantigene erfolgt autosomal-dominant. Eine Ausnahme bildet nur das X-gonosomal vererbte Blutgruppenantigen X_g.

Im AB0-System wird die Vererbung der Blutgruppenmerkmale AB0 durch die paarigen Gene für A, B und 0 gesteuert, wobei die Gene für A und B zu einem entsprechenden Antigen führen, das Gen für 0 dagegen amorph ist. Die mittlere Gen- und Phänotypenhäufigkeit für die Blutgruppenmerkmale des AB0-Systems geht für die europäische Bevölkerung aus Tabelle 5 hervor. Die zugehörigen Isoagglutinine anti-A und anti-B sind „natürliche" Antikörper. Neben diesen „natürlichen" Blutgruppenantikörpern kann es im Rahmen einer Antigenstimulation auch zur Bildung von Immunantikörpern (Immun-anti-A und immun-anti-B). So z.B. bei Menschen, die gegen tierisches Serum immunisiert worden sind oder bei Müttern mit der Blutgruppe 0, die während der Schwangerschaft durch ein Kind mit der Blutgruppe A oder B immunisiert worden sind. Für den Transfusionszwischenfall und auch für die AB0-Erythroblastose sind noch einige Bemerkungen über die Konzentration der natürlichen Blutgruppenantikörper vorauszuschik-

Rh(D)-Merkmal möglich, nämlich DD, Dd und dd. Von den etwa 85% Rh(D)-positiven Individuen haben etwa 35% die homozygote genetische Konstellation DD, während die restlichen 50% Rh(D)-positiven Individuen die heterozygote genetische Konstellation Dd aufweisen. Dagegen haben die 15% rh-negativen Individuen die homozygote Konstellation dd. Diese Differenzierung ist für das Verständnis der Rh-Erythroblastose von größter Bedeutung, wird doch ein homozygoter Mann (DD) das positive Merkmal D immer auf die Nachkommen übertragen. Wenn im mütterlichen Serum anti-D vorhanden ist, wird das Kind aus einer solchen Ehe eine Erythroblastosis fetalis haben, nicht dagegen, wenn ein heterozygoter Rh-positiver Mann (Dd) das Merkmal d

Tabelle 5. *Mittlere Gen- und Phänotypenhäufigkeit der Blutgruppenmerkmale des AB0-Systems bei der europäischen Bevölkerung. (Nach* MOLLISON: *Blood transfusion in clinical medicine. Oxford u. Edinburgh: Blackwell Scientific Publ., 4. Aufl. 1967)*

Genotyp	Gen-Häufigkeit	Phänotyp	Phänotyphäufigkeit
00	0,68	0	46%
AA oder A0	0,23	A	43%
BB oder B0	0,06	B	8%
AB	0,03	AB	3%

ken. Der Titer der Blutgruppenagglutinine zeigt in differenten Seren erhebliche Unterschiede. Generell ist der anti-A-Titer höher als der anti-B-Titer. Er liegt für anti-A am häufigsten in einem Bereich von 1:256 gegenüber dem häufigsten anti-B-Titer von 1:64. Weiterhin ist bemerkenswert, daß der anti-A-Titer bei Patienten mit Blutgruppen 0 im allgemeinen höher ist als bei Patienten mit Blutgruppe B.

β) Rh-Antigene und Rh-Antikörper. Für klinische Belange genügt im allgemeinen eine Differenzierung in Rh-positive und rh-negative Individuen. Die Unterscheidung erfolgt durch eine Testagglutination der Erythrocyten mit dem häufigsten Rh-Antikörper. Alle Rh-Antikörper sind im Gegensatz zu den natürlichen Antikörpern (anti-A und anti-B) im allgemeinen Immunantikörper. Der Rh-Immunantikörper wurde von FISHER mit anti-D bezeichnet. Dementsprechend haben Rh-positive Individuen das Antigenmerkmal D, während dies bei rh-negativen Individuen fehlt. Nach der Theorie von FISHER wird das Antigen D durch ein Gen D geprägt, das ein Allel d besitzt. Danach sind drei Genotypen für das

an das Kind weitergibt. Eine Differenzierung in homozygote und heterozygote Merkmalsträger für D-Antigen ist ohne ausführliche Familienuntersuchungen nicht möglich, da anti-d nicht vorkommt. Kompliziert wird das Rh-System dadurch, daß der Antikörper anti-D beim Menschen im Gegensatz zum Rhesusaffen unterschiedliche und differente Spezifität aufweist. Diesen differenten anti-D-Agglutininen entsprechen drei unterschiedliche Rh-Faktoren, nämlich, C, D und E bei Rh-positiven Merkmalsträgern und c, d und e bei rh-negativen Merkmalsträgern. Die Häufigkeitsverteilung für die Rh-Merkmale Rh-positiv und rh-negativ ist für die europäische Bevölkerung unter Verwendung der CDE-Nomenklatur in Tabelle 6 dargestellt.

Wie bereits erwähnt wurde, sind Rh-Antikörper (anti-D) im Gegensatz zu anti-A und anti-B nicht natürliche Isoagglutinine, sondern im allgemeinen Immunantikörper. Als solche gehören sie zur Gruppe der γ-G-Antikörper und können somit im Gegensatz zu den γ-M-Antikörpern (natürliches anti-A und natürliches anti-B) die Placentarschranke durch-

3*

dringen. Wie andere γ-G-Antikörper sind auch die meisten Rh-Antikörper inkomplette Antikörper; d.h., sie können Rh-positive Erythrocyten in einer Kochsalzlösung nicht agglutinieren, sondern nur dann, wenn die Zellen in 20—30%igem Rinderalbumin aufgeschwemmt sind. Darauf beruht ja der Kreuzversuch zum Nachweis von inkompletten Rh-Antikörpern. Sensitiver ist noch der indirekte Coombs-Test oder der Agglutinationstest mit enzymvorbehandelten Testerythrocyten. Tabelle 7 gibt eine

licher oder Immunantikörper, führt dazu, daß bei blutgruppenungleichen Transfusionen im AB0-System die Hämolysereaktion durch die natürlichen Antikörper anti-A oder anti-B schon bei der ersten Transfusion eintritt, während eine Transfusionshämolyse durch Immunantikörper erst nach vorausgegangener Immunisierung durch Serum oder Schwangerschaft statthaben kann. Klinisch verläuft die Transfusionshämolyse durch Immunantikörper im allgemeinen stärker als die durch natürliche

Tabelle 6. *Häufigkeit der wichtigsten Rh-Merkmale bei der europäischen Bevölkerung. (Nach* MOLLISON: *Blood transfusion in clinical medicine. Oxford u. Edinburgh: Blackwell Scientific Publ., 4. Aufl. 1967)*

Merkmal	Gesamthäufigkeit	Einzelmerkmal	Einzelhäufigkeit
Rh-positiv (D)	85%	CDe	71%
		cDE	25%
		cDe	4%
Rh-negativ (d)	15%	cde	95%
		cdE	3%
		Cde	2%

Tabelle 7. *Eigenschaften von natürlichen (anti-A; anti-B) und immun (anti-Rh)-Blutgruppen-Antikörpern*

Eigenschaften	Natürliche Antikörper	Immun-Antikörper
Immunglobuline	γM (lgM)	γG (lg G)
Elektrophorese	β_{2M}	γ_2
Ultrazentrifuge	19 S	7 S
Molekulargewicht	900000	150000
Biologische Halbwertzeit	5—8 Tage	22—26 Tage
Serumkonzentration (g-%)	0,05—0,15	1,0—1,5
Placentagängig	nein	ja
Antikörpertyp	komplette Antikörper	inkomplette Antikörper
Antigenstimulation	natürliche Antikörper	Transfusion, Schwangerschaft

Zusammenstellung über die wichtigsten Eigenschaften von natürlichen Antikörpern (anti-A, anti-B) und Immunantikörpern (anti-Rh).

γ) *Transfusionshämolysen durch Antikörper des AB0-Systems* sind Folge einer Transfusion von blutgruppenfalschem Blut. Dabei handelt es sich im allgemeinen um die Einwirkung von natürlichen Isoagglutininen (natürliches anti-A oder natürliches anti-B) im Plasma des Empfängers auf blutgruppenfremde Spendererythrocyten. Allerdings können im Rahmen des AB0-Systems auch Immunantikörper gebildet werden (immun-anti-A und immun-anti-B), und zwar bei solchen Menschen, die mit tierischem Serum immunisiert worden sind oder bei Müttern mit der Blutgruppe 0, die während der Schwangerschaft durch ein Kind mit der Blutgruppe A oder B immunisiert worden sind. Die differente Art des Antikörpers, d.h., ob natür-

Antikörper ausgelöste Hämolyse. Schließlich kann in seltenen Fällen auch umgekehrt die Transfusion von Plasma mit potenten Isoagglutininen (natürliches anti-A oder natürliches anti-B) oder mit potenten Immunantikörpern (immun-anti-A oder immun-anti-B) zu einer Hämolyse der Empfängererythrocyten führen. Das ist unter anderem der Fall, wenn Null-Erythrocyten mit einem hochpotenten anti-A transfundiert werden. Deshalb muß ein 0-Spender als Universalspender abgelehnt werden.

δ) *Transfusionshämolysen durch Antikörper des Rh-Systems* werden durch Immunantikörper hervorgerufen. Dementsprechend ist zu erwarten, daß hämolytische Reaktionen nach Transfusion von Rh-falschem Blut stärker ausgeprägt sind als hämolytische Reaktionen im Gefolge von natürlichen Isoagglutininen des

AB0-Systems. Darüberhinaus können Immunantikörper des Rh-Systems die Placentarschranke überwinden. Sie werden dadurch zur häufigsten Ursache der fetalen Erythroblastose. Hinzu kommt, daß die Immunantikörperbildung erst durch eine Ersttransfusion oder durch eine erste Schwangerschaft induziert werden muß, so daß erst ab der zweiten Transfusion oder ab der zweiten Schwangerschaft mit einem Zwischenfall zu rechnen ist. Erstaunlicherweise und auch glücklicherweise bilden jedoch keineswegs alle rh-negativen Empfänger ausreichend potente Rh-Antikörper. Nur etwa 40—70% aller rh-negativen Individuen entwickeln nach einer ersten Transfusion mit Rh-positivem Blut ausreichend potente Rh-Antikörper. Eine geringe Zahl von rh-negativen Individuen zeigt selbst bei wiederholter Transfusion von Rh-positivem Blut keine ausreichende Antikörperbildung. Das ist offenbar nicht nur von der transfundierten Menge abhängig, sondern auch vom Zeitintervall, d.h., lange Transfusionsintervalle fördern die Antikörperbildung mehr als kurze Transfusionsintervalle. Zusätzlich dürfte auch die individuell unterschiedliche Fähigkeit zur Antikörperbildung per se für dieses scheinbar paradoxe Verhalten von einzelnen rh-negativen Empfängern verantwortlich sein.

Schließlich kommen auch Immunantikörper gegen rh-negative Erythrocyten vor, so daß rh-negative Spender ebensowenig wie 0-Spender als Universalspender angesehen werden können. Im allgemeinen verlaufen jedoch die Transfusionsreaktionen durch Immunantikörper gegen rh-negative Erythrocyten wesentlich milder als die Reaktionen durch Immunantikörper gegen Rh-positive Erythrocyten. Diese Reaktionen werden häufig als unspezifische Fieberreaktionen nach Bluttransfusionen verkannt.

Das Ausmaß einer Transfusionshämolyse ist von folgenden Faktoren abhängig: 1. von der Art und Potenz des Antikörpers. 2. von der Art des Antigens. 3. von der Menge transfundierter blutgruppenfremder Erythrocyten.

Die ersten beiden Punkte wurden bereits im Vorhergehenden besprochen, so z.B. die stärkere Hämolysereaktion von Immunantikörpern gegenüber natürlichen Antikörpern. Die unterschiedliche Potenz der Antikörper wurde im Rahmen des sog. Universalspen-

ders 0 anhand der unterschiedlichen Titerhöhe von anti-A und anti-B dargestellt. Die Art des Antigens und seine Bedeutung für eine Transfusionshämolyse wurde im Rahmen der Transfusion von Rh-positivem Spenderblut an einen rh-negativen Empfänger und umgekehrt erörtert.

Bei der Abhängigkeit der Transfusionshämolyse von der Menge transfundierter blutgruppenfremder Erythrocyten sind prinzipiell zwei Möglichkeiten einer Inkomptabilität zu beachten, nämlich:

1. ein unmittelbarer Untergang von transfundierten Spendererythrocyten. 2. ein verzögerter Untergang von transfundierten Spendererythrocyten. Die Transfusion von kleinen Mengen blutgruppenfremder Erythrocyten von weniger als 10 ml ruft beim Empfänger noch keine klinischen Symptome hervor. Darauf beruht die biologische Vorprobe von OEHLECKER.

Die Transfusion von großen Mengen blutgruppenungleicher Erythrocyten führt im allgemeinen zu einer langsamer ablaufenden, gelegentlich sogar zu einer verzögert ablaufenden Destruktion der blutgruppenfremden Spendererythrocyten. Dies beruht ursächlich auf zwei Faktoren:

1. Durch die Transfusion großer Blutmengen wird die Antikörperkonzentration im Serum des Patienten verdünnt. Erst um den 5. Tag nach der Transfusion kann die Konzentration der durch die Bluttransfusion induzierten Antikörper ausreichend hoch sein, um eine Destruktion der transfundierten Erythrocyten hervorzurufen. In diesem Fall spricht man folgerichtig von einer verzögerten Transfusionshämolyse.

2. Wenn dagegen ein hochtitriger Antikörper beim Empfänger vorhanden ist und dementsprechend eine ausreichende Verdünnung des Antikörpers durch Transfusion von blutgruppenfremden Erythrocyten nicht eintritt, dann verläuft trotzdem die Transfusionshämolyse langsam und relativ gesehen auch quantitativ weniger stark ausgeprägt als nach Transfusion von kleinen Mengen blutgruppenfremder Erythrocyten. Die Erklärung dafür beruht auf der quantitativen Limitierung des RES für den Abbau von antikörperbeladenen Erythrocyten.

Die klinische Transfusionshämolyse kann somit durch zwei unterschiedliche Verlaufsformen gekennzeichnet sein, nämlich

1. die Soforthämolyse und 2. die Hämolyse vom verzögerten Typ.

Abgesehen von der unterschiedlichen Pathogenese und dem unterschiedlichen zeitlichen Intervall zeigen beide Formen der Transfusionshämolyse ein weitgehend identisches klinisches Bild; nämlich eine kombinierte intravasale und extravasale Hämolyse der Spendererythrocyten durch Antikörper des Empfängers. Die führenden klinischen Symptome der Transfusionshämolyse sind somit Hämoglobinämie und Ikterus. Die Transfusion von 10—20 ml blutgruppenfremden Blutes führt zu noch relativ mild ausgeprägten subjektiven Symptomen in Form von Hitzegefühl im Bereich der zur Transfusion verwandten Vene und zu einem geringen Anstieg der Körpertemperatur. Wenn beim Auftreten von Unverträglichkeitsreaktionen der genannten Art nach Transfusion von 10—20 ml Blut die Transfusion abgebrochen wird, bleibt die gefährliche Transfusionshämolyse praktisch immer aus. Anderenfalls entwickeln sich bereits während der Transfusion oder beim verzögerten Typ unter Umständen erst 5 Tage nach der Transfusion folgende subjektiven, klinischen und labortechnischen Hämolysezeichen. Die Patienten klagen über Hitzegefühl in der zur Transfusion verwandten Vene. Danach treten Unruhe, Angstgefühl, Rötung des Gesichtes, Schmerzen im Rücken sowie Schmerzen und Depressionsgefühl in der Brust auf. Damit geht häufig eine Tachykardie und Tachypnoe sowie eine Hyperperistaltik einher. Schließlich können Übelkeit, Erbrechen, Cyanose und Schocksymptome mit kalter, feuchter Hand und Blutdruckabfall folgen. Häufig kommt es bereits während der Transfusion zu einem Schüttelfrost mit anschließender Temperatursteigerung auf 40° C und mehr.

Der Erythrocytenzerfall erfolgt entweder intravasal oder extravasal. Ob der intravasale oder der extravasale Abbau bevorzugt wird, ist im wesentlichen von drei Faktoren abhängig:

1. von der lytischen in vitro-Potenz des Antikörpers; 2. vom Alter der Blutkonserve; 3. von der Phagocytosekapazität des RES.

Anti-A und anti-B wirken in vitro rasch lytisch. Deshalb gehen Fehltransfusionen im Rahmen des AB0-Systems mit einer intravasalen Hämolyse einher. Rh-Antikörper wirken in vitro nichtlytisch. Anti-D-beladene Erythrocyten werden deshalb bevorzugt im RES abgebaut, und zwar besonders in der Milz. Die Transfusionshämolyse vom intravasalen Typ ist somit das hämatologische Hauptsymptom im Rahmen einer Fehltransfusion des AB0-Systems, vorausgesetzt, daß Frischblut und nicht gealtertes Blut transfundiert worden ist. Das Ausmaß der Hämoglobinämie ist abhängig von der Menge transfundierter blutgruppenfremder Erythrocyten und von der Art und Potenz des entsprechenden Antikörpers. Die Rh-Unverträglichkeit führt dagegen bevorzugt zu einer Transfusionshämolyse vom extravasalen Typ. Dementsprechend steht bei der Rh-Unverträglichkeit der Ikterus und nicht die Hämoglobinurie klinisch im Vordergrund.

ε) *Andersartige Transfusionsreaktionen.* Neben der Hämolyse können auch andersartige Transfusionsreaktionen zu mehr oder weniger bedrohlichen Komplikationen führen. Die einzelnen Punkte sollen in derjenigen Reihenfolge kurz aufgeführt werden, die dem tatsächlichen Ablauf der Bluttransfusion am ehesten entsprechen; d.h., Abnahme des Spenderblutes, Lagerung, technische Komplikationen bei Transfusionen, Sofortreaktionen und Spätreaktionen. Dazu gehören:

1. die Kontamination des Blutes mit Erregern auf der Haut des Spenders.

2. febrile Reaktionen durch pyrogene Substanzen.

3. die Transfusionshepatitis.

4. die Gefahr einer Transfusion von eiskaltem oder erhitztem Blut.

5. eine mechanische Traumatisierung der Erythrocyten bei Anwendung von Drucktransfusion.

6. Katheterembolien.

7. das Auftreten von Leukocyten- und Thrombocytenaggregaten in gelagerten Blutkonserven.

8. Luftembolien.

9. lokale Thrombophlebitis.

10. Toxicität des verwandten Antikoagulans.

11. eine Sensitivität gegenüber dem Spenderplasma.

12. eine Übertragung von Leukocyten- oder Thrombocytenantikörpern mit dem Spenderplasma.

13. Leukocyten- und Thrombocytenisoagglutinine des Empfängers.

14. das akute Herzlinksversagen.

15. die Transfusionshämosiderose.

16. Hemmung der Eigenerythropoese bei Auftransfundieren zu normalen Werten.

ζ) Morbus haemolyticus neonatorum. Unter den zahlreichen hämolytischen Anämien des Neugeborenen nimmt der Morbus haemolyticus neonatorum sowohl nach der Häufigkeit als auch nach der Pathogenese eine Sonderstellung ein. Nach der Häufigkeit steht der *Morbus haemolyticus neonatorum im Rh-System* ganz obenan. Die Voraussetzung zu einer Rh-Erythroblastose des Neugeborenen ist nur dann gegeben, wenn eine rh-negative Mutter anläßlich einer ersten Schwangerschaft durch ein Rh-positives Kind zur Bildung von Rh-Antikörpern immunisiert worden ist. Demnach kann frühestens das zweite Rh-positive Kind an einem Morbus haemolyticus neonatorum erkranken. Gelegentlich sind jedoch mehrere Rh-positive Kinder frei von Erythroblastose. Wenn dagegen die Erkrankung erstmals bei einem Kind zutage getreten ist, dann führen im allgemeinen auch weitere Schwangerschaften mit Rh-positiven Kindern zu einem Morbus haemolyticus neonatorum oder zu einem Abort bzw. zu einer Totgeburt. Mit zunehmender Schwangerschaftsimmunisierung ist die Neugeborenenerythroblastose bei den Spätgeborenen im allgemeinen schwerer ausgeprägt. Eine Rh-Erythroblastose des Erstgeborenen ist nur dann möglich, wenn die rh-negative Mutter durch eine Transfusion oder durch eine intramuskuläre Injektion von Rh-positivem Blut vor der Schwangerschaft sensibilisiert worden ist. Dabei kann die Sensibilisierung unter Umständen sogar bis zur Kindheit zurückreichen und als solche von der Mutter gar nicht mehr erinnert werden. In einem solchen Fall ist die Erythroblastose des Neugeborenen häufig sogar exzessiv stark ausgeprägt, da sich jetzt Transfusionsimmunisierung und Schwangerschaftsimmunisierung sozusagen addieren. Da das Rh-positive Merkmal des Kindes in jedem Fall vom Vater ererbt ist, ist die Gefahr einer Fehltransfusion besonders groß bei Bluttransfusionen unter Eheleuten. Deshalb die berechtigte Forderung: Transfundiere nie eine Frau mit dem Blut des Ehemannes!

Klinisch ist der Morbus haemolyticus neonatorum durch einen beschleunigten Untergang an fetalen Erythrocyten gekennzeichnet. Dafür ist ursächlich eine Antikörperbeladung der fetalen Erythrocyten durch einen Rh-Antikörper der Mutter verantwortlich. Eine ausreichende Antikörperbeladung von fetalen Erythrocyten wird jedoch offenbar erst jenseits der 20. Schwangerschaftswoche erreicht. Daraus resultiert, daß der Morbus haemolyticus neonatorum entweder zur Totgeburt des behafteten Feten führen kann oder zum Morbus haemolyticus neonatorum.

Die Totgeburten zeigen eine generalisierte Ödematose im Sinne eines Hydrops fetalis und eine erhebliche Anämie. Beim Neugeborenen manifestiert sich die Erkrankung als schwere oder mittelschwere hämolytische Anämie oder es steht klinisch die Gelbsucht im Vordergrund; früher als Icterus gravis neonatorum bezeichnet. Mit der verstärkten Hyperbilirubinämie des Morbus haemolyticus neonatorum ist der bedrohliche Kernikterus eng verknüpft. Bei erheblicher Hämolyse steigt die Bilirubinkonzentration im Serum im allgemeinen zwischen der 48. und 69. Std post partum auf Werte von 20—40 mg-% an. Das führt bei Überschreiten der Liquorschranke, die bei etwa 18 mg-% indirektem Bilirubin liegt, zu einem Kernikterus mit seinen lebensbedrohlichen Folgen. Unkonjugiertes, fettlösliches, indirekt reagierendes Bilirubin verbindet sich mit den Lipoiden des Gehirns und ruft so die Gelbfärbung des Gehirns hervor. Die Verhaltensweise dieser Neugeborenen wechselt somit nach den ersten 48 Std und führt im Falle eines Kernikterus zu einer zunehmenden Lethargie, zu Schreikrämpfen, zum Rollen der Augen, zu eventuellen Spastizitätszeichen und zur maximalen Pronation der Gelenke. Bei etwa 70% der Säuglinge mit Kernikterus kommt es anschließend zum Tod infolge Ateminsuffizienz mit Austreten von blutigem Schaum aus der Nase. Bei etwa 30% der betroffenen Säuglinge tritt trotz des Kernikterus eine Ateminsuffizienz nicht ein. Diese Säuglinge überleben mit eventuellen Spastizitätszeichen oder mit häufiger Taubheit und spätem Laufenlernen bis zu mehreren Monaten oder sogar Jahren. Offenbar ist die Chance des Überlebens desto größer, je später die Gehirnschädigung eingesetzt hat.

Schweregrad und Indikation zur Austauschtransfusion lassen sich durch drei Parameter veranschlagen bzw. quantitativ erfassen, und zwar:

1. durch die spezielle Schwangerschaftsanamnese.

2. durch bestimmte Untersuchungen beim betroffenen Neugeborenen.

3. durch bestimmte antenatale Untersuchungen bei der Mutter.

Der Schweregrad des Morbus haemolyticus neonatorum kann relativ mild, mittelschwer oder schwer sein.

Als Einzelwert für den Schweregrad ist die Bestimmung der Hämoglobinkonzentration im Nabelschnurblut am besten geeignet; als zusätzliches Kriterium kommt die Bestimmung der Bilirubinkonzentration im Nabelschnurblut in Frage. Diese Werte müssen häufig und in kurzen Zeitabständen kontrolliert werden, da das Schicksal des Kindes entscheidend abhängig ist vom Zeitpunkt der einmaligen oder wiederholten Austauschtransfusion. Bei der katamnestischen Schwangerschaftserhebung ist die Tatsache zu berücksichtigen, ob es sich um eine Erst- oder Mehrgebärende handelt mit eventuell früher behafteten Neugeborenen. Weiterhin ist nach katamnestischen Erhebungen eine Rh-Erythroblastose bei ABO-Kompatibilität zwischen Rh-positivem Vater und rh-negativer Mutter häufiger zu erwarten, als wenn eine ABO-Inkompatibilität bei den Eltern besteht. Man hat diesen Befund so interpretiert, daß im Falle einer Rh- und ABO-Inkompatibilität die in die mütterliche Zirkulation gelangenden inkompatiblen ABO-Erythrocyten wegen ihrer stärkeren Antigeneigenschaften von der Mutter rascher abgebaut werden als die Rh-positiven Erythrocyten. Dadurch soll eine Sensibilisierung der Mutter gegenüber den Rh-Antigenen des Feten verhindert werden. Das heißt, ABO-unterschiedliche Erythrocyten des Feten gehen in der Zirkulation der Mutter schon zugrunde, bevor sie als Rh-Antigen wirksam werden können.

Die antenatale Bestimmung des Schweregrades eines nach den phänotypischen Blutgruppenmerkmalen von Vater und Mutter zu erwartenden Morbus haemolyticus neonatorum bietet verständlicherweise die optimalsten Voraussetzungen sowohl zur Steuerung der Geburt als auch zur frühzeitigen Austauschtransfusion. Unter den antenatalen Methoden hat die Bestimmung des Rh-Antikörper-Titers bei der Mutter weiteste Verbreitung gefunden. In den letzten Jahren hat sich zusätzlich die spektrophotometrische Bestimmung der Gallepigmente im Fruchtwasser als ein verläßliches

Prognosticum für den Morbus haemolyticus neonatorum erwiesen.

Für die Therapie des Morbus haemolyticus neonatorum sind vor allem vier Gesichtspunkte von entscheidender Bedeutung:

1. der Schweregrad der Erkrankung. 2. die Früherkennung. 3. die frühzeitige Austauschtransfusion. 4. prophylaktische Maßnahmen zur Verhinderung einer Sensibilisierung der rh-negativen Mutter (anti-D-Prophylaxe) und intrauterine Bluttransfusionen zur Verbesserung der hämolytischen Anämie des Feten.

Die Wahrscheinlichkeit zu einer Rh-Immunisierung ist auch bei Vorliegen der Grundbedingungen einer Rh-Inkompatabilität zwischen Fet und Mutter und von folgenden Faktoren abhängig:

1. von der Menge transfundierter oder fetomaternaler übertragener Rh-positiver Erythrocyten. 2. vom Intervall zwischen der Fehltransfusion oder zwischen den einzelnen Schwangerschaften. 3. von der Art des Rh-Antigens. 4. von der Art des ABO-Antigens. 5. von noch unbekannten individuellen Faktoren (starke oder schwache Antikörperbildner?).

η) Der *Morbus haemolyticus neonatorum im ABO-System* unterscheidet sich vom Morbus haemolyticus neonatorum im Rh-System durch bestimmte andersartige klinische und serologische Symptome. Klinisch handelt es sich im allgemeinen nur um einen leichten hämolytischen Prozeß. Im peripheren Blutbild finden sich nicht selten Sphärocyten. Die Hyperbilirubinämie ist weniger stark ausgeprägt. Die Die Diagnostik wird dadurch erschwert, daß im Gegensatz zur Rh-Erythroblastose der direkte Coombs-Test nur bei 10% der Betroffenen positiv ausfällt. Schließlich ist auch der antenatale Nachweis von immun-anti-A und immun-anti-B bei der Mutter im Gegensatz zum antenatalen Rh-Titer nicht absolut signifikant. Pathogenetisch liegt der ABO-Erythroblastose eine Inkompatibilität zwischen ABO-Antigen von Fet und Mutter zugrunde, wobei die inkompatiblen fetalen Erythrocyten A und B durch Immunantikörper anti-A und anti-B der Mutter verstärkt abgebaut werden. Die A- und B-Receptoren sind jedoch bei Neugeborenen und erst recht bei Frühgeborenen nur schwach vorhanden, so daß selbst potente Immunantikörper anti-A und anti-B nur zu einer schwachen Hämolyse bei den betroffenen Neugeborenen führen bzw. Frühgeborene trotz Anwesenheit von Immunantikörpern vor einer Hämolyse gefeit sind. Ein Morbus haemolyticus neonatorum im AB0-System findet sich fast ausschließlich bei Neugeborenen mit der Blutgruppe A oder B, die von einer Mutter mit der Blutgruppe 0 geboren werden.

m) Autoantikörper und Hämolyse

Die große und heterogene Gruppe von autoimmunhämolytischen Anämien nimmt insofern eine Sonderstellung ein, als deren Hämolyse sowohl in vitro als auch in vivo durch erythrocytäre Autoantikörper zustandekommt. An dieser Stelle sollen zum besseren Verständnis von Klinik, Pathogenese und Therapie der autoimmunhämolytischen Anämien einleitend einige Gesichtspunkte zum Problem der Autantikörper dargestellt werden. Autoantikörper reagieren mit solchen Antigenen (Autoantigene?), die im Organismus des Antikörperbildners selbst vorkommen. Eine autoimmunologische Erkrankung ist also dadurch gekennzeichnet, daß eigene Blutzellen oder eigene Gewebeanteile durch Anwesenheit von humoralen oder zellgebundenen Autoantikörpern zerstört werden. Aus dieser paradoxen Verhaltensweise ist im übertragenen Sinne der Rückschluß erlaubt, daß es sich bei Autoantikörpern um abnorme Immunantikörper (γ-G-Globuline) handeln muß bzw. daß abnorme immunkompetente Zellen (abnorme Lymphocyten) für die Bildung von (abnormen) Autoantikörpern verantwortlich sein müssen.

Zur Erklärung von autoimmunhämolytischen Anämien beim Menschen bieten sich zwei Hypothesen an:

1. eine primäre Änderung der Antigeneigenschaft der Erythrocyten durch exogene oder endogene Einflüsse, so daß diese Erythrocyten vom normalen antikörperbildenden Gewebe des Patienten als „fremd" angesehen werden. Das wären im Prinzip allerdings keine Autoantikörper, sondern Isoantikörper.

2. eine primäre Störung des antikörperbildenden Gewebes bei normaler Antigeneigenschaft der Patientenerythrocyten.

Klinisch und experimentell läßt sich für den Menschen eine direkte oder indirekte Änderung der Antigenstruktur des Erythrocyten selbst bei den symptomatischen Immunanämien nicht belegen; erst recht nicht bei den idiopathischen autoimmunhämolytischen Anämien. Demgegenüber gewinnt die Hypothese einer primären Störung des antikörperbildenden Gewebes als Ursache für autoimmunhämolytische Anämien (und andersartige Autoimmunerkrankungen) mehr Wahrscheinlichkeit. Gestützt wird diese Auffassung vor allem durch die häufige Verknüpfung von autoimmunhämolytischen Anämien mit benignen (infektiöse Mononucleose) oder malignen (lymphatische Leukämie, Lymphosarkom, Morbus Waldenström) lymphoproliferativen Erkrankungen. Eine weitere Stütze findet diese Theorie im Auftreten von Autoimmunerkrankungen bei Thymushyperplasie und Thymustumoren des Menschen. BURNET hat deshalb die Theorie aufgestellt, daß die idiopathischen autoimmunhämolytischen Anämien durch eine somatische Mutation der antikörperbildenden Zellen hervorgerufen werden. Dabei soll der Thymus auch im Rahmen des „horror autotoxicus" insofern eine zentrale Stellung einnehmen, als in einem krankhaft veränderten Thymus oder unter seinem Einfluß „forbidden clons" von Zellen entstehen, die „forbidden" (auto) Antikörper produzieren. Eine solch somatische Mutation der antikörperbildenden Zellen soll entweder genetisch determiniert spontan auftreten und so die idiopathischen Formen der autoimmunhämolytischen Anämien auslösen oder durch Virusbefall des Thymus bzw. des lymphatischen Gewebes eine symptomatische und passagere Mutation des antikörperbildenden Gewebes bewirken.

Klinisch lassen sich die erythrocytären Autoantikörper nach ihrem Temperaturverhalten in zwei große Gruppen differenzieren:
1. *Kälteantikörper*
   a) Donath-Landsteiner-Antikörper = bithermische Hämolysine bei paroxysmaler Kältehämoglobinurie.
   b) hochtitrige Kälteagglutinine = monothermische Kältehämolysine bei Kälteagglutininkrankheit.
2. *Wärmeantikörper* = inkomplette Wärmeautoantikörper bei idiopathisch oder symtomatisch erworbener immunhämolytischer Anämie vom Typ inkompletter Wärmeautoantikörper.

Kälteantikörper zeigen unterhalb von 37°C (maximal bei 0°C) ihr Wirkungsoptimum. Sie reagieren in der Kälte (unspezifisch) mit allen menschlichen und tierischen Erythrocyten un-

abhängig von deren Antigenstruktur. Kälteagglutinine sind am häufigsten gegen das fast
bei fast allen Menschen vorkommende Blutgruppenantigen I gerichtet. Donath-Landsteiner-Antikörper scheinen serologisch dem anti-
B-Antikörper zu entsprechen. Proteidchemisch
gehören die Kälteagglutinine im Rahmen der
idiopathischen Kälteagglutininkrankheit zu
den „monoclonal" Immunglobin M-Parapro-
teinen; sie sind also von dem Paraprotein des
Morbus Waldenström nicht zu unterscheiden.
Der bei passagerer Kälteagglutininkrankheit
vorkommende Antikörper gehört zu den normalen „polyclonal" Immunglobulin M-Globu-
linen. Der Donath-Landsteiner-Antikörper gehört immunelektrophoretisch zu normalen
Immunglobulin G-Globulinen. Kälteantikörper sind in typischer Weise starke Agglutinine
mit zweiphasigem Reaktionsmodus in Form
einer Ambozeptorbindung in der Kälte und
einer Komplementlyse in der Wärme. Der
Reaktionsmodus kann monothermisch (Kälteagglutinine) oder bithermisch (Donath-Landsteiner-Antikörper) sein. Sie sind komplette
Antikörper. Ihre positive Coombs-Test-Reaktion ist durch erythrocytär bedingtes Komplement bedingt; d.h., es handelt sich um eine
positive Antiglobulinreaktion vom „Nicht-γ"-
Globulintyp. In Analogie zu den Isoagglutininen anti-A und anti-B können sie entweder
als natürliche oder als Immunantikörper vorkommen.

Wärmeantikörper werden optimal bei 37°C
an die Erythrocyten fixiert. Sie reagieren bei
Körpertemperatur entweder unspezifisch oder
seltener spezifisch (anti-Rh) mit menschlichen,
seltener mit tierischen Erythrocyten. Wärmeantikörper gehören immunchemisch zur
Gruppe der Immunglobulin G-Globuline. Sie
sind inkomplette Antikörper, d.h., in vitro
können sie nur im Serum oder Albumin
Agglutinate bilden, nicht dagegen in Kochsalzaufschwemmung. Sie sensibilisieren Erythrocyten gegenüber einer Agglutination durch
Antiglobulinserum und (oder) agglutinieren
enzymvorbehandelte Erythrocyten. Die positive Coombs-Test-Reaktion wird durch den
erythrocytär absorbierten (und) frei zirkulierenden Antikörper vom γ-Globulintyp bedingt.
Das heißt, es handelt sich um eine Antiglobulinreaktion vom „γ"-Globulintyp. In
vitro entfalten Wärmeautoantikörper keine
lytische Wirkung auf normale Erythrocyten.

Inkomplette Wärmeautoantikörper stehen den
inkompletten Immunantikörpern anti-Rh nahe.

α) *Paroxysmale Kältehämoglobinurie.* Die
paroxysmale Kältehämoglobinurie kann unter
drei verschiedenen Verlaufsformen auftreten.
Entweder als chronische paroxysmale Kältehämoglobinurie im Gefolge der angeborenen
und erworbenen Lues (syphilitische Form) oder
als akute passagere Kältehämoglobinurie im
Rahmen nichtsyphilitischer Infekte (nicht-
syphilitische Form). Darüberhinaus kommt
sehr selten noch eine chronische, idiopathische
Form der Kältehämoglobinurie nichtsyphilitischer Genese vor.

Der Verlauf der paroxysmalen Kältehämoglobinurie ist sowohl insgesamt als auch im
Einzelfall launenhaft wechselnd. Im allgemeinen überwiegt ein über Jahre und eventuell
über Jahrzehnte anhaltender chronischer Verlauf mit rezidivierenden Schüben von Kältehämoglobinurie. Hämoglobinurische Schübe
können unter Umständen auch fast täglich
auftreten, selbst bei nur relativ geringer Abkühlung. Andere Patienten zeigen dagegen nur
vereinzelte Schübe von Hämoglobinurie, die
nur bei exzessiv kaltem Wetter auftreten. Vereinzelt können auch weitere Hämoglobinurie-
schübe ganz ausbleiben, obwohl der Donath-
Landsteiner-Test weiterhin positiv ausfällt.
Die klinisch-hämatologische Symptomatik ist
durch die Trias: Paroxysmen von kälte-
induzierter Hämoglobinurie, fehlende oder
allenfalls transistorische leichte hämolytische
Anämie und transitorische Leukopenie gekennzeichnet.

Die Pathogenese der paroxysmalen Kältehämoglobinurie ist durch die bithermische
Eigenschaft des Donath-Landsteiner-Antikör-
pers gekennzeichnet. Das heißt, die Antikörper-
fixierung erfolgt in der Kälte unterhalb von
15° C, die komplementabhängige Lyse erfolgt
beim Wiedererwärmen auf mehr als 25° C.
Der klinische Schweregrad ist vom Antikörpertiter und von der Temperaturamplitude abhängig. Aus der komplementabhängigen Lyse
resultieren der intravasale Erythrocytenzerfall
mit Erythrophagocytose durch Neutrophile
und Monocyten sowie die potentielle Hämoglobinurie. In vivo sind die Temperaturbedingungen zum Wirksamwerden von bithermi-
schen Hämolysinen deshalb besonders leicht
gegeben, weil der notwendige Temperaturbereich in den subcutanen Capillaren der Akren

relativ leicht erreicht wird und die Antikörperbindung an die Erythrocyten sehr rasch eintritt. Eine weitere Voraussetzung für die in vivo-Wirksamkeit ist die Tatsache, daß der in der Kälte fixierte Antikörper relativ thermostabil ist. Dadurch kann der in der Kälte an die Erythrocyten gebundene Antikörper bei Rezirkulation der beladenen Erythrocyten in die wärmeren Gebiete der großen Gefäßabschnitte nicht dissoziieren, so daß hier die komplementabhängige Lyse oberhalb von 25° C wirksam werden kann.

Die Therapie der paroxysmalen Kältehämoglobinurie erstreckt sich in Anbetracht der engen Verknüpfung von paroxysmaler Kältehämoglobinurie und Lues auf eine konsequente antisyphilitische Therapie. Bei der sehr seltenen nichtsyphilitischen Form kommen nur prophylaktische Maßnahmen im Sinne eines Schutzes vor Kälteeinwirkung in Frage.

β) Kälteagglutinin-Krankheit. Die durch Kälteagglutinine hervorgerufene hämolytische Anämie kann unter drei verschiedenen Verlaufsformen auftreten:

1. als relativ seltene idiopathische Kälteagglutinin-Krankheit mit chronischem Verlauf.

2. als ebenfalls relativ seltene symptomatische Kälteagglutinin-Krankheit mit akutem, passagerem Verlauf.

3. als chronisch-symptomatische Kälteagglutinin-Krankheit im Rahmen einer bekannten Grundkrankheit.

Gemeinsam ist diesen Formen die Trias: kälteinduzierte Raynaudsche Phänomene, hämolytische Anämie mit kälteinduzierten Schüben von Hämoglobinurie und Anwesenheit von hochtitrigen Kälteagglutininen.

Die idiopathische Kälteagglutinin-Krankheit manifestiert sich im allgemeinen erst jenseits des 30. Lebensjahres mit einem Gipfel um das 58. Lebensjahr. Raynaud-artige Veränderungen nach Kälteexposition stehen klinisch im Vordergrund. Dazu genügt eine Abkühlung des Capillarblutes unter 34° C. Dementsprechend treten die Raynaud-Symptome im Winter stärker und häufiger in Erscheinung als im Sommer. Die Akrocyanose betrifft nicht nur Finger und Zehen, sondern auch Ohren, Nase und Wangen. Bei länger bestehender Agglutination von Erythrocyten in den unterkühlten Capillaren kann es zur Gangrän der betroffenen Acren kommen. Wenn die intravasale Kälteagglutination der Erythrocyten in den betroffenen Acren komplett ist, fällt ein Teil dieser Erythrocyten der Hämolyse anheim. Bei der

Chronizität der Kälteagglutinin-Krankheit resultiert daraus eine meist leichte bis mäßig stark ausgeprägte hämolytische Anämie. Diese erreicht verständlicherweise in der Winterzeit ihren Tiefstwert. Die Pathogenese der Kälteagglutinin-Krankheit ist vor allem durch die Verbreitung der Temperaturamplitude bei exzessiver Vermehrung von Kälteagglutininen gekennzeichnet. In vitro kann eine Autoagglutination noch bei Temperaturen bis zu 34° C nachgewiesen werden; also bis zu einem Temperaturbereich, der auch in vivo relativ leicht in den Capillaren der Acren erreicht wird. Die Raynaud-artige Symptomatologie der chronischen Kälteagglutinin-Krankheit nach Kälteexposition wird dadurch hinreichend erklärt. Kälteagglutinine führen sowohl in vitro als auch in vivo zu einer Antikörper-Komplement-Lyse. Daraus resultieren einerseits die rezidivierenden Schübe von Hämoglobinurie und die chronische hämolytische Anämie. Nach biochemischen und klinischen Befunden steht die idiopathische Kälteagglutinin-Krankheit der Makroglobulinämie Waldenström außerordentlich nahe, so daß auch für die chronische Kälteagglutinin-Krankheit eine primär paraproteinämische Entartung neuerdings diskutiert wird. Dies um so mehr, als auch die Knochenmarksmorphologie bei der chronischen Kälteagglutinin-Krankheit nicht selten eine lympho-retikuläre Proliferation zeigt.

Die Therapie der Kälteagglutinin-Krankheit richtet sich im Prinzip danach, ob es sich um eine akute, passagere Variante im Rahmen von Virusinfektion oder um die chronisch idiopathische bzw. chronisch symptomatische Verlaufsform handelt. Im ersteren Fall klingt die hämolytische Krise im Gefolge von Virusinfektionen mit Rückbildung der erhöhten Kälteagglutinin-Titer nach wenigen Tagen oder spätestens Wochen spontan und anhaltend ab. Bei der chronisch idiopathischen Kälteagglutinin-Krankheit ist eine kurative Therapie nicht bekannt. Prophylaktische Maßnahmen in Form von Kälteschutz stehen hier obenan. Die Therapie der chronisch symptomatischen Kälteagglutinin-Krankheit bei malignen lympho-proliferativen Erkrankungen ist primär auf die Grundkrankheit ausgerichtet.

γ) Die autoimmunhämolytische Anämie vom Typ inkompletter Wärmeantikörper ist die häufigste autoimmunhämolytische Anämie überhaupt. Sie kann unter drei verschiedenen Varianten auftreten:

1. als idiopathische Form mit subakutem oder schleichendem Beginn und meist chronischem Verlauf.

2. als symptomatische Form im Rahmen von Virusinfektionen mit akutem, passagerem Verlauf.

3. als symptomatische Form im Rahmen von lympho-proliferativen Erkrankungen oder andersartigen Neoplasien und Entzündungen mit chronischem Verlauf.

Alle drei Varianten zeigen folgende Charakteristika:

1. Anwesenheit von erythrocytär gebundenen (direkt positiver Coombs-Test), manchmal auch frei zirkulierenden (indirekt positiver Coombs-Test) inkompletten Wärmeautoantikörper vom γ-Globulin-Typ. 2. Leichte bis schwere erworbene, extraerythrocytär bedingte hämolytische Anämie. 3. Partielle Mikrosphärocytose und Autoagglutination. 4. Bevorzugung des weiblichen Geschlechts aller Altersgruppen.

Die Pathogenese der erworbenen autoimmunhämolytischen Anämie vom Typ inkompletter Wärmeautoantikörper läßt sich durch das in vitro-Verhalten des erythrocytär fixierten Antikörpers allein nicht erklären. Wie bereits erwähnt wurde, reagieren Wärmeautoantikörper im Gegensatz zu Kälteautoantikörpern als inkomplette Antikörper; d.h., die mit inkompletten Antikörpern beladenen Zellen werden in einer Kochsalzaufschwemmung nicht agglutiniert, sondern nur im Plasma- oder Albuminmilieu. In vitro reagieren solche Antikörper nur extrem selten als Autoagglutinine und als Lysine, ganz im Gegensatz zu Kälteantikörpern. Nichtsdestotrotz führen inkomplette Wärmeautoantikörper in vivo zu einem beschleunigten Untergang von antikörperbeladenen Erythrocyten. In vivo muß also die Hämolyse erst durch das Zusammenwirken von Wärmeautoantikörpern und bestimmten Organfaktoren (Plasma und RES) zustande kommen. Dabei kommt dem Antikörper für die in vivo-Hämolyse wahrscheinlich nur eine Bedeutung im Sinne einer Initialzündung zu. Die Art der in vivo-Hämolyse ist ähnlich wie bei der Immun-Rh-Lyse vor allem vom Ausmaß der Wärmeautoantikörperbildung abhängig. Eine nennenswerte intravasale Hämolyse liegt bei der chronischen Verlaufsform klinisch nicht vor, so daß von vornherein angenommen werden kann, daß der Abbau von Wärmeautoantikörpernbeladenen Erythrocyten in denjenigen Anteilen des RES zustande kommt, die auch für den Abbau von normalen Erythrocyten verant-

wortlich sind, d.h., in Milz, Leber und Knochenmark. Nach experimentellen und klinischen Befunden erfolgt die Destruktion von Wärmeautoantikörper-beladenen Erythrocyten in vivo in zwei Organsystemen:

1. ein vorwiegend *lienaler* Abbau von solchen Erythrocyten, die nur schwach mit Wärmeautoantikörpern beladen sind. 2. ein vorwiegend *hepatogener* Abbau von solchen Erythrocyten, die stark mit Wärmeautoantikörpern beladen sind.

Als Erklärung hierfür bietet sich die Tatsache an, daß stark antikörperbeladene Erythrocyten große klumpige Agglutinate in vivo bilden, die nach Absättigung in der Milz in den größeren Poren der Leber stagnieren. Hierfür sind folgende Lyseschritte postuliert worden:

1. Die in der Leber abgefangenen Agglutinate führen 2. zu einer lokalen Ischämie; dadurch werden 3. lytische Gewebssubstanzen frei, die unter dem Einfluß einer Hämokonzentration osmotische Veränderungen auslösen, die 4. zur osmotischen Lyse von antikörperbeladenen Erythrocyten führen.

Durch diese experimentellen Befunde wird auch die klinische Beobachtung belegt, wonach nur etwa 50% aller Patienten mit idiopathisch erworbener autoimmunhämolytischer Anämie vom Typ inkompletter Wärmeautoantikörper auf die Splenektomie mit einer Besserung reagieren. Die Therapie dieser häufigsten autoimmunhämolytischen Anämie beinhaltet weiterhin die Gabe von ACTH und Prednisolon. Diese Substanzen rufen folgenden Wirkungsmechanismus hervor:

1. Eine Hemmung der Antikörperbildung, 2. eine Blockade der Milz, 3. eine primäre Stimulation des Knochenmarks, 4. eine Hemmung der Antigen-Antikörper-Reaktion.

Als weiteres therapeutisches Rüstzeug kommt neuerdings eine Behandlung mit Cytostatica in Frage. Diese beruht auf der zum Teil experimentell belegten Vorstellung, daß für die Bildung von Autoantikörpern eine somatische Mutation des antikörperbildenden Gewebes (lymphatisches Gewebe) verantwortlich ist.

Der Coombs-Test (Abb. 15) hat für die klinische Diagnostik der idiopathisch erworbenen hämolytischen Anämien nicht nur allgemeine Verbreitung gefunden, sondern stellt auch das spezifischste diagnostische immunologische Kriterium für diese Hämolyseform dar. Der Coombs-Test (Antiglobulin-Test) beruht auf der Verwendung eines Anti-Human-Globulin-Serums, das durch Injektion von Humanglobulin bei Kaninchen gebildet und gewonnen wird. Dieses Coombs-Serum agglutiniert ausschließlich solche Erythrocyten, die an ihrer Oberfläche einen Antikörper von Globulin-Eigenschaft adsorbiert haben. Der direkte Coombs-Test wird mit kochsalzgewaschenen Patientenerythrocyten durchgeführt und dient zum Nachweis von inkompletten Antikörpern an der Zelle; während der indirekte Coombs-Test zum Nachweis von inkompletten Antikörpern im Patientenserum verwandt wird. Das häufigste immunologische Symptom bei idiopathisch erworbener hämolytischer Anämie ist der direkt positive Coombs-Test. Die idiopathisch erworbenen hämolytischen Anämien vom Wärmeautoantikörpertyp können — ähnlich wie Rh-Antikörper — im Gegensatz zu Kälteautoantikörpern auch einen indirekt positiven Coombs-Test aufweisen.

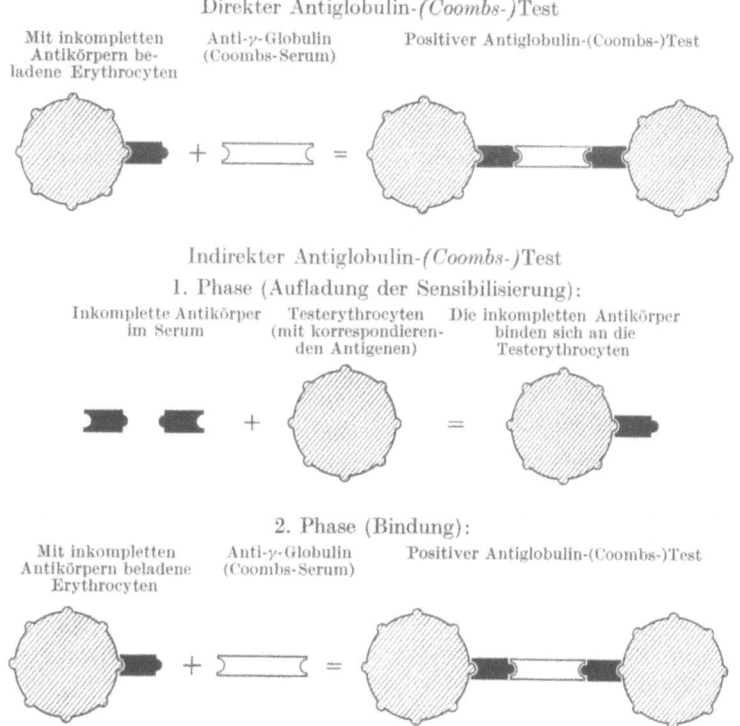

Direkter Antiglobulin-*(Coombs-)*Test

Mit inkompletten Antikörpern beladene Erythrocyten   Anti-γ-Globulin (Coombs-Serum)   Positiver Antiglobulin-(Coombs-)Test

Indirekter Antiglobulin-*(Coombs-)*Test

1. Phase (Aufladung der Sensibilisierung):

Inkomplette Antikörper im Serum   Testerythrocyten (mit korrespondierenden Antigenen)   Die inkompletten Antikörper binden sich an die Testerythrocyten

2. Phase (Bindung):

Mit inkompletten Antikörpern beladene Erythrocyten   Anti-γ-Globulin (Coombs-Serum)   Positiver Antiglobulin-(Coombs-)Test

Abb. 15. Schematische Darstellung des indirekten und direkten Coombs-Test. [Aus HOLLÄNDER, Vox Sang. (Basel) **4**, 164 (1954)]

4. Myelophthisische Anämien

Myelophthisische Anämien sind definitionsgemäß durch einen idiopathisch oder symptomatisch bedingten Schwund des Knochenmarks mit peripherer Panhämocytopenie gekennzeichnet, wobei die Verdrängung des normalen Zellmarks durch morphologisch entartete Zellelemente oder knochenmarksfremde Zellformen bei den symptomatischen myelophthisischen Anämien im Vordergrund steht. Das gemeinsame hämatologische Kriterium ist die periphere Panhämocytopenie infolge Verdrängung der normalen Markelemente sowie das Auftreten von Zellen der unreifen Myelopoese und Erythropoese (Erythroblasten) im peripheren Blutbild.

Zu den symptomatischen myelophthisischen Anämien gehören streng genommen auch die Leukämien und die Erythroleukämien sowie das generalisierte Plasmocytom, die aufgrund einer Wucherung ihrer dazugehörigen Knochenmarkszellen im allgemeinen leicht diagnostiziert werden können und im fortgeschrittenen Stadium zur Unterdrückung der normalen Blutbildung führen, woraus nicht selten eine periphere Panhämocytopenie resultiert.

Eine Wucherung bzw. eine Infiltration von pathologischen Zellelementen im Knochenmark liegt gelegentlich bei Carcinosen, bei Morbus Hodgkin und bei primären Xanthomatosen vor (Morbus Gaucher, Morbus Niemann-Pick, Morbus Schüller-Christian) und kann dadurch auch zum Bild der myelophthisischen Anämie führen.

Eine gewisse Sonderstellung nehmen die in ihrer Symptomatik verwandte *Marmorknochenkrankheit* (angeboren und wahrscheinlich hereditär) und die *Osteomyelosklerose* (erworben) ein. Letztere führt häufig erst über ein jahrelanges Stadium der Osteomyelofibrose mit anfangs polyglobulem Blutbild, dann langsam sich entwickelnder Panhämocytopenie zum terminalen Bild der Osteomyelosklerose oder sogar zur leukämischen Entartung. Die klinische Symptomatik wird durch die myelophthisische Anämie, die Verdichtung der Knochenstruktur mit Unvermögen bei der Sternalpunktion, Markelemente zu aspirieren, und durch einen großen Milztumor beherrscht. Letzterer ist die Folge einer extramedullären Blutbildung als Kompensationsversuch für das myelophthisische Mark, so daß Splenektomie oder Röntgenbestrahlung der Milz eher kontraindiziert sind. Als Ausdruck der extramedullären Blutbildung ist das panhämocytopenische Blutbild durch Ausschwemmung von Erythroblasten gekennzeichnet. Die Pathogenese der Erkrankung ist noch unklar. Wegen des gelegentlichen Übergangs in eine Leukämie und der häufig zu Beginn zu beobachtenden Polyglobulie und Leukocytose wird in Analogie zu den myeloproliferativen Erkrankungen (myeloische Leukämie, Polycythaemia vera) eine „maligne" Entartung diskutiert. Andererseits sind von pathologisch-anatomischer Seite Vergleiche zwischen Osteomyelofibrose und Lebercirrhose gezogen worden, wobei es bisher unklar bleibt, welche toxischen Faktoren die Aktivität der Osteoclasten und Fibroblasten steigern, so daß sekundär eine Sklerose resultiert.

a) Hypersplenismus

Hypersplenismus als Ursache einer Panhämocytopenie beinhaltet die Vorstellung einer Überfunktion der Milz. Eine der Hauptaufgaben der Milz besteht bekanntlich in der Speicherung und dem Abbau von Blutzellen, klinisch und experimentell bei der Sphärocytose eindeutig belegt und auch für einzelne Formen des Hyperspleniesyndroms durch radioaktive Markierung von Blutplättchen wahrscheinlich gemacht, d.h., dem Hypersplenismus liegt eine verstärkte Zellspeicherung und nicht eine „splenogene Markhemmung" zugrunde. Das Krankheitsbild des sog. Hypersplenismus weist deshalb auch im allgemeinen ein zellreiches hyperregeneratives Mark auf mit Bevorzugung der jungen Markelemente. Letztere Beobachtung hat früher zu der fälschlichen Vorstellung einer „splenogenen Reifungs- bzw. Markhemmung" bei Hyperspleniesyndrom geführt und die Hypothese eines Milz-Inhibitors gefördert. Doch können diese Knochenmarksbefunde mit einer raschen Ausschwemmung von Zellen in die Blutbahn und durch rasche Speicherung in der Milz leicht erklärt werden, wie inzwischen durch die tierexperimentelle Erzeugung eines Hyperspleniesyndroms mit konsekutiver Panhämocytopenie belegt worden ist. Eine erfolgversprechende Therapie besteht wegen der verstärkten Speicherung beim Hyperspleniesyndrom in der Exstirpation der Milz, wodurch die Stätte der Zellspeicherung und Zellzerstörung beseitigt wird.

Als Ursache für ein solches Hyperspleniesyndrom mit peripherer Panhämocytopenie sind bekannt geworden: eine *essentielle* Form (primärer Hypersplenismus) und *symptomatische* Formen (sekundärer Hypersplenismus) bei Stauungsmilz (z.B. bei Lebercirrhose), bei Infektionskrankheiten (z.B. Kalar-Azar, Tuberkulose, Morbus Boeck) und bei infiltrativen Erkrankungen der Milz (Xanthomatosen, Lymphosarkom, Morbus Hodgkin).

b) Aplastische Anämien

Die gebräuchliche Bezeichnung aplastische Anämie ist nicht ausschließlich in rein anatomischem Sinne zu verstehen, sondern soll hämatologisch lediglich eine therapierefraktäre ungenügende Blutbildung kennzeichnen, so daß hierfür auch das Synonym „primär refraktäre Anämie" gebräuchlich ist. Im Vordergrund steht eine konstante, im allgemeinen *schwere, normochrome, normocytäre Anämie*, die gegenüber den bisher bekannten Hämatopoetika therapieresistent ist und häufig — wenn auch nicht regelmäßig — mit *Leukopenie* und *Thrombopenie* vergesellschaftet ist. Solch aplastische Anämien können seltener idiopathisch angeboren oder erworben sein; sie treten wesentlich häufiger als Symptom andersartiger Erkrankungen auf, und zwar durch Einwirkung chemischer oder physikalischer Noxen, im Rahmen von myelophthisischen Erkrankungen und beim sog. Hyperspleniesyndrom.

α) *Idiopathisch-aplastische Anämien* sind im Kindesalter als familiäre Fanconi-Anämie durch eine Panhämocytopenie mit hypercellulärem, fettig durchsetztem Knochenmark gekennzeichnet. Daneben bestehen andersartige Anomalien, wie Zwergwuchs, Mikrocephalie, Mikroophthalmie, Hypogenitalismus, geistige Retardierung, Anomalien der Finger und Nieren. Die Pathogenese ist unklar; Heredität und chromosomale Aberration konnten vereinzelt wahrscheinlich gemacht werden.

β) *Eine isolierte Erythroblastophthise* ist beim Neugeborenen als Blackfan-Diamond-Anämie bekannt, deren Ursache unklar ist; jedenfalls ist die vereinzelt nachgewiesene Störung im Tryptophanstoffwechsel nicht konstant. Im Erwachsenenalter wird eine isolierte Erythroblastophthise gelegentlich in Kombination mit einem Thymom beobachtet, als dessen Ursache eine von der Thymusgeschwulst ausgehende immunologische Hemmung des Erythropoetins diskutiert wird.

γ) *Chemische und physikalische Noxen.* Während die Pathogenese der häufig chronisch verlaufenden und durch Panhämocytopenie gekennzeichneten idiopathischen aplastischen Anämie des Erwachsenenalters definitionsgemäß nicht bekannt ist, steht die Pathogenese der durch chemische und physikalische Noxen induzierten aplastischen Anämie auf etwas festeren Füßen. Hierher gehören nach dem pathogenetischen Mechanismus zwei Gruppen:

1. Solche chemischen und physikalischen Noxen, die allein in Abhängigkeit von der Dosierung regelmäßig bei Mensch und Tier eine voraussehbare und reproduzierbare Schädigung der Blutbildungsstätten bewirken mit konsekutiver Panhämocytopenie. Der zeitliche Ablauf einer solchermaßen induzierten Knochenmarksschädigung ist jedoch nicht nur durch die Dosis bedingt, sondern zusätzlich durch bestimmte physiologische Eigenschaften — insbesondere die unterschiedliche Lebensdauer — der Blutzellen. Dementsprechend tritt die Leukopenie zuerst auf (Lebensdauer der Granulocyten 2—4 Tage), danach die Thrombopenie (Lebensdauer der Thrombocyten 8 bis 11 Tage) und erst zuletzt die Anämie (Lebensdauer der Erythrocyten 120 Tage). Hinzu kommt noch die unterschiedliche Sensitivität der einzelnen Bestandteile des RES mit unterschiedlicher Regenerationsfähigkeit gegenüber chemischen oder physikalischen Noxen. Die Strahlensensitivität nimmt in folgender Reihenfolge ab: Lymphocyten, Erythropoese, Myelopoese, Monocyten, Megakaryocyten. Berücksichtigt man jedoch die unterschiedliche Lebensdauer der einzelnen Zellelemente und die unterschiedliche Regenerationsfähigkeit, dann resultiert eine größere Strahlenempfindlichkeit der Myelopoese gegenüber der Erythropoese. Unter den chemischen Noxen mit dosisabhängiger Panhämocytopenie sind es vor allem Benzol und seine Derivate, Antimetaboliten und Cytostatica.

2. Demgegenüber können eine Vielzahl von therapeutisch verwandten Substanzen wie Antibiotica, Antiepileptica, Antihistaminica, Thyreostatica und im Einzelfall eigentlich jede chemische Substanz beim Menschen dosisunabhängig eine durch Medikamenten-Idiosynkrasie ausgelöste Panhämocytopenie hervorrufen. Im Einzelfall auch nur eine isolierte Leukopenie (Agranulocytose) oder eine isolierte Thrombopenie (akuter Morbus Werlhof). Der pathogenetische Mechanismus läuft im allgemeinen über die Reaktion Hapten-Vollantigen-Antikörper ab und soll im Rahmen des klinisch bedeutsameren akuten Morbus Werlhof ausführlicher dargestellt werden. Daneben kann aber auch die zum Teil experimentell belegte Auffassung vertreten werden, daß eine Medikamenten-Idiosynkrasie nur bei denjenigen Personen auftritt, die eine Störung in der normalen Medikamentenentgiftung aufweisen, insbesondere bei Leberfunktionsstörungen und Störungen im Pigmentstoffwechsel. Jedenfalls muß eine individuelle Bereitschaft zur Medikamenten-Idiosynkrasie für diese nur relativ selten auftretenden Unverträglichkeitsreaktionen vorausgesetzt werden, wenn man die weit verbreitete und komplikationslose Anwendung dieser Substanzen in Rechnung stellt.

5. Makrocytäre-megaloblastische Anämien

Makrocytäre Anämien sind durch eine bevorzugte Reifungsstörung der Erythropoese gekennzeichnet bei partiell noch erhaltener Hämoglobinsynthese, so daß eine Hyperchromie (HbE $> 34 \gamma\gamma$) und Makrocytose resultieren. Das morphologische Charakteristikum ist im Falle des Vitamin B_{12}- oder des Folsäure-mangels die Megaloblastose.

Die in gemäßigten Zonen häufigste Ursache für eine makrocytäre, megaloblastäre Anämie ist bekanntlich der Vitamin B_{12}-Mangel. Als Ursache für einen Vitamin B_{12}-Mangel kommen beim Menschen folgende Faktoren in Frage: 1. Nutritiv. 2. Intrinsic-Faktor-Mangel. 3. Bakterielle oder parasitäre Dünndarmerkrankungen. 4. Verminderung der Resorptionsfläche. 5. Vermehrter Bedarf. 6. Vermehrte Retention. 7. Verminderte Fixation.

a) Essentielle „perniziöse" Anämie

Die heute nicht mehr gerechtfertigte, wegen ihres stets fatalen Ausgangs vor Einführung der B_{12}-(Leber-)Behandlung aber verständliche Bezeichnung „perniziöse" Anämie ist aus rein historischen Gründen beibehalten worden; sie ist weiterhin hämatologisch-morphologischer Ausdruck für einen pathogenetisch unterschiedlich induzierten B_{12}-Mangel.

Vitamin B_{12} ist eine im tierischen und menschlichen Organismus sowie in tierischen Produkten weitverbreitete Substanz, die von Omnivoren durch bestimmte Bakterien und Aktinomyceten synthetisiert wird. Die Quelle für Vitamin B_{12} beim Menschen sind somit ausschließlich tierische Produkte, insbesondere Fleisch und Leber; letztere enthält den höchsten Vitamin B_{12}-Gehalt pro Gramm Trockengewicht (gesamte Vitamin B_{12}-Menge beim Menschen 5 mg, davon 3 mg in der Skeletmuskulatur und 2 mg in der Leber).

In pathogenetischer Hinsicht ergibt sich daraus für die Humanpathologie die zu erwartende Konsequenz, daß eine perniziöse Anämie bei strengen Vegetariern aus rein diätetischem Mangel auftreten kann und tatsächlich auftritt, da pflanzliche Produkte kein Vitamin B_{12} enthalten, und auch in Eiern, Käse und Milch der Vitamin B_{12}-Gehalt nur allzuleicht unterhalb des für den Menschen täglich notwendigen Bedarfs von etwa $1—2\,\gamma$ liegt (= *Nutritive Perniciosa*).

Seit den klassischen Untersuchungen von CASTLE gilt gesichert, daß die Resorption des mit der Nahrung zugeführten und wasserlöslichen Vitamin B_{12} (*Extrinsic-Faktor*) in physiologischen Mengen nicht durch direkte Diffusion erfolgt, sondern erst mit Hilfe eines im Fundus- und Kardiabereich des Magens gebildeten *Intrinsic-Faktors*, einem artspezifischen

Mucoproteid noch unbekannter chemischer Konstitution. Dieser Intrinsic-Faktor dient dazu, die mit der Nahrung aufgenommenen, physiologisch minimalen B_{12}-Mengen zu koppeln, an den spezifischen Ort der B_{12}-Resorption (unteres Ileum) zu transportieren und hier eine so hohe B_{12}-Konzentration zu erzeugen, daß wasserlösliches Vitamin B_{12} dem Konzentrationsgefälle entsprechend durch die Dünndarmschleimhaut hindurch diffundieren kann. Dabei diffundiert der Intrinsic-Faktor nicht mit, sondern wird durch Darmbakterien enzymatisch gespalten. Die Speicherung des Vitamin B_{12} erfolgt — wie bereits erwähnt — vorwiegend in Leber, Muskulatur und Knochenmark. Durch diesen Resorptionsmechanismus wird auch die segensreiche und die Pathogenese der perniziösen Anämie entscheidend befruchtende Lebertherapie von MINOT und MURPHY erklärbar, bei der die Patienten täglich etwa ein halbes Pfund rohe Leber essen mußten. Leber deshalb, weil diese den größten Vitamin B_{12}-Gehalt pro Gramm Trockengewicht enthält; roh, weil Vitamin B_{12} thermolabil ist; große Mengen, weil nur eine unphysiologisch große Vitamin B_{12}-Dosis trotz fehlenden Intrinsic-Faktors resorbiert werden kann. Die Behandlung der perniziösen Anämie kann auf dreierlei Art erfolgen: 1. Durch parenterale Injektion kleiner B_{12}-Mengen. 2. Durch orale oder rectale Applikation von unphysiologisch großen B_{12}-Mengen. 3. Durch orale Gabe von physiologischen B_{12}-Mengen in Kombination mit einem Intrinsic-Faktor-Präparat.

Die Behandlungsmethode der Wahl ist die parenterale Injektion von kristallinem Vitamin B_{12}, zweckmäßigerweise in Form des physiologischen Hydroxycobalamins anstelle des früher verwandten Cyanocobalamins, da ersteres etwa dreimal so gut wirksam ist. Im dekompensierten Stadium sollte wegen der Serum-Abkling-Quote alle 12 Std eine Einzeldosis von $100\,\gamma$ Hydroxycobalamin injiziert werden, da mit steigender B_{12}-Einzeldosis auch eine unökonomisch hohe B_{12}-Menge ineffektiv mit dem Urin ausgeschieden wird (bei Injektion von $1000\,\gamma$ B_{12} beträgt die ineffektive Elimination schon $600\,\gamma$). Die Therapie muß über den Zeitraum der Kompensation hinaus lebenslang fortgesetzt werden, um 1. die Depots aufzufüllen, 2. den B_{12}-Haushalt optimal zu erhalten, wozu eine Erhaltungsdosis von $2\,\gamma$ täglich ausreichend ist (etwa $100\,\gamma$ pro Monat).

Das Problem der Perniciosa-Therapie ist aber wohlgemerkt nicht die Überdosierung, sondern die Unterdosierung. Leberhydrolysate haben gegenüber kristallinen B_{12}-Präparaten entscheidende Nachteile: 1. handelt es sich um Mischpräparate, 2. ist darin die genaue Vitamin B_{12}-Menge pro Ampulle nicht bekannt.

Als Maßstab für die Effektivität der B_{12}-Behandlung dient bei der dekompensierten Perniciosa das Ausmaß der um den 7.—10. Tag nach Therapiebeginn zu erwartenden Reticulocytenkrise, deren Höhe von drei Faktoren abhängig ist: 1. vom Ausmaß der Anämie, 2. von Art, Menge und Applikationsform des B_{12}-Präparates und 3. vom Grad der Eisensättigung.

Zwar findet sich bei dekompensierter Perniciosa wegen der ineffektiven Erythropoese und der leichten Begleithämolyse — erkennbar an einer geringgradig verkürzten Erythrocytenlebensdauer mit gering erhöhtem „indirekten" Bilirubin und positiver Urobilinogenreaktion — im allgemeinen eine erhöhte Serumeisenkonzentration. Diese ist allerdings kein alleiniger Gradmesser für die Eisensättigung des Gewebes. Etwa 50% aller Perniciosa-Kranken haben neben dem B_{12}-Mangel auch einen Gewebe-Eisenmangel (infolge Anacidität), so daß eine Vollkompensation der perniziösen Anämie häufig erst nach zusätzlicher Gabe von Eisen erreicht wird.

Gegenüber der Injektionsbehandlung zeigen die oralen B_{12}-Behandlungsmethoden entscheidende Nachteile: 1. die orale Behandlung mit großen B_{12}-Mengen ist unökonomisch, 2. die orale Behandlung mit physiologischen B_{12}-Mengen plus Intrinsic-Faktor birgt die Gefahr in sich, daß die Patienten nach etwa 2jähriger Behandlung Antikörper gegen das artspezifische (tierische) Intrinsic-Faktor-Präparat entwickeln.

Die Gefahr der oralen B_{12}-Behandlung liegt also letztlich in der Unterdosierung mit Auftreten evtl. schwerwiegender und kaum noch zu beeinflussender degenerativer Veränderungen am Zentralnervensystem im Sinne der funikulären Myelose.

Die Ursache für den pathogenetisch wichtigen Intrinsic-Faktor-Mangel ist bei der essentiellen Perniciosa vielgestaltig. Das nicht seltene Vorkommen einer perniziösen Anämie bei mehreren Familienmitgliedern (8—30%) läßt an hereditäre Faktoren denken, die bis zur Manifestation der perniziösen Anämie (meist jenseits des 40. Lebensjahres) nur latent wirksam sind und erst mit dem Phänomen des Alterns den B_{12}-Mangel mit konsekutiver perniziöser Anämie manifest werden lassen. Darüber hinaus zeigt sich auch eine Rassengebundenheit mit Bevorzugung der weißen Rasse, während die perniziöse Anämie bei Negern, Juden und Orientalen vergleichsweise seltener auftritt. Neuere Untersuchungen haben diese fraglich hereditäre und rassengebundene Disposition der perniziösen Anämie durch einen Auto-Immun-Mechanismus im Sinne einer Bildung von Auto-Antikörpern gegen Belegzellen und Parietalzellen erklärt (s. Vitiligo-Perniciosa). Der mit zunehmendem Lebensalter auch normalerweise zunehmenden Anacidität des Magensaftes kommt primär pathogenetisch keine Bedeutung für die perniziöse Anämie zu; vielmehr geht anatomisch-pathologisch die Atrophie der oberen zwei Drittel der Magenschleimhaut der Entwicklung der perniziösen Anämie voraus. Die Atrophie der Magenschleimhaut stellt den primären Vorgang dar, in dessen Gefolge es zu einem Intrinsic-Faktor-Mangel und regelmäßig auch zu einer Anacidität kommt. Der dadurch induzierte Vitamin B_{12}-Mangel begünstigt im Sinne eines circulus vitiosus das Fortschreiten eines ubiquitären Zelluntergangs; klinisch erkenntlich an der Hunterschen Glossitis, an dem Auftreten von Diarrhöen in etwa der Hälfte der Fälle, an der Beteiligung des Herz-Kreislauf-Systems (degenerative Verfettung des Myokards mit Herzinsuffizienz), des Urogenital-Systems (Cystitis, Pyelitis, Pyelonephritis) und des Zentralnervensystems (funikuläre Myelose, Psychosen). Für diese Komplikation kann die Anämie als solche nicht verantwortlich gemacht werden, da sich diese Komplikationen häufig bereits schlagartig mit der Zufuhr von Vitamin B_{12} bessern, bevor die Anämie behoben ist. Das wird z.B. eklatant deutlich bei der B_{12}-Behandlung der Perniciosa-Psychose, die bei etwa 3% aller Perniciosa-Kranken das klinisch vordergründige Symptom darstellt, und die sich bereits bessert, bevor die Reticulocytenkrise erreicht ist, geschweige denn die Anämie kompensiert ist.

Aufgrund dieser klinischen Symptomatologie bzw. aus den Komplikationen der perniziösen Anämie kann die Schlußfolgerung gezogen werden, daß es sich beim Vitamin B_{12}

um ein ubiquitär notwendiges Vitamin handelt. Bei B_{12}-Mangel entwickelt sich deshalb nicht nur eine Anämie, sondern auch eine Leukopenie und Thrombopenie. Daß sich der B_{12}-Mangel bevorzugt am hämatopoetischen System manifestiert, ist auf die kurze Lebensdauer, d. h., die rasche Umsatzrate dieser Zellelemente zurückzuführen. Mit dieser Vorstellung ist jedoch die mit 70—95% — bei 10% aller Perniciosa-Kranken sogar ganz erhebliche — sehr häufige Beteiligung des Zentralnervensystems im Sinne der funikulären Myelose nicht in Übereinstimmung zu bringen, da die Lebensdauer der Zellen des ZNS „unbegrenzt" sein soll. Als Erklärung für diese

den Einbau bestimmter Aminosäuren in Purine und Pyrimidine. Zwischen Vitamin B_{12} und Folsäure besteht eine enge Wechselbeziehung insofern, als die Folsäure nicht für die Neubildung der Methylgruppen verantwortlich ist, sondern lediglich für die Transmethylierung bereits gebildeter Methylgruppen. Die enge Wechselbeziehung von Vitamin B_{12} und Folsäure kommt auch darin zum Ausdruck, daß Vitamin B_{12} den Folsäurestoffwechsel antagonistisch zu beeinflussen vermag und umgekehrt, wodurch die verschlimmernde Wirkung der Folsäurebehandlung auf die funikuläre Myelose erklärbar wird. Abb. 16 soll den Wirkungsmechanismus und den Angriffsort

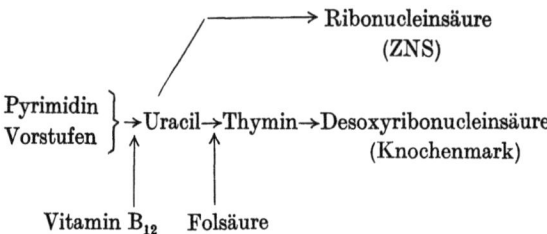

Abb. 16. Angriffspunkte von Vitamin B_{12} und Folsäure im Nucleinsäurestoffwechsel

scheinbare Diskrepanz bieten sich zwei experimentell bestätigte Vorstellungen an:

1. Die Blut-Liquor-Schranke ist für Vitamin B_{12} mit einem Verhältnis von 6000:1 außerordentlich hoch, so daß ein beginnender B_{12}-Mangel die optimale Vitamin-Versorgung des ZNS frühzeitig einschränken kann. Diese pathogenetische Vorstellung wird neben der Einnahme von folsäurehaltigen Polyvitamin-Präparaten auch dafür verantwortlich gemacht, daß die funikuläre Myelose der Entwicklung der perniziösen Anämie sogar einmal vorausgehen kann. Daraus ergibt sich die therapeutische Konsequenz, daß die funikuläre Myelose zweckmäßigerweise durch intrathekale Behandlung mit kristallinem Vitamin B_{12} behandelt werden sollte, zumal die Degenerationsherde im Bereich des Hinterstrang-Seitenstrang-Systems pathologisch-anatomisch liquornahe gelegen sind.

2. ist es denkbar, daß der Stoffwechsel der Nervenzelle besonders Vitamin B_{12}-empfindlich ist.

Diese Befunde leiten über zur Besprechung der *Vitamin B_{12}-Stoffwechsel-Wirkung*. Vitamin B_{12} nimmt im wesentlichen an der Neubildung von Methylgruppen teil und fördert dadurch die Synthese von Aminosäuren sowie

von Vitamin B_{12} und Folsäure am hämatopoetischen System und am Zentralnervensystem veranschaulichen.

b) Symptomatische „perniziöse" Anämien

Neben dem wahrscheinlich durch Auto-Antikörper-induzierten Intrinsic-Faktor-Mangel mit konsekutiver essentieller Perniciosa können auch andersartige, erworbene Magenveränderungen eine *gastrogene Perniciosa* hervorrufen, so z. B. Verätzungen des Magens, eine Polyposis des Magens (Carcinome des Magens) und regelmäßig die totale Gastrektomie. Die Ursache liegt verständlicherweise darin, daß durch diese Veränderungen die Intrinsic-Faktor-Bildung aufgehoben wird, wie am Beispiel der totalen Gastrektomie einfach belegt werden kann. Diese Patienten sind deshalb auf eine lebenslange Vitamin B_{12}-Behandlung angewiesen, da nach etwa 4—5 Jahren die B_{12}-Depots aufgebraucht wären. Im Gegensatz dazu stellt die Entwicklung einer perniziösen Anämie als Folge eines Magen-Carcinoms entgegen früherer Ansicht ein außerordentlich seltenes Ereignis dar. Die Voraussetzungen dazu sind nur dann gegeben, wenn das Magen-Carcinom im Bereich der Intrinsic-Faktor-Bildungsstätte (beim Menschen Fundus und

Kardia-Bereich) lokalisiert ist (z. B. bei Linitis plastica) und dort etwa 5 Jahre lang besteht, also solange, bis die Eigendepots an Vitamin B_{12} aufgebraucht sind. Diese Voraussetzungen werden nach der anatomischen Lokalisation aufgrund der Malignität nur selten erfüllt.

Zur gastrogenen Perniciosa gehört indirekt pathogenetisch auch die symptomatische Perniciosa infolge *intestinaler Strikturen und Anastomosen*, z. B. gastrocolische Fisteln, Dünndarmstrikturen und Fisteln, bei denen der mit der Nahrung zugeführte Extrinsic-Faktor (Vitamin B_{12}) die Bildungsstätte für Intrinsic-Faktor entweder umgeht oder der Intrinsic-Faktor länger im Duodenum weilt und so der enzymatischen Bakterienspaltung länger ausgesetzt ist. Klinisch weisen diese Formen der perniziösen Anämie häufig normale Aciditätsverhältnisse des Magensaftes auf.

Eine weitere symptomatische Perniciosa mit normaler Magensäuresekretion stellt der Befall mit *Fischbandwurm* dar, deren Häufigkeit allerdings bisher überschätzt wurde. Dieser Parasit ist weit verbreitet in den Ländern um die Baltische See — besonders Finnland —, er kommt gelegentlich am Genfer See, den nordamerikanischen Seen und an einzelnen japanischen Seen vor. Die Infektion erfolgt durch Genuß von ungenügend zubereitetem Fisch als Zwischenträger. Pathogenetisch liegt der perniziösen Anämie durch Fischbandwurm die Tatsache zugrunde, daß Dibotriocephalus ein „Feinschmecker" für Vitamin B_{12} ist; er konkurriert beim befallenen Menschen um das durch die Nahrung zugeführte Vitamin B_{12}. Der Beweis dazu kann leicht durch orale Applikation von radioaktiv markiertem Vitamin B_{12} erbracht werden mit anschließender Abtreibung des Wurmes. In diesem Fall findet sich die größte Radioaktivität im Fischbandwurm selbst. Daraus ergibt sich folgende Konsequenz: Die Fischbandwurm-Perniciosa muß relativ selten sein (etwa einer von 2000 Fischbandwurmträgern), da sich beim Menschen nur dann eine durch Fischbandwurm induzierte perniziöse Anämie entwickeln kann, wenn der Fischbandwurm oberhalb der Resorptionsstätte für Vitamin B_{12} (unteres Ileum) lokalisiert ist und dort konstant für etwa 5 Jahre (Eigendepots an Vitamin B_{12}) verweilt.

Schließlich kann eine symptomatische perniziöse Anämie mit erhaltener Magensäurebildung dann auftreten, wenn die *Resorptions-*

stätte für Vitamin B_{12}, also das untere Ileum, erkrankt ist, durch Fistelbildung umgangen wird oder operativ entfernt wurde. Das ist die Ursache für makrocytäre-megaloblastische Anämien bei einheimischer Sprue, bei Ileitis terminalis und bei Colitis ulcerosa. Neuerdings ist bei Kindern eine perniziöse Anämie beschrieben worden bei normaler Magensäure und ungeklärter Proteinurie, die auf einem *Mangel an B_{12}-releasing-Faktor* im Ileum beruhen soll. Dieses Enzym setzt normalerweise im Ileum das Vitamin B_{12} aus der Bindung mit Intrinsic-Faktor frei.

Makrocytäre-megaloblastäre Anämien bei Lebererkrankungen treten nur selten auf und nur bei langjähriger Leberschädigung infolge verminderter Fixation. Das seltene Auftreten ist dadurch zu erklären, daß Vitamin B_{12} nicht nur in der Leber gespeichert wird (etwa 2 mg), sondern absolut gesehen mehr in der Muskulatur (etwa 3 mg).

Die *Schwangerschaftsperniciosa* stellt gegenüber der Schwangerschaftshydrämie und der Schwangerschaftseisenmangelanämie eine relativ seltene Komplikation dar und ist pathogenetisch eine Entzugsperniciosa, induziert durch den Feten. Als Argument dafür kann die klinische Beobachtung herangezogen werden, daß sich die Schwangerschaftsperniciosa mit der Beendigung oder Unterbrechung der Schwangerschaft spontan zurückbildet. Gefährdet sind — ähnlich wie bei der Eisenmangelanämie in der Schwangerschaft — ältere Multipara mit ungenügender Ernährung (soziale Faktoren), mit ungenügender intestinaler Resorption (Hyperemesis gravidarum), mit Toxämie und gestörter Utilisation. Darüberhinaus liegt häufig eine Kombination mit einem Folsäuremangel auf ähnlicher Basis vor.

c) Die Vitiligo-Perniciosa und die Perniciosa im Rahmen einer Hyperthyreose

stellen besondere klinische Manifestationen einer essentiellen Perniciosa dar; also ursächlich eine durch einen Intrinsic-Faktor-Mangel hervorgerufene Perniciosa. Die Häufigkeit einer Vitamin B_{12}-Resorptionsstörung bei Vitiligo beträgt immerhin 30%. Bemerkenswert ist, daß die Vitiligo statistisch gehäuft sowohl bei der perniziösen Anämie als auch bei Schilddrüsenerkrankungen auftritt. Diese Koinzidenz der Vitiligo mit der Perniciosa einerseits und mit

Schilddrüsenerkrankungen andererseits gewinnt in Anbetracht der neuerdings nachgewiesenen Auto-immun-Mechanismen bei der perniziösen Anämie besondere Bedeutung. Der Nachweis dieser immunologischen Vorgänge bezieht sich nicht nur auf die Ähnlichkeit histologischer Läsionen in Form von Lymphzellinfiltrationen und Bildung von Keimzentren, sondern auch auf die Feststellung von Antikörpern, die bei der Perniciosa in etwa 50 % gegen Intrinsic-Faktor und in etwa 70 % gegen Parietalzellen gerichtet ist, während bei der Thyreotoxikose in etwa 50 % Antikörper gegen Schilddrüsengewebe gefunden werden. Ein gleichartiger oder zumindest verwandter Auto-immun-Mechanismus ist in Anbetracht der Koinzidenz von Perniciosa und Vitiligo und bestimmten Schilddrüsenerkrankungen wahrscheinlich, da etwa 90 % aller Perniciosa-Kranken sowohl Schilddrüsen- als auch Parietalzellantikörper aufweisen und 80 % aller Patienten mit Hyperthyreose bzw. 100 % aller Patienten mit Thyreoditis Hashimoto nicht nur Antikörper gegen Schilddrüsengewebe aufweisen, sondern auch gegen Belegzellen des Magens. Inwieweit die Antikörperbildung bei diesen drei klinisch unterschiedlichen Erkrankungen genetisch manifestiert ist, läßt sich noch nicht sicher sagen; immerhin sei darauf hingewiesen, daß nicht nur bei der Perniciosa — wie bereits erwähnt — eine genetische Manifestation vorliegt, sondern auch bei der Thyreotoxikose und bei der Vitiligo. Für die Vitiligo konnte in letzter Zeit ebenfalls ein Antikörper-Mechanismus wahrscheinlich gemacht werden, zumal in einer Untersuchungsgruppe bei 80 % aller Vitiligo-Träger Antikörper gegen Melanin nachweisbar waren. Einzelheiten der immunologischen Verknüpfung von Perniciosa mit Vitiligo und bestimmten Schilddrüsenerkrankungen lassen sich zur Zeit jedoch noch nicht übersehen.

d) Medikamentös induzierte megaloblastische Anämien

werden bei Behandlung mit Folsäure-Antagonisten (z.B. Amethopterin) durch einen selektiven Folsäuremangel hervorgerufen; bei anderen Antimetaboliten (6-Merkaptopurin) durch Hemmung der Thymin-Synthese. Gelegentlich können Antiepileptica (Diphenylhydantoin und bestimmte Barbiturate) sowie das zur Behandlung der Toxoplasmose verwandte Daraprim eine megaloblastische Anämie hervorrufen, wahrscheinlich ebenfalls infolge antagonistischer Folsäurewirkung, und zwar wegen der chemischen Strukturähnlichkeit dieser Substanzen mit dem Pyrimidin bzw. dem Pteryl-Ring der Folsäure. Allerdings hat sich dieser Mechanismus experimentell im mikrobiologischen System nicht bestätigen lassen; darüberhinaus muß aufgrund der weitverbreiteten Anwendung dieser Substanzen im Gegensatz zur relativ seltenen Komplikation im Sinne einer Folsäure-Mangelanämie noch ein individuell disponierender Faktor angenommen werden (Enzymdefekt ?, Hapten-Antigen-Antikörper-Reaktion ?).

e) Megaloblastosen bei hämatologischen Erkrankungen

werden gelegentlich bei sideroachrestischen Anämien, bei hämolytischen Anämien und bei chronisch-myeloischer Leukämie beobachtet. Während für sideroachrestische Anämien und für hämolytische Anämien ein vermehrter Folsäureverbrauch infolge gesteigerter Erythropoese diskutiert wird, wird für die chronisch-myeloische Leukämie eine pathogenetisch noch unbekannte vermehrte Retention von Folsäure und Vitamin B_{12} im Serum vermutet.

f) Megaloblastäre Anämien des Kindesalters

können sehr selten einmal durch einen echten Intrinsic-Faktor-Mangel hervorgerufen werden; ganz vereinzelt auch durch eine isolierte und pathogenetisch noch nicht geklärte B_{12}-Resorptionsstörung, bei der die Intrinsic-Faktor-Bildung erhalten ist und auch eine Ileum-Erkrankung auszuschließen ist. Häufiger sind dagegen kombinierte B_{12}- und Folsäuremangelanämien bei Coeliakie und andersartigen Dünndarmerkrankungen bzw. bei Fistelbildung und Strikturen. Hierher gehört auch die sog. *Ziegenmilchanämie*, die bei Säuglingen mit ausschließlicher Ernährung mit Ziegenmilch auftritt. Pathogenetisch liegt wahrscheinlich eine Kombination von diätetischem Mangel und von ineffektiver Erythropoese infolge komplizierender Infektion vor. Eigenartigerweise reagieren einzelne dieser Säuglinge auf Leberhydrolysate, auf Folsäure und auf Vitamin B_{12} sowie auf Vitamin C, während andere B_{12}-resistent sind.

g) Funktionsanalyse von B_{12}-Mangel

Eine genaue Differenzierung des pathogenetisch unterschiedlichen Vitamin B_{12}-Mangels ist seit einigen Jahren durch *Resorptionsstudien mit radioaktiv markiertem Vitamin B_{12}* möglich geworden. Darüberhinaus lassen sich durch Verwendung von radioaktiv markiertem Vitamin B_{12} auch andersartige megaloblastische Anämien von der echten Perniciosa abgrenzen. Schließlich ermöglichen solche Untersuchungen erstmals auch die Diagnose der beginnenden und sogar vollkompensierten Perniciosa sowie die ätiologische Zuordnung der funikulären Myelose.

Vitamin B_{12} besitzt bekanntlich ein zentrales Kobaltatom. Es ist auf mikrobiologischem Wege möglich, Radiokobalt markiertes Vitamin B_{12} von ausreichend hoher spezifischer Aktivität zu gewinnen. Als Kobaltisotope können die Isotope 56, 57, 58 und 60 verwandt werden.

Das Prinzip der Resorptionsuntersuchungen mit radioaktivem Vitamin B_{12} ist einfach: Eine orale Testdosis von radioaktivem Vitamin B_{12} kann nämlich nur dann ausreichend resorbiert werden, wenn eine genügende Menge Intrinsic-Faktor gebildet wird. Die Resorptionsgröße selbst kann durch unterschiedliche Methoden direkt oder indirekt ermittelt werden und erlaubt Rückschlüsse über die Art und das Ausmaß der B_{12}-Versorgung. Grundsätzlich kommen beim Menschen fünf unterschiedliche Methoden für die Bestimmung der Resorptionsgröße in Frage:

Nach oraler Gabe einer radioaktiv markierten Testdosis von Vitamin B_{12} kann

1. die *Stuhlexkretion* des nicht resorbierten radioaktiven Vitamin B_{12} gemessen werden. Während bei einer Normalperson über einen Zeitraum von etwa 7 Tagen nur etwa 30% der Ausgangsaktivität mit dem Stuhl eliminiert werden, erfolgt beim Perniciosa-Kranken eine Ausscheidung von fast 100% der Testdosis, da bei Fehlen von Intrinsic-Faktor keine Resorption von Vitamin B_{12} möglich ist. Diese Methode hat allerdings folgenden Nachteil: das Ergebnis liegt erst nach 7 Tagen vor, der Verlust einzelner Stuhlproben kann beim Perniciosa-Kranken noch normale Resorptionsverhältnisse vortäuschen; die Aufarbeitung der Stuhlproben ist nicht angenehm.

2. Bei der sog. *Leberinkorporationsmethode* kann zwar auf das Sammeln von Exkrementen verzichtet werden; allerdings sind die durch Oberflächenaktivitätsmessungen über der Leber ermittelten Radioaktivitätswerte nicht immer statistisch signifikant reproduzierbar. Das Ergebnis liegt ebenfalls

erst nach 7 Tagen vor und Hepatopathien können die Verhältnisse einer Perniciosa vortäuschen.

3. Auch aus der *Plasmaaktivität* können zumindest theoretisch Rückschlüsse auf die Resorptionsgröße gezogen werden. Jedoch beträgt die maximale Plasmaaktivität beim Gesunden nur etwa 2%. Statistisch signifikante Unterschiede gegenüber Perniciosa-Patienten sind deshalb nur bei Verwendung von radioaktiv-markierten B_{12}-Präparaten mit hoher spezifischer Aktivität und bei Benutzung sehr empfindlicher Szintillationszähler zu erwarten.

4. Besteht die Möglichkeit, die B_{12}-Resorption im sog. *Ganzkörperretentionstest* zu bestimmen, wozu allerdings sehr teure Ganzraumflüssigkeits-Szintillationszähler erforderlich sind. Bei dieser Methode wird die Resorptionsgröße direkt gemessen. Sie beträgt etwa 70% und zeigt somit eine gute Übereinstimmung mit dem indirekten Ergebnis der Stuhlexkretionsmethode.

5. Das eleganteste Verfahren ist der *Urinexkretionstest* nach SCHILLING. Von einer oralen Testdosis radioaktiv markiertem Vitamin B_{12} kann jedoch nur dann eine ausreichende Menge im Urin ausgeschieden werden, wenn etwa 2 Std später eine Schwemmdosis von 1000 γ inaktivem Vitamin B_{12} injiziert wird. Bei Normalpersonen beträgt die im 24 Std-Urin ausgeschiedene Aktivitätsmenge etwa 20% der Testdosis, während vom Perniciosa-Kranken höchstens 3% ausgeschieden werden. Diese Methode hat wesentliche Vorteile gegenüber den anderen Verfahren: die Methode ist einfach und auch ambulant durchführbar; die Ergebnisse sind statistisch signifikant reproduzierbar; das Ergebnis liegt bereits nach 24 Std vor; durch die Schwemmdosis erfolgt eine zusätzliche Ausscheidung der Radioaktivität und somit eine Reduzierung der Strahlenbelastung.

Was die Differenzierung der unterschiedlichen Vitamin B_{12}-Mangelzustände betrifft, so ergeben sich mit Hilfe des Schilling-Testes folgende Unterscheidungsmerkmale: 1. Bei einer rein nutritiven Perniciosa liegt eine normale Resorption von Vitamin B_{12} vor. 2. Bei Mangel an Intrinsic-Faktor kann die ursprünglich fehlende Resorption im Wiederholungstest durch gleichzeitige Gabe eines Intrinsic-Faktor-Präparates normalisiert werden. 3. Bei allen anderen Formen — also bei den bakteriell und parasitär bedingten Perniciosa-Fällen sowie denjenigen Formen, die durch eine Verminderung der Resorptionsfläche gekennzeichnet sind — läßt sich auch mit Intrinsic-Faktor keine Normalisierung der Vitamin B_{12}-Resorption erreichen. Allerdings läßt sich durch Vorbehandlung mit bactericid wirksamen Antibiotica bzw. durch Wurmkuren oder durch glutenfreie Diät bei den entsprechenden Erkrankungen eine Normalisierung des Schilling-Testes erreichen, während bei partieller Ileumresektion die pathologische B_{12}-Resorption unverändert erhalten bleibt.

h) Folsäuremangel als Ursache für megaloblastäre Anämien

spielt — wie bereits erwähnt — eine Rolle bei bestimmten Dünndarmerkrankungen; insbesondere bei der tropischen — aber auch der einheimischen Sprue, bei der Schwangerschafts-megaloblastose infolge Folsäureverbrauch durch den Feten, bei den medikamentös induzierten megaloblastären Anämien und gelegentlich bei sideroachrestischen und hämolytischen Anämien.

Folsäure ist ein in frischem Gemüse und Obst, weniger auch in Leber und Niere, weitverbreitetes Vitamin, das beim Menschen im wesentlichen für die Transmethylierung notwendig ist und zum Teil einen ergänzenden, zum Teil einen antagonistischen Effekt gegenüber Vitamin B_{12} aufweist. Der tägliche Bedarf an Folsäure beträgt beim Menschen etwa 1 mg; die Resorption erfolgt rasch und vorwiegend in Jejunum und oberem Ileum. Folsäuremangel ruft die mit der Perniciosa identischen peripheren Blut- und Knochenmarksveränderungen hervor, ohne daß jedoch die Magensäuresekretion gestört ist, oder daß Störungen des Zentralnervensystems auftreten. Folsäuremangel mit konsekutiver megaloblastärer Anämie findet sich bevorzugt bei der Sprue, und zwar sowohl bei der tropischen — als auch bei der einheimischen Form (Cöliakie des Kindesalters, idiopathische einheimische Sprue des Erwachsenenalters, siehe Kapitel über Gastroenterologie). Bei der tropischen Sprue ist die Folsäurebehandlung im Gegensatz zur einheimischen Form häufig sogar geeignet, nicht nur die hämatologischen Veränderungen, sondern auch die Durchfälle entscheidend zu bessern.

6. Polycythämie und Polyglobulie

Während die Polycythämie eine Erkrankung sui generis darstellt, wird unter dem Begriff Polyglobulie lediglich eine symptomatische und isolierte Erythrocytose verstanden.

Die Ätiologie der *Polycythämia vera* ist noch unbekannt. Aufgrund der Proliferation aller Zellelemente mit konsekutiver Erythrocytose, Leukocytose und Thrombocytose, Vermehrung der Blutmenge bei normaler arterieller Sauerstoffsättigung und der in drei Viertel aller Fälle nachweisbaren Milzvergrößerung wird die Erkrankung — ebenso wie die chronisch-myeloische Leukämie und die Osteomyelosklerose — zu den sog. myeloproliferativen Erkrankungen gerechnet, zumal Übergang in chronisch-myeloische Leukämie und Osteomyelosklerose gelegentlich vorkommt. Im Vordergrund steht also bei der Polycythämie eine funktionelle Überproduktion des Knochenmarks, erkenntlich an der vermehrten Bildung von Erythrocyten, die übrigens normal lang leben, an der Überproduktion von Erythroblasten mit vereinzeltem Übertreten dieser Zellformen in das periphere Blut, an der gesteigerten Myelopoese mit peripherer Leukocytose und Linksverschiebung, an der Megakariocytenvermehrung mit konsekutiver Thrombocytose, an der gesteigerten Eisen-Plasma-Um-satzrate und an der auf das $2^{1}/_{2}$fache erhöhten Hämoglobinproduktionsrate. Sauerstoffmangel und dadurch induzierte gesteigerte Erythropoetinbildung liegt ursächlich nicht vor. Gelegentlich wurde die Vermutung geäußert, daß die Polycythämie sozusagen das Gegenstück zur perniziösen Anämie darstelle mit Überproduktion eines hämatopoetischen, gastrogenen Faktors. Diese Hypothese hat schon deshalb wenig Wahrscheinlichkeit, weil durch Überdosierung von Vitamin B_{12} weder bei Normalpersonen noch bei Perniciosa-Kranken eine Polycythämie hervorgerufen werden kann.

Pathogenetisch sind eigentlich nur die Komplikationen der Polycythämie erklärbar. So vor allem die Herz-Kreislauf-Komplikationen im Sinne von Herzinsuffizienz und Stauungsniere sowie die Thromboseneigung infolge der erhöhten Viscosität des Blutes bzw. der Thrombocythämie. Die Dehnung der Blutgefäße durch das vermehrt zirkulierende und viscöse Blut ruft den äußeren Aspekt einer rötlichen Cyanose und einer Injektion der Haut- und Schleimhautgefäße hervor; sie bewirkt den häufig lästig empfundenen Juckreiz, die Kopfschmerzen und die Parästhesien. Bei 5% aller Polycythämie-Kranken tritt infolge des gesteigerten Zellkernumsatzes eine sekundäre

Gicht auf. Kombinationen mit Duodenalulcera, mit Lebercirrhose und Hypertonie (Gaisböcksche Form) kommen vor, ohne daß hierfür bislang eine pathogenetische Erklärung möglich ist.

Im Gegensatz zu der über Jahre bis Jahrzehnte verlaufenden Polycythämie mit guter therapeutischer Beeinflußbarkeit durch Aderlaß und radioaktiven Phosphor, stellen die *Polyglobulien* pathogenetisch zum Teil nur eine nicht behandlungsbedürftige, kompensatorische, reine Erythrocytose dar. So z. B. die Erfordernis-Polyglobulie bei bestimmten pulmonalen oder kardialen Erkrankungen, wie Lungenemphysem, Silikose und Fibrose, Lungensklerose, AV-Fisteln, bei angeborenen cyanotischen Herzfehlern. Hierbei handelt es sich um eine kompensatorische Sauerstoffmangel-Polyglobulie, wie sie auch in Form der Neugeborenen-Polyglobulie, der Höhenpolyglobulie und beim Pickwick-Syndrom vorkommt. Ursächlich liegt diesen Polyglobulien eine durch O_2-Mangel induzierte vermehrte Erythropoetinbildung zugrunde (s. Abschnitt über humorale Regulation der Erythropoese). Eine autochthon gesteigerte Erythropoetinbildung mit konsekutiver Polyglobulie findet sich bei den sog. renalen Polyglobulien infolge bestimmter Nierenerkrankungen (Hypernephrom, einseitige oder doppelseitige Cysten, Hydronephrose, Adenome, hyperparathyreoditische Nephrocalcinose). Sie kommt gelegentlich auch bei Phäochromocytom, bei Leberzellcarcinom, bei Uterusmyomatosus und bei Gehirnhämangioblastom vor.

Eine pathogenetisch andersartige Polyglobulie findet sich bei Methämoglobinämie und Sulfhämoglobinämie, und zwar infolge der dabei vorliegenden Pigmentbildung.

Eine gesteigerte Cortisolproduktion ist die Ursache für die sog. Stress-Polyglobulie, bevorzugt bei aktiven, jüngeren Männern auftretend, sowie für die Polyglobulie bei Morbus Cushing und Erkrankungen bzw. Verletzungen des Zentralnervensystems.

VI. Störungen der Leukopoese

1. Reaktive Veränderungen

Störungen der Leukopoese können reaktiv oder autochthon auftreten. Reaktive Veränderungen der Zellzahl und ihrer Zusammensetzung sind gegenüber den autochthonen Störungen wesentlich häufiger und spiegeln nicht selten die Reaktionslage des Organismus auf unterschiedliche Noxen wieder. Nicht selten sogar lassen sich aus der Art der reaktiven Leukopoesestörung Rückschlüsse auf die Art der Grundkrankheit und auch auf die Prognose ziehen. Warum es im Einzelfall lediglich zu einer Vermehrung der Zellzahl, im anderen Fall zusätzlich oder sogar isoliert zu einer Vermehrung einzelner Leukocytenformen kommt, ist pathogenetisch noch weitgehend unbekannt.

Für das Ausmaß einer reaktiven Leukocytose oder Leukopenie können im wesentlichen vier Faktoren verantwortlich gemacht werden:

1. Die Art des Erregers (z. B. Staphylokokkenleukocytose im Gegensatz zur Typhus- und Virus-Leukopenie). 2. Die Lokalisation des pyrogenen Prozesses (z. B. septisch oder nicht septisch). 3. Die Virulenz des Erregers. 4. Die individuell unterschiedliche Reaktionsfähigkeit bzw. Resistenz des Patienten.

Neben der bakteriell oder viral bedingten, quantitativ gestörten Leukopoese können Intoxikationen metabolischer Art (Urämie, Verbrennungen, Gicht, diabetische Acidose) oder exogener Art (Chemikalien, Medikamente, Fremdeiweiß) in Abhängigkeit von Art und Ausmaß der Intoxikation und der individuellen Reaktionslage reaktive Leukocytosen (vor allem bei endogenen Intoxikationen) oder reaktive Leukopenien (im wesentlichen bei exogenen Intoxikationen) hervorrufen. Letztere ist streng zu unterscheiden von der medikamentös induzierten *Agranulocytose*, bei der es sich um ein eigenständiges Krankheitsbild handelt, in dessen Rahmen eine Hapten-Antigen-Antikörper-Reaktion (z. B. auf Pyramidon) zu einer isolierten Granulocytopenie unter Einschluß der myeloischen Markelemente führt (Hapten-Antigen-Antikörper-Reaktion s. Kapitel über akuten Morbus Werlhof). Andererseits ist bei medikamentös induzierten Leukopenien nicht regelmäßig ein Antigen-Antikörper-Mechanismus nachweisbar, sondern häufig bestimmen Art und Dosierung des Medikamentes allein (z. B. Cytostatica) auf rein toxischem Wege das Ausmaß der Leukopenie. Darüberhinaus unterscheidet sich diese Leukopenie von der Agranulocytose dadurch, daß bei weiterer Verabfolgung in Abhängigkeit von der Lebensdauer der einzelnen Blutzellelemente auch Thrombopenie und Anämie folgen.

Schließlich werden reaktive Leukocytosen auch nach akutem Blutverlust nach außen oder innen (Hämolyse) beobachtet. Sie treten nicht selten bei Gewebeuntergang auf, z. B. im Gefolge eines Herzinfarktes oder im Rahmen einer Carcinomerkrankung.

Während die pathogenetischen Vorstellungen über reaktive Leukocytosen und Leukopenien experimentell und klinisch zum Teil gut belegt sind, ist die Pathogenese der qualitativen Störungen der Leukopoese noch weitgehend unklar. Diese qualitativen Störungen sind nichtsdestotrotz für den Kliniker von großer Wichtigkeit, da diese häufig Rückschlüsse auf die Art der Grundkrankheit und die Prognose erlauben.

Eosinophilie wird beobachtet: 1. als familiäre Anomalie (sog. eosinophiles Leukämoid). 2. bei allergischen Erkrankungen (z. B. Asthma bronchiale). 3. bei bestimmten Hauterkrankungen (z. B. Urticaria, Pemphigus). 4. bei Wurmerkrankungen (allerdings nur solche Würmer, die das Gewebe infiltrieren, wie Trichinen und Echinokokken). 5. bei bestimmten Infektionskrankheiten (Scharlach, Erythema multiforme). 6. bei bestimmten hämatologischen Erkrankungen (Morbus Hodgkin, chronisch-myeloische Leukämie, nach Splenektomie). 7. bei unterschiedlichen Erkrankungen, wie Periarteriitis nodosa und Ovarial-Tumoren.

Basophilie kommt vor: 1. bei bestimmten hämatologischen Erkrankungen (chronisch-myeloische Leukämie, gelegentlich bei hämolytischen Anämien, bei Polycythämie, bei Morbis Hodgkin und nach Splenektomie). 2. bei unterschiedlichen Erkrankungen, wie Myxödem, Nephrose, Colitis ulcerosa und regelmäßig bei der mit Vermehrung der Mastzellen im Knochenmark einhergehenden Urticaria pigmentosa.

Lymphocytosen finden sich: 1. als Neugeborenen-Lymphocytose mit Neugeborenen-Leukocytose. 2. bei bestimmten Infektionskrankheiten (Keuchhusten, infektiöse Mononucleose, infektiöse Lymphocytose, Mumps, Masern, Tuberkulose, Hepatitis epidemica). 3. bei Thyreotoxikose. 4. in der Rekonvaleszenz nach akuten Infektionen. 5. als relative Lymphocytose bei Leukopenie.

Monocytosen kommen vor: 1. bei bestimmten Infektionskrankheiten (Tuberkulose, Brucellosen, Rickettsiosen, Malaria). 2. bei bestimmten Blutkrankheiten (Morbus Hodgkin, Morbus Gaucher). 3. in der Rekonvaleszenzphase der Agranulocytose. 4. nach bestimmten Vergiftungen (z. B. Tetrachloraethan).

Die Prognose der zugrundeliegenden Erkrankung ist häufig aus der Art der reaktiven Leukopoese abzuschätzen; sie gilt als desto schlechter, je höher die Leukocytenzahl, je stärker die Linksverschiebung, je häufiger toxische Formen auftreten, je weniger Eosinophile und je weniger Lymphocyten vorhanden sind.

2. Autochthone Störungen der Leukopoese

Sie manifestieren sich klinisch-hämatologisch als *Leukämien*. Die Pathogenese der Leukämien ist zumindest beim Menschen noch weitgehend offen. Klinisch-hämatologisches Erscheinungsbild, Prädilektionsalter und spontaner Verlauf lassen vermuten, daß die Pathogenese für die einzelnen Leukämieformen (akute Blastenleukämie, chronisch-myeloische Leukämie, chronisch-lymphatische Leukämie) nicht einheitlich ist.

Die Leukämie stellt eine Neoplasie dar, deren auslösendes Agens beim Menschen vielgestaltig ist. Der leukämische Prozeß selbst, d. h., das enzymatisch-metabolisch gesteuerte Unvermögen einzelner Leukocyten zur normalen Reifung und Regulation dürfte erworben sein, wobei neuere Befunde über chromosomale Aberrationen in Form eines sog. *Philadelphia-Chromosoms* bei vielen Patienten mit chronisch-myeloischer Leukämie die Hypothese gestützt haben, daß eine angeborene Bereitschaft zur leukämischen Reaktion auf bestimmte exogene Noxen zumindest bei einzelnen Leukämieformen vorliegen kann. Hierfür scheint auch die Beobachtung zu sprechen, daß die akute Blastenleukämie bei Kindern mit Mongolismus (Trisomie 21 oder unbalancierte Translokation) dreimal häufiger vorkommt als theoretisch zu erwarten.

Unter den exogenen Noxen mit potentieller Leukämie-Wirkung kommen beim Menschen vor allem ionisierende Strahlen, chemische Substanzen und eventuell infektiöse Faktoren in Betracht. Die Beziehungen von Leukämie-Entstehung nach Einwirkung ionisierender Strahlen gilt nach den Erfahrungen an Überlebenden der Atombombenexplosion von Hiroshima und Nagasaki als für den Menschen am besten belegt. Nicht nur, daß die Leukämierate bei den Überlebenden von Nagasaki und Hiroshima wesentlich höher lag als theoretisch zu erwarten, hat sich außerdem auch eine Zunahme der Leukämierate in räumlicher Annäherung zum Bombenzentrum ergeben. Interessanterweise handelte es sich praktisch ausschließlich um akute oder chronisch-myeloische Leukämien und nur um einen Patienten mit chronisch-lymphatischer Leukämie. Ionisierende Strahlen sind auch für die 8—10mal höhere Leukämierate bei amerikanischen Röntgenologen verantwortlich gemacht worden. Desgleichen für Leukämieentstehung im Rahmen der Bestrahlung wegen Morbus Bechterew, nach Bestrahlung des Thymus bei Kindern, nach Thoriumdioxyd-Injektion und nach [131]Jod-Therapie. Während die Beziehung zwischen Leukämierate und Strahleneinzeldosis nach den Befunden bei Atomreaktorzwischenfällen etwa linear zu verlaufen scheint, ist die Frage nach der Leukämieentstehung im Rahmen von wiederholten diagnostischen, röntgenologischen Maßnahmen noch widersprüchlich.

Unter den chemischen Substanzen mit potentieller Leukämieinduktion stehen das Benzol und seine Derivate ganz obenan; allerdings ist eine chronische, lange Jahre andauernde Benzolintoxikation Voraussetzung sowie das in zeitlichem Zusammenhang damit stehende Auftreten einer akuten Blastenleukämie oder einer chronisch myeloischen Leukämie, während chronisch-lymphatische Leukämien nach Einwirkung chemischer Substanzen kaum bzw. nicht beobachtet werden.

Von Zeit zu Zeit sind immer wieder infektiöse Einflüsse bakterieller, viraler oder parasitärer Art für die Leukämieentstehung verantwortlich gemacht worden; allerdings beim Menschen bisher nicht ganz überzeugend. In diesem Zusammenhang ist zu erwähnen, daß die üblichen Eintrittspforten für Infektionen,

d. h., der Respirationstrakt und der Gastrointestinaltrakt, im allgemeinen von leukämischen Infiltrationen freibleiben, während umgekehrt die bevorzugten Organe mit Leukämieinfiltration, d. h., im wesentlichen das RES von direktem infektiösem Befall freibleiben. Auch sind bisher alle Versuche fehlgeschlagen, Leukämien von Mensch zu Mensch zu übertragen. Desgleichen stellt die Leukämieübertragung von der Mutter auf das Kind eine außerordentliche Rarität dar.

Neuerdings liegen jedoch einige Anhaltspunkte vor, eine eventuelle Virusgenese der menschlichen Leukämie erneut zu diskutieren. So sind virusähnliche Partikel in Lymphknoten von mehreren Patienten mit akuter Leukämie elektronenoptisch beschrieben worden. Bei einzelnen Patienten mit akuter Leukämie konnte aus dem Gehirn ein potentielles, zellfreies Leukämie-Agens extrahiert werden, das bei bestimmten Mäusestämmen die Leukämierate eklatant erhöhte. Antiseren von gesunden Patienten, die mit Gehirn-Extrakt inokuliert worden waren, schützte diese Mäuse vor der Leukämieentstehung. Eine gewisse indirekte Stütze erfahren diese Befunde beim Menschen durch die eindeutige, experimentell reproduzierbare Virusgenese akuter Leukämien bei einzelnen ausgewählten Tierstämmen, wie Hühner, Mäuse, Ratten und Meerschweinchen. Dabei hat sich gezeigt, daß neben der genetischen Konstitution dieser speziell gezüchteten Tierstämme noch andere Faktoren die Entwicklung der Tierleukämie begünstigen. So das Alter der Tiere mit erhöhter Leukämierate bei jungen Tieren, Röntgenstrahlen, Methylcholantren, Ernährung (Cystin-Mangel), Thymus und Hormone. Unter diesen nehmen Thymus und Hormone — auch für die Genese und Therapie der menschlichen Leukämie — insofern eine besondere Stellung ein, als z. B. die Thymektomie junge Mäuse vor der leukämischen Entartung schützt, um nach Reimplantation die Leukämierate wieder auf das übliche Maß zu erhöhen. Umgekehrt begünstigt die Adrenalektomie die Leukämieentstehung, während Cortisol als starkes Thymolytikum die Leukämieentwicklung hemmt.

VII. Störungen der Thrombopoese

Störungen der Thrombopoese sind entweder durch eine Thrombopenie oder durch eine

Thrombocythämie oder eine Thrombasthenie gekennzeichnet. Die Funktion der Thrombocyten ist bekanntlich im wesentlichen auf die Erhaltung der vasculären Integrität und erst in zweiter Hinsicht auf die plasmatische Gerinnung ausgerichtet; d. h., primär kommt es an der verletzten Gefäßstelle zur Agglomeration und Agglutination der Blutplättchen, die so unter Bildung des weißen Plättchenthrombus die verletzte Gefäßstelle partiell verschließen. Die Thrombocyten unterliegen dann einer viscösen Metamorphose unter Freisetzen von vasculären (Serotonin) und plasmatisch aktiven Gerinnungssubstanzen (Thrombocytenfaktor 3, Retraktoenzym). Daraus geht hervor, daß Störungen der Thrombopoese klinisch vor allem durch einen vasculären Blutungstyp gekennzeichnet sein müssen, wie unter anderem daran zu erkennen ist, daß die Blutungszeit bei Thrombopenien verlängert ist, während die Gerinnungszeit normal ausfällt.

1. Thrombopenien

Unter den Thrombopenien nimmt die idiopathische thrombocytopenische Purpura (*Morbus Werlhof*) klinisch, pathogenetisch und therapeutisch eine Sonderstellung ein gegenüber den *symptomatischen Thrombopenieformen*. Letztere finden sich bei:

1. Chemischen und physikalischen Noxen. 2. Hämatologischen Erkrankungen (Leukämien, aplastische Anämien, myelophthisische Anämien, idiopathisch erworbene hämolytische Anämien, perniziöse Anämie). 3. Hypersplenismus. 4. Collagenosen (Lupus erythematodes, thrombotische thrombocytopenische Purpura). 5. Hämangioendotheliom. 6. Nach massiven Bluttransfusionen.

Die symptomatischen Thrombopenien zeigen im Gegensatz zur idiopathischen Form praktisch nie eine isolierte Thrombopenie, sondern meist auch eine begleitende Anämie oder Leukopoesestörung. Die Pathogenese der symptomatischen Thrombopenien ist dadurch charakterisiert, daß entweder die Thrombocytenbildung aus den Megakaryocyten gestört ist (bei chemischen und physikalischen Noxen, bei hämatologischen Erkrankungen, nach massiven Bluttransfusionen) oder daß ein beschleunigter Thrombocytenabbau überwiegt, nicht selten in Kombination mit einer ungenügenden Thrombocytenbildung (Collagenosen), bzw. daß die normal gebildeten und normal lang zirkulierenden Thrombocyten in einzelnen Organen bevorzugt gespeichert werden (Hypersplenismus, Hämangioendotheliom).

Im Gegensatz dazu nimmt die *idiopathische thrombocytopenische Purpura* (*Morbus Werlhof*) klinisch, pathogenetisch und auch therapeutisch eine Sonderstellung ein; und zwar insofern, als fünf Symptome für die Diagnostik des Morbus Werlhof unbedingt zu fordern sind:

1. Eine isolierte Thrombocytopenie ohne nennenswerte Anämie oder Leukopenie. 2. Eine Vermehrung von unreifzelligen Megakaryocyten im Knochenmark. 3. Ein fehlender oder allenfalls nur geringfügiger Milztumor. 4. Eine verkürzte Thrombocytenlebensdauer. 5. Eine Immungenese.

Von diesen diagnostisch und pathogenetisch notwendigen Forderungen ist zwar der Nachweis einer verkürzten Thrombocytenlebensdauer für klinische Zwecke nicht unbedingt nötig, doch stellt deren Nachweis das verläßlichste und konstanteste Charakteristikum des Morbus Werlhof dar. Darüberhinaus hat sich die Bestimmung der Thrombocytenlebensdauer auch in konzeptiver Hinsicht als so wichtig erwiesen, daß an dieser Stelle die klinischen und pathogenetischen Aspekte dieses Untersuchungsverfahrens kurz dargestellt werden sollen.

Die Lebensdauer von ^{51}Cr-markierten Thrombocyten beträgt normalerweise 8 bis 11 Tage. Ein gelegentlicher initialer Radioaktivitätsanstieg ist wahrscheinlich durch eine vorübergehende Speicherung mit Rezirkulation von markierten Blutplättchen bedingt und beeinflußt die Bestimmung der Thrombocytenlebensdauer nicht. Gegenüber Normalpersonen weisen Patienten mit akutem Morbus Werlhof und mit akutem Purpuraschub im Rahmen eines chronischen Morbus Werlhof im allgemeinen eine extrem kurze Thrombocytenlebensdauer von gelegentlich nur wenigen Stunden auf, während die chronische Form des Morbus Werlhof im allgemeinen durch eine mäßige bis leichte Verkürzung der Thrombocytenlebensdauer gekennzeichnet ist.

Für die quantitative Erfassung einzelner thrombolytischer Organe des reticuloendothelialen Systems, wie Leber, Milz und Knochenmark, haben sich Oberflächenaktivitätsmessungen über diesen Organen bewährt, wobei die über dem Herzen als einem thrombolytisch inaktiven Organ gemessenen Werte als Bezugsgröße verwandt werden. Aus einem „zusätzlichen Aktivitätsanstieg" über den einzelnen Organen des reticuloendothelialen Systems lassen sich in Analogie zur Erythrocytenmarkierung Anhaltspunkte über die thrombolytische Funktion dieser Organe gewinnen, wodurch die Indikation zur Splenektomie wesentlich erleichtert wird.

In pathogenetischer Hinsicht kann aus den Ergebnissen der Thrombocytenlebensdauerbestimmung der Schluß gezogen werden, daß dem Morbus Werlhof ein extrathrombocytärer Mechanismus zugrundeliegen muß und nicht ein intrathrombocytärer Defekt, da bei Werlhof-Patienten nicht nur die eigenen Thrombocyten verkürzt leben, sondern auch die homolog transfundierten Thrombocyten von blutgruppengleichen Normalpatienten. Das läßt sich indirekt beim Menschen auch insofern belegen, als nach größerer Infusion von Werlhof-Plasma bei einem Gesunden häufig eine akute thrombocytopenische Purpura auftritt.

In klinischer, pathogenetischer, prognostischer und therapeutischer Hinsicht hat sich eine Einteilung des Morbus Werlhof in eine akute Form und eine chronische Form bewährt. Der *akute* Morbus Werlhof betrifft bevorzugt das Kindesalter oder das frühe Erwachsenenalter und befällt beide Geschlechter etwa gleich häufig. Darüberhinaus sind folgende Veränderungen charakteristisch:

1. Der Beginn der Purpura ist plötzlich. 2. Die Thrombocytopenie ist sehr ausgeprägt. 3. Die Thrombocytenmorphologie ist nicht verändert. 4. Die Thrombocytenlebensdauer ist sehr kurz. 5. Die Erkrankung nimmt bei der Mehrzahl der Patienten einen kurzen Verlauf von wenigen Tagen bis zu wenigen Monaten und klingt dann spontan ab, ohne wieder aufzutreten.

Pathogenetisch steht bei akutem Morbus Werlhof des Kindesalters eine vorausgegangene exanthematöse Erkrankung oder ein grippaler Infekt im Vordergrund; und zwar gehen die exanthematösen Erkrankungen, wie Varicellen, Röteln, Masern und auch die infektiöse Mononucleose der thrombocytopenischen Purpura etwa 3—7 Tage voraus. Beim Erwachsenen mit akutem Morbus Werlhof handelt es sich dagegen ganz überwiegend um eine medikamentös ausgelöste Thrombocytopenie, die nach jahre-

langer, symptomlos vertragener Einnahme des betreffenden Medikamentes bei Wiedereinnahme unter Umständen bereits innerhalb weniger Stunden mit ihrer ganzen Schwere einsetzt. Die medikamentöse Form gewinnt deshalb besondere Bedeutung, weil Unverträglichkeitsreaktionen einerseits auf eine Vielzahl von unterschiedlichen Arzneimitteln auftreten können, und andererseits die medikamentös ausgelöste Purpura eine sehr differente Ursache haben kann. Das Medikament selbst kann einerseits einen akuten Morbus Werlhof auslösen, andererseits aber auch in Abhängigkeit von der Dosierung eine primäre Knochenmarksschädigung mit primärer Thrombocytenbildungsstörung hervorrufen und schließlich auch eine vasculäre allergische Purpura verursachen. Die klinische Beherrschung dieser medikamentös induzierten Purpuraformen wird dadurch erschwert, daß die Purpura unvorhersehbar und in ihrer manchmal letalen Schwere akut einsetzt. Die Chancen wirksamer Gegenmaßnahmen liegen deshalb entscheidend in einer frühzeitigen Diagnostik und Therapie, deren erster Akt das strikte Absetzen aller nur irgend in Betracht kommender Medikamente sein muß. Verdächtig ist aber generell jedes Medikament, gleichgültig, ob diesbezügliche Beobachtungen bereits vorliegen oder nicht.

Was den pathogenetischen Mechanismus der medikamentös induzierten Immunthrombopenie betrifft, so sind fünf Faktoren besonders bemerkenswert:

1. Medikamentös ausgelöste Thrombopenien sind insgesamt gesehen sehr selten. 2. Die thrombopenische Komplikation beschränkt sich im Einzelfall auf ein einzelnes, ganz bestimmtes Medikament; so ist z. B. die allergische Reaktion auf Chinidin so spezifisch, daß chinidinsensitive Patienten auf das linksdrehende Isomer-Chinin schon nicht mehr reagieren. Hinzu kommt, daß das in Frage kommende Medikament monatelang gut vertragen wurde, um dann nach späterer Wiedereinnahme in geringer Dosis eine schwere, akute, thrombolytische Purpura hervorzurufen, und zwar im Einzelfall unvoraussehbar, ohne daß diese Patienten Allergiker im üblichen Sinne sind. 3. Die medikamentös ausgelöste Reaktion betrifft isoliert die Thrombocyten. 4. Der Nachweis des Allergens kann erbracht werden. 5. Der Nachweis eines spezifischen Antikörpers kann geführt werden.

Die Antigen-Antikörper-Reaktion kann grundsätzlich in zwei Richtungen verlaufen (Abb. 17). Vorauszuschicken ist in jedem Fall, daß dem Medikament wahrscheinlich nur die Rolle eines Haptens zukommt, d. h., das Medikament kann zwar mit dem entsprechenden Antikörper reagieren, es kann jedoch nicht die Bildung des Antikörpers direkt induzieren.

stimmte Zellart sehr spezifisch, in immunologischer Hinsicht aber insofern unspezifisch, als die Absorptionsreaktion keine Antigen-Eigenschaft der Zelle erforderlich macht. Für diese Auffassung sprechen vor allem zwei Tatsachen:

1. Dasselbe Medikament kann bei gleichen Individuen gelegentlich eine Zerstörung von

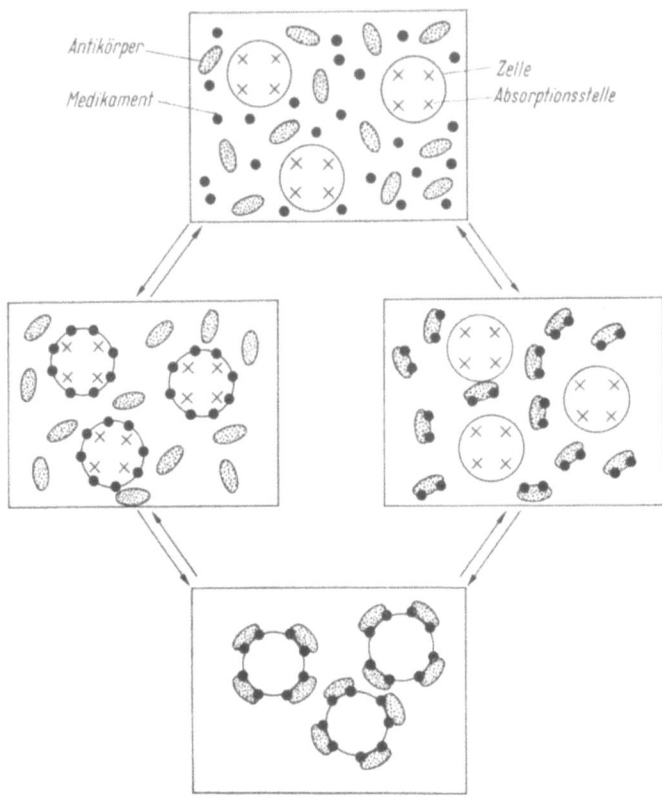

Abb. 17. Schematische Darstellung des medikamentösen Hapten-(Antigen-)Antikörper-Mechanismus bei dosisunabhängiger drogenhämolytischer Anämie auf immunologischer Basis. [Nach SHULMAN, Ann. intern. Med. **60**, 506 (1964)]

Die Antikörperbildung wird vielmehr nur dann induziert, wenn das Medikament in Verbindung mit einem Eiweißträger zum Vollantigen wird. Die Möglichkeit, daß das Medikament von der Thrombocytenoberfläche absorbiert wird und dann zum Vollantigen wird, dürfte nach mehreren klinischen und experimentellen Befunden unwahrscheinlich sein. Wahrscheinlich verläuft die Reaktion vielmehr so, daß der Antikörper zuerst mit einem nichtcellulären makroglobulären Vollantigen reagiert und erst dieser Antigen-Antikörperkomplex unspezifischerweise von Thrombocyten absorbiert wird. Die Absorptionsreaktion ist zwar für ein bestimmtes Medikament und für eine be-

Thrombocyten und Erythrocyten oder von Thrombocyten und Leukocyten bewirken.

2. Auch Blutplättchen von Normalpersonen können mit dem Antigen-Antikörper-Komplex reagieren. Nach den bisherigen Kenntnissen scheint es so zu sein, daß vor allem die physikalischen Eigenschaften des Antikörpers die Art des Zelltyps auswählt. So gehören z. B. die thrombocytären Antikörper bevorzugt zu den 7S-γ-Globulinen, während erythrocytäre Antikörper bevorzugt zu den 19S-γ-Globulinen gehören. Die immunologisch unspezifische Absorption des Antigen-Antikörper-Komplexes an die Thrombocytenoberfläche führt dann zur Agglutination und schließlich zur Thrombolyse.

Wenn in diesem Stadium das auslösende Hapten nicht weiter zugeführt wird, dann tritt rasch eine Regeneration ein, da mit dem Zerfall der Blutplättchen die Exkretion des niedermolekularen Medikamentes ermöglicht wird. Zurück bleibt lediglich der makromolekulare Antikörper, der unter Umständen noch Monate nach der Spontanheilung nachweisbar bleibt.

Die Klinik des chronischen Morbus Werlhof ist bekanntlich im wesentlichen dadurch gekennzeichnet, daß es unter Bevorzugung des weiblichen Geschlechts ohne erkennbare Ursache zu thrombopenischen Blutungen kommt. Der Verlauf ist durch ausgesprochene Schübe gekennzeichnet, die jedoch so leicht sein können, daß der Thrombopenie ein eigentlicher Krankheitswert nicht zukommt; die Schübe können aber auch so heftig auftreten, daß eine Verwechslung mit dem akuten Morbus Werlhof leicht möglich ist. Was die Pathogenese des chronischen Morbus Werlhof betrifft, so muß die früher vertretene Auffassung einer splenogenen Merkhemmung ad acta gelegt werden. Dagegen hat sich die bereits vor 50 Jahren vertretene Auffassung einer gesteigerten Plättchendestruktion in der Milz zumindest als teilweise zutreffend erwiesen. Die immungenetische Konzeption des chronischen Morbus Werlhof wird vor allem durch fünf Faktoren gestützt:

1. Die Erkrankung betrifft — ähnlich wie andersartige Auto-Aggressions-Krankheiten — bevorzugt das weibliche Geschlecht. 2. Neugeborene von Müttern mit chronischem Werlhof weisen ebenfalls gelegentlich eine vorübergehende Thrombopenie auf. 3. Nicht nur die eigenen Thrombocyten leben bei chronischem Werlhof verkürzt, sondern auch die homolog transfundierten Thrombocyten von Normalpersonen. 4. Der aus ätiologisch unbekannten Gründen gebildete Auto-Antikörper hat die Eigenschaften eines Globulins und richtet sich nicht nur gegen die Thrombocyten, sondern wegen der Antigen-Verwandtschaft wahrscheinlich auch gegen die Megakaryocyten. 5. Schließlich wird das Konzept der Auto-immun-Genese durch serologische und biologische Nachweisverfahren gestützt, wobei allerdings der Antikörper-Nachweis gerade bei den Immunthrombopenien schwierig sein kann, da z. B. Gerinnungsvorgänge, fibrinolytische Vorgänge, Art des Antikoagulans und Temperatureinflüsse falsch positive Ergebnisse vortäuschen können.

Eine spezielle Form von Immunthrombopenie wird durch *thrombocytäre Isoagglutinine* ausgelöst. Vorauszuschicken ist, daß Thrombocyten die gleichen Antigeneigenschaften haben wie Erythrocyten. Daneben kommen aber auch plättchenspezifische Antigene vor. Daraus ergeben sich in klinischer Hinsicht vor allem zwei Gesichtspunkte:

1. Erfahrungsgemäß verkürzt sich die Überlebenszeit transfundierter Blutplättchen mit steigender Transfusionszahl, d. h. bei wiederholter Transfusion kommt es trotz Blutgruppengleichheit (Erythrocyten) zur Bildung von thrombocytären Isoagglutininen. Als deren Folge können Transfusionsreaktion, wie Schüttelfrost, Fieber, Tachykardie, Kopfschmerzen auftreten, oder es kann eine akute thrombopenische Purpura ausgelöst werden, die pathogenetisch mit dem medikamentös bedingten Morbus Werlhof identisch ist.

2. Thrombocytäre Isoantikörper können sehr selten auch einmal in Analogie zur fetalen Erythroblastose klinische Bedeutung gewinnen, wenn nämlich durch wiederholte Schwangerschaften eine Sensibilisierung der Mutter gegenüber den kindlichen Thrombocyten erfolgt ist. Diese Isoantikörper können diaplacentar auf den Feten übertragen werden und eine thrombopenische Purpura beim Neugeborenen hervorrufen.

2. Thrombocythämien

Thrombocythämien und hämorrhagische Diathesen stellen eigentlich ein paradoxes hämorrhagisches Phänomen dar. Neben einer essentiellen Form finden sich Thrombocythämien mit Plättchenwerten über eine Million gelegentlich bei myeloproliferativen Erkrankungen, bei Polycythämie und nach Splenektomie. Diese symptomatischen Formen führen im allgemeinen nicht zu einer hämorrhagischen Diathese, sondern fast ausschließlich die essentielle Form mit Plättchenwerten von mehreren Millionen. Bei einer extremen Thrombocythämie ist diese Erkrankung durch Thromboseneigung im Wechsel mit spontanen, nicht geschlechtsgebundenen Blutungsschüben charakterisiert, sowie durch eine Splenomegalie. Die Plättchen sind zwar morphologisch irregulär; funktionell jedoch normal. Ätiologie und Patho-

genese der Erkrankung selbst sind noch unbekannt; dagegen ist die Pathogenese der
Blutungsschübe insofern abgeklärt, als es sich
hierbei um eine sog. *Verbrauchskoagulopathie*
handelt. Dabei kommt es primär durch die
excessiv vermehrte Thrombocytenzahl zur
Thrombose mit Bildung von Plättchen-
thromben. Letztere aktivieren nach Frei-

setzung des Plättchenfaktor 3 die plasmatische
Blutgerinnung. Dadurch wird aus dem weißen
Plättchenthrombus der rote Blutthrombus.
Andererseits führt die überschießende Blut-
gerinnung zu einer vermehrten Umwandlung
von Fibrinogen zu Fibrin, woraus ein vorüber-
gehender Fibrinogenmangel mit konsekutiver
Blutungsneigung resultiert.

3. Thrombasthenien

Thrombasthenien sind Blutungsübel bei normaler Plättchenzahl, aber funktioneller Minder-
wertigkeit; erkenntlich entweder an der verlängerten Blutungszeit oder der mangelhaften
Gerinnsel-Retraktion. Zwei unterschiedliche
Formen sind klinisch von Bedeutung:

a) Die Thrombasthenie von Willebrand-Jürgens
ist ein autosomal-dominantes Erbleiden, das
besonders auf den Aland-Inseln weit verbreitet
ist. Neben der Thrombasthenie mit verlängerter
Blutungszeit findet sich gelegentlich ein begleitender Faktor VIII- oder Faktor IX-Mangel,
wodurch diese Erkrankung auch ihre Bezeichnung *Angiohämophilie A* oder *Angiohämophilie B* herleitet.

b) Die Glanzmannsche Thrombasthenie
ist ebenfalls wie die Thrombasthenie von Willebrand-Jürgens durch eine normale Plättchen-

zahl gekennzeichnet, zeigt jedoch morphologische Abweichungen der Thrombocyten.
Diese sind entweder sehr klein und besitzen
eine ungenügende Agglutinationsfähigkeit
(Glanzmann-Naegeli-Typ) oder die Plättchen
können keine Pseudopodien bilden und haben
einen Mangel an „Plättchen-Thromboplastin-
Profaktor" (*Bernard-Soulier-Typ*). Darüber
hinaus finden sich einzelne Formen von
thrombasthenischen Plättchen mit Mangel an
Pyruvatkinase, Glycerinaldehydphosphat-De-
hydrogenase und ATP. Im Gegensatz zum
v. Willebrand-Jürgens-Typ ist bei der Glanz-
mannschen Thrombasthenie ein sicherer
Erbgang nicht bekannt; die Blutungszeit
ist normal, jedoch die Gerinnselretraktion
erheblich vermindert. Ein begleitender
Faktor VIII- oder Faktor IX-Mangel liegt
nicht vor.

VIII. Störungen der Blutgerinnung

Die Blutgerinnung ist ein komplexer Vorgang, bei dem eine Vielzahl von vasculären,
cellulären (Thrombocyten) und plasmatischen
Faktoren synchron ineinandergreifen. Während
die endogenen vasculären Blutungsübel, wie
z.B. die autosomal dominant vererbte Tele-
angiektasie (Morbus Osler), bevorzugt zu
lokalen Blutungen führen und nur sehr selten zu
generellen Blutungsübeln (allergische vasculäre
Blutungsübel), stehen sowohl bei den thrombocytären als auch bei den plasmatischen hämorrhagischen Diathesen im allgemeinen generalisierte Blutungen mit schubweisem Verlauf und
häufig typischer Lokalisation im Vordergrund.

Der eigentliche Ablauf des Gerinnungsvor-
ganges ist bekanntlich an das synchrone Ineinandergreifen einer Vielzahl von Gerinnungsfaktoren des Plasmas und des Gewebes gebunden und findet letztlich in der enzymatischen Überführung von Fibrinogen in Fibrin

ihren Abschluß (Abb. 18). Der eigentliche
Sinn der Blutgerinnung darf jedoch nicht in
einer bleibenden Obstruktion des verletzten
Gefäßes durch ein Fibringerinsel gesehen
werden, sondern muß durch eine Restititio ad
integrum gekennzeichnet sein. Letztere wird
auf zweierlei Wegen erreicht: einmal dienen die
Fibrinfäden als Leitplanken für das Ein-
sprossen von Endothelzellen; zweitens wird das
Fibringerinsel durch das vom Fibrin selbst
aktivierten Plasminogen-Plasmin-System wieder aufgelöst und so eine Rekanalisation
ermöglicht. Schließlich dienen Hemmfaktoren
dazu, eine überschießende Bildung von plasmatischen Gerinnungsfaktoren zu verhindern.

Demnach können die plasmatisch bedingten
hämorrhagischen Diathesen in vier unterschiedliche Formenkreise eingereiht werden:

1. Koagulopathien, 2. Hemmkörper-Blu-
tungen, 3. Defibrinierung, 4. Hyperfibrinolyse.

Schema der Blutgerinnung (Gerinnungsfaktoren)

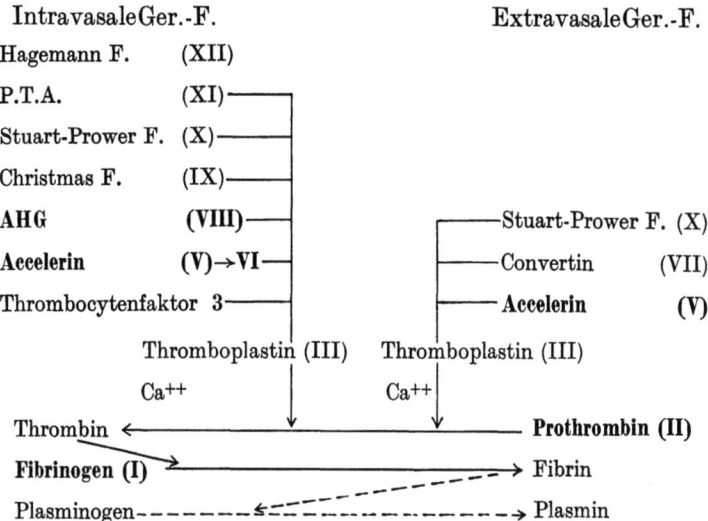

Abb. 18. Die fett gedruckten Faktoren werden bei der Gerinnung als Substrat verbraucht, während die normal wiedergegebenen Faktoren lediglich enzymatisch wirksam sind

1. Koagulopathien

Koagulopathien können angeboren oder erworben sein und durch das Fehlen oder den Mangel von einzelnen oder mehreren Gerinnungsfaktoren gekennzeichnet sein.

a) Fibrinogenmangel (Faktor I) kann komplett oder partiell auftreten. Ersterer ist praktisch immer kongenital, letzterer entweder kongenital oder erworben. Bei der kongenitalen Afibrinogenämie stehen rezidivierende, zum Teil profuse Blutungen unter der Geburt im Vordergrund, und zwar Blutungen aus dem Nabel, später Blutungen nach Schnittverletzungen, Epistaxis, nach Zahnextraktionen, dagegen keine Gelenkblutungen. Trotz der kompletten Ungerinnbarkeit des Blutes sind diese Patienten nicht so stark gefährdet wie z.B. echte Bluter.

Als Ursache für die erworbene Hypofibrinogenämie kommen in Frage: Lebererkrankungen, da Fibrinogen von der Leber gebildet wird und die klinisch bedeutsameren Zustände vor Defibrinierungssyndrom, von Hyperfibrinolyse und Hemmkörper-Blutung.

Defibrinierungssyndrom, Hyperfibrinolyse und Hemmkörper-Blutung sind klinisch und pathogenetisch eng miteinander verknüpft. In Analogie zum tierexperimentellen Sanarelli-Shwartzman-Phänomen kann es auch beim Menschen zu einem perakuten, intravasalen Ausfall von Gerinnseln kommen, hervorgerufen durch Einschwemmen von Thromboplastinaktiven Substanzen in die Gefäßbahn. Mikroskopisch führen diese Gerinnsel zur bevorzugten Verlegung der terminalen Strombahn von Niere, Leber, Milz und Herz mit konsekutivem Schock, klinisch häufig als akutes Nierenversagen mit Anurie gekennzeichnet. Die perakut einsetzende und intravasal gesteigerte Gerinnung führt einerseits zum Verbrauch bestimmter Gerinnungsfaktoren (Fibrinogen, Prothrombin, Faktor V, Faktor VIII, Thrombocyten) = Verbrauchskoagulopathie, andererseits wird durch das vermehrt anfallende Fibrin auch die Fibrinolyse verstärkt aktiviert. Diese Hyperfibrinolyse wiederum begünstigt den Mangel an Fibrinogen, Faktor V und Faktor VIII, da Plasmin neben Fibrin auch Fibrinogen, Faktor V und Faktor VIII zu spalten vermag. Klinisch und gerinnungsanalytisch kann die Verbrauchskoagulopathie (Defibrinierungssyndrom) oder die Lyse-Koagulopathie (Hyperfibrinolyse) im Vordergrund stehen, wobei allerdings die intravasale Gerinnung der Hyperfibrinolyse im allgemeinen vorauszugehen scheint. Dementsprechend ist auch das therapeutische Vorgehen ausgerichtet; d.h., die intravasale Gerinnung kann durch frühzeitige Gabe des Antithrombins Heparin unterbrochen werden; bei Vorherrschen der Verbrauchskoagulopathie ist eine Substitution mit Fibrinogen und Frischblut (Quelle für Faktor II, Faktor V und Faktor VIII) erfolgversprechend; bei Vorherrschen der Lyse-Koagulopathie kann durch zusätzliche Gabe von ε-amino-Capronsäure oder Kallikrein-Inhibitoren (z.B. Trasylol) die gesteigerte Plasminaktivität gehemmt werden. Zusätzlich kann das bei der Proteolyse des Fibrinogens anfallende und den Aufbau des Gerinnsels hemmende Antithrombin VI durch Protaminsulfat neutralisiert werden. Solche Kombinationen von Defibrinierungssyndrom, Hyperfibrinolyse und Hemmkörper-Blutung werden beobachtet: 1. nach Verbrennungen, 2. nach Operationen (Lunge, Prostata), 3. nach Operationen mit der Herz-Lungen-Maschine, 4. im Rahmen geburtshilflicher Komplikationen (vorzeitige Lösung der Placenta, Fruchtwasserembolie, intrauterine Retention eines toten Feten), 5. im Rahmen von Carcinomerkrankungen (Prostata, Lunge, Pankreas, Magen), 6. im Rahmen der Nierenrindennekrose.

b) Hypoprothrombinämie (Faktor II-Mangel) ist als angeborene Form extrem selten gegenüber dem häufigeren, erworbenen Prothrombinmangel im Rahmen von Lebererkrankungen, bei Vitamin K-Mangel oder im Gefolge einer Therapie mit Cumarin-Derivaten. Klinisch hat dieser Blutungstyp gewisse Ähnlichkeit mit der Hämophilie.

c) Parahämophilie (Faktor V-Mangel) ist als seltenes kongenitales, wahrscheinlich autosomal recessiv vererbtes Leiden bisher bei etwa 20 Familien beobachtet worden. Neben milden Formen mit Menorrhagien, spontaner Epistaxis und Blutungen nach chirurgischen Eingriffen, besonders nach Zahnextraktionen, können schwere Formen mit erheblichen intestinalen Blutungen und cerebralen Blutungen einhergehen; allerdings fehlen Gelenkblutungen.

d) Faktor VII-Mangel ist in seiner kongenitalen Form die häufigste Ursache für Hypothrombinämien (Kombination von Faktor II-, Faktor V-, Faktor VII- und Faktor X-Mangel); klinisch stehen Schleimhautblutungen, aber auch Gelenkblutungen im Vordergrund. Gelegentlich kommt eine Kombination mit Faktor VIII- und Faktor IX-Mangel vor.

e) Hämophilie A (Faktor VIII-Mangel) und Hämophilie B (Faktor IX-Mangel) stellen das häufigste kongenitale Blutungsübel dar. Beide Erkrankungen werden X-gonosomal recessiv vererbt, so daß Frauen nur als Überträger fungieren, die Erkrankung selbst nur bei Männern manifest wird. Allerdings gibt es sehr seltene Ausnahmen von klinisch und gerinnungsanalytischer Hämophilie A oder Hämophilie B auch bei Frauen, wenn diese Mädchen nämlich von einem Bluter *und* einer Überträgerin entstammen. Bei etwa 25—30% aller Bluter ist ein sicherer Erbgang nicht nachweisbar, so daß eine Neuentstehung durch Mutation angenommen werden muß, zumal das Leiden theoretisch an Häufigkeit abnehmen und nicht zunehmen sollte, da die schweren Bluter häufig bereits im Kindesalter, also im nichtreproduktionsfähigen Alter, sterben. Die Häufigkeitsverteilung von Hämophilie A zu Hämophilie B beträgt etwa 6:1 bis 8:1. Ganz vereinzelt kommen Faktor VIII- und Faktor IX-Mangel beim gleichen Individuum vor. Nach der klinischen Symptomatik und dem gerinnungsanalytischen Defizit lassen sich für beide Hämophilie-Formen vier unterschiedliche Schweregrade differenzieren:

1. Die Subhämophilie mit einer Faktorkonzentration von rund 33%, bei der lediglich postoperativ eine verstärkte Blutungsneigung manifest wird. 2. Eine milde Hämophilie mit einer Faktorkonzentration von rund 16%, bei der nur leichte spontane Blutungen ohne nennenswerte Gelenkbeteiligung auftreten. 3. Eine mittelschwere Hämophilie mit einer Faktorkonzentration von rund 3%, bei der subcutane, intestinale und mittelschwere spontane Gelenkblutungen auftreten. 4. Eine schwere Hämophilie mit einer Faktorkonzentration von 0%, bei der schwere spontane und rezidivierende Gelenkblutungen mit späterer Versteifung im Vordergrund stehen. Daneben wechselnde spontane Blutungen subcutan, intramuskulär, intestinal, von seiten des Urogenitalsystems sowie seltener intrakranielle Blutungen. Besonders gefährdend sind verständlicherweise operative Eingriffe, insbesondere Zahnextraktionen.

Die Blutungsneigung läßt bei der Hämophilie mit zunehmendem Lebensalter nach, was allerdings mit dem angeborenen, konstanten Mangel an Faktor VIII oder Faktor IX verständlicherweise nicht in Zusammenhang stehen kann. Ursächlich sind dafür folgende vier Gesichtspunkte diskutiert worden:

1. Die ganz schweren Bluterfälle sterben bereits im Kindesalter. 2. Mit Überstehen der Zahnungsperiode ist ein besonders gefährlicher Lebensabschnitt überwunden. 3. Mit zunehmendem Lebensalter verstehen die Patienten sich besser vor Verletzungsgefährdungen zu schützen. 4. Mit zunehmendem Lebensalter wird durch die zunehmende Gelenkversteifung die körperliche Aktivität und damit auch die Verletzungsgefahr zwangsläufig eingeschränkt.

Die gerinnungsanalytische Differenzierung von Hämophilie A und Hämophilie B ist wegen der unterschiedlichen Therapie unbedingt anzustreben. Die Behandlung der Hämophilie A besteht in der Substitution mit einem geeigneten Faktor VIII-Konzentrat (z.B. Cohn-Fraktion I) oder (und) in der Gabe von Frischblut bzw. Frischplasma (etwa 2,5 ml Frischplasma pro kg KG pro Stunde sind erforderlich, um die Faktor VIII-Konzentration auf 30% anzuheben). Dagegen kann die Hämophilie B auch mit Konservenplasma behandelt werden. Durch diese Maßnahmen hat sich das Operationsrisiko bei Blutern erheblich reduzieren lassen. So haben unsere eigenen Bluterfälle selbst Magenresektionen und Dickdarmresektionen komplikationslos überstanden.

f) Faktor X-Mangel (Stuart-Prower-Defekt). Die Bezeichnung Stuart-Prower leitet sich von den Nachnamen der ersten Patienten mit Faktor X-Mangel ab. Die kongenitale Form wird wahrscheinlich inkomplett autosomal recessiv vererbt. Die klinischen Manifestationen sind dem kongenitalen Faktor VII-Mangel ähnlich. Der erworbene Faktor X-Mangel ist im Rahmen des Prothrombin-Mangel-Syndroms (Kombinationsmangel von Faktor II, Faktor V, Faktor VII und Faktor X) wesentlich häufiger; er tritt bei Lebererkrankungen, Vitamin K-Mangel und nach Behandlung mit Cumarin-Derivaten auf.

g) Faktor XI-Mangel (Mangel an Plasma-Thromboplastin-Antecedent) wird autosomal dominant vererbt. Spontane Blutungen sind ebenso wie spontane Hämatome relativ selten; Blutungen treten im allgemeinen nur nach Trauma oder operativen Eingriffen auf.

h) Faktor XII-Mangel ist nur gerinnungsanalytisch als familiär auftretender Mangel an Hagemann-Faktor gekennzeichnet, dagegen treten hämorrhagische Symptome nicht auf. Diese lediglich gerinnungsanalytisch interessante Anomalie wird wahrscheinlich autosomal recessiv vererbt.

IX. Bluteiweißkörper

Die Bluteiweißkörper haben, wenn man ihre Gesamtheit als funktionelle Einheit annimmt, folgende Hauptfunktionen: 1. Transport bestimmter Substanzen (Vehikelfunktion), 2. Aufrechterhaltung des Plasmaraumes resp. des kolloidosmotischen Druckes, 3. Aufrechterhaltung der absoluten Reaktion des Blutes, d.h. Pufferfunktion, 4. Aufrechterhaltung der physikalischen Stabilität des Blutes, d.h. eine adäquate Suspension der corpusculären Blutelemente, und 5. Abwehr von Infektionen und anderen Schädigungen des Organismus.

1. Physikalisch-chemische Vorbemerkungen

Die Proteine ganz allgemein setzen sich letzlich zusammen aus den Aminosäuren, die nach dem Peptidprinzip kondensiert sind:

Die Bindung

wird als Peptidbindung bezeichnet.

Die Reihenfolge oder Sequenz der so miteinander verknüpften Aminosäuren bezeichnet man als *Primärstruktur*. Die *Sekundärstruktur* der Proteine kommt durch die Faltung des Proteinmoleküls zustande, während die *Tertiärstruktur* charakterisiert ist durch die Anordnung der gefalteten Peptidketten in dem dem Molekül zur Verfügung stehenden Raum. Die Kompliziertheit und die methodischen Schwierigkeiten der Analyse dieser drei Strukturprinzipien bedingen, daß bisher nur wenige Einzelheiten der meisten Proteine bekannt sind. Während eine vollständige Sequenzanalyse zur Klarlegung der Primärstruktur bisher nur bei wenigen Proteinen resp. Polypeptiden gelang, hat man über die endständigen und die sich unmittelbar daran anschließenden Aminosäuren weitere Kenntnis (N-endständige Aminosäure und C-endständige Aminosäuren). — Neben den Aminosäuren enthalten die Proteine in wechselnder

Tabelle 8. *Aminosäurenzusammensetzung einiger isolierter menschlicher Plasmaproteine.*
(Aus Wuhrmann und Märki)

Seiten-kette	Amino-säure	Albu-min	Albu-min	α₁-Sero-mucoid (bezogen auf Protein-anteil)	α₁-Lipo-protein $D=1,093$	α₁-Lipo-protein $D=1,149$	β₁-Lipo-protein S_f 6	Trans-ferrin	γ-Glo-bulin	γ-Glo-bulin	Fi-brino-gen
unver-zweigt	Alanin	—	7,3	—	2,53	2,53	4,4	6,9	—	8,0	5,6
	Glycin	1,6	1,4	1,5	5,63	5,72	2,5	4,85	4,2	3,5	3,7
verzweigt	Valin	7,7	8,0	5,1	6,41	6,29	5,8	5,1	9,7	8,6	4,1
	Leucin	11,9	10,5	9,5	17,67	17,40	17,30	} 13,6	9,3	9,7	7,1
	Isoleucin	1,7	1,5	5,7	—	—	0		2,7	2,3	4,8
cyclisch	Prolin	5,1	5,8	4,3	4,12	4,00	3,3	6,1	8,1	8,4	5,7
	Phenyl-alanin	7,8	8,1	7,1	4,69	4,56	7,4	5,0	4,6	5,5	4,6
	Tyrosin	4,7	4,5	3,6	3,43	3,24		3,1	6,8	6,5	5,5
	Trypto-phan	0,2	0,3	2,3	—	—		2,3	2,9	2,4	3,3
Hydro-xyl-gruppe	Serin	3.7	4,2	4,6	5,64	5,42	5,4	5,25	11,4	9,8	7,0
	Threonin	5,0	5,6	8,7	5,64	5,89	5,9	4,9	8,4	7,5	6,1
S-haltig	Cystin/2	5,6	6,0	—	3,15	3,15	0		2,4	2,1	0,4
	Cystein	0,7	—	1,1	—	—	5	3,8	0,7		2,3
	Methionin	1,3	3,1	1,2	—	—	0		1,1	1,1	2,6
basisch	Arginin	6,2	5,7	6,7	6,97	7,32	3,5	6,0	4,8	2,8	7,8
	Histidin	3,5	3,3	2,4	2,61	2,61	1	4,75	2,5	2,4	2,6
	Lysin	12,3	12,8	9,2	10,62	10,77	15[a]	11,2	8,1	8,4	9,2
sauer	Asparagin-säure	10,4	8,7	13,5	8,26	8,41	10,1	12,2	8,8	7,5	13,1
	Glutamin-säure	17,4	13,9	19,6	19,20	19,36	10,8	10,3	11,8	11,1	14,5

[a] Tyrosin + Lysin.

Menge noch andere Substanzen, wie Kohlenhydrate und Lipoide (über die Zusammensetzung der Proteine s. Tabelle 8 und 9).

Die Bluteiweißkörper gehören zu der Gruppe der Sphäroproteine mit Ausnahme des Fibrinogens, das der Gruppe der Skleroproteine zuzuordnen ist. Die Sphäroproteine (so benannt nach ihrer mehr sphärischen Gestalt im Gegensatz zu der mehr fadenförmigen der Skleroproteine) werden unterteilt in 1. die Histone, 2. das Albumin, und 3. die Globuline. Die basischen Histone finden sich in den Zellkernen salzartig mit den Nucleinsäuren verknüpft. Albumin und Globulin sind die eigentlichen Bluteiweißkörper. Wenn man annimmt, daß das Blut 7—8% des Körpergewichts ausmacht und hiervon das Plasma 55—62%, so beträgt bei den weiter unten für den Serumeiweißgehalt und das Fibrinogen angegebenen Werten die Gesamtmenge der Bluteiweißkörper etwa 175—315 g.

Die heute übliche Klassifizierung der Bluteiweißkörper fußt nicht auf den eingangs dieses Kapitels angedeuteten Eigentümlichkeiten der Proteine, schon allein deshalb nicht, weil diese für viele Proteine noch nicht bekannt sind. Es hat sich vielmehr eingebürgert, sie nach ihrem Verhalten unter bestimmten, relativ einfachen physikalischen und chemischen Bedingungen zu klassifizieren.

Albumin. a) Die bei der Elektrophorese bei basischem pH am schnellsten wandernde Eiweißfraktion.

b) Der größte Teil der Serumkomponente, die bei Ultrazentrifugen-Sedimentationsanalyse eine Sedimentationskonstante $s_{20}=4,6$ S besitzt, was einem Molekulargewicht von ca. 65000 entspricht,

c) Die Fraktion, die in Wasser und in relativ stark konzentrierten Salzlösungen (mehr als 50% $[NH_4]_2SO_4$- bzw. mehr als 21,5% Na_2SO_4-Konzentration) in Lösung bleibt.

Globulin. a) Die Gesamtheit der Eiweißfraktionen, die bei der Elektrophorese bei basischem pH langsamer als das Albumin wandert.

b) Die Serumkomponente, die bei der Ultrazentrifugen-Sedimentationsanalyse eine Sedimentationskonstante $s_{20}=7,1$ S besitzt, was einem Molekulargewicht von etwa 150000 entspricht. Die Globuline gehen aber nicht quantitativ in diese Komponente ein, ein Teil der Globuline hat die gleiche Sedimentationskonstante wie das Albumin, ein anderer Teil hat eine Sedimentationskonstante $s_{20}=19$ S, einem Molekulargewicht von ca. 1000000 entsprechend.

c) Die Fraktion, die bei 50%iger $[NH_4]_2SO_4$- bzw. bei 21,5%iger Na_2SO_4-Konzentration ausgefällt wird (modifiziert nach RIVA.)

Im Serumelektrophoresediagramm (bei basischem pH) ist das Globulin üblicherweise unterteilt in α_1-, α_2-, β- und γ-Globulin, wobei das α_1-Globulin am schnellsten, d.h. direkt hinter dem Albumin, α_2-, β- und γ-Globulin zunehmend langsamer wandern.

brierten, senkrecht stehenden Pipette (Methode nach WESTERGREN) mißt, ist in ihrem Mechanismus nur teilweise geklärt (obere Grenzwerte: ♂ 7/8, ♀ 11/16 mm).

Das wesentliche Moment ist die Ballung der Erythrocyten. Zwei Faktoren sind dabei von Wichtigkeit, zum einen die Erythrocyten selbst, zum anderen das Milieu, in dem sie sich befinden. Der erhöhte Erythrocytenfaktor scheint bei der Perniciosa, der Leukämie, der Panmyelphthise und Leber- und Nierenkrankheiten eine wesentliche Rolle für die höhere BSR zu spielen, während Gallensäuren und Gallenfarbstoffe und einige Medikamente, wie Salicylsäure, Butazolidin, Atophan u.a. die Agglomeration zu vermindern scheinen. Dieser celluläre Ballungsfaktor tritt aber gegenüber den Ballungsfaktoren der Plasmaflüssigkeit zurück, unter

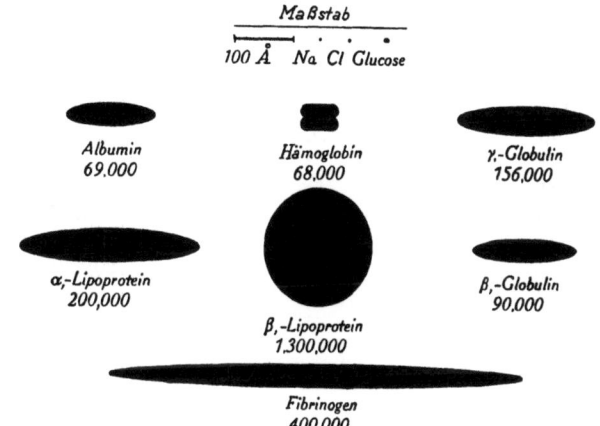

Abb. 19. Relative Größenordnung und Form einiger Plasmaproteine. (Nach COHN)

Neben dem Albumin und den Globulinen als Bluteiweißkörpern ist das Fibrinogen zu nennen. Das Fibrinogen ist ein langgestrecktes lösliches fibrilläres Protein. Aufgrund seiner Eigenschaft, bei der Blutgerinnung in Fibrin umgewandelt zu werden, ist es nur im Blutplasma, nicht aber im Blutserum enthalten.

Aus der Abb. 19 läßt sich die relative Größenordnung einiger Plasmaproteine und deren Form ersehen. Die Tabelle 9 gibt einen Überblick über einige der wesentlichen physikalischen und chemischen Daten einiger Bluteiweißkörper. Die Tabelle 10 gibt einen Überblick über die Methoden der Eiweißuntersuchung.

Für die Anwendung im klinischen Labor kommen nur einige dieser Methoden in Frage. Nur solche, die zum Verständnis patho-physiologischer Zusammenhänge wichtig erscheinen, sollen im folgenden kurz skizziert werden.

Die klinisch wohl am häufigsten gebrauchte Methode ist die *Blutkörperchensenkungsreaktion (BSR)*, die darauf beruht, daß im ungerinnbar gemachten Vollblut die Erythrocyten herabsinken. Die Geschwindigkeit dieses Herabsinkens, die man in mm der erythrocytenfreien Plasmasäule nach 1 und 2 Std in einer innen 2,2 bis 2,6 mm weiten und 200 mm langen, kali-

denen das Fibrinogen die größte Bedeutung hat. In etwas geringerem Maße sind Vermehrungen der Globuline bedeutungsvoll, unter denen die Glykoproteide hervorragen. — Während die genannten Faktoren als unspezifische anzusprechen sind, sollen spezifische Ballungsfaktoren (Agglomerine), die sich an spezifische Receptoren der Erythrocytenoberfläche anlagern, die BSR beschleunigen.

Des weiteren wären zu nennen die Reaktionen nach TAKATA-ARA (Schwermetalle, hier $HgCl_2$, fällen Serumproteine, insbesondere γ-Globuline), die Cadmium-Sulfat-Reaktion (ebenfalls Fällung der Serumglobuline), der Thymoltrübungstest (Coagulationsförderung der γ- und β-Globuline und der β-Lipoproteine), die Cephalin-Cholesterin-Reaktion (γ-Globuline führen zu einer Cephalinflockung), das Hitzecoagulationsband nach WELTMANN (Verschiebung des Serumproteinspektrums führt zu einer veränderten Stabilität gegenüber zweiwertigen Salzlösungen und Hitzeeinwirkung) und noch eine große Zahl (etwa 200) weiterer derartiger Reaktionen. Da sie alle die Labilität der Serumbzw. Plasmaproteinlösung messen, bezeichnet

Tabelle 9

Protein	Gehalt im normalen Erwachsenenplasma mg/100 ml	Sedimentationskonstante $(s^{\circ}_{20\,w})$ S	Molekular-gewicht	Approxi-mativer iso-elektrischer Punkt pH
Präalbumin	28— 35	4,2	61 000	
Albumin	3500—4500 (elektro-phoretisch)	4,6	69 000	4,9
α_1-*Globuline*	290— 470 (elektro-phoretisch)			
α_1-Lipoprotein	250— 390	5,0	200 000	5,2
α_1-Seromucoid	50— 80	3,1	44 000	2,7
α_1-Antitrypsin	210— 500	3,4	45 000	
α_2-*Globuline*	560— 740 (elektro-phoretisch)			
Haptoglobin 1-1	30— 140	4,4	100 000	4,1
Haptoglobin 2-1	30— 140	4,5 (34%), 6 (47%), 7 (19%)	160 000	
Haptoglobin 2-2	30— 140	7 (79%), 8 (21%)		
Coeruloplasmin	23— 44	7,1	160 000	4,4
α_2Makroglobulin	220— 380	19,6	820 000	5,4
α_2-Lipoprotein	150— 230		5 000 000 bis 20 000 000	5,4
β-*Globuline*	740— 960 (elektrophoretisch)			
β_1-Lipoprotein	280— 440		3 200 000	5,4
Transferrin	230— 260	5,5	90 000	5,8
γ-*Globuline*	1270—1570 (elektrophoretisch)			6,3—7,3
γ_G-Globulin	1200—1800	6,6—7,2	160 000	
γ_A-Globulin	100	7 (10, 13)		
γ_M-Globulin	75	18—20	ca. 1 000 000	
Fibrinogen	150— 400	9 (7,63 n.HEIDE)	400 000 (341 000)	

man sie auch als *Eiweißlabilitätsproben*. Sie besitzen keine Krankheitsspezifität. — Die Abhängigkeit einiger dieser Eiweißlabilitätsproben vom Gehalt des Serums an elektrophoretisch (s. u.) bestimmbaren Proteinfraktionen mag Abb. 20 verdeutlichen.

Bei der *Bestimmung des Eiweißgehaltes* des Serums werden heute zumeist zwei Methoden angewandt: 1. die Methode nach KJELDAHL und 2. die Biuretmethode. Bei der ersten wird eines der konstituierenden Elemente der Proteine — N — bestimmt und daraus mit Hilfe eines Umrechnungsfaktors (6,25), der sich aus dem durchschnittlichen Gehalt der Proteine an Stickstoff (15—17%) herleitet, der Eiweißgehalt berechnet. — Das Vorhandensein der Peptidbindungen im Eiweißmolekül gestattet die kolorimetrisch auswertbare Biuretmethode. Die Unterschiede in der gemessenen Proteineigenschaft erklären Unterschiede der Ergebnisse beider Methoden am gleichen Substrat.

Normalwerte des Eiweißgehaltes des Serums:
nach RIVA: 6,7—8,0 g-%,
nach WUHRMANN u. MÄRKI: 6,5—8,0 g-%.

Die von TISELIUS eingeführte *Serumelektrophorese* beruht auf der verschiedenen Wanderungsgeschwindigkeit der Serumproteine im elektrischen Feld, d. h. auf der unterschiedlichen elektrischen Ladung der Serumeiweißkörper.

Die Proteine tragen sowohl negative als auch positive Ladungen, d. h. sie sind Ampholyte. Die Zahl der positiven oder negativen Ladungen ist abhängig von der Reaktion der Lösung. Am isoelektrischen Punkt halten sich die Ladungen die Waage, auf der basischen Seite wird die Abspaltung von OH-Ionen vermindert, auf der sauren Seite die der H-Ionen. Ist, wie bei der Serumelektrophorese üblich, eine alkalische Reaktion vorhanden (beim häufig benutzten Veronal-Acetat-

Tabelle 9

Biologische Halbwertszeit	N-Ge-halt %	Gehalt an				Lipide %	N-end-ständige Aminosäuren	C-end-ständige Aminosäuren
		Hexosen %	Fucose %	Acetyl-Hexosamin %	Acetyl-Neur-amin-säure %			
8,7—14,1 Tage (Variation d. Aut.)	16	1,1 0,05	0 0	0,19 0,03	0 0	0,2	Asp-Ala-	-Gly-Val-Ala-Leu
	10,1 13,3	0,9 14,7 6,8	0,05 0,70	0,25 13,9 3,6 (Hexosamin)	0,3 12,1 3,3	53	Asp 0	-Thr -Ser
4 Tage	14,4 14,8	7,8 6,3 5,4 3,0 3,6 1,2	0,20 0,18 0,18 0,18 0,12 0,08	5,3 5,9 5,5 2,4 2,9 0,2	5,3 3,9 3,4 2,4 1,8 0,2	0 0 91,9	Val- Asp, Ser, Val Ser-, Thr	-Ala
30 Std 6—10 Tage 17 Tage	15,4	1,1 2,4	0,07	0,4 2,0	0,3 1,4	79,5 0	Glu- Val-	-Ser
	15,6	1,2	0,29	1,4 (Glucosamin)	0,22	0	Asp, Glu	Ser, Gly
	16,2 14,6	3,2 5,2	0,22 0,62	1,8 2,7 (Hexosamin)	1,8 1,7	0 0	Asp-Glu Asp-Glu	
4—6 Tage	16,7	3,2	0	1,0 (Hexosamin)	0,8		Ala-, Tyr-	

puffer nach MICHAELIS beträgt das pH 8,6), so überwiegen dementsprechend wegen der relativ stärkeren Dissoziation von H-Ionen die negativen Ladungen der Proteine, so daß sie im elektrischen Feld zur Anode wandern. Da die Summe aller Ladungen — die sog. Nettoladung — bei den einzelnen Serumeiweißfraktionen verschieden ist, wandern sie im elektrischen Feld verschieden schnell. — Die Elektrophorese kann im wäßrigen Milieu (sog. freie Elektrophorese) oder auf Trägern stattfinden, z.B. auf Filterpapier, im Stärkeblock, im Stärkegel, Agargel oder auf Celluloseacetatfolien.

Nachdem die Trennung der Serumproteine (übliche Versuchsbedingungen: Spannung an den Elektroden 110 V, Dauer des Trennvorganges etwa 16 Std) beendet ist und die Filterpapierstreifen getrocknet sind, werden die Proteine angefärbt (z.B. mit Amidoschwarz). Sodann wird über die Farbstoffmenge pro Fraktion die Proteinmenge der einzelnen Fraktionen ermittelt. Dies geschieht am einfachsten dadurch, daß die angefärbten und transparent gemachten Streifen stufenweise (1 mm) über einem Spalt, der Licht bestimmter Wellenlänge durchläßt, vorwärtsbewegt werden und bei jeder Stufe die Extinktion gemessen wird. Man erhält so eine Kurve, wie sie in Abb. 21 von einem Normalserum dargestellt ist.

Bei der elektrophoretischen Trennung der Bluteiweißkörper stellen sich üblicherweise 5 Fraktionen dar (in der Reihenfolge ihrer abnehmenden elektrophoretischen Wanderungsgeschwindigkeit): Albumin, α_1-Globulin, α_2-Globulin, β-Globulin und γ-Globulin (siehe Abb. 21).

Die *Ultrazentrifugen-Sedimentationsanalyse* nutzt zur Differenzierung der Serumproteine deren verschieden großes Molekulargewicht aus, die schweren Moleküle sedimentieren im Schwerefeld der Ultrazentrifuge (150000—250000 g) schnell, die leichten langsamer. Somit ist es mit

Tabelle 10. *Methoden der Eiweißuntersuchung.*
(Nach Hitzig)

A. Chemische Analyse: Bestimmung der Elementarzusammensetzung des Proteins in toto

B. Physikalische Analyse
   1. Spezifisches Gewicht
   2. Spektrophotometrische Absorptionsmessung
   3. Refraktometrie
   4. Viscosimetrie
   5. Lichtzerstreuung, Nephelometrie, Turbidimetrie
   6. Optische Aktivität
   7. Osmometrie
   8. Ultrazentrifugierung
   9. Chromatographie
   10. Elektrophorese
      a) freie Elektrophorese (Tiselius)
      b) Elektrophorese auf Trägermedien
         α) Filterpapier
         β) Stärkeblock
         γ) Stärkegel
         δ) Agargel
         ε) Celluloseacetat

C. Physiko-chemische Analyse
   1. Aussalzungsverfahren: Methode nach Howe sowie auch die Reaktionen nach Takata-Ara, Weltmann, Wuhrmann, Derrien, Roche usw.
   2. Fraktionierung mit wasserlöslichen organischen Lösungsmitteln bei niedriger Temperatur, niedriger Salzkonzentration und variiertem pH
      a) nach Cohn mit Äthylalkohol
      b) nach Kekwick mit Äther sowie zahlreiche Modifikationen mit Schwermetallionen usw.

D. Immunochemische Methoden
   1. Antikörperverbrauch
      a) Antiglobulin-Hemmversuch
      b) passive Hämagglutination
   2. Antigenfixierung
   3. Komplementbindungsreaktion
   4. Immun-Präcipitatbildung
      a) Ringtest
      b) quantitativer Präcipitintest
      c) Immunodiffusion
         α) eindimensional
         β) zweidimensional
         γ) Immunoelektrophorese

E. Ausnutzung der Vehikelfunktion der Eiweiße

F. Bestimmung enzymatischer Aktivitäten

G. Isotopenmarkierung

Hilfe der Sedimentationsanalyse möglich, über die Sedimentationsgeschwindigkeit Schlüsse auf das Molekulargewicht zu tun, wobei aber eine Vielzahl von Faktoren zu berücksichtigen ist (u. a. Form und Dichte der Moleküle). Seit den ersten Untersuchungen von Serum in der Ultrazentrifuge (UZ) ist bekannt, daß die Bluteiweißkörper ein paucidisperses System darstellen, d. h. aus einigen wenigen, hinsichtlich ihres Molekulargewichtes wohldefinierten Mole-

külarten bestehen. Unter den üblichen Untersuchungsbedingungen finden sich 3 bzw. 4 Serumkomponenten, deren Charakteristik die sog. Sedimentationskonstante ist.

Unter der Sedimentationskonstanten (s_{20}) einer Substanz versteht man die Sedimentationsgeschwindigkeit im Einheitszentrifugalfeld von 1 dyn in cm/sec bei der durch Extrapolation ermittelten Konzentration Null, bezogen auf Wasser als Lösungsmittel. Die Einheit der Sedimentationskonstanten ist die Svedberg-Einheit („S"), ihre Dimension ist 10^{-13} sec. Wenn eingangs gesagt wurde, daß 3 bzw. 4 durch ihre Sedimentationskonstanten voneinander unterschiedliche Serumproteine festgestellt werden können, so ist ergänzend hierzu zu sagen, daß dies nur bei der Untersuchung von Vollserum gilt. Nach vorheriger Serumfraktionierung und damit verbundener Anreicherung einzelner Fraktionen können weitere Sedimentationskomponenten beobachtet werden, die infolge ihrer geringen Konzentration im nicht vorbehandelten Serum wegen des limitierten Auflösungsvermögens der UZ nicht zu erkennen sind. In der Tabelle 9 sind einige Sedimentationskonstanten solcher nur in geringer Menge vorkommenden Proteine mit aufgeführt.

Wenn in der geschilderten Weise eine bestimmte Qualität der Proteine — ihre Sedimentationskonstante — erfaßt werden kann, so erlaubt die UZ-Sedimentationsanalyse darüber hinaus, die Mengenverhältnisse der durch ihre Sedimentationskonstanten charakterisierten Proteinarten zu ermitteln. Wie bereits gesagt, stellen sich in dem UZ-Sedimentationsdiagramm des Vollserums 3 bzw. 4 Sedimentationskomponenten dar, die stets die gleichen Sedimentationskonstanten aufweisen. Diese 3 Komponenten werden auch als A-, G- und M-Komponenten bezeichnet, die vierte, deren Darstellung von bestimmten Untersuchungsbedingungen abhängt, wird als X-Komponente bezeichnet. Abb. 22 zeigt das Sedimentationsdiagramm eines Normalserums.

Neben der Sedimentationsanalyse kann in der UZ die sog. *Flotationsanalyse* durchgeführt werden.

Die Sedimentationsgeschwindigkeit hängt u. a. von der Dichte des Lösungsmittels ab. Je dichter dieses ist, desto langsamer erfolgt die Sedimentation. Von einer bestimmten Dichte an werden die Moleküle nicht mehr sedimentieren, sondern entweder in der Schwebe bleiben oder zur Oberfläche aufsteigen = flotieren. De Lalla, Elliot und Gofman haben für die von ihnen definierten Untersuchungsbedingungen 2 große Gruppen von flotierenden Proteinen unterschieden, die *low density lipoproteins* (LDL; Dichte kleiner als 1,05 g/cm³) und die *high density lipoproteins* (HDL; Dichte >1,05 g/cm³). Die LDL werden unterteilt in sog. Flotationsklassen, die charakterisiert sind durch ihre Flotationskonstante, unter der

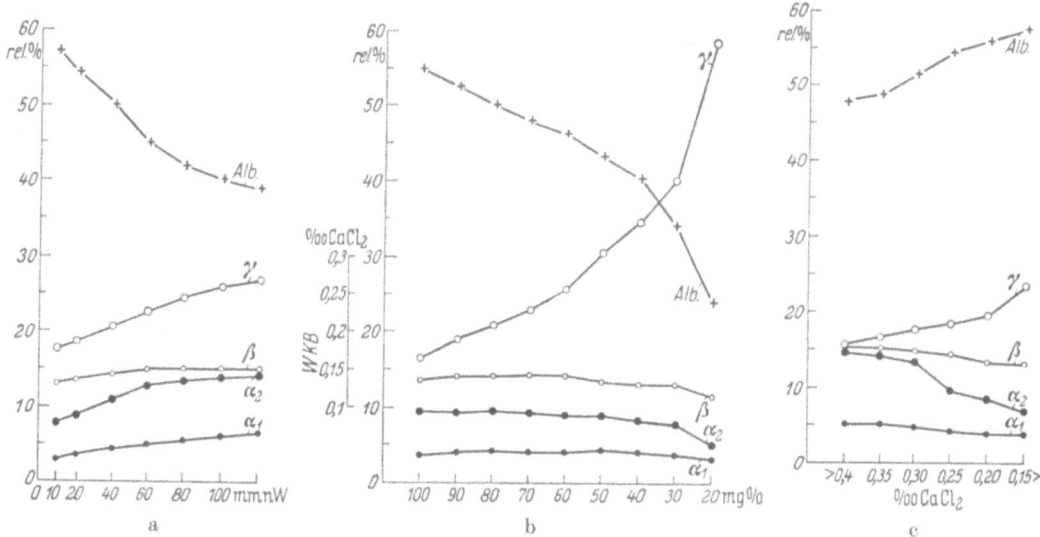

Abb. 20a—c. In a ist die Korrelation von BSG und Relativanteil der einzelnen Elektrophoresefraktionen dargestellt, in b das von Takata-Ara-Reaktion und Elektrophoresefraktionen und in c das von Weltmannschem Koagulationsband und Elektrophoresefraktionen. [Nach WEISE u. HEINZLER, in Ärztl. Wschr. 14 (1959)].

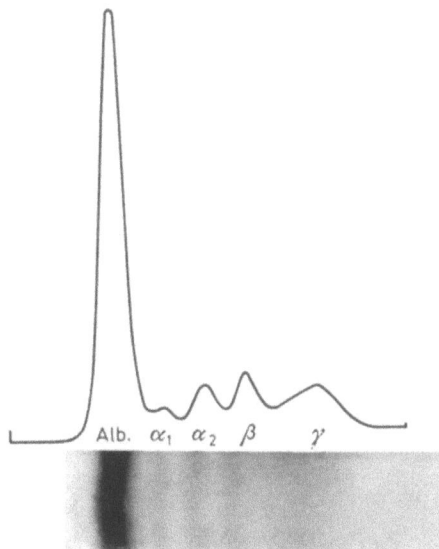

Abb. 21. Unten in der Abbildung ist der angefärbte Streifen dargestellt, man erkennt die intensiv gefärbte Bande des Albumins links, rechts daneben die Banden der Globuline. Über dem Streifen ist die Kurve abgebildet, die bei der Extinktionsmessung des Streifens erhalten wurde

Normalwerte	Albumin g-%	α_1-Globulin g-%	α_2-Globulin g-%	β-Globulin g-%	γ-Globulin g-%
Nach WUHRMANN und MÄRKI	3,99	0,38	0,65	0,85	1,42
s = Standardabweichung	0,29	0,09	0,09	0,11	0,15
Eigene Untersuchungen	4,30	0,30	0,54	0,85	1,11
s = Standardabweichung	0,30	0,09	0,15	0,18	0,21

man die negative Sedimentationskonstante versteht (s_f). Daß Flotations*klassen* beobachtet werden, hat seine Ursache darin, daß die Lipoproteine polydispers sind. Die Flotationsklassen der LDL werden willkürlich gewählt, z. B. s_f=0—12, 12—20, 20—100 und 100—400. Die HDL werden unterteilt in die HDL_1 (Dichte 1,05), HDL_2 (Dichte 1,075) und HDL_3 (Dichte

1,145 g/cm³). Da die Flotationskonstanten eine starke Abhängigkeit von den Untersuchungsbedingungen zeigen, werden von den verschiedenen Untersuchern beachtliche Unterschiede angegeben. Dazu kommt die starke Abhängigkeit der Konzentration der Lipoproteinklassen von Alter, Geschlecht, Ernährung etc.

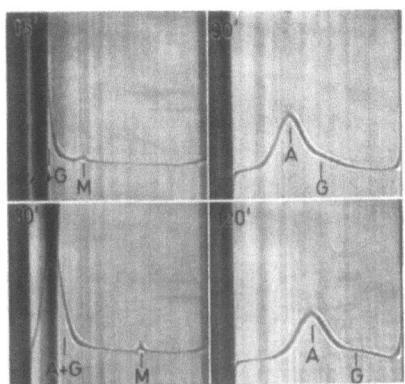

Abb. 22. Ultrazentrifugen-Sedimentationsdiagramm eines Normalserums. — Die Sedimentationsrichtung verläuft von links nach rechts. Die Aufnahmen wurden 15, 30, 90 und 120 min nach Erreichen der vollen Tourenzahl (48000 U/min) belichtet. Eiweißkonzentration 1,5—2,0 g-%, Lösungsmittel 0,15 m — NaCl-Lösung. — Man erkennt die unterschiedlich schnelle Sedimentation der drei Hauptkomponenten. Anfänglich bilden A- und G-Komponente wegen des geringen Unterschiedes ihrer Sedimentationskonstanten noch einen einzigen Gradienten, erst nach längerer Dauer (90 und 120 min) sind sie voneinander zu differenzieren

Normalwerte	X-Komponenten	A-Komponenten	G-Komponenten	M-Komponenten
$s_{20} =$		4,6 S	7,1 S	19 S
Nach JAHNKE und SCHOLTAN	3,3 rel %	83,5 rel %	11,4 rel %	2,0 rel %
Streuung	1	2	1,5	0,9
Eigene Untersuchungen		77,5 rel. %	20,2 rel. %	2,3 rel. %
Standardabweichung		2,4	2,4	0,7
		5,57 g-%	1,45 g-%	0,17 g-%
Standardabweichung		0,35	0,19	0,04

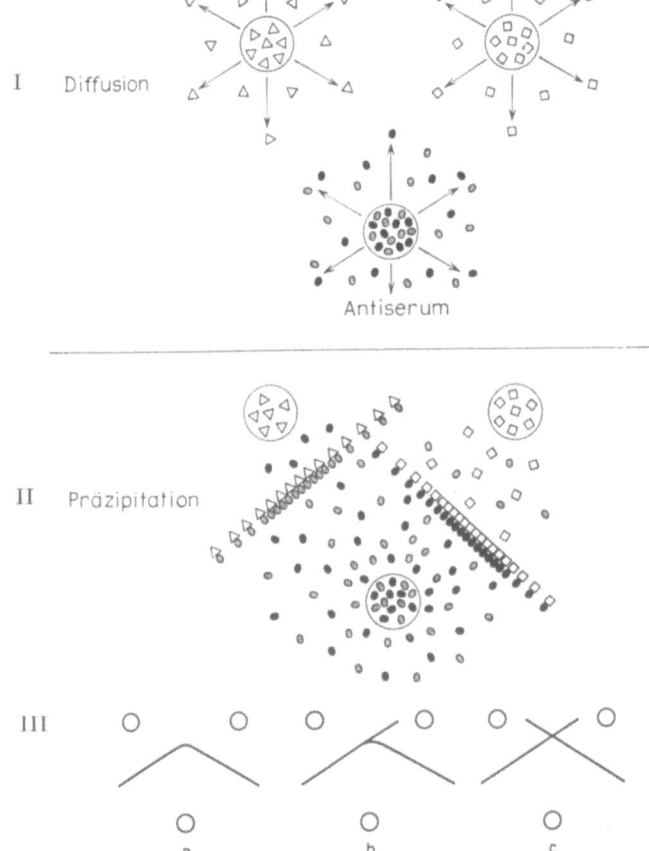

Abb. 23

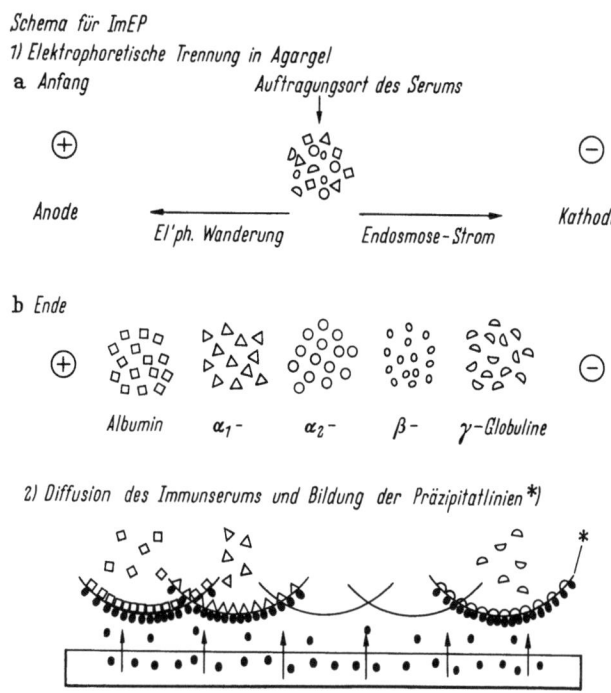

Abb. 24. Oben (*1a* und *1b*) ist die elektrophoretische Auftrennung als erster Arbeitsgang schematisch dargestellt, darunter (*2*) als zweiter Arbeitsgang die Diffusion des antikörperhaltigen Immunserums von einer Rinne aus in das elektrophoretisch aufgetrennte Serum hinein mit Bildung der Präzipitatlinien (Modifiziert nach Hitzig, Plasmaproteine in der klinischen Medizin. Berlin-Göttingen-Heidelberg: Springer 1963.)

Das *Fibrinogen* kann aufgrund seines Überganges in Fibrin relativ leicht erfaßt und gemessen werden, wobei allerdings eine sehr wichtige Fehlerquelle zu berücksichtigen bleibt, nämlich die Abhängigkeit dieses Vorganges von der Anwesenheit von Gerinnungsfaktoren. Fehlen oder Verminderung eines oder mehrerer Gerinnungsfaktoren kann Fibrinogenverminderungen vortäuschen.

Normalwerte:
nach Riva: 100—600 mg-%,
nach Wuhrmann und Märki: 150—400 mg-%.

Eine sehr subtile Differenzierung der Eiweißkörper gelingt bei der *Untersuchung ihrer immunologischen Eigenschaften.*

An immunologischen Reaktionen sind 3 Komponenten beteiligt: Antigen, Antikörper und Komplement. Für die Erfassung der Reaktionen genügt u. U. die Messung der Veränderung einer dieser 3 Komponenten. Dementsprechend bedient man sich bei der Messung entweder der Antigenfixierung, des Antikörperverbrauches, des Komplementverbrauches oder der Präzipitatbildung. Von diesen spezielleren Methoden sei die der zweidimensionalen Immunodiffusion nach Ouchterlony erwähnt, die gestattet, die Verwandtschaft zweier Antigene (Proteine) zu prüfen. Hierbei diffundieren in einer Agargelplatte Lösungen zweier oder mehrerer zu prüfender Antigene gegen eine wäßrige Lösung bekannten antikörperhaltigen Serums. An den Stellen optimaler Konzentration bilden sich Präzipitatlinien. Aus der Lage und Form dieser Linien kann man auf den Grad der immunologischen (Antigen-)Verwandtschaft schließen. Abb. 23 läßt das Prinzip der zweidimensionalen Immunodiffusion und die 3 grundsätzlichen Möglichkeiten der Antigenverwandtschaft erkennen.

Bei der *Immunoelektrophorese* gelingt es durch Kombination von Elektrophorese und der durch Antigen-Antikörper-Reaktion (siehe dort) bewirkten Präzipitatbildung die Serum-

Abb. 23. Aus zwei Antigenreservoiren, in die die auf ihre Verwandtschaft zu untersuchenden Antigene a und b eingefüllt sind, und aus dem Antiserumreservoir diffundieren die Substanzen in das sie umgebende Agargel o. ä. (I). Dort, wo Antigene auf ihren homologen Antikörper treffen, kommt es zur Präzipitation (II). — Der Verlauf der Präzipitatlinien (III) im Beispiel a ist typisch für das Vorliegen identischer Antigene in a und b, in b für das Vorliegen verwandter, aber nicht identischer Antigene (partielle Antigengemeinschaft) und in c für vollkommen unterschiedliche Antigene (Modifiziert nach Hitzig, Plasmaproteine in der klinischen Medizin. Berlin-Göttingen-Heidelberg: Springer 1963.)

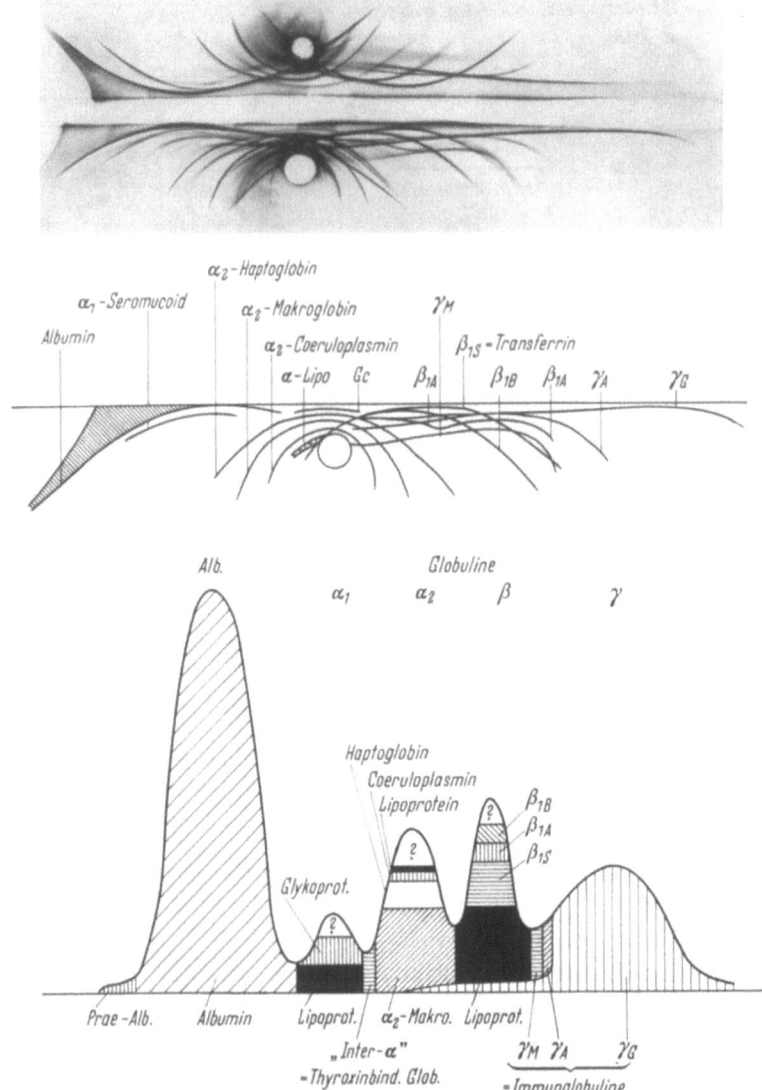

Abb. 25. Oben ist eine normale Immunoelektrophorese dargestellt, in der Mitte sind zur besseren Verdeutlichung die wichtigsten Präcipitallinien schematisch dargestellt und benannt, und unten das normale Elektrophorese-diagramm, in das zum Vergleich die einzelnen immunelektrophoretisch erfaßten Eiweißfraktionen eingezeichnet sind*. (Nach HITZIG, Plasmaproteine in der klinischen Medizin. Berlin-Göttingen-Heidelberg:Springer 1963)

* Immunglobuline:

	Neue Nomenklatur:	Bisherige Nomenklatur:
	γ_G	γ, γ_2, γ_{55}, γ_{7S}, $\gamma_{696}S$
	γ_A	β_{2A}, γ_{1A}
	γ_M	β_{2M}, γ_{1M}, $\gamma_1{}^9 S$, γ-Makroglobulin
	γ_D	—
	γ_{ND}	—

proteine und ihre immunologischen Untergruppen darzustellen. Abb. 24 gibt das Prinzip der Immunoelektrophorese schematisch wieder.

Diese Methode ist im Prinzip eine qualitative, es lassen sich jedoch mit geeigneten Maßnahmen semi-quantitative Schätzungen der Konzentration einzel-

ner Proteine vornehmen. — Die einzelnen Präcipitatlinien lassen sich durch färberische, physiko-chemische, immunologische und enzymatische Methoden identifizieren. Abb. 25 zeigt oben eine normale Immunoelektrophorese von 2 Seren, in der Mitte schematisch die einzelnen Präcipitatlinien und unten deren Relation zum üblichen Elektropherogramm.

2. Stoffwechsel der Bluteiweißkörper

Wie die anderen Stoffgruppen des Organismus befinden sich auch die Proteine in einem fortwährenden Umsatz. Der gleichmäßige Bestand wird aufrechterhalten durch ein Gleichgewicht der anabolen und katabolen Prozesse. Mit Hilfe von S^{35}-Methionin ließ sich ein Abbau von 400—800 g des Gesamtkörperproteins pro 24 Std ermitteln. In den gleichen Mengen muß naturgemäß die Eiweißsynthese erfolgen.

Die Orte der Synthese der meisten *Plasmaproteine* sind die Leber und Anteile des lymphoretikulären Systems. Dies läßt Abb. 26 deutlich werden.

In Abb. 26 sind über a, b und c (jeweils von oben nach unten) dargestellt das normale Elektrophoresediagramm (oben), die pro Fraktion gemessene Gesamtaktivität C^{14}-markierter Plasmaproteine (die nach Applikation von C^{14}-Lysin gebildet wurden) (Mitte) und die C^{14}-Aktivität pro mg Protein der einzelnen Fraktionen. a gibt die Resultate wieder, die bei der normalen Ratte, b die bei der Perfusion der isolierten Leber und c die bei der bis auf die Nieren eviscerierten Ratte erhalten wurden. Es wird deutlich, daß bei der Leberperfusion (b) nur Albumin, α- und β-Globulin markiert wurden, was darauf hinweist, daß nur diese Proteine gebildet wurden. c läßt erkennen, daß abgesehen von geringen Mengen Aktivität im β-Globulinbereich nur γ-Globuline radioaktiv markiert wurden, d.h. aber, daß praktisch nur γ-Globuline synthetisiert wurden.

Die in der Blutbahn befindlichen Proteine können mit den im extravasculären, extracellulären Raum vorhandenen leicht ausgetauscht werden. Die Verteilung der Serumproteine auf den intra- und den extravasculären Raum ist etwa 1:1. Im Interstitium ist die Konzentration gegenüber derjenigen des Plasmas vermindert, wobei sich je nach Körperregion und Organ größere Differenzen nachweisen lassen. Der Austritt der Serumproteine aus dem intravasalen Raum ist abhängig vom hydrostatischen Capillardruck und von der Beschaffenheit der Capillarwand. Über den Mechanismus des Rücktransportes der Serumproteine in den Gefäßraum, bei dem der Lymphstrom eine Rolle spielt, ist noch sehr wenig bekannt. — Die Plasmaproteine werden wahrscheinlich extracellulär nicht, wie Kohlenhydrate und Lipoide, gespeichert und bei Bedarf freigegeben. Einzelheiten des Plasmaproteinstoffwechsels sind nur wenige bekannt. Das *Albumin* wird in den Leberparenchymzellen synthetisiert. Die Synthesekapazität der Leber für Albumin ist recht groß, so kann der Aufbau bis auf

das 5,5fache der Norm gesteigert werden. Die Menge des zirkulierenden Serumalbumins beträgt etwa 2 g/kg Körpergewicht. Die Halbwertszeit des Albumins als Maßstab für die Lebensdauer zeigt die Tabelle 9.

Etwa 3—8% des Gesamt-Albumins werden täglich abgebaut. (Die starke Variation der Werte leitet sich aus den unterschiedlichen Meßmethoden ab.) Die Verteilung des Albumins zwischen intravasculärem und extravasculärem (extracellulärem) Raum läßt Tabelle 12 erkennen.

Der Abbau erfolgt zum Teil nach Ausscheidung in den Intestinaltrakt. Die Angaben über die Größe dieses Abbauweges sind sehr schwankend. Ein Teil der Untersucher nimmt an, daß etwa $^2/_3$ des gesamten Albuminabbaus über eine Ausscheidung in den Intestinaltrakt geschehen, wobei der größte Teil im Jejunum und ungefähr gleiche Teile im Duodenum und Ileum abgebaut werden, während der Magen nur zu einem geringen Ausmaß beteiligt ist. Andere Autoren sind jedoch der Ansicht, daß nur 5—15% des Albuminabbaus auf diesem Wege erfolgen. Im Darm wird das Albumin bis zu den Aminosäuren abgebaut, die dann zum größten Teil wieder zurückresorbiert werden und somit für den Eiweißaufbau wieder zur Verfügung stehen. Man kann entsprechend den Verhältnissen beim Bilirubin von einem enterohepatischen Kreislauf der Albuminbausteine sprechen (s. Abb. 27).

Daneben läuft ein nicht unwesentlicher Anteil des Eiweißabbaus in der Leber ab. Manche Autoren sehen die Leber als den Hauptort des Eiweißabbaus an, wobei aber zu berücksichtigen bleibt, daß Gesamtprotein und nicht isoliertes Albumin untersucht wurde. Im Falle des Abbaus in der Leber und auch in anderen, extrahepatischen Geweben wird der Stickstoff der abgebauten Aminosäuren in Harnstoff übergeführt und dann im Urin ausgeschieden. Die Kohlenstoffkette wird über Zwischenstufen zu CO_2 und H_2O abgebaut.

Die *γ-Globuline* bestehen zu einem großen Teil, wenn nicht ganz, aus Antikörpern. Sie werden in den Plasmazellen und wahrscheinlich auch in gewissen Keimzentrumszellen (Germinoblasten) des lymphatischen Apparates synthetisiert. Die Kapazität der einzelnen γ-Globulin-synthetisierenden Zellen ist offenbar begrenzt, da eine Vermehrung der γ-Globuline praktisch immer mit einer Vermehrung der Plasmazellen im Knochenmark und in Lymphknoten einhergeht. — Über die *Organ*lokali-

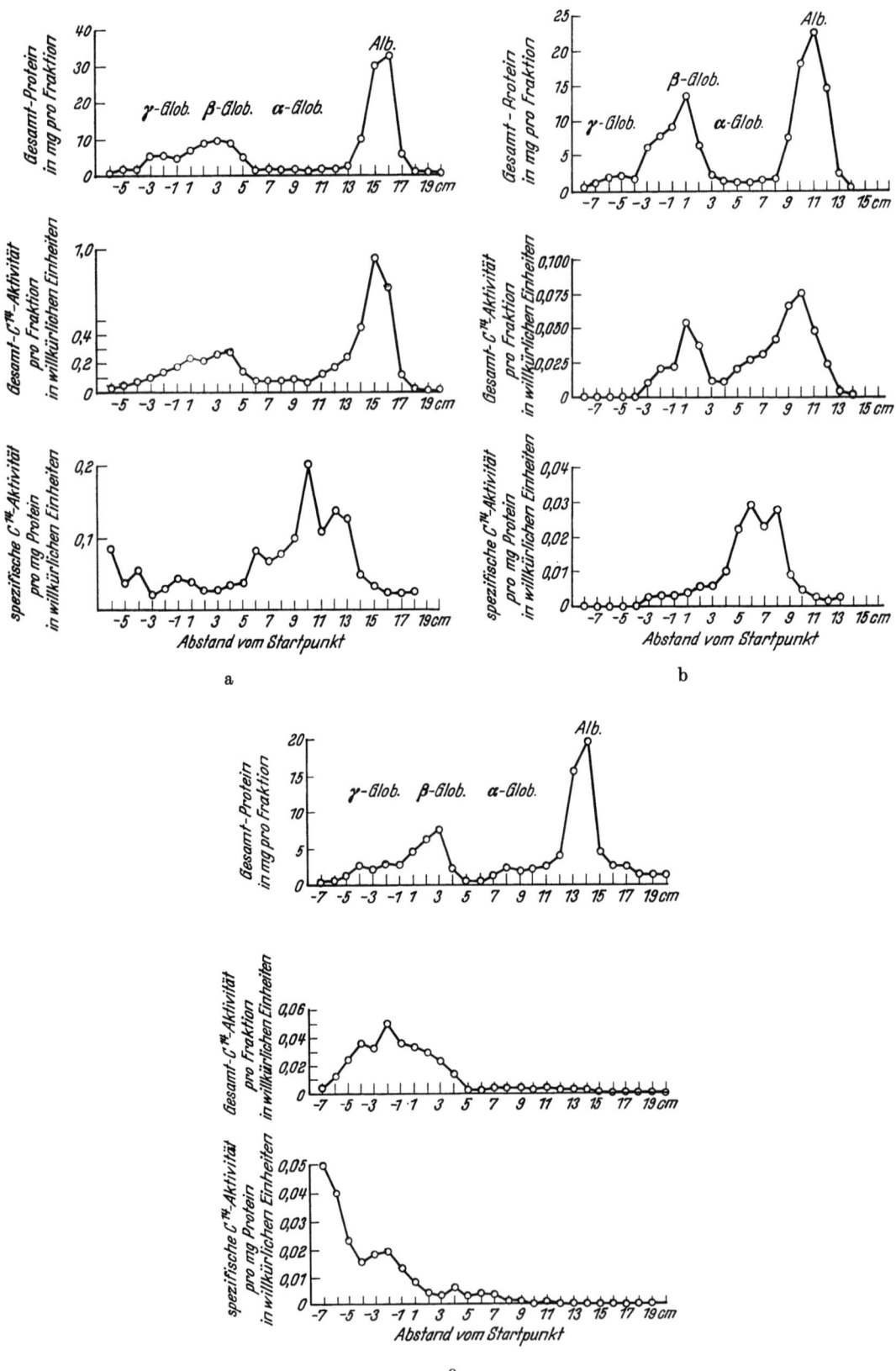

Abb. 26a—c. (Modifiziert nach L. L. Miller, aus Verhandl. Dtsch. Ges. für inn. Medizin. München: J. F. Bergmann 1960.) Erklärung s. Text

Tabelle 11. *Biologische Halbwertszeiten von menschlichem Albumin und γ-Globulin.* (Nach L. L. MILLER)

	Halbwertszeit, Tage		Methode
	Albumin	γ-Globulin	
Normale Personen:			
LONDON (1950)	20	18, 19	N[15] Glyein, oral
STERLING (1951)	10,5	—	I[131] Albumin, i.v.
NIKLAS, POLIWODA (1954)	60	—	S[35]-Methionin, oral
ARMSTRONG et al. (1954)	26—48	19—60	S[35]-Hefeprotein, oral
EISENMENGER (1955)	13,5	—	I[131] Albumin, i.v.
VOLWILER et al. (1955)	23—44	48, 49	S[35]-Cystin, oral
VOLWILER et al. (1955)	17—26	20, 25, 35	S[35]-Plasma, i.v.
MARGEN, TARVER (1957)	27	—	S[35]-Plasma, i.v.

Tabelle 12. *Albumingehalt und Albuminverteilung bei Gesunden.* (Modifiziert nach WUHRMANN und MÄRKI)

	Mittel-wert	Extrem-werte	Methode
Plasma-albumin g/kg	1,35	1,1—1,7	I[131]-Albumin i.v
Gesamt-albumin g/kg	2,5	2,0—3,2	I[131]-Albumin i.v.
Albumin-verteilung Plasma-albumin in % des Gesamt-albumins	55	41—70	I[131]-Albumin i.v.

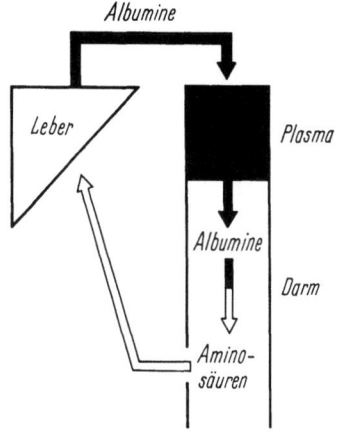

Abb. 27. „Enterohepatischer" Kreislauf des Albumins bzw. der Albuminbausteine. (Nach WUHRMANN u. MÄRKI, Dysproteinämine und Paraproteinämine. Basel: Benno Schwabe & Co. 1963)

sation der γ-Globulinsynthese liegt eine große Anzahl sich zum Teil erheblich widersprechender Beobachtungen vor, aus denen man lediglich ableiten kann, daß das lymphoretikuläre Gewebe im Vordergrund steht. — Zur Halbwertszeit der γ-Globuline s. Tabelle 11. Bei Kaninchen fand man die Halbwertszeit der $γ_M$-Globuline wesentlich kürzer als die der $γ_G$-Globuline (2—3 Tage gegen 7—8 Tage). — Die tägliche Abbaurate beträgt etwa 3—4%. Auch im Abbau der γ-Globuline scheint die Leber einen wichtigen Platz einzunehmen, jedoch scheinen auch hier die Ausscheidung in den Darm und dann erfolgender Abbau nicht unbeträchtlich zu sein.

Auch die α- und *β-Globuline* haben zumindest ihre Hauptbildungsstätte in der Leber (siehe Abb. 26). Ihre Halbwertszeit ist geringer als die der Albumine und γ-Globuline, beim Menschen soll sie etwa $1/3$ derjenigen des Albumins betragen. Die geringere Halbwertszeit läßt sich auch anhand der Abfallskurven in Abb. 28 erkennen.

Der Abbau von α- und β-Globulinen ist noch weitgehend ungeklärt, die Leber scheint aber auch hier eine wesentliche Rolle zu spielen.

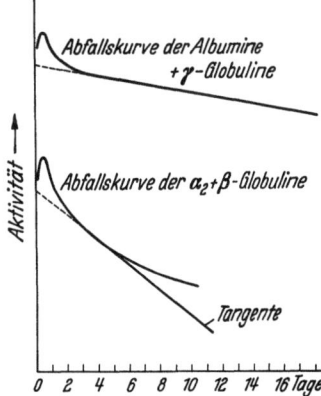

Abb. 28. Die dargestellten Abfallskurven wurden erhalten durch Messung der Radioaktivität in entsprechenden Zeitabständen entnommener Venenblutproben nach peroraler Applikation S[35]-markierten Methionins. (Nach POLIWODA et al., aus Verhandl. Dtsch. Ges. für inn. Medizin. München: J. F. Bergmann 1960)

Während die α- *und* β-*Lipoproteine* mit Wahrscheinlichkeit ebenfalls in der Leber synthetisiert werden, scheinen die in den Chylomikronen vorhandenen Proteine möglicherweise im Darm gebildet zu werden. Der Eiweißanteil der Lipoproteine zeigt einen schnelleren Abbau als die anderen Serumproteine, entsprechend einer kürzeren Halbwertszeit. Die Lipoproteine der niedrigen Flotationsklassen — $s_f = 3\text{—}8$ — besitzen eine Halbwertszeit von 3 Tagen, die der höheren Flotationsklassen — $s_f = 15\text{—}400$ — eine

solche von 8—12 Std. Die Halbwertszeit der Chylomikronen wurde mit 10—20 min bestimmt.

Die Leber ist auch der Syntheseort des Fibrinogens, dessen Halbwertszeit 5 Tage ist.

3. Funktion der Bluteiweißkörper

Eine wesentliche Funktion der Bluteiweißkörper ist die *Aufrechterhaltung des kolloidosmotischen Druckes*. Die Serumproteine sind hydrophile Kolloide und umgeben sich mit einem Wassermantel. Dabei kommen im Durchschnitt zwei Moleküle Wasser auf einen Aminosäurerest. Abb. 29 zeigt die Abhängigkeit des

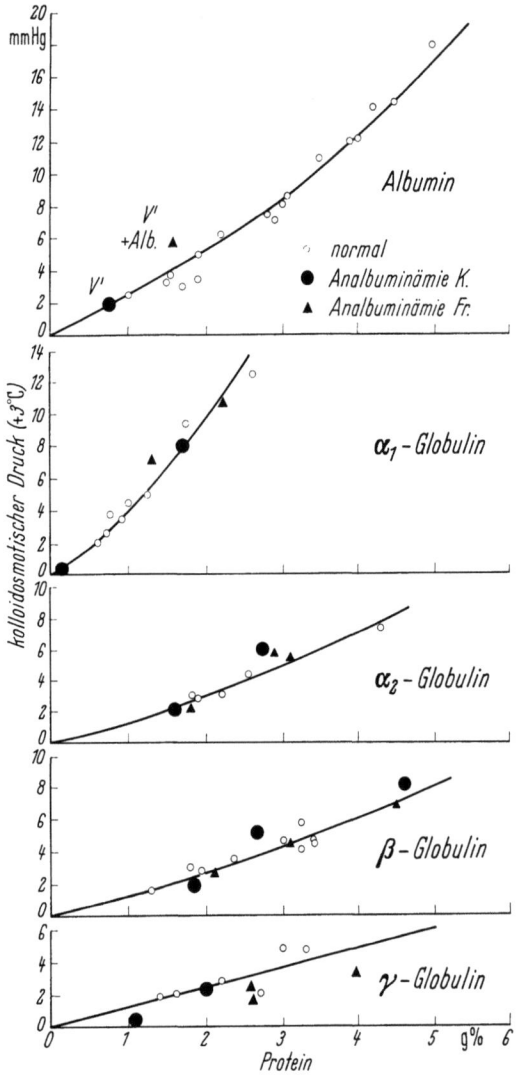

Abb. 29. Abhängigkeit des kolloidosmotischen Druckes der einzelnen Serumeiweißfraktionen von deren Konzentrationen. (Nach OTT, aus WUHRMANN u. MÄRKI, Dysproteinämine und Paraproteinämine. Basel: Benno Schwabe & Co. 1963)

kolloidosmotischen Drucks isolierter Serumeiweißfraktionen von deren Konzentration, wobei besonders auf den hohen kolloidosmotischen Druck des allerdings nur in geringer Menge im Serum vorhandenen α_1-Globulins hinzuweisen ist.

Aufgrund seiner großen Menge und seines relativ kleinen Molekulargewichtes hat das Albumin den größten Anteil am kolloidosmotischen Druck, während das Fibrinogen keinen meßbaren kolloidosmotischen Druck besitzt. Der kolloidosmotische Druck des Plasmas beträgt etwa 25—30 mm Hg, d.h. aber nur etwa $1/200$ des totalen osmotischen Druckes des Blutes von ca. 6,6 atm. Aus allem ergibt sich, daß beträchtliche Veränderungen des Plasmaproteingehaltes bzw. der Plasmaproteinzusammensetzung vorhanden sein müssen, bevor es zur Entstehung von Ödemen aufgrund von Veränderungen des kolloidosmotischen Drucks kommt.

Eine weitere wichtige Funktion der Bluteiweißkörper ist ihre *Pufferfunktion*. Die Reaktion des Blutes, pH 7,3—7,4, liegt auf der alkalischen Seite der isoelektrischen Punkte der Serumproteine (s. Tabelle 9), so daß diese sich wie Säuren verhalten und einen Teil des vorhandenen Alkalis binden. Die komplexen Vorgänge der Pufferfunktion der Plasmaproteine sind am folgenden einfachen Beispiel zu demonstrieren: Im venösen Blut ist die Reaktion gering sauer, wodurch ein Teil des proteingebundenen Alkalis von den Proteinen freigegeben wird und der Neutralisation der aus den Geweben eintretenden Säuren, besonders der Kohlensäure, dient. In den Lungencapillaren verschiebt sich das pH wieder nach der alkalischen Seite, wodurch wieder mehr Alkali gebunden und Kohlensäure dafür freigesetzt wird. — An den im Blut wirksamen Puffersystemen (Kohlensäure-Bicarbonat, Hämoglobin, Plasmaproteine, primäres Phosphat — sekundäres Phosphat) sind die Plasmaproteine zu etwa 8% beteiligt.

Die *Vehikelfunktion* der Bluteiweißkörper nach BENNHOLD beruht auf deren Fähigkeit, bestimmte Substanzen reversibel zu binden.

Viele Aminosäuren enthalten neben Carboxyl- und Aminogruppen dritte reaktionsfähige Gruppen, die, soweit im Proteinmolekül zugänglich, mit anderen Substanzen reagieren können. Basische Gruppen binden Säuren, saure Gruppen Basen, alkalische Hydroxylgruppen bilden Ester, phenolische Hydroxyle können Wasserstoffbrücken formieren, der Imidazolring bildet Metallkomplexe, die Sulfhydrylgruppen können Schwermetalle fixieren. Auf diesem und ähnlichem Wege können Produkte der Resorption des intermediären Stoffwechsels, der inneren Sekretion und auch Medikamente vorübergehend gebunden und damit transportiert werden. Manche wasserunlösliche Substanz wird durch Proteinbindung im Plasma gelöst. Andere, niedermolekulare Substanzen werden durch die Eiweißbindung osmotisch unwirksam. Wieder andere Substanzen werden durch die Bindung dem vorzeitigen Abbau und der Inaktivierung entzogen, so wird z.B. gebundenes Adrenalin nicht, freies aber sofort inaktiviert. Zu erwähnen ist des weiteren, daß manche Substanzen durch die Proteinbindung leichter in die Zellen aufgenommen werden, wie es z.B. vom Vitamin B_{12} bekannt ist. Vitamin B_{12} wird an ein α_1-Glykoproteid gebunden, das etwa 0,003% vom α_1-Globulin ausmacht. — Wie bereits erwähnt, ist die Bindung meist reversibel. Der Mechanismus des „Abhängens" der an die Proteine gebundenen Substanzen an den Stellen, an denen dies notwendig wird, ist noch weitgehend unbekannt. Vorstellbar ist, daß Stoffwechselprodukte in das Blut übertreten, die die gebundenen Substanzen aus ihrer Bindung verdrängen oder durch Verschiebung des pH die Bindung lösen. Eine andere Möglichkeit ist die, daß in bestimmten Organen die Affinität zu den gebundenen Substanzen größer ist als die der Plasmaproteine zu ihnen. Ist die Substanz relativ fest gebunden, tritt möglicherweise das Plasmaprotein ins Gewebe über, wo dann durch den Abbau des Proteins die Freisetzung der Substanz erfolgt.

Die Vehikelfunktion wird vorwiegend vom Albumin wahrgenommen, die Globuline treten zumeist in diese Funktion erst ein, wenn die Kapazität des Albumins erschöpft ist. Eine Ausnahme hiervon macht der Transport von Eisen, Kupfer und Lipoiden, bei denen die Vehikelfunktion in erster Linie von den Globulinen wahrgenommen wird.

Cu wird im Plasma vom *Caeruloplasmin* gebunden. Es ist ein blaugefärbtes Protein, das ein Molekulargewicht von ca. 150000 besitzt, 8 Atome Cu enthält und zur α_2-Globulinfraktion gehört. Durch die Bindung des Kupfers hat es die Eigenschaft einer Phenoloxydase.

Das *Transferrin* ist das Plasmaprotein, das den Eisentransport gewährleistet. Es gehört zur β_1-Globulinfraktion und hat ein Molekulargewicht von 90000. Ein Molekül Transferrin bindet 2 Atome dreiwertiges Fe. Die Bindungskapazität von 1 mg Transferrin beträgt 125 mg Eisen. In der Stärkegelelektrophorese erwies sich, daß Transferrin kein einheitliches Molekül ist, sondern in Varianten vorliegt, die genetisch determiniert sind. Unterschiede in der Aminosäurenzusammensetzung oder im Eisenbindungsvermögen bestehen dabei nicht. Transferrin-gebundenes Eisen kann durch die Nieren nicht ausgeschieden werden.

Auch die *Lipoide* und die *Fette* des Blutes werden hauptsächlich durch die Globuline transportiert. Die Fetteiweißverbindungen wandern in der Elektrophorese als *α- und β-Lipoproteine*. Sie machen etwa 8—12% der Plasmaproteine aus. Das α-Lipoprotein hat ein Molekulargewicht von 200000 und besteht zu 35% aus Fett und zu 65% aus Protein. Das β-Lipoprotein, dessen Molekulargewicht 1300000 beträgt, enthält 77% Fett und 23% Protein. Die α_1-Lipoproteine zeichnen sich durch eine hohe Dichte (die in der Flotationsanalyse in der Ultrazentrifuge erfaßt werden kann, s. dort) aus, während α_2- und β-Lipoproteine nur eine geringe Dichte haben. Auf welche Weise Proteine und Lipoide miteinander verbunden sind, ist noch nicht bekannt.

Außer den Lipoiden sind auch *Kohlenhydrate* an die Bluteiweißkörper gebunden, und zwar enthalten alle Plasmaproteine mit Ausnahme des Albumins solche Kohlenhydratanteile (s. Tabelle 9). Abb. 30 gibt einen Überblick über die transportierten Substanzen.

Eine wesentliche Funktion haben die Plasmaproteine bei der *Infektabwehr*. Es ist bekannt, daß das „normale" Serum, besonders aber das des immunisierten Organismus, bestimmte Wirkungen auf infektiöse Agentien bzw. die von diesen gebildeten Produkte ausübt. Die *Antikörper* (AK) reagieren mit ihrem homologen Antigen (AG), sie sind „spezifische" Substanzen. Sie gehören zu den γ-Globulinen. Eine gewisse Differenzierung dieser Antikörper wurde durch die Immunoelektrophorese ermöglicht (s. S. 73). γ_A-, γ_M-, γ_D-, γ_E- und γ_G-Globuline werden aufgrund ihrer immunologischen Eigenschaften als „Immunglobuline" bezeichnet. — Als Beispiel für eine „nichtspezifische" Substanz ist das *Komplement* zu nennen, das bei zahlreichen Abwehrreaktionen eine Rolle spielt. So werden z.B. bestimmte Bakterienzellen oder auch Erythrocyten, an deren Oberfläche Antikörper fixiert sind, in Anwesenheit von Komplement lysiert. Es ist an einer Vielzahl von immunologischen Reaktionen beteiligt, besonders bei der Antigen-Antikörperreaktion, bei der es sich an den AG-AK-Komplex anlagert. Die Wirkungsweise ist bei verschiedenen Reaktionen noch nicht exakt geklärt, bekannt ist nur, daß seine Fixation mit einem Titerabfall einhergeht, der über die hämolytische Aktivität quantitativ bestimmt werden kann. — Zu nennen ist weiterhin das 1954 von PILLEMER beschriebene *Properdin*, dem eine Rolle als humoralem Faktor der natürlichen Resistenz zur Abwehr von Bakterien, Viren und carcinomatösen Prozessen zugeschrieben wird.

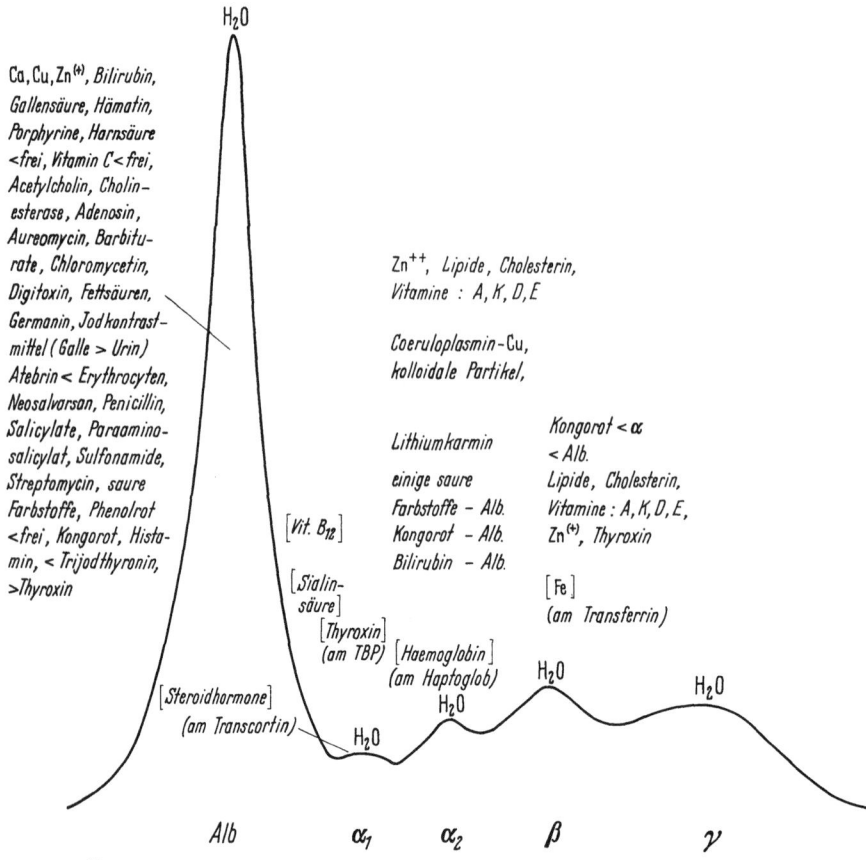

Abb. 30 gibt einen Überblick über den Bindungsort einiger von den Serumproteinen transprotierter Substanzen. (Nach Bennhold, in Bull. Schweiz. Akad. d. Wiss. 1961)

4. Pathologisches Bluteiweißbild

a) Allgemeines

Im Rahmen klinischer Untersuchungsmethoden kann üblicherweise lediglich das makrochemische Bluteiweißbild erfaßt werden, während die mikrochemischen Verhältnisse, z.B. Hormone, Enzyme, Antikörper, Blutgerinnungsfaktoren, der Erforschung und Bestimmung durch einzelne spezielle Methoden überlassen bleiben muß. — Unser Unvermögen, die mittels klinisch anwendbarer Methodik gefundenen Plasmaproteinveränderungen distinkten Krankheitsprozessen zuzuordnen, macht es notwendig, die Bluteiweißveränderungen lediglich deskriptiv festzuhalten. Nur die Empirie erlaubt dann, bestimmte Veränderungen mit einem gewissen Grad von Wahrscheinlichkeit auf bestimmte Krankheitsprozesse bzw. eher noch auf Gruppen von Krankheitsprozessen zu beziehen.

Bei der Beurteilung des makrochemischen Bluteiweißbildes ist es wichtig, zum einen den Eiweißgehalt und zum anderen die einzelnen Serumeiweißfraktionen und im besonderen ihr Verhältnis zueinander zu berücksichtigen, wobei unter Serumeiweißfraktionen wohl am besten mit wenigen Ausnahmen die elektrophoretischen Fraktionen verstanden werden. Auf dieser Grundeinteilung beruht die folgende Klassifizierung der Veränderungen des Bluteiweißbildes:

1. *Proteinämie*

Normal   Normproteinämie
Pathologisch   Hypoproteinämie
                    Hyperproteinämie

2. *Proteinogramm*

Normal   Euproteinämie
Pathologisch   Pathoproteinämie

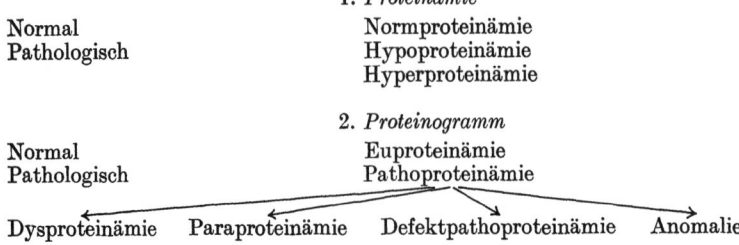

Dysproteinämie   Paraproteinämie   Defektpathoproteinämie   Anomalie

Die *Proteinämie* nimmt Bezug auf den Eiweißgehalt, *Hypoproteinämie* bedeutet verminderten und *Hyperproteinämie* vermehrten Eiweißgehalt, *Normproteinämie* heißt 6,5—8,0 g Eiweiß pro 100 ml Serum.

Das *Proteinogramm* bezieht sich auf das Verhältnis der Eiweißfraktionen zueinander bzw. auf diese selbst: *Euproteinämie* soll besagen, daß die Fraktionen und ihr Verhältnis zueinander normal sind. *Pathoproteinämie* ist dann vorhanden, wenn das Verhältnis zueinander oder eine Fraktion abnormal ist. — Unter *Dysproteinämie* versteht man eine quantitative Veränderung einer oder mehrerer Fraktionen. Es sind alle Fraktionen vorhanden, eine qualitative Anomalie, das Auftreten abnormer Gradienten oder das vollständige Fehlen einer Fraktion werden vermißt. Praktisch obligatorisch ist bei der Dysproteinämie eine Verminderung des Albumins und die Vermehrung einer oder mehrerer Globulinfraktionen. Die Dysproteinämie stellt die bei weitem häufigste Form der Pathoproteinämie dar. — Die *Paraproteinämie* ist eine relativ spezifische Pathoproteinämie. Ihr Kennzeichen ist das Auftreten anormaler Eiweiße. In der Elektrophorese zeigt sie sich häufig im Auftreten eines hohen, spitzgipfligen und schmalbasigen Gradienten. Typische Erkrankungen mit Paraproteinämie sind das Myelom und der Morbus Waldenström. — Bei den *Defektpathoproteinämien* fehlt eine Fraktion vollständig, wie z.B. bei der A-γ-Globulinämie. — Die letzte Gruppe ist die der *erblichen Anomalien*, wie sie z.B. in Form der Doppelalbuminämie bekannt geworden ist.

b) Spezielles

α) *Veränderungen des Serumeiweißgehaltes* (*Proteinämie*)

Der Eiweißgehalt des Serums ist die Resultante von 4 Hauptfaktoren, nämlich

1. der Eiweißzufuhr bzw. der Zufuhr zur Eiweißsynthese notwendiger Aminosäuren,

2. der anabolen Prozesse des Proteinstoffwechsels,

3. der katabolen Prozesse, und

4. der Eiweißausscheidung bzw. der Ausscheidung der Abbauprodukte des Eiweißstoffwechsels.

Eine quantitative Änderung schon eines dieser Faktoren kann den Plasma- bzw. Serumproteinwert beeinflussen. Trotz der Mannigfaltigkeit der denkbaren Möglichkeiten einer solchen Beeinflussung liegt der Eiweißgehalt des Serums nur relativ selten außerhalb des Normalbereichs. So fanden wir z.B. bei 1000 unausgewählten Elektrophoresen unseres *klinischen* Krankengutes nur ca. 14% Hypo- und ca. 7% Hyperproteinämien unter Zugrundelegung des vorn angegebenen Normalbereiches. — Die meisten Veränderungen des Proteinogramms gehen ohne eine wesentliche Änderung der Proteinämie einher. Dies gilt besonders auch für die Dysproteinämie, die ja, wie schon gesagt, die weitaus häufigste Art der Pathoproteinämie darstellt. — Bei Änderungen des Plasma- oder Serumeiweißgehaltes ist selbstverständlich die Beeinflussung der gemessenen Werte durch eine evtl. „Bluteindickung" bzw. „Verdünnung" zu berücksichtigen. Üblicherweise werden die Eiweißwerte auf eine bestimmte Menge Plasma oder Serum bezogen, wobei das Gesamtvolumen des Blutes unberücksichtigt bleibt. Korrekterweise könnte an sich nur dann von einer Änderung der Proteinämie gesprochen werden, wenn der absolute Eiweißgehalt der gemessenen Gesamtblutmenge berücksichtigt würde. Dies ist aber aufgrund der methodischen Schwierigkeiten üblicherweise nicht der Fall.

Eine *Hyperproteinämie* wird in der Regel nur bei erheblicher Vermehrung der γ-Globuline und bei Paraproteinämien (s. dort) beobachtet. Im ersteren Fall ist die Hyperproteinämie wahrscheinlich Ausdruck einer vermehrten Produktion bereits normalerweise in bestimmter Menge vorkommender Proteine, im zweiten Fall kommt die Hyperproteinämie zustande aufgrund der Produktion abnormer Eiweiße.

Deutlich häufiger als eine Hyperproteinämie kommt eine *Hypoproteinämie* zur Beobachtung. Von den eingangs dieses Abschnittes aufgeführten Faktoren wäre zunächst als mögliche Ursache eine verminderte Zufuhr von Eiweiß bzw. der zur Eiweißsynthese notwendigen Substanzen, in erster Linie von Aminosäuren, zu nennen. Bei nicht adäquater Zusammensetzung der Nahrung im Hinblick auf die für die Eiweißsynthese notwendigen Substanzen, wobei auf die essentiellen Aminosäuren hinzuweisen wäre, kann infolge nicht ausreichender Synthese eine Hypoproteinämie resultieren. Da aber die Serumproteine nur einen geringen Prozentsatz der Gesamtproteine des Organismus ausmachen (etwa 2—3%) und der Serumproteinumsatz nur ca. 3—5% des Gesamtprotein-

umsatzes, muß schon ein erheblicher Mangel
von zur Synthese wichtigen Substanzen vorliegen, bevor er in der Proteinämie zur Auswirkung kommt. Darüber hinaus nehmen die
Serumproteine eine Sonderstellung im allgemeinen Eiweißstoffwechsel insofern ein, als sie
bei Proteinmangelzuständen, wie auch das Globin des Hämoglobins, auf Kosten der Gewebeproteine bevorzugt synthetisiert werden. Unter
extremen Bedingungen von Hungerszeiten können sich jedoch Eiweißmangelzustände entwickeln, die sich auch in einer deutlichen Hypoproteinämie widerspiegeln (s. Kap. Eiweißmangel).

Tabelle 13. *Relative Nierenclearance der Serumeiweißfraktionen beim nephrotischen Syndrom,
bezogen auf Albumin = 100%*

	Nach MÄRKI und WUHRMANN	Nach HARD-WICK und SQUIRE
Albumin	100%	100%
α_1-Globulin	90%	123%
α_2-Globulin	11%	13%
β-Globulin	34%	29%
γ-Globulin	31%	26%

Als zweiter ursächlicher Faktor ist die Beeinträchtigung der Eiweißsynthese selbst bei
normaler Zufuhr zu nennen. Bei den Defektpathoproteinämien (s. dort) ist eine verminderte, bzw. aufgehobene Synthese einzelner
Serumproteinfraktionen für die Hypoproteinämie verantwortlich. Da der Albuminanteil
relativ hoch ist, zeichnet sich die Analbuminämie durch eine deutlichere Verminderung des
Gesamteiweißwertes aus, während bei der A-γ-
Globulinämie die Hypoproteinämie entsprechend dem geringeren Anteil der γ-Globuline
weniger stark ausgeprägt ist. Bei Erkrankung
plasmaproteinproduzierender Organe, also besonders der Leber, kann ebenfalls entsprechend
dem Ausmaß der krankhaften Prozesse eine
mehr oder weniger starke Hypoproteinämie
resultieren. — Gesteigerte katabole Prozesse
können theoretisch ebenso als Ursache einer
Hypoproteinämie diskutiert werden. Sichere
Befunde liegen in dieser Hinsicht nicht vor, wobei zu erwähnen ist, daß eine Differenzierung
im Hinblick auf die Frage, ob eine Hypoproteinämie durch einen Hyperkatabolismus im engeren Sinne oder durch einen im folgenden zu besprechenden Eiweißverlust bedingt wird, außerordentlich schwierig ist. Tritt z. B. ein stärkerer

Eiweißverlust in den Darm ein, so werden die
Proteine durch die im Intestinaltrakt vorhandenen Enzyme abgebaut. In diesem Fall ist aber
der Verlust der Plasmaproteine in den Darm
das primär krankhafte Geschehen, während der
hierdurch bedingte vermehrte Abbau erst
sekundär ist.

Als häufigste Ursache einer stärkeren Hypoproteinämie findet sich der Eiweißverlust. Der
Ort, an dem dieser Verlust in erster Linie erfolgt,
ist die Niere. Eine Proteinurie ist mit vielerlei
Erkrankungen vergesellschaftet. Bis auf jene
beim nephrotischen Syndrom ist aber die Proteinurie meist nur geringen Grades, so daß der
Plasmaproteinspiegel dadurch nicht oder kaum
beeinflußt wird. Bei nephrotischem Syndrom
sind die Eiweißverluste hingegen so beträchtlich, daß eine Hypoproteinämie resultieren
kann.

Als Ursache der Proteinurie beim *nephrotischen Syndrom* ist in erster Linie die Zunahme
der Permeabilität der Glomerulumcapillaren zu
nennen. Elektronenoptisch findet sich eine Vergrößerung der Poren ihrer Basalmembran. Zwischen den Serum- und Uroproteinen des Ne-
phrotikers besteht immunelektrophoretische
und immunologische, d.h. qualitative Identität. — Bei Berechnung der Clearance der einzelnen Serumeiweißfraktionen bezogen auf die
Albuminclearance (=100%) ergaben sich folgende Werte (s. Tabelle 13).

Unter Berücksichtigung der in Tabelle 13
und 14 genannten Werte lassen sich die *Serum-
eiweißveränderungen beim nephrotischen Syndrom in 2 Gruppen einteilen:

1. Verminderung von Albumin, α_1- und γ-
Globulin (Proteine mit Molekulargewichten bis
ca. 200000),

2. Vermehrung von α_2-Globulin und hochmolekularen Lipoproteinen (Unterfraktionen
dieser Proteine haben Molekulargewichte von
1000000 und mehr).

Im Ultrazentrifugen-Sedimentationsdiagramm des Serums tritt die lipoproteinbedingte
X-Komponente stärker hervor, daneben ist die
M-Komponente, deren hohe Sedimentationskonstante Ausdruck des hohen Molekulargewichtes ist, stark vermehrt. Wie sich aus
Tabelle 9 ergibt, sind γ_A- und γ_G-Globuline von
niedrigem Molekulargewicht, sie müßten bei
Annahme einer Filterselektion in der Niere eine
stärkere Verminderung zeigen als die hochmolekularen γ_M-Globuline. Tatsächlich hat man eine

Tabelle 14. *Serumeiweißbild bei 17 Fällen von nephrotischem Syndrom mit ausgeprägter Eiweißverarmung des Serums.* (Nach MÄRKI und WUHRMANN)

	Gesunde	Nephrotisches Syndrom		
		Mittelwerte	Mittelwerte in % des mittleren Normalwertes	Extremwerte
Gesamtproteine (g-%)	7,29 ± 0,33	4,29		3,62— 4,90
Elektrophoretische Fraktionierung:				
a) relative Werte				
Albumine (%)	54,6 ± 4,0	32,4	59	12,7 —50,4
α_1-Globuline (%)	5,2 ± 1,1	6,6	126	1,8 —10,0
α_2-Globuline (%)	6,9 ± 1,3	28,3	280	15,1 —61,4
β-Globuline (%)	11,7 ± 1,5	18,4	156	12,1 —27,6
γ-Globuline (%)	19,6 ± 2,1	14,3	73	5,8 —26,3
b) absolute Werte				
Albumine (g-%)	3,97 ± 0,29	1,41	35	0,46— 2,56
α_1-Globuline (g-%)	0,38 ± 0,09	0,28	74	0,07— 0,48
α_2-Globuline (g-%)	0,65 ± 0,09	1,19	183	0,52— 2,48
β-Globuline (g-%)	0,85 ± 0,11	0,79	93	0,50— 1,08
γ-Globuline (g-%)	1,42 ± 0,15	0,62	44	0,24— 1,47

Verminderung von γ_G- und γ_A-Globulinen im Serum feststellen können. Die zu diesen Immunoglobulinen gehörenden Antikörper (Diphtherie, Tetanus, Pertussis) fanden sich dementsprechend erniedrigt, während die den hochmolekularen Immunoglobulinen (γ_M-Globuline) zugehörigen Antikörper, wie Isoagglutinine und Poliomyelitisantikörper, keinen Titerabfall erkennen ließen. — Das Molekulargewicht ist hiernach ein wesentlich bestimmender Faktor für die Art der zustande kommenden Veränderungen des Eiweißbildes beim nephrotischen Syndrom. Das Elektrophoresediagramm der Uroproteine zeigt dementsprechend ein zum Elektrophoresediagramm der Serumproteine in etwa spiegelbildliches Verhalten der einzelnen Eiweißfraktionen: Hohe Albumin- und α_1-Gradienten, niedriger α_2-Gradient (s. Abb. 31).

Allein hierdurch sind die Veränderungen des Serumproteinspektrums aber nicht zu erklären. So ist z.B. nach Tabelle 13 die γ-Globulinclearance (26%) im Vergleich zur Albuminclearance (100%) relativ klein, die γ-Globulinverminderung im Serum aber beträchtlich. Des weiteren sind die makromolekularen Serumeiweiße nicht nur relativ, sondern auch absolut vermehrt. Ersteres könnte seine Erklärung darin haben, daß auch an anderer Stelle, nämlich im Intestinaltrakt, Eiweiß verloren geht, wie dies in letzter Zeit berichtet wurde. Dies müßte hier aber in einer anderen Relation der Serumeiweißfraktionen zueinander als in der Niere geschehen. Dies scheint auch tatsächlich der Fall zu sein, denn bei Proteinverlust in den Intestinaltrakt allein findet sich ein grundlegend anderes

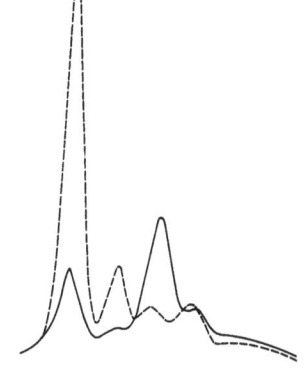

Abb. 31. Elektrophoresediagramm des Serums (durchgezogene Kurve) und des Urins (gestrichelte Kurve) bei einem extremen Fall von nephrotischem Sydrom

Serumeiweißbild (s. Abb. 32). — Die Vermehrung der großmolekularen Proteine könnte durch eine globale Synthesesteigerung aller Proteinfraktionen bedingt sein, die bei den kleinermolekularen Eiweißen aber wegen ihres alsbaldigen Verlustes in der Niere im Bluteiweißbild nicht in Erscheinung treten kann. — Die Verminderung der γ-Globuline kann gelegentlich ein so starkes Ausmaß erreichen, daß die Symptomatik des Antikörpermangelsyndroms (s. dort) auftritt.

Beim *Eiweißverlust in den Intestinaltrakt* („Protein-loosing gastroenteropathy") resultiert ein im Vergleich zum nephrotischen Syndrom ganz anderes Bluteiweißbild (s. Abb. 32). Eine bevorzugte Ausscheidung der kleinmolekularen Anteile scheint nicht vorhanden zu sein, die großmolekularen sind im Serum nicht ver-

6*

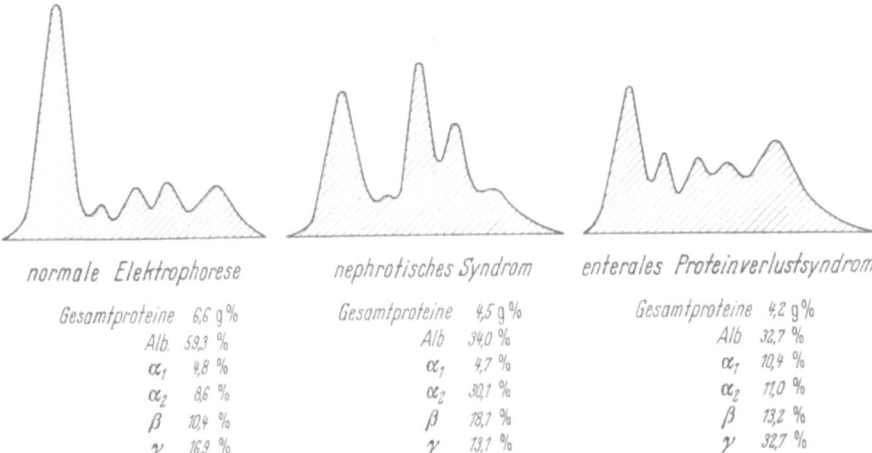

Abb. 32. Serumelektrophoresediagramm beim Normalen, beim nephrotischen Syndrom und beim enteralen Proteinverlustsyndrom. (Nach WUHRMANN u. MÄRKI, Dysproteinämin und Paraproteinämine. Basel: Benno Schwabe & Co. 1963)

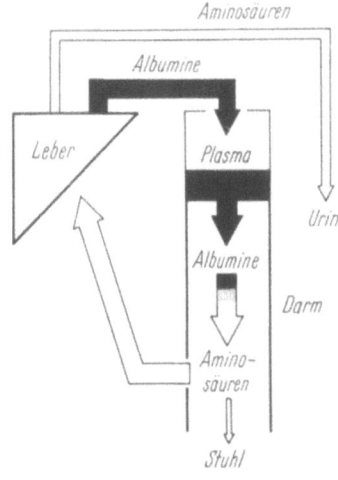

Abb. 33. Enterohepatischer Serumalbumin-Aminosäurenkreislauf bei Eiweißverlust in den Intestinaltrakt. (Nach WUHRMANN u. MÄRKI, Dysproteinämin und Paraproteinämine. Basel: Benno Schwabe & Co. 1963)

mehrt. Eine Filterwirkung, wie sie beim nephrotischen Syndrom zu postulieren ist, liegt offenbar nicht vor. Wahrscheinlich treten die Proteine nicht direkt aus der Blutbahn in den Darm über, sondern aus dem Lymphraum und dem Interstitium. Dabei scheint u. a. die Druckerhöhung im abdominellen Lymphraum, z.B. bei der Pericarditis constrictiva und bei der Herzinsuffizienz, eine Rolle zu spielen. Ein Eiweißverlust in den Intestinaltrakt wurde bei einer Lymphgefäßfistel in den Darm festgestellt.

Der auf S. 77 in Abb. 27 dargestellte enterohepatische Serum-Albumin-Aminosäurekreis-

lauf erfährt beim Eiweißverlust in den Intestinaltrakt die in Abb. 33 dargestellte Modifikation. Der verstärkte Eiweißabbau im Darm hat einen größeren Anfall von Aminosäuren zur Folge, die z.T. resorbiert werden, z.T. im Stuhl ausgeschieden werden, dessen Stickstoffgehalt ansteigt. Der resorbierte Anteil der Aminosäuren ist um so größer, je höher im Darm der Ort des Eiweißverlustes liegt. Auch bei Läsionen des Colon wird jedoch noch ein erheblicher Teil der Aminosäuren resorbiert. Die über die Vena portae der Leber vermehrt zugeführten Aminosäuren können von dieser trotz Synthesesteigerung nicht vollständig verwertet werden. Es kommt zur Hyperaminoacidämie und konsekutiv zur Hyperaminoacidurie.

Die Hypoproteinämie ist somit Folge der limitierten Synthesekapazität, die den Eiweißverlust in den Darm trotz Hyperaminoacidämie nicht zu kompensieren vermag. Der Stickstoffverlust durch den Stuhl scheint für die Hypoproteinämie ohne größere Bedeutung zu sein.

Die Resultate, die bei der Untersuchung des Eiweißverlustes in den Intestinaltrakt erhalten wurden, lassen vermuten, daß die bei Erkrankungen des Magen-Darm-Traktes häufiger zu beobachtende Hypoproteinämie weniger auf eine Resorptionsstörung als auf einen Eiweißverlust in den Darm zurückzuführen ist. Tabelle 15 gibt einen Überblick über Erkrankungen, bei dem man einen gesteigerten Eiweißverlust in den Intestinaltrakt beobachten konnte.

Zu erwähnen bleiben die Möglichkeiten des Eiweißverlustes bei ausgedehnten Hautläsionen (z.B. Verbrennungen), bei Ergußbildungen in den Körperhöhlen und bei größeren Blutungen.—Während die bisher geschilderten Mechanismen zumindest mit einer gewissen Wahrscheinlichkeit Ursache der Verminderung des Plasmaproteinwertes sein können, ist in einer großen Anzahl von Erkrankungen die Ursache nicht bekannt. Hierzu gehören z.B. die Neoplasmen, die Lymphogranulomatose, die Leukämien und schwere akut- und chronisch-entzündliche Leiden, wobei zu diskutieren bleibt, ob durch derartige Leiden nicht das lymphoretikuläre Gewebe als Proteinbildungsstätte geschädigt ist.

β) Pathoproteinämien
(Veränderungen des Proteinogramms)

1. Dysproteinämien. Man versteht unter einer Dysproteinämie eine Verschiebung der Proportionen der einzelnen Elektrophoresefraktionen, wobei in praktisch obligater Weise das Albumin vermindert und eine oder mehrere Globulinfraktionen vermehrt sind. Es sind alle Fraktionen vorhanden, ein abnormer Gradient oder eine Anomalie einer Fraktion werden vermißt. Die Dysproteinämie ist die weitaus häufigste Pathoproteinämie. — Aufgrund der bei einer Dysproteinämie zu beobachtenden Vermehrung einer oder mehrerer Eiweißfraktionen kann man folgende Unterteilung anwenden:

Dysproteinämie mit vorwiegender α-Globulinvermehrung (α-Typ).

Dysproteinämie mit vorwiegender γ-Globulinvermehrung (γ-Typ).

Dysproteinämie mit α- und γ-Globulinvermehrung (Mischtyp).

Dysproteinämie mit vorwiegender β-Globulinvermehrung (β-Typ).

Der *α-Typ* wird häufig dann gefunden, wenn sich im Organismus akut-entzündliche Veränderungen abspielen oder eine nekrotische Gewebsläsion vorliegt. Der Grad der α-Globulinvermehrung geht in etwa der Ausdehnung der Läsion und in etwa auch der sog. Reaktionslage des Organismus parallel. Ungeklärt ist die Frage, ob die α-Globulinvermehrung bei nekrotischen Prozessen durch die Nekrose selbst oder nur durch die hierbei praktisch immer vorhandene perinekrotische Entzündung hervorgerufen wird.

Die α-Globulinvermehrung ist ein häufiges Zeichen bei neoplastischen Prozessen. Da aber eine Vermehrung dieser Globulinfraktion bei ausgedehnten neo-

Tabelle 15. *Proteinverlierende Gastroenteropathie*
(Nach Riva)

I. Gruppe. Erkrankungen des Magendarmtraktes

1. Hypertrophische Gastritis (Ménétrier-Syndrom)
2. Magenpolyp
3. Ulceröse Gastritis
4. Cöliakie, Sprue, Glutenenteropathie
5. Enteritis regionalis
6. Colitis ulcerosa
7. Enteritis bei Antikörpermangelsyndrom
8. Carcinom des Magen-Darm-Traktes und der Gallenwege
9. Darmstenose
10. Hirschsprung'sche Krankheit
11. Diverticulosis jejuni
12. Amyloidose
13. Banale akute Gastroenterocolitis
14. Helminthiasis, Lambliasis

II. Gruppe. Andere Erkrankungen

Störungen des Lymphkreislaufs:

1. Lymphomatöse und granulomatöse (?) Systemerkrankungen: Lymphogranulom, Lymphosarkom, Carcinom, Tuberkulose, Sarkoidose, Morbus Whipple, usw.
2. Entzündliche und tumorale Infiltration des Mesenteriums mit Lymphstauung
3. „Idiopathische intestinale Lymphangiektasie"
4. Chylusfistel des Duodenums
5. Stauung und Obstruktion im Bereiche des Ductus thoracicus

Hämodynamische Störungen:

Pericarditis constrictiva
Rechtsinsuffizienz verschiedener Ätiologie

Varia:

1. Allergische Erkrankungen
2. Ileus, Peritonitis
3. Thyreotoxikose
4. Nephrotisches Syndrom
5. Schock
6. Experimentelle postirradiative Enteropathie

plastischen Prozessen auch völlig fehlen kann, ist es fraglich, ob der Tumor selbst als Ursache wirkt. Wahrscheinlich ist die peritumorale Entzündung der Grund.

Voraussetzung für eine Vermehrung der α-Globuline ist eine weitgehend intakte Leberfunktion.

Die Vermehrung der α-Globuline betrifft weitaus überwiegend die α_2-Globuline. Eine Vermehrung der α_1-Globuline tritt, wenn überhaupt, nur wenig hervor und klingt relativ schnell wieder ab. Die evtl. Vermehrung der α_1-Globuline ist vor allem auf eine Vermehrung des α_1-Seromucoids zurückzuführen (s. Tabelle 9).—Die ganz im Vordergrund stehende Vermehrung der α_2-Globuline ist im wesentlichen durch eine

Vermehrung des Haptoglobins, z.T. auch des Coeruloplasmins und des α_2-Makroglobulins bedingt, während das α_2-Lipoprotein kaum verändert ist.

Das *Haptoglobin* gehört zur Gruppe der α_2-Glykoproteine. Es ist befähigt, Hämoglobin zu binden. In der Stärkegelelektrophorese lassen sich 3 Haptoglobintypen unterscheiden: Hp 1—1, Hp 2—1, Hp 2—2; Hp 1—1 zeigt dabei nur eine Proteinbande, Hp 2—1 und Hp 2—2 sind inhomogen und zeigen mehrere Banden. Auch sedimentationsanalytisch läßt sich die

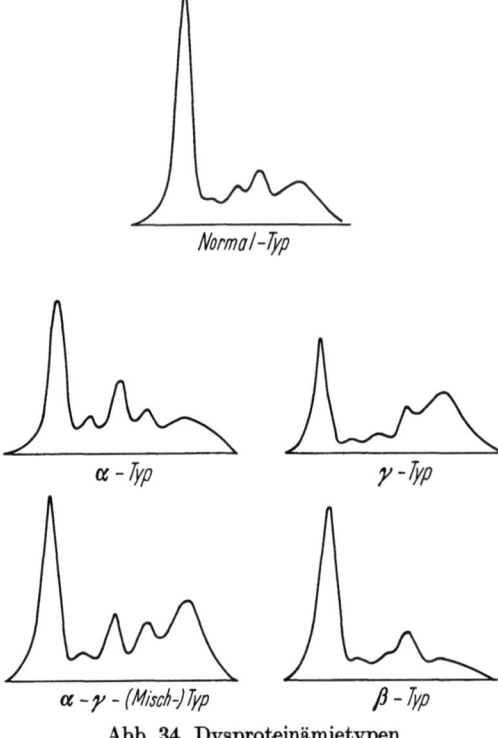

Abb. 34. Dysproteinämietypen

Inhomogenität von Hp 2—1 und Hp 2—2 nachweisen. — Die Haptoglobintypen sind genetisch fixiert. Im Normalserum findet sich für Haptoglobin ein Mittelwert von 109 mg-%, das sind 20—30% der α_2-Globuline. Die Haptoglobinsynthese erfolgt mit großer Wahrscheinlichkeit in der Leber. — Die Bedeutung des Haptoglobins ist nur zum Teil geklärt. Hämoglobin wird von Haptoglobin gebunden, dieser Komplex ist nicht nierengängig. Haptoglobin verhindert somit Hämoglobinverluste und damit auch Eisenverluste. Hämoglobinurie kann erst auftreten, wenn der Haptoglobinvorrat aufgebraucht ist, was z.B. bei Hämolysen der Fall sein kann. Lebenswichtig scheint Haptoglobin nicht zu sein, da eine *Ahaptoglobinämie* offenbar keine klinischen Ausfallserscheinungen zur Folge hat. Welche Funktion das Haptoglobin bei der erwähnten Vermehrung der α_2-Globuline hat, ist ebenso unbekannt wie die des Coeruloplasmins, des α_2-Makroglobulins bzw. des α_1-Seromucoids.

Der Mechanismus der α-Globulinvermehrung ist nicht geklärt. Die Abhängigkeit von

einer intakten Leberfunktion spricht dafür, daß eine vermehrte Synthese der α-Globuline erfolgt, die ihrerseits reaktiv auf den krankhaften Prozeß erfolgt, und zwar zeitlich und in ihrer Intensität parallel.

Der γ-*Typ* der Dysproteinämie kann u.a. bei folgenden Prozessen beobachtet werden: Chronisch-entzündliche Erkrankungen, Lebererkrankungen und Immunisationsvorgänge. — Die bei chronisch-entzündlichen Erkrankungen auftretende γ-Globulinvermehrung ist Ausdruck einer erhöhten Aktivität des reticuloendothelialen Systems, die sich ihrerseits in einer cellulären Proliferation erkennen läßt. Der Grad der γ-Globulinvermehrung zeigt eine Parallelität zum Grad der RES-Aktivierung und zur Plasmazellvermehrung, während eine Parallelität zum primären krankhaften Geschehen, wie das bei der α-Globulinvermehrung der Fall ist, nicht vorhanden ist.

Wie aus Abb. 34 zu ersehen ist, stellt sich in der Elektrophorese ein relativ breiter γ-Globulingradient dar, was auf die Heterogenität der vermehrten γ-Globuline schließen läßt. — Die γ-Globulinvermehrung erfolgt reaktiv, der zugrunde liegende Mechanismus ist unbekannt. Plasmazellen sind der Ort der Antikörpersynthese, so daß vermutet werden kann, daß die γ-Globulinvermehrung (Antikörper sind γ-Globuline) auch bei der unspezifischen chronischen Entzündung durch eine Antikörpervermehrung bedingt ist. Der Nachweis, daß diese theoretische Möglichkeit in Wirklichkeit existiert, konnte bisher nicht geführt werden. Dabei ist zu bemerken, daß dieser Nachweis außerordentlich schwierig ist, da er an die Reaktion des Antikörpers mit seinem Antigen gebunden ist und somit entsprechende Antigene bekannt und isoliert darstellbar sein müßten, was jedoch häufig nicht der Fall ist. — Bei immunisatorischen Vorgängen kommt es auch ohne Gewebsläsion zu einer γ-Globulinvermehrung. Diese ist, da bei der Immunisation Antigene appliziert werden, sicher zum größeren Teil durch eine Antikörpervermehrung bedingt. In manchen Fällen kann aber nach Absorption des Antiserums mit seinem Antigen eine Normalisierung des Elektrophoresebildes nicht erreicht werden, so daß eine unspezifische γ-Globulinvermehrung neben der antikörperbedingten vermutet werden kann. — Besonders stark ausgeprägt ist eine γ-Globulinvermehrung bei Lebererkrankungen. Auch der Mechanismus der γ-Globulinvermehrung bei Lebererkrankungen ist nicht geklärt. Eine bei der Lebercirrhose im Knochenmark festzustellende Vermehrung der Plasmazellen gibt Hinweis auf eine gesteigerte Synthese. Warum aber gerade bei Lebererkrankungen eine so starke γ-Globulinvermehrung zustande kommt, ist damit noch nicht hinreichend erklärt. Neuere Untersuchungen zeigen, daß die biologische Halbwertszeit der γ-Globuline bei der Lebercirrhose verlängert ist (vielleicht als Folge der durch die Erkrankung alterierten Abbaufunktion der Leber) und hierdurch eine Anhäufung von γ-Globulinen im Serum bedingt sein könnte.

Bei diesem Typ der Dysproteinämie ist ein Syndrom zu erwähnen, das 1948 von WALDENSTRÖM näher beschrieben wurde, die *Purpura hyperglobulinaemica*. Es besteht hierbei eine hochgradige Vermehrung der γ-Globuline wie bei einer chronischen Entzündung (d.h. breiter γ-Gradient), ohne daß eine Ursache dafür nachzuweisen wäre. Daneben tritt, besonders an den unteren Extremitäten, eine chronische Purpura auf, für die eine Störung der Blutgerinnung nicht verantwortlich zu machen ist. Paraproteine liegen nicht vor. Das weibliche Geschlecht ist bevorzugt befallen. Über die Pathogenese ist nichts näheres bekannt.

Der *Mischtyp* (α- und γ-Globulinvermehrung) ist dann zu beobachten, wenn akute Entzündungen in das subakute oder chronische Stadium übergehen bzw. dann, wenn bei akuten Läsionen die reparativen Vorgänge einsetzen. Die Relation zwischen α- und γ-Globulinvermehrung wechselt hierbei ständig. Dies erklärt sich aus dem zeitlich unterschiedlichen Ablauf der α- bzw. γ-Globulinveränderungen (s. weiter unten).

Eine dysproteinämische *Vermehrung der β-Globuline* allein ist selten, nicht ganz so selten begleitet eine Vermehrung der β-Globuline die Vermehrung von α- oder γ-Globulinen oder beiden. Eine semeiologische Bedeutung kommt ihr nicht zu, ihr Mechanismus ist nicht bekannt.

Die Vermehrung einer oder mehrerer Globulinfraktionen geht zumeist mit einer *Verminderung des Albumins* einher. Der Gesamteiweißgehalt bleibt deshalb bei den Dysproteinämien häufig im Bereich der Norm. Bei einer α-Globulinvermehrung findet man jedoch etwas häufiger eine überschießende Albuminverminderung mit Abfall des Proteinspiegels, bei einer γ-Globulinvermehrung eine nur geringere Albuminverminderung mit Anstieg des Eiweißgehaltes des Serums. Durch welche Vorgänge diese Regulation zustande kommt, ist bisher nicht bekannt. Auch die eigentliche Albuminverminde-

rung ist in ihrer Pathogenese ungeklärt. Diskutiert werden u.a. eine toxische (bei diffusen Lebererkrankungen eine direkte) Leberschädigung und konsekutive Verminderung der Albuminsynthese, ein vermehrter Albuminabbau durch katabole Nebennierenrindenhormone und Abwanderung von Albumin in die entzündlich veränderten Gewebe.

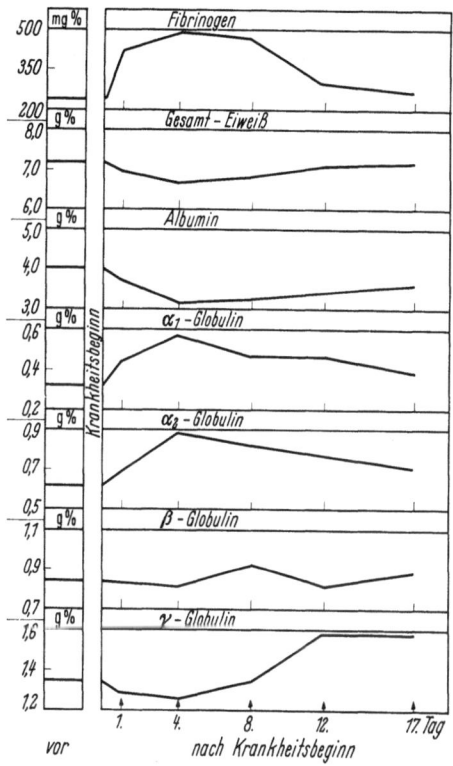

Abb. 35. Zeitlicher Ablauf der Veränderungen der einzelnen Plasmaeiweißkörper bei akuter Entzündung (Nach ODENTHAL, Entzündung und Bluteiweißkörper. Stuttgart: Georg Thieme 1958)

Die dysproteinämischen quantitativen Veränderungen einzelner oder mehrerer Bluteiweißkörper laufen bei den verschiedenen zugrundeliegenden Krankheiten zeitlich nicht parallel zueinander ab, wie dies Abb. 35 für eine akute Entzündung erkennen läßt.

Das *Fibrinogen* und seine Veränderungen im Rahmen des Bluteiweißbildes sollen an dieser Stelle miterwähnt werden, obwohl es nur im Plasma vorkommt und daher in der Dysproteinämie ex definitione nicht erfaßt wird. — Es wird stark vermehrt gefunden bei allen akut-entzündlichen Veränderungen, seltener auch bei chronisch-entzündlichen Leiden, beim nephrotischen Syndrom und in der Schwangerschaft.

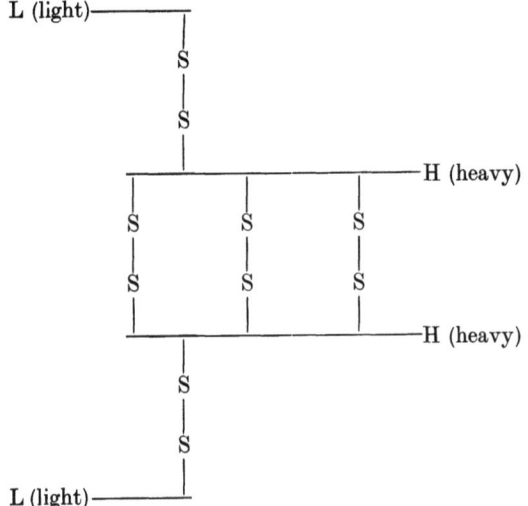

L (light)

H (heavy)

H (heavy)

L (light)

L-Kette: gemeinsame Struktureinheit aller Immunglobuline. Molekulargewicht etwa 22000. Zwei Antigentypen L_I und L_{II}. Ohne Kohlenhydratgehalt. $\cong$ Bence-Jones-Protein.

H-Kette: für die einzelnen Immunglobuline spezifische Struktureinheit. Molekulargewicht etwa 55000. Kohlenhydrathaltig. Keine Beziehung zum Bence-Jones-Protein.

Abb. 36. Schematische Darstellung der wahrscheinlichen Struktur des Immunglobulin-Moleküls und einige Daten der konstituierenden Polypeptidketten.
[Nach KOCH, aus Dtsch. med. Wschr. 90, (1965)]

	L-Kette	H-Kette
Multiples Myelom:		
Bence-Jones-Protein (= L-Kette-Protein)	L_I oder L_{II}	—
γ_G-Paraprotein	L_I oder L_{II}	$+$ $H\gamma_G$
γ_A-Paraprotein	L_I oder L_{II}	$+$ $H\gamma_A$
γ_D-Paraprotein	L_I oder L_{II}	$+$ $H\gamma_D$
γ_E-Paraprotein	L_I oder L_{II} ?	$+$ $H\gamma_E$
Morbus Waldenström:		
γ_M-Paraprotein	L_I oder L_{II}	$+$ $H\gamma_M$
Franklinsche Erkrankung:		
H-Kette-Protein	—	$H\gamma_G$

Abb. 37. Wahrscheinliche Polypeptidkettenzusammensetzung der bekannten Paraproteine

2. *Paraproteinämien.* Unter Paraproteinen versteht man abnorm strukturierte, funktionell bedeutungslose Proteine aus der Gruppe der Immunglobuline.

Immunglobuline sind die immunelektrophoretisch darstellbaren Komponenten des γ-Globulinsystems (s. Abb. 25). Bisher sind 5 Immunglobuline bekannt, nämlich das γ_G-, das γ_A-, das γ_M-, das γ_D- und das γ_E-Globulin. Diese Komponenten enthalten die Antikörper des Serums, woraus sich die Bezeichnung Immunglobuline herleitet. — Einige chemisch-physikalische Daten vermittelt Tabelle 9.

Im Immunglobulinmolekül kommen zwei Arten von Polypeptidketten vor, die bei Inkubation mit Mercaptan oder Papain erhalten werden. Die eine Polypeptidkette wird als H-Kette („heavy chain"), die andere als L-Kette („light chain") bezeichnet. Die H-Kette ist für die einzelnen Immunglobuline spezifisch, während die L-Kette allen Immunglobulinen gemeinsam ist und in zwei Antigentypen vorkommt ($\varkappa$ und λ oder L I und L II; in einem Immunglobulin kommt immer nur einer dieser L-Ketten-Typen vor). Ein Immunglobulin besteht jeweils aus zwei H-Ketten und zwei L-Ketten (s. Abb. 36).

Die bei weitem häufigsten Paraproteintypen bestehen aus H- *und* L-Ketten. Das Bence-Jones-Protein besteht dagegen nur aus L-Ketten. Außerdem ist bei der sog. Franklinschen Krankheit (h-chain-disease) ein Paraprotein gefunden worden, das nur aus H-Ketten besteht, und zwar aus solchen H-Ketten, die verwandt sind mit der H-Kette des γ_G-Globulins. In der Abb. 37 ist die Polypeptidkettenzusammensetzung der bisher bekannten Paraproteintypen dargestellt.

Paraproteine werden zumeist beim multiplen Myelom und beim Morbus Waldenström (MW) beobachtet, wobei γ_A-, γ_G- und γ_D-Paraproteine beim ersterwähnten Krankheitsbild vorkommen, γ_M-Paraproteine beim MW und Mikroparaproteine (= Bence-Jones-Eiweiß) bei beiden Erkrankungen (s. weiter unten).

Die Frage, ob Paraproteine Eiweiße sind, die normalerweise nicht vorkommen und bei entsprechender Erkrankung erstmals und neu produziert werden, d. h. ob sie qualitativ abnorm sind, oder ob sie nur in geringer, unseren bisherigen Methoden nicht faßbarer Menge bereits normalerweise im Serum vorkommen und im Erkrankungsfall stark vermehrt produziert werden, ist bis heute nicht zu beantworten. Trotz dieser Gegebenheit erscheint es gerechtfertigt, dann von Paraproteinen zu sprechen, wenn sich Proteine mit üblicher Methodik qualitativ von denjenigen des Normalserums differenzieren lassen.

In der Elektrophorese erkennt man Paraproteine an dem durch sie hervorgerufenen

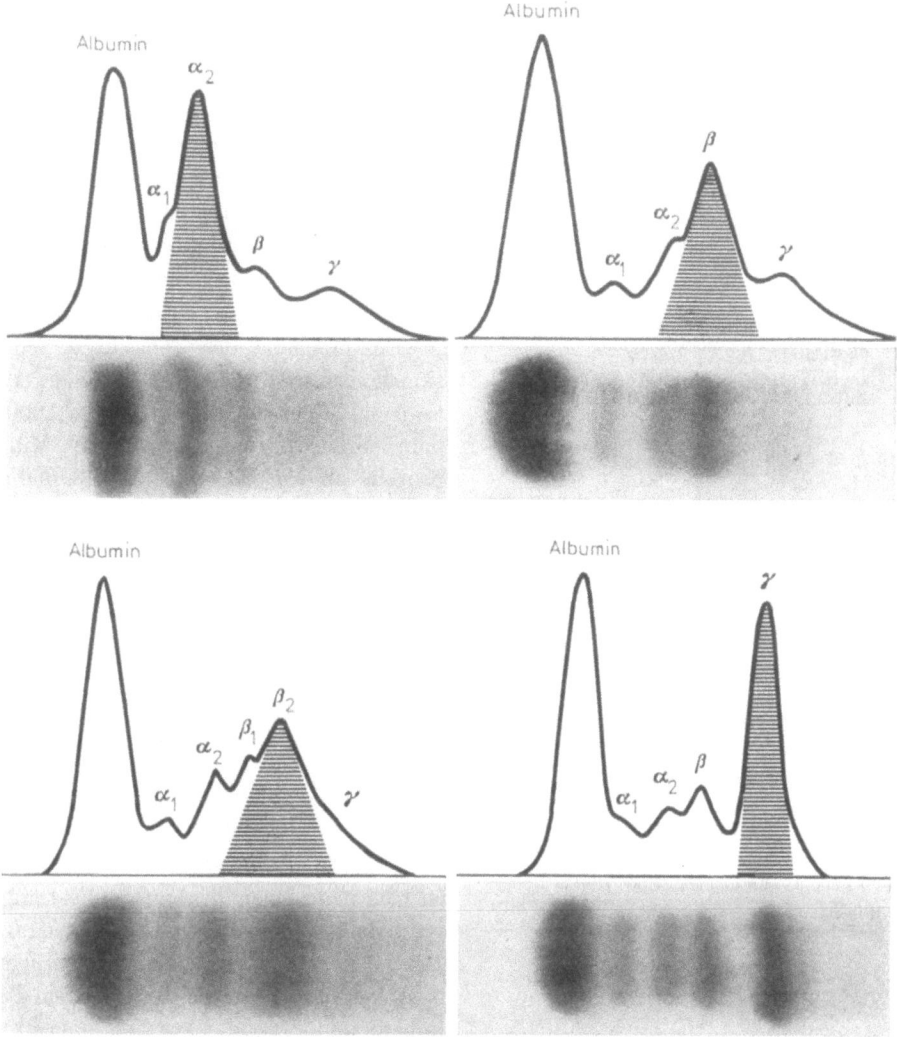

Abb. 38. Die Abbildung läßt verschiedene Lokalisationen der Paraproteingradienten (quergestrichelt) erkennen. (Nach Wuhrmann u. Märki, Dysproteinämin und Paraproteinämine. Basel: Benno Schwabe & Co. 1963)

spitzen und schmalbasigen Gradienten. Ihre elektrophoretische Mobilität ist von Fall zu Fall verschieden, man findet solche von der der α-Globuline bis zu jener der γ-Globuline (siehe Abb. 38).

Tabelle 16 gibt einen Anhalt für die Häufigkeit der elektrophoretischen Mobilität von Paraproteinen.

Entsprechend diesen Resultaten bei der üblichen Serumelektrophorese verwandte man früher die Bezeichnungen α-, β- und γ-Paraprotein. Heute klassifiziert man die Paraproteine nach ihrer immunologischen Verwandtschaft zu einem der Immunglobuline.

Tabelle 17 zeigt die elektrophoretische Mobilität immunelektrophoretisch charakterisierter Paraproteine.

Die Spitzgipfligkeit und Schmalbasigkeit der Paraproteingradienten zeigt, daß sich die Paraproteine an eng umschriebener Stelle anhäufen, was auf die gleichgroße elektrophoretische Mobilität der Paraproteinmoleküle des einzelnen Falles zurückzuführen ist.

Im allgemeinen wird die gleiche elektrophoretische Mobilität als Ausdruck der Homogenität gewertet. Diese Annahme der Homogenität der Paraproteine ist nicht unwidersprochen geblieben. So findet man z.B. beim MW in der üblichen Serumelektrophorese einen einzigen Paraproteingradienten, während in der Ultrazentrifugen-Sedimentationsanalyse beim gleichen Fall häufig 2, in seltenen Fällen auch 3 oder 4 schwere Komponenten beobachtet werden können. Des weiteren gelang es in der Stärkegelelektrophorese, Plasmocytom-γ-Globuline in mehrere Komponenten aufzutrennen. Mit anschließender Immunoelektrophorese zeigten sich zudem doppelte Präcipitatlinien, die sich z.T. überschneiden und auf eine unterschiedliche Diffusionsgeschwindigkeit und Antigenstruktur der Subfraktionen hinweisen. Vereinzelt wurden in letzter Zeit sog. *Doppelparaproteinämien* gefunden, bei denen die beiden Paraproteine Antigenverwandtschaft zu *zwei* Immunglobulinen besaßen. — Wenngleich Polymerisation der Paraproteinmoleküle und Anlagerung anderer Serumproteine an die Paraproteinmoleküle möglich sind und hierdurch Heterogenität nur vorgetäuscht werden kann, so deuten doch die zuvor erwähnten Befunde auf eine Heterogenität der Para-

Tabelle 16. *Häufigkeit der elektrophoretischen Lokalisation von Paraproteinen.* (Nach WUHRMANN und MÄRKI)

	Makro-globulin-ämie	Myelom	Total
Beweglichkeit:			
α_2		3 (5%)	3 (5%)
β_1		12 (20%)	12 (18%)
β_2	2	13 (22%)	15 (23%)
γ	4	31 (53%)	35 (54%)

Tabelle 17. *Elektrophoretische Mobilität immunelektrophoretisch charakterisierter Paraproteine.* (Nach WUHRMANN und MÄRKI)

Elektrophoretische Beweglichkeit auf Filterpapier	Paraproteintyp			
	γ_A	γ_M	γ_G	mikromolekulare
γ_3	—	1	22	—
γ_3—γ_2	—	1	19	—
γ_2	1	15	41	2
γ_2—γ_1	1	11	22	—
γ_1	2	12	14	3
γ_1—β_2	4	4	10	1
β_2	14	4	9	1
β_2—β_1	4	—	2	—
β_1	4	—	3	—
β_1—α_2	2	—	—	—
α_2	1	—	—	—

proteine des einzelnen Falles hin. Allerdings ist die Heterogenität auf einige wenige Komponenten beschränkt, während die normalen γ-Globuline eine in etwa kontinuierliche Heterogenität einer großen Vielzahl ihrer Unterfraktionen erkennen lassen.

In der UZ-Sedimentationsanalyse stellen sich die verschiedenen Paraproteintypen unterschiedlich dar. Die Mikroparaproteine [Bence-Jones-Protein (BJP)] haben eine niedrige Sedimentationskonstante, die um 3 S schwankt, um 3,7 S liegt die Sedimentationskonstante des Paraproteins bei der „Heavy chain-disease". Die γ_G-, γ_A- und γ_D-Paraproteine sedimentieren

mit etwa 7 S, was der Sedimentationskonstanten der normalen γ_G-Globuline entspricht. Eine Sedimentationskonstante von 9—10 S kann bei γ_A-Paraproteinen beobachtet werden, während die γ_M-Paraproteine eine solche um 20 S besitzen. Bei den letzteren wird relativ häufig eine zweite, gelegentlich auch eine dritte und vierte schwere Komponente beobachtet, wobei von diesen Makroglobulinkomponenten diejenige mit der jeweils niedrigeren Sedimentationskonstante die quantitativ größere ist (s. Abb. 39).

Entsprechend den genannten Sedimentationskonstanten findet sich für die γ_M-Paraproteine ein Molekulargewicht von ca 1 000 000 als dem einen Extrem und für die Mikroparaproteine ein solches von ca. 25—30 000 als dem anderen Extrem.

In der Immunelektrophorese lassen sich die Paraproteine durch Anomalien der Präcipitatlinien der Immunglobuline nachweisen, wobei die wesentlichen Veränderungen in solchen der Form und Lage bestehen (s. Abb. 40).

Diese Veränderungen lassen sich zurückführen auf Unterschiede zwischen einem Teil der Antigendeterminanten (s. dort) der Paraproteine und der ihnen entsprechenden normalen Globuline bzw. auf einen Antigenüberschuß (s. auch Abb. 24).

Über die Primärstruktur der Paraproteine ist bisher nur wenig bekannt, vollständige Analysen der Aminosäurensequenz liegen nicht vor. Bei der Bestimmung der N-endständigen Aminosäuren fand sich auch bei gleichem Paraproteintyp eine große Variation sowohl in der Menge als auch im Typ. Dabei zeigte sich auch, daß Paraproteine in ihren biochemischen Eigenschaften oft von der Masse normaler γ-Globuline abweichen.

Die Krankheitsbilder, bei denen Paraproteine gefunden werden, sind, wie schon erwähnt, im wesentlichen das multiple Myelom oder Plasmocytom und der Morbus Waldenström, in seltenen Fällen werden sie auch bei Lymphadenosen und Retikulosen gefunden.

Beim Plasmocytom findet sich eine starke Wucherung der Plasmazellen, die auch qualitative Veränderungen erkennen lassen. Wie schon früher erwähnt, werden die γ-Globuline in den Plasmazellen synthetisiert. Dies und eine Anzahl weiterer Befunde lassen es als sicher erscheinen, daß beim Plasmocytom neoplastisch entartete, Paraproteine synthetisierende Plasmazellen für das auffallende Bluteiweißbild verantwortlich sind.

Unter der Annahme, daß alle paraproteinbilden-
den Plasmocytomzellen eines Falles *einem* „Zell-
stamm" (Klonus) angehören, könnte man mit WAL-
DENSTRÖM im Hinblick auf das Bluteiweißbild von
einer „monoklonalen Gammopathie" sprechen, im
Gegensatz zur polyklonalen Gammopathie bei einer
Dysproteinämie vom γ-Typ üblicher Art. — Da die
Synthese der Proteine ganz allgemein an eine sog.
„Matrize" der Ribonucleinsäuren (s. Eiweißstoffwechsel) gebunden ist und beim Plasmocytom offenbar *eine* Matrize für die Paraproteinbildung verantwortlich ist, spricht man auch von sog. „Matrizen-
krankheit".

Mikroparaproteine (Bence-Jones-Proteine — BJP)
werden ebenfalls in den Plasmocytomzellen synthetisiert, sie sind nicht, wie früher angenommen wurde,
Spaltprodukte anderer Paraproteine. Wenn beim
Plasmocytom, wie nicht selten, sowohl γ- als auch
Mikroparaproteine gleichzeitig auftreten, so haben die
beiden Paraproteine verschiedene Syntheseraten.

Kommen bei einer Paraproteinose im Serum
ein Paraprotein und im Urin ein BJP gleichzeitig zur
Beobachtung, so ist das BJP zumeist mit der L-Kette
des Paraproteins im Serum identisch.

Beim Morbus Waldenström (MW) ist das
hervorragende histologische Phänomen die Vermehrung lymphoider Reticulumzellen in Knochenmark, Lymphknoten, Leber und Milz. In
diesen Zellen lassen sich Makroglobuline nachweisen. Dies und u. a. die Tatsache, daß in den
erwähnten Zellen ein gut entwickeltes Ergasto-
plasma vorhanden ist, läßt die Synthese der
γ_M-Paraproteine in diesen Zellen wahrscheinlich werden.

Die biologische Halbwertszeit einiger unter-
suchter Paraproteine lag im Bereich normaler
γ-Globuline mit Ausnahme derjenigen der
Mikroparaproteine, die sehr kurz ist und, je
nach Untersuchungsmethode, zwischen wenigen Stunden und wenigen Tagen variiert (Extreme: 7 und 43 Std).

Durch die zumeist relativ große Menge der
Paraproteine im Blut wird der Serumeiweißgehalt häufig erhöht gefunden und zwar etwa in
der Hälfte der Fälle. Mikroparaproteine sind
nur selten im Serum nachzuweisen, da sie infolge ihres geringen Molekulargewichts im Harn
ausgeschieden werden. In diesen Fällen finden
sich normale oder hypoproteinämische Werte.
Es ist eine noch unbeantwortete Frage, warum
bei Paraproteinämien der Eiweißspiegel häufig
und stark erhöht gefunden wird, während das
bei gewöhnlicher Dysproteinämie nicht der Fall
ist. Bei den letzten findet sich ja, wie weiter vorn
erwähnt wurde, bei einer Globulinvermehrung
praktisch immer eine Albuminverminderung,
welch letztere jedoch bei den Paraproteinämien

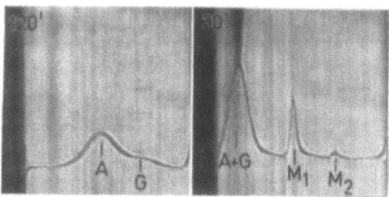

Abb. 39. Die Abbildung gibt die nach 30 und
120 min belichteten Aufnahmen der Sedimentationsanalyse eines MW-Serum wieder. Die Sedimentationsrichtung verläuft von links nach rechts. Auf der nach
30 min belichteten Aufnahme erkennt man die
zwei schweren Komponenten M1 und M2, A- und
G-Komponente sind noch wenig differenziert. Nach
120 min sind die schweren Komponenten bereits am
Boden der Zelle, A- und G-Komponente sind nun
aufgrund der unterschiedlichen Sedimentationsgeschwindigkeit voneinander differenziert

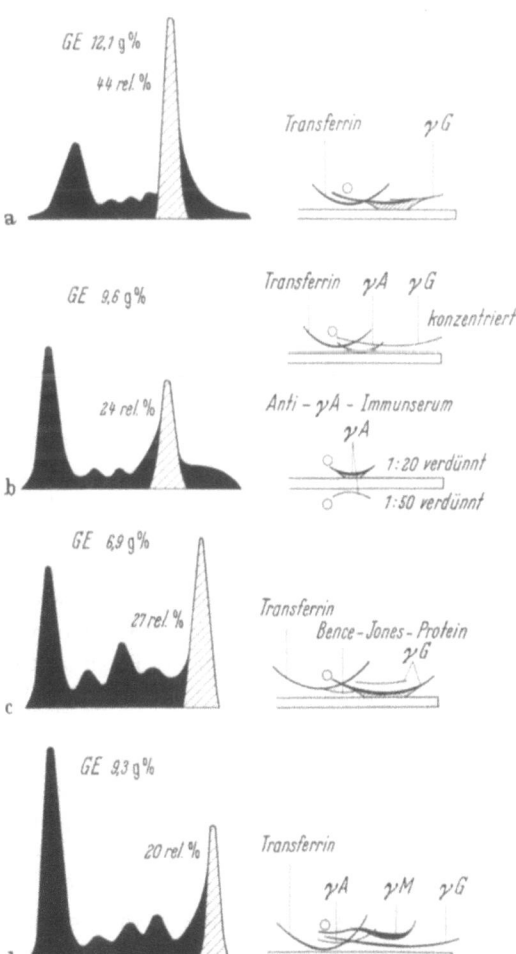

Abb. 40a—d. In a ist das Elektrophorese-Diagramm
und ein Ausschnitt der Immunoelektrophorese für ein
γ_G-Paraprotein schematisch wiedergegeben, in b für
ein γ_A-Paraprotein, in c für ein Mikro-Paraprotein
und in d für ein γ-M-Paraprotein. (Nach HÄSSIG u.
ROULET)

Tabelle 18. *Immunoelektrophoretisch nachweisbare Verminderung der normalen γ-Globuline bei Paraproteinämien. P = Paraprotein.* (Nach WUHRMANN und MÄRKI)

	Paraproteinämietyp		
	γA	γM	γG
Zahl Fälle	6	1	14
γ-Globuline γA vermindert		1	10
normal	P	—	4
γM vermindert	6		12
normal		P	2
γG vermindert	6	1	
normal	—	—	P

genämie, die A-β-Lipoproteinämie, die A-Transferrinämie und die A-Coeruloplasminämie, deren Nachweis an andere Methoden geknüpft ist. Sie sollen hier als Defektpathoproteinämien im weiteren Sinne mitbesprochen werden.

Entsprechend der Nomenklatur Analbuminämie etc. sollte man annehmen, daß bei diesen Zuständen das entsprechende Protein vollkommen fehlt. Mit subtiler Technik gelingt es aber in den meisten Fällen doch, Spuren nachzuweisen. Streng genommen müßte man daher von extremer Hypalbuminämie etc. sprechen, was aber in praxi nicht der Fall ist.

Die *Analbuminämie* (BENNHOLD) ist ein extrem seltenes Krankheitsbild (in der Literatur 5 Fälle berichtet).

Während elektrophoretisch definitionsgemäß kein Albumin gefunden wird, konnten mit subti-

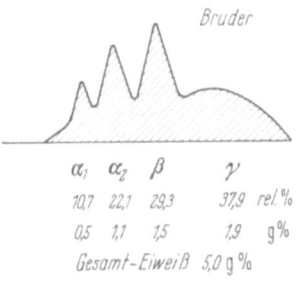 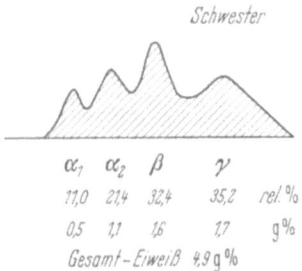

Abb. 41. In der Abbildung sind die Elektrophoresediagramme eines Geschwisterpaares mit Analbuminämie wiedergegeben. (Nach BENNHOLD, in Bull. Schweiz. Akad. d. Wiss. 1961)

keineswegs obligatorisch ist. — Bemerkenswert ist, daß die normalen γ-Globuline bei Paraproteinämien sehr häufig vermindert sind, wie Tabelle 18 erkennen läßt.

Abschließend ist noch darauf hinzuweisen, daß gelegentlich Paraproteine nachgewiesen werden können, ohne daß klinisch oder cytologisch ein Anhaltspunkt für ein Plasmocytom oder MW gegeben ist. WALDENSTRÖM diskutiert die Möglichkeit von ihm so benannter „benigner monoklonaler Gammopathien" im Gegensatz zu malignen, während WUHRMANN und MÄRKI in diesen Fällen mehr an ein Prämyelom denken.

3. Defektpathoproteinämien. Unter einer Defektpathoproteinämie versteht man das Fehlen einer elektrophoretischen Serumeiweißfraktion. Bei Anwendung dieser Definition kennt man heute zum einen die Analbuminämie und zum anderen die A-γ-Globulinämie.

Daneben kennt man aber weitere Defekte im Eiweißbild, die sich serumelektrophoretisch allein nicht erfassen lassen, wie die A-Fibrino-

ler Methodik jedoch noch Spuren Albumin nachgewiesen werden (z. B. in einem Fall 1,6 mg-% $= {}^1\!/_{2000}$ des Normalwertes). Nach i.v.-Injektion von J^{131}-Albumin ergab sich eine Halbwertszeit von 70 Tagen, wodurch eine Synthesestörung als Ursache des Albuminmangels aufgedeckt und eine theoretisch mögliche gesteigerte Abbaurate ausgeschlossen werden konnte. Die Leber als Syntheseort der Albumine ist histologisch unauffällig. — Der Albuminmangel ist genetisch fixiert, wie sich aus seinem Auftreten bei einem Geschwisterpaar folgern läßt, und zwar handelt es sich, wie bei allen Defektpathoproteinämien, um ein recessives Erbleiden, das sich nur im homozygoten Zustand manifestiert. — Bei den beobachteten Fällen war bemerkenswert, daß Ödeme nicht oder nur in relativ geringem Maße auftraten, was in Anbetracht der Rolle, die das Albumin bei der Aufrechterhaltung des kolloidosmotischen Druckes spielt, auffällig ist. Erklärt wird dies durch eine Vermehrung der Globulinfraktionen. Darüber hinaus ist erwähnenswert, daß durch eine Vasoconstriction der afferenten Arteriolen z.B. in der Niere, eine Minderung des hydrostatischen Capillardruckes eintreten kann. Dieser Mechanismus mag ebenfalls eine gewisse Kompensation der Verminderung des kolloidosmotischen Druckes bedeuten. Wurde der kolloidosmotische Druck durch Albumininfusion angehoben, so stieg die Nierendurchblutung auf normale Werte an. — Die weiteren Funktionen des Albumins können offenbar von den Globulinen übernommen werden.

Die wohl häufigste und praktisch auch wichtigste Form der Defektpathoproteinämien ist die A-γ-Globulinämie (s. Abb. 42).

Anders als die Analbuminämie ist sie nicht ein Krankheitsbild „sui generis", sondern ein Syndrom, dessen Pathogenese verschieden sein kann. Man kann es grob klassifizieren in:

1. Die A-γ-Globulinämie als isoliertes Hauptleiden, das als kongenitales, recessiv-geschlechtsgebundenes Erbleiden bei Knaben oder idiopathisch (sog. erworbene Form) bei Kindern und Erwachsenen beiderlei Geschlechts auftreten kann.

2. Die symptomatische A-γ-Globulinämie in Begleitung verschiedener Erkrankungen, wie z.B. bei Neoplasien des lymphoretikulären Systems, vor allem bei Lymphadenosen, beim Myelom und beim Morbus Waldenström, und

3. die physiologische A- bzw. Hypo-γ-Globulinämie der Säuglinge und Kleinkinder, die vorübergehend und gutartig ist.

Das bei weitem führende und praktisch wichtigste Symptom der A-γ-Globulinämie ist das der Infektanfälligkeit. Nach Einführung der Immunoelektrophorese zeigte sich, daß bei der A-γ-Globulinämie eine, zwei oder alle drei normalen γ-Globulinunterfraktionen — γ_A, γ_M und γ_G, d.h. die Antikörper-enthaltenden Immunoglobuline — vermindert sein oder fehlen können. Man hat deshalb die A-γ-Globulinämie auch *Antikörpermangelsyndrom* (AMS) genannt, eine Bezeichnung, die das klinisch Wesentliche der A-γ-Globulinämie trifft. Ursache des AMS ist eine starke Verminderung bzw. das Fehlen der Plasmazellen. Daneben finden sich aber auch Veränderungen der lymphatischen Organe, wie Armut an Primärfollikeln und Fehlen von Sekundärknötchen. Die Ursache dieser Veränderungen ist nicht bekannt. — Wenn somit bereits die Verminderung der Synthese durch die Verminderung der γ-Globulin-synthetisieren-

den Zellelemente als Ursache des γ-Globulin- bzw. Antikörpermangels wahrscheinlich wird, so wird dies durch den Befund einer nicht verkürzten Halbwertszeit der γ-Globuline bestätigt. — Die Synthese der γ-Globuline ist aber nicht vollständig aufgehoben, deshalb läßt sich auch in Fällen ausgeprägten AMS noch Antikörperwirkung feststellen, so z.B. eine Verkürzung der Überlebenszeit von transfundierten inkompatiblen Erythrocyten, antikörperbedingte Allergien etc. Auffällig ist die intakte Abwehr des Organismus bei Virusinfekten und bei der Tuberkulose, die — nicht unwidersprochen — damit erklärt wird, daß hierbei schon geringere Antikörpermengen wirksam seien.

Bei dem symptomatischen AMS beim Myelom und Morbus Waldenström ist in der Elektrophorese zwar eine Vermehrung der γ-Globu-

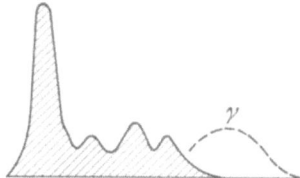

Abb. 42. Elektrophoresediagramm eines A-γ-Globulinämischen Serums

line zu erkennen (s. Kap. Paraproteine), es handelt sich aber um die Vermehrung funktionell untüchtiger Proteine, d.h. es fehlen ihnen Antikörpereigenschaften. Die Verminderung der physiologischen γ-Globulinfraktionen bei den symptomatischen A-γ-Globulinämien ist im wesentlichen durch eine Verdrängung der normalen synthetisierenden Zellen durch neoplastisch entartete Zellen zu erklären.

Die physiologische A- bzw. Hypo-γ-Globulinämie der Säuglinge bzw. Kleinkinder resultiert daraus, daß das Antikörper bildende Gewebe bei der Geburt noch nicht ausgereift ist. Bis zur Aufnahme seiner vollen Aktivität vergehen mehrere Monate. Zum Zeitpunkt der Geburt besitzt das Neugeborene noch diaplacentar übergetretene mütterliche γ-Globuline, die langsam abgebaut werden. Das Minimum an γ-Globulinen ist dann vorhanden, wenn die mütterlichen γ-Globuline weitgehend abgebaut sind und die eigene γ-Globulinsynthese des Säuglings noch nicht voll angelaufen ist. Dieses Minimum liegt etwa im 3. Lebensmonat. Abb. 43 gibt die Entwicklung einiger Serumproteine im Verlauf des Säuglingsalters an.

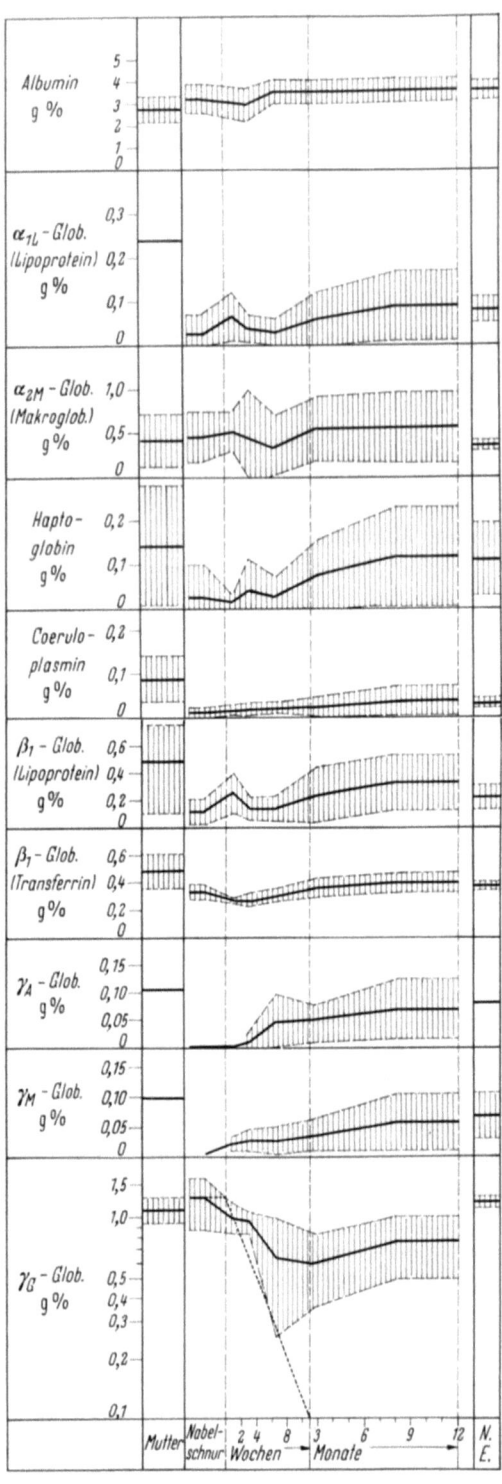

Abb. 43. Konzentration einiger Serumproteine im
Verlauf des Säuglingsalters. Die durchgezogene Linie
repräsentiert die Mittelwerte, der schraffierte Bezirk
die doppelte Standardabweichung ($\pm 2s$). Links die
mütterlichen Werte zum Termin, rechts die Werte
normaler Erwachsener (*N.E.*). (Nach Hitzig, Plasmaproteine in der klinischen Medizin. Berlin-Göttingen-
Heidelberg: Springer 1963)

Die kongenitale An-α_1-Lipoproteinämie
(Tangier-Krankheit) ist charakterisiert durch
das Fehlen bzw. die hochgradige Verminderung
der α_1-Lipoproteine. Gleichzeitig findet man bei
dieser Defektpathoproteinämie eine Hypercholesterinämie und eine Speicherung von
Cholesterinestern in Zellen verschiedener Gewebe (sog. Schaumzellen in Leber, Knochenmark, Haut, Rectumschleimhaut). Ursache ist
mit großer Wahrscheinlichkeit eine Synthesestörung des Apoproteins (d.h. der Protein-
komponente des α_1-Lipoproteins).

Die kongenitale, recessiv vererbliche *A-β-
Lipoproteinämie* zeichnet sich durch ein in einigen Fällen vollständiges Fehlen der β_1-Lipo-
proteine aus. Es findet sich eine hochgradige
Verminderung der Gesamtlipide (etwa 100 statt
500—800 mg-%), wobei das Cholesterin unter
25 mg-% statt zwischen 150 und 300 mg-%
liegt, Phospholipide unter 45 statt 150—300 mg-
%, Carotinoide 0 statt 60—260 γ-%, Vitamin A
weniger als 20 statt 80—180 E pro ml und α-
Lipoproteine 80 statt 150—280 mg-%. Die
Halbwertszeit der β-Lipoproteine beträgt hierbei etwa 30 Std und stimmt so mit jener beim
Normalen überein. Somit ist auch hier eine Synthesestörung und nicht ein gesteigerter Katabolismus für den Mangel verantwortlich. Klinisch
finden sich degenerative Veränderungen des
ZNS und der Retina, eine Acanthocytosis und
Zeichen der Malabsorption. Die bei Patienten
mit A-β-Lipoproteinämie im Vordergrund stehende Steatorrhoe ist bedingt durch die Unfähigkeit, Fett aus dem Darm aufzunehmen,
wobei jedoch die Lipaseaktivität des Duodenal-
saftes normal gefunden wird und die dem Lumen zugewandten Epithelzellen des Darmes mit
Neutralfetten vollgepfropft sind. Trotz der Unfähigkeit, Lipide aus dem Darm in den Organismus zu resorbieren, sind die Patienten bei adäquater Diät in der Lage, einen normalen Pan-
niculus zu entwickeln, d.h. aber, daß sie zur
Fettsynthese fähig sind. Die normalerweise
3—4 Std nach einer Mahlzeit auftretende mil-
chige Trübung des Serums unterbleibt, Chylomikronen werden nicht beobachtet. Es scheint
somit so zu sein, daß die Fettspaltung im Darm
und die Aufnahme in die Darmepithelien möglich ist, daß jedoch der Transport durch das
Fehlen der als Fettvehikel funktionierenden
Lipoproteine nicht funktioniert.

Eine weitere Defektpathoproteinämie ist
in Form der *A-Transferrinämie* bekannt ge-

worden. Auch hier wurden noch Spuren ($^1/_{30}$—$^1/_{60}$ des Normalwertes) des Transferrins nachgewiesen. Da bei diesen Fällen eine Bestimmung der biologischen Halbwertszeit, die normalerweise 6—10 Tage beträgt, nicht durchgeführt wurde, ist eine sichere Aussage darüber, ob eine Störung des Anabolismus oder des Katabolismus vorliegt, noch nicht möglich. Die bei den berichteten Fällen erhobenen Befunde zeigen, daß das Transferrin für den geregelten Eisentransport unentbehrlich ist und bei seinem Fehlen das Eisen in der Blutbahn nicht mehr festgehalten werden kann, sondern in die Gewebe diffundiert, sich dort als Hämosiderin ablagert und zu Cirrhose und brauner Induration führt.

Zu den Defektpathoproteinämien zählt noch die sog. *Wilsonsche Erkrankung* (hepatolentikuläre Degeneration). Bei dieser Erkrankung wird ein erheblich erniedrigter Coeruloplasminspiegel gefunden (weniger als 10, u. U. weniger als 1 mg-%, normal 23—44 mg-%). Man nimmt heute an, daß der Morbus Wilson auf einer chronischen Kupferintoxikation infolge einer genetisch bedingten Störung der Coeruloplasminsynthese beruht. Ungeklärt ist, ob das komplette Protein nicht oder vermindert gebildet wird, oder nur das Apoprotein oder nur das Co-Enzym, die jeweils zur Komplettierung der enzymatischen (Oxydasewirkung in vitro) Aktivität des Coeruloplasmin notwendig sind.

Als Defektpathoproteinämie ist auch noch der α_1-*Antitrypsin*-Defekt zu nennen. Charakteristisch ist dabei das Fehlen bzw. eine Abschwächung der α_1-Globulinbande in der Elektrophorese; in der Immunelektrophorese sind nur Spuren bzw. kein α_1-Antitrypsin nachweisbar. Bei Trägern des Defektes tritt ein progredientes Lungenemphysem auf, das dadurch zustande kommen soll, daß infolge Fortfalls des Trypsininhibitors leukocytäre Proteinasen eine fortschreitende Destruktion von Alveolargewebe herbeiführen. Es liegt eine recessiv autosomale Vererbung vor.

4. Anomalie einer Serumeiweißfraktion. Bekannt geworden ist die wahrscheinlich recessiv vererbliche, nicht geschlechtsgebundene *Doppelalbuminämie* oder *Bisalbuminämie*. Hierbei ist neben dem normalen Albumin ein anormales vorhanden. Die unter üblichen Bedingungen

durchgeführte Elektrophorese (pH 8,6) läßt in diesen Fällen eine Doppelgipfligkeit des Albumingradienten erkennen (s. Abb. 44). Nach Ultrazentrifugen- und immunologischen Untersuchungen besteht zwischen den beiden Albuminen Identität. Die Summe beider Albumine entspricht dem normalerweise festzustellenden Albumingehalt. Die anormale Albuminfraktion kann elektrophoretisch schneller oder langsamer als das normale Albumin wandern. Der Unterschied zwischen normalem und anormalem Albumin besteht möglicherweise darin, daß einige Carboxylgruppen durch Tyro-

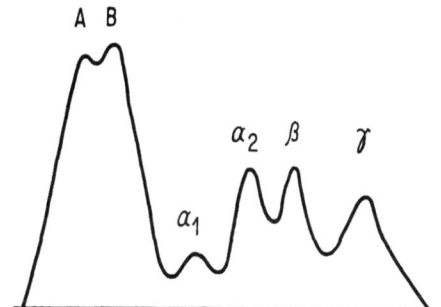

Abb. 44. Elektrophoresediagramm einer Doppelalbuminämie. (Nach HITZIG, Plasmaproteine in der klinischen Medizin. Berlin-Göttingen-Heidelberg: Springer 1963)

sind und Lysin oder Cystein ersetzt sind. Die Ursache der Doppelalbuminämie ist bisher nicht geklärt.

γ) *Kryoglobulinämie*

In seltenen Fällen verschiedener Erkrankungen können Proteine beobachtet werden, die aus unterkühltem Serum entweder ausfallen oder das Serum in toto gelieren lassen. Je höher der Gehalt an solchen *Kryoglobulinen* ist, bei desto höherer Temperatur treten diese Erscheinungen auf. Am ehesten werden Kryoglobuline bei den Paraproteinämien beobachtet, bei denen offenbar die Paraproteine bzw. ein Teil von ihnen Kryoglobulineigenschaften besitzt. Daneben werden Kryoglobuline aber auch bei anderen Erkrankungen verschiedenster Ätiologie gefunden, gelegentlich auch bei Gesunden.

Die Ursache ihres Auftretens ist nicht bekannt. Bei Vorliegen solcher Kryoglobuline kann es zu Zirkulationsstörungen an den Acren kommen.

Literaturhinweise

BETKE, K.: Der menschliche rote Blutfarbstoff bei Fetus und reifem Organismus. Berlin-Göttingen-Heidelberg: Springer 1954.

BRAUNSTEINER, H.: Physiologie und Physiopathologie der weißen Blutzellen. Stuttgart: Georg Thieme 1959.

DACIE, J. V.: The haemolytic anaemias, congenital and acquired. London: Churchill, Part I 1960, Part II 1962.

DAMESHEK, W., and F. GUNZ: Leukemia. New York: Grune 1958.

GEHRMANN, G.: Hämolyse und hämolytische Anämien. Stuttgart: Georg Thieme 1969.

GRABAR, P., et P. BURTIN: Analyse immuno-électrophorétic. Paris: Masson & Cie. 1960.

GROSS, R.: Pathophysiologie und Klinik der Thrombocytopathien. Verh. dtsch. Ges. inn. Med. 1960, 814.

GRUNKE, W.: Lehrbuch der Hämatologie. Jena: VEB Gustav Fischer 1966.

HEEPE, F.: Die unspezifischen Bluteiweißreaktionen. Darmstadt: Dr. Dietrich Steinkoppf 1953.

HEILMEYER, L.: Die Störungen der Bluthämsynthese mit besonderer Berücksichtigung der sideroachrestischen Anämien und erythropoetischen Porphyrien. Stuttgart: Georg Thieme 1964.

HEREMANS, J.: Les globulines sérique du système γ. Brüssel: Arscia 1960.

HITZIG, W. H.: Die Plasmaproteine in der klinischen Medizin. Berlin-Göttingen-Heidelberg: Springer 1963.

JAHNKE, K., u. W. SCHOLTAN: Die Bluteiweißkörper in der Ultrazentrifuge. Stuttgart: Georg Thieme 1960.

KARLSON, P.: Kurzes Lehrbuch der Biochemie. Stuttgart: Georg Thieme 1961.

MARTI, H. R.: Normale und anomale menschliche Hämoglobine. Pathologie und Klinik in Einzeldarstellungen. Bd. XIII. Berlin-Göttingen-Heidelberg: Springer 1963.

MOLLISON, P. L.: Blood transfusion in clinical medicine, 4. Aufl. Oxford: Blackwell 1967.

ODENTHAL, H.: Entzündung und Bluteiweißkörper. Stuttgart: Georg Thieme 1958.

PEZOLD, F. A.: Lipide und Lipoproteide im Blutplasma. Berlin-Göttingen-Heidelberg: Springer 1961.

PUTNAM, F. W.: The plasma proteins. New York and London: Academic Press 1961.

RIVA, G.: Das Serumeiweißbild. Bern u. Stuttgart: Hans Huber 1957.

STEFANINI, M., and W. DAMESHEK: The hemorrhagic disorders. New York: Grune 1962.

SVEDBERG, T., u. K. O. PEDERSEN: Die Ultrazentrifuge. Dresden u. Leipzig 1940.

WALLER, H. D., u. G. W. LÖHR: Enzymopenische hämolytische Anämien. Internist (Berl.) 7, 295 (1966).

WINTROBE, M. M.: Clinical hematology. Philadelphia: Lea & Febiger 1967.

WUHRMANN, F., u. H. H. MÄRKI: Dysproteinämien und Paraproteinämien. Basel u. Stuttgart: Benno Schwabe & Co. 1963.

Atmung

Hauptaufgabe der Lungenatmung ist die Sättigung des Blutes mit Sauerstoff und die Eliminierung der Stoffwechselschlacke Kohlensäure aus dem Blut. Die anderen Aufgaben der äußeren Atmung (Reinigung der eingeatmeten Luft von Staubpartikeln, Teilnahme der Lunge an der Temperaturregulation und der Regulation des Wasserhaushaltes durch Aufwärmung der eingeatmeten Luft) haben demgegenüber eine untergeordnete Bedeutung.

I. Die Atemmechanik unter normalen und krankhaften Bedingungen

Der Gaswechsel in der Lunge ist die Resultante mechanischer Atemvorgänge. Ihrem Wirkungsprinzip nach ist die Atemmechanik mit einer einläufigen Kolbenpumpe, die als Rückstellkraft eine Feder besitzt, vergleichbar. Der Federwirkung entsprechen die elastischen Eigenschaften von Lunge und Thorax. Im Wechselspiel zwischen In- und Exspiration stellt die Einatmung den aktiven Vorgang dar (Spannung der Feder), während die Ausatmung normalerweise passiv vor sich geht. Doch kann, wenn die exspiratorischen Widerstände, die der elastischen Rückstellkraft entgegenwirken, ungewöhnlich groß sind, die Ausatmung ebenfalls eine Leistung der Atemmuskulatur erfordern.

Für diesen Bewegungsmechanismus bildet die Wirbelsäule mit ihrer geringen Beweglichkeit den Fixpunkt der Atembewegungen. Durch Heben der Rippen und des Brustbeins auf der einen und Senkung des Zwerchfells auf der anderen Seite wird sowohl eine Vergrößerung des Tiefen- als auch Längsdurchmessers des Thorax erreicht. Die aktive Leistung in diesem Geschehen obliegt der Atemmuskulatur. Durch die Brustkorbvergrößerung werden die Lungen, da zwischen Pleura parietalis und visceralis eine nicht dehnbare capilläre Flüssigkeitsschicht zwischengeschaltet ist, entsprechend der Thoraxausdehnung entfaltet. Dabei nehmen die längs der Wirbelsäule und dem Mediastinum gelegenen Partien nur in geringerem Ausmaße an den Bewegungen des Thorax teil. Das gleiche gilt für die oberen Lungenareale, während die mittleren und basalen stärker ausgedehnt werden. Daneben lassen sich hinsichtlich der Ausdehnung der Lunge drei strukturale Zonen unterscheiden:

1. der wenig dehnbare Hilusbereich,
2. die sehr ausdehnungsfähige Peripherie und
3. die dazwischen gelegene Zone, die zwar infolge der anatomischen Struktur eine gewisse Starre aber dennoch eine nicht unerhebliche Elastizität aufweist.

So werden bei der Einatmung einzelne Gebiete — dank der Aufteilung der Lungen in verschiedene Lappen — gegeneinander und die Lungenwurzel nach vorn und unten verschoben.

Durch die Kontraktion der Atemmuskeln wird das Thoraxvolumen vergrößert und ein Unterdruck in der Lunge gegenüber der Atmosphäre erzeugt. Dem Druckgefälle entsprechend strömt Luft bis zum Druckausgleich in die Lunge ein. Am Ende der Inspiration ist so der intraalveoläre Druck gleich dem atmosphärischen Luftdruck. Die nun folgende Phase der Exspiration ist das Ergebnis passiver Vorgänge. Wird doch lediglich die während der Inspiration als Retraktionskraft gespeicherte poten-

tielle Energie frei, die den Thorax in seine Ausgangslage zurückführt. Dies trifft für den Fall zu, daß die während der Ausatmung zu überwindenden Widerstände klein sind. Anderenfalls, bei ungewöhnlich großen exspiratorischen Widerständen, die der elastischen Retraktion entgegenwirken, ist zur Entleerung der Lunge eine Kontraktion der Exspirationsmuskulatur notwendig. Während der Exspiration besteht ebenfalls ein Druckgefälle, allerdings in umgekehrter Richtung wie bei der Inspiration, das durch Entströmen der Luft ausgeglichen wird.

Der Ausdehnung der Lunge wirken 4 Kräfte entgegen, nämlich:

1. der elastische Widerstand von Lunge und Thorax,
2. der Strömungswiderstand in den Luftwegen,
3. der Reibungs- bzw. Deformationswiderstand nicht elastischer Elemente und
4. der Trägheitswiderstand.

Letzterer, zu dessen Überwindung Beschleunigungsarbeit geleistet werden muß, ist für das System Lunge und Thorax so klein, daß er praktisch vernachlässigt werden kann.

1. Elastischer Widerstand

Elastizität kennzeichnet jene Eigenschaft eines Körpers, die unter Krafteinwirkung angenommene Formveränderung wieder rückgängig zu machen. Ein ideal elastischer Körper gehorcht dabei dem Hookeschen Gesetz. Dieses besagt, daß die Form- bzw. Längenänderung, d. h. die Dehnung (Δ_l) proportional der einwirkenden Kraft (K) und einer dem Material eigenen Dehnungsgröße (ε) ist. Die elastischen Eigenschaften von Lunge und Thorax folgen diesem Gesetz. Setzt man Kraft und Weg oder Druck und Volumenänderung in Beziehung zueinander, so erhält man ein Maß für die Dehnbarkeit von Lunge und Thorax. Verläuft die Kurve (Volumen/Druckeinheit) sehr steil, so entspricht das einer guten, verläuft sie flach, einer schlechten Dehnbarkeit (s. Abb. 45).

Die Druck-Volumenbeziehung wird durch 2 Größen bestimmt, nämlich die Elastance und die Compliance. Die Compliance entspricht der Dehnbarkeit, die Elastance dem elastischen Widerstand. Beide stehen im umgekehrten Verhältnis zueinander. Die Elastance (cm H_2O/l), vergleichbar mit dem in der Technik angewandten Terminus Elastizitätsmodul, wird

heute in der Atemphysiologie nur wenig verwandt. Für den als Dehnbarkeit oder Compliance bezeichneten Volumen-Druck-Koeffizienten gilt die umgekehrte Dimension, nämlich l/cm H_2O.

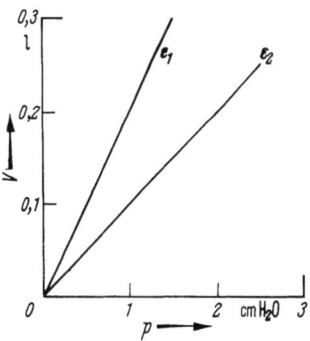

Abb. 45. Kraft-Weg-Diagramm zweier unterschiedlich elastischer Körper; die Dehnbarkeit des einen Körpers ($\varepsilon 1$) ist doppelt so groß wie die des anderen ($\varepsilon 2$)

Die Gesamtdehnbarkeit entspricht den elastischen Eigenschaften von Lunge und Thorax. Dies wird verdeutlicht durch die schematische Darstellung der Verhältnisse am Modell (s. Abb. 46).

Die Abb. 46 stellt, entsprechend den Lungen-Thoraxverhältnissen, ein doppelt elastisches System dar. Die einzelnen elastischen Kräfte werden hierbei durch Spiralen wiedergegeben („Lungenfeder" und „Thoraxfeder"). Die Lunge nimmt dabei im Kollapsvolumen ihren Gleichgewichtszustand ein. Der isolierte Thorax hingegen hat seine Gleichgewichtslage bei einem Ruhevolumen, das etwa 60% der Vitalkapazität entspricht. So wirken die elastischen

Volumen zu dehnen, gleich der Summe beider Teilkräfte. Unter Berücksichtigung der zu überwindenden elastischen Widerstände gilt nämlich:

$$\frac{1}{\text{Compliance (total)}} =$$

$$\frac{1}{\text{Compliance (Lunge)}} + \frac{1}{\text{Compliance (Thorax)}}$$

Beträgt z. B. die Compliance der Lunge 0,2 l/cm H_2O und die des Thorax ebenfalls 0,2 l/cm H_2O, so ist die Compliance von Lunge und Thorax 0,1 l/cm H_2O.

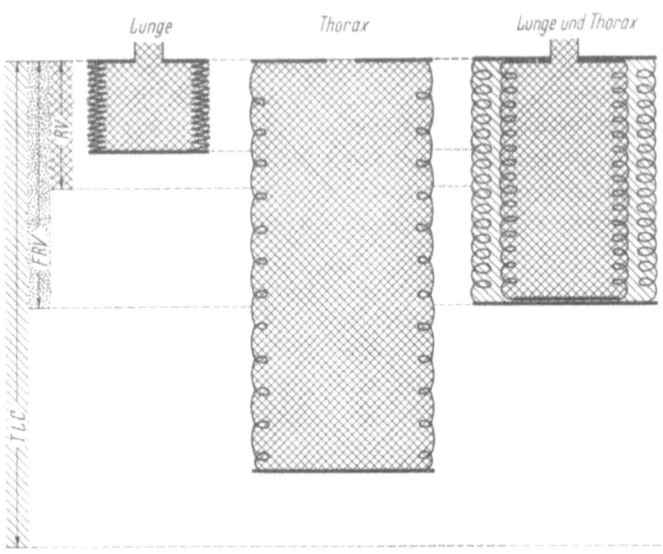

Abb. 46. Elastische Kräfte von Lunge und Thorax schematisch dargestellt durch Federwirkung. Die elastischen Eigenschaften der Lunge lassen diese außerhalb des Thorax auf das Kollapsvolumen retrahieren. Der Thorax ohne Lunge nimmt hingegen eine zwischen maximaler Inspiration und Atemmittellage gelegene Gleichgewichtslage ein. Lunge und Thorax haben ihre Gleichgewichtslage in normaler Exspirationsstellung; dieses Volumen entspricht dem funktionellen Residualvolumen (*FRV*). *RV* Residualvolumen, *TLC* Totalkapazität. (Nach COMROE, FORSTER, DUBOIS, BRISCOE u. CARLSEN, Die Lunge. Stuttgart: F. K. Schattauer 1968)

Kräfte von Lunge und Thorax gegensinnig aufeinander ein und halten sich in einer Gleichgewichtslage, die dem Exspirationsniveau (dem funktionellen Residualvolumen) entspricht. Demzufolge steht in Atemruhelage der Thorax, bedingt durch die Retraktionskraft der Lunge, ebenso unter Spannung wie die Lunge. Die Retraktionskraft der Lunge setzt sich zusammen aus der Elastizität des Lungengewebes selbst und der durch die Oberflächenspannung der Alveolen gegebenen Rückstellwirkung. Die dünne Flüssigkeitsschicht, die das Alveolarepithel überzieht, strebt nämlich gemäß den Gesetzen der Oberflächenspannung nach Verkleinerung.

Jede Änderung des Gleichgewichtszustandes des Systems Thorax-Lunge erfordert die Einwirkung einer äußeren Kraft (Muskelkraft), die die Formveränderung herbeiführt. Dabei ist für dieses System die Kraft, die notwendig ist, um es auf ein bestimmtes

Die Lungendehnbarkeit (Compliance) läßt sich anhand eines Volumen-Druck-Diagrammes bestimmen. Für die Aufstellung solcher Diagramme ist es erforderlich, neben den gut meßbaren Lungenvolumenänderungen die transpulmonale Druckänderung (Druckdifferenz zwischen Pleuraspalt und Mund) zu registrieren. Diese intrapleuralen Druckschwankungen können in guter Annäherung auch im Oesophagus gemessen werden. Zu ihrer Registrierung benutzt man daher heute meist eine Oesophagusballonsonde. Wesentlich ist dabei, daß die Werte für die Volumen-Druckkurve unter statischen Bedingungen (d. h. ohne Luftströmung) ermittelt werden. Dies erfordert Messungen während eines vorübergehenden kurzfristigen Atemstillstandes. Bei fortlaufender Atmung lassen sich diese Werte aus den Umkehrpunkten der In- und Exspiration (Strömungsstillstand) ermitteln. Die so erhaltene Compliance ist allein auf die Lunge zu beziehen. Für die Messung der Dehnbarkeit von Lunge und Brustkorb ist es jedoch erforderlich, bei ausgeschalteter Atemmuskulatur (z. B. Anaesthesie) den transthorakalen Druck (Druckdifferenz zwischen Mundhöhle und Unterdruckkammer — z. B. Tankrespirator) zu bestimmen. Die Compliance des Brustkorbes ergibt sich als Differenz der Gesamtcompliance minus Lungencompliance.

Die Beurteilung der Compliance setzt wie bei anderen Meßgrößen Normwerte voraus. Diese Sollwerte hängen neben den elastischen Eigenschaften von der Größe des Organs ab. Abweichungen der Compliance von der Norm lassen nicht ohne weiteres folgern, daß die Eigenschaften des elastischen Gewebes verändert sind, da auch die Oberflächenspannung eine wesentliche Rolle spielt. Es wird lediglich eine Veränderung der gesamten Dehnbarkeit (elastisches Gewebe und Oberflächenspannung) erfaßt. Da die Compliance auch abhängig ist von der Organgröße, ist es zum Zwecke der Standardisierung der Normwerte besser, die Compliance auf ein gegebenes Volumen (z. B. das funktionelle Residualvolumen) zu beziehen. Dieser Quotient (Compliance/funktionelles Residualvolumen) wird spezifische Compliance genannt. Diese beträgt für die Lunge der Neugeborenen etwa 0,065 und für Erwachsene etwa 0,055 l/cm H_2O pro 1 l funktionelles Residualvolumen. Die Bezugnahme der Compliance auf das funktionelle Residualvolumen ist besonders bei pathologischen Prozessen in der Lunge von Bedeutung, da das Ausgangsvolumen einen nicht unerheblichen Einfluß auf den Meßwert hat. Die Compliance ändert sich nämlich parallel mit dem funktionellen Residualvolumen. Sie wird daher bei erniedrigtem Ausgangsvolumen, z. B. durch einseitigen Bronchusverschluß, vermindert gefunden, obwohl die elastischen Eigenschaften des Lungengewebes unverändert sind. Weicht hingegen die spezifische Lungendehnbarkeit von der Norm ab, so läßt dies entweder auf Veränderungen des elastischen Gewebes, auf Oberflächenspannungsänderungen der Alveolarwände oder auf ein Lungenödem schließen.

Eine Erniedrigung der Compliance auf der Basis veränderter Gewebselastizität findet man bei restriktiven Lungenkrankheiten (z. B. bei Lungenfibrosen). Umgekehrt ergibt sich für die emphysematöse Lunge eine Erhöhung der Compliance, da bei diesen Patienten die Lunge schon bei relativ geringem transpulmonalem Druck auf das Volumen des normalen Residualvolumens gebläht werden kann. Daraus folgt bei normalem transpulmonalem Druck eine Erhöhung des funktionellen Residualvolumens, wie es bei diesen Patienten pathognomonisch ist. Der Verlust der Retraktionsspannung der Lunge führt so zu einer Vergrößerung des Thoraxvolumens in Atemmittellage.

Neben Lungenerkrankungen vermindern auch Herzerkrankungen durch die im kleinen Kreislauf hervorgerufenen Stauungserscheinungen die Compliance der Lunge. So führt z. B. die chronische Stauungslunge bei Mitralstenosen wie auch das Lungenödem zu einer Verminderung der Compliance. Wahrscheinlich spielt bei der starren Ödemlunge neben der veränderten elastischen Eigenschaft auch eine Änderung der Oberflächenspannung der Alveolarwände infolge des intraalveolären Ödems eine Rolle. Neben diesen Erkrankungen wird die Gesamtdehnbarkeit (Lunge + Thorax) auch noch durch Erkrankungen des Thorax beeinflußt. Eine Verminderung der Compliance des Thorax findet man vor allem bei der Kyphoskoliose, bei Krankheiten der Skeletmuskulatur, nach Thorakoplastik und bei Adipositas.

Als Folge einer veränderten Compliance resultiert, da die Dehnbarkeit in einzelnen Lungenabschnitten graduell verschieden, nicht selten eine unterschiedliche Belüftung der Lunge. Darüber hinaus stellt eine verminderte Dehnbarkeit größere Anforderungen an die zu leistende Atemarbeit. Eine solche durch krankhafte Veränderungen an der Lunge oder am Thorax zustandegekommene erhöhte Atemarbeit macht sich klinisch in einer Dyspnoe bemerkbar.

2. Viscöse Widerstände

Im Gegensatz zu den elastischen Widerständen, die durch Druck-Volumenbeziehungen definiert sind, handelt es sich hierbei um Druck-Strömungsbeziehungen. Diese Widerstände sind nämlich eine Funktion der Lungenbewegung, also abhängig von der Zeit, während die Dehnbarkeit, gemessen unter statischen Bedingungen, zeitunabhängig ist.

a) Strömungswiderstand

Die Bewegung des Luftstromes in den Luftwegen setzt eine Kraft zur Überwindung der inneren Reibung des strömenden Gases und der Reibung zwischen dem Gas und den Wänden der Atemwege voraus. Diese Strömungswiderstände, definiert durch den Quotienten Druckdifferenz/Stromstärke, werden durch die Druckdifferenz zwischen Außenluft und Alveolen (transbronchialer Druck) überwunden. Dabei entspricht dieser transbronchiale Druck während der Inspiration dem Luftdruck minus intraalveolärem Druck und während der Exspiration dem intraalveolären Druck minus Luftdruck. Der wechselnde Alveolardruck und der Strömungswiderstand bestimmen die Stromstärke (d. i. das pro Zeiteinheit geförderte Atemvolumen). Das Atemzeitvolumen ist somit proportional der Druckdifferenz und umgekehrt proportional dem Strömungswiderstand. Für den Widerstand ist dabei von Bedeutung, ob die Luftströmung laminar erfolgt oder Turbulenzen aufweist.

Unter den Bedingungen der laminaren Strömung ergibt sich der für die Überwindung des Strömungswiderstandes nötige Druck (Δ_p) aus dem Produkt Stromstärke ($\dot{V}$) mal Strömungswiderstand ($\Delta_p = \dot{V} \cdot K_l$). Aufgrund des Hagen-Poiseuilleschen Gesetzes ist K_l direkt proportional der Viscosität des Gases, der Länge der Atemwege und umgekehrt proportional der 4. Potenz des Radius des Rohrquerschnittes. Während so für laminare Strömungsverhältnisse die Reibungskonstante K_l unabhängig von der Gasdichte und Δ_p unabhängig von der Strömungsgeschwindigkeit ist, gilt für turbulente Strömungen: $\Delta_p = \dot{V}^2 \cdot K_t$. Daraus geht hervor, daß die Druckdifferenz zur Überwindung des Strömungswiderstandes bei turbulenter Strömung proportional ist dem Quadrat des Stromzeitvolumens ($\dot{V}^2$) multipliziert mit der Konstanten K_t, die zwar nicht von der Viscosität aber von der Gasdichte und anderen Faktoren abhängig ist.

Für das Tracheobronchialsystem, das eine Vielzahl von Verzweigungen und damit Wirbelstrombildungen aufweist, ist neben einer laminaren Strömung in den großen Luftwegen auch eine turbulente Strömung anzunehmen. Die Turbulenzen werden besonders unter krankhaften Bedingungen verstärkt, wenn z. B. Schleim, Fremdkörper oder Tumoren die Bronchialwand verändern. Demzufolge steigt der Strömungswiderstand in solchen Fällen stark an. Es gilt nämlich nach ROHRER für die Strömungsverhältnisse im Tracheo-Bronchialsystem: $\Delta_p = K_l \cdot \dot{V} + K_t \cdot \dot{V}^2$. Daraus geht hervor, daß der Alveolardruck in einem nichtlinearen Verhältnis zum Durchflußvolumen und Strömungswiderstand steht.

Die Ermittlung des Strömungswiderstandes setzt die Messung des Alveolardruckes und der Atemstromstärke voraus. Die hierzu benutzte Verschlußdruckmethode basiert auf einer kurzfristigen Unterbrechung des mit dem Pneumotachographen registrierten Atemstromes. Dabei liefert das Pneumotachogramm die Atemstromstärke. Gleichzeitig wird durch plötzliche Unterbrechung des Atemstroms, da ein momentaner Druckausgleich in den Luftwegen eintritt, der Alveolardruck registriert. Man setzte hierbei voraus, daß der im Mund gemessene Druck während der Unterbrechung dem Alveolardruck gleich sei. Neuere Untersuchungen lassen allerdings Zweifel an dieser Methodik aufkommen. Eine andere Art der Strömungswiderstandsmessung beruht auf dem plethysmographischen Verfahren. Hierbei wird in einer luftdicht abgeschlossenen Kabine, in der sich der Patient aufhält, der atemsynchrone Plethysmographendruck sowie mit Hilfe eines Pneumotachographen die Strömungsgeschwindigkeit der Atemluft registriert. Aus den Druckänderungen in der Plethysmographenkammer kann der intraalveoläre Druck nach entsprechender Eichung für jeden Zeitpunkt des Atemcyclus ermittelt werden. Aus diesem transbronchialen Druck und der Atemstromstärke kann der Strömungswiderstand berechnet werden.

Der Strömungswiderstand, auch mit Resistance bezeichnet, beträgt für Erwachsene 1—3 cm H_2O/l/sec. Er nimmt mit zunehmendem Alter nur geringgradig zu (bis 4 cm H_2O/l/sec). Bei Atemwegserkrankungen (Stenosen im Bronchialsystem) kann die Resistance hingegen 30 cm H_2O/l/sec und mehr betragen. Der Alveolardruck, der normalerweise in der Inspiration um -2 cm H_2O und in der Exspiration um $+2$ cm H_2O schwankt, steigt unter erhöhten Widerständen auf über 20 cm H_2O an.

Mit zunehmendem Lungenvolumen nimmt der Strömungswiderstand ab. Deshalb ist auch hier wie bei der Compliance das Lungenausgangsvolumen zu berücksichtigen. Als Bezugsgröße kann man ebenfalls das funktionelle Residualvolumen wählen. Dieses weist mit dem Reziprokwert des Strömungswiderstandes eine lineare Beziehung auf. Den Kehrwert der Resistance ($1/R$) bezeichnet man mit Conductance.

Erhöhte Strömungswiderstände in den Atemwegen finden sich vor allem bei der chronischen Bronchitis, dem Lungenemphysem und dem Asthma bronchiale. Ebenso vergrößern auch andere zu einer Einengung der Luftwege führende Erkrankungen (wie z. B. Tumoren, Narbengewebe, Ergüsse) den Strömungswiderstand. Eine Dyspnoe wird dem Patienten meist erst dann bewußt, wenn der Atemwegswiderstand um mehr als das Dreifache über den Normalwert angestiegen ist. Erhöhungen des Strömungswiderstandes auf das 10—15fache machen sich als erhebliche Dyspnoe bemerkbar. Solche Widerstandserhöhungen finden sich vor allem beim Asthma bronchiale, wobei dann nicht nur die exspiratorischen, sondern auch die inspiratorischen Atemwegswiderstände vergrößert sind. Während bei diesen Kranken Bronchialspasmen, Schleimhautödem und eine Dyskrinie die Widerstandserhöhung hervorrufen, beruht diese beim Lungenemphysem hauptsächlich auf einem Kollaps der kleinen Atemwege während der Exspiration. Aber auch die mittleren Bronchien und sogar die Trachea (wie z. B. bei der Tracheomalacie) können bei forcierter Exspiration, bedingt durch einen sehr hohen intrathorakalen Druck, eine erhebliche Stenosewirkung ausüben. Der so entstandene erhöhte Strömungswiderstand in den Atemwegen führt zu einer Vergrößerung des Residualvolumens und begünstigt auf die Dauer die Fortentwicklung des chronisch obstruktiven Lungenemphysems. Ganz generell wirkt sich ein erhöhter Strömungswiderstand gleich welcher Ursache mindernd auf die Atemleistungsbreite aus.

b) Gewebs- und Deformationswiderstand

Neben den bisher besprochenen Widerständen bei der Atmung ist der Reibungswiderstand extra- und intrapulmonaler Gewebe zu überwinden. Er beruht auf Deformationswiderständen in den nicht-elastischen Geweben der Lunge, im Thoraxskelet, in der Thoraxwand und in den Baucheingeweiden. Bei Beginn der Inspiration ist dieser Reibungswiderstand gleich Null. Etwa in der Mitte der Inspiration während der größten Atemstromgeschwindigkeit erreicht er sein Maximum. Bei Sistieren der Bewegung wird er wieder Null. In der nun folgenden Exspiration ist der gleiche Reibungswiderstand zu überwinden. Dies übernimmt die Retraktionskraft der Lunge, während der inspiratorische Reibungswiderstand von der Atemmuskulatur bewältigt wird.

Der Gewebswiderstand verhält sich bei gesunden, jungen Erwachsenen zum Strömungswiderstand wie 1:5, d.h. vom gesamten Atembewegungswiderstand (d.i. die Summe von Strömungswiderstand und Gewebswiderstand) beträgt der Gewebswiderstand etwa 20% und der Strömungswiderstand 80%. Pathologische Gewebswiderstände finden sich bei Veränderungen des Thorax (z.B. der Kyphoskoliose) und bei fibrotischen Lungenveränderungen (z. B. Pneumokoniosen, Sarkoidosen, Lungenfibrosen und Carcinomatosen).

3. Atemarbeit

Der Begriff der Arbeit (A) ist definiert als Produkt aus Kraft mal Weg ($A = K \cdot W$). Da dieses Produkt jenem von Druck mal Volumen ($p \cdot V$) identisch ist, ergibt sich für die hier zu betrachtenden Verhältnisse der Atemarbeit:

$$A = p \cdot V.$$

Die Dimension der Atemarbeit ist entsprechend der physikalischen Definition mkg. Sie beträgt beim Gesunden während Ruheatmung etwa $0,02 \pm 0,005$ mkg pro Liter Ventilation. Entsprechend ergibt sich eine Atemleistung von 0,2—0,3 mkg/min. Die Atemarbeit läßt sich aus dem Druck-Volumen-Diagramm, der sog. Atemschleife, ermitteln. Das Prinzip dieser Methode sei anhand einer schematischen Darstellung erläutert (s. Abb. 47).

Die Abb. 47 zeigt als Modell einen Block, der mit einer Spiralfeder an einer Wand befestigt ist. Im oberen Teil der Abbildung ruht der Block auf einer reibungsfreien Eisfläche. Wird der Block durch eine von außen angreifende Kraft bewegt, ist die Wegstrecke, die er zurücklegt, der angreifenden Kraft (ausgezogener Pfeil) proportional. Die Kraft wird nur benötigt, um die Spiralfeder zu dehnen. Diese Kraft-Weg-Beziehungen sind auf den Diagrammen rechts dargestellt. Auf den Atemcyclus übertragen, stellt das schraffierte Areal die zur Überwindung des elastischen Widerstandes erforderliche Arbeit dar. Im unteren Teil der Abbildung ruht der Block auf einer rauhen Unterlage. In diesem Falle sind zu seiner Bewegung zwei Kräfte erforderlich. Die eine Kraft entspricht derjenigen zur Dehnung der Spiralfeder; ihre Größe hängt von der Wegstrecke ab, sie ist die gleiche wie im oberen Bildteil. Die zweite Kraft (unterbrochener Pfeil) wird zur Überwindung des Reibungswiderstandes zwischen Block und Unterlage benötigt. Diese zusätzliche Kraft zur Überwindung des Reibungswiderstandes nimmt mit wachsender Geschwindigkeit zu und wird Null, wenn der Block stillsteht. Wie die dazugehörigen Diagramme zeigen, weicht die unterbrochene Linie von der Geraden ab; das schraffierte Areal entspricht der zusätzlich zur Überwindung des Reibungswiderstandes geleisteten Arbeit. Auf die Atmung übertragen werden damit zusätzlich die viscösen Wider-

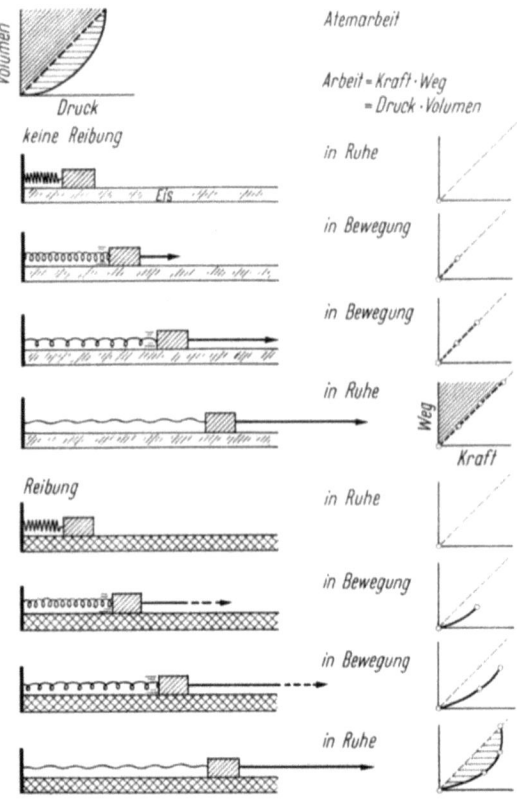

Abb. 47. Schematische Darstellung der elastischen und viscösen Widerstände im Weg-Kraft-Diagramm (Atemschleife). Näheres s. Text. (Nach COMROE, FORSTER, DUBOIS, BRISCOE u. CARLSEN, Die Lunge. Stuttgart: F. K. SCHATTAUER 1968)

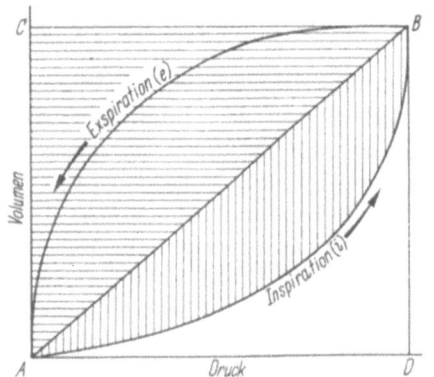

Abb. 48. Schematisiertes Druck-Volumen-Diagramm eines Atemcyclus. Näheres s. Text

stände, also der Strömungswiderstand und der Gewebsdeformationswiderstand, erfaßt.

Die Bestimmung der Atemarbeit, die für die Überwindung aller Atemwiderstände, also des elastischen Widerstandes von Lunge und Thorax, des Gewebs-Deformationswiderstandes und des Strömungswiderstandes erforderlich ist, ist nur im Respirator nach Erschlaffung der Atemmuskulatur möglich. Durch Erzeugung eines Unterdruckes im Respirator kommt

es dabei zur Einatmung eines bestimmten Luftvolumens. Aus den hierbei registrierten Werten, nämlich der Druckdifferenz zwischen dem im Respirator herrschenden Druck und dem Munddruck (transthorakaler Druck) sowie dem bei dieser Druckdifferenz inspirierten Luftvolumen ergibt sich die Atemarbeit.

Gewöhnlich beschränkt man sich aber auf die Ermittlung der an der Lunge angreifenden Kräfte, da sich dieses Untersuchungsverfahren einfacher gestaltet. Hierzu ist nämlich lediglich die Bestimmung des transpulmonalen Druckes (Druckdifferenz zwischen Pleuraraum und Mund) während des Atemcyclus erforderlich. In der Praxis bedient man sich hierzu der Druckmessung im Oesophagus mittels einer Ballonsonde bei gleichzeitiger Aufzeichnung des Atemvolumens. Damit erhält man für jeden Zeitpunkt des Atemcyclus die Druck-Volumen-Beziehung, die in einem Diagramm aufgetragen der „Atemschleife" entspricht.

Das Druck-Volumen-Diagramm (Atemschleife) eines Atemzuges gibt die Abb. 48 wieder.

Wie Abb. 48 zeigt, ergibt sich die inspiratorische Gesamtarbeit aus dem Flächeninhalt $AiBC$. Beim Phasenwechsel (Ende der In- bzw. Exspiration, bezeichnet mit B und A) ist die Atembewegung und somit auch die Luftstromgeschwindigkeit gleich Null. An diesen Punkten entspricht also der Intrathorakaldruck (Oesophagusdruck) der Retraktionskraft der Lunge. Somit läßt sich aus der Verbindung beider Punkte A und B, die auch mit elastischer Achse bezeichnet wird, die Compliance ermitteln (s. auch unter Lungendehnbarkeit). Der Flächeninhalt des Dreiecks ABC entspricht der Arbeit zur Überwindung des elastischen Widerstandes. Wie bereits bei der Modellbeschreibung (Abb. 47) dargelegt, entspricht der Flächeninhalt AiB der zusätzlich während der Inspiration zur Überwindung der Gewebs- und Strömungswiderstände, der sog. viscösen Widerstände, geleisteten Arbeit. Weiterhin ergibt die Fläche $AiBC$, wie schon erwähnt, die Gesamtarbeit während der Inspiration. Falls dieses Atemarbeitsdiagramm durch Bestimmung des transpulmonalen Druckes (Oesophagusdruckmessung) gewonnen wurde, handelt es sich um die in der Lunge angreifende Gesamtarbeit; wurde jedoch im Respirator gemessen, so entspricht die ermittelte Gesamtarbeit der an Lunge und Thorax wirksamen Atemarbeit.

Mit Hilfe der Atemarbeit und dem hierfür erforderlichen Energieverbrauch (O_2-Verbrauch der Atemmuskulatur) läßt sich auch der Wirkungsgrad der Ventilation berechnen nach der Gleichung:

$$\text{Wirkungsgrad \%} = \frac{\text{Atemarbeit}}{\text{Energieverbrauch}} \cdot 100$$

Dieser Wirkungsgrad ist, da der O_2-Verbrauch der Atemmuskulatur bei Gesunden unter Ruhebedingungen sehr klein, optimal. Unter pathologischen Bedingungen kann er erheblich abnehmen. Damit tritt aber gerade bei Lungen- und Herzkranken ein zusätzlich leistungsbegrenzender Faktor (durch Zunahme des O_2-Verbrauchs für die Atemarbeit) zutage. Denn in Abhängigkeit des Energieverbrauches für die Atemarbeit wird die Atmung von einer gewissen Grenze an ineffektiv. Daraus ist zu erkennen, daß bei bestimmten pathologischen Fällen eine weitere Atemsteigerung keinen Gewinn mehr bringt, da die vermehrte Sauerstoffzufuhr völlig für die Atemarbeit verbraucht wird.

Betrachtet man unter energetischen Gesichtspunkten die für die Aufrechterhaltung einer adäquaten alveolaren Ventilation erforderliche Atemarbeit in Ruhe, so ergibt sich ein Ökonomieoptimum der Atemarbeit beim Gesunden bei einer Frequenz von etwa 15/min. Eine alveoläre Ventilation von 4,0 l/min wird dabei durch ein Atemzugvolumen von etwa 400 ml erreicht. Dieses Frequenz-Optimum verschiebt sich unter pathologischen Bedingungen, und zwar in Abhängigkeit von Veränderungen der elastischen oder viscösen Widerstände. Bei verminderter Lungendehnbarkeit ist eine höhere Atemfrequenz ökonomischer, weil dabei die elastischen Widerstände geringer sind, während bei Obstruktionen der Atemwege eine normale oder subnormale Atemfrequenz günstiger ist. Eine höhere Atemfrequenz erfordert nämlich ein größeres Atemzeitvolumen, womit bei Obstruktionen die viscösen Widerstände und damit die Atemarbeit zunehmen.

Beim Gesunden steigt unter Arbeitsbedingungen die Atemarbeit ebenfalls erheblich an, doch ist ihr Wirkungsgrad immer noch günstig. Unter pathologischen Bedingungen wird der Nutzeffekt hingegen immer geringer, je größer die Atemwiderstände sind. Schließlich kann mit zunehmender Atemarbeit der Energieverbrauch so weit ansteigen, daß die vermehrte O_2-Zufuhr allein für die zusätzlich erhöhte Atemarbeit verbraucht wird. Unter den Bedingungen körperlicher Arbeit liegt diese Grenze beim Gesunden etwa beim Atemgrenzwert. Bei Patienten mit obstruktiver Ventilationsstörung wird diese Grenze je nach Ausmaß der Erhöhung der Widerstände weit nach unten bis in den Bereich geringer Ventilationssteigerungen verschoben. So kann z.B. bei einem Patienten mit einem obstruktiven Lungenemphysem die Atemarbeit unter Ruhebedingungen derart erhöht sein, wie sie ein Gesunder erst unter mittelschwerer bis schwerer Arbeit aufzubringen hat. Aber nicht nur bei Erkrankungen, die mit obstruktiven Ventilationsstörungen einhergehen, ist die Atemarbeit vermehrt, sondern auch bei Erkrankungen mit restriktiven Ventilationsstörungen. Es gilt ganz allgemein, daß jede Widerstandserhöhung, gleichgültig, ob sie die elastischen oder die viscösen Widerstände betrifft, zu einer Vergrößerung der Atemarbeit führt. Eine solche Zunahme der Atemarbeit unter erhöhten Widerständen wird als Dyspnoe empfunden.

II. Der Gasaustausch und seine Störungen

1. Gaswechsel und Gastransport

Für den Gaswechsel steht in der Lunge eine Oberfläche von ca. 60—120 m² zur Verfügung. Der hier erfolgende Gasaustausch geht nach den Gesetzen der Diffusion vor sich. Bevor jedoch die eingeatmete Luft die austauschende Fläche (Alveolarraum) erreicht, hat sie einen nicht am Gasaustausch beteiligten Raum — den sog. Totraum — zu überwinden.

Die Inspirationsluft, bestehend aus 20,93% Sauerstoff, 0,03% Kohlensäure und 79,04% Stickstoff (einschließlich geringer Mengen Edelgase) gelangt nach Anfeuchtung und Erwärmung auf 37°C in den Alveolarraum. Hier wird sie durch Abgabe von Sauerstoff an das Blut und Aufnahme von Kohlensäure aus dem Blut derart verändert, daß bei normalem respiratorischem Quotienten die Exspirationsluft etwa 16% Sauerstoff, 4% Kohlensäure und 80% Stickstoff aufweist. Da die Exspirationsluft sich aus einem Gemisch von etwa 30% Totraumluft und 70% Alveolargas zusammensetzt, findet sich durchschnittlich bei normaler Atmung im Alveolarraum ein Sauerstoffgehalt von rund 14% und ein Kohlensäuregehalt von 5,7%. Diese Gaskonzentrationen setzen sich durch Diffusion mit dem Capillarblut ins Gleichgewicht. Ihr Druck, d.h. der Partialdruck jedes einzelnen Gases, bestimmt den Gasgehalt des flüssigen Mediums in Abhängigkeit vom Absorptionskoeffizienten.

Der Partialdruck ist gegeben durch den Anteil eines Gases an einem Gasgemisch und dem herrschenden Barometerdruck. Für die Atemluft läßt sich der Partialdruck der Gase (unter den Bedingungen der Wasserdampfsättigung bei Körpertemperatur) errechnen aus:

$$p = \frac{\text{Gasgehalt \% } \cdot \text{(Barometerdruck — 47)}}{100}$$

Weiterhin ist die Löslichkeit eines Gases in einer Flüssigkeit definiert als jene Menge Gas, die sich bei einem Druck von 760 mm Hg in 1 ml Flüssigkeit löst. Dabei ist der Löslichkeitskoeffizient nach BUNSEN abhängig von der Natur der Flüssigkeit und von der Temperatur, bei der die Lösung stattfindet. Unter der Voraussetzung einer bestimmten Temperatur und Flüssigkeit ist also der Löslichkeitskoeffizient eine Konstante. Diese Abhängigkeit des Gasgehaltes einer Flüssigkeit von der Gasspannung wird ausgedrückt durch das Henrysche Gesetz. Dieses besagt, daß sich die Menge eines schlecht löslichen Gases, welches sich in einer bestimmten Menge Flüssigkeit löst, bei einer gegebenen Temperatur direkt proportional zum Partialdruck des Gases verhält.

Aufgrund obiger Gleichung ergibt sich für Sauerstoff ein Partialdruck in der Alveolarluft von rund

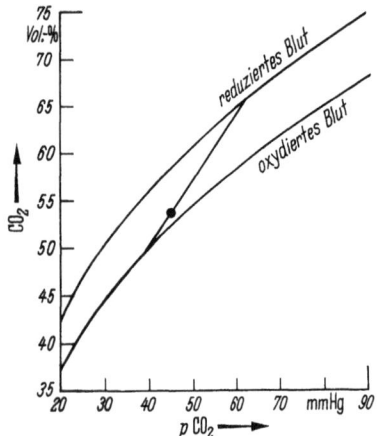

Abb. 49. Kohlensäurebindungskurve im oxydierten und reduzierten Blut mit kenntlich gemachtem Christiansen-Douglas-Haldane-Effekt, der durch die Verbindungslinie zwischen beiden Kurven verdeutlicht wird

100 mm Hg und für die Kohlensäure von rund 40 mm Hg. Diesen Drucken entsprechen in einer angenommenen stationären Phase die Gasspannungen im Blut.

Grundsätzlich ist beim Gastransport im Blut zwischen der physikalischen Lösung des Gases im Plasma und der chemischen Bindung des Gases zu unterscheiden. Wenn auch der im Plasma gelöste Sauerstoff unter Luftatmung nur in bescheidenem Maße am Sauerstofftransport teilnimmt, so ist dieser Vorgang doch von wesentlicher Bedeutung.

Da der O_2-Löslichkeitskoeffizient für menschliches Blut mit einer Sauerstoffkapazität von rund 20 Vol-% 0,02356 ml/ml bei 37° C und 760 mm Hg beträgt, ergibt sich für die Berechnung des physikalisch gelösten Sauerstoffes im Blut ein Faktor von 0,0031 Vol-% pro mm Hg Sauerstoffspannung. Im arteriellen Blut (pO_2 etwa 100 mm Hg) sind daher neben der chemischen Bindungskapazität 0,31 Vol-% O_2 physikalisch gelöst (Näheres über O_2-Bindungsverhältnisse und ihre Störungen s. unter dem Kapitel O_2-Mangel des Gewebes).

Der CO_2-Transport erfolgt wie der Sauerstofftransport teils in physikalischer Lösung und teils chemisch gebunden. So findet man im Blut folgende Transportformen:

etwa 5% in physikalischer Lösung (2,8 Vol-%),

etwa 5% als Carbamino-Hämoglobin (2,2 Vol-%),

etwa 25% als Bicarbonat in den Erythrocyten (12,0 Vol-%) und

etwa 65% als Plasmabicarbonat (31 Vol-%).

Demgebenüber wird die vom venösen Mischblut zusätzlich aufgenommene Kohlensäure (normal etwa 4 Vol-%) anteilmäßig wie folgt transportiert:

10% in physikalischer Lösung (0,35 Vol-%),
20% als Carbamino-Hämoglobin (0,8 Vol-%),
25% als Bicarbonat in den Erythrocyten (1,1 Vol-%),
45% als Bicarbonat im Plasma (1,8 Vol-%).

Aus den Bindungsarten von CO_2 im Blut geht hervor, daß der CO_2-Transport überwiegend in Form des Bicarbonates erfolgt. Ausschlaggebend für die in freier Lösung sich befindende CO_2 ist der Löslichkeitskoeffizient α für CO_2 im Plasma, der 0,526 ml/ml bei 760 mm Hg beträgt. Dies entspricht einem Gehalt von 0,069 Vol-% pro mm Hg Kohlensäurespannung oder auf Mol-Verhältnisse umgerechnet: 0,03 mMol/l pro mm Hg. Aus diesem Grunde findet die zur Überprüfung des Gasaustausches vielfach herangezogene Henderson-Hasselbalch-Gleichung in folgender Form Verwendung:

$$pH = 6{,}1 + \log \frac{\text{Bicarbonat (mMol/l)}}{pCO_2 \cdot 0{,}03}$$

Neben dem Bicarbonat/Kohlensäuresystem spielt für den Kohlensäuretransport auch noch das Hämoglobin eine Rolle, da dieses als Protein über eine beträchtliche Pufferkapazität verfügt. Da Oxyhämoglobin eine stärkere Säure ist als reduziertes Hämoglobin, vermag letzteres mehr Protonen aufzunehmen. Umgekehrt ist das Alkalibindungsvermögen des reduzierten Hämoglobins beträchtlich kleiner als jenes des Oxyhämoglobins. Diese Gegebenheiten spiegeln sich in der CO_2-Dissoziationskurve wieder, aus der zu erkennen ist, daß das reduzierte Blut mehr CO_2 zu binden vermag als das oxydierte Blut. Die erhöhte Bindungsfähigkeit des Hämoglobins für CO_2 bei Abnahme seines Oxygenierungsgrades wird nach den Autoren als Christiansen-Douglas-Haldane-Effekt bezeichnet. Seine Bedeutung geht aus der Abb. 49 hervor.

Hieraus ist zu erkennen, daß die CO_2-Spannung im venösen Blut bei Erhöhung des CO_2-Gehaltes geringer zunimmt, als es im arterialisierten Blut der Fall wäre. Daher steigt bei normaler arteriovenöser Differenz von 5 Vol-% O_2 bzw. 4 Vol-% CO_2 die CO_2-Spannung im venösen Mischblut nur um 5 mm Hg an. Anderenfalls wäre nämlich mit einem CO_2-Anstieg von 9 mm Hg zu rechnen. Diese Pufferwirkung des reduzierten Hämoglobins ist daher von großer Bedeutung.

2. Gasaustauschstörungen

Der Gasaustausch in der Lunge ist abhängig von der Lungenbelüftung, also von der effektiven alveolaren Ventilation, von der Diffusion der Gase durch die Alveolarmembran und von den Zirkulationsverhältnissen im kleinen Kreislauf. Abb. 50 gibt eine Übersicht über die am Gasaustausch beteiligten Transportwege und Transportflächen.

Sauerstoff und die Kohlensäure, so wird diese Ventilationsstörung als *Globalinsuffizienz* bezeichnet.

Verfolgt man den Gasaustausch an der schematischen Zeichnung der Abb. 51, so ist ersichtlich, daß etwa ein Viertel der Gesamtventilation ineffektiv ist. Diesen Anteil bezeichnet man als Totraumventilation. Effektiv

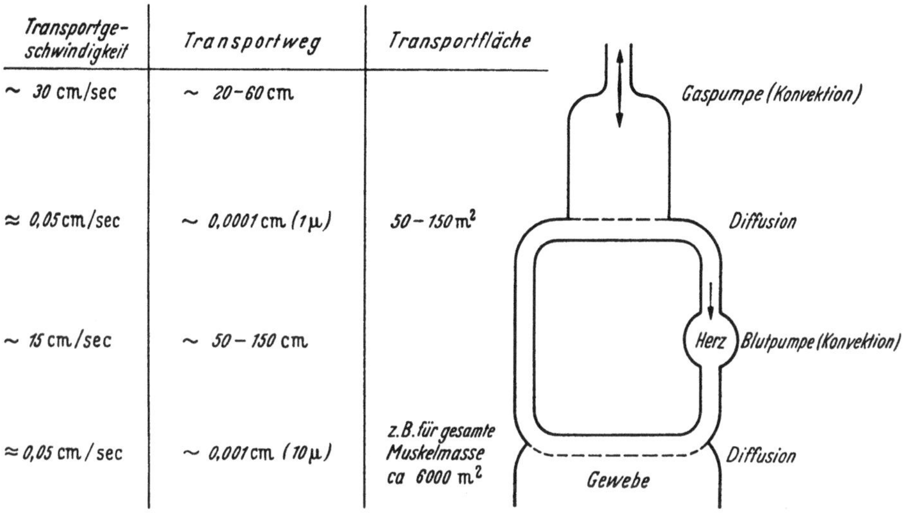

Abb. 50. Schematische Darstellung des Gastransportes mit Transportgeschwindigkeit, Weg und Fläche. Man sieht, daß große Wege rasch durch Pumpsysteme mittels Konvektion überwunden werden. Der Übergang von der Alveolarluft ins Blut und vom Blut ins Gewebe ist nur durch Diffusion möglich; da diese sehr langsam abläuft, sind große Austauschflächen geschaffen, um die erforderlichen Mengen transportieren zu können. (Nach BARTELS, BÜCHERL, HERTZ, RODEWALD u. SCHWAB, Lungenfunktionsprüfungen. Berlin-Göttingen-Heidelberg: Springer 1959)

Störungen des Gasaustausches im Bereich der *Ventilation*, *Diffusion* oder *Zirkulation* führen zur *respiratorischen Insuffizienz*. Bei isolierter Sauerstofftransportstörung ist eine arterielle Hypoxämie, bei gleichzeitiger Retention von Kohlensäure eine Hypoxämie mit Hyperkapnie die Folge. Wenn solche Störungen erst unter Belastung auftreten, spricht man von einer latenten Insuffizienz. Dabei findet sich unter Ruhebedingungen noch eine normale Sauerstoffsättigung des Blutes. Im Gegensatz dazu liegt dann, wenn bereits in Ruhe eine arterielle Sauerstoffuntersättigung mit oder ohne Hyperkapnie nachweisbar ist, eine manifeste oder Ruheinsuffizienz vor. Handelt es sich dabei um eine Lungenfunktionsstörung, die nur die Sauerstoffaufnahme betrifft, so spricht man von einer *Partialinsuffizienz*. Ist hingegen der Gasaustausch insgesamt gestört, d.h. betrifft er den

ist nur die Belüftung des Alveolarraumes. Sie macht normalerweise drei Viertel der Gesamtventilation aus. Vom Alveolarraum aus haben die Gase bis zum Hämoglobin (und umgekehrt) verschiedene, später noch zu besprechende Diffusionswiderstände zu überwinden. Schließlich erfährt das arterialisierte Blut des Lungenkreislaufes bis zum linken Herzen noch eine geringfügige Minderung der O_2-Sättigung durch eine minimale venöse Beimischung (physiologischer Shunt).

Gasaustauschstörungen ergeben sich damit einmal aus einer im Verhältnis zum Gaswechsel ungenügenden Gesamtventilation wie auch aus einer ungleichförmigen Verteilung der Atemgase in den Atemwegen. Andererseits können auch erhöhte Diffusionswiderstände sowie noch durchblutete, aber nicht mehr ventilierte Lungenareale (Kurzschlußdurchblutung) den Gasaustausch behindern.

Dies sei durch die schematische Abb. 52, die als pars pro toto den Bronchialbaum mit Alveolen und den dazugehörigen Kreislaufabschnitt darstellt, näher veranschaulicht. Verfolgt man in diesem Schema den Luftstrom, so kann zunächst der Gasaustausch dadurch gestört werden, daß entweder insgesamt zu wenig ventiliert wird oder Lungenareale ungleichmäßig belüftet werden (normal bzw. vermindert — gekennzeichnet durch die Stärke der Pfeile). Eine solche ventilatorische

Verteilungsstörung — bedingt durch eine Einengung des Bronchiallumens — führt zur Minderbelüftung der betroffenen Alveolen und damit zum Sauerstoffmangel bzw. auch zur CO_2-Retention (s. rechte Seite der Abb. 52). Ferner kann es auch bei gut beatmeter Lunge zum Sauerstoffmangel des Blutes dadurch kommen, daß die Gasdiffusion durch erhöhte Diffusionswiderstände behindert ist (s. linke Seite der Abb. 52). Schließlich führt noch eine Durchströmung von Lungengefäßen, die nicht am Gasaustausch teilnehmen (pathologischer Shunt) zum arteriellen Sauerstoffmangel (Mitte der Abb. 52).

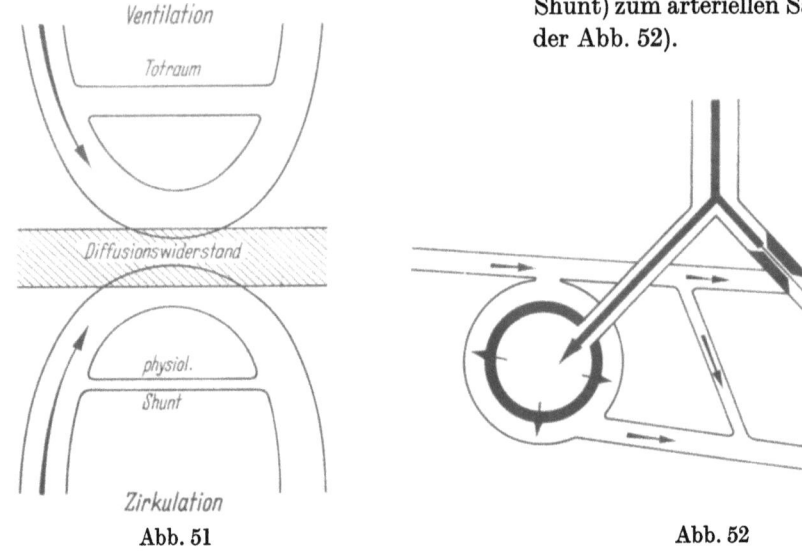

Abb. 51 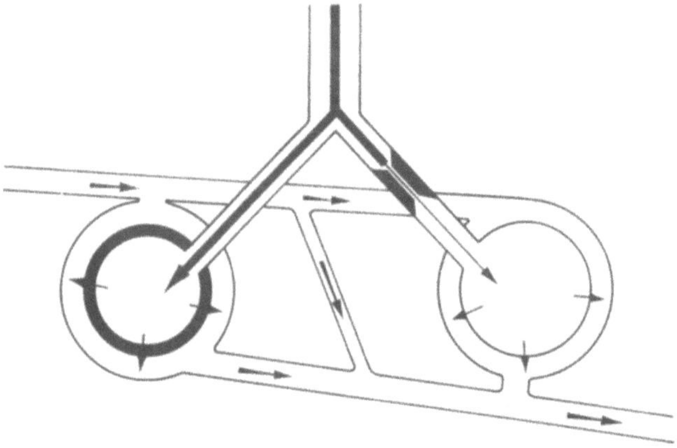   Abb. 52

Abb. 51. Schematische Darstellung der Ventilation (Alveolarraum und Totraum), des Diffusionswiderstandes und der Lungenzirkulation

Abb. 52. Schematisierte Darstellung verschiedener Formen von Gasaustauschstörungen. (Näheres s. Text)

3. Die Ventilation und ihre Störungen

Die Ventilation dient der Sauerstoffzufuhr und der Kohlensäureabgabe. Damit erstreckt sich ihre Funktion auf eine optimale Alveolarbelüftung. Bevor jedoch der Alveolarraum erreicht wird, hat der durch die Thoraxbewegungen hervorgerufene inspiratorische Luftstrom den Totraum zu überwinden.

Das pro Zeiteinheit geförderte Atemvolumen, bezeichnet mit Atemzeitvolumen ($\dot{V}_E$), läßt sich unterteilen in die Totraumventilation ($\dot{V}_D$) und die Alveolarventilation ($\dot{V}_A$). Dementsprechend resultiert die Alveolarventilation aus Atemzeitvolumen minus Totraumventilation ($\dot{V}_A = \dot{V}_E - \dot{V}_D$).

Neben diesen Ventilationsgrößen sind für die Aufrechterhaltung einer optimalen Lungenfunktion auch die Lungenvolumina wie die

Totalkapazität der Lunge, die Vitalkapazität mit ihren Unterteilungen und das Residualvolumen sowie die Atemreserven von Bedeutung.

a) Lungenvolumina und Atemreserven

Das bei normaler Atmung unter Ruhebedingungen in- und exspirierte Luftvolumen nennt man das Atemzugvolumen (AV). Über dieses Atemzugvolumen hinaus stehen dem Organismus bei maximaler Inspiration die Komplementärluft bzw. das inspiratorische Reservevolumen (IRV) und bei maximaler Exspiration die Reserveluft bzw. das exspiratorische Reservevolumen (ERV) zur Verfügung. Die Summe dieser drei Volumina, d.h. das Luftvolumen, das bei maximaler Atembewegung in einem Atemzug gefördert werden kann, wird Vitalkapazität (VK) genannt. Das nach stärkster Exspiration (nach Ausatmung des Reservevolumens) noch in der Lunge befindliche Volumen entspricht dem Residualvolumen (RV), während die Summe aus exspiratorischem Reservevolumen und Residualvolumen das funktionelle Residualvolumen (FRV) darstellt. Residualvolumen und Vital-

Lungenvolumina und Ventilationsgrößen unter verschiedensten Bedingungen werden durch die Spirometrie, d.h. „die Messung der Atmung", erfaßt. Der Untersuchungsgang ist dabei folgender: Nach Anschluß des Patienten an die Apparatur wird zunächst das Atemzeitvolumen (Atemfrequenz und Atemzugvolumen) sowie der Sauerstoffverbrauch bzw. die CO_2-Abgabe bestimmt. Dann wird durch kräftige Exspiration und anschließende ausgiebige Inspiration die Vitalkapazität registriert. Anschließend wird nach maximaler Inspiration durch forcierte Ausatmung der

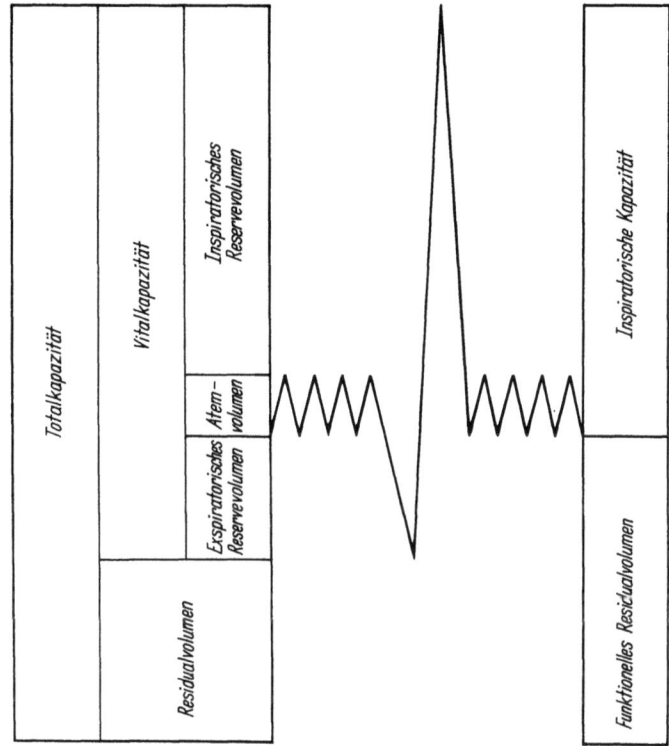

Abb. 53. Kennzeichnung und Unterteilung der statischen Lungenvolumina

kapazität ergeben zusammen die Totalkapazität der Lunge (s. Abb. 53). Einen Einblick in die Größenverhältnisse dieser Volumina vermittelt Tabelle 19.

Neben den bisher besprochenen statischen Lungenvolumina ist die Kenntnis der dynamischen Lungenvolumina bzw. Leistungsvolumina zur Beurteilung der ventilatorischen Leistungsfähigkeit unerläßlich. Es sind das die Sekundenkapazität und der Atemgrenzwert. Als Sekundenkapazität bezeichnet man das aus maximaler Inspirationsstellung in 1 sec ausatembare Gasvolumen, den sog. nutzbaren Teil der Vitalkapazität. Diese Prüfung wird auch Tiffeneau-Test genannt. Der Atemgrenzwert entspricht dem maximalen Ventilationsvolumen pro Minute.

Tabelle 19. *Lungenvolumina bei Gesunden (20—40 Jahre)*

	Männer	Frauen
Atemvolumen (ml)	500	500
Inspiratorisches Reservevolumen (ml)	3000	2100
Exspiratorisches Reservevolumen (ml)	1000	900
Vitalkapazität (ml)	4500	3500
Residualvolumen (ml)	1500	1100
Funktionelles Residualvolumen (ml)	2500	2000
Totalkapazität (ml)	6000	4600
Residualvolumen in % der TK	25	24

Atemstoßtest durchgeführt und schließlich durch tiefstmögliche Ein- und Ausatmung bei einer Atemfrequenz zwischen 50 und 70 pro min über etwa 20 sec der Atemgrenzwert (AGW) bestimmt. Ein derartiges

Spirogramm gibt erst dann eine vollständige Auskunft über die Lungenvolumina, wenn man gleichzeitig das Residualvolumen mitregistriert. Dies erreicht man durch die Aufzeichnung einer Fremdgas-Verdünnungskurve während der Bestimmung des Atemzeitvolumens. Das Prinzip dieser Methode erläutert die Abb. 54.

Wie die schematische Abb. 54 zeigt, wird ein definiertes Volumen mit einem bekannten Prozentsatz eines Fremdgases (Spirograph) mit einem unbekannten Volumen, welches kein Fremdgas enthält (Proband) so lange vermischt, bis sich eine neue Endkonzentration des Fremdgases (Helium), meßbar über eine Wheatstonesche Brücke mit einem Galvanometer, eingestellt hat. Für den Fall, daß das Heliumendgemisch 1,6% beträgt, entspricht das Gesamtvolumen (Spirograph + Lunge) $10 \cdot 2/1,6 = 12,5$ l. Somit ergibt sich, da die Ausmischung in Atemmittel-

Eine Herabsetzung der VK findet man bei einer Verminderung des dehnbaren Lungenparenchyms infolge Pneumonie, Atelektase, Bronchusobstruktion, Lungenstauung, fibrotischen Lungenveränderungen oder nach Resektion. Gleiche Befunde ergeben sich bei Behinderung der Ausdehnungsfähigkeit der Lunge durch Pleuraergüsse, Pneumothorax, Pleuraschwarten, Zwerchfellhernien und durch Behinderung der Expansionsfähigkeit des Brustkorbes bei Veränderung des Thoraxskelets (Kyphoskoliose), der Thoraxwand (Sklerodermie) oder nach Rippenserienfrakturen und nach operativen Eingriffen. Auch eine Behinderung der

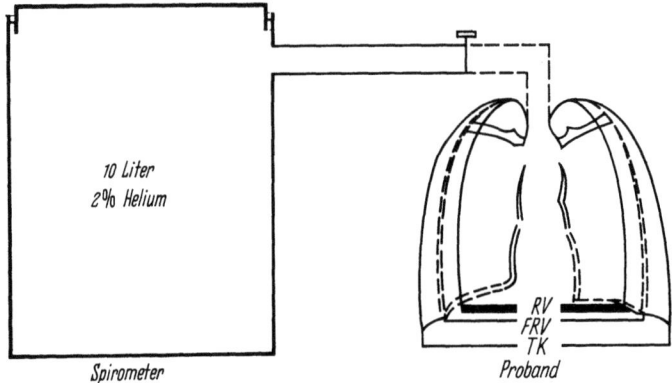

Abb. 54. Prinzip der Residualvolumenbestimmung. (Näheres s. Text)

lage erfolgte, ein funktionelles Residualvolumen von $12,5 - 10 = 2,5$ l. Subtrahiert man hiervon das exspiratorische Reservevolumen, so erhält man das Residualvolumen. Dieses kann nicht nur mit der vorgenannten geschlossenen Methode ermittelt werden, sondern auch vermittels der offenen Methode, deren Prinzip darauf beruht, daß man durch Einatmung reinen Sauerstoffes den Stickstoff aus der Lunge auswäscht und seine Menge bestimmt. Da die gemessene Stickstoffmenge 80% des Luftgehaltes der Lunge ausmacht, läßt sich hieraus auf einfache Weise das Lungenvolumen berechnen.

Sinn und Zweck oben genannter Methoden ist in der Klinik ihr Einsatz zur Aufdeckung funktionspathologischer Vorgänge. Die Beurteilung einzelner Meßgrößen reicht dabei zur Feststellung des Ausmaßes einer Funktionsstörung meist nicht aus, sondern erst der Gesamtbefund vermittelt den richtigen Eindruck. So kann z. B. die Vitalkapazität durch eine große Anzahl krankhafter Zustände verkleinert, andererseits aber auch bei Lungenerkrankungen mit erheblichen Gasaustauschstörungen normal gefunden werden. Somit ist die Messung der Vitalkapazität (VK) allein von geringer pathognomonischer Bedeutung.

Zwerchfellbeweglichkeit durch Phrenicuslähmung, Ascites bzw. große intraabdominelle Tumoren oder Erkrankungen des neuromuskulären Apparates wie die Poliomyelitis, die Myasthenia gravis, periphere Neuritiden und Krankheiten der Skeletmuskulatur führt zur Erniedrigung der Vitalkapazität.

Bei all diesen Erkrankungen handelt es sich um Restriktionen, also um solche Krankheiten, die die Ausdehnungsfähigkeit der Lunge einschränken. Man spricht daher von restriktiven Ventilationsstörungen. Aber auch obstruktive Ventilationsstörungen, hervorgerufen durch Stenosierungen im Bronchialbaum, setzen die Vitalkapazität herab, und zwar dann, wenn das Residualvolumen deutlich zugenommen hat.

Für die Totalkapazität gilt, daß sie bei restriktiven Lungenkrankheiten ebenfalls verkleinert ist, während sie bei obstruktiven Lungenkrankheiten meist normal bzw. leicht vergrößert ist.

Pathognomonischer als die Vitalkapazität und Totalkapazität sind das funktionelle Residualvolumen und das Residualvolumen. Während das Residualvolumen bei restriktiven Lungenkrankheiten meist normal oder sogar leicht erniedrigt ist, weist eine Vergrößerung beider Volumina auf eine Überblähung der Lunge hin. Als Ursachen kommen hierfür neben Veränderungen am Brustkorb (Thoraxdeformitäten) Obstruktionen der Atemwege mit konsekutivem Lungenemphysem in Frage. Solche Überblähungen können reversibel sein, z.B. im Anfangsstadium des Asthma bronchiale. Beim Lungenemphysem ist die Überblähung hingegen irreversibel. Doch kann auch noch eine teilweise Rückbildung erzielt werden, z.B. bei unbehandelten Patienten mit obstruktivem Lungenemphysem, wenn die stenosierende Bronchitis beseitigt wird. Diese Möglichkeit einer begrenzten Rückbildungsfähigkeit ist in jedem Falle therapeutisch auszunutzen, da eine Vergrößerung des Residualvolumens wie auch des funktionellen Residualvolumens erhebliche Nachteile mit sich bringt. Es wird nämlich nicht nur durch die gleichzeitig erfolgende Weitstellung des Thorax die Atemmechanik gestört und die Atemarbeit vermehrt, sondern es ergeben sich auch beträchtliche Vergrößerungen des Totraumes mit Störungen im Gasaustausch.

Veränderungen der letztgenannten Lungenvolumina bringen eine Verschiebung der Atemmittellage mit sich. Die Mittellage entspricht jener Lungenfüllung, die in mittlerer normaler Ein- und Ausatmungsstellung vorhanden ist. Sie liegt zwischen exspiratorischem und inspiratorischem Reservevolumen und entspricht quantitativ der Summe von funktionellem Residualvolumen und der Hälfte des Atemzugvolumens. Die Atemmittellage kann unter physiologischen oder pathologischen Bedingungen nach unten oder oben verschoben werden. Unter diesem Aspekt sei auch auf die Bedeutung des funktionellen Residualvolumens hingewiesen. Seine Aufgabe kann in einer Pufferfunktion für die Konstanterhaltung der Gasspannungen im Alveolarraum und damit im Blut gesehen werden. Anhand einiger Überlegungen sei seine Funktion erläutert. Wäre es möglich — was ja physiologischerweise nicht der Fall ist —, die in der Lunge vorhandene Luft weitgehend auszuatmen, so würden in diesem Augenblick die O_2- und CO_2-Partialdrucke dem Wert 0 zustreben. Damit würde die Zusammensetzung der Blutgase erheblichen Schwankungen unterworfen mit allen negativen Folgen für die peripheren Gewebe und die Steuerung der Atmung. Aufgrund des funktionellen Residualvolumens werden aber auch während der Ausatmungsphase die alveolare O_2- und CO_2-Spannung auf solchen Werten gehalten, die die Versorgung des Blutes mit O_2 und den Abtransport von CO_2 sicherstellen. Die Atemmittellage stellt also jenen günstigen Bereich der

äußeren Atmung dar, in dem bei geringstem Arbeitsaufwand die normale O_2-Versorgung und CO_2-Abgabe des Blutes garantiert wird.

Die bisher besprochenen Lungenvolumina sind für Funktionsprüfungen nur von beschränktem Wert, da sie zeitunabhängige Meßgrößen darstellen und auf die Zusammensetzung der Gase keinen allzugroßen Einfluß ausüben. Immerhin gewähren sie gewisse Einblicke in die Gesamt-Hubleistung der „Lungenpumpe" und den Blähungszustand der Lunge. Hingegen

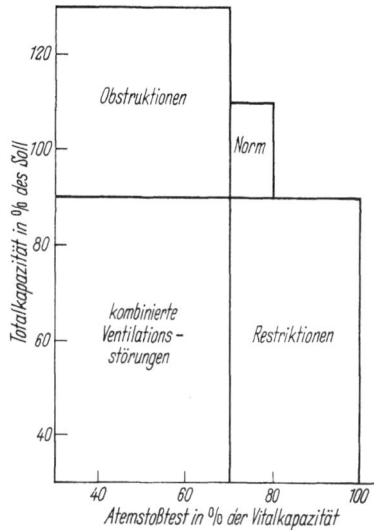

Abb. 55. Die verschiedenen Formen der Ventilationsstörungen und ihre Abgrenzung untereinander aufgrund der Totalkapazität der Lunge und der relativen Sekundenkapazität

lassen die als dynamische Volumina bezeichneten Größen (Sekundenkapazität und Atemgrenzwert) zusammen mit der Totalkapazität eine Einteilung in restriktive, obstruktive oder kombinierte Ventilationsstörungen zu, womit ein Einblick in das Funktionsgeschehen vermittelt wird. *Charakteristika* einer *restriktiven* Ventilationsstörung sind eine normale bzw. erhöhte relative Sekundenkapazität (Sekundenkapazität in % der Vitalkapazität; normal 70—75%) bei verkleinerter Totalkapazität. *Obstruktive* Ventilationsstörungen zeigen hingegen eine Herabsetzung des relativen Atemstoßtestes bei normaler bis leicht erhöhter Totalkapazität. Schließlich weisen ein verminderter Tiffeneau-Test wie auch eine Verkleinerung der Totalkapazität auf eine kombinierte Ventilationsstörung hin. Diese für die Differentialdiagnose der Ventilationsstörung wichtige Einteilung ist in der Abb. 55 wiedergegeben.

b) Atemzeitvolumen, Totraum- und Alveolarventilation

Während es sich bei den bisher besprochenen Größen mit Ausnahme der Sekundenkapazität und des Atemgrenzwertes um statische Lungenvolumina handelt, versteht man unter Ventilation, die dem Faktor Zeit unterliegt, einen dynamischen Vorgang, der in der Dimension l/min oder cm³/min wiedergegeben wird. Diese cyclischen Ventilationsvorgänge dienen der Aufrechterhaltung einer konstanten O_2- und CO_2-Spannung in der Alveolarluft und im Lungencapillarblut. Bevor jedoch die Inspirationsluft den Alveolarraum erreicht, ist der nicht am Gasaustausch beteiligte Raum, der sog. schädliche Raum oder Totraum, zu überwinden. Die alveolare Gaszusammensetzung ist daher abhängig von der Größe des Atemzeitvolumens (Atemfrequenz und Atemzugvolumen) sowie der Größe der im Thorax nach erfolgter Ausatmung verbliebenen Luftmenge (Alveolarraum und Totraum) und schließlich von der Größe des Stoffwechsels. Je höher der Sauerstoffverbrauch, um so größer werden auch die Schwankungen der Alveolargase. Ventilation und Alveolargase sind dementsprechend von einer Reihe von Faktoren abhängig, die besonders bei pathologischen Vorgängen eine Rolle spielen. Dennoch lassen sich aus der Kenntnis einzelner dieser Größen und ihrer Gegenüberstellung wichtige Einblicke in die Atemfunktion gewinnen. So liefert z.B. der Quotient aus Atemzeitvolumen und Sauerstoffverbrauch — mit Atemäquivalent oder spezifischer Ventilation bezeichnet — einen Einblick in die Atemökonomie. Hängt doch die spezifische Ventilation, die angibt, wieviel Milliliter Luft für die Aufnahme von 1 ml O_2 ventiliert werden müssen, vom Verhältnis zwischen Alveolar- und Totraumventilation ab. Sie beträgt beim Gesunden $28 + 3$. Andererseits kann aus den Gaskonzentrationen in der Alveolar- und Exspirationsluft unter Hinzuziehung des Atemvolumens (V_T) der Totraum (V_D) nach der Bohrschen Gleichung wie folgt ermittelt werden:

$$V_D = \frac{A-e}{A-i} \cdot V_T.$$

Darin bedeuten: A die Gaskonzentration in der Alveolarluft, e in der Exspirationsluft und i in der Inspirationsluft.

α) *Atemzeitvolumen und Atemfrequenz.* Die Größe des Atemzeitvolumens ist vorwiegend eine Funktion des Energieumsatzes und der Totraumventilation. Es ist unter normalen Bedingungen den metabolischen Verhältnissen angepaßt und damit abhängig vom Sauerstoffverbrauch. Bei einer adäquaten Ventilation herrscht in der Alveolarluft eine Sauerstoffspannung von rund 100 mm Hg, während die Kohlensäurespannung um 36—40 mm Hg konstant gehalten wird.

Das Atemzeitvolumen, das zur Deckung des O_2-Bedarfes erforderlich ist (Soll-Atemzeitvolumen genannt), läßt sich überschlagmäßig errechnen aus dem Sauerstoffverbrauch, multipliziert mit 28 (Soll-$\dot{V}_E = \dot{V}_{O_2} \cdot 28$). Dieser Sollwert kann schon bei Gesunden je nach der Ökonomie ihrer Atmung deutlichen Schwankungen unterliegen. Diese sind insbesondere abhängig von der Atemfrequenz, vom Atemzugvolumen und von der Größe des Totraumes. Wie schon erwähnt, liegt die für die Atemarbeit günstigste Atemfrequenz um 14—15/min. Um damit ein dem Ruhe-Sollwert entsprechendes Atemzeitvolumen von 6 l/min zu erreichen, ist ein Atemzugvolumen von 400 ml erforderlich. Daraus ergibt sich, daß die Lunge bereits unter Ruhebedingungen pro Tag mehr als 10 m³ Luft ventilieren muß. Unter Arbeit kann diese Leistung auf ein Vielfaches ansteigen. Daraus erhellt, daß optimale Atembedingungen nicht ohne Bedeutung sind. Dies zeigt sich auch vor allem bei gestörter Atmung durch Veränderungen im Bereich der Lunge und des Thorax. Veränderungen der Lungenvolumina wie auch der Atemmechanik zwingen Lungenkranke oft zur Veränderung der Atemfrequenz und des Atemzugvolumens, um das erforderliche Atemzeitvolumen aufrecht zu erhalten. Man kann daher schon am Krankenbett unter Beobachtung der Atemfrequenz und der Atembewegungen des Thorax sowie der Bauchdecken Rückschlüsse auf die Qualität der Atmung ziehen. So weist z.B. eine frequente, flache Atmung auf restriktive Ventilationsstörungen hin, während bei obstruktiven Erkrankungen neben der verlängerten Exspiration ein vergrößertes Atemzugvolumen —durch Benutzung der Atemhilfsmuskulatur — bei etwa normaler Atemfrequenz auffällig erscheint.

Die Problematik der Wahl einer optimalen Atemfrequenz und eines optimalen Atemzugvolumens für das erforderliche Atemzeitvolumen, um die alveolare Ventilation auf den Bedarf einzustellen, ist insbesondere bei der künstlichen Beatmung von großer Bedeutung. Bei der Anwendung von Respiratoren wählt man dabei zweckmäßigerweise eine Atemfrequenz von 16/min und stellt das Atemzeitvolumen je nach der Größe der Körperoberfläche oder nach einem geschätzten Sauerstoffverbrauch zwischen 7 und 8 l/min ein. Dies gilt allerdings nur für Notsituationen; denn die richtige Einstellung kann und soll heute nur aufgrund der Überprüfung der Blutgase erfolgen.

β) Totraumventilation. Bei der Betrachtung des Totraums — im Hinblick auf den Gasaustausch als schädlicher Raum bezeichnet — ist zwischen anatomischem und funktionellem Totraum zu unterscheiden. Normalerweise stimmen beide Größen überein. Während der anatomische Totraum vom Nasen-Rachenraum bis zum Ende der Bronchiolen reicht, also strukturgebunden ist, umfaßt der funktionelle Totraum den nicht am Gasaustausch teilnehmenden Raum, also auch solche Alveolargebiete, die nicht durchblutet oder im Verhältnis zur Durchblutung überbelüftet werden. Der Unterschied ist insbesondere bei Funktionsstörungen in der Lunge prinzipieller Natur.

Zur Bestimmung des anatomischen und funktionellen Totraumes sind verschiedene Verfahren angewandt worden. So liefert z.B. die Bohrsche Gleichung den anatomischen Totraum. Diese Größe des schädlichen Raumes ist bei ein und derselben Person auch unter den Bedingungen körperlicher Arbeit weitgehend konstant. Er beträgt im Durchschnitt 120 bis 150 ml. Demgegenüber ist der funktionelle Totraum, der nicht strukturgebunden ist, insbesondere bei pathologischen Vorgängen in der Lunge erheblichen Größenänderungen unterworfen.

Die Totraumventilation nimmt bei flacher, frequenter Atmung erheblich zu, weil überwiegend der schädliche Raum ventiliert wird. Man spricht dann von einer Totraumhyperventilation. Der prozentuale Anteil der Totraumventilation an der Gesamtventilation ist bei Gesunden weitgehend konstant. Er beträgt 25—30%. Unter pathologischen Bedingungen kann mehr als die Hälfte der Gesamtventilation als Totraumventilation verlorengehen. Damit wird die Atmung ineffektiver. Vergrößerungen des funktionellen Totraumes finden sich bei einer Lungenblähung oder auch bei restriktiven Erkrankungen, die mit einer frequenten flachen Atmung einhergehen. Generell führen alle Erkrankungen, die eine Belüftung nicht durchbluteter oder eine Überbelüftung minder durchbluteter Alveolargebiete aufweisen, zu einer Vergrößerung des funktionellen Totraumes.

Das Extrem hierfür wäre die Ausschaltung der Durchblutung eines Lungenflügels durch Embolie bei erhaltener Ventilation dieses Areals.

γ) Alveolarventilation. Bei dem Begriff der alveolaren Ventilation ist gleichermaßen wie für die Totraumventilation zwischen einem anatomischen und funktionellen Raum zu unterscheiden. Auch hier ist hinsichtlich des Gasaustausches nur der funktionelle Raum von Bedeutung, also der Raum, der die Aufnahme von Sauerstoff durch das Blut und die Abgabe der Kohlensäure aus dem Blut gewährleistet. Für die Effektivität der alveolaren Ventilation

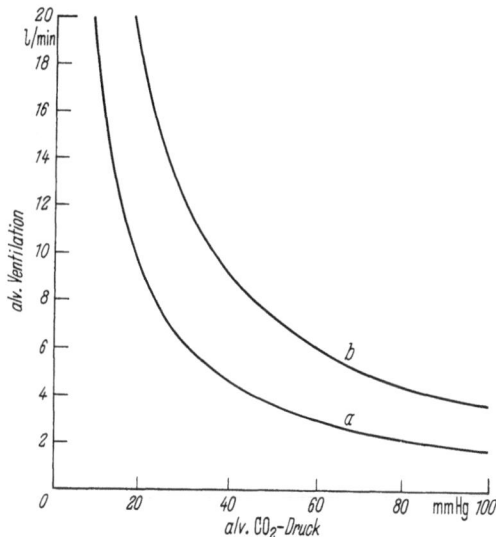

Abb. 56. Beziehung zwischen alveolarem Kohlensäuredruck und alveolarer Ventilation bei konstanter CO_2-Produktion. $a: \dot{V}_{CO_2} = 210$ ml/min ($\dot{V}_{O_2} = 250$ ml/min). $b: \dot{V}_{CO_2} = 420$ ml/min ($\dot{V}_{O_2} = 500$ ml/min)

ist die arterielle Kohlensäurespannung maßgebend. Die Alveolarventilation ($\dot{V}_A$) kann wie folgt berechnet werden:

$$\dot{V}_A = \frac{CO_2\text{—Ausscheidung} \cdot 863}{\text{arterielle } CO_2\text{—Spannung}}$$

Nach dieser Gleichung verhält sich die Alveolarventilation umgekehrt proportional zur arteriellen Kohlensäurespannung. Diagrammatisch gesehen, stellt diese Beziehung eine Hyperbel dar (s. Abb. 56). Diese veranschaulicht, daß eine Verdoppelung der Alveolarventilation die CO_2-Spannung auf die Hälfte absinken läßt und eine Reduktion der Alveolarventilation um die Hälfte die Kohlensäurespannung verdoppelt. Daraus folgt, daß krankhafte Lungenveränderungen, die nur zu einer mäßigen Herabsetzung der Alveolarventilation

Tabelle 20. *Ursachen der Hypoventilation*

1. *Behinderung der Ausdehnungsfähigkeit der Lunge:*
   durch Pleuraergüsse oder Pneumothorax
   durch Lungenkrankheiten:
       a) restriktiv: Lungenstauung, Lungenfibrosen, Atelektase, Tumor oder Pneumonie
       b) obstruktiv: Chronische Bronchitis, Asthma bronchiale, Emphysem

2. *Behinderung der Thoraxbeweglichkeit:*
       a) durch Veränderungen am Thoraxskelet und der Thoraxwand wie bei Skoliose, Arthritis, Sklerodermie
       oder auch Zwerchfellhochstand
       b) durch neuromuskuläre Veränderungen infolge Verletzung des Rückenmarkes, bei Poliomyelitis, peripherer Neuritis sowie neuromuskulären Blockaden (Curare, Botulismus usw.)

3. *Lähmung der Atemzentren:*
   durch Narkose, Opiate, Trauma, Hypoxie, Hyperkapnie

führen, schon einen deutlichen Kohlensäureanstieg hervorrufen. Wird nämlich bei einem schweren Lungenemphysem oder einer mechanischen Atembehinderung die Alveolarventilation auf die Hälfte der Norm herabgesetzt, so resultiert eine Hyperkapnie mit einer Kohlensäurespannung von 80 mm Hg. Andererseits kann durch eine Verdoppelung der Alveolarventilation — unveränderte CO_2-Ausscheidung vorausgesetzt — die Kohlensäurespannung von 40 auf 20 mm Hg erniedrigt werden. Als Folgezustand einer solchen hyperventilatorischen Hypokapnie sind klinisch tetanische Erscheinungen bekannt.

Die vermehrte oder verminderte Belüftung des Alveolarraumes hat nicht nur eine Rückwirkung auf die Kohlensäurespannung, sondern auch auf die Sauerstoffspannung des Blutes. Während die Hyperventilation infolge des Verlaufes der O_2-Dissoziationskurve für die Sauerstoffsättigung oder den Sauerstoffgehalt des Blutes unbedeutend ist, führt eine stärkere Hypoventilation zu einer arteriellen Hypoxämie.

c) Hypoventilation

Unter Hypoventilation versteht man ganz allgemein eine dem gegebenen Stoffwechsel unzureichend angepaßte alveolare Ventilation. Die Ursachen der Hypoventilation sind, wie die Tabelle 20 zeigt, vielfältig.

Wie aus der Tabelle 20 hervorgeht, führen Behinderungen der Lungenausdehnungsfähigkeit und der Thoraxbeweglichkeit sowie Schädigungen des Atemzentrums zur Minderbelüftung der Lunge. Folgen einer generellen Hypoventilation sind eine Hypoxämie und Hyperkapnie sowie eine respiratorische Acidose (Globalinsuffizienz). Liegt hingegen nur eine

partielle Hypoventilation vor, so findet sich nur eine verminderte O_2-Sättigung des Blutes (Partialinsuffizienz).

α) *Partialinsuffizienz.* Die Partialinsuffizienz wird durch eine ungleichmäßige Verteilung der Atemgase in den Luftwegen hervorgerufen. Man spricht daher auch von *ventilatorischer Verteilungsstörung.* Fast alle Patienten mit Erkrankungen der Atmungsorgane weisen eine solche Verteilungsstörung auf. Als Folge dieser ungleichmäßigen Belüftung der Alveolen, welche teils hypo- und teils kompensatorisch hyperventiliert werden, resultiert eine O_2-Untersättigung des arteriellen Blutes bei meist normaler oder sogar gering erniedrigter arterieller CO_2-Spannung. Solche ungleichmäßigen Belüftungen des Alveolarraumes finden sich nicht nur bei Lungenkranken, sondern scheinen in geringem Ausmaß auch bei Gesunden vorzukommen. Man nimmt an, daß bei Normalpersonen nur rund 80% der Alveolen gleichförmig ventiliert werden. Ins Gewicht fallende Belüftungsstörungen treten jedoch erst bei Veränderungen am Bronchialsystem und am Lungenparenchym auf. Ursächlich sind hierfür Stenosen in den kleineren und mittleren Bronchien verantwortlich. Diese Stenosen sind entweder durch Kompression von außen bedingt (peribronchiale Tumoren) oder durch eine intrabronchiale Einengung infolge Sekretanhäufung, Schleimhautödem oder Spasmen. Bronchitis, Bronchiektasie, Lungenemphysem, Asthma bronchiale, Lungentumoren, Lungencysten und Lungenstauung wie auch fibrotische Lungenveränderungen werden daher von solchen ventilatorischen Verteilungsstörungen begleitet.

Als charakteristisch für eine Partialinsuffizienz gilt, daß bei einer Ventilationssteigerung die Luftverteilung meistens besser wird und demzufolge die Sauerstoffsättigung ansteigt. Eine weitere Möglichkeit zur qualitativen Beurteilung einer ventilatorischen Verteilungsstörung liefert die Aufzeichnung der CO_2-Konzentration der Ausatmungsluft mit dem sog. Uras-Gerät. Diese exspiratorische Kohlensäurekonzentrationskurve wird nämlich bei unterschiedlichem Gasgehalt in den Lungenarealen formal verändert. Man unterscheidet dabei eine obstruktive von einer restriktiven Kurve. Die obstruktive ventilatorische Verteilungsstörung ist, wie Abb. 57 zeigt, durch ihren sukzessiven Kurvenanstieg charakterisiert. Die

volumen, der Schweregrad der Verteilungsstörung beurteilt werden. Das so festgestellte Ausmaß der ventilatorischen Verteilungsstörung entspricht jedoch nicht dem Grad der arteriellen Hypoxämie. Dies ist darauf zurückzuführen, daß in den hypoventilierten Gebieten die Durchblutung reduziert wird. Die ventilatorische Verteilungsstörung führt daher in der Regel nur zu einer geringen Hypoxämie.

β) *Globalinsuffizienz.* Nimmt die ventilatorische Verteilungsstörung ein solches Ausmaß an, daß die alveoläre Ventilation insgesamt

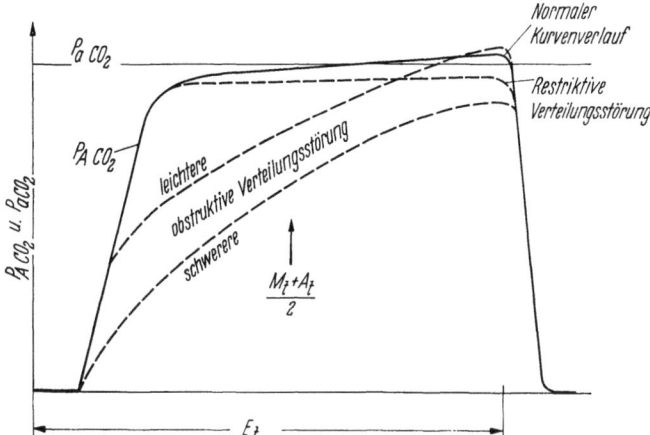

Abb. 57. Kurvenverläufe der exspiratorischen Kohlensäurekonzentrationskurve. (Nach ULMER u. REICHEL, Physiologie und Pathologie des Gasaustausches in der Lunge. Bad Oeyenhausener Gespräche IV. Berlin-Göttingen-Heidelberg: Springer 1961)

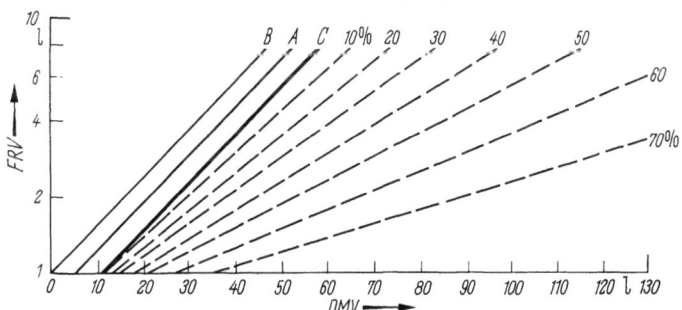

Abb. 58. Diagramm zur Abschätzung der ventilatorischen Verteilungsstörung anhand des funktionellen Residualvolumens (*FRV*) und des Durchmischungsvolumens (*DMV*)

restriktive ventilatorische Verteilungsstörung zeichnet sich hingegen durch einen normalen Kurvenverlauf aus und ist nur an der Existenz einer CO_2-Druckdifferenz zwischen Alveolarluft und arteriellem Blut zu erkennen.

Quantitativ läßt sich die ventilatorische Verteilungsstörung auf der Basis der Bestimmung des funktionellen Residualvolumens und des Durchmischungsvolumens mit Hilfe der Fremdgasmethode erfassen. Dem Durchmischungsvolumen entspricht das Atemzeitvolumen, welches bis zur vollständigen Gasdurchmischung benötigt wird. Es wird um so größer, je ungleichmäßiger die Belüftung und je größer das Residualvolumen ist. Bringt man diese Faktoren in Beziehung zueinander, so ergibt sich die Abb. 58. Anhand dieses Verteilungsdiagramms kann, bei bekanntem Residualvolumen und Durchmischungs-

ungenügend ist, so spricht man von einer Globalinsuffizienz. Diese ist charakterisiert durch einen arteriellen Sauerstoffmangel und eine Kohlensäureretention. Die Erhöhung des arteriellen Kohlensäuredruckes kann — wie aus der Gleichung für die Alveolarventilation hervorgeht — als Maß für die globale alveolare Minderbelüftung verwertet werden. Da ferner die CO_2- und O_2-Spannung in der Alveolarluft gesetzmäßig miteinander verknüpft sind, gibt die Hyperkapnie ebenso einen Anhalt für die aus der Hypoventilation resultierende Erniedrigung der alveolaren O_2-Spannung bzw. arteriellen Hypoxämie. Eine Zunahme der

CO$_2$-Spannung führt nämlich zwangsweise bei konstantem Stickstoffgehalt in der Alveolarluft zu einem Absinken der alveolaren O$_2$-Spannung (Abb. 59a). Falls keine andere Störung des Gasaustausches vorliegt, resultiert aus der Minderbelüftung der Alveolen, wie Abb. 59b zeigt, ein O$_2$-Sättigungsabfall im Blut. Dieses O$_2$-Defizit nimmt mit steigendem CO$_2$-Druck zu und erreicht bei Werten um 100 mm Hg pCO$_2$ bereits kritische arterielle O$_2$-Drucke, die die O$_2$-Versorgung des Gewebes (Gehirn) in Frage stellen. Meist liegen gleichzeitig noch andere Gasaustauschstörungen vor, so daß der

des neuromuskulären Systems der Atmung können zu einer alveolären Hypoventilation führen. Daneben beobachtet man eine Hypoventilation bei entzündlichen oder degenerativen Prozessen des Gehirns wie auch bei Vergiftungen mit verschiedenen Medikamenten. Außerdem ist in den letzten Jahren noch ein sog. primäres oder *essentielles alveoläres Hypoventilationssyndrom* beschrieben worden. Wie schon aus der Bezeichnung dieses Syndroms hervorgeht, ist die Ätiologie bisher nicht genügend geklärt. Wahrscheinlich handelt es sich nach den bisher beobachteten Fällen um eine Schädigung des Atemzentrums selbst. Hierfür spricht zumindest die verminderte Ventilationssteigerung auf zunehmende CO$_2$-Druckerhöhung in der Einatmungsluft bei normaler Atemmechanik (Näheres S. 152).

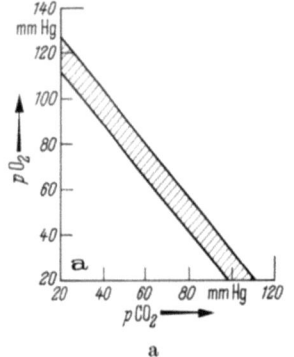
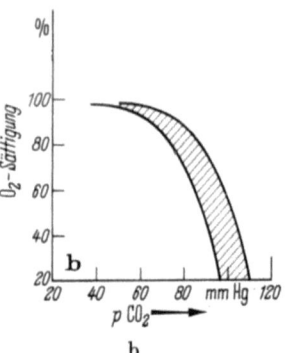

Abb. 59a u. b. a Abhängigkeit der alveolaren O$_2$-Spannung von der Kohlensäurespannung. Mit zunehmendem CO$_2$-Druck nimmt der O$_2$-Druck ab und damit, wie unter b ersichtlich, die Sauerstoffsättigung des Blutes. Bei einem CO$_2$-Druck von 100 mm Hg werden bereits kritische arterielle O$_2$-Sättigungen erreicht. Dem schraffierten Feld sind zusätzlich Belüftungs-Durchblutungsstörungen mit einem Gradienten bis zu 15 mm Hg zugrunde gelegt. Bei einem alveolararteriellen O$_2$-Druckgradienten von 15 mm Hg wird eine kritische arterielle Sauerstoffsättigung bereits bei einer arteriellen CO$_2$-Spannung von 90 mm Hg erreicht

kritische O$_2$-Druck schon bei CO$_2$-Drucken erreicht wird, die unter 90 mm Hg liegen.

Die Feststellung einer Globalinsuffizienz ist nicht nur für die Diagnostik, sondern vor allem für das therapeutische Vorgehen von Bedeutung. Während nämlich eine mäßig ausgeprägte Ateminsuffizienz medikamentös behandelt werden kann, ist bei CO$_2$-Drucken über 80 mm Hg oft eine künstliche Beatmung erforderlich. Darüber hinaus verbietet eine chronische Globalinsuffizienz lungenchirurgisches Vorgehen. Andere mit einer Narkose verbundene Eingriffe sind relativ kontraindiziert; d.h. falls der Eingriff nicht zu vermeiden ist, muß die Respiration unter entsprechender Behandlung streng überwacht werden.

Einer Globalinsuffizienz können, wie aus der Tabelle 20 hervorgeht, pulmonale und nicht-pulmonale Erkrankungen zugrunde liegen. Meist ist die alveoläre Hypoventilation Folge bronchopulmonaler Erkrankungen. Aber auch nicht-pulmonale Ursachen wie Erkrankungen des mechanischen Atemapparates oder

d) Hyperventilation

Unter Hyperventilation versteht man eine vermehrte Belüftung der Alveolen, ohne daß hierzu von seiten des O$_2$ ein Bedürfnis vorhanden ist. Die vermehrte Atmung unter Arbeit rechnet also nicht hierzu. Auch die Erfordernishyperventilation beim Formenkreis des Lungenemphysems ist hiervon abzutrennen.

Als Ausdruck der Hyperventilation ist die alveoläre CO$_2$-Spannung erniedrigt und die O$_2$-Spannung erhöht. Während die Erniedrigung der CO$_2$-Spannung zu einer respiratorischen Alkalose führt, wirkt sich der O$_2$-Druckanstieg auf die O$_2$-Sättigung eines Gesunden auf Meereshöhe wegen des flachen Verlaufes der O$_2$-Diss.-Kurve nur unwesentlich aus.

Die generelle Hyperventilation ist meist nur von kurzer Dauer. Neben der akut einsetzenden Vermehrung des Atemzeitvolumens wird aber auch eine chronische Hyperventilation beob-

Tabelle 21. *Ursachen der Hyperventilation (incl. Erfordernishyperventilation)*

1. Zentrale Störungen mit Reizung der Atemzentren
   infolge Gehirntrauma oder -blutung, Meningitis, Encephalitis, Fieber, Bakteriämie
2. Atemwirksame Medikamente und Hormone
   z.B. Prethcamid, Theophyllin-Präparate, Salicylate (Lobelin: Wirkung über Chemoreceptoren), Adrenalin und Progesteron
3. Hypoxische Atemstimulierung über Chemoreceptoren
   bei akutem O_2-Mangel (Experiment oder plötzlich auftretende Gasaustauschstörung) bzw. chronischem O_2-Mangel (Höhenbewohner oder Erkrankungen mit arterieller Hypoxämie)
4. Vermehrte Impulse von pulmonalen Reflexzonen
   infolge Kollaps von Alveolen (Atelektasen, starre Lunge bei Lungenfibrose oder Lungenstauung bzw. chemische Reizung von Lungenreceptoren durch Äther etc.)
5. Corticale Impulse
   bei Schmerz, Angst oder neuro-zirkulatorischer Dystonie
6. Erhöhte H-Ionenkonzentration bei metabolischer Acidose
   z.B. Hunger-Acidose, diabetische Acidose, renale Acidose
7. Verminderte Hirndurchblutung
   infolge Erkrankungen des Herzens, Erniedrigung des Blutdruckes, lokale Gefäßveränderungen
8. Steigerung des Stoffwechsels: Arbeit, Fieber, Hyperthyreose

achtet. Grundsätzlich handelt es sich um eine zentrale Störung der Atmung, die entweder auf vermehrt zugeleiteten Impulsen vom Cortex bzw. den Chemoreceptoren oder auf einer Alteration (Empfindlichkeits- bzw. Erregbarkeitsänderung) des Atemzentrums beruht. Auch Veränderungen des Blutchemismus im Sinne einer Acidose führen über eine Erhöhung der Wasserstoffionenkonzentration zur Hyperventilation. Bei dieser acidotisch bedingten Atemsteigerung handelt es sich um einen kompensatorischen Vorgang, mit dem sich der Organismus gegen tiefgreifende Änderungen im Säure-Basen-Haushalt verteidigt.

Als Ursache einer Hyperventilation (incl. Erfordernismehrventilation) kommen die in Tabelle 21 aufgeführten physiologischen Zustände und Krankheiten in Frage.

Analog zur zentral bedingten Hypoventilation infolge Schädigung des Atemzentrums ist auch ein Hyperventilations-Syndrom bekannt, dessen Ursache in einer gesteigerten Empfindlichkeit des Atemzentrums zu suchen ist. Dieses auch *Effort-Syndrom* genannte Krankheitsbild ist gekennzeichnet durch eine Dauer-Hyperventilation mit Veränderungen der Blutgase im Sinne einer respiratorischen Alkalose. Dieses Syndrom — meist Ausdruck einer Atemneurose — ist charakterisiert durch eine frequente, meist flache Atmung mit Verschiebung der Atemmittellage zur inspiratorischen Seite hin.

e) Ventilation unter körperlicher Belastung

Körperliche Arbeit erfordert eine Ventilationssteigerung, die dem Sauerstoffmehrbedarf angepaßt ist. Während unter Ruhebedingungen etwa 250 ml O_2 aufgenommen werden, kann unter schwerer körperlicher Arbeit, wie die

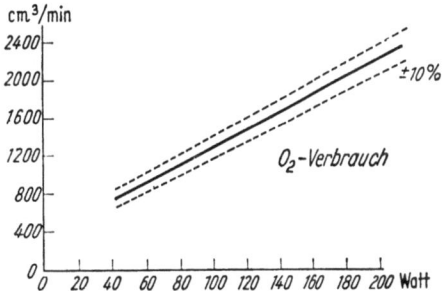

Abb. 60. Zunahme des O_2-Verbrauchs bei körperlicher Arbeit, abhängig von der Leistung in Watt. (Nach ROSSIER, BÜHLMANN u. WIESINGER, Physiologie und Pathophysiologie der Atmung. Berlin-Göttingen-Heidelberg: Springer 1956)

Abb. 60 zeigt, der O_2-Bedarf mehr als das Zehnfache betragen. Um diesen Mehrbedarf zu decken, ist eine Steigerung der Ventilation und des Herzzeitvolumens notwendig. Wie für die O_2-Aufnahme, so besteht auch für das Atemzeitvolumen eine lineare Beziehung zur geleisteten Arbeit. Die Leistung gibt man dabei in Watt oder in mkg/sec an. Auch besteht zwischen der Herzleistung, ausgedrückt durch die Pulsfrequenz, und der O_2-Aufnahme eine lineare Beziehung unter Arbeitsbedingungen.

Die genannten Größen, mittels der Spiroergometrie und Pulskontrolle der Messung zugänglich, geben einen guten Einblick in die Leistungsfähigkeit des kardio-pulmonalen Systems. Beim Gesunden wird die Belastungsgrenze durch die Leistungsfähigkeit von Herz und Kreislauf bestimmt, da das für die maximale O_2-Aufnahme erforderliche Ventilationsvolumen unterhalb des Atemgrenzwertes liegt.

Ist eine ausreichende effektive Ventilation möglich, so kann unter entsprechenden Bedingungen durch die maximale O_2-Aufnahme die Leistungsfähigkeit des Herz-Kreislaufsystems getestet werden. Je stärker die Leistungsfähigkeit des Herz-Kreislaufsystems eingeschränkt ist, desto geringer ist die maximale O_2-Aufnahmefähigkeit. Der Grenzwert, bei welchem eine Herzinsuffizienz ausgeschlossen werden kann, liegt etwa bei 1500 ml O_2/min. Die zweite Möglichkeit einer begrenzten Sauerstoffaufnahme ist durch eine ungenügende O_2-Zufuhr durch die Atmung gegeben. Diese kann bedingt sein durch eine Begrenzung des maximalen Atemzeitvolumens oder durch eine ineffektive Atmung bei genügend großer Ventilationsfähigkeit. Aus diesem Grunde erhält man die beste Information über die Effektivität der Arbeitsatmung durch gleichzeitige Bestimmung der Blutgase. Ein Absinken der Sauerstoffsättigung unter 95% sowie ein Ansteigen des CO_2-Druckes über die Norm zeigen dabei die Belastungsgrenze an. Das pH nimmt auch bei Gesunden unter größerer Belastung infolge Zunahme der Milchsäure leicht ab. Die Bestimmung der Blutgase gewährt darüber hinaus einen Einblick in die Größe der alveolären Ventilation, die normal etwa 2 l je 100 ml O_2-Aufnahme beträgt. Eine Abweichung dieses Verhältnisses von der Norm im Sinne einer alveolären Hypo- oder Hyperventilation läßt zusammen mit den übrigen Funktionsgrößen einen Rückschluß auf die leistungsbegrenzende Ursache zu. Diese kann durch Störungen im Bereich der Belüftung, der Diffusion oder der Durchblutung der Lunge gegeben sein.

III. Die Diffusion und ihre Störungen

Der Übertritt der Atemgase aus den Alveolen in das Blut oder umgekehrt vollzieht sich, wie bereits KROGH und BARCROFT annahmen, nach den physikalischen Gesetzen der Diffusion. Ein aktiver Gastransport, wie ihn HALDANE und BOHR in ihrer Sekretionstheorie formulierten, ist nach dem heutigen Stand des Wissens nicht zutreffend.

Der entscheidende Faktor für die Diffusion ist das Konzentrations- oder Druckgefälle der Gase in beiden Medien. Für die Lunge umfaßt der Begriff der Diffusion die gesamte Gaspassage von den Alveolen bis ins Innere der Erythrocyten. Diffusionsstörungen können daher im Bereich der Alveolen, im Plasma und in den Erythrocyten selbst gelegen sein. Da Kohlensäure etwa 20mal besser diffundiert als Sauerstoff, beschränken sich die Diffusionsstörungen praktisch auf den Gastransport des Sauerstoffes von der Alveole ins Blut.

1. Diffusionsgesetz und Diffusionswiderstände

Die Diffusion von Sauerstoff aus der Alveolarluft ins Blut unterliegt dem 1855 von FICK beschriebenen Gesetz. Danach ist die von der Gas- in die Flüssigkeitsphase übertretende Gasmenge (Q) proportional dem Konzentrationsgefälle $C_1—C_2$ (Partialdruckgradient), einer Konstanten K, die vom gelösten Stoff und vom Lösungsmittel abhängig ist, der Austauschfläche (q) und der Zeit (t), sowie umgekehrt proportional der Schichtdicke (d). Setzt man in dieser Gleichung:

$$Q = \frac{C_1 - C_2}{d} \cdot K \cdot q \cdot t$$

für die Gaskonzentration den Gasdruck (p) und für die Gasmenge den in der Zeiteinheit aufgenommenen Sauerstoff ($\dot{V}_{O_2}$) ein, und zieht die teilweise unbestimmbaren Größen, wie die Austauschfläche (q), die Schichtdicke (d) und die infolge Einsetzens des Druckes abgewandelte Konstante, zu einer komplexen Größe, der sog. Diffusionskonstanten (D), zusammen, so ergibt sich folgende Diffusionsgleichung:

$$D = \frac{\dot{V}_{O_2}}{p_A - p_{\bar{c}}}$$

D, auch mit *Diffusionskapazität* oder *Diffusionsfaktor* bezeichnet, ist aufgrund obiger Gleichung der Messung zugänglich. Die Bestimmung dieses Faktors setzt die Kenntnis des O_2-Druckgradienten, d.h. der mittleren O_2-Druckdifferenz zwischen Alveolarluft (p_A) und Lungencapillare ($p_{\bar{c}}$), sowie die pro Zeiteinheit diffundierende Sauerstoffmenge ($\dot{V}_{O_2}/t$) voraus. Während die O_2-Aufnahme pro Zeiteinheit leicht ermittelt werden kann, beansprucht die Messung der mittleren O_2-Druckdifferenz zwischen Alveolarluft und Lungencapillarblut differenzierte analytische Verfahren. Dies betrifft vor allem die Ermittlung des mittleren O_2-Druckes in der Lungencapillare ($p_{\bar{c}}$), da der Druck in der Capillare im Verlauf der Aufsättigung nicht linear ansteigt. Man war daher zu ihrer Erfassung auf eine graphische Integration (Bohrsche Integration) angewiesen. Heute ist die mittlere O_2-Druckdifferenz mit dem Nomogramm von THEWS bestimmbar. Voraussetzung hierfür ist die Berechnung oder Messung des alveolaren O_2-Druckes und des endcapillären O_2-Druckes in der Lunge unter Hypoxie-Bedingungen. Der Diffusionsfaktor ergibt sich somit aus dem O_2-Verbrauch, dividiert durch die nomographisch erfaßte mittlere O_2-Druckdifferenz. Er gibt an, wieviel Sauerstoff/min pro Einheit mittleren O_2-Druckgefälles in der Lunge vom Blut aufgenommen werden kann. Die Dimension des O_2-Diffusionsfaktors entspricht damit: ml O_2/min/Torr.

Membran gelegen, so sind nach neueren Untersuchungen auch die im Blut selbst liegenden Widerstände mit einzubeziehen. Der gesamte Diffusionswiderstand für Sauerstoff läßt sich als Summe der Teilwiderstände aus Lungenmembran, Plasma und Erythrocyt auffassen.

Wie die Abb. 61 zeigt, hat der Sauerstoff von der Alveole aus folgende Schichten zu durchdringen: Alveolarmembran, Basalmembran, Capillarendothel, Plasma und Erythrocyt. Nahm man zunächst an, daß

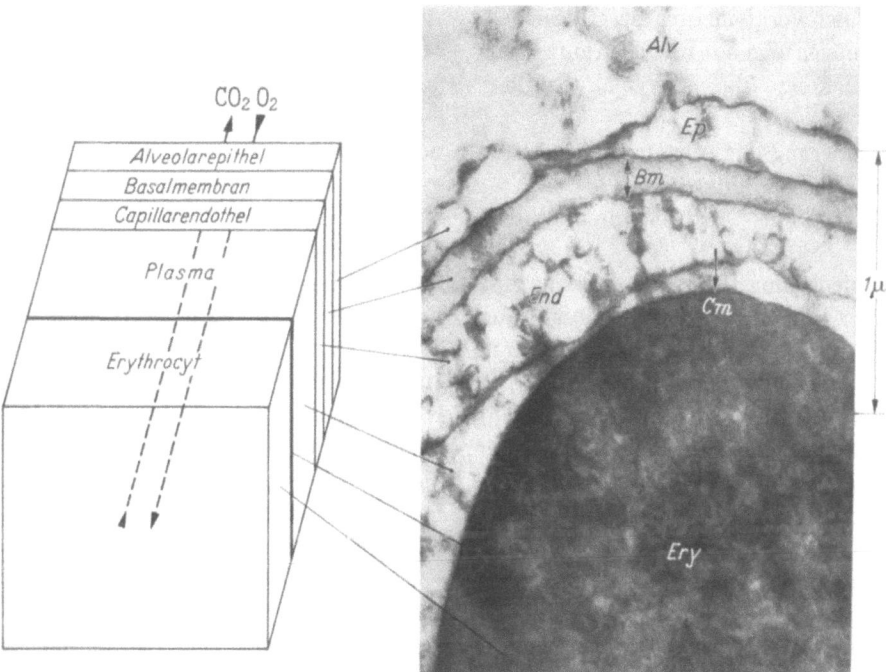

Abb. 61. Diffusionsweg des Sauerstoffes und des Kohlendioxyds in der Lunge. (Nach G. THEWS, Bad Oeynhausener Gespräche IV. Berlin-Göttingen-Heidelberg: Springer 1961.) Rechts: Elektronenmikroskopische Aufnahme von SCHULZ; links: Schematische Darstellung der Diffusionsschichten. *Alv* Alveole; *Ep* Alveolarepithel; *Bm* Basalmembran; *End* Capillarendothel; *Cm* Erythrocytenmembran; *Ery* Erythrocyt

Die mittleren mit der O_2-Mangelmethode gewonnenen Normalwerte der Diffusionskapazität liegen — je nach Untersuchergruppe — zwischen 15 und 20 ml O_2/min/Torr. Auf die Körperoberfläche bezogen ergibt sich eine untere Grenze für den Diffusionsfaktor von 8 bis 10 ml O_2/min/Torr/m². Unter Arbeit nimmt dieser Wert durch Vergrößerung der Austauschfläche infolge Neueröffnung von Capillaren im Maximum um das Drei- bis Vierfache zu. Diese maximale Diffusionskapazität der Lunge für Sauerstoff wird mit zunehmendem Alter infolge einer Reduktion der Diffusionsfläche kleiner.

War nach früherer Ansicht der O_2-Diffusionswiderstand einzig in der Alveolar-Capillar-

die Membran den Hauptwiderstand darstelle, so ließen neuere Untersuchungen erkennen, daß der intracapilläre Widerstand von ebenso großer Bedeutung ist. Er kann aufgegliedert werden in Diffusionswiderstände im Plasma, in der Erythrocytenmembran und im Erythrocyteninneren. Selbst der O_2-Diffusion im Inneren der roten Zelle einschließlich der chemischen Reaktion des O_2 mit dem Hämoglobin ist ein nicht unbeträchtlicher Widerstand beizumessen. Man nimmt heute an, daß etwa die Hälfte des gesamten Diffusionswiderstandes auf die Membran und die andere Hälfte auf den intracapillären Widerstand entfällt. Die Erythrocytenoberfläche spielt deshalb beim Diffusionsvorgang eine ins Gewicht fallende Rolle. Wird nämlich die Austauschfläche der Erythrocyten verkleinert und damit der intraerythrocytäre Widerstand für Sauerstoff vergrößert, so ergibt sich ein zunehmendes Diffusionshindernis. Hämatokrit als Ausdruck der Austauschfläche der Erythrocyten, Leitfähigkeit der Erythrocyten und die Erythrocytenform sind so mitbestimmend für die Größe der Diffusionskapazität. Nach ROUGHTON und FORSTER setzt sich der Gesamtwiderstand in der Lunge ($1/D_L$) zusammen aus dem Membranwiderstand ($1/D_M$) und erythrocytärem Widerstand ($1/D_E$). Aus dieser Gleichung:

$$\frac{1}{D_L} = \frac{1}{D_M} + \frac{1}{D_E}$$

geht hervor, da sich beide Teilwiderstände in etwa entsprechen, daß bei einem Gesamtdiffusionsfaktor von 20 ml O_2/min/Torr die Diffusionskapazität der Membran etwa 40 ml O_2/min/Torr beträgt. Aufgrund dieser Diffusions-Teilwiderstände läßt eine Erniedrigung der Diffusionskapazität erst dann auf eine Membranstörung schließen, wenn Veränderungen des Blutes, die im Sinne einer Erhöhung des intracapillären Diffusionswiderstandes wirksam sind, nicht vorliegen.

2. Diffusionsstörungen infolge Veränderungen der Alveolar-Capillarmembran

Für eine Erschwerung der Diffusion, gemessen an einer Verkleinerung des Diffusionsfaktors, lassen sich folgende Ursachen aufzeigen:

1. Verdickung der Alveolar-Capillar-Membran.

2. Verkleinerung der Austauschfläche bzw. Verkürzung der Kontaktzeit.

3. Erhöhung des erythrocytären Widerstandes.

Eine Erniedrigung der Diffusionskapazität spricht daher nur für eine Diffusionsstörung im Bereich der Alveolar-Capillar-Membran, wenn der intracapilläre Diffusionswiderstand normal und die Diffusionsoberfläche nicht eingeschränkt ist. Solche Diffusionsstörungen im Sinne der klassischen Brauerschen Konzeption (Erhöhung des Diffusionswiderstandes infolge Membranveränderungen) liegen vor, wenn die Diffusionsstrecke zwischen Luft und Plasma vergrößert ist. Diese Diffusionsschicht, die normalerweise etwa 0,3 μ beträgt, kann dadurch verändert sein, daß

a) die Alveolarwand verdickt ist,

b) die Capillarwand verdickt ist,

c) die beiden Membranen durch ein interstitielles Ödem oder fibrotisches Gewebe weit voneinander getrennt sind,

d) ein intraalveoläres Ödem besteht.

Erkrankungen, die zu einer solchen membranbedingten Gasaustauschstörung, zu einem sog. „alveolo-capillären Block" führen, sind insbesondere das Lungenödem, verschiedene Formen der Lungenfibrose sowie Veränderungen der Gefäßwand. Handelt es sich bei letzteren meist um entzündliche oder degenerative Veränderungen unklarer Genese, so liegt den interstitiellen bzw. alveolären Fibrosen häufig eine Sarkoidose und seltener eine Kollagenose bzw. Lungenadenomatose oder Asbestose zugrunde. Auch die progrediente interstitielle Lungenfibrose unbekannter Ätiologie (Hamman-Rich-Syndrom) ist hier zu nennen.

Neben einer Vergrößerung der Diffusionsstrecke wird — wie aus dem Diffusionsgesetz hervorgeht — eine Erniedrigung des Diffusionsfaktors auch durch eine Verkleinerung der Diffusionsfläche hervorgerufen. Eine Reduktion dieser Gasaustauschfläche ist gegeben, wenn die Zahl der ventilierten Alveolen oder der durchbluteten Lungencapillaren vermindert ist. Darüber hinaus spielt auch die Kontaktzeit, d.i. die Zeit, die der Aufsättigung der Erythrocyten mit Sauerstoff in der Alveolarcapillare zur Verfügung steht, für den Gasaustausch eine Rolle. Die Einbeziehung dieser Kontaktzeit scheint jedoch hier begrifflich zunächst fehl am Platze, da im klassischen Sinne die Diffusionsstörung als Erhöhung der Diffusionswiderstände definiert ist. Bei der Bestimmung der Diffusionsgröße ist es jedoch von wesentlicher Bedeutung, ob das Blut in den Alveolarcapillaren ausreichend Zeit hatte, sich mit Sauerstoff zu sättigen oder nicht. So gesehen ist die Kontaktzeit im Diffusionsfaktor inbegriffen. Allerdings kommen pathologische, die Diffusion beeinflussende Kontaktzeitverkürzungen meist nur dann zustande, wenn die Diffusionsfläche verkleinert ist. Damit ist die verkürzte Kontaktzeit sozusagen ein indirektes Maß für die Einschränkung der Diffusionsfläche.

Bei den in der Klinik vorkommenden, mit einer arteriellen Cyanose bzw. stärkeren Herabsetzung der arteriellen O_2-Spannung einhergehenden Diffusionsstörungen handelt es sich überwiegend um eine Abnahme der Diffusionsfläche (incl. einer Verkürzung der Kontaktzeit) und seltener um eine Zunahme des Diffusionsweges, d. h. eine Membranverdickung. Demzufolge findet man eine Verminderung der Diffusionskapazität bei Erkrankungen, die mit einem Verlust, Zerstörung oder Ausschaltung von Lungenparenchym einhergehen (z. B. Lungenresektion, Lungenemphysem, cystische Lungenveränderungen, Bronchiektasie und intrathorakale raumfordernde Prozesse mit Atelektasebildung). In gleicher Weise führen Verödungen des Lungencapillarbettes über eine Reduktion der Austauschfläche, einhergehend mit einer Verkürzung der Kontaktzeit zu einer Diffusionsstörung (z. B. Gefäßaplasie, Lungenembolie und entzündliche wie degenerative Gefäßveränderungen mit Ausschaltung von Capillarabschnitten). Darüber hinaus behindern neben Lungen- auch Herzerkrankungen die Diffusion infolge Vergrößerung der Diffusionsstrecke. Hierbei steht im Vordergrund das Lungenödem neben interstitiellen und alveolären Fibrosen (Lungencirrhose, Strahlenfibrose, Sarkoidose, Kollagenosen, Asbestose, usw.). Grundsätzlich kann man dabei an-

nehmen, daß Diffusionsstörungen, welche ausschließlich durch eine Membranverdickung hervorgerufen werden, sehr selten sind. Für das beginnende Lungenödem und das Anfangsstadium der Lungenadenomatose kann man einen isolierten alveolo-capillären Block annehmen. Hingegen ist die Diffusionsstörung bei den verschiedenen Formen der Lungenfibrose sowohl Ausdruck einer vergrößerten Diffusionsstrecke wie auch einer reduzierten Austauschfläche. Oft wird die bei den vorgenannten Erkrankungen vorliegende Hypoxämie durch die Diffusionsstörung allein nicht erklärt. Häufig findet man zusätzlich eine Störung der Belüftungs-Durchblutungs-Relation bzw. eine erhöhte venöse Beimischung (Kurzschlußblut).

3. Diffusionsstörungen infolge erhöhter Diffusionswiderstände im Blut

Wie schon erwähnt, wird der Diffusionsfaktor nicht nur durch die Membran, sondern auch durch den intracapillären Diffusionswiderstand wesentlich beeinflußt. Dieser ist abhängig von der Geschwindigkeit, mit welcher der Sauerstoff aus dem Plasma in die Erythrocyten an das Hämoglobin diffundiert. Den Haupt-Widerstand stellt dabei die Erythrocytenmembran dar. Eine Veränderung dieser Membran wie auch eine Veränderung der zur Verfügung stehenden Erythrocytenoberfläche nebst dem Hämoglobingehalt beeinflussen daher die Diffusionskapazität. Eine Verminderung der Austauschfläche aller Erythrocyten wie auch Veränderungen der Erythrocytenmorphologie (Zunahme der Erythrocytendicke) führen in gleicher Weise zu einer Herabsetzung des Diffusionsfaktors. Dickenzunahmen verändern dabei den Diffusionswiderstand in zweifacher Hinsicht, da sie einmal den Diffusionsweg des O_2 im Erythrocyten vergrößern und zum anderen die Durchtrittsfläche modifizieren. Eine Dickenabnahme (Mikrocyten) verbessert hingegen durch Verkleinerung des Widerstandes die Diffusion.

Im Einzelnen wird die Diffusionskapazität durch folgende Eigenschaften des Blutes beeinflußt:

a) Austauschfläche der Erythrocyten,
b) Erythrocytenform und Schichtdicke,
c) Leitfähigkeit der Erythrocyten.

Nach THEWS soll die O_2-Leitfähigkeit der Erythrocytenmembran der des Erythrocyten-

inneren entsprechen. Setzt man eine weitgehend konstante Leitfähigkeit, welche eine empfindliche Funktion der Hämoglobinkonzentration des Erythrocyten ist, voraus, so ist der intracapilläre Diffusionswiderstand bei gegebener Erythrocytenschichtdicke abhängig von der Austauschfläche aller Erythrocyten in den Lungencapillaren. Die Austauschfläche der Erythrocyten (F_E) ist proportional dem Hämatokrit (Hk) und dem Lungencapillarblutvolumen (V_c) sowie umgekehrt proportional der mittleren Erythrocytenschichtdicke (d). Aus dieser Gleichung:

$$F_E = \frac{V_c \cdot \mathrm{Hk}}{d}$$

ist ersichtlich, daß die Austauschfläche durch Abnahme des Blutvolumens in den Lungencapillaren oder des Hämatokrits (Anämie) bzw. durch Größenzunahme der Erythrocytenschichtdicke (Aggregations- oder Formveränderung der Erythrocyten) verkleinert wird. Damit wird der intraerythrocytäre Widerstand für Sauerstoff vergrößert, woraus eine Erhöhung des alveolararteriellen O_2-Druckgradienten bei den verschiedensten Anämieformen resultiert.

Entsprechend den von RIEGEL durchgeführten Berechnungen fand sich in Untersuchungen an Tieren und beim Menschen, daß mit zunehmender Anämie die Diffusionskapazität der Lunge abnimmt. Umgekehrt wurde bei Polyglobulie eine Zunahme des Diffusionsfaktors beobachtet.

IV. Die Zirkulation und Gasaustauschstörungen

1. Lungendurchblutung und Gasaustausch

Ventilation und Diffusion können den Aufgaben eines optimalen Gasaustausches nur gerecht werden, wenn die Durchblutung der Lunge adaequat ist. Optimale Kreislaufverhältnisse, insbesondere eine ausreichende Durchblutung der Lungencapillaren, sind daher Voraussetzung für einen effektiven Gasaustausch. Bekanntlich handelt es sich beim kleinen Kreislauf um ein Niederdrucksystem mit einem mittleren Druck in der Arteria pulmonalis von etwa 15 mm Hg. Dementsprechend beträgt der Gefäßwiderstand nur etwa ein Zehntel des Widerstandes im großen Kreislauf. Da der Gefäßwiderstand in erster Linie eine Funktion des Gefäßquerschnittes ist und abhängig vom Druck und Durchflußvolumen die Strömungsgeschwindigkeit bestimmt, führt eine Reduktion des Gefäßbettes — wie schon unter dem Kapitel Diffusion erwähnt — zu einer Kontaktzeitverkürzung des Blutes mit der Alveolarluft. Beim Gesunden beträgt die Kontaktzeit zwischen Blut und Alveolarluft etwa 0,5 sec. Die Hälfte dieser Kontaktzeit soll eben noch für einen normalen Gasaustausch ausreichen. Daraus geht hervor, daß eine Zunahme des Herzzeitvolumens um mehr als das Doppelte zu einer arteriellen O_2-Untersättigung führt, wenn nicht der Gefäßquerschnitt vergrößert wird. Untersuchungen unter Belastung mit entsprechend erhöhtem Herzzeitvolumen zeigten, daß unter diesen Bedingungen der pulmonale Gefäßwiderstand abnimmt. Dies läßt sich nur durch eine Dilatation oder zusätzliche Eröffnung von Capillaren erklären. Diese Befunde sprechen im Verein mit anatomischen Untersuchungen dafür, daß in Ruhe nicht das gesamte vorhandene Capillarbett durchblutet wird. Es stehen Reservecapillaren zur Verfügung, die unter veränderten Bedingungen (Arbeit, Zustand nach Pneumektomie) eröffnet werden. Daraus folgt, daß das Blutvolumen in den Lungencapillaren, das unter Ruhebedingungen etwa 75—100 ml beträgt, unter Belastung sowie Hypervolämie größer wird.

Normalerweise entfällt auf eine Alveole eine ganz bestimmte Anzahl von Capillaren. Da in Ruhe nicht alle Alveolen bei der Einatmung entfaltet werden, ist anzunehmen, daß auch die Capillaren in diesen Gebieten uneröffnet

sind, und daß nach dem Grad der Entfaltung der Alveolen auch die entsprechenden Capillaren eröffnet werden. Die Vorgänge der Capillareröffnung sind vorwiegend druckpassiv gesteuert. Daneben muß man heute annehmen, daß der Widerstand im kleinen Kreislauf auch einer nervösen Regulation unterliegt, deren Bedeutung für pathophysiologische Vorgänge lediglich in quantitativer Hinsicht noch umstritten ist.

Aufgrund der Untersuchungen von EULER und LILJESTRAND, die eine von den Atemgasen abhängige Regulation der Gefäße im kleinen Kreislauf fanden, ist die Möglichkeit einer Anpassung der Zirkulation an die Belüftung gegeben. Über diesen mit Absinken der alveolaren O_2- und Ansteigen der alveolaren CO_2-Spannung einsetzenden alveolo-capillären Mechanismus besteht jedoch hinsichtlich des Effektes noch nicht letzte Klarheit. Bei Atelektasen und beim Pneumothorax läßt sich jedoch auf diese Weise eine Verminderung der Kurzschlußdurchblutung in diesem Bereich erklären. Unter Umständen kann sich dieser Mechanismus auch ungünstig auswirken, indem bei genereller Hypoventilation eine Widerstandserhöhung zu einer zusätzlichen Belastung des rechten Herzens führt.

Neben Einflüssen der alveolaren Gasspannungen auf die Durchblutung sind auch solche durch intrathorakale Druckschwankungen zu beachten. So wirkt der inspiratorische Unterdruck als Sog auf das Herz und die intrathorakal gelegenen Gefäßabschnitte, während diese bei der Exspiration unter einer Druckbelastung stehen. Diese Druckschwankungen gewinnen dann besondere Bedeutung, wenn sie infolge erhöhter Strömungswiderstände stärker ausgeprägt sind; denn bei länger anhaltenden positiven Drucken wird ein negativer Einfluß auf die Durchblutung ausgeübt.

Außer Veränderungen im funktionellen Kreislauf müssen auch solche im nutritiven Kreislauf beachtet werden. Von besonderer Bedeutung sind hier Anastomosen zwischen den Vasa privata und den Vasa publica (siehe Abb. 62). Aufgrund dieser veno-venösen Verbindungen kann der Rückstrom des nutritiven Kreislaufes einmal über die Bronchialvenen und zum anderen über die Lungenvenen erfolgen. Durch diese Querverbindungen des Bronchialvenennetzes mit den Lungenvenen kann Blut aus dem nutritiven Kreislauf in den funktionellen und umgekehrt, je nach dem herrschenden Druckgefälle, verschoben werden. Unter normalen Bedingungen liefern diese Verbindungen den Hauptanteil der „physiologischen venösen Beimischung". Bei Gesunden beträgt dieses Kurzschlußblut, das überwiegend von in die Lungenvenen abfließendem Bronchialvenenblut herrührt, etwa 1—3% des Herzzeitvolumens. Bei Insuffizienz des linken Herzens wird z. B. über diese Verbindungen einerseits ein Blutabstrom aus den Lungenvenen über das Bronchialvenensystem zum

durch erhöhte Blutförderung führt. Ein Einstrom in die Lungenvenen über veno-venöse Verbindungen stellt demgegenüber einen Rechts-Links-Shunt in der Lunge dar. Die Folge dieser venösen Beimischung ist eine Erniedrigung der arteriellen Sauerstoffsättigung. Gleichzeitig wird das linke Herz belastet und das rechte Herz entlastet, da ein Teil des venösen Blutes über die Vena cava, die Mediastinal- und Bronchialvenen das rechte Herz umgeht.

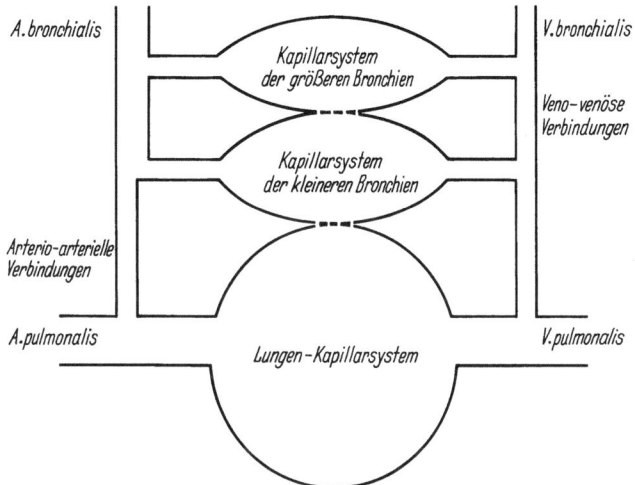

Abb. 62. Schema der broncho-pulmonalen Verbindungen. Während das Blut aus den größeren Bronchien in das Venensystem des großen Kreislaufs abströmt, gelangt es aus dem Gebiet der kleineren Bronchien in die Pulmonalvenen. Die Abbildung zeigt weiterhin die arterio-arterielle und veno-venöse Verbindung sowie Verknüpfungen der Capillarsysteme. [Nach SCHOEDEL u. HEIMBURG, in Z. Kreisl.-Forsch. **51**, 515 (1962)]

rechten Herzen ermöglicht; andererseits kann bei erhöhtem zentralen Venendruck (Rechtsherzinsuffizienz) bei vorhandenem Druckgefälle Blut aus dem Bronchialvenensystem in das Lungenvenensystem einströmen. Ein Rückstrom über veno-venöse Verbindungen entspricht daher einem Links-Rechts-Shunt in der Lunge, der zu einer Entlastung des linken Herzens durch verminderten venösen Zustrom und zu einer Belastung des rechten Herzens

Neben diesen veno-venösen Verbindungen, über die unter extremen pathologischen Bedingungen mehr als ein Drittel des Herzzeitvolumens fließen kann, nimmt man auch arterio-venöse broncho-pulmonale Gefäßverbindungen an. Diese sind jedoch für den Gasaustausch von untergeordneter Bedeutung, da es sich um eine Zumischung arteriellen Blutes zum Lungenvenenblut handelt. Demgegenüber wirken sich Anastomosen zwischen Lungenarterie und -vene (a-v-Fistel) nicht nur auf den Gasaustausch im Sinne einer arteriellen O_2-Untersättigung aus, sondern belasten auch das gesamte Herz.

2. Zirkulationsstörungen

Durchblutungsstörungen in der Lunge können ihre Ursache sowohl in Änderungen des funktionellen wie auch des nutritiven Kreislaufes haben. Im Hinblick auf den Gasaustausch handelt es sich dabei weniger um eine generell vermehrte oder verminderte Durchblutung beider Kreislaufsysteme als vielmehr um eine ungleichmäßige Verteilung des Blutstromes auf die Lungencapillaren in Relation

zur Belüftung der entsprechenden Alveolarabschnitte. Solche zirkulatorischen Verteilungsstörungen gehen in der Regel mit einer gestörten Belüftung einher, weshalb man unter dem Blickpunkt des Gasaustausches von Belüftungs-Durchblutungsstörungen spricht. Im Extremfall kann aus einer solchen Störung der Ventilations-Perfusions-Relation eine alveolare Totraumventilation bei Belüftung nicht durch-

bluteter Lungenareale und eine echte Kurzschlußdurchblutung infolge Durchblutung nicht
belüfteter Areale resultieren. Auch isolierte
Zirkulationsstörungen im funktionellen sowie
zwischen funktionellem und nutritivem Kreislauf führen zu einer Kurzschlußdurchblutung
im Sinne einer venösen Beimischung bei
arterio-venösen Anastomosen (a-v-Fistel) und
vermehrter Durchströmung veno-venöser Ana-

larbelüftung, so wirkt sich dies ungünstig auf
die arteriellen Gasspannungen aus. Grundsätzlich kann man unterscheiden zwischen veränderter Belüftung bei normaler Durchblutung
und veränderter Durchblutung bei normaler
Belüftung. Praktisch finden sich meist Mischformen derart, daß einer veränderten Durchblutung eine gleich- oder gegensinnige Veränderung der Belüftung gegenübersteht. Diese

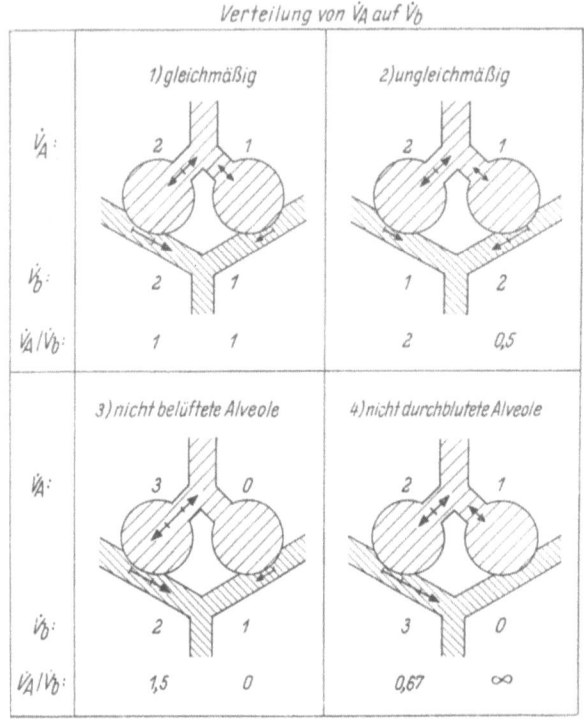

Abb. 63. Schematische Darstellung der verschiedenartigen Verteilung der alveolaren Belüftung ($\dot{V}_A$) auf die
Lungendurchblutung ($\dot{V}_b$). Die Länge der Pfeile und die Zahlenwerte kennzeichnen die Größe der Belüftung
bzw. der Durchblutung in willkürlichen Einheiten. (Nach PIIPER, Bad Oeynhausener Gespräche IV.
Berlin-Göttingen-Heidelberg: Springer 1961)

stomosen (Druckerhöhung in den großen
Venen).

a) Belüftungs-Durchblutungsstörungen

Die Funktion der Lunge ist umso voll-
wertiger, je gleichmäßiger Belüftung und
Durchblutung auf die Alveolen verteilt sind.
Normalerweise beträgt das Belüftungs-Durchblutungsverhältnis 0,8 (4 l/min alveolare Ventilation pro 5 l/min Herzzeitvolumen). Auch beim
Gesunden dürften sich schon geringe Ungleichmäßigkeiten der Durchblutung finden, die jedoch wenig ins Gewicht fallen. Entspricht die
zirkulatorische Verteilung infolge pathologischer Vorgänge im Bereich der Belüftung
oder der Durchblutung nicht mehr der Alveo-

verschiedenartigen Verteilungsmöglichkeiten
der alveolaren Durchblutung mit ihren Auswirkungen auf den Gaswechsel verdeutlicht
die Abb. 63.

Die Abb. 63 stellt jeweils eine Lunge, bestehend
aus zwei Alveolen mit den zugehörigen Capillaren als
Einheiten dar. Im Teilbild 1 ist eine gleichmäßige
Verteilung der alveolaren Belüftung auf die Durchblutung wiedergegeben. Sowohl die linke wie auch die
rechte Alveole weisen ein gleich großes Belüftungs-
Durchblutungsverhältnis auf. In Teilbild 2 ist hingegen die Verteilung der Belüftung auf die Durchblutung ungleichmäßig. Die linke Alveole erhält nämlich auf zwei Einheiten Belüftung nur 1 Einheit
Durchblutung; das Belüftungs-Durchblutungsverhältnis ist demnach 2. Die rechte Alveole erhält
dagegen auf 1 Einheit Belüftung 2 Einheiten Durchblutung; also ist das Belüftungs-Durchblutungsver-

hältnis 0,5. Es handelt sich demnach um eine funktionell inhomogene Lunge, von der in Teilbild 3 und 4 je ein Extremfall dargestellt ist. In Teilbild 3 wird die rechte Alveole nicht belüftet, aber durchblutet. Die Durchblutung einer solchen Alveole stellt eine echte Kurzschlußdurchblutung dar. Teilbild 4 zeigt das andere Extrem eines belüfteten, aber nicht mehr durchbluteten Lungenareals. Die Belüftung dieser Alveole entspricht einer alveolaren Totraumbelüftung.

Folgen einer solchen Belüftungs-Durchblutungsstörung sind nicht nur eine O_2-Spannungserniedrigung im arteriellen Blut, sondern auch eine alveolar-arterielle CO_2-Druckdifferenz. Die CO_2-Spannungsdifferenz ist jedoch stets kleiner als die gleichzeitig bestehende O_2-Spannungsdifferenz. Dies ergibt sich aus der Tatsache, daß einmal die CO_2 Spannungsdifferenz zwischen arteriellem und venösem Blut kleiner ist als für Sauerstoff und zum anderen, daß die CO_2-Dissoziationskurve nahezu linear verläuft. Eine mangelhafte CO_2-Ausscheidung aus minderbelüfteten Lungenabschnitten ist daher ohne weiteres durch eine vermehrte Belüftung anderer Abschnitte ausgleichbar. Trotz Störung im Belüftungs-Durchblutungsverhältnis resultiert daher nicht zwangsläufig eine Erhöhung der arteriellen CO_2-Spannung. Diese kann sogar erniedrigt sein, wenn andere Abschnitte stärker hyperventiliert werden. Die Ungleichmäßigkeiten in der Ventilations-Perfusionsrelation führen aber stets zu einem alveolar-arteriellen CO_2-Druckgradienten. Sowohl bei restriktiven wie auch bei obstruktiven Ventilationsstörungen weisen solche CO_2-Druckdifferenzen zwischen Alveolarluft und arteriellem Blut auf ein gestörtes Belüftungs-Durchblutungsverhältnis hin. Die hierdurch hervorgerufenen CO_2-Druckdifferenzen sind jedoch meist klein und erreichen selten Werte über 10 mm Hg.

Im Gegensatz zu einer minimalen Auswirkung auf den alveolar-arteriellen CO_2-Druckgradienten rufen Belüftungs-Durchblutungs-Störungen eine größere alveolar-arterielle O_2-Druckdifferenz hervor. Dies beruht im Wesentlichen auf dem im oberen Bereich flachen Verlauf der O_2-Dissoziationskurve, derzufolge auch bei großen O_2-Druckgradienten von 20 bis 30 mm Hg die O_2-Sättigung nur um 2—4% vermindert ist.

Zirkulationsstörungen können ebenso wie die Belüftungsstörungen kompensatorisch reguliert werden. Man fand nämlich, daß eine Drosselung der Durchblutung einer Lunge auch zu einer Verminderung der Ventilation dieser Lunge führt. Diese Ventilationseinschränkung soll durch einseitige Kontraktion der Bronchiolen hervorgerufen werden, als deren Ursache die erniedrigte alveolare CO_2-Spannung in diesem Bereich angenommen wird. Zirkulatorische Verteilungsstörungen, die durch thrombotische, embolische und arteriitische Verschlüsse eines Teiles der Lungenstrombahn zustande gekommen sind, könnten durch solche regulatorischen Anpassungsmechanismen zu einer Verschiebung der Belüftung auf die noch funktionstüchtigen Alveolen führen. Als wichtige auslösende Ursachen einer zirkulatorischen Verteilungsstörung kommen in Frage:

sklerotische oder fibrotische Einengung von Lungengefäßen, Kompression von Lungengefäßen durch Tumormassen bzw. durch intrapulmonale Ergüsse, regionale Durchblutungsstörungen.

Die Auswirkungen dieser Zirkulationsstörungen sind abhängig vom Ausmaß der Durchblutungsstörung wie auch von den regulatorischen Anpassungsmechanismen. Dabei ist zu beachten, daß bei einem erheblichen Ausfall des Capillarbettes auch unter der Annahme einer regulatorischen Verschiebung der Belüftung auf die funktionstüchtigen Alveolen der Gaswechsel allein dadurch gestört bleibt, daß die Kontaktzeit des Blutes mit der Alveolarluft nicht mehr ausreicht.

b) Kurzschlußdurchblutung

Als Kurzschlußblut gilt definitionsgemäß die Menge venösen Blutes, die ohne Kontakt mit der Alveolarluft dem arteriellen Blut zufließt. Als Ursache für eine vermehrte venöse Beimischung in der Lunge kommen grundsätzlich in Frage:

die Durchblutung nicht- oder minderbelüfteter Lungengebiete (Atelektase),

die Durchblutung arterio-venöser Anastomosen der Lungengefäße (arterio-venöse Fistel),

die vermehrte Durchblutung veno-venöser Verbindungen zwischen Bronchialvenen und Lungenvenen (erhöhter Druck in den Hohlvenen mit Rechts-Links-Druckgefälle).

Vergrößerte intrapulmonale Kurzschlußblutmengen finden sich dementsprechend bei zahlreichen Lungenerkrankungen wie z. B. bei Bronchiektasie, Lungenemphysem, Atelektasen, diffusen Lungenfibrosen, Sarkoidosen, Silikosen, Pneumonien und bei Gefäßanomalien. Auch bei Erkrankungen des rechten Herzens sowie bei portaler Hypertension wird eine erhöhte venöse Beimischung beobachtet. Diese kommt dadurch zustande, daß infolge einer Druckerhöhung im venösen Schenkel des großen Kreislaufes venöses Blut über den Bronchialvenen-Plexus in die Lungenvenen abströmt. Bei der Druckerhöhung in der Vena cava cranialis sind Verbindungswege durch den Bronchialvenenabfluß gegeben, während sich bei portaler Hypertension diese Wege über Oesophagusvenen und Mediastinalvenen zu den Bronchialvenen ausbilden.

Eine veno-arterielle Kurzschlußdurchblutung (Rechts-Links-Shunt) über veno-venöse Verbindungen in der Lunge ist abhängig von dem herrschenden Druckgefälle zwischen den beiden Niederdrucksystemen und dem Ausmaß der Verbindungswege bzw. dem Strömungswiderstand. Die Auswirkung auf den Gasstoffwechsel ist dabei aber nicht allein abhängig von der Kurzschlußblutmenge, sondern auch von der Sauerstoffsättigung des venösen Mischblutes. Je größer nämlich die Menge und je niedriger die O_2-Sättigung im venösen Blut, um so größer wird das arterielle O_2-Defizit. Dieses beträgt bei einer Kurzschlußdurchblutung von 30% des Herzzeitvolumens 11—12%, wenn man eine venöse O_2-Sättigung von 65—70% voraussetzt. Daraus resultiert einmal ein erheblicher alveolar-arterieller O_2-Druckgradient und

zum anderen aber auch ein geringer alveolar-arterieller CO_2-Druckgradient. Die Kurzschlußdurchblutung führt jedoch nicht, obwohl höhere CO_2-Spannungen dem arteriellen Blut zugemischt werden, zu einer Hyperkapnie, da eine begleitende Hyperventilation vorliegt.

Eine Kurzschlußdurchblutung läßt sich quantitativ durch Bestimmung der alveolar-arteriellen Sauerstoffdruckdifferenz (AaD_{O_2}) unter Hyperoxie sowie der arterio-venösen Sauerstoffdifferenz (AVD_{O_2}) erfassen. Mit diesen Werten ergibt sich die Größe der Kurzschlußblutmenge in Prozent des Herzzeitvolumens (V_{va}/V_{aor}) aus der Gleichung:

$$\frac{V_{va}}{V_{aor}} = \frac{AaD_{O_2} \cdot 0{,}31}{AVD_{O_2} + AaD_{O_2} \cdot 0{,}0031}$$

Dem sicheren Nachweis einer Kurzschlußdurchblutung wird nur die obige Methode gerecht. Hingegen kommt dem O_2-Beatmungsverfahren mit Bestimmung der arteriellen Sauerstoffsättigung vor und während Sauerstoffatmung nur dann eine Bedeutung zu, wenn der Shunt mehr als 30% des Herzzeitvolumens beträgt. Nur dann kommt es im Gegensatz zu anderen Gasaustauschstörungen zu keiner vollen arteriellen Sauerstoffsättigung des Blutes. Ist der Shunt jedoch kleiner, so bietet dieses Verfahren keine Handhabe zum Nachweis oder zum Ausschluß einer Kurzschlußdurchblutung.

V. Die Regulation der Atmung und ihre Störungen

Die Regulation der Atmung fällt den Atemzentren zu. Diese sind in der Formatio reticularis der Medulla oblongata und der Pons lokalisiert. Dem im oberen Teil der Pons gelegenen pneumotaktischen Zentrum kommt dabei die Rolle eines Modulators afferenter Impulse zu, die hier qualitativ und quantitativ modifiziert werden. Erst dann gelangen die Impulse in die Formatio retikularis, in deren ventralem Teil ein inspiratorisches und in deren dorsalem Teil ein exspiratorisches Zentrum gelegen ist. Hier erfolgt zusammen mit dem pneumotaktischen Zentrum die Koordinierung der Atmung. Auf diese Weise wird die

rhythmische Folge der Ein- und Ausatmung garantiert. Diese ist letztlich Ausdruck einer modifizierten autonomen Rhythmik der Atemzentren. Der im inspiratorischen Zentrum entstehende Grundrhythmus weist eine Frequenz von etwa 10/min auf. Er wird in der agonalen Schnappatmung kurzfristig sichtbar. Dieser Grundrhythmus unterliegt einer ständigen Beeinflussung durch verschiedene Afferenzen. Neben Impulsen vom Cortex sind vor allem jene aus der Peripherie von Bedeutung. Nervale Impulse wie auch chemische Reize wirken von hier auf die Atemzentren ein.

1. Reflektorische Beeinflussung der Atmung

Receptoren, die auf verschiedene physikalische Zustandsänderungen reagieren, z. T. pulmonal, z. T. extrapulmonal gelegen, können bei ihrer Reizung die Atmung beeinflussen. Von größter Bedeutung sind die wohl überwiegend im Bereich der Pleura visceralis gelegenen Dehnungsreceptoren der Lunge.

Nach der bekannten Theorie der Selbststeuerung der Atmung von HERING und BREUER soll das während der Inspiration sich zunehmend vergrößernde Lungenvolumen von einer gewissen Größe an über den Vagus Impulse vermitteln, die das Inspirationszentrum hemmen und damit die Exspiration einleiten. Daneben soll auch ein sog. Deflations-Reflex existieren, der bei einer übermäßigen Exspiration oder bei einem Lungenkollaps in Aktion tritt. Hierdurch wird eine frühzeitige und schnelle Inspiration in Gang gesetzt. Auch spielt nach HESS für den Wechsel zwischen In- und Exspiration der Zwerchfelltonus eine Rolle. Eine Zunahme des Zwerchfelltonus während der Exspirationsbewegung führt zum Stillstand der Exspiration, während eine Tonusverminderung die Inspiration sistieren läßt.

Extrapulmonal gelegene Receptoren, die auf die Atmung einwirken, sind: Pressoreceptoren, Thermoreceptoren, Schmerzrezeptoren und Receptoren in den Gelenken. Eine Reizung dieser Receptoren führt gewöhnlich zu einer Ventilationssteigerung. Doch kann ein heftiger Schmerz auch zur vorübergehenden Apnoe führen. Die Pressoreceptoren im Carotissinus und im Aortenbogen wirken mit steigendem Blutdruck hemmend auf die Atmung ein; mit fallendem Blutdruck aktivieren sie hingegen die Atmung. Neben diesen pressoreflektorischen Regulationen sind auch noch solche von Druckreceptoren in den Lungengefäßen von Bedeutung. Ihre Reizung (Lungenüberflutung oder Embolisierung) führt zur Atemsteigerung (Churchill-Cope-Reflex). Andererseits werden auch noch von Chemoreceptoren in den Lungengefäßen ausgehende Reflexe angenommen. So fand man z. B. nach Gabe von Veratrin eine Atmungshemmung. Auch verschiedene andere Stoffe, wie z. B. Antihistaminica und Serotonin, führen zu einer Atmungshemmung. Über die Bedeutung dieser Receptorenfelder ist bisher wenig bekannt.

2. Chemische Regulation der Atmung

Die chemische Regulation der Atmung unterliegt dem CO_2-Druck, der H-Ionenkonzentration und der Sauerstoffspannung. Der Einfluß der Sauerstoffspannung auf die Atmung läßt sich nicht nur in Sauerstoffmangelversuchen beweisen, sondern auch durch die Messung der von den Chemoreceptoren ausgehenden Aktionspotentiale, welche vom Grad des Sauerstoffmangels abhängig sind und die bereits oberhalb von 100 mm Hg Sauerstoffspannung abgeleitet werden können. Der Anteil des Sauerstoffes an den Atemstimuli für die Größe der Ruheventilation beträgt etwa 20%. 80% entfallen gemeinsam (etwa je zur Hälfte) auf den CO_2-Druck und die H-Ionenkonzentration (s. Abb. 64).

Für den Ort der pH-Wirkung hat man neben den Atemzentren selbst Receptoren im Bereich des Plexus chorioideus postuliert. Es ist offenbar so, daß der von der H-Ionenkonzentration vermittelte Atemreiz abhängig ist von ihrer Größe im Blut und im Liquor cerebrospinalis des 4. Hirnventrikels. Blutabhängig wird der Atemreiz nicht nur dem Atemzentrum selbst, sondern auch über die Chemoreceptoren des Carotissinus vermittelt. Daneben wirkt die Liquorreaktion wahrscheinlich über Receptorenfelder auf die Atemzentren ein.

Während die Normalatmung eines Gesunden überwiegend durch den CO_2-Druck und die H-Ionenkonzentration gesteuert ist, kehrt sich unter Hypoxie-Bedingungen dieses Verhältnis um. Mit stärker werdender Hypoxämie übernimmt nämlich der abfallende Sauerstoffdruck zunehmend die Atemregulation, die letztlich nur noch diesem, vermindert um die anderen Teilreize ($p\,CO_2$ und pH), obliegt. Dies gilt nicht nur unter den Bedingungen der akuten Hypoxie, sondern auch für die chronische Hypoxämie (Höhenbewohner bzw. verschiedenste Erkrankungen, die mit einer O_2-Spannungserniedrigung des Blutes einhergehen).

Der Sauerstoffmangelreiz erweist sich besonders bei Erkrankungen, die mit einer Erniedrigung der O_2-Spannung einhergehen, von überwiegender Bedeutung. Wie die Abb. 65 erkennen läßt, nimmt die Sauerstoffmangelwirkung mit absinkendem Sauerstoffdruck steil zu. Diese Sauerstoffmangelwirkung kommt jedoch unter den üblichen Bedingungen nicht zur Entfaltung, da mit auftretender Atemsteigerung die CO_2-Spannung und die H-Ionenkonzentration absinken. Hierdurch wird der wirksame Sauerstoffmangelreiz in Abhängigkeit vom Verlust dieser beiden Teilstimuli gehemmt. Deshalb resultiert im Endeffekt trotz des erheblichen O_2-Mangelreizes bei einer arteriellen Sauerstoffspannung von 40 mm Hg (entsprechend einer Höhe von etwa 5 km) eine Atmungssteigerung von nur ca. 40%.

Unterschreitet die O_2-Spannung der Inspirationsluft 100 mm Hg, wie es bei einer Höhe von 3000 m der Fall ist — die arterielle O_2-Spannung beträgt dabei etwa 60 mm Hg —, so setzt eine leichte Atemsteigerung ein. Unterhalb von 80 mm Hg O_2-Druck in der Inspirationsluft, entsprechend einer Höhe von 5 km, ist die Atemsteigerung hingegen deutlich.

Auch bei chronischer Hypoxämie liegt eine überwiegend sauerstoffmangelgesteuerte Atmung vor. So ergaben Untersuchungen an Patienten mit Morbus caeruleus — wie die Abb. 66 erkennen läßt — eine Ventilationssteigerung von ca. 15% pro 10 mm Hg O_2-Spannungsabfall im arteriellen Blut.

Nach der Grayschen „multiplen Faktoren-Theorie" ist die Ventilationsgröße das Resultat fördernder und hemmender Einflüsse. Sie ergibt sich aus der Reiz-

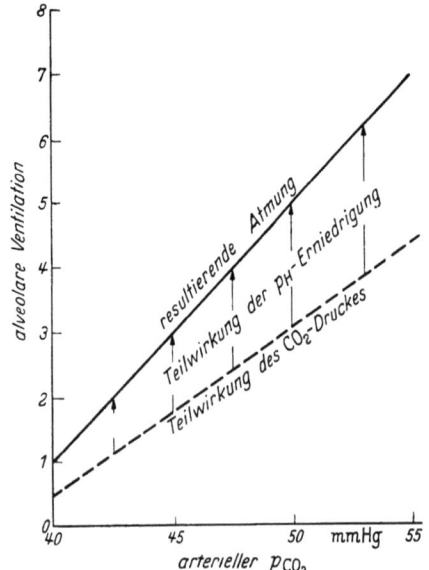

Abb. 64. Einfluß von CO_2 auf die Atmung mit Darstellung des additiven Effektes von pH- und CO_2-Reiz. (Nach GRAY, aus Rein und Schneider, Einführung in die Physiologie des Menschen, 12. Aufl. Berlin-Göttingen-Heidelberg: Springer 1956)

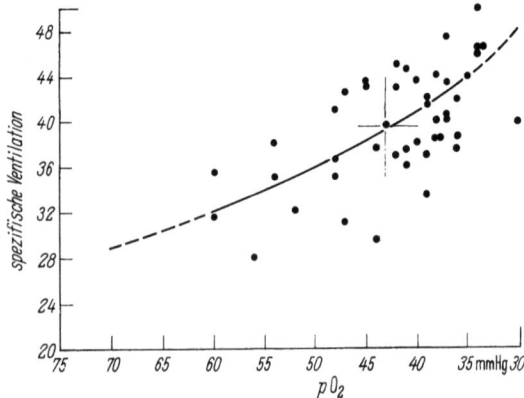

Abb. 66. Beziehung zwischen Atemzeitvolumen (ausgedrückt durch die spezifische Ventilation: Atemzeitvolumen/O_2-Aufnahme) und O_2-Druck im arteriellen Blut. Die Punkte geben Meßwerte wieder. Die in die Abbildung eingezeichnete Kurve entspricht der mittleren Atmungssteigerung. Die dargestellte Funktion entspricht — für den O_2-Druckbereich von 65 bis 35 mm Hg — der Regressionsgeraden

$$y = 30 + 0,45 \ (65 - pO_2 \, a)$$

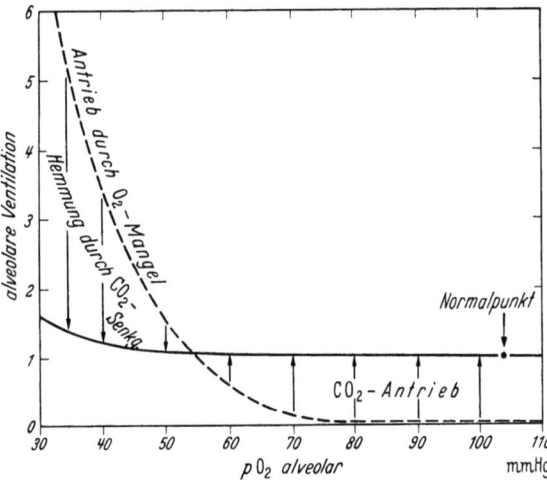

Abb. 65. Einfluß von O_2-Mangel auf die Atmung, dargestellt durch die Beziehung zwischen dem alveolaren Sauerstoffdruck und der alveolaren Ventilation (ausgedrückt in Einheiten der normalen alveolaren Ventilation). Die ausgezogene Kurve entspricht den experimentell gefundenen Werten; die gestrichelte Kurve den Werten, die zu erwarten wären, wenn nicht der veränderte CO_2-Druck und die H-Ionen-Konzentration die Wirkung des O_2-Mangels beeinflußte. (Nach GRAY, aus Handbuch der allgemeinen Pathologie, Bd. V/1. Berlin-Göttingen-Heidelberg: Springer 1961)

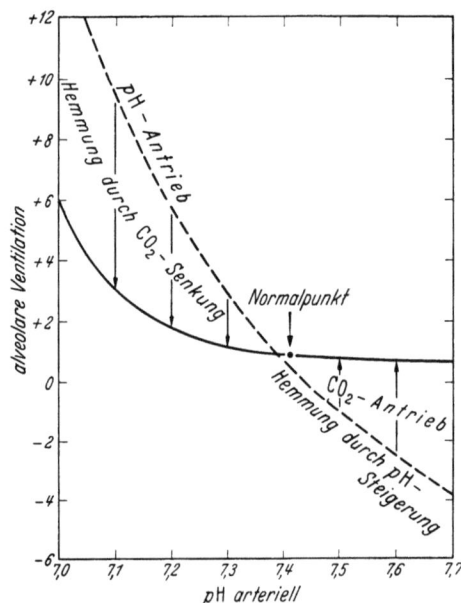

Abb. 67. Einfluß der Acidose auf die Atmung, dargestellt durch die Beziehung zwischen dem arteriellen pH und der alveolaren Ventilation (ausgedrückt in Einheiten der normalen alveolaren Ventilation). Die ausgezogene Kurve entspricht den experimentellen Werten, die gestrichelte Linie den Werten, die zu erwarten wären, wenn nicht die veränderte CO_2-Spannung der pH-Änderung entgegenwirkte. (Nach GRAY, 1949, aus Handbuch der allgemeinen Pathologie, Bd. V/1. Berlin-Göttingen-Heidelberg: Springer 1961)

summe von CO_2-Druck, pH und O_2-Druck nach der Gleichung:

$$VR_{H, \, pCO_2, \, pO_2} = 0,22 \ H + 0,262 \ pCO_2 - 18$$
$$+ \ 0,472 \cdot 10^{-8} \ (104 - pO_2)^{4,9}$$

($VR_{H, \, pCO_2, \, pO_2}$ ist die durch Sauerstoff- und Kohlensäuredruck sowie durch pH beeinflußte alveolare Ventilation in Normaleinheiten. pCO_2 und pO_2 sind Kohlensäure- und Sauerstoffdruck des arteriellen Blutes in mm Hg. H ist die H-Ionenkonzentration des

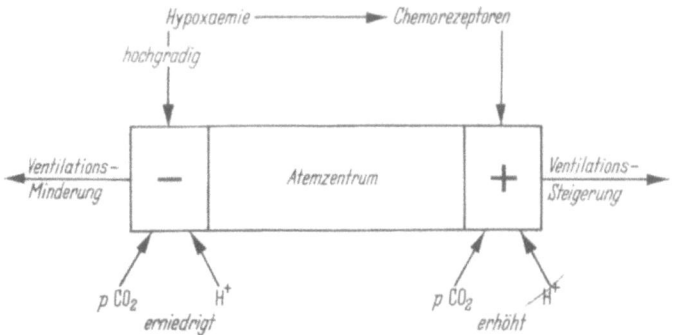

Abb. 68. Grobschematische Darstellung der chemischen Atemregulation. Hypoxämie, Hyperkapnie und Acidose führen zu einer Ventilationssteigerung, während hochgradiger O₂-Mangel, Hypokapnie und Alkalose einen hemmenden Einfluß auf die Atmung ausüben

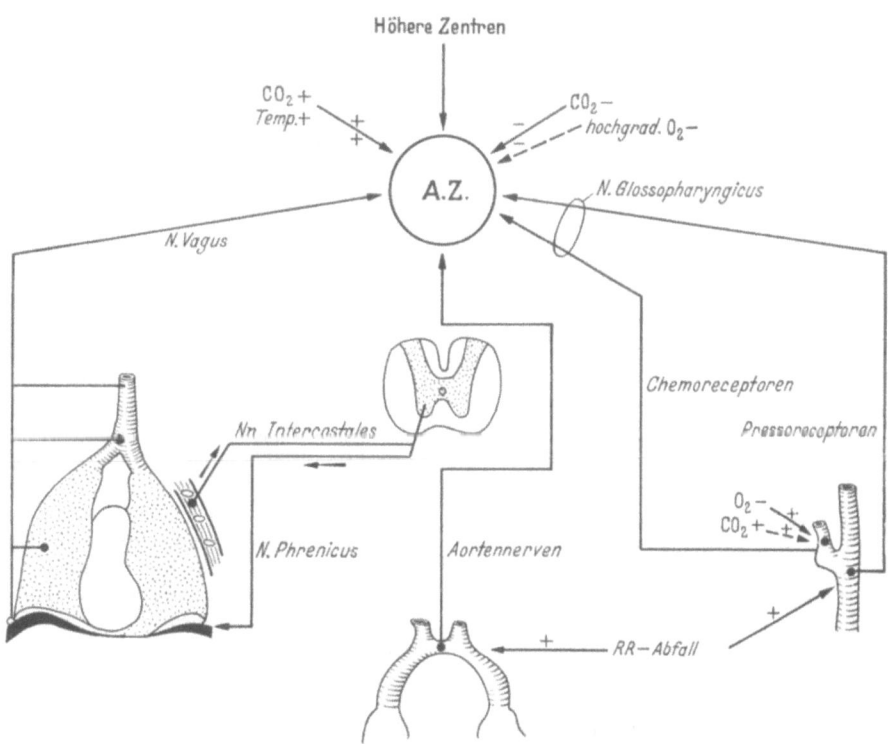

Abb. 69. Schematische Übersicht über die Faktoren der Atmungsregulation. (In Anlehnung an SAMSON WHRIGHT.) AZ Atemzentrum, RR Blutdruck, CO₂— Abfall der CO₂-Spannung, CO₂+ Anstieg der CO₂-Spannung, O₂— Abfall der O₂-Spannung; die mit + oder — gekennzeichneten Pfeile sollen jeweilig Erregungssteigerung oder Erregungsminderung bedeuten

arteriellen Blutes, ausgedrückt in 10^{-8} Mol je Liter. Danach entspricht pH 7,0 = 100 H, und der Normalwert des arteriellen Blutes mit einem pH von 7,41 entspricht 38,9 H.)

Die Atemsteigerung unter den Bedingungen einer Acidose läßt sich ebenfalls mit der Grayschen Theorie der wirksamen additiven Reizsumme von $p\text{CO}_2$, pH und $p\text{O}_2$ erfassen. So ist die Acidoseatmung, eine normale Sauerstoffspannung vorausgesetzt, wie die Abb. 67 zeigt, die Resultante aus dem erhöhten

H-Ionenstimulus, vermindert um den entsprechenden CO₂-Reiz infolge Absinken des CO₂-Druckes. Im Vergleich zur Abb. 65 (O₂-Mangelatmung) läßt diese Abbildung erkennen, daß eine ausgeprägte Acidose zu einer viel stärkeren Atemsteigerung führt als eine erhebliche Hypoxämie. Dies steht in gutem Einklang mit den klinischen Beobachtungen.

Die Graysche Theorie befriedigt allerdings in quantitativer Hinsicht bei manchen krankhaften Zuständen nicht völlig. Hierfür sind wahrscheinlich eine

Reihe modifizierender Faktoren verantwortlich, die unter krankhaften Vorgängen am Menschen noch nicht gänzlich geklärt sind. Änderungen der Erregbarkeit der Atemzentren im Sinne einer Steigerung wie auch einer Verminderung spielen hierbei sicher eine Rolle. So ist z.B. für die chemischen Atemreize bekannt, daß sie von einem bestimmten Extremwert an weniger wirksam werden. Veränderungen in der Blut- und Sauerstoffversorgung der Zentren, im Säure-Basen-Haushalt sowie intracelluläre Ionenverschiebungen und Enzymblockierungen sind wahrscheinlich für diesen Paradoxeffekt, der sich mit einer zunehmenden Lähmung der Zentren erklären läßt, mitverantwortlich.

Zusammenfassend läßt sich die chemische Regulation der Atmung im Sinne der Grayschen Theorie so deuten, daß die Ventilation die Resultante aus der Reizsumme von CO_2-Druck, H-Ionenkonzentration und O_2-Druck ist. Eine Erhöhung eines jeden Teilreizes führt zu einer Atemsteigerung. Ihr Summationseffekt ist für die resultierende Ventilation ausschlaggebend. Allerdings spielen dabei noch zum Teil ungeklärte modifizierende Faktoren eine Rolle, die die Reizsumme positiv und negativ beeinflussen. Grundsätzlich läßt sich jedoch, wie die schematische Abb. 68 zeigt, resumieren, daß die Summe fördernder und hemmender Teilreize den Impuls für die Ventilationsgröße liefert. Die im einzelnen an der Reizsumme beteiligten Faktoren sind inclusive des Reizursprungs in der Abb. 69 wiedergegeben.

3. Atmung unter Arbeit

Im Gegensatz zu der bisher besprochenen reflektorischen und chemischen Steuerung der Atmung unter Ruhebedingungen läßt sich die Ventilationssteigerung unter Arbeit bis heute nicht befriedigend erklären. Für eine chemische Steuerung der Arbeitshyperpnoe besteht wenig Anhalt, da die CO_2-Spannung, die H-Ionenkonzentration und der O_2-Druck bei leichter und mittelschwerer körperlicher Arbeit im arteriellen Blut eines Gesunden nicht verändert sind.

Die Frage, welche Impulse insbesondere reflektorischer Art im Speziellen die Atmungssteigerung veranlassen, ist bis heute noch offen. Alle bisher vorgebrachten Theorien liefern zwar Hinweise auf den möglichen Steuerungsmechanismus, doch vermag keine diesen Vorgang restlos befriedigend zu erklären.

Naheliegend ist eine Beeinflussung des Atemzentrums durch Impulse, die von Receptorenfeldern der Arbeitsmuskulatur ausgehen. Auch wird eine Beeinflussung des Atemzentrums durch die gleichen Impulse diskutiert, die aus den motorischen Zentren zu der Arbeitsmuskulatur gehen. Andere Autoren machten bedingte Reflexe oder auch Reflexe von Receptorenfeldern in den großen Venen und in der Lungenstrombahn für die Atemsteigerung verantwortlich. Schließlich nahm man eine Empfindlichkeitsänderung des Atemzentrums gegenüber den chemischen Reizen (pCO_2, pH und pO_2) an und postulierte eine bei der Muskelkontraktion frei werdende, auf das Atemzentrum erregend wirkende Substanz, die jedoch bisher nicht nachweisbar war. Faßt man diese Deutungen, die zum Teil über Hypothesen nicht hinausgehen, zusammen, so läßt sich zur Zeit nur annehmen, daß die Arbeitsatmung wahrscheinlich durch ein komplexes Zusammenspiel verschiedenster Faktoren hervorgerufen wird.

4. Ursachen von Atemregulationsstörungen

Atemregulationsstörungen finden sich bei allen krankhaften Zuständen, die Veränderungen am Atemzentrum selbst, an den Reflexzonen der Atmung und im Blutchemismus hervorrufen. Dementsprechend ist zu erwarten, daß viele Erkrankungen entweder die Ventilationsgröße oder den Atemtyp variieren. Cerebrale Läsionen, Erkrankungen des neuromuskulären Atemapparates, des Thoraxskelets, der Lunge, des Herz-Kreislaufsystems, der Niere und solche, die mit Veränderungen des Stoffwechsels, des Säure-BasenHaushaltes und der Temperatur einhergehen, weisen alle eine abnorme Atmung auf. Nicht selten ist die Ventilationsänderung dabei so eindeutig, daß sie neben anderen Symptomen wegweisend für die Diagnose wird.

a) Empfindlichkeit und Erregbarkeit des Atemzentrums

Atemregulationsstörungen können durch Veränderungen des Atemzentrums selbst hervorgerufen werden. Bei Läsionen des Atemzentrums entsprechen dann die efferenten Impulse an die Atemmuskulatur nicht mehr in Qualität und Quantität den afferenten Reizen. Solche Störungen können mit cerebralen Läsionen einhergehen, die die Atemzentren tangieren. Dabei kann sowohl die Erregbarkeit als auch die Empfindlichkeit des Atemzentrums auf verschiedene Reize verändert sein. Die Erregbarkeit entspricht definitionsgemäß der Ventilationszunahme in Liter pro 1 mm Hg Spannungszunahme der Kohlensäure in der Alveolarluft. Unter Empfindlichkeit oder Reizschwelle des Atemzentrums versteht man die Größe der Kohlensäurespannung im Apnoe-Punkt.

Die Bestimmung dieser Größen wird durch eine CO_2-Konzentrations-Wirkungskurve ermöglicht, die man durch Aufzeichnung des Atemzeitvolumens während der Inhalation von bekannten CO_2-Gemischen erhält. Bringt man die gemessene Atemzeitvolumensteigerung in Beziehung zur CO_2-Druckerhöhung, so liefert dieser Quotient ein Maß für die Erregbarkeit des Atemzentrums. Für Normalpersonen beträgt dieser Erregbarkeitsquotient etwa 1,5 bis 2 l/min Ventilationszunahme pro 1 mm Hg Kohlensäurespannungszuwachs. Ein größerer Wert läßt somit auf eine gesteigerte und ein kleinerer auf eine verminderte Erregbarkeit schließen. Bei diagrammatischer Betrachtung einer solchen CO_2-Atemantriebskurve (s. Abb. 70) spiegelt sich eine Änderung der Erregbarkeit in einer Variation der Steilheit der Kurve wieder. Ein steiler Kurvenverlauf läßt auf eine gesteigerte und eine Kurvenabflachung auf eine verminderte Erregbarkeit schließen. Im Gegensatz hierzu kommt eine Empfindlichkeitsänderung in einer Parallelverschiebung der Erregbarkeitskurve im Apnoepunkt zum Ausdruck. Eine Verschiebung der Kurve nach links deutet auf eine erhöhte und eine Rechtsverschiebung auf eine verminderte Empfindlichkeit hin. Ist hingegen die Steilheit der Kurve mit einer Parallelverschiebung verbunden, so resultiert eine veränderte Erregbarkeit und Empfindlichkeit des Atemzentrums. In der Mehrzahl der Fälle weisen Läsionen des Atemzentrums meist neben einer Abflachung der CO_2-Antriebskurve auch eine Rechtsverschiebung der Kurve auf.

Die Ursachen für eine zentrale Störung sind nicht einheitlich. So können zentrale Atemregulationsstörungen bei meningo-encephalitischen Erkrankungen, bei thrombo-embolischen Ereignissen wie auch bei Blutungen im Bereich der Medulla oblongata beobachtet werden. Auch Narkotica führen bekanntlich zu einer Depression der Atemzentren. Deshalb sind vor allem Morphin und seine Derivate bei Erkrankungen, die mit einer verminderten Ventilation einhergehen, kontraindiziert. Daneben spielen Empfindlichkeits- und Erregbarkeitsänderungen der Atemzentren bei Veränderungen der Körpertemperatur eine Rolle. Während im Fieber Empfindlichkeit und Erregbarkeit gesteigert sind, hat sich bei Unterkühlungsversuchen ergeben, daß mit Absinken der Bluttemperatur bis zu etwa 30° C zunächst eine Erregbarkeitssteigerung auftritt, die mit wei-

terem Absinken der Temperatur in eine Erregbarkeitsminderung umschlägt.

Erregbarkeitsänderungen des Atemzentrums können dadurch vorgetäuscht werden, daß die periphere Reizverarbeitung nicht mehr der Norm entspricht. So findet man z.B. bei einer Stenoseatmung, die mit einer vermehrten Atemarbeit einhergeht, eine Herabsetzung des Erregbarkeitsquotienten ohne Schädigung der Atemzentren. Die Interpretation von Erregbarkeitsquotienten ist daher oft sehr schwierig, wenn nicht eine strikte Konstanthaltung aller anderen atemwirksamen Reize gewährt war, bzw. Störungen im efferenten Abschnitt vorliegen. Wahre Erregbarkeitsänderungen des Atemzentrums sind sicher selten. Meist dürfte es sich bei erniedrigtem Erregbarkeits-

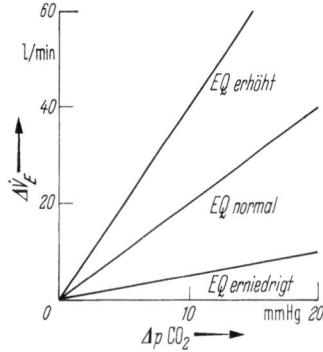

Abb. 70. Ventilationszunahme ($\Delta \dot{V}_E$) in Abhängigkeit vom CO_2-Spannungszuwachs (ΔpCO_2). $\Delta \dot{V}_E$ (l/min)/ ΔpCO_2 (mm Hg) = Erregbarkeitsquotient (EQ)

quotienten ursächlich weniger um eine zentrale Erregbarkeitsminderung als vielmehr um eine periphere verminderte Reizbeantwortung handeln. Ebenso dürften echte Empfindlichkeitsänderungen des Atemzentrums gegenüber einem bestimmten Reiz sehr selten sein. In überwiegendem Maße lassen sich nämlich Parallelverschiebungen der Erregbarkeitskurve, also Empfindlichkeitsänderungen, auf zusätzliche, bisweilen unerklärliche chemische und synaptische Reize des Atemzentrums zurückführen.

b) Atemmechanische Störungen und Atemregulation

Neben zentralen vermögen eine Reihe von peripher auftretenden Störungen die Atmung zu beeinflussen. Diese können in den chemisch die Atmung regulierenden Faktoren wie auch in den verschiedensten Reflexzonen gelegen sein. Außer Störungen im Bereich der Afferenzen wirken sich auch solche im Bereich der Efferenzen auf den Atemvorgang aus. Hierbei spielen neben pathologischen Vorgängen an den Nervenbahnen und der Atemmuskulatur selbst vor allem Veränderungen der Atemmechanik der Lunge und des gesamten Brustkorbes eine Rolle. Eine veränderte Atemmechanik führt zwangsläufig — im Vergleich zu normalen Verhältnissen — bei derselben Anzahl von Impulsen, die vom Atemzentrum ausgesandt werden, zu einer Verminderung der Ventilation. Dabei ist es gleichgültig, ob es sich um eine Erhöhung der elastischen oder der Strömungsbzw. auch der viscösen Gewebswiderstände handelt. Um unter diesen Bedingungen eine adaequate Ventilation bei vermehrter Atemarbeit aufrecht zu erhalten, bedarf es daher einer größeren Anzahl von Impulsen. Werden diese nicht aufgebracht, so sinkt zunächst die Ventilation ab. Der sich daraus ergebende

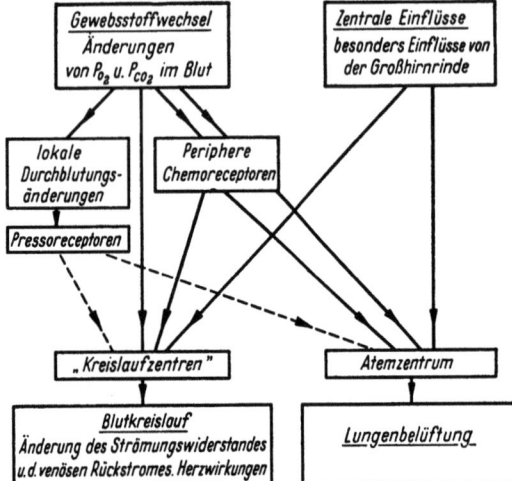

Abb. 71. Koordination von Kreislauf und Atmung durch Einwirkung der gleichen Vorgänge auf das Atemzentrum und die „Kreislaufzentren". (Nach SCHOEDEL u. GROSSE-BROCKHOFF, in Handbuch der allgemeinen Pathologie, Bd. V/1. Berlin-Göttingen-Heidelberg: Springer 1961)

CO_2-Druckanstieg regt wiederum das Atemzentrum zu einer vermehrten Impulsabgabe an. Meist stellt sich so bei vermehrten Afferenzen und gestörter Atemmechanik ein neues Gleichgewicht ein, bei dem der CO_2-Druck gegenüber der Norm leicht erhöht bleibt. Die effektive Ventilation ist entsprechend vermindert. Derartige Veränderungen der Atemmechanik, bedingt durch erhöhte Atemwiderstände, sind für die Regulation der Atmung bei den meisten Lungenerkrankungen von Bedeutung.

Eine atemmechanisch bedingte Störung der Atemregulation findet sich besonders beim Lungenemphysem. Dabei scheint die erhöhte Atemarbeit die primäre Ursache der Atmungsumstellung zu sein. Daneben wird auch noch eine verminderte Erregbarkeit der Atemzentren angenommen. Doch dürfte der unzureichenden Beantwortung der zentralen Impulse

durch den peripheren Atmungsapparat die größere Rolle zukommen. Hierfür sprechen Experimente, in denen man bei Versuchspersonen zusätzliche Widerstände in die Luftwege einschaltete. Neben Änderungen der Atemfrequenz und der Atemmittellage fand sich dabei eine Zunahme des alveolaren Kohlensäuredruckes bei entsprechender Abnahme des Atemzeitvolumens. Je größer die Atemwiderstände waren, um so mehr wirkte sich dies auf die Regelung des Atemzeitvolumens aus. Unter diesen Bedingungen erhaltene sog. Erregbarkeitskurven waren sowohl in Ruhe als auch bei Muskeltätigkeit deutlich abgeflacht; die für die geleistete Arbeit erforderliche Ventilation wurde nicht mehr aufgebracht. Diese experimentell erzeugte Ateminsuffizienz entspricht jener, wie man sie bei Lungenkranken mit erhöhten Strömungswiderständen findet.

Für einen verminderten Ventilationseffekt sind aber nicht nur erhöhte Strömungswiderstände anzuschuldigen, sondern ganz generell eine erhöhte Atemarbeit. Jede Erhöhung der Atemwiderstände wie auch jede Änderung des Funktionszustandes des muskulo-skelettären Systems ist hierfür in Rechnung zu stellen. Änderungen der atemmechanischen Bedingungen spielen demnach eine erhebliche Rolle bei der Regelung der Ventilation. Das gleiche gilt auch für die bei diffusen Lungenfibrosen vorzufindende Hyperventilation. Für diese dürfte überwiegend eine reflektorisch bedingte Aktivierung der in den Lungen vorhandenen Receptoren verantwortlich sein. Die verminderte Lungendehnbarkeit wirkt nämlich vorzeitig bremsend auf die In- und Exspiration ein. Sicher, wenn auch wohl von untergeordneter Bedeutung, wirken auch chemische Impulse (Hypoxämie) mit, die jedoch erst mit zunehmendem Sauerstoffmangel Bedeutung erlangen. Überwiegend scheint dabei die Regelung der Atmung durch die vorliegenden atemmechanischen Vorgänge bestimmt zu sein. In diesem Sinne ist auch die flache Atmung zu verstehen; denn durch die Reduktion der Atemtiefe wird die infolge vermehrter elastischer Widerstände erhöhte Atemarbeit relativ vermindert.

c) Kreislauf und Atemregulation

Kreislauf und Atmung sind einerseits durch die gleichen chemischen und zentral-nervösen Antriebe koordiniert; andererseits beeinflussen sich beide Systeme, basierend auf nervös-reflektorischen Koppelungen, gegenseitig (siehe Abb. 71). So bestimmen z. B. die Pressoreceptoren in der Aorta und im Sinus caroticus sowie in den Venae pulmonales nicht nur die Kreislaufgrößen, sondern auch die Lungenbelüftung. Bei einer Druckabnahme im isolierten Carotissinus findet sich eine Steigerung des arteriellen Druckes und eine Verstärkung der Lungenbelüftung. Umgekehrt beobachtet man bei einer Druckerhöhung im Sinus caroticus eine Senkung des arteriellen Druckes mit Verlangsamung der Herzschlagfrequenz und gleichzeitig einen Atemstillstand. Die von den Pressoreceptoren ausgelösten Reflexe erklären zum Teil das Verhalten der Atmung bei akuten Veränderungen der Hämodynamik, z. B. beim Schock oder hypertonen Krisen.

Rückstauung des Blutes infolge Linksinsuffizienz des Herzens nicht nur auf die Atemmechanik aus, sondern führt auch über Receptoren in der Nachbarschaft der Lungengefäße reflektorisch zur Beeinflussung der Atmung im Sinne einer Hyperventilation. Daneben unterliegt die Atmung aber auch direkten Einflüssen, die vom Herzen ausgehen. So sind im Myokard selbst Nervenfasern nachgewiesen worden, die Impulse vom Herzen zum Atemzentrum aussenden und hierdurch auf die Atmung einwirken können (z. B. Atmungssteigerung bei Myokarditis ohne Vorliegen von Insuffizienz-

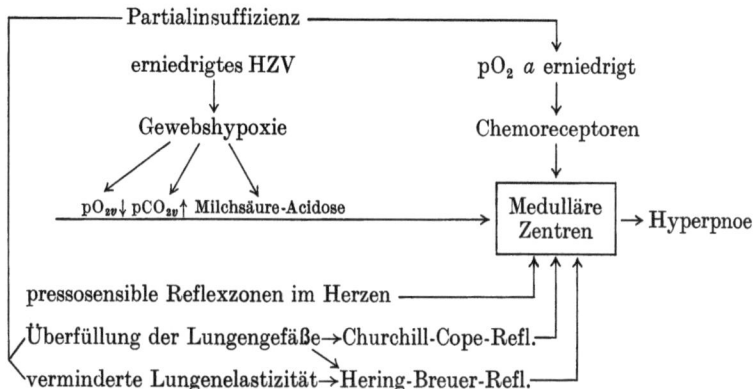

Abb. 72. Vereinfachte Darstellung der wesentlichsten an der kardialen Hyperpnoe beteiligten Faktoren. Im oberen Abschnitt der Abbildung sind die auf das Atemzentrum einwirkenden veränderten chemischen Regelgrößen wiedergegeben ($pO_{2\,v}\downarrow$ = erniedrigter venöser O_2-Druck; $pCO_{2\,v}\uparrow$ = erhöhter venöser CO_2-Druck), während der untere Teil die Einflüsse aus Reflexzonen (im Herzen und in der Lunge) kennzeichnet

Hinsichtlich der gegenseitigen Abhängigkeit von Atmung und Kreislauf von chemischen Reizen ist bekannt, daß die Atemgase Kohlensäure und Sauerstoff eine wesentliche Rolle spielen. Der arterielle Kohlensäuredruck ist nicht nur ein wichtiges Regulans der äußeren Atmung, sondern wirkt gleichzeitig zentral aktivierend auf den Kreislauf. Er beeinflußt dabei nicht nur den arteriellen Strömungswiderstand, sondern führt auch zu Gefäßverengungen auf der venösen Seite des Kreislaufes, wodurch das Blutangebot an das Herz und das Herzzeitvolumen gesteigert werden. Ein Anstieg des arteriellen Kohlensäuredruckes erhöht also sowohl das Atem- als auch das Herzzeitvolumen. Im gleichen Sinne wirkt eine Senkung des arteriellen Sauerstoffdruckes über die peripheren Chemoreceptoren. Neben diesen Koordinationen sind insbesondere Rückwirkungen des Herz-Kreislaufsystems auf die Atmung bei krankhaften Veränderungen im kleinen Kreislauf zu erwarten. So wirkt sich z. B. eine

zeichen des Herzens, Veränderungen der Atmung bei Angina pectoris-Zuständen und Infarkt).

Wahrscheinlich handelt es sich bei den angeführten Herzaffektionen um eine reflektorische Beeinflussung der Erregbarkeit des Atemzentrums vom Herzen aus. Erregbarkeitssteigerungen nach Herzinfarkt lassen auf solche Erregbarkeitsänderungen mit Ursprung im Bereich der linken Ventrikelwand schließen. Hinzu kommen noch reflektorische Einflüsse aus pressosensiblen Zonen des rechten Vorhofes. Drucksteigerungen in diesem Bereich führen ebenfalls zu einer Erhöhung der Atemfrequenz und einer Vertiefung der Atemzüge.

Neben den Einflüssen aus Reflexzonen im Bereich des Herzens und der Gefäße sind auch chemische Reize an der Atemregulation Herz-Kreislaufkranker beteiligt. Ein erniedrigtes Herzzeitvolumen führt zu einer vergrößerten arterio-venösen Differenz, wodurch nicht nur der venöse O_2-Druck stärker absinkt, sondern auch die venöse CO_2-Spannung und H-Ionenkonzentration zunimmt. Untersuchungen an Patienten mit Herzinsuffizienz bestätigen diese

Annahme. Weitere Befunde weisen darauf hin, daß der Einfluß des Herzkreislaufsystems auf die Atmung vielschichtig ist. Diese Verhältnisse werden durch das vereinfachte Schema (Abb. 72), welches in etwa den atemregulatorischen Vorgängen bei Herzkranken gerecht wird, verdeutlicht. Dieses Schema faßt die bei Herzinsuffizienz zu erwartenden Einflüsse auf das Atemzentrum zusammen. Es berücksichtigt in seinem unteren Teil die Reflexvorgänge aus dem Herzen und der Lunge sowie im oberen Teil die zu erwartenden Änderungen der chemischen Reize, die einerseits durch die Erniedrigung des Herzzeitvolumens und andererseits durch die Rückstauung des Blutes in der Lunge bedingt sind.

d) Säure-Basen-Haushalt und Atemregulation

Der Säure-Basen-Haushalt ist definiert durch die Begriffe pH, Bicarbonat und CO_2-Druck. Metabolische ($BHCO_3$) und respiratorische Veränderungen (pCO_2) im Sinne einer Erhöhung bzw. Erniedrigung dieser Werte beeinflussen die H-Ionenkonzentration. So wirken Veränderungen im Säure-Basen-Haushalt, da die H-Ionenkonzentration eine entscheidende Größe darstellt, auf die Atemregulation ein, wie auch umgekehrt eine veränderte Atmung Einfluß auf den Säure-Basen-Haushalt nimmt. Dies entspricht einem Rückkoppelungsmechanismus, der durch Kompensationsvorgänge beeinflußt wird. Eine metabolische Acidose führt zu einer Ventilationssteigerung, die durch Verminderung des CO_2-Druckes kompensierend auf die Acidose einwirkt. Metabolische Alkalosen dagegen haben eine kompensatorische Hypoventilation mit CO_2-Druckerhöhung zur Folge. Andererseits werden respiratorische Acidosen und Alkalosen durch kompensatorisches Eingreifen der Nierentubulus-Funktionen, die in Abhängigkeit vom CO_2-Druck die Bicarbonatrückresorption verändern, weitmöglichst ausgeglichen. Deshalb findet sich bei chronischer Hypoventilation eine teil- bis vollkompensierte respiratorische Acidose infolge Erhöhung des Bicarbonatgehaltes. Die chronische Hyperventilation bei länger dauerndem O_2-Mangel oder auch die Höhen-Hyperventilation gehen regelmäßig mit einer fast vollkompensierten respiratorischen Alkalose einher.

Von den metabolischen Veränderungen des Säure-Basen-Haushaltes sind die diabetische Acidose und die renale Acidose die bekann-testen. Die diabetische Acidose entsteht durch die Anhäufung von Keton-Körpern (Acetessigsäure, Aceton und β-Oxybuttersäure), die dem Organismus ein erhebliches Quantum an Kationen entziehen. Diese Bindung der Ketonsäuren an Kationen und deren gesteigerte Ausscheidung im Urin sind die Hauptvorgänge, die zu einer Erniedrigung der Kohlensäure-Bindungsfähigkeit im Blut führen. Bei der diabetischen Acidose findet sich daher eine Verminderung der sog. Alkalireserve, des Standardbicarbonates. Dadurch wird das pH nach der sauren Seite verschoben und eine Ventilationssteigerung ausgelöst, die kompensatorisch der Aufrechterhaltung eines annähernd normalen Säure-Basen-Milieus dient. Dank dieser Hyperventilation sinkt das pH des Blutes im Praekoma diabeticum nie unter Werte von 7.0 ab. Im Koma reicht auch die Hyperventilation, klinisch manifest als Kußmaulsche Atmung, zur Teilkompensation nicht mehr aus, so daß es zu einem weiteren Absinken des pH-Wertes kommt. Möglicherweise spielt hier noch die Erregbarkeit des Atemzentrums eine Rolle, die im Praekoma gesteigert sein soll, während sie im eigentlichen Koma erniedrigt ist. Man nimmt eine fortschreitende Lähmung des Atemzentrums an, die letztlich Ausdruck des Zusammenbruches der Abwehrmechanismen infolge der Säure-Intoxikation ist. Auch den Nieren fällt bei der Kompensation der diabetischen Acidose eine nicht unwesentliche Rolle zu. Durch vermehrte Ausscheidung der Säuren und Ammoniakproduktion versuchen diese, der Übersäuerung entgegenzuwirken.

Ähnliche Vorgänge im Säure-Basen-Haushalt spielen sich bei der Niereninsuffizienz ab. Die Retention saurer harnpflichtiger Substanzen und der damit einhergehende Verlust an CO_2-Bindungsfähigkeit, meßbar durch Absinken der Alkalireserve, führt auch hier zu einer metabolischen Acidose. Auch bei der chronischen Niereninsuffizienz wird im Anfangsstadium die Acidose durch eine respiratorische Alkalose infolge Ventilationssteigerung weitgehend kompensiert. Mit zunehmender Urämie nimmt auch bei diesen Patienten die Kompensationsmöglichkeit durch die Atmung ab. Dieser nur teilkompensierten metabolischen Acidose liegt offenbar keine Erregbarkeitsänderung des Atemzentrums zugrunde; zumindest nicht, wenn man die Erregbarkeits-

kurve unter Zugrundelegung der Liquorver-
hältnisse betrachtet. Dennoch ist die Atemsteigerung bei chronischer Niereninsuffizienz
im Vergleich zu einer entsprechenden Acidose
bei Diabetikern geringer ausgeprägt. Die Ursache dieser unterschiedlichen Wirkung der
Acidose auf die Atmung ist bis heute nicht
geklärt. Gemeinsam ist jedoch allen meta-

bolischen Acidosen, daß sie uneingeschränkt
zu einer kompensatorischen Hyperventilation
führen. Andererseits findet man bei primär
metabolischen Alkalosen infolge verminderter
Atemstimuli eine Hypoventilation, die sich
wiederum durch Erhöhung des CO_2-Druckes
kompensatorisch auf den Säure-Basen-Haushalt auswirkt.

5. Pathologische Atemtypen

a) Dyspnoe

Die Dyspnoe unterscheidet sich von der
Eupnoe dadurch, daß der Kranke eine erschwerte Atmung (infolge Wahrnehmung vermehrter Atemarbeit) empfindet.

Für die Auslösung einer Atemnot kommen
ursächlich eine Reihe von Faktoren in Frage.
Im Vordergrund steht eine veränderte Atemmechanik, da die Atemnot eine enge Korrelation zur erhöhten Atemarbeit aufweist. Deshalb kann sowohl eine Hypopnoe wie auch eine
Hyperpnoe mit einer Dyspnoe einhergehen.
Meist ist jedoch eine Dyspnoe mit einer Hyperpnoe gekoppelt, sofern nicht Lähmungen der
Atemmuskulatur dies verhindern. Natur und
Ursprung der Dyspnoe, die etwa mit der Empfindung des Schmerzes zu vergleichen wäre,
sind bislang nicht geklärt. Es gibt eine Reihe
von Erklärungsversuchen, die jedoch nicht
restlos befriedigen. Solange wir nichts Ge-
naueres wissen, müssen wir uns mit der Annahme begnügen, daß die Dyspnoe die Wahrnehmung eines Mißverhältnisses zwischen der
von den afferenten Reizimpulsen geforderten
und der aufgrund ungenügender Impulsbeant-
wortung tatsächlich geleisteten Ventilation
darstellt. Wahrscheinlich ist das Auftreten
einer Dyspnoe auch abhängig von einer Dys-
pnoeschwelle, die dem Einfluß verschiedener
Faktoren unterliegt, und, wie die Abb. 73
zeigt, um so eher erreicht wird, je größer die
Atemarbeit unter Ruhebedingungen ist.

α) *Centrogene Dyspnoe.* Von einer centrogenen oder cerebralen Dyspnoe spricht man
dann, wenn man die Ursache der Dyspnoe
intracraniell annimmt. Hierfür kommen in
Frage: anatomische Läsionen des Atemzentrums, lokal chemische Reize am Atemzentrum
selbst oder eine Reizung von Zwischenhirn-
Gebieten.

Bekannt geworden sind solche Dyspnoeformen
durch tierexperimentelle Durchschneidungsversuche

im Bereich des Pons und der Medulla oblongata. Fällt
z.B. das pneumotaktische Zentrum, welches für die
Impulskoordinierung mit verantwortlich ist, aus, so
kommt es zu einer stark veränderten Atmung mit
tiefen Inspirationen und längerem Anhalten in Inspirationsstellung bis schließlich die Exspiration
folgt. Wird eine Durchschneidung in der Gegend der
Striae acusticae durchgeführt, so bleibt die Atmung

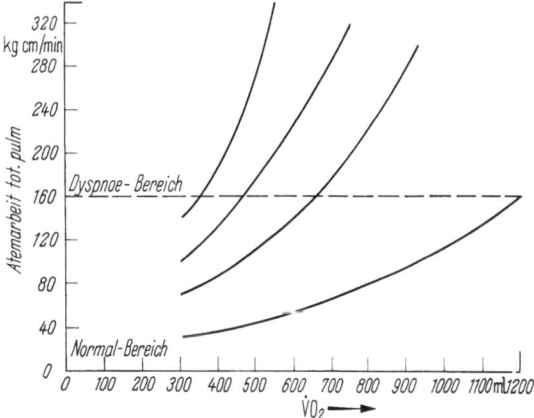

Abb. 73. Beziehung zwischen Atemarbeit bei verschiedenen Belastungsstufen und Dyspnoe in Abhängigkeit von unterschiedlichen Ruhewerten (Aus-
gangswerten) der Atemarbeit. (Nach ULMER, REIF
und WELLER, Die obstruktiven Atemwegserkrankungen. Stuttgart: Georg Thieme 1966)

zwar regelmäßig; es entwickelt sich aber eine sog.
Keuchatmung. Bei Verletzungen unterhalb der Spitze
der Alae cineriae entsteht periodisches Atmen. Das
tiefst gelegene Zentrum ist das Schnappzentrum, das
normalerweise keine Rolle spielt und nach Fortfall
der übergeordneten Zentralstellen nur noch für kurze
Zeit funktionell zutage tritt.

Zentrale Durchblutungsstörungen mit chemischer Reizung des Atemzentrums können
ebenfalls zu einer centrogenen Dyspnoe führen.
Diese beruht dann auf einer Verschiebung der
H-Ionenkonzentration bzw. auf einer Erhöhung der CO_2-Spannung im Bereiche des
Atemzentrums. Ist eine solche lokale Acidose
oder Hypoxie mit Hyperkapnie am Atemzentrum stärker ausgeprägt, so resultieren —

je nach den Reiz- oder auch Lähmungserscheinungen — besondere noch zu besprechende Atemtypen.

Hohe Körpertemperaturen um 41° C, insbesondere bei zentraler Hyperthermie, lösen eine starke Hyperpnoe aus, die bei erhaltenem Bewußtsein als Dyspnoe empfunden wird. Der Atemreiz hierfür dürfte die Bluttemperatur sein, die unmittelbar erregend auf das Atemzentrum einwirkt. Mäßige Temperaturerhöhungen führen zwar auch zu einer geringen Steigerung der Atmung, doch macht sich dies nicht als Atemnot bemerkbar.

Auch Störungen im Bereich des Hypothalamus wirken sich auf die Atmung aus. Wie Tierversuche ergeben haben, resultieren je nach Sitz der Störung die verschiedenartigsten Veränderungen des Atemtyps. Solche entstehen auch durch Mitbeteiligung der Zwischenhirngebiete bei encephalitischen Prozessen. Klinisch lassen sich allerdings noch keine bestimmten pathologischen Atmungsformen bei verschiedenem Sitz der Läsionen im Hypothalamusgebiet abgrenzen.

β) Thorakale bzw. pulmonale Dyspnoe. Zu der Empfindung Dyspnoe können sowohl Veränderungen im Bereich des Brustkorbes wie auch solche in den Lungen führen. Einer thorakalen Dyspnoe begegnet man bei Kyphoskoliose, Adipositas und Erkrankungen der Atemmuskulatur. Am häufigsten wird jedoch die Atemnot durch erhöhte Atemwiderstände hervorgerufen. Von diesen — den elastischen bzw. viscösen Widerständen — stehen die Strömungswiderstände im Vordergrund. Es handelt sich hierbei um die Stenoseatmung bei Bronchialobstruktionen. Während sich diese Art der Stenoseatmung in einer exspiratorischen Dyspnoe bemerkbar macht, findet man bei Engen im Bereich des Larynx und der oberen Trachea eine inspiratorische Dyspnoe (Glottisödem, Laryngospasmus, Trachealstenose). Aber auch bei Veränderungen der Trachea durch eine Tracheomalacie oder bei erschlaffter Pars membranacea kommt es ebenso wie beim exspiratorischen Bronchialwandkollaps zu einer behinderten Ausatmung. Entscheidend für diese Dyspnoeform ist — unabhängig vom Sitz der Obstruktion — die Ausprägung des Atemwiderstandes, die eine erhöhte Atemarbeit nach sich zieht. Dieser Dyspnoe bei obstruktiven Atemwegserkrankungen (z.B. Bronchitis, Asthma bronchiale, Lungenemphysem) steht eine völlig andersartige pulmonale Atemnot gegenüber, die gekennzeichnet ist durch eine flache frequente Atmung. Jene

Atemnot, die man bei Patienten mit restriktiver Ventilationsstörung antrifft, ist Folge veränderter Elastizitätsverhältnisse im Sinne einer verminderten Dehnbarkeit (z.B. infiltrative Lungenprozesse, Lungenstauung, Pleuraschwarten). Eine solche frequente, oberflächliche Atmung kann besonders bei Lungenembolien beobachtet werden. Diese Atmungsänderungen werden durch Vagusreflexe verursacht. Neben Lungenembolien ist ein Spontanpneumothorax für eine abrupt auftretende Dyspnoe die weitaus häufigste Ursache.

γ) Kardiale Dyspnoe. Atemnot kann das erste wahrnehmbare Symptom einer Linksinsuffizienz des Herzens sein. Diese Kurzatmigkeit bessert sich oft dann, wenn zusätzlich eine Rechtsinsuffizienz auftritt. Dagegen wird bei bestehender Rechts- und Linksinsuffizienz des Herzens nach Digitalisierung anfänglich des öfteren eine Verstärkung der Dyspnoe beobachtet. Aus diesen und anderen Beobachtungen hat man geschlossen, daß die Lungenstauung, die zu einer verminderten Dehnbarkeit der Lunge, also zu einer Lungenstarre, führt, überwiegend ausschlaggebend ist für die oberflächliche Atmung bei Herzpatienten. Lungenstarre sowie Reflexe aus den Lungengefäßen wie auch die Hypoxämie wirken in der Pathogenese der kardialen Dyspnoe zusammen, wobei die Reihenfolge der abnehmenden Bedeutung entspricht (s. auch unter Kreislauf und Atemregulation). Die Lungenstauung mit sekundärer Lungenstarre ist dementsprechend als die wesentlichste Ursache für die kardiale Belastungs- und Ruhedyspnoe anzusehen. Bekanntlich ist unter körperlicher Bewegung die Lungenstauung bei Linksinsuffizienz ausgeprägter. Zusätzlich kommt es infolge eines erhöhten venösen Rückflusses zu stärkerer Blutfüllung der Lunge. Aus diesem Grunde ist das Auftreten einer Belastungsdyspnoe eines der ersten Symptome einer Linksinsuffizienz. Nimmt die Linksinsuffizienz des Herzens zu, so findet man eine Ruhedyspnoe, die sich als Orthopnoe bemerkbar macht.

Unter *Orthopnoe* versteht man eine im Liegen auftretende Form der Dyspnoe, die nach Aufrichten nachläßt. Herzkranke nehmen daher im Bett zur Linderung ihrer Atembeschwerden meist eine halbsitzende Stellung ein. Die Besserung der Orthopnoe durch Lageänderung (Aufrecht-Sitzen) ist auf eine in dieser Haltung nachlassende Lungenstauung zurückzuführen, da es so zu einer Blutverschiebung von der oberen Körperhälfte in das Splanchnicus-Gebiet und die unteren Extremitäten kommt. Umgekehrt wurde festgestellt, daß die Dyspnoe im Liegen durch eine vergrößerte Blutmenge in der Lunge bedingt ist.

Offenbar ist aber nicht allein eine Änderung der pulmonalen Blutfüllung für die Orthopnoe verantwortlich. Möglicherweise spielt hierbei auch noch ein erhöhter cerebraler Venen- und Liquordruck eine Rolle. Doch dürfte der Steigerung des venösen Rückflusses bei Übergang von sitzender in liegende Stellung, wodurch letztlich die Lungenstauung verstärkt wird, die größere Rolle zukommen. Zusätzlich

stärkt und dadurch vor allem die Atemtiefe verringert. Die Folge dieser oberflächlichen Atmung ist eine Verschlechterung der Arterialisierung des Blutes, die einen verstärkten chemischen Reiz für das Atemzentrum bedeutet, wodurch es schließlich zur Hyperpnoe kommt.

Überwiegend handelt es sich beim Asthma cardiale ähnlich dem Vorgang der Orthopnoe um eine Zunahme der Lungenstauung, die zunächst wegen der herabgesetzten Reizbarkeit des Zentralnervensystems nicht wahrgenommen wird. Da gleichzeitig das Atemzentrum weniger erregbar ist, wird durch die auftretende oberflächliche Atmung bei gleichzeitig zunehmender Partialinsuffizienz der Lunge der Atemreiz verstärkt, der schließlich bei erhöhter Lungenstarre die kardiale Dyspnoe auslöst.

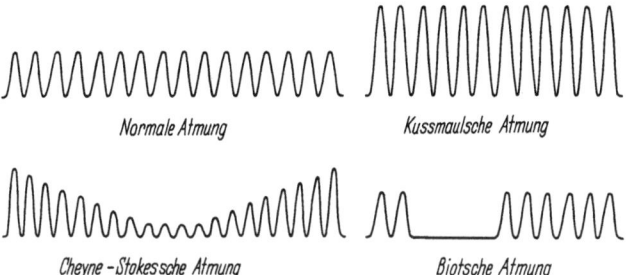

Abb. 74. Schematische Aufzeichnung besonderer Atemtypen (Näheres s. Text) im Vergleich zur Normalatmung

sind wahrscheinlich auch noch Veränderungen des Atemtyps zu berücksichtigen, wie sie auch schon bei normalen Personen beobachtet werden. Beim Gesunden wird nämlich die Atmung im Liegen langsamer und tiefer als im Sitzen. Diese Veränderungen des Atemtyps sind durch den größeren Widerstand bedingt, den die Zwerchfellatmung durch die Bewegung der Leber und Eingeweide im Liegen überwinden muß, während im Sitzen die Zwerchfellatmung durch die tiefertretenden Eingeweide erleichtert wird. Hierin mag neben der Lungenstarre ein weiterer Faktor für das Auftreten der Orthopnoe zu suchen sein.

Tritt eine Orthopnoe bei Kreislaufkranken (Hochdruck, cerebrale Kreislaufstörungen) plötzlich und anfallsweise vor allem in der Nacht aus dem Schlaf heraus auf, so spricht man von *Asthma cardiale*. Diese nächtliche Kurzatmigkeit läßt sich kaum allein durch eine Lungenstauung erklären. Außer der Herzbelastung kommen noch andere Faktoren ursächlich für das Zustandekommen dieser paroxysmalen Anfälle von Atemnot in Frage.

Wahrscheinlich spielt eine Herabsetzung der Empfindlichkeit des Atemzentrums während des Schlafes beim Zustandekommen des Asthma cardiale eine Rolle, zumal die Herabsetzung der Erregbarkeit des Atemzentrums im Schlaf bei Störung der Gehirndurchblutung besonders ausgeprägt ist. Möglicherweise wird die Herabsetzung der Erregbarkeit des Atemzentrums durch hemmende Vagusimpulse (Erhöhung des Parasympathicotonus im Schlaf) ver-

b) Besondere Atemtypen

Im Gegensatz zur Dyspnoe handelt es sich bei den folgenden Atmungstypen — mit Ausnahme der Kußmaulschen Atmung — um Rhythmusstörungen der Atmung, die überwiegend durch Schädigungen des Atemzentrums selbst ausgelöst werden.

Die Kußmaulsche Atmung, auch „große Atmung" genannt, entsteht durch eine erhöhte Reizwirkung auf das Atemzentrum. Diese Atemform tritt vor allem bei acidotischen Zuständen, z.B. im Coma diabeticum und uraemicum auf. Auch wird sie bei der Methylalkoholvergiftung, und zwar als Folge der durch ihr Abbauprodukt (Ameisensäure) bedingten Acidose beobachtet. Die nach ihrem Erstbeschreiber KUSSMAUL benannte Atmung ist gekennzeichnet durch besonders tiefe und geräuschvolle regelmäßig aufeinanderfolgende In- und Exspirationen (s. Abb. 74). Die Frequenz dieser großen tiefen Atmung kann verlangsamt, aber auch beschleunigt sein. In jedem Falle führt diese Atmung zu einer vermehrten Belüftung des Alveolarraumes mit entsprechend vermehrter Abatmung von Kohlensäure und damit zu einer Teilkompensation der sie auslösenden Acidose. Die Beobachtung einer solchen Atmungsform läßt stets den Schluß auf eine

Acidose zu, die allerdings quantitativ nur durch Bestimmung der Säure-Basen-Verhältnisse zu erfassen ist.

Die Cheyne-Stokessche Atmung ist gekennzeichnet durch einen wellenförmigen Atemtyp, der durch an- und abschwellende Atemtiefen entsteht (s. Abb. 74). Dieser Atemform liegt eine verminderte Empfindlichkeit und Erregbarkeit infolge Schädigungen der Zentren (z. B. kleinste Blutaustritte nach chronischem O_2-Mangel, kleinste Erweichungsherde bei schwerer Acidose) zugrunde. Daher ist eine überschießende Reizeinwirkung erforderlich, um die Atmung in Gang zu halten. Diese wird gegeben durch die während der Hypopnoe auftretende Hypoxämie und CO_2-Retention. Hierauf reagiert das Atemzentrum mit größeren Atemzügen. Durch diese Hyperpnoe wird die O_2-Spannung im Blut normalisiert wie auch der Kohlensäuredruck gesenkt. Diese Reduktion der Atemstimuli führt somit wiederum zu einer Hypopnoe. Der Wechsel der Atemstimuli bei herabgesetzter Erregbarkeit der Atemzentren erklärt den an- und abschwellenden Cyclus. Dieser läßt sich durch eine mit Sauerstoff und Kohlensäure angereicherte Atemluft beseitigen, wobei der Kohlensäure die größere Bedeutung zufällt.

Der meist *agonal* anzutreffende Atemtyp, der auch unter Morphinvergiftung auftritt, kann ebenfalls Folge eines funktionell bedingten geringeren Erregungszustandes des Atemzentrums sein. So wird bereits im Schlaf infolge herabgesetzter Erregbarkeit des Atemzentrums eine angedeutete Cheyne-Stokessche Atmung angetroffen. Diese tritt vor allem während des Schlafes in großen Höhen infolge überschießender Gegenregulation des Atemzentrums auf.

Die Cheyne-Stokessche Atmung ist oft mit Funktionsänderungen anderer Organe gekoppelt. So findet man einerseits bei cerebralen Erkrankungen, die mit einer Cheyne-Stokesschen Atmung einhergehen, typische Veränderungen von Blutdruck und Pulsfrequenz, wie andererseits beim totalen AV-Block bisweilen in Verbindung mit dem Adams-Stokesschen Symptomenkomplex eine Cheyne-Stokessche Atmung auftritt. Während der alternierende Herzrhythmus (Tachykardie während der Apnoe, Bradykardie während der Dyspnoephase) bei cerebralen Erkrankungen bisher noch nicht eindeutig geklärt ist, schuldigt man für die Atmungsänderung beim Adams-Stokes-Komplex die Gehirnischämie an.

Bei Cheyne-Stokesscher Atmung als Begleitsymptom von Hirndrucksteigerung (z. B. Hirntumor, Hirnabsceß, Meningitis, eklamptische Form der Urämie) lassen sich zwischen Blutdruck und Atmung folgende Beziehungen feststellen. Die Atmung kann noch so lange ungestört sein, als der Liquordruck deutlich unterhalb des Blutdrucks in den Carotiden

bleibt. Nähert sich der Liquordruck dem arteriellen Druck, so tritt eine Steigerung der Atemfrequenz und Atemtiefe auf. Übersteigt der Liquordruck den arteriellen Druck in den Hirngefäßen, so kommt es zunächst zur Apnoe. Durch Reizung des Vasomotoren-Zentrums infolge verschlechterter Durchblutung kommt es zum Blutdruckanstieg, die Atmung wird zunehmend tiefer. Nach Beseitigung der Durchblutungsstörung des Gehirns sinkt der Vasomotoren-Tonus wieder ab, der Blutdruck fällt und das Spiel beginnt von Neuem.

Die Biotsche Atmung ist charakterisiert durch gleichmäßig große Atembewegungen, die mit plötzlich einsetzenden Atempausen wechseln (s. Abb. 74). Dieser selteneren Rhythmusstörung der Atmung liegt ebenfalls eine Schädigung der Atemzentren zugrunde. Man beobachtet sie gelegentlich bei einer Meningitis, bei der die Medulla oblongata beteiligt ist. Auch andere Gehirnerkrankungen, insbesondere solche, die mit einem erhöhten Hirndruck einhergehen, können diesen Biotschen Atemtyp hervorrufen. Hierbei beginnen die Atemperioden plötzlich und hören ebenso plötzlich auf, während die Größe der Atemzüge konstant bleibt. Atemperioden und Atempausen wechseln sich dabei in unregelmäßigen Rhythmen ab. Man schließt daraus, daß im Gegensatz zur Cheyne-Stokesschen Atmung, bei der der CO_2-Reiz zwar gemindert, aber noch vorhanden ist, bei der Biotschen Atmung das Atemzentrum gegenüber CO_2 fast völlig unempfindlich ist. Die nach langen apnoeischen Pausen wieder einsetzenden Atemzüge scheinen vorwiegend sauerstoffmangelgesteuert zu sein. Das Atemzentrum reagiert erst bei starker Erniedrigung der O_2-Spannung auf die hierdurch ausgelösten Erregungen der Chemoreceptoren. Wenn auch diese Deutungen z. T. dadurch unterstützt werden, daß z. B. bei allgemeiner Unterkühlung die reflektorische Erregbarkeit der Zentralstellen auf O_2-Mangel die direkte Erregbarkeit des Atemzentrums gegenüber Erhöhung der CO_2-Spannung überdauert, so ist letztlich diese Atemregulationsstörung nicht genügend geklärt.

Die Keuch-Atmung besteht in kurzen Einatmungen und verlängerten stöhnenden bzw. keuchenden Ausatmungsstößen mit dazwischenliegenden kleinen Atempausen. Von dieser ist noch die Schnapp-Atmung abzutrennen, die sich durch kurze, tiefe Atemzüge mit langen Atempausen auszeichnet. Während der Einatmung wird dabei der Mund geöffnet und der Kopf nach rückwärts geworfen. Diese Atemform kann auch nach langem Luftanhalten vor allem nach Tauchen unter Wasser vorübergehend beim Gesunden auftreten. Beide Atemtypen jedoch, die

Keuch- wie auch die Schnapp-Atmung, werden vor allem agonal wie auch bei Frühgeburten beobachtet. Die zunehmende Schädigung der Zentren wie auch die fehlende Markreife mit ungenügender Differenzierung der höher gelegenen Abschnitte des Atemzentrums lassen hierbei einen nur noch gering bzw. nicht mehr modifizierten Grundrhythmus der Atmung in Erscheinung treten.

Der *Singultus* ist eine reflektorische Atmungsänderung mit brüsken schnappartigen Atmungsbewegungen. Der Schluckauf kommt durch unwillkürlich rasche, aber unregelmäßig aufeinander folgende Zwerchfellbewegungen zustande, die ein plötzliches Eindringen von Luft in die Luftwege verursachen. Da die Stimmbänder hierbei geschlossen sind, entsteht das Geräusch des sog. Schlicks. Die Ursachen des Schlicks sind vielfältig und der Reflexweg bis heute nicht genau bekannt. Man vermutet, daß die zentripetalen Bahnen über sensible Äste des N. phrenicus bzw. des Lungenvagus laufen.

Der Singultus ist vielfach harmloser Natur und entsteht durch Phrenicus- bzw. Vagusreizung infolge Zwerchfelldehnung (Auftreten besonders häufig nach Mahlzeiten). Bei krankhaften intrathorakalen Prozessen, z.B. Mediastinaltumoren oder bei abdominellen Affektionen mit Hochdrängung des Zwerchfells (z.B. Leberschwellung oder Magenektasie) sowie nach Laparotomien, kann ein Singultus so stark ausgeprägt sein, daß keine Nahrungsaufnahme mehr möglich ist. Andererseits kann der Singultus auch zentral bedingt sein. Dies wird besonders bei Frühgeburten beobachtet, die gleichzeitig eine zentrale Atmungsstörung aufweisen.

Zur Beeinflussung des Schlicks, der oft sehr therapieresistent ist, versucht man, eine Unterbrechung seiner Rhythmik dadurch herbeizuführen, daß man nach tiefer Inspiration die Atmung so lange wie möglich anhält. Ein anderes Verfahren ist die kurzfristige Inhalation eines $6-8\%$igen CO_2-Gemisches; für den sich manchmal einstellenden Erfolg — der Wirkungsmechanismus ist bis heute ungeklärt — nimmt man an, daß das durch CO_2 stark stimulierte Atemzentrum für andere Reize nicht mehr empfindlich ist und dadurch die bereits eingetretene Bahnung des Reflexes unterbrochen wird.

VI. Husten- und Niesreflex

Der Husten ist ein Reflexvorgang, dessen afferente Bahnen im N. vagus und dessen efferente sowohl im N. phrenicus als auch in den zur Thoraxmuskulatur ziehenden Nerven verlaufen. Ob es ein spezielles Hustenzentrum gibt oder ob die Schaltstellen mit den respiratorischen Zentren der Medulla oblongata identisch sind, ist bis heute unbeantwortet. Daher wird immer noch die Möglichkeit diskutiert, daß der Husten das Ergebnis einer reflektorischen Modulation der normalen Atemtätigkeit ist.

Als reflexogene Zonen kommen in erster Linie die Schleimhaut der zuführenden Luftwege in Frage. Reize verschiedener Art (mechanisch, chemisch, thermisch) können den Reflexvorgang auslösen. Die hustenempfindlichste Reflexzone ist die Gegend der Bifurcatio trachea. Aber auch der Kehlkopf und die Trachea sind sehr reizempfindlich. Weiter lungenwärts nimmt diese Empfindlichkeit rasch ab. So ist z.B. die Schleimhaut der feinsten Bronchien nur noch wenig hustenempfindlich. Von den Alveolen her soll ein Husten überhaupt nicht mehr auslösbar sein. Demgegenüber nimmt man reflexogene Zonen in der Pleura an (Hustenreiz bei Pleuraprozessen wie auch bei artefizieller Pleurareizung). Auch an der Trachea und den Hauptbronchien soll der Hustenreflex nicht nur von der Schleimhaut ausgelöst werden können, sondern auch durch Einwirkung von Zug und Druck auf das Bronchialsystem. Darüber hinaus werden auch reflexogene Zonen in den Eingeweiden (besonders in Leber und Milz) wie auch im äußeren Gehörgang u.a. angenommen.

Der Husten, ein häufiges, aber nicht immer banales Symptom, dient gewöhnlich der Reinigung der Atemwege. Das hierbei entstehende, in seinem Klangcharakter verschiedene Geräusch kommt dadurch zustande, daß unter hoher intrathorakaler Druckentwicklung nach Sprengung des Glottisverschlusses beschleunigt exspiriert wird. Beim Husten kommt es nämlich unter Kehlkopfverschluß nach einer tiefen Inspiration mit Hilfe der aktiven Kontraktion der exspiratorischen Thorax- und Abdominalmuskulatur zu einer heftigen Exspiration, die den Verschluß sprengt und reizende Fremdkörper aus den Luftwegen ausstößt. Hierbei kann der intrathorakale Druck für kurze Momente bis zu 140 mm Hg ansteigen. Beim Exspirationsstoß kommt es zu einer sehr starken Beschleunigung der Luftbewegung in den oberen Luftwegen, die aber lungenwärts erheblich abnimmt. Die Geschwindigkeit des Ausatemstoßes beträgt nach ROHRER in der Gegend der Glottis 50—120 m/sec, in der Trachea etwa 15—35, in den großen Bronchien 13—32 und in den kleinsten Bronchien 0,5 bis 0,25 m/sec. Demzufolge kann Sekret nur aus den Bronchien über 1 mm Durchmesser und nicht aus den Alveolen herausbefördert werden. Diesen Zweck der Reinigung der Luftbahn erfüllt der Hustenreflex nur bei Auslösung von dem normalen Reflexbereich, nämlich von der Luftröhre her. Die Reize können hier durch Staub, ätzende Gase usw. oder durch eine Entzündung der Luftröhrenschleimhaut mit Schleimabsonderung gegeben sein. Der Reinigungseffekt wird dabei um so leichter vonstatten gehen, je flüssiger das Sekret ist. In diesem Fall spricht man von „feuchtem Husten". Werden jedoch die sensorischen Endigungen auf andere Art gereizt, wie z. B. durch Tumordruck, durch eine Pleuritis oder durch Reizung freiliegender Nervenendigungen bei entzündeter Schleimhaut, so kann dieser „trockene", meist bellende Husten nicht seinen eigentlichen Sinn erfüllen. Dieser zweckfremde Husten bedarf im Gegensatz zum feuchten Husten stets einer medikamentösen Blockade. Denn ganz generell wirkt sich der Husten durch seine ihm vorangehende intrathorakale Druckerhöhung ungünstig auf die Alveolarräume aus, die je nach struktureller Änderung partiell überdehnt werden können (Emphysem-Begünstigung) oder auch zum Platzen kommen können (spontaner Pneumothorax).

Ein weiterer Reflexvorgang im Bereich der Atemwege stellt das *Niesen* dar. Dieser Reflex hat mit dem Husten eine gewisse Ähnlichkeit insofern, als er ebenfalls durch eine verstärkte Exspiration charakterisiert ist. Jedoch folgt der Exspirationsluftstrom in den obersten Atemwegen anderen Bahnen, indem ausschließlich über die Nase mit beschleunigtem Luftstrom exspiriert wird. Dadurch sollen die in der Nasenschleimhaut gelegenen Receptorenfelder von den sie reizenden Noxen befreit werden. Wie der Husten kann auch das Niesen durch mechanische, chemische und thermische Reize, die die Nasenschleimhaut treffen, ausgelöst werden. Die Afferenzen verlaufen dabei über den N. trigeminus. Aber auch starke Geruchsreize sollen über den N. olfactorius zum Niesreflex führen. Schließlich werden auch noch sensible Bahnen über Zweige des vegetativen Nervensystems angenommen. Die Reflexantwort kann dabei in verschiedenen Intensitätsgraden ablaufen, wobei dem geringsten Reflexerfolg eine Vasoconstriction oder auch Vasodilatation in der Nase entspricht und erst der starke Reflexerfolg durch Niesen (Atemausstoß durch die Nase bei reflektorischem Mundschluß) zum Ausdruck kommt.

VII. Spezielle Atemfunktionsstörungen

1. Respiratorische Insuffizienz pulmonaler Genese

Atemfunktionsstörungen werden vorwiegend durch Erkrankungen der Lunge hervorgerufen. Andererseits führen auch thorakal- und nerval-bedingte Störungen zu einer Atem-insuffizienz. Der respiratorischen Insuffizienz einer pulmonalen Erkrankung können Ventilations-, Diffusions-, Zirkulations- und atemmechanische Störungen zugrunde liegen. Je nach Ausmaß der Erkrankung kommt es dabei zu einer Partialinsuffizienz oder Globalinsuffizienz.

a) Chronische Bronchitis

Als chronische Bronchitis bezeichnet man eine mit chronischem oder rezidivierendem Husten und zähschleimigem Auswurf von mindestens 5 ml/die einhergehende Erkrankung, deren Symptomatik an den meisten Tagen im Jahr, zumindest aber mehrere Monate lang seit einigen Jahren besteht. Dabei unterscheidet man

eine einfache chronische Bronchitis,

eine rezidivierende oder chronische mucopurulente Bronchitis und

eine chronische obstruktive oder asthmatoide Bronchitis.

Bei der einfachen chronischen Bronchitis handelt es sich um einen chronisch rezidivierenden abakteriellen Katarrh mit produktivem Husten infolge vermehrter schleimiger Bronchialsekretion. Als pathologisch-anatomisches Substrat findet sich eine ödematöse hyperämische Schleimhaut mit Vermehrung der Becherzellen. Die chronische mucopurulente Bronchitis ist klinisch durch ein zähschleimiges eitriges Sputum und morphologisch durch eine stärkere Schädigung des Flimmerepithels, das z.T. durch Becherzellen mit abartiger Schleimproduktion ersetzt ist, charakterisiert. Weiterhin finden sich pathologisch-anatomisch neben der Zerstörung des Flimmerepithels auch entzündliche Infiltrate in der Bronchialwand, sowie eine squamöse Metaplasie des Epithels. Von diesen beiden Erkrankungsformen hebt sich die chronische obstruktive oder asthmatoide Bronchitis dadurch ab, daß vor allem entzündliche Veränderungen im Bronchiolarsektor angetroffen werden, denen sich z.T. noch Spasmen hinzugesellen, welche die organisch bedingten Stenosen verstärken.

Die durch entzündliche Schleimhautschwellung, Dyskrinie und evtl. zusätzliche Spasmen hervorgerufenen Einengungen der Atemwege (s. Abb. 75) führen insbesondere bei einer Lokalisation in den kleineren Bronchien zu einer Erhöhung des Strömungswiderstandes.

Obstruktive Ventilationsstörungen lassen sich im Experiment durch vorgeschaltete Stenosen gut nachahmen. Dabei fand man in Abhängigkeit vom Stenosegrad eine Zunahme der Intrapleural- und Intraalveolardruckdifferenz. Der Intrapleuraldruck bleibt dabei auch bis zu schweren Stenosen exspiratorisch negativ. Nur bei schwersten Stenosen kann dieser Druck gering positiv werden. Daraus geht hervor, daß erst bei schwersten Obstruktionen eine aktive Exspiration einsetzt.

Eine Erhöhung des Strömungswiderstandes geht mit einer Zunahme der viscösen Atemarbeit einher.

keit von den Atembewegungen folgt. Diese ist um so stärker ausgeprägt, je größer die intraalveolaren und intrathorakalen Druckschwankungen sind.

Während Bronchitiden ohne wesentliche Obstruktionen im Bronchialsystem keine größere Bedeutung für die Lungenfunktion haben, nimmt mit zunehmender Stenosierung das Ausmaß der Lungenfunktionsstörung zu. Als Folge der erhöhten Strömungswiderstände findet man bereits spirometrisch eine obstruktive Ventilationsstörung, welche gekennzeichnet ist durch eine Herabsetzung des Atemstoßtestes und eine Reduzierung des Atemgrenzwertes. Weiterhin kann eine reversible Zunahme des Residualvolumens vorliegen. Be-

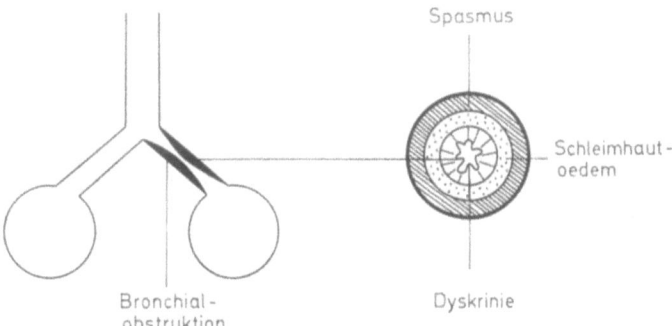

Abb. 75. Darstellung der Bronchiallumeneinengung durch Schleim, Schleimhautödem und Spasmus

Trotzdem nimmt das Atemzeitvolumen zunächst nicht wesentlich ab. Werden jedoch die Obstruktionen erheblicher, so kommt es auch zu einer Verminderung des Atemzeitvolumens. Dieses sinkt bei einer Widerstandszunahme in den Atemwegen um das 15fache um etwa 10% ab. Dabei bleibt die Atemtiefe weitgehend konstant, während die Frequenz abnimmt.

Die bei zunehmender Obstruktion sich vergrößernden intraalveolaren Druckschwankungen, insbesondere ein deutliches Positivwerden in der Exspirationsphase, üben auch einen Einfluß auf die intrapulmonale Zirkulation aus. Während nämlich im Bereiche der Atemmittellage ein Dehnungsoptimum mit einem Maximum der Perfusion vorliegt, führen Steigerungen des intrapulmonalen Druckes zu einem Anstieg des Lungengefäßwiderstandes. Demzufolge resultiert bei gleichem Perfusionsdruck eine Abnahme des Stromvolumens. Darüber hinaus übt eine veränderte Atemmechanik auch einen Einfluß auf die vorgeschalteten Herzhöhlen und Venen aus. Dadurch wird inspiratorisch das Stromvolumen gefördert und exspiratorisch gehemmt, weshalb eine diskontinuierliche Lungendurchblutung in Abhängig-

gleitende und funktionell bedeutende Bronchialspasmen lassen sich dabei durch den Adrenalin-Test nachweisen. Kommt es nämlich nach subcutaner Injektion von 1 mg Adrenalin oder auch nach Aludrin- oder Alupentinhalation zu einer deutlichen Besserung des Atemstoß- und Atemgrenzwertes, so kann man auf Begleitspasmen schließen, wobei u.a. eine Schleimhautabschwellung zu berücksichtigen ist.

Als weitere funktionsdiagnostische Kriterien findet man eine Erhöhung der Strömungswiderstände in den Atemwegen und eine erhöhte viscöse Atemarbeit. Dabei kann eine Total-Resistance oberhalb von 3,0 cm $H_2O/l/$ sec bereits als Hinweis auf eine Widerstandserhöhung in den Atemwegen dienen. (Näheres s. unter Atemmechanik.)

Die unterschiedlich ausgeprägten und lokalisierten Obstruktionen führen zu einer Verteilungsstörung der Einatmungsluft. In einer solchen inhomogenen Lunge, in der hypo- und hyperventilierte Alveolarbereiche nebeneinander existieren, kommt es trotz endcapillärem

Druckangleich in allen Gebieten zu einer Verminderung des Sauerstoffpartialdruckes im Blut (Partialinsuffizienz). Diese Gasaustauschstörung ist Folge einer nicht an die veränderte Belüftung angepaßten Durchblutung, also Ausdruck eines erheblich gestörten Ventilations-Perfusionsverhältnisses. Nehmen die Verteilungsstörungen (z. B. bei Hinzutreten einer akuten Bronchialinfektion) ein solches Ausmaß an, daß eine generelle alveolare Hypoventilation resultiert, so findet man als Ausdruck einer Globalinsuffizienz eine arterielle Hypoxämie und Hyperkapnie.

b) Lungenemphysem

Im Gegensatz zu einer reversiblen Lungenblähung ohne Substanzverlust, dem sog. Volumen pulmonum auctum, ist das chronische insuffizienz der Lunge zu einem wabigen Parenchymverlust. Bei diesem sog. primären, diffusen, atrophischen oder senilen Emphysem steht der Elastizitätsverlust im Vordergrund. Für die letztlich noch ungeklärte Degeneration des Lungenparenchyms ist u. a. eine parenchymatöse Atrophie als Folge eines chronischen Dilatationszustandes der Lunge diskutiert worden.

Neben den 2 Haupttypen des Emphysems nimmt man von morphologischer Seite aus weitere Einteilungen vor. So unterscheidet man neben dem primären, atrophischen Emphysem verschiedene sekundäre Emphysemformen. Als solche werden differenziert das bronchiolo-stenotische Emphysem mit Elastizitätsverlust infolge Überdehnung der Alveolarstruktur durch Ventilstenosen, das Narbenemphysem und das Überdehnungsemphysem. Während das Narbenemphysem die Folge schrumpfender Lungenprozesse ist (z. B. bei Lungenfibrosen), kommt das Überdehnungsemphysem durch ein Mißverhältnis zwischen Thorax- und Lungengröße zustande. Bei diesem kompensatorischen Emphysem handelt es sich

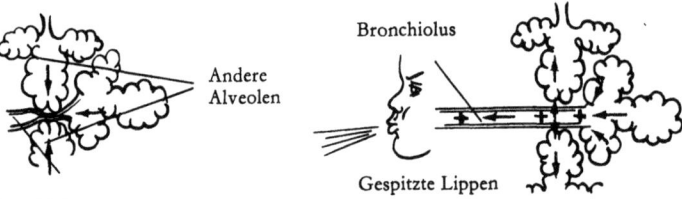

Abb. 76. Bronchiolenkollaps beim Lungenemphysem (links), der bei oralem Druckaufbau (rechts) verhindert wird

Lungenemphysem definiert als ein Krankheitszustand, der sich durch eine Volumenerhöhung der distal der Bronchiolen gelegenen Lufträume kennzeichnet und auf einer Ausweitung und Zerstörung ihrer Wände beruht. Neben dieser Gewebsdestruktion, insbesondere der elastischen Anteile, findet sich gleichzeitig eine Gefäßbettreduktion.

Während man von funktioneller Seite aus 2 Formen des Lungenemphysems, nämlich das obstruktive und nicht-obstruktive Emphysem unterscheidet, entsprechen diesen aus pathologisch-anatomischer Sicht in etwa das zentrolobuläre und panlobuläre Emphysem. Das zentrolobuläre Emphysem oder Obstruktions-Emphysem bzw. bronchiolo-stenotische Emphysem ist Ausdruck langsam fortschreitender entzündlicher bronchiolärer Prozesse, also die Spätkomplikation der chronischen Bronchitis. Diese zentrolobulären Veränderungen spielen sich jeweils in den betroffenen entzündlichen Bronchiolargebieten ab, so daß die Emphysementstehung und sein Fortschreiten von den chronisch-entzündlichen Veränderungen abhängig ist. Hingegen finden sich beim panlobulären Emphysem, bei dem Entzündung und Einengung des Bronchiolen-Lumens fehlen oder nur eine geringe Rolle spielen, destruktive Prozesse jenseits der terminalen Bronchiolen, also im Acinus selbst. Dabei kommt es infolge einer noch ungeklärten Gewebs- um eine Blähung gesunden Lungenparenchyms, die zur Kompensation von fehlenden (Zustand nach Lungenresektion) oder retrahierten Lungenteilen (größere atelektatische Bezirke) beobachtet wird.

Funktionell findet man beim Emphysem infolge Verminderung der elastischen, exspiratorisch wirksamen Kräfte eine Anhebung der Atemmittellage mit Vergrößerung des funktionellen Residualvolumens und eine Erhöhung des Residualvolumens. Gleichzeitig nimmt die Vitalkapazität bei gering erhöhter Totalkapazität der Lunge ab. Die dynamischen Lungenvolumina sind als Ausdruck einer verminderten Atemstromstärke deutlich herabgesetzt. Darüber hinaus beobachtet man bei der Bestimmung des Atemgrenzwertes, insbesondere beim Vorliegen erheblicher Obstruktionen, eine weitere Anhebung der Atemmittellage sowie ein „air trapping". Beide Phänomene sind Folge des Elastizitätsverlustes und der erhöhten Strömungswiderstände. Das „air trapping", d. h. die langsame, stufenweise Rückkehr zur Ruhe-Atemmittellage nach forcierter Atmung, ist Ausdruck der poststenotischen, intraalveolaren Druckerhöhung, wodurch benachbarte

Alveolargebiete durch Bronchiolenkompression an der Ausatmung behindert werden.

Um einem Bronchialwandkollaps vorzubeugen, bedient sich der Emphysematiker unbewußt einer sog. „blasenden" oder „pustenden" Atmung. Durch diesen intraoralen Druckaufbau wird, wie die Abb. 76 zeigt, ein Bronchialwandkollaps verhindert. Als weiteres Phänomen unterschiedlich stenosierter groß- und kleinräumiger Alveolargebiete kommt es zum Auftreten einer sog. Pendelluft, d.h. einer Luftströmung innerhalb der Lunge.

Die atemmechanisch bedingten Störungen beim Lungenemphysem ergeben sich aus dem Verlust der Elastizität des Lungengewebes und durch erhöhte Strömungswiderstände. Der Verlust der elastischen Kräfte führt zu einer Erhöhung der Atemmittellage, da die normale Retraktionskraft der Lunge vermindert ist und somit der Rückstellkraft der Thoraxwand nachgegeben wird. Zum anderen wird durch den Elastizitätsverlust und durch die erhöhten poststenotischen Alveolardrucke ein Bronchialwandkollaps gefördert. Dies trägt zusätzlich zu einer Verminderung der Atemstromstärke bei, die bereits daran zu erkennen ist, daß eine Kerze in bestimmter Entfernung nicht mehr ausgeblasen werden kann. Ein besseres Maß für den erhöhten Strömungswiderstand ist die Resistance, die bei Werten über 3,0 cm $H_2O/l/$ sec auf einen erhöhten Strömungswiderstand hinweist. Erhebliche Obstruktionen können den normalen Strömungswiderstand um das 20fache und mehr übersteigen. Solche Erhöhungen der Atemwegswiderstände führen zusammen mit einem starren Brustkorb zu einer erhöhten viscösen Atemarbeit.

Die gestörte Atemmechanik kann ein solches Ausmaß annehmen, daß ein Zwerchfell-Thoraxwand-Antagonismus zustande kommt. Hierunter versteht man bei inspiratorisch tiefer tretendem Zwerchfell eine Einziehung der Thoraxwand. Dieses Phänomen (s. Abb. 77) tritt um so eher in Erscheinung, je mehr die Lunge vorgespannt, d.h. je mehr der Thorax in Inspirationsstellung gebracht ist und um so stärker die inspiratorischen Muskelkräfte eingesetzt werden. Dadurch geht ein Großteil des während der Einatmung durch das Tiefertreten des Zwerchfells potentiell geschaffenen Volumenzuwachses des Thoraxraumes durch Einziehung der seitlichen Thoraxwand verloren. Aus diesem Grunde kommt es zu einer erheb-

lichen intrapulmonalen Totraumvergrößerung infolge Parallelventilation durch Pendelluft.

Ungleiche Strömungswiderstände und Asynchronismus beim Entleeren der verschiedenen Lungengebiete führen zu einer ventilatorischen Verteilungsstörung mit hypo- nebst hyperventilierten Alveolarbezirken (s. auch Bronchitis). Darüber hinaus führt auch eine Ver-

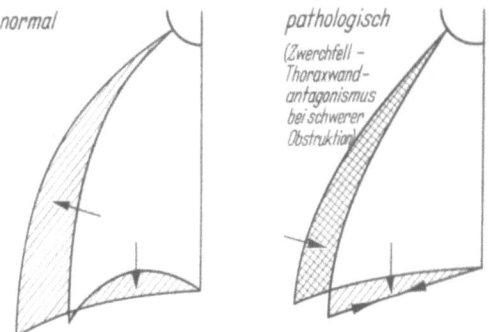

Abb. 77. Zwerchfell-Thoraxwandantagonismus bei obstruktivem Lungenemphysem. (Nach ULMER, REIF und WELLER, Die obstruktiven Atemwegserkrankungen. Stuttgart: Georg Thieme 1966)

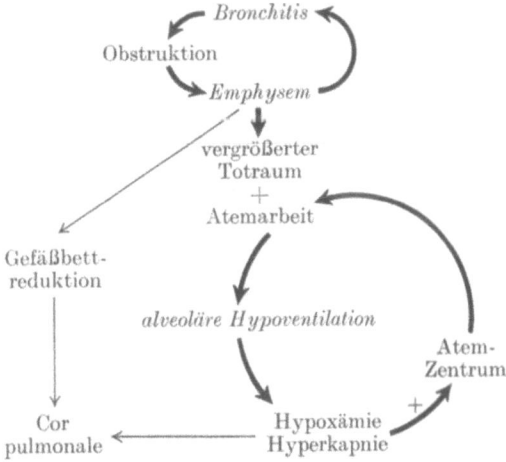

Abb. 78. Schematische Darstellung der Pathogenese und Pathophysiologie des Lungenemphysems

kleinerung der Diffusionsfläche und eine verkürzte Kontaktzeit des Blutes mit der Alveolarluft zu Störungen des Gasaustausches. Diese pathophysiologischen Mechanismen, nebst den oben beschriebenen, verdeutlicht zusammenfassend die Abb. 78. Wie hieraus zu erkennen, spielen im pathogenetischen Regelkreis „Bronchitis—Emphysem" Obstruktionen die Hauptrolle. Diese führen nämlich zu einem erhöhten Strömungswiderstand im Bronchialsystem und damit zu einem erhöhten Alveolardruck in der

Exspirationsphase. Daraus resultiert eine Überdehnung der betroffenen Alveolarbezirke, also ein Emphysem. Als Folge der Stenosierung einzelner Luftwege findet man eine ventilatorische Verteilungsstörung, die mit einer funktionellen Totraumvergrößerung einhergeht. Darüber hinaus führen Einengungen der Atemwege über einen erhöhten Strömungswiderstand zu einer Zunahme der Atemarbeit.

Nehmen die ventilatorischen Verteilungsstörungen ein solches Ausmaß an, daß die partielle alveolare Hypoventilation durch eine begleitende Hyperventilation nicht mehr kompensiert wird, so kommt es zu einer generellen alveolaren Hypoventilation mit Hypoxämie und Hyperkapnie. Dabei ist die Hypoxämie sowohl Ausdruck der alveolaren Minderbelüftung als auch einer gestörten VentilationsPerfusionsrelation. Schließlich sind an ihrer Entstehung infolge Rarifizierung des Gefäßbettes auch noch Diffusionsstörungen beteiligt.

Hypoxämie und Hyperkapnie üben als Atemstimuli auf das Atemzentrum einen zusätzlichen Reiz aus, der aber vom Respirationstrakt bei erhöhter Atemarbeit nicht voll beantwortet wird. So resultiert weiterhin eine alveolare Hypoventilation mit Globalinsuffizienz, die über den alveolo-vasculären Mechanismus den bereits über die Gefäßreduktion erhöhten Widerstand im Lungenkreislauf verstärkt. Diese pulmonale Hypertonie führt, unterstützt durch die veränderte Atemmechanik, zu einer Belastung des rechten Herzens und schließlich zum chronischen Cor pulmonale.

c) Asthma bronchiale

Unter Asthma bonchiale versteht man eine in Intervallen und anfallsartig auftretende Atemnot infolge generalisierter funktioneller Stenosen der kleinen Bronchien und Bronchiolen. Verantwortlich für die Atemwegseinengung ist sicherlich nicht allein ein Spasmus der glatten Muskulatur, sondern auch ein Schleimhautödem und die Hypersekretion spielen bei der Entstehung der exspiratorischen Atembehinderung wahrscheinlich eine ebenso große Rolle. Besonders das zähflüssige Bronchialsekret kann im sog. Status asthmaticus infolge Verlegung der kleineren Bronchien zu lebensbedrohlichen Erstickungsanfällen führen.

Vom akuten anfallsartigen Asthma bronchiale ist ein sog. chronisches Asthma zu unterscheiden, das besser mit chronischer asthmoider Bronchitis be

zeichnet wird. Auch bei der chronischen asthmatoiden Bronchitis können schubweise anfallsartige Atemnotanfälle auftreten, wenn der Kranke durch psychische Konfliktsituationen irritiert oder mit einem Allergen in Berührung kommt. Weitere asthmaähnliche Anfälle findet man nach Einatmung von Reizgasen (z.B. Nitrosegase).

Die pathogenetischen Faktoren der Bronchialstenosierung beim Asthma sind abhängig von der Ätiologie der Erkrankung unterschiedlich. So herrscht beim allergischen Asthma das Schleimhautödem vor, während Spasmus und Hypersekretion beim nicht-allergischen Asthma die Hauptrolle spielen sollen.

Bezüglich der allergischen Ätiologie unterscheidet man zwischen einer exogenen und einer endogenen Form. Man spricht dann von einer exogenen Form, wenn das Allergen von außen, also auf dem Inhalationsweg eindringt und den Anfall als allergisches Geschehen auslöst. Bei der endogenen Form sind die Verhältnisse komplexer. Dabei handelt es sich um eine fortschreitende Allergisierung gegen im Organismus, besonders in den Atemwegen, lebende Mikroorganismen. Man spricht deshalb bei dieser Form, die meistens bei älteren Patienten anzutreffen ist, auch von einem infektallergischen Asthma. Dieses Krankheitsbild weist jedoch einen nicht mehr abzugrenzenden Übergang zur chronisch asthmatoiden Bronchitis auf.

Als Allergene spielen für die Auslösung vorwiegend Proteine, aber auch kohlenhydrathaltige Pollenextrakte eine Rolle (auch Polysaccharide des Pneumococcus Typ II und III). Schließlich können auch niedermolekulare chemische Substanzen durch Bildung eines Komplexes mit Proteinen in Form von Haptenen Antigenwirkung erlangen. Die aufgrund der Antigene gebildeten Antikörper, welche sich in der γ-Globulinfraktion des Plasmas finden, führen zu einer Antigen-Antikörperreaktion im betreffenden Schockorgan, und zwar unter Freisetzung von Histamin und sog. H-Substanzen. Diese Substanzen rufen entsprechend ihrer pharmakodynamischen Wirkung in der Lunge Spasmen der glatten Muskulatur der Bronchien, ein Ödem infolge vermehrter Gefäßwanddurchlässigkeit und eine verstärkte Schleimsekretion hervor.

Durch die Einengung der Bronchiallumina wird vor allem der Strömungswiderstand erhöht. Daraus resultiert eine erhebliche obstruktive Ventilationsstörung mit deutlich herabgesetztem Atemstoßtest und Atemgrenzwert, der nach Adrenalin-Injektion oder Alupent-Inhalation eine deutliche Besserung zeigt (s. Abb.79). Weiterhin findet sich, da die Luft in die Alveolarräume eintreten, aber wegen des Ventilmechanismus nur erschwert austreten kann, ein funktionelles Emphysem.

Durch die Erhöhung des Atemwegswiderstandes, der bei leichten Anfällen etwa das

Zehnfache und bei schweren Anfällen das 20fache und mehr des Normalen betragen kann, wird nicht nur die Exspiration deutlich verlängert, sondern auch die Atemarbeit erheblich erhöht. Die Compliance ist meistens, und zwar als Folge der verstärkten Lungendehnung beim vorliegenden Volumen pulmonum auctum, umgekehrt proportional zum Reibungswiderstand vermindert. Deshalb und insbesondere wegen der erhöhten Atemwegswiderstände, die durch den poststenotisch erhöhten Alveolardruck, welcher zusätzlich zu einem exspiratorischen Bronchialwandkollaps

kalen Druckschwankungen das Stromvolumen beeinflußt.

d) Pneumonische Prozesse und Tuberkulose

Virus- wie auch bakteriell-bedingte Lungenentzündungen können den Charakter einer Bronchopneumonie oder auch einer lobären Pneumonie tragen. Das Ausmaß der durch entzündliche Infiltrate betroffenen respiratorischen Oberfläche bestimmt dabei den Grad der Lungenfunktionsstörung.

Bei der Bronchopneumonie, also dissiminiert auftretenden entzündlichen Vorgängen mit exsudativer Ausfüllung der Alveolen und

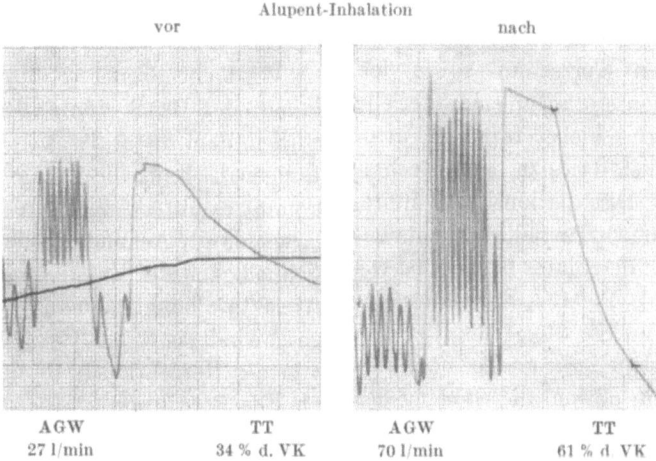

Abb. 79. Dynamische Lungenvolumina vor und nach dem Alupent-Test bei Asthma bronchiale
(*AGW* Atemgrenzwert; *TT* Atemstoßtest)

führt, verstärkt werden, nimmt die Atemarbeit sowohl inspiratorisch wie auch exspiratorisch zu. Da diese das 10—20fache des Normalen betragen kann, wird verständlich, daß der Asthmatiker während des Dyspnoeanfalles seine Energie hauptsächlich für die Atemarbeit aufwenden muß.

Wie beim chronischen Obstruktionsemphysem finden sich auch beim Asthma bronchiale Verteilungsstörungen, die je nach ihrem Ausmaß zu einer Partialinsuffizienz oder auch, im Status asthmaticus, zu einer Globalinsuffizienz führen. Die beim Asthma auftretende Cyanose ist jedoch nicht allein arterieller Natur, sondern auch durch eine vergrößerte arteriovenöse O_2-Differenz infolge einer Verminderung des Herzzeitvolumens bedingt. Die Herabsetzung des Herzzeitvolumens ist dabei Folge der veränderten Atemmechanik, welche über eine Widerstandserhöhung im kleinen Kreislauf zusammen mit vergrößerten intrathora-

entzündlicher Reaktion im Interstitium kann bei einem entsprechenden Ausmaß der Infiltrate der Gasaustausch ebenso stark gestört sein wie bei einer lappenfüllenden Pneumonie. Dabei ist der Grad der Lungenfunktionsstörungen selbstverständlich nicht nur abhängig vom Ausmaß der Infiltration, sondern auch vom jeweiligen Stadium des pneumonischen Prozesses. So tritt z.B. die arterielle Hypoxämie im Stadium der roten Hepatisation als Cyanose am stärksten in Erscheinung, da in dieser Phase die Durchblutung des kranken Gewebes hochgradig ist.

Funktionell findet man neben einer Hyperventilation die Charakteristica einer restriktiven Ventilationsstörung in Form einer verminderten Totalkapazität, herabgesetzten Vitalkapazität, eines mäßig vergrößerten prozentualen Residualvolumens sowie einer Herabsetzung des Atemgrenzwertes bei im Normbereich gelegenem relativem Atemstoßtest.

Entsprechend der raumfüllenden entzündlichen Prozesse mit Exsudation in die Alveolarräume erfährt auch die Lungenelastizität eine erhebliche Beeinträchtigung, weshalb die Lunge insgesamt starr wird. Darüber hinaus nehmen auch die Gewebsdeformationswiderstände zu, so daß die Atemarbeit erhöht ist. Dies ist ein wesentlicher Grund für die frequente flache Atmung, die andererseits noch zusätzlich durch pleuritische Reizerscheinungen beeinflußt sein kann. Die oberflächliche Atmung führt infolge vermehrter Totraumbelüftung zu einer unökonomischen Ventilation. Trotz Hyperventilation resultiert als Folge einer restriktiven Ventilationsstörung mit gestörtem Belüftungs-Durchblutungsverhältnis, einem erheblichen vasculären Kurzschluß sowie den vorliegenden Diffusionsstörungen eine arterielle Hypoxämie. Auch das Fieber trägt zur arteriellen Hypoxämie bei, da es zu einer Rechtsverschiebung der O_2-Dissoziationskurve führt, weshalb der arterielle O_2-Partialdruck eine geringere O_2-Sättigung des Blutes bewirkt (s. O_2-Dissoziationskurven). Die CO_2-Spannung des Blutes kann dabei infolge Steigerung der Belüftung der gesunden Lungenteile noch im Normbereich bleiben, obwohl die Störung des Belüftungs-Durchblutungsverhältnisses als auch die Kurzschlußdurchblutung eine alveolar-arterielle CO_2-Spannungsdifferenz hervorrufen.

Zu der arteriellen Cyanose, die im weiteren Verlauf der Erkrankung etwas abnimmt, da die Durchblutung und damit der vasculäre Kurzschluß der befallenen Lungenteile vermindert wird, gesellt sich noch infolge der hochgradigen Inanspruchnahme des durch die Infektion schwer geschädigten Kreislaufes eine venöse Cyanose hinzu. Eine O_2-Therapie ist daher bei ausgeprägter Cyanose stets indiziert und soll nach Möglichkeit mit hohen O_2-Partialdrucken (80—100% O_2 in der Einatmungsluft) durchgeführt werden.

Bei der exsudativen *Tuberkulose* sind die Lungenfunktionsstörungen ähnlich denen bei der Pneumonie. Gemischt exsudativ-produktive Formen oder produktiv-cirrhotische Formen weisen je nach ihrem Ausmaß unterschiedliche Lungenfunktionsstörungen auf. So findet man gelegentlich auch bei diesen Fällen Verteilungsstörungen, Diffusionsstörungen und vasculäre Kurzschlüsse nebeneinander vor. Diese Funktionsstörungen sind in ihrem Ausmaß abhängig von der jeweilig vorliegenden Form der Tuberkulose und der hierdurch erfolgten Beeinträchtigung des respiratorischen Gewebes. Grundsätzlich ist es jedoch unmöglich, verschiedenen Tuberkuloseformen spezifische Veränderungen der Lungenfunktion zuzuordnen. Allerdings läßt sich für die Miliartuberkulose, die sich vorwiegend im Interstitium unter Bildung von Tuberkeln und Obliteration der Gefäße abspielt und die Alveolen weitgehend frei läßt, anführen, daß die hierbei auftretende arterielle Hypoxämie überwiegend Ausdruck einer Diffusionsstörung und eines gestörten Ventilations-Perfusionsverhältnisses ist.

e) Atelektase

Wird ein Bronchus durch Verlegung von innen oder Druck von außen verschlossen, so wird in dem distal des Verschlusses gelegenen Lungenabschnitt die Luft resorbiert. Dadurch kommt es unter Aneinanderlegung der Alveolarwände zur Ausbildung einer Atelektase. Die Schnelligkeit der Entstehung einer kompletten Atelektase hängt einmal von der Resorptionsgeschwindigkeit der Gase und zum anderen von der Retraktionskraft des Lungengewebes ab. Die Retraktionskraft der Lunge wird aber nicht allein von der elastischen Eigenschaft des Gewebes bestimmt, sondern zum größeren Teil durch die Oberflächenspannung in der Lunge. Die hier auftretenden Oberflächenspannungen an einer Luft-Flüssigkeitsschicht sind Auswirkungen der Molekularattraktion.

Die Oberflächenspannungskräfte sind physikalisch bekannt in der sog. Capillarattraktion, infolge derer in einer Capillare die Flüssigkeitssäule emporgehoben wird. Die konkave Flüssigkeitsoberfläche, wie sie auch in der Alveole vorliegt, übt nämlich einen Zug auf die Flüssigkeit selbst und einen Druck auf die eingeschlossene Luft aus. Diese Zug- und Druckkräfte ergeben sich letztlich aus der Tendenz jeder Flüssigkeit, gegen ein Gas eine möglichst kleine Oberfläche zu bilden. Die in den Alveolen an der Grenzfläche zwischen Luft und Flüssigkeit auftretenden Oberflächenkräfte sind um so größer, je kleiner der Alveolenradius ist. Die Grenzflächenkräfte besitzen allerdings nach Berechnungen einen Oberflächendruck (senkrecht zur Oberfläche wirkend), der mit etwa 20 cm H_2O den transpulmonalen Druck (Druckdifferenz zwischen Mund und Pleuraspalt) überschreitet, so daß man eine oberflächenspannungsmindernde Substanz annimmt, die diese Kräfte, die zur Atelektase führen würden, mindert.

Der erste Hinweis auf das Vorhandensein einer oberflächenspannungsmindernden Substanz ergab sich bereits aus der Beobachtung, daß sich mit physiologischer Kochsalzlösung gefüllte Lungen bei gleicher

Druckänderung viel stärker blähen lassen als luftgefüllte Lungen. Nach neueren Untersuchungen nimmt man an, daß oberflächenaktive Phospholipide, die in den Alveolarzellen gebildet werden, den Alveolarraum überziehen und dadurch die Oberflächenspannung der Alveolarwände um etwa das Zehnfache herabsetzen, so daß ein Alveolarkollaps verhindert wird.

Die normalen Oberflächenverhältnisse in der Lunge können z. B. durch Aufhebung der Grenzflächen (infolge Auffüllung mit einer Flüssigkeit) oder durch Zerstörung der oberflächenaktiven Substanz (infolge Asphyxie, O_2-Vergiftung oder alveolare Minderdurchblutung) gestört werden. Dann resultiert bei Fehlen der Grenzfläche Luft/Flüssigkeit durch Ausschaltung der Oberflächenkräfte eine größere Dehnbarkeit der Lunge und bei Schädigung der oberflächenaktiven Substanz durch Zunahme der Oberflächenspannung eine Entstehung von Atelektasen.

Während kleinere Atelektasen für die Arterialisation des Blutes kaum eine Bedeutung haben, fallen bei größeren Atelektasen Sauerstoffspannungserniedrigungen ins Gewicht. Für die auftretende arterielle Hypoxämie spielen jedoch weniger der Ausfall der Gasaustauschfläche eine Rolle als vielmehr die Durchblutung nicht belüfteter Lungenbezirke (vasculärer Kurzschluß). Somit kommt es je nach Größe der Atelektase besonders im Anfangsstadium zu einer venösen Beimischung, die eine arterielle Hypoxämie nach sich zieht. Im weiteren Verlauf — bei längerem Bestehen einer Atelektase — nimmt die arterielle O_2-Sättigung infolge Nachlassen der Kurzschlußdurchblutung wieder zu. Hierfür werden einmal der alveolo-vasculäre Mechanismus (Zirkulationsdrosselung bei herabgesetzter Gasspannung) und zum anderen eine einsetzende Gewebsinduration mit Obturation der Blutgefäße verantwortlich gemacht.

Die ventilatorische Lungenfunktion ist bei kleineren Atelektasen nicht meßbar beeinflußt, während größere atelektatische Bereiche zu einer restriktiven Ventilationsstörung führen. Entsprechend verhalten sich auch die Diffusionskapazität und die atemmechanischen Größen.

f) Pneumothorax

Im Gegensatz zu einer Atelektase spricht man bei einem Kollaps der Lunge, der ohne Bronchusverschluß, aber mit einer Gasansammlung im Pleuraraum einhergeht, von einem Pneumothorax. Ein solcher einseitiger oder auch doppelseitiger Pneumothorax kann je nach dem Gasinnendruck partiell oder komplett sein.

Man unterscheidet — seiner Entstehung nach — einen Spontanpneumothorax durch Verletzung der Pleura parietalis (Thoraxwandverletzung) von einem Spontanpneumothorax durch Verletzung der Pleura visceralis (Platzen einer Emphysemblase u. a.). Dieser Spontanpneu kann durch einen Ventilmechanismus, der Luft während der Inspiration in den Pleuraraum einströmen, während der Exspiration aber nicht mehr ausströmen läßt, bedrohliche Formen annehmen. Denn die ständige Volumen- und Druckzunahme führt dabei zu einem Überdruck mit Mediastinalverschiebung. Von diesen Formen unterscheiden sich die zu therapeutischen Zwecken angelegten Pneumothoraci. Im Gegensatz zu dem offenen und Überdruckpneu bleibt bei dem geschlossenen Pneumothorax ein negativer Druck in der Pleurahöhle erhalten. Das Gas wird nach den Diffusionsgesetzen langsam resorbiert.

Beim offenen einseitigen Pneumothorax (s. Abb. 80) kommt es einerseits zu einer Verdrängung des Mediastinums zur gesunden Seite mit Einschränkung der Atemreserven der funktionstüchtigen Seite und andererseits durch ein in- und exspiratorisches Verschieben des Mediastinums zum sog. Mediastinalflattern. Dieses hat durch Abknickung großer Venenstämme und unmittelbare Einwirkung auf die Reizbildung im Sinusknoten des Herzens (Arrhythmia absoluta, unter Umständen Kammerflimmern) bedrohliche Kreislaufwirkungen zur Folge. Schließlich kommt es noch — wie aus der Abb. 80 hervorgeht — inspiratorisch zum Ansaugen von Luft aus der kollabierten in die atmende Lunge (Pendelluft).

Beim geschlossenen Pneumothorax fehlt hingegen ein Mediastinalflattern und damit auch die erhebliche Beeinträchtigung der Kreislaufsituation. Hierbei kann aber auf der Pneu-Seite eine sog. paradoxe Zwerchfellbewegung beobachtet werden.

Die paradoxe Zwerchfellbewegung läßt sich folgendermaßen erklären. Während der Inspiration wird der Thorax gehoben und das Zwerchfell angespannt. Dadurch strömt auf der gesunden Seite Luft in die Lunge. Auf der Pneumothoraxseite kommt es hingegen bei ausgedehntem Pneu während der Inspiration mehr zu einer Verdünnung des intrapleuralen Luftpolsters mit Absinken des intrapleuralen Druckes als zum Eindringen von Luft in die Lunge. Hierdurch besteht die Tendenz der Ansaugung des Zwerchfells in den Thoraxraum, die noch dadurch verstärkt wird, daß während der Inspiration — im Gegensatz zum offenen Pneu — das Mediastinum durch die stärkere Druckerniedrigung auf die Pneumothoraxseite hinübergezogen wird. Dadurch werden die Insertionspunkte des Zwerchfells an der Brustwand und am Zentrum tendineum einander genähert und der Tonus des Zwerchfells herabgesetzt. Auch die Steigerung des intraabdominellen Druckes während der Inspiration begünstigt das Auftreten einer paradoxen Zwerchfellbewegung auf der Pneumothoraxseite.

Während bei einem einseitigen und auch doppelseitigen therapeutischen Pneumothorax die Atembewegungen der kollabierten Lunge infolge der intrathorakalen Druckschwankungen erhalten bleiben — wenn auch in geringerem Ausmaße — führt der doppelseitige offene Pneumothorax durch Totalausfall beider Lungen unmittelbar zur Erstickung.

Hypoxämie oder in Ruhe sogar normale Sauerstoffsättigungswerte. Die CO_2-Spannung ist infolge der Hyperpnoe gering erniedrigt. Unter Belastung tritt allerdings stets infolge verminderter Austauschfläche eine Partialinsuffizienz in Erscheinung.

Nach längerem Bestehen eines Pneumothorax, insbesondere dann, wenn er mit einem Erguß einherging, ist auch in einem erheblichen Prozentsatz nach Eingehen des Pneu mit einer dauernden Einschränkung der Lungenfunktion zu rechnen. Insbesondere bei später auftretenden Adhärenzen und Schwartenbildungen im Bereich des Zwerchfells kann in-

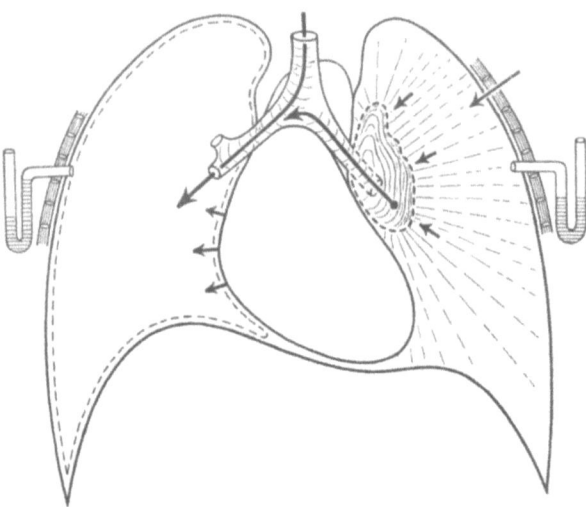

Abb. 80. Schematische Darstellung eines offenen Pneumothorax links mit Mediastinalverschiebung nach rechts nebst Hinweis auf Pendelluft

Bei der Lungenfunktionsprüfung findet man beim geschlossenen Pneumothorax neben einer meist geringen Ventilationssteigerung (Totraumhyperventilation) je nach Ausmaß des Lungenkollapses eine Verminderung der statischen (Totalkapazität, Vitalkapazität und Residualvolumen) sowie der dynamischen (Atemstoßtest und Atemgrenzwert) Lungenvolumina. Die Gasaustauschstörung entspricht weitgehend jener, wie sie unter der Atelektase beschrieben wurde. Auch hierbei wird die Lungendurchblutung an die verminderte Belüftung angepaßt. Ja, es kann bei jahrelang bestehendem Pneumothorax soweit kommen, daß die Durchblutung fast vollständig ausgeschaltet, die kollabierte Lunge aber noch gering ventiliert wird. So findet man beim geschlossenen Pneu wegen dieser Anpassungsvorgänge tatsächlich nur eine geringe arterielle

folge Störung der Atemmechanik eine Lungenfunktionsstörung nachgewiesen werden. Diese besteht neben einer herabgesetzten Vitalkapazität in einem ungleichen Belüftungs-Durchblutungsverhältnis im Bereich der Schwartenbildung sowie auch in einer vasculären Kurzschlußdurchblutung. Je nach Größe der Schwarte, die schließlich zu einer „gefesselten" Lunge auf der betroffenen Seite führen kann, findet sich hier neben einer Minderbelüftung dieses Bereiches eine erhebliche Beeinträchtigung der Lungendehnbarkeit und damit eine Erhöhung der elastischen Atemarbeit, die noch zusätzlich durch erhöhte Gewebswiderstände beeinträchtigt ist.

g) Lungenfibrosen und -granulomatosen

Fibröse wie auch granulomatöse Prozesse in der Lunge führen gleichermaßen zu einer

Reduktion des respiratorischen Gewebes. Als solche Erkrankungen, die zu intrapulmonalen Restriktionen führen, kommen in Betracht: die Sarkoidose, die Kollagenosen, die Bestrahlungsfibrose, die fibrotische Lungentuberkulose, das Hamman-Rich-Syndrom, die Berylliose, die Asbestose, die Lymphogranulomatose, die Lymphangitis carcinomatosa, die Wegenersche Granulomatose u. a. m.

Pathologisch-anatomisch findet sich je nach vorliegender Form der Erkrankung eine Fibrosierung der Alveolarwand sowie eine hyaline Ablagerung und ein interstitielles Ödem. Daneben kommt es bei den granulomatösen und später fibrosierenden Prozessen in den peribronchialen und perivasculären Bezirken zu einer Obliteration von Capillaren und kleinsten Bronchien.

Die diffusen, überwiegend das Interstitium betreffenden Lungenerkrankungen unterschiedlicher Ätiologie und Natur wirken sich funktionell meist gleichartig aus, indem sie zu einer Beeinträchtigung des Gasaustausches führen. Dabei ist die Gasaustauschstörung abhängig vom Ausmaß der durch den Prozeß hervorgerufenen Verkleinerung der Atemoberfläche sowie der Vergrößerung der Diffusionsstrecke zwischen Alveole und Capillare (alveolo-capillärer Block). Daneben spielt auch noch die Beeinträchtigung des Gefäßbettes mit verkürzter Kontaktzeit eine Rolle. Die Atemnot, die sich zunächst unter Belastung bemerkbar macht, im weiteren Verlauf der Erkrankung aber auch in Ruhe vorliegt, ist vorwiegend Ausdruck einer gestörten Atemmechanik.

Spirometrisch findet man bei Hyperventilation eine restriktive Ventilationsstörung (verminderte Total- und Vitalkapazität sowie geringe Abnahme des absoluten Residualvolumens mit leicht erhöhtem prozentualem Anteil an der Gesamtkapazität). Der relative Atemstoßtest liegt bei herabgesetztem absolutem Wert im Bereich der Norm oder ist sogar erhöht. Die Atemreserven sind auffallend wenig eingeschränkt.

Die fibrotisch bedingte Elastizitätsminderung führt zu einer „starren" Lunge und damit zu einer verminderten Compliance. Entsprechend ist auch die Atemarbeit, nicht zuletzt auf Kosten des beträchtlich erhöhten Lungengewebewiderstandes, erhöht (s. Abb. 81). Bei fortgeschrittener Erkrankung kann durch Hinzutreten von Abknickungen kleinerer Bronchien infolge eines erhöhten Strömungswiderstandes die viscöse Atemarbeit noch zunehmen.

Als Folge der Elastizitätsminderung der Lunge, die dazu führt, daß frühzeitig der Hering-Breuer-Reflex ausgelöst und damit die Exspiration wieder eingeleitet wird, ist die Atemfrequenz gesteigert.

Der Gasaustausch ist bei den diffusen Erkrankungen der Lunge meist durch eine O_2-Diffusionsstörung infolge Zunahme der Diffusionsstrecke und Abnahme der Austauschfläche beeinträchtigt. Hinzu kommt, bedingt durch unterschiedliche Restriktionen in den einzelnen Alveolarbereichen, eine restriktive Verteilungsstörung, die noch durch später hinzutretende

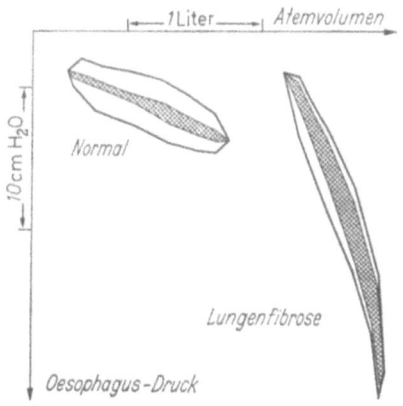

Abb. 81. Druck-Volumendiagramme bei einer gesunden Versuchsperson und einem Patienten mit diffuser interstitieller Lungenfibrose. Die schraffierten Flächen entsprechen der Arbeit gegen den Lungengewebewiderstand. (Nach BACHOFEN, in: Atemmechanik, Bd. 1. Berlin-Heidelberg-New York: Springer 1967)

Obstruktionen verstärkt wird. Daraus resultiert eine Belüftungs-Durchblutungsstörung sowie bei unterschiedlichen Diffusionsverhältnissen eine Diffusions-Perfusionsstörung und letztlich z. T. auch ein vasculärer Kurzschluß. Trotz der komplexen Störung im Bereich der Atemmechanik und des Gasaustausches kommt es meist nur zu einer Partialinsuffizienz der Lunge und erst in Spätstadien mit zunehmender Totraumhyperventilation zu einer Globalinsuffizienz.

Ihrer Bedeutung wegen sei hier noch kurz gesondert das Wesentlichste der *Pneumokoniose* herausgestellt. Diese in allen Industrie- und Bergbauländern häufig anzutreffende Erkrankung wird durch das den Stäuben beigemischte Siliziumdioxyd hervorgerufen. Aus diesem Grunde spricht man in Deutschland vorwiegend von einer Silikose. Ihre Entstehung und ihr weiterer Verlauf sind nicht allein abhängig vom inhalierten Quarzstaub, sondern im besonderen auch von der unterschiedlichen Reaktion des Organismus auf diese Fremdkörper. Soweit unsere heutige Kenntnis über die Entstehung dieser Erkrankung reicht, handelt es sich um enzymatische Reaktionen auf Quarzpartikel, indem Kieselsäure zelleigene Enzyme aktiviert, die dann erst die Gewebsreaktionen im Interstitium in Gang setzen. Ungeklärte endogene Faktoren bestimmen dabei den Ablauf der hyalinfibrotischen Herde, sodaß die Krankheit trotz jahrzehntelanger massiver Staubbelastung bei dem einen nur leichtgradig und bei anderen in erheblichem Ausmaße zutage tritt.

Diese Berufskrankheit wird nach den heute in Deutschland gültigen Gesetzen weniger nach dem Röntgenbild als vielmehr nach der Funktionseinbuße berentet. Konnte doch der morphologisch-röntgenologischen Stadieneinteilung keine entsprechende funktionelle Einteilung gegenübergestellt werden, da im Einzelfall die Funktionseinbußen sehr stark mit der röntgenologischen Einteilung variierten.

Funktionell findet man bei der reinen Silikose überwiegend eine restriktive Ventilationsstörung, die die Lungenfunktion erst bei erheblichem Ausmaß beeinträchtigt. So kann man bei der leichtgradigen Form der Silikose meist nur eine mäßige Ventilationssteigerung mit geringer Totraumhyperventilation feststellen. Bei einer mittelgradigen Form der Silikose ist die Hyperventilation ausgeprägter. Daneben findet man eine geringe Reduktion der statischen Lungenvolumina und eine gestörte Atemmechanik (mäßig herabgesetzter Atemgrenzwert bei verminderter Lungendehnbarkeit). Schließlich beobachtet man bei einer fortgeschrittenen, schwieligen Silikose zusätzlich noch Diffusions- und Ventilations-Perfusionsstörungen. Letztere sind um so ausgeprägter, je mehr Obstruktionen gleichzeitig vorliegen. So resultiert bei kombinierten (restriktiven und obstruktiven) Ventilationsstörungen und in den Endzuständen der Erkrankung eine Globalinsuffizienz und ein Cor pulmonale.

h) Lungenstauung, -ödem und pulmonale Hypertonie

Neben primären Lungenerkrankungen nehmen auch hämodynamische Veränderungen im kleinen Kreislauf einen Einfluß auf die Lungenfunktion. Dies gilt sowohl für eine Überfüllung des Venensystems infolge einer Rückstauung vor dem linken Herzen als auch für eine Veränderung der Lungencapillaren und -arteriolen bei ätiologisch unterschiedlicher pulmonaler Hypertonie.

Lungenstauung und -ödem führen zu einer Blutüberfüllung der Lunge. Dadurch werden die Lungenvolumina verkleinert und die Dehnbarkeit herabgesetzt. So findet man bei der Lungenstauung durch Hinzutreten einer Stauungsbronchitis eine kombinierte (restriktive und obstruktive) Ventilationsstörung. Das Residualvolumen ist bei herabgesetzter Gesamtkapazität der Lunge meist relativ erhöht. Die Atemreserven sind sowohl infolge erhöhter Strömungswiderstände als auch als Folge einer herabgesetzten Dehnbarkeit (erniedrigte Compliance) vermindert. Trotz Hyperventilation ist bei veränderter Ventilations-Perfusionsrelation der Gasaustausch im Sinne einer Partialinsuffizienz gestört.

Beim *Lungenödem* sind die Funktionsstörungen durch Hinzutreten einer vergrößerten Diffusionsstrecke ausgeprägter. Es wird aber nicht nur der Gasaustausch durch Störungen im Bereich der Diffusion und Zirkulation (Kurzschlußdurchblutung) erheblich beeinträchtigt, sondern auch die Lungendehnbarkeit stärker herabgesetzt. Hierzu trägt die durch das intraalveoläre Ödem veränderte Oberflächenspannung bei, die wahrscheinlich zu einer Veränderung der oberflächenaktiven Substanz (s. unter Atelektase) führt. Die Compliance ist daher deutlich herabgesetzt. Ebenso ist die Atemarbeit, aber nicht nur infolge der erhöhten elastischen Widerstände, sondern auch als Ausdruck erhöhter Lungengewebs- und Strömungswiderstände vermehrt. Infolge der überwiegenden Diffusionsstörung resultiert eine erhebliche arterielle Hypoxämie, die durch Atmung reinen Sauerstoffs teilweise behoben werden kann.

Bei der *pulmonalen Hypertonie*, die meist Ausdruck einer Veränderung der kleinen und kleinsten Lungengefäße ist, finden sich ähnliche Lungenfunktionsstörungen. Während die Lungenvolumina zum Teil nur angedeutet im Sinne einer restriktiven Ventilationsstörung verändert sind, kann der Gasaustausch nicht nur unter Belastung, sondern auch unter Ruheatmung beeinträchtigt sein.

Die Gasaustauschstörung ist bei dieser Erkrankung vorwiegend Ausdruck einer gestörten Diffusion infolge herabgesetzter Diffusionsfläche und verkürzter Kontaktzeit zwischen Gas- und Blutphase. Durch die erhöhte Strömung des Blutes wird nämlich zwischen Alveolargas und Capillarblut kein Druckausgleich mehr erreicht, so daß eine O_2-Untersättigung resultiert. Darüber hinaus ist die arterielle Hypoxämie teilweise auch Ausdruck einer venösen Beimischung infolge vasculären Kurzschlusses. Die CO_2-Spannung ist hyperventilationsbedingt vermindert, so daß eine respiratorische Alkalose resultiert.

Während auch bei einer pulmonalen Hypertonie im Gefolge protrahierter Embolien die oben genannten Gasaustauschstörungen in Erscheinung treten, sind bei einer einmaligen Lungenembolie, sofern sie nur zu einem kleineren Gefäßausfall führt, die Verhältnisse anders. Hierbei kommt es — je nach dem Grad des betroffenen Gefäßabschnittes — zu einem Ausfall einer kleineren Diffusionsfläche, die nach überstandener Embolie von den anderen Gefäßbereichen kompensiert wird. Nur im Anfangsstadium findet man daher ein gestörtes Belüftungs-Durchblutungsverhältnis mit Paralleltotraumbelüftung. Darüber hinaus ist zu berücksichtigen, daß nach Verstopfung des Lungengefäßes durch Blutgerinnsel Serotonin, Histamin und Bradykinin freigesetzt werden, die zu einer Bronchoconstriction des betroffenen Bereiches führen.

2. Respiratorische Insuffizienz extrapulmonaler Genese

Neben pulmonalen Affektionen, die zu einer respiratorischen Insuffizienz führen, sind auch extrapulmonale Faktoren für das Auftreten einer Atemfunktionsstörung verantwortlich. Setzt doch eine funktionstüchtige Atmung normale Strukturen des Thorax, der Thoraxmuskulatur und der nervösen Innervation voraus. Sind diese Funktionen gestört, so kann je nach ihrer Beeinträchtigung eine erhebliche Ateminsuffizienz resultieren.

a) Thorakal bedingte Atemstörungen

Rein thorakale Ursachen einer Atemfunktionsstörung sind gar nicht so selten, wenn man an die traumatisch bedingte Bewegungsbehinderung der Thoraxwand denkt. Ähnlich können auch erhebliche Verformungen des Brustkorbes über eine veränderte Atemmechanik bei starrem Thorax zu respiratorischer Insuffizienz führen.

An wesentlichen Thoraxdeformierungen werden die Trichterbrust, die rachitische Hühnerbrust, schwartenbedingte Deformierungen sowie eine Thoraxstarre bei Morbus Bechterew (ankylosierende Spondylarthritis) und eine erhebliche Kyphoskoliose beobachtet. All diesen das Thoraxskelet tangierenden Veränderungen ist, wie auch bestimmten Muskelverhärtungen oder einer Hautsklerosierung im Thoraxbereich, gemeinsam, daß sie die Elastizität des Thorax herabsetzen und so die Atmung behindern.

Während durch die Trichterbrust die Lungenfunktion weder atemmechanisch noch blutgasanalytisch beeinträchtigt wird, führen die die Thoraxwandmechanik störenden Schwartenbildungen zu einer deutlichen restriktiven Ventilationsstörung.

Die Ankylose der Costo-Vertebralgelenke (M. Bechterew) führt meist zu einer Fixierung des Thorax in Inspirationsstellung und damit zu einer Behinderung der thorakalen Atmung, die jedoch durch ein funktionstüchtiges Zwerchfell weitgehend ausgeglichen werden kann. Man findet daher lediglich eine leichte Funktionsstörung mit Verminderung der Vitalkapazität bei geringer Erhöhung des Residualvolumens. Die dynamischen Lungenvolumina, insbesondere der Atemstoßtest, können infolge mangelnder Thoraxbeweglichkeit gering eingeschränkt sein. Die Compliance des Brustkorbes ist vermindert. Von seiten des Gasaustausches finden sich erst dann Störungen, wenn obstruktionsbedingt Verteilungsstörungen hinzutreten.

Während beim M. Bechterew erst unter den Bedingungen einer größeren Belastung ins Gewicht fallende Atemfunktionsstörungen auftreten können, sind bei erheblich kyphoskoliotisch bedingten Thoraxdeformierungen meist schon in Ruhe Lungenfunktionsstörungen nachweisbar. Allerdings beobachtet man wesentliche Funktionsstörungen erst bei älteren Patienten, da offenbar die Brustwandstarre eine Spätkomplikation dieser Erkrankung ist.

Grundsätzlich findet man bei veränderter Thoraxwandmechanik eine restriktive Ventilationsstörung. Dabei kann die Vitalkapazität erheblich herabgesetzt sein. Außerdem sind infolge der Thoraxverformung und ihrer fast aufgehobenen Beweglichkeit die Atemreserven deutlich eingeschränkt. Als Folge dieser Immobilität des Thorax ist die Compliance des Brustkorbes deutlich herabgesetzt, was eine erheblich vermehrte Atemarbeit — besonders bei Anstrengungen — nach sich zieht. Erst dann, wenn beim älteren Patienten Bronchitiden hinzutreten, kommt es zu einer chronischen alveolären Hypoventilation mit Globalinsuffizienz. Schließlich kann sich unter diesen Bedingungen — gestützt durch eine Reduktion des Capillarbettes auf dem Boden einer Atelektasenbildung — eine pulmonale Hypertonie mit Cor pulmonale ausbilden.

Ähnlich den Thoraxskeletdeformierungen kann auch die *Adipositas* — bei Überschreiten des Sollgewichtes um mehr als 30% — durch Störung der Atemmechanik die Lungenfunktion beeinträchtigen. Die Fettansammlungen im Abdomen führen nämlich zu einem Zwerchfellhochstand und damit zu einer Verschiebung der Atemmittellage zur Exspirationsseite. Dadurch wird das exspiratorische Reservevolumen sowie die Vital- und Totalkapazität mäßig verkleinert. Auch der Atemgrenzwert ist gering vermindert, während der Atemstoßtest nicht wesentlich verändert ist. Die im wesentlichen extrapulmonal bedingte restriktive Ventilationsstörung, die auch mit einer Verminderung der Compliance einhergeht, hat ihre Ursache in einer ungenügenden Entfaltung des an seiner Ausdehnung gehinderten Lungengewebes. Für die Abnahme der Volumendehnbarkeit der Lunge dürften dabei eine Verkleinerung des Alveolendurchmessers und regional komprimierte Parenchymbezirke (Zwerchfellhochstand) mit vergrößerter Oberflächenspannung eine Rolle spielen. Verbunden mit der Zunahme der elastischen Atemwiderstände des Thorax-Lungensystems hat der Adipöse eine vermehrte Atemarbeit zu leisten, die zum Teil auch auf erhöhte viscöse Widerstände (durch Engerstellung nicht knorpelgestützter Bronchien) entfällt.

Die veränderte Atemmechanik führt darüber hinaus in Abhängigkeit vom Grad der Entfaltungsstörung der Lungen zu einer Ventilations- und Perfusionsstörung. Entsprechend findet man bei Patienten mit erheblichem Übergewicht nicht selten eine mäßige Hypoxämie, die sowohl auf eine gestörte Belüftungs-Durchblutungsrelation als auch auf eine echte Kurzschlußdurchblutung zurückzuführen ist. Letztere beruht wahrscheinlich — hierfür spricht ihre Abhängigkeit von der Körper-

lage — auf passageren Kompressionsatelektasen bei Zwerchfellhochstand.

Eine weitere extrapulmonal bedingte Atemfunktionsstörung findet man bei einer von der einfachen Obesitas abgrenzbaren Erkrankung, die durch eine extreme Adipositas, verbunden mit pathologischer Schlafsucht und periodischer Atmung gekennzeichnet ist. Diesen Symptomenkomplex bezeichnet man nach der Romanfigur von Charles Dickens als *Pickwickian-Syndrom*.

Das *Pickwickian-Syndrom* unterscheidet sich in funktioneller Hinsicht von der Adipositas dadurch, daß die respiratorische Insuffizienz ihre Ursache nicht allein in einer Störung der Atemmechanik, sondern auch in einer Störung zentralnervöser Funktionen hat. Als letztere werden Funktionsstörungen des Schlaf-Wachzentrums und der Atemzentren diskutiert, die ursächlich eine entscheidende Rolle in der Pathogenese dieser Erkrankung spielen dürften. So finden sich beim Pickwickian-Syndrom neben den bei der Besprechung der Adipositas erwähnten atemmechanischen Störungen — als Folge einer Erregbarkeits- und Empfindlichkeitsänderung der Atemzentren — eine Cheyne-Stokessche Atemperiodik und eine alveoläre Hypoventilation. Die Hypoxämie (Cyanose) und Hyperkapnie sind daher Ausdruck einer peripheren und zentralen Atemfunktionsstörung, die etwa folgende pathogenetische Kette aufweist. Eine bisher ungeklärte cerebrale Schädigung, die mit einer Störung des Schlaf-Wachzentrums und Atemzentrums sowie einer extremen Adipositas einhergeht, führt zu einer Veränderung der Atemmechanik und der Atemregulation. Der durch Fettansammlung im Abdomen bedingte Zwerchfellhochstand bewirkt zusammen mit der durch Fettinfiltration veränderten Thoraxwandmechanik eine Zunahme der Atemarbeit. Diese wird noch durch eine verminderte Compliance der Lunge verstärkt. Die bereits hieraus resultierende Ventilationseinschränkung erfährt durch die Erregbarkeitsminderung der Atemzentren ein derartiges Ausmaß, daß eine alveoläre Hypoventilation mit all ihren Folgen (incl. eines Cor pulmonale) resultiert.

b) Neuromuskulär bedingte Atemstörungen

Inadäquate nervale Reizübertragungen, sei es durch Störungen im Rückenmark selbst, im Nerven oder in der Übertragungssubstanz, sowie eine Insuffizienz der inspiratorischen Atemmuskulatur führen gleichermaßen zu einer Hypoventilation.

Als Ursache neuromuskulärer Atemstörungen kommen Schädigungen des Rückenmarkes (Poliomyelitis, amyotrophische Lateralsklerose, multiple Sklerose, Porphyrie), Störungen des peripheren Nervensystems (Polyneuritiden) und Blockaden der neuromuskulären Übertragung (Myasthenie, Botulismus, Tetanus und Kaliummangel) in Frage. Bei diesen Erkrankungen wird die Ventilation um so mehr gestört, je mehr die Zwerchfellaktionen betroffen sind.

Die Ventilation wird beim Gesunden überwiegend (zu zwei Drittel) durch die Zwerchfellbewegung hervorgerufen. Fällt also die Zwerchfellbeweglichkeit aus, so kann durch eine auch verstärkte rein costale Atmung eben das erforderliche Ruhevolumen bewältigt werden. Die sich aus einer Zwerchfellähmung ergebende Einschränkung der Ventilation ist um so größer, je älter der Patient ist, da mit zunehmendem Alter die Thoraxbeweglichkeit abnimmt und die Atmung immer mehr vom Zwerchfell übernommen wird.

Funktionell findet man bei diesen Kranken eine Abnahme aller Lungenvolumina mit Ausnahme des Residualvolumens. Da gleichzeitig atemmechanisch eine verminderte Dehnbarkeit des Thorax-Lungensystems vorliegt, ist auch die Atemarbeit für die noch vorhandene Ventilation erhöht.

Der Einschränkung der Atemkapazität versucht der Patient zunächst durch eine Frequenzsteigerung zu begegnen. Diese mit einer Dyspnoe einhergehende Ventilation führt aber meist nur zu einer Totraumhyperventilation. So resultiert mit zunehmender neuromuskulärer Schädigung des Atemapparates bei gesunder Lunge eine alveoläre Hypoventilation mit Globalinsuffizienz, die eine künstliche Beatmung erforderlich macht.

c) Cerebral bedingte Atemstörungen

Cerebrale Läsionen (inclusive Intoxikationen), die das Atemzentrum schädigen, führen infolge gestörter Atemregulation überwiegend zu einer Hypoventilation. Daneben kann es auch bei einer Reizung der Atemzentren (s. Tabelle 21, S. 115) zu Hyperventilationserscheinungen kommen. Schließlich können auch corticale Einflüsse zu einer Dauerhyperventilation führen, wie sie sich u. a. beim Krankheitsbild des sog. Effort-Syndroms findet (s. unter Hyperventilation).

Tabelle 22. *Charakteristika des essentiellen chronischen alveolären Hypoventilationssyndroms*

Anamnese:
Rasche Ermüdbarkeit
Erhebliches Schlafbedürfnis
Meist fehlende Dyspnoe-Empfindung

Klinischer Befund:
Cyanose (nachts stärker ausgeprägt), Polyglobulie, Zeichen einer Rechtsherzbelastung bei Fehlen einer Lungenaffektion

Funktionskriterien:
Normale Lungenvolumina, normale Atemmechanik
Hypoxämie und Hyperkapnie, respiratorische Acidose,
Beseitigung der Globalinsuffizienz durch Willkürhyperventilation, Atemstimulation und O_2-Mangelatmung
Abnahme der Erregbarkeit und Empfindlichkeit der Atemzentren
Zunahme der Hypoventilation unter Hyperoxie

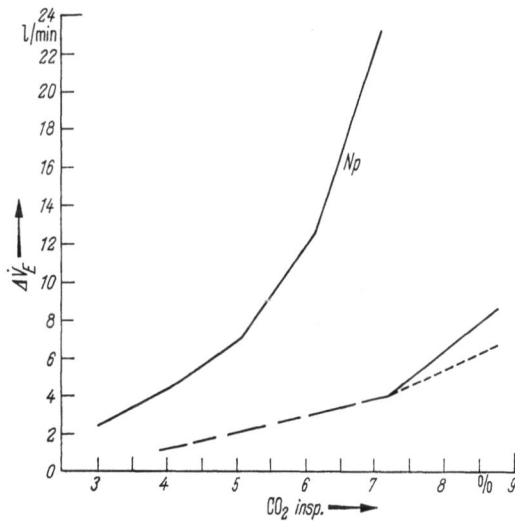

Abb. 82. Erregbarkeitskurve [Ventilationszunahme ($\Delta \dot{V}_E$) in Abhängigkeit von der CO_2-Konzentration der Einatmungsluft] bei einem Patienten mit essentiellem alveolärem Hypoventilationssyndrom im Vergleich zur Normalkurve (*Np*). Dabei entspricht der gepunktete Kurvenverlauf mehr dem wahren Erregbarkeitsquotienten, da bei dem Rückatmungstest ein geringer O_2-Mangelantrieb der Atmung zu berücksichtigen war

Eine cerebral bedingte respiratorische Insuffizienz, meist einhergehend mit einem pathologischen Atemtyp, kann Folge einer traumatischen Hirnschädigung, einer Encephalitis bzw. Meningitis oder einer toxischen Schädigung des Atemzentrums sein. Daneben wird sie bei einer bis heute noch nicht völlig geklärten Störung des Atemzentrums, welche mit einer Herabsetzung der Erregbarkeit und

Empfindlichkeit der Atemzentren einhergeht, beobachtet. Aus Unkenntnis der Ätiologie spricht man bei dieser Erkrankung von einem „primären" oder „essentiellen" chronischen alveolären Hypoventilationssyndrom. Diese Erkrankung ist durch folgende Symptome, zusammengefaßt in der Tabelle 22, charakterisiert.

Wie aus der Tabelle 22 hervorgeht, führt die meist noch normale oder nur gering erniedrigte Gesamtventilation infolge einer flachen Atmung mit Totraumhyperventilation zur alveolären Hypoventilation. Daraus resultiert eine Globalinsuffizienz. Trotz nicht gestörter Atemmechanik ruft jedoch der CO_2-Druckanstieg keine Verbesserung der Ventilation hervor, da der Defekt dieser Erkrankung in einem verminderten Ansprechen der Atemzentren auf den CO_2-Reiz zu suchen ist. Dies geht im speziellen aus der Abb. 82 hervor,

welche die mittels CO_2-Inhalation erhaltene Atemantriebskurve eines Patienten mit essentiellem Hypoventilationssyndrom im Vergleich zur Erregbarkeitskurve eines Gesunden zeigt. Die Erregbarkeitskurve (s. auch unter Kapitel: Erregbarkeit und Empfindlichkeit der Atemzentren) ist deutlich abgeflacht und nach rechts verschoben, was einerseits für eine verminderte Erregbarkeit und andererseits für eine verminderte Empfindlichkeit der Atemzentren spricht. Die Zunahme der Hypoventilation auf erhöhten Sauerstoffdruck hin und eine Atemsteigerung unter zusätzlichem Sauerstoffmangel weisen darüber hinaus auf eine intakte Sauerstoffmangelsteuerung der Atmung hin. Da auch die Willküratmung (corticale Impulse) regelrecht funktioniert, dürfte es sich bei dieser Erkrankung um eine isolierte Atemregulationsstörung handeln, die offenbar nur die Kohlensäureregulation betrifft.

Literaturhinweise

ANTHONY, A. J., u. H. VENRATH: Funktionsprüfung der Atmung. Leipzig 1960.

BARTELS, H., C. W. HERTZ, G. RODEWALD u. M. SCHWAB: Lungenfunktionsprüfungen. Berlin-Göttingen-Heidelberg: Springer 1959.

—, u. E. WITZLEB (Hrsg.): Physiologie und Pathologie des Gasaustausches in der Lunge. Bad Oeynhausener Gespräche IV. Berlin-Göttingen-Heidelberg: Springer 1961.

BATES, D. V., and R. V. CHRISTIE: Respiratory function in disease. London: W. B. Saunders & Co. 1964.

BUCHER, K.: Reflektorische Beeinflußbarkeit der Lungenatmung. Wien: Springer 1952.

COMROE, J. H., R. E. FORSTER, A. B. DUBOIS, W. A. BRISCOE u. E. CARLSEN: Die Lunge. Klinische Physiologie und Lungenfunktionsprüfung. Stuttgart: F. K. Schattauer 1964.

COTES, J. E.: Lung function. Assessment and application in medicine. Oxford: Blackwell Sci. Publ. 1965.

GIESE, W.: Die allgemeine Pathologie der äußeren Atmung. In: Handbuch der allgemeinen Pathologie, Bd. V/I. Berlin-Göttingen-Heidelberg: Springer 1961.

GORDON, B. L. (ed.): Clinical cardiopulmonary physiology. New York: Grune & Stratton 1960.

GRAY, J. S.: Pulmonary ventilation and its physiological regulation. Springfield (Ill.) 1950.

HERZOG, H.: Fortschritte in der Behandlung der respiratorischen Insuffizienz. Wien. med. Wschr. 114, 391 (1964).

MARX, H. H.: Lungenemphysem und Bronchitis. Pathophysiologie, Klinik, Therapie. Stuttgart: Georg Thieme 1963.

MÜRTZ, R.: Zur Pathophysiologie des chronischen Sauerstoffmangels. Arch. Kreisl.-Forsch. 40, 167 (1963).

PAULI, H. G.: Die respiratorische Säure-Basen-Regulation in Physiologie und Klinik. Basel u. Stuttgart: Benno Schwabe & Co. 1964.

ROSSIER, P. H., A. BÜHLMANN u. K. WIESINGER: Physiologie und Pathophysiologie der Atmung. Berlin-Göttingen-Heidelberg: Springer 1958.

SCHERRER, M.: Störungen des Gasaustausches in der Lunge. Bern u. Stuttgart: Hans Huber 1961.

SCHOEDEL, W., u. F. GROSSE-BROCKHOFF: Die Orthologie und Pathologie der Kreislauffunktion. In: Handbuch der allgemeinen Pathologie, Bd. V/I. Berlin-Göttingen-Heidelberg: Springer 1961.

SCHÜRMEYER, E.: Über die klinische Bedeutung von Lungenfunktionsstörungen. Beitr. Silikose-Forsch. H. 79 (1963).

ULMER, W. T. (Hrsg.): Atemmechanik, Bd. 1. Berlin-Heidelberg-New York: Springer 1967.

ULMER, W. T., E. REIF u. W. WELLER: Die obstruktiven Atemwegserkrankungen. Stuttgart: Georg Thieme 1966.

VALENTIN, H.: Der Insuffizienzbegriff in der Herzklinik und die Abgrenzung der Arbeitsinsuffizienz unter besonderer Berücksichtigung klinischer Beurteilungsfragen. Arch. Kreisl.-Forsch. 24, 274 (1956).

WINTERSTEIN, H.: Probleme der Atemfunktion im Lichte neuerer Forschung. Pflügers Arch. ges. Physiol. 268, 16 (1958).

ZEILHOFER, R.: Der Einfluß der Atemmechanik auf den Kreislauf bei obstruktiven Bronchialerkrankungen. Arch. Kreisl.-Forsch. 44, 137 (1964).

Herz

I. Die Dynamik des Myokards und ihre Änderungen

Herz und Kreislauf stellen eine untrennbare Einheit dar. Wenn trotzdem aus Gründen der Darstellung eine Unterteilung in Herz, großer und kleiner Kreislauf erfolgt, so darf darüber die Einheit des Gesamtsystems nicht vergessen werden.

Herz und Kreislauf müssen so beschaffen sein, daß der Stoffwechselbedarf sämtlicher Organe und sämtlicher Gewebe sichergestellt ist. Damit diese Aufgabe erfüllt wird, muß die Durchblutung der Organe ausreichend sein. Auf der anderen Seite ist aber aus teleologischen Gründen zu fordern, daß die Kreislaufarbeit so klein wie möglich gehalten wird.

Kreislaufarbeit ist in allererster Linie Herzarbeit. Eine Durchblutung der Organe über ihren Stoffwechselbedarf hinaus würde eine Luxusdurchblutung bedeuten und die Herzarbeit unnötig erhöhen.

Zunächst muß klargestellt werden, nach welchen Gesetzmäßigkeiten die Arbeitsweise des Herzens erfolgt und welche Steuerungsvorgänge die Arbeitsweise des Herzens bestimmen. Es ist ein wesentlicher Unterschied, ob man das isolierte Herz oder das Herz in situ untersucht. Beide Untersuchungen sind notwendig, um zu einer richtigen Auffassung über die Arbeitsweise des Herzens zu kommen.

1. Gesetzmäßigkeiten des isolierten Herzens

Die contractilen Proteine des Herzens und der Skeletmuskulatur haben weitgehend gleiche chemische und physikalische Eigenschaften. Aus diesem Grunde folgen Skelet- und Herzmuskelfasern sehr weitgehend gleichen Gesetzmäßigkeiten. Eine starke Abhängigkeit der Funktion besteht von der Ausgangsdehnung der Muskelfasern.

Solche Gesetzmäßigkeiten lassen sich am Herzen am besten ableiten, wenn die Beziehungen zwischen Druck und Volumen des Herzens über einen möglichst weiten Bereich festgestellt werden, in dem jeweils die Druckänderung bei Volumenänderung und umgekehrt bestimmt und so ein sog. *Druck-Volumen-Diagramm* aufgestellt wird (s. Abb. 83). Dabei wird zunächst die sog. Ruhedehnungskurve des Herzens aufgenommen. Sie wird so bestimmt, daß man den Druck in der völlig ruhenden Kammer mißt, wenn sie mit zunehmendem Volumen gefüllt wird. Die Ruhedehnungskurve gibt an, welche Drucke aufzuwenden sind, um den Ventrikel so zu dehnen, daß ein bestimmtes Volumen darin Platz findet. Wie die Abbildung zu erkennen gibt, verläuft die Ruhedehnungskurve zunächst sehr flach. Bereits beim Druck annähernd 0 ist eine gewisse Anfangsfüllung des Ventrikels vorhanden. Bei niedriger Anfangsfüllung ist nur ein geringer Druckzuwachs notwendig, um eine Volumenzunahme und damit eine entsprechende Vordehnung der Muskelfasern zu erreichen. Bei größerer Anfangsfüllung steigt

dieser notwendige Druck jedoch rasch und zunehmend steiler an. Damit muß auch der Druck in der vorgelagerten venösen Strombahn entsprechend ansteigen. Die Ruhedehnungskurve des Herzens ist veränderlich. Der Herzmuskel besitzt eine gewisse Elastizität, die dazu führt, daß die Ruhedehnungskurve bei bestimmten Belastungen in kurzer Zeit nach

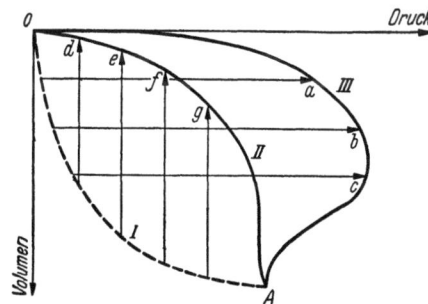

Abb. 83. Übersicht über die Beziehungen zwischen Druck und Volumen des Herzventrikels. Kurve I Volumdehnungskurve des ruhenden Herzens. Zur Einpressung eines bestimmten Volumens in den Ventrikel gehört stets ein bestimmter Druck. Kurve II Maxima des Auswurfvolumens, die das Herz bei aktiver Kontraktion von verschiedenen Ausgangsfüllungen mit ihren dazugehörigen Ausgangsdrucken erreicht, und zwar dann, wenn bei der Austreibung des Blutes der Druck unverändert die Höhe des Ausgangsdruckes beibehält (isotonische Maxima). Kurve III Maxima des Druckes, die das Herz bei aktiver Kontraktion von verschiedenen Ausgangsfüllungen mit ihren dazugehörigen Ausgangsdrucken aus erreicht, und zwar dann, wenn durch Sperrung des Blutaustrittes die Kontraktion rein isometrisch — d.h. ohne die Möglichkeit einer Volumänderung — lediglich mit Steigerung des Druckes vor sich geht. (Nach H. STRAUB)

rechts verschoben werden kann. Besonders stark ist die Verschiebung der Ruhedehnungskurve bei Schädigung der Herzmuskulatur. Mit anderen Worten: Der muskelgeschädigte Ventrikel nimmt beim gleichen diastolischen Druck eine größere Blutmenge auf. Seine systolische Kraftentfaltung ist aber gegenüber dem normalen Ventrikel eingeschränkt (s. Herzmuskelinsuffizienz).

Die Untersuchungen am isolierten Herzen führten zur Aufstellung der sog. *Frank-Starling-Straubschen Herzgesetze*. Diese besagen folgendes: 1. Je größer das enddiastolische Volumen, um so größer ist die Arbeit pro Herz-

schlag. Das bedeutet, daß bei zunehmender Füllung des Herzens entweder ein größeres Schlagvolumen gefördert wird oder gegen einen höheren arteriellen Druck angearbeitet werden kann. 2. Je größer das enddiastolische Herzvolumen, um so höher ist bei sonst gleichen Bedingungen der Energieumsatz des Herzens. 3. Je größer das enddiastolische Volumen, um so größer ist der ,,Wirkungsgrad" des Herzens. (Als ,,Wirkungsgrad" wird das Verhältnis der in äußere Arbeit umgesetzten Energie zum Gesamtenergieverbrauch des Herzens verstanden.) (Siehe Lehrbücher der Physiologie und Kapitel Herzstoffwechsel.)

2. Das gesteuerte Herz

Die am isolierten Herzen gefundenen Gesetzmäßigkeiten stellen die *Autoregulation* des Herzens dar, mit deren Hilfe sich das Herz sozusagen selbst steuert und an veränderte

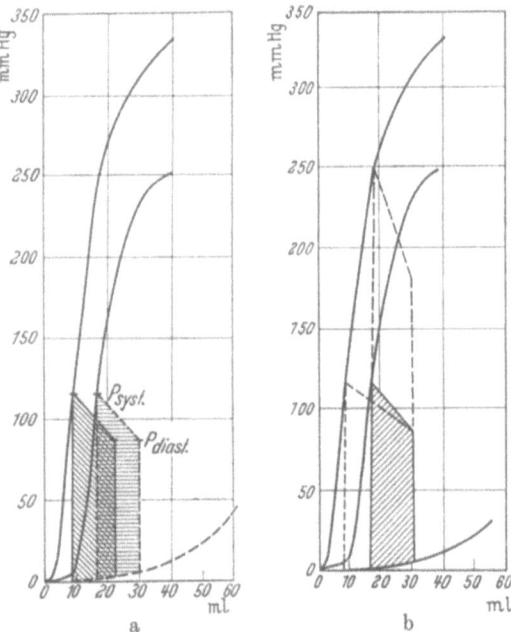

Abb. 84a u. b. Durch Sympathicusreiz wird die Kurve der isometrischen Maxima versteilert (Erhöhung der Kraft der Kontraktion). Bei gleichem systolischem Druck kann dasselbe Schlagvolumen unter Mobilisierung von Restblut bei einer geringeren diastolischen Füllung gefördert werden — der diastolische Füllungsdruck ist erniedrigt (links); oder es kann bei gleicher Füllung das Schlagvolumen erhöht oder schließlich bei gleicher Füllung und gleichem Schlagvolumen der systolische Druck erhöht werden (rechts). Es sind zum Zwecke der Vereinfachung nur die Kurven der jeweiligen Unterstützungszuckungen eingetragen. (Die eingetragenen Daten beziehen sich auf das Hundeherz.) (Nach REIN u. SCHNEIDER, Physiologie des Menschen, 15. Aufl. Berlin-Heidelberg-New York: Springer 1966)

Kreislaufbedingungen anpaßt. Diese Anpassungsfähigkeit des isolierten Herzens ist jedoch begrenzt und die vom Herzen oft geforderten Leistungssteigerungen könnten hiermit allein sicher nicht bewältigt werden.

Das Herz wird vom Zentralnervensystem aus über die Herznerven gesteuert, wobei die vagalen Nerven hemmen, die sympathischen Nerven fördern. Die Wirkungen der vagalen Nerven sind weitgehend auf die Vorhöfe beschränkt und bewirken eine Verlangsamung der Erregungsfrequenz und der Überleitung der Erregung vom Vorhof auf die Kammern im Aschoff-Tawara-Knoten. Die sympathischen Herznerven greifen sowohl am Reizleitungssystem als auch an der Muskelfaser selbst an. Der Sympathicus beeinflußt die Herztätigkeit auf mehrfache Weise (vgl. Abb. 84a u. b): 1. Er erhöht die Erregungsbildung im Reizleitungssystem und damit die Schlagfrequenz. 2. Er fördert die Ausbreitung der Erregung im Reizleitungssystem und erhöht damit die Koordination in der Tätigkeit der Fasern. Hierdurch wird einerseits die Herzkraft erhöht, andererseits die Systolendauer verkürzt. 3. Die sympathischen Nerven steigern die Muskelkraft im Ventrikel, es steigt der Druck in der Systole, der Ventrikel entleert sich stärker, das endsystolische Volumen (Restblut) wird verkleinert. 4. Der Sympathicus erhöht die Druckanstiegsgeschwindigkeit und verkürzt die mittlere Entleerungszeit. 5. Unter dem Einfluß der sympathischen Nerven nimmt die Vorhofkontraktion zu. Dadurch wird die enddiastolische Füllung des Ventrikels erhöht und über den Straub-Starling-Mechanismus das Schlagvolumen gesteigert.

3. Bedeutung der Herzgrundgesetze und der Herzsteuerung für die Kreislaufregulation

Würde das Zusammenwirken von Herz und Kreislaufperipherie lediglich auf den Straub-Starlingschen Gesetzmäßigkeiten beruhen, so wäre die Förderleistung des Herzens allein abhängig von seinem Füllungsdruck. Alle Umstellungen des Kreislaufs würden von der Peripherie ausgehen. Durch Änderungen der Gefäßkapazität, vor allem im venösen Gebiet, würde dem Herzen eine größere Blutmenge zugeschoben, dadurch der Füllungsdruck des Herzens und damit das Fördervolumen des Herzens erhöht. Nach unserer heutigen Anschauung besteht dagegen eine gewisse Unabhängigkeit zwischen dem venösen Angebot und dem zentralvenösen Druck sowie der Herzleistung. Diese Unabhängigkeit beruht auf der nervösen Steuerung des Herzens. Das Herz kann durch Vaguseinflüsse abgebremst werden. Es schlägt dann seltener und fördert bei unvollkommener Entleerung ein kleineres Schlagvolumen. Darin zeigt sich eine gewisse Unabhängigkeit der Förderleistung des Herzens von seiner Füllung bzw. seinem Füllungsdruck. Eine Frequenzsteigerung führt auf der anderen Seite dazu, daß das Herz auch bei gesteigerter Kreislauffunktion alles Blut fördert, das ihm von der Peripherie angeboten wird, ohne daß unter solchen Bedingungen der Füllungsdruck anzusteigen braucht.

Unter dem Eindruck der imponierenden experimentellen Ergebnisse wurden die Straub-Starlingschen Herzgesetze für die Interpretation der Funktionsweise des Herzens so in den Vordergrund gestellt, daß eine Zeitlang die wichtigen Faktoren der nervalen Steuerung des Herzens über die Frequenz und über die Beeinflussung der Kontraktionsstärke des Myokards über die sympathische Innervation zu kurz kamen. Die Beobachtungen in den 30er Jahren dieses Jahrhunderts, daß bei Muskeltätigkeit eine Herzvergrößerung nicht auftritt, sondern im Gegenteil oft eine Verkleinerung des Herzens nachweisbar ist, wiesen darauf hin, daß die nervösen Steuerungen des Herzens für die Herzdynamik von entscheidender Bedeutung sind. Viele experimentelle Untersuchungen haben in den letzten 20 Jahren eine weitgehende Klärung über das Zusammenspiel von Autoregulation des Herzens und regulativer Steuerung über die vegetativ nervale Inner-

vation herbeigeführt. Die Straub-Starlingschen Gesetze bilden die Grundlage für die Autoregulation des Herzens in situ. Die Autoregulation wird durch die nervale Steuerung des Herzens modifiziert. Die Gesetzmäßigkeiten der Autoregulation zeigen sich immer wieder, wenn das Spiel der Regulationen aufgehoben ist (s. Herzmuskelinsuffizienz). Auch treten sie deutlich in Narkose in Erscheinung, wenn die nervös-reflektorsichen Steuerungsmechanismen gedämpft sind. Sie treten hervor, wenn die regulatorischen Mechanismen bis an die Grenze des Möglichen beansprucht sind. Auch zeigen sie sich bei raschen hämodynamischen Änderungen, da regulatorische Vorgänge eine längere Zeit beanspruchen.

Auch am Menschen konnte die Gültigkeit der Straub-Starlingschen Gesetze unter verschiedenen Ausgangsbedingungen nachgewiesen werden. An menschlichen Papillarmuskeln, die bei der Operation exzidiert worden waren, wurde festgestellt, daß die Beziehungen zwischen Längsdehnung und nachfolgender Stärke der Kontraktion den bereits von FICK 1882 gefundenen Gesetzmäßigkeiten am Skeletmuskel voll und ganz entsprechen. Andere Untersuchungen hatten folgendes Ergebnis: Wurde während Herzoperationen ein Spannungsmesser in die äußere Muskulatur der rechten bzw. der linken Kammer eingenäht und wurden mit Hilfe dieses Instrumentes gleichzeitig Längsdehnungen der entsprechenden Muskelsegmente vorgenommen und auf diese Weise ein Längsspannungsdiagramm erhalten, so zeigte sich folgendes: Die optimalen Beziehungen zwischen Faserdehnung und Kraftentfaltung liegen im niedrigen Bereich. Außerdem ist aufgrund ergänzender Untersuchungen anzunehmen, daß das Säugetierherz seine Dimensionen unter akuten Veränderungen kaum über 15—20% ändert. Steigerungen darüber hinaus lassen bereits die Anzeichen einer Überdehnung, d.h. eines Nachlassens der Kraft der Muskelfaser erkennen.

In diesem Zusammenhang ist noch eine Beobachtung von Bedeutung, die man anläßlich von Herzkatheteruntersuchungen immer wieder machen kann. Bei der Mitralstenose mit absoluter Arrhythmie aufgrund von Vorhofflimmern z.B. treten von Schlag zu Schlag

Änderungen der Füllung der linken Kammer in Abhängigkeit von der Dauer der vorangegangenen Füllungsperiode auf. Je größer die jeweilige Füllung und je höher der Füllungsdruck bzw. die enddiastolische Dehnung der Faser ist, um so höher ist die folgende systolische Druckentfaltung bzw. die Kontraktionsstärke (s. Abb. 85).

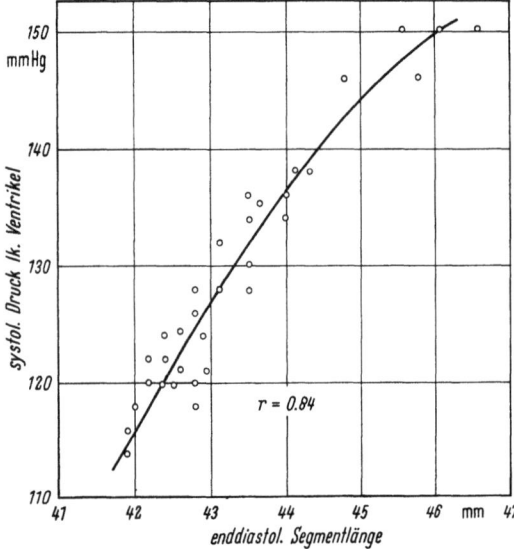

Abb. 85. Abhängigkeit der systolischen Druckentfaltung der linken Kammer von der Segmentlänge der Muskelfasern in der Diastole bei Patienten mit Mitralstenose und absoluter Arrhythmie. (Nach BRAUNWALD u. Mitarb.)

Auch bei Valsalvaschen Preßdruckversuchen kann eine deutliche Abhängigkeit der Kontraktionsstärke der rechten und der linken Kammer von der jeweilig abwechselnden diastolischen Füllung nachgewiesen werden.

Untersuchungen über die Beziehungen zwischen venösem Zustrom und Herzarbeit am Menschen hatten folgendes interessante Ergebnis: Große Bluttransfusionen in kurzer Zeit (1500 cm³ in 90 min) verursachten bei normalen Personen nur geringe Steigerungen des Herzzeitvolumens und der errechneten Herzarbeit um durchschnittlich 10—20%. Wurden dieselben Untersuchungen nach pharmakologischer Blockade der sympathischen Ganglien mit Guanethidin durchgeführt, so wurde eine Erhöhung des Herzzeitvolumens von annähernd 50% und der errechneten Herzarbeit von annähernd 100% gemessen. Diese Untersuchungen mit großen Transfusionen zeigen also, daß normalerweise zusätzlich zugeführte Flüssigkeitsmengen weitgehend abgefangen werden (Veränderungen der Gefäßkapazität sowie reflektorisch hemmende Einflüsse auf das Herz selbst). Nach Blockierung des sympathischen Nervensystems treten die Starling-Straubschen Gesetzmäßigkeiten wieder deutlich zutage.

Bei allen Betrachtungen der Änderungen der Arbeitsweise des Herzens muß man in Rechnung stellen, daß die Gesetzmäßigkeiten, die in der Struktur der Herzmuskelfaser verankert sind, jederzeit gültig sind. Man muß sich aber genauso bewußt sein, daß das Herz in situ nervösen Einflüssen unterliegt. Durch Veränderung der Herzfrequenz und der Contractilität der Muskelfasern können diese nervösen Einflüsse die Gesetzmäßigkeiten, die in der Muskelfaser selbst ihren Ursprung haben, überdecken.

4. Veränderungen der meßbaren hämodynamischen Größen der Herzarbeit

Zu einer exakten Beurteilung der Herzarbeit ist eine möglichst quantitative Erfassung einer Reihe dynamischer Parameter erforderlich. Diese betreffen vor allem das Herzzeitvolumen, die zirkulierende Blutmenge, die Kreislaufzeit, die Drucke und Strömungswiderstände im Herzen selbst sowie im großen und kleinen Kreislauf. Ferner ist die Geschwindigkeit des Kontraktionsablaufs von Bedeutung. Darüber hinaus liefern die Bestimmung der Blutfüllung des Herzens und deren Veränderungen während der Systole und Diastole sowie deren Veränderungen unter krankhaften Bedingungen wichtige Aussagen über den Leistungszustand des Herzens. Die quantitative Erfassung der Durchblutung lebenswichtiger Organe, z.B. des Gehirns, des Herzens selbst, der Niere usw., ist ebenfalls von sehr großer Bedeutung. Doch sollen die letztgenannten jeweils bei den speziellen Kapiteln abgehandelt werden. Auch werden die Messungen der Stoffwechselgrößen des Herzens in einem eigenen Kapitel dargestellt.

Eine zentrale Größe jeder hämodynamischen Betrachtung ist das *Herzzeitvolumen* (Kreislaufminutenvolumen), d.h. die Blutmenge, die vom Herzen in der Zeiteinheit gefördert wird. Das Herzzeitvolumen (*HZV*) ist die Summe der Organdurchblutungen.

Die folgende einfache mathematische Beziehung kennzeichnet die Stellung des HZV im Kreislauf:

$$HZV = \frac{O_2\text{-Verbrauch}}{\text{arterio-venöse } O_2\text{-Differenz}}.$$

Dieses nach FICK benannte Prinzip ist nicht nur Grundlage für die wichtigsten Bestimmungen des HZV, es kennzeichnet auch gleichzeitig die Beziehungen zwischen HZV und Gewebsstoffwechsel. Ein erhöhter Bedarf der Peripherie kann dadurch gedeckt werden, daß das HZV gesteigert oder dadurch, daß die O_2-Transportfunktion des Blutes stärker ausgenützt wird. Die Sicherung des Sauerstoffbedarfs der Peripherie ist sicher der entscheidende Faktor für die Einstellung des HZV. Jedoch darf nicht übersehen werden, daß das HZV auch von anderen Größen, besonders von temperaturregulatorischen Vorgängen, mitbestimmt wird.

Die Größe des HZV kann auch durch den Quotienten:

$$HZV = \frac{\text{Blutmenge}}{\text{mittlere Kreislaufzeit}}$$

beschrieben werden. Diese Formel besagt, daß im Gleichgewichtszustand die Größe der peripheren Durchblutung dem HZV gleich ist und daß auch die vom Herzen geförderte Blutmenge gleich demjenigen des venösen Rückstroms sein muß.

Die zirkulierende Blutmenge kann so ermittelt werden, daß die Plasmamenge mit Hilfe von Farbstoff oder Kälteverdünnungsmethoden bestimmt wird und gleichzeitig die Größe des Erythrocytenvolumens durch Markierung der Erythrocyten mit radioaktiven Stoffen gemessen wird. Meist genügt es, die Plasmamenge zu bestimmen und unter Berücksichtigung des Hämatokritwertes auf die Gesamtblutmenge umzurechnen.

$$\text{Blutvolumen} = \frac{\text{Menge des injizierten Teststoffes}}{\substack{\text{Konzentration des Teststoffes im Blut} \\ \text{(nach gleichmäßiger Verteilung)}}}$$

Tabelle 23 gibt die normalen Mittelwerte von Blutvolumen, Erythrocytenvolumen und Plasmavolumen an.

Zwischen Blutmenge im Organismus und der Fähigkeit, körperliche Arbeit zu leisten, besteht eine deutliche Abhängigkeit. Schon nach Blutentnahme von 500 cm³ zeigt sich eine Abnahme der Leistungsfähigkeit. Im sportlichen Training nimmt die Blutmenge zu, ebenfalls bei Myokardinsuffizienz (s. Tab. 24).

Die *mittlere Kreislaufzeit* stellt den Mittelwert der Zeiten dar, in denen die Partikel der Kreislaufflüssigkeit einmal den Gesamtkreislauf durchlaufen. Die Bestimmung der zirkulierenden Blutmenge mit Hilfe von Farbstoffverdünnung- oder Kälteverdünnungskurven läßt gleichzeitig auch die mittlere Kreislaufzeit errechnen. Die mittlere Kreislaufzeit beträgt in Ruhe etwa 30—40 sec. Sie muß von den oft bestimmten Kreislaufzeiten beliebiger Teilstrecken (z.B. Arm-Ohrzeit 8—12 sec oder Lungen-Ohrzeit 3—5 sec) unterschieden werden.

Wie obige Formel erkennen läßt, kann das HZV sowohl über eine Vermehrung der zirkulierenden Blutmenge als auch durch Verkürzung der Kreislaufzeit zustande kommen. Veränderungen der zirkulierenden Blutmenge kommen beim Menschen praktisch nur bei langdauernden Umstellungen (sportliches Training, Höhenakklimatisation, pathologische Zustände) vor. Der Mensch verfügt nicht über echte Blutdepots. Daher sind für Veränderungen des HZV entsprechende Änderungen der Kreislaufzeit maßgeblich.

Es ist zweckmäßig, das HZV auf die Körperoberfläche (K.O.) in m² umzurechnen. Der so berechnete „Herzindex" beträgt bei Normalen zwischen 3,1—3,4 l/min/m² K.O.

Da das HZV dem Produkt von Schlagvolumen × Schlagfrequenz entspricht, ist das Schlagvolumen bei Kenntnis des HZV und der Frequenz gleichzeitig bekannt.

Wie bereits ausgeführt, wird das HZV weitgehend vom Blutbedarf der Peripherie, in erster Linie vom Sauerstoffbedarf, bestimmt. Steigt dieser durch schwere körperliche Arbeit z.B. um das Zehnfache, so nimmt das HZV etwa um das Vierfache zu (s. Tab. 25). Aus der Tabelle ist gleichzeitig ersichtlich, daß die Erhöhung der Schlagfrequenz und die Vergrößerung der arteriovenösen O_2-Differenz den wesentlichsten Anteil an der Erhöhung des HZV tragen, daß aber auch das Schlagvolumen um etwa $^1/_3$ des Ruhewertes zunimmt. Die höchsten Steigerungen des HZV bei hochgradigen körperlichen Belastungen dürften sich auf etwa das Sechsfache des Ruhewertes belaufen. Erhöhungen des Schlagvolumens auf das Doppelte der Norm sind beim Untrainierten die Ausnahme. Bei trainierten Sportlern kann während schwerer körperlicher Arbeit das Schlagvolumen bis auf 150 cm³ ansteigen und gelegentlich sogar 200 cm³ erreichen.

Tabelle 23. *Mittelwerte von Blutvolumen, Erythrocytenvolumen und Plasmavolumen von 10 gesunden Menschen. Erythrocyten- und Plasmavolumen wurden gleichzeitig direkt bestimmt.* (GRAY u. FRANK, 1953)

	Mittelwerte	Mittlere Abweichung der Einzelwerte s	Mittlere Abweichung des Mittelwertes s_n
Plasmavolumen (ml)	2795	± 498	157
Erythrocytenvolumen (ml)	2081	± 508	161
Blutvolumen (ml)	4876	± 857	271
Plasmavolumen/kg Körpergewicht (ml/kg)	41,1	$\pm 5,6$	1,7
Erythrocytenvolumen/kg Körpergewicht (ml/kg)	30,3	$\pm 5,6$	1,7
Blutvolumen/kg Körpergewicht (ml/kg)	71,4	$\pm 7,9$	2,5
Venöser Hämatokrit	46,5	$\pm 3,7$	1,0
Hämatokrit im gesunden Organismus	42,3	$\pm 5,5$	1,7

Tabelle 24. *Totales Blutvolumen, Erythrocyten- und Plasmavolumen von herzgesunden Patienten und von Herzkranken im kompensierten und dekompensierten Zustand. Angaben in ml/kg Körpergewicht. Bei den Patienten mit Herzinsuffizienz ist das Körpergewicht ohne Ödeme in Rechnung gesetzt.* (Nach GUYTON u. PAUL, 1955)

	Kontrollgruppe			Herzkranke				
	Fälle	Mittelwert	mittlere Abweichung	Fälle	dekompenisert		kompensiert	
					Mittelwert	mittlere Abweichung	Mittelwert	mittlere Abweichung
Männer	75			46				
Gesamtblutmenge		69,8	$\pm 10,8$		90,7	$\pm 18,3$	80,4	$\pm 13,3$
Erythrocytenvolumen		30,9			40,4		38,8	
Plasmavolumen		38,9			50,3		41,6	
Hämatokrit		44,2			44,6		48,3	
Frauen	32			18				
Gesamtblutmenge		60,6	$\pm 8,9$		88,2	$\pm 21,1$	70,5	$\pm 13,9$
Erythrocytenvolumen		25,1			35,9		31,7	
Plasmavolumen		35,5			52,3		38,8	
Hämatokrit		41,6			40,7		45,0	

Tabelle 25. *Umstellung des Kreislaufs bei Steigerung des Sauerstoffverbrauches*

	a Werte der Ausgangslage	b Werte bei Muskeltätigkeit	c Steigerung der Werte b/c
Schlagvolumen (ml)	90	125	1,4
Schlagfrequenz (min[-1])	60	160	2,7
Herzzeitvolumen (ml/min)	5400	20000	3,7
Arterio-venöse Differenz (ml/100 ml Dbl.)	5,6	15,0	2,7
Sauerstoffverbrauch (ml/min)	300	3000	10,0

Der *periphere Strömungswiderstand* ist der Quotient aus Druckgefälle und Durchblutung. Dies gilt für die einzelnen Organe und für den Gesamtkreislauf. In letzterem Falle ist der Gesamtwiderstand der Quotient aus arteriovenösem Druckgefälle und dem Herzzeitvolumen.

Der Strömungswiderstand hängt sowohl von Eigenschaften des Blutes als von solchen des Gefäßsystems ab. Mit steigender Viscosität des Blutes, z.B. bei Polyglobulie, nimmt der Strömungswiderstand zu. In den meisten Fällen sind für den Strömungswiderstand und seine Einstellung die Arteriolen von entscheidender

Bedeutung. Die Größe des peripheren Widerstandes wird in dyn/sec/cm^{-5} angegeben. Der Widerstand im großen Kreislauf beträgt normalerweise zwischen 1000 und 1200 dyn/sec/cm^{-5}, im kleinen Kreislauf zwischen 50 und 150 dyn/sec/cm^{-5}. Die großen Unterschiede zwischen den Strömungswiderständen im großen und kleinen Kreislauf werden uns im Kapitel Lungenkreislauf noch im besonderen beschäftigen (s. auch Abb. 181).

Von besonderer funktioneller Bedeutung sind die Größe des *Ventrikelvolumens* und seine Änderungen, die heute mit Hilfe der Farbstoff- bzw. Thermodilutionsmethode auch beim Menschen meßbar geworden sind. Dabei wird über einen Katheter ein Teststoff (Farbstoffe, Isotope, Kälte) in den Ventrikel injiziert, der sich mit dem Ventrikelinhalt mischt. Mit jeder Systole wird „markiertes" Blut in die Aorta ausgeworfen, „unmarkiertes" Blut strömt in der Diastole nach. Die Konzentration des Teststoffes im Ventrikel fällt in Stufen ab. Aus der Höhe des Initialausschlags und der folgenden Stufen lassen sich die Füllungen der Kammer in der diastolischen und systolischen Phase sowie das Schlagvolumen berechnen.

Allgemein gebräuchlich sind die Ausdrücke enddiastolisches Volumen (EDV), endsystolisches Volumen (ESV) und Schlagvolumen (SV). Das prozentuale Verhältnis von Schlagvolumen : enddiastolischem Volumen $\left(\dfrac{SV/EDV}{\%}\right)$ wird relatives Schlagvolumen genannt. Wie die Abb. 86 zeigt, entspricht das enddiastolische Volumen der Summe aus endsystolischem Volumen und Schlagvolumen. Das endsystolische Volumen setzt sich zusammen aus dem systolischen Reservevolumen und dem Residualvolumen. Das Residualvolumen ist die Blutmenge des Ventrikels, die auch bei stärkster Kontraktion nicht ausgeworfen werden kann. Das Schlagvolumen kann durch Einbeziehung des diastolischen und des systolischen Reservevolumens vergrößert werden. Das Schlagvolumen ist gleich der Differenz zwischen dem enddiastolischen und dem endsystolischen Volumen. Das maximale Schlagvolumen, bei dem die Reserven vollkommen in Anspruch genommen worden sind, entspricht sozusagen der Vitalkapazität in der Terminologie für die Lungenvolumina. Tabelle 26 und Tabelle 27 geben einen Überblick über Ergebnisse von Messungen des end-

diastolischen Volumens im rechten und linken Ventrikel des Menschen. Man ersieht, daß sowohl die Absolutwerte als auch die Relationen der Volumina zueinander in einem weiten Bereich differieren. Zu Vergleichszwecken und für die pathophysiologische Betrachtung erscheint das relative Schlagvolumen (prozentualer Anteil des Schlagvolumens am enddiastolischen Volumen $\dfrac{SV/EDV}{\%}$) am besten geeignet. Die Schwankungsbreite des relativen Schlagvolumens beläuft sich auf etwa 40—60%. Das

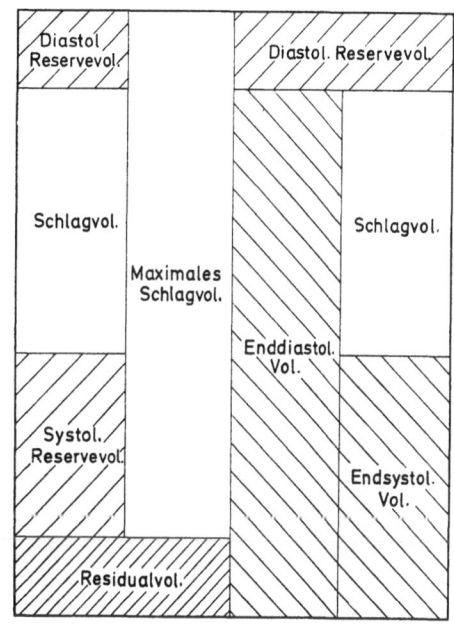

Abb. 86. Schematische Darstellung der Nomenklatur der Ventrikelvolumina während der verschiedenen Phasen der Herztätigkeit nach Rushmer

Schlagvolumen beträgt in grober Schätzung etwa die Hälfte des enddiastolischen Volumens. Danach könnte das Schlagvolumen verdoppelt werden, wenn z. B. durch eine starke Einwirkung des Sympathicus das gesamte endsystolische Volumen als Reservevolumen ausgeworfen würde.

Zunahmen des enddiastolischen Volumens müßten gemäß den Beziehungen zwischen diastolischer Füllung und diastolischem Druck der Kammer zu einem Anstieg des enddiastolischen Kammerdrucks führen. Im intakten Kreislauf können jedoch nicht unbeachtliche Zunahmen des enddiastolischen Volumens auftreten, ohne daß der diastolische Kammerdruck mit den uns bisher zur Verfügung stehenden Druckmeßgeräten ansteigt. Es kommt noch

Tabelle 26. *Verhalten des Schlagvolumens und des enddiastolischen Volumens bei Patienten mit normalem rechtem Ventrikel*

Autoren	EDV ml/m²	SV ml/m²	SV/EDV %	Methode
BING u. Mitarb. (1951)	82	32	39	Farbstoffmethode
FREIS u. Mitarb. (1960)	89	43	48	Farbstoffmethode
LÜTHY u. Mitarb. (1962)	143	43	30	Thermo-Dilution
KREUZER u. Mitarb. (1963)	110	57	52	Thermo-Dilution

Tabelle 27. *Verhalten des Schlagvolumens und des enddiastolischen Volumens bei Patienten mit normalem linken Ventrikel*

Autoren	EDV ml/m²	SV ml/m²	SV/EDV %	Methode
FOLSE u. Mitarb. (1961)	89	33	37	Präcordiale Isotopentechnik
LÜTHY u. Mitarb. (1963)	111	38	34	Thermo-Dilution bei Patienten mit Vorhofsystemdefekt
BRISTOW u. Mitarb. (1964)	99	37	37	Thermo-Dilution
GORLIN u. Mitarb. (1964)	96	42	44	Thermo-Dilution

hinzu, daß sich die Ruhedehnungskurve ändern kann, wie auf S. 153 bereits dargelegt wurde.

Hinzuweisen ist in diesem Zusammenhang auf die Vergrößerung des enddiastolischen Ventrikelvolumens bei chronischer Herzbelastung infolge sportlichen Trainings. Hierbei handelt es sich um eine Anpassung des Herzens, die überhaupt erst die Förderung großer Schlagvolumina ermöglicht. Dabei kommt es zu einer Erweiterung der Herzhöhlen durch einen entsprechenden Umbau der Herzwand. Trotz der gesteigerten diastolischen Füllung kann in diesen Fällen der enddiastolische Kammerdruck normal sein.

Vergrößerungen des Herzvolumens finden durch das *Perikard* ihre Begrenzung. Das Perikard schützt das Herz vor einer Überdehnung in der Diastole. Anscheinend kommen ihm nicht nur elastische, sondern auch plastische Eigenschaften zu, die zu einer Erweiterung des Perikardsackes bei stärkeren und längerdauernden Druckeinwirkungen führen können und damit doch eine Dilatation des Herzens in relativ kurzen Zeiträumen ermöglichen.

Das Perikard ist auch an einem verstärkten Bluteinstrom aus den Venen in die Vorhöfe während der Ventrikelsystole beteiligt. Bisher nahm man an, daß das allein durch die Verschiebung der Atrioventricularebene nach der Herzspitze zu bedingt sei (systolische Ansaugkraft des Herzens). Die Entleerung der Ventrikel in der Systole führt aber zusätzlich zu einer Entspannung des Perikards und erleichtert dadurch die Blutfüllung der Vorhöfe in dieser Herzphase.

Über die Blutvolumina in den Vorhöfen und ihre Änderungen ist nur wenig bekannt. Die Änderungen der Blutfüllung in den Vorhöfen während einer Herzphase müssen kleiner sein als die der Ventrikel.

Während der Ventrikeldiastole fließt ja gleichzeitig Blut von den Venen aus in die Vorhöfe ein und aus den Vorhöfen in die Ventrikel ab. Es braucht also in dieser Herzphase nicht zu stärkeren Änderungen der Blutfüllung in den Vorhöfen zu kommen. Zur Zeit der Ventrikelsystole strömt das Blut weiter aus den Venen in die Vorhöfe ein, während die Atrioventrikularklappen geschlossen sind. Zu diesem Zeitpunkt ist die Blutfüllung der Vorhöfe am größten. Aufgrund von röntgenkinematographischen Untersuchungen werden die Änderungen der Blutfüllung des linken Vorhofs des gesunden Herzens während Systole und Diastole auf etwa 20 % des Schlagvolumens geschätzt.

Das endsystolische Volumen (ESV) des rechten und des linken Ventrikels beträgt angenähert 50 cm³/m² Körperoberfläche. Schlagvolumen und ESV (letzteres auch Restblut genannt) sind demnach angenähert gleich groß.

Die Frage, wie stark das endsystolische Volumen bei erhöhter Herztätigkeit vermindert werden kann, ist noch offen. Es sprechen eine Reihe Argumente dagegen, daß bei forcierter Tätigkeit des Herzens die Entleerung der Ventrikel in der Systole maximal erfolgt. Jede Verkleinerung des Ventrikelvolumens muß mit einer Verdickung der Herzwand einhergehen. Durch Noradrenalin z.B. kommt es zu einer Zunahme der Wanddicke bis zu 20 % des diastolischen Wertes. Dabei werden die verschiedenen Muskelschichten der Herzwand sowie auch einzelne Faserbündel gegeneinander verschoben, die durch die Verformung ausgelösten Kräfte erhöhen den Druck während der Systole in der Herzwand. Der Druck in der Herzwand kann unter solchen Umständen höher sein als im Ventrikellumen. Im allgemeinen wird das Herz solche Arbeitsformen vermeiden, da hierdurch zusätzliche Kräfte von der Herzmuskulatur aufgebracht werden müssen, die den Wirkungsgrad verschlechtern.

Man darf dabei allerdings nicht übersehen, daß ein Teil der Energie in der Diastole wiedergewonnen wird. Die gespeicherten elastischen Kräfte führen zu einer raschen Vergrößerung des Ventrikellumens in der Diastole. Dabei wird Blut im Beginn der Diastole in den Ventrikel hineingesogen. Insofern besitzt das Herz auch eine diastolische Ansaugkraft, die aber sehr begrenzt ist.

Wesentlich für die Beurteilung der Arbeitsweise des Herzens, insbesondere zur Erfassung der isometrischen Contractilität des Myokards, ist die Kenntnis der maximalen *Druckanstiegsgeschwindigkeit* in der Kammer während der Systole sowie der *Druckabfallgeschwindigkeit* während der Relaxation der Kammer. Druckanstiegsgeschwindigkeit und Druckabfallgeschwindigkeit lassen sich heute auch am Menschen mit Hilfe von Differentialverstärkern unmittelbar aufzeichnen. Nach Einführung eines Katheters, an dessen Spitze sich ein Druckmeßkopf befindet, wird der intrakardiale Druckablauf mit einem Meßsystem hoher Eigenfrequenz aufgenommen und elektronisch über einen Differentialverstärker der erste Differentialquotient des Druckes über die Zeit registriert (s. Abb. 87).

Nervale, besonders über die sympathische Innervation zustande kommende Einwirkungen auf den Herzmuskel verändern die Druckanstiegs- und Druckabfallgeschwindigkeit wesentlich. Zunahmen dieser Größen sind im allgemeinen Ausdruck einer verstärkten sympathischen Innervation. β-Receptorenblocker bewirken das Gegenteil.

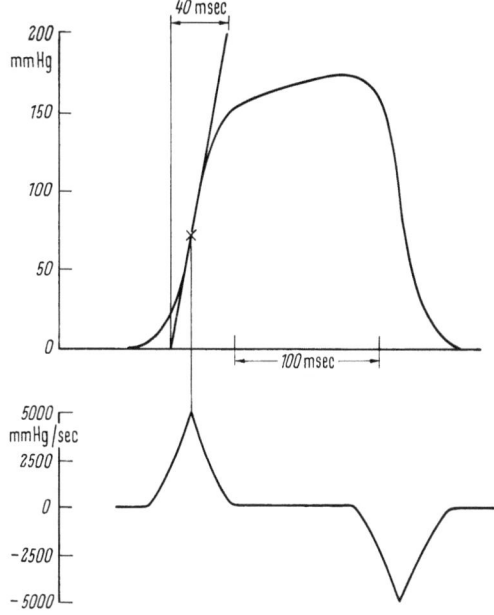

Abb. 87. Schematische Darstellung des Druckablaufes in der Herzkammer und des 1. Differentialquotienten (maximale Druckanstiegsgeschwindigkeit dp/dt). Graphische Eichung durch Anlegen einer Tangente: dp/dt max = 200 mm Hg/40 sec = 5000 mm Hg/sec. *Auswertung:* Vom Scheitelpunkt der differenzierten Druckkurve wird eine Senkrechte bis zum Schnittpunkt mit der intrakardialen Druckkurve gezogen. Durch diesen Punkt wird eine Tangente an die Druckkurve gelegt und deren Steilheit (mm Hg/sec) ermittelt. Eine Eichung ist auch elektronisch möglich. *Vorteile der Methode:* Gilt z. Zt. als einer der besten Parameter zur Erfassung der isometrischen Kontraktilität des Myokards und ist weitgehend unabhängig von Veränderungen des peripheren Kreislaufs. (Nach HAAN u. KREUZER, in GREEFF, Probleme der klinischen Prüfung herzwirksamer Glykoside. Darmstadt: Steinkopff 1968)

5. Herzinsuffizienz und Herzmuskelinsuffizienz

a) Grundbegriffe

Unklare Definitionen des Begriffs Herzinsuffizienz sind häufig Ursache von Mißverständnissen. So werden z.B. Kreislaufinsuffizienz und Herzinsuffizienz oft synonym gebraucht. Die Kreislaufinsuffizienz ist aber der übergeordnete Begriff. Eine Kreislaufinsuffizienz kann vom Herzen ausgehen, sie kann aber ebenso auf Störungen der peripheren Zirkulation beruhen (z.B. auf einem verminderten Blutangebot an das Herz beim Schock, beim Kollaps, bei orthostatischen Störungen).

Herzinsuffizienz besagt zunächst nichts anderes als eine Einschränkung der Herztätigkeit, derzufolge die Blutversorgung des Körpers nicht mehr ausreichend gewährleistet ist. Eine solche Leistungseinschränkung ist im Ruhe-

zustand häufig nicht bemerkbar und kommt erst unter Belastungen zur Auswirkung. Die Abb. 88 gibt eine Übersicht über die verschiedenen Möglichkeiten, die eine Leistungseinschränkung des Herzens verursachen. Alle in diesem Schema aufgeführten Störungen bedingen eine unrationelle Arbeitsweise des Herzens, die dazu führen kann, daß das geförderte Herzzeitvolumen zu klein wird. Eine solche Leistungseinbuße des Herzens bedeutet, daß das Herz insuffizient ist. Sie besagt aber noch nicht, daß diese Insuffizienz auf einer Kontraktionsschwäche des Herzmuskels beruht. Für die klinischen Aspekte, insbesondere für die einzuschlagende Therapie, ist es von sehr großer Bedeutung, die *myokardiale* Insuffizienz von den anderen Formen der Herzinsuffizienz zu trennen. Die Domäne der Digitalistherapie ist die Herzmuskelinsuffizienz, während bei Leistungsminderungen des Herzens, wie sie z. B. durch Arrhythmien oder Strombahnhindernisse oder Herzklappenfehler zustande kommen, eine therapeutische Wirkung von Digitalis nicht ohne weiteres erwartet werden kann.

b) Hämodynamische Kriterien der Herzmuskelinsuffizienz

Es ist immer wieder versucht worden, für die Herzmuskelinsuffizienz Charakteristika ausfindig zu machen, die die Herzmuskelinsuffi-

bzw. stenosierte Klappe anschließt, sondern durch eine intakte Klappe von dem klappendefekten Herzabschnitt getrennt ist, so ist eine Herzmuskelinsuffizienz sehr wahrscheinlich. Demnach ist eine zusätzliche Herzmuskelinsuffizienz anzunehmen, wenn bei einer Mitralstenose oder Mitralinsuffizienz Stauungszeichen im großen Kreislauf, bei einer Aorteninsuffizienz oder Aortenstenose Stauungssymptome im kleinen Kreislauf auftreten.

Bei der Herzmuskelinsuffizienz ist eine Vergrößerung des enddiastolischen Kammervolumens die Regel, sofern man von Ausnahmen absieht. Solche Vergrößerungen des

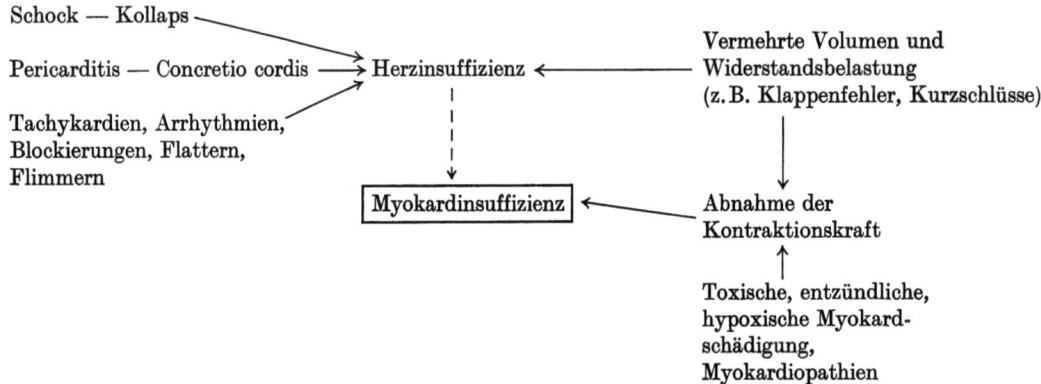

Abb. 88. Ursachen der Leistungseinschränkung des Herzens, die zur Herzinsuffizienz bzw. zur Myokardinsuffizienz führen

zienz hämodynamisch von anderen Formen der Herzinsuffizienz abgrenzen lassen.

Für den Arzt ist eines der wichtigsten Zeichen der Myokardinsuffizienz eine Vergrößerung einer oder beider Kammern durch Dilatation und die ihr notwendigerweise folgende Rückstauung. Nicht immer sind jedoch für den Arzt Vergrößerung einer oder beider Kammern und Rückstauung zweifelsfrei nachweisbar. In solchen Grenzfällen erbringt die Beobachtung der Reaktion des Patienten auf Belastung einerseits oder auf Glykoside andererseits jedoch meist die Entscheidung. Zum anderen braucht eine Dilatation der Kammer durchaus nicht mit einer myogenen Insuffizienz identisch zu sein. So können z. B. bei Klappeninsuffizienzen oder pathologischen Kurzschlußverbindungen beachtliche Dilatationen der betreffenden Kammern bestehen, ohne daß schon eine Einbuße der Leistungsfähigkeit vorzuliegen braucht. Als generelle Regel kann gelten: Treten Stauungssymptome in einem Kreislaufabschnitt auf, der nicht unmittelbar an die insuffiziente

enddiastolischen Kammervolumens finden sich jedoch auch bei anderen Zuständen. Bekannt ist die schon genannte Zunahme der Kammervolumina bei Sportherzen. Nochmal sei auf die Zunahme der Kammervolumina bei Klappeninsuffizienzen ohne myokardiale Insuffizienz hingewiesen. Für die Herzmuskelinsuffizienz ist eine Zunahme des enddiastolischen Volumens ohne eine entsprechende Zunahme des Schlagvolumens (d. h. eine Vergrößerung des systolischen Restblutes) als besonders charakteristisch anzusehen. In der Darstellung der folgenden Abb. 89 sind die Füllungsvolumina der suffizienten und insuffizienten Kammer gegenübergestellt. Neben der Vergrößerung des EDV ist das vergrößerte ESV der insuffizienten Kammer augenfällig. Bei manifester myokardialer Ruheinsuffizienz werden nunmehr 20—30 % statt etwa 50 % des enddiastolischen Volumens als Schlagvolumen ausgeworfen. Aber in vielen Grenzfällen bringt erst ein Belastungsversuch Klarheit (s. weiter unten).

In enger Abhängigkeit von der Kammerfüllung am Ende der Diastole steht der enddiastolische Kammerdruck, der normalerweise
in der rechten Kammer etwa 1—2 mm Hg und
in der linken Kammer etwa 2—4 mm Hg beträgt. Bei der manifesten Myokardinsuffizienz
ist der enddiastolische Druck in der Kammer
(und somit natürlich auch der Vorhofdruck) in
der Regel deutlich erhöht. Jedoch ist es nicht
möglich, eine exakte Grenze festzulegen, wann
wir noch von einer physiologischen bzw. regulatorischen Drucksteigerung und wann wir von
einer Erhöhung des diastolischen Drucks in der
Kammer als Ausdruck einer Leistungsschwäche
des Herzmuskels sprechen können. Die Entscheidung ist schon deshalb schwierig, weil bei
der Hypertrophie der Kammermuskulatur,
z.B. infolge Pulmonal- oder Aortenstenose die
enddiastolischen Druckwerte beachtlich und
in Relation zur Stärke der Hypertrophie ansteigen. So können bei Pulmonalstenosen
oder Aortenstenosen enddiastolische Drucke
in der entsprechenden Kammer von über
20 mm Hg gemessen werden, ohne daß Anzeichen einer Myokardinsuffizienz vorliegen.
Weiterhin ist bemerkenswert, daß zwischen der
Erhöhung des enddiastolischen Kammerdrucks
und dem Schweregrad einer Herzmuskelinsuffizienz keine Korrelation zu bestehen
braucht. Die Höhe des enddiastolischen Kammerdrucks wird wesentlich von der Struktur
der Muskelfasern mitbestimmt, die bei den verschiedenen Formen der Herzmuskelinsuffizienz
sehr different sein kann. So kann es durchaus
sein, daß eine schwere Insuffizienz im Vergleich
zu einer weniger schweren geringere Anstiege
des diastolischen Kammerdrucks aufweist. Wir
kennen Herzmuskelinsuffizienzen, die pro-
gnostisch besonders schlecht zu beurteilen sind,
bei denen aber die Zeichen der Rückstauung
relativ gering ausgeprägt sind. Es sind jene
Krankheitsfälle, bei denen das Versagen der
Blutversorgung des Organismus infolge starken
Absinkens des Kreislaufminutenvolumens das
Krankheitsbild beherrscht.

Zum Verhalten der Förderleistung, ge-
messen am HZV, ist folgendes zu bemerken:
Das HZV liegt bei der Herzmuskelinsuffizienz
in der Mehrzahl der Fälle unter dem Ruhewert
des sog. normalen Herzindex (3,4 l/m² K.O.).
Bei Zuständen von stärkerem O₂-Mangel, bei
Stoffwechselsteigerung (körperliche Belastung,
Thyreotoxikose), bei arteriovenösen Fisteln

oder bei ausgeprägten Anämien kommt es zu
starken Erhöhungen des HZV, die auch im
Stadium der eingetretenen Insuffizienz des
Myokards noch beachtlich über den als normal
geltenden absoluten Zahlen für den Herzindex
liegen können (sog. „high output failure").
Dennoch sind diese Herzzeitvolumina für die
jeweilige Stoffwechsellage unzureichend, sie
sind also relativ zu niedrig. Das Schlagvolumen
ist bei der Herzmuskelinsuffizienz in der Regel
stärker erniedrigt als das HZV, da die Herzfrequenz meist deutlich erhöht ist.

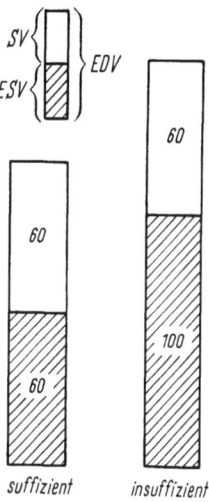

Abb. 89. Schematisierte Darstellung der Kammervolumina bei suffizientem und insuffizientem Ventrikel. (*EDV* enddiastolisches Volumen, *ESV* endsystolisches Volumen, *SV* Schlagvolumen in cm³)

Bei der Vielzahl von Faktoren, die auf die
Steuerung des HZV sowie des Schlagvolumens
einwirken (Herzfrequenz, Gefäßwiderstände im
großen und kleinen Kreislauf, Hypoxämie,
Füllungszustand des Herzens), ist es nicht verwunderlich, daß die Streuungen der gemessenen
Werte für die Zeitvolumina groß sind. So
werden mitunter auch im Stadium einer manifesten myokardialen Insuffizienz noch „normale" Herzzeitvolumina gemessen. Ein ein-
deutiges Kriterium bildet der O₂-Gehalt des
venösen Mischblutes bzw. die arteriovenöse
O₂-Differenz. Eine vergrößerte arteriovenöse
O₂-Differenz zeigt nicht selten schon eine unzureichende Volumenleistung des Herzens an,
bevor das HZV meßbar erniedrigt ist. (Eine
erhöhte arteriovenöse O₂-Differenz bedeutet,
daß dem Blut pro Volumeneinheit mehr O₂ als
normal entnommen wird.)

Die herabgesetzte Contractilität des Myokards bei der Herzmuskelinsuffizienz äußert

sich in einer geringeren Druckanstiegsgeschwindigkeit während der Systole und einer
geringeren Druckabfallgeschwindigkeit während der Relaxation der Kammer. Eine solche
Abnahme darf aber nicht ohne weiteres als
Zeichen einer Kontraktionsschwäche bzw. einer
Herzmuskelinsuffizienz gewertet werden. Nervale, besonders über die sympathische Innervation zustande kommende Einwirkungen auf
den Herzmuskel vermögen die Druckanstiegs-
und Druckabfallgeschwindigkeit wesentlich zu
verändern. Wir können durch β-Receptoren-
blocker einen Herzmuskel zum Versagen
bringen. Es kann aber auch so sein, daß wir

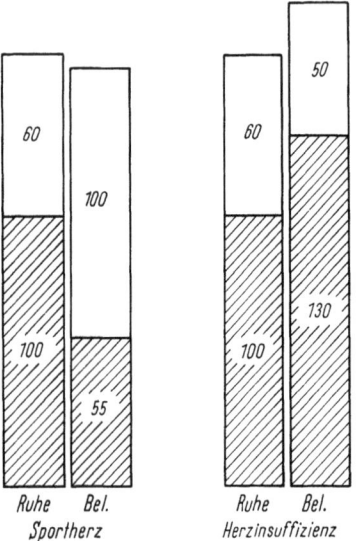

Abb. 90. Schematisierte Darstellung der Veränderungen der Kammervolumina beim Sportherzen und
bei Myokardinsuffizienz unter körperlicher Belastung

einen therapeutischen Effekt erzielen, indem
wir das Herz aus seiner hyperkinetischen Arbeitsweise herausmanövrieren und erst in die
richtige Gangart bringen. In diesem Falle
würde Abnahme der Druckanstiegsgeschwindigkeit Erzielung eines erwünschten therapeutischen Effektes beim sog. hyperkinetischen
Herzsyndrom bedeuten.

Zusammengefaßt ergibt sich für die Wert-
beurteilung der meßbaren hämodynamischen
Größen folgendes: In der Regel bewegen sie
sich in Richtung der für die Herzmuskelinsuffizienz zu erwartenden Veränderungen.
Ihre Beweiskraft für das Vorliegen einer myokardialen Insuffizienz erhalten sie jedoch erst,
wenn andere Ursachen für die eingetretenen
Abweichungen ausgeschlossen werden können.
Hierüber entscheidet vielfach erst die Synopsis

der klinischen Gesamtsymptomatologie. In
Hinsicht auf die Beurteilung des Schweregrades einer Myokardinsuffizienz läßt die quantitative Auswertung der gemessenen Parameter
nicht selten im Stich. Es muß berücksichtigt
werden, daß Vergleiche zwischen den genannten
Meßgrößen vor und nach Eintritt der Insuffizienz meist fehlen. Schließlich wird das hämodynamische Bild noch dadurch verschleiert,
daß die Druck-Volumen-Beziehungen meist
unter Ruhebedingungen gemessen werden.
Herzmuskelinsuffizienz ist aber kein stationärer
Zustand, sondern wird in der Mehrzahl der
Fälle erst unter Belastungssituationen manifest. Deswegen haben alle Untersuchungen
einen besonders großen Wert, in denen die
hämodynamischen Größen vor und nach stufenweise gesteigerter körperlicher Belastung
erfaßt werden. Die darüber vorliegenden Untersuchungen zeigen weitgehende Übereinstimmung: In Abhängigkeit vom Schweregrad
der Insuffizienz steigt bei Belastung unter
Vergrößerung des enddiastolischen und endsystolischen Volumens des insuffizienten Ventrikels der enddiastolische Druck an, ein
Befund, der in Gegensatz zu den bei normalen
Versuchspersonen erhobenen Befunden steht.
Im Schema der Abb. 90 ist der Gegensatz
zwischen einem sportlich trainierten und einem
myokardinsuffizienten Herzen nach Belastung
dadurch gekennzeichnet, daß beim Sportherzen
das endsystolische Volumen unter Vergrößerung des Schlagvolumens kleiner, beim myokardinsuffizienten Herzen dagegen die umgekehrte Reaktion eintritt.

Eine myokardiale Insuffizienz liegt somit
dann vor, wenn auf Belastung die Kammer mit
einer Vergrößerung des enddiastolischen Volumens ohne entsprechende Vergrößerung des
Schlagvolumens bzw. mit einer Verkleinerung
des Schlagvolumens reagiert, wenn also das
relative Schlagvolumen abnimmt.

Die Druckanstiegsgeschwindigkeit und die
mittlere Austreibungsgeschwindigkeit der
Kammer steigen bei myokardialer Insuffizienz
unter körperlicher Belastung nicht wie in der
Norm an, sondern fallen ab.

c) Verschiedene Formen
der Herzmuskelinsuffizienz

Wir unterscheiden zweckmäßigerweise zwischen einer akuten und einer chronischen Insuffizienz. Die akute und chronische Insuffi-

zienz unterteilen wir wiederum in die Überlastungsinsuffizienz und die durch eine primäre Schädigung der Muskelfibrillen entstandene Insuffizienz.

α) Akute Überlastungsinsuffizienz

Die Beziehungen zwischen Steigerung der Auswurfleistung durch Erhöhung der diastolischen Füllung gelten auch im physiologischen Versuch nur innerhalb gewisser Grenzen. Wird im Herz-Lungenpräparat der Venendruck bis zu einem Punkt erhöht, bei dem bereits eine Überdehnung bzw. Überfüllung des Herzens eintritt, so steigt das Schlagvolumen nicht weiter an. Eine weitere Erhöhung des Zuflusses und des Füllungsdruckes geht dann mit einem eindeutigen Abfall des Schlagvolumens einher. Abfall des Schlagvolumens bei erhöhtem Füllungsdruck ist gleichbedeutend mit myokardialer Insuffizienz.

Wird im Herz-Lungenpräparat der Aortenwiderstand durch Einengung des Aortenquerschnitts verändert, so stellen sich folgende Veränderungen der Dynamik des Herzens ein, wie sie in der Abb. 91 zum Ausdruck kommen. Unmittelbar nach Erhöhung des Widerstandes steigt der diastolische Kammerdruck als Folge einer Restblutmenge geringgradig an. Zunächst wird die Erhöhung des Widerstandes durch entsprechende Vergrößerung der diastolischen Füllung bzw. der diastolischen Faserspannung überwunden (Kurve 1—3). Dabei ist im physiologischen Bereich von Druckbelastungen noch festzustellen (aus der Abb. 91 nicht zu entnehmen), daß nach anfänglicher, der Drucksteigerung folgenden Zunahme der enddiastolischen Kammerfüllung diese nach mehreren Herzschlägen wieder auf den Ausgangswert zurückgeht. Nunmehr wird dasselbe Schlagvolumen bei wieder gleichem Ausgangsvolumen gegen einen höheren Aortendruck gefördert. Diese durch Variation des Auswurfdrucks im physiologischen Bereich auslösbare Anpassung des Myokards entspricht einer auch am isolierten Herzen intrakardial zustande kommenden füllungsunabhängigen Contractilitätssteigerung. Sie wird als *homöometrische* Anpassung bezeichnet und unterscheidet sich vom Frank-Straub-Starling-Mechanismus dadurch, daß diese Anpassungsvorgänge unabhängig vom Ventrikelvolumen sind. Wird die Grenze des physiologischen Bereichs der Widerstandsbelastung überschritten, so vermag weder der

Straub-Starling-Mechanismus noch die homöometrische Anpassung den Eintritt des Versagens der Kammermuskulatur zu verhindern. Die Kurve IV stellt die Veränderungen des Druckablaufs bei eintretender Insuffizienz dar. In typischer Weise wird die Druckkurve in der linken Kammer flacher, die Steilheit des Kurvenanstiegs geringer, die Kurve ist im ganzen verbreitert und ihr Gipfel erniedrigt.

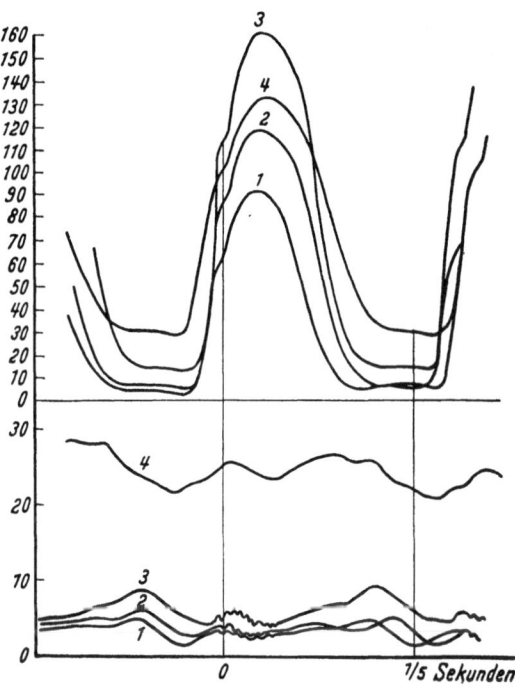

Abb. 91. Druck im linken Ventrikel (oben) und linken Vorhof (unten) bei steigender Überlastung. Die Abbildung zeigt bei steigendem Widerstand Steigen des Vorhofdruckes, entsprechend dem Steigen des diastolischen Ventrikeldruckes. Kurve 1—3, erster Teil der Kurvenschar, wird erhalten bei suffizientem Herzmuskel, Kurve 4, zweiter Teil der Kurvenschar, bei insuffizientem Herzmuskel. Die Insuffizienz ist gekennzeichnet durch Verbreiterung der Druckkurve, rapides Steigen des diastolischen und Sinken des systolischen Druckes in der Kammer bei stark ansteigendem Vorhofdruck. (Nach H. Straub)

Durch die erhebliche Vergrößerung des systolischen Blutrückstandes in der Kammer steigen jetzt der diastolische Kammerdruck und der Druck im Vorhof wesentlich an. Erniedrigung des Schlagvolumens und Erhöhung des diastolischen Kammerdrucks und des Vorhofdrucks sind Kennzeichen der eingetretenen Dekompensation.

Wenn diese am Herz-Lungenpräparat gewonnenen Ergebnisse auch nur mit Vorbehalten auf das im Gesamtkreislauf arbeitende Herz übertragen werden dürfen, so erscheinen die eintretenden hämodynamischen Veränderungen bei akuter Überlastung des Herzens damit im grundsätzlichen richtig wiedergegeben.

Im Falle der akuten Überlastungsinsuffizienz kommt es zu einer Überdehnung der Myofibrillen. Experimentelle Untersuchungen weisen darauf hin, daß die kritische Grenze der Dehnung der nicht hypertrophierten Herzmuskelfasern bei Füllungsdrucken von etwa 10—12 mm Hg liegt. Wie elektronenoptische Untersuchungen gezeigt haben, kommt es bei weiteren Steigerungen des Füllungsdruckes zu einer Loslösung der dicken Myosin-Filamente (Länge 1,5 µ) von den dünnen Actin-Filamenten (Länge 1 µ) der Sarkomere. Diese Veränderungen im submikroskopischen Bereich scheinen den strukturellen Ausdruck für das myokardiale Versagen bei akuter Überlastung darzustellen.

In der menschlichen Pathologie stellt die akute Überlastungsinsuffizienz ein seltenes Ereignis dar. Übermäßige sportliche Anstrengungen können in seltenen Fällen das Auftreten einer akuten Myokardinsuffizienz bei sonst „gesund erscheinenden Herzen" nach sich ziehen. Im allgemeinen ist das Herz bei Gesunden vor akuten Überanstrengungen dadurch geschützt, daß die Skeletmuskulatur eher versagt, als daß die Grenzen der Akkomodationsbreite des Herzens überschritten werden. Bei plötzlichen Widerstandserhöhungen kann auch in der Klinik ein akutes myokardiales Versagen beobachtet werden. Bei Lungenembolien kann es, abgesehen von großen Embolien, die eine Hauptarterie verstopfen und unmittelbar zum Tode führen, zu einer plötzlichen starken Widerstandserhöhung in der Lungenstrombahn mit Versagen des rechten Herzens kommen. Plötzliche hochgradige Blutdrucksteigerungen bei akuter Glomerulonephritis oder Phäochromocytom können gelegentlich Ursache oder Mitursache einer akuten Myokardinsuffizienz der linken Kammer sein. Es bleibt aber meist die Frage offen, ob hierbei das Herz schon vorgeschädigt war oder auch noch andere myokardschädigende Faktoren mit im Spiel waren.

Als Sonderfälle sind noch jene akuten myokardialen Insuffizienzen anzuführen, die in großen Höhen (6000 m) bei untrainierten Personen auftreten, die dort körperlichen Belastungen ausgesetzt werden. Hierbei sind Zustände von lebensbedrohlichen Lungenödemen sowie Zeichen des myokardialen Versagens auch des rechten Ventrikels beobachtet worden. Diese in den Anden gemachten Beobachtungen an nichtakklimatisierten Personen sind in ihrem Wirkungsmechanismus im einzelnen allerdings noch nicht geklärt.

β) Akute Myokardinsuffizienz durch unmittelbare Schädigung der Muskelfibrillen

Ursache solcher Schädigungen der Muskelfibrillen sind besonders Infektionskrankheiten, Myokarditiden verschiedener Genese, Zustände von akuter Coronarinsuffizienz, toxische Schädigungen verschiedener Genesen, Narkosen, Alkoholschädigungen, Vergiftungen durch Barbiturate oder andere Noxen, asphyktische Zustände. In einer Reihe von Fällen kann für die Schädigung des Herzmuskels auch ein anatomisch faßbares Substrat gefunden werden. (Myokarditische Veränderungen, degenerative Verfettungen.) In anderen Fällen liegen die morphologischen Veränderungen im submikroskopischen Bereich. Es finden sich u. a. eine Schwellung der Mitochondrien, ein Abbau der Cristae mitochondriales (Cristolyse), Ödeme der Capillarendothelien, Erweiterung und feinkörnige ödematöse Durchtränkung der Glanzstreifen und schließlich bei weiterem Fortschreiten eine völlige Homogenisierung der Mitochondrien. BÜCHNER spricht von einer akuten feinmikroskopischen Gefügedilatation des Herzmuskels. Die Schädigung der Herzmuskelfibrillen führt zu einer Herabsetzung der Leistungsfähigkeit des Herzens, die je nach dem Grad der Schädigung schon in der Ruhe solche Ausmaße erreichen kann, daß der Herzmuskel den notwendigen Anforderungen nicht mehr nachkommen kann. Hierbei steht nicht eine Überdehnung der Herzmuskelfasern, sondern die unmittelbare Schädigung der contractilen Elemente, der die Dilatation und die vermehrte Füllung des Herzens mit Abnahme der Förderleistung erst sekundär folgen, am Anfang des Geschehens. Solche Formen akuter Dilatationen wurden von jeher gern mit einem Tonusverlust des Herzens in Zusammenhang gebracht. Der Begriff Herztonus ist aber recht vage und entzieht sich bisher einer exakten Messung. Streng genommen dürfen nur Veränderungen der Ruhedehnungskurve auf eine Änderung des diastolischen Tonus bezogen werden. Es ist zwar naheliegend, bei solchen akuten Veränderungen außer einer Schädigung der Kontraktionskraft der Muskelfibrillen auch eine Veränderung der plastischen und elastischen Eigenschaften des Herzmuskels in der

Diastole zu postulieren. Aber Messungen über solche Veränderungen der Ruhedehnungskurve der Kammern bei diesen akuten Formen der myokardialen Insuffizienz stehen noch aus. Wohl weisen tierexperimentelle Untersuchungen darauf hin, daß durch toxische Einflüsse die Ruhedehnungskurve im Sinne einer Rechtsverlagerung verändert wird. Solche Veränderungen würden bedeuten, daß das Herz eine Verschlechterung seiner Arbeitskurve erhalten hat, d.h., daß trotz der größeren diastolischen Füllung die Auswurfleistung des Herzens geringer geworden ist. Auch bei dieser Form der akuten Dilatation ist die Einbuße der Kontraktionskraft letzten Endes der wichtigste Faktor für das Versagen des Motors.

γ) Herzmuskelinsuffizienz als Folge chronischer Überlastung

Am häufigsten begegnet uns die Herzmuskelinsuffizienz in der Klinik als Folge einer chronischen Überlastung. Die Belastung tritt entweder in Form einer ausschließlichen oder vorwiegenden Volumenbelastung (arteriovenöse Fisteln, Thyreotoxikose, Anämien, chronischer O_2-Mangel bei Emphysem oder anderen Lungenerkrankungen, Klappeninsuffizienz) oder in Form vorwiegender oder ausschließlicher Druckbelastung auf (z.B. Hypertonie im großen oder kleinen Kreislauf, Aortenstenose, Pulmonalstenose). Die Überlastung kann sich dabei auf eine Kammer allein beschränken, wie z.B. bei der Pulmonalstenose oder dem Cor pulmonale infolge Widerstandserhöhung im kleinen Kreislauf. Häufig sind beide Kammern in gleichem Ausmaß betroffen (z.B. arteriovenöse Fisteln, Basedow, schwere Anämien). Besteht zunächst eine alleinige Überlastung der linken Herzkammer (z.B. eine Hypertonie im großen Kreislauf, ein Aortenfehler oder eine Mitralinsuffizienz), so kommt es bei eintretender Dekompensation rückwirkend auch zu einer Überlastung der rechten Kammer (s. dazu weiter unten).

Bevor bei einer chronischen Überlastung eine Insuffizienz des Herzmuskels eintritt, wird das Stadium der *Adaptation* durchlaufen. Die adaptativen Veränderungen, die mit einer Hypertrophie der Kammermuskulatur einhergehen, weisen wesentliche Unterschiedsmerkmale auf, je nachdem, ob es sich um eine Volumen- oder Widerstandsbelastung handelt.

d) Adaptationsvorgänge

α) Adaptative Formveränderungen der Kammern

Bei der *Volumenbelastung* entwickeln sich in der von der Mehrarbeit betroffenen Kammer Umbauvorgänge, die mit einer Vergrößerung ihrer Lichtung sowohl in der Längs- wie in der Querdimension einhergehen. Das Füllungsvolumen der Kammer ist um den Betrag des Pendelblutes (z.B. linker Ventrikel bei Mitral- oder Aorteninsuffizienz) bzw. des Kurzschlußblutes (z.B. rechter Ventrikel bei Vorhofseptumdefekt) vermehrt (s. Tabelle 28). Dementsprechend ist das enddiastolische Volumen

Tabelle 28. *Verhalten des Schlagvolumens und des enddiastolischen Volumens des rechten Ventrikels bei chronischer Herzbelastung* (KREUZER, 1965)

	EDV ml/m²	SV ml/m²	SV/EDV %
Normale Herzen	110	57	52
Druckbelastete Herzen	90	46	51
Volumenbelastete Herzen	172	98	57

(EDV) der betreffenden Kammer vergrößert, während das endsystolische Volumen durch Vergrößerung des Schlagvolumens etwa gleich bleibt. Es besteht eine lineare Abhängigkeit zwischen EDV und SV der Kammer (s. Abb. 92). Bei chronischen Volumenbelastungen erhöht die Kammer ihre Kapazität in dem Maße, daß die vergrößerte Blutmenge aufgenommen werden kann, ohne daß der Füllungsdruck meßbar anzusteigen braucht. Man kann in diesem Falle von einer Anpassungsdilatation sprechen. Die Vergrößerung des EDV schafft die Möglichkeit zur Förderung größerer Schlagvolumina. Dies gilt natürlich nur, solange das dilatierte Herz eine gute Contractilität besitzt. Da die Wandspannung einer Kugel bei gleichem Druck, aber vergrößertem Radius ansteigt, ist die diastolische Wandspannung erhöht. Daß bei chronischer Volumenbelastung große Schlagvolumina nur bei entsprechend großen enddiastolischen Volumina gefördert werden, wird verständlich, wenn man bedenkt, daß der Auswurf eines konstanten Schlagvolumens einer um so geringeren Faserverkürzung der Muskulatur bedarf, je größer der innere Durchmesser des Herzens ist. Bei Annahme von Kugelform ändert sich das Volumen mit der 3. Potenz des Radius oder, anders ausgedrückt, die Faserlänge mit der 3. Wurzel des Volumens (s. Abb. 93). Diese Überlegungen sind aber nur so lange richtig, als die Kontraktionskraft der Muskelfaser noch gut ist. Bei Eintritt einer myogenen Dilatation werden sie ungültig (s. weiter unten).

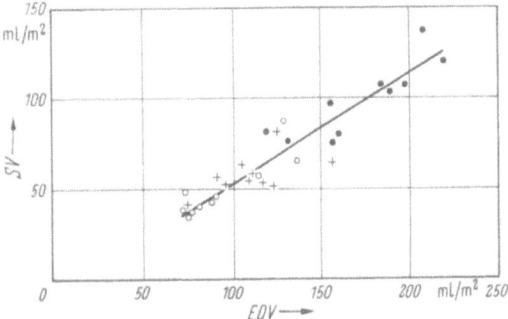

Abb. 92. In dieser Abbildung ist das Verhältnis von Schlagvolumen zu enddiastolischem Volumen bei suffizientem rechten Ventrikel für chronisch druckbelastete (○), normale (+) und chronisch volumenbelastete (●) Herzen aufgetragen. Alle Werte ordnen sich mehr oder weniger gut um eine Gerade, die besagt, daß beim suffizienten Ventrikel unabhängig von der Größe der Volumina etwa 50% des enddiastolischen Volumens als Schlagvolumen ausgeworfen werden. Es ist naheliegend, anzunehmen, daß beim insuffizienten Ventrikel dieses Verhältnis zugunsten des enddiastolischen Volumens verschoben ist, daß also beim Insuffizienten die Werte unterhalb der für das suffiziente Herz gefundenen Geraden liegen müssen. (Nach H. KREUZER)

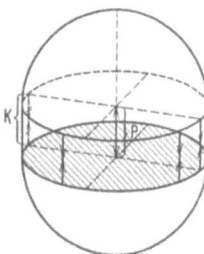

Abb. 93. Das Herz ist als Hohlmuskel von Kugelform gedacht. Der Innendruck P sucht die beiden Halbkugeln auseinanderzutreiben mit der Kraft $P = r^2$. Die Auseinandertreibung wird verhindert durch die Summe der Kraft K aller Muskelfasern, welche rings um die Schnittfläche die beiden Halbkugeln zusammenhalten. (Nach H. REIN)

Insofern erscheint es günstig, daß Vergrößerungen der Schlagvolumina, wie sie bei der Volumenbelastung notwendig werden, durch eine Vergrößerung des enddiastolischen Volumens, nicht aber durch eine Verkleinerung des endsystolischen Volumens zustande kommen. Wie die klinische Erfahrung zeigt, sind bei

Volumenbelastungen des Herzens große Kammern sehr leistungsfähig und dürfen nicht, wie es früher häufig geschah, als Zeichen einer Herzmuskelschwäche gewertet werden. Dennoch darf nicht übersehen werden, daß das chronisch volumenbelastete Herz vorzeitig versagt, da die „adaptative" Dilatation schließlich in die „Gefügedilatation" und damit in die Herzmuskelinsuffizienz einmündet (s. weiter unten).

Die bei einer *Widerstandsbelastung* sich entwickelnden adaptativen Vorgänge in den Herzkammern unterscheiden sich von denjenigen der Volumenanpassung wesentlich. Es kommt zu einer Verlängerung der mehrbelasteten Kammer, die am Ende der Ausflußbahn beginnt, herzspitzenwärts fortschreitet und auf die Einflußbahn übergreifen kann. Lediglich der Conus pulmonalis erfährt als muskelschwacher Teil der rechten Kammer auch eine Ausweitung. Es erscheint nicht glücklich, für diese Umbauvorgänge der Kammern in der Längsrichtung (mit einer gewissen Ausweitung des Conus pulmonalis) den Ausdruck „adaptative" oder „tonogene" Dilatation anzuwenden, wie es noch häufiger geschieht. Man ging bei der Wortprägung „tonogene" Dilatation von den Feststellungen des akuten Experimentes aus, in dem nach Erhöhung des Widerstandes in der Ausflußbahn der diastolische Druck und die Restblutmenge der betroffenen Kammer ansteigen. Bei der chronischen Widerstandsbelastung entwickeln sich Umbauvorgänge der Kammermuskulatur aber derart, daß es, im Gegensatz zur Volumenbelastung, nicht zu einer Vergrößerung der Querdimension der Kammer, sondern infolge der sog. „konzentrischen Hypertrophie" zu einer Einengung der Kammerlichtung kommt. Dementsprechend sind die enddiastolischen Kammervolumina bei chronischer Widerstandsbelastung, z. B. Pulmonal- oder Aortenstenose, annähernd normal oder kleiner als normal, solange die Kontraktionskraft des Herzens nicht eingeschränkt ist, die Kammer also kompensiert bleibt (s. Abb. 92 und Tabelle 28). Damit stehen die röntgenologisch bestimmten Größenverhältnisse des Herzens in Übereinstimmung. Erst mit zunehmenden Aufbraucherscheinungen des Myokards entwickelt sich eine Erweiterung der Kammerlichtung in der Querdimension (sog. „exzentrische Hypertrophie"). In diesem Stadium ist das EDV vergrößert, das relative

Schlagvolumen verkleinert. Der Übergang einer „konzentrischen" in eine „exzentrische" Hypertrophie mit Dilatation der Kammer ist gleichbedeutend mit einer verminderten Kontraktionskraft des Ventrikels und zeigt den Beginn der Dekompensation an. Ob dabei klinisch manifeste Zeichen einer Herzmuskelinsuffizienz in Erscheinung treten, hängt davon ab, welchen Belastungen eine solche Kammer ausgesetzt wird und inwieweit sie sich noch regulativer Mechanismen (Steigerung der Herzfrequenz, sympathische Einflüsse auf die systolische Kraftentfaltung, Straub-Starling-Mechanismus) bedienen kann, die die Einschränkung der Kontraktionskraft über lange Zeiten ausgleichen können. Immerhin gibt eine Herzkammer, die bei Widerstandsbelastung eine deutliche Verbreiterung aufweist, alle Veranlassung, eine baldige Insuffizienz zu befürchten, sofern sie noch nicht manifest geworden ist.

Die adaptative Verkleinerung der Kammerlichtung mit erniedrigtem enddiastolischen Volumen beim chronisch druckbelasteten Ventrikel erscheint für die Herzarbeit günstig, wenn man überlegt, daß die Kraftentfaltung einer Muskelfaser zur Erzielung eines bestimmten Druckes um so größer sein muß, je größer der Durchmesser der Kammer ist. $\left(K = \dfrac{P \cdot r^2 \pi}{n} \right.$; $K =$ Kraft, $P =$ Druck, $r =$ Radius, $n =$ Gesamtzahl der Fasern$\left.\right)$. Ein gleichsinniges Anteigen von Druck und enddiastolischem Volumen wäre danach ungünstig.

β) Herzmuskelhypertrophie

Wie schon aus den vorangegangenen Darlegungen hervorgeht, erfährt das Herz neben den adaptativen Formveränderungen noch einen weiteren Umbau durch die eintretende Hypertrophie. Nicht die in der Zeiteinheit geleistete Arbeit des Herzens ist entscheidend für die Zunahme der Wandstärke seiner Muskulatur. Mehrleistungen des Herzens, die allein durch Erhöhungen der Herzfrequenz zustande kommen, brauchen noch keine Hypertrophie zur Folge haben. Alle jene Mehrleistungen aber verursachen eine Hypertrophie, die mit einer erhöhten Leistung pro Herzschlag einhergehen. Nach WEIZSÄCKER hypertrophiert ein Herz, wenn sein Energieumsatz je Kontraktion ansteigt. Der Anstieg des Energieumsatzes ist abhängig von der notwendigen Spannungsentwicklung der Faser. Die bei der Volumenbelastung eintretende Hypertrophie des Herzmuskels ist wesentlich geringer als die bei Widerstandserhöhung eintretende Zunahme der Muskelmasse. Dieser Unterschied dürfte dadurch zu erklären sein, daß der Energiebedarf bei Widerstandsbelastung wesentlich höher ist als bei Volumenbelastung (s. Energiestoffwechsel des Herzens). Warum es im Falle der Volumenbelastung zu einem Umbau der Kammer mit einer Wandverstärkung nach außen, bei der Widerstandsbelastung dagegen nach innen (konzentrische Hypertrophie), kommt, ist ungeklärt.

Hypertrophien der Myofibrillen treten auch nach Herzinfarkten bzw. bei Herzen mit kleineren ischämischen Nekrosen auf. Möglicherweise sind sie dadurch zu erklären, daß durch den Verlust von Myofibrillen die verbliebenen Fasern bei jeder Kontraktion eine größere Energieentfaltung aufbringen müssen, die ihrerseits den Reiz für die Entwicklung der Hypertrophie bzw. Hyperplasie bildet. Außerdem ist zu berücksichtigen, daß im Falle einer Dilatation der Kammer die diastolische Faserspannung erhöht ist, wodurch gleichfalls ein Anreiz zur Hypertrophie gegeben sein kann. Erhöhte Faserspannung bzw. die größere Kraft, die ein Muskelquerschnitt pro Schlag erzeugen muß, stellen einen wichtigen Anreiz für die Entwicklung einer Hypertrophie dar. Bei der Hypertrophie werden in der einzelnen Herzmuskelzelle Myofilamente neugebildet und die Zahl der Myofibrillen vermehrt. Letztere weisen zudem eine leichte Verdickung auf.

Die Hypertrophie stellt einen Kompensationsmechanismus dar, der aber trotz seiner zeitweiligen günstigen Wirkung den Keim für ein vorzeitiges Versagen der Herzmuskelfaser in sich birgt. Die Hypertrophie des Herzmuskels besteht durchweg nicht in einer Vermehrung der einzelnen Muskelfasern, sondern im wesentlichen in einer Vermehrung der Muskelmasse des Herzens, die durch eine Verdickung der Einzelfasern gekennzeichnet ist. Die Zahl der Capillaren bleibt gleich (1:1). Nur wenn das „kritische Herzgewicht" nach LINZBACH von 500 g überschritten wird, soll es zu einer Vermehrung der Faserzahlen und der Capillaren kommen. Für die meisten Fälle von Hypertrophie kann man postulieren, daß die hypertrophe verdickte Herzmuskelfaser in Hinsicht auf die Sauerstoffversorgung und die Versorgung mit anderen Nährstoffen gefährdeter ist. Zwar zeigen die Erfahrungen, daß auch stark hypertrophierte Herzmuskeln lange Zeit voll leistungsfähig bleiben und die von ihnen geforderten mehrfachen Leistungen der Norm ohne Einschränkung erfüllen. Die geforderte Steigerung der Leistung können sie eine Zeitlang erfüllen, weil mit der Hypertrophie auch das Lumen der großen Coronargefäße in gewissem Umfang wächst und weiter wird und damit die Gesamtdurchströmung verbessert wird. Die Ostien der Coronargefäße können

Herzmuskel wenigstens eine Zeitlang in die Lage versetzt, den erhöhten Anforderungen nachzukommen. Die Hypertrophie durch Dickenzunahme der einzelnen Muskelfasern bedeutet jedoch technisch gesprochen eine Materialverschlechterung. Der Zylinder eines Motors kann zwar eine Zeitlang mit höherem Druck belastet werden, wenn der Zylindermantel von minderwertigem Material eine größere Wandstärke besitzt. Die größere Wandstärke schützt aber nicht vor vorzeitigem

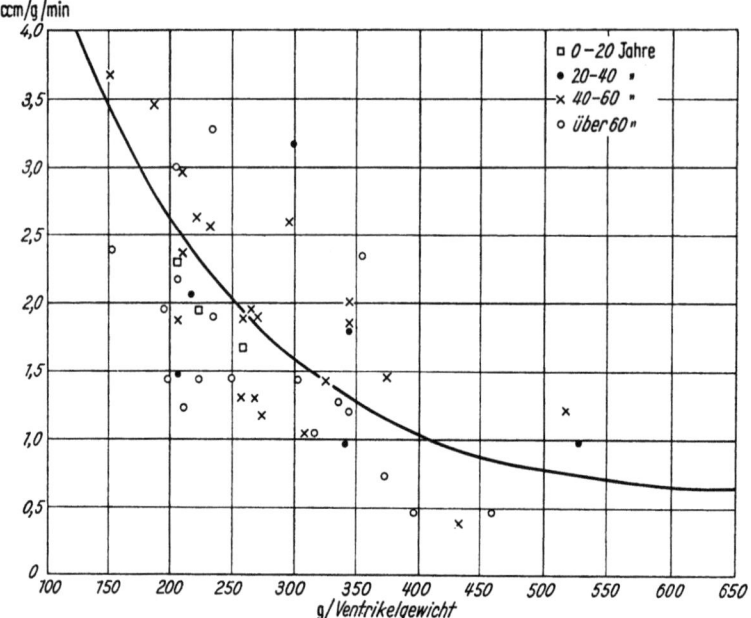

Abb. 94. Die postmortale Durchströmungsfähigkeit des Coronarsystems bei normalen und hypertrophierten Herzen. Abnahme der Durchströmung pro Gramm Herzgewicht mit zunehmender Herzhypertrophie. (Nach VIVELL, 1950, aus W. SCHOEDEL u. F. GROSSE-BROCKHOFF, Handbuch der allgemeinen Pathologie, Bd. V/1. Berlin-Göttingen-Heidelberg: Springer 1961)

jedoch bei starker Hypertrophie nicht entsprechend mitwachsen und werden zu einem begrenzenden Faktor für die Coronardurchblutung. Postmortale Durchströmungsversuche des Coronarsystems zeigten, daß die absolute Durchblutung infolge Querschnittserweiterung beim hypertrophierten Herzen erhöht sein kann, daß aber die Durchblutung erniedrigt ist, wenn man sie auf die Muskelmasse bezieht (s. Abb. 94). Erfahrungsgemäß treten die ersten ischämischen Erscheinungen am Myokard auf, wenn Aufbraucherscheinungen am Coronarsystem den Strömungswiderstand in den Coronarien erhöhen. Danach schlägt die konzentrische Hypertrophie in die exzentrische, d. h. myogene Dilatation um.

Die Herzhypertrophie stellt eine kompensatorische Maßnahme dar, die den überlasteten

Verschleiß. Mit einer solchen Auffassung stehen auch Befunde in Übereinstimmung, die darauf hinweisen, daß in der hypertrophierten Faser der Stoffwechsel der energiereichen Phosphate eine Einschränkung erfährt (s. weiter unten und Energiestoffwechsel des Herzens).

e) Chronische Herzmuskelinsuffizienz ohne Überlastung des Herzens
(Primäre Schädigung der Muskulatur)

Das Paradigma dieser häufigen Form der Herzmuskelinsuffizienz ist die *Myodegeneratio cordis*. Sie ist meist Folge einer chronischen Coronarinsuffizienz. Dabei ist der Herzmuskel von kleinen Myokardnekrosen durchsetzt, die bindegewebig organisiert werden. In Abhängigkeit von der Intensität und Dauer der Minderdurchblutung sind hier alle Grade von einzelnen Myokardschwielen bis zu weitgehender narbiger Durchsetzung des Herzens möglich. Das Verhältnis Muskelgewebe zu Bindegewebe verschiebt sich zugunsten des letzteren. Der Anteil des Bindegewebes überschreitet 20%. Chronische Myokarditiden und progrediente Myokardiopathien unbekannter Ätiologie können ebenfalls zu solchen Veränderungen führen. Für die pathophysiologische Betrachtungsweise ist es wesentlich, daß die genannten Veränderungen eine Dilatation der Herzkammern nach sich ziehen, die ebenfalls unter dem Begriff der Gefügedilatation einzuordnen ist. Es liegt auf der Hand, daß mit dem Schwund der Muskelmasse zugunsten von Bindegewebe eine Einbuße der Leistungsfähigkeit des Herzmuskels einhergeht, die schließlich zur myokardialen Insuffizienz führt. (Über die auch hierbei eintretende Hypertrophie des Herzmuskels s. S. 169.)

f) Pathophysiologische Interpretation der chronischen Myokardinsuffizienz

Bei der chronischen Herzmuskelinsuffizienz liegen ganz andere Voraussetzungen für eine pathophysiologische Interpretation vor als bei der akuten Insuffizienz. Umbauvorgänge der Kammermuskulatur haben die Parameter der Druckvolumenbeziehungen wesentlich verändert. Der Eintritt der Insuffizienz bildet erst den Schlußakt eines Dramas in vielen Akten.

Zunächst bleibt die Frage zu erörtern, ob und inwieweit auch bei der Interpretation der chronischen Formen der Herzmuskelinsuffizienz die Straub-Starlingschen Gesetzmäßigkeiten Anwendung finden können. Der Begriff der Überdehnung der Fasern kann hier nicht angewendet werden. Morphologische Untersuchungen haben gezeigt, daß die Herzmuskelfasern bei der Gefügedilatation nicht überdehnt sind. (Die Z-Abstände als Maß für die Länge der Fasern bleiben gleich.) Bei der chronischen Herzmuskelinsuffizienz sind es die Umbauvorgänge mit nachfolgender Gefügedilatation, die die Arbeitskurve der Kammern verschieben, so daß eine Verschlechterung der Druckvolumenbeziehungen entsteht. Das gefügedilatierte muskelschwache Herz, bei dem die nerval-humoralen Anpassungsmöglichkeiten an eine veränderte Leistung bereits weitgehend in Anspruch genommen oder erschöpft sind, ist weitgehend darauf angewiesen, seine Leistung

durch Erhöhung der diastolischen Füllung zu steigern. Es steht dadurch aber in Gefahr, daß bei körperlicher Belastung das Optimum seiner Arbeitskurve überschritten und das Stadium der Dekompensation erreicht wird. Bei Eintritt der Dekompensation kommt erschwerend hinzu, daß durch eine Verschlechterung der O_2-Versorgung der kreislaufregulierenden Zentren eine Blutmobilisierung in der Peripherie ausgelöst wird, so daß das venöse Angebot an das Herz

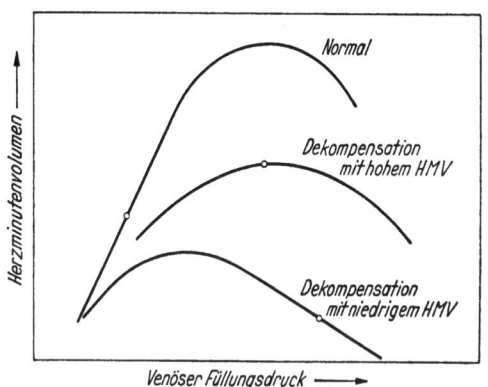

Abb. 95. Hypothetische Kurven über die Beziehungen zwischen dem venösen Füllungsdruck und dem Herzminutenvolumen beim Normalen und bei Dekompensierten mit hohem und niedrigem Minutenvolumen. Die Ausgangslage des Füllungsdruckes ist durch ○ gekennzeichnet. Das normale Herz kann zugleich mit einem Anstieg des venösen Füllungsdruckes sein Schlagvolumen auf ein hohes Niveau heben. Im Herzversagen der Anämie wird wahrscheinlich das hohe Minutenvolumen wenigstens z.T. durch den erhöhten Füllungsdruck aufrecht erhalten, doch kann dessen weitere Erhöhung zu einer Abnahme des Minutenvolumens führen. Bei schweren Dekompensationen mit niedrigem Minutenvolumen ist das Herz in den meisten Fällen bereits in einem Zustand, in dem auch kleine Anstiege des Füllungsdruckes zu einem weiteren Abfall des Minutenvolumens führen. (Nach MCMICHAEL, 1953, aus W. SCHOEDEL u. F. GROSSE-BROCKHOFF, Handbuch der allgemeinen Pathologie, Bd. V/1. Berlin-Göttingen-Heidelberg: Springer 1961)

übermäßig groß werden kann. Verstärkt wird die Gefahr noch durch die Vergrößerung der Blutmenge, die in den meisten Fällen von myokardialer Insuffizienz vorhanden ist.

Die Beziehungen zwischen venösem Füllungsdruck und Herzminutenvolumen bei Normalen und bei myokardial Dekompensierten mit hohem oder niedrigem Kreislaufminutenvolumen werden in der folgenden Abb. 95 dargestellt. Es darf aufgrund vieler Untersuchungen, in denen die Drucke im Herzen, das Kreislaufminutenvolumen und die zirkulierende Blutmenge gemessen wurden, angenommen werden, daß dieses Bild für die Interpretation der hämodynamischen Korrelationen bei suffizienter und insuffizienter Kammer repräsentativ ist. Es geht daraus folgendes hervor: Das normale Herz kann zugleich mit einem Anstieg der venösen Füllung und des venösen Füllungsdrucks sein Schlagvolumen auf ein höheres Niveau heben. Beim Herzversagen mit hohem Ausgangsvolumen des HZV (z. B. Anämie) kann das geforderte HZV wenigstens teilweise durch den erhöhten Füllungsdruck aufrechterhalten werden, doch kommt es bei weiterer Erhöhung des Füllungsdrucks zu einem Absinken des HZV. Bei schweren Dekompensationen mit normalem oder in Ruhe bereits erniedrigtem HZV verursachen bereits kleine Anstiege der venösen Füllung und des venösen Füllungsdrucks einen weiteren Abfall des HZV. Damit stehen die schon S. 162 angeführten Befunde in guter Übereinstimmung, wonach bei myokardialer Herzinsuffizienz nach körperlicher Belastung das enddiastolische Volumen der Kammer ansteigt, das „relative" Schlagvolumen aber abnimmt.

Aus diesen pathophysiologischen Erkenntnissen ergeben sich wichtige therapeutische Konsequenzen: Im Zustand der Überfüllung des Herzens ist dafür Sorge zu tragen, daß der venöse Füllungsdruck des Herzens herabgesetzt wird. Als therapeutische Maßnahmen kommen besonders in Frage: entsprechende Lagerung des Patienten mit aufgerichtetem Oberkörper bei herabhängenden unteren Extremitäten und ausgiebiger Aderlaß.

Großes aktuelles Interesse beanspruchen die neueren Untersuchungen über den *Katecholaminstoffwechsel* bei myokardialer Insuffizienz. Während Patienten mit Herzmuskelinsuffizienz unter Ruhebedingungen höhere Ausscheidungen von Katecholaminen als normale Personen aufweisen, ist die Noradrenalinkonzentration im Herzen bei Patienten mit Herzmuskelinsuffizienz wesentlich erniedrigt. Die Untersuchungen über den Katecholaminstoffwechsel, die auch tierexperimentell unterbaut sind, legen die Annahme nahe, daß ein bestimmter Katecholaminvorrat im Herzmuskel für eine Verbesserung der Kontraktion des versagenden Myokards Sorge trägt, und daß eine Verarmung dieser Vorräte die Symptome einer Herzmuskelinsuffizienz verstärken kann.

Da die *Dilatation* einer oder beider Herzkammern in der Regel eines der wichtigsten Kriterien der Insuffizienz ist, bleibt noch zu erörtern, welche Bedeutung die Dilatation für die Arbeitsweise der Herzkammern hat. Auf den ersten Blick könnte es scheinen, als wenn die Dilatation die Arbeitsbedingungen für die Kammern günstiger gestalten würde. Zum Auswurf eines konstanten Schlagvolumens ist eine um so geringere Faserverkürzung der Muskulatur notwendig, je größer der innere Durchmesser des Herzens ist. (Diese Beziehungen wurden bereits auf S. 167 dargelegt.) Es wurde aber bereits betont, daß eine solche Erweiterung der Herzhöhlen sich nur so lange günstig auswirken kann, als die Kraft der Fasern zur Überwindung eines bestehenden Drucks noch keine Einbuße erfahren hat. Im Falle der Insuffizienz muß sich die Erweiterung der Kammer ungünstig auswirken. Die Kraftentfaltung der Faser zur Überwindung eines bestimmten Drucks ist nämlich in etwa dem Quadrat des Radius proportional (s. S. 169). Erschwerend kommt hinzu, daß normalerweise während der Systole mit der Verkürzung des Radius die Beanspruchung der Faser auf Druck entsprechend kleiner wird, bei einer dilatierten Kammer jedoch infolge der geringen Kammerverkleinerung während der Systole die Beanspruchung der Faser auf Druck relativ hoch bleibt. Besonders ist in Rechnung zu stellen, daß dilatierte Kammern einen absoluten oder im Verhältnis zum Inhalt relativen Schwund von Muskelfasern aufweisen.

Die Nachteile für die Arbeitsweise eines dilatierten Ventrikels finden auch im Sauerstoffverbrauch des Herzens ihren Niederschlag. Zwar ist der Sauerstoffverbrauch bei chronischen Herzmuskelinsuffizienzen mit Hypertrophie und Dilatation, auf 100 g Muskelmasse berechnet, normal. Der Gesamtsauerstoffverbrauch des hypertrophierten Herzens ist aber erhöht und steigt während körperlicher Belastung unverhältnismäßig stark an. (Weiteres s. Kapitel Energiestoffwechsel des Herzens.)

Mit der Feststellung einer Verschlechterung der Ökonomie der Herzarbeit der insuffizienten Kammer erhebt sich die Frage, inwieweit der Eintritt der Insuffizienz durch eine mangelhafte O_2-Versorgung infolge chronischer Coronarinsuffizienz bedingt ist. Messungen der Coronardurchblutung bei Patienten mit myokardialer Insuffizienz zeigten, daß bei der Mehrzahl der Patienten die Durchblutung, berechnet auf 100 g Muskelmasse, zwar „normal" war, infolge des erhöhten Gesamtsauerstoffverbrauchs des Herzens der venöse O_2-Gehalt und O_2-Druck im Coronarsinusblut jedoch erniedrigt war. Bei körperlicher Belastung stieg die Durchblutung zwar an, der venöse O_2-Druck fiel aber weiter ab. Bei sehr schweren Insuffizienzen war die Coronardurchblutung bereits unter Ruhebedingungen erniedrigt.

Die obigen Befunde ordnen sich zwanglos in unsere Vorstellung über die stoffwechselmäßig schlechte Situation ein, in der sich ein insuffizienter Ventrikel befindet. Sie geben aber noch keine Antwort auf die Frage, ob auch der Übergang von der Kompensation zur Dekompensation ein Versorgungsproblem des Muskels darstellt.

Die klinische Beobachtung, daß bei Patienten mit Muskelhypertrophie infolge Volumen- oder Widerstandsbelastung in der Mehrzahl der Fälle das Versagen des Muskels zustande kommt, wenn die Coronarreserve infolge Elastizitätsverlust der Gefäße eingeschränkt wird, weist auf die Bedeutung dieses Faktors hin. Es ist wahrscheinlich, daß das Nachlassen der Kontraktionskraft der Muskelfasern bei der chronischen myokardialen Insuffizienz letzten Endes die Folge einer mangelhaften Versorgung mit Sauerstoff und Nährstoffen und eines eingeschränkten Abtransportes von Schlackenstoffen ist. Aber dies ist nicht nur ein Problem der äußeren, sondern ebenso der inneren Versorgung der strukturell veränderten Zelle bzw. Fibrille. In der hypertrophierten Zelle verschiebt sich die Kern-Plasma-Relation zuungunsten des Kerns, die Mitochondrien-Myofibrillen-Relation zuungunsten der Mitochondrien. Nach MEESSEN existiert eine „kritische Zellgröße", in deren Bereich die angeführten Relationen Grenzen für die Stoffwechselleistung der Herzmuskelzelle setzen und Störungen der Mikrozirkulation eintreten. Von elektronenoptischen Untersuchungen in Verbindung mit entsprechenden biochemischen Analysen dürften weitere Einblicke zu erwarten sein. In besonderem Maße werden sich die Bemühungen der Forschung darauf erstrecken, die Veränderungen der Molekularstruktur der contractilen Proteine bei Herzmuskelinsuffizienz aufzuklären. Die hierüber vorliegenden bisherigen Befunde sind noch zu widersprüchlich, als daß konkrete und verbindliche Aussagen möglich wären.

g) Rechts- und Linksinsuffizienz

Daß beide Herzkammern in gleichem Ausmaß von einer Überbelastung betroffen werden, trifft nur in den selteneren Fällen zu (z.B. arteriovenöse Fisteln, Basedow, stärkere Anämien). Meist kommt es zu einer muskulären Insuffizienz der linken oder der rechten Kammer. Hier erhebt sich die Frage, inwieweit beim Eintreten einer Insuffizienz der einen Herzkammer die andere ebenfalls in Mitleidenschaft gezogen wird. Die hämodynamischen Bedingungen sind für die Rechts- und Linksinsuffizienz in ihrer Rückwirkung auf die überlastungsfreie Kammer verschieden. Eine Insuffizienz der linken Herzkammer wird stets rückwirkend eine vermehrte Arbeit der rechten Herzkammer erfordern. Die mit Beginn der Insuffizienz eintretende Erhöhung des Vorhofsdrucks pflanzt sich über die Lungenvenen bis in das arterielle System der Lunge fort. Bei den im Vergleich zum großen Kreislauf niedrigen Druckverhältnissen im kleinen Kreislauf bedeutet eine solche Erhöhung des Drucks in der arteriellen Strombahn der Lunge durch Rückstauung auch quantitativ eine beachtliche Mehrbelastung der rechten Kammer. Demgegenüber wirkt sich eine Insuffizienz der rechten Herzkammer nicht in dieser Weise rückwirkend auf die linke Herzkammer aus. Infolge des steilen Druckgefälles im großen Kreislauf bleiben Druckerhöhungen im venösen Gebiet des großen Kreislaufs praktisch ohne Rückwirkung auf die arterielle Strombahn und den linken Ventrikel. Es gilt somit: Eine Insuffizienz der linken Herzkammer hat stets eine Mehrbelastung der rechten Kammer zur Folge. Eine Rechtsinsuffizienz dagegen bleibt ohne unmittelbare hämodynamische Rückwirkungen auf das linke Herz. Bei der Rechtsinsuffizienz wird das linke Herz schließlich dadurch in Mitleidenschaft gezogen, daß durch die Verminderung des Aortendrucks und womöglich durch eine zusätzliche arterielle Hypoxie die Sauerstoffversorgung des Herzens Schaden leidet und eine Coronarinsuffizienz auch den linken Ventrikel myokardial zum Versagen bringt. Darüber hinaus ist der linke Ventrikel infolge Steigerung des HZV und durch Ausbildung eines Kollateralkreislaufs zwischen Bronchialarterien und Lungenvenen einer Mehrbelastung unterworfen.

h) Die wesentlichen Folgen der Herzmuskelinsuffizienz

Die Rückwirkungen der Herzmuskelinsuffizienz sind vielfältig. Abgesehen von der allgemeinen Erschwerung der Versorgung des Gewebes mit O_2 und Nährstoffen und des Abtransportes von Stoffwechselprodukten stehen im Gefolge einer Herzmuskelinsuffizienz zwei Störungen im Vordergrund: *Sauerstoffmangel und Ödem*.

α) O_2-Mangel als Folge von Herzmuskelinsuffizienz

Sinkt das Kreislaufminutenvolumen auf die Hälfte des normalen Wertes ab, so besteht akute Lebensgefahr. Infolge der stärkeren Ausschöpfung des O_2-Gehaltes des Blutes sinkt die O_2-Spannung im Zentralnervensystem so weit ab, daß eine Lähmung der lebenswichtigen Zentren in der Medulla oblongata droht. Erniedrigungen des Kreislaufminutenvolumens auf die Hälfte des Normalwertes werden nur in den Finalstadien der Herzmuskelinsuffizienz beobachtet. Eine Verringerung um ein Drittel ist schon als sehr gefahrvoll anzusehen. Liegt noch eine arterielle Hypoxämie infolge eines gestörten alveolaren Gasaustausches vor, so bedeuten bereits geringe Abnahmen des Kreislaufminutenvolumens unter den normalen Ruhewert eine unmittelbare Gefahr (s. Kapitel O_2-Mangel des Gewebes).

β) Das periphere Ödem

Die früheren theoretischen Vorstellungen vom kardialen Ödem als Wasserretention infolge Steigerung des venösen Drucks haben sich als unzureichend erwiesen. An dem Zustandekommen des Ödems bei Herzmuskelinsuffizienz ist außer der Erhöhung des venösen Drucks durch Rückstauung eine vermehrte Natrium- bzw. Kochsalzretention wesentlich beteiligt. Die vermehrte Natriumretention

kommt auf renalem Wege zustande, einmal durch das Absinken der glomerulären Filtration in der Niere, zum anderen durch eine erhöhte Natriumrückresorption in den distalen Tubuli. Für die vermehrte Rückresorption von Natrium in den Tubuli sind mehrere Faktoren in Erwägung zu ziehen. Da die Rückresorption von Änderungen des Säure-Basenhaushaltes abhängt, ist daran zu denken, daß eine acidotische Stoffwechsellage bei der Herzmuskelinsuffizienz zu vermehrter Rückresorption von Natrium und Wasser führt. Es wurde ferner tierexperimentell festgestellt, daß nach Erniedrigung der venösen O_2-Spannung die Na- und Wasserrückresorption in der Niere ansteigt, wobei wahrscheinlich die Ansammlung saurer Stoffwechselprodukte von Bedeutung ist. Schließlich ist eine vermehrte Abgabe von Nebennierenrindenhormonen, insonderheit von Aldosteron anzunehmen, das seinerseits eine vermehrte Natriumrückresorption im Tubulussystem der Niere verursacht. Bei der Herzmuskelinsuffizienz wurden vermehrte Aldosteronausscheidungen im Urin und ein vermehrter Aldosterongehalt in der Ödemflüssigkeit festgestellt (s. Kapitel Wasserhaushalt Ob bei der vermehrten Na- und Wasserrückresorption eine erhöhte Adiuretinproduktion des Hypophysenhinterlappens eine Rolle spielt, ist ungewiß. Unabhängig von den z.Z. noch umstrittenen Fragen nach dem pathogenetischen Mechanismus der Natriumrückresorption in der Niere ergeben sich für die Behandlung des Ödems bei Herzmuskelinsuffizienz aus den Erkenntnissen der letzten Jahre wichtige therapeutische Konsequenzen. Ist es z.B. möglich, dem Patienten eine weitgehende NaCl-freie Kost zu verabreichen, so kann man ihm ohne größere Gefahr reichlich Flüssigkeitsmengen zuführen. Damit entfällt die für den Patienten oft so schwer erträgliche starke Restriktion der Flüssigkeitszufuhr. Die Verabfolgung von Diuretica, vor allem Saluretica, zusätzlich zur Glykosidtherapie stellt eine wesentliche Erleichterung der Ödembekämpfung dar.

II. Angeborene Herz- und Gefäßmißbildungen

1. Ventrikelseptumdefekt

Beim Ventrikelseptumdefekt handelt es sich um eine Verbindung zwischen dem Hochdruck- und Niederdrucksystem. Die Hämodynamik des Ventrikelseptumdefektes wird im wesentlichen von seiner Größe und dem Verhalten der Lungenstrombahn bestimmt.

Nach der Defektgröße können die Ventrikelseptumdefekte in 3 Gruppen unterteilt werden.

Zur *1. Gruppe* werden die kleinen Defekte mit drucktrennender Wirkung gezählt. Die Defektgröße beträgt weniger als 0,5 cm². Im linken und rechten Ventrikel bestehen physiologische Druckwerte. Der hohe Strömungswiderstand des Defektes verhindert trotz der großen Druckdifferenz zwischen den beiden Kammern größere Shuntvolumina. Daher ist die Volumenmehrbelastung des rechten Ventrikels und der Lungenstrombahn gering. Komplikationen seitens der Lungenstrombahn sind im allgemeinen auch im späteren Leben nicht zu erwarten. Oft ist der arterio-venöse Kurzschluß so gering, daß er blutgasanalytisch nicht faßbar ist und zu seinem Nachweis die empfindlicheren Indicatorverdünnungsmethoden angewendet werden müssen. Gerade in dieser Gruppe kann es — vorwiegend in den ersten Lebensjahren — zum Spontanverschluß des Defektes kommen.

Bei den mittelgroßen Defekten (0,5 bis 1,0 cm²) (*2. Gruppe*) hat der Widerstand am Defekt zwar keine drucktrennende, jedoch eine druckreduzierende Wirkung, d.h. der systolische Druck des rechten Ventrikels liegt mehr oder weniger deutlich unter dem des linken. Das Links-Rechts-Shuntvolumen ist nicht nur vom Defektwiderstand, sondern auch vom Strömungswiderstand in der Lungenstrombahn abhängig. Solange dieser im physiologischen Bereich liegt, sind die Shuntvolumina und die Volumenmehrbelastung des rechten Ventrikels und der Lungenstrombahn erheblich. Die Lungenzirkulationsvolumina können zwei- bis dreimal so groß sein wie die des Systemkreislaufs. Infolge der chronischen Druck- und Volumenmehrbelastung kommt es in der Mehrzahl dieser Fälle zu Veränderungen an den kleineren Lungenarterien mit Erhöhung des Strömungswiderstandes und entsprechender Reduzierung der Shuntvolumina. Die Gefäßveränderungen bleiben meist über viele Jahre stationär, nur

vereinzelt sind sie so progredient, daß der Strömungswiderstand der Lungenstrombahn größer als der am Defekt ist. Folge ist eine zusätzliche Druckbelastung des rechten Ventrikels. Nicht selten findet man in dieser Gruppe eine Reduzierung der Druck- und Volumenmehrbelastung der Lungenstrombahn durch eine Stenose (Hypertrophie der Crista supraventricularis) in der Ausstrombahn der rechten Kammer. Schließlich kann es auch zur Abnahme eines erhöhten Strömungswiderstandes in den Lungengefäßen, zur Druckabnahme in der Pulmonalarterie und im rechten Ventrikel und zur Reduzierung des Shuntvolumens kommen, wenn der Defekt im Laufe des Wachstums relativ oder absolut kleiner wird.

Bei der *3. Gruppe* ist der Ventrikelseptumdefekt so groß (größer als 1 cm²), daß das Shuntvolumen praktisch ohne Widerstand vom linken Ventrikel in den rechten bzw. in die Lungenstrombahn gefördert werden kann. Daher besteht von vornherein ein systolischer Druckangleich zwischen linkem und rechtem Ventrikel, zwischen Aorta und Pulmonalarterie. Die Größe der Zirkulationsvolumina wird bestimmt durch die Relation der Strömungswiderstände im großen und kleinen Kreislauf (Abb. 96a). Im fetalen Kreislauf ist der Widerstand im Lungenkreislauf so hoch, daß das Blut aus der Pulmonalarterie durch den offenen Ductus in die Aorta abströmt. Nach der Geburt kommt es zu einer allmählichen Abnahme des Strömungswiderstandes in der Lunge. Beim Ventrikelseptumdefekt hat diese Entwicklung zur Folge, daß ein immer größeres Shuntvolumen vom linken Ventrikel in den rechten und in die Pulmonalarterie gefördert wird. Die Volumenbelastung kann so erheblich sein, daß der linke Ventrikel insuffizient wird. Sein diastolischer Druck steigt dann an, damit auch der Druck im linken Vorhof und in den Lungencapillaren. Es kommt zum Lungenödem und oft zum Exitus letalis der Kinder in den ersten Lebensmonaten.

Die Entwicklung der Lungenstrombahn vom fetalen Zustand (hoher Strömungswiderstand) zum physiologischen postfetalen (niedriger Strömungswiderstand) wird aber bei den meisten Patienten dieser Krankheitsgruppe durch die Druck- und Volumenmehrbelastung

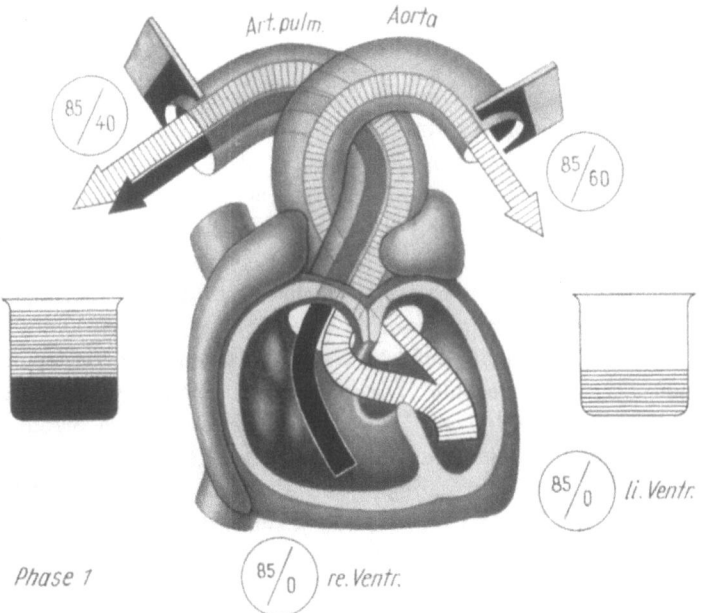

Abb. 96a

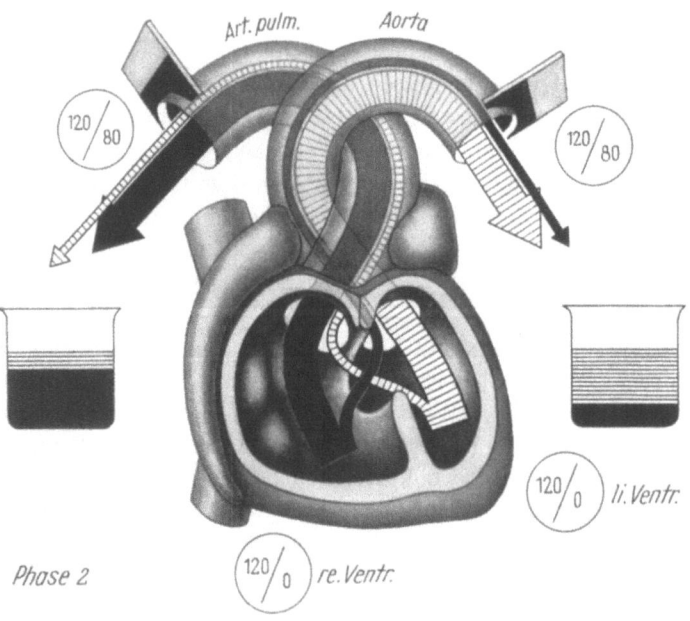

Abb. 96b

„aufgehalten", oder es kommt nach vorüber-gehender normaler Entwicklung der Lungen-strombahn zu einem erneuten Anstieg des Strömungswiderstandes. Hierdurch werden der Links-Rechts-Shunt, das Lungenzirkulations-volumen und die Volumenmehrbelastung des Herzens reduziert (Abb. 96b). Die Gefahr eines Herzversagens ist behoben. Die Entwick-lung der Kinder ist jetzt wesentlich besser. Auf längere Sicht ist die Lebenserwartung jedoch wesentlich eingeschränkt, da die fortschreitende Erhöhung des Strömungswiderstandes im Lungenkreislauf schwerwiegende Folgen auf die Atmungsfunktion und das rechte Herz nach sich zieht.

Die Erhöhung des Strömungswiderstandes in den Lungengefäßen ist bedingt durch Wand-veränderungen, die mit einer Verengung des

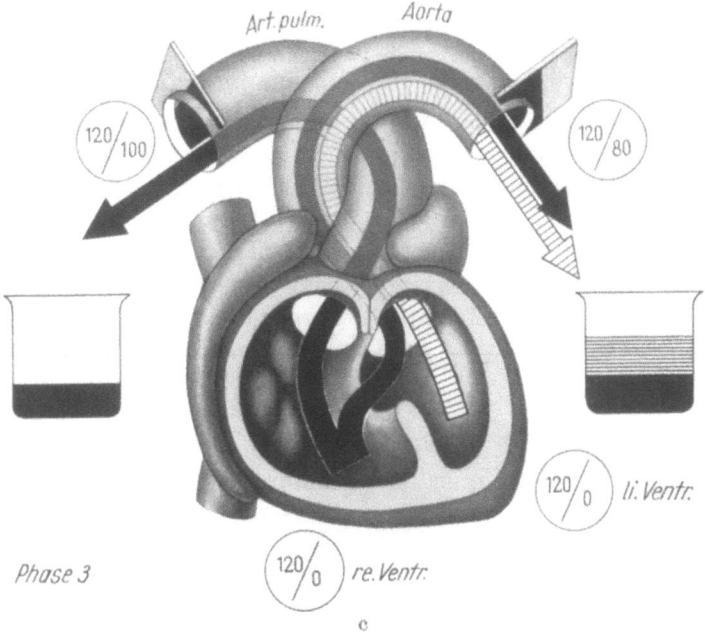

Abb. 96a—c. Schematische Darstellung der Kreislauf- und Shuntverhältnisse beim großen Ventrikelseptumdefekt. (Nach F. GROSSE-BROCKHOFF, F. LOOGEN u. A. SCHAEDE, Handbuch der inneren Medizin, 4. Aufl.,
Bd. IX/3. Berlin-Göttingen-Heidelberg: Springer 1960)

Gefäßlumens der Lungenarteriolen einhergehen. In erster Linie handelt es sich bei den Wandveränderungen zunächst um eine Mediahypertrophie. In einem Teil der Fälle sind die Gefäßveränderungen progredient. Es kommt zu Intimawucherungen, Hyalinosen, Sklerosen und schließlich zum Bild der Intima- und Medianekrose. Diese Entwicklung kann bereits im 2. Lebensjahr erfolgen, häufiger wird sie nach dem 4.—5. Lebensjahr beobachtet. Mit den Gefäßveränderungen nimmt auch der Strömungswiderstand zu. Wenn der Strömungswiderstand in beiden Kreisläufen gleich hoch liegt, sind auch die Zirkulationsvolumina gleich groß; es bestehen entweder kein Kurzschluß oder ein gekreuzter Shunt mit gleichen Shuntvolumina in beiden Richtungen. Überschreitet der Strömungswiderstand in der Lungenstrombahn den des Systemkreislaufs, ist der Kurzschluß umgekehrt, d.h. er ist vom rechten Ventrikel in den linken bzw. in die Aorta gerichtet (Abb. 96c). Das Lungenzirkulationsvolumen ist in dieser Krankheitsphase normal oder vermindert, das Zirkulationsvolumen des Systemkreislaufs ist um das Shuntvolumen vergrößert. Die Shuntumkehr und die hierdurch bedingte arterielle Sauerstoffuntersättigung können so groß werden, daß eine sichtbare Cyanose resultiert. Es besteht das Bild des Eisenmenger-Syndroms, das letzten Endes nichts anderes als das Endstadium eines großen Ventrikelseptumdefektes ist.

2. Ductus arteriosus apertus

Wie beim Ventrikelseptumdefekt handelt es sich auch beim Ductus arteriosus apertus um eine Verbindung zwischen dem Hochdruck- und Niederdrucksystem (Abb. 97). Zwischen beiden Anomalien bestehen hämodynamisch weitgehende Parallelen. Auch beim Ductus arteriosus apertus sind für die Hämodynamik die Weite des Verbindungsgefäßes und das Verhalten der Lungenstrombahn von entscheidender Bedeutung. Da der Kurzschluß außerhalb des Herzens liegt und aus der Verbindung zwischen Aorta und Pulmonalarterie für den linken Ventrikel eine ausschließliche Volumenmehrbelastung resultiert, ergeben sich auch Parallelen zur Aortenklappeninsuffizienz. Bei einem *engen* Ductus arteriosus apertus (Öffnungsfläche wie beim kleinen Ventrikelseptumdefekt unter 0,5 cm²) ist der Strömungswiderstand am Gefäß so stark, daß das von der Aorta in die Pulmonalarterie fließende Shuntvolumen und damit die Volumenmehrbelastung des linken Ventrikels relativ gering sind. Das Shuntvolumen ist beim offenen Ductus größer als bei einem gleich großen Ventrikelseptumdefekt, weil der Blutabstrom aus der Aorta nicht nur auf die systolische Phase beschränkt ist, sondern sich auch auf die Diastole erstreckt. Druck- und Strömungswiderstand in der Lungenstrombahn sind nicht erhöht. Komplikationen seitens der Lungenstrombahn sind auch später im allgemeinen nicht zu befürchten.

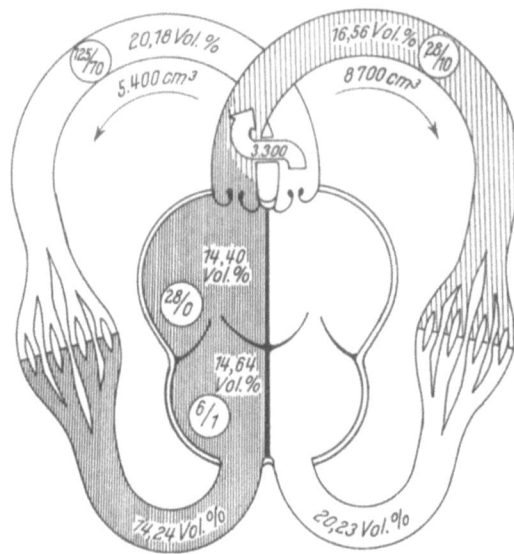

Abb. 97. Schema Ductus arteriosus apertus

Trotz des diastolischen Blutabstroms aus der Aorta in die Pulmonalarterie findet man bei diesen Patienten im allgemeinen keine nennenswerte Abnahme des diastolischen Blutdrucks und keine erhöhte Blutdruckamplitude.

Mittelweite Gefäßverbindungen (0,5 bis 1,0 cm²) haben eine druckreduzierende Wirkung. Der Druck in der Pulmonalarterie ist erhöht, liegt aber unter dem Aortendruck. Bei niedrigem Strömungswiderstand in der Lungenstrombahn sind das Shuntvolumen und die Volumenmehrbelastung der Lungenstrombahn und des linken Herzens erheblich. Das Lungenzirkulationsvolumen kann zwei bis viermal so groß wie das des Systemkreislaufs sein. Der rechte Ventrikel muß erhöhte Druckarbeit leisten. Vereinzelt kann die Volumenbelastung des linken Ventrikels so stark sein, daß es zur Insuffizienz der linken Kammer mit Lungenstauung kommt. Infolge des starken diasto-

lischen Blutabstroms aus der Aorta in die Pulmonalarterie ist der diastolische Blutdruck gegenüber der Norm gesenkt, die Blutdruckamplitude dementsprechend vergrößert. Wie beim mittelgroßen Ventrikelseptumdefekt kommt es bei diesen Patienten im Laufe des Wachstums infolge der Druck- und Volumenmehrbelastung meist zu Veränderungen an den Lungenarteriolen mit Erhöhung des Strömungswiderstandes, entsprechender Reduzierung des Shuntvolumens und der Volumenmehrarbeit des linken Ventrikels. Mit Abnahme des Blutabstroms von der Aorta in die Pulmonalarterie bilden sich die oben beschriebenen Veränderungen im Verhalten des peripheren Blutdrucks zurück.

Wenn der Ductus so weit ist, daß er den Blutübertritt aus der Aorta in die Pulmonalarterie praktisch ohne Widerstand erlaubt, sind die systolischen Drucke in den beiden Kreisläufen angeglichen. Bei niedrigem Strömungswiderstand in der Lungenstrombahn sind Shunt- und Lungenzirkulationsvolumina oft so groß (mehr als das Vierfache der Norm), daß der linke Ventrikel die Volumenmehrarbeit nicht schaffen kann und insuffizient wird. Viele Kinder würden bereits im 1. Lebensjahr sterben, wenn nicht — abgesehen von der Möglichkeit einer operativen Behandlung — durch Veränderungen der Lungenarteriolen mit Erhöhung des Strömungswiderstandes eine Reduzierung der Volumenmehrbelastung entstünde. Wie beim großen Ventrikelseptumdefekt können die Gefäßveränderungen im Laufe des Wachstums aber so progredient sein, daß der Widerstand im Lungenkreislauf schließlich den des Systemkreislaufs übersteigt und eine Shuntumkehr mit sichtbarer Cyanose entsteht. Statt der Volumenmehrbelastung des linken Ventrikels besteht jetzt eine Druck- und Volumenmehrbelastung des rechten Ventrikels. Mit dem Anstieg des Strömungswiderstandes im Lungenkreislauf und der gleichzeitig stattfindenden Reduzierung des Blutabstroms aus der Aorta steigt der verminderte diastolische Blutdruck im Systemkreislauf unter entsprechender Normalisierung der Blutdruckamplitude wieder an.

Die Hämodynamik des *aorto-pulmonalen Septumdefektes* ist prinzipiell die gleiche wie die des Ductus arteriosus apertus. Im allgemeinen ist der Defekt so groß, daß ein systolischer Druckangleich zwischen Aorta und Pulmonalarterie besteht. Die sich hieraus ergebende Konsequenz für den linken und rechten

Ventrikel sowie die Lungenstrombahn wurden oben eingehend besprochen, so daß auf eine Wiederholung verzichtet werden kann.

Auch bei der Perforation eines *Sinus Valsalvae-Aneurysmas* in die Pulmonalarterie oder beim *Ur-*sprung einer Coronararterie aus der *Pulmonalarterie* mit Einstrom von arteriellem Blut (arterio-arterielle Coronarfistel) in die Lungenstrombahn ist die Hämodynamik ähnlich wie bei einem vergleichbar weiten Ductus arteriosus.

3. Vorhofseptumdefekt

Im Gegensatz zum Ventrikelseptumdefekt und Ductus arteriosus apertus mit Kurzschlußverbindung zwischen dem Hoch- und Niederdrucksystem besteht beim Vorhofseptumdefekt die arteriovenöse Kurzschlußverbindung im Niederdrucksystem.

Da in der ersten postnatalen Phase der Strömungswiderstand im Lungenkreislauf noch erhöht und die Muskulatur des linken und rechten Ventrikels (und damit auch der Füllungsdruck) etwa gleich stark sind, ist auch der Mitteldruck im rechten Vorhof dem des linken angenähert. Diese Druckverhältnisse erklären eine beim Säugling mit Vorhofseptumdefekt in den ersten Lebenstagen gelegentlich zu beobachtende passagere Cyanose. Sie ist auf einen Rechts-Links-Kurzschluß durch vorübergehende Drucksteigerungen im rechten Vorhof zurückzuführen, die z. B. beim Schreien oder Pressen auftreten können. Der Links-Rechts-Kurzschluß bildet sich erst allmählich mit der Umstellung des kleinen Kreislaufs auf den „Niederdruck" aus, wobei die Hypertrophie des rechten Ventrikels und der dadurch erhöhte Füllungsdruck zunächst noch eine Reduzierung des Links-Rechts-Shunts bewirken.

Nach Abschluß der physiologischen Involutionsvorgänge an den Lungengefäßen und am rechten Herzen wird das Shuntvolumen maßgeblich durch die Größe des Vorhofseptumdefektes und den gegenüber links niedrigeren Füllungsdruck des rechten Ventrikels bestimmt.

Bei kleinen Vorhofseptumdefekten ist der Strömungswiderstand am Defekt so groß, daß bei der nur wenige Millimeter Hg betragenden Druckdifferenz zwischen dem linken und rechten Vorhof nur kleine Blutvolumina passieren können. Sie sind oft so klein, daß sie durch die blutgasanalytische Bestimmung des Sauerstoffgehaltes nicht sicher zu erfassen sind und zu ihrem Nachweis die empfindlicheren Indicatorverdünnungsmethoden herangezogen werden müssen. Diese kleinen Defekte haben drucktrennende Wirkung. Daher bleiben die unterschiedlichen Druckwerte und Druckabläufe in beiden Vorhöfen erhalten (Abbil-dung 98). Bei größeren Defekten kommt es mehr und mehr zum Angleich der Mitteldrucke, bei Defekten von mehr als 2 cm² Größe besteht praktisch kein Strömungswiderstand mehr, so daß ein funktionell einheitlicher Vorhof vorliegt, aus dem das Blut entsprechend dem niedrigeren Füllungsdruck zum größten Teil in den rechten Ventrikel einströmt. Durch den großen Vorhofseptumdefekt wird der linke Vorhof an den leichter dehnbaren Windkessel des rechten Vorhofs und der großen Körpervenen angeschlossen. Daher führt der Druckangleich zwischen dem linken und rechten Vorhof zur Abnahme des Mitteldrucks im linken Vorhof bei gleichzeitiger Abflachung der 2. Welle, während der Mitteldruck im rechten Vorhof trotz Anhebung der 2. Welle nicht oder nur unwesentlich angehoben wird (Abb. 99).

Bei Beachtung der genannten Änderungen der Druckkurven in beiden Vorhöfen lassen sich große (druckangleichende) und kleine (drucktrennende) Vorhofseptumdefekte voneinander differenzieren.

Folge des Links-Rechts-Kurzschlusses auf Vorhofebene ist eine Volumenmehrbelastung des rechten Herzens und der Lungenstrombahn. Obwohl die Kurzschlußverbindung innerhalb des Niederdrucksystems liegt, können die Shuntvolumina erheblich sein. Bei großen Defekten können 75—90% des Blutes aus dem linken in den rechten Vorhof übertreten. Meist sind allerdings die Shuntvolumina kleiner. Bei Auswertung von 200 Patienten ohne Druckerhöhung im Lungenkreislauf wurde eine durchschnittliche Shuntgröße von 4,3 l/min (oder 50% des Lungenzirkulationsvolumens) ermittelt. Der Bluteinstrom in den linken Ventrikel ist bei großen Vorhofseptumdefekten oft vermindert. Die Abnahme des Herzzeitvolumens versucht das Herz durch eine Steigerung der Auswurfleistung zu kompensieren.

Der um das Shuntvolumen vergrößerte Bluteinstrom in das rechte Herz führt zu einer Vergrößerung des rechten Vorhofs und Ventrikels. Eine Erhöhung des mittel- und end-

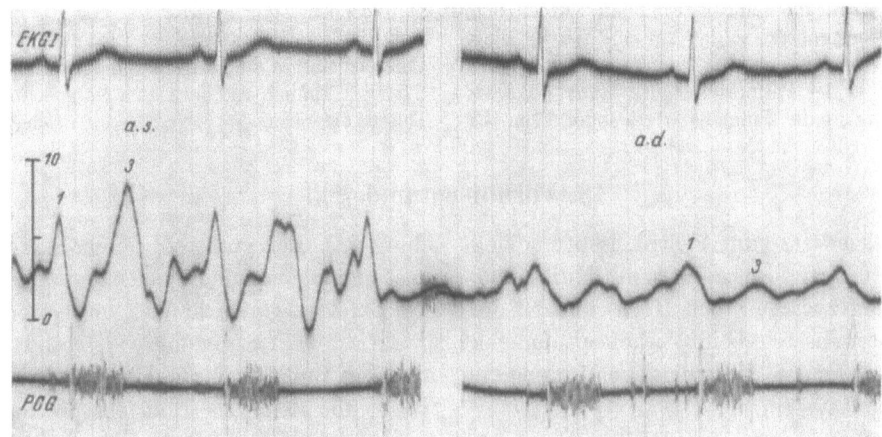

Abb. 98. Druckkurven des linken (*a.s.*) und rechten Vorhofes (*a.d.*) bei kleinem Vorhofseptumdefekt. Die physiologischen Grundunterschiede der Druckkurven des linken und rechten Vorhofes sind erhalten. (Nach F. GROSSE-BROCKHOFF, F. LOOGEN u. A. SCHAEDE, Handbuch der inneren Medizin, 4. Aufl., Bd. IX/3. Berlin-Göttingen-Heidelberg: Springer 1960)

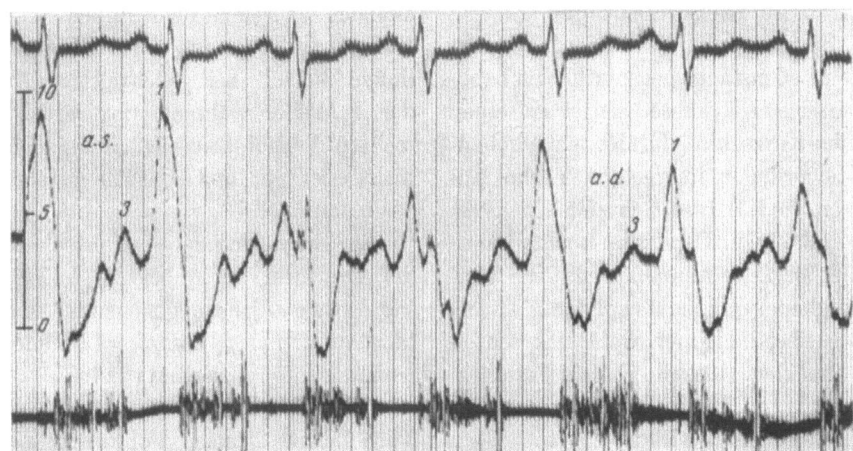

Abb. 99. Druckkurven des linken (*a.s.*) und rechten Vorhofes (*a.d.*) bei großem Vorhofseptumdefekt. Abflachung der zweiten Welle (3) im linken Vorhof mit Niveau- und Formangleich an die entsprechende Welle des rechten Vorhofes, die ihrerseits eine geringe, absolute Vergrößerung erfährt. Die Differenz in der Höhe bei den Vorhofkontraktionswellen (1) ist erhalten. (Nach F. GROSSE-BROCKHOFF, F. LOOGEN u. A. SCHAEDE, Handbuch der inneren Medizin, 4. Aufl., Bd. IX/3. Berlin-Göttingen-Heidelberg: Springer 1960)

diastolischen Ventrikeldrucks besteht dabei nicht, solange der rechte Ventrikel suffizient ist. Vergleichende Untersuchungen haben keine Beziehung zwischen dem mittleren Vorhof- und dem enddiastolischen Ventrikeldruck einerseits sowie dem Schlagvolumen des rechten Ventrikels und dem Herzvolumen andererseits ergeben. Eine Erhöhung des Vorhofs- und diastolischen Ventrikeldrucks weist auf komplizierende Faktoren hin: Einen pulmonalen Hochdruck, eine Myokardinsuffizienz oder sonstige Myokardveränderungen, die mit einer Erschwerung der Dehnbarkeit einhergehen.

Die Volumenförderung des rechten Ventrikels ist beim Vorhofseptumdefekt gesteigert.

Das Schlagvolumen der rechten Kammer ist bei rund 80% der Patienten mit einem größeren Vorhofseptumdefekt so stark vergrößert, daß es zu einer systolischen Druckdifferenz zwischen Pulmonalarterie und rechtem Ventrikel kommt. Die Druckdifferenzen betragen meist 5—20 mm Hg, vereinzelt können aber auch Werte bis zu 40 mm Hg gemessen werden. Die Druckdifferenz ist Ausdruck einer relativen Pulmonalstenose und auf das Mißverhältnis zwischen dem normal weiten Pul-

monalostium und dem vermehrten Schlagvolumen des rechten Ventrikels zurückzuführen.

Trotz der Vergrößerung des Lungenzirkulationsvolumens ist der Druck in der Pulmonalarterie beim Vorhofseptumdefekt nur selten
erhöht. Von tierexperimentellen Untersuchungen ist bekannt, daß das Lungenzirkulationsvolumen um das Zwei- bis Dreifache vergrößert werden kann, ohne daß es zu einer
wesentlichen Druckerhöhung in der Pulmonalarterie kommt, d.h. der Strömungswiderstand
im Lungenkreislauf nimmt mit zunehmendem
Stromvolumen ab. Dieses Verhalten der Lungenstrombahn gilt auch für den Menschen und
läßt sich am Beispiel des Vorhofseptumdefektes
deutlich zeigen (Abb. 100). Die Anpassung der
Lungenstrombahn an Veränderungen der
Durchblutung wird durch die Eröffnung von
Reservecapillaren und die Dehnbarkeit der
Lungengefäße ermöglicht. Die kritische Grenze
liegt bei etwa 10 l/min/m². Vergrößerungen des
Lungenzirkulationsvolumens über diesen Wert
führen zu einer (volumenbedingten) Druckerhöhung in der Pulmonalarterie. Derartige
Volumenmehrbelastungen des rechten Ventrikels und der Lungenstrombahn können
mehrere Jahrzehnte ohne Komplikationen
seitens der Lungengefäße und des Herzens
toleriert werden.

Die Druckerhöhung in der Pulmonalarterie
beim Vorhofseptumdefekt kann aber auch
Folge einer Erhöhung des Strömungswiderstandes in der Lungenstrombahn sein (s.
Abb. 100). Bei Auswertung von 686 Patienten
wurde ein Hochdruck mit erhöhtem Strömungswiderstand in 11%, ein volumenbeding-
ter Hochdruck in 3% festgestellt.

Die Genese des erhöhten Strömungswiderstandes ist nicht einheitlich. Die Erhöhung des
Strömungswiderstandes bei Kleinkindern wird
auf eine Persistenz fetaler Lungengefäß-
bedingungen zurückgeführt, wobei angenommen wird, daß die Vergrößerung des Lungenzirkulationsvolumens die physiologische Involution der Gefäße verhindert. Für die Entstehung eines erhöhten Strömungswiderstandes
in den späteren Lebensjahrzehnten werden
multiple embolische Vorgänge diskutiert. Auch
die chronische Volumenmehrbelastung dürfte
von Bedeutung sein, wenn ihr auch keine
bevorzugte Rolle zugedacht werden kann.
Schließlich kann man auch die Bedeutung

konstitutioneller Faktoren, welche die Entstehung von Gefäßveränderungen begünstigen,
nicht außer acht lassen.

Erhöhungen des Strömungswiderstandes in
der Lungenstrombahn bedeuten eine Druckmehrarbeit des rechten Ventrikels und bedingen
eine Hypertrophie der Ventrikelwand. Dadurch
kommt es zu einer Erhöhung des Füllungsdrucks mit Druckanstieg im rechten Vorhof
und entsprechender Reduzierung des Links-

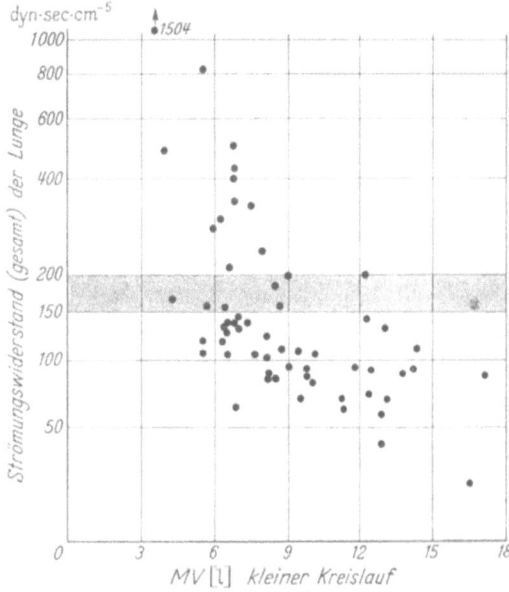

Abb. 100. Beziehung zwischen dem Strömungswiderstand und dem Minutenvolumen des kleinen Kreislaufs bei 59 Patienten mit Vorhofseptumdefekt. Log-
arithmischer Maßstab der Ordinate. In rund 20% ist
eine Erhöhung des Strömungswiderstandes über
200 dyn. sec cm⁻⁵ (= obere Grenze der Norm) festzustellen. Man erkennt weiterhin, daß der Strömungswiderstand mit zunehmendem Durchflußvolumen abnimmt. [Nach F. Loogen, Arch. Kreisl.-Forsch. 28, 1
(1958)]

Rechts-Shunts. In extremen Fällen können
diese Veränderungen so stark sein, daß statt
des Links-Rechts-Kurzschlusses ein vorwiegender oder ausschließlicher Rechts-Links-
Kurzschluß mit arterieller Sauerstoffuntersättigung im Systemkreislauf und Cyanose
resultiert.

Auch beim unkomplizierten Vorhofseptumdefekt
(keine Druckerhöhung im kleinen Kreislauf) können
trotz des Links-Rechts-Kurzschlusses kleine venöse
Blutmengen vom rechten in den linken Vorhof gelangen. Die Erklärung für diesen veno-arteriellen
Kurzschluß sieht man in dem nicht völlig synchronen
Druckablauf in beiden Vorhöfen, so daß trotz eines
höheren Mitteldrucks im linken Vorhof kurzdauernd

der Druck des rechten Vorhofs den des linken übersteigen kann. Auch der Lage des Vorhofseptumdefektes zu den Einmündungen der Körpervenen wird
Bedeutung beigemessen; so wird z.B. der Übertritt
von Blut aus der unteren Hohlvene in den linken
Vorhof begünstigt, wenn der Defekt keine untere
Septumleiste hat und sich das Septum vorn und
hinten in der Seitenwand der unteren Hohlvene
verliert. Der Rechts-Links-Shunt ist aber bei un-
kompliziertem Vorhofseptumdefekt so gering, daß eine
Cyanose nicht zu erwarten ist.

Als Ursache einer Sauerstoffuntersättigung im
arteriellen Systemkreislauf wird auch die Kontaktzeitverkürzung bei besonders großen Lungenzirkulationsvolumina diskutiert. Es ist aber umstritten, ob dieser
Faktor beim unkomplizierten Vorhofseptumdefekt
überhaupt eine Rolle spielt.

Der Vorhofseptumdefekt ist in 15—20% aller
Fälle mit *transponierten Lungenvenen* kombiniert, die
meist aus der rechten Lunge stammen und meist in
den vorhofnahen Anteil der oberen Hohlvene einmünden. Die fehlmündenden Lungenvenen führen
zusätzlich zu dem durch den Vorhofseptumdefekt
gelangenden Shunt arterialisiertes Blut in den rechten
Vorhof und damit zu einer weiteren Vergrößerung
der Volumenmehrbelastung des rechten Ventrikels
und der Lungenstrombahn.

Die besprochenen hämodynamischen Kriterien
gelten prinzipiell für alle Vorhofseptumdefekt-
Formen, also auch für den *Ostium primum*-Defekt.
Dadurch, daß dieser Defekt fast immer auch mit einer
Mitralinsuffizienz kombiniert ist, können einige Ab-
weichungen gefunden werden. So kann es in einigen
Fällen zur Regurgitation von Blut aus dem linken
Ventrikel direkt in den rechten Vorhof kommen und
dadurch der Links-Rechts-Shunt vergrößert werden.

Noch unübersichtlicher ist die hämodynamische
Situation beim *Canalis atrio ventricularis communis*.

Grundsätzlich kann für diesen Defekt folgendes
gesagt werden:

Ist der Ventrikelseptumdefekt klein (drucktrennend), so wird die Hämodynamik weitgehend von
dem großen Vorhofseptumdefekt bestimmt. Bei einem
mittelgroßen oder großen Ventrikelseptumdefekt entspricht die Hämodynamik mehr und mehr der eines
vergleichbaren isolierten Ventrikelseptumdefektes.
Infolge der praktisch immer gleichzeitig bestehenden
Insuffizienz der Mitral- und Tricuspidalklappen können die hämodynamischen Bedingungen besonders
ungünstig sein. Die Gefahr einer schon in den ersten
Lebensmonaten eintretenden Herzinsuffizienz ist sehr
groß, wenn nicht durch eine Erhöhung des Strömungswiderstandes im Lungenkreislauf die Volumenbelastung des Herzens rechtzeitig reduziert wird.

4. Pulmonalstenose ohne Ventrikelseptumdefekt

Die Pulmonalstenose ohne Ventrikelseptumdefekt kann valvulär oder infundibulär oder
eine Kombination beider Formen sein. Für die
Hämodynamik ist die Lokalisation der Stenose
ohne wesentliche Bedeutung. Folge der Stenose
ist eine Druckerhöhung des entsprechend
hypertrophierten rechten Ventrikels. Ein nennenswerter Druckgradient am Pulmonalostium
tritt aber erst auf, wenn die effektive Klappen-
öffnungsfläche um rund 50% eingeengt ist.
Druckerhöhungen bis zum Zehnfachen der
Norm, vereinzelt auf über 300 mm Hg, werden
beobachtet. Durch die Druckerhöhung ist der
rechte Ventrikel in der Lage, bei leichten und
mittelschweren Pulmonalstenosen ein normales Schlagvolumen zu fördern und ein normales Druckgefälle im Lungenkreislauf aufrechtzuerhalten. Bei hochgradigen Stenosen
kommt es durch Reduzierung des Schlagvolumens auch zu einer Abnahme des Pulmonalarteriendrucks. Durch Frequenzsteigerung kann dennoch das Herzzeitvolumen normal gehalten werden. Außerdem kann bei
Abnahme des Herzzeitvolumens durch eine
stärkere Sauerstoffausschöpfung (erhöhte arterio-venöse Sauerstoffdifferenz, periphere Cyanose) noch eine ausreichende Versorgung der
Peripherie gewährleistet sein. Wenn auch für
eine genaue Beurteilung des Stenosegrades

neben der systolischen Druckdifferenz zwischen
Pulmonalarterie und rechtem Ventrikel die
Bestimmung des Fördervolumens erforderlich
ist, so kann man trotzdem aus dem unter Ruhebedingungen gewonnenen Druckgradienten eine
im allgemeinen zuverlässige Unterteilung der
Pulmonalstenosen in eine leichte (Druckgradient unter 50 mm Hg), eine mittelschwere
(Druckgradient 50—100 mm Hg) und eine
schwere (Druckgradient über 100 mm Hg) vornehmen. Durch Erhöhung des Druckgradienten
unter Belastung ist eine Steigerung des Herzzeitvolumens möglich. Wenn man allerdings
berücksichtigt, daß zur Verdoppelung des
Schlagvolumens eine vierfache Druckerhöhung
erforderlich ist, so wird verständlich, daß die
Zunahme des Herzzeitvolumens in Abhängigkeit vom Stenosegrad gegenüber der Norm
mehr und mehr reduziert ist.

Der Druck in der Pulmonalarterie ist bei
leichten und mittelschweren Stenosen im wesentlichen normal, bei hochgradigen Stenosen
ist er meist verringert; der Druckanstieg ist
verzögert. In den unmittelbar nach dem verengten Pulmonalostium aufgezeichneten Kurven werden systolisch negative Wellen registriert. Sie verdanken ihre Entstehung der
hohen Strömungsgeschwindigkeit innerhalb des
Preßstrahles.

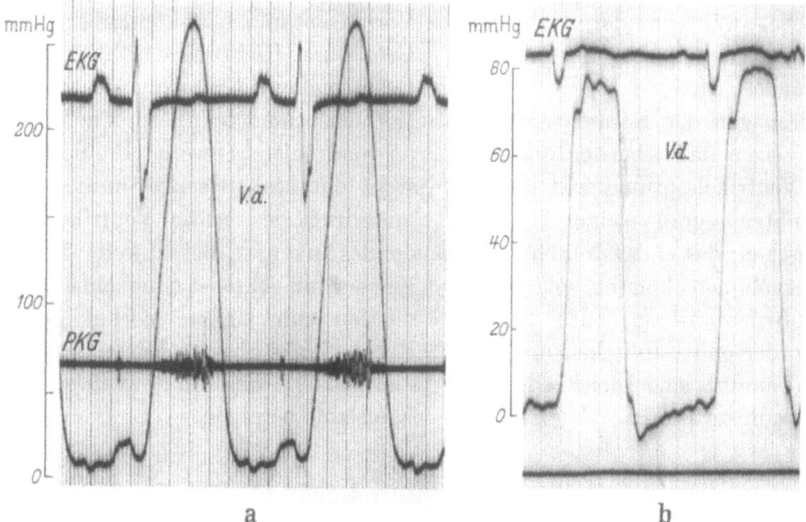

a   b

Abb. 101a u. b. Druckkurven des rechten Ventrikels (*V.d.*) bei Pulmonalstenose ohne (a) und mit Ventrikelseptumdefekt (b). Verzögerter Steilanstieg, Verspätung des systolischen Maximums bei a. Bei b ist die rechtsseitige Ventrikeldruckkurve in Form und Höhe an die des linken Ventrikels angeglichen

Der Druckablauf im rechten Ventrikel ist bei der Pulmonalstenose ohne Ventrikelseptumdefekt in charakteristischer Weise verändert. Dies ist allein durch die Erhöhung des Strömungswiderstandes in der Ausstrombahn bzw. am Pulmonalostium mit Verlängerung der Austreibungszeit bedingt. Bei normalen Klappenverhältnissen fällt der Widerstand am Ostium mit der Klappenöffnung von „unendlich" auf einen sehr niedrigen Wert ab. Der Auswurf des Schlagvolumens erfordert deshalb nur noch einen mäßigen Druckanstieg in der Austreibungsphase. Bei der Klappenstenose ist dagegen die Abnahme des Widerstandes in der Austreibungsphase wesentlich geringer, es ist daher in der Austreibungsphase eine weitere starke Druckentwicklung erforderlich. Zwischen dem Widerstand in der Ausstrombahn und dem entwickelten Druck besteht eine direkte Beziehung. Der Kurvenanstieg ist unmittelbar nach der Klappenöffnung steil und nimmt dann in seinem weiteren Verlauf bis zum Maximum mehr und mehr an Steilheit ab. Das Druckmaximum wird daher erst später erreicht (Abb. 101a). (Verspätung des Druckmaximums bedeutet Verspätung des systolischen Geräuschmaximums, Verlängerung der Austreibungsphase bedeutet Verspätung des Pulmonalklappenschlusses und damit Vergrößerung des Intervalls zwischen dem aortalen und pulmonalen Segment des II. Herztones.) Dieser Kurvenverlauf ist ein wichtiges Kriterium für

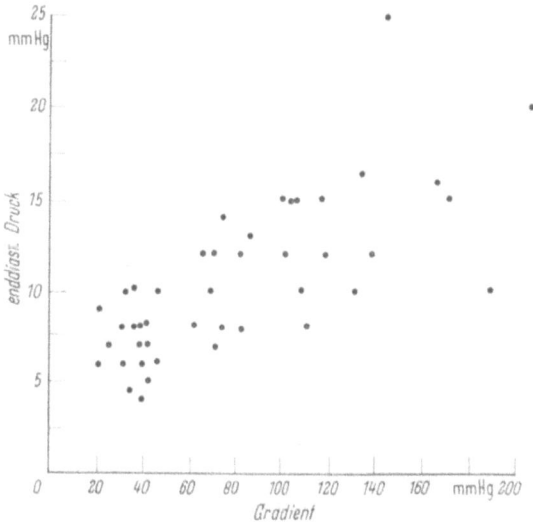

Abb. 102. Beziehung zwischen enddiastolischem Druck des rechten Ventrikels und Höhe des Druckgradienten bei Pulmonalstenose ohne Ventrikelseptumdefekt

die Pulmonalstenose mit Ventrikelseptumdefekt und von differentialdiagnostischer Bedeutung bei der Abgrenzung von der Fallotschen Tetralogie.

Als Folge der konzentrischen Hypertrophie des rechten Ventrikels ist der enddiastolische Druck erhöht; er zeigt eine gute Korrelation zum Druckgradienten, solange das Myokard suffizient ist (Abb. 102). Durch den erhöhten Füllungsdruck der hypertrophierten Muskulatur des rechten Ventrikels ist auch der Druck des rechten Vorhofs erhöht. Die Druckerhöhung betrifft vornehmlich die Vorhof-kontraktionswelle, während der früh- und mesodiastolische Druck nicht oder nur unwesentlich verändert ist.

Direkte Messungen der Kammervolumina beim Menschen zeigen, daß es bei der Pulmonalstenose ohne Ventrikelseptumdefekt in Abhängigkeit vom Stenosegrad zu einer Abnahme des enddiastolischen, des endsystolischen und auch des Schlagvolumens kommt, solange der Herzmuskel suffizient ist (s. auch S. 169). Vergrößerungen der endsystolischen und enddiastolischen Volumina sind gleichbedeutend mit einer Myokardinsuffizienz.

Ist die Pulmonalstenose mit einem größeren Vorhofseptumdefekt kombiniert, so gelten für Größe und Richtung des Shunts die gleichen Gesetzmäßigkeiten, wie sie beim isolierten Vorhofseptumdefekt besprochen sind. Bei leichter und mittelschwerer Pulmonalstenose besteht ein Links-Rechts-Shunt, weil der Füllungsdruck des rechten Ventrikels niedriger als der des linken ist. Bei schweren Stenosen ist der Kurzschluß gekreuzt oder schließlich ganz vom rechten zum linken Vorhof gerichtet. Das Rechts-Links-Shuntvolumen kann erheblich sein und 50% des Minutenvolumens des großen Kreislaufs betragen.

5. Pulmonalstenose mit Ventrikelseptumdefekt (Fallotsche Tetralogie)

Die Hämodynamik der Pulmonalstenose mit Ventrikelseptumdefekt wird entscheidend durch die Stenose in der rechten Kammer bzw. des Pulmonalostiums und durch den Ventrikelseptumdefekt bestimmt, während die Lokalisation des Aortenostiums (Dextroposition, „reitende" Aorta) keine wesentliche Rolle spielt (Abb. 103). Praktisch immer ist der Ventrikelseptumdefekt so groß, daß ein Druckangleich zwischen linkem und rechtem Ventrikel besteht. Da der rechte Ventrikel auf diese Weise an den großen Kreislauf angeschlossen ist, wird seine maximale Druckentwicklung (wie die des linken Ventrikels) durch die Höhe des Strömungswiderstandes im Systemkreislauf begrenzt. Der nach RIVA ROCCI gemessene systolische Blutdruck entspricht daher etwa dem systolischen Druck im rechten Ventrikel. Die Pulmonalstenose ist für den Druck im rechten Ventrikel nicht ausschlaggebend. Hierin liegt ein wesentlicher Unterschied zwischen der Pulmonalstenose ohne und der Pulmonalstenose mit Ventrikelseptumdefekt. Bei der „isolierten" Pulmonalstenose hat der rechte Ventrikel nur eine Ausstromöffnung, das verengte Pulmonalostium. Infolgedessen ist er in der Lage, seinen Druck in Abhängigkeit von der Stenose so stark zu erhöhen, daß er über den Druck des linken Ventrikels ansteigen kann. Auf diese Weise kann er den Pulmonalarteriendruck — von den schwersten Formen abgesehen — auf annähernd normalen Werten halten. Bei der Pulmonalstenose mit Ventrikelseptumdefekt ist der Druck in der Pulmonalarterie im allgemeinen gegenüber der Norm verringert, weil der Ventrikelseptumdefekt die zur Aufrechterhaltung eines normalen Pulmonalarteriendrucks erforderliche Druckentwicklung des rechten Ventrikels verhindert und nur ein Teil des Schlagvolumens des rechten Ventrikels in den Lungenkreislauf gelangt, der andere durch den Defekt in den Systemkreislauf abströmt. Die Größe des in den großen und kleinen Kreislauf gelangenden Blutvolumens ist abhängig von der Relation des Strömungswiderstandes in der verengten Ausstrombahn der rechten Kammer einerseits und dem Systemkreislauf andererseits. Je hochgradiger die Stenose, um so geringer ist das vom rechten Ventrikel in die Lungenstrombahn fließende Blutvolumen, um so größer das Rechts-Links-Shuntvolumen. Bei hochgradigen Stenosen ist das Lungenzirkulationsvolumen nicht nur relativ (gegenüber dem des Systemkreislaufs), sondern auch absolut (gegenüber der Norm) verringert. Die Größe des pulmonalen Stromvolumens verhält sich bei diesen Patienten zum Stromvolumen im Systemkreislauf etwa wie 1:2 bis 1:3. Bei leichteren Stenosen kann das Lungenzirkulationsvolumen bei nur geringem Rechts-Links-Shunt oder sogar gekreuztem Shunt annähernd normal sein.

Der rechte Ventrikel leistet eine erhöhte Druck- und eine von der Shuntgröße abhängige Volumenmehrarbeit. Im Gegensatz zur reinen Druckhypertrophie bei Pulmonalstenose ohne Ventrikelseptumdefekt kommt es hier zu einer gemischten Druck- und Volumenhypertrophie. Dabei ist die Muskelzunahme des rechten Ventrikels geringer als bei schweren isolierten Pulmonalstenosen, da durch den Ventrikelseptumdefekt eine Druckentwicklung über den systolischen Systemdruck verhindert wird.

Der Formablauf der Druckkurve des rechten Ventrikels unterscheidet sich von dem bei Pulmonalstenose ohne Ventrikelseptumdefekt. Durch den unbehinderten Anschluß an den linken Ventrikel und die Aorta ist die Druckkurve des rechten Ventrikels weitgehend an die des linken angeglichen, nicht nur in der Höhe, sondern auch in der Form. Auf den isometrischen Druckanstieg bis zur Aortenklappenöffnung folgt die Austreibungsphase mit plateauförmigem Gipfel der Kurve (Abb. 102 b).

Als Folge des arteriellen Sauerstoffdefizits entsteht eine kompensatorische Polyglobulie. Sie kann so erheblich sein, daß sie die Viscosität des Blutes stärker erhöht und die Passage durch die kleinen Gefäße erschwert. Außerdem kann sie die Entstehung thrombotischer Komplikationen, insbesondere an den Cerebral- und Lungengefäßen begünstigen.

Bei stärkerer Reduzierung des Lungenzirkulationsvolumens kommt es zur Ausbildung ausgedehnter Kollateralen, durch die der Lungenstrombahn ein größeres Blutquantum zugeführt werden kann. Dieser „Links-Rechts-Shunt" kann 1—2 l/min betragen. Seine Bedeutung zeigt sich besonders am Beispiel des „*Pseudotruncus*" (Pulmonal*atresie*). Diese Patienten leben ausschließlich von dem über den Kollateralkreislauf in die Lungenstrombahn gelangenden Blutvolumen.

Bei Kombination der Pulmonalstenose mit Ventrikelseptumdefekt mit einem Vorhofseptumdefekt (sog. *Fallotsche Pentalogie*) bedeutet der zusätzliche Fehler einen zweiten Shuntweg. Da der Füllungswiderstand beider Kammern und damit auch der Mitteldruck in beiden Vorhöfen weitgehend angenähert sind, wird die Hämodynamik der Pulmonalstenose mit Ventrikelseptumdefekt durch den zusätzlichen Vorhofseptumdefekt nicht wesentlich beeinflußt.

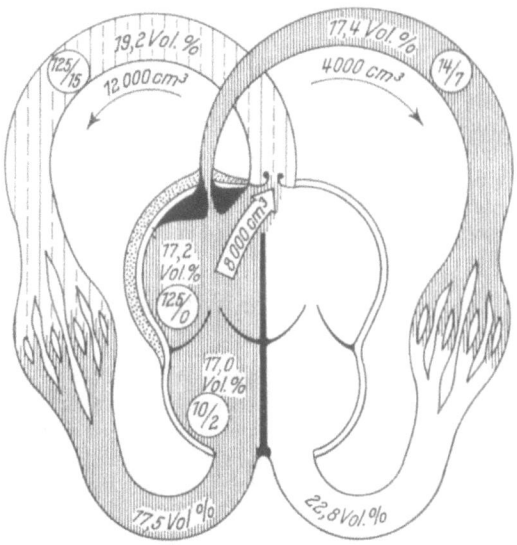

Abb. 103. Schema Pulmonalstenose mit VSD. (Aus BAYER/LOOGEN/WOLTER, Die Herzkatheterisierung bei angeborenen und erworbenen Herzfehlern. Stuttgart: Georg Thieme 1967)

6. Tricuspidalatresie

Das venöse Blut des rechten Vorhofs fließt, da das atretische Tricuspidalostium den Bluteinstrom in den rechten Ventrikel verhindert, in den linken Vorhof und von dort, durchmischt mit dem aus den Lungenvenen kommenden arterialisierten Blut, in den linken Ventrikel. Der intraatriale Verbindungsweg ist meist das offene Foramen ovale. Die Kontraktionswelle ist daher in diesen Fällen im rechten Vorhof stark erhöht. Aus dem linken Ventrikel gelangt das Mischblut in den großen und kleinen Kreislauf. Funktionell liegt demnach praktisch ein „*Cor biloculare*" vor.

Die Durchströmungsgrößen beider Kreisläufe sind von der Widerstandsrelation abhängig. Sie werden nicht nur durch die peripheren Strömungswiderstände, sondern auch durch die Widerstände am Ventrikelseptumdefekt und in den arteriellen Ausstrombahnen bestimmt. Dabei ist der Ursprungsort von Aorta und Pulmonalarterie nicht ausschlaggebend. Eine Transposition der beiden Gefäße hat keinen wesentlichen Einfluß auf die Hämodynamik. Das Mischungsverhältnis aus arteriellem und venösem Blut, welches das Ausmaß der arteriellen Sauerstoffuntersättigung

bestimmt, ist abhängig von der Relation der beiden Stromvolumina. Bei großem Lungendurchfluß ist das Mischungsverhältnis zugunsten des arteriellen Blutes, bei niedriger Lungenzirkulation zur venösen Seite hin verschoben. In der Mehrzahl der Fälle wird der Hauptanteil der Herzarbeit vom linken Ventrikel geleistet. Der Ventrikelseptumdefekt ist meist klein und drucktrennend, so daß der Druck in der rechten Kammer geringer als in der linken ist. In diesen Fällen ist das Lungenzirkulationsvolumen ebenso wie in Fällen mit Pulmonalstenose gegenüber dem Zirkulationsvolumen des großen Kreislaufs herabgesetzt. Bei Ursprung der Pulmonalarterie aus dem rechten Ventrikel in Verbindung mit einem großen Ventrikelseptumdefekt oder bei Transposition des Gefäßes in den linken Ventrikel besteht wegen des großen pulmonalen Stromvolumens und der pulmonalen Hypertonie die Gefahr einer sekundären Lungengefäßschädigung mit Erhöhung des Strömungswiderstandes. Dadurch wird das anfänglich günstige Blutmischungsverhältnis mit geringer Cyanose verschlechtert und überdies durch eine Sauerstoffdiffusionsstörung die arterielle Untersättigung verstärkt. Eine Verschiebung zur venösen Seite wird auch durch eine Pulmonalstenose bewirkt. Bei Vorliegen einer Pulmonalatresie wird die Lungen-zirkulation — ähnlich wie beim „Pseudotruncus" — über Kollateralen oder einen offenen Ductus arteriosus versorgt.

7. Singulärer Ventrikel

Bei der Variabilität der Morphologie wird die Hämodynamik des singulären Ventrikels durch verschiedene Faktoren bestimmt. Gemeinsames hämodynamisches Kennzeichen ist die Durchmischung des arteriellen und venösen Blutes im gemeinsamen Ventrikel. Die Durchmischung ist nicht in allen Fällen vollständig. Trotz der fehlenden Septierung kann das Blut an verschiedenen Stellen der gemeinsamen Kammer einen unterschiedlichen Sauerstoffgehalt haben. Demzufolge stimmt auch der Sauerstoffgehalt des Blutes in den großen Gefäßen nicht immer völlig überein, wenn auch hier die Unterschiede im allgemeinen geringer als in der Kammer sind. Die Kreislaufvolumina sind abhängig von der Relation der Strömungswiderstände. Eine Erhöhung des Strömungswiderstandes kann in der peripheren Strombahn, z.B. im Bereich der Lungenarteriolen, oder

zentral am Ursprung der Gefäße selbst lokalisiert sein. Solange der Strömungswiderstand in der Lungenstrombahn niedrig ist und keine Pulmonalstenose vorliegt, ist das Lungenzirkulationsvolumen größer als das des Systemkreislaufs. Das Durchmischungsverhältnis des Blutes im singulären Ventrikel ist dann zur arteriellen Seite hin verschoben. Eine Cyanose kann in diesen Fällen fehlen oder gering sein. Umgekehrt wird das Durchmischungsverhältnis bei höherem Widerstand zur Pulmonalarterie hin oder innerhalb des Lungenkreislaufs selbst zur venösen Seite hin verschoben. Die Cyanose ist dann meist stark ausgeprägt.

Ist der singuläre Ventrikel mit einem großen Vorhofseptumdefekt kombiniert, so findet eine partielle Blutdurchmischung bereits auf Vorhofebene statt.

8. Truncus arteriosus communis persistens

Für die Hämodynamik des Truncus arteriosus communis persistens ist entscheidend, daß beide Ventrikel eine gemeinsame Ausstromöffnung haben, mit der sie an den Systemkreislauf angeschlossen sind. Die systolischen Drucke in den beiden Ventrikeln und im Truncus sind gleich hoch. Bei erhaltenem muskulärem Anteil des Ventrikelseptums wird der Truncus zum Mischungsort für das arterielle Blut des linken und

das venöse Blut des rechten Ventrikels. Die an den Truncus angeschlossenen Kreislaufabschnitte (Körper-Lungen-Coronarkreislauf) erhalten somit Blut desselben Mischungsverhältnisses. Das Mischungsverhältnis ist — wie beim singulären Ventrikel — von der Größe der Zirkulationsvolumina, die Zirkulationsvolumina sind von der Relation der Strömungswiderstände in beiden Kreisläufen abhängig.

9. Transposition der großen Arterien

Durch die komplette Transposition der großen Gefäße werden der große und kleine Kreislauf parallel geschaltet (Abb. 104). Das venöse Blut des rechten Ventrikels wird in die Aorta gefördert und gelangt nach Passage des Systemkreislaufs über den rechten Vorhof wieder in den rechten Ventrikel, während das arterialisierte Blut vom linken Ventrikel über die Pulmonalarterie und den Lungenkreislauf wieder in das linke Herz zurückfließt.

Postnatales Leben ist nur möglich, wenn ein Übertritt von arterialisiertem Blut in den Systemkreislauf und von venösem Blut in den Lungenkreislauf möglich ist.

Besteht die Verbindung in einem Vorhofseptumdefekt, so ist der systolische Druck des rechten Ventrikels auf den systolischen Systemdruck erhöht, während der linke Ventrikel den niedrigen Pulmonalarteriendruck aufzubringen hat.

Die Zirkulationsvolumina im großen und im kleinen Kreislauf sind meist deutlich erhöht.

Die Vergrößerung des Lungenzirkulationsvolumens kann so erheblich sein, daß leichte bis mittlere Druckerhöhungen resultieren.

Der Blutübertritt durch den Vorhofseptumdefekt hängt weitgehend von dessen Größe ab. Meist handelt es sich um ein offenes Foramen ovale, d.h. um einen drucktrennenden Defekt. Der Mitteldruck im linken Vorhof ist entsprechend dem verringerten Füllungsdruck des linken Ventrikels niedriger als normal, der im rechten Vorhof erhöht. Trotz Annäherung der Mitteldrucke in beiden Vorhöfen ist der Druck im linken Vorhof etwas höher als rechts.

Folge ist der Übertritt von arterialisiertem Blut aus dem linken in den rechten Vorhof. Auf demselben Wege ist aber auch ein Übertritt vom rechten in den linken Vorhof möglich, weil der Druck im rechten Vorhof durch die hohe Vorhofkontraktionswelle den linksseitigen Vorhofdruck kurzzeitig übersteigen kann, und die Druckrelation zwischen den beiden Vorhöfen durch die Atmung zugunsten eines Rechts-

Links-Übertritts verschoben wird (Abb. 105).
Ein anderer Weg, auf dem venöses Blut in den
Lungenkreislauf gelangen kann, besteht in
Anastomosen der Bronchialarterien oder in
einem Ductus arteriosus apertus. Der Blutaustausch zwischen den beiden Kreisläufen ist
allerdings bei kleinen Vorhofseptumdefekten
bzw. beim offenen Foramen ovale meist nicht
ausreichend. Eine oft lebensrettende Vermehrung des Blutaustausches kann durch eine
Erweiterung der Vorhofverbindung erreicht
werden.

Besteht die Verbindung zwischen den
parallel geschalteten Kreisläufen in einem
kleinen, drucktrennenden oder druckreduzie-
renden Ventrikelseptumdefekt, so ist zwar der
Übertritt von venösem Blut des rechten Ventrikels (hoher systolischer Druck) in den linken
(niedriger systolischer Druck) und von dort in
die Lungenstrombahn möglich, aber nicht der
umgekehrte Weg. Ohne zusätzlichen Ver-

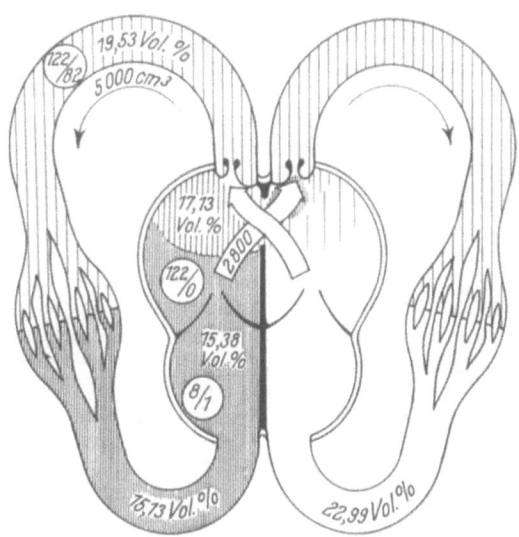

Abb. 104. Schema: Transposition der großen Arterien
mit Ventrikelseptumdefekt. (Aus BAYER/LOOGEN/
WOLTER, Die Herzkatheterisierung bei angeborenen
und erworbenen Herzfehlern. Stuttgart: Georg
Thieme 1967)

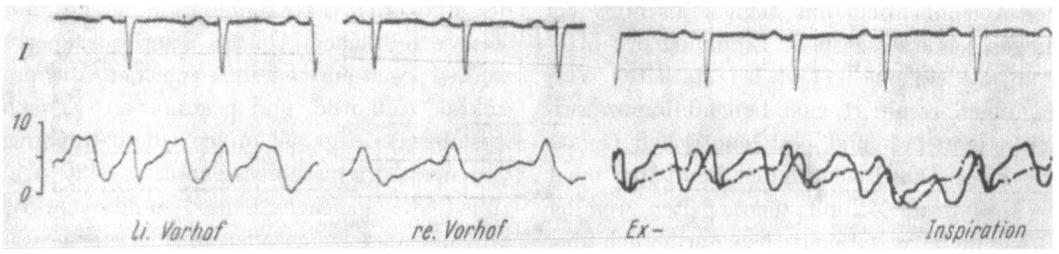

Abb. 105. Vorhofdruckkurven bei Transposition der großen Arterien mit Vorhofseptumdefekt. [Aus F. LOOGEN,
U. GLEICHMANN u. H. GREMMEL, Fortschr. Röntgenstr. 101, 352—360 (1964)]

bindungsweg, z.B. einen Vorhofseptumdefekt,
der eine solche Möglichkeit eröffnet, sind die
Kinder nicht lebensfähig. Handelt es sich um
einen großen Ventrikelseptumdefekt mit systolischem Druckangleich in beiden Ventrikeln
und in den beiden großen Arterien, so kann ein
ausreichender Blutaustausch durch den Defekt
stattfinden. Die Größe der Zirkulations- und
Austauschvolumina ist unterschiedlich und
wird wesentlich von den Widerstandsverhält-
nissen in beiden Kreisläufen bestimmt. Der
primäre pulmonale Hochdruck führt mit der
Zeit zu Lungengefäßveränderungen mit Einengung der Gefäßlichtung und Erhöhung des
Strömungswiderstandes (wie beim großen isolierten Ventrikelseptumdefekt). Die Folge sind

eine Reduzierung des Lungenzirkulationsvolumens und eine Abnahme des vom rechten
Ventrikel durch den Defekt zur Arterialisierung
gelangenden Blutvolumens.

Bei der *korrigierten Transposition* der
großen Arterien sind die Kreisläufe nicht parallel, sondern in üblicher Weise hintereinander
geschaltet, weil die hierbei vorliegende *Inversion* der Herzkammern durch die Transposition der Gefäße korrigiert ist. Sofern keine
zusätzlichen Anomalien vorliegen, besteht daher ein normales Kreislaufverhalten. Durch
zusätzliche Anomalien ergeben sich die für die
jeweilige Anomalie charakteristischen Veränderungen der Hämodynamik.

10. Arterio-venöse Lungenfistel

Folge einer arterio-venösen Lungenfistel ist der
Einstrom von venösem Blut der Pulmonalarterie in
die Lungenvenen (selten in den linken Vorhof) unter

Umgehung des Lungencapillargebietes. Die Größe des
Kurzschlusses ist von Zahl und Weite der zu- und
abführenden Gefäße sowie dem Druckgefälle ab-

hängig. Viscosität des Blutes und Lokalisation der Fistel spielen keine entscheidende Rolle. Die Kurzschlußmengen betragen zwischen 20 und 75% des Lungenzirkulationsvolumens. Durch den Kurzschluß kommt es zu einer Sauerstoffuntersättigung des arteriellen Blutes des Systemkreislaufs, die zu Cyanose und Trommelschlegelbildungen der Finger- und Zehenendglieder führen kann. Der verringerte Sauerstoffgehalt wird durch eine in schweren Fällen nie fehlende Polycytämie, eine stärkere Sauerstoffutilisation (erhöhte arterio-venöse Sauerstoffdifferenz) und eine kompensatorische Steigerung der Volumenförderung des Herzens ausgeglichen. Die Volumenmehrbelastung betrifft in gleichem Maße das rechte und linke Herz. Sie ist allerdings im Vergleich mit gleichgroßen arterio-venösen Fistelverbindungen im Systemkreislauf wesentlich geringer und führt daher nur selten zu einer Herzinsuffizienz.

Der Strömungswiderstand in der Lunge ist bei unkomplizierten arterio-venösen Lungenfisteln im allgemeinen gegenüber der Norm erniedrigt. Dies gilt nicht nur für den Fistelbereich, sondern betrifft auch das übrige Gebiet der Lungenstrombahn. Die Abnahme des Strömungswiderstandes ist als Kompensationsmaßnahme anzusehen, da hierdurch die Relation der Blutvolumina, die einerseits die Fistel, andererseits das Lungencapillargebiet passieren, zugunsten des letzteren verschoben wird. Veränderungen in der Lungenstrombahn außerhalb der Fistel, die mit einer Erhöhung des Strömungswiderstandes einhergehen, haben einen gegenteiligen Effekt. Durch Erhöhung des Druckgefälles zur Fistel hin werden das Shuntvolumen und damit die Volumenbelastung des Herzens vergrößert, das zur Arterialisierung gelangende Lungenzirkulationsvolumen verringert. Die Gefahr einer Herzinsuffizienz ist daher bei dieser komplizierten Form der arterio-venösen Lungenfistel erhöht.

11. Aortenisthmusstenose

Die Pathophysiologie der Aortenisthmusstenose ist durch das Strömungshindernis im Aortenverlauf gekennzeichnet. Einengungen der Aortenlichtung um weniger als 50% bedingen keine wesentliche Erhöhung des Strömungswiderstandes. Erst bei stärkeren Verengungen resultiert eine Druckdifferenz zwischen dem prä- und poststenotischen Gefäßabschnitt. Die Druckdifferenz kann aber nicht als Maß für die Isthmusstenose gelten, weil der Druck in der poststenotischen Aorta auch über die Kollateralversorgung aufrechterhalten wird, wie das Beispiel extremer Stenosen oder von Atresien zeigt.

Im prästenotischen Aortenanteil und in den hier entspringenden Arterien entwickelt sich im Laufe des Lebens eine mehr und mehr zunehmende Hypertonie, deren Ursache in erster Linie in dem mechanischen Strombahnhindernis liegt. Daneben werden auch humorale Faktoren, so die Produktion vasopressorischer Substanzen durch die Nieren als Folge einer verminderten Nierendurchblutung und einer Abnahme der Pulsamplitude in den Nierenarterien diskutiert. Die Druckerhöhung im prästenotischen Gefäßbereich führt mit der Zeit zu anatomischen Veränderungen, die zunächst vorwiegend in einer Hypertrophie der Media und Proliferation der Intima, später auch in einer Vermehrung des Bindegewebes mit Atheromatose und Sklerose besteht. Die hieraus resultierende Abnahme der Gefäßwandelastizität führt zu einer weiteren Steigerung der prästenotischen Blutdruckerhöhung.

Folge der Druck- und Widerstandserhöhung ist eine vermehrte Druckarbeit des linken Ventrikels mit entsprechender Druckhypertrophie des Myokards. Bei Kombination der Isthmusstenose mit einem Ductus arteriosus apertus werden zwei Formen unterschieden, die präduktale (infantile) und postduktale (Erwachsenenform). Liegt der offene Ductus proximal von der Aortenisthmusstenose, so sind prinzipiell die gleichen hämodynamischen Bedingungen wie beim isolierten Ductus arteriosus apertus gegeben. Die Druck- und Widerstandserhöhung im Systemkreislauf bewirkt aber ein relativ größeres Shuntvolumen. Bei weiten Gefäßverbindungen besteht die Gefahr der Insuffizienz des linken Ventrikels, weil dieser zusätzlich zur vermehrten Druckarbeit auch vermehrte Volumenarbeit aufbringen muß. In anderen Fällen kommt es infolge der chronischen Druck- und Volumenmehrbelastung der Lungenstrombahn zu anatomischen Veränderungen der kleinen Lungenarterien mit Erhöhung des Strömungswiderstandes. Diese kann in extremen Fällen so stark sein, daß sie über den Strömungswiderstand des prästenotischen Systemkreislaufs ansteigt und trotz der Einmündung des Ductus in den prästenotischen Aortenabschnitt ein Rechts-Links-Shunt zustande kommt.

Auch bei Einmündung des Ductus in den poststenotischen Aortenabschnitt kann ein Links-Rechts-Shunt bestehen. In diesen Fällen wird die Blutversorgung der unteren Körperhälfte durch die nicht allzu starke Isthmusstenose und/oder über ausreichende Kollateralen sichergestellt. Meist werden aber bei der präduktalen Form der Isthmusstenose (infantile Form) die distal von der Stenose gelegenen Organe über den Ductus mit venösem Blut versorgt, wodurch es zu der differentialdiagnostisch wichtigen ausschließlichen Cyanose der unteren Extremitäten kommt. Oft ist die Verengung des Aortenrohres so hochgradig, daß praktisch kein Blut passieren kann; schließlich kann eine völlige Unterbrechung der Aorta (Aortenatresie) vorkommen. In diesen Fällen ist ein Kollateralkreislauf meist nicht angelegt. Der Blutdruck ist dann im prästenotischen Gefäßbereich im allgemeinen normal. Eine nennenswerte Blutdruckdifferenz zwischen Armen und Beinen wird vermißt, da der rechte Ventrikel, über den weiten Ductus an den Systemkreislauf angeschlossen, an den unteren Extremitäten einen praktisch normalen Druck aufrechterhält. Der stets vorhandene primäre pulmonale Hochdruck führt mit der Zeit zu irreversiblen Veränderungen der Lungenstrombahn, die nur durch eine operative Korrektur der Fehler bereits im 1. Lebensjahr verhindert werden können.

III. Herzklappenfehler

1. Mitralstenose

Die Stenose des Mitralostiums bedeutet eine Erschwerung des Bluteinstromes in den linken Ventrikel (Abb. 106). Die Blutversorgung der Kreislaufperipherie kann nur durch Überwindung des erhöhten Klappenwiderstandes erreicht werden. Nachdem Gesetz von HAGEN-POISEUILLE $\left(\dfrac{V}{1} = \dfrac{P_1 - P_2}{W}\right)$ erfordert diese Mehrförderung von Volumen (V) — einen fixierten Widerstand (W) vorausgesetzt — eine Erhöhung des Druckes (P_1) vor dem Strombahnhindernis. Abgesehen von den sehr leichten Mitralstenosen, bei denen die Druckerhöhung — jedenfalls unter Ruhebedingungen — auf den linken Vorhof und die Lungenvenen beschränkt bleibt, wird bei allen schwereren Stenosen ein ausreichendes Druckgefälle im Lungenkreislauf dadurch aufrechterhalten, daß auch der Druck in der Pulmonalarterie und im rechten Ventrikel ansteigt. Dadurch kommt es zu einer Druckhypertrophie des rechten Ventrikels und zum Umbau des linken Vorhofes mit Hypertrophie seiner Wand.

Zwischen den hämodynamischen Veränderungen und dem Stenosegrad bestehen annäherungsweise folgende Beziehungen:

Eine Einengung der Mitralöffnungsfläche von normal 4—6 cm² auf etwa 2 cm² bleibt unter Ruhebedingungen ohne wesentliche hämodynamische Rückwirkungen. Das Herzminutenvolumen ist normal, der Druck im linken Vorhof und in den Lungenvenen ist nur um wenige Millimeter erhöht, in der Pulmonalarterie und im rechten Ventrikel ist der Druck im Normbereich. Bei körperlicher Belastung — von extremen Bedingungen abgesehen —

erfolgt unter mäßiger Druckerhöhung im linken Vorhof eine praktisch normale Zunahme der Volumenförderung. Diese Patienten gehören

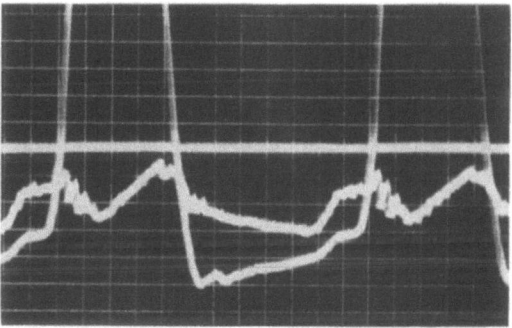

Abb. 106. Druckkurven des linken Vorhofs und Ventrikels bei Mitralstenose. Verzögerter Druckabfall im linken Vorhof nach der Mitralklappenöffnung mit präsystolischem Druckanstieg (Sinusrhythmus)

dem klinischen Schweregrad I an. Ist das Mitralostium auf 1,5—2,0 cm² eingeengt (klinischer Schweregrad II), so sind die Drucke im linken Vorhof deutlich (etwa auf das Doppelte der Norm, Mitteldruck im linken Vorhof ca. 8—10 mm Hg), in der Lungenarterie und im rechten Ventrikel mäßig erhöht. Unter körperlicher Belastung steigen die Drucke im linken Vorhof und im Lungenkreislauf deutlich an. Trotzdem bleibt die Zunahme des Herzminutenvolumens hinter der bei normalen Versuchspersonen zurück und erreicht höchstens noch eine Verdoppelung der Norm. Bei noch stärkerer Einengung der Mitralöffnungsfläche (zwischen 0,9—1,5 cm², klinischer Schweregrad III) ist der Druck im linken Vorhof etwa auf das Dreifache der Norm erhöht.

Bei diesem Stenosegrad kann das Herzminutenvolumen in Ruhe noch normal sein,
meist ist es aber etwas erniedrigt. Schon geringe
körperliche Belastungen führen zu einer starken
weiteren Druckerhöhung im linken Vorhof und
im Lungenkreislauf. Der Steigerung des Herzminutenvolumens sind enge Grenzen gesetzt.
Bei Verengung des Mitralostiums auf Werte
unter 0,9 cm² (klinischer Schweregrad IV)
kann der Mitteldruck im linken Vorhof auf das
Vier- bis Fünffache der Norm erhöht sein.
Dementsprechend sind auch die Drucke in der
Lungenarterie und im rechten Ventrikel stark
erhöht. Das Herzminutenvolumen ist bei diesem Stenosegrad deutlich vermindert. Dabei
ist das Schlagvolumen oft stärker als das Minutenvolumen reduziert, weil die Schlagfolge
höher als beim Gesunden liegt. Nennenswerte
Steigerungen des Herzminutenvolumens sind
bei diesem Stenosegrad nicht zu erwarten.

Bei Patienten der Gruppen III und IV mit
Insuffizienz des rechten Ventrikels kommt es
schon nach geringer Belastung zu einer Erhöhung aller Drucke im Lungenkreislauf und
im rechten Herzen bei nur geringer Zunahme
oder sogar Abnahme des Herzminutenvolumens. Auch im Stadium der Suffizienz kann das
Herzminutenvolumen durch Hinzutreten eines
Vorhofflimmerns gegenüber einem frequenz-
vergleichbaren Sinusrhythmus abnehmen.

Die ungenügende Füllung des linken Ventrikels bei schweren Mitralstenosen führt zu
einer Atrophie seiner Muskulatur. Infolge des
geringen Schlagvolumens ist auch die Blutdruckamplitude in der Peripherie gegenüber
der Norm verringert. Bei unzureichender Volumenleistung des linken Ventrikels kommt es
zu einer vermehrten Sauerstoffausschöpfung
in der Kreislaufperipherie (verlangsamte Blutströmung, *Bohr*-Effekt). Hierdurch wird der
Sauerstoffgehalt des venösen Blutes stärker
erniedrigt und damit die arterio-venöse Differenz gegenüber der Norm vergrößert.

Die hämodynamischen Rückwirkungen der
Mitralstenose auf den kleinen Kreislauf sind
schwererwiegend als auf den großen Kreislauf.
Bei starken Druckerhöhungen im linken Vorhof und im Bereich der Lungencapillaren,
z.B. bei körperlichen Belastungen, kann der
kolloidosmotische Druck (25—30 mm Hg) überschritten werden und Blutflüssigkeit aus den
Gefäßen austreten. Es kommt zum Stauungs-
katarrh oder bei länger anhaltenden Druck-

steigerungen zum Lungenödem. Bei schweren
und schon lange bestehenden Mitralstenosen
liegt aber die kritische Grenze, bei der Blut
durch die Gefäßwände tritt, oft höher als unter
physiologischen Bedingungen. Dies ist auf
morphologische Veränderungen der Gefäßwände und des Lungenstützgewebes zurückzuführen. Die Veränderungen an den Gefäßen
können von einer Vermehrung und Verstärkung
der glatten Muskelfasern mit Intimaverdickung
bis zur narbigen Verödung der Wand reichen.
Die Veränderungen der Alveolarsepten bestehen zunächst in Verquellungen und Durch-
tränkungen, später kommt es zu einer fibrösen
Verschwielung der Alveolarsepten mit Untergang von Capillaren. Nach vergleichenden
hämodynamischen und histologischen Untersuchungen besteht zwischen den morphologischen Veränderungen der Lungengefäße
und des Lungengerüstes sowie der Höhe des
Pulmonalarteriendruckes — zumindest bei Patienten mit starken Drucksteigerungen — eine
gute Korrelation.

Die morphologischen Veränderungen bedingen zwar einen gewissen Schutz vor dem
Auftreten eines Lungenödems, andererseits
führen sie aber infolge der Einengung der
Strombahn (erhöhter Lungenarteriolenwider-
stand) zu einer weiteren Druckerhöhung in der
Pulmonalarterie und im rechten Ventrikel sowie zu Gasaustauschstörungen in der Lunge.
Die Veränderungen der kleinen Lungenarterien
können so ausgeprägt sein, daß hieraus eine
,,zweite Stenose" resultiert. Während ohne
diesen zusätzlichen Arteriolenwiderstand der
diastolische Pulmonalarteriendruck dem Mitteldruck im linken Vorhof weitgehend entspricht, kommt es bei den durch eine sekundäre
Erhöhung des Strömungswiderstandes komplizierten Fällen zu einem stärkeren Anstieg des
Pulmonalarteriendrucks, so daß eine deutliche
Differenz zwischen dem diastolischen Druck in
der Pulmonalarterie und dem Mitteldruck des
linken Vorhofs besteht. Das Druckgefälle im
Lungenkreislauf ist somit um den Betrag des
zusätzlichen Lungenarteriolenwiderstandes größer geworden.

Die morphologischen Gefäßveränderungen
spielen sich nicht nur an den kleinen Arterien
ab. Die sklerotischen Veränderungen an der
Pulmonalstammarterie können zu einer Dehnung des Pulmonalostiumringes mit nachfolgender *Pulmonalinsuffizienz* führen. Die

hierdurch für den rechten Ventrikel sich ergebende zusätzliche Volumenmehrarbeit bedingt dann meist sehr bald auch eine Insuffizienz des rechten Ventrikels mit Dilatation und relativer Tricuspidalinsuffizienz.

Die Veränderungen des Lungenstützgewebes können zu Störungen des Gasaustausches führen. Allerdings sind schon erhebliche Grade alveolärer Veränderungen notwendig, um eine Erniedrigung der arteriellen Sauerstoffspannung bei normaler Luftatmung zu bewirken. Setzt man den Grad der Veränderungen des Lungengerüstes zur arteriellen Sauerstoffuntersättigung in Beziehung, so ergibt sich im großen und ganzen eine dem Grad der morphologischen Lungengerüstveränderungen parallelgehende Zunahme des arteriellen Sauerstoffdefizits. Durch das arterielle Sauerstoffdefizit, das reduzierte Herzminutenvolumen, den niedrigen

mittleren Aortendruck und die Verkürzung der Diastolendauer können die Durchblutung der Coronarien und die Sauerstoffversorgung des Myokards so stark gestört sein, daß pektanginöse Beschwerden mit hypoxisch bedingten morphologischen Veränderungen entstehen.

Die Druckerhöhung im Lungenkreislauf bei Mitralstenose ist ganz entscheidend auf die Erhöhung des Strömungswiderstandes an der Mitralstenose und im Bereich der Lungenarteriolen zurückzuführen. Daneben wird auch eine reflektorische Arteriolenconstriction als Ursache der Blutdruckerhöhung diskutiert. Angesichts der erwiesenen Korrelationen zwischen den Druckerhöhungen in der Lungenstrombahn und den anatomischen Gefäßveränderungen darf die Bedeutung evtl. bestehender reflektorischer Gefäßconstrictionen nicht überbewertet werden.

2. Mitralinsuffizienz

Die hämodynamischen Folgen einer Mitralinsuffizienz sind eine Volumenmehrbelastung des linken Ventrikels und des linken Vorhofs. Demzufolge kommt es zu einer Vergrößerung und Hypertrophie beider Kammern. Solange das Regurgitationsvolumen klein ist und weniger als 50% des Schlagvolumens des linken Ventrikels ausmacht, sind diese Veränderungen gering bis mäßig. Sie sind aber erheblich bei stärkeren Mitralinsuffizienzen, bei denen das Regurgitationsvolumen drei- bis fünfmal größer sein kann als das effektive, d.h. das in die Aorta gelangende Blutvolumen. Trotz des in den linken Vorhof zurückfließenden Blutes ist das effektive Schlag- und Minutenvolumen bei leichten und mittelschweren Mitralinsuffizienzen normal. Bei schweren Klappeninsuffizienzen kann es aber reduziert sein, auch wenn der linke Ventrikel im physiologischen Sinne noch voll suffizient ist.

Entscheidend für die Relation zwischen dem effektiven Volumen und dem Regurgitationsvolumen ist das Verhältnis zwischen dem Austreibungs- und Regurgitationswiderstand. Jede Erhöhung des Widerstandes in der Ausstrombahn der linken Kammer oder in der Großkreislaufperipherie muß daher zu einer entsprechenden Vergrößerung des Mitralrückflusses führen.

Von den ganz leichten Mitralinsuffizienzen abgesehen, kommt es durch die Mitralregurgi-

tation zu einer Erhöhung des Drucks im linken Vorhof. Da aber die Regurgitationswelle schmal ist und frühdiastolisch der Druck steil (im

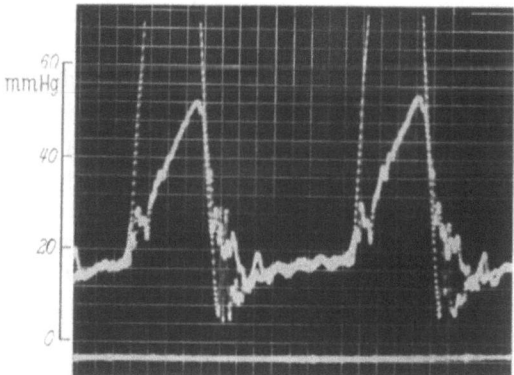

Abb. 107. Druckkurven des linken Vorhofs und Ventrikels bei Mitralinsuffizienz. Starke Erhöhung der zweiten Welle in der Vorhofdruckkurve, verzögerungsfreier Druckabfall nach der Mitralklappenöffnung auf den diastolischen Ventrikeldruck

Gegensatz zu der Mitralstenose) auf den Ventrikeldruck, d.h. auf annähernd 0 mm Hg, absinkt (Abb. 107), wird der Mitteldruck im linken Vorhof und in den Lungenvenen im Vergleich mit einer Mitralstenose oder einem kombinierten Mitralvitium weniger stark angehoben. Stärkere Druckerhöhungen in der Pulmonalarterie sind bei der reinen Mitralinsuffizienz und suffizientem linkem Ventrikel

ungewöhnlich. Im allgemeinen treten sie erst
ein, wenn der linke Ventrikel insuffizient wird.
Mit Erhöhung des diastolischen Ventrikeldruckes kommt es dann auch zu einer stärkeren
Mitteldrucksteigerung im linken Vorhof und
im Lungencapillargebiet. Die hieraus resultierende pulmonale Hypertonie bedeutet für
den rechten Ventrikel eine vermehrte Druckarbeit. Da der rechte Ventrikel im Gegensatz
zur Mitralstenose an diese Druckmehrarbeit
nicht angepaßt ist, tritt meist nach dem Versagen des linken Ventrikels bald auch eine
Rechtsinsuffizienz ein.

Im Gegensatz zur chronischen Mitralinsuffizienz, bei der linker Ventrikel und linker
Vorhof Zeit haben, sich an die vermehrte
Volumenarbeit anzupassen, sind die hämodynamischen Folgen einer *akuten* Mitralinsuffizienz (Ruptur einer Chorda tendinea bei
bakterieller Endokarditis oder nach Herzinfarkt bzw. nach einem stumpfen Brustwand-
trauma) wesentlich ernster. Da der linke Vorhof
nicht vergrößert ist, bedingt die Mitralregurgitation starke Druckerhöhungen, die sich bis in
die Lungenstrombahn fortpflanzen. Der nicht
angepaßte linke Ventrikel ist der plötzlichen
Volumenmehrarbeit nicht gewachsen und wird
insuffizient. Entsprechendes gilt für den rechten Ventrikel hinsichtlich der plötzlich geforderten Druckmehrarbeit.

3. Aortenstenose

Folge einer Stenose des Aortenostiums ist
eine systolische Druckerhöhung des linken Ventrikels. Wie tierexperimentelle Untersuchungen
gezeigt haben, tritt ein nennenswerter Gradient
zwischen den prä- und poststenotischen Kreis-
laufabschnitten erst auf, wenn der Durchmesser des Ostiums um ein Drittel seines
Normalwertes eingeengt ist. Bei hochgradigen
Einengungen können Druckdifferenzen von
200 mm Hg und mehr gemessen werden. Bis zu
einem gewissen Grad ist der linke Ventrikel in
der Lage, seinen Druck entsprechend dem
Stenosegrad zu steigern und so ein normales
Schlagvolumen zu fördern. Bei hochgradigen
Stenosen bleibt die Fähigkeit des Ventrikels,
seinen Druck zu erhöhen, oft hinter dem Stenosegrad zurück. Dadurch kommt es zu einer
Abnahme des Schlagvolumens.

Grundsätzlich ist es denkbar, daß das
Herzminutenvolumen durch eine Frequenzsteigerung trotzdem normal gehalten wird.
Außerdem kann bei verringertem Herzminutenvolumen durch eine Vergrößerung der
arterio-venösen Sauerstoffdifferenz noch eine
ausreichende Versorgung der Peripherie ermöglicht werden. Der systolische Druckgradient
ist ein gutes Maß für die Beurteilung des
Stenosegrades. Eine präzise Beurteilung ist
jedoch nur möglich, wenn neben dem Druckgradienten auch das Fördervolumen bekannt
ist. So kann eine leichte oder mittelschwere
Stenose einen höheren Druckgradienten haben
als eine schwere Aortenstenose mit kleinem
Fördervolumen bei Myokardinsuffizienz. Aus
dem Gesagten ergibt sich, daß bei leichten und

mittelschweren Aortenstenosen noch eine Steigerung des Herzminutenvolumens durch Erhöhung des Druckgradienten unter Belastung
möglich ist. Sie ist allerdings in Abhängigkeit
vom Schweregrad gegenüber der Norm reduziert.

Die Veränderungen des Druckablaufs im
linken Ventrikel sind nicht so eindeutig wie die
bei der valvulären Pulmonalstenose im rechten
Ventrikel. Trotz unterschiedlicher Befunde verschiedener Arbeitsgruppen kann etwa folgendes
festgestellt werden:

Die isovolumetrische Phase zeigt keine eindeutige Beziehung zur Höhe des Druckgradienten. Auch während der Austreibungsphasen ergibt sich bei leichten und mittelschweren Stenosen keine eindeutige Korrelation,
bei schweren Stenosen ist aber eine Tendenz zur
Verlängerung der Austreibungsphasen nicht zu
verkennen.

Der enddiastolische Druck im linken Ventrikel ist auch bei suffizientem Myokard erhöht
und zeigt richtungsmäßig eine Korrelation
zum Druckgradienten (Abb. 108). Die große
Streuung in der Korrelation ist darauf zurückzuführen, daß zwar eine Abhängigkeit des
enddiastolischen Drucks von der Hypertrophie
besteht, die Hypertrophie aber nicht nur vom
Druckgradienten, sondern auch vom Alter des
Fehlers und zusätzlichen Myokardveränderungen abhängig ist.

Der erhöhte Füllungsdruck des linken Ventrikels erfordert eine verstärkte Kontraktion
des linken Vorhofes. Hierdurch kommt es aber
nur zu einem geringen Anstieg des mittleren

Vorhofdrucks. Deshalb sind stärkere Drucksteigerungen im Lungenkreislauf bei suffizientem linken Ventrikel nicht zu erwarten.
Druckerhöhungen im Lungenkreislauf bei
Aortenstenosen sind deshalb suspekt auf eine
Dekompensation des linken Ventrikels, sofern
zusätzliche Fehler sicher ausgeschlossen werden
können.

Solange bei Aortenstenosen noch ein normales Schlagvolumen gefördert wird, sind
nennenswerte Veränderungen der Höhe und
der Amplitude des zentralen Aortendrucks
nicht zu erwarten. Bei Stenosen mit vermindertem Schlagvolumen kann es zur Abnahme
des systolischen Drucks und zur Amplituden-
verkleinerung kommen. Die Form des arteriellen Druckablaufes ist aber bereits bei
leichten Stenosen in typischer Weise verändert. Der gegenüber der Norm durch die
Stenose verlangsamte Auswurf des Schlagvolumens bewirkt einen verzögerten Druckanstieg
mit einem verspäteten Maximum (Abb. 109).
Entsprechend der verlangsamten systolischen
Volumenzunahme in den arteriellen Gefäßen
zeigen auch die Volumenpulse einen verzögerten Anstieg mit einem verspäteten Maximum.

Direkte Messungen der Kammervolumina
beim Menschen haben in Übereinstimmung mit
entsprechenden Befunden am rechten Ventrikel bei Pulmonalstenose zu der Feststellung
geführt, daß es in Abhängigkeit vom Schweregrad der Stenose zu einer Reduktion des enddiastolischen, des endsystolischen und auch
des Schlagvolumens kommt, solange der Herzmuskel suffizient ist. Eine Vergrößerung der
endsystolischen und enddiastolischen Volumina
bei Aortenstenose ist gleichbedeutend mit einer
myokardialen Insuffizienz der linken Kammer.

Die Coronardurchblutung bei Aortenstenose
ist oft für die vermehrte Druckbelastung des
linken Ventrikels unzureichend. Mehrere Faktoren sind hierfür verantwortlich: Die Hypertrophie mit dem vergrößerten Sauerstoffbedarf,
die Verlängerung der Systole und die dadurch
bedingte verkürzte diastolische Durchblutungs-
zeit. Bei starken Stenosen mit vermindertem
Minutenvolumen kommt außerdem ein Abfall
des mittleren Coronardurchströmungsdrucks
hinzu. Das Mißverhältnis zwischen Sauerstoffangebot und -bedarf kann bei starker körperlicher Belastung schließlich einen solchen Grad
erreichen, daß eine schwere Myokardhypoxie
auftritt. In der Mehrzahl der Fälle kommt es

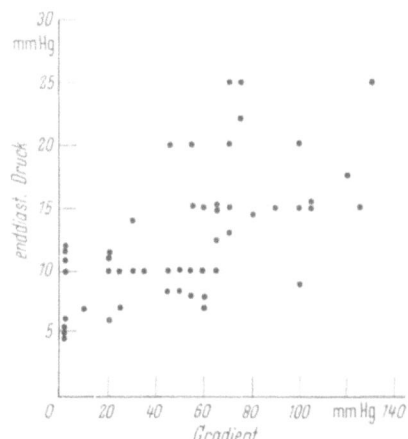

Abb. 108. Beziehung zwischen enddiastolischem Druck
des linken Ventrikels und Höhe des Druckgradienten
bei Aortenklappenstenose

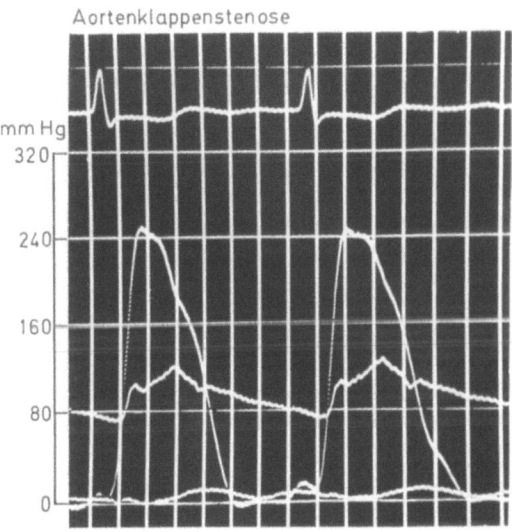

Abb. 109. Druckkurven des linken Ventrikels und der
Aorta bei Aortenklappenstenose. Verzögerter Druckanstieg in der Aorta mit verspätetem Maximum

hierdurch auf die Dauer zu disseminierten
Nekrosen. In einzelnen Fällen kann die
Hypoxie Kammerflimmern auslösen (akuter
Herztod der Aortenstenose).

Bei der *idiopathischen hypertrophischen subaortalen Stenose* entsteht im Gegensatz zur
valvulären Aortenstenose die Verengung durch
die Kontraktion eines Muskelringes. Daher hat
die Stenose keinen konstanten Widerstand, er
ändert sich vielmehr im Verlauf eines Herz-
cyclus. Durch die Verkürzung der entsprechenden Muskelfasern kann sich bereits in der
isovolumetrischen Phase eine geringe Lumen-
einengung im späteren Stenosebereich ent-

wickeln. Sie nimmt mit Beginn der Austreibungsphase zu, d.h. Widerstand und damit
Stenosegrad werden größer. In der diastolischen Phase ist eine Einengung des Ventrikellumens nicht vorhanden.

Der Stenosegrad ändert sich aber nicht nur
im Verlauf des einzelnen Herzschlages, er kann
auch zu verschiedenen Zeiten durch unterschiedliche hämodynamische Bedingungen größere Schwankungen aufweisen. Da das Ausmaß
der Stenose von der systolischen Faserverkür-

trikeldrucks bleibt aber hinter der Zunahme der
Obstruktion zurück, so daß trotz größeren
enddiastolischen Volumens nur ein normales
oder sogar ein verkleinertes Volumen gefördert
wird.

Die Systolendauer ist bei der idiopathischen
subaortalen Stenose verlängert. Das systolische
Druckmaximum wird spät erreicht. Bei schweren Stenosen kann der Aortenklappenschluß
nach dem Pulmonalklappenschluß liegen (paradoxe Spaltung des II. Herztones). Da die frühe

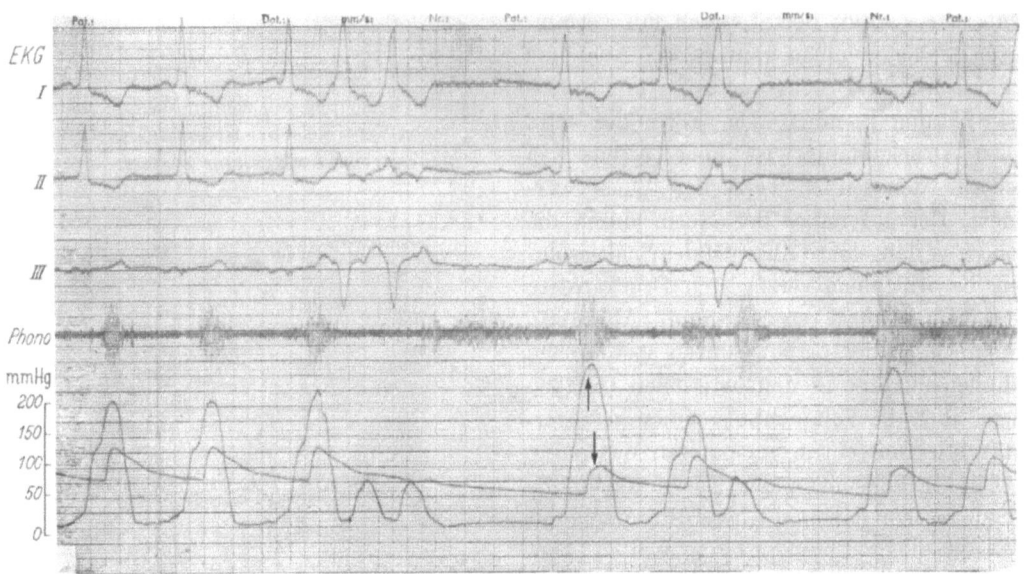

Abb. 110. Druckkurven des linken Ventrikels und der a. femoralis bei einer idiopathischen hypertrophischen
subaortalen Stenose. Paradoxes Druckverhalten ↑↓ nach postextrasystolischer Pause

zung im Bereich der Ausstrombahn mitbestimmt wird, müssen alle Faktoren zu einer
Stenosierung führen, die eine verstärkte Kontraktion hervorrufen, z.B. körperliche Arbeit,
Sympathicomimetica, Glykoside. Pathogno-
monische Bedeutung hat das sog. „*paradoxe
Druckverhalten*". Während es nämlich bei allen
anderen Stenosen nach einer Extrasystole mit
postextrasystolischer Pause durch das größere
Schlagvolumen zu einem Anstieg des systolischen Ventrikel- und Aortendruckes kommt,
steigt bei der idiopathischen hypertrophischen
subaortalen Stenose zwar der Ventrikeldruck
an, der Aortendruck bleibt aber unverändert
oder nimmt sogar ab (Abb. 110). Dieses
Phänomen ist darauf zurückzuführen, daß es
infolge des vergrößerten enddiastolischen Volumens nach der Extrasystole zu einer stärkeren
Kontraktion mit erheblicher Zunahme der
Obstruktion kommt. Die Zunahme des Ven-

Austreibungsphase noch am wenigsten gestört
ist, ist der Druckanstieg in den Arterien im
Gegensatz zu den fixierten Stenosen während
dieser Phase nicht verlangsamt. Mit Wirksamwerden der muskulären Stenose nimmt das
Auswurfvolumen pro Zeiteinheit trotz stei-
genden Druckgradienten ab, es kommt zu
einem Druckabfall in der Aorta. Druckmaximum und Strömungsminimum fallen zusammen. Erst mit Beginn der reduzierten
Austreibung, d.h. bei beginnender Erschlaffung
der Muskulatur und damit bei abnehmendem
Widerstand im Stenosebereich, kommt es
durch den Restgradienten nochmal wieder zu
einer größeren Volumenverschiebung in die
Aorta. Dadurch entstehen zweigipflige Druck-
und Volumenkurven in der Aorta. Das über
die arterielle Druckkurve Gesagte kann auch
auf die Volumenpulse der Arterien übertragen
werden.

4. Aorteninsuffizienz

Bei Schlußunfähigkeit der Aortenklappen kommt es zu einem Blutrückstrom aus der Aorta in den linken Ventrikel während der Diastole. Die Größe des Rückflußvolumens ist von mehreren Faktoren abhängig:

1. Von der Größe der Rückflußöffnung,
2. vom peripheren Widerstand,
3. von der Dauer der Diastole,
4. von der Dehnbarkeit des linken Ventrikels.

Bei gegebenem Druckgradienten zwischen Aorta und linkem Ventrikel ist das Rückflußvolumen pro Zeiteinheit abhängig von der Insuffizienzfläche. Bei schweren Aorteninsuffizienzen wurden Rückflußöffnungen bis zu 0,44 cm² pro m² Körperoberfläche beim Menschen errechnet, durch die Blutmengen bis zu 75% des Schlagvolumens regurgitieren.

Bei gegebener Insuffizienzfläche ist das Regurgitationsvolumen um so größer, je höher der periphere Widerstand ist. So bedingt z. B. eine arterielle Hypertonie bei gleichem Klappenwiderstand eine Vergrößerung des Regurgitationsvolumens. Die durch die Erhöhung des peripheren Widerstandes zusätzliche Steigerung der Blutdruckamplitude kann somit eine schwere Aortenklappeninsuffizienz vortäuschen.

Da der Blutrückfluß aus der Aorta in den linken Ventrikel so lange andauert, als ein Druckgefälle besteht, muß das Rückflußvolumen um so größer sein, je länger die Diastolendauer ist.

Auch stärkere Änderungen der Dehnbarkeit des linken Ventrikels können einen erheblichen Einfluß auf das Regurgitationsvolumen ausüben. Als Ursache für eine herabgesetzte Dehnbarkeit kommen mehrere Faktoren in Betracht: eine stärkere Hypertrophie bei gleichzeitigen Widerstandserhöhungen an der Aortenklappe oder im großen Kreislauf und stärkere Bindegewebseinlagerungen ins Endo-, Myo- oder Perikard.

Von den 4 Faktoren bestimmt in der Mehrzahl der Fälle die Insuffizienzfläche das Ausmaß des Regurgitationsvolumens.

Während der Diastole füllt sich der linke Ventrikel einerseits auf normalem Wege vom linken Vorhof, andererseits durch das Rückflußvolumen aus der Aorta. Dem Rückflußvolumen entsprechend wirft der linke Ven-

trikel ein vergrößertes Schlagvolumen aus. Von diesem Volumen (reales oder totales Schlagvolumen) gelangt nur ein Teil (effektives Schlagvolumen) in die Peripherie. Reales oder totales Schlagvolumen ist also effektives Schlagvolumen + Regurgitationsvolumen. Im allgemeinen ist das Verhältnis reales Schlagvolumen : effektivem Schlagvolumen um so größer, je schwerer die Aorteninsuffizienz ist. Es kann in schweren Fällen 4:1 sein. Die Größe des effektiven Schlagvolumens ist bei suffizienten Herzen unter Ruhebedingungen normal.

In Abhängigkeit vom Regurgitationsvolumen sinkt der diastolische Arteriendruck ab (Abb. 111). Die Abnahme ist in leichten Fällen so gering, daß der diastolische Druck noch im Normbereich liegt. In schweren Fällen liegen die blutig gemessenen diastolischen Arteriendruckwerte zwischen 30 und 50 mm Hg. Der diastolische Blutdruckabfall bedingt eine Vergrößerung der Blutdruckamplitude.

Systolischer Ventrikel- und zentraler Aortendruck sind nur wenig erhöht. Dagegen ist der systolische Druck in den peripheren Arterien stärker (durchschnittlich um 20%) angehoben (Abb. 111). Diese Beobachtung wird damit erklärt, daß sich durch Reflexion der Schlauchwelle in der Arterienperipherie eine stehende Welle ausbildet, deren Knotenpunkt meist im Bereich der thorakalen Aorta liegt. Die stehende Welle wird der Grundschwingung, d. h. der Schlauchwelle, überlagert. Durch Addition bzw. Subtraktion dieser beiden Wellen ergeben sich an verschiedenen Punkten des Arteriensystems verschiedene systolische Druckmaxima. Der Mitteldruck bleibt dabei unverändert.

Die Veränderungen der Druckkurven des linken Ventrikels betreffen sowohl die systolische als auch die diastolische Phase. Da der diastolische Aortendruck erniedrigt ist, ist die Zeit der isovolumetrischen Kontraktion verkürzt. Bei schweren Aorteninsuffizienzen mit Angleich zwischen enddiastolischem Aorten- und Ventrikeldruck fehlt sie ganz. Durch die Verminderung oder das Fehlen der Anspannungszeit ist der systolische Druckanstieg der Ventrikeldruckkurve weniger steil als normal.

Der frühdiastolische Druck des linken Ventrikels ist normal, solange keine Myokardinsuffizienz besteht. Der enddiastolische Druck ist bei stärkeren Aorteninsuffizienzen durchweg meßbar erhöht. Die Größe des Anstieges ist nicht allein abhängig vom Ausmaß des Regurgitationsvolumens, sondern auch von der Dehnbarkeit des linken Ventrikels. So können bei herabgesetzter Dehnbarkeit relativ hohe enddiastolische Druckerhöhungen schon bei kleineren Regurgitationsvolumina beobachtet werden. Dies ist z. B. der Fall bei stärkeren begleitenden Aortenstenosen oder bei gleichzeitig vorliegender arterieller Hypertonie.

stiegs ist ein vorzeitiger Mitralklappenschluß. Der diastolische Druck im linken Ventrikel kann durch weitere Regurgitation nach bereits erfolgtem Mitralklappenschluß den Vorhofdruck erheblich überschreiten (paradoxe Druckrelation zwischen linkem Ventrikel und linkem Vorhof).

Der Druck im linken Vorhof ist bei Aorteninsuffizienz nicht oder nur unwesentlich erhöht, solange der linke Ventrikel suffizient ist. Mit Anstieg des diastolischen Ventrikeldrucks bei

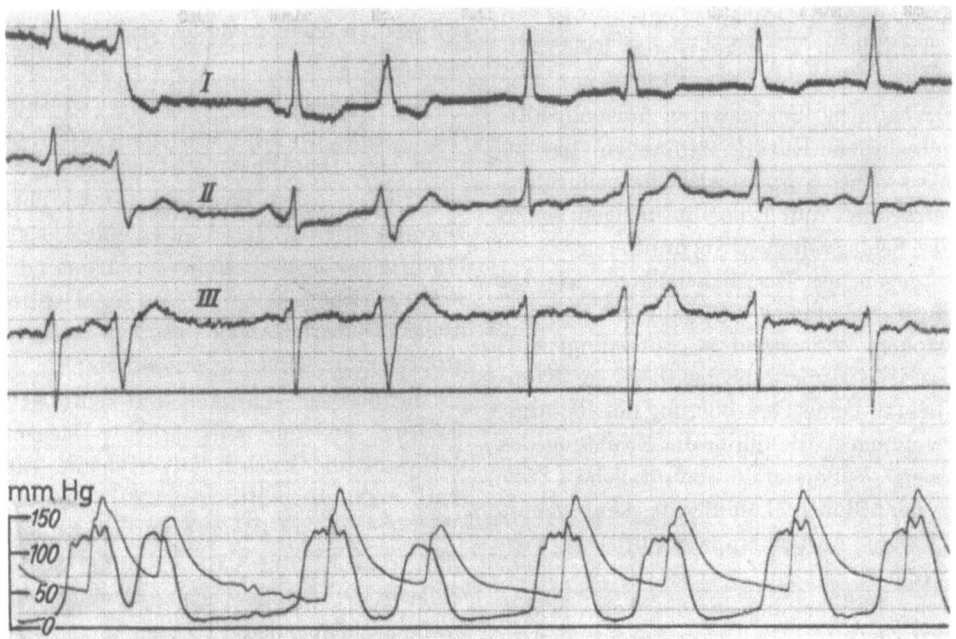

Abb. 111. Druckkurven des linken Ventrikels und der a. femoralis bei Aortenklappeninsuffizienz. Das Druckmaximum in der a. femoralis ist höher als im linken Ventrikel. Stärkerer diastolischer Druckabfall in der Arterie bei längerer Diastolendauer

Vergrößertes enddiastolisches Volumen und herabgesetzte Dehnbarkeit des linken Ventrikels bedingen einen raschen Anstieg des diastolischen Ventrikeldrucks. In einzelnen Fällen kommt es selbst bei kürzerer Diastolendauer zu einem Angleich der diastolischen Drucke von Ventrikel und Aorta. Folge des raschen diastolischen Ventrikeldruckan-

Eintreten einer Myokardinsuffizienz kommt es auch zu einer deutlichen Steigerung des Druckes im linken Vorhof und im Lungenkreislauf. Eine besonders ernste hämodynamische Situation tritt dann ein, wenn durch die starke Dilatation des linken Ventrikels auch der Mitralostiumring so stark gedehnt wird, daß eine Mitralregurgitation die Folge ist.

5. Tricuspidalstenose

Die Stenose des Tricuspidalostiums bedeutet eine Erschwerung des Bluteinstroms in den rechten Ventrikel. Folge der Stenose ist eine Stauung des Blutes im rechten Vorhof und in den vorgeschalteten Venen des großen Kreislaufs, evtl. mit Leberstauung und Ascites. Um

ein ausreichendes Zirkulationsvolumen zu fördern, muß der rechte Vorhof erhöhte Druckarbeit aufbringen. Der Nachweis einer erhöhten Vorhofkontraktionswelle beweist aber nicht das Vorliegen einer Tricuspidalstenose. Eine erhöhte Vorhofkontraktionswelle wird auch angetroffen, wenn der Füllungsdruck des rechten Ventrikels erhöht ist, z. B. bei Hypertrophie des rechten Ventrikels infolge Widerstandserhöhung in der Ausstrombahn der rechten Kammer oder im Lungenkreislauf. Für eine Tricuspidalstenose beweisend ist ein ventrikeldiastolischer Druckgradient am Tricuspidalostium (Abb. 112). Bei leichten Tricuspidalstenosen (Öffnungsfläche 2—2,5 cm²) kann dieser Druckgradient unter Ruhebedingungen fehlen; er läßt sich dann aber durch körperliche

bei starken Tricuspidalstenosen in der Regel deutlich reduziert. Durch die Verringerung des Herzminutenvolumens kann die Hämodynamik begleitender Herzfehler in erheblichem Maße verändert werden. So kann trotz einer starken Mitralstenose der Druck im linken Vorhof und im Lungenkreislauf nicht oder nur wenig erhöht gefunden werden, wenn durch eine gleichzeitig vorliegende Tricuspidalstenose das Herzminutenvolumen stark reduziert ist. Die Abnahme des Herzminutenvolumens wird

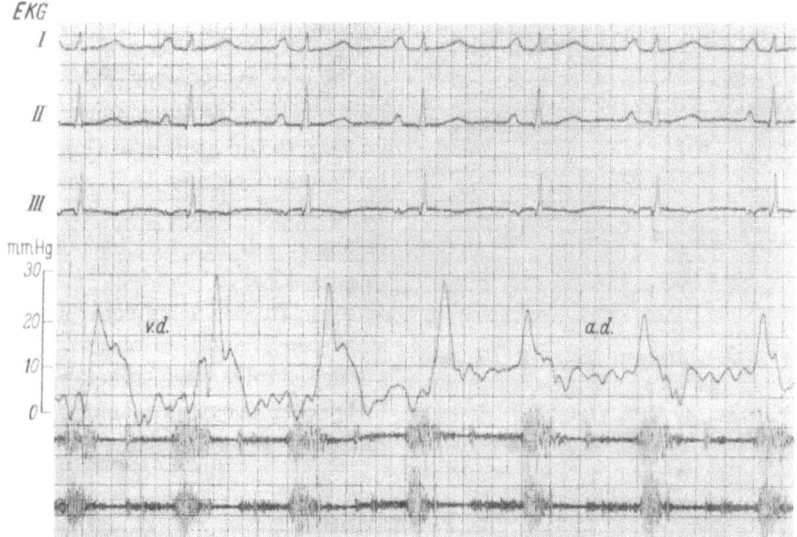

Abb. 112. Druckkurven des rechten Ventrikels (*v.d.*) und Vorhofs (*a.d.*) bei Tricuspidalstenose. Ventrikeldiastolische Druckdifferenz, hohe Vorhofkontraktionswelle

Belastung provozieren. Bei schweren Stenosen beträgt die ventrikeldiastolische Druckdifferenz bis zu 10 mm Hg, während die Vorhofkontraktionswelle auf mehr als 20 mm Hg erhöht ist. Trotz derart starker Druckerhöhungen im rechten Vorhof ist das Herzminutenvolumen

nur zum Teil durch eine Zunahme des zirkulierenden Blutvolumens und eine verstärkte Sauerstoffausschöpfung des Blutes in der Peripherie mit Vergrößerung der arteriovenösen Sauerstoffdifferenz kompensiert.

6. Tricuspidalinsuffizienz

In Analogie zur Mitralinsuffizienz kommt es bei der Tricuspidalinsuffizienz zu einer Volumenmehrbelastung des rechten Ventrikels und des rechten Vorhofs. Folge sind eine Vergrößerung und Hypertrophie beider Kammern. Die Regurgitationsmenge ist abhängig von der Druckdifferenz zwischen rechter Kammer und rechtem Vorhof während der Rückflußphase und der Größe der Insuffizienzfläche. Da der Druck in der rechten Kammer normalerweise wesentlich niedriger ist als im linken Ventrikel, ist auch das Regurgitationsvolumen bei einer

Tricuspidalinsuffizienz entsprechend geringer als das einer vergleichbaren Mitralinsuffizienz.

Von den schwersten Formen abgesehen, ist der rechte Ventrikel viele Jahre lang in der Lage, trotz erheblicher Volumenmehrbelastung ein ausreichendes Herzminutenvolumen zu fördern. Die hämodynamische Situation ist wesentlich ernster, wenn mit der Tricuspidalklappeninsuffizienz eine zusätzliche Druckmehrbelastung des rechten Ventrikels verbunden ist, wie z. B. bei einer pulmonalen Hypertonie. Über eine Drucksteigerung im

Lungenkreislauf können somit auch die Klappenfehler des linken Herzens, insbesondere die schwere Mitralstenose und andere Fehler mit Linksinsuffizienz, Einfluß auf den funktionellen Grad einer Tricuspidalinsuffizienz gewinnen. Besonders ungünstig sind die Verhältnisse bei einer relativen Tricuspidalinsuffizienz als Folge einer in kurzer Zeit sich entwickelnden pulmonalen Hypertonie, da das Verhältnis zwischen Auswurf- und Rückwurfdruckgradienten einen stärkeren Rückfluß bedingt. Es kommt dadurch zu einer erheblichen Pendelblutmenge und damit zu einer stärkeren Volumenmehrbelastung des rechten Ventrikels. Der nicht oder nur wenig angepaßte rechte Ventrikel ist der kombinierten Volumen- und Druckmehrbelastung nicht gewachsen, so daß es in diesen Fällen zu einer schnell progredienten Rechtsinsuffizienz kommt.

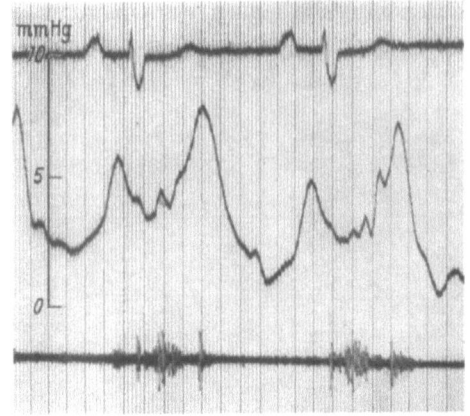

Abb. 113. Tricuspidalinsuffizienz. (Nach F. GROSSE-BROCKHOFF, F. LOOGEN u. A. SCHAEDE, Handbuch der inneren Medizin, 4. Aufl., Bd. IX/3. Berlin-Göttingen-Heidelberg: Springer 1960)

Die Form der Vorhof- und Ventrikeldruckkurven ist in typischer Weise verändert. In der Vorhofdruckkurve kommt es im Anschluß an die Kontraktionswelle nicht zu einem systolischen Druckabfall, sondern zu einem Druckanstieg, der je nach dem Grad der Insuffizienz mehr oder weniger steil verläuft (Abb. 113). In extremen Fällen kann der Anstieg so steil erfolgen, daß eine Ähnlichkeit mit einer Kammerdruckkurve entsteht (sog. Ventrikularisation). In der Kammerdruckkurve fällt bei stärkeren Insuffizienzen auf, daß der Druckanstieg infolge der Aufhebung einer rein isometrischen Kontraktionsform weniger steil ist und die Kurve insgesamt flacher verläuft.

7. Perikarditis

Endzündliche Erkrankungen des Perikards führen nur dann zu Änderungen der Hämodynamik, wenn es zu Ergußbildungen oder narbigen Schrumpfungen kommt.

Sowohl bei der Herztamponade als auch bei der Pericarditis constrictiva ist die Aktionsbehinderung der Herzkammern der entscheidende Faktor, während eine Behinderung der Vorhöfe keine oder eine nur unwesentliche Störung der Hämodynamik bewirkt. Die Flüssigkeitsmenge, die zu einer Herztamponade führt, ist unterschiedlich. Sie ist abhängig von der Schnelligkeit der Flüssigkeitsansammlung und der Dehnbarkeit des Perikards. Bei schneller Ergußbildung können schon 200 bis 300 cm³ ausreichend sein, während bei langsamer Flüssigkeitsansammlung im Perikardraum 2—3 l erforderlich sein können, Symptome der Einflußstauung hervorzurufen. Diese Feststellung ist von großer praktischer Bedeutung. Bei Verdacht auf eine akute Herztamponade darf man sich durch ein röntgenologisch „normal großes Herz" nicht irreführen lassen.

Durch die Herztamponade ist die Ventrikelfüllung behindert und mehr und mehr verringert. Die Ventrikelkontraktion kann bei der Tamponade — von der geringeren Anfangsspannung abgesehen — ungestört ablaufen. Als Folge des verringerten Fassungsvermögens beider Ventrikel kommt es zu einer Erhöhung des Füllungsdrucks, zum Druckanstieg in den Vorhöfen und in den Venen des großen und kleinen Kreislaufs.

Die verringerte Ventrikelfüllung bedingt eine Verkleinerung des Schlagvolumens. Auch das Herzzeitvolumen ist vermindert, weil die Abnahme des Schlagvolumens durch eine Frequenzsteigerung nur teilweise kompensiert wird. Als Folge des verkleinerten Schlagvolumens findet sich auch eine Abnahme des arteriellen Blutdrucks, z.T. mit Verkleinerung seiner Amplitude.

Während der Perikarderguß vornehmlich die diastolische Füllung der Ventrikel behindert, kann bei einer *Pericarditis constrictiva* auch die Ventrikelkontraktion durch Verwachsungen des Perikards mit dem Myokard gestört sein. Theoretisch ist es denkbar und tierexperimentell erwiesen, daß nur *ein* Ventrikel durch den Constrictionsprozeß betroffen ist. Am ungünstigsten wäre in einem solchen Fall die ausschließliche Ummauerung des linken Ventrikels, weil bei Belastung und dadurch vergrößertem Auswurfvolumen des rechten Ventrikels ein Lungenödem die Folge wäre. Die Pericarditis constrictiva betrifft aber beim Menschen praktisch immer beide Ventrikel. Sie

bedingt charakteristische Veränderungen der Vorhof- und Ventrikeldruckkurven (Abb. 114). Nach einem frühdiastolischen steilen Druckabfall folgt ein nahezu ebenso steiler Wiederanstieg auf das diastolische Plateau, das meist zwischen 10 und 20 mm Hg, in extremen Fällen über 20 mm Hg liegt. Das diastolische Plateau der Ventrikeldruckkurve stimmt mit dem des vorgeschalteten Vorhofs überein.

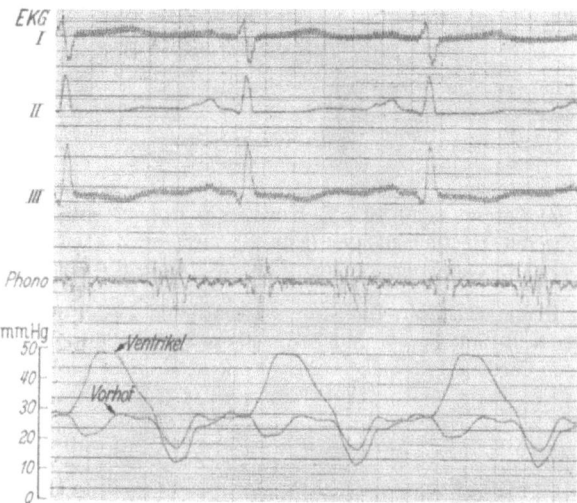

Abb. 114. Druckkurven des rechten Ventrikels und Vorhofs bei Pericarditis constrictiva. Frühdiastolischer „Dip" mit Steilanstieg auf ein Plateau, das bei etwa 25 mm Hg liegt. Gleichsinniges Verhalten der Vorhofdruckkurve in der Diastole

IV. Störungen der Herzschlagfolge

1. Elektrophysiologische Grundphänomene

Die Ableitung des Ruhe- und Aktionspotentials im Experiment nach Einstechen einer Mikroelektrode in eine einzelne Herzmuskelfaser (Abb. 115) hat das Verständnis des normalen Erregungsvorgangs und seiner Störungen grundsätzlich bereichert.

Das Ruhepotential, also die Spannung zwischen Zelläußerem und Zellinnerem, beträgt etwa — 90 mV. Sie wird auch als Membranpotential oder Transmembranpotential bezeichnet. Sie wird in dem Augenblick gemessen, in dem die Elektrode in das Innere einer ruhenden Myokardfaser eintritt.

Mit der Aktion, also mit der Erregung, fällt das Membranpotential rasch ab und erreicht über Null hinaus positive Werte von etwa +20 mV: das Aktionspotential ist größer als das Ruhepotential. Die Membran ist um

gepolt, depolarisiert. Das Zellinnere ist positiv, das Zelläußere negativ geworden.

Die Repolarisation verläuft im Gegensatz zum Skeletmuskel langsam mit einer plateauartigen Verzögerung, die zeitlich der ST-Strecke des Elektrokardiogramms entspricht.

Das Aktionspotential kann ausgelöst werden, indem die Ruhespannung auf einen Wert von etwa 70 mV, die Reizschwelle, gesenkt wird. Das kann z. B. geschehen durch einen von außen applizierten kurzen Stromstoß (Abb. 116).

Das spezifische Muskelsystem des Herzens ist in der Lage, ein solches die Aktion auslösendes Potential selbst zu bilden. Die Fasern des Reizleitungssystems haben kein konstantes Ruhepotential wie die Fasern der Arbeitsmuskulatur; ihr Membranpotential sinkt während der Diastole kontinuierlich ab. Ist der

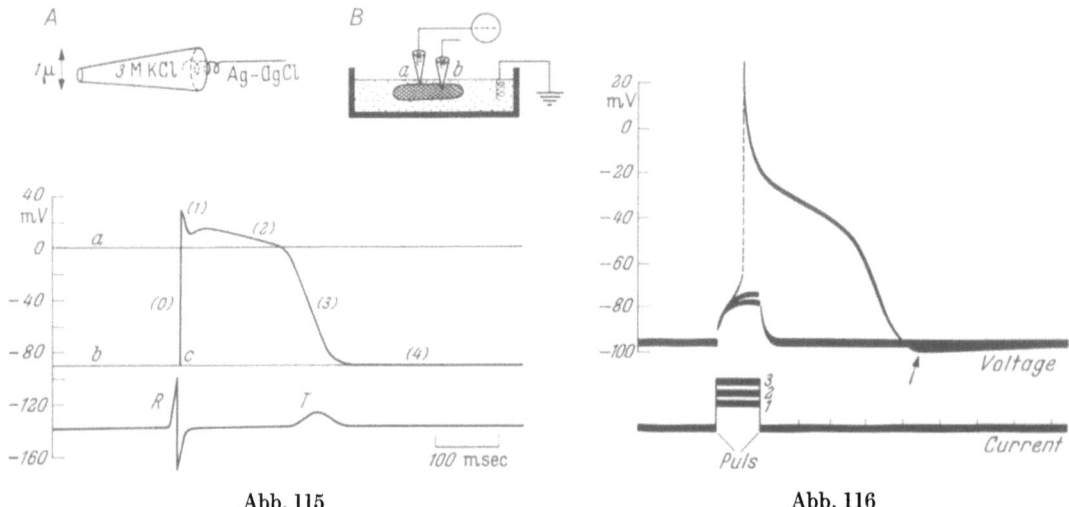

Abb. 115   Abb. 116

Abb. 115. Intracelluläre Ableitungstechnik. Die Mikroelektrode aus Glas (A) wird in das Zellinnere eingestochen (B). Das Membranpotential (c) beträgt rund 90 mV. Konstantes Ruhepotential in der Diastole. Mit einer Elektrode an der Außenfläche der Herzmuskelfaser (a in B) wird die Zackengruppe RT erhalten. (Nach HOFFMANN und SINGER, Progr. Cardiov. Dis. **7**, 670 (1964)

Abb. 116. Reizschwelle einer Herzmuskelfaser. Die Stromstärken 1 und 2 sind unterschwellig. Sie rufen nur eine geringe Deformierung der Null-Linie hervor. Mit Stromstärke 3 wird die Erregung „ausgeklinkt". (Nach HECHT in Cardiac. Pacemakers. New York Acad. of Sciences 1965

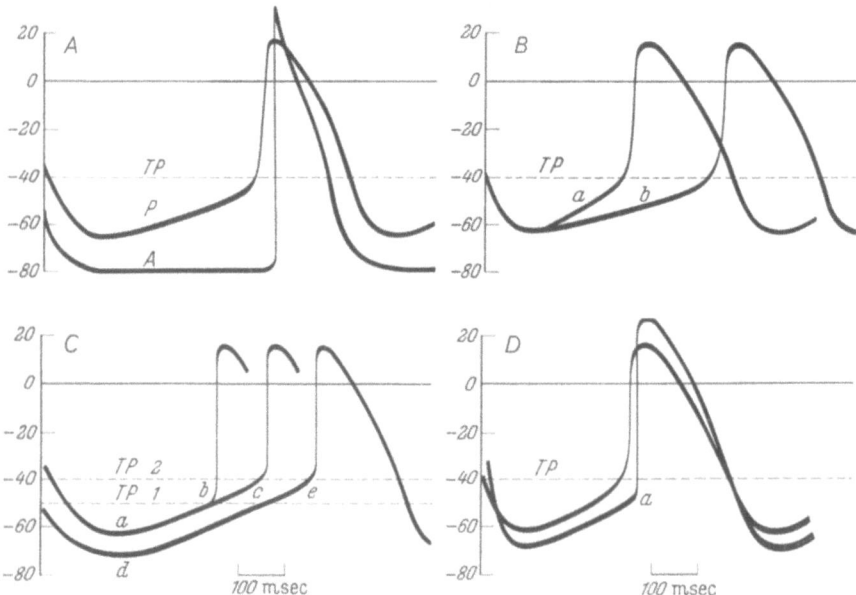

Abb. 117. (A): Synchrone Registrierung der Aktionspotentiale einer spezifischen Muskelfaser aus dem Sinusknoten und einer Faser der Arbeitsmuskulatur aus dem Vorhof eines Kaninchenherzens. Die Faser des Arbeitsmyokards hat ein konstantes Ruhepotential (*A*), die aus dem Schrittmachergewebe zeigt das typische diastolische Generatorpotential (*P*), das bei Erreichen der Reizschwelle *TP* die Erregung auslöst. (B): Verschiedene Steilheit des diastolischen Generatorpotentials (*a, b*) und dadurch bewirkte Frequenzänderung. (C): Änderung der Frequenz einer spezifischen Herzmuskelfaser durch Erhöhung der Reizschwelle von *TP 1* zu *TP 2* und Senkung des Ruhepotentials von *a* nach *d*. (D): Manifeste und latente spontane automatische Reizbildung in 2 spezifischen Herzmuskelfasern. Durch das steilere Generatorpotential der einen Faser wird die Reizschwelle *TP* früher erreicht. Das im Aufbau befindliche Reizmaterial in der anderen Faser wird gelöscht. (Nach HOFFMANN, 1959)

genannte Schwellenwert erreicht, so wird die Erregung „ausgeklinkt" (Abb. 117).

Die spontane rhythmische Reizbildung des Herzens wird also durch dieses diastolische Generatorpotential oder Schrittmacherpotential der spezifischen Fasern des Reizleitungssystems ermöglicht.

Das Schrittmacherpotential entsteht, weil die Fasern des spezifischen Muskelsystems im Gegensatz zu denen des Arbeitsmyokards eine relativ hohe Natriumdurchlässigkeit haben. Der Natriumeinstrom bewirkt das diastolische Potential, das als Generatorpotential wirkt.

Das Aktionspotential führt zur Erregung der Nachbarfasern, so daß die Erregungswelle kontinuierlich fortschreitet. Die etwa 6mal höhere Geschwindigkeit, mit der die Erregung im spezifischen Muskelsystem geleitet werden kann, hat zur Folge, daß die Erregungswelle diese präformierte Bahn benutzt und bewirkt, daß sich das Herz, speziell die Kammern in koordinierter Folge kontrahieren (Abb. 118).

Änderungen der Spontanfrequenz automatisch arbeitender Myokardfasern sind dadurch möglich, daß sich die Steilheit des diastolischen Generatorpotentials verändert, daß die Reizschwelle schwankt oder die Membranruhespannung zu- bzw. abnimmt (Hypo- bzw. Hyperpolarisation (Abb. 117).

In jüngster Zeit konnte gezeigt werden, daß Fasern der Arbeitsmuskulatur unter bestimmten Umständen ein Generatorpotential in der Diastole bilden können, z.B. nach Vergiftung mittels Bariumchlorid, sowie unter Adrenalin, Temperatursteigerung und Variation des Ionenmilieus im Extracellularraum.

Da das diastolische Generatorpotential im Sinusknoten am schnellsten steigt, führt der Sinusknoten physiologischerweise das Herz. Die in den übrigen Fasern des Systems kontinuierlich gebildeten Generatorpotentiale bleiben latent, weil sie durch das früher manifeste, d.h. die Erregung auslösende Schrittmacherpotential des Sinusknotens jeweils gelöscht werden.

Vom Sinusknoten breitet sich die Erregung über die Arbeitsmuskulatur der Vorhöfe aus, erreicht den AV-Knoten, tritt über die Hissche

Brücke, die einzige Muskelverbindung zwischen Vorhöfen und Kammern, auf das Leitungssystem der Kammern über und erreicht über dessen Endverzweigungen, die Purkinjeschen Fasern, die Innenfläche der Kammermuskulatur. Von hier aus wird sie über Fasern des Arbeitsmyokards zur Kammeraußenfläche geleitet.

Die starke Verzögerung, mit der die Durchleitung durch den AV-Knoten erfolgt, führt dazu, daß die Systole der Kammern erst etwa 0,2 sec später als die der Vorhöfe erfolgt.

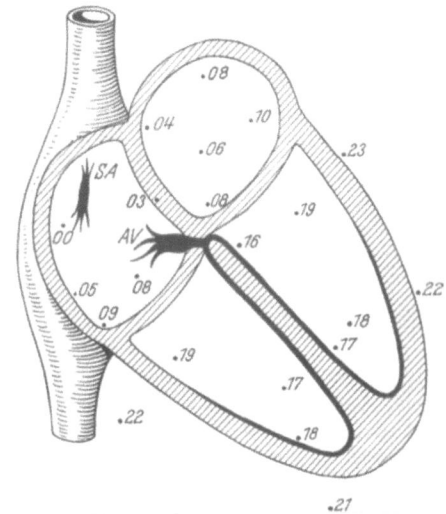

Abb. 118. Erregungsleitung im Herzen und Zeitpunkt der Erregung der einzelnen Herzabschnitte, bezogen auf den Erregungsbeginn im Sinusknoten. (Nach BAUEREISEN, 1964, in Physiologie, herausgeg. von D. KEIDEL, Stuttgart: Georg Thieme 1967)

Diese Verlangsamung der Erregungsleitung ist nicht — wie lange angenommen — Folge einer Verlängerung des Leitungsweges durch in Windungen verlegte Fasern. Sie wird durch eine Umformung des Generator- bzw. Aktionspotentials in den vorhofnahen Abschnitten des AV-Knotens erreicht. Die Steilheit des diastolischen Generatorpotentials nimmt ab, das Aktionspotential steigt langsamer an und das Ruhepotential sinkt. Kammerwärts trifft die Erregungswelle wieder auf Fasern mit normalem Ruhepotential, so daß die Erregung mit der Ausgangsgeschwindigkeit weitergeleitet werden kann.

2. Systematik der Herzrhythmusstörungen

Nach wie vor ist es didaktisch zweckmäßig, Störungen der Erregungsleitung den Störungen der Reizbildung gegenüber zu stellen, auch wenn diese Einteilung sich nicht streng durchhalten läßt, weil kombinierte Störungstypen vorkommen (s. folgendes Schema S. 202 oben).

a) Nomotope Reizbildungsstörungen

Sie entstehen durch eine Funktionsänderung des Sinusknotens. Es handelt sich also um die Sinustachy- und -bradykardie, die Sinusarrhythmien und die Sinusextrasystolen. Letztere sind in ihrem Mechanismus umstritten

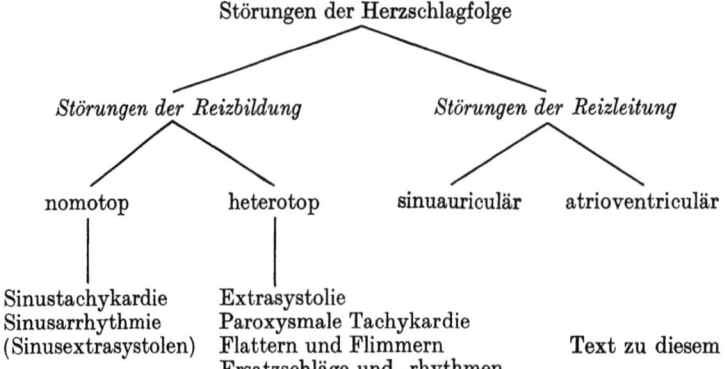

Störungen der Herzschlagfolge

Störungen der Reizbildung   *Störungen der Reizleitung*

nomotop   heterotop   sinuauriculär   atrioventriculär

Sinustachykardie   Extrasystolie
Sinusarrhythmie   Paroxysmale Tachykardie
(Sinusextrasystolen)   Flattern und Flimmern   Text zu diesem Schema s. S. 201
                        Ersatzschläge und -rhythmen

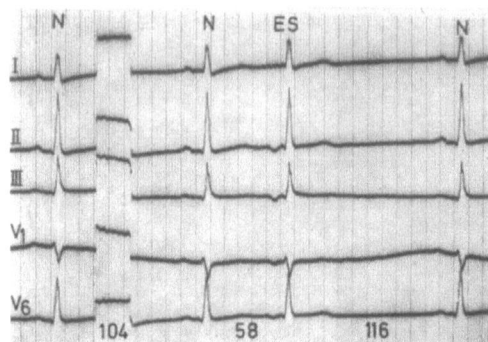

Abb. 119. Supraventriculäre (atrioventriculäre) Extrasystole. Nach 2 Normalschlägen *N*, die sich mit
einem Abstand von 1,04 sec folgen, fällt eine vorzeitige Herzaktion vorzeitig ein (nach 0,58 sec). Mit
verkürztem PQ-Intervall gehen ihr in Ableitung II
und III negative P-Wellen voraus. Es folgt eine postextrasystolische Pause von 1,16 sec bis zum nächsten
Normalschlag. Sie ist nicht kompensierend: die Summe
aus Kuppelung (58) und Pause (116) beträgt 1,74 sec
gegenüber einem doppelten Normalintervall von
2,08 sec (Intervalle in ¹/₁₀₀ sec)

und praktisch von geringem Interesse. Sie
bleiben hier unberücksichtigt.

Als obere Normgrenze der Sinusfrequenz
kann für den Erwachsenen in Ruhe ein Wert
von 180/min angesehen werden, als untere von
etwa 60/min.

*Sinustachykardie, Sinusbradykardie, Sinus-
arrhythmien.* Die Sinusfrequenz steigt nach
Arbeit, durch Temperaturzunahme (um etwa
8 Schläge/min pro 1° C Körpertemperatur),
durch Hypoxie, durch Sympathicusreizung
und Vaguslähmung.

Sie sinkt mit zunehmendem Alter, nach
körperlichem Training und unter der Einwirkung von Stoffen, die den Parasympathicotonus steigern.

Periodisches Steigen der Sinusfrequenz
während der Inspiration und Fallen während

der Exspiration wird als respiratorische Arrhythmie bezeichnet und insbesondere bei
Jugendlichen beobachtet. Die respiratorische
Arrhythmie wird als reflektorisch bedingt aufgefaßt und zwar werden ein Lungendehnungs-
reflex mit Vagusreizung in der Inspiration,
Reizung des Carotissinus durch Schlagvolumen-
vergrößerung und schließlich die Zunahme des
Blutvolumens im rechten Vorhof während der
Inspiration mit Auslösung des Bainbridge-Re-
flexes diskutiert.

Regellose, von der Atmung unabhängige Sinusarrhythmien sind praktisch von geringem Interesse
und oft durch sinuauriculäre Leitungsstörungen vorgetäuscht.

b) Heterotope Reizbildungsstörungen
Extrasystolie

Es handelt sich um eine vorzeitige Kontraktion des Herzens bzw. eines Herzteiles.

Nach der gegenwärtigen Lehrmeinung kann
grundsätzlich jede Zelle des spezifischen Muskelsystems als Ursprungsort einer Extrasystole
in Betracht kommen. Es erweist sich aus theoretischen wie klinischen Gesichtspunkten aber
als zweckmäßig und ausreichend, die supraventriculäre Extrasystolie von der ventriculären abzugrenzen.

1. Supraventriculäre Extrasystolie. Supraventriculäre Extrasystolen können von den
spezifischen Fasern der Ausläufer des Sinusknotens oder des AV-Knotens ihren Ursprung
nehmen.

Bei den sinusnahen supraventriculären
Extrasystolen ist die vorzeitig einfallende
P-Welle formal von denen der Normalschläge
different, bleibt aber positiv. Bei Extrasystolen
aus der Gegend des AV-Knotens werden die
Vorhöfe rückläufig erregt. Die P-Wellen werden
negativ (Abb. 119).

Je nach Sitz des Reizbildungszentrums im AV-Knoten und in Abhängigkeit von den funktionellen Leitungsverhältnissen erscheint die negative P-Welle vor oder hinter der QRS-Gruppe oder sie fällt mit ihr zusammen. Man spricht von AV-Extrasystolie mit vorangehender, gleichzeitiger oder nachfolgender Vorhoferregung.

Der Kammerteil, der auf die vorzeitige Vorhoferregung folgt, kann formal unverändert sein. Hat sich aber das intraventriculäre Leitungssystem noch nicht restlos erholen können, besteht also in einzelnen Abschnitten noch partielle Refrakterität, so können funktionell bedingte Schenkelblockbilder entstehen.

Mit Hilfe einer räumlichen Konstruktion des Integralvektors bei Registrierung sowohl in den Extremitäten- als auch in den Brustwandableitungen läßt sich der Ursprungsort in den einzelnen Abschnitten der Kammern mit guter Genauigkeit festlegen. Eine solche topographische Analyse stimmt gut mit den minuziösen Reizversuchen aus dem Tierexperiment und mit den Erfahrungen bei Reizung des menschlichen Herzens im Rahmen einer Herzoperation oder bei einer Herzkatheteruntersuchung überein. Wesentliche praktische Bedeutung kommt der topographischen Zuordnung nicht zu, wenn man von der Möglichkeit absieht, im Rahmen von Katheteruntersuchungen des Herzens bzw. bei künstlicher Reizung mit endokardialen Elektroden aus dem jeweiligen Formbild auf die Katheterlage rückzuschließen.

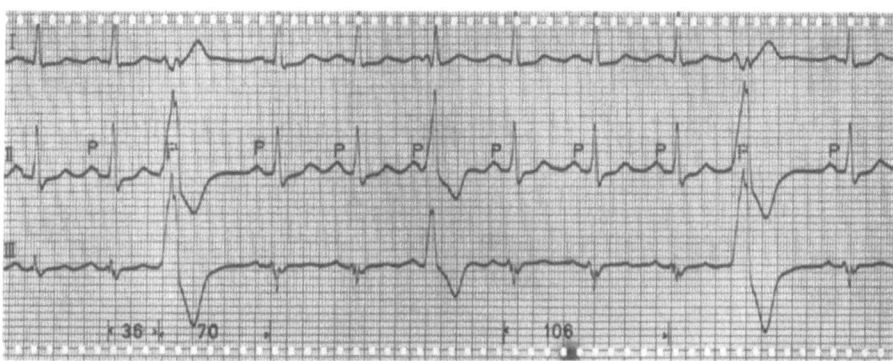

Abb. 120. Ventriculäre Extrasystolie. Zu Beginn und am Ende des Kurvenstückes fallen 2 typische ventriculäre Extrasystolen ein. Das Intervall vom präextrasystolischen Normalschlag bis zum Beginn der Extrasystole beträgt 0,36 sec. Die nach Maßgabe der Sinusfrequenz einfallende P-Welle ist in der QRS-Gruppe der Extrasystole verborgen (P punktiert). Die Summe aus Kuppelung (36) + Pause (70) entspricht dem doppelten Normalintervall (106). Die Pause ergänzt also zu einem doppelten Normalintervall. Die 6.Kammergruppe auf dem Kurvenstück ist eine sog. Kombinationssystole: Die Kammern werden sowohl rechtläufig von der voraufgehenden Vorhoferregung als auch vom Extrasystoliezentrum kombiniert erregt. Es entsteht ein Mischbild aus Normalschlag und Extrasystole (Intervalle in $^1/_{100}$ sec)

Fällt die supraventriculäre Extrasystole so früh ein, daß das Überleitungssystem noch refraktär ist, so fällt die Kammersystole nach der vorzeitigen Vorhofkontraktion aus. Im EKG erscheint eine vorzeitig einfallende P-Welle isoliert. Man spricht von blockierter supraventriculärer Extrasystolie.

2. Ventriculäre Extrasystolie. Ventriculäre Extrasystolen können aus dem Leitungssystem oberhalb der Teilungsstelle der Tawaraschenkel entspringen. Derartige Bündelstammextrasystolen zeigen keine formale Abweichung vom jeweiligen elektrokardiographischen Grundtyp. In der Regel entspringen ventriculäre Extrasystolen aber aus Abschnitten des Leitungssystems der rechten bzw. linken Kammer. Die andere Kammer wird verspätet und teilweise auf myokardialen Leitungswegen erregt. Im Elektrokardiogramm resultiert ein Schenkelblockbild und zwar ein Linksschenkelblockbild bei einem Extrasystolenursprungsort in der rechten Kammer und umgekehrt (Abb. 120).

Der Sinusgrundrhythmus wird durch eine Kammerextrasystole nicht bzw. nicht schwerwiegend beeinflußt. Meist ist das Intervall zwischen zwei P-Wellen verkürzt, wenn eine Kammerextrasystole dazwischen liegt. Diese „ventriculophasische" Sinusarrhythmie wird auf eine Dehnung der Sinusknotenarterie durch die Kammersystole zurückgeführt.

Ist der Sinusgrundrhythmus langsam, so kann die Extrasystole zwischen zwei normale Erregungsfolgen eingeschoben sein, man spricht von einer eingeschobenen oder interpolierten Extrasystole (Abb. 121). In der Regel fällt aber die erste nach Maßgabe des Sinusrhythmus auf die Extrasystole folgende P-Welle in deren ST-T-U-Abschnitt ein. Das Überleitungssystem ist nach der Extrasystole noch nicht wieder erregbar. Es entsteht eine Pause bis zur nächsten Normalerregung. Natürlich entspricht dann die Summe aus Kuppelungsintervall und postextrasystolischer Pause einem doppelten Normalintervall. Die postextrasystolische Pause war „kompensierend" (Abbildung 120).

Extrasystolen können vereinzelt oder gehäuft einfallen. Sie können von einem oder von mehreren Zentren ihren Ausgang nehmen: monotope und polytope Extrasystolie. Letztere ist in der Regel Hinweis auf die zugrunde liegende organische schwerwiegende Herzerkrankung.

Folgen eine bzw. zwei oder drei Extrasystolen auf jeweils einen Normalschlag, so spricht man von einer Bi-, Tri- bzw. Quadrigeminie. Fällt dagegen nach jedem zweiten,

tude. Die Beeinflussung der Füllungszeiten wird zusätzlich durch die veränderte intraventriculäre Erregungsausbreitung variiert und überlagert. Die Umformungszeit ist verlängert.

Bei der supraventriculären Extrasystolie werden das Schlagvolumen der Extrasystole und des postextrasystolischen Normalschlages durch die geänderten Füllungszeiten analog beeinflußt. Nur wenn die P-Wellen ganz frühzeitig einfallen, also noch in den Kammerteil der vorangehenden Normalerregung, entstehen Pfropfungswellen. Bei AV-Extrasystolen mit gleichzeitiger Erregung von Vorhof und Kammern ist die Vorhofpfropfung dagegen permanent.

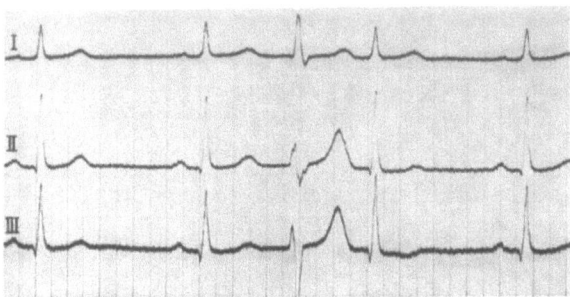

Abb. 121. Interpolierte Kammerextrasystole. Die Extrasystole ist zwischen 2 Normalschläge eingeschoben

dritten bzw. nten Normalschlag eine Extrasystole ein, so ist die Bezeichnung 2:1, 3:1, n:1 Extrasystolie zweckmäßig. Diese Unterscheidung hat praktische Bedeutung: eine Quadrigeminie ist selbstverständlich anders zu werten als eine 3:1-Extrasystolie.

3. Hämodynamische Auswirkungen. Bei der ventriculären Extrasystolie fällt die P-Welle, wie gesagt, in der Regel mit dem Kammerteil der Extrasystole zusammen. Die Vorhöfe kontrahieren sich gegen die geschlossenen Atrioventricularklappen. Die Pfropfungswelle pflanzt sich rückläufig fort und ist an den Halsvenen erkennbar.

Infolge des frühzeitigen Einfalles der Extrasystole ist die Füllungszeit verkürzt, die Kammerfüllung nicht vollständig. Die Extrasystole erzeugt daher einen niedrigeren Kammerdruck als der Normalschlag. Das Schlagvolumen ist erniedrigt, die Pulsamplitude verkleinert bzw. kann bei der Palpation des Pulses der Eindruck des Ausfalls einer ganzen Herzaktion entstehen. Umgekehrt fördert der erste postextrasystolische Normalschlag ein vergrößertes Schlagvolumen mit entsprechend großer Pulsampli-

4. Theorie der Extrasystolenentstehung. Die Annahme eines aufgrund gesteigerter Erregbarkeit selbständig „feuernden" Reizbildungszentrums, beispielsweise einer einzelnen Zellgruppe oder Zelle, genügt nicht zur Erklärung des Phänomens der Extrasystolie, denn sie vermag eine Besonderheit nicht zu erklären: die sog. fixe Kuppelung. Die Kuppelung, das Intervall zwischen Normalschlag und Extrasystole, ist beim gleichen Patienten unter der Voraussetzung eines gleichen Reizursprungsortes stets gleich lang, auch wenn der Grundrhythmus unregelmäßig ist (also z. B. bei ventriculärer Extrasystolie und absoluter Arrhythmie infolge von Vorhofflimmern s. u.). Es muß also eine Beziehung zwischen dem der Extrasystole vorausgehenden Normalschlag und der Extrasystole selbst bestehen. Versuche, bestimmte mathematische Verhältnisse zwischen der „Feuerfrequenz" des Extrasystoliezentrums und dem Normalrhythmus als Ursache der fixen Kuppelung anzusehen, vermögen gerade für die Fälle mit absoluter Arrhythmie nicht zu überzeugen. Einleuchtender erscheint die Theorie der Leitungsstörung bzw.

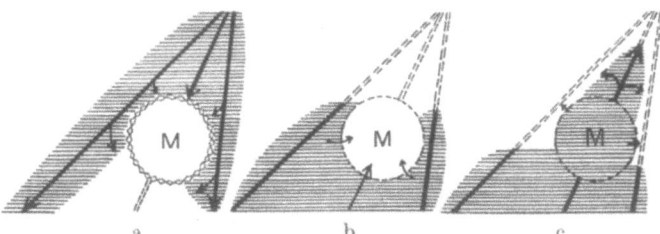

Abb. 122a—c. Schematische Darstellung der Extrasystolenentstehung durch eine Leitungsstörung. Die Erregungswelle trifft auf einen Myokardbezirk, der infolge einer Leitungsstörung nicht erregt werden kann (a). Bei b dringt die bereits in Rückbildung befindliche Erregung in den Myokardbezirk M ein, dessen Refrakterität inzwischen aufgehoben ist. Bei c breitet sich von M aus eine erneute Erregungswelle aus und führt zu einer zweiten Erregung des Herzens. (Nach HOLZMANN, Klin. Elektrokardiographie, 4. Aufl., Stuttgart: Georg Thieme 1965)

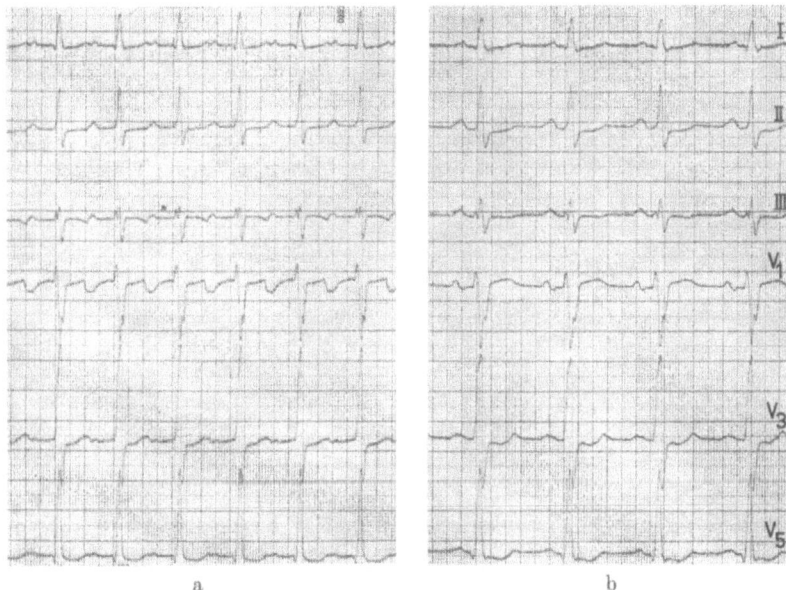

Abb. 123a u. b. Supraventrikuläre paroxysmale Tachykardie. a Im Anfall. Herzfrequenz 150/min. Den Kammergruppen gehen deformierte P-Wellen voraus, die teilweise mit den T-Wellen der vorausgehenden Aktion verschmelzen. b Nach Abklingen des Anfalls Sinusrhythmus, Frequenz 92/min

eines Reentry-Mechanismus (Abb. 122a—c). Gut vereinbar mit den zeitlichen Relationen ist auch die Theorie von SCHERF, inzwischen von verschiedenen Seiten modifiziert, wonach die sich im spezifischen Muskelsystem bildenden Reize vorzeitig manifest werden, d. h. zur Erregung führen können, wenn die Reizschwelle am Ende der vorangehenden Erregung besonders stark gesenkt ist; mit anderen Worten, wenn die übernormale Phase am Ende der Normalerregung besonders stark ausgeprägt ist.

c) Paroxysmale Tachykardie

Beim anfallsweisen Herzjagen geht die Frequenz des Herzens bzw. eines Herzteiles plötzlich auf Werte zwischen 180 und 220/min

herauf. Ebenso plötzlich pflegt der Anfall nach Sekunden, Minuten, Stunden oder gar Tagen abzuklingen. Nach einer „postparoxysmalen Pause" von einigen Sekundenbruchteilen setzt der Sinusrhythmus wieder ein.

Wie bei der Extrasystolie ist es zweckmäßig, die supraventriculäre von der ventriculären Tachykardie zu trennen. Bei der supraventriculären Form schlagen Vorhöfe und Kammern mit der gleichen hohen Frequenz; bei der ventriculären betrifft die Frequenzsteigerung nur die Kammern. Die Vorhöfe arbeiten in ihrem jeweiligen Grundrhythmus, in der Regel also im Sinusrhythmus weiter.

1. Supraventriculäre paroxysmale Tachykardie. Bei der supraventriculären Form kann — ebenfalls analog zur Extrasystolie — die

Differenzierung nach einem Reizursprungsort in Nähe des Sinusknotens bzw. des AV-Knotens mit rückläufiger Vorhoferregung möglich sein (Abb. 123).

2. *Ventriculäre paroxysmale Tachykardie.* Hier ist dagegen der Nachweis der Vorhofaktion im Sinusrhythmus unabhängig von der Kammertachykardie zu führen. Die P-Wellen müssen in einem Abstand, der der Sinusfrequenz bzw. einem ganzzahligen Vielfachen von ihr entspricht, im EKG auffindbar sein. Das

4. *Hämodynamische Auswirkungen.* Sie hängen einmal von der Frequenz, zum anderen vom Zustand des Herzmuskels ab. Bei hoher Frequenz und vorbestehender Schädigung des Myokards kann rasch eine Herzinsuffizienz entstehen. Bei mittleren Frequenzen und jugendlichen Individuen können auch tagelang anhaltende Anfälle ohne schwerwiegende Konsequenzen bleiben. Bei supraventriculärer Tachykardie von mehr als 180/min kontrahieren sich die Vorhöfe gegen die geschlossenen

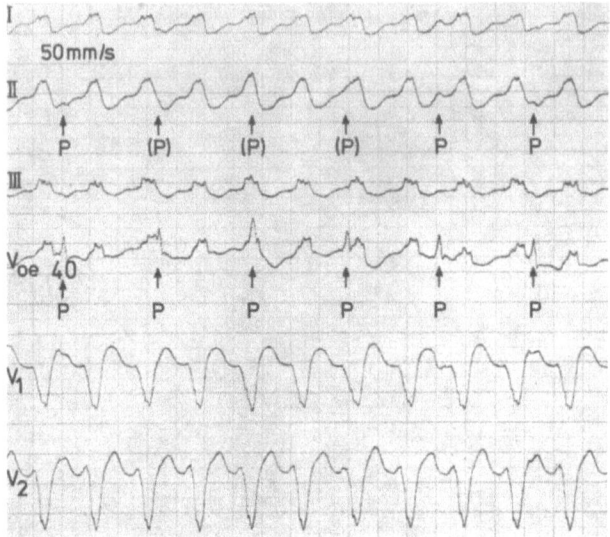

Abb. 124. Ventriculäre paroxysmale Tachykardie. Regelmäßige Kammertachykardie, Frequenz 176/min. Linksschenkelblockbild (Automatiezentrum in der rechten Kammer). In der Ableitung aus dem Oesophagus (V_{oe} 40) erscheinen die P-Wellen als hohe schlanke Zacken. Unabhängig von der Kammertachykardie arbeiten also die Vorhöfe im Sinusrhythmus mit einer Frequenz von 92/min. In den peripheren Ableitungen sind die P-Wellen nur als geringe Kurvendeformierungen auszumachen

gelingt am leichtesten in einer Ableitung aus dem Oesophagus oder in einer intrakardialen Ableitung, in der die P-Wellen mit hoher Amplitude registrierbar sind (Abb. 124). Diese Forderung kann in praxi oft nicht erfüllt werden. Als regelhaft kann aber gelten, daß paroxysmale ventriculäre Tachykardien aus dem Bündelstamm — also ohne Deformierung der QRS-Gruppen — sehr selten sind, und daß eine schenkelblockartige Deformierung der Kammergruppen bei anfallsweisem Herzjagen den ventriculären Ursprung wahrscheinlich macht.

3. *Mechanismus.* Es kommen im wesentlichen die gleichen Möglichkeiten wie beim Vorhofflimmern (s. S. 209) in Betracht: die Kreisbewegung bzw. ein Reentry-Mechanismus und die uni- oder multifokale Reizbildung.

AV-Klappen. Bei der ventriculären Tachykardie kommt es periodisch zu Pfropfungswellen, die der unmittelbaren Beobachtung an den Halsvenen zugänglich sind. In und nach dem Anfall werden große Mengen wasserklaren Urins mit niedrigem spezifischem Gewicht und geringem Elektrolytgehalt ausgeschieden. Diese sog. Ischuria spastica ist wahrscheinlich bedingt durch einen Druckanstieg in beiden Vorhöfen, der über Dehnungsreceptoren zu einer Reizung des Hypothalamus führt. Diese hat ihrerseits eine Hemmung der Adiuretinabgabe zur Folge.

5. *Wolff-Parkinson-White-Syndrom.* Mit einer Häufigkeit, die ein zufälliges Zusammentreffen ausschließt, stellen sich paroxysmale Tachykardien beim sog. Wolff-Parkinson-White-Syndrom ein (Abb. 125). Es handelt

sich um einen abnorm frühzeitigen Beginn der Kammeraktion nach der Vorhofaktion. Das PQ-Intervall ist auf Werte unter 0,12 s verkürzt. Die Kammerkontraktion beginnt mit trägem Anstieg bis zu einem Knick, dann schnellt die R-Zacke zur eigentlichen Spitze hoch (Δ-Welle). Beim gleichen Patienten kann das Syndrom dauernd festgestellt werden, es kann aber auch intermittierend auftreten. Die Steilheit der Δ-Welle und damit die PS-Dauer können schwanken (Handharmonika-Phänomen).

Als Ursache der vorzeitigen Erregung der Kammern nach der Vorhofsystole ist eine zusätzliche Leitungsverbindung, ein sog. Pala-

bis 1000/min — und unkoordinierter Aktion. Man sieht ein feines „Wühlen und Wogen". Höchstfrequente Mikroflimmerwellen mit einer Frequenz von 7000/min und mehr, die mit Hilfe von Kinematogrammen extrem hoher Bildfolge und direkter Ableitung von der Herzoberfläche nachgewiesen wurden, sind in peripheren Ableitungen nicht erkennbar.

Für die mechanische Leistung ist das Vorhofflimmern mit dem Stillstand, der Asystolie der Vorhöfe identisch.

Eine Übertragung der hochfrequenten Erregungen auf die Kammern wäre mit dem Leben nicht vereinbar. Das Überleitungssystem übt eine Schutzfunktion derart aus, daß nur ein

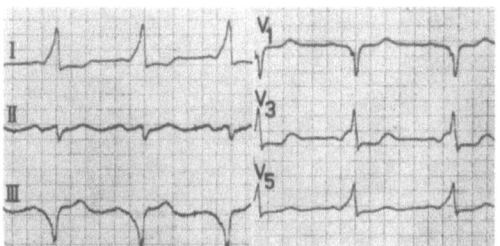

Abb. 125. Wolff-Parkinson-White-Syndrom. Verkürzung des PQ-Intervalls auf 0,11 sec, Verlängerung der QRS-Dauer auf 0,11 sec. Typische Δ-Welle in den Ableitungen I und insbesondere V 3 abgesetzt

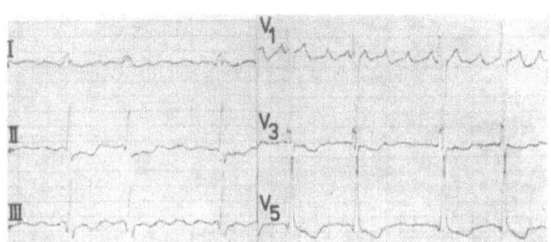

Abb. 126. Vorhofflimmern. Grobe Flimmerwellen insbesondere in der Brustwandableitung V 1. Kammeraktion „absolut arrhythmisch". Mittlere Kammerfrequenz 120/min

dino-Kentsches Bündel, das bereits zur Zeit der normalen Erregungsverzögerung im AV-Knoten einen Teil der Kammern erregt, angenommen und in einzelnen Fällen nachgewiesen worden. Auch die Annahme eines Reizbildungszentrums in den basisnahen Abschnitten der Kammern und des Septums, das durch die vorhergehende Vorhofaktion zur Kontraktion veranlaßt wird, erklärt alle formalen Kriterien des WPW-Syndroms gut. Als Erklärung für das gehäufte Vorkommen von proxysmalen Tachykardien wäre das Kreisen der Erregungswelle auf dem Wege über die akzessorische Leistungsbahn und das Hissche Bündel zwischen Vorhöfen und Kammern anzusehen. Geht man von der Theorie des basisnahen Extrareizzentrums aus, so ist das Vorkommen einer paroxysmalen Tachykardie ebenfalls gut verständlich.

d) Vorhofflimmern und Vorhofflattern

1. Vorhofflimmern. Die Vorhofmuskulatur gerät in einen Zustand hochfrequenter — 400

Bruchteil der hochfrequenten Erregungen die Kammern erreicht. Das geschieht in anscheinend regelloser Form — die Beobachtung langfristiger periodischer Abläufe kann hier unberücksichtigt bleiben — indem nur einzelne starke Reize übergeleitet werden.

Das EKG (Abb. 126) zeigt — am besten erkennbar in der den Vorhöfen am nächsten gelegenen Ableitung V 1 vom rechten Brustbeinrand — entweder grobe, nach Form und Amplitude inkonstante, sägezahnähnliche Zakkenfolgen oder seichte, hochfrequente feine Wellen. Man spricht von grobem und feinem Vorhofflimmern. Die Kammeraktion ist regellos, „absolut arrhythmisch". Für die hämodynamischen Auswirkungen ist das Frequenzverhalten der Kammern entscheidend. Es ist daher in der Klinik üblich, der tachykarden Form der absoluten Arrhythmie infolge von Vorhofflimmern die bradykarde gegenüber zu stellen.

2. Vorhofflattern. Beim Vorhofflattern erscheinen regelmäßige, nach Größe und Form konstante, sägezahnförmige Wellen mit einer

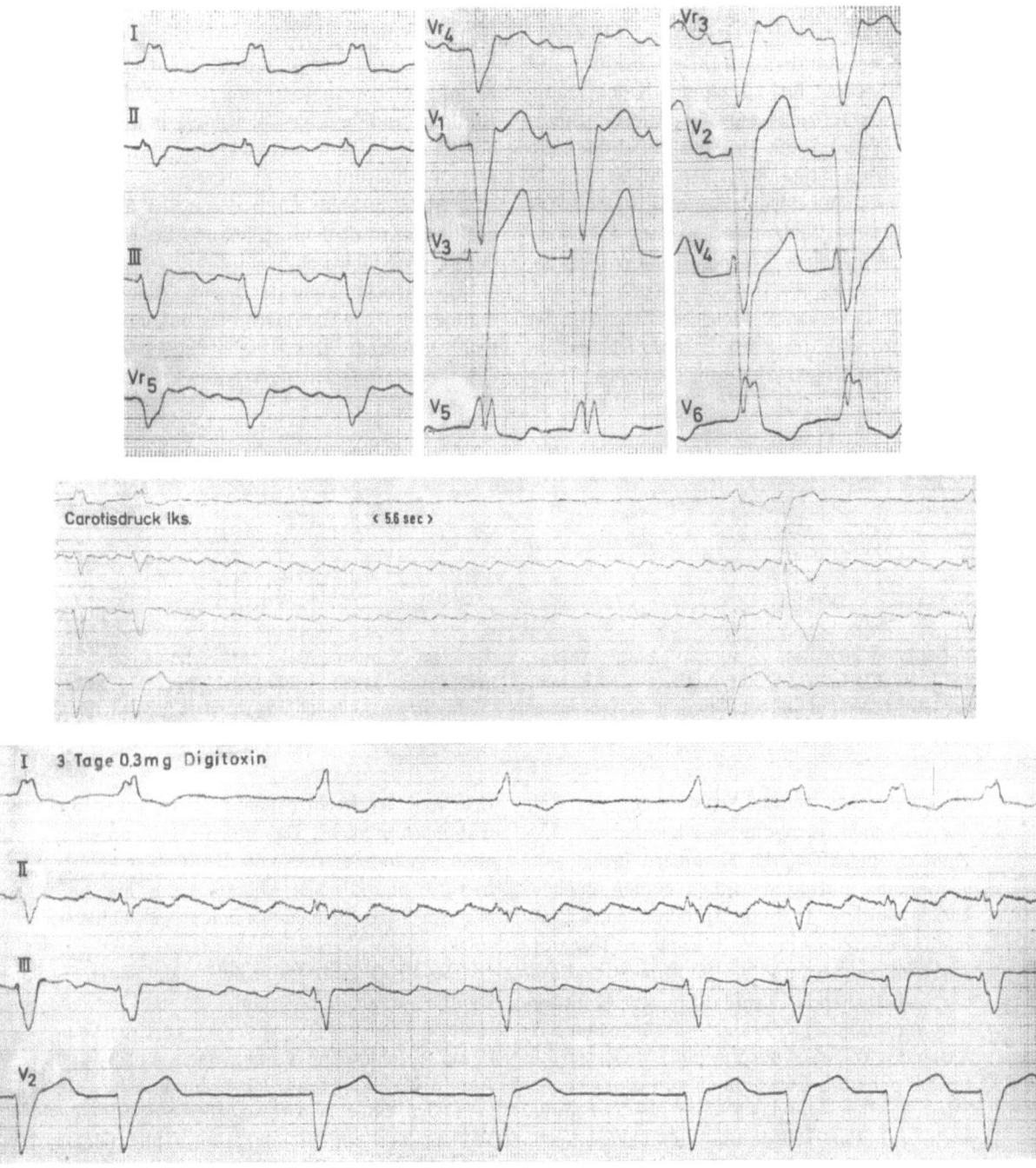

Abb. 127. Vorhofflattern. Oben: Vorhofflattern mit 2:1 AV-Block. Die Flatterwellen sind schwer differenzier-
bar. Mitte: Nach Carotisdruck links brüske Verlängerung des AV-Intervalls. Es entsteht eine Pause von
5,6 sec. Die Flatterwellen werden deutlich erkennbar. Unten: Nach 3 Tage langer Behandlung mit Digitoxin
(unten) wechselndes AV-Blockierungsverhältnis. In den bradykarden Phasen typische Flatterwellen sichtbar.
Am Ende des Kurvenstückes wieder 2:1 AV-Block

Frequenz zwischen etwa 210 und 320/min;
in der Regel um 280/min. Bei der häufigsten
Form steigt der ansteigende Schenkel des Säge-
zahns aus einem Tal steil und kurz an, der

fallende läuft langgezogen und flach zurück.
Seltener sind annähernd symmetrische, in den
Brustwandableitungen V 1 und V 2 überwie-
gend negative Wellen.

Die Überleitung jeder Flatterwelle auf die Kammern ist selten und nur bei relativ niedriger Flatterfrequenz — in der Regel unter 220/min — zu beobachten. Meist erfolgt eine Abblockierung im AV-Knoten derart, daß nur jede zweite, dritte oder vierte Flatterwelle von einer Kammeraktion beantwortet wird: Vorhofflattern mit 2:1-, 3:1-, 4:1-Blockierung. Bei häufigem brüskem Wechsel des Blockierungsverhältnisses kann der Eindruck einer absoluten Arrhythmie wie beim Vorhofflimmern entstehen. Durch Vagusreiz, speziell durch den Carotisdruckversuch, kann die AV-Überleitung plötzlich gebremst und das Blockierungsverhältnis erhöht werden. Dann sind die Flatterwellen eindeutig zu differenzieren. Dieser Möglichkeit bedient man sich, wenn die Vorhofaktion im EKG nicht eindeutig analysierbar ist, was insbesondere bei Vorhofflattern mit 2:1-Blockierung der Fall sein kann (Abb. 127).

3. Mechanismus. Voraussetzung für die genannten hohen Vorhoffrequenzen beim Vorhofflimmern und -flattern ist offensichtlich einmal das Vorhandensein eines oder mehrerer entsprechend schnell arbeitender Reizbildungszentren und eine starke Verkürzung der Refraktärzeit, die eine Beantwortung der zahlreichen Reize erst ermöglicht. Die Desynchronisation der einzelnen Muskelelemente bringt es mit sich, daß erregten Zonen refraktäre gegenüber stehen, so daß ein Wiedereintreten der Erregungswelle analog dem bei der Extrasystolie dargestellten Reentry-Mechanismus mit erneuter Erregung ohne neues Reizbildungszentrum denkbar wird. Für das Vorhofflattern wäre unter dieser Voraussetzung anzunehmen, daß ein einzelnes Reizbildungs-

zentrum den Mechanismus in Gang setzt, der durch Wiedereintrittphänomene aufrecht erhalten wird. Die „Kreistheorie" und die Theorie der „uni- und multifokalen Reizbildung" des Vorhofflimmerns und -flatterns — Gegenstand jahrzehntelanger Diskussion — ergänzen sich somit im Lichte der neueren experimentellen Befunde.

4. Hämodynamik. Beim Vorhofflimmern kommt die Wirkung der Vorhöfe als Vorpumpen in Fortfall. Die hierdurch bewirkte Minderung des Minutenvolumens beträgt im akuten Versuch rund 20—30%.

Infolge der Arrhythmie wechseln die Diastolendauer der Kammern und damit Füllungszeit, Schlagvolumen und Druckentwicklung von Schlag zu Schlag. Bei langsamer Kammerfrequenz ist eine Egalisierung kurzer durch längere Pausen möglich. Bei schneller resultiert ein „Pulsdefizit", eine Differenz zwischen den tatsächlichen Kammerkontraktionen und den an einer peripheren Arterie zu zählenden Pulsschlägen. Die Kammerfrequenz ist hierbei durch Auskultation oder Elektrokardiogramm zu ermitteln. Der Wirkungsgrad ist durch die zahlreichen „frustranen" Kontraktionen der Kammern, die nur ein kleines Schlagvolumen fördern, reduziert. Der für die hohe Frequenz erforderliche Energiebedarf steht im Mißverhältnis zur Herzleistung.

Auch beim Vorhofflattern ist die Höhe der Kammerfrequenz der wichtigste Gradmesser für die Reduktion der Herz-Kreislaufleistung. Beim Vorhofflimmern wie beim Vorhofflattern ist schließlich die Frequenzanpassung an körperliche Arbeit gemindert und damit die Arbeitstoleranz herabgesetzt.

3. Störungen der Erregungsleitung

a) Atrioventrikuläre Leitungsstörungen

1. Systematik. Auf ihrem Wege von den Vorhöfen zu den Kammern hat die Erregungswelle an der Vorhof-Kammergrenze die Hissche Brücke zu passieren, die einzige Muskelverbindung zwischen den Vorhöfen und den Kammern. Die Erregungswelle ist, wenn die Leitung in diesem Abschnitt alteriert ist, nicht in der Lage, Umwege über die Arbeitsmuskulatur zu gehen. Ein zufällig an diesem Engpaß lokalisierter Störungsprozeß kann somit schwerwiegende Folgen für die Herzaktion nach sich ziehen. Das ist nicht der Fall, wenn die Alte-

ration tiefer, im Bereich eines Tawaraschenkels liegt. Hier ist der Umweg über die Arbeitsmuskulatur gangbar. Er führt zu einer Verlängerung der Dauer der Erregungsausbreitung, zum Schenkelblockbild, aber nicht zu einer Rhythmusstörung des Herzens.

Die Überleitungsstörungen an der AV-Grenze werden zweckmäßigerweise in 3 Grade eingeteilt:

I. Grad: einfache Leitungsverzögerung. PQ-Intervall > 0,20 sec. (Abb. 128).

II. Grad: einzelne Leitungsausfälle. Dabei kann das PQ-Intervall ständig bis zum Lei-

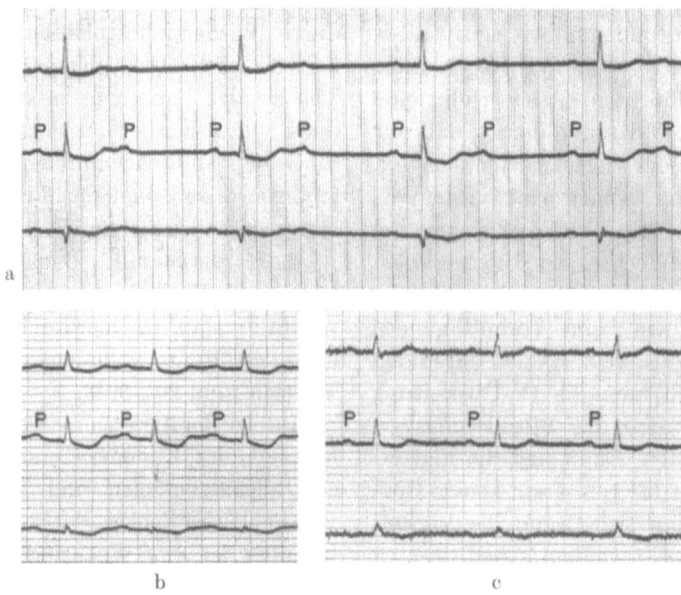

Abb. 128a—c. Atrioventriculärer AV-Block II. und I. Grades. Oben 2:1 AV-Block Typ 2 nach Digitoxin-Überdosierung. Vorhoffrequenz 100/min. Kammerfrequenz 50/min. Jede zweite Vorhofaktion wird nicht auf die Kammern übergeleitet. b unten: 10 Tage nach Absetzen aller Digitalispräparate. Alle Vorhoferregungen werden auf die Kammern übergeleitet, jedoch mit deutlicher Verzögerung im Überleitungssystem. Die PQ-Zeit beträgt 0,21 sec. c 13 Tage später Normalisierung. PQ-Intervall mit 0,18 sec im Normbereich

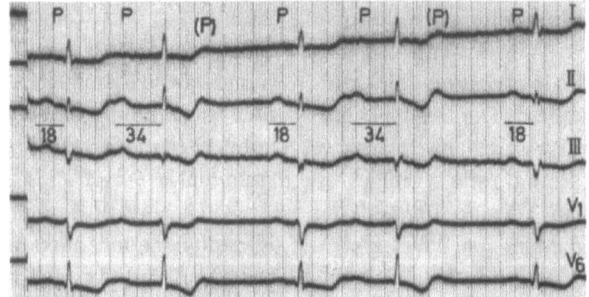

Abb. 129. AV-Block II. Grades Typ 1 (Wenckebachsche Periodik). Das PQ-Intervall nimmt von 0,18 auf 0,34 sec zu. Die 3. Vorhoferregung wird nicht auf die Kammern übergeleitet. Anschließend Erholung mit erneutem Rückgang des PQ-Intervalls auf 0,18 sec (PQ-Intervalle in $^1/_{100}$ sec angeschrieben)

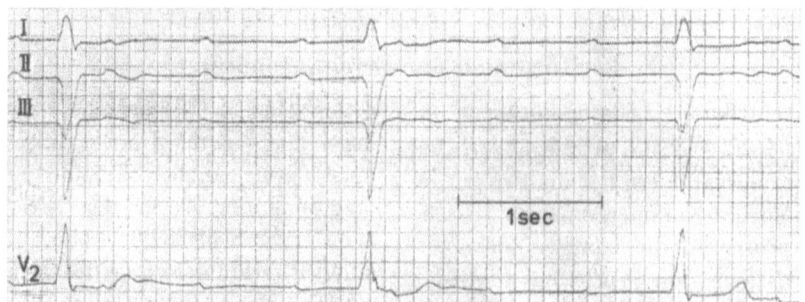

Abb. 130. Kompletter atrioventriculärer Block. Vorhofaktion im Sinusrhythmus. Vorhoffrequenz 90/min. Kammeraktion im Eigenrhythmus, 28/min

tungsausfall infolge kontinuierlicher Ermüdung wachsen (Abb. 129). Man spricht vom Typ 1 der AV-Überleitungsstörung II. Grades bzw. von Wenckebachschen Perioden. Beim Typ 2 ist dagegen das PQ-Intervall vor- bzw. nach dem Leitungsausfall konstant.

AV-Block III. Grades: vollständiger Leitungsunterbruch. Die Vorhöfe arbeiten in ihrem jeweiligen Grundrhythmus. Unabhängig von ihnen werden die Kammern von einem tertiären Reizbildungszentrum aus erregt (Abb. 130).

2. Mechanismus. Die Leitungsverzögerung bzw. der Unterbruch kann dadurch bedingt sein, daß die Erregungswelle auf refraktäre Zonen stößt. Auf Grund elektrophysiologischer Untersuchungen wird neuerdings dem Phänomen des sog. Dekrements praktische Bedeutung beigemessen. Darunter ist zu verstehen, daß Amplitude und Frequenz des depolarisierenden Impulses von Zelle zu Zelle fallen.

Beim AV-Block III. Grades springt die tertiäre Automatie an, sobald das Frequenzniveau der tertiären Automatiezentren erreicht ist, also innerhalb von 1—2 sec bei einer Automatiefrequenz von etwa 30—40/min. Bei dieser Kammerfrequenz kann ein ausreichendes Minutenvolumen nur durch ein etwa verdoppeltes Schlagvolumen aufrecht erhalten werden. Blutdruck- und Pulsamplitude sind daher vergrößert. Die Anpassung an körperliche Belastung ist reduziert, da in der Regel nur eine geringe Steigerung der Frequenz des tertiären Automatiezentrums unter körperlicher Belastung eintritt.

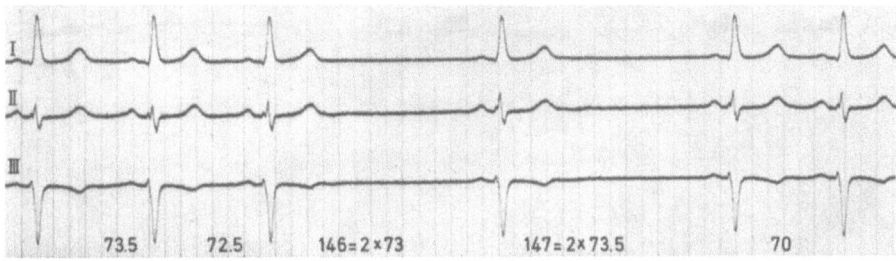

Abb. 131. Sinuauriculärer Blocktyp 2. Zweimal fällt eine Herzaktion vollständig aus. Die entstehenden Pausen entsprechen dem doppelten Normalintervall. PP-Intervalle in $^1/_{100}$ sec)

Schließlich wird die Reizschwelle für die distalen Abschnitte nicht mehr erreicht. Auch kommen Inhomogenitäten der Erregungsleitung in einzelnen Abschnitten des Überleitungssystems vor, die dazu führen können, daß die Erregungswelle, jedenfalls in einer Richtung, steckenbleibt.

3. Ätiologie. Als Ursache der AV-Überleitungsstörung kommt beim I. Grad eine vagale Leitungshemmung in Betracht, z. B. bei der Trainingsvagotonie des Sportlers. Hier sind Werte von mehreren zehntel Sekunden über 0,2 sec hinaus für das PQ-Intervall gefunden worden. Höhergradigere AV-Leitungsstörungen sind dagegen Zeichen einer organischen Schädigung des Überleitungssystems, die angeboren oder erworben sein kann. Hier kommen toxische Einwirkungen (z. B. Digitalis-Glykoside), mechanische Faktoren (Verletzungen, Tumormetastasen), Entzündungen, z. B. im Rahmen einer Myokarditis oder ischämische Schädigungen ursächlich in erster Linie in Betracht.

4. Hämodynamische Auswirkungen. Beim I. und II. Grad sind die hämodynamischen Auswirkungen von untergeordneter Bedeutung. Der zugrundeliegende Krankheitsprozeß bestimmt die nosologische Wertigkeit.

Infolge der unabhängigen Tätigkeit von Vorhöfen und Kammern fällt für die Mehrzahl der Aktionen die Vorhofwirkung fort. Gleicht man sie im akuten Versuch durch elektrische Koordination mittels vorhofgesteuerter elektrischer Schrittmacher aus, so beträgt die Steigerung des Minutenvolumens bei gleicher Frequenz etwa 30%.

Ein systolisches Basisgeräusch, als relatives Stenosegeräusch an den großen Gefäß-Ostien entstehend, ist die Regel. Häufig sind Vorhoftöne zu auskultieren.

Die Form der Kammergruppe im EKG wird bestimmt vom Sitz des tertiären Reizbildungszentrums. Es gelten die gleichen Gesetzmäßigkeiten wie bei der ventriculären Extrasystolie (s. S. 203). Die Möglichkeit einer Reizbildung im Bündelstamm und eines gleichzeitigen einseitigen Schenkelblocks ist aber nur auszuschließen, wenn der Befund vor Eintritt des AV-Blocks bekannt ist.

Adams-Stokes-Syndrom s. S. 213.

b) Sinuauriculäre Leitungsstörungen

Da die Sinusaktionsspannung im EKG nicht sichtbar ist, führt eine Leitungsstörung an der Sinuauriculargrenze, dem 2. Engpaß des Leitungsweges, zu einem vollständigen Fehlen des P-, QRS-, T-Komplexes. Die Annahme, daß zwar eine Sinuserregung erfolgt, aber nicht übergeleitet worden ist, stützt sich darauf, daß die entstehende Pause einem einfachen oder mehrfachen ganzzahligen Vielfachen des Grundintervalls entspricht (Typ II des sinuauriculären Blocks, Abb. 131). Auf eine kontinuierliche Leitungsverzögerung an der SA-Grenze (Typ I des sinuauriculären Blocks) kann geschlossen werden, wenn eine kontinuierliche Zunahme der Herzpause gemessen werden kann, das Intervall aber kürzer bleibt als 2 Normalintervalle. Häufigkeit und praktische Bedeutung der sinuauriculären Leitstörungen sind ungleich geringer als die der atrioventriculären, so daß bezüglich der Details auf die Lehrbücher der Elektrokardiographie verwiesen werden kann.

4. Ersatzsystolen und Ersatzrhythmen

Wird das in den sekundären und tertiären Reizbildungszentren ständig im Aufbau begriffene Reizmaterial nicht durch das schneller arbeitende primäre Zentrum gelöscht, so wird die Erregung manifest. Fällt also die Sinus-Knoten speziell bei unidirektionalem Block besteht die Möglichkeit, daß die Erregungswelle zunächst die Kammern erregt und rückläufig die Vorhöfe und von dort her nochmals rechtläufig auf die Kammern übertritt. Man spricht von einer Umkehr-Systole oder einem Echophänomen, einer typischen Form des

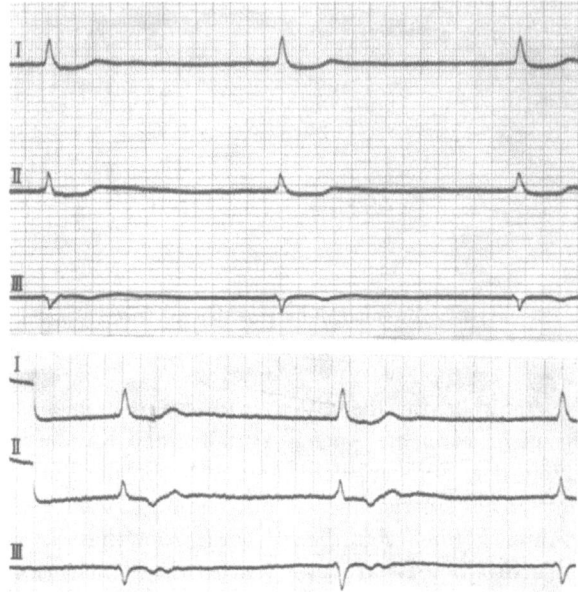

Abb. 132. AV-Rhythmus. Oben mit gleichzeitigem Einfall der R- und P-Wellen, so daß die P-Wellen nicht erkennbar sind. Unten mit nachfolgender Vorhoferregung. Man sieht negative P-Wellen in den ST-Strecken. (Registrierung beim gleichen Patienten im Abstand von 4 Tagen)

frequenz unter die Eigenfrequenz der sekundären Zentren des AV-Knotens ab, so kann es zu einem Ersatzschlag oder zu einem Ersatzrhythmus kommen. Arbeiten beide Zentren mit annähernd gleicher Frequenz, so können sie nebeneinander tätig bleiben, ohne sich auszulöschen. Man spricht von einer einfachen AV- oder Frequenzdissoziation. Liegt die Frequenz des sekundären Automatiezentrums aber wesentlich oberhalb der des primären, so führt es das Herz, indem es alle anderen Reizbildungszentren auslöscht. Wie bei der AV-Extrasystole erscheinen negative P-Wellen vor oder hinter der QRS-Gruppe, oder die Vorhofaktion erfolgt gleichzeitig mit QRS (Abb. 132).

Bei entsprechenden Leitungsverhältnissen und typischem Sitz des Reizbildungszentrums im AV-

„Reentry-Mechanismus". Im EKG erscheint eine negative P-Welle zwischen 2 Kammergruppen.

Spezielle Bedingungen, nämlich eine Schutzblockierung des Sinusknotens, liegen vor, wenn die vom AV-Knoten retrograd laufende Erregung das im Sinusknoten im Aufbau befindliche Reizmaterial nicht stören kann. Unter dieser Bedingung entsteht ein Doppelrhythmus: Sinusrhythmus und AV-Rhythmus interferrieren miteinander. Man spricht von einer Interferenz-Dissoziation.

Der prinzipielle Unterschied gegenüber den Leitungsstörungen besteht bei den Ersatzrhythmen darin, daß die Leitfähigkeit erhalten ist. Sekundäre oder tertiäre Automatiezentren treten lediglich deshalb in Aktion, weil ihr Eigenfrequenzniveau infolge Verlangsamung des vorgeordneten Zentrums unterschritten wird.

5. Herzstillstand (Adams-Stokes-Syndrom)

Durch die heutigen, in diesem Rahmen nicht abzuhandelnden Möglichkeiten, den plötzlichen Herzstillstand unter Umständen wieder zu beheben, ist die Analyse der zugrunde liegenden Mechanismen von besonderem Interesse.

1. Systematik. Der plötzliche „Ausfall einer hämodynamisch wirksamen motorischen Leistung des Herzens" wird aus mechanischen, ätiologischen und therapeutischen Gründen zweckmäßigerweise in 3 Formen eingeteilt (nach HOLZMANN):

lichem Versiegen der Herzfunktion sind damit abgegrenzt.

Die pankardiale bzw. adyname und hypodyname Form des Herzstillstandes kommt klinisch in erster Linie bei den Überleitungsstörungen vor (s. oben), wenn die tertiären Automatiezentren geschädigt sind und nicht bzw. erst nach einem abnorm langen Intervall, einer präautomatischen Pause, anspringen. Die Krankheitsursachen sind oben skizziert.

Die hyperdyname Form, Kammerflattern und -flimmern, ist in der überwiegenden Zahl

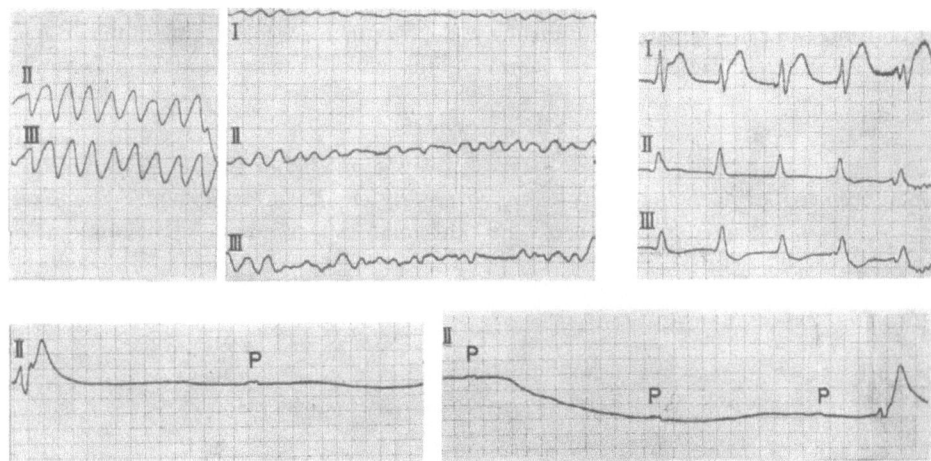

Abb. 133. Herzstillstand. Oben links Kammerflattern, Frequenz 400/min. Oben rechts Kammerflimmern. Mitte nach elektrischer Defibrillation: Extrem langsame Vorhof- und Kammeraktion (die Kurvenstücke 2 und 3 sind fortlaufend registriert). Unten nach Erholung Kammerfrequenz 136/min. Vorhofaktion nicht auszumachen. (62jähriger Mann mit Herzinfarkt. Vollständige Erholung)

1. Stillstand sowohl der Vorhöfe als auch der Kammern in Diastole: pankardiale oder totale Form.

2. Stillstand oder extrem langsame Aktion der Kammern. Dabei arbeiten die Vorhöfe nach Maßgabe ihres jeweiligen Grundrhythmus weiter: adyname bzw. hypodyname Form.

3. Kammerflattern und Kammerflimmern bzw. extrem schnelle Kammertachykardien: hyperdyname Form. Mischformen kommen insbesondere zwischen den Formen 2 und 3 vor.

2. Symptomatologie und Ätiologie. Die klinische Symptomatologie des akuten Herzstillstandes ist unabhängig von seiner mechanischen Ursache die gleiche, denn bei allen 3 Formen setzt die Vitalfunktion des Herzens, ein Schlagvolumen zu fördern, das eine ausreichende Blutversorgung des Zentralnervensystems gewährleistet, aus. Schock und Kollaps mit allmäh-

der Fälle die Ursache des Sekundenherztodes beim Herzinfarkt, beim Elektrounfall, bei Commotio cordis, bei Herztraumen und als Folge von Drogenwirkungen wie Adrenalin, Strophanthin, Digitalis, Benzol, vielen Narkotica, Chinidin, Procainamid usw.

3. Auswirkungen auf den Organismus. Wird bei der Katze der Kreislauf länger als $3^{1}/_{2}$ min unterbrochen, so entstehen Dauerschäden am Zentralnervensystem. Dauert der Kreislaufstillstand länger als 8 min 45 sec, so überlebt keine Katze.

Wird beim Menschen die oberste Grenze von 5 min überschritten, bis die Herzaktion wieder in Gang gesetzt ist, so bleiben in der Regel irreparable Gehirnschäden zurück.

Setzt die Kammertätigkeit aus, so stellt sich nach etwa 3—4 sec Schwindelgefühl ein. Das Bewußtsein erlischt nach 10—15 sec. Nach

20—45 sec treten Krämpfe auf. Nach etwa 1 min sistiert die Atmung. Die Pupillen werden weit, die Reflexerregbarkeit nimmt ab. Beim Hund verschwinden die Herztöne, wenn der systolische Blutdruck unter 50 mm Hg absinkt. Im EEG verschwinden die α-, β- und γ-Wellen innerhalb von 20 sec nach totaler Anoxie des Gehirns.

Die Differentialdiagnose zwischen Asystolie und Kammerflimmern ist bei geschlossenem Thorax nur mit Hilfe des Elektrokardiogramms möglich (Abb. 133).

4. Prinzip der Elektrotherapie. Bei Asystolie der Kammern kann die Kontraktion durch periodisch verabfolgte kurze Stromstöße (Spannung 2 V, Strom etwa 2 m A bei Stromzuführung unmittelbar am Herzen; Impulsdauer 2 msec)

erzwungen werden, sofern die Kontraktionsfähigkeit erhalten ist. Bei der Therapie mit elektrischen Schrittmachern macht man sich diese Möglichkeit zunutze. Das Flimmern des Herzens bzw. einzelner Herzteile — sowohl der Vorhöfe, als auch der Kammern — kann in vielen Fällen durch einen Hochspannungsstromstoß unterbrochen werden. Man verwendet eine Kondensatorentladung (1000 bis etwa 3000 V; 100 bis 400 Ws). Da jedoch ein elektrischer Stromstoß fibrillierend wirken kann, auch eine Kondensatorentladung, sofern sie in die vulnerable Phase zur Zeit der T-Welle erfolgt, wird bei der elektrischen Defibrillation von Vorhofflimmern die Kondensatorentladung unmittelbar nach der R-Zacke ausgelöst, indem man die R-Zacke selbst zur Steuerung des Defibrillators benutzt.

6. Alternans

Es handelt sich darum, daß einzelne Herzfunktionen unmittelbar nacheinander — alternierend — eine Größenänderung zeigen. Es

Gruppe mit hoher R-Zacke eine solche mit erniedrigter. Es alterniert also die Erregungsleitung. Alternierende Formänderungen der

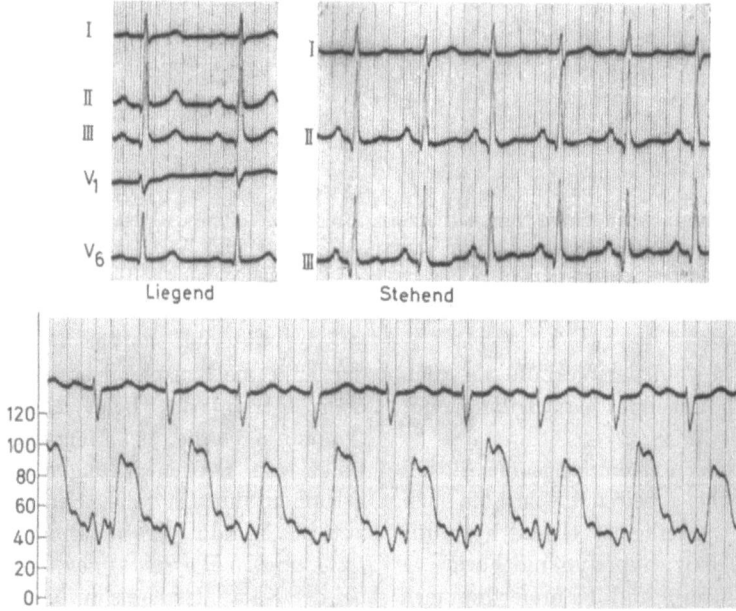

Abb. 134. Alternans. Oben: QRS-Alternans im Orthostase-EKG. Unten: Mechanischer Alternans. Bei jeder zweiten Herzaktion ist die Druckentwicklung in der rechten Kammer (gemessen mittels Herzkatheter) erniedrigt (Eichskala mm Hg)

wechseln also Phasen mit vollständiger und unvollständiger Erholung miteinander ab. (Abb. 134).

Als „mechanischer Alternans" ist der Wechsel der Pulsamplitude von Schlag zu Schlag eine relativ häufige Erscheinung. Beim elektrischen Alternans folgt auf eine QRS-

ST-T-Abschnitte werden als elektrischer Alternans minor bezeichnet.

Der Alternans kommt bei Überlastung des Herzens infolge eines Klappenfehlers oder einer Bluthochdruckerkrankung zur Beobachtung. Weiter ist bei tachykarden Zuständen ein elektrischer Alternans nicht selten zu beobachten.

V. Coronarkreislauf

Alle physiologischen und pathophysiologischen Probleme der Arbeitsweise und des Stoffwechsels des Herzens sind auf das engste mit der Coronardurchblutung verknüpft. So war bereits bei der Darstellung der myokardialen Insuffizienz die Einbeziehung von Änderungen der Coronardurchblutung und deren Bedeutung für das Zustandekommen des Versagens des Herzens unumgänglich. Besonders eng sind naturgemäß die Zusammenhänge von Coronardurchblutung und Herzstoffwechsel. Trotzdem lassen es didaktische Gründe zweckmäßig erscheinen, die Probleme der Coronardurchblutung und des Herzstoffwechsels in getrennten Kapiteln darzustellen. Die Folgen coronarer Durchblutungsstörungen werden im Kapitel Sauerstoffmangel des Gewebes abgehandelt. Die folgenden Ausführungen beziehen sich im wesentlichen auf die Coronardurchblutung und ihre Veränderungen unter krankhaften Bedingungen. Im Interesse eines zusammenhängenden Verständnisses werden aber die wesentlichen Folgerungen, die sich aus Änderungen der Coronardurchblutung für den Herzstoffwechsel oder umgekehrt aus Veränderungen des Herzstoffwechsels für die Coronardurchblutung ergeben, auch in diesem Kapitel aufgeführt, wenngleich damit gewisse Überschneidungen nicht zu vermeiden sind.

Krankhafte Störungen der Coronardurchblutung werden unter dem Begriff *Coronarinsuffizienz* zusammengefaßt. Die Bezeichnung Coronarinsuffizienz besagt zunächst nur ganz allgemein, daß ein Mißverhältnis zwischen Blutbedarf und tatsächlicher Blutversorgung besteht. Ein solches Mißverhältnis kann durch extrakardiale Faktoren (z. B. Schock, Kollaps, schwere Anämie), durch myokardiale Faktoren (z. B. Hypertrophie des Myokards, myokardiale Insuffizienz) oder durch Erkrankungen der Coronargefäße selbst bedingt sein. Vielfach führt ein Zusammenwirken der genannten Faktoren zur Coronarinsuffizienz. Klinisch begegnet uns die Coronarinsuffizienz häufig unter dem Bild der *Angina pectoris*. Die subjektive Empfindung einer bestimmten Art des Schmerzes bildet hier das wichtigste Kriterium für die Diagnose Coronarinsuffizienz. Bei organischen Veränderungen der Coronargefäße kann diese Diagnose in der Mehrzahl der Fälle durch charakteristische Veränderungen im Elektrokardiogramm objektiviert werden.

1. Besonderheiten der Coronardurchblutung

Mißt man die Durchblutung der Arteria coronaria sinistra mit einer Stromuhr, die eine kurze Einstellung hat, so erhält man eine recht komplizierte Kurve (Abb. 135). Die Durchblutung hat zu Beginn der Diastole ein Maximum und sinkt während der Diastole mit fallendem Aortendruck ab. Während der Systole ist die Durchblutung im Durchschnitt wesentlich niedriger als während der Diastole. Dies gilt besonders für die Anspannungszeit, in der sogar ein Rückstrom des Blutes beobachtet werden kann. Der Kurvenablauf wird durch eine Reihe von Faktoren bestimmt. Die Durchblutung ist zunächst abhängig von der Höhe des Aortendrucks. In besonders starkem Maße wird sie durch die Höhe des Drucks in der Herzwand bestimmt (Abb. 135). Der Einstrom des Blutes in das Coronarsystem verläuft weitgehend dem Gefälle zwischen dem Aortendruck und dem intramuralen Druck parallel (= transmuraler Druck). Der in der Systole gesteigerte intramurale Druck vermindert die

Coronardurchblutung in diesem Zeitpunkt. Während der Systole kommt es zwar im Beginn der Austreibungszeit infolge des rasch aufsteigenden Drucks in der Aorta ebenfalls zu einem Anstieg der Coronardurchblutung, der aber wesentlich kleiner ist als in der Diastole (Abb. 136).

Der Myokarddruck ist in den Wandschichten verschieden groß. Das Druckgefälle verläuft von den inneren endokardnahen Wandpartien zu den äußeren epikardialen Schichten. Der systolische maximale Myokarddruck ist in den mittleren und tiefen Wandschichten stets höher als der Aortendruck, in den äußeren Wandbezirken dagegen niedriger. Damit hängt die besondere Gefährdung der inneren Schichten des Myokards bei coronaren Durchblutungsstörungen zusammen (sog. *Innenschichtschaden*).

Während in der Systole der Einstrom des Blutes in das Coronarsystem gehemmt wird, findet sich in dieser Phase ein gesteigerter

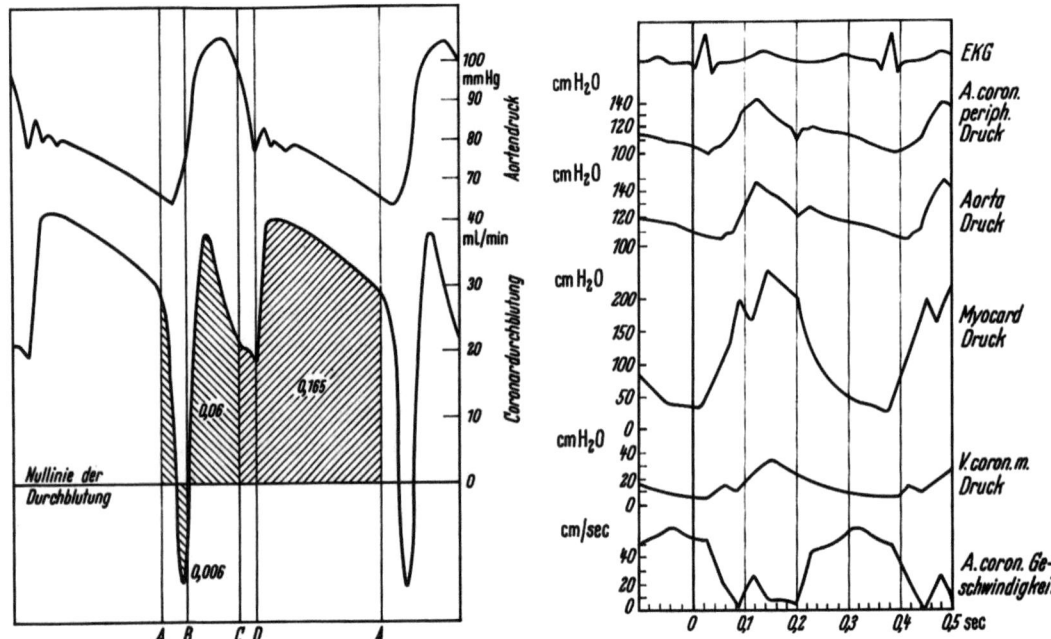

Abb. 135. Durchblutung des Ramus descendens der linken Coronararterie in Abhängigkeit von der Herzphase. Am Ende der Diastole (A) beträgt die Durchblutung 28 ml/min. Am Beginn der isometrischen Kontraktion (A) nimmt die Durchblutung rasch ab, und es tritt ein kurzdauernder Rückstrom auf. Mit dem Beginn der Austreibung (B) setzt die Durchströmung wieder ein und erreicht ein Maximum mit 40 ml/min kurz vor dem Höchstwert des Aortendrucks. Dann nimmt die Durchblutung etwa parallel dem Aortendruck ab, steigt nach dem Schluß der Aortenklappen (D) wieder an und nimmt mit diastolischem Druck bis zum Beginn der nächsten Systole ab. Die Durchflußmenge während jeder Phase kann aus den Flächen errechnet werden. Sie beträgt in der Systole 0,06—0,006 ml = 0,054 ml, in der Diastole 0,165 ml. Da die Herzfrequenz 131/min beträgt, ist die mittlere Durchblutung 29 ml/min. (GREEN und GREGG 1940)

Abb. 136. Druck- und Stromstärkeschwankungen im Coronarkreislauf in Abhängigkeit vom Aorten-, Myokarddruck. Strömungsgeschwindigkeit in der A. coronaria und Myokarddruck verlaufen entgegengerichtet. [Nach L. LASST u. A. MÜLLER, Helv. physiol. pharmacol. Acta **16**, 88 (1958)]

Aufgrund tierexperimenteller Untersuchungen ist anzunehmen, daß etwa 75—85% der Coronardurchblutung während der Diastole einströmen, während der venöse Ausfluß zu etwa 70% in der Systole stattfindet.

Die Anteile der Coronardurchblutung während Systole und Diastole verschieben sich, je nachdem, ob man zur Bestimmung der Systole die isometrische und isotonische Phase der Herzkontraktion mißt, oder ob man die „coronarwirksame" Systole bestimmt. Zur coronarwirksamen Systole werden isometrische und isotonische Phase zuzüglich der Entspannungsphase gerechnet, also diejenige Zeit, während der ein positiver Druck im linken Ventrikel herrscht. Unter Zugrundelegung der coronarwirksamen Systole wird der Anteil des systolischen Bluteinstroms kleiner, der des Blutausstroms größer.

Blutabstrom aus dem Sinus coronarius. Der während der Systole steigende intramurale Druck preßt das Venensystem der Coronarien leer und steigert so den Abstrom des Blutes.

2. Größe der Coronardurchblutung beim Menschen

Durch die Möglichkeit, den Sinus venosus im rechten Vorhof zu katheterisieren und daraus Blutproben zu entnehmen, kann einmal die arteriovenöse O$_2$-Differenz, d. h. die Stärke der Ausschöpfung des Coronarblutes an Sauerstoff gemessen werden. Zum anderen ist es auf diese Weise möglich, die Durchblutung und den Stoffwechsel des Herzens quantitativ zu bestimmen. Man läßt dazu den Patienten ein Fremdgas mit bestimmten Löslichkeitsquotienten (Stickoxydol) einatmen und mißt die arteriovenöse Differenz des Fremdgases über die Zeit. Kennt man weiterhin die Größe der Stickoxydulmenge, die in einer bestimmten

Tabelle 29. *Coronardurchblutung und O_2-Verbrauch des nicht belasteten Herzens. (Mittelwerte aus den Ergebnissen verschiedener Arbeitsgruppen.)* (Nach BERNSMEIER)

Autoren	Durchblutung ml $\overline{100\,g \cdot min}$	art. coron. ven. O_2-Differenz Vol.-%	O_2-Verbrauch mlO_2 $\overline{100\,g \cdot min}$	O_2-Gehalt im Coronarsinus Vol.-%	Anzahl der Untersuchungen
BING u. Mitarb.	77	12	9,4	—	18
CALAZEL u. Mitarb.	78	12,2	9,2	4,9	8
LEIGHT u. Mitarb.	93	10,3	9,5	—	8
ROWE u. Mitarb.	98	10,9	10,7	5,2	15
ROWE u. Mitarb.	72	12,3	8,6	6,1	15
MESSER u. Mitarb.	80	11,5	8,9	4,6	8
BERNSMEIER u. Mitarb.	86	12,4	10,7	5,0	40
Gesamtdurchschnitt (aus 112 Unters.)	84,0	11,9	9,9	5,2	

Zeiteinheit vom Herzmuskel aufgenommen wird, so läßt sich die Größe der Coronardurchblutung nach dem Fickschen Prinzip errechnen:

Coronardurchblutung/100 g Muskel/min =

$$\frac{100 \cdot Vn \cdot S}{(Am - Vm) \cdot N}$$

Vn = Endwert der Stickoxydulkonzentration im Blut des Coronarsinus

S = Verteilungskoeffizient von Stickoxydul zwischen Blut und Herzmuskel (ca. 1)

Am = mittlere arterielle Stickoxydulkonzentration

Vm = mittlere venöse Stickoxydulkonzentration im Coronarsinus

N = Zeitdauer der kontinuierlichen Blutabnahme

Aus der Größe der Coronardurchblutung und der arteriovenösen O_2-Differenz, die gleichzeitig bestimmt wird, läßt sich der O_2-Verbrauch des Herzens ermitteln. Es ist wichtig zu wissen, daß mit dieser Methode kurzfristige Schwankungen der Coronardurchblutung und des Stoffwechsels nicht ermittelt werden können, da eine Bestimmung sich über einen Zeitraum von mindestens 10 min erstreckt. Weiterhin ist zu berücksichtigen, daß man mit dieser Messung nur die Durchblutungsgröße in den Abschnitten des Herzmuskels erfaßt, die ihr venöses Blut in den Sinus coronarius abgeben. Das ist unter regelrechten anatomischen Bedingungen im wesentlichen das Myokard des linken Ventrikels, etwa 5% des coronarvenösen Blutes entstammen dem rechten Herzen. Trotz dieser Einschränkungen haben die mit dieser Methode gewonnenen Ergebnisse unsere Kenntnisse über Coronardurchblutung und Herzstoffwechsel unter physiologischen und krankhaften Bedingungen wesentlich erweitert.

Statt Stickoxydul können auch radioaktiv markierte Stoffe zur Durchblutungsmessung benutzt werden. Diese Verfahren beruhen auf dem gleichen Prinzip.

In der Tabelle 29 sind die sog. normalen Ruhewerte für die Coronardurchblutung und den Sauerstoffverbrauch zusammengestellt, die von verschiedenen Untersuchungsgruppen erhoben wurden.

Im Mittel findet sich für das intakte nichtbelastete menschliche Herz eine Durchblutungsgröße von 84 cm³/100 g Gewebe und min. Bei einem Gesamtgewicht des Herzens von 250—300 g sind dies rund 200—250 cm³/min. Das Herz braucht in Ruhe etwa 5% des gesamten Minutenvolumens für seine eigene Durchblutung. Für den linken Ventrikel, der wie oben schon gesagt, mit dieser Methodik im wesentlichen erfaßt wird, ergibt sich eine Durchblutungsgröße von 120 cm³/min.

Die Coronardurchblutung kann maximal auf das 4—5fache ansteigen. Da der O_2-Verbrauch des Herzens höchstens auf das 3—4fache des Ruhewertes ansteigt, steht hinsichtlich der Deckung des Sauerstoffbedarfs auch bei Belastungen immer noch eine zusätzliche Reserve zur Verfügung, um z. B. eine Anämie, eine arterielle Hypoxie oder eine pathologisch veränderte Hämodynamik auszugleichen.

Besonders auffällig im Vergleich zu anderen Organen ist die starke Ausschöpfung des Coronarblutes an Sauerstoff. Während wir im Gesamtorganismus eine arteriovenöse O_2-Differenz von etwa 4—6 ml/100 cm³ Blut finden, kann das Myokard den größten Teil des arteriell verfügbaren Sauerstoffs aus dem Blut extrahieren. Wie die Tabelle 29 zeigt, beträgt die arteriovenöse O_2-Differenz 11—12 Vol.-%. Der O_2-Gehalt im coronarvenösen Blut entspricht mit 5 Vol.-% einem Sättigungsgrad von etwa 30%. Dadurch ist der Herzmuskel bei Steigerung des Sauerstoffverbrauchs ganz vorwiegend auf eine entsprechende Steigerung der Coronardurchblutung angewiesen. Die Sauerstoffextraktion durch das Myokard kann zwar noch geringgradig gesteigert werden. Quantitativ fällt dieser Faktor für die O_2-Versorgung bei gesteigertem O_2-Verbrauch aber weniger ins Gewicht.

Eines besonderen Hinweises bedarf noch der coronare *Strömungswiderstand*. Er ist ein wichtiges Maß für den Querschnitt der Coronargefäße und damit für die Erfassung von Vasoconstrictionen oder Vasodilatationen. Wie im Gesamtkreislauf oder in anderen Organen kann er aus der Differenz von arteriellem und coronarvenösem Mitteldruck dividiert durch die Coronardurchblutung errechnet werden. Eine solche Berechnung ergibt jedoch kein richtiges Bild von den Vorgängen an den Coronargefäßen. Aufgrund der schon besprochenen Drosselung der Coronardurchblutung während der Systole erscheint es zweckmäßiger, den coronaren Widerstand nur für

die Diastole zu berechnen. Dieser entspricht der diastolischen Einflußzeit in die Coronarien multipliziert mit der Druckdifferenz aus diastolisch-arteriellem und coronar-venösem Mitteldruck dividiert durch die Coronardurchblutung mal Dauer der Diastole (etwa 0,75). (Korrekterweise müßte man vom mittleren diastolischen Aortendruck noch den sog. Verschlußdruck für das Coronarsystem von etwa 10 mm Hg abziehen.) Bei körperlicher Ruhe beträgt der Strömungswiderstand eines normalen Coronarsystems etwa 1,2 mm Hg/ml/min $\times$ 100 g. Anders ausgedrückt, beträgt der diastolische coronare Widerstand etwa 90 Dyn sec/cm^{-5}.

Hämodynamisch sind coronare Durchblutungsstörungen durch eine Verminderung der *Coronarreserve* charakterisiert. Die hämodynamische Coronarreserve wird von BRETSCHNEIDER definiert als Verhältnis ,,Coronarwiderstand unter den Ausgangsbedingungen dividiert durch Coronarwiederstand bei maximaler Coronardilatation''. Der minimale Coronarwiderstand eines intakten Coronarsystems liegt bei einem Fünftel des oben angegebenen Wertes für den normalen coronaren Widerstand. Als normale Coronarreserve ergibt sich eine Größe von plus 400%.

3. Steuerung der Coronardurchblutung

Die Abb. 137 gibt eine Übersicht über die mannigfaltigen Einflüsse auf die Coronardurchblutung. Zunächst taucht die Frage auf, ob Änderungen der Durchblutung weitgehend durch einfache physikalische Vorgänge — etwa das arteriovenöse Druckgefälle oder den intramuralen Druck in der Herzwand — bestimmt werden, oder ob die Vasomotorik der wichtigere Vorgang ist und ob auf diese Weise die Durchblutung dem jeweiligen Stoffwechselbedarf des Herzens angepaßt werden kann. Die Frage ist wohl folgendermaßen zu beantworten: Die Basis der Coronardurchblutung bilden die oben aufgeführten physikalischen Faktoren. Solange das Coronarsystem intakt ist, haben die physikalischen Faktoren für die Regelung der Herzdurchblutung jedoch keine entscheidende Bedeutung, da sie durch vasomotorische Vorgänge am Gefäßsystem weitgehend überspielt werden können. Wenn jedoch die vasomotorischen Reserven bereits in Anspruch genommen oder erschöpft sind, gewinnen die physikalischen Einflüsse an Wichtigkeit und

eine Anpassung der Durchblutung an den Herzstoffwechsel ist schließlich nicht mehr möglich. Unter diesen Bedingungen muß z. B. jede Steigerung der Pulsfrequenz die Versorgung des Herzens besonders ungünstig beeinflussen (s. weiter unten). Steigt nach Erschöpfen der vasomotorischen Reserven der arterielle Druck an, so wird zwar einerseits durch Erhöhung des arteriovenösen Druckgefälles und durch die Steigerung des intravasalen Druckes die Durchblutung der Coronarien verbessert, aber die Steigerung des arteriellen Drucks wirkt auf den Kammerdruck und damit auf den intramuralen Druck zurück und hemmt auf diesem Wege den Bluteinfluß in das Coronarsystem. Überdies zieht eine Blutdrucksteigerung einen erhöhten O_2-Verbrauch des Herzens nach sich. Eine generelle Aussage darüber ist nicht möglich, ob bei Steigerungen des arteriellen Drucks die Versorgung des Herzens durch erhöhte Coronardurchblutung verbessert oder ob sie entsprechend der erhöhten Herzleistung und dem

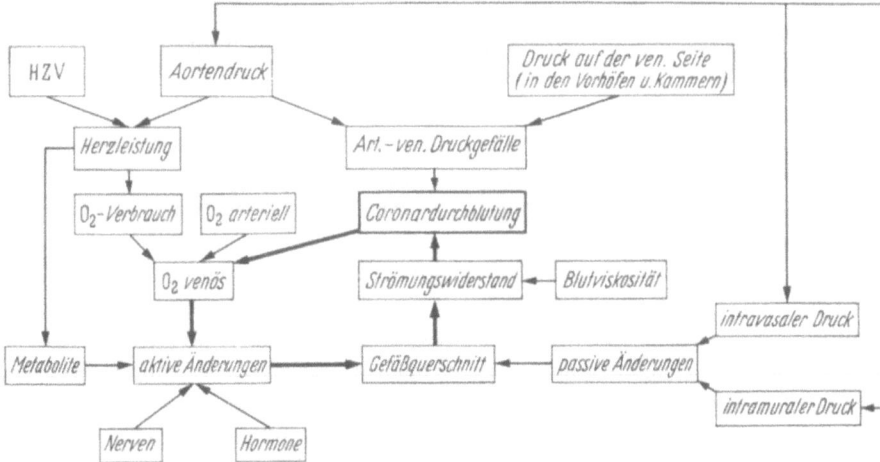

Abb. 137. Faktoren, die die Coronardurchblutung bestimmen. Die dick gezeichneten Pfeile kennzeichnen einen Regelkreis, bei dem über die Einstellung der Coronardurchblutung der venöse Sauerstoffdruck des Coronarsystems geregelt wird. (In Anlehnung an KATZ, KATZ und WILLIAMS 1955, nach SCHOEDEL u. GROSSE-BROCKHOFF)

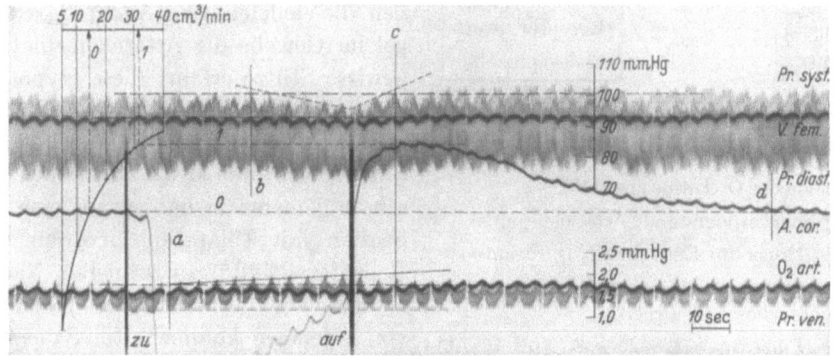

Abb. 138. Drosselung der A. coronaria dextra auf weniger als 4 cm³/min Dauer. Nach 12 sec (bei a) beginnt Anstieg des Druckes im rechten Vorhof, nach 32 sec (bei b) Abnahme des systolischen arteriellen Druckes. Kompensatorische Dilatation setzt sofort ein, kann aber den Durchblutungswert nur wenig verbessern. Entdrosselung ergibt reaktive Hyperämie bis auf 31 cm³/min (bei c), die nach 1 min 50 sec abgeklungen ist und (bei d) in eine längere Durchblutungssenkung übergeht (REIN 1951)

gesteigerten Herzstoffwechsel sogar relativ verschlechtert wird (s. weiter unten).

a) Metabolische Einflüsse

Wird im Tierexperiment durch Anlegen einer Drossel an einen Hauptast der Coronararterie die Durchblutung eines Coronargebietes künstlich herabgesetzt (Abb. 138), so findet man bereits während der Drosselung einen geringen Wiederanstieg der Durchblutung, der auf einer Verminderung des peripheren Strömungswiderstandes beruht (kompensatorische Dilatation). Entfernt man die Drossel, so schießt die Durchblutung über den Kontrollwert hinaus (reaktive Mehrdurchblutung). Die verminderte Durchblutung führt zu Änderungen von Stoffkonzentrationen im Gewebe, die ihrerseits vaso-

motorische Vorgänge auslösen. Die Stoffwechsellage im Herzmuskel ist der entscheidende Faktor für die Einstellung der Coronardurchblutung. Maßgeblich ist dabei der Sauerstoffdruck im Gewebe. Hypoxie kann im Gewebe durch verminderten Sauerstofftransport oder durch erhöhten Sauerstoffverbrauch entstehen. Methoden, den Sauerstoffdruck im Herzmuskel selbst unmittelbar zu messen, sind erst in der Entwicklung. Bisher sind wir noch darauf angewiesen, aus dem Sauerstoffdruck im Coronarvenenblut Rückschlüsse auf den Sauerstoffdruck im Herzmuskel zu ziehen. Faßt man unsere bisherigen Kenntnisse vom Verhalten des coronar-venösen O_2-Drucks während der Anpassung der Coronardurchblutung an wechselnde Arbeitsbelastungen zusammen und versucht man, sie in den Begriffen der Regelungstechnik zu interpretieren, so ergibt sich folgendes Bild (Abb. 139): Die Regelstrecke, in der geregelt wird, sind die Coronargefäße. Hauptstörgröße unter physiologischen Bedingungen ist der wechselnde myokardiale O_2-Verbrauch. Stellglied ist der Strömungswiderstand im Coronarbett, mit anderen Worten, der Arteriolentonus. Ziel der Regelung ist es, den O_2-Druck und damit die treibende Kraft für die O_2-Diffusion stets so groß zu halten, daß alle Herzmuskelzellen ausreichend mit Sauerstoff versorgt werden. Auslösende Ursache der

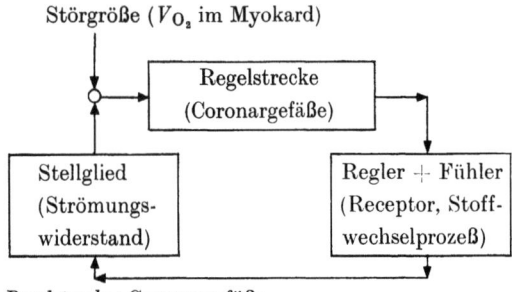

Störgröße (V_{O_2} im Myokard)

Regelstrecke (Coronargefäße)

Stellglied (Strömungswiderstand)

Regler + Fühler (Receptor, Stoffwechselprozeß)

Regelstrecke: Coronargefäße

Fühler + Regler: Sitz im Myokard

Fühler: am Ende der O_2-Diffusionsstrecke

Stellglied: Strömungswiderstand (Arteriolentonus)

Regelgröße: O_2-Druck am Ende der O_2-Diffusionsstrecke

Sollwert: coronarvenöser O_2-Druck

16—24 mm Hg = 12—26% S_{O_2} (pH = 7,2)

Abb. 139. Regelkreis der Coronardurchblutung. (Nach HISCHE, Dtsch. med. Wschr. **1966**)

eintretenden Regelung ist zwar das Absinken des Sauerstoffdrucks im Gewebe. Aber schon sehr geringe Abnahme des O_2-Drucks lösen eine Erniedrigung des Strömungswiderstandes mit entsprechender Mehrdurchblutung aus. Der Sollwert, auf den der O_2-Druck im coronarvenösen Blut einreguliert wird, beträgt im Tierexperiment auch bei stärkeren Belastungen über 16 mm Hg. Da der sog. *kritische venöse* O_2-Druck mit 6—7 mmHg angegeben wird, bedeutet das, daß die Coronardurchblutung nicht an der Grenze des eben Erträglichen, sondern darüber hinaus geregelt wird.

Die Betrachtung der Regelung der Coronardurchblutung unter der Modellvorstellung der Regeltechnik macht es verständlich, daß alle Veränderungen des Stellgliedes, wie sie sich z. B. bei Elastizitätsverlust und Sklerose der Coronarien finden, schwerwiegende Rück

wirkungen auf die Sauerstoffversorgung des Herzmuskels haben müssen. Unter diesen Umständen besteht die Gefahr, daß die Einregulierung auf einen O_2-Druck im Gewebe, der über demjenigen des kritischen Drucks liegt, nicht mehr möglich ist.

Zu erörtern bleibt noch die Frage nach der Art und Funktionsweise des Reglers und des Fühlers, die den venösen O_2-Druck mit dem Sollwert vergleichen und die entsprechenden Signale an die glatte Muskulatur der Arteriolen abgeben. Es ist zu vermuten, daß sich diese Fühler am Ende der O_2-Diffusionsstrecke befinden, während der Regler wohl im Myokard selbst zu suchen ist.

Unsere Vorstellungen über die Art des Fühlers sind noch hypothetisch. Einmal könnte es im Herzmuskel gegen Erniedrigung des O_2-Drucks empfindliche Chemoreceptoren geben, die vielleicht über Axonreflexe bei O_2-Mangel im Gewebe die Arteriolen dilatieren. Eine gewisse Stütze erfährt diese Hypothese durch die experimentellen Befunde, daß die Coronargefäße und die gegen O_2-Mangel empfindlichen Chemoreceptoren des Carotissinus die Eigenschaft gemeinsam haben, auf eine Reihe von Stoffen mit Dilatation bzw. einer erhöhten Receptoraktivität zu reagieren. Nach anderen Befunden soll es bei Hypoxie zu einem Anstau von Adenosin kommen. Im Sauerstoffmangel konnte ein vermehrter Abbau von Adeninnucleotiden, der vom ATP zum Xanthin verläuft, nachgewiesen werden. Auf diesem Abbauweg entsteht aus Adenosinmonophosphat durch Dephosphorylierung Adenosin. Adenosin hat schon in geringsten Konzentrationen einen vasodilatatorischen Einfluß auf die Coronargefäße.

Auf der Suche nach Substanzen, die die metabolische Mehrdurchblutung im Herzen auslösen, sind in neuerer Zeit auch die Polypeptide, z.B. das Bradykinin, diskutiert worden. Bradykinin bewirkt schon in geringer Dosierung eine Zunahme der Coronardurchblutung. Ob es aber als Mittlersubstanz für vasomotorische Reaktionen im coronaren Strombett in Frage kommt, muß dahingestellt bleiben.

b) Hormonale und nervöse Einflüsse

Wenn auch für die Einstellung der Coronardurchblutung der Einfluß des Gewebsstoffwechsels im Herzmuskel von entscheidender Bedeutung ist, so wird die Coronardurchblutung aber auch von außen her über Nerven und Hormone beeinflußt. Solche Beeinflussungen

spielen bei der Anpassung der Coronardurchblutung an eine veränderte Herzleistung (Steigerung der Pulsfrequenz, Steigerung des HZV
oder Steigerungen des arteriellen Drucks) eine
große Rolle. Es ist jedoch schwierig zu beurteilen, welche unmittelbare Einwirkung diese
Einflüsse nervaler oder hormonaler Art auf die
Coronardurchblutung haben, da sie zumeist
primär den Stoffwechsel des Herzens steigern
und somit schon hierdurch eine Mehrdurchblutung der Coronarien auslösen.

Das Herz wird vom Sympathicus und vom
Parasympathicus innerviert. Die Vagusfasern
ziehen vorwiegend zum Sinus- und zum Atrio-
ventricularknoten. Ihre Wirkung erstreckt sich
jedenfalls im wesentlichen auf die Steuerung
der Pulsfrequenz und der Überleitung der Erregung von den Vorhöfen auf die Kammern.
Die im Vagus verlaufenden cholinergischen
Fasern entfalten ihre Wirkung über Acetylcholin, das eine dilatatorische Wirkung auf die
Coronargefäße hat. Ob aber die Coronardurchblutung auf diesem Wege beeinflußt wird, erscheint fraglich. Die Sympathicusfasern, die
vorwiegend noradrenergisch sind, d. h. bei
Reizung im Herzmuskel Noradrenalin freisetzen, erreichen das gesamte Reizleitungssystem und die Muskulatur der Ventrikel. Die
Coronargefäße stehen fast ausschließlich unter
dem Einfluß des Sympathicus. Aufgrund tierexperimenteller Untersuchungen hat der Sympathicus eine leichte direkte dilatatorische
Wirkung an den Coronargefäßen. Diese direkte
dilatatorische Wirkung tritt aber in ihrer Bedeutung hinter der ausgeprägten frequenz-
steigernden und positiv inotropen Wirkung
zurück. Die Steigerung der Coronardurchbu-
tung durch Katecholamine kommt im wesentlichen durch die Erhöhung des myokardialen
O_2-Verbrauchs, in wesentlich geringerem Maße
durch eine direkte dilatatorische Wirkung zustande. Beim Noradrenalin scheint die direkte
dilatatorische Wirkung noch geringer zu sein
als beim Adrenalin bzw. überhaupt zu fehlen.
Katecholamine sind daher auch keine „idealen
Coronardilatatoren". Sie sind bei Zuständen
von Coronarinsuffizienz kontraindiziert und
therapeutisch nur dann zu verwenden, wenn
schnell positiv inotrope oder frequenzsteigernde
Wirkungen angestrebt werden.

Die klinischen Erfahrungen, daß Patienten
mit Coronarinsuffizienz nervöse Belastungen
besonders schlecht vertragen, führten zu der

Annahme, daß nervös ausgelöste Vasoconstrictionen die Coronardurchblutung verschlechtern
würden. Nachgewiesen sind solche Vasoconstrictionen durch Reizung des sympathischen
Nervensystems bisher nicht. Es erscheint wahrscheinlicher, daß in solchen Fällen die Coronarinsuffizienz über eine veränderte Herzdynamik
und damit über einen erhöhten Stoffwechsel
der Herzmuskulatur zustandekommt bzw. verstärkt wird.

Von Interesse ist in diesem Zusammenhang, daß
das *Vasopressin* eine Vasoconstriction an den Coronarien auslöst. Es ist aber noch zweifelhaft, ob dieses
Hormon für die Einstellung der Coronardurchblutung
unter normalen oder pathologischen Bedingungen eine
Bedeutung hat. Offenbar kommt eine Vasoconstriction
der Coronarien erst bei Dosierungen zustande, die im
Organismus nicht vorkommen.

Wenn es bisher nicht gelungen ist, einen
unmittelbaren Einfluß auf die Coronardurchblutung auf nervalem Wege nachzuweisen, so
erlauben diese negativen Experimente aber
nicht den gegensätzlichen Schluß, daß eine
primäre reflektorische Beeinflussung der Herzdurchblutung auszuschließen sei. Von Interesse sind z. B. Untersuchungen an Hunden,
bei denen man zur Beurteilung der Coronardurchblutung Thermoelektroden einheilen ließ.
Durch elektrische Hautreizung hervorgerufener
Schmerz führte zunächst zu einer Verminderung, später zu einer Steigerung der Coronardurchblutung. Bei Zuständen von Furcht
wurde die Coronardurchblutung vermindert
gefunden. Es zeigen sich hier also tierexperimentelle Parallelen zur Auslösung von Angina
pectoris durch Emotionen beim Menschen.
Allerdings bleibt es unklar, ob diese Veränderungen der Coronardurchblutung auf direktem
oder indirektem Wege zustande kommen.

Von klinischer Seite ist angenommen worden, daß der Verschluß einzelner Coronaräste
reflektorisch zu Vasoconstrictionen in anderen
Abschnitten des Coronarsystems führen würde.
Doch gibt es hierfür keine experimentellen Be-
stätigungen. Die vorliegenden experimentellen
Untersuchungen weisen vielmehr darauf hin,
daß ein Verschluß einzelner Coronaräste zu
einer verstärkten Durchblutung der übrigen
Äste führt, was auf interarterielle Anastomosen
bezogen wird.

c) Einflüsse der Pulsfrequenz

Von großer Bedeutung für die Hämodynamik des Coronarkreislaufs ist die Schlag-

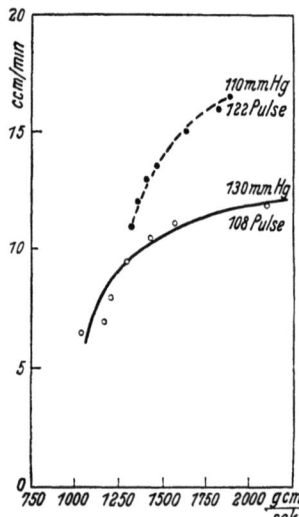

Abb. 140. Auch die Blutversorgung des Herzmuskels (Kranzgefäße) richtet sich nach der jeweiligen Herzleistung. Je mehr das Herz arbeiten muß, um so mehr Blut schlucken die Kranzgefäße weg. Erfolgt die Leistung mit höherer Pulsfrequenz, so wird der Blutverbrauch des Herzmuskels bedeutend größer. Abszisse = Herzleistung in pcm/sec, Ordinate = Bluteinstrom in die Kranzgefäße in cm³/sec. (Nach H. Rein)

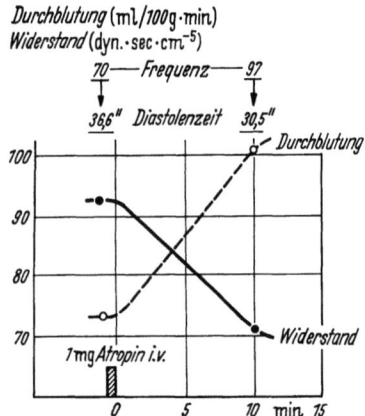

Abb. 141. Der Einfluß der Frequenzsteigerung durch intravenöse Injektion von 1 mg Atropin auf Diastolenzeit, diastolischen Widerstand der Coronargefäße und Coronardurchblutung. Schematische Darstellung nach den Untersuchungsergebnissen von Gorlin et al., in: A. Bernsmeier, Verh. d. Dtsch. Ges. für Inn. Med., 69. Kongr. München: J. F. Bergmann 1963)

frequenz des Herzens. Jede Steigerung der Herzfrequenz geht mit einer Verlängerung der Systolenzeit des Herzens pro Minute einher, während umgekehrt die Diastolenzeit entsprechend abnimmt. Da der Einstrom in die Coronararterien ganz vorwiegend während der Diastolenzeit stattfindet (s. weiter oben), nimmt bei Steigerung der Herzfrequenz die Gesamtzeit, in der ein Bluteinstrom in die Coronarien stattfinden kann, ab. Trotzdem

bleibt bei Steigerung der Pulsfrequenz die Coronardurchströmung nicht nur gleich, sondern nimmt zu (Abb. 140). Auch in Untersuchungen am Menschen wurde festgestellt, daß bei Erhöhung der Pulsfrequenz der diastolische Strömungswiderstand absinkt. Wird z. B. durch Atropininjektion die Schlagfrequenz des Herzens erhöht, so sinkt der diastolische Strömungswiderstand unter Verkürzung der Diastolenzeit deutlich ab (Abb. 141). Der Abfall des Strömungswiderstandes ist sogar größer als es der Verkürzung der Einstromzeit in die Coronarien bei Erhöhung der Pulsfrequenz entspricht. Mit der Erhöhung der Frequenz wird die Gesamtdauer aller Systolen in der Zeiteinheit größer. Dadurch steigt der Sauerstoffverbrauch des Herzens pro Minute. Wie die Abb. 142 erkennen läßt, kann man aus der Erhöhung der Pulsfrequenz gute Rückschlüsse auf die Erhöhung des Sauerstoffverbrauchs ziehen.

Eine Erhöhung der Schlagfrequenz des Herzens belastet somit den Coronarkreislauf durch eine Verkürzung der diastolischen Einflußzeit, eine Verlängerung der Gesamtsystolendauer pro Minute und die damit verbundene Steigerung des Sauerstoffverbrauchs. Solange die Coronarreserven intakt sind, kann eine solche Belastung durch Erniedrigung des Strömungswiderstandes und Erhöhung der Coronardurchströmung ausgeglichen werden. Ist aber die Coronarreserve der Herzkranzgefäße infolge Erkrankung eingeschränkt, so können Steigerungen der Pulsfrequenz leicht bewirken, daß die notwendige Steigerung der Coronardurchblutung nicht mehr ausreichend möglich ist und für die Deckung des erhöhten Energiebedarfs nur noch eine stärkere Sauerstoffausnützung des Coronarblutes herangezogen werden kann. Dieser Ausgleichsmechanismus hat aber schon bei intaktem Coronarsystem eine nur geringe Spielbreite (s. weiter oben). Bei organischen Coronarerkrankungen liegt der O_2-Druck im venösen Coronarblut unter Umständen schon in der Ruhe unter dem Normwert. In solchen Fällen können bereits geringe Erhöhungen der Pulsfrequenz zu Störungen im oxydativen Stoffwechsel mit den Folgen von Gewebsnekrosen führen.

d) Einflüsse durch akute Belastungen

Es wurde bereits auf S. 218 dargelegt, daß Steigerungen des Blutdrucks nicht ohne weiteres die Coronardurchblutung erhöhen. Wenn dabei auch der diastolische Perfusionsdruck ansteigt, so ist auf der anderen Seite zu berücksichtigen, daß durch die notwendige Steigerung des intramuralen Drucks der systolische Bluteinstrom stärker gedrosselt wird. Darüberhinaus ist in Rechnung zu stellen, daß eine Drucksteigerung eine vermehrte Herzarbeit erfordert, die ihrerseits erhöhte Ansprüche an den Myokardstoffwechsel und die coronare Zirkulation stellt. So kann sich unter Umständen trotz einer erhöhten Coronardurchblutung die Gesamtsituation bei plötzlichen Anstiegen des Blutdrucks im arteriellen Kreislauf für den linken Ventrikel verschlechtern. Im Gebiet des rechten Ventrikel wirkt sich eine Hemmung des Coronareinstroms in der Systole naturgemäß weit weniger aus, weil die intramyokardiale Druckentwicklung hier wesentlich geringer ist. Plötzliche Erniedrigungen des Blutdrucks können für den Coronarkreislauf folgenschwer sein. Es findet sich eine kritische Blutdruckhöhe, unterhalb der die Durchblutung erheblich fällt und rasch unzureichend wird. Die Lage der kritischen Blutdruckhöhe variiert in Abhängigkeit davon, bei welchem Druck eine zur Deckung des Bedarfs ausreichende Durchblutung erreicht wird. Ein Absolutwert für die kritische Blutdruckhöhe kann daher nicht angegeben werden. Wohl kann man sagen, daß ein Unterschreiten des diastolischen Drucks von 50—60 mm Hg kritisch wird. Hypoxämien lösen, wie schon dargelegt, erhebliche Reaktionen im coronaren Gefäßsystem aus. Im akuten O_2-Mangel tritt in etwa 7000—8000 m Höhe eine Hypoxie des Herzmuskels auf, die elektrokardiographisch erfaßbar ist. Bei Herz- oder Kreislaufgeschädigten werden schon vorhandene elektrokardiographische Zeichen einer Hypoxie in Höhen von 4000—5000 m oder weniger verstärkt. In der Klinik kommen solche Zustände von Hypoxie des Herzmuskels durch Hypoxämie bei ausgedehnter Pneumonie, Bronchopneumonie, Emphysem, Asthma bronchiale, Lungenödem, offenem Pneumothorax vor. Hierbei wirkt sich eine Kombination einer schon vorhandenen Herzmuskelschädigung mit der durch O_2-Mangel bedingten weiteren Inanspruchnahme der Coronarreserven besonders ungünstig aus. Quantitative Angaben über die Größe der Coronardurchblutung bei solchen akut bedrohlichen Zuständen können bisher für den Menschen nicht gemacht werden.

e) Einflüsse durch chronische Belastungen

Bei *Anämien* ist der O_2-Druck im arteriellen Blut der Coronarien normal. Infolge des Absinkens des Hämoglobins ist aber der arterielle Sauerstoffgehalt erniedrigt. Dementsprechend ist der Sauerstoffdruck im Myokard niedriger als normal, kenntlich an einem niedrigeren O_2-Druck des Blutes im Coronarsinus. Da eine Erniedrigung des O_2-Drucks im Myokard eine Erniedrigung des Strömungswiderstandes im Coronarsystem nach sich zieht, ist die coronare Durchblutung bei Anämien in Abhängigkeit

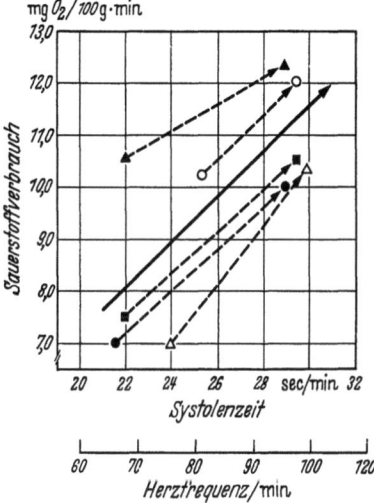

Abb. 142. Der Anstieg des Sauerstoffverbrauchs im Myokard durch Verlängerung der Systolendauer pro min bei der Tachykardie. (Nach GORLIN et al., in A. BERNSMEIER, Verh. d. Dtsch. Ges. für Inn. Med., 69. Kongr. München: J. F. Bergmann 1963)

vom Schweregrad der Anämie erhöht. Bei Anämien mittleren Grades (Hb 8—9 g-%) wurden Erhöhungen der Coronardurchblutung bis zu 50% festgestellt. Im Mittel ist der Anstieg der Coronardurchblutung jedoch geringer (etwa 20—30%). Trotz der Erhöhung der Coronardurchblutung fand sich bei schweren Anämiegraden bereits eine leichte Senkung des O_2-Verbrauchs des Herzens, wohl als Ausdruck einer Hypoxie. Entsprechende pathologisch anatomische Korrelate bilden die streifigen Verfettungen der Herzmuskelfasern, besonders im Bereich der linken Kammer (Tigerfellherz). Es konnte gezeigt werden, daß stark erhöhte Coronardurchblutungen bei chronischen Anämien zur Norm absinken, wenn der Hämoglobingehalt der Untersuchten durch Transfusionen angehoben bzw. normalisiert wurde.

Bei *chronischen Lungenaffektionen* wurde eine Erhöhung der Coronardurchblutung beobachtet, wenn infolge von Störungen der Lungenbelüftung bzw. der Diffusion der O_2-Gehalt des arteriellen Blutes abgesunken war. Bei Erniedrigungen der Sauerstoffsättigung des arteriellen Blutes auf etwa die Hälfte der Norm war die Coronardurchblutung auf das Dreifache gesteigert. In solchen schweren Krankheitsfällen wird die Coronarreserve soweit erschöpft, daß außer der Erhöhung der Coronardurchblutung noch eine erhöhte O_2-Extraktion im Coronarblut erfolgt. So können auch schwere chronische Erkrankungen des Lungenparenchyms zu einer kritischen Situation im Coronarkreislauf führen, die dem klinischen Bild der „*Angina caerulea*" entspricht. Um so zwingender ist in solchen Fällen die Beatmung mit Sauerstoff (O_2-Zeltatmung), die während der Zeit ihrer Anwendung die Verhältnisse wesentlich bessern bzw. normalisieren kann.

Bei der *essentiellen Hypertonie* wurde die Coronardurchblutung (berechnet auf Gewichtseinheit) im Bereich der Norm gefunden. Es ist aber zu berücksichtigen, daß die absolute Gesamtdurchblutungsgröße infolge der Hypertrophie vergrößert ist. Vor allem ist nicht zu übersehen, daß das Herz in der Diastole mit einem erhöhten Perfusionsdruck und damit einer größeren Strömungsgeschwindigkeit und einer höheren Pulsdruckwelle durchblutet wird. Diese veränderten hämodynamischen Verhältnisse haben bei der Hypertonie ungünstige mechanische Auswirkungen auf das coronare Gefäßsystem zur Folge. Überdies stellt die höhere intramurale Druckentwicklung während der Kontraktion bei gleichzeitiger Hypertrophie der Muskelfasern für die Gefäße eine weitere mechanische Belastung dar. So entwickelt sich progredient eine Coronarsklerose vom peripheren Typ (s. auch S. 294). Die Folge ist eine weitere Einengung der Coronarreserve, bis die Coronardurchblutung der geforderten Leistung nicht mehr nachkommen kann. Erschwerend kommt hinzu, daß das Lumen der Ostien der Coronararterien nicht entsprechend der Hypertrophie wächst, so daß auch hierin ein begrenzender Faktor für die notwendige Steigerung der Coronardurchblutung gelegen ist. Im übrigen werden die Befunde über die Größe der Coronardurchblutung ganz davon abhängen, in welchem Stadium der Hypertonie die Messungen angestellt werden.

Bei *Aortenisthmusstenosen* von Jugendlichen wurde eine erhöhte Coronardurchblutung gemessen. Man kann vermuten, daß bei diesen jungen Patienten das Gefäßsystem noch anpassungsfähiger ist.

Bei der *Aortenstenose* sind die hämodynamischen Bedingungen des Coronarkreislaufs besonders ungünstig. Der überhöhte Ventrikelinnendruck drosselt die sonst noch vorhandene systolische Zirkulation im Coronarbett von etwa 20—25% durch die gleichzeitige Steigerung des intramuralen Drucks weiter oder unterbindet sie. Außerdem ist der diastolische Aortendruck und damit der coronare Perfusionsdruck im Vergleich zur Druckbelastung und zur Arbeit des linken Ventrikels klein. Um Durchblutung und Stoffwechsel in ausreichendem Maße zu gewährleisten, müssen deswegen die vasodilatorischen Möglichkeiten der Herzkranzgefäße schon in Ruhe in Abhängigkeit vom Schweregrad der Stenose beansprucht werden, so daß bei zusätzlichen Anforderungen, z. B. bei körperlicher Arbeit, die Grenze der Regulationsfähigkeit früher erreicht ist als normalerweise. Dementsprechend wurden bei ausgeprägteren Aortenstenosen bereits im kompensierten Stadium deutliche Herabsetzungen des diastolischen Coronarwiderstandes bis auf die Hälfte der Norm gefunden. Bei besonders hochgradigen Aortenstenosen werden entsprechend der Muskelhypertrophie sogar Erhöhungen der Durchblutung des linken Ventrikels um das Mehrfache der Norm beschrieben. In extremen Fällen soll der Sauerstoffverbrauch des linken Ventrikels 25% der gesamten Sauerstoffaufnahme des Organismus beanspruchen.

Bei der *Aorteninsuffizienz* sind die hämodynamischen Veränderungen bisher noch nicht klar zu übersehen. Von Bedeutung scheint hier zunächst für die Hämodynamik des Coronarkreislaufs eine Änderung der Durchflußvolumina in Diastole und Systole zu sein. Tierexperimente, in denen eine Aorteninsuffizienz künstlich herbeigeführt wurde, ergaben, daß der begleitenden Änderung des Drucks in der Aorta entsprechend der diastolische Coronareinfluß verringert war, gleichzeitig aber der systolische Einstrom pro Herzschlag gestiegen war. So blieb bei Regurgitationsvolumina, die 60% des Schlagvolumens ausmachten, der Gesamtdurchfluß durch die Coronarien praktisch gegenüber der Norm unverändert.

Diese experimentellen Untersuchungen legen die Annahme nahe, daß bei der Aorteninsuffizienz das Verhältnis von systolischem und diastolischem Coro-

narfluß so weit verschoben wird, daß die druck-
bedingte Verminderung des diastolischen Einstroms
in das Coronarbett durch eine Vermehrung der systolischen Strömung annähernd ausgeglichen werden
kann. Ob diese aus dem akuten Tierexperiment gewonnenen Ergebnisse auch für die Hämodynamik des
Coronarkreislaufs bei der Aorteninsuffizienz, wie sie
uns in der Klinik begegnet, Gültigkeit haben, ist
zweifelhaft. Die Verhältnisse sind hier schon aufgrund
der Anpassungsvorgänge, die sich im Gefolge eines
solchen Klappenfehlers vollziehen, ganz andere. Allein
durch den Faktor der Hypertrophie könnte die eben
beschriebene Verschiebung des systolischen Einstroms
zum diastolischen Einstrom zugunsten des ersteren
unterbunden werden. Messungen der Coronardurchblutung mittels Stickoxydulmethode bei Patienten
mit Aorteninsuffizienz ergaben, daß die Durchblutung
der Coronarien bezogen auf die Gewichtseinheit große
Schwankungen aufweist. Bezieht man dabei die Größe
der Coronardurchblutung auf den Schweregrad der
vorliegenden Aorteninsuffizienz, so ergibt sich, daß
die Durchblutung vorwiegend bei den mittleren
Schweregraden erhöht ist. Bei den schweren — schwersten Formen (Stadium IV) liegt sie häufig an der
unteren Grenze der Norm oder sogar darunter. Die
Berechnungen des diastolischen Coronarwiderstandes
ergaben trotz unterschiedlicher Durchblutungsgröße
in allen Fällen bei leichten und schweren Aorteninsuffizienzen eine Herabsetzung. In der Regel lag der
Widerstand bei $1/2$—$2/3$ des normalen Wertes, in einzelnen Fällen noch darunter. Die mittelgradigen bis
maximalen Erniedrigungen des Strömungswiderstandes im Coronarkreislauf lassen erkennen, daß
bereits unter Ruhebedingungen die Coronarreserve
durch Weitstellung der Gefäße in Anspruch genommen
wird. Um so früher wird es unter Belastung zu
einer Erschöpfung der Kompensationsmöglichkeiten
kommen.

f) Einflüsse, die im Coronarsystem selbst gelegen sind

α) Angina pectoris vasomotorica

Eine infolge einer geringen Minderdurchblutung eintretende Hypoxie des Herzmuskels
braucht noch keine morphologisch faßbaren
bzw. bleibenden Veränderungen des Herzmuskels zu bewirken. Es kommt aber bereits
zur Ansammlung von pathologischen Stoffwechselprodukten, die zu einer Reizung von
Schmerzreceptoren führen. Werden diese Stoffwechselprodukte durch eine „reaktive" Hyperämie wieder fortgespült, so ist der pectanginöse
Anfall beendet, es resultiert keine bleibende
Schädigung. Störungen dieser Art werden vielfach als Angina pectoris vasomotorica bezeichnet, womit ihr funktioneller Charakter gekennzeichnet werden soll. Man muß sich aber
klar darüber sein, daß auch solchen funktionellen Störungen anatomische Veränderungen

der Coronargefäße zugrunde liegen können. Mit
dem Ausdruck „Angina pectoris vasomotorica"
wird häufig die Vorstellung von Gefäßspasmen
verbunden. Gegenüber der Anwendung des
Begriffes Coronarspasmus ist aber Zurückhaltung am Platze. Schon der anatomische
Aufbau der Coronargefäße gestaltet die Bedingungen für das Zustandekommen von Spasmen ungünstiger als an den peripheren Gefäßen. Nur die kleinen intramuskulären Aufzweigungen der Coronararterien zeigen den
rein muskulären Typ. Im Stamm und in den
großen Ästen findet sich dagegen eine sehr
stark entwickelte Intima, die stellenweise die
Dicke der Media übertrifft und die in ihrer
inneren Schicht Längsmuskelfasern enthält.
Eine Elastica externa fehlt. Die Media im
Stamm und den großen Gefäßen der Coronararterien nimmt einen kleineren Teil des Querschnittes der Wand ein als die gleich starker
peripherer Arterien. Die Zahl ihrer Muskelfasern ist kleiner als die anderer Arterien
gleichen Querschnitts. Dies bedeutet, daß die
Kranzarterien, funktionell betrachtet, als muskelschwache Gefäße anzusehen sind. Wie bereits ausgeführt wurde, ist die Beeinflußbarkeit
der Coronardurchblutung durch „aktive" Veränderungen der Weite der Coronararterien
sicherlich groß. Jedoch fällt die Vorstellung
schwer, daß Coronarspasmen allein eine Ischämie bestimmter Herzmuskelabschnitte herbeiführen, zumal solche Ischämien im Tierexperiment bisher nicht erzeugt werden konnten. Bei
den sog. „funktionellen" Durchblutungsstörungen der Herzkranzgefäße sollte über dem
„Spasmus" die Bedeutung von Steigerungen
der Pulsfrequenz sowie hypertonen und hypotonen Reaktionen des Blutdrucks nicht übersehen werden. Die Bedeutung von Coronarspasmen als Ursache von Durchblutungsstörungen des Herzmuskels ist vor allem von den
tierexperimentellen und klinischen Beobachtungen bei stumpfen Herztraumen (Commotio
codis) abgeleitet worden. Abgesehen davon,
daß die im Anschluß an ein stumpfes Herz-
trauma auftretenden Durchblutungsstörungen
zum Teil direkte Folge einer Prellwirkung auf
den Herzmuskel sind, die zu Capillarzerreißun-
gen führen kann, dürfen die hierbei auftretenden Durchblutungsstörungen des Herzens nicht
ohne weiteres auf Spasmen zurückgeführt werden. Die nach stumpfen Gewalteinwirkungen
auftretenden funktionellen Störungen in Form

von Arrhythmien, Blutdruckabfall mit evtl. nachfolgendem Kollaps sind so schwerwiegend, daß hierdurch allein coronare Durchblutungsstörungen stärkeren Grades zustande kommen. Auch muß betont werden, daß aufgrund der zahlreichen pathologischen Befunde bisher kein eindeutiger Beweis dafür vorliegt, daß ein Coronarspasmus ohne gleichzeitige pathologisch-anatomische Veränderungen der Coronargefäße einen Infarkt herbeiführt. Es kann nicht ausgeschlossen werden, daß eine Vasoconstriction bei vorhandenen anatomischen Veränderungen der Gefäße die Katastrophe auslösen kann. Bewiesen erscheint diese gemeinhin als selbstverständlich geltende These bisher nicht. Die Analogieschlüsse, von denen aus die Notwendigkeit des Auftretens von Coronarspasmen abgeleitet wird, sind nicht überzeugend. Liegen anatomische Veränderungen der Gefäße (Coronarsklerose) vor, so können schon geringe Veränderungen der Herztätigkeit, wie Blutdruckänderungen, Veränderungen der Pulsfrequenz oder gar Arrhythmien in einem bereits mangelhaft durchbluteten Bezirk die Infarktkatastrophe herbeiführen, ohne daß ein Spasmus postuliert werden müßte. Daß beim Zustandekommen eines Infarktes funktionelle Störungen eine wesentliche Rolle mitspielen können, ist sicher. Mit der Annahme eines Spasmus sollte man jedoch zurückhaltend sein.

β) Coronarkreislauf bei anatomischen Veränderungen der Coronargefäße

Die Darstellung der schwerwiegenden Veränderungen der Coronardurchblutung infolge Sklerose, Angiitis, Thrombose, Infarkt usw. obliegt in erster Linie dem Pathologen. Dabei handelt es sich heute nicht nur im eine deskriptive Darstellung des morphologischen Substrates allein, vielmehr stehen die vielfältigen Fragen der Pathogenese dieser Störungen im Vordergrund pathologisch-anatomischer Forschung. Insofern ist eine morphologische Betrachtung von einer funktionellen nicht zu trennen. Die Darstellung dieser Problematik muß aber den pathologisch-anatomischen Lehrbüchern vorbehalten bleiben. Hier kann es sich nur darum handeln, die funktionellen Gesichtspunkte herauszustellen und die Frage zu erörtern, welchen Veränderungen die Coronardurchblutung in solchen Fällen unterliegt.

Daß die Coronargefäße für die Entstehung von Intimaveränderungen mit sekundärer Coronarsklerose in besonderem Maße prädestiniert sind, kann zum Teil durch die dem Coronarsystem eigene Hämodynamik erklärt werden. Der stark wechselnde Coronarstrom während Systole und Diastole bedingt starke Schwankungen der Strömungsgeschwindigkeit, wie sonst in keinem anderen Gefäßgebiet. Hierdurch kann es zu erheblichen Schubspannungen in der Wand der oberflächlich liegenden Coronararterien kommen. Zum anderen entsteht im Coronarsystem des linken Herzens durch den plötzlichen frühsystolischen Durchflußstop eine von peripher nach zentralwärts laufende coronare Druckwelle, die dem eigentlichen systolischen Coronardruckpuls vorausgeht.

Durch die entstehenden Schubspannungen und die Interferenz der Druckpulse können erhebliche mechanische Belastunsmomente für die Coronararterien wirksam werden. Folgende Eigentümlichkeiten kommen hinzu: Durch die fast rechtwinkelig abgehenden Gefäße des Coronarsystems und durch den gekrümmten Verlauf der großen oberflächlichen Arterien mit einer zeitweise hohen Strömungsgeschwindigkeit des Blutes entstehen im Coronarsystem besondere intravasale Strömungsphänomene. Die durch die Herzform bedingten Biegungen der an der Oberfläche verlaufenden großen Hauptcoronaräste werden in Hinsicht auf ihre hydrodynamischen Eigenschaften auch „Krümmer" genannt. Die Flußgeschwindigkeit und der hydrodynamische Druck ist an der Außenseite dieser sog. Krümmer groß, an der Innenseite klein. Durch diese Druckdifferenzen zwischen Innen- und Außenwand des Krümmers bilden sich sog. Sekundärströmungen, die quer zur Hauptströmung gerichtet sind. Wenden wir diese hämodynamischen Prinzipien auf die Strömung im Coronarsystem an, so kommt man zu folgender Vorstellung: Vom Blutstrom mitgeführte corpusculäre Elemente werden im „Krümmer" von der Axialströmung gegen die Außenwand geschleudert, prallen dort ab und werden mit der Sekundärströmung gegen die Innenwand geschwemmt. Ein Teil der suspendierten Stoffe wird entweder in der langsamen Innenströmung mitgeführt oder verliert, gegen die Innenwand getrieben, den Rest seiner Strömungsenergie. Weist die Intima an diesen Stellen bereits Zeichen degenerativer Veränderungen auf, so tritt dort Sedimentation ein. Haftfähige Teilchen können sich an der Innenwand anlagern. Tatsächlich findet man an diesen Stellen im Coronargefäßsystem bevorzugt den Beginn und die stärksten Grade der Arteriosklerose lokalisiert (Abb. 143). Haben sich auf diese Weise einmal Stenosen an den Teilungsstellen und den Krümmern entwickelt, so verursachen diese die weitere Bildung von Wirbelströmungen. Es kommt zur Ausbildung neuer arteriosklerotischer Polster und so fort.

Bei einer stenosierenden Coronarsklerose wird die Widerstandserhöhung im Bereich der

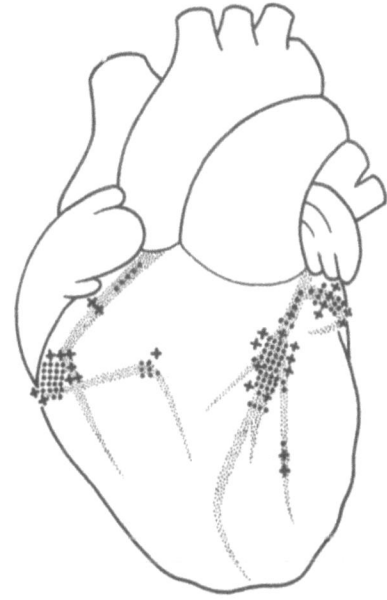

Abb. 143. Prädilektionsstellen der stenosierenden Coronarsklerose und Thrombose in verschiedenen Kranzgefäßabschnitten. · Stenosierende Coronarsklerose; + Coronarthrombose. (Nach MÜLLER-MOHNSSEN, Probleme der Coronardurchblutung. Berlin-Göttingen-Heidelberg: Springer 1958)

größeren Coronaräste durch eine kompensatorische Dilatation im Arteriolenbereich weitgehend ausgeglichen, sofern die Arteriolengebiete nicht selbst bereits ihre Dilatationsfähigkeit eingebüßt haben. Immerhin ist es bemerkenswert, daß bei intakten Coronargefäßen im Tierexperiment das Lumen der Arterien auf die Hälfte eingeengt werden kann, ehe eine Durchblutungsabnahme deutlich wird. Einengungen des Lumens auf 90% bewirken eine Abnahme der Durchblutung auf die Hälfte. Durch eine kompensatorische Dilatation der distal der Stenose gelegenen Gefäßgebiete wird zwar erreicht, daß die Coronardurchblutung unter Ruhebedingungen noch ausgeglichen sein kann. Die Coronarreserve wird hierdurch aber

deutlich eingeschränkt. Abbildung 144 stellt diese Verhältnisse schematisch dar.

Da der Sauerstoffbedarf des arbeitenden Herzens nicht wesentlich eingeschränkt werden kann und die arteriovenöse Sauerstoffdifferenz

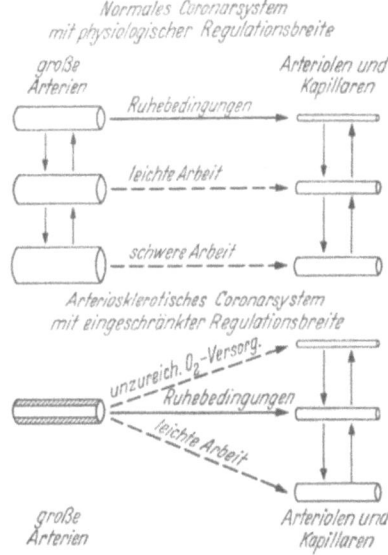

Abb. 144. Verminderung der Coronarreserve und Einschränkung der Regulationsbreite bei einem arteriosklerotischen Coronarsystem. Schematische Darstellung. Die Reaktionsfähigkeit der größeren Coronararterien ist weitgehend aufgehoben, gleichzeitig ist der Strömungswiderstand der größeren Gefäße durch Stenosen erhöht. Die Reaktionsfähigkeit der kleinen Gefäße (Präarteriolen, Arteriolen und Capillaren) ist dagegen annähernd normal, ihr Strömungswiderstand ist aber bereits unter den Bedingungen körperlicher Ruhe zur Kompensation der vorgeschalteten Stenosen vermindert. Eine zusätzliche Dilatation ist nur noch in relativ geringem Umfang möglich. Ein Nachlassen der kompensatorischen Dilatation im Bereich der kleinen Gefäße muß zu einer unzureichenden Sauerstoffversorgung des Myokards führen. (H. J. BRETSCHNEIDER, Verh. d. Dtsch. Ges. für Inn. Med., 69. Kongr. München: J. F. Bergmann 1963)

des Coronarblutes schon normalerweise sehr groß ist, ist höchstens eine Durchblutungsminderung von 30% durch eine noch stärkere Sauerstoffausnutzung zu decken.

Untersuchungen der Hämodynamik und des oxydativen Stoffwechsels des Herzens bei Patienten mit Coronarsklerose haben ergeben, daß Coronardurchblutung, Sauerstoffverbrauch und mechanische Leistung in Ruhe den normalen Mittelwerten entsprechen. Die eben angeführten Kompensationsmechanismen reichen aus, um die Coronardurchblutung in Ruhe dem Stoffwechselbedürfnis anzugleichen.

Weil die Symptome einer Angina pectoris und die begleitenden EKG-Veränderungen durch eine Belastung mit körperlicher Arbeit hervorgerufen werden können, wurden die Veränderungen der Coronardurchblutung im Belastungstest untersucht. Dabei kommt es

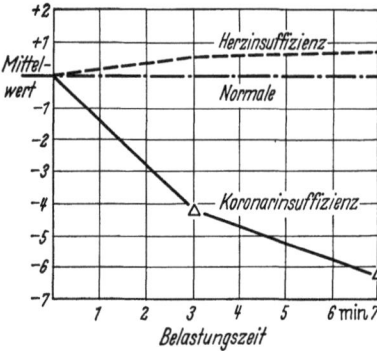

Abb. 145. Der Einfluß einer Arbeitsbelastung auf die Sauerstoffsättigung des Blutes im Sinus coronarius bei Gesunden, bei Patienten mit den Symptomen einer Herzinsuffizienz und bei Kranken mit Coronarsklerose. Die Veränderungen der Sauerstoffsättigung im Sinusblut sind als prozentuale Abweichung vom normalen Mittelwert eingetragen. (Nach GORLIN et al., in: A. BERNSMEIER, Verh. d. Dtsch. Ges. für Inn. Med., 69. Kongr. München: Bergmann 1963)

auch bei Coronarsklerotikern wie bei Gefäßgesunden zu einer Steigerung der Coronardurchblutung, die Reaktion ist bei den Kranken aber deutlich geringer ausgeprägt. Zusätzlich findet man eine Vergrößerung der arteriovenösen Sauerstoffdifferenz, ein Zeichen, daß die Coronardurchblutung unzureichend ist. Als Maß für die unzureichende Durchblutung kann das Absinken der Sauerstoffsättigung des Coronarvenenblutes gelten. Wie Abb. 145 zeigt, fällt zunehmend mit der Dauer des Arbeitstestes die coronarvenöse Sauerstoffsättigung

ab. Es tritt die Gefahr ein, daß die untere Grenze der noch ausreichenden Sauerstoffspannung im Myokardgewebe von etwa 6 bis 7 mm Hg erreicht bzw. unterschritten wird.

In solchen Arbeitstesten konnte bei Patienten mit Coronarsklerose auch eine vermehrte Ausscheidung von Milchsäure im coronarvenösen Blut nachgewiesen werden. Während unter normalen Verhältnissen der Milchsäuregehalt im coronarvenösen Blut niedriger ist als im arteriellen Blut, kommt es unter den genannten Umständen zu einer höheren Milchsäurekonzentration im coronarvenösen Blut als im arteriellen Blut. Gleichzeitig wurde beobachtet, daß mit dem Erscheinen eines Milchsäureüberschusses im Coronarsinusblut bei den Patienten pectanginöse Beschwerden auftraten, die mit Normalisierung der Lactatbilanz wieder verschwanden. Es ist dies ein Hinweis, daß Erhöhung der Milchsäurekonzentration den pectanginösen Schmerz auslösen kann.

Die Belastungstests zeigten fernerhin, daß beim Auftreten einer positiven Lactatbilanz als Ausdruck einer Hypoxie des Herzmuskels auch die Zeichen einer myokardialen Insuffizienz manifest wurden (Erhöhung des diastolischen Ventrikeldrucks und des Vorhofdrucks). *Nitroglycerin* vermag in solchen Fällen die Zeichen der eingetretenen myokardialen Insuffizienz zu beseitigen. Dieser Befund spricht dafür, daß die Wirkung von Nitroglycerin weniger auf einer Steigerung der Coronardurchblutung als vielmehr auf einer Entlastung des Herzens beruht. Druck und Volumenarbeit des Herzens werden unter Nitroglycerin vermindert und so die Belastung und der Sauerstoffbedarf des Myokards herabgesetzt.

4. Die Bedeutung des Kollateralkreislaufs bei Coronarinsuffizienz

Interarterielle Anastomosen bilden unter Umständen die Ausgangsbasis für die Entwicklung eines funktionstüchtigen Ersatzkreislaufs. Normalerweise werden die anatomisch präformierten Nebensysteme des arteriellen Coronarkreislaufs nicht oder nur in geringem Maße in Anspruch genommen. Das ändert sich aber, wenn stenosierende Gefäßprozesse im Coronarsystem auftreten. Durch die eintretende Hypoxie werden die Anastomosen in den entsprechenden Bezirken weitgestellt. Es tritt ein Druckgradient zwischen den beiden Kreis-

läufen auf, wodurch ein wirksamer Kollateralfluß in Gang kommt.

Tierexperimentelle Untersuchungen haben gezeigt, daß beim akuten Verschluß eines Coronarastes etwa eine Verdoppelung der bestehenden Kollateraldurchblutung notwendig ist, um ein Überleben des von der Stenose betroffenen Myokardbezirks zu erreichen. Diese Überlebenschance wird wesentlich erhöht, wenn bei sukzessivem Verschluß genügend Zeit für die Entwicklung des Kollateralkreislaufs zur Verfügung steht.

Auch beim Menschen liegen eine Reihe von Befunden vor, die die große Bedeutung eines solchen Ersatzkreislaufs aufzeigen. Von pathologischer Seite ist schon immer darauf hingewiesen worden, daß der Infarktbereich kleiner als der Versorgungsbezirk der betreffenden Arterie ist, ein Hinweis, daß zumindest die Randbezirke eines Infarktes über Anastomosen oder durch Überlappung der Versorgungsgebiete des coronaren Gefäßsystems ernährt werden. Postmortale Angiographien an Herzen mit länger zurückliegenden Infarkten weisen in der Mehrzahl der Fälle umfangreiche Kollateralkreisläufe auf. Abb. 146 gibt die Beziehungen zwischen dem Grad der Stenose und dem Prozentsatz der in Abhängigkeit davon nachgewiesenen interarteriellen Anastomosen wieder. Es wird deutlich, daß die Entwicklung von Kollateralen erst bei stärkeren Stenosen richtig zum Zuge kommt. Das ist nicht verwunderlich, wenn man berücksichtigt, daß die Eröffnung der präformierten Gefäße erst dann eintritt, wenn es zur myokardialen Hypoxie kommt.

Es ist vom Tierexperiment her bekannt, daß die Kollateralentwicklung und die Weite der Coronargefäße durch körperliche Belastung verstärkt werden kann. In dieser Hinsicht ist folgende Einzelbeobachtung von Interesse:

Ein Marathonläufer, der in etwa 50 Jahren mehr als 1000 Langläufe, davon allein 100 Marothonläufe absolvierte, starb mit 69 Jahren an einem Rectumcarcinom. Bei der Sektion fand man das Herzgewicht an der oberen Grenze der Norm und nur Spuren arteriosklerotischer Veränderungen an Aorta und Coronararterien. Der Durchmesser der Coronararterien war jedoch etwa 3mal größer als normal. Durch permanentes Training wurde der altersbedingte Elastizitätsverlust der Kranzgefäße auf diese Weise kompensiert.

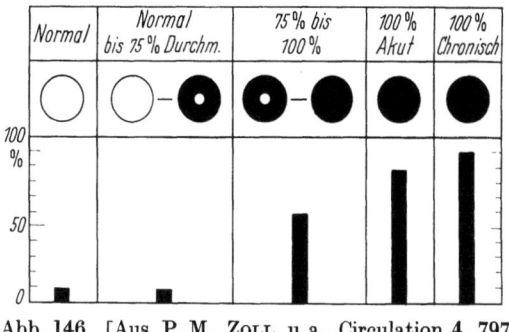

Abb. 146. [Aus P. M. ZOLL u.a., Circulation 4, 797 (1951)]

Sorgsam abgestuftes körperliches Training wird auch beim coronarkranken Menschen als therapeutische und prophylaktische Maßnahme angewendet (sog. Terrainkuren).

VI. Herzstoffwechsel

1. Energetik des Herzens

a) Allgemeine Gesichtspunkte

Mit einer vorwiegend funktionellen Betrachtungsweise krankhafter Zustände des Herzens richtet sich das Augenmerk immer mehr auf Stoffwechselvorgänge, deren Störungen als Ursache für die Entstehung einer Herzinsuffizienz in Frage kommen. „Stoffwechseltheorien" einer Herzinsuffizienz gibt es inzwischen mehrere. Aber in klinischer Sicht ist ihr Wert problematisch. Immerhin wurden gerade in den letzten 20 Jahren viele neue Befunde über Änderungen des Herzstoffwechsels zutage gefördert, die auch für das Verständnis der Störungen der Herzfunktion wesentlich sind.

Der große Gehalt der Herzmuskulatur an Mitochondrien als Träger der Fermente für Oxydation und Phosphorylierung und die starke Beteiligung von Fermenten des Citronensäure-Cyclus, von Cytochromen und Myoglobin an der Zellatmung im Herzmuskel sprechen für eine besonders hohe Intensität des Herzstoffwechsels. Entsprechend hoch sind auch die Umsetzungen des intermediären Stoffwechsels, aus denen die energiereichen Phosphate hervorgehen.

Die Vielzahl und Intensität O_2-konsumierender Prozesse im Myokardstoffwechsel erklärt die große Vulnerabilität des Herzens bei coronaren Durchblutungsstörungen. Daher nimmt es nicht wunder, daß die häufigsten Störungen des Stoffwechsels der Herzmuskelzelle durch O_2-Mangel verschiedenster Genese hervorgerufen werden.

Demgegenüber treten anoxybiotische Prozesse an Bedeutung zurück. Sie sind zwar geeignet, um bei O_2-Mangel für eine sehr kurze Zeit glykogenolytisch einen geringen Wiederaufbau von Phosphokreatin zu ermöglichen, dies aber auch nur, solange spaltbares Glykogen zur Verfügung steht. Die Sicherung der Sauerstoffzufuhr ist Grundbedingung der Herzenergetik.

Der Myokardstoffwechsel umfaßt nicht nur die Energielieferung aus dem Substratabbau, sondern darüber hinaus die Energiebereitstellung und Abgabe in Form von Energieträgern, d.h. den Auf- und Abbau energiereicher Phosphate. Alle diese energetischen Prozesse sind schließlich darauf ausgerichtet,

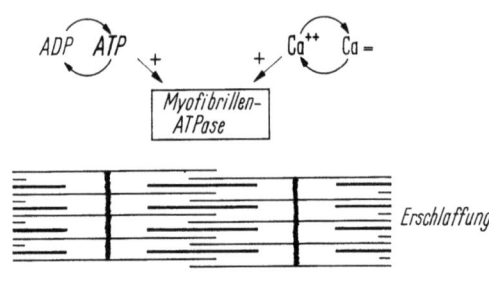

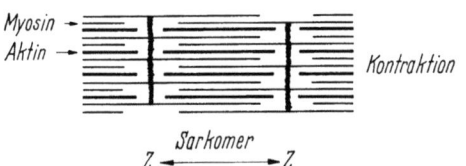

Abb. 147. *Schematische Darstellung der contractilen Eiweißkörper der Herzmuskelzelle während der Kontraktion und der Erschlaffung.* Wesentliche Voraussetzung für den Zusammenschluß der beiden Eiweißkörper Actin und Myosin sind Adenosintriphosphat (ATP) als Energiequelle und Calcium-Ionen als Aktivatoren der Myofibrillen ATPase. (Nach GREEFF, Probleme der klinischen Prüfung herzwirksamer Glykoside. Darmstadt: Steinkopff 1968)

die Umwandlung von Energie in mechanische Arbeit zu vollziehen, d.h. den Muskel zur Kontraktion zu bringen. Die eigentlichen *Elementarvorgänge der Muskelkontraktion* spielen sich an der Muskelfibrille des Myokards ab, die sich aus zwei Eiweißkörpern, dem *Myosin* und dem *Actin*, zusammensetzt. Beide Eiweißkörper können sich in einer Actomyosin-Komplexbildung verbinden oder wieder dissoziieren. Die Reaktionen an den Ultrastrukturen des Actomyosin-Komplexes stehen in einem äußerst labilen Gleichgewicht zueinander, aus dessen Wandlung Kontraktionen oder Erschlaffung der Muskelfibrillen resultieren. Der Kontraktionsvorgang wird durch eine Membrandepolarisation ausgelöst, die mit einer Ionenverschiebung einhergeht und sich sehr

schnell über die ganze Zelloberfläche ausdehnt. Erst im Gefolge dieser bioelektrischen Vorgänge an der Zellmembran kommt es zu einer Kontraktion des Herzmuskels. Ob die energiereichen Phosphate, insbesondere die Adenosintriphosphorsäure an diesen Mechanismen direkt oder indirekt beteiligt sind, ist zum Gegenstand zahlreicher Diskussionen und Hypothesen geworden, deren vollständige Klärung noch aussteht.

b) Sauerstoffverbrauch und Energieumsatz

Die hohe Atmungsintensität des Herzmuskelgewebes kommt in einem entsprechend hohen Sauerstoffverbrauch zum Ausdruck. Die unter Ruhebedingungen gemessenen Werte des O_2-Verbrauchs für das normale menschliche Herz sind in Tabelle 30 (S. 231) angegeben. Die von den verschiedenen Untersuchern angegebenen Werte schwanken zwischen 8,6 bis 10,7 ml O_2/100 g/min bei einer Durchblutung von im Mittel 8,4 ml/100 g/min. Die arteriovenöse Differenz beträgt 12—14 Vol.-%, das bedeutet einen Abfall des Sauerstoffgehaltes im venösen Blut auf ca. 30% HbO_2. Während körperlicher Anstrengung wurden Steigerungen des O_2-Verbrauchs auf das 3—4fache des Ruhewertes festgestellt. Dies dürften Höchstwerte des O_2-Verbrauchs für das menschliche Herz sein. Aus der Beziehung zwischen Herzarbeit und Sauerstoffverbrauch kann der *Wirkungsgrad* der Herzarbeit errechnet werden. Man spricht in diesem Zusammenhang auch vom *Nutzeffekt* des Herzens, der als guter Maßstab für die Beurteilung der Ökonomie der Herzarbeit gelten kann. Tabelle 30 gibt Werte für Energieumsatz und Wirkungsgrad des linken Ventrikels wieder, wie sie für Mensch und Hund gefunden wurden. Der am Menschen gefundene Wirkungsgrad von 23% erscheint recht niedrig, Werte um 30% dürften das Richtige treffen.

Aufschlußreich sind Untersuchungen über Veränderungen des Energiestoffwechsels am Herzlungenpräparat unter verschiedenen Belastungsbedingungen (vgl. Abb. 148). Bei *Volumenbelastung*, d.h. bei Erhöhung der Herzarbeit durch vermehrten venösen Zufluß, steigt der Sauerstoffverbrauch an, jedoch in geringerem Maße, als es der geleisteten Arbeit in Meterkilogramm entspricht. Das bedeutet somit eine Steigerung des Nutzeffektes, die aber nur bis zu einer bestimmten Mehrarbeit des Herzens möglich ist. Übersteigt der venöse Zu-

Tabelle 30. *Werte für Energieumsatz und Wirkungsgrad des linken Ventrikels.*
Die Werte sind für 100 g Ventrikelmuskulatur angegeben

	Linker Ventrikel Hund trainiert, ohne Narkose SPENCER u.a., 1950)	Linker Ventrikel, Mensch (BING u.a., 1949)	Linker Ventrikel, Mensch (RILEY u.a. 1948)
Mittlerer arterieller Druck mm Hg	119	92	84
HZV ml/100 g/min	7700	2820	4000
Mechanische Leistung mkg/100 g/min	12,5	3,4	4,6
O_2-Verbrauch ml/100 g/min	19,5	7,8	—
Gesamt-Energieumsatz mkg/100 g/min	40,2	16,0	—
Wirkungsgrad %	31	23	—

fluß ein gewisses Maß, so sinkt der Nutzeffekt des Herzens wieder ab. Bei erhöhter *Druckbelastung*, d.h. bei Erhöhung der Herzarbeit durch verstärkten Widerstand in der Ausflußbahn, steigt der Nutzeffekt geringgradiger an als bei Volumenbelastung. Die dabei geleistete äußere Arbeit belastet das Herz stärker, so daß der Nutzeffekt bei Widerstandsbelastung schnell abnimmt, begleitet von einem hohen Anstieg des Sauerstoffverbrauchs. Volumenbelastung wird also vom Herzen ökonomischer überwunden und führt auch weniger schnell zur Erschöpfung als Druckbelastung. Diese für die Klinik aufschlußreichen Feststellungen ließen sich später durch weitere entsprechende Stoffwechselstudien bestätigen. Im Prinzip lassen sich gleiche Gesetzmäßigkeiten auch für das Herz in situ aufstellen. Am Menschen erhobene Befunde gehen in die gleiche Richtung.

Mit *steigender Herzfrequenz* kommt es zu einer Abnahme des Wirkungsgrades, da eine hohe Herzschlagfolge mit einer gesteigerten Leerleistung einhergeht. Herzflimmern stellt einen Extremfall dar, bei dem die mechanische Leistung und der Wirkungsgrad praktisch auf den Nullwert abfallen. Mit steigender Herzfrequenz bei Förderung des gleichen Herzzeitvolumens ist eine beträchtliche Erhöhung des Energieumsatzes bzw. O_2-Verbrauchs verbunden. Die Frequenzsteigerung über ein physiologisches Optimum hinaus bedeutet ein unökonomisches Verhalten des Herzens (s. auch S. 222). Eine Abnahme des Wirkungsgrades durch Adrenalin bzw. Sympathicusreizung oder eine Verbesserung durch Acetylcholin bzw. Parasympathicusreizung lassen sich ebenfalls weitgehend durch ein entsprechendes Frequenzverhalten erklären.

Bei Mehrbelastung des suffizienten Herzens durch *körperliche Arbeit* tritt ein beachtlicher

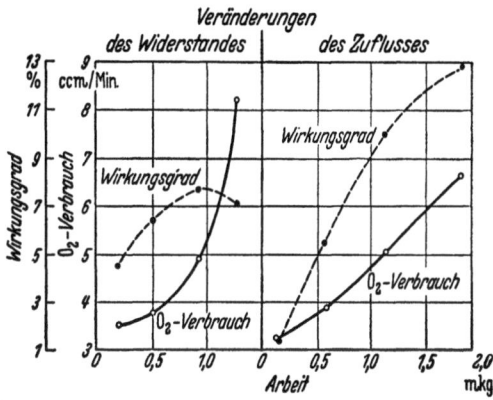

Abb. 148. Der Einfluß von Veränderungen der Strömungswiderstände und des venösen Zuflusses auf den Sauerstoffverbrauch und den Wirkungsgrad des Warmblüterherzens im Herz-Lungenpräparat (GOLLWITZER-MEIER, 1939)

Mehrbedarf an Sauerstoff ein, der nur gedeckt werden kann durch eine wesentliche Zunahme der Coronardurchblutung. Unter größerer körperlicher Belastung wurde eine Steigerung der Coronardurchblutung auf das Vierfache der Norm gefunden (s. auch S. 217). Diese gute Einstellbarkeit der coronaren Durchblutung unterscheidet das Herz charakteristisch von der Blutversorgung z.B. des Gehirns. Bei einer geringen Abnahme des arteriellen Sauerstoffdrucks wird der Strömungswiderstand der Coronararterien entscheidend herabgesetzt und die Coronardurchblutung entsprechend gesteigert. Gefäßaktive Stoffwechselprodukte bzw. coronardilatierende Adenosinverbindungen kommen für die Auslösung der coronaren Durchblutungssteigerung unter hypoxischen Bedingungen in Betracht (s. S. 220).

Eine übermäßige Belastung des Herzens, z.B. bei extremer körperlicher Erschöpfung oder bei bereits vorliegender latenter Herzinsuffizienz führt zu einem Abfall des Sauerstoffdruckes im venösen Coronarblut auf einen

kritischen Wert (s. S. 172). Ein gewisses Kennzeichen dieses kritischen Erschöpfungsgrades
ist das Verhalten der Lactatbilanz. Tierexperimentell ließ sich zeigen, daß bei Sauerstoffmangelatmung eine Lactataufnahme des Herz-

gewebes einsetzt, solange die venöse Sauerstoffsättigung 5% nicht unterschreitet. Bei einem
weiteren Absinken ist dagegen mit einer Abgabe von Lactat zu rechnen (vgl. dazu die Ausführungen im Kapitel Anoxie und Ischämie).

2. Stoffwechsel der energieliefernden Substrate

a) Kohlenhydratstoffwechsel

Das Herz ist in seiner Arbeit nicht auf ein
bestimmtes Substrat angewiesen. Es kann sich
bei einem Minderangebot des einen ohne weiteres auf ein anderes Substrat umstellen. Diese

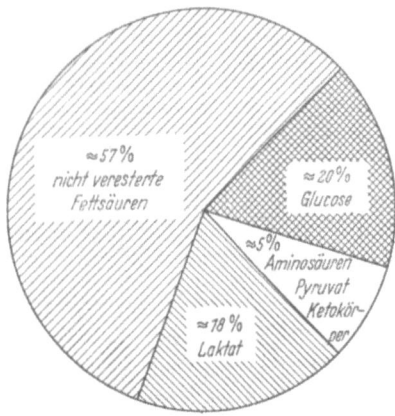

Abb. 149. Anteil der einzelnen Substrate am oxydativen
Stoffwechsel des Herzmuskels. (Nach BERNSMEIER,
Verh. Dtsch. Ges. für Inn. Med., 69. Kongr. München:
J. F. Bergmann 1963)

Anpassung richtet sich in erster Linie nach
dem Substrat-Angebot. Andererseits können
sich die einzelnen Substrate bei der Aufnahme
und beim Abbau im Herzmuskel gegenseitig
beeinflussen, wobei die Milchsäure im Herzmuskel eine dominierende Stellung einnimmt.
Besonders der vermehrt arbeitende Herzmuskel nimmt bevorzugt Milchsäure auf.

Die Aufnahme der Glucose ist in erster
Linie von der arteriellen Glucosekonzentration
abhängig. Für die Umwandlung der Glucose
bestehen im Herzmuskel 3 Wege: 1. Abbau
über den Embden-Meyerhof-Cyclus, 2. Abbau
über den Pentosephosphat-Cyclus, 3. Umwandlung in Glykogen. In erster Linie wird der
Abbau über den Embden-Meyerhof-Cyclus
bevorzugt. Das Glykogen wird in einer Konzentration von 0,4—0,6% im frischen Herzmuskel gefunden und sehr konstant gehalten,
z. B. auch im Hunger und beim Diabetes
mellitus.

Nach den heute vorliegenden Ergebnissen
über den Substratabbau des menschlichen
Herzens ist anzunehmen, daß unter körperlichen Ruhebedingungen nur etwa $1/3$ des oxydativen Stoffwechsels durch Verbrennung von
Kohlenhydraten und deren Abbauprodukten
bestritten wird, vorausgesetzt, daß die aufgenommenen Kohlenhydrate vollständig der
oxydativen Verbrennung unterliegen (s. Abbildung 149). Von den verbrauchten Kohlenhydraten entfällt etwa die Hälfte auf Glucose,
die andere auf Milchsäure. Die bereits erwähnte
Abhängigkeit der Stoffaufnahme vom arteriellen Angebot gilt besonders für die Entnahme von Glucose und Milchsäure aus dem
Coronarblut. Schon ältere tierexperimentelle
Untersuchungen hatten gezeigt, daß das Herz
Milchsäure in großem Maße zur Deckung des
Energiebedarfes heranzieht. Bei niedrigem
Glucosespiegel wird mehr Milchsäure aufgenommen, hohe Milchsäurekonzentrationen
hemmen die Aufnahme von Glucose.

Beim Verbrauch der Glucose scheint auch *Insulin*
neben der effektiven Glucosekonzentration eine Rolle
zu spielen. Beim völligen Entzug von Glucose treten
Lactat und Pyruvat wie auch Nichtkohlenhydrate in
Form von Fettsäuren an ihre Stelle. Die Auswahl verschiedener Kohlenhydrate im Substratumsatz scheint
pH-abhängig zu sein.

Bei *starker körperlicher Belastung* kann der
Anteil der Milchsäure am oxydativen Substratumsatz des Myokards auf über 60% ansteigen.
Erst bei ausgeprägter Hypoxie schlägt die vermehrte Milchsäureaufnahme in eine Abgabe um.

Die *Brenztraubensäure* spielt normalerweise wegen
der niedrigen arteriellen Konzentration für die Energiebilanz des Herzstoffwechsels keine ins Gewicht fallende
Rolle. Beachtenswert ist der Anstieg der Brenztraubensäurekonzentration im Coronarvenenblut bei
Hypoxie. *Fructose* scheint vom Myokard kaum aktiv
verwertet zu werden, gemessen an der geringen
arteriovenösen Differenz dieser Substanz im Coronarvenenblut.

b) Stoffwechsel der Nichtkohlenhydrate

Das Verhalten des respiratorischen Quotienten im Herzstoffwechsel war schon immer

ein Hinweis dafür, daß das Herz auch Nicht-kohlenhydrate zur Energieversorgung heranzieht. Dem niedrigen respiratorischen Quotienten entsprechend, kommt der Fettverbrennung als Energiequelle eine besondere Bedeutung zu. Zunächst ergaben Untersuchungen am isolierten Herzen, daß das Fett des Herzens aus Fettsäuren neu gebildet wurde, die gleichzeitig als Energiequelle dienten. In weiteren Untersuchungen konnte die Verwertbarkeit sowohl von Fetten bzw. Fettsäuren als auch von Ketonkörpern durch das Herz bewiesen werden. Der Stoffwechselanteil des Herzens an *freien Fettsäuren* ist etwa auf 40—50% zu veranschlagen. Die Aufnahme bzw. der Abbau von Fettsäuren im Herzstoffwechsel ist, ähnlich wie bei den Kohlenhydraten, weitgehend vom arteriellen Angebot abhängig. Auch bezüglich der Fettsäuren ist die gegenseitige Beeinflussung der Substrate bei der Aufnahme und beim Abbau im Herzmuskel zu berücksichtigen. Erhöhungen der Konzentration der freien Fettsäuren im arteriellen Blut führen beispielsweise zu einer Hemmung des Lactatumsatzes im Herzmuskel.

Von den freien Fettsäuren wird vorwiegend die freie Ölsäure vom menschlichen Herzen aufgenommen, verglichen mit z.B. Palmitin-, Stearin- und Linolsäure. Interessant sind in diesem Zusammenhang Untersuchungsbefunde, die ein Ansteigen der freien Fettsäuren, besonders auch der freien Ölsäure im Blut und eine entsprechende vermehrte Aufnahme durch das Herz nach *Noradrenalin* ergaben. Die Hauptquellen für die Abgabe freier Fettsäuren an das Blut sind die Depots des Fettgewebes, z.B. des subcutanen Fettgewebes, die eine ähnliche Zusammensetzung freier Fettsäuren wie das Blut mit einem Überwiegen der Ölsäure aufweisen.

Über den Stoffwechsel der *Phosphorlipide* und des *Cholesterins* im Herzmuskel ist noch wenig bekannt. Phosphorlipide werden zu 7% des Trockengewichtes im linken Ventrikel des menschlichen Herzens gefunden, Cholesterin zu 0,7%. Erhebliche Veränderungen der Zusammensetzung dieser Lipide werden bei Hypertrophie, Atrophie und mit zunehmendem Alter gefunden.

Das menschliche Herz besitzt auch die Fähigkeit, *Ketonkörper* im aeroben Energiestoffwechsel zu verwerten. Die Analyse der Zwischenprodukte des Fettsäureabbaus β-Hydroxybutyrat und Acetacetat ergab, daß beide Stoffe in Ruhe und bei Belastung vom Herzen aufgenommen werden. Bedeutungsvoll kann diese Tatsache für den Stoffwechsel diabetischer Patienten werden, bei denen das erhöhte Angebot an Ketonkörpern den Umsatz dieser Substanzen durch das Herz gleichzeitig fördert. Dem Acetacetat kommt im Fettstoffwechsel bei der Bildung des Acetylcoenzyms A Bedeutung zu. Acetacetat geht hauptsächlich aus dem Fettstoffwechsel der Leber hervor,

dagegen sind Skelet- und Herzmuskulatur die Hauptverbraucher dieser Substanz.

Auch die Verwertung von *Aminosäuren* aus dem Coronarblut scheint im menschlichen Herzen möglich zu sein. Chromatographische Untersuchungen haben allerdings ergeben, daß die Aminosäuren als wesentliche Energiespender im Herzstoffwechsel kaum in Betracht kommen.

Faßt man diese Ergebnisse der Substratstoffwechseluntersuchungen des menschlichen Herzens zusammen, so läßt sich feststellen, daß der Energiebedarf des Herzens in Ruhe im wesentlichen durch den Abbau von *freien Fettsäuren, Glucose* und *Lactat* bestritten wird. Unter submaximalen Arbeitsbedingungen nimmt der Anteil der Glucose am Energiestoffwechsel zugunsten einer Zunahme der Milchsäure ab. Dagegen bleibt der Anteil der Fettsäuren als energielieferndes Substrat etwa gleich. Die Abbauprodukte der Fettsäuren Pyruvat, β-Hydroxybutyrat und Acetacetat nehmen mit zunehmender Belastung ebenfalls ab. Bei maximaler Belastung scheinen die Kohlenhydratmetaboliten zur Hauptenergiequelle zu werden und etwa zwei Drittel des Energiehaushaltes des Herzens zu bestreiten.

c) Stoffwechsel der energiereichen Phosphate

Die energiereichen Phosphate nehmen in der Energieübertragung und Energienutzung des Myokards eine zentrale Stellung ein. Sie sind mit hoher Intensität auch an den Prozessen des oxydativen Ruhestoffwechsels beteiligt. Den Hauptanteil energiereicher Phosphate am totalen säurelöslichen Phosphatbestand bildet ATP, das in der intakten Ventrikelmuskulatur zum ADP in einem Verhältnis von 5:1 steht. Kreatinphosphat, das als Myokarddepot für energiereiches Phosphat aufzufassen ist, macht einen Anteil von 20% aus.

Für die Beurteilung einer vorwiegend oxybiotischen Stoffwechsellage und der energetischen Situation des Herzens stellt das *Kreatinphosphat* des Myokards einen hochempfindlichen Indicator dar. Entsprechend lassen sich auch enge Beziehungen zwischen dem Kreatinphosphat und der Herzleistung sowohl im physiologischen als auch im pathologischen Bereich feststellen. Im Experiment geht eine Minderung der mechanischen Herzleistung mit einer der Leistungsminderung entsprechenden Senkung des energiereichen Kreatinphosphats einher. Gleichzeitig tritt eine entsprechende

Zunahme der Orthophosphatwerte ein, während die ATP- und ADP-Konzentrationen praktisch konstant bleiben.

Eine *unterschiedliche Herzbelastung* kommt in einem verschiedenen Verhalten der energiereichen Phosphate deutlich zum Ausdruck. Druckbelastung des Herzens senkt die Kreatinphosphate mehr und belastet damit den Herzstoffwechsel stärker als Volumenbelastung (vgl. Abb. 150). Entsprechend erschöpft sich das Herz bei Druckbelastung schneller und damit wird auch die Insuffizienzgrenze eher

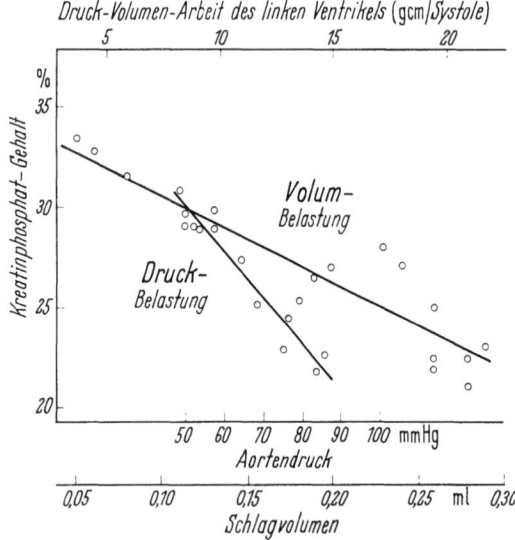

Abb. 150. Verhalten des Kreatinphosphatgehaltes des linken Ventrikels vom Meerschweinchen unter verschiedenen Belastungsbedingungen. Erklärungen vgl. Text. (Nach FLECKENSTEIN, Proceedings 6. Internat. Congr. Intern. Med., Basel 1960, S. 37. Basel: Benno Schwabe & Co.)

erreicht als bei Volumenbelastung. So erklärt sich auch das stärkere Absinken des Wirkungsgrades, das begleitet wird von einem hohen Anstieg des Sauerstoffverbrauchs, der mit der Restitution der vermehrt gespaltenen energiereichen Phosphate eng verknüpft ist.

Faßt man die Ergebnisse der Untersuchungen des Nucleotidstoffwechsels zusammen, so ergibt sich die große Bedeutung der energiereichen Phosphate für den oxydativen Ruhestoffwechsel, für die verschiedenen Belastungsbedingungen und für die Restitutionsvorgänge des Herzens nach Belastung. Welche unmittelbare Rolle den energiereichen Phosphaten, insbesondere dem ATP, bei der Muskelkontraktion selbst zukommt, ist bisher noch nicht eindeutig geklärt. Nach der ATP-Theorie soll die bei der Spaltung von ATP zu ADP und Orthophosphat freiwerdende Energie unmittelbar auf die contractilen Elemente übertragen und zur Verkürzung herangezogen werden. Der Nachweis einer zu erwartenden sprunghaften Steigerung der Umsetzungsgeschwindigkeit von ATP während der Muskelkontraktion ist jedoch bis heute noch nicht gelungen. Immer mehr zeigt sich aber die große Bedeutung der energiereichen Phosphate für die Aufrechterhaltung des steilen physiologischen K^+-Gradienten zwischen dem Zellinneren und -äußeren, der die wesentlichste Voraussetzung für das Zustandekommen eines Membranpotentials darstellt. Bei einem Schwund von Kreatinphosphat kommt auch der sog. aktive Kationentransport praktisch zum Erliegen.

3. Elektrolytstoffwechsel und elektrische Funktion des Herzens

Mit der zunehmenden Erforschung der biochemischen Elementarprozesse in den Muskelstrukturen haben sich auch gut begründete Vorstellungen über die zeitliche und kausale Verknüpfung mit anderen Elementarfunktionen des Myokards ergeben. In diese Kette von Reaktionen gehören auch die elektrischen Erregungsvorgänge im Zusammenspiel mit Elektrolytverschiebungen im Bereich der Fasergrenzflächen. Für die Beurteilung elektrischer Membranprozesse sind elektrophysiologische Untersuchungen mit Hilfe intracellulär eingeführter Mikroelektroden ebenso aufschlußreich wie die Verwendung von radioaktiven Isotopen, mit deren Hilfe die stofflichen Grundlagen der elektrischen Membranladung und der

elektrischen Erregungsphänomene eine wesentliche Aufklärung erfuhren.

a) Natrium- und Kalium-Verteilung im intra- und extracellulären Raum

Infolge einer ungleichmäßigen Elektrolytverteilung zwischen dem Intra- und Extracellulärraum kommt es im Bereich der beide Räume trennenden Grenzmembran zur Entstehung eines steilen Diffusionsgradienten insbesondere für Kalium und Natrium, mit einer starken Anreicherung von Kalium im intracellulären Raum gegenüber einer starken Anreicherung von Natrium im extracellulären Raum. Die Zellmembran erfüllt die Funktion einer Diffusionsbarriere, die sich in Ruhe durch eine geringe Natriumpermeabilität und eine etwa 20mal größere Kaliumpermeabilität auszeichnet. Dadurch sind die Voraussetzungen für die Entstehung eines elektrischen Membranpotentials, des sog. Ruhepotentials, gegeben, das im wesentlichen ein *„Kaliumpotential"* darstellt.

Mit der Muskelerregung nimmt die Natrium$^+$-Permeabilität in einem Zeitraum von 1 ms sehr stark zu. Der vermehrte, wahrscheinlich an ein spezielles Carrier-System gebundene Na$^+$-Einstrom in das Faserinnere führt zu einem Zusammenbruch des elektrischen Ruhepotentials bei lokaler Depolarisation und darüber hinaus zu einer Umladung der Grenzmembran bzw. Positivierung der Membraninnenseite (vgl. Abb. 151), die zur Ausbildung eines Aktionspotentials und einer fortgeleiteten Erregung führt. Während der Erregungsrückbildung sind diese Prozesse umgekehrt gerichtet und führen zu einer Repolarisation der Zellmembran. Die elektrischen Erregungsphänomene beruhen somit auf einer ständigen entgegengesetzten Bewegung der Kationen K$^+$ und Na$^+$ im Bereich der Zell- bzw. Grenzmembran. Kennzeichnend ist ein vermehrter Natriumeinstrom für den Erregungsbeginn bzw. für die Ausbreitung der Erregung und ein vermehrter Kaliumausstrom für die Erregungsrückbildung.

Jede Erniedrigung des K$^+$-Gradienten ebenso wie des Na$^+$-Gradienten muß sich störend auf den Erregungsablauf auswirken. Von besonderer Bedeutung auch für die menschliche Pathologie ist die Hemmung der Erregbarkeit und Contractilität des Myokards bei *Erhöhung der extracellulären K$^+$-Konzentration*, die in Tierversuchen an isolierten Herzmuskelpräparaten schließlich zu einem völligen Stillstand führen. Die Senkung des K$^+$-Gradienten zwischen dem intra- und extracellulären Raum durch Erhöhung der äußeren Kaliumkonzentration führt zu einer Senkung des Ruhepotentials, bis schließlich die Erregbarkeit der Zelle erlischt. Die Aktionspotentiale erfahren neben einer Senkung des Ruhepotentials und des Overshoot auch wesentliche Formänderungen mit einer Verkürzung des sog. Plateaus und damit der Aktionspotentialdauer und einer Abnahme der Anstiegssteilheit des Aktionspotentials. Es ist naheliegend, anzunehmen, daß das Herz aufgrund seiner großen Kaliumempfindlichkeit bei jeder vermehrten Freisetzung von intracellulärem Kalium, z.B. bei

exzessiver Muskeltätigkeit, Hämolyse, Asphyxie oder auch im Gefolge einer Hyperkaliämie bei Addisonscher Erkrankung, Niereninsuffizienz usw. der Gefahr einer Lähmung der elektrischen und mechanischen Aktivität durch Erhöhung der extracellulären K$^+$-Konzentration ausgesetzt ist. Die Erfahrung lehrt allerdings, daß das Herz in situ eine größere Empfindlichkeit gegenüber Kalium weitgehend vermissen läßt. Die *sympathischen Überträgerstoffe* Adrenalin und Noradrenalin besitzen die Fähigkeit, das Herz gegenüber hohen extracellulären K$^+$-Konzentrationen zu schützen. Selbst nach

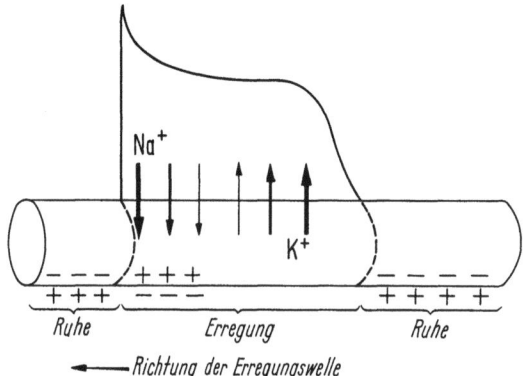

Abb. 151. Verhalten der K$^+$- und Na$^+$-Ionen während des Erregungsablaufs an der Herzmuskelzelle („Ionentheorie"). Starker Na$^+$-Einstrom in die Zelle mit Umladung bzw. Negativierung der Membranoberfläche während der initialen Phase des Aktionspotentials. Äquivalenter K$^+$-Ausstrom vorwiegend während der Erregungsrückbildung. (Nach FLECKENSTEIN, in: Das Herz des Menschen von W. BARGMANN und W. DOERR. S.358. Stuttgart: Georg Thieme 1963)

totaler Kaliumlähmung können Adrenalin und Noradrenalin die Fähigkeit der Erregungsfortleitung wieder herstellen und auch die Kontraktionskraft — meist sogar überschießend — restituieren (vgl. Abb. 152, s. auch Kapitel Störungen der Erregungsbildung und Erregungsleitung). Die beachtliche Resistenz des Myokardgewebes und auch des Schrittmachergewebes in situ gegenüber erhöhten extracellulären Kalium$^+$-Konzentrationen scheint auf einer Schutzwirkung der sympathischen Überträgerstoffe zu beruhen. Die dadurch entstehende Kaliumresistenz des Herzens in situ kann wesentlich abgeschwächt werden durch Vorbehandlung der Versuchstiere mit Reserpin, das durch vermehrte Ausschüttung eine Erschöpfung der Adrenalin- und Noradrenalinvorräte zur Folge hat. Interessant ist in diesem Zusammenhang auch die Beobachtung, daß das Herz

in situ bei gleichzeitiger Acidose in erhöhtem
Maße anfällig gegenüber Kalium ist, wahrscheinlich als Folge der bei erniedrigtem pH bekanntlich herabgesetzten Wirksamkeit der sympathischen Überträgerstoffe.

Im Gegensatz zu einer Erhöhung der extracellulären Kalium-Konzentration führt eine
extracelluläre Kaliumverarmung nach einer vor-

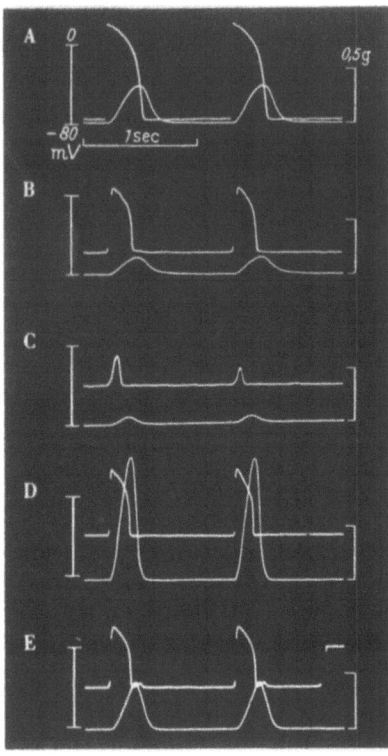

Abb. 152. Einfluß von Kalium und Adrenalin auf das
Aktionspotential, Ruhepotential und Mechanogramm
eines isolierten Papillarmuskels von Meerschweinchen.
Senkung des Ruhe- und Aktionspotentials, Abnahme
der Aktionspotentialdauer. Abschwächung der mechanischen Spannungsentwicklung durch Erhöhung
des extracellulären Kaliums. Restitution der Erregbarkeit und der Kontraktilität durch Zusatz von
Adrenalin. [Nach ENGSTFELD, ANTONI u. FLECKEN-
STEIN, Pflügers Arch. ges Physiol. **273**, 145 (1961)]

übergehenden Steigerung der Contractilität
zu einer Übererregbarkeit spontan schlagender
oder elektrisch gereizter isolierter Herzmuskel-
präparate. Schließlich ist nach einem Stadium
multipler Extrasystolie der Übergang in Herz-
flattern oder -flimmern die Folge. Gewöhnliche,
nicht automatische Myokardfasern können dabei elektrophysiologisch nachweisbare Schritt-
macheigenschaften von spontan tätigen,
automatischen Fasern annehmen (s. Kammerflimmern, S. 213).

b) Restitutive Kationenverschiebungen

Bei den elektrischen Erregungsphänomenen
an der Grenzmembran der Herzmuskelzelle
handelt es sich vornehmlich um passive Ka-
tionenbewegungen, die sich entsprechend dem
Diffusionsgefälle und in Verbindung mit tief-
greifenden Permeabilitätsveränderungen an
der Grenzmembran vollziehen. Um den ursprünglichen Kationengradienten zwischen dem
intra- und extracellulären Raum wieder herzustellen und eine immer wieder erneute Erregbarkeit des Herzens zu gewährleisten, müssen
diese passiven Ionenbewegungen wieder rückgängig gemacht werden. Die Kationen werden
dabei gegen ein Diffusionsgefälle und unter
entsprechendem Energieaufwand in die ursprüngliche Lage mit dem Resultat einer intracellulären K^+-Stapelung und einer extracellulären Na^+-Anreicherung zurückgeführt. Wir
haben es also mit einem *aktiven Kationen-
transport* zu tun, ohne den eine solche osmotische Arbeit nicht denkbar ist (s. auch Kapitel
Stofftransport in der Zelle). Wie bereits
erwähnt, wird die Energie für einen derartig
aktiven Kationentransport sowohl aus dem
oxydativen als auch aus dem glykolytischen
Stoffwechsel bezogen. Die direkte Energielieferung erfolgt offensichtlich durch die aus
diesen Stoffwechselprozessen gebildeten energiereichen Phosphate. Durch die Verwendung von
Dinitrophenol kann man durch einen völligen
Zusammenbruch der energieliefernden Phos-
phatbestände den aktiven Kationen-Transport
blockieren. *Toxische Digitalisglykosiddosen* haben nach neueren Untersuchungen ebenfalls
eine Blockierung des aktiven Ionentransportes
sowohl im Myokard als auch in anderen Organen zur Folge. Andererseits kann man im
Experiment durch künstliche intracelluläre
Applikation kleinster Mengen von energiereichem Phosphat den aktiven Kationen-
transport und damit die Rückbildung von
Kalium in verschiedenen kaliumverarmten
Zellen deutlich forcieren.

Aus diesen Ergebnissen kann geschlossen
werden, daß eine Verarmung des Myokards an
intracellulärem Kalium, sei es durch vermehrten Kaliumausstrom oder durch eine
Schwächung des aktiven Kationentransports,
auch eine Beeinträchtigung der elektrischen
und mechanischen Funktionen zur Folge hat.
Das Hegglinsche Syndrom der energetisch-
dynamischen Herzinsuffizienz mit einer ver-

minderten Herzleistung bei intracellulärem Kaliummangel dürfte hier einzuordnen sein.

c) Die Bedeutung des Calciums für die Prozesse der elektro-mechanischen Koppelung

Schon ältere Untersuchungen wie auch neuere Forschungsergebnisse haben die Schlüsselstellung der Calciumionen bei der Koppelung von Erregung und Kontraktion erwiesen. Ca^{++}-Ionen scheinen offensichtlich eine unmittelbare Mittlerfunktion zwischen den elektrischen Prozessen an der Grenzmembran der Zelle und der Verkürzung des contractilen Systems auszuüben. Durch graduellen Entzug von Ca^{++}-Ionen aus der Nährlösung in Versuchen an isolierten Herzmuskelpräparaten wird in Abhängigkeit von der verbleibenden Ca^{++}-Konzentration die Stärke der Herzmuskelkontraktionen kontinuierlich reduziert. Trotz zunehmender Abschwächung der Contractilität bis zur Lähmung laufen die elektrischen Erregungsprozesse unvermindert weiter (vgl. Abb. 153). Die Koppelung der elektrischen und mechanischen Muskelaktivität geht also durch den Entzug der als Mittlersubstanzen fungierenden Ca^{++}-Ionen verloren. Die Bedeutung der Calciumionen für die Aktivierung des contractilen Systems ist andererseits aus einer deutlichen Zunahme der Kontraktionskraft durch bloße Erhöhung der extracellulären Calciumkonzentration ersichtlich. Durch die Anwendung von radioaktiv markiertem Calcium läßt sich im Augenblick der Erregung ein verstärkter Eintritt von Ca^{++} in das Faserinnere des Muskels nachweisen, wobei darüber hinaus auch eine quantitative Korrelation zwischen der mechanischen Spannungsentwicklung und der Menge des eingedrungenen Calciums besteht. Das Ausmaß der Spannungsentwicklung ist aber auch von den elektrischen Erregungsprozessen selbst abhängig, da der Grad der Membranpolarisation in Abhängigkeit von der Höhe und Dauer des Aktionspotentials die Permeabilität für Natrium und Calcium mitbestimmt und entsprechend die Kontraktionskraft steigert.

Die stark positiv inotrope Wirksamkeit einer Reihe von Substanzen läßt sich ebenfalls auf eine Verstärkung des Calciumeinstroms in die Myokardfaser zurückführen. So kann *Adrenalin* die durch vorangehende Calciumverarmung geschwächte Contractilität von

Myokardfasern wahrscheinlich durch Mobilisation verbliebener Calciumionen wieder beachtlich verstärken, wie Versuche am isolierten Froschmyokard gezeigt haben. Doch ist eine Mindestkonzentration an Ca^{++}-Ionen im Extracellulärraum Voraussetzung für die Entfaltung dieses positiv inotropen Effektes. Untersuchungen aus den letzten Jahren haben gezeigt, daß auch unter der Einwirkung von *Herzglykosiden* ein vermehrter Calciumeinstrom

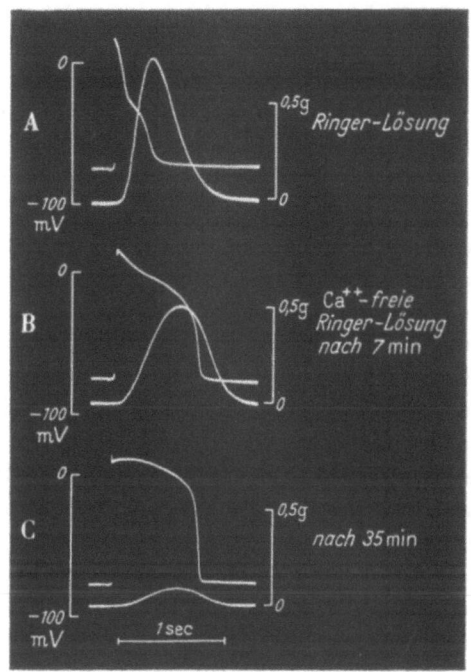

Abb. 153. Einfluß des Ca^{++}-Entzugs auf das Aktionspotential und das Mechanogramm eines Froschmyokard-Streifens. A Ausgangszustand in gewöhnlicher Ringerlösung (2,5 mM Ca^{++}). B—C Zustand nach 7 bzw. 35 min Aufenthalt in Ca^{++}-freier Ringerlösung. Abnahme der Kontraktilität bei vollständig erhaltener Erregbarkeit des Herzmuskels. [Nach ANTONI, ENGSTFELD u. FLECKENSTEIN, Pflügers Arch. ges. Physiol. **272**, 91 (1960)]

in die Myokardfaser mit positivem inotropen Effekt nachweisbar ist. Ob dadurch allein allerdings die therapeutische Wirkung der Glykoside zu erklären ist, bleibt eine noch offene Frage.

Außer der aktivierenden Funktion auf die Muskelmotorik haben Ca^{++}-Ionen auch eine Vermittlerfunktion als Zwischenglied zwischen den elektrischen und biochemischen Reaktionen. Durch Ca^{++}-Entzug wird bei maximaler Membrandepolarisation neben der zu erwartenden Kontraktionsschwäche ein nur geringer

Abbau von energiereichem Phosphat beobachtet. Darüber hinaus konnte auch für die Milchsäurebildung eine derartige Abhängigkeit von der jeweiligen Calciumkonzentration im Tierversuch nachgewiesen werden. Eine kausale Verknüpfung des Ca^{++}-Eintritts in das Faserinnere mit der Spaltung von energie-

reichem Phosphat und dem anschließenden Erschlaffungsprozeß der Fibrillen wird diskutiert. Den vesiculären Grana im endoplasmatischen Reticulum scheint dabei eine besondere Rolle zuzufallen, indem sie die Calciumionen vorübergehend binden und dadurch womöglich die Erschlaffung einleiten.

4. Spezielle Störungen der Herzenergetik

Aus den bisherigen Ergebnissen der experimentellen Erforschung des Herzstoffwechsels ergeben sich die verschiedensten Möglichkeiten, die zu einer Störung der Herzfunktion und im weiteren Sinne zu einer Insuffizienz des Myokards führen können. Im Vordergrund stehen dabei *Störungen im oxydativen Substratabbau* insbesondere durch die Vielzahl pathogenetisch möglicher O$_2$-Mangelzustände. Die Versorgung des Herzens mit Substraten selbst ist meist gesichert und tritt an Bedeutung für die Genese der Myokardinsuffizienz zurück. Die energieliefernden Substrate im Herzen werden bekanntlich sowohl aus dem Kohlenhydratstoffwechsel als auch aus dem Fett- und Eiweißstoffwechsel entnommen, die größtenteils in den aerob verlaufenden Tricarbonsäure-Cyclus einmünden. Daneben sind Störungen der Struktur der contractilen Eiweißkörper, Störungen beim Aufbau und Zerfall energiereicher Phosphate sowie Änderungen bzw. Gleichgewichtsverschiebungen der für den Kontraktionsvorgang wichtigen Elektrolyte möglich.

Die verschiedenen Störungen des Herzstoffwechsels und damit der Energetik des Herzens lassen sich im Prinzip auf zwei Prozesse reduzieren, die 1. mit der *Energiebildung* und 2. mit der *Energieausnutzung* verknüpft sind. Einschränkend ist zu bemerken, daß diese Einteilung der Herzinsuffizienz nach rein metabolischen Defekten keineswegs immer exakt durchführbar ist, da viele Krankheitsbilder mehr oder weniger mit gleichzeitigen Störungen der Energiebildung wie der Energieausnutzung gekoppelt sind.

a) Störungen der Energiebildung des Herzens

α) Akute Anoxie und Ischämie des Herzens

Als häufigste und schwerste Störungen der Energiebildung mit verminderter Herzleistung haben eine akute Ischämie bzw. Anoxie des Herzmuskels zu gelten. Es handelt sich dabei um plötzlich einsetzende Störungen, die z.B. aus einem Verblutungsschock, einem Coronar-

verschluß oder aus einem Herz- und Kreislaufstillstand resultieren. Diese akuten Störungen müssen von den chronischen Veränderungen (z.B. chronisch myokardiale Herzinsuffizienz) abgetrennt werden.

Unter *anoxischen* Bedingungen kommt es zu einer Steigerung des anaeroben Stoffwechsels, der unter aeroben Bedingungen nur mit 1—2% am Energiegewinn des Herzens beteiligt ist. Voraussetzung ist eine Erhöhung der Glucoseaufnahme und eine Aktivierung von Fermenten, die den Glykosedurchsatz steigern. Von Bedeutung ist dabei die *Aktivierung der Phosphorylase*, die unmittelbar mit Einsetzen der Anoxie unter dem Einfluß freigesetzten Noradrenalins beginnt. Fast gleichzeitig wird schon in der ersten Minute der Anoxie die normale Hemmung der Phosphorylase durch einen Abfall von ATP und einen deutlichen Anstieg des AMP aufgehoben bzw. abgeschwächt. Unter ähnlichen Bedingungen kommt es zu einer Aktivierung der *Phosphofructokinase*, die jedoch gegenüber der Phosphorylaseaktivierung verzögert einsetzt. Anoxie hat auch eine Steigerung der *Hexokinaseaktivität* zur Folge. Damit wäre unter anoxischen Bedingungen eine Steigerung des Glykolysedurchsatzes vom Fermentbesatz her möglich. Die so erzielte Energie ist aber zur Aufrechterhaltung der Herzfunktion völlig unzureichend. Unter Anoxie wird das Herz nach einigen Schlägen myokardial insuffizient, nach einigen Minuten steht es still oder flimmert. Limitierende Faktoren der Glykolyse sind die Glykogenreserven und eine begrenzte Permeationsfähigkeit der Myokardzelle für Glucose. Die Glykogenreserven des Herzmuskels werden unter Anoxie schnell verbraucht. Dagegen kommt es zu einer *verstärkten Milchsäurebildung* aus den anaeroben Prozessen der Glykolyse. Der Lactatspiegel kann dann, wenn auch mit gewissen Einschränkungen, als Indicator für eine sich anbahnende oder manifeste Gewebshypoxie herangezogen werden.

Zur Erkennung einer Anoxie des Herzens in situ bei geschlossenem Thorax kann die Bestimmung des sog. *Redoxpotentials* im arteriellen und venösen Coronarblut mittels Herzkatheter herangezogen werden. Das Redoxpotential ist ein meßbarer Ausdruck für die Oxydo-Reduktionsvorgänge, die sich alle auf die Übertragung von Elektronen je nach ihrer Elektronenaffinität zurückführen lassen. Die Messung von Redoxpotentialen gestattet es somit, verschiedene Redox-Systeme nach ihrer Oxydationstendenz zu bewerten. Bei O_2-Mangel können verschiedene Oxydations-Reduktionssysteme in einen reduzierten Status übergehen, d.h. das Redoxpotential wird vermindert. Das Redoxpotential der Pyridinnucleotide ist ein besonders empfindlicher Indicator für die cellulären oxydativen Prozesse. Verschiedene metabolische Systeme,

Sauerstoffmangel wirkt sich ganz besonders auf den Stoffwechsel der *energiereichen Phosphate* aus. Im Tierversuch ist ein akutes Herzversagen, sei es durch Coronarunterbindung, Asphyxie, Anoxie oder Vergiftung unter Anwendung von Stoffwechselinhibitoren (z.B. Cyanid, 2-4-Dinitrophenol, Fluoracetat) regelmäßig durch einen gleichzeitigen Zusammenbruch der Kreatin-Phosphat-Fraktion und durch einen steilen Anstieg des Orthophosphatgehaltes charakterisiert. Das Ausmaß der ATP-Verminderung ist dagegen beträchtlich geringer und weniger konstant (vgl. Abb. 154).

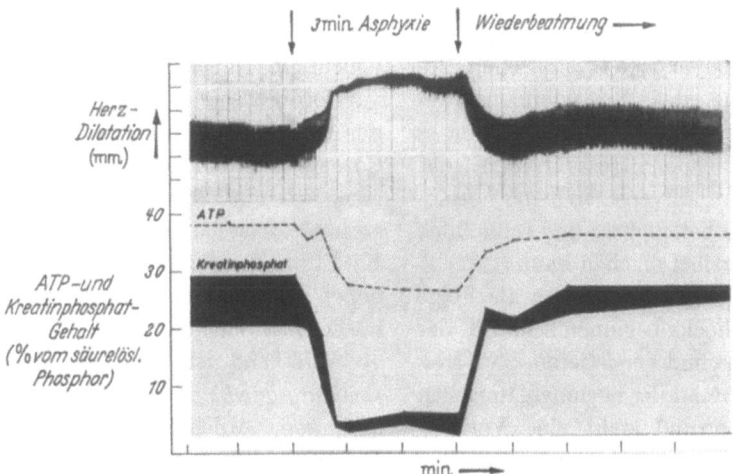

Abb. 154. Korrelation zwischen Kreatinphosphatgehalt und Querdurchmesser des Meerschweinchenherzens bei akuter Asphyxie bzw. anschließender Wiederbeatmung. Die Veränderungen des Kreatinphosphatgehalts wurden an insgesamt 20 Meerschweinchenventrikeln ermittelt. Der Querdurchmesser des Herzens wurde bei eröffnetem Thorax mittels eines induktiven Aufnehmers fortlaufend elektrisch registriert. Die abgebildete Originalkurve läßt, abgesehen von der Beeinflussung des Tonus, auch die Veränderung der Kontraktionsamplitude bei Asphyxie und Wiederbeatmung erkennen. Alle so erhaltenen Kurven stimmen praktisch überein. (Nach FLECKENSTEIN, Verh. Dtsch. Ges. für Inn. Med., 70. Kongr. München: J. F. Bergmann 1964)

die über die Aktivität von Dehydrogenasen mit dem DPN-DPNH-System eng verbunden sind, haben sich als brauchbar für die Anzeige einer Anoxie bzw. Ischämie des Herzens erwiesen. In diesem Zusammenhang erscheint das *Lactat-Pyruvatsystem* im arteriellen und venösen Coronarblut besonders geeignet, das Redoxpotential auch im Herzmuskel anzuzeigen. Es findet folgende Reaktion statt: Pyruvat +

$$DPNH \overset{LDH}{\rightleftarrows} Lactat + DPN.$$ Da DPNH im anoxischen Zustand des Herzens angereichert wird, verläuft nach dem Massenwirkungsgesetz die Reaktion bevorzugt im Sinne des Pfeils nach rechts mit einer entsprechenden Lactatbildung und Oxydation des DPNH zum DPN. Der Abfall des Redoxpotentials zwischen dem arteriellen und venösen Coronarblut ist somit Ausdruck einer Anoxie. Oft tritt bei Patienten mit Herzinsuffizienz ein solches negatives Redoxpotential erst nach Anstrengung in Erscheinung, während es in Ruhe noch einen positiven Charakter hat.

Mit dem zunehmenden Schwund der Nucleotide aus dem anoxischen bzw. ischämischen Herzen erhöht sich die Gefahr einer *irreversiblen Schädigung* des Myokards. Die Möglichkeit einer Wiederbelebung der Herztätigkeit geht in Abhängigkeit von der Dauer der Unterbrechung von Atmung und Kreislauf durch einen bedrohlichen Nucleotidschwund verloren.

β) Klinische Beispiele anoxischer bzw. ischämischer Störungen des Herzstoffwechsels

1. Der Verblutungsschock. Durch schweren akuten Blutverlust kommt es unweigerlich auch zu einer Störung der coronaren Durchblutung mit einer entsprechenden Abnahme der Sauerstoffzufuhr des Herzmuskels. Diese

Störungen kommen weniger in der akuten oligämischen Schockphase als vielmehr besonders in der folgenden, normovolämischen Phase zur Auswirkung. Das Redoxpotential fällt beträchtlich während der normovolämischen Schockphase ab als Ausdruck der verminderten Oxydoreduktion bei O_2-Mangel, während es unmittelbar nach Beginn der Blutung in der oligämischen Phase kaum beeinträchtigt oder durch kompensatorische Coronardilatation sogar leicht erhöht sein kann. Die Folge des O_2-Mangels ist eine Abschwächung der Herzkraft mit einer Verminderung des Wirkungsgrades. Nach einer anfänglichen Verkleinerung des Herzens folgt bei fortgeschrittener Blutung schließlich eine Vergrößerung des enddiastolischen und endsystolischen Volumens. (Zunahme des Restvolumens auf Kosten des Schlagvolumens.) Damit kommt es zu einem zunehmenden Herzversagen, das maßgeblich am Kreislaufversagen in der normovolämischen Phase beteiligt ist und schließlich den Schock irreversibel machen kann.

Die *metabolischen Veränderungen* als Folge des Verblutungsschocks beginnen schon in der oligämischen Phase und persistieren bzw. steigern sich noch während der normovolämischen Phase. Im Vordergrund steht eine Verminderung der Brenztraubensäureaufnahme bei gleichzeitig vermehrter Milchsäureaufnahme. Die Brenztraubensäurekonzentration im Coronarvenenblut ist während der oligo- und normovolämischen Schockphase größer als im arteriellen Blut. Diese negative Brenztraubensäurebilanz wird im Sinne einer Störung der Cocarboxylase-Aktivität gedeutet, da dieses Coferment unter anaeroben Bedingungen zerstört wird.

Der Anstieg der Milchsäurekonzentration im Herzmuskel beruht auf einer vermehrten *Lactataufnahme.* Eine Steigerung der Milchsäurebildung auf glykolytischem Wege dürfte bei der im Verblutungsschock nur relativ geringgradigen Ischämie des Herzmuskels nicht ins Gewicht fallen.

Der Glucoseumsatz ist trotz einer erhöhten arteriellen Glucosekonzentration in der oligämischen Phase eher vermindert.

2. *Coronarverschluß und Herzinfarkt.* Durch einen Coronarverschluß bzw. Herzinfarkt werden Teile des Herzens anoxisch. Die Folge sind tiefgreifende metabolische Veränderungen, die sich im Tierversuch durch experimentellen Coronarverschluß erforschen lassen. Nach Injektion kleinster Kunststoffkügelchen in die Coronararterien von Hunden tritt ein Abfall des Herzminutenvolumens bei gleichzeitigem Blutdruckabfall ein. Der coronare Blutdurchfluß und der Sauerstoffverbrauch des Myokards werden vermindert. Entsprechend nimmt die Differenz des Redoxpotentials zwischen dem arteriellen und venösen Coronarblut ab. Die metabolischen Veränderungen beim experimentellen Coronarverschluß sind ähnlich wie beim Verblutungsschock, doch im ganzen viel ausgeprägter, da es sich um eine komplette *Ischämie* ganzer Herzmuskelareale handelt. Entsprechend kommt es zu einem deutlichen Anstieg von Brenztraubensäure im Coronarvenenblut. Neben den Änderungen des Pyruvatstoffwechsels ist aber auch die Erhöhung der Glucose- und Milchsäurekonzentration im Coronarvenenblut beachtlich als Ausdruck einer verminderten Extraktion dieser Substrate. Meistens ist auch ein verstärkter K^+-Efflux aus der Myokardzelle zu verzeichnen neben einer Zunahme anorganischer Phosphate im Coronarvenenblut.

Auffallend ist auch die Freisetzung von *strukturgebundenen Herzfermenten* wie Transaminasen, Milchsäure- und Citronensäure-Dehydrogenasen, wie auch die mehr muskelspezifischen Kreatinphosphokinasen und Aldolasen. Diese Fermentfreisetzung aus dem Herzmuskel ist unmittelbar mit der myokardialen Anoxie verknüpft als subtiler Ausdruck einer gestörten Zellpermeabilität bzw. einer ischämischen Gewebszerstörung. Entsprechend hat die Bestimmung einiger dieser Fermentaktivitäten auch eine große diagnostische Bedeutung für die Klinik des Herzinfarktes gefunden. Aus Tierversuchen ist außerdem noch eine progressive Konzentrationsabnahme von *Katecholaminen* im Infarktbereich während der ersten 24 Std erwähnenswert.

3. *Unterbrechung der Herzdurchblutung durch Herzstillstand.* Besonders ausgeprägte metabolische Veränderungen sind beim Kreislaufstillstand durch einen totalen *av-Block* oder mehr noch durch *Kammerflimmern* zu erwarten, da in diesen Zuständen die coronare Blut- und damit auch die Sauerstoffversorgung fast vollständig zum Erliegen kommt.

Die durch Kammerflimmern ausgelösten Stoffwechselveränderungen konnten experimentell weitgehend im Tierversuch an Hunden erforscht werden, deren Herzen durch Elektroschock in einen Flimmerzustand versetzt wurden. Entsprechend der weitgehenden Ischämie des flimmernden Myokards kommt es zu einem hohen Anstieg der *Brenztraubensäurekonzentration*, die sogar den arteriellen Wert übersteigt und somit eine negative Bilanz aufweist. Die *Milchsäurekonzentration* im Coronarvenenblut übersteigt ebenfalls den arteriellen Wert bei gleichzeitigem Glykogenabfall. Durch die Ischämie wird — wie oben bereits beschrieben — über eine *Steigerung der Phosphorylaseaktivität* und eine Aktivierung anderer Fermentsysteme eine verstärkte Glykolyse in Gang gesetzt. Während des Stillstandes kann das Herz aber nur noch kurze Zeit aus seinen Kohlenhydratreserven anaerob leben. Wenn der Kreislaufstillstand z. B. infolge eines av-Blocks oder Kammerflimmerns die Dauer von 4 min überschreitet, so ist das Herz auch bei Wiederbelebung nicht mehr in der Lage, ein ausreichendes Herzzeitvolumen aufrechtzuerhalten. Es bleibt insuffizient mit irreversiblen Schädigungen. Es ist anzunehmen, daß die *Coenzyme* im ischämischen Zustand des Kammerflimmerns ihre Funktion verlieren, da sie unter anoxischen Bedingungen großenteils zerstört werden und somit eine irreversible Schädigung einleiten können.

Die ischämischen Bedingungen des Kammerflimmerns wirken sich ganz besonders empfindlich auf den Stoffwechsel der energiereichen Phosphate aus. Dabei steht ein Zusammenbruch der *Kreatinphosphatfraktion* im Vordergrund. Entsprechend kommt es zu einer Hemmung des aktiven stoffwechselabhängigen Kationentransportes mit einem vermehrten *K+-Ausstrom* aus der Zelle und einer resultierenden Erhöhung des K+-Spiegels im coronaren venösen Sinusblut. Nach den vorausgegangenen Erörterungen kann im Gefolge einer Anoxie bzw. einer Ischämie ein Flimmerzustand des Herzens begünstigt oder sogar ausgelöst werden. Es wird auf diese Weise ein circulus vitiosus in Gang gesetzt, der die außerordentliche Gefährlichkeit des Kammerflimmerns erklärt.

4. Das Beri-Beri-Herz. Ein bekanntes Beispiel für eine Störung der Energiebildung ist das Beri-Beri-Herz, bei dem es sich um eine Ernährungsstörung des Herzens durch das Fehlen von Vitamin B_1 handelt. (Auch im Zentralnervensystem kommt es durch das Fehlen oder durch einen starken Mangel dieses Vitamins in der Nahrung zu Ausfallserscheinungen.) Das Fehlen von Vitamin B_1 ist gleichbedeutend mit einer Verminderung der *Gewebs-Cocarboxylase*. Die Folge ist eine Anreicherung von Brenztraubensäure, da diese nicht decarboxyliert und zu Acetyl-Coenzym A umgebaut werden kann. Damit sind die Endstufen des Kohlenhydratstoffwechsels im Citronensäure-Cyclus empfindlich gestört. Auch die oxydative Decarboxylierung der α-Ketoglutarsäure ist durch das Fehlen von Vitamin B_1 stark beeinträchtigt, erkennbar an einem erheblichen Anstieg der α-Ketoglutarsäure-Konzentration. Gleichzeitig kommt es zu einer Milchsäureanreicherung, da die erhöhte Brenztraubensäurekonzentration möglicherweise störend auf die Milchsäuredehydrogenase einwirkt und die Lactatextraktion auch im Herzmuskel entsprechend herabsetzt. — Diese Störung der Energiebildung des Herzens bei Vitamin B_1-Mangel zeigt sich auch deutlich in einer Verminderung der energiereichen Phosphate im Herzmuskel, die schließlich zur Herzinsuffizienz führen kann. Möglicherweise ist noch ein Defizit von Niacin und Riboflavin an der Störung der Herzfunktion mitbeteiligt.

5. Diabetes mellitus. Beim Diabetes mellitus findet sich eine charakteristische Störung der Energiebildung ohne eine Herabsetzung des kardialen Wirkungsgrades, vorausgesetzt, daß es nicht sekundär schon zu coronarsklerotischen Durchblutungsstörungen mit ihren Folgen für das Myokard gekommen ist. Die Grundstörung dieser Stoffwechselkrankheit beruht auf einem *verminderten oxydativen Glucoseumsatz*. Auch der Umsatz von Milchsäure und Brenztraubensäure im Herzmuskel ist — gemessen an dem erhöhten Angebot dieser Substrate — vermindert. Darüber hinaus kommt es zu Störungen der Fett- und Proteinsynthese, die ihre Energie zum großen Teil aus den oxydativen Prozessen des Kohlenhydratstoffwechsels beziehen. Die verminderte Oxydation von Kohlenhydraten hat eine deutlich erhöhte Ketonaufnahme im Myokard zur Folge. Die *Fettsäuren* werden unabhängig von ihrer Konzentration im Blut vom diabetischen Herzen vermehrt gespeichert, was auf ihre schon ohnehin große Bedeutung im Herzstoffwechsel, besonders aber beim Diabetes mellitus, hinweist.

Die Vielfältigkeit der Stoffwechselstörungen im Gefolge eines Diabetes mellitus läßt sich nach heutigen Kenntnissen schwerlich kausal auf einen Einzelmechanismus zurückführen. Wohl ist anzunehmen, daß auch die Stoffwechselstörungen des Herzens im wesentlichen auf eine verminderte oxydative Glucoseverwertung zurückzuführen sind. Durch die Möglichkeit, kompensatorisch nach Bedarf und Angebot auf andere Substrate zurückzugreifen, bleibt allerdings die calorische Versorgung des Herzens beim Diabetes mellitus und damit auch die Herzleistung im wesentlichen gesichert, sofern man vom Coma diabeticum absieht.

b) Störungen der Energieverwertung

α) Chronische Myokardinsuffizienz und oxydativer Stoffwechsel

Die Überzahl der in der Klinik geläufigen Formen von Herzmuskelinsuffizienz, insbesondere die *chronische Myokardinsuffizienz*, verläuft ohne nachweisbare Störungen der energieliefernden Prozesse. Es handelt sich bei diesen Herzerkrankungen ursächlich meist um myodegenerative Prozesse (Myodegeneratio cordis) oder um chronische Überlastungen des Herzens, aus denen sich über längere Zeit allmählich eine Myokardinsuffizienz entwickelt. Naturgemäß handelt es sich auch hierbei um ischämisch-hypoxische Vorgänge mit sekundären Zell- und Gewebsnekrosen. Aber diese Vorgänge spielen sich im mikroskopischen Bereich ab und dauern vielfach Jahre bis Jahrzehnte, bevor eine Myokardinsuffizienz manifestiert wird. Kein Wunder, daß die vorangehend beschriebenen Störungen im Stoffwechsel nicht meßbar sind. Blutentnahmen aus dem Herzen mit Hilfe der Katheterisierung des Sinus coronarius zeigen keinen Unterschied in der Aufnahme von Glucose, Brenztraubensäure, Milchsäure, Aminosäuren, Fettsäuren oder Ketonkörpern zwischen einem chronischen myokardinsuffizienten und einem normalen Herzen. Die Messungen des Sauerstoffverbrauchs an chronisch insuffizienten Herzpatienten ergaben keine oder nur leichte Erhöhungen pro Gewichtseinheit. Entsprechend weist das spontan insuffiziente Herz in vitro einen normalen ATP-Gehalt und einen normalen oder sogar erhöhten Gehalt an Kreatinphosphat auf. Der Befund einer verminderten Herzarbeit bei Herzinsuffizienz trotz gleichbleibenden Sauerstoffverbrauchs des Myokards

zeigt eine *Herabsetzung des Wirkungsgrades* des Herzens an. So wurde an myokardinsuffizienten Herzen eine Erniedrigung des Wirkungsgrades auf 10—17% gegenüber einem durchschnittlichen Normalwert von ca. 30% gemessen. Die Minderung der Herzleistung bei der chronischen Myokardinsuffizienz wird folgerichtig nicht auf eine Störung der Energieverwertung zurückgeführt. In diesem Zusammenhang ist eine verminderte Freisetzung von Energie an den contractilen Proteinen bei gleichzeitiger Abnahme der ATP-Aktivität oder eine herabgesetzte Konzentration an contractilen Proteinen zu diskutieren.

Nach den klassischen experimentellen Untersuchungen am Herz-Lungenpräparat sollte man bei zunehmendem diastolischen Volumen des Herzens einen vermehrten O_2-Verbrauch erwarten. Diese Beziehung zwischen dem diastolischen Volumen und dem Sauerstoffverbrauch des Herzens gilt für die *akute Belastung* des Herzens mit einer plötzlichen Steigerung des Restvolumens und der diastolischen Anfangsspannung der Muskelfasern. So kommt es bei akuter Belastung im Herz-Lungenpräparat unter zunehmender Ventrikeldilatation zu einer raschen Steigerung des O_2-Verbrauches und zu einer erheblichen Senkung der Kreatinphosphatwerte bis zum akuten Herzversagen.

Dagegen entwickelt sich bei lange dauernder, *chronischer Belastung* durch allmähliche Anpassung eine Hypertrophie, bei der im Stadium der Kompensation (s. weiter unten) der Sauerstoffverbrauch je Gewichtseinheit Herzmuskelgewebe innerhalb normaler Grenzen bleibt. Beide Reaktionen, sowohl bei akuter als auch bei chronischer Belastung, sind Anpassungsvorgänge mit verschiedenen Stoffwechseleffekten. In diesem divergierenden metabolischen Verhalten scheint ein wesentlicher Unterschied bei der Entwicklung einer akuten und einer chronischen Herzinsuffizienz zu bestehen.

Als *Ursache des chronischen Herzversagens* wird noch eine *Entkoppelung der oxydativen Phosphorylierung* diskutiert. Entsprechend wird ein Abfall des Adenosintriphosphats im Herzmuskelgewebe von Tieren mit chronischer Herzinsuffizienz beschrieben. Eine Verminderung der oxydativen Phosphorylierung wurde auch bei der Untersuchung von Mitochondrien von insuffizienten Meerschweinchenherzen gefunden, die gekoppelt war mit einem verminderten O_2-Verbrauch der Mitochondrien. Die Entkoppelung der oxydativen Phosphorylierung soll sich hauptsächlich an dem Endglied der Elektronenübertragung zwischen den Cytochromen und Sauerstoff vollziehen. Bei akutem Herzversagen war die Verminderung der oxydativen Phosphorylierung nur angedeutet, dagegen stieg der Schweregrad mit der Dauer des Herzfehlers, der die Herzinsuffizienz verursachte, an. Entsprechend wurde bei chronisch insuffizienten Herzen der sog. *P/O-Quotient* erniedrigt gefunden, der das Verhältnis von der aus dem Substratumsatz aufgenommenen Menge von anorganischen Phosphationen zu der aufgenommenen O_2-Menge darstellt. Von anderen Autoren wurde andererseits keine Abnahme von energiereichem Phosphat im insuffizienten Herzmuskel gefunden. Die aufgeführten Untersuchungsbefunde mögen Bedeutung haben am isolierten insuffizienten Herzen, sie können aber wohl nicht auf die biochemische Situation beim Versagen des Herzens in situ übertragen werden.

Nach unserem derzeitigen Wissen handelt es sich bei der chronischen Herzinsuffizienz im wesentlichen um eine Störung der Energieverwertung, ohne daß wir die Ursache hierfür kennen. In diesem Zusammenhang ist es von Interesse, daß bei Myokardinsuffizienten unter *Strophanthinbehandlung* der O_2-Verbrauch, die O_2-Extraktion sowie die Coronardurchblutung unbeeinflußt bleiben. Dagegen wird die mechanische Leistung verbessert. Diese Steigerung des Wirkungsgrades spricht für eine Besserung der Energieverwertung durch Verabreichung eines Glykosids bei Patienten mit einer Myokardinsuffizienz.

5. Die Herzmuskelhypertrophie als Vorstadium einer Myokardinsuffizienz

Eine dauernde, pathologisch erhöhte Belastung führt zur Entwicklung einer Hypertrophie des Myokards (s. S. 169). Neuere biochemische Untersuchungen des Herzens während und nach der Entstehung einer Hypertrophie haben sich besonders mit dem Nucleinsäure-Stoffwechsel befaßt. Dabei wurde bei der kardialen Hypertrophie eine Abnahme der Desoxyribonucleinsäure (DNA) und eine Zunahme der Ribonucleinsäure (RNA) gefunden. Diese Befunde werden damit in Zusammenhang gebracht, daß die Hypertrophie des Herzmuskels auf einer Hyperplasie der Myofibrillen ohne eine zahlenmäßige Faservermehrung beruht. In den letzten Jahren haben sich die biochemischen Untersuchungen immer mehr mit der Proteinsynthese bei der Herzhypertrophie und der sich aus ihr schließlich entwickelnden Herzinsuffizienz befaßt. Besonders aufschlußreich waren Tierexperimente, in denen die reaktiven Veränderungen des Herzens auf eine anhaltende Druckbelastung durch eine künstliche Aortenstenose untersucht wurden. Diese vorwiegend isometrische Belastung führt zu einer besonders intensiven Mobilisierung der Myokardreserven im Sinne einer kompensatorischen Hyperfunktion, die drei verschiedene Stadien erkennen läßt:

a) Das Stadium des akuten Herzversagens

Das unangepaßte, nicht hypertrophierte Herz reagiert auf eine plötzliche starke Druckbelastung der stenosierten Aortenklappe mit einer Destruktion von Myokardproteinen und einem Abfall von energiereichen Phosphaten. Die Abnahme der Contractilität führt zu einer akuten Insuffizienz des linken Ventrikels mit entsprechender Symptomatik. Bei Überleben der Tiere wird aber schon innerhalb von wenigen Tagen bei fortdauernder isometrischer Belastung wieder eine verstärkte Proteinsynthese und Energieproduktion in Gang gesetzt.

Radioaktiv markierte Eiweißvorstufen werden vermehrt in Proteine inkorporiert. RNA, DNA und die Proteine in den Muskelfasern und in den Mitochondrien nehmen zu. Ein vermehrter O_2-Verbrauch pro Einheit Muskelmasse, eine verstärkte Kohlenhydratverbrennung und eine Intensivierung des Phosphatstoffwechsels sind Ausdruck der verstärkten Energiebildung.

Gleichzeitig kommt es zum Überwiegen der sympathischen autonomen Regulation der Herzaktivität. Mit dieser Aktivierung der Proteinsynthese und Energieproduktion wird eine Hypertrophie des Herzmuskels in Anpassung an die dauernd erhöhte Belastung eingeleitet.

b) Das Stadium der Kompensation

Das Stadium der Hypertrophie nimmt die längste Zeit der Mehrbelastung des Herzens bei den meisten kardiovasculären Erkrankungen auch des Menschen ein. Der Eiweiß- und Phosphatstoffwechsel des Myokards werden weitgehend den normalen Verhältnissen angepaßt. Entsprechend hat der oxydative Stoffwechsel einen normalen Verbrauch an Sauerstoff und oxydablem Substrat pro Einheit Muskelmasse. Der Glykogen-, Kreatinphosphat- und ATP-Haushalt ist ausgeglichen. Auch die autonome Regulation des Herzens ist in einem physiologischen Gleichgewicht. Klinisch handelt es sich um eine Phase stabiler Kompensation ohne kardiale Insuffizienzzeichen. Während dieses Stadiums der kompensatorischen Hyperfunktion bahnen sich mit der Zeit kontinuierlich Veränderungen an, die eine allmähliche Erschöpfung des Herzens anzeigen. In den späteren Phasen der kompensatorischen Hypertrophie werden auch schon leichte destruktive Veränderungen der Mitochondrien sichtbar.

Biochemische Untersuchungen weisen darauf hin, daß die Fähigkeit der Mitochondrien, ATP zu bilden, abnimmt und daß durch zunehmenden Schwund von Myofibrillen die Energie, die aus den Adeninnucleotiden stammt, nicht mehr entsprechend verwertet werden kann.

c) Das Stadium fortschreitender Kardiosklerose

Mit dem Auftreten pathologischer Veränderungen an den Zellkernen und Mitochondrien bahnen sich eine atrophische und fettigvacuolige Zelldegeneration an, die eine zunehmende muskuläre Fibrosierung zur Folge haben. Biochemische Veränderungen kommen in einer Abnahme der DNA wie auch einer verminderten Proteinsynthese im Herzmuskel zum Ausdruck. Dieses dritte Stadium ist gekennzeichnet durch eine zunehmende Kontraktionsschwäche und Entwicklung einer Myokardinsuffizienz. Auffallend ist während dieser Phase weiterhin ein starker Abfall der

Noradrenalinkonzentration im Myokard, während die Acetylcholinkonzentration innerhalb normaler Grenzen bleibt. Eine tiefgreifende Störung des Katecholaminstoffwechsels scheint an der Schwächung der Muskelcontractilität mitbeteiligt zu sein (s. auch S. 172). Die Anwendung der sog. β-Receptoren-Blocker, die eine Freisetzung von Katecholaminen aus den β-Receptoren des Herzens blockieren, ist daher bei jeder latenten oder manifesten Herzinsuffizienz kontraindiziert.

Alle angeführten Untersuchungen haben eine Vielzahl von Ergebnissen gezeigt, die das Wissen um die Myokardinsuffizienz zwar sehr bereichert, aber deren eigentliche Ursache doch noch nicht geklärt haben.

Bei der weiteren Erforschung der Ursachen der Herzmuskelinsuffizienz wird das Interesse besonders den biophysikalischen Veränderungen der contractilen Proteine gelten. Die Störungen der Proteinsynthese führen einerseits zu einer Einschränkung der Funktion der Mitochondrien, von denen die Energiebildung ausgeht, andererseits wird die contractile Struktur des Myokards von der Hemmung der Proteinsynthese selbst betroffen und somit auch die Energieverwertung für die contractile Funktion der Myofibrillen.

Erste Mitteilungen über Erhöhungen des Molekulargewichtes von Myosin aus Herzmuskelfasern insuffizienter Herzen haben sich nicht bestätigt.

6. Myokardinsuffizienz und elektromechanische Koppelung

Aufgrund tierexperimenteller Untersuchungen schlägt FLECKENSTEIN eine Einteilung in eine Stoffwechsel- und eine Utilisationsinsuffizienz des Myokards vor.

Eine *Stoffwechselinsuffizienz* infolge Mangels an energiereichem Phosphat (auch Mangelinsuffizienz genannt) wird, wie oben bereits ausgeführt, vornehmlich hervorgerufen durch akute Anoxie, Asphyxie sowie eine Reihe von Stoffwechselgiften. Neben einer Herabsetzung der Contractilität bis zum Herzmuskelversagen kommt es zu einem fast vollständigen Zusammenbruch der ‚Kreatinphosphat-Fraktion.

Demgegenüber bleibt bei der *Utilisationsinsuffizienz* der Vorrat an energiereichen Phosphaten unbehelligt. Es werden normale oder sogar übernormale Konzentrationen an ATP

bzw. Kreatinphosphat im Myokard angetroffen. Auch die bioelektrischen Erregungsprozesse erfahren nur eine geringfügige Beeinträchtigung. Dagegen kommt es zu einer starken Verminderung der Muskelcontractilität bzw. der systolischen Spannungsentwicklung. Dieser Wirkungsmechanismus entspricht einer *elektromechanischen Entkoppelung*, wie sie z.B. unter den Bedingungen des Ca^{++}-Entzuges und ihren Auswirkungen auf das Myokard auftritt (s. S. 237). Die Utilisationsinsuffizienz wird außer durch Ca^{++}-Mangel auch durch toxische Dosen von β-Receptoren-Blockern (Alderlin, Inderal usw.), Barbituraten und Lokalanaesthetica ausgelöst.

Man ist geneigt, bei diesen Substanzen einen Mechanismus anzunehmen, bei dem ebenfalls Calcium eine Hauptrolle spielt. Möglicherweise kommt die abgeschwächte Contractilität durch eine Verminderung der Ca++-Mobilisation im Zellinnern zustande, die Voraussetzung für eine wirksame Kontraktion ist. Für diese Annahme spricht die tierexperimentell erwiesene therapeutische Beeinflußbarkeit der Utilisationsinsuffizienz durch Erhöhung der extracellulären Ca++-Konzentration oder durch Sympathomimetica bzw. Glykoside. Diese positiv inotropen Substanzen haben eine vermehrte Mobilisation von Ca++-Ionen im Zellinnern zur Folge und können eine „Utilisationsinsuffizienz" des Myokards günstig beeinflussen. Dagegen bleiben diese Substanzen wie auch Ca++-Ionen bei „Stoffwechselinsuffizienzen" infolge Mangels an energiereichem Phosphat praktisch unwirksam.

Die große Bedeutung des Calciums als Bindeglied zwischen bioelektrischen, mechanischen und biochemischen Prozessen darf als erwiesen angesehen werden. Es muß jedoch noch dahingestellt bleiben, welche kausalen Zusammenhänge sich aus dieser Sicht zwischen intra- und extracellulärem Calciumfluß und den in der Klinik vorkommenden Störungen der Energieverwertung bei myokardialem Versagen ergeben. Überhaupt müssen wir uns davor hüten, die interessanten Modelle der experimentell erzeugten Myokardinsuffizienz auf die Myokardinsuffizienz, wie sie uns in der Klinik begegnet, zu übertragen. Eine Einteilung in eine „Mangelinsuffizienz" und eine „Utilisationsinsuffizienz" ist im klinischen Bereich z. Z. noch nicht möglich.

Literaturhinweise

ALLELA, A.: Steuerung der Coronardurchblutung. Bad Oeynhausener Gespräche II. Berlin-Göttingen-Heidelberg: Springer 1957.

BAUEREISEN, E.: Normale Physiologie des Herzens. In: W. BARGMANN u. W. DOERR, Das Herz des Menschen, Bl. I. Stuttgart: Georg Thieme 1963.

BAYER, O., F. LOOGEN u. H. H. WOLTER: Die Herzkatheterisierung bei angeborenen und erworbenen Herzfehlern, 2. Aufl. Stuttgart: Georg Thieme 1967.

BELLET, S.: Clinical disorders of the heart beat, 2. Aufl. London 1963.

BERNSMEIER, A.: Neue Ergebnisse über den Coronarkreislauf des Menschen. Verh. dtsch. Ges. Inn. Med. 1963, S. 536.

BING, R. J.: Cardiac metabolism. Physiol. Rev. 45, 171 (1965).

BRAUNWALD, E.: The control of ventricular function in man. Brit. Heart J. 27, 1 (1965).

BRETSCHNEIDER, H. J.: Pharmakotherapie coronarer Durchblutungsstörungen mit kreislaufwirksamen Substanzen. Verh. dtsch. Ges. Inn. Med. 1963, S. 583.

BÜCHNER, F., u. SH. ONISHI: Der Herzmuskel bei akuter Coronarinsuffizienz im elektronenmikroskopischen Bild. München: Urban & Schwarzenberg 1968.

COURNAND, A., J. LEQUIME et P. REGNIERS: L'insuffisance cardiaque chronique. études pathophysiol. Paris: Masson & Cie. 1952.

DERRA, E., F. GROSSE-BROCKHOFF u. F. LOOGEN: Der Vorhofseptumdefekt. Ergebn. inn. Med. Kinderheilk. 22, 211—267 (1965).

FLECKENSTEIN, A.: Physiologie und Pathophysiologie des Myocardstoffwechsels im Zusammenspiel mit den bioelektrischen und mechanischen Fundamentalprozessen. In: Das Herz des Menschen (Hrsg. W. BARGMANN u. W. DOERR). Stuttgart: Georg Thieme 1963.

— Stoffwechselprobleme bei Myocardinsuffizienz. Verh. dtsch. Ges. Pathologie 1967, S. 15.

GERLACH, E., B. DEUTICKE u. R. H. DREISBACH: Der Nucleotid-Abbau im Herzmuskel bei Sauerstoffmangel und seine mögliche Bedeutung für die Coronardurchblutung. Naturwissenschaften 50, 228 (1963).

GREGG, D. E.: Coronary circulation in health and disease. Philadelphia 1950.

GROSSE-BROCKHOFF, F.: Klinische und pathophysiologische Aspekte der Herzinsuffizienz. Verh. dtsch. Ges. Pathologie 1967, S. 1.

— K. KAISER u. F. LOOGEN: Erworbene Herzklappenfehler. In: Handbuch der inneren Medizin, Bd. IX/2, S. 1288. Berlin-Göttingen-Heidelberg: Springer 1960.

— F. Loogen u. A. SCHADE: Angeborene Herz- und Gefäßmißbildungen. In: Handbuch der inneren Medizin, Bd. IX/2, S. 105. Berlin-Göttingen-Heidelberg: Springer 1960.

— W. SCHOEDEL u. P. THURN: Herzfunktion, Hämodynamik und Röntgenbild. In: Handbuch der medizinischen Radiologie, Bd. X/1. Berlin-Heidelberg-New York: Springer 1969.

HASSELBACH, W.: Kontraktile Strukturen des Herzmuskels und Kontraktionszyklus. Verh. dtsch. Ges. Kreisl.-Forsch. 27, 114 (1961).

HAUSS, W. H.: Pathogenese der Coronarsklerose und des Herzinfarktes. Verh. dtsch. Ges. Inn. Med. 1963, S. 554.

HIRCHE, HJ.: Die Regulierung der Coronardurchblutung. Dtsch. med. Wschr. 1966, 1.

HOCHREIN: Herzinsuffizienz und Myocardstoffwechsel. Aulendorf 1965.

HOFFMANN, B. F.: The genesis of cardiac arrhythmias. Progr. cardiovasc. Dis. 8, 319 (1966).

—, and P. F. CRANEFIELD: Electrophysiology of the heart. New York 1960.

HOLZMANN, M.: Klinische Elektrokardiographie, 5. Aufl. Stuttgart 1965.

HORT, W.: Funktionelle Morphologie der akuten Herzinsuffizienz. Verh. dtsch. Ges. Pathologie 1967, S. 114.

HURST, J. W., and R. B. LOGUE: The heart. New York: McGraw-Hill Book Co. 1966.

KEUL, J., E. DOLL, N. STEIM, U. FLEER u. H. REINDELL: Über den Stoffwechsel des menschlichen Herzens. Pflügers Arch. ges. Physiol. **282**, 43 (1965).

KREUZER, H.: Die Größen der Kammervolumina des rechten Ventrikels unter verschiedenen hämodynamischen Bedingungen. Arch. Kreisl.-Forsch. **48**, 11 (1965).

—, u. W. SCHOEPPE: Der Myocarddruck bei veränderter Coronardurchblutung und bei Ischämie. Pflügers Arch. ges. Physiol. **278**, 209 (1963).

LINZBACH, J.: Funktionelle Morphologie der chronischen Herzinsuffizienz. Verh. dtsch. Ges. Pathologie 1967, S. 124.

LOCHNER, W.: Substratumsatz, Sauerstoffverbrauch und anaerober Energiegewinn des Herzens. Z. Kreisl.-Forsch. **54**, 103 (1965).

—, u. HJ. HIRCHE: Naturwissenschaften 49, 259 (1962).

— — Kohlenhydratstoffwechsel bei Herzerkrankungen. In: Glucose und verwandte Verbindungen in Medizin und Biologie, S. 812. Stuttgart 1966.

LÜTHY, E.: Die Dynamik des suffizienten und insuffizienten rechten Herzens. Biol. cardial. (Basel) **11** (1962).

MEERSON, F. J.: A mechanism of hypertrophy and wear of the myocardium. Amer. J. Cardiol. **15**, 755 (1965).

MEESMANN, W.: Arteriosklerose als Systemerkrankung der Coronararterien. In: Pathophysiologische und klinische Aspekte des Fettstoffwechsels (Hrsg.: G. SCHETTLER u. R. SANWALD). Stuttgart: Georg Thieme 1966.

MEESSEN, H.: Morphologische Grundlagen der akuten und der chronischen Myocardinsuffizienz. Verh. dtsch. Ges. Pathologie 1967, S. 31.

MÜLLER-MOHNSSEN, H.: Probleme der Coronardurchblutung. Bad Oeynhausener Gespräche II. Berlin-Göttingen-Heidelberg: Springer 1958.

REIN, H.: Über die Drosselungstoleranz und die kritische Drosselungsgrenze der Herz-Coronargefäße. Pflügers Arch. ges. Physiol. **253**, 205 (1951).

REINDELL, H., J. KEUL u. E. DOLL (Hrsg.): Herzinsuffizienz, Pathophysiologie und Klinik. Internat. Symposion, November 1967 in Hinterzarten. Stuttgart: Georg Thieme 1968.

—, K. MUSSHOFF u. H. KLEPZIG: Physiologische und pathophysiologische Grundlagen der Größen und Formveränderungen des Herzens. In: Handbuch der inneren Medizin, Bd. IX/1, S. 801. Berlin-Göttingen-Heidelberg: Springer 1960.

SCHÖDEL, W., u. F. GROSSE-BROCKHOFF: Die Orthologie und Pathologie der Kreislauffunktion. In: Handbuch der allgemeinen Pathologie, Bd. V/1, S. 639. Berlin-Göttingen-Heidelberg: Springer 1961.

SCHOENMACKERS, J.: Koronararterien-Herzinfarkt. In: W. BARGMANN u. W. DOERR, Das Herz des Menschen, Bd. II, S. 735. Stuttgart: Georg Thieme 1963.

SCHÜTZ, E.: Physiologie des Herzens. Berlin-Göttingen-Heidelberg-New York: Springer 1964.

SCHWIEGK, H., u. G. RIECKER: Pathophysiologie der Herzinsuffizienz. In: Handbuch der inneren Medizin, Bd. IX/1, S. 1. Berlin-Göttingen-Heidelberg: Springer 1960.

SKOU, J. C.: Encymatic basis for active transport of Na^+ and K^+ aecross membrane. Physiol. Rev. **45**, 596 (1965).

SPANG, K.: Die Rhythmusstörungen des Herzens. Stuttgart 1957.

WERKÖ, L.: Mitralvascular disease. Stockholm-Göteborg-Uppsala: Almquist & Wiksell 1964.

WOLLHEIM, E., u. K. W. SCHNEIDER (Hrsg.): Herzinsuffizienz. Hämodynamik und Stoffwechsel. Internationales Symposium Würzburg, 1964. Stuttgart: Georg Thieme.

Peripherer Kreislauf

I. Allgemeine Gesichtspunkte

Wichtigste Aufgabe des peripheren Kreislaufs ist eine regelrechte Blutverteilung, die sich den dauernd wechselnden Bedürfnissen des Organismus anpassen muß. Eine ausreichende Blutversorgung der Peripherie ist nur möglich durch die Aufrechterhaltung eines bestimmten Druckgefälles. Während der Druck in den großen Körperarterien gegenüber der Aorta nur wenig absinkt, findet der stärkste Druckabfall im Gebiet der Arteriolen statt. In den Arteriolen ist der Strömungswiderstand am größten. Demgegenüber ist der Widerstand in den Capillaren gering, da der Gesamtquerschnitt des Capillargebietes das Vielfache des Querschnitts der zuführenden Arterien und Arteriolen darstellt. Entsprechend den Veränderungen des Querschnitts in den einzelnen Gefäßgebieten muß sich die Blutgeschwindigkeit ändern. Sie erreicht in den Capillaren ein Minimum und nimmt in den Venen wieder etwas zu.

Wie Abb. 155 schematisch demonstriert, ist mit der zunehmenden Aufzweigung des Gefäßsystems von der Aorta zur Peripherie hin und der dadurch bedingten Verbreiterung des Strombettes eine Abnahme der Strömungsgeschwindigkeit verbunden, die in der Aorta ca. 50 mm pro sec, in den Capillaren nur noch 0,5 bis 1 mm/sec beträgt. Entsprechend der unterschiedlichen Strömungsgeschwindigkeit ist der periphere Strombahngesamtquerschnitt etwa 600—700mal größer als der Querschnitt der Aorta. Der Gefäßquerschnitt ist aber für den peripheren Strömungswiderstand (R) — entsprechend dem Grundgesetz der Kreislaufströmung nach HAGEN-POISEULLE — von entscheidender Bedeutung, denn Änderungen des Gefäßquerschnittes (Radius) gehen in dieser Gleichung in die vierte Potenz ein:

$$R = 8 \times \eta \times L \times \frac{1}{\varrho^4 \pi} \times \text{Konst.}$$

(η Viscosität der Flüssigkeit, L Rohrlänge).

Dies bedeutet, daß schon eine verhältnismäßig geringe Engerstellung der peripheren Gefäße durch Kontraktion, die durch die muskuläre Wandversorgung im Arteriolenbereich leicht

nismus genügt. Jedes Organ bedarf bei erhöhter Tätigkeit einer erhöhten Blutzufuhr. Ohne entsprechende Kompensationsmaßnahmen würde es bei einer notwendig werdenden stärkeren Durchblutung einzelner Organe zum Absinken des arteriellen Blutdrucks oder gar zu einem Kollaps kommen. Als Kompensationsmaßnahme spielt bei erhöhtem Blutbedarf der Peripherie die Vergrößerung des Minutenvolumens durch erhöhtes Blutangebot aus dem venösen Stromgebiet an das Herz eine große Rolle. Die Gefahr des Auftretens stärkerer Blutdruckschwankungen im arteriellen Kreislaufgebiet wird weiterhin durch das im peripheren Kreislauf herrschende Prinzip der

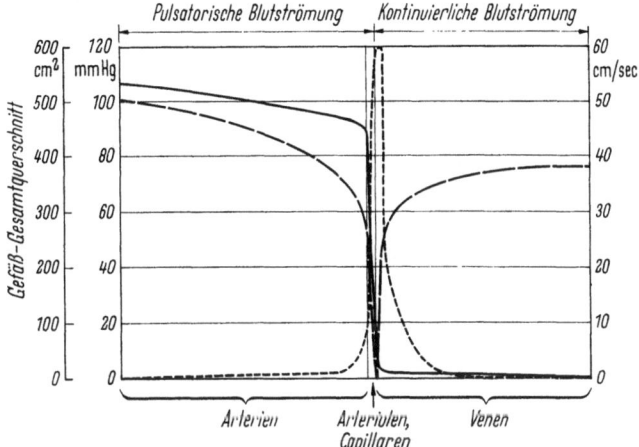

Abb. 155. Änderung des mittleren Blutdruckes (———), der mittleren Blutstromgeschwindigkeit (— — —) und des Gesamtquerschnittes (· · · · · ·) im Gefäßsystem. (Modifiziert nach REICHEL und BLEICHERT und den Angaben von REIN und SCHNEIDER)

möglich ist, eine erhebliche Widerstandserhöhung hervorruft. Daraus folgt weiter, daß zur Überwindung der peripheren Widerstandserhöhung eine wesentliche Steigerung des arteriellen Blutdrucks notwendig ist, um die Organdurchblutung aufrecht zu erhalten.

Aus dem Kreislaufströmungsgesetz ist auch ersichtlich, daß der periphere Gefäßwiderstand, und damit auch der arterielle Blutdruck ansteigt, wenn sich die Viscosität η der Durchströmungsflüssigkeit erhöht. Dies bedeutet, daß mit steigendem Hämatokrit, z. B. bei der Polyglobulie, peripherer Widerstand und Blutdruck ansteigen und bei niedrigem Hämatokrit, z. B. Anämie, absinken.

Normalerweise erfüllt auch der Kreislauf seine Aufgabe mit geringstem Arbeitsaufwand. Das Kreislaufminutenvolumen ist immer so eingestellt, daß es den Bedürfnissen des Orga-

„kollateralen Vasokonstriktion" vermieden: Werden die Arteriolen und Capillaren in einem Gefäßgebiet mit erhöhtem Blutbedarf weitergestellt, so werden dafür in Organen mit derzeitig geringerem Blutbedürfnis die Gefäße, vor allem die Arteriolen verengt. Diese zur Aufrechterhaltung eines möglichst konstanten Blutdrucks und einer regelrechten Blutverteilung dauernd notwendigen Veränderungen im Kreislaufsystem werden durch die Kreislaufregulationsapparate vermittelt.

Für die Stabilität des Blutdrucks ist fast ausschließlich das sympathische Nervensystem verantwortlich, da der Tonus praktisch aller Gefäße über sympathische (nor)-adrenergische Vasokonstriktorenfasern aufrechterhalten wird. Da nur wenige sympathische Fasern (Sudomotoren und bestimmte Anteile der quergestreiften Muskulatur) postganglionär cholinergisch sind — also statt Noradrenalin Azetylcholin als Überträgersubstanz der Nervenwirkung freisetzen —, erfolgt die noradrenerge Blutdruckregulation durch Steigerung oder Reduktion des Sympathikotonus und nicht durch eine aktive Dilatation.

Die für die Blutdruckregulation sowie die Steuerung der Organdurchblutung verantwortlichen Kreislaufzentren, in die die Impulse von den verschiedenen Meßstellen im arteriellen System (s. weiter unten) einlaufen, sind vornehmlich in der Medulla oblongata lokalisiert. Hier liegt sowohl ein Pressorenzentrum als auch ein Depressorenzentrum. Das letztere ist wahrscheinlich im medialen Gebiet der Substantia reticularis in Höhe des Obex lokalisiert, während das eigentliche Vasomotorenzentrum und die Kerngebiete des Sympathikus am Boden den 4. Ventrikels in der Formatio reticularis grisea cranial des Atemzentrums liegen. Das Depressorenzentrum verfügt wahrscheinlich nicht über eigene efferente Bahnen, über die aktiv eine Vasodilatation erzeugt werden kann. Reizung des Depressorenzentrums führt zur Hemmung der vom Pressorenzentrum ausgehenden Impulse, von denen über efferente Bahnen der Tonus des sympathischen Nervensystems gesteuert wird. Neben den medullären Vasomotorenzentren bestehen noch (untergeordnete) Kreislaufzentren im oberen Rückenmark, den Seitenhörnern, im Hypothalamus sowie wahrscheinlich im vorderen Anteil der Großhirnrinde. Das corticale Zentrum kann den Erregungszustand der tiefer gelegenen Vasomotorenzentren modifizieren.

Auf die Blutdruckregulierung und insbesondere die Stabilisierung des Blutdrucks in Notfallssituationen haben weiterhin der myogene Tonus, die unmittelbare Wirkung physiologischer Stoffe auf die Gefäßwand sowie eine Reihe von Fremdreflexen (Schmerz, Gleichgewicht, Temperatur, Atmung) einen Einfluß. Bezüglich ihrer Bedeutung wird auf die Lehrbücher der Physiologie verwiesen.

Die zentralen vasomotorischen Areale stehen unter einer dauernden tonischen Innervation, die durch direkte oder reflektorische Einflüsse in tonussteigernder oder tonusmindernder Richtung verändert wird.

Das vieldeutige Wort „Tonus" wird auch für die Frequenz der Erregungsimpulse der vasoconstrictorischen Nerven verwendet. „Hoher Vasoconstrictorentonus" wäre demnach mit hoher Erregungsfrequenz in den vasoconstrictorischen Nerven identisch. Im Vergleich zur Innervationsfrequenz in den motorischen Nerven der Skeletmuskeln ist die Impuls-

frequenz in den vegetativen Gefäßnerven niedrig. Gewöhnlich werden etwa 1—3 Impulse pro Sekunde registriert, 10—20 Impulse pro Sekunde gelten als Höchstwerte.

Direkte Beeinflussungen der vasomotorischen Zentralstellen können durch entzündliche, traumatische oder toxische Faktoren zustande kommen. Einflüsse infektiöser oder toxischer Art können sich dabei als Reiz mit dem Erfolg einer Blutdrucksteigerung auswirken, sofern ihre Folgen noch nicht zu einer Degeneration eines größeren Areals der Substantia reticularis grisea geführt haben im anderen Fall senken sie den Tonus und führen zu bedrohlichen Kollapszuständen (z.B. massive Infektionen mit toxischer Beeinflussung des Vasomotorenzentrums, Gifte, Narkosen, entzündliche Herde).

Chemisch wirken eine Erhöhung der CO_2-Spannung des Blutes sowie Erhöhungen der Wasserstoff-Ionen-Konzentration erregend auf die vasomotorischen Zentralstellen ein.

Bei der Reizung der vasomotorischen Areale durch CO_2 ist nicht die absolute Höhe der CO_2-Spannung für den Tonuszustand maßgeblich, sondern analog den Verhältnissen bei der Atmung die jeweilige Erregbarkeit der Zentralstellen zu berücksichtigen. So führt O_2-Mangel trotz Absinkens der CO_2-Spannung zu einer Tonussteigerung. Geringe Erhöhungen der CO_2-Spannung durch Einatmung CO_2-haltiger Luft führen im O_2-Mangel zu einer wesentlich stärkeren Blutdrucksteigerung als eine gleiche Erhöhung der CO_2-Spannung bei normaler O_2-Spannung. Ebenso sind die constrictorischen Effekte des Carotissinusentlastungsreflexes (s. w. u.) im O_2-Mangel verstärkt, vor allem, wenn die CO_2-Spannung des Blutes geringgradig erhöht wird. Voraussetzung für das Eintreten solcher Effekte ist natürlich, daß der O_2-Mangel nicht so hochgradig ist, daß bereits eine Lähmung der Zentralstellen eingetreten ist.

Die Berücksichtigung solcher Erregbarkeitsveränderungen der vasomotorischen Zentralstellen ist auch für die Therapie von Bedeutung. So kann es falsch sein, bei O_2-Mangelzuständen zentral angreifende Analeptika zu verabfolgen, da das Vasomotorenzentrum schon sehr stark erregt ist. Sind in solchen Krankheitsstadien Kollapssymptome vorhanden, so besteht die Indikation zur Verabfolgung peripher angreifender Gefäßmittel, wie etwa Nor-Adrenalin.

Vom Vasomotorenzentrum verlaufen tonisch-vasomotorische Impulse im Seitenstrang des Rückenmarks abwärts und treten mit den in den Seitenhörnern des Rückenmarks gelegenen vasomotorischen Ganglienzellen in syn-

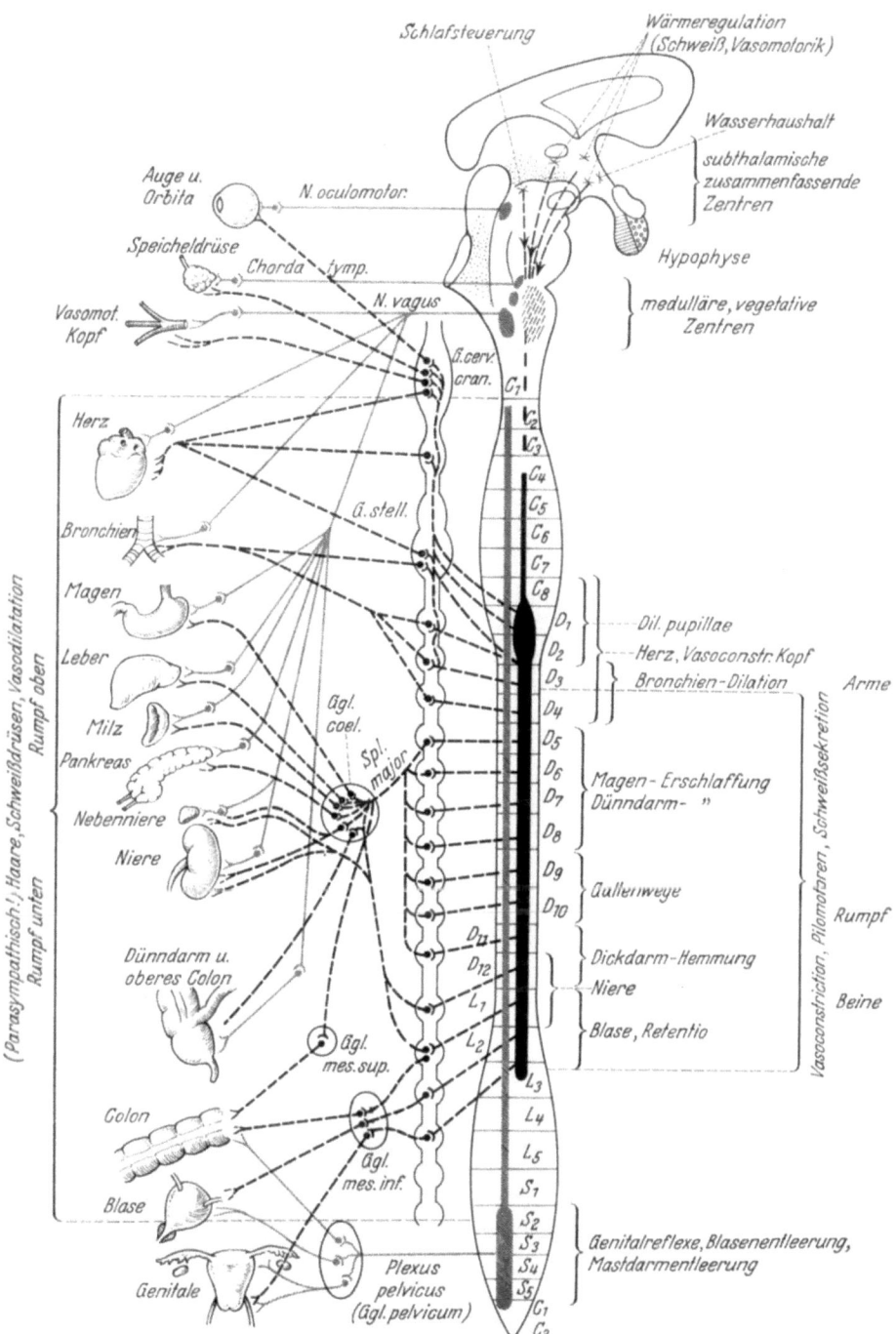

Abb. 156. Übersichtsbild der physiologisch-pharmakologischen Gliederung des vegetativen Nervensystems (gestrichelt = sog. „sympathischer Teil", grau = sog. „parasympathischer Teil") und seine Verbindungen mit dem Zentralnervensystem. (Die Angaben stützen sich hauptsächlich auf die Befunde des Neurologen O. FOERSTER am Menschen, die Darstellung lehnt sich an das klassische Schema von H. H. MEYER und GOTTLIEB an.) (Nach H. REIN)

aptische Verbindung. Die von den Ganglienzellen des Rückenmarks entspringenden Fasern treten als „präganglionäre" bzw. „cholinerge" Fasern durch die vorderen Wurzeln der Rückenmarksnerven (vom 1. Brustnerven bis zum 4. Lendennerven) hervor und gelangen durch die Rami communicantes albi in den sympathischen Grenzstrang (Abb. 156). Fast alle post-

ganglionären sympathischen Fasern sind ad-
renerger Natur, d.h., ihre Überträgersubstanz
besteht aus einer Mischung von Noradrenalin
und Adrenalin, von denen das Noradrenalin
bei weitem (zu etwa 90%) überwiegt. Damit
stehen die Blutgefäße ganz unter dem Einfluß
der vasokonstriktorischen Nerven.

Auch die Venen und Venolen werden von
Vasomotoren versorgt (Venomotoren), die im
hörnern reflektorisch erregen (Abb. 157).
Schmerzreize oder Änderungen der Temperatur rufen reflektorisch eine Mehr- bzw.
Minderdurchblutung der entsprechenden Haut-
region hervor. Darüber hinaus können die den
entsprechenden Seitenhornzellen segmental zu-
geordneten Eingeweideregionen vasomotorisch
in starkem Maße beeinflußt werden. Diese
vasomotorischen Reflexe bilden die Grund-

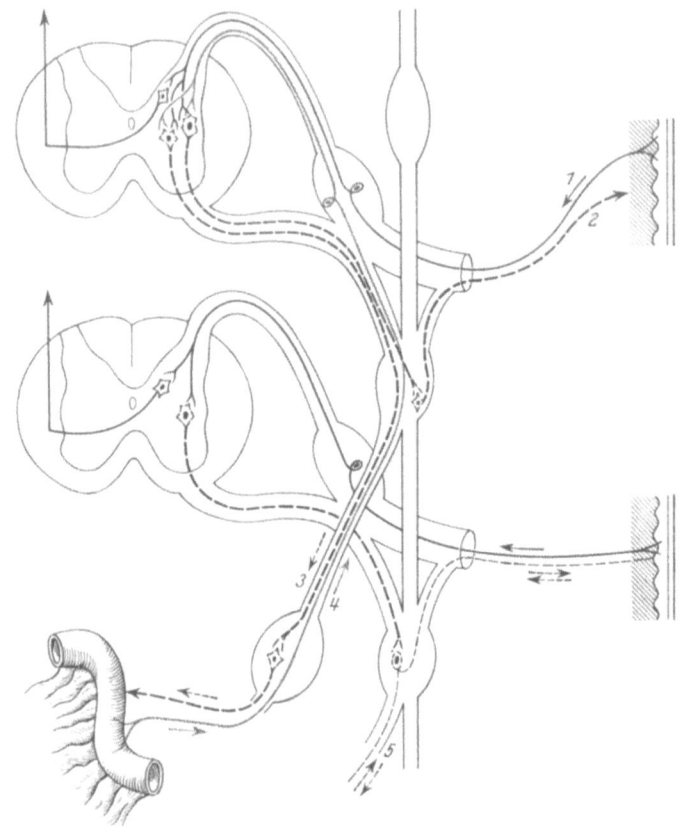

Abb. 157. Die Möglichkeiten für reflektorische Beziehungen zwischen Körperperipherie (namentlich Haut) und
Eingeweiden. *1* Schmerz- und Temperaturnerven; *2* sympathische Fasern zur Haut; *3* sympathische Fasern
zu den Eingeweiden; *4* afferente Fasern des vegetativen Systems; *5* peripheres vegetatives Neuron, welches
gleichzeitig Haut und Eingeweide versorgt. Derartige Neurone sollen angeblich der Leitung „viscerocutaner"
Axonreflexe dienen. Viscerocutane Reflexe verlaufen mit Sicherheit über *4* nach *2*. (Nach H. REIN)

allgemeinen in ihrem Verlauf den Arterio-
motoren zugeordnet sind. Dabei soll die Veno-
motorik einem besonderen Venomotorenzen-
trum unterstehen.

Die Seitenhornzellen des Rückenmarks
haben eine besondere Bedeutung als *reflek-
rorische Zonen* für die Vasomotorik der Haut
und Eingeweide. Erregungen, die aus der
Körperperipherie durch die sensiblen Hinter-
wurzeln ins Rückenmark einmünden, können
die vegetativen Ganglienzellen in den Seiten-
lage für das Verständnis der Wirkungsweise
äußerer Wärme- und Kälteapplikation.

In diesem Zusammenhang sind auch die bei
Erkrankungen der Eingeweide auf bestimmte
Hautareale projizierten Schmerzfelder zu erwähnen, die sog. *Headsche Zonen*. Das Zustandekommen des übertragenen Schmerzes
soll an Hand der Abb. 158 erläutert werden.
Von den Schmerzreceptoren der Haut gelangen
auch normalerweise dauernd Impulse in die
Hinterhörner des Rückenmarks. Diese sind

aber unterschwellig und lösen keine Schmerz-empfindung aus. Strahlen aber in denselben Bezirk der Hinterhörner in vegetativen Fasern fortgeleitete afferente Impulse aus einem er-krankten Organ (z. B. Angina pectoris) ein, so entsteht ein „Irritationsherd". Somatische und vegetative Fasern stehen hier in Ver-bindung miteinander. Die vorher unterschwel-ligen Reize aus den Schmerzreceptoren der Haut werden durch die Einwirkung der ein-strahlenden Impulse aus den Eingeweide-

Summarisch sei hier nur erwähnt, daß der übertragene Schmerz vom Herzen sich im wesentlichen auf die Innenseite des linken Oberarms, von der Gallenblase zwischen die Schulterblätter, vom Nierenbecken in die Inguinalgegend projiziert.)

Es wurde bereits darauf hingewiesen, daß für den Kontraktionszustand der glatten Muskulatur der Blutgefäße in erster Linie der Vasokonstriktorentonus verantwortlich ist. Je-doch kommen in einzelnen Gefäßgebieten auch

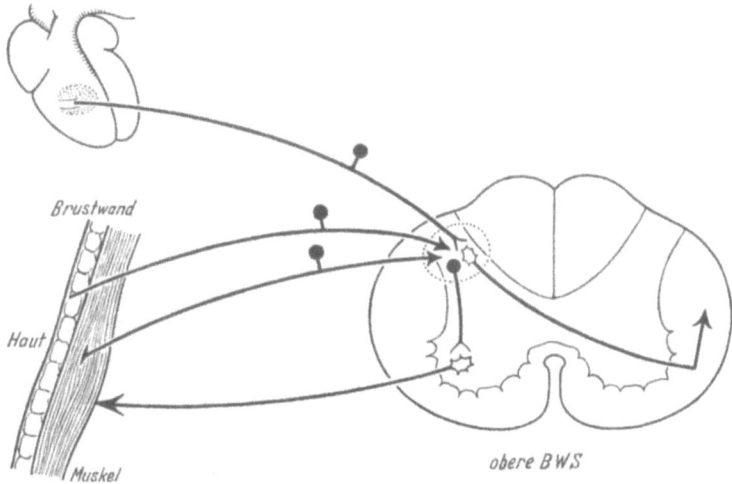

Abb. 158. Schematische Darstellung des Zustandekommens des übertragenen Schmerzes und der Abwehr-spannung. Von einem ischämischen Bezirk im Herzmuskel (z. B. Coronarinfarkt) strahlen afferente Impulse in die Hinterhörner ein und verursachen hier die Entstehung eines sog. „Irritationsherdes". Von der Haut oder der Muskulatur in diesen Irritationsherd einstrahlende Afferenzen, die normalerweise unterschwellig sind, erreichen jetzt Schwellenwerte, werden einerseits auf die Synapsen der Schmerzbahnen übergeleitet und verursachen eine Hyperalgesie, können andererseits aber auch durch synaptische Übertragung die Vorderhorn-zellen erregen und zu reflektorischer Muskelspannung führen. (Nach den Vorstellungen von MACKENZIE aus SAMSON WHRIGHT: Applied Physiology)

organen überschwellig. Die afferenten Impulse werden nunmehr auf die zentralen Perzeptions-felder für Schmerz fortgeleitet und auf das entsprechende Hautareal projiziert. Diese Deu-tung entbehrt zwar unmittelbar beweisender Argumente, steht aber im Einklang mit an-deren Beobachtungen über die Möglichkeit einer gegenseitigen Beeinflussung von Schalt-stellen im Rückenmark. Gleichzeitig mit dem übertragenen Hautschmerz tritt in der dem entsprechenden Rückenmarkssegment zuge-hörigen Muskulatur eine erhöhte Muskelspan-nung auf, die sich bei Palpation in vermehrter Abwehrspannung und dem Auftreten eines „tiefen" Schmerzes äußert. (Bezüglich der Projektionsfelder des Headschen Schmerzes bei verschiedenen Organerkrankungen sei auf die Lehrbücher der inneren Medizin verwiesen.

vasodilatatorische Nerven vor, deren wich-tigste in 3 Gruppen eingeteilt werden können: parasympathische cholinerge Fasern, sympa-thische cholinerge Fasern und solche Fasern, die mit afferenten Fasern des Rückenmarks in Verbindung stehen.

Für unsere pathophysiologischen Betrach-tungen ist die dritte Gruppe vasodilatatorischer Fasern von Interesse. Sie bilden die Grundlage für das Zustandekommen der sog. *Axon*reflexe. Normalerweise werden aus der Haut stam-mende afferente Impulse zum Rückenmark geleitet. Von den afferenten Fasern zweigen jedoch Kollateralen ab, in die die Erregung ebenfalls einmündet und von hier aus zur glatten Gefäßmuskulatur gelangt. Nur in den Kollateralen wird die Erregung efferent ge-leitet. Dieser „Reflexbogen" enthält keine

Synapse, sondern nur afferentes Axon und Kollaterale, daher der Name Axonreflex. Bei den afferenten Fasern handelt es sich hauptsächlich um Schmerzfasern, in denen bei mechanischen, thermischen und chemischen Schädigungen der Haut Erregungen in zentripetaler Richtung laufen und außer der Auslösung der Schmerzempfindung den Axonreflex in Gang bringen. Da die den Axonreflex leitenden efferenten Fasern cholinerg sind, kommt es über die Freisetzung von Azetylcholin zu einer Erweiterung der Blutgefäße, die einer Schädigung entgegenwirken soll. *(Nocifensive Dilatation)*.

II. Regulation des Blutdruckes

Man unterscheidet zwischen dem systolischen Blutdruck (Ps) und dem diastolischen Blutdruck (Pd), aus dem sich die Blutdruckamplitude ($\Delta p =$ Differenz zwischen systolischem und diastolischem Blutdruck) und der Mitteldruck errechnen läßt. Der Mitteldruck wird nach der von WEZLER u. BÖGER angegebenen Formel: $Pm = Pd + 0,42 \times \Delta p$ ermittelt. Der Blutdruck ist in den verschiedenen Gefäßabschnitten unterschiedlich hoch, da die Strömung des Blutes in eine Richtung im wesentlichen durch das Druckgefälle, das von der Aorta bis zu den herznahen Venen besteht, ermöglicht wird. In der Aorta beträgt der Mitteldruck 105 mm Hg; er fällt in den großen, mittleren und kleinen Arterien langsam auf einen Mitteldruck von 85 mm Hg und in den Arteriolen und Capillaren steil auf einen Mitteldruck von 10—20 mm Hg ab. Im venösen Gebiet sinkt der Druck langsam auf 1—2 mm Hg in den herznahen Venen ab (s. Abb. 159).

Die Höhe des arteriellen Blutdruckes wird von einer Reihe Faktoren beeinflußt. *Hämodynamisch* ist die Höhe des arteriellen Druckes abhängig von 1. Größe des Schlagvolumens, 2. Widerstand des peripheren Gefäßsystems, 3. Elastizität des Gefäßsystems, 4. Viscosität des Blutes.

Von wesentlicher Bedeutung für die Höhe des Blutdruckes und insbesondere für die Pathogenese der Hypertonie sind Funktionszustand und Wandbeschaffenheit des peripheren Gefäßsystems. Die Wandbeschaffenheit der Gefäße ist im Verlauf der Gefäßstrecke unterschiedlich und den funktionellen Aufgaben der einzelnen Gefäßabschnitte zur Aufrechterhaltung des Blutdruckes angepaßt. Wie Abb. 159 schematisch wiedergibt, variiert der jeweilige Anteil der elastischen, muskulären und kollagenen Fasern der Gefäße im Verlaufe der Gefäßstrecke erheblich. Die ausgeprägte elastische Wandspannung der Aorta ist nicht nur für die nervöse Regulation des Blutdruckes von großer Bedeutung (s. Pressorreceptoren S. 253), sondern ermöglicht auch die Windkesselfunktion der Aorta, wodurch die systolischen und diastolischen Druckschwankungen im arteriellen Gefäßsystem gedämpft werden und ein im wesentlichen gleichmäßiger Fluß des Blutes gewährleistet wird. Nach der Peripherie zu nimmt die elastische Schicht der Gefäßwand ab (Abb. 159), während die muskuläre Schicht zunimmt. Durch die stark entwickelte Muskulatur im Arteriolenbereich kann daher durch humorale oder nervale Reize eine im Verhältnis zum Gefäßdurchmesser enorme Weitenänderung des Gefäßquerschnittes — Vasoconstriction oder Vasodilatation — erreicht werden, der große Gefäßabschnitte umfaßt. Änderungen der Arteriolenweite führen aber infolge ihres großen Strombahn-Gesamtquerschnittes (s. w. u.) entsprechend dem Hagen-Poiseuilleschen Gesetz zu erheblichen Änderungen des Strömungswiderstandes, der wiederum der wesentlichste Faktor für die Entstehung der Hypertonie ist.

Der Blutdruck wird *nerval* von den Kreislauf-Arealen des ZNS reguliert und gesteuert. An der Steuerungsfunktion sind mehrere Organe und Faktoren mit unterschiedlichen Regelmechanismen beteiligt, deren Tätigkeit vom Zentralnervensystem im wesentlichen koordiniert wird: Die Pressorreceptoren, die Chemoreceptoren, das sympathische Nervensystem, die Großhirnrinde und lokale Faktoren.

Über die nervale Regulation des Blutdrucks wurde bereits im einleitenden Kapitel das Wesentlichste gesagt. Man darf die Einstellung des Blutdrucks auf einen möglichst konstanten Wert als ein Schulbeispiel einer biologischen Regelung betrachten. Unter Regelungen versteht man Vorgänge mit geschlossenem Wirkungsablauf. Der Blutdruck stellt die geregelte Größe dar, die auf ihrem „Sollwert" zu halten ist. Das Arteriensystem ist die „Regelstrecke". Für die Einstellung des Sollwertes sind „Fühler" notwendig, die entsprechend der tatsächlichen Höhe des Blutdrucks, d. h. dem jeweiligen „Istwert" erregt werden und Signale hierüber an ein „Meßwerk" weitergeben. Von hier aus gelangen Signale an effektorische Organe, die man als „Stellglieder" bezeichnen kann. Diese wiederum wirken auf die Regelgröße so ein, daß ihr Istwert sich dem Sollwert nähert. Meßstellen des Regelkreises sind die

Pressoreceptoren am Aortenbogen und am Karotissinus. Sie sind „Eingang" des Reglers bzw. des Meßwerkes. Dem Meßwerk entsprechen bestimmte Areale im zentralen Nervensystem, besonders im Gebiet der Medulla oblongata (s. S. 248). Die Stellglieder dieses Regelkreises sind zahlreich. Fast alle Organe des Blutkreislaufs (Herz und Gefäße) sind Stellglieder für die Regelung des arteriellen Druckes. Sie können den arteriellen Druck beeinflussen, indem sie den Abfluß aus dem arteriellen System oder den Zufluß zu diesem System verändern. Der erstgenannte Vorgang erfolgt besonders an den Arteriolen, der zweite

terialarterien und den Femoralarterien befinden, können die regelnde Funktion der Pressoreceptoren im Carotissinus und am Aortenbogen nicht ersetzen. Chemoreceptoren und Receptoren im Herzen und an den Venen sind keine eigentlichen Meßstellen des Regelkreises, denn sie messen ja nicht die Regelgröße. Sie können aber trotzdem auf das Meßwerk (vasomotorische Zentralregionen) einwirken und die Regelung „verstellen". In einem solchen Falle stellt der Regler dann einen von der Norm abweichenden arteriellen Druck ein. So wird z. B. bei Hypoxämie im allgemeinen über die peripheren Chemorecep-

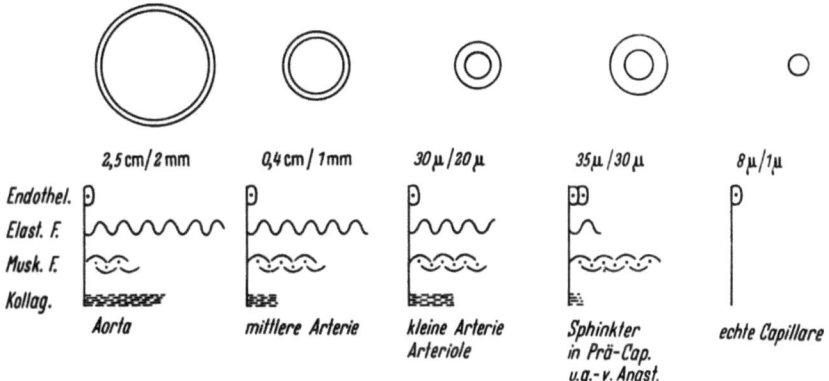

Abb. 159. Schematische Darstellung des Aufbaus der Gefäßwand im Verlauf der Gefäßstrecke. Die Zahlen unter dem Gefäß geben links den Gefäßdurchmesser und rechts die Wanddicke an. (Modifiziert nach BURTON)

durch Umstellungen im Venensystem und am Herzen. Wichtig für das Funktionieren des Regelkreises ist, daß die Einstellung mit der notwendigen Geschwindigkeit erfolgt. Hierfür sorgen bestimmte Eigenschaften der Pressoreceptoren. Von den zahlreichen Receptoren an den Gefäßen sind allein die Pressoreceptoren im arteriellen System Meßstellen der Blutdruckregelung. Von den arteriellen Pressoreceptoren stehen die am Sinus caroticus und am Aortenbogen ganz im Vordergrund. Nach ihrer Entnervung steigt der arterielle Druck an. Andere arterielle Pressoreceptoren, die sich an der Carotis communis proximal vom Sinus, an der absteigenden Aorta, an den Mesen-

toren durch „Verstellung" der Regelung der arterielle Druck gesteigert. Für die Stellgeschwindigkeit des Reglers ist von Bedeutung, daß die Zahl der von den Pressoreceptoren ausgesandten Erregungen nicht nur von der Höhe des arteriellen Drucks, sondern auch von der Geschwindigkeit seiner Veränderungen abhängig ist. Man spricht aus diesem Grunde von einem Proportional-Differential-Regler. Mit anderen Worten: Die Regelung verläuft nicht nur proportional der Abweichung der Regelgröße von ihrem Sollwert, sondern ist von dem Differentialquotienten der Regelgröße nach der Zeit abhängig. (Näheres s. Lehrbücher der Physiologie.)

III. Hypertonie

1. Ursachen der Blutdrucksteigerung

Die Hypertonie ist eine der häufigsten Erkrankungen des Menschen. Es kann angenommen werden, daß etwa 5—15% der zivilisierten

Bevölkerung an einem Hochdruck leiden. Nach dem 45. Lebensjahr beträgt in Europa die Hochdruckhäufigkeit etwa 25%.

Die obere Grenze des normalen Blutdruckes beträgt unter standardisierten Blut-
druckmeßbedingungen 140—150/90 mm Hg.
Für die einzelnen Altersstufen besteht keine
allgemein gültige, genau festgelegte obere oder
untere Grenze des normalen Blutdruckes, da
erhebliche individuelle Unterschiede bestehen.

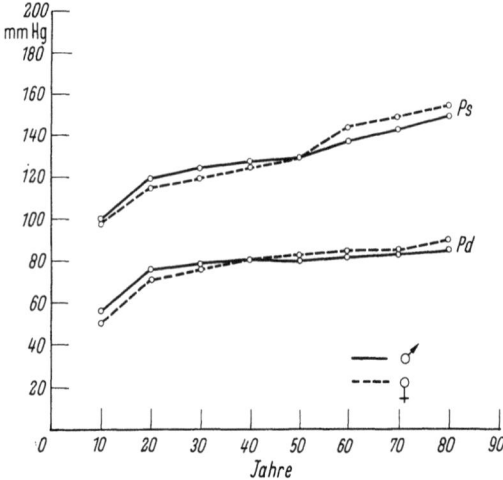

Abb. 160. Mittlere Normalwerte des arteriellen Blutdruckes bei Männern und Frauen in Abhängigkeit
vom Lebensalter. *Ps* systolisch, *Pd* diastolisch

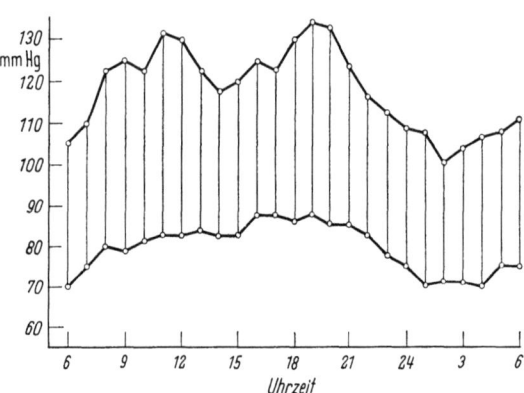

Abb. 161. Tagesrhythmik des normalen Blutdruckes

Über die durchschnittlichen Normalwerte des
arteriellen systolischen und diastolischen Blutdruckes beim weiblichen und männlichen Geschlecht orientiert Abb. 160.

Innerhalb der 24 Tagesstunden besteht in
der Regel eine charakteristische Blutdruckrhythmik (Abb. 161). In den Vormittags- und
Abendstunden liegen die Blutdruckwerte am
höchsten, während in den Mittags- und insbesondere Nachtstunden der Blutdruck deutlich absinkt. Diese Blutdruckrhythmik ist in

fast gleicher Weise bei fast allen Formen der
Hypertonie — mit Ausnahme der hormonellen
Hypertonie als Folge einer erhöhten Katecholaminproduktion — nachweisbar. Während aber
beim Normotoniker die täglichen Blutdruckschwankungen systolisch im allgemeinen 30 mm
Hg und diastolisch 15 mm Hg nicht übersteigen, liegen die täglichen Blutdruckschwankungen bei Hypertonikern zwischen 40—80 mm Hg
systolisch und 20—30 mm Hg diastolisch. Nur
bei Hypertonikern mit erheblichen Organ-
komplikationen sowie bei der malignen Hypertonie (s. S. 266) ist die Blutdruckrhythmik
weitgehend aufgehoben. Die Ursache der Blutdruckrhythmik dürfte in einem der physiologischen Leistungsbereitschaft angepaßten wechselnden Sympathicotonus liegen.

Die Hypertonie ist ein Symptom und keine
Diagnose. Die Hypertonie kann bei zahlreichen
Krankheitsbildern auftreten und ein sehr wech-
selvolles klinisches Bild bieten. Nach kreislaufdynamischen Gesichtspunkten können drei
Grundtypen des Hochdrucks unterschieden
werden: 1. Widerstandshochdruck, 2. Schlag-
oder Minutenvolumenhochdruck, 3. Elastizitätshochdruck.

Der Widerstandshochdruck ist die weitaus
häufigste Form des Hochdruckes und pathophysiologisch gekennzeichnet durch eine Kontraktion der Arteriolen, wodurch zur Erhaltung
der Organdurchblutung der Blutdruck im
großen Kreislauf ansteigt (s. S. 256). Charakteristikum des Widerstandshochdruckes ist der
im Verhältnis zum systolischen Druck deutlich
stärkere Anstieg des diastolischen Druckes,
wodurch der Mitteldruck (s. S. 252) erheblich
erhöht wird und die Blutdruckamplitude häufig
normal bleibt. Der Schlag- oder Minutenvolumenhochdruck ist durch eine vergrößerte kardiale Auswurfleistung bedingt. Typisch hierfür
ist im Gegensatz zum Widerstandshochdruck
der im Verhältnis zum diastolischen Druck
stärkere Anstieg des systolischen Druckes, wodurch die Blutdruckamplitude deutlich vergrößert wird. Der Mitteldruck steigt mäßig an.
Beim sehr seltenen reinen Elastizitätshochdruck, d.h. Hochdruck als Folge eines Elastizitätsverlustes der großen Gefäße, steigt der
systolische Druck deutlich an, während der
diastolische Druck gering abnimmt. Dementsprechend ist die Blutdruckamplitude groß.
Der Mitteldruck bleibt meist unverändert oder
steigt nur gering an.

Tabelle 31

I. Essentielle Hypertonie	*III. Kardiovasculäre Hypertonie*

I. Essentielle Hypertonie

II. Renale und renovasculäre Hypertonie

    1. Intrarenales Gefäßsystem

      a) Vorwiegend bzw. primär parenchymatöse Erkrankungen:
      Glomerulonephritis (akut, subakut, chronisch)
      Pyelonephritis
      Cystenniere
      Nierenhypoplasie
      Nierentuberkulose
      Nierentumoren
      Nierenparenchymkompression und -trauma

      b) Vorwiegend bzw. primär vasculäre Erkrankungen:
      Arteriosklerose und -nekrose
      Panarteriitis nodosa
      Intrarenale a. v.-Fisteln
      Amyloidose
      Thrombose und Embolie

    2. Zuführendes Gefäßsystem
    Stenose der Aorta abdominalis sive thoracalis
    Stenose der Arteria renalis (Kongenital, Arteriosklerose, Hypoplasie, fibromuskuläre Hyperplasie, Intimahyperplasie und -fibrose, Arteriitis, thrombotischer und embolischer Verschluß, Kompression, Aneurysma)
    AV-Fistel der Arteria renalis
    Atypische Gefäßversorgung
    Nierendystopie (Senkniere) mit Gefäßdrosselung

    3. Abflußstörungen
    Hydro- und Pyonephrose
    Nephro- und Uretrolithiasis
    Prostatahypertrophie
    Ureterkompression und -striktur
    Akzessorische Gefäße

III. Kardiovasculäre Hypertonie
    Aortenisthmusstenose
    Atherosklerose
    Aorteninsuffizienz
    Hochgradige Bradykardie
    Arteriovenöse Fistel
    Ductus Botalli (Aortopulmonales Fenster)
    Hyperkinetisches Herzsyndrom
    Stauungshochdruck
    Hyperthyreose
    Polyzythämie

IV. Hormonelle Hypertonie
    Hyperthyreose
    Phäochromocytom
    Pseudophäochromocytom
    Nebennierenmarkhyperplasie
    Nebennierenrindenhyperplasie
    Nebennierenrindentumor bzw. -adenom
    Kongenitales adrenogenitales Syndrom
    Akromegalie
    Schwangerschaftstoxikose

V. Neurogene Hypertonie
    Erhöhter Sympathicotonus
    Gehirntrauma und -tumor
    Polyneuritis
    Encephalitis
    Poliomyelitis
    Meningitis
    Porphyrie
    Vergiftungen (Blei, Thallium, CO)
    Sklerose des Carotissinus
    Aortenbogensyndrom
    Gesteigerter Hirndruck

Diese Einteilung der Hypertonie nach kreislaufdynamischen Gesichtspunkten ist zum Verständnis der Pathophysiologie des Hochdruckes wertvoll. Die verschiedenen klinischen Hochdruckformen lassen sich aber nicht in dieser schematischen Einteilung unterbringen, denn der arterielle Hochdruck kann durch verschiedene hämodynamische Faktoren bedingt sein; oft treten — besonders bei längerem Bestehen — die kreislaufdynamischen Komponenten kombiniert auf. Klinisch können bisher fünf Grundformen der Hypertonie unterschieden werden:

a) Essentielle Hypertonie, b) Renale Hypertonie, c) Kardiovasculäre Hypertonie, d) Hormonelle Hypertonie, e) Neurogene Hypertonie. Während die essentielle Hypertonie auch als primäre Hypertonie bezeichnet wird, werden die unter b) bis e) genannten Hochdruckformen auch als symptomatische oder sekundäre Hypertonien bezeichnet, da die zum Hochdruck führende Grunderkrankung pathophysiologisch oder pathogenetisch geklärt ist.

Die essentielle Hypertonie ist die häufigste Form der Hypertonie und wird bei etwa 80 bis 85% aller Hypertoniker beobachtet. Die Häufigkeit der renalen Hypertonie beträgt etwa 10%, die der kardiovasculären Hypertonie etwa 5%, während die hormonelle und die neurogene Hypertonie in etwa 3—4% der Fälle auftreten. Eine Übersicht über die Krankheitsbilder, die zum Hochdruck führen, gibt Tabelle 31 wieder.

2. Essentielle Hypertonie

„Essentielle" Hypertonie bedeutet selbständiger Hochdruck, d.h. Hochdruck ohne erkennbare Ursache bzw. Grunderkrankung, denn Ätiologie und Pathogenese dieser Hochdruckerkrankung konnten bisher nicht geklärt werden. Wahrscheinlich handelt es sich bei der essentiellen Hypertonie um ein nosologisch einheitliches Krankheitsbild, da eine Reihe noch zu besprechender pathophysiologischer und klinischer Befunde auffallend häufig und als charakteristisch bei diesem Krankheitsbild nachzuweisen sind. Es ist aber nicht angängig, jede Hypertonie als essentiell zu bezeichnen, wenn aufgrund der klinischen Untersuchungen eine kardiovasculäre, nephrogene, neurogene oder hormonelle Ursache des Hochdruckes nicht aufgefunden werden konnte. In den letzten 10 Jahren konnte eine Reihe von neuen Hochdruckformen ätiologisch und pathogenetisch abgegrenzt und aufgeklärt werden, die ursprünglich als essentielle Hypertonie angesehen wurden. Es kann erwartet werden, daß sich auch in Zukunft weitere Hochdruckformen ätiologisch von der leider häufig als Sammelbegriff verwandten Diagnose „essentielle Hypertonie" abgrenzen lassen und der wirkliche Anteil der essentiellen Hypertonie am gesamten Hochdruck-Patientengut unter den oben angeführten Zahlen liegen wird.

Hämodynamisch liegt bei der essentiellen Hypertonie eine Erhöhung des peripheren Strömungswiderstandes durch eine Engerstellung der arteriellen Strombahn, insbesondere der Arteriolen vor, die in den Anfangsstadien der Erkrankung wahrscheinlich funktioneller Natur ist. Der periphere Widerstand kann bei der essentiellen Hypertonie bis auf über das Dreifache der Norm ansteigen und liegt in der Regel zwischen 1500 und 3000 dyn $\times$ cm^{-5}.

Das Herzzeitvolumen ist bei der unkomplizierten essentiellen Hypertonie im allgemeinen normal. Auffallenderweise wird das Blutvolumen um 10—20% gegenüber der Norm verkleinert gefunden, wobei Erythrocyten und Plasma in gleicher Weise vermindert sind. Die Ursache der Verkleinerung der aktiven Blutmenge ist noch ungeklärt. Möglicherweise ist sie Folge einer Vergrößerung des extracellulären, extravasalen Raumes. Als Folge der Hypertonie tritt eine Abnahme der Elastizität der Gefäße auf. Es ist noch umstritten, ob eine

Abnahme der elastischen Ausdehnungsfähigkeit der zentralen Gefäße auch primär — neben der Erhöhung des peripheren Strömungswiderstandes — bei der essentiellen Hypertonie besteht. In diesem Fall wäre eine hohe Blutdruckamplitude zu erwarten, die aber nicht immer nachgewiesen werden kann. Bei einer Elastizitätsabnahme der großen Gefäße findet man dementsprechend eine Erhöhung des Volumen-Elastizitäts-Koeffizienten der großen Gefäße und eine Zunahme der arteriellen Pulswellengeschwindigkeit. Pathologisch-anatomische bzw. histologische Untersuchungen ergaben keinen sicheren Hinweis dafür, daß schon im Anfangsstadium der essentiellen Hypertonie eine Abnahme der Gefäßelastizität besteht. Der in den späteren Stadien zu beobachtende Elastizitätsverlust der großen Gefäße ist Folge der Hypertonie. Die Blutviscosität ist bei der essentiellen Hypertonie zunächst normal, später häufig jedoch gering erhöht.

Wie erwähnt, sind Ätiologie und Pathogenese der essentiellen Hypertonie noch ungeklärt. Zweifellos gesichert ist aber die Heredität der essentiellen Hypertonie. Durch systematische Familienuntersuchungen, Zwillingsforschung und große Statistiken konnte gezeigt werden, daß 45—75% dieser Hochdruckkranken eine familiäre Belastung mit essentieller Hypertonie aufweisen. Aufgrund der bisherigen Untersuchungen kann angenommen werden, daß die Vererbung des Merkmals „Disposition zur essentiellen Hypertonie" inkomplett dominant erfolgt und nicht durch ein Gen, sondern durch eine Gruppe von Genen weitergegeben wird. Wahrscheinlich besteht eine gewisse Geschlechtsgebundenheit im Erbgang. Väter vererben die essentielle Hypertonie fast zweimal so häufig an Söhne als an Töchter; in gleicher Weise vererben Mütter fast zweimal so häufig die essentielle Hypertonie an Töchter als an Söhne. Bei der essentiellen Hypertonie besteht eine erhöhte Empfindlichkeit und Kontraktionsbereitschaft der Gefäße gegenüber den endogen gebildeten vasoconstrictorischen Substanzen. So wird bei Patienten mit einer essentiellen Hypertonie unter Infusionen mit Noradrenalin und Hypertensin eine gegenüber Normotonikern deutlich stärkere Blutdrucksteigerung und eine gesteigerte Kontraktilität der Capillaren der Nagelfalz beobachtet. Patienten mit einer sekundären Hypertonie weisen diese Überempfindlichkeit in der Regel nicht auf. Sogar 60—80% der normotonen Kinder von Eltern, die beide an einer essentiellen Hypertonie leiden, besitzen diese erhöhte Reaktionsbereitschaft der Gefäße gegenüber den blutdrucksteigernden Substanzen. Ursache der gesteigerten Empfindlichkeit der Gefäße bei der essentiellen Hypertonie sind sehr wahrscheinlich intracelluläre Veränderungen der Elektrolytkonzentration mit einer überwiegend vermehrten Natrium- und leicht vermehrten Chloranreicherung innerhalb der Gefäßwände. Für diese Annahme spricht auch, daß diätetischer oder medikamentös induzierter Kochsalzentzug die Ansprechbarkeit der Gefäße gegenüber den vasoconstrictorischen Substanzen vermindert, während durch Salzbelastung die Empfindlichkeit erhöht wird. Es liegen Untersuchungen vor, nach denen der Natrium- und Wassergehalt, teilweise auch der Kaliumgehalt von Muskelgewebe und Erythrocyten bei der essentiellen Hypertonie höher ist als bei der sekundären Hypertonie und Normotonikern, während die Plasmakonzentration normal ist. Diese Befunde weisen darauf hin, daß bei der essentiellen Hypertonie eine intracelluläre Natriumretention vorliegt. Die Ursachen der Elektrolytverschiebungen sind ungeklärt. Diskutiert werden eine angeborene Störung des Natriumtransportsystems, Veränderungen der Permeabilität der Zellmembranen durch Nebennierenrindensteroide sowie eine gering erhöhte Produktion von Tyroxin. Tierexperimentell konnte gezeigt werden, daß der aktive Natriumtransport durch Tyroxin gehemmt wird und daß bei der Hyperthyreose intraerythrocytär ebenfalls ein erhöhter Natrium- und leicht erhöhter Kaliumgehalt besteht.

Bezüglich der Pathophysiologie und Ätiologie der essentiellen Hypertonie bestehen mehrere Theorien, die aber weder klinisch noch experimentell untermauert sind, so daß sie hier nur kurz aufgeführt werden sollen: Diskutiert werden als Ursache der essentiellen Hypertonie eine gesteigerte Aktivität des Vasomotorenzentrums, eine Erhöhung der Reizschwelle der Pressorreceptoren (s. S. 253) und dadurch Einstellung des Blutdruckes auf ein höheres Niveau, mangelnde Inaktivierung von pressorischen Stoffen oder/und mangelhafte Bildung körpereigener vasodilatatierender Sub-

stanzen und eine Abschwächung der physiologischen Hemmwirkung der Großhirnrinde auf die hypothalamischen und medullären Kreislaufzentren. Auch eine vermehrte Produktion pressorischer Substanzen wurde immer wieder vermutet, wobei besonders Noradrenalin, Angiotensin II und Aldosteron eine Bedeutung beigemessen wurde. Eine erhöhte Noradrenalinbildung als Ursache der essentiellen Hypertonie konnte aber durch Untersuchungen der letzten Jahre ausgeschlossen werden. Auch eine Erhöhung der Angiotensin II- bzw. Aldosteron-Konzentration im Blut konnte mit den bisher zur Verfügung stehenden Methoden nur bei einzelnen Fällen nachgewiesen werden. Dagegen wird bei 30—40% der Patienten mit ausgeprägter schwerer, zum Teil maligner essentieller Hypertonie eine erhöhte Aldosteronsekretionsrate gefunden. Es handelt sich hierbei aber nicht um einen primärpathogenen Faktor, sondern um einen sekundären Hyperaldosteronismus als Folge der Hypertonie. Als Ursache des sekundären Hyperaldosteronismus bei der essentiellen Hypertonie kommt eine erhöhte Angiotensinfreisetzung durch eine gesteigerte Reninproduktion infolge einer verminderten Natriurese in Frage.

Viel diskutiert werden *Umweltfaktoren* in der Pathogenese der essentiellen Hypertonie. Während die Unterernährung ohne Bedeutung für die Ausbildung der essentiellen Hypertonie ist, kann angenommen werden, daß die Überernährung einen Einfluß auf die Ausbildung oder vorzeitige Manifestierung der essentiellen Hypertonie hat. In Deutschland konnte z.B. nach 1948 — nach der Währungsreform und nicht nach Beendigung des Krieges — eine sprunghafte Zunahme der essentiellen Hypertonie beobachtet werden, während die Häufigkeit der sekundären Formen der Hypertonie gleichgeblieben ist. Die Art der Nahrungsmittel scheint ohne Bedeutung für die Ausprägung der essentiellen Hypertonie zu sein, nicht dagegen der tägliche Kochsalzverbrauch. Untersuchungen über die Beziehungen zwischen der täglichen durchschnittlichen Kochsalzaufnahme und der Häufigkeit des Hochdruckes bei verschiedenen Völkergruppen und in verschiedenen Teilen der Welt ergab eine auffallende Korrelation: Die Häufigkeit der Hypertonie scheint danach fast parallel der Zunahme des täglichen durchschnittlichen

Kochsalzverbrauches anzusteigen. Diese statistischen Untersuchungen können nicht ohne Kritik verwertet werden, denn bei einzelnen Völkergruppen konnte trotz hohem Kochsalzverbrauch ein gehäuftes Auftreten der Hypertonie nicht festgestellt werden. Es kann aber angenommen werden, daß ein jahrelanger hoher Kochsalzverbrauch ein beteiligender Faktor bei der Manifestierung der essentiellen Hypertonie ist. Ein statistisch gesicherter oder wahrscheinlicher Einfluß von Beruf, sozialer Stellung, Lebensgewohnheiten, Alkohol- und Nicotingenuß für die Ausbildung der Hypertonie ist bisher nicht nachgewiesen worden. Körperliche Betätigung senkt in der Regel den Blutdruck, während mangelnde körperliche Belastung eher einen ungünstigen Einfluß auf die Manifestation der essentiellen Hypertonie zu haben scheint.

Ohne Zweifel ist, daß starke psychische Belastungen Blutdrucksteigerungen auslösen können. Sehr fraglich ist aber, ob hierdurch die Entstehung oder vorzeitige Manifestierung der essentiellen Hypertonie induziert werden kann. Der wissenschaftliche oder statistische Nachweis, daß psychische Belastungen der Ausbildung einer essentiellen Hypertonie Vorschub leisten können, konnte bisher nicht erbracht werden. In gleicher Weise fand man bei der essentiellen Hypertonie keinen Anhalt dafür, daß spezifische Persönlichkeitsstrukturen oder besondere Konflikte den Verlauf der Hypertonie mitbestimmt haben. Von einigen, insbesondere russischen Untersuchungsgruppen wurde aufgrund tierexperimenteller Befunde die Ansicht vertreten, daß die essentielle Hypertonie eine Art „kardiovasculäre Neurose" ist, die sich infolge langdauernder Konfliktsituationen durch Abschwächung der physiologischen Hemmwirkung der Großhirnrinde auf die Vasomotorenzentren ausgebildet hat. Die Tatsache aber, daß bei einigen Tieren durch bestimmte experimentelle Konflikt-, Angst- und Agressivsituationen ein Hochdruck erzeugt wurde, gestattet unseres Erachtens keine bindenden Rückschlüsse auf die Entstehung der essentiellen Hypertonie. Es ist nicht angängig, aus der tierischen psychisch-somatischen Verhaltensweise auf die menschliche psychisch-somatische Verhaltensweise zurückzuschließen. Im übrigen muß darauf hingewiesen werden, daß es nur ganz bestimmte Tierarten sind, bei denen durch Konflikt-

situationen unter extrem gestalteten Versuchsbedingungen ein Hochdruck erzeugt werden kann, und sogar innerhalb der gleichen Tiergattung einzelne Stämme auf derartige „Stress-Situationen" ein unterschiedliches Blutdruckverhalten aufweisen. Das seit Jahrzehnten oft mit Leidenschaft diskutierte Problem des psychischen Einflusses auf die Ausbildung der essentiellen Hypertonie ist unseres Erachtens durch das grausame Massenexperiment des 2. Weltkrieges, der bei Millionen Menschen, insbesondere in den Gefangenenlagern, zu schweren langdauernden Konflikt- und Angstsituationen geführt hat, insofern im wesentlichen beantwortet worden, als man weder eine Zunahme der essentiellen Hypertonie bei der Gesamtbevölkerung der kriegsführenden Staaten gegenüber anderen Staaten noch eine Zunahme der essentiellen Hypertonie bei den Gefangenen beobachten konnte. Man kann danach annehmen, daß psychische Faktoren für die Ausbildung der essentiellen Hypertonie keinen wesentlichen pathogenetischen Faktor darstellen. Das schließt aber nicht aus, daß in Einzelfällen die Möglichkeit einer umweltbedingten Manifestation der essentiellen Hypertonie diskutiert werden kann, wobei aber immer wieder betont werden muß, daß die Abgrenzung einer Wirkung von Umweltfaktoren gegenüber genetischen konstitutionellen Merkmalen schwierig ist. Bezüglich der Hypertonie als Folge eines erhöhten Sympathicotonus s. S. 264.

Die Vielfalt der möglichen ätiologischen Faktoren in der Pathogenese der Hypertonie hat zu der bekannten Mosaiktheorie von PAGE geführt. Diese Theorie besagt, daß verschiedene Teilfaktoren der Blutdruckkontrolle — chemische, humorale und nervale Einflüsse, Reaktivität der Gefäßwand, Blutviskosität und hämodynamische Einzelfaktoren — im Gleichgewicht miteinander stehen und das endgültige Blutdruckniveau durch diese Gleichgewichtslage bestimmt wird. Durch Änderung eines oder einzelner Faktoren ändern sich auch andere Faktoren, um den Blutdruck auf einem konstanten Niveau zu halten. So kann die Änderung eines oder einzelner Faktoren für die Manifestation der essentiellen Hypertonie so dominierend krankheitsbestimmend werden, daß die anderen, an der Regulation des Blutdruckes beteiligten Faktoren, sich zwangsläufig auch verändern müssen.

Die *klinische Symptomatologie* der essentiellen Hypertonie kann, besonders in den ersten Jahren des Hochdruckbestehens, sehr variabel sein und eine große Skala umfassen, die von Beschwerdelosigkeit bis zu einer vielfältigen Symptomatik mit Angina pectoris-Beschwerden, reduzierter Leistungsfähigkeit, Kopfschmerzen und diffusen multiloculären Beschwerden im Sinne einer vegetativen Dystonie reichen. Es besteht keine Korrelation zwischen dem Schweregrad der Hypertonie und den Beschwerden. Oft wird die Blutdruckerhöhung als Zufallsbefund bei der ärztlichen Untersuchung festgestellt. Eine essentielle Hypertonie kann über 10 Jahre bestehen, ohne daß der Patient in seiner subjektiven oder objektiven Leistungsfähigkeit wesentlich eingeschränkt ist. Viele essentielle Hypertoniker sind sogar körperlich und geistig besonders leistungsfähige und aktive Menschen. Bei einer sorgfältigen Anamneseerhebung finden sich aber nicht selten Hinweise, daß doch schon über Jahre leichte Schlafstörungen, erhöhte Reizbarkeit oder vom Wetter abhängige Beschwerden einer Vasolabilität bestehen. Die ersten Beschwerden sind in der Regel pectanginöse Schmerzen, Belastungsdyspnoe, Unbehagen, Ohrensausen, stärkere Erregbarkeit, Schwindelanfälle, Leistungsabfall, Konzentrationsschwäche, Abgeschlagenheit und beim männlichen Geschlecht Potenzstörungen. Sehr häufig wird über Kopfschmerzen geklagt, wobei typisch ist, daß diese erst am Abend auftreten bzw. sich am Abend verstärken. Die Kopfschmerzen sind unmittelbare Folgen der Blutdruckerhöhung, die am Abend am stärksten ausgeprägt ist (s. S. 161).

Das Bild des essentiellen Hypertonikers weist häufig einige Charakteristika auf: Es bestehen ein typischer Konstitutionstyp mit pyknischem Habitus, mäßige Adipositas, rötliche Gesichtsfarbe, Zeichen einer Vasolabilität und eine Persönlichkeitsstruktur, die sich außerordentlich aktiv gibt. Die rote Hautfarbe ist durch erweiterte venöse Capillarschenkel der Haut und teilweise auch auf eine nicht selten anzutreffende Polyglobulie zurückzuführen. (Aufgrund der roten Hautfarbe grenzte VOLHARD die essentielle Hypertonie als „roten Hochdruck" von dem renalen „weißen Hochdruck" ab.)

Die Polyglobulie betrifft nur das rote Blutbild und ist selten höher als 18 g% Hämo-globin und 6 Mill. Erythrocyten; ihre Ursache ist noch ungeklärt. Im übrigen kann aber die essentielle Hypertonie bei jedem Konstitutions- und Persönlichkeitstyp auftreten. Das häufigste Erkrankungsalter der essentiellen Hypertonie liegt zwischen dem 35. und 50. Lebensjahr. In den Anfangsstadien liegt ein labiler Hochdruck vor, d.h. die Blutdruckwerte sind ohne therapeutische Beeinflussung schwankend und können zeitweilig sogar normal sein. Am Augenhintergrund finden sich keine für die essentielle Hypertonie typischen Veränderungen, sondern nur nach längerem Bestehen die Zeichen eines Fundus hypertonicus mit verschiedenen Schweregraden.

Der weitere Verlauf der essentiellen Hypertonie wird bestimmt durch *Komplikationen* als Folge des Hochdrucks. Diese betreffen vornehmlich das Gefäßgebiet der großen herznahen Arterien, die Coronararterien, die Gehirnarterien, die Nierenarterien sowie den Herzmuskel. Im Vordergrund stehen die Gefäßveränderungen, die als Folge der Hypertonie unterschiedlicher Art sein können:

Die noduläre und diffuse Arteriosklerose mit fettiger und hyaliner Verdickung der Intima und Mediasklerose sowie die Atheromatose mit atheromatösem Plaques tritt bevorzugt im Bereich der großen Gefäße, der Coronar- und Cerebralgefäße auf. Die Schwere der nodulären und diffusen Arteriosklerose weist meist eine deutliche, aber durchaus nicht lineare Korrelation zur Schwere der Hypertonie auf. Es besteht Übereinstimmung darüber, daß der mechanische Faktor der Blutdruckerhöhung die Entwicklung der nodulären und diffusen Arteriosklerose fördert, denn die stärksten arteriosklerotischen Veränderungen finden sich zunächst an den mechanisch am meisten beanspruchten Gefäßstellen. Es wird angenommen, daß durch den Hochdruck eine gesteigerte Fettinfiltration in der Gefäßwand stattfindet. Auch wird der Mesenchymstoffwechsel der Gefäßwand durch die vermehrte Druckbelastung erhöht. Durch jüngste Untersuchungen konnte tierexperimentell weiter gezeigt werden, daß der Hochdruck die Geschwindigkeit der Cholesterinsynthese in der Arterienwand beschleunigt. Die noduläre, diffuse Arteriosklerose kann sich aber auch unabhängig vom bestehenden Hochdruck entwickeln und ist in diesem Fall auf andere pathogenetische Faktoren (s. S. 284) zurückzuführen.

Als Folge der Hypertonie treten am Gefäßsystem weiterhin eine Arteriolosklerose mit Intimaverdickung, Hyperplasie und Hyalinose der Media sowie eine fibrinoide Nekrose der Arteriolen mit Ablagerung einer fibrinähnlichen Substanz in Intima und Media auf. Diese Veränderungen werden besonders im Gefäßgebiet der Nieren beobachtet. Sie zeigen in der Regel eine deutliche Abhängigkeit von der Schwere der Druckerhöhung; Drucksenkung kann die

Ausbildung der fibrinoiden Nekrosen verhindern und ihre Ausheilung ermöglichen. (Inwieweit die Arteriolonekrose der kleinen Nierenarterien als selbständige Erkrankung auftreten kann, wird auf S.266 besprochen.)

An den kleinen Gehirnarterien von 100—300 μ Durchmesser können als Folge der Hypertonie Mikroaneurysmen auftreten, die wahrscheinlich durch Degeneration des muskulären Anteils der Media und größtenteils auch der elastischen Fasern entstehen. Auch die Entstehung der Mikroaneurysmen an den kleinen Gehirngefäßen ist im allgemeinen abhängig von der Höhe und der Dauer der Druckerhöhung.

Die Sklerose der Coronararterien als Folge der Hypertonie führt zu Durchblutungsstörungen des Herzmuskels mit den typischen Folgen

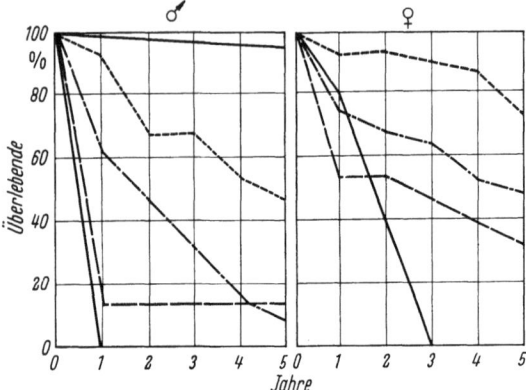

Abb. 162. Überlebensrate der unbehandelten Hypertoniker (nach LEISHMAN) im Vergleich zur Überlebensrate der normalen Bevölkerung im Alter von 43 Jahren. (Nach SMITHWICK). Normalbevölkerung: ———; Blutdruck diastolisch 120—129 mm Hg: ·······; Blutdruck diastolisch 130—149 mm Hg: —·—·—; Blutdruck diastolisch höher als 149 mm Hg: ———; Maligne Hypertonie: ———

Angina pectoris, Myodegeneratio cordis und Herzinfarkt. Der Herzinfarkt ist die häufigste Komplikation und Todesursache der essentiellen Hypertonie. An den Gehirnarterien führt die Arteriosklerose zu cerebralen Symptomen des Hochdruckes, wie Kopfschmerzen, Sehstörungen, Schwindelerscheinungen, Verlangsamung der geistigen Leistungsfähigkeit, Schlafstörungen oder diffusen irreversiblen neurologischen und psychischen Ausfallserscheinungen (encephalopathia hypertonica). Zusätzliche Drucksteigerung kann zur Ruptur eines arteriosklerotischen Gefäßes und zur Gehirnblutung mit den entsprechenden neurologischen Ausfallserscheinungen, Apoplexie oder exitus letalis führen. Die klinische Symptomatologie als Folge der durch den Hochdruck bedingten Mikroaneurysmen der kleinen Gehirngefäße, die bevorzugt in den penetrieren-

den Gefäßen des Cortex sowie des Corpus striatum gefunden werden, ist nicht zu unterscheiden von den cerebralen Symptomen infolge einer nodulären Cerebralarteriensklerose. An der Niere können die Gefäßveränderungen als Folge der Hypertonie zu Durchblutungsstörungen des Nierenparenchyms und zu einer Freisetzung vasopressorischer Stoffe (s. S. 417) führen, wodurch die essentielle Hypertonie in eine renale Hypertonie übergehen kann. Klinisch tritt während dieser Zeit besonders ein Anstieg des diastolischen Druckes in Erscheinung. Dieses Stadium wird als Übergangshochdruck oder „Renalisierung der essentiellen Hypertonie" bezeichnet. Korrekter ist aber die Feststellung, daß zusätzlich zur essentiellen Hypertonie eine renale Hypertonie aufgetreten ist. Als Folge der Durchblutungsstörungen der Nieren treten zunächst pathologische Urinveränderungen und Nierenfunktionsstörungen, später eine Retention harnpflichtiger Substanzen und das klinische Bild der Nephrosklerose und Schrumpfnieren auf.

Die Nierenclearance (s. S. 378) zeigt zunächst als Folge der Hypertonie eine geringe Einschränkung der Plasmadurchströmung bei normalem Glomerulumfiltrat und einer entsprechend erhöhten Filtrationsfraktion. Im fortgeschrittenen Stadium der essentiellen Hypertonie findet sich sowohl eine Einschränkung des Glomerulumfiltrates als auch der Plasmadurchströmung, wobei letztere immer stärker erniedrigt ist als das Glomerulumfiltrat, so daß die Filtrationsfraktion erhöht ist.

Neben diesen Gefäßveränderungen und ihren Folgen führt die Hypertonie zu einer Hypertrophie und später zu einer Dilatation des linken Ventrikels mit entsprechenden klinischen, röntgenologischen und elektrokardiographischen Zeichen. Beim Fortbestehen der Hypertonie bildet sich eine Herzmuskelinsuffizienz des linken Ventrikels mit Lungenstauung und Dyspnoe, Asthma cardiale und Lungenödemen aus. Nach Versagen des linken Ventrikels tritt eine Rechtsbelastung und schließlich eine Rechtsherzinsuffizienz mit Stauung im venösen Gebiet des großen Kreislaufes und im Pfortadersystem hinzu.

Etwa 60—80% der Hypertoniker sterben an einer Komplikation von seiten des Herzens, 15—25% an einer Komplikation von seiten des Gehirns und 5—10% der Hypertoniker an einer Komplikation von seiten der Nieren. In welchem Maße die schwere Form der nicht behandelten Hypertonie die Lebenserwartung einschränkt, geht aus Abb. 162 hervor. In dieser Abbildung ist die Überlebensrate der normalen Bevölkerung im Alter von 43 Jahren der Überlebensrate unbehandelter Hypertoniker verschiedener Schweregrade gegenübergestellt. Es ist zu erkennen, daß die Überlebenszeit der Hypertoniker gegenüber Normotonikern erheblich herabgesetzt ist und sich mit zunehmendem Druckwert weiter verkürzt. Beim weiblichen Geschlecht ist die Prognose aus noch nicht bekannten Gründen (Östrogene?) etwas besser als beim männlichen Geschlecht.

Zum Schluß der Besprechung der essentiellen Hypertonie sei noch auf die sog. *Funktionsprüfungen* zur Diagnostik der essentiellen Hypertonie hingewiesen. Es hat nicht an Versuchen gefehlt, die Frühdiagnose „essentielle Hypertonie" durch Funktionsprüfungen zu ermöglichen bzw. zu erhärten. In erster Linie sind hier der cold Pressure-Test, das Stressfull-Interview, der Angiotensin-Infusionstest, das Verhalten der Salz- und Wasserausscheidung nach Kochsalzbelastung und die Blutdruckreaktion nach orthostatischer Belastung zu nennen. Alle diese Untersuchungen weisen aber eine so große Schwankungsbreite auf oder sind so unspezifisch bezüglich der Art der Hypertonie, daß sie für die Diagnostik der essentiellen Hypertonie nicht sicher zu verwerten sind. Die Diagnose der essentiellen Hypertonie kann zur Zeit nur klinisch aufgrund der besprochenen Symptomatologie durch Ausschluß eines Hochdruckes anderer Ursache gestellt werden.

3. Renale und renovasculäre Hypertonie

In Tab. 31 wurde aufgezeigt, welche Erkrankungen der Niere, der harnableitenden Wege, sowie der A. renalis einen Hochdruck ursächlich bedingen können. Es ist ersichtlich, daß die meisten Nierenerkrankungen eine Hypertonie verursachen können; jedoch ist die Ausbildung einer Hypertonie bei den angeführten Krankheitszuständen nicht obligatorisch. Hämodynamisch liegt bei der renalen Hypertonie ein Widerstandshochdruck (s. S. 254) vor. Bezüglich Pathophysiologie und Klinik der renalen Hypertonie wird auf das Kapitel Nierenkrankheiten verwiesen.

4. Kardiovasculäre Hypertonie

Kardiovasculäre Hypertonie bedeutet Hochdruck als Folge einer Erkrankung des Herzens oder Gefäßsystems, deren wesentliche Erscheinungsformen in Tabelle 31 aufgezeichnet sind. Die letzten zwei in der Rubrik kardiovasculäre Hypertonie angeführten Krankheitsbilder sind nach pathophysiologischen Gesichtspunkten ebenfalls dieser Hochdruckform zuzuordnen, denn erst infolge einer Änderung der Herzleistung wird der Hochdruck bedingt.

Die Hypertonie bei der *Aortenisthmusstenose* (s. S. 188) ist vorwiegend mechanisch durch eine Einengung im Bereich des Aortenbogens bedingt und nur an den oberen Extremitäten feststellbar, während der Druck an den unteren Extremitäten — hinter der Stenose — normal bzw. erniedrigt ist. Mögliche Teilursache der Hypertonie kann bei diesem Krankheitsbild auch eine vermehrte Bildung von Renin bzw. Angiotensin II (s. S. 257) sein, da der Druck in der Nierenarterie infolge des Abgangs der A. renalis hinter der Stenose erniedrigt ist. Diesbezügliche Untersuchungen lassen noch keine sichere Aussage hierüber zu. Die Nierendurchblutung selbst ist normal.

Die Hypertonie als Folge eines *Elastizitätsverlustes* der großen Gefäße und der hierdurch praktisch aufgehobenen Windkesselfunktion der Aorta durch eine Atherosklerose ist selten und wird nur im fortgeschrittenen Alter oder bei starker vorzeitiger Alterung beobachtet. In den meisten Fällen ist die Arteriosklerose der großen Gefäße auf einen schon bestehenden Hochdruck zurückzuführen. Charakteristisch für die Hypertonie infolge Elastizitätsverlustes der großen Gefäße ist die mäßige Erhöhung des systolischen Druckes, während der diastolische Druck leicht erniedrigt ist. Die Blutdruckamplitude ist dementsprechend vergrößert. Der periphere Strömungswiderstand ist normal. Diese Form der Hypertonie zeigt meist keine stärkere Progredienz. Der sog. Elastizitätshochdruck tritt selten allein auf; häufig besteht zusätzlich eine neurogene Komponente des Hochdruckes, da die arteriosklerotischen Gefäßwandverhärtungen im Bereich der Pres-

sorreceptoren zu einer Minderung des Dehnungsreizes und damit zu einer Herabsetzung
des Depressorentonus führen (s. S. 248).

Die Blutdruckerhöhung bei der *Aorteninsuffizienz* (s. S. 195) und der hochgradigen
Bradykardie (s. S. 211), z.B. infolge eines totalen AV-Blockes oder einer extremen Sinusbradykardie, ist durch ein vergrößertes Schlagvolumen, bei den Krankheitsbildern der *arterio-
venösen Fistel* und des *Ductus Botalli* (s. S. 178)
sowie der *Hyperthyreose* (s. S. 167) durch ein
erhöhtes Herzzeitvolumen bedingt. Systolischer Druck sowie der arterielle Mitteldruck
sind in der Regel nur mäßig erhöht. Eine
maligne Verlaufsform (s. S. 266) dieser Hochdruckformen ist nicht bekannt. Es ist überhaupt fraglich, ob man hierbei von Hochdruck
als Erkrankung sprechen sollte. Bezüglich der
Pathophysiologie dieser Krankheitsbilder wird
auf die entsprechenden Kapitel verwiesen.

Auch beim *Hyperkinetischen Herzsyndrom*
ist die Hypertonie Folge eines erhöhten Herzzeitvolumens. Dieses Krankheitsbild konnte in
den letzten Jahren aus dem großen Formenkreis der vegetativen Kreislaufstörungen abgegrenzt und klinisch näher charakterisiert
werden. Die Pathogenese ist allerdings noch
nicht geklärt. Es bestehen Symptome, die auf
einer erhöhten Reizung der β-Receptoren des
Herzens und Gefäßsystems zurückzuführen
sind. Ob ein humoraler Faktor mit Reizwirkung auf die β-Receptoren vermehrt gebildet
wird, oder ob eine erhöhte Sensibilität der
β-Receptoren besteht, ist noch fraglich. Eine
erhöhte Katecholaminproduktion konnte bisher nicht nachgewiesen werden. Subjektiv
klagen die Patienten über vegetative Beschwerden, insbesondere pectanginöser Art,
sowie über eine Anstrengungsdyspnoe. Klinisch finden sich meist eine konstante Tachykardie und eine Hypertonie, die von der hyper-

tonen Regulationsstörung über den labilen
Hochdruck bis zur ausgeprägten, aber nicht
malignen Hypertonie reichen kann. Das Herzminutenvolumen ist erhöht, die Sauerstoffsättigung im Blut der tiefen Venen als Folge
einer hyperkinetischen Zirkulation erhöht, die
arteriovenöse Sauerstoffdifferenz vermindert.
Die Kreislaufzeiten sind meist mäßig herabgesetzt. Im Ergometer kann eine verminderte
Arbeitskapazität nachgewiesen werden. Ein
weiteres Charakteristikum dieses Krankheitsbildes ist, daß durch medikamentöse β-Recep-
torenblockade die Befunde normalisiert werden
können.

Gelegentlich tritt bei der schweren Herzinsuffizienz, insbesondere beim dekompensierten Cor pulmonale eine Hypertonie auf, die als
Stauungshochdruck bezeichnet wird. Ursache der
Blutdruckerhöhung wird in erster Linie eine zentrale Reizung der Vasomotoren-Areale infolge
Hypoxämie und Hyperkapnie anzusehen sein.
Die Diagnose eines Stauungshochdruckes sollte
nur dann in Erwägung gezogen werden, wenn
sich nach medikamentöser Beseitigung der
Herzinsuffizienz auch der Hochdruck zurückbildet.

Auch die ausgeprägte *Polycythämie* kann,
unabhängig von ihrer Ätiologie, zur Blutdrucksteigerung führen, die vornehmlich auf ein
vergrößertes Blutvolumen in den Gefäßen
sowie ein erhöhtes Herzminutenvolumen zurückzuführen ist. Gleichzeitig liegt aber auch
eine leichte Steigerung des peripheren Strömungswiderstandes vor, da nach dem Hagen-
Poiseuilleschen Gesetz (s. S. 247) eine erhöhte
Viscosität der Strömungsflüssigkeit den peripheren Strömungswiderstand erhöht. Die Blutdruckerhöhung ist meist nur mäßig; die klinischen Hochdrucksymptome stehen der Symptomatik der Grunderkrankung im Hintergrund.

5. Hormonelle Hypertonie

Hormonelle Hypertonie bedeutet Hochdruck als Folge einer Überproduktion bestimmter Hormone. Die zu einer hormonellen Hypertonie führenden Krankheitsbilder sind in
Tabelle 31 zusammengestellt.

Wir beobachten die hormonelle Hypertonie
infolge einer Überproduktion der Nebennierenmarkhormone Adrenalin und Noradrenalin
beim *Phäochromocytom* (s. S. 562) und der

Nebennierenmarkhyperplasie (s. S. 563), als Folge
einer Überproduktion des Schilddrüsenhormo-
nes Thyroxin bei der *Hyperthyreose* bzw.
Thyreotoxikose (s. S. 529), infolge eines vermehrten Anfalles von 11-Desoxy-Corticosteron
beim *kongenitalen adrenogenitalen Syndrom*
(s. S. 553), einer Überproduktion der Nebennierenrindenhormone bei der *Nebennierenrindenhyperplasie* und *-tumor* (Cushing-Syndrom)

sowie einer gesteigerten Produktion des Mineralcorticoids Aldosteron beim *Conn-Syndrom* (s. S. 557). Pathophysiologie und Klinik dieser Krankheitsbilder und des sie begleitenden Hochdruckes wurden im Kapitel Endokrinologie besprochen, auf das verwiesen wird.

Bei dem in den letzten Jahren näher abgegrenzten Krankheitsbegriff *Pseudophäochromocytom* handelt es sich um ein Krankheitsbild, das pathophysiologisch und klinisch in diskreter Form dem Krankheitsbild des Phäochromocytoms (s. S. 562) gleicht. Auch beim Pseudophämochromocytom besteht eine erhöhte Produktion der Katecholamine Adrenalin und Noradrenalin, die pathophysiologisch für die Entstehung des Hochdrucks verantwortlich sind. Während beim Phäochromocytom die erhöhte Katecholaminproduktion durch einen Tumor aus chromaffinem Gewebe bedingt ist, wird beim Pseudophäochromocytom eine erhöhte Katecholaminausschüttung aus dem Nebennierenmark rein mechanisch durch Druck eines Tumors in unmittelbarer Nachbarschaft der Nebenniere auf das Nebennierenmark hervorgerufen. Der Druck kann sowohl durch einen Tumor unterschiedlicher Morphologie — besonders häufig Nierencysten, Pankreastumoren, Lipome — als auch durch alle anderen, in unmittelbarer Nachbarschaft der Nebennieren gelegenen oder dorthin wachsende Prozesse ausgelöst werden. Charakteristisch für das Krankheitsbild des Pseudophäochromocytoms ist, daß der Hochdruck sehr labil ist und ein Blutdruckanstieg nicht selten mechanisch durch Bücken ausgelöst werden kann. Die Ausscheidung der Katecholamine ist mäßig vermehrt. Da die Klinik des Pseudophäochromocytoms im übrigen der Klinik des Phäochromocytoms entspricht, sei auf S. 562 verwiesen.

Ungeklärt dagegen ist, auf welche Ursache der Hochdruck beim Krankheitsbild der *Akromegalie* zurückzuführen ist, der etwa bei 30% dieser Patienten gefunden wird. Die gelegentlich bei der Akromegalie auch erhöhte Produktion der Nebennierenrindensteroide kann für die Hochdruckentstehung nicht oder nur in einigen Fällen verantwortlich gemacht werden, da die Hypertonie auch gefunden wird, wenn keine erhöhte Nebennierenrindenhormonproduktion nachgewiesen werden kann. Die Überproduktion des Wachstumshormons selbst führt nicht zur Hochdruckentstehung.

Die Zuordnung des Hochdrucks infolge einer *Schwangerschaftstoxikose* zu den hormonellen Hypertonien kann heute nur noch mit Vorbehalt erfolgen. Früher wurde angenommen, daß während der Schwangerschaft von der Placenta Hormone abgesondert wurden, die die Schwangerschaftseklampsie mit Hochdruck verursachten. Nach den in den letzten Jahren erhobenen Befunden ist aber zur Pathogenese des Hochdrucks infolge einer Schwangerschaftstoxikose folgendes anzunehmen: Schwangerschaftstoxikosen mit Hochdruck treten auffallend häufig auf bei einer relativen oder absoluten Überdehnung des Uterus z.B. bei Zwillingsschwangerschaften, Blasenmolen, Hydramnion, sehr jungen und sehr alten Erstgebärenden sowie bei Hypertonikerinnen und bestimmten Stoffwechselerkrankungen, z.B. Diabetes mellitus. Diese Krankheitszustände bedingen eine placentare Hypoxie, entweder infolge einer ungenügenden Anpassung des uterinen Stromgebietes an die Schwangerschaft und/oder eines erhöhten intrauterinen Innendruckes (= Spannungstoxikosen) oder infolge placentarer Durchblutungsstörungen durch pathologisch-anatomische, möglicherweise auch funktionelle Gefäßwandveränderungen der Placenta (= vasculäre Toxikosen). Die placentare Hypoxie — durch diffizile Messungen der Durchblutung mehrfach beschrieben — führt zu einer Freisetzung von pressorischen Substanzen, die bisher noch nicht ganz gereinigt bzw. isoliert werden konnten. Die gefundene und wohl wichtigste pressorische Substanz wird als Hysterotonin bzw. Placentin bezeichnet. Sie ist wahrscheinlich mit der in der Placenta nachgewiesenen Renin ähnlichen Substanz identisch. Für die Auslösung des Hochdruckes während der Schwangerschaftstoxikose scheint neben der Freisetzung von Pressorsubstanzen infolge einer placentaren Durchblutungsinsuffizienz auch eine spezifische Reaktionsweise des Gefäßsystems gegenüber diesen Substanzen erforderlich. Während im Tierexperiment und im Parabioseversuch Blut eines durch experimentelle placentare Ischämie hyperton gewordenen Tieres Hochdruck auch bei anderen artgleichen Tieren erzeugt, führen Blutübertragungen von an Schwangerschaftstoxikosen und Hypertonie erkrankten Frauen nur zur Blutdruckerhöhung, wenn es den toxikosekranken Frauen postpartum nach Abklingen der Toxikose und der

Hypertonie reinfundiert wird — nicht dagegen, wenn dieses Blut Frauen mit normaler Schwangerschaft infundiert wird.

Die Hypertonie — führendes Symptom bei allen Fällen von Eklampsie und Präeklampsie — ist durch eine allgemeine Engerstellung der Arteriolen bedingt. Es findet sich insbesondere eine Erhöhung des diastolischen Druckes. Das klinische Bild des Hochdruckes unterscheidet sich nicht wesentlich von dem der essentiellen Hypertonie. Die cerebralen Hochdrucksymptome (Kopfschmerzen, Ohrensausen, Schwindelerscheinungen, Visusstörungen) stehen aber häufig im Vordergrund. Der eklamptische Anfall ist primär nicht unmittelbare Folge des Hypertonus, sondern Folge lokaler cerebraler Minderdurchblutung. Die Hypertonie kann während des ersten und zweiten Schwangerschaftstrimesters sehr labil sein und oft erst im letzten Trimester deutlich in Erscheinung treten. Entscheidend für die Beurteilung der Hochdruckentwicklung als Folge einer Schwangerschaftstoxikose ist der Vergleich der Blutdruckwerte vor und während der Schwangerschaft. Eine Erhöhung des Druckes systolisch über 140—150 mm Hg und diastolisch über 90 mm Hg muß als erstes Warnsymptom angesehen werden. Zwischen der Höhe des Blutdruckes bei der Schwangerschaftstoxikose und dem Auftreten einer vorzeitigen Placentalösung sowie der Neugeborenenletalität besteht eine gewisse Korrelation. (Bezüglich der Einzelheiten des klinischen Bildes der Schwangerschaftstoxikose s. gynäkologische Lehrbücher.)

Es sei noch darauf hingewiesen, daß der Hochdruck infolge einer Schwangerschaftstoxikose pathophysiologisch zu unterscheiden ist von dem Hochdruck als Folge einer Schwangerschaftsnephropathie (s. S. 263), wenngleich beide Hochdruckformen auf eine Arteriolen-Verengerung zurückzuführen sind und gleichzeitig bestehen können.

6. Neurogene Hypertonie

Als neurogene Hypertonie wird der Hochdruck als Folge einer Erkrankung, Tonusänderung oder direkten Schädigung der für die Blutdruckregulation verantwortlichen Anteile des zentralen oder peripheren Nervensystems bezeichnet. Die einzelnen Formen der neurogenen Hypertonie sind in Tabelle 31 zusammengestellt.

Die häufigste Form ist die Hypertonie als Folge eines *erhöhten Sympathicotonus*. Infolge eines erhöhten sympathischen Erregungszustandes wird Noradrenalin an den sympathischen Nervenendigungen in den Gefäßwänden vermehrt freigesetzt, wodurch Vasoconstriction und Blutdruckerhöhung bedingt werden. Die Ätiologie des erhöhten Sympathicotonus ist noch nicht ganz geklärt. Es kann aufgrund von Verlaufsuntersuchungen angenommen werden, daß eine konstitutionell bedingte Veränderung des sympathischen Erregungszustandes oder eine besonders leichte Aktivierung der sympathischen Nerven- bzw. Vasomotorenzentren, z.B. infolge Überbeanspruchung, Spannung, Konfliktsituation oder Konstitution ursächlich für den erhöhten Erregungszustand der sympathischen Nerven verantwortlich ist. Das klinische Bild dieser Hochdruckform ist im allgemeinen charakteristisch und zeigt weitere typische Zeichen eines erhöhten Sympathicotonus: Subjektiv wird über eine Vielzahl von Beschwerden wechselnder Intensität geklagt, die vornehmlich zu dem Beschwerdekreis der vegetativen Dystonie gehören. Im Vordergrund der Klagen stehen Kopfschmerzen, Unruhe, innere Spannung, Erregbarkeit, Leistungsschwäche, Schlafstörungen, Schweißausbrüche und Obstipation. Objektiv besteht häufig eine mäßige Übergewichtigkeit, eine systolische und diastolische Erhöhung des Blutdruckes mit einer Neigung zu deutlichen Blutdruckschwankungen ohne medikamentöse Beeinflussung, die Zeichen einer ausgeprägten Vasolabilität, eine Stuhlträgheit, Hyperhydrosis sowie eine in wechselndem Maße leicht bis mäßig vermehrte Ausscheidung der Katecholamine bzw. Katecholaminmetaboliten. Die vermehrte Ausscheidung der Katecholamine liegt so gut wie immer unter den Werten, wie sie bei einer Hypertonie als Folge eines chromaffinen Tumors (s. S. 562) gefunden werden. Ob die Hypertonie infolge eines erhöhten Sympathicotonus in einen fixierten Dauerhypertonus übergehen kann, ist noch nicht geklärt.

Wie Tabelle 31 zeigt, können sehr verschiedenartige Krankheitsbilder eine neurogene Hypertonie bedingen, deren Ursache aber pathologisch-anatomisch sowie pathophysiologisch nicht einheitlich ist. Entzündliche, toxische, mechanische oder degenerative Faktoren können durch Unterbrechung der afferenten Erregungsleitung des Pressorreceptorenapparates die Funktion des Blutdruckzüglers (siehe S. 253) vermindern oder aufheben und hierdurch einen Hochdruck bedingen. Diese Hochdruckform wird insbesondere beobachtet bei Frakturen im Bereich der Schädelbasis bzw. des Nasen-Rachenraumes und infiltrierend wachsenden Tumoren, die zu einer *Schädigung im Verlaufe des 9. und 10. Hirnnerven* mit ihren pressorreceptorischen Bahnen führen, bei *Polyneuritiden* verschiedener Genese mit Befall der erwähnten Nervenbahnen, bei tuberkulösen *Basalmeningitiden* mit peri- und endoneuralen Veränderungen und Infiltrationen von Langhansschen Riesenzellen im Bereich des 9. und 10. Hirnnerven sowie bei der *Porphyrie* und *Intoxikationen*, insbesondere durch Thallium und CO. Ob die neurogene Hypertonie im Gefolge einer Porphyrie sowie Thallium- und CO-Intoxikation allein auf eine direkte Schädigung der afferenten Erregungsleitung der Pressorreceptoren zurückzuführen ist, erscheint fraglich. Wahrscheinlich führt die Porphyrie und die Thallium-Intoxikation auch zu einer Reizung des sympathischen Nervensystems mit einem erhöhten Sympathicotonus. Es konnte mehrfach bei diesen Krankheitsbildern eine erhöhte Ausscheidung der Katecholamine bzw. Katecholaminmetaboliten nachgewiesen werden, die sich nach Rückgang der akuten Erkrankungserscheinungen und des Hochdrucks zurückbildete. Bei der CO-Vergiftung ist wahrscheinlich auch eine intracerebrale Schädigung bzw. zentralnervöse Reizung der Vasomotorenzentren von wesentlicher Bedeutung.

Auch die schwere *arteriosklerotische Gefäßwandverhärtung* der großen Gefäße im Bereich der Pressorreceptorenplexus — insbesondere im Carotissinusgebiet — kann infolge einer Verringerung des Dehnungsreizes zu einer Minderung des Depressorentonus und damit zu einer Blutdrucksteigerung führen (s. S. 253).

In gleicher Weise führt beim *Aortenbogensyndrom* (Takayasu-Erkrankung, pulselessdisease; s. S. 269) der erniedrigte Druck im Bereich des sinus caroticum und des Aortenbogens bzw. der von ihr abgehenden großen Gefäße zu einer Minderung des Depressorentonus. Häufig werden zudem die sensiblen Nervenendigungen der Pressorreceptoren in die morphologischen Wandveränderungen des das Aortenbogensyndrom bedingenden Krankheitsprozesses mit einbezogen, wodurch auch die afferenten Leitungsbahnen des Pressorreceptorenapparates teilweise unterbrochen werden. Die Hypertonie ist aber infolge des Verschlusses der großen arteriellen Gefäße, die vom Aortenbogen abgehen, nur im Bereich der unteren Körperhälfte festzustellen. Die Entwicklung des Hochdruckes ist abhängig von der Topographie der morphologischen Veränderungen, nicht dagegen von der Ätiologie des Aortenbogensyndroms, das sehr vielfältig sein kann (Atherosklerose, Arteriitiden, Lues, kongenitale Mißbildungen; s. S. 269).

Der Hochdruck als Folge einer Schädigung der Pressorreceptoren bzw. seiner afferenten Bahnen wird vielfach als ,,Entzügelungshochdruck" bezeichnet, da die Funktion des Blutdruckzüglers aufgehoben bzw. herabgesetzt ist. Das klinische Bild dieser Hochdruckform ist gekennzeichnet durch ein stark erhöhtes Herzminutenvolumen mit einem deutlich erhöhten systolischen und mäßig erhöhten diastolischen Druck, einer Beschleunigung der Herzfrequenz und Aufhebung der Carotissinus-Reflexe, d.h. die Funktionsprüfungen des Carotissinus durch Carotisdruck oder Ausschaltung durch Anaesthesie verlaufen negativ. Der Hochdruck kann sich ganz oder teilweise zurückbilden, wenn das zum neurogenen Hochdruck führende Krankheitsbild abklingt und keine irreversiblen Schädigungen im Bereich des Pressorreceptorenapparates aufgetreten sind.

Die schwere *Poliomyelitis* sowie *Encephalitis*, insbesondere die Fleckfieber-Encephalitis, können ebenfalls eine Hypertonie bedingen. Diese neurogene Hochdruckform ist pathophysiologisch noch nicht einheitlich zu deuten. Diskutiert wird eine direkte entzündliche Schädigung der bulbären Abschnitte des zentralen Schenkels des pressorreceptorischen Reflexbogens oder der Vasomotorenzentren — die auch in Einzelfällen pathologisch-anatomisch nachgewiesen werden konnte —, eine Hypoxie der zentralen Vasomotorenregler sowie eine Hypokapnie infolge einer häufig diese Krankheitsbilder begleitenden Lähmung der Atemmuskulatur. Für die letztere Annahme spricht, daß bei einigen Patienten unter O_2-Insufflation und künstlicher Beatmung die Hypertonie beseitigt werden konnte.

Die bei einem *gesteigerten Hirndruck* gelegentlich zu beobachtende Blutdrucksteigerung geht fast immer mit einer Bradykardie einher. Durch Lumbalpunktion kann der Blutdruck gelegentlich gesenkt werden. Die Ursache dieser, wahrscheinlich auch neurogenen Blutdrucksteigerung ist noch nicht geklärt. (Hypoxische Reizung der zentralen vasomotorischen Areale?)

7. Maligne Hypertonie

Der Begriff der malignen Hypertonie ist durch das klinische Symptomentrias „hoher fixierter diastolischer Blutdruck, fortschreitende latente oder manifeste Niereninsuffizienz, Retinopathia angiopastica" definiert. Der malignen Hypertonie liegt weder pathophysiologisch noch pathogenetisch eine einheitliche Ursache, noch pathologisch-anatomisch ein einheitliches morphologisches Substrat zugrunde. Fast jede chronische Form der essentiellen und symptomatischen Hypertonie kann in ein malignes Verlaufsstadium übergehen, weswegen die Terminierung „maligne essentielle Hypertonie, maligne renale Hypertonie", etc. sinnentsprechender wäre. Eine Ausnahme bilden nur die Formen der kardiovasculären Hypertonie, die auf einem vergrößerten Schlagvolumen und Minutenvolumen bzw. herabgesetzten Gefäßelastizität beruhen. Diese Hochdruckformen gehen nicht in ein malignes Verlaufsstadium über.

Das Krankheitsbild der malignen Hypertonie wurde — und wird noch vielfach — dem von VOLHARD und FAHR beschriebenen Krankheitsbegriff der malignen Nephrosklerose gleichgesetzt.

Pathologisch-anatomische Untersuchungen haben aber gezeigt, daß das charakteristische pathologisch-anatomische Substrat der malignen Nephrosklerose, nämlich die Arteriolonekrose der arteriolae afferentes der Nieren bei der malignen Hypertonie relativ selten vorliegt, während sich bei der Mehrzahl der malignen Hypertonien eine Arterio-Arteriolosklerose der Nieren und anderer Organe findet. Ob der Krankheitsbegriff der malignen Nephrosklerose mit den erwähnten histologischen Veränderungen überhaupt ein Krankheitsbild sui generis ist oder lediglich eine extreme Intensitätsvariante einer Hochdruckkrankheit darstellt, ist noch nicht entschieden. Sehr viel spricht dafür, daß allein die excessive fixierte Blutdrucksteigerung der entscheidende pathogenetische Faktor für die Ausbildung der Arteriolonekrosen der arteriolae afferentes ist, da auch als *Folge* der malignen Hypertonie ausgeprägte morphologische Wandveränderungen in den Arteriolen auftreten können, wie fibrinoide Intimaverquellungen, Intimahyperplasie und Arteriolennekrosen. Die Tatsache, daß diese morphologischen Veränderungen durch eine antihypertone Therapie teilweise reversibel sind, spricht für die Annahme, daß die maligne Hypertonie eine quantitativ gesteigerte Variante der Hochdruckerkrankung ist und nicht Folge bestimmter morphologischer Arterienveränderungen.

Eine Erklärung, warum und wann eine Hochdruckerkrankung in eine maligne Phase übergeht, steht noch aus. Die Dauer der Hochdruckerkrankung ist in der Regel hierfür ohne wesentliche Bedeutung, denn auch der schwere Bluthochdruck kann über 10—20 Jahre bestehen, ohne in eine maligne Phase überzugehen, während ein scheinbar benignes Hochdruckleiden schon nach wenigen Jahren in eine maligne Hypertonie übergehen kann. Ohne Zweifel sind konstitutionelle endogene Faktoren von wesentlicher Bedeutung, da das Auftreten der malignen Hypertonie auffallend gehäuft familiär beobachtet wird. Soweit bisher entsprechende Untersuchungen durchgeführt worden sind, finden sich recht häufig während der malignen Phase der Hypertonie eine erhöhte Plasmareninaktivität und eine erhöhte Aldosteronsekretion — Befunde, die während der benignen Phase der Hypertonie nicht nachzuweisen sind. Es muß deshalb diskutiert werden, ob die Malignität eines Hochdruckes ursächlich auf eine erhöhte Aktivität des Renin-Angiotensin II-Aldosteron-Systems (s. S. 417) zurückzuführen ist, wobei aber noch die Frage offen bleibt, wodurch die Aktivierung ausgelöst wurde. Möglicherweise sind für die Auslösung der malignen Phase immunologische Gefäßreaktionen von Bedeutung. Durch fluorescenzoptische Untersuchungen konnte es wahrscheinlich gemacht werden, daß bei der malignen Hypertonie immunologisch bedingte zellzerstörende Reaktionen am Gefäßsystem ablaufen. So wurden neben den Zeichen einer allgemeinen Gefäßsystem-Sensibilisierung — Nachweis zirkulierender Antikörper, Dextranüberempfindlichkeit, positiver Antigen-Komplement-Konsumptionstest, positiver Ausfall der Abderhaldenschen Abwehrproteinasenreaktion — bei Anfärbung mit Fluorescein markierten Immunseren eine Ablagerung von γ-Globulinen in den Bezirken der Nieren gefunden, in denen histologisch eine Arteriolonekrose bzw. capilläre fibrinoide Nekrose bestand. Diese Befunde sprechen dafür, daß bei der malignen Hypertonie Antikörper vorhanden sind, die direkt gegen die Gefäßproteine gerichtet sind und eine lokale Antigen-Antikörperreaktion bedingen. Voraussetzung hierfür dürfte aber eine bestimmte hypertensive Reaktionslage des Organismus sein.

Die maligne Hypertonie tritt im Verhältnis zur benignen Form der Hypertonie relativ selten auf; die Relation beträgt etwa 1:200. Durch die moderne antihypertensive Behandlung nimmt die Häufigkeit der malignen Hypertonie ab. Klinisch tritt die maligne Hypertonie auffallenderweise besonders im Alter von 40—45 Jahren, bevorzugt beim männlichen Geschlecht, auf. Die schon erwähnten drei Kardinalsymptome — hoher fixierter diastolischer Druck, zunehmende Niereninsuffizienz und Retinopathia angiospastica, die nicht in jedem Falle voll ausgeprägt auftreten müssen — gestatten in der Regel, die Diagnose der malignen Hypertonie zu stellen. Weitere typische Befunde einer malignen Hypertonie sind plötzliche Visusverschlechterung, Auftreten cerebraler Symptome im Sinne einer Encephalopathia hypertensiva (s. S. 260) im Alter von 40—50 Jahren sowie eine relativ akut einsetzende konstante Hämaturie und Proteinurie. Alle Befunde sind pathophysiologisch unmittelbare Folge der Blutdrucksteigerung und der hierdurch bedingten morphologischen Gefäßveränderungen. Im übrigen entsprechen die objektiven und subjektiven Krankheitssymptome den üblichen Hochdrucksymptomen, selbstverständlich graduell stärker ausgeprägt. Die Überlebenszeit der unbehandelten malignen Hypertonie ist sehr kurz (siehe Abb. 162); sie beträgt in der Regel nur 1—3 Jahre.

IV. Hypotonie

Von einer Hypotonie spricht man, wenn der Ruheblutdruck deutlich unter dem Altersnormalwert liegt. Zur Kennzeichnung des krankhaften genügt aber diese Definition nicht. Es gibt viele Menschen mit auffallend niedrigem Blutdruck, die gleichwohl leistungsfähig und keineswegs krank sind; ihr Kreislauf zeigt eine mehr vagotonische Einstellung. Es kommt darauf an, ob die Kreislaufregulationen ausreichen, um bei allen Ansprüchen einen genügend hohen Blutdruck und damit eine genügende Durchblutung sicherstellen zu können. Nur wenn das nicht der Fall ist, können wir von Hypotonie als etwas krankhaftem sprechen. Eine solche ungenügende Anpassung ist nicht unbedingt an einen niedrigen Ruheblutdruck gebunden, sondern kommt auch bei Menschen mit normalem oder sogar erhöhtem Ruheblutdruck vor. Ein Hypotoniker in klinischem Sinne ist also unabhängig vom Ruheblutdruck ein Mensch, dessen Regulationen zur Herstellung des notwendigen Blutdrucks nicht ausreichen. Nach SCHELLONG unterscheidet man zwei verschiedene Typen: die hypotonen und die hypodynamen Regulationsstörungen. Wenn auch eine scharfe Trennung der beiden aufgeführten Typen in der Klinik häufig nicht möglich ist, da fließende Übergänge bestehen, so hat sich diese Einteilung zur Kennzeichnung der kreislaufdynamischen Situation doch bewährt. Von der hypotonen Regulationsstörung werden vor allem Personen mit äußerlich vielfach schon sichtbaren schlaffen Gefäßen (Varicen, Acrocyanose) betroffen. Es besteht eine konstitutionelle Schwäche der Gefäßwände. Zur Kompensierung der arteriellen Hypotonie besteht eine relative Steigerung des peripheren Strömungswiderstandes (relativ hoher diastolischer Druck, relativ hoher Venendruck). Nach längerem Stehen sinkt bei solchen Personen der systolische Druck, während der diastolische Druck und die Pulsfrequenz ansteigen. Schlagvolumen und Kreislaufminutenvolumen sollen absinken (Abb. 163). Doch sind präzise, quantitative Angaben hierüber noch nicht zu machen. Bei der hypodynamen Regulationsstörung steht die vegetativ-nervöse Fehlsteuerung durch Versagen der sympathischen Innervation im Vordergrund. Hierbei sinken beim Stehen systolischer und diastolischer Blutdruck ab, der Venendruck bleibt niedrig, Schlag- und Minutenvolumen sinken ebenfalls ab, während die Pulsfrequenz ansteigt. In ausgeprägten Fällen entwickelt sich bei diesen Personen ein Kollaps.

Eine Sonderform der hypodynamen Regulationsstörung ist die *idiopathische Positionshypotonie*. Es besteht ein völliges Darniederliegen der sympathischen Kreislaufregulation. Beim Aufrichten bleiben die Constriction der peripheren Arteriolen und die Erhöhung des Venentonus aus. Das Blut versackt in die unteren Extremitäten und ins Splanktikusgebiet. Die Patienten kollabieren beim Aufrichten innerhalb weniger Minuten. Der Kollaps ist jederzeit reproduzierbar. Leitsymptom ist ein beliebig reproduzierbarer, markanter,

des sympathischen Nervensystems findet man als zweites Kardinalsymptom Störungen der Schweißsekretion. Die Anhidrosis beginnt an den Acren der Extremitäten und breitet sich von da aus progredient auf den ganzen Körper mit Ausnahme des Gesichtes aus. Als Folge der Anhidrosis ist die Thermoregulation gestört (ausgeprägte Hitzeintoleranz).

Die idiopathische Positionshypotonie muß gegenüber den bekannten transitorischen orthostatischen Kollapsformen, wie sie bei hochgewachsenen Jugendlichen, in der Rekonvales-

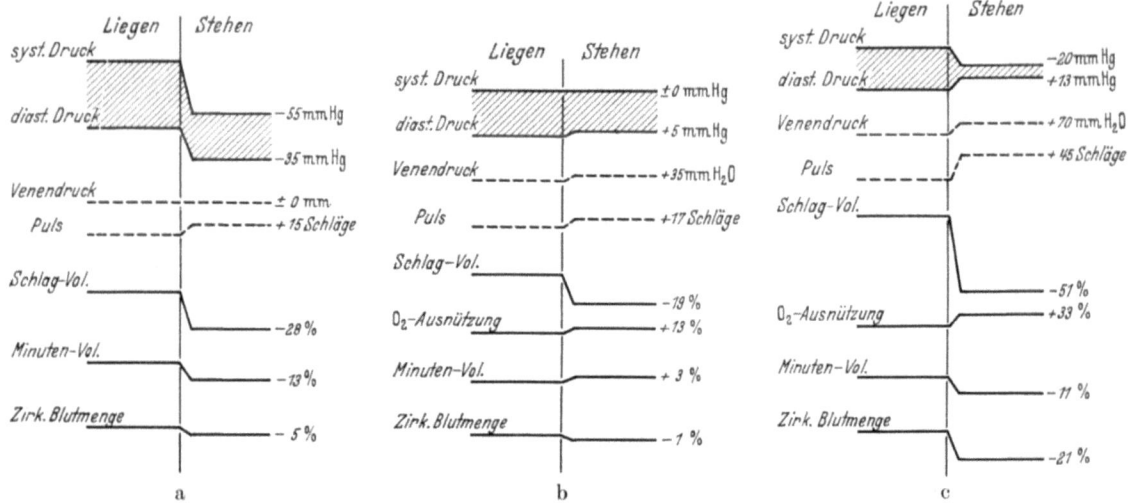

Abb. 163. a Die Störung der Kreislaufregulation in aufrechter Stellung bei hypophysär-diencephalen Regulationsstörungen. Hypodyname Regulationsstörung. b Normale Kreislaufregulation in aufrechter Stellung. c Störung der Kreislaufregulation in aufrechter Stellung bei Krampfadern und Akrocyanose. Hypotone Regulationsstörung. (Nach SCHELLONG, Regulationsprüfung des Kreislaufs, 1938)

progredienter Abfall des systolischen und diastolischen Blutdrucks beim Aufrichten aus der Horizontalen. Das Verhalten des diastolischen Blutdruckes ist pathognomonisch für die fehlende Arteriolenconstriction. Typisch ist die auffallende Pulskonstanz bei extremem Blutdruckabfall. Dadurch hat der Organismus nicht die Möglichkeit, das Abfallen des Blutdrucks und des Schlagvolumens durch Frequenzsteigerung zu kompensieren. Über den Sitz der Läsion besteht noch weitgehende Unklarheit. Diskutiert werden: Läsionen in den zentralen Kreislaufregulationszentren des Hypothalamus, oder in den efferenten peripheren Sympathicusfasern bzw. in spinalen Sympathicuszentren, Defekte der Arteriolenconstriction, Versagen der Venomotoren oder das Zusammenwirken aller genannten Faktoren. Jedenfalls ist der Sympathicus der Hauptsitz der Läsion. Als Ausdruck eines Versagens

cenz, bei vegetativer Dystonie, bei langem Stehen, unter emotionellen Einflüssen usw. vorkommen, abgegrenzt werden. Bei diesen Formen handelt es sich meist um vasovagale Synkopen, d.h. um eine aktive zentrale vegetative Umschaltung der Kreislaufregulation mit schließlichem Überwiegen einer Parasympathicotonie. Hier finden sich meist eine Bradykardie und als Begleitsymptome Nausea, Hautblässe, Schweißausbruch, Speichelfluß und epigastrische Sensationen. Beim Kollaps der idiopathischen Positionshypotonie fehlen dagegen diese Reaktionen, da das vegetative Nervensystem, welches sie überträgt, selbst defekt ist.

Als wirksamste therapeutische Maßnahme empfiehlt sich die Verwendung eines Druckanzuges, wie sie bei Piloten, die großen Beschleunigungen über 5 g ausgesetzt sind, getragen werden.

V. Das Aortenbogensyndrom

Als Folge von Stenosen bzw. Verschlüssen der vom Arcus aortae entspringenden Hauptarterien treten bracheo-cephale Durchblutungsstörungen auf, deren Leitsymptom in Abhängigkeit vom einseitigen oder doppelseitigen Befall eine an einer oder beiden oberen Extremitäten bzw. im Carotisverlauf nachweisbare Pulsdifferenz oder Pulslosigkeit darstellt („Pulsless disease" benannt nach dem Japaner Takajashu) (s. auch S. 265). Der Blutdruck im Bereich der unteren Körperregion ist häufig erhöht (sog. umgekehrte Isthmusstenose). Dem Krankheitssyndrom liegen meist thrombotische Arterienverschlüsse zugrunde, die zu Stenosierungen in den aortennahen Bereichen der Schulter- und Kopfarterien führen. Die Vielfältigkeit der Ätiologie und Pathogenese kann hier nicht erörtert werden (s. entsprechende klinische Lehrbücher). Pathophysiologisch ist es von besonderem Interesse, daß es zu charakteristischen hämodynamischen Veränderungen im Gehirnkreislauf kommen kann, die zum sog. Subclaviazapfsyndrom führen (*Subclavian-Steal*-Syndrom). Die wesentlichen hämodynamischen Folgen seien an Hand der Abb. 164 besprochen. Fällt der Druck in der A. subclavia poststenotisch ab, so tritt zunächst ein Sistieren des hirnwärts gerichteten Blutstroms in der gleichseitigen A. vertebralis ein. Eine stärkere Drucksenkung führt zur Strömungsumkehr, d. h. die A. vertebralis wird descendierend durchströmt. Dadurch tritt an der A. basilaris ein Zapfeffekt ein. Das armwärts gerichtete Stromvolumen kann dadurch zwar verbessert und durch einen kompensatorischen Mehreinstrom in das Carotis interna-System oder die kontralaterale A. vertebralis in gewissem Umfang ausgeglichen werden. Diese Kompensation geht jedoch zu Lasten der cerebralen Durchblutung, vor allem, wenn bei solchen Patienten Hypo- oder Aplasien

bzw. Verengerungen im Carotissystem, im Circulus arteriosus Willisi oder in der kontralateralen A. vertebralis bestehen. Es stellen sich dann die Zeichen einer *Basilarisinsuffizienz* ein. Hierbei kann es zum Vollbild eines apoplektischen Insultes kommen.

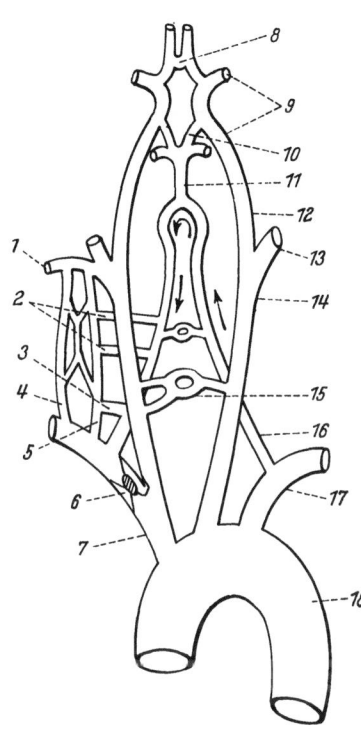

Abb. 164. Subclaviaverschluß re. mit partieller Einengung des Carotisabgangs. Darstellung des Subclaviazapfeffektes mit den wesentlichen Kollateralbahnen (vertebro-vertebraler Kollateralzufluß durch Pfeile markiert). *1* A. occipitalis *2* Muskeläste der A. vertebralis *3* A. thyreoidea caud. *4* Trunc. costocervicalis *5* Trunc. thyreocervicalis *6* Subclaviaverschluß *7* Trunc. brachiocephalicus *8* A. communicans ant. *9* Circ. Willisi *10* A. communicans post. *11* A. basilaris *12* A. carotis interna *13* A. carotis ext. *14* A. carotis comm. *15* Aa. thyreoideae cran. et caud. *16* A. vertebralis *17* A. subclavia sinistr. *18* Aortenbogen. [Nach Schneider, Schimke, Rüpner, Schulze u. Ungeheuer. Aus Münch. med. Wschr. **107**, 2287 (1965)]

VI. Das hypersensitive Carotissinussyndrom

Bei disponierten Patienten (meist Arteriosklerotikern), auch bei Patienten mit Aortenbogensyndrom führen abrupte Kopfbewegungen oder gröbere Manipulationen am Carotissinus zu spontanen oder auch experimentell erzeugbaren, mitunter bedrohlichen synkopalen Zwischenfällen (sog. „hypersensitives Carotissinussyndrom"). Mitunter wird der Sym

ptomenkomplex bereits beim Blick nach oben, beim plötzlichen Aufrichten, bei raschen Bewegungen oder durch am Hals beengende Kleidungsstücke ausgelöst. Offenbar ist das nervöse Terminalreticulum in der Adventitia des Carotisbulbus, das als Receptor gilt, an dem Zustandekommen des Syndroms wesentlich beteiligt. Der nervale Reiz, der über den Glossovaryngicus zur Medulla oblongata, von dieser über die Substantia reticularis zum Mittel- und Großhirn und von dort zentrifugal über die Nervi depressores und den Vagus zum Herzen geleitet wird, kommt in pathologisch verstärkter Form zur Auswirkung. Man unterscheidet 3 verschiedene Typen: einen vagalkardialen, einen depressorischen und einen cerebralen Reflextyp.

Beim *vagalen* Typ kommt es durch Druck auf den Carotissinus zur Pulsverlangsamung mit oder ohne Herzblock, zu sekundärer Ischämie des Cerebrums und damit zum Kollaps. Die Ausbildung des Kollapses verläuft in 3 Phasen (Abb. 165). In der ersten Phase sind trotz beginnender Bradykardie Gesichts-

Synkope treten Totenblässe und kaum meßbarer Blutdruck bei hohen Deltawellen im EEG auf. Obwohl mit Aufhören des Carotissinusdruckes die Sinusautomatic wieder erwacht, kommt es bei Rückgang der Gesichtsblässe mitunter sogar bei einer gewissen Gesichtsröte zu Krampfpotentialen im EEG. Dabei weist der Patient nach Art eines Adams-Stokesschen Anfalls klonisch-tonische Krämpfe auf. Sodann bildet sich das ganze Bild in etwa 8—10 sec wieder zur Norm zurück. Beim *depressorischen* Typ entwickelt sich auf Carotissinusdruck eine erhebliche Vasodilatation mit Blutdrucksenkung. Es stellt sich eine zentrale Ischämie ein, ohne daß eine erheblichere Pulsverlangsamung vorzuliegen braucht. Beim *cerebralen* Typ kommt es weder zur Pulsverlangsamung, noch zur Blutdrucksenkung. Trotzdem entwickelt sich ein kurzdauernder ohnmachtsähnlicher Anfall,

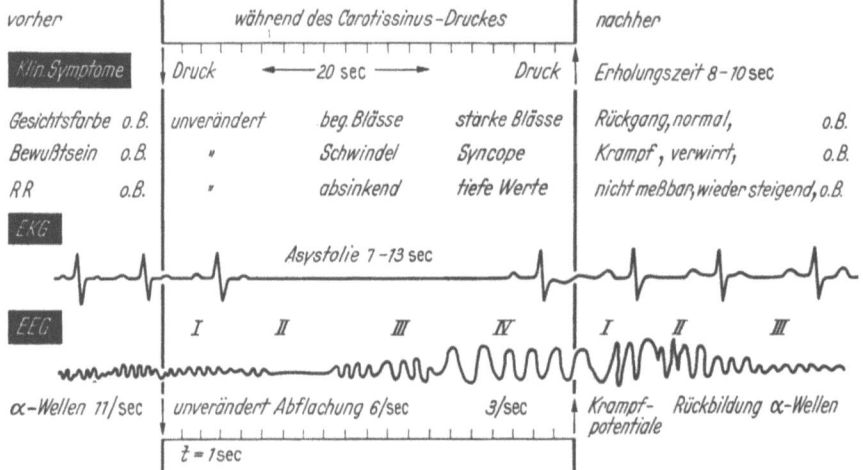

Abb. 165. Klinische Symptomatologie, EKG- und EEG-Veränderungen beim hypersensitiven Carotis-Sinus-Syndrom kardialen Typs. (FRANKE, 1953)

farbe, Bewußtsein, Blutdruck und EEG noch unverändert. In der zweiten Phase flacht sich die EEG-Kurve ab. Der Patient wird blaß, klagt über Schwindel, der arterielle Druck sinkt ab. Hit zunehmender Herzpause (Asystole von 7—13 sec) zeigen sich in der dritten Phase bei hypoxischen ST- und T-Veränderungen des EKG im EEG hohe Zwischenwellen (besonders hoch frontal). Im Stadium der eigentlichen

der durch Blockierung (Novokain) des Carotissinus beseitigt werden soll.

Der beim „*Knock out*" auftretende Kollaps wird vielfach als reflektorisch durch Reizung der Carotissinusnerven entstanden erklärt. Es ist jedoch wahrscheinlich, daß beim Zustandekommen dieses Kollapses das unmittelbare Trauma der Ganglienzellen (Commotio cerebri) ein wesentlicher Faktor ist.

VII. Örtliche Durchblutungsstörungen

1. Steuerung der Organdurchblutung

Während man unter Regelungen Vorgänge mit geschlossenem Wirkungsablauf, z.B. Regelung des Blutdrucks, versteht, handelt es sich bei der Einstellung der Durchblutung der Organe um Steuerungsvorgänge. Gesteuerte Größen sind meist recht variabel. Die lokale Durchblutungsregulierung wird vegetativ-nervös und chemisch gesteuert. Bei der vegetativ-nervösen Steuerung stehen die Vasomotoren bzw. Vasoconstrictoren ganz im Vordergrund.

Der Übergang der Erregungen von den freien Enden der Nerven erfolgt durch die Überträgerstoffe Noradrenalin und Adrenalin, wobei das Noradrenalin zu etwa 90% vorherrscht. Die Brenzkatechinamine sind im Endgebiet der adrenergen Faser gespeichert, werden durch die Nervenerregung freigesetzt und diffundieren durch den synaptischen Spalt auf die glatte Muskulatur der Gefäße. Man nimmt an, daß die Muskelmembranen mindestens 2 Arten von chemischen Gruppen enthalten, die man als „Receptoren" bezeichnet, obwohl keine morphologischen Substrate für solche spezialisierten Receptoren nachweisbar sind. Ihre Existenz wird u. a. deshalb gefordert, weil sie durch bestimmte Drogen spezifisch ausgeschaltet werden können. Die α-Receptoren wirken erregend, die β-Receptoren dagegen hemmend auf die glatte Muskulatur der Blutgefäße. Noradrenalin erregt ausschließlich die α-Receptoren und erzeugt dadurch eine Vasoconstriction. Adrenalin soll sowohl die

teriolen notwendig. Man nimmt an, daß sie über Axonreflexe zustande kommt. Inwieweit hierbei auch cholinergische Mechanismen (Azetylcholin) eine Rolle spielen, ist noch ungewiß. Auch läßt sich nicht sicher ausschließen, daß gefäßerweiternde Metaboliten des Stoffwechsels direkt auf die Muskulatur der Arteriolenwand und die Capillarsphincter einwirken und auf diese Weise eine Steigerung der Durchblutung herbeiführen. Von den Metaboliten des Stoffwechsels kommen für eine Vasodilatation vor allem in Frage: Erhöhung der CO_2-Span-

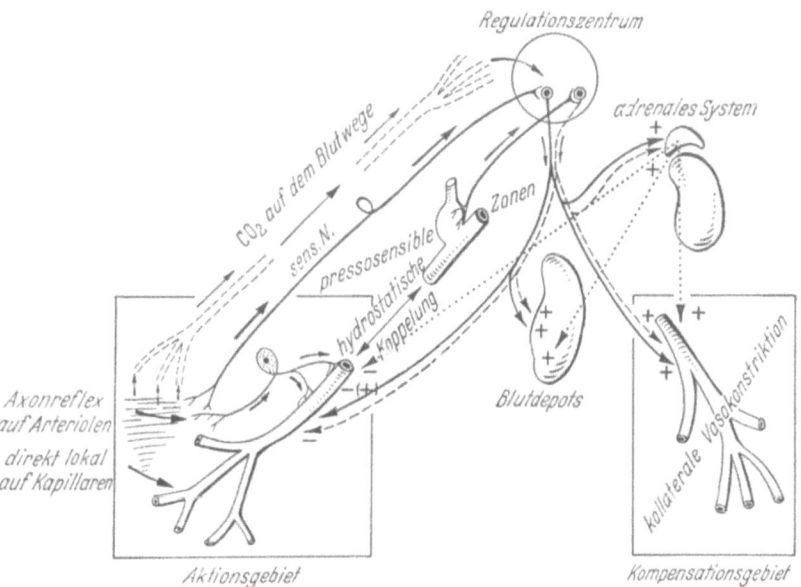

Abb. 166. Übersicht über das Zusammenwirken aller nervösen chemischen und hormonalen Faktoren bei normaler Kreislaufanpassung. (Nach H. REIN)

α- als auch die β-Receptoren erregen. Normalerweise überwiegt die α-Wirkung. Sympathicolytica blockieren selektiv die α-Receptoren, während Propanolol die β-Receptoren blockiert. Eine Blockierung der α-Receptoren hebt die vasoconstrictorische Wirkung der Brenzkatechinamine auf, läßt aber die Wirkung des Adrenalins auf die β-Receptoren bestehen. β-Receptorenblocker wirken durch Ausschaltung der Katecholaminwirkung auf das Herz im Sinne einer Pulsverlangsamung und einer negativ-inotropen Reaktion.

Schwierig zu überblicken ist die *lokalchemische* Steuerung der Organdurchblutung. Einen Sonderfall stellt das Auftreten von Histamin bzw. Bradykinin in der Haut dar (s. S. 272). Um vom Gewebe aus eine Mehrdurchblutung hervorzurufen, ist eine Erweiterung der Ar-

nung im Gewebe, Erhöhung von Na-Lactat, Adenylsäure, Adenosintriphosphorsäure, die bei der Muskeltätigkeit in erhöhtem Maße gebildet bzw. frei werden und eine gefäßerweiternde Wirkung haben. Der Sauerstoffdruck des Gewebes dürfte für die Einstellung der Durchblutung wohl nur eine indirekte Rolle spielen, indem bei Sauerstoffmangel Zwischenprodukte im Gewebe angereichert werden, die ihrerseits eine Durchblutungssteigerung hervorrufen. (Über die besonderen Verhältnisse im Coronarkreislauf s. dort.) Den komplizierten Verhältnissen bei der Entstehung einer lokalen Mehrdurchblutung wird in etwa folgende Vorstellung gerecht: Die bei erhöhtem Stoffwechsel und erhöhtem Blutbedarf eines Organs freiwerdenden Substanzen (CO_2, Na-Lactat, Muskeladenylsäure, Adenosintriphosphorsäure) ge-

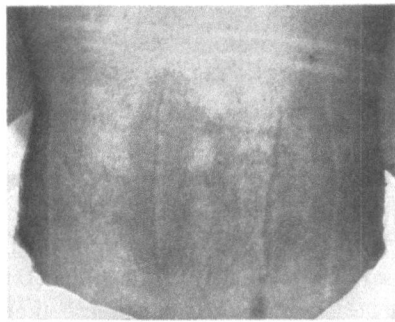

Abb. 167. Unten und oben 4 Striche von Dermoraphia alba nach leichtem Bestreichen mit dem Hammerstiel. Rechts von der Lumbalwirbelsäule Dermographia rubra nach kräftigem Strich, der rote Streifen ist von anämischen Streifen begleitet. Links von der Medianlinie irritatives Reflexerythem durch Nadelstrich erzeugt. Das Bild verliert dadurch an Deutlichkeit, daß die untere Rückengegend stark mit Haaren bewachsen ist. (Nach L. R. MÜLLER)

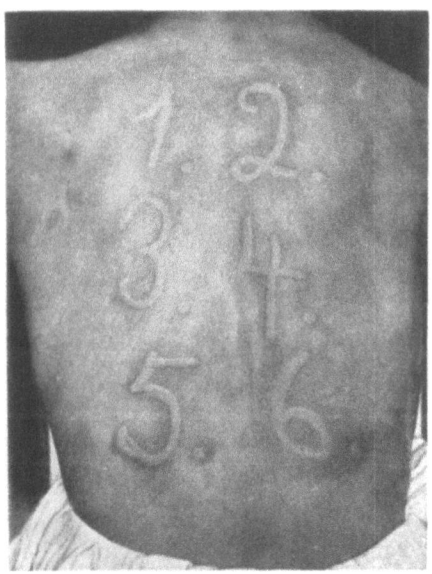

Abb. 168. Dermographia elevata (Urticaria factitia) auf Schreiben mit dem Hammerstiel. Die Zahlen sind in Zeitabschnitten von 5 min auf den Rücken aufgezeichnet. Das anfänglich bestehende Erythem ist nur noch bei Zahl 6 zu sehen. (Nach L. R. MÜLLER)

langen aus dem Gewebe zuerst an die Capillaren, die durch diese Stoffe unmittelbar erweitert werden. Die zugehörigen Arteriolen werden sodann reflektorisch durch Axonreflexe entsprechend weitergestellt. Das Ineinandergreifen der lokalen örtlichen und der zentralen nervösen Durchblutungsregulierung wird durch Abb. 166 veranschaulicht.

Stark gefäßdilatierend wirken Bradykinin und bradykininähnliche Substanzen. Es sind ihrer chemischen Konstitution nach Octa- und

Nona-Peptide. Sie werden durch die Protease Trypsin aus der α-Globulinfraktion freigesetzt. Außer ihrer vasodilatatorischen Wirkung steigern sie die Capillarpermeabilität und lösen lokale Gewebsreaktionen aus. Sie können Ödeme, Leukocytenmigration und Schmerzen am Ort einer Gewebsschädigung auslösen. Über ihre physiologische bzw. pathophysiologische Bedeutung ist noch wenig Konkretes bekannt. Sicher ist, daß Bradykinin im Drüsengewebe, vor allem in den Speichel- und Schweißdrüsen während einer durch cholinerge Nervenreizung ausgelösten Sekretion entsteht. Auch scheint Bradykinin für die lokale Durchblutungsregulierung vor allem im Bereich der Haut wichtig zu sein. Bradykinin wird als eine Art Mittlersubstanz bei allergischen Reaktionen diskutiert. Bindende Aussagen lassen sich aber noch nicht machen.

Bei peripherer Reizung der Haut durch Streichen, Reiben, Kratzen werden auch histaminähnliche Stoffe (H-Substanzen) frei und rufen charakteristische vasomotorische Hautreaktionen hervor (s. Abb. 167). Die Beobachtung der vasomotorischen Reaktionen der Hautgefäße nach Hautreizung einerseits und Histaminwirkung andererseits erbrachte wichtige Aufschlüsse über den Mechanismus des Zustandekommens vasomotorischer Hautreaktionen. Die Beobachtung solcher Hautreaktionen wird vielfach als Funktionsprobe der Vasomotorik der Haut in der Klinik benutzt. Dabei treten folgende Erscheinungen auf:

Nach leichtem Bestreichen der Haut mit einem schärferen Gegenstand (z.B. Fingernagel) tritt bei einer Reihe von nichtempfindlichen Personen eine scharfe weiße Linie auf. Diese weiße Linie ist auf eine rein lokale Capillarconstriction zurückzuführen. Wären die Arteriolen dabei beteiligt, so müßte die Linie dem Verlauf der Arteriolen folgen, die sich aber über die Hautareale unregelmäßig verteilen, während in diesem Fall die weiße Linie genau der Strichführung des gesetzten Hautreizes folgt. Die weiße Linie tritt auch nach Degeneration aller Hautnerven als Folge von Hautreizen auf. Sie muß also eine direkte Antwort der Capillaren der Haut auf den Hautreiz sein.

Bei vielen Versuchspersonen wechselt nach einer Latenz von einigen Sekunden die weiße Linie mit einer roten Linie ab. Auch kann bei empfindlicheren Personen und bei stärkeren Hautreizen die rote Linie sofort ohne vorangegangene Erblassung der Haut auftreten. Die rote Linie ist ebenso scharf begrenzt, zuerst hellrot, nimmt aber mit der Zeit einen bläulichen Farbton an, da durch die Stromverlangsamung in den dilatierten Capillaren die Reduktion des Hämoglobins intensiver wird. Die rote Linie entspricht einer Capillardilatation. Auch bei dieser Reaktion ist keine Arteriolendilatation beteiligt, da allein die scharfe strichförmige Linie gegen eine Beteiligung der Arteriolen spricht. Sie tritt ebenfalls nach Nervendegeneration noch auf und muß als direkte Antwort der Capillaren auf den mechanischen Reiz angesehen werden.

Bei sehr empfindlichen Personen (z. B. vegetativen Neurosen) bildet sich häufig nach einem Intervall von 15—30 sec um die rote, scharf begrenzte Linie eine ausgebreitete unregelmäßig begrenzte Rötung aus, die dem Verlauf der Arteriolen entspricht. Es ist zusätzlich zur Capillardilatation eine Arteriolendilatation hinzugekommen. Die Farbe des entsprechenden Hautareals bleibt hochrot, da die Arteriolendilatation mit einer Strömungszunahme einhergeht. Die Hauttemperatur über diesem Gebiet kann bis zu 2° C ansteigen. Diese Reaktion verschwindet, wenn die vasomotorischen Nerven des entsprechenden Hautareals degeneriert sind. Wird jedoch nur die Leitung der sensiblen Fasern zum Rückenmark durch Novocain blockiert, so kommt die Reaktion zustande. Das Verschwinden der Reaktion nach Nervendegeneration beweist, daß es sich um eine auf

nervösem Wege ausgelöste Arteriolendilatation handelt. Das Erhaltenbleiben nach Novocainblockade zeigt, daß es sich nicht um einen Reflexvorgang handelt, der im Rückenmark übertragen wird. Man nimmt daher einen Axonreflex als Ursache dieser Arteriolendilatation an. Die Axonreflexe übertragen eine Erregung von einem Ast einer aufgeteilten Nervenfaser auf eine andere Faser ohne Zwischenschaltung einer Synapse. Man nennt Axonreflexe auch kurzgeschlossene Reflexe.

Bei Patienten mit hochgradig empfindlicher Haut (z. B. bei *Urticaria factitia*) kann an Stelle der roten Linie eine Quaddelbildung auftreten, die in etwa 5 min ihre stärkste Ausbildung erreicht und etwa 1—2 mm über der Hautoberfläche erhaben ist (Abb. 168). Diese Quaddeln sind durch eine erhöhte Permeabilität der Capillarwände bedingt. Die in ihnen enthaltene Flüssigkeit enthält etwa 4—5% Eiweiß, Spuren von Fibrinogen und kleine Gerinnsel. Die Quaddelbildung setzt eine starke Arteriolendurchblutung voraus. Wird die Blutdurchströmung unterbrochen, so kommt es nicht zur Blasenbildung. Es handelt sich demnach um eine Capillar- und Arteriolendilatation mit Erhöhung der Capillarpermeabilität.

2. Periphere Durchblutungsstörungen

Versucht man, die klinischen Krankheitsbilder der peripheren Durchblutungsstörungen pathophysiologisch zu deuten, so stellt sich die Situation etwa folgendermaßen dar: Gefäßreaktionen, die vom vegetativen Nervensystem ausgehen, sind in der Regel durch ihre kurze Dauer gekennzeichnet. So kommt es bei psychischen Insulten zu kurzdauernden Vasoconstrictionen oder auch Vasodilatationen der Haut, die generell oder örtlich begrenzt sein können. Welche Reaktion — ob Constriction oder Dilatation — eintritt, ist nicht vorauszusagen, sondern vor allem von konstitutionellen Faktoren der betroffenen Person abhängig. Zu nennen sind hier die örtlich begrenzten Gefäßreaktionen, wie sie bei psychischen Hemmungen in Form der flüchtigen Gesichtsröte auftreten. Es handelt sich hierbei um Gefäßreaktionen, denen ein eigentlicher Krankheitswert nicht zukommt.

Die Erkrankungen der peripheren Gefäße manifestieren sich in erster Linie an denjenigen Körperpartien, die der Kälte in besonderem Maße ausgesetzt sind (Finger, Zehen, Nase, Ohren). Über das Verhalten der Hautvasomotorik beim Menschen unter Kälteeinwirkung liegen eine Reihe von Untersuchungen vor. Ausgangspunkt für die Beurteilung bleibt der klassische Versuch von LEWIS.

Ein Finger, dessen Hauttemperatur im Eiswasser zunächst auf 0° C abgekühlt ist, zeigt nach 4—5 min Eintauchzeit eine spontane Erwärmung bis zu maximal 16° C, in der Regel bis zu 10° C. Dieses Maximum wird nach etwa 15 min erreicht. Danach fällt die Temperatur zum ursprünglichen Wert wieder ab, der Cyclus beginnt von neuem. Es wird angenommen, daß durch den Kältereiz histaminähnliche Stoffe frei werden, die über einen Axonreflex eine gefäßerweiternde Wirkung entfalten. Sobald der dilatatorisch wirksame Stoff eine Schwellenkonzentration überschreitet, wird der bestehende kältebedingte vasoconstrictorische Tonus unterbrochen. Ist der Stoff aus der Blutbahn ausgeschwemmt, so kommt es wieder zur Constriction. Diese phasenförmig verlaufenden Gefäßreaktionen treten bei Personen mit alten Nervenverletzungen nicht mehr ein.

Den Sinn dieser Phasenreaktion sieht man darin, daß der Körper nicht unter allen Umständen die „Schale" zur Erhaltung der „Kern"-Temperatur preisgibt, sondern unter gewissen Umständen der Forderung des Wärmehaushaltes und der Verhütung örtlicher Gewebsschädigungen gleichzeitig gerecht zu werden versucht. Man nimmt an, daß die arterio-venösen Anastomosen an der Phase der Kältedilatation wesentlich beteiligt sind.

a) Angiopathien mit Neigung zu erhöhter Verengerungsbereitschaft der Gefäße

Als typische funktionelle Durchblutungsstörung dieser Gruppe gilt die *Raynaudsche Krankheit*. Geringste äußere Reize, vor allem Kältereize genügen, um eine Vasoconstriction, vornehmlich an den Fingern bzw. Händen, hervorzurufen. Die Spasmenanfälle können Minuten, Stunden aber auch Tage dauern.

Tabelle 32. Nach E. WOLLHEIM und J. ZISSLER

Sekundäre arteriospastische Zustände (sekundäres Raynaud-Syndrom)
bei organischen Gefäßkrankheiten und traumatischen Gefäßschädigungen:
  1. nach Verletzungen (traumatischer Arterienspasmus)
  2. nach Operationen (mit und ohne Sudeck-Atrophie)
  3. nach Einwirkung vibrierender Werkzeuge und Kälte

bei neuralen Störungen:
  1. neuromuskuläre Schultergürtel-Syndrome
  2. organische Nervenveränderungen
Toxische Einwirkungen
Blei-Intoxikation
Arsen-Intoxikation
Einwirkungen von Phenol- und Oxalsäure
Ergotamin-Intoxikation

bei Blutveränderungen:
  1. Kälteagglutinine
  2. Kryo-Globuline

Gewebsveränderungen:
  1. diffuse Sklerodermie
  2. Akrosklerose

Die Capillaren sind in ihren arteriellen Schenkeln während des Anfalls verengt. Im Vordergrund des pathogenetischen Geschehens steht ein Arteriolenspasmus. Bevorzugt sind dabei der 2.—5. Finger (wachsbleiches Aussehen). In der späteren cyanotischen Phase erscheinen die venösen Capillaren bzw. Venolen ausgebuchtet. Mit der Zeit entwickeln sich anatomische Strukturveränderungen der kleinsten Gefäße, die sich vor allem in Intimaverdickungen manifestieren. Die trophischen Folgen der langdauernden Gefäßspasmen und der sekundären anatomischen Gefäßveränderungen bestehen in einem Ödem im Bereich der von den Vasoconstrictionen befallenen Hautpartien, einer Hautatrophie, Gangränen und schließlich einer Sklerodaktylie sowie Sklerodermie.

Da meist das weibliche Geschlecht von dieser Krankheit befallen ist und eine Abhängigkeit der Beschwerden vom menstruellen Cyclus besteht, liegt die Annahme nahe, daß hormonale Faktoren bei der Auslösung mit im Spiele sind. Die Beobachtung, daß Follikelhormone zu einer Verbreiterung der Intimaleiste der Digitalarterien führen, ließen den Gedanken aufkommen, daß Östrogene auf diese Weise der Auslösung funktioneller Gefäßverschlüsse Vorschub leisten könnten. Eindeutige Befunde liegen über den Wirkungsmechanismus hormoneller Einflüsse beim Morbus Raynaud jedoch nicht vor. Im übrigen wissen wir bisher nicht einmal Sicheres darüber, an welcher Stelle des Gefäßnervensystems die besondere Empfindlichkeit gegenüber exogenen und endogenen Reizen besteht. Daß eine primäre Übererregbarkeit der glatten Arteriolenmuskulatur im Bereich der Fingergefäße eine wesentliche Rolle spielt, ist sicher anzunehmen. Ein gesteigerter zentraler Vasomotorentonus erscheint ebenfalls wahrscheinlich. Das Auftreten der Anfälle dürfte so zu interpretieren sein, daß unter der Wirkung sonst unterschwelliger Reize, wie Emotionen und Kälte, die infolge eines gesteigerten Vasomotorentonus bereits enggestellten Arteriolen zusätzlich eine weitere Verringerung ihres Lumens erfahren, so daß der sog. kritische minimale Füllungsdruck der Capillaren nicht mehr erreicht werden kann und damit die Durchblutung in diesen Bezirken sistiert.

Es wurden anatomische Veränderungen in den vegetativen Ganglienzellen solcher Kranken beschrieben, die das anatomische Substrat für funktionelle Veränderungen beim Raynaud bilden könnten. Diese Befunde einer *Ganglionitis* sind jedoch sehr umstritten bzw. als widerlegt anzusehen. Wie vordergründig im übrigen eine abnorme vasoconstrictorische Reaktionsbereitschaft der peripheren Gefäße ist, geht daraus hervor, daß die Erfolge einer Sympathektomie beim Morbus Raynaud nur kurzfristig sind. Einige Zeit nach dem operativen Eingriff treten die Beschwerden häufig in der gleichen Stärke wieder auf wie vorher.

Vom (primären) Morbus Raynaud ist das *sekundäre Raynaud*-Syndrom abzugrenzen. Hierbei treten Arterienspasmen auf, für die ursächliche Faktoren bekannt oder feststellbar sind.

Die Tabelle 32 gibt eine Übersicht über die wichtigsten Erkrankungen, bei denen sekundäre arteriospastische Zustände gehäuft beobachtet werden.

Die aufgeführten Krankheitsgruppen umfassen nicht nur das Raynaud-Syndrom in der Beschränkung auf charakteristische phasische Abläufe wie Blässe, Cyanose, Rötung, sondern darüberhinaus auch die nicht primär arteriospastischen Erscheinungen an den Extremitäten. Das Raynaud-Syndrom überlagert sozusagen ein anderes Krankheitsbild, kann aber in seiner Auswirkung so wesentlich sein, daß entsprechende therapeutische Konsequenzen gezogen werden müssen. (Medikamentöse Behandlung wie beim Raynaud, nach Erschöpfung der konservativen Maßnahmen Sympathektomie).

Einer Erwähnung bedürfen noch die Raynaud-Attacken bei Vorhandensein von *Kälteagglutininen* bzw. *Kryoproteinen* im Blut (siehe auch S. 43). Bei Personen, in deren Blut sich Kälteagglutinine mit hohem Titer nachweisen lassen, kann es durch örtliche Kälteeinwirkung (z. B. Eintauchen der Hand in Wasser von 10° C) zu einem Sistieren der Extremitätenzirkulation kommen. Auch hierbei ist ein Arteriolenspasmus wirksam. Weiterhin kann eine Kälteagglutination der Erythrocyten zur Verstopfung der kleinsten Blutgefäße der Hand führen. Ferner kommt es zur Ausfällung von Proteinen an der Arterienwand, die zu einem Lumenverschluß der kleinsten Gefäße beitragen kann. Der Anteil solcher Kältepräzipitationen gegenüber Hämagglutinationen bei der Auslösung sekundärer Raynaud-Syndrome ist noch nicht abzuschätzen.

Bei einer Vermehrung von Kryoglobulinen im Blut, die der Gammafraktion zuzuordnen sind, können Abkühlungen ebenfalls periphere Durchblutungsstörungen auslösen. Bei hoher Konzentration von Kryoglobulinen im Blut können die Durchblutungsstörungen bereits bei Zimmertemperatur eintreten. Dabei kommt es zu einer intravasalen Fällung von Eiweiß mit Ablauf folgender Stadien: Thrombosierung des Lumens, Gefäßwandschädigung mit Flüssigkeitsaustritt, evtl. Gewebsnekrosen auf ischämischer Basis. Arteriospasmen sind bei den eintretenden Durchblutungsstörungen wahrscheinlich mitbeteiligt. Eine Vermehrung der Kryoproteine kann vereinzelt ohne nachweisbare Grundkrankheit vorkommen. (Sogenannte idiopathische, primäre Kryoproteinämie.) In der Mehrzahl der Fälle handelt es sich um sekundäre Kryoproteinämien, wobei als Grundkrankheiten folgende besonders wichtig

sind: Plasmocytom, generalisierter Erythematodes, Gelenkrheumatismus, lymphatische Leukämie, Polycythämia vera.

Als *Claudicatio intermittens venosa* wird eine Venensperre auf Grund von Venenspasmen bezeichnet, die nach leichten traumatischen Intimaverletzungen (z. B. Herzkatheter) oder auch nach intravenösen Injektionen im Bereich der Vena axillaris vorkommen. Diese Venensperre geht meist schnell vorüber, sobald die auslösenden Ursachen beseitigt sind. Solche Venenspasmen kommen häufig im Bereich der Vena axillaris bei Vorliegen einer Halsrippe vor. Dabei ist es schwierig, die mechanischen Faktoren der Verlegung des Blutrückstroms von Begleitspasmen, die durch die Zerrung der Gefäßwand (Gleiten des Gefäßes über der Halsrippe bei Bewegungen) zu trennen. Der mechanische Faktor spielt sicher auslösend eine entscheidende Rolle, da durch Beseitigung der Halsrippe die Störung aufgehoben werden kann. Im Gefolge geringfügiger Traumen, Skeletanomalien (Halsrippe) oder starker Belastung der Schulter-Arm-Muskulatur beim Sport kann es außer zum Venenspasmus zur Thrombosierung der Achselvene kommen *(Paget-v.-Schrötter-Syndrom)*. Akut einsetzende Schmerzen und venöse Stauung am Arm, dazu der von der Achselhöhle bis zur Innenseite des Oberarms fühlbare Venenstrang sind die Hauptmerkmale dieser vorwiegend bei Männern auftretenden Achselvenensperre.

b) Angiopathien mit Neigung zu abnormer Erweiterungsreaktion der Gefäße

Bei der *Acrocyanose* besteht capillarmikroskopisch eine Abflußbehinderung im venösen Capillarschenkel bei normal weiten oder sogar etwas stärker tonisierten arteriellen Capillarschenkeln (hypertonisch-hypotonischer Zustand der Capillaren). Durch die Stase im capillaren Stromgebiet kann es zu Wandverdickungen der Capillaren und zu einer Fibrose des versorgten Hautgebietes kommen (Wurstfinger). Bei Acrocyanose sind konstitutionelle Faktoren sehr bestimmend, doch ist über die eigentliche Ursache nichts Sicheres bekannt.

Die *Erythromelalgie* (auch *Erythermalgie* genannt), die mit erhöhter Hauttemperatur und Hautrötung bei äußerster Schmerzhaftigkeit gegenüber Erhöhungen der Umgebungstemperatur einhergeht, ist durch abnorme Dilatationsbereitschaft der Endstrombahn der Extremitäten gekennzeichnet. Der kritische Punkt, über den die Wärmeschmerzen zustandekommen, liegt individuell unterschiedlich zwischen Hauttemperaturen von 32 und 36° C. Mitbestimmung für die Auslösung des Schmerzes ist der Füllungszustand der Endstrombahn. Durch mechanischen Druck auf schmerzhaft gerötete Hautstellen kann der örtliche Schmerz momentan gelindert oder beseitigt werden. Für den Einfluß des hydrostatischen Gefäßinnendruckes spricht die Beobachtung, daß bei Hauttemperaturen unmittelbar unterhalb der kritischen

Grenze ein geringer, zusätzlich hervorgerufener venöser Stauüberdruck die typischen Beschwerden auslöst. Hochheben der Extremität mit konsekutiver Verminderung des hydrostatischen Gefäßinnendruckes vermag den Schmerz zu lindern bzw. zu beseitigen. Über die Ursachen des Krankheitsbildes ist nichts Sicheres bekannt. Als Ursache der Atonie der präcapillären Arteriolen wird eine abnorme Freisetzung histaminähnlicher Substanzen diskutiert.

Bei der *Erythralgie* besteht eine Erweiterung der Endstrombahn, insbesondere der Capillaren bei behinderter arterieller Versorgung des Gewebsbezirkes. Hierbei handelt es sich um Sekundärerscheinungen andersartiger Zirkulationsstörungen, wobei eine Behinderung der Zirkulation proximal der geröteten Hautbezirke charakteristisch ist. Das Krankheitsbild der Erythralgie kommt im Gefolge einer Polycythämia vera des öfteren vor.

Eine besondere Art der vasomotorischen Erweiterung der Endstrombahn wird unter *Serotonin*wirkung beobachtet. Bei Anwesenheit von Serotonin, das sich bei Patienten mit Dünndarmcarcinoiden im Kreislauf findet, tritt in unregelmäßig begrenzten Herden eine bläuliche oder rötliche Hautverfärbung auf, die durch eine Erweiterung der Hautcapillaren zustande kommt *(Flush)*. Nach neueren Befunden sollen diese „flushs" nicht durch Serotonin, sondern durch Freisetzung von *Kallidin* zustandekommen. Die unter Serotonin- bzw. Kallidinwirkung zustandekommende Erweiterung der postcapillären Venen beginnt vorzugsweise im Bereich von Gesicht und Hals und kann auf die Bereiche von Rumpf und Extremitäten übergreifen. Der Zustand der Capillaren bei den verschiedenen Arten von Flush ist nicht einheitlich. Bei roten, heißen Hautflecken werden Erweiterungen der Capillaren und der Arteriolen, bei blauen, kalten Flecken nur Dilatationen der Capillaren bei Engstellung der Arteriolen beobachtet. Gelegentlich sieht man in bläulichen Flushs auftretende ziegelrote Verfärbungen. Sie dürften einer herdförmigen Mehrdurchblutung infolge Dilatation von Arteriolen und Endcapillaren entsprechen (sog. „Zinnoberröte").

Beim *Quincke*schen Ödem liegt eine starke Erweiterungsreaktion und Permeabilitätserhöhung der Capillaren vor. Es bestehen verwandtschaftliche Züge zur Erythralgie. Inwieweit es sich bei der Ödementstehung um eine direkte Beeinflussung der Gefäße bzw. um eine indirekte Einwirkung von den Gefäßnerven aus handelt (angioneurotisches Ödem), ist nicht sicher abzugrenzen.

In die Krankheitsgruppe vasomotorischer Fehlsteuerungen ist auch die *Migräne* einzuordnen. Man unterscheidet dabei zwischen dem Vorstadium (der Aura), der eigentlichen Schmerzphase und einem nachfolgenden sog. Ödemstadium. Beobachtungen an Migränepatienten, bei denen gleichzeitig ein Defekt des knöchernen Schädels vorlag, ergaben, daß das

Volumen des Schädelinneren im Vorstadium, das auch mit einer auffallenden Gesichtsblässe einhergeht, vermindert ist. In der Schmerzphase, die häufig mit einer Gesichtsrötung gekoppelt ist, ist das Volumen des Schädelinneren dagegen deutlich erhöht. Sphygmographische Untersuchungen an der A. temporalis zeigten weiterhin, daß das Vorstadium durch Kleinheit der Pulsamplituden, das Schmerzstadium dagegen durch besonders hohe Amplituden gekennzeichnet ist. Diese Befunde lassen sich so interpretieren, daß im Vorstadium Vasokonstriktionen vorherrschen, während das Schmerzstadium durch druckpassive Überdehnung der Hirnbasisarterien zustandekommt. Hält der Zustand der Überdehnung dieser Arterien längere Zeit an, so entwickelt sich eine Permeabilitätssteigerung, als deren Folge es zu einem Austritt von Ödemflüssigkeit aus den Gefäßen und deren Ablagerung im periarteriellen Gewebe kommt. Analoge Mechanismen liegen auch dem Kopfschmerz nach Histamininjektionen zugrunde. Inwieweit bei der Migräne eine Freisetzung von Histamin eine auslösende Rolle spielt, ist nicht sicher geklärt. Bei einem Teil der Patienten spricht die prompte therapeutische Wirkung von Antihistaminika für die Bedeutung eines solchen Faktors.

Vasomotorische Fehlsteuerungen spielen sicherlich auch bei Kopfschmerzen, die bei vielen anderen Gelegenheiten auftreten, eine Rolle. Genannt seien Kopfschmerzen bei Infektionskrankheiten und Fieber, nach Nitritanwendung, nach Alkoholgenuß, nach epileptischen Anfällen und bei Hungerzuständen.

c) Hautwärme als Kriterium der Durchblutung

Die Wärme eines Körpergliedes hängt von seiner Durchblutung ab, die Temperatur der Haut an der Oberfläche von der Temperatur des subcutanen Gewebes, der Leitfähigkeit des Gewebes und vom Wärmeverlust an die Umgebung. Der Wärmeverlust ist vor allem abhängig von der Umgebungstemperatur, der Stärke der Luftbewegung und der Wasserverdunstung.

Die Hautwärme hängt somit in erster Linie (wenigstens im Bereich der Indifferenztemperatur) von der Blutmenge ab, die in der Zeiteinheit die Haut durchströmt. Die Hautfarbe ist abhängig von der Blutmenge, die im gegebenen Augenblick in der Haut vorhanden ist.

Änderungen der Hautfarbe und Hautwärme brauchen nicht gleichsinnig zu verlaufen. Öffnen sich z. B. nur die Arteriolen, während die Capillaren gleich weit bleiben, so wird infolge der erhöhten Durchströmung die Haut wärmer, die Farbe ändert sich dagegen nicht. Dilatieren die Capillaren bei gleichbleibender oder geringerer Arteriolenerweiterung, so wird die Haut rötlich-cyanotisch, während die Hauttemperatur gleichbleibt bzw. absinkt.

Das folgende Schema (nach IPSEN) zeigt Beziehungen zwischen Hautwärme, Hautfarbe und Hautdurchblutung:

Bei a) 3. sind die Capillaren und Arteriolen weit. Die Haut ist wärmer als die Umgebung, die Rötung tief. (Die Farbintensität ist in der Abb. 169 jeweilig durch entsprechende Schraffierung der Felder angedeutet.) Der Zustand entspricht der *lokalen Entzündung.*

a) 2. Die Capillaren sind bei normal weiten Arteriolen dilatiert, die Haut gerötet, die Hautwärme aber gleich (Zustand bei *Exanthemen* und *Verbrennungen 1. Grades*).

Bei a) 1. sind die Capillaren weit, während die Arteriolen eng sind, die Hauttemperatur daher erniedrigt, die Hautfarbe cyanotisch *(cyanotische Bezirke der Cutis marmorata).*

Bei b) ist die Hautfärbung stets normal. Bei b) 1. sind die Arteriolen eng, die Capillaren normal weit. (Zustand im *Beginn der Abkühlung.*)

Bei b) 2. herrschen normale Verhältnisse.

Bei b) 3. ist der Durchfluß erhöht, die Capillaren aber nicht erweitert. Dieser Zustand findet sich häufig bei *körperlicher Arbeit*, bei dem es zur Dilatation der Muskelcapillaren kommt, während die Capillarisierung der Haut gleichbleibt.

Bei c) 1. sind Capillaren und Arteriolen verengt (z.B. *Raynaud*), bei c) 2. sind die Capillaren bei normal weiten Arteriolen verengt (z.B. bei *Blutmobilisationen* zur Erhöhung des Minutenvolumens. c) 3. Zustände, bei denen die Capillaren kontrahiert sind, während die Arteriolen weitgestellt sind, können bei *Kollapsen* beobachtet werden.

Die Hautwärme ist bei der Reihe c) stets herabgesetzt.

Auf die obengenannten Krankheitsgruppen angewandt, ergeben sich zwischen Hautwärme und Hautfarbe folgende Beziehungen:

1. Angiopathien mit Neigung zu erhöhter Verengerungsbereitschaft der Blutgefäße.

Die Hautfarbe ist *weiß*, die *Hautwärme* stark *herabgesetzt*. Ist bereits eine Capillarschädigung eingetreten, so besteht eine fleckig marmorierte oder cyanotische Haut bei niedrigen Hauttemperaturen. Cyanose gibt der Haut eine rötlichbläulich-graublaue schwarzblaue Verfärbung. Dabei wird noch unterschieden zwischen Farb*ton*, der von dem wechselnden O_2-Gehalt des Blutes abhängt und Farb*tiefe*, die durch wechselnde Blutfülle und wechselnden O_2-Gehalt bestimmt wird.

2. Angiopathien mit Neigung zu abnormer Erweiterungsreaktion der peripheren Gefäße.

Handelt es sich dabei nur um einen *Verlust des Capillartonus*, vor allem des *Venolentonus*, so kann die *Temperatur* bei rötlich cyanotischer Hautfarbe *erhöht* sein. Die Haut ist durch Tonusverlust der Capillaren, vor allem der Venolen, mit Blut überfüllt. Besteht dabei ein hoher Tonus in den arteriellen Schenkeln der Capillaren bei erweiterten venösen Capillarschenkeln, so ist die Hauttemperatur bei deutlich cyanotischer Haut erniedrigt, da je Zeiteinheit weniger Blut durchströmt. Wird der Tonus auch im arteriellen Capillargebiet, z.B. durch Wärmereize, herabgesetzt, so wird die Haut hochrot und warm, da die Durchströmung größer wird.

3. Allgemeiner Vasomotorismus. Wegen des wechselvollen Bildes der *vegetativen Neurosen* sind hierbei keine festen Angaben möglich. Meist werden hier Rötung mit steigender Hautdurchblutung und Hauttemperatur, Hautblässe mit abnehmender Durchblutung und abnehmender Hauttemperatur einhergehen.

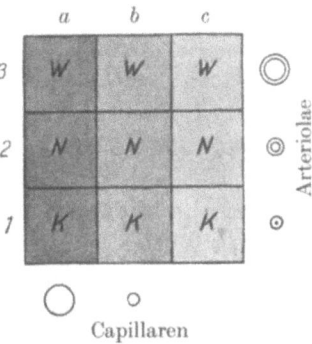

Abb. 169. Schema, das die wechselnden Beziehungen zwischen Hautwarme und Blutdruckströmung anzeigt. (Nach IPSEN.) *W* warme Haut; *K* Haut kälter als Umgebung; *N* Haut hat gleiche Temperatur wie Umgebung. Senkrechte Linien: *a* dilatierte Capillaren; *b* normal weite Capillaren; *c* kontrahierte Capillaren. Waagrechte Linien: *1* kontrahierte Arteriolen; *2* normal weite Arteriolen; *3* dilatierte Arteriolen

4. Angiitiden. Bei Angiitiden besteht zwischen Hauttemperatur, Hautfarbe und Hautdurchblutung so lange übereinstimmendes Verhalten, als es noch nicht zur Capillarschädigung gekommen ist. Bei Capillarschädigung werden die unter 1. genannten Divergenzen auftreten *(marmorierte = cyanotische Haut* bei *niedriger Hauttemperatur).*

5. Angiosen. Bei arteriellen Angiosen besteht prinzipiell das gleiche Verhalten wie bei Angiitiden.

Bei venösen Angiosen (z.B. Varicen) kann die Hauttemperatur bei hochgradiger Cyanose im Bereich der Varicengeflechte normal sein. Erst bei sekundären Veränderungen (z.B. Thrombophlebitis, Ulcus cruris) bestehen durch die Begleitentzündung Erhöhungen der Hauttemperatur.

Die in der Umgebung von Varicen zu beobachtenden braunen Flecke kommen dadurch zustande, daß Erythrocyten durch die Gefäßwände hindurchwandern (intracutane Hämorrhagien), im Gewebe zerfallen und so zur Hautpigmentation führen.

6. Venöse Trombophlebitiden führen stets zur Erhöhung der Hauttemperatur.

VIII. Schock

1. Definition des Schocks

Der Begriff „Schock" wird für sehr unterschiedliche Zustandsbilder verwendet. Deshalb differieren auch die Definitionen je nach der Betrachtungsweise erheblich. Geht man von der Auswurfleistung des Herzens aus, so steht im Mittelpunkt des Schocks das verminderte Herzminutenvolumen. Betrachtet man vorwiegend die Peripherie, so stehen der Abfall des arteriellen Druckes, das verminderte Blutvolumen oder der erhöhte periphere Widerstand an erster Stelle. Da keines dieser Symptome für sich alleine zwangsweise zu einem Schock führt und andererseits Schockzustände bekannt sind mit z. B. normalem arteriellen Druck, können alle Definitionen, die sich bevorzugt auf eines dieser Symptome stützen, nicht befriedigen. Eine Definition des Schocks sollte ein pathophysiologisches Prinzip berücksichtigen, das, unabhängig von der auslösenden Ursache, für alle Schockformen gemeinsam und obligat ist. Nach heutiger Auffassung ist das einzige allen Schockformen gemeinsame Prinzip die gestörte Organdurchblutung. Der Schock kann also definiert werden als *Störung der Gewebsperfusion und des Gasaustausches mit nachfolgender Zellschädigung*. Die Störung des Gasaustausches bezieht sich dabei sowohl auf den Austausch zwischen Blut und Gewebe als auch auf den Austausch zwischen Blut und Luft in der Lunge. Diese Definition vermeidet bewußt jeden Hinweis auf die unterschiedliche Ätiologie des Schocks, sie berücksichtigt nur das uniforme Resultat verschiedenster Noxen.

Da eine einheitliche Schockdefinition bis heute fehlt, ist es bisher auch nicht sicher gelungen, eine klare Unterscheidung zwischen Schock und Kollaps zu treffen. Im angelsächsischen Schrifttum werden beide Begriffe entweder synonym verwandt oder es wird auf den Begriff Kollaps völlig verzichtet. Zur besseren Verständigung erscheint es sinnvoll, für das oben definierte Zustandsbild des Schocks den Ausdruck Kollaps nicht zu verwenden.

Das Wort Kollaps sollte entweder durch den Begriff Hypotension mit Bewußtseinstrübung ersetzt oder doch zumindest nur in diesem Sinne verwendet werden.

2. Die Hämodynamik im Schock

Im Vordergrund des klinischen Bildes stehen beim Schock die Veränderungen der Hämodynamik, die sowohl das Herz als auch die Peripherie betreffen.

a) Arterieller Druck

Der arterielle Druck ist im Schock üblicherweise erniedrigt auf Mitteldrucke von 80 mm Hg oder weniger. Dabei ist die Blutdruckamplitude durch das stärkere Abfallen des systolischen Druckes meist verkleinert. Die Ursachen dieser Blutdrucksenkung sind recht unterschiedlich (rechte Seite der Abb. 170), sie greifen an sehr verschiedenen Punkten in die Blutdruckregulation ein (linke Seite der Abb. 170). Einerseits kann eine verminderte Auswurfleistung des Herzens zu einer Blutdrucksenkung führen, andererseits kann der Blutdruckabfall auch über eine gestörte Vasomotorik oder ein verringertes Blutvolumen bei normaler Gefäßkapazität zustande kommen.

Wie Abb. 170 zeigt, wird der Schock nicht selten durch einen Blutdruckabfall eingeleitet.

Trotzdem darf die Hypotension nicht mit dem Schock gleichgesetzt werden. Einerseits gibt es langdauernde starke Blutdrucksenkungen, die nicht zum Schock führen (komplette Sympathektomie bei hohen Querschnittslähmungen), andererseits kann der Blutdruck bei ausgeprägtem Schock lange fast normal bleiben (Schock durch Plasmaverlust bei ausgedehnten Verbrennungen mit Hämokonzentration).

Außerdem ist bekannt, daß durch Vasopressoren der Blutdruck im Schock normalisiert werden kann, ohne daß sich die Gewebsperfusion und damit das Schockbild ändern.

b) Herzzeitvolumen

Das Herzzeitvolumen ist im Schock im allgemeinen unter den Wert erniedrigt, der für eine ausreichende Gewebsperfusion notwendig ist. Tabelle 33 zeigt, daß z. B. beim kardiogenen Schock der Cardiac index bis auf ein Drittel des Normalwertes erniedrigt sein kann (Normalwerte 3—3,5 l/min/m²).

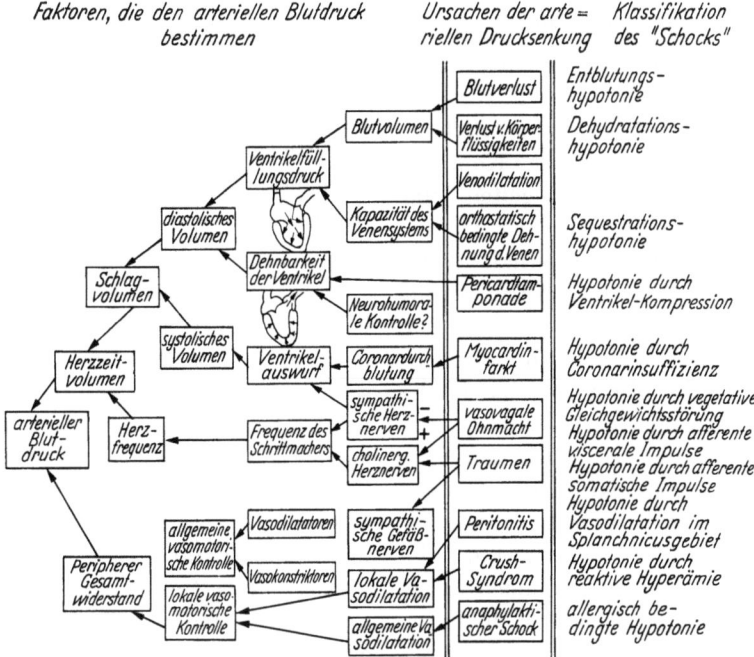

Abb. 170. Ursachen einer arteriellen Drucksenkung und ihr unterschiedlicher Eingriff in die Blutdruckregulation. (Nach R. F. Rushmer, R. L. van Citters und D. Franklin, in: Schock, Pathogenese und Therapie. Berlin-Göttingen-Heidelberg: Springer 1962)

Auch bei anderen Formen des Schocks (s. Tabelle 33) wurden beträchtliche Abnahmen des Herzzeitvolumens gefunden. Die Verminderung des Fördervolumens ist beim cardiogenen Schock durch die Myokardinsuffizienz bedingt. Bei den anderen Schockformen ist das verringerte Herzzeitvolumen die Folge des ungenügenden venösen Rückstromes aus der Peripherie.

In neuerer Zeit sind jedoch auch Schockformen bekannt geworden, bei denen das Fördervolumen des Herzens nicht verkleinert ist. Besonders beim Endotoxinschock wurden normale Herzminutenvolumina gefunden. Die schwere hypoxische Gewebsschädigung wird in diesen Fällen auf einen gesteigerten Stoffwechsel, auf Eröffnung arterio-venöser Kurzschlüsse und auf einen direkten Einfluß der Toxine auf die Zellatmung zurückgeführt.

Ein Abfall des Cardiac index ist also, ähnlich wie beim Blutdruck, nicht obligat für einen Schockzustand. Für die Mehrzahl der Fälle gilt jedoch, daß Schwere des Schocks und Reduktion des Fördervolumens gut korreliert sind.

c) Blutvolumen

Bei allen Formen des „Hypovolämen Schocks" durch Blut-, Plasma- oder Wasserverluste ist das Blutvolumen vermindert. Hier-

Tabelle 33. *Herzminutenvolumen im cardiogenen Schock*

Autoren	Zahl der Patienten	Cardiac index (l/min/m²)	Peripherer Widerstand (dyn sec cm⁻⁵)
Freis et al.	3	1,8	2080
Smith et al.	7	1,6	1840
Gilbert et al.	7	1,0	3040
Gamill et al.	14	2,9	1760

mit verbunden ist meist eine Reduktion der extracellulären Flüssigkeit. Durch eine Störung der Natriumpumpe kommt es zu einer Verschiebung von Extracellulärflüssigkeit in den Intracellularraum. Daneben gibt es Schockformen mit weitgehend normalem Blutvolumen (Normovolämer Schock). Sie können bei entsprechender Dauer aber auch in einen hypovolämen Zustand übergehen. Für die Hypovolämie ohne Verlust von Körperflüssigkeiten nach außen werden Austritt von Flüssigkeit aus dem Intravasalraum durch erhöhte Capillarpermeabilität, Sequestration und Erythrocytenaggregationen verantwortlich gemacht. In Abhängigkeit vom Verhalten des Blutvolumens tritt ein Abfall des Hämatokrits oder aber eine Hämokonzentration mit Verschlechterung der Mikrozirkulation ein.

d) Peripherer Widerstand

Die Abnahme des arteriellen Mitteldruckes und des Herzzeitvolumens führt gewöhnlich zur Auslösung vasokonstriktorischer Reflexe. Diese Vasokonstriktion darf als Kompensationsversuch des Organismus gelten, um eine ausreichende Durchblutung der lebenswichtigen Organe aufrecht zu erhalten. Die Tabelle 33 zeigt, daß die Vasokonstriktion im allgemeinen um so stärker ist, je niedriger der Cardiac index ist. Die Angaben über den Gesamtwiderstand lassen allerdings keine Rückschlüsse auf den Zustand der Gefäße in einzelnen Gefäßabschnitten zu. Man muß annehmen, daß die Vasokonstriktion die einzelnen Regionen unterschiedlich betrifft, so daß die Blutverteilung stark vom Normalzustand abweicht. Da das Herzminutenvolumen beim septischen Schock häufig normal ist, fehlt bei ihm auch die Vasokonstriktion. Durch Eröffnung arterio-venöser Shunts oder eine stärkere Vasodilatation kann der Widerstand sogar erniedrigt sein.

e) Zentraler Venendruck

Ist die Ursache des Schocks primär eine Unfähigkeit des Myokards, ein ausreichendes Volumen zu fördern, so wird der Füllungsdruck der Ventrikel und damit der zentrale Venendruck erhöht sein. Besteht dagegen primär eine Verminderung des venösen Rückflusses, so sind die Vorhofdrucke erniedrigt. Dieser Befund wird häufig klinisch zur Unterscheidung zwischen cardiogenem und hypovolämem Schock herangezogen. Dabei ist zu berücksichtigen, daß durch Zunahme des Venomotorentonus auch bei Hypovolämie normale Venendrucke vorkommen können. Deshalb gilt diese Unterscheidung nur unter Flüssigkeitsbelastung. Im cardiogenen Schock wird eine Volumenzufuhr mit einem massiven Anstieg der Füllungsdrucke ohne Zunahme von Herzminutenvolumen und Blutdruck beantwortet. Bei Hypovolämie kommt es dagegen

zu einem Anstieg dieser Größen ohne stärkere Zunahme der Füllungsdrucke. In späten Stadien des hypovolämen Schocks tritt sekundär auch eine Myokardinsuffizienz auf, so daß eine Unterscheidung der Schockformen nach dem Verhalten des Venendruckes nicht mehr möglich ist.

f) Mikrozirkulation

Über das Verhalten der Mikrozirkulation im Schock besteht keine einheitliche Auffassung. Von zahlreichen Untersuchern sind schwere Veränderungen im Capillarbereich beschrieben worden, die sowohl die Gefäße als auch das Blut betreffen: Nach einer anfänglichen Hyperaktivität der Gefäße mit raschem Wechsel der Kalibergröße folgt eine zunehmende Inaktivität bis zum völligen Aktivitätsverlust. Trotz Vasokonstriktion der Arterien und Venen stagniert das Blut in den weitgestellten Venolen. Hinzu kommen Eröffnung arteriolo-venulöser Kurzschlüsse, erhöhte Capillarpermeabilität, eine Separation des Blutes durch Pseudoerythrocytenagglutinationen (Sludgephänomen), Thrombocytenaggregationen und die Ausbildung von Mikrothromben. Diese Befunde sind von anderen Untersuchern nicht bestätigt worden und als Artefacte durch die Versuchsanordnung gedeutet worden. Die Unsicherheit über das Verhalten der Mikrozirkulation erklärt sich aus der Schwierigkeit, solche Untersuchungen ohne störende experimentelle Eingriffe durchzuführen.

Alle hämodynamischen Parameter können also beim Schock schwere Veränderungen zeigen. Trotzdem repräsentiert keine dieser Störungen für sich allein den Schock oder löst ihn zwangsweise aus. Bei der Entwicklung eines Schocks aus einer Zirkulationsstörung spielen Schwere und Dauer der Störung eine Rolle. Außerdem ist es wahrscheinlich, daß nur das Zusammentreffen mehrerer Faktoren, möglicherweise sogar in Verbindung mit bisher nicht näher geklärten Mechanismen (zentralnervös?), zum Schock führt.

3. Der Stoffwechsel im Schock

Die metabolischen Veränderungen im Schock sind geprägt durch den Sauerstoffmangel im Gewebe. Normalerweise besteht zwischen Sauerstoffbedarf und Angebot (Herzzeitvolumen, Hämoglobinmenge, arterieller O_2-

Gehalt) ein Gleichgewicht. Jede Verminderung des Angebotes muß bei gleichbleibendem Bedarf rasch zu einer Sauerstoffschuld im Gewebe führen, da der Organismus nicht über größere O_2-Depots verfügt. (Sauerstoffreserve im zirkulierenden Blut und in der Lunge etwa 1,5 l.) Besonders ausgeprägt ist dieses O_2-Defizit, wenn nicht nur das Angebot vermindert, sondern auch der Bedarf gesteigert ist. (Ein Gesamtsauerstoffverbrauch in Höhe normaler Ruhewerte spricht deswegen nicht gegen einen Schock). Eine solche Stoffwechselsteigerung findet sich bei vielen Erkrankungen, die zu einem Schock führen können. (Fieber, Sepsis, Peritonitis, Verbrennungen, multiple Frakturen.)

Die Hypoxidose der Gewebe darf nicht nur als Folge der verminderten Durchblutung gesehen werden. Ebenso wichtig sind die Störungen des Gasaustausches in der Lunge, die verminderte Transportkapazität des Blutes und Diffusionsstörungen zwischen Capillare und Zelle, wenn ein kritischer Sauerstoffdruck in der Capillare unterschritten wird. Der Sauerstoffmangel führt zu einer partiellen Anaerobiose im Gewebe mit einem Anstieg von Milchsäure und einem Abfall des pH und des Standard-Bikarbonats (negativer Basenüberschuß). Die metabolische Acidose wird noch verstärkt durch den Anfall von Sulfat- und Phosphationen aus dem geschädigten Gewebe. Trotz einer starken Hyperventilation gelingt die Kompensation der Acidose im allgemeinen nicht. Als Folge des O_2-Man-

gels kommt es zu einem Abbau des Glykogens mit Abnahme des Blutglucosespiegels und zu einer Verminderung der energiereichen Phosphate. Die Oxydation der Glucose bleibt unvollständig durch eine Blockierung in Höhe der Triosephosphatdehydrogenase. Aus den geschädigten Zellen erfolgt ein Austritt von Fermenten (z. B. Lactatdehydrogenase, Transaminasen), außerdem kommt es zu einem Anstieg von Stoffwechselendprodukten, da über Leber und Niere nur noch eine geringe Exkretion erfolgt (z. B. Ammoniak, CO_2).

Die Blut- und Gewebselektrolyte zeigen beim Schock kein einheitliches Bild, ihr Verhalten variiert mit der Schockursache. Beim hämorrhagischen und cardiogenen Schock sind z. B. die Elektrolyte weitgehend normal, beim Verbrennungsschock besteht ein großes Natriumdefizit. Der Kaliumspiegel ist im allgemeinen mäßig erhöht, sowohl durch Abgabe von intracellulärem Kalium als auch durch verminderte Ausscheidung.

Es ist immer wieder versucht worden, bestimmte im Schock vermehrt freiwerdende oder gebildete Substanzen für die Aufrechterhaltung des Schocks und für seinen deletären Ausgang verantwortlich zu machen. Keine dieser Annahmen ist bisher schlüssig bewiesen.

4. Die Organfunktion im Schock

Der Ausgang eines Schocks wird dadurch entschieden, ob und in welchem Umfang lebenswichtige Organfunktionen gestört sind. Prognose und Therapie des Schocks haben deshalb die Kenntnis der Organfunktion zur Voraussetzung.

a) Herz

Die Abnahme des Herzzeitvolumens (verminderte Füllung oder myokardiale Insuffizienz) führt zu einer Abnahme der Coronardurchblutung und damit zu einer verminderten Kontraktilität. Dadurch sinkt das Schlagvolumen weiter ab, das endsystolische Volumen steigt an. Der Widerstand der Coronargefäße ist erniedrigt, die arterio-venöse Sauerstoffdifferenz des Coronarblutes erhöht.

Von entscheidender Bedeutung ist die Frage, ob diese Störung der cardialen Funktion am Anfang eines Schocks steht und somit entscheidend für den Verlauf wird oder ob es sich um Änderungen der Funktion handelt, die erst

im Terminalstadium auftreten. Während vorwiegend ältere Untersuchungen die Herzinsuffizienz als Spätfolge des Schocks ansehen, muß man auf Grund neuerer Ergebnisse doch annehmen, daß es auch beim primär nicht cardiogenen Schock schon frühzeitig zu einer Schädigung der Myokardfunktion kommt. Wie weit dabei humorale Vorgänge (Toxine) eine Rolle spielen, ist noch nicht entschieden.

b) Lunge

Im Schock besteht meist eine Hyperventilation. Dieser häufig ineffektive Kompensationsversuch zur Beseitigung der metabolischen Acidose führt zu einer respiratorischen Alkalose. Der arterielle CO_2-Gehalt ist deshalb meist erniedrigt, zumindest aber normal. Die arterielle O_2-Sättigung kann lange weitgehend unbeeinflußt bleiben, beim cardiogenen Schock ist sie allerdings stark erniedrigt. (Frühzeitige Schädigung der Lunge als Sekundärfolge der Linksinsuffizienz?). Der erhöhte CO_2-Gehalt und der erniedrigte O_2-Gehalt im venösen Blut sind nicht auf eine mangelnde Lungenfunktion zurückzuführen, sondern auf die stark verlangsamte Strömung in den Venen bzw. auf die vermehrte Sauerstoffausschöpfung durch die Gewebe. Die Lungenfunktion kann im Schock relativ lange weitgehend ungestört sein. In neuerer Zeit häufen sich jedoch Befunde, die zeigen, daß auch die Lunge schon im frühen Stadium des Schocks schwerere Veränderungen aufweisen kann. So wurden schon nach wenigen Stunden perivaskuläre und peribronchiale Ödeme, Austritt von Blut in die Alveolen und Atelektasen gefunden. Außerdem wurden eine Vergrößerung des alveolären Totraumes, eine reduzierte Compliance und ein erhöhter Strömungswiderstand in den Lungengefäßen als Folge von Gefäßverschlüssen beobachtet. Ursächlich kommen hierfür sowohl die Hypoxie des Lungengewebes als auch spezielle Toxine in Frage. Die Annahme, daß die Lungenveränderungen sekundäre Folge einer Linksherzinsuffizienz sind, verliert, außer beim cardiogenen Schock, an Boden.

c) Niere

Im Schock kommt es unter dem Blutdruckabfall zu einer starken Vasokonstriktion der Nierengefäße mit Abnahme der Durchblutung. Als Ursache dieser Konstriktion werden sowohl nervale als auch humorale Faktoren (Katecholamine, Renin-Angiotensin-Mechanismus u. a.) diskutiert. Folge der eingeschränkten Durchblutung sind Rückgang des Glomerulusfiltrates und damit Abnahme der Urinproduktion bis zur Anurie. Im weiteren Verlauf tritt eine Parenchymschädigung mit Tubulusinsuffizienz bzw. -nekrose und ein Anstieg der harnpflichtigen Substanzen auf. (Einzelheiten s. Kapitel Niere, S. 437.)

Da die aufgehobene Nierenfunktion erst nach Tagen zum Exitus führt, spielt das Nierenversagen als Todesursache im Schock keine entscheidende Rolle.

d) Leber

Auch in der Leber kommt es im Schock zu einer Vasokonstriktion mit Verminderung des Durchflußvolumens und Erhöhung der arteriovenösen Sauerstoffdifferenz. Durch die verminderte Durchblutung und den O_2-Mangel wird das Organ in allen seinen Funktionen beeinträchtigt. So sind die Bilirubinkonju-gation, die Galleproduktion, die Exkretionsleistung z. B. für Bromsulfthalein, die Synthesefähigkeit für Protein, Prothrombin, Glykogen usw. eingeschränkt. Es findet sich ein reduzierter Fermentbesatz und ein geringer Gehalt an energiereichen Phosphaten.

Keine dieser gestörten Funktionen scheint für das Schicksal des Schockpatienten von entscheidender Bedeutung zu sein. Trotzdem spielt die Leber als Gesamtorgan wegen ihres großen Gehalts an Reticuloendothel eine wichtige Rolle bei der Entwicklung des irreversiblen Schocks.

e) Reticuloendotheliales System

Dem RES kommt die entscheidende Bedeutung für die Phagocytose, die Entgiftung von Toxinen sowie für die Bildung von Antikörpern zu. Da all diese Funktionen im Schock stark reduziert sind, können z. B. im Darm gebildete Endotoxine ungestört über den Portalkreislauf in die Systemzirkulation gelangen. Hier führen sie auf noch nicht ganz geklärte Weise zu einer Verstärkung des Schocks. Es entwickelt sich ein Circulus vitiosus zwischen Endotoxinaufnahme ins Blut und Zunahme der Schocksymptome. Dies könnte nach FINE Ursache für die Irreversibilität des Schocks sein.

Die gestörte RES-Funktion erklärt auch die Anfälligkeit von Schockpatienten gegen Infektionen.

f) Nebenniere

Die Hormone der Nebennierenrinde werden im Schock anscheinend in ausreichender Menge produziert, die gefundenen Werte liegen nur gering unter dem Normbereich. Da die Stoffwechselaktivität im Schock insgesamt herabgesetzt ist, stehen auch bei leicht erniedrigten Absolutwerten noch ausreichende Mengen an Corticosteroiden zur Verfügung.

Die Katecholamine werden schon im Frühstadium des Schocks in großen Mengen in die Blutbahn abgegeben. So wurden Erhöhungen des Adrenalingehaltes im Blut um rund das 50fache, des Noradrenalingehaltes um etwa das 8fache der Normalwerte gefunden. Diese Vermehrung der zirkulierenden Katecholamine ist ein sinnvoller Kompensationsmechanismus, der einerseits der Steigerung der Herzleistung, andererseits der Wiederherstellung einer ausreichenden peripheren Zirkulation dient. Anscheinend ist der erhöhte Katecholamingehalt aber nur im Anfang des Schocks wertvoll. Gelingt es nämlich nicht, durch die Vasokonstriktion den Kreislauf zu normalisieren, so führt, wie schon besprochen, die langdauernde Vasokonstriktion zu einer massiven Gewebshypoxie. Damit wird der Kompensationsversuch letztlich mitverantwortlich für den letalen Ausgang des Schocks.

g) Nervensystem

Bei den meisten Schockformen besteht eine gesteigerte Aktivität des Sympathicus, die zur allgemeinen Vasokonstriktion führt. Als Folge von Verletzungen im Bereich des Vasomotorenzentrums sind aber auch Schockzustände mit herabgesetzter oder aufgehobener Vasomotorenaktivität beobachtet worden. Bisher noch ungeklärte zentralnervöse Mechanismen werden immer wieder als einleitende, fortführende und den Ausgang bestimmende Faktoren diskutiert. In diesem Zusammenhang wird auch der Einfluß von Endotoxinen auf zentralnervöse Strukturen genannt. Zuverlässige Beweise für die Bedeutung solcher Vorgänge im Schock liegen aber bis jetzt nicht vor.

Die Zerebraldurchblutung ist im Schock reduziert. Dies ist nicht nur Folge der Hypotension, sondern auch des verminderten arteriellen CO_2-Gehaltes (s. Stoffwechsel). Da die Hirndurchblutung mit der Höhe des CO_2-Spiegels gut korreliert ist, muß jede Verminderung von CO_2 zu einer Abnahme der Cerebraldurchblutung führen.

5. Einteilung der verschiedenen Schockformen

Meistens erfolgt die Einteilung der verschiedenen Schockformen ausschließlich nach der auslösenden Ursache. In der Praxis hat ein solches System allerdings den Nachteil, daß Kombinationsformen und Übergänge von einer in die andere Form unberücksichtigt bleiben. Eine Einteilung der Schockformen sollte deshalb neben der Ätiologie auch gemeinsame pathophysiologische Merkmale und das im jeweiligen Fall bevorzugt betroffene Organsystem berücksichtigen. Einen solchen Einteilungsversuch zeigt Tabelle 34.

Tabelle 34. *Einteilung der Schockformen.* (Modifiziert nach THAL)

Art des Schocks	Hämodynamik
1. *Hypovolämer Schock* (primär ungenügender venöser Rückfluß)	niederes Herzzeitvolumen
	im allgemeinen erhöhter peripherer Widerstand
A. isoliert: Blutung, Flüssigkeitsverlust (Verbrennung, Gastrointestinaltrakt usw.), Trauma	Hypotension
B. kombiniert mit Sepsis oder Herzinsuffizienz	zentraler Venendruck erniedrigt bei 1 A, sonst erhöht
2. *Kardiogener Schock*	normale arterielle O_2-Sättigung bei 1
A. Myokardinsuffizienz (Infarkt, Arrhythmien)	reduzierte O_2-Sättigung bei 2
B. Störung der Ventrikelfüllung (Tamponade, Lungenembolie)	
3. *Septischer oder infektiöser Schock*	normales oder sogar erhöhtes Herzzeitvolumen
A. isoliert (keine vorausgehende Hypovolämie oder Herzinsuffizienz)	im allgemeinen erniedrigter peripherer Widerstand
B. kombiniert mit Herzversagen oder Hypovolämie	Hypotension
	zentraler Venendruck normal oder erniedrigt
4. *Neurogener Schock*[a] generalisierter Verlust der Vasomotorik, z.B. bei hohen Querschnittsläsionen	arterielle O_2-Sättigung normal, erniedrigt nur bei pulmonalen Infektionen

[a] Es erscheint zweifelhaft, ob der Begriff neurogener Schock berechtigt ist, da diese Form der Hypotension mit Vasodilatation wenig mit dem Schock gemeinsam hat.

6. Der Verlauf des Schocks

Eine schockauslösende Noxe kann sowohl einen gesunden als auch einen vorgeschädigten Organismus treffen. Während z. B. der hämorrhagische oder der traumatische Schock häufig bei vorher voll intakter Organfunktion auftreten, sind cardiogener oder septischer Schock meist Folgezustände vorausgegangener Erkrankungen mit Funktionseinschränkung lebenswichtiger Organe. Berücksichtigt man jeweils die Ausgangssituation, so ergeben sich gewisse Hinweise auf Ablauf und Prognose des jeweiligen Schockzustandes. Hierfür sind ebenfalls von Bedeutung Alter des Organismus, Ausmaß der initialen Noxe und Dauer des Schocks. Verlauf und Ausgang eines Schocks sind weiterhin abhängig von der Effektivität der körpereigenen Kompensationsmechanismen bzw. von der Güte der Therapie. Sind diese kompensatorischen Vorgänge ausreichend, so

bilden sich die Schocksymptome langsam zurück, der Organismus erreicht mehr oder weniger vollständig seinen Zustand vor dem Schock (reversibler Schock). Reicht dagegen die Kompensation nicht aus, so führt der Schock zum Tode. Man bezeichnet die Form des Schocks als irreversibel, bei der weder die körpereigenen noch die heutigen therapeutischen Maßnahmen eine Besserung des Zustandes erreichen können (Abb. 171). Reversibler und irreversibler Schock sind anfänglich nicht zu unterscheiden, ihre Trennung gelingt nur durch den vorhandenen oder fehlenden Effekt der Therapie.

Für den Übergang vom reversiblen zum irreversiblen Schock gibt es zahlreiche Erklärungsversuche. Zweifellos spielen, wie schon ausgeführt, Alter, Vorschädigung, Dauer und Ausmaß der Noxe sowie Begleiterkrankungen (z. B. Infektionen) eine Rolle. Daneben werden Endotoxine, zentralnervöse Störungen, intravasale Gerinnung oder eine hämorrhagische Nekrose der Darmschleimhaut für die Irreversibilität verantwortlich gemacht. Wenn es auch wahrscheinlich ist, daß jeder dieser Prozesse bei dem Übergang in den letalen Schock mitwirkt, so ist doch noch nicht zweifelsfrei bewiesen, daß für diesen Übergang in die Irreversibilität ein einziger, für alle Schockformen einheitlicher Mechanismus entscheidend ist. Es ist deshalb vorläufig noch berechtigt, zu formulieren, daß ein Schock dann irreversibel wird, wenn die Funktion lebenswichtiger Organe über ein kritisches Maß hinaus eingeschränkt ist.

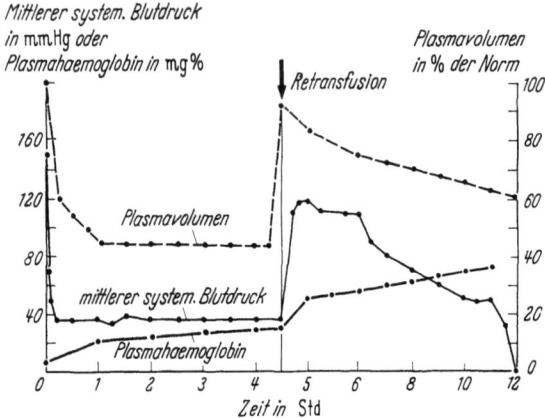

Abb. 171. Typischer Verlauf eines irreversiblen, hämorrhagischen Schocks beim Hund. Bei Zeit 0 Beginn der Entblutung. Die Retransfusion bringt kurzfristig eine Anhebung von Blutdruck und Plasmavolumen, kann aber den letalen Ausgang nicht verhindern. (Nach R. C. Lillehei, J. K. Longerbeam und J. C. Rosenberg, in: Schock, Pathogenese und Therapie. Berlin-Göttingen-Heidelberg: Springer 1962)

IX. Arteriosklerose

1. Grundbegriffe

Der Begriff Arteriosklerose umfaßt alle zur Verhärtung der Arterien führenden Vorgänge mit Ablagerungen von Fetten, Eiweißkörpern, Mineralien und Vermehrung von Fasersubstanz. Sie kann einmal als kontinuierlicher Alternsprozeß verlaufen, kann aber auch einen diskontinuierlichen, meist in Schüben verlaufenden, krankhaften Vorgang darstellen und Endzustand degenerativer, entzündlicher, produktiv hyperplastischer und primär funktioneller Schäden am arteriellen System darstellen. Die *American Heart Association* hat folgende Unterteilung der Arteriopathien durchgeführt:

1. Degenerative Arterienerkrankungen.

   a) Atherosklerose (intimale Atherombildung, die zu thrombotischem Verschluß führen kann).

   b) Mediasklerose (degenerative Veränderung, primär in der Mediaschicht).

   c) Arterionekrose (idiopathisch, cystisch oder toxisch).

2. Produktive und/oder hyperplastische Arterienerkrankungen. (Hyperplasie der Intima und/oder Media und Veränderungen des elastischen Anteils der Gewebe, z. B. bei Hypertonie).

3. Entzündliche Arterienerkrankungen.
   a) Arteriitis (infektiös, allergisch, chemisch
      durch physikalische Noxen bedingt).
   b) Thrombangitis obliterans.
4. Kombination aus 1.—3.

Im Vordergrund einer pathophysiologischen
Betrachtung der Arteriosklerose muß die Viel-
gestaltigkeit der ätiologischen Faktoren stehen.
Auch muß man sich von vornherein darüber

klar sein, daß die arteriosklerotischen Veränderungen am Gefäßsystem durchaus nicht
nach einem Muster ablaufen, sondern sehr
divergent sein können.

Die folgende Darstellung soll nach drei
Gesichtspunkten ausgerichtet sein: 1. Veränderungen der Gefäße im Initialstadium,
2. biochemische Veränderungen des Blutes,
3. Bedeutung mechanischer Veränderungen.

2. Initialphasen der Arteriosklerose

Die für die Arteriosklerose typischen morphologischen Befunde werden in den Lehrbüchern der Pathologie ausführlich dargestellt

Grundsubstanz" bilden, wiedergegeben. Diese
Grundsubstanz tritt mit dem diffundierenden
Plasma in chemische Reaktion. Wie weit es

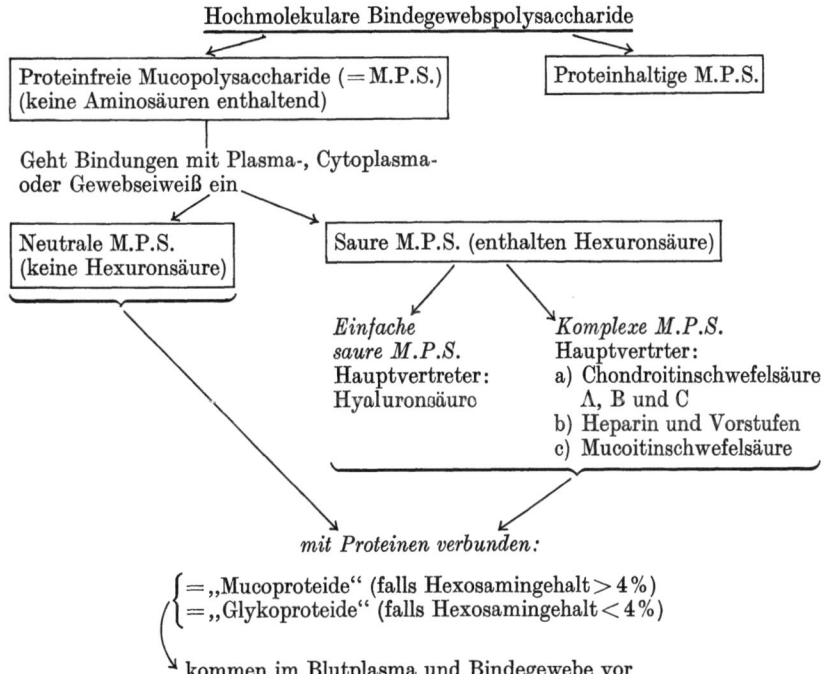

Abb. 172. Schematische Übersicht über die Zusammensetzung der mesenchymalen Grundsubstanz

und können hier keine Berücksichtigung finden.
Für die pathophysiologische Betrachtung sind
jedoch die Initialbefunde von grundlegender
Bedeutung. Entsprechend der schon genannten
Vielgestaltigkeit der arteriosklerotischen Erscheinungsformen sind auch die Initialbefunde
nicht einheitlicher Natur. Allen Initialphasen
gemeinsam ist eine Veränderung der Grundsubstanz des Mesenchyms, der dann sekundäre
Veränderungen mit lipoider Durchsetzung und
Verkalkung folgen.

In Abb. 172 werden grobschematisch die
strukturellen Elemente, welche mit Wasser,
Elektrolyten und Lipiden die sog. „ungeformte

sich hierbei um einen autonomen Vorgang oder
um eine Wechselwirkung mit Veränderungen
des Blutchemismus, vor allem der Blutfette
handelt, kann noch nicht bindend beantwortet
werden (s. weiter unten).

Folgende Initialbefunde der Arteriosklerose
können unterschieden werden:

a) Das Intima- und Subintima-Ödem

Das Intima-Ödem als Folge einer plasmatischen transmuralen Perfusion kann auch
physiologischerweise im Mesenchymschwamm
der Intima auftreten. Es ist rückbildungsfähig,
kann aber auch das Übergangsstadium zum

zweiten Schritt, dem subendothelialen Intima-Ödem, darstellen. Das subendotheliale Intima-Ödem wird unter Wasserverlust hyalinisiert und läßt bereits sekundär Lipoidablagerungen in den inneren Intimaschichten erkennen. Anscheinend besteht der kritische Punkt in der Pathogenese der Arteriosklerose in der Umwandlung der ersten Fettablagerung in einen fibrösen Plaque. So lange die Lipoide innerhalb der Zellen liegen, scheint der Prozeß noch reversibel zu sein. Gehen die Zellen jedoch infolge Lipoideinlagerung zugrunde und treten Lipoide im Zwischengewebe auf, dann ist eine

änderung der Grundsubstanz nachweisen: Chondroitinsulfat B steigt bei zunehmender Arteriosklerose an, während Hyaluronsäure und Chondroitinsulfat C abnehmen.

Es ist seit langem bekannt, daß die Innenschicht der Arterienwände ständig von innen nach außen filtratorisch-perfusorisch durchtränkt wird. Es lag daher nahe, Einlagerungen in die Gefäßwände auf diese Durchspülung zurückzuführen. Mit der sog. Filtrationstheorie konnte eine Reihe von Zusammenhängen zwischen Blutchemismus und Lipoideinlagerungen in die Gefäßwand gedeutet werden. Dies gilt

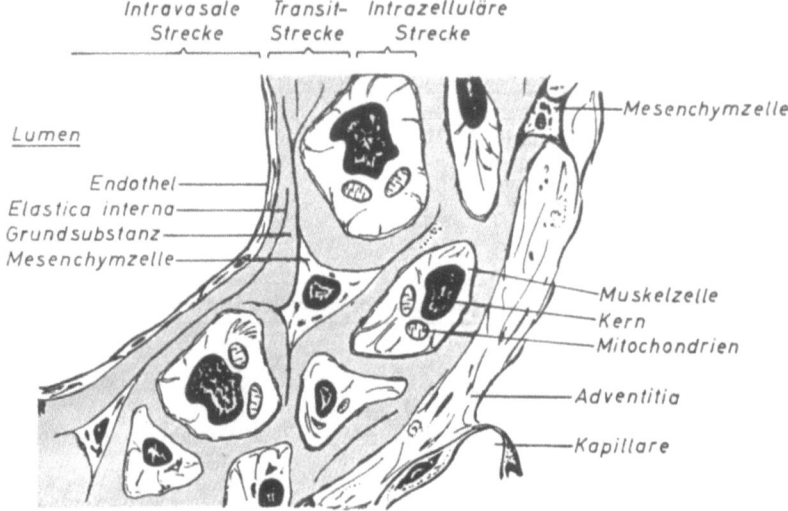

Abb. 173. Transportstrecken in der Gefäßwand. (Nach W. H. Hauss, in: Verh. d. Dtsch. Ges. Inn. Med. München: J. F. Bergmann 1963)

fibröse Induration der Umgebung unausweichlich. Morphologisch gleichartig aussehende Intimapolster können im stofflichen Aufbau sehr verschieden sein. Zwischen der Ansammlung von Lipoiden und Mucopolysacchariden konnten bisher keine qualitativen oder quantitativen Beziehungen nachgewiesen werden. Es gibt Intimaerhebungen, die reichlich Mucopolysaccharide enthalten, aber auch solche, in denen vorwiegend Cholesterinester und Triglyceride nachweisbar sind. Bei Größerwerden der arteriosklerotischen Plaques nimmt die Menge des Cholesterins verhältnismäßig rasch zu, während die Phosphorlipoide nicht in diesem Umfang vermehrt werden. Späterhin scheint es so zu sein, daß die Plasmaphosphatide in der Gefäßwand abnehmen, während gleichzeitig freies und verestertes Cholesterin zunehmen. In den fortgeschreneren Stadien der Arteriosklerose läßt sich auch eine Ver-

vor allem für das Cholesterin. Die Mehrzahl der in der Gefäßwand abgelagerten Cholesterine stammt offenbar aus dem Blutplasma, während die Phosphorlipoide, Glykolipoide und Triglyceride vorwiegend in der Gefäßwand selbst synthetisiert werden. (Weiteres über Zusammenhänge zwischen Blutchemismus und Arteriosklerose s. weiter unten.)

b) Atheromatose als Folge cellulärer proliferativer Prozesse

Bei diesem Typ geht die Vermehrung der sauren Mucopolysaccharide der Manifestation der Atherosklerose offenbar voraus. Das Atherom selbst ist zunächst fettarm, jedoch reich an sauren Mucopolysacchariden. Wahrscheinlich handelt es sich bei dieser Form um eine Reaktion des Mesenchymschwamms der Intima auf verschiedenartigste Einflüsse (hormonale und humorale Einflüsse, toxische Schädigun-

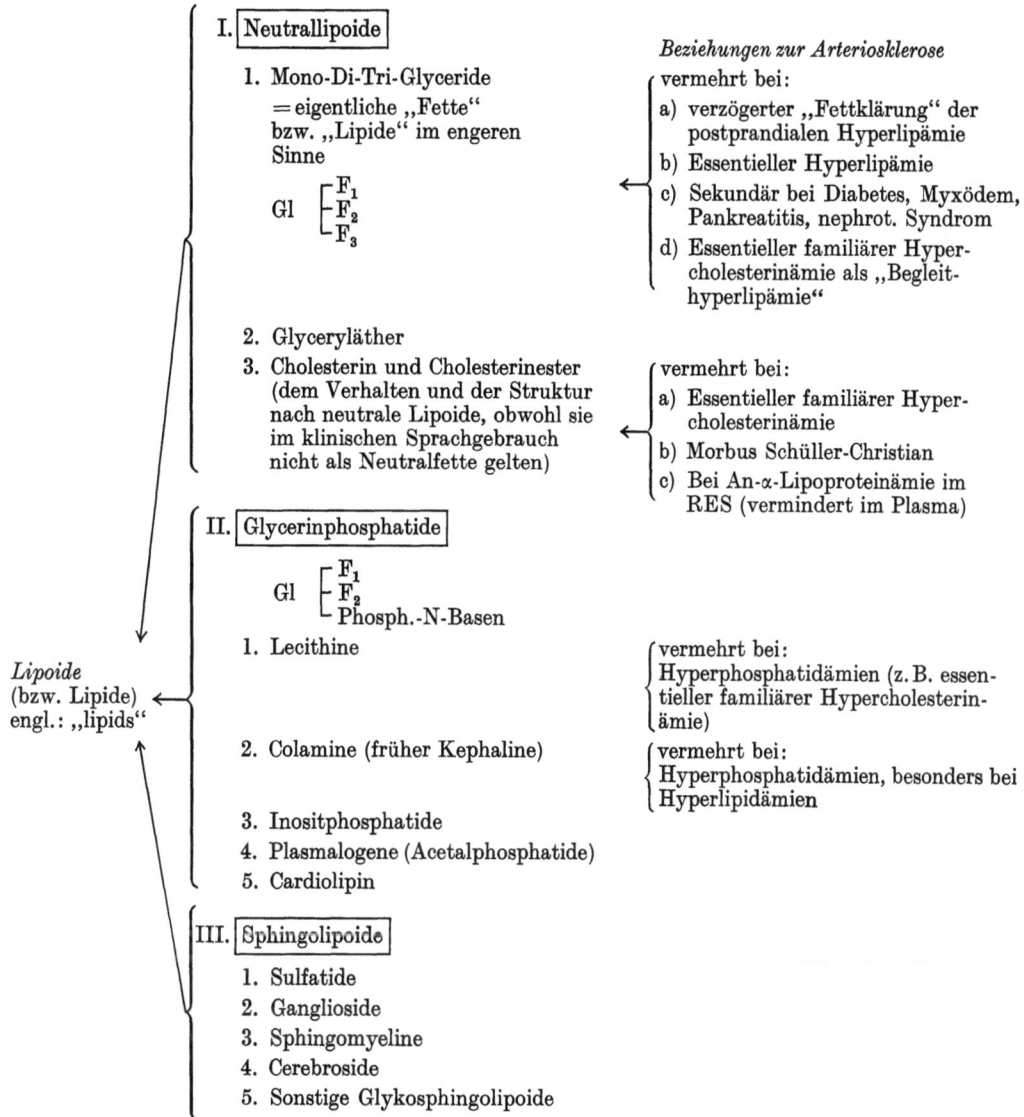

I. Neutrallipoide

1. Mono-Di-Tri-Glyceride
= eigentliche „Fette"
bzw. „Lipide" im engeren
Sinne

$$Gl \begin{bmatrix} F_1 \\ F_2 \\ F_3 \end{bmatrix}$$

2. Glyceryläther
3. Cholesterin und Cholesterinester
(dem Verhalten und der Struktur
nach neutrale Lipoide, obwohl sie
im klinischen Sprachgebrauch
nicht als Neutralfette gelten)

II. Glycerinphosphatide

$$Gl \begin{bmatrix} F_1 \\ F_2 \\ Phosph.\text{-}N\text{-}Basen \end{bmatrix}$$

1. Lecithine

2. Colamine (früher Kephaline)

3. Inositphosphatide
4. Plasmalogene (Acetalphosphatide)
5. Cardiolipin

III. Sphingolipoide

1. Sulfatide
2. Ganglioside
3. Sphingomyeline
4. Cerebroside
5. Sonstige Glykosphingolipoide

Lipoide
(bzw. Lipide)
engl.: „lipids"

Beziehungen zur Arteriosklerose

vermehrt bei:
a) verzögerter „Fettklärung" der
postprandialen Hyperlipämie
b) Essentieller Hyperlipämie
c) Sekundär bei Diabetes, Myxödem,
Pankreatitis, nephrot. Syndrom
d) Essentieller familiärer Hypercholesterinämie als „Begleit-
hyperlipämie"

vermehrt bei:
a) Essentieller familiärer Hypercholesterinämie
b) Morbus Schüller-Christian
c) Bei An-α-Lipoproteinämie im
RES (vermindert im Plasma)

vermehrt bei:
Hyperphosphatidämien (z. B. essentieller familiärer Hypercholesterinämie)

vermehrt bei:
Hyperphosphatidämien, besonders bei
Hyperlipidämien

Abb. 174. Schematische Übersicht über die Beziehungen zwischen den verschiedenen Lipoiden und
Arteriosklerose

gen, entzündliche Reize). In der proliferativen Phase ist das frühe Atherom offenbar besonders sauerstoffmangelempfindlich. Durch Hypoxie verschiedenster Genese kann es zu plötzlich auftretenden Ödemnekrosen mit Intimaverquellung und Lumenverschluß kommen.

Über die Reaktionen des Mesenchyms auf Reize der angeführten Art liegen experimentelle Untersuchungen vor, die zu folgender Vorstellung geführt haben: Die normale Struktur der Gefäßwand wird durch einen normalen Stoffwechsel des Wandgewebes gewährleistet. Der Stofftransport erstreckt sich auf 3 Abschnitte (Abb. 173): den Blutweg, den Weg durch Endothel und Intercellularraum und den Weg innerhalb der Zellen. Hauptangriffspunkt

der Noxen, die zur Arteriosklerose proliferativen Typs führen können, soll die intracelluläre Strecke sein. Die Ereignisse, die sich hier abspielen, werden in folgender Reihenfolge angegeben:

Tabelle 35. *Reihenfolge der Ereignisse*
bei der Entstehung der Arteriosklerose. (Nach HAUSS)

1. Störung des Molekülaustausches in der Transitstrecke der Gefäßwand (unspezifische Mesenchymreaktionen)

2. Störung der Molekülstruktur in der Transitstrecke der Gefäßwand
a) „Depolymerisation"
b) Intimaödem
c) Cholesterin — Fett — Kalkeinlagerung

c) Der Initialthrombus nach Duguid

Hierbei bildet sich infolge einer Störung der fibrinolytischen Funktion ein Initialthrombus im plasmatischen Randstrom. Voraussetzung ist dabei eine Funktionsänderung des Strombahnufers. Das sich der Intima auch normalerweise auflagernde Fibrin des Randstroms wird nicht abgebaut, sondern bleibt als Fibrinfilm auf der Intima haften. Damit wird die Membranfunktion der Intima sowohl in biochemischer Hinsicht als auch für den O_2-Transport und die O_2-Diffusion gestört. Bei den Arteriosklerosen, die als Folgeerscheinung von primär entzündlichen Veränderungen auf-

treten, könnte diese Genese eine Rolle spielen. Allerdings bleibt die Frage unentschieden, ob nicht eine vorgeschädigte Intima die Voraussetzung dafür bildet, daß dieser Faktor pathogenetisch wirksam werden kann.

d) Das durch Fettspeicherung in und unter dem Endothel bedingte Initialxanthom

Hierbei ist von vornherein die Fettinfiltration offensichtlich. Dieser Typ kommt vor allem bei den primären Fettstoffwechselstörungen (Abb. 174) in Frage (s. auch Kapitel Lipoidstoffwechsel).

3. Biochemische Veränderungen des Blutes

Daß hoher Fettverzehr zumindest den Intensitätsgrad und die Folgeerscheinungen der Arteriosklerose steigern, ist eine alte Er-

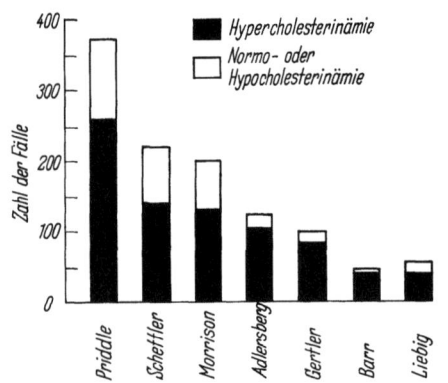

Abb. 175. Anteil von Seren mit erhöhten Cholesterinwerten (über 220 mg-%) bei allgemeiner Arteriosklerose und Coronarsklerose. (Nach SCHETTLER)

fahrung, die sich in Hungerszeiten und in den „fetten" Jahren immer wieder bestätigt hat. Beobachtungen an großen Bevölkerungsgruppen mit verschieden hohem Fettverzehr bestätigen dies. Allerdings muß es dahingestellt bleiben, ob der geringere Fettgehalt der Nahrung oder der geringere Gesamtkaloriengehalt der Nahrung hierfür entscheidend ist. Wahrscheinlich hat die Fettzufuhr mehr durch die kalorische Eigenart als hochwertiger Brennstoff als durch die biochemischen Eigenarten der Fette Bedeutung für die Entstehung der Arteriosklerose.

Daß zwischen dem Lipoidstoffwechsel und der Arteriosklerose enge Korrelationen bestehen können, geht schon daraus hervor, daß bei bestimmten Erkrankungsformen der Hyper-

lipämien und Hypercholesterinämien eine vorzeitige Manifestation sowie ein besonders rasches Fortschreiten einer Arteriosklerose obligat ist. Außerdem ist auf die häufige Kombination Diabetes und Arteriosklerose hinzuweisen. Es darf aber nicht übersehen werden, daß es sich hierbei um fest umrissene Krankheitsbilder handelt, die im Gros der Kranken mit Arteriosklerose quantitativ nicht ins Gewicht fallen. Immerhin sind sie besonders eindrucksvolle Beispiele für die engen Zusammenhänge, die zwischen Lipoidstoffwechsel und Arteriosklerose bestehen können. Die Frage ist die, ob auch bei der Arteriosklerose, wie sie uns im gewöhnlichen Erscheinungsbild entgegentritt, solche Beziehungen nachzuweisen sind. Aus den bisher vorliegenden Untersuchungen über Lipoidstoffwechselstörungen bei Arteriosklerose verdienen die folgenden Faktoren besondere Beachtung: 1. Änderungen des Serumcholesterinspiegels. 2. Verschiebungen im Verhältnis der einzelnen Serumlipoidfraktionen untereinander. 3. Verschiebungen im Serum Lipoproteinspektrum. 4. Änderungen der sog. Klär-Faktoren. 5. Hormonale Einflüsse. 6. Kreislaufdynamische Faktoren.

Zu 1. Im Tierexperiment (Kaninchen, Goldhamster, Meerschweinchen lassen sich durch reichliche Cholesterinzufuhr mit der Nahrung atheromatöse Gefäßläsionen produzieren, die den in der Humanpathologie beobachteten histologischen Befunden sehr ähnlich sind. Jedoch sind diese Versuchsergebnisse auf menschliche Verhältnisse nicht ohne weiteres übertragbar. Einmal müssen zur Erzeugung der Gefäßschädigungen ganz unphysiologisch hohe

Tabelle 36. *Der Aufbau der Fettsäuren in einer Reihe von Speiseölen und -fetten* (Angaben in Prozenten)

	Gesättigte Fettsäuren									Ungesättigte Fettsäuren				
	C 4	C 6	C 8	C 10	C 12	C 14	C 16	C 18	C 20 und höher	C 16:1 Palmit-olein-säure	C 18:1 Öl-säure	C 18:2 Linol-säure	C 18:3 Linolen-säure	C 20 und C 22
Rinderfett	—	—	—	—	—	4	30	20	—	4	39	3	—	
Schweinefett	—	—	—	—	—	2	27	14	—	4	45	8	—	
Milch-/Butterfett	3	2	2	3	3	9	24	13	2	6	30	2	1	
Walöl	—	—	—	—	—	10	18	1	—	16	32	5	—	⎰18% mehrfach unge-sättigte Fettsäuren mit 20+22 C-Atomen
Heringsöl	—	—	—	—	—	7	18	2	4	10	10	2	—	⎰47% mehrfach unge-sättigte Fettsäuren mit 20+22 C-Atomen
Kokosöl	—	1	8	7	48	18	9	2	—	—	6	1	—	
Palmkernfett	—	—	3	6	50	15	7	2	—	—	16	1	—	
Palmöl	—	—	—	—	—	1	40	5	—	1	43	10	—	
Baumwollsaatöl	—	—	—	—	—	3	20	2	—	1	24	50	—	
Erdnußöl	—	—	—	—	—	—	10	3	6	—	50	31	—	
Maisöl	—	—	—	—	—	—	13	4	—	—	32	50	1	
Sonnenblumenöl	—	—	—	—	—	—	5	2	1	—	27	65	—	
Safloröl	—	—	—	—	—	—	7	3	—	—	15	75	—	
Sojabohnenöl	—	—	—	—	—	—	10	3	1	—	24	54	8	
Rüböl	—	—	—	—	—	—	5	2	2	—	14	15	8	⎰3% C 20:1 50% C 22:1 1% C 22:2
Leinöl	—	—	—	—	—	—	7	3	—	—	18	14	58	

Cholesterinmengen zugeführt werden, zum anderen gehört Cholesterin bei den in den Versuchen verwendeten Pflanzenfressern nicht zu den natürlichen Nahrungsbestandteilen. Die Ausscheidung von Cholesterin in größerer Menge ist bei diesen Tieren erschwert. Immerhin bildeten diese tierexperimentellen Untersuchungen die Ausgangsbasis für eine intensive Erforschung eventueller Zusammenhänge zwischen Cholesterinstoffwechsel und Arteriosklerose beim Menschen. Bei arteriosklerotischen Gefäßveränderungen des Menschen ist der Serumcholesterinspiegel auch unter Berücksichtigung der Altersstufen häufiger erhöht als normal (Abb. 175). Bei einer größeren Zusammenstellung von Patienten mit gesicherter allgemeiner Arteriosklerose bzw. Coronarsklerose lagen 70% der Cholesterinwerte über 220 mg%, 50% der Werte über 250 mg%. Es kommen aber auch sichere Gefäßsklerosen bei normalem Cholesteringehalt vor, selten sind sie dagegen bei hypocholesterinämischen Zuständen. Ein erhöhter Cholesterinspiegel kann nur einer der für die Entwicklung bzw. die Progredienz einer Arteriosklerose bedeutsamen Faktoren sein, ohne daß ihm eine obligatorische Rolle zuerkannt werden kann. Von einer Einschränkung der Cholesterinzufuhr mit der Nahrung ist bei der weitgehenden Unab-

hängigkeit des Serum-Cholesteringehaltes von der exogenen Zufuhr wenig zu erwarten. Einen deutlichen, experimentell gesicherten Einfluß hat dagegen eine Beschränkung der Fett- und der Gesamtkalorienzufuhr auf die Höhe des Serumcholesteringehaltes. Auch wird empfohlen, einen größeren Teil des Fettes durch hochungesättigte Fettsäuren zu ersetzen, da diese ein Absinken des Choleteringehaltes im Blut bewirken. (Über den Aufbau der Fettsäuren in einer Reihe von Speiseölen und -fetten unterrichtet Tabelle 36.)

Zu 2. und 3. Die Untersuchungen über Zusammenhänge zwischen Cholesterinspiegel im Blut und Häufigkeit der Arteriosklerose erbrachten zwar, daß im statistischen Mittel bei Arteriosklerotikern erhöhte Cholesterinwerte im Blut vorherrschen, im ganzen blieben sie aber unbefriedigend. Daher wurden die Untersuchungen weiter auf den Fettgehalt des Blutes und das Fettsäurespektrum der einzelnen Lipoidfraktionen ausgedehnt. Bestimmt wurden dabei außer dem freien und veresterten Cholesterin, die Phospholipide, die Triglyzeride und die unveresterten Fettsäuren. Gleichzeitig wurden in den jeweiligen Fettsäuren die Anteile der gesättigten, der einfach-, zweifach- und vierfach ungesättigten Fettsäuren ermittelt. Die Normalwerte sind in der Tabelle 37

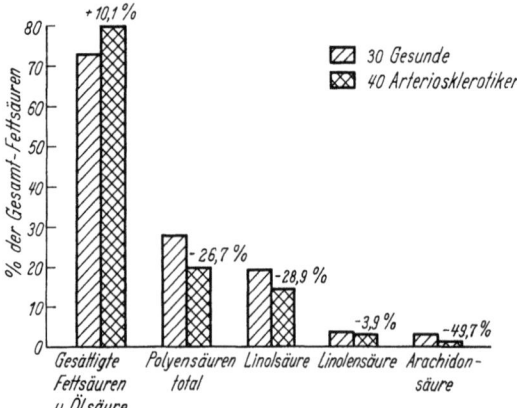

Abb. 176. Die prozentuale Zusammensetzung des Serumfettes bei Gesunden und Arteriosklerotikern. [Nach W. Schrade, E. Biegler u. E. Böhle: Schweiz. med. Wschr. 89, 117 (1959)]

Tabelle 37. *Serumlipide und Fettsäurenzusammensetzung der Lipidfraktionen bei jüngeren und älteren Gesunden.* (Nach E. Böhle, aus Schettler u. Sauwald: Pathophysiologische und klinische Aspekte des Fettstoffwechsels)

	Jüngere Gesunde 16—39 J. n = 26	Ältere Gesunde 45—68 J. n = 29
Gesamt-Lipide (mg-%)	650 ± 71	712 ± 87
Cholesterinester (mg-%)	228 ± 29	242 ± 31
CEFS (mg-%)	74,6 ± 14,3	82,4 ± 17,2
gesättigte (%)	13,5 ± 2,4	14,4 ± 3,1
monoene (%)	23,7 ± 3,4	24,9 ± 4,0
diene (%)	52,6 ± 4,1	50,2 ± 4,2
tetraene (%)	5,1 ± 1,6	4,6 ± 1,8
Phospholipide (mg-%)	214 ± 26	230 ± 30
PLFS (mg-%)	116,1 ± 21,2	122,5 ± 26,0
gesättigte (%)	44,4 ± 7,2	45,1 ± 8,2
monoene (%)	16,1 ± 3,0	16,5 ± 2,8
diene (%)	21,6 ± 2,9	20,8 ± 2,8
tetraene (%)	8,3 ± 2,1	8,1 ± 2,3
Triglyceride (mg-%)	112 ± 38	139 ± 35
TGFS (mg-%)	96,4 ± 32,5	114,1 ± 34,2
gesättigte (%)	33,9 ± 4,3	34,5 ± 7,0
monoene (%)	43,6 ± 4,1	43,8 ± 4,7
diene (%)	12,1 ± 2,4	11,7 ± 2,5
tetraene (%)	2,9 ± 1,3	2,6 ± 1,4
Unveresterte Fettsäuren (mg-%)	27,4 ± 4,8	25,4 ± 5,0
gesättigte (%)	41,5 ± 3,5	43,9 ± 3,3
monoene (%)	33,4 ± 3,6	32,3 ± 4,1
diene (%)	14,3 ± 2,9	14,1 ± 2,7
tetraene (%)	3,1 ± 0,9	2,2 ± 1,0

aufgeführt. Vergleichende Untersuchungen an arteriosklerotischen Patienten ergaben, daß eine Hypertriglyzeridämie entweder als isolierte

Anomalie oder gemeinsam mit einer Hypercholesterinämie am häufigsten war. Die Ergebnisse dieser mit sehr hohem methodischen Aufwand betriebenen Untersuchungen zeigen, daß die Fettsäurespektren der untersuchten Gruppen von Patienten mit Arteriosklerose keineswegs ähnlich sind, sondern stark voneinander differieren. Auch darf nicht übersehen werden, daß etwa ein Viertel der untersuchten Patienten mit ausgeprägter Arteriosklerose ein normales Fettsäurespektrum aufweist.

Bei der Arteriosklerose kann nicht nur der Spiegel im Blut an Cholesterin und Triglyzeriden erhöht sein, auch das Muster der Fettsäuren kann verändert sein. Die Abb. 176 zeigt, daß bei Arteriosklerotikern im Durchschnitt die gesättigten Fettsäuren und die Ölsäure höher liegen als normalerweise, während die mehrfach ungesättigten Fettsäuren bei Arteriosklerotikern der Norm gegenüber erniedrigt erscheinen. Weitere Untersuchungen machen aber wahrscheinlich, daß die prozentuale Zunahme der gesättigten und einfach ungesättigten Fettsäuren sowie die Abnahme des Linolsäureanteils nur bei den Patienten mit einer Hypertriglyzeridämie bzw. Hypertriglyzeridämie und Hypercholesterinämie (siehe Kapitel Lipoidstoffwechsel) festzustellen war. Normolipämische Patienten einschließlich der Kranken mit einer isolierten Hypercholesterinämie unterschieden sich in ihren Fettsäurespektren nicht wesentlich von altersentsprechenden gesunden Kontrollpersonen.

Hinzuweisen ist auf den normalerweise um 1 liegenden *Cholesterinphosphatidquotienten.* Dieser ist vor allem bei der essentiellen familiären Hypercholesterinämie, weniger regelmäßig bei der gewöhnlichen allgemeinen Arteriosklerose erhöht. Es wird vermutet, daß die durch die relativ erniedrigten Phosphatidwerte bedingte verminderte Stabilität des kolloidal gelösten Serumcholesterins zu einer vermehrten Ablagerung von Cholesterin in der Gefäßwand beiträgt. Die Vorstellung über die Bedeutung des Cholesterinphosphatidquotienten wird durch Beobachtungen über auffallend geringgradige arteriosklerotische Veränderungen bei Patienten mit biliärer xanthomatöser Cirrhose (niedriger Cholesterinphosphatidquotient wegen des hohen Serumphosphatidgehaltes) ergänzt. Auch im Tierexperiment soll sich die Entwicklung von Cholesterinatheromatosen durch die Zufuhr von oberflächenaktiven Substanzen (Tween 80, Triton 20), die ähnlich den Phosphatiden die kolloidale Beständigkeit des Serumcholesterins erhöhen, hemmen lassen.

Große Beachtung fanden vor Jahren Untersuchungen von Blutserum von Arteriosklero-

Tabelle 38. *Lipoproteinspektrum bei verschieden schwerer Arteriosklerose.* (Nach GOFMAN)

Zunahme der Arteriosklerose	$S_f\,4$	$S_f\,6$	$S_f\,8$	$S_f\,10$	$S_f\,13$	$S_f\,17$	$S_f\,17{-}20$	$S_f\,20{-}40$	$S_f\,40{-}40\,000$
	$S_f\,4$	$S_f\,6$	$S_f\,8$	$S_f\,10$					
	$S_f\,4$	$S_f\,6$	$S_f\,8$	$S_f\,10$	$S_f\,13$				
	$S_f\,4$	$S_f\,6$	$S_f\,8$	$S_f\,10$	$S_f\,13$	$S_f\,17$			
	$S_f\,4$	$S_f\,6$	$S_f\,8$	$S_f\,10$	$S_f\,13$	$S_f\,17$	$S_f\,17{-}20$		
	$S_f\,4$	$S_f\,6$	$S_f\,8$	$S_f\,10$	$S_f\,17$	$S_f\,17$	$S_f\,17{-}20$	$S_f\,20{-}40$	
	$S_f\,4$	$S_f\,6$	$S_f\,8$	$S_f\,10$	$S_f\,13$	$S_f\,17$	$S_f\,17{-}20$	$S_f\,20{-}40$	$S_f\,40{-}40\,000$

tikern mit der Ultrazentrifuge. Man stellte Verschiebungen im Lipoproteinspektrum fest, die für die Pathogenese der Arteriosklerose Bedeutung haben sollen (Methodisches Prinzip s. S. 70). Es wird angenommen, daß normalerweise die nach einer fetthaltigen Mahlzeit im Serum auftretenden Chylomikronen langsam zu kleineren, aber dichteren Lipoidproteinaggregaten umgebaut werden. Als Zeichen dieses Umbaues nehmen, wie entsprechende Untersuchungen mit der Ultrazentrifuge zeigten, die Moleküle der weniger dichten (low density) Klasse S_f 100 bis 400 zugunsten der niederen, dichteren (high density) Klasse in der postresorptiven Phase langsam ab. Bei der Arteriosklerose soll diese Umwandlung gestört sein (s. Tabelle 38). Es häufen sich vor allem die dichten S_f 12—20 Moleküle, weniger die S_f 20—100 Moleküle im Serum arteriosklerotischer Patienten an. Besonders häufig wurde eine Vermehrung der S_f 12—20 Klasse bei Coronarsklerosen gefunden, bei Cerebralsklerosen ohne gleichzeitige generalisierte Arteriosklerose waren die Werte dagegen nicht erhöht. Aber auch diese Untersuchungen sind umstritten. Die pathogenetische Spezifität dieser Vermehrung bestimmter Lipoproteine für die Arteriosklerose wird in letzter Zeit stark in Zweifel gezogen, zumal auch beim Gesunden die S_f 10—20 Moleküle in kleineren Mengen vorkommen und bei Coronarsklerosen diese Moleküle durchaus nicht in allen Fällen bzw. in der Mehrzahl erhöht sind.

Zu 4. Neue Gesichtspunkte in der Zusammenhangsfrage zwischen Blutfetten und Arteriosklerose erbrachten die Beobachtungen über die Einwirkung der sog. „Klär-Faktoren" auf die Blutlipoide. Ausgangspunkt bildete die Feststellung, daß sich eine alimentäre Lipämie nach Heparininjektion zurückbildet. Die Abb. 177 zeigt den Effekt einer Heparininjektion auf den Tri-, Di- und Monoglyceridspiegel.

Das als Heparin bezeichnete chemisch inhomogene Polysaccharidschwefelsäuregemisch gehört, wie die Heparinoide, das Heparitin und die Chondroitin-

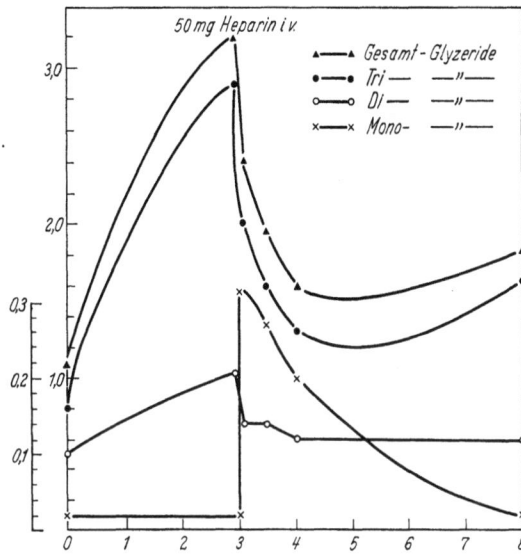

Abb. 177. Hydrolyse der Triglyceride nach Heparininjektion. [Nach L. CARLSON u. A. WADSTRÖM: Clin. chim. Acta 2, 9 (1957)]

sulfate zu den „endogenen Aktivatoren" der Lipoproteinasen. Sie haben durch ihre sehr hohe negative elektrische Ladung Katalysatorfunktionen und greifen als Effektoren oder als Metaboliten in enzymatische Reaktionen ein. Sie werden auch unter dem Begriff „sulfatierte Polyanionen" zusammengefaßt.

Zwischen den Fettsubstanzen und den fettlösenden Fermenten des Blutes besteht ein labiles Gleichgewicht, das entweder durch einen Mangel an inaktiven Vorstufen der Lipoproteidasen, oder durch zu geringe Mobilisierung der Plasmaaktivatoren (Heparinoiden) oder durch eine Vermehrung von Inhibitoren der Klär-Faktoren gestört werden kann (siehe Abb. 178).

Bei Arteriosklerotikern tritt nach Fettbelastung häufig eine verminderte Klärungsaktivität des Blutes auf. Die Verzögerung oder Verminderung der Fettklärung wird auf eine Einschränkung bzw. auf den Ausfall der physiologischerweise durch die postprandiale Hyperlipämie ausgelösten reaktiven Hyperheparinämie zurückgeführt. Die mangelhafte Fettklärung kann aber auch durch eine Vermehrung der Klär-Faktorinhibitoren verursacht sein.

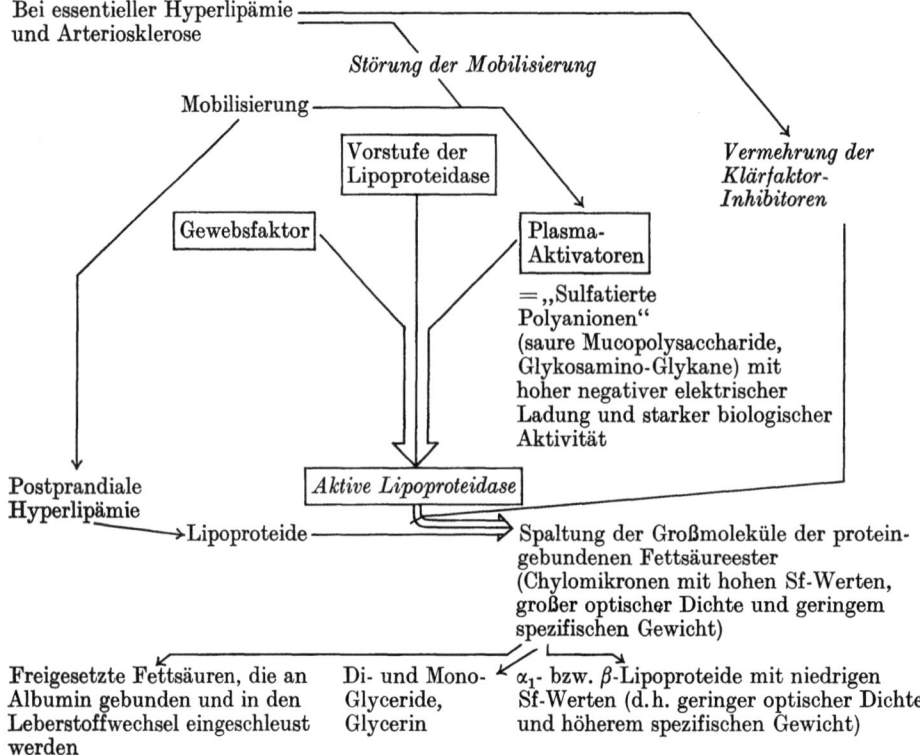

Abb. 178. Schematische Übersicht über die Klärfaktoren

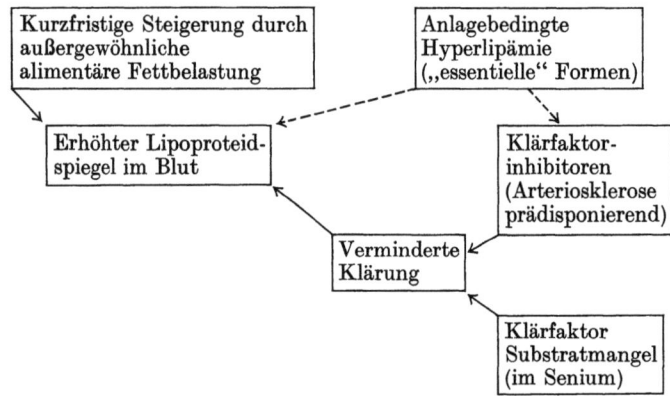

Abb. 179. Schematische Übersicht über die Faktoren, die zu verminderter Klärung des Blutes führen

Die Klär-Faktorinhibitoren sind in Leukocyten, Thrombocyten, Milz, Skeletmuskulatur, Herz, Aorta, Leber, Nieren und Lunge vorhanden. Bei Patienten mit Arteriosklerose oder Hyperlipämie soll der Inhibitorfaktor vermehrt vorhanden sein.

Durch Cortison kann die Wirkung des Hemmfaktors verstärkt werden.

Eine weitere Möglichkeit zur Entstehung eines Lipoproteinasemangels kann dadurch eintreten, daß nicht die Aktivierung unterbleibt, sondern daß ein primärer Aktivatorenmangel besteht. Auch diese Ursache wird diskutiert, da die Heparinaktivität der Zahl der Mastzellen proportional ist und die Mastzellen im Senium deutliche Involutionserscheinungen zeigen.

Schließlich ist noch an einen Mangel der Vorstufen der Lipoproteidasen zu denken. Hierfür bestehen aber bisher keine konkreten Anhaltspunkte.

In Abb. 179 sind die verschiedenen Faktoren zusammengefaßt, die zu einer verminderten Klärung des Blutes und damit zu einem erhöhten Lipoproteidspiegel im Blut führen können.

Die verminderte Lipoproteidaseaktivität kann verschiedene Schweregrade haben. Sie reichen von einem verzögerten Fettabbau bis zur ständigen Erhöhung des Blutfettspiegels mit Hypertriglyceridämie, Hyperchylomikronämie und entsprechender sekundärer Vergrößerung der Betafraktion im Lipoproteidspektrum mit Hypercholesterinämie und Hyperphosphatidämie (vgl. auch Kapitel Lipoidstoffwechsel).

Die Frage nach einer pathogenetischen Kausalkette zwischen den beschriebenen Veränderungen und der Arteriosklerose bleibt aber nach wie vor offen. Immerhin haben die Untersuchungen über die Klär-Faktoren neue Gesichtspunkte ergeben, die sich auf die weitere Erforschung der Probleme eines Zusammenhangs zwischen Fettstoffwechsel und Arteriosklerose fruchtbar auswirken dürften.

Die beschriebenen Fettstoffwechselstörungen leisten nicht nur auf biochemischem, sondern auch auf physikalischem Wege der Ausbreitung einer Arteriosklerose Vorschub. Zu nennen sind vor allem folgende Faktoren: Die Viscositätserhöhung des Blutes, die vermehrte Neigung zu Erythrocyten und Thrombocytenaggregaten im Capillarbereich (sog. *Sludge*phänomen), die Erhöhung der Klebrigkeitstendenz der Thrombocyten, Absinken der O_2-Spannung bei verlangsamtem Blutstrom mit sekundärer Ernährungsstörung der Gefäßwand und Einschränkung der Oxydationsvorgänge infolge des der Intima aufliegenden Lipoidfilms bzw. einer verdickten oder bereits hyalin umgewandelten Intima mit der Folge einer Ernährungsstörung der inneren Gefäßschicht. Hierdurch wird der Thrombosenbildung infolge erhöhter Gerinnungsbereitschaft Vorschub geleistet.

Durch O_2-Mangel wird die Synthese der Klär-Faktoren gehemmt, wodurch wiederum eine erhöhte Fetteinlagerung in die Gefäßwand begünstigt wird.

Mit den Veränderungen der Gefäßwand kommt es gleichzeitig zu Störungen der Fermentaktivitäten, die für die Unterhaltung des Stoffwechsels der Gefäße naturgemäß von entscheidender Bedeutung sind. Es liegen bereits eine Reihe diesbezüglicher Untersuchungen vor, deren Ergebnisse jedoch noch nicht spruchreif sind. Besondere Aufmerksamkeit dürfte die in den atheromatösen Plaques nachweisbare Abnahme der ATPase-Aktivität verdienen. Störungen des Adenosintriphosphatstoffwechsels sind ein besonders feiner Indikator für eingetretene Störungen der Energiebilanz. Störungen der Energiebilanz wiederum leisten sowohl Stoffwechselentgleisungen in der Intima — das erste morphologische

Substrat sind Mikroeinlagerungen in den Mitochondrien — als auch einer erhöhten Durchlässigkeit der intimalen Gefäßschichten Vorschub. Damit wäre sozusagen der erste Schritt der intimalen Insudation bei Arteriosklerose getan.

Zu 5. Beziehungen zwischen Störungen des hormonalen Gleichgewichtes, Störungen des Fettstoffwechsels und Arteriosklerose werden besonders bei Unterfunktion der Schilddrüse offenkundig. Das Myxödem geht mit starken Erhöhungen des Cholesterinspiegels einher, die Gefäße sind bei länger dauernden Erkran-

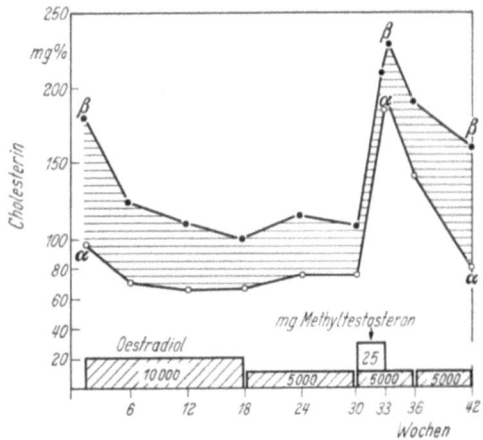

Abb. 180. Cholesteringehalt der Lipoproteide unter der Einwirkung von Oestrogen und Androgen. (Nach G. SCHETTLER: Arteriosklerose, Ätiologie, Pathologie, Klinik und Therapie. Stuttgart: Georg Thieme 1961)

kungen hochgradig arteriosklerotisch. Östrogene und androgene Substanzen haben einen experimentell nachweisbaren Einfluß auf den Cholesteringehalt des Blutes. Abb. 180 zeigt, daß der Cholesteringehalt des Blutes durch östrogene Substanzen erniedrigt, durch androgene Substanzen dagegen erhöht wird. Pathogenetische Zusammenhänge zwischen diesen Befunden und der Entstehung bzw. der Entwicklung einer Arteriosklerose sind bisher nicht erwiesen. Überfunktion der Epithelkörperchen sowie Überdosierung von Vitamin D_3 führen zu ausgeprägten arteriosklerotischen Veränderungen.

Zu 6. Bei aller Würdigung der gefundenen Störungen des Fettstoffwechsels bei Arteriosklerose dürfen die mechanischen Veränderungen, die zur Arteriosklerose führen können bzw. die die Progredienz der Arteriosklerose wesentlich steigern können, nicht übersehen

werden. Die anatomischen Eigenarten der verschiedenen Gefäße („elastische" Arterien und
„Muskelarterien") sind mitbestimmend für
Lokalisation, Art und Ausmaß der Arteriosklerose. In den Arterien vom elastischen Typ
(Aorta, Carotiden, Coronararterien) tritt der
Insudationstyp mit Einlagerung von sauren
Mucopolysacchariden, Lipoproteinen und Mineralstoffen in das anfängliche Intimaödem häufiger auf, während in den Arterien vom muskulären Typ (Extremitätenarterien) der Mediaverkalkungstyp charakteristischer ist. Für die
entscheidende Mitwirkung der kreislaufdynamischen Belastung des arteriellen Gefäßsystems bei der Entwicklung der ersten Gefäßveränderungen bei Arteriosklerose spricht die
Lokalisationsregel der Herde: Sie entwickeln
sich im Beginn vorwiegend an den Abgangsstellen von Ästen und Zweigen des arteriellen
Systems, also dort, wo die Gefäßwand durch
Abbiegung und plötzliche Einengung des Blutstroms Wirbelstrombildungen und damit einer
besonderen mechanischen Belastung ausgesetzt ist. Auf die Bedeutung dieser Faktoren
wurde bereits bei der Besprechung der Coronarsklerose hingewiesen (s. S. 226). Die große Bedeutung des mechanischen Faktors wird dadurch besonders augenfällig, daß deutliche
Korrelationen zwischen Höhe des Blutdrucks
und Ausbildung einer Arteriosklerose bestehen.
Gebiete des arteriellen Systems, welche einem
unphysiologisch hohen Blutdruck ausgesetzt
sind, erkranken verfrüht an einer progredienten
Arteriosklerose. Bei der Hypertonie beschränkt
sich die Arteriosklerose nicht nur auf die genannten Prädilektionsstellen, sondern hierbei
sind meist auch die kleinsten Aufzweigungen
arteriosklerotisch verändert. Es kann dabei
durchaus sein, daß die arteriosklerotischen
Veränderungen der kleinsten Gefäße diejenigen
der großen Gefäße übertreffen (s. S. 259). Wie
groß die Bedeutung einer Druckerhöhung im
Gefäßsystem für die Entwicklung einer Arteriosklerose ist, wird vor allem bei der Arteriosklerose des Pulmonalgefäßsystems offenbar.
Während normalerweise auch in hohen Altersstufen die Pulmonalarterien nur eine geringe
Tendenz zur Arteriosklerose zeigen, kommt es
bei allen langdauernden Druckerhöhungen im
kleinen Kreislauf, wie z. B. bei der Mitralstenose oder bei angeborenen Herzfehlern, die
mit einer stärkeren Erhöhung des Stromvolumens im Lungenkreislauf einhergehen, un

abhängig vom Alter der Patienten zu ausgeprägten und hochgradigen arteriosklerotischen
Veränderungen sowohl des Pulmonalarterienstamms wie auch der größeren und kleineren
Äste. Jedenfalls spielen die kreislaufdynamischen Belastungen des arteriellen Systems
eine entscheidende Rolle für die Entwicklung
und Progredienz einer Arteriosklerose.

Es mag zunächst naheliegend erscheinen,
die Entwicklung einer Arteriosklerose in Abhängigkeit von der Erhöhung des Blutdrucks
als Ausdruck einer erhöhten Perfusion der
inneren Gefäßschichten vom Lumen aus und
damit auch einer verstärkten Einwanderung
von Lipoiden zu deuten. Dem ist aber entgegenzuhalten, daß es infolge der Blutdruckerhöhung zunächst zu einer reaktiven Verdickung der Arterienwand einschließlich der
Intima kommt, wodurch die Grenzschichtdicke der Gefäßwände erhöht wird und eine
verstärkte Filtration unwahrscheinlich wird.
Es ist anzunehmen, daß infolge der Dickenzunahme und Alterung der Mesenchymzellen
deren Ernährung Not leidet, so daß sie den
Stoffwechsel der Grundsubstanz nicht mehr in
der normalen Weise zu steuern vermögen. Die
nachfolgenden Veränderungen wären damit
die Folge einer primären Ernährungsstörung
der Gefäßwand.

Versucht man unsere bisherigen Erkenntnisse über die Entstehung der Arteriosklerose
zusammenzufassen, so ist zunächst die Vielgestaltigkeit der möglichen Faktoren hervorzuheben. In den bisherigen Ausführungen
wurde die *Konstitution* noch nicht genannt.
Wenn auch deren genetische Koppelung noch
nicht bekannt ist, so wird die Abhängigkeit
der Manifestation einer Arteriosklerose und
ihrer Progredienz von der ererbten Konstitution durch das familiär gehäufte Vorkommen
eindeutig erhärtet. Auch die Geschlechtsunterschiede sind erheblich. Bei Frauen ist das Ausmaß der Arteriosklerose ungleich geringer als
bei Männern. Rassische bzw. geographische
Unterschiede — bei Südamerikanern, Japanern, Chinesen, Indonesiern und verschiedenen
afrikanischen Negerstämmen tritt die Arteriosklerose in geringerem Maße auf — zeigen, daß
die Erbmasse für die Entwicklung einer Arteriosklerose von Bedeutung ist. Allerdings spielen bei den geographischen Unterschieden auch
Verschiedenheiten der Lebensweise und der
Ernährung eine gewichtige Rolle. So sollen

z. B. Negerstämme, die im Mutterland nicht an einer vorzeitigen Arteriosklerose erkranken, bei der Verpflanzung in Gebiete mit anderer Lebensweise und anderen Ernährungsbedingungen (z. B. USA) genau so frühzeitig die Zeichen einer Arteriosklerose aufweisen wie die einheimische weiße Bevölkerung. Solche und andere Beobachtungen zeigen, daß die These einer exogen unbeeinflußten und unbeeinflußbaren Alterserscheinung des Gefäßsystems in dieser Ausschließlichkeit nicht zu halten ist. Natürlich spielen Alter und damit Abnutzung bei der Entstehung der Arteriosklerose eine entscheidende Rolle. Auch bei Tieren, die in freier Wildbahn leben, entwickeln sich arteriosklerotische Veränderungen der Gefäße, deren Ausprägung bei den verschiedenen Tierarten sehr unterschiedlich ist. Aber es ist nicht zu übersehen, daß exogene Faktoren zumindest für die Progredienz des Prozesses von großer Bedeutung sind. Nicht unterschätzt werden sollten die mechanischen Faktoren, insbesondere die Erhöhung des Blutdrucks. Die häufig zu beobachtende Gefäßsklerose bei Diabetes mellitus, Gicht und Fettsucht, die schwere und vorzeitige Manifestation der Arteriosklerose bei Krankheiten, die mit einer Hypercholesterinämie oder einer Hyperlipidämie einhergehen, haben die engen Beziehungen zwischen Arteriosklerose und Fettstoffwechsel gezeigt. Die Fettstoffwechseltheorie der Arteriosklerose kann gewichtige Argumente für sich ins Feld führen. Aber so viele interessante Befunde in dieser Richtung auch zu Tage gefördert wurden, die Rolle, die die festgestellten Abweichungen im Fettsäurespektrum des Blutes bei der Entstehung der Arteriosklerose spielen, ist noch undurchsichtig. Immerhin ist in den festgestellten Abweichungen des Fettstoffwechsels ein für die Arteriosklerose bedeutsamer Allgemeinfaktor zu sehen, der durch die Veränderungen des Blutchemismus zumindest für die Progredienz einer Arteriosklerose von Bedeutung ist. Dieser Faktor kann durch alimentäre Einflüsse oder durch solche Krankheitsprozesse vordergründig werden, welche den Lipoid- und Lipoproteinstoffwechsel beeinflussen, das Ferment und Kofermentsystem der Klär-Faktoren und Klärungsinhibitoren verändern und dadurch das Gleichgewicht und die chemischen Reaktionsabläufe stören.

Erhöhung des Cholesteringehaltes mit Vermehrung der β-Lipoproteide, quantitative Verschiebung der Gesamtlipoproteide zu den Klassen höherer Dichte (S_f 12—20), Erhöhung des Serumneutralfettspiegels und Steigerung der Chylomikronenzahl stellen eine Fettstoffwechselkonstellation dar, die auf eine Arteriosklerose bzw. eine besondere Arteriosklerose- gefährdung hinweist.

Einschränkung der Kalorien- und Fettzufuhr bei übergewichtigen Patienten mit Arteriosklerose stellt zur Zeit die wesentlichste therapeutische Maßnahme dar. Inwieweit sich die Bevorzugung hochungesättigter Fettsäuren in der Ernährung zur Prophylaxe bzw. therapeutischen Beeinflussung einer Arteriosklerose günstig auswirkt, muß sich in Zukunft erweisen. Wichtige Hinweise auf die Wirksamkeit solcher diätetischer Maßnahmen liegen vor.

Literaturhinweise

ARNOLD, O.-H.: Herz- und Kreislaufstörungen bei Infektionskrankheiten. In: Handbuch der inneren Medizin, 4. Aufl., Bd. IX/4. Berlin-Göttingen-Heidelberg: Springer 1960.

BOCK, K. D.: Arterielle Hypertonie. In: Klinik der Gegenwart. München u. Berlin: Urban & Schwarzenberg 1967.

—, u. P. COTTIER (Hrsg.): Essentielle Hypertonie. Ein internationales Symposion. Berlin-Göttingen-Heidelberg: Springer 1960.

BÖHLE, E.: Serum-Fettsäuren bei Atherosklerose, Hypercholesterinämie und Hyperlipämie. In: G. SCHETTLER u. R. SANWALD, Pathophysiologische und klinische Aspekte des Fettstoffwechsels. Stuttgart: Georg Thieme 1965.

BOLLINGER, A.: Zur Diagnose des hyperkinetischen Herzsyndroms. Dtsch. med. Wschr. 92, 1397 (1967).

BREDT, H.: Die Morphologie der Arteriosklerose. Verh. dtsch. Ges. Path. 41, 11 (1958).

BUDDECKE, E.: Die Mucopolysaccharide in der Gefäßwand. Dtsch. med. Wschr. 86, 1773 (1961).

BÜRGER, M.: Die Physiosklerose und Arteriosklerose. In: Altern und Krankheit, 3. Aufl. Leipzig: Georg Thieme 1957.

BURKHARDT, D., u. B. STRÄSSLE: Idiopathische Hypotonie. Dtsch. med. Wschr. 91, 2080 (1966).

BURTON, A. C.: Relation of structure to function of the tissues of the wall of blood vessels. Physiol. Rev. 34, 619 (1954).

DIETZEL, P. B.: Histochemische Befunde an der Gefäßwand bei Arteriosklerose. In: G. SCHETTLER u. R. SANWALD, Pathologische und klinische Aspekte des Fettstoffwechsels. Stuttgart: Georg Thieme 1965.

DOERR, W.: Gangarten der Arteriosklerose. Sitzungsber. der Heidelberg. Akad. d. Wissensch. Berlin-Göttingen-Heidelberg: Springer 1964.

FINE, J.: Shock and peripheral circulatory insufficiency. In: Handbook of physiology. Circulation III. Washington 1965.

FRANKE, H.: Über das Carotinussinussyndrom und den sog. hyperaktiven Carotissinusreflex. Stuttgart: Schattauer 1963.

FRIEDBERG, V., u. E. HOCHULI: Die schwangerschaftsspezifischen Erkrankungen. In: Gynäkologie und Geburtshilfe (Hrsg. O. KÄSER u. a.). Stuttgart: Georg Thieme 1967.

GROSS, F.: Aktivität des Renin/Angiontensin-Systems und Sekretion von Aldosteron während der Schwangerschaft. Geburtsh. u. Frauenheilk. 26, 141 (1966).

— (Ed.): Antihypertensive therapy. An international symposion. Berlin-Heidelberg-New York: Springer 1966.

HANY, A., F. SCHAUB u. F. NAGER: Prognose der behandelten malignen Hypertonie. In: Hochdruckforschung. Hrsg. L. HEILMEYER u. H. J. HOLTMEIER. Stuttgart: Georg Thieme 1965.

HAUSS, W.: Pathogenese der Coronarsklerose und des Herzinfarktes. Verh. dtsch. Ges. inn. Med. 69, 554 (1963).

HAUSS, W. H., u. H. LOSSE (Hrsg.): Hypertonie. Stuttgart: Georg Thieme 1962.

HEILMEYER, L., u. H. J. HOLTMEIER (Hrsg.): Hochdruckforschung. 2. Symposion in Freiburg. Stuttgart: Georg Thieme 1965.

KEYS, A., and J. T. ANDERSON: The relationship of the diet to the development of atherosclerosis in man. Symposion of Atherosclerosis. National. Res. Counc. Minneapolis 1955.

LEISHMAN, A. W. D.: Merits of reducing high bloodpressure. Lancet 1963 I, 1284.

SCHÄFER, H. W., u. A. SCHÄFER: Aspekte zur Immunpathogenese der malignen Hypertonie. Med. Welt 1965, 1144.

SCHETTLER, G.: Arteriosklerose, Ätiologie, Pathologie, Klinik und Therapie. Stuttgart: Georg Thieme 1961.

— Schock, Pathogenese und Therapie. Hrsg. K. D. BOCK. Berlin-Göttingen-Heidelberg: Springer 1962.

— Shock and hypotension. 12. Hahnemann Symposion. New York: Grune & Stratton 1965.

SCHÖDEL, W., u. F. GROSSE-BROCKHOFF: Die Orthologie und Pathologie der Kreislauffunktion. In: Handbuch der allgemeinen Pathologie, Bd. V/I, S. 639. Berlin-Göttingen-Heidelberg: Springer 1961.

STURM, A., JR.: Hypertonie und erhöhte Katecholaminausscheidung. Arch. Kreisl.-Forsch. 51, 103 (1966).

THAL, A. P., and J. M. KINNEY: Definition an classification of shock. Progr. cardiovasc. Dis. 9, 527 (1967).

THAUER, R., u. C. ALBERS (Hrsg.): Essentielle Hypertonie. Verh. dtsch. Ges. Kreisl.-Forsch. 28 (1963).

VOLLMAR, J., M. EL. BAYAZ, D. KOLMAR, T. PFLEIDERER u. P. D. DIEGEL: Cerebrale Durchblutungsinsuffizienz bei Verblutungsprozessen der Arteria subclavia (,,subclavian steal effect"). Dtsch. med. Wschr. 90, 8 (1965).

WOLLHEIM, E., u. J. MOELLER: Hypertonie. In: Handbuch der inneren Medizin, Bd. IX/5. Berlin-Göttingen-Heidelberg: Springer 1960.

—, u. J. ZISSLER: Krankheiten der Gefäße. In: Handbuch der inneren Medizin, Bd. IX/6. Berlin-Göttingen-Heidelberg: Springer 1960.

Lungenkreislauf

I. Lungenkreislauf und Gesamtkreislauf

Der sog. kleine Kreislauf muß stets unter dem Gesichtspunkt seiner Beziehungen zum Herzen und zum großen Kreislauf betrachtet werden (Abb. 181). Die beiden Druckstufen des linken und rechten Herzens teilen den Kreislauf in den großen und den kleinen Kreislauf auf. Die Lunge liegt im Hauptschluß des Kreislaufs. Die Durchblutung der Lunge entspricht dem Herzzeitvolumen. Auch die Blutfüllung der Lunge steht in Abhängigkeit vom gesamten Kreislauf. Zwischen beiden Teilkreisläufen können Blutverschiebungen stattfinden. Dabei brauchen Durchblutung und Blutfüllung der Lunge nicht parallel zu gehen.

Ein Hauptcharakteristikum des kleinen Kreislaufs ist sein niedriger Strömungswiderstand. Während die Arteriolen im großen Kreis-

lauf eine sehr wichtige Funktion für die Durchblutungsverteilung haben, wobei Änderungen ihres Strömungswiderstandes eine entscheidende Rolle spielen, hat der Arteriolenwiderstand im Lungenkreislauf eine untergeordnete Bedeutung. Als Folge des niedrigen Strömungswiderstandes der Arteriolen im Lungenkreislauf ist der Druck in der Arteria pulmonalis niedrig.

Statt den Gesamtkreislauf in einen großen und kleinen Kreislauf einzuteilen, kann man auch von einem Hochdruck- und Niederdruckgebiet sprechen. Das Hochdruckgebiet entspricht dabei dem arteriellen System des großen Kreislaufs, während das Niederdrucksystem die Venen des großen Kreislaufs und den gesamten kleinen Kreislauf umfaßt.

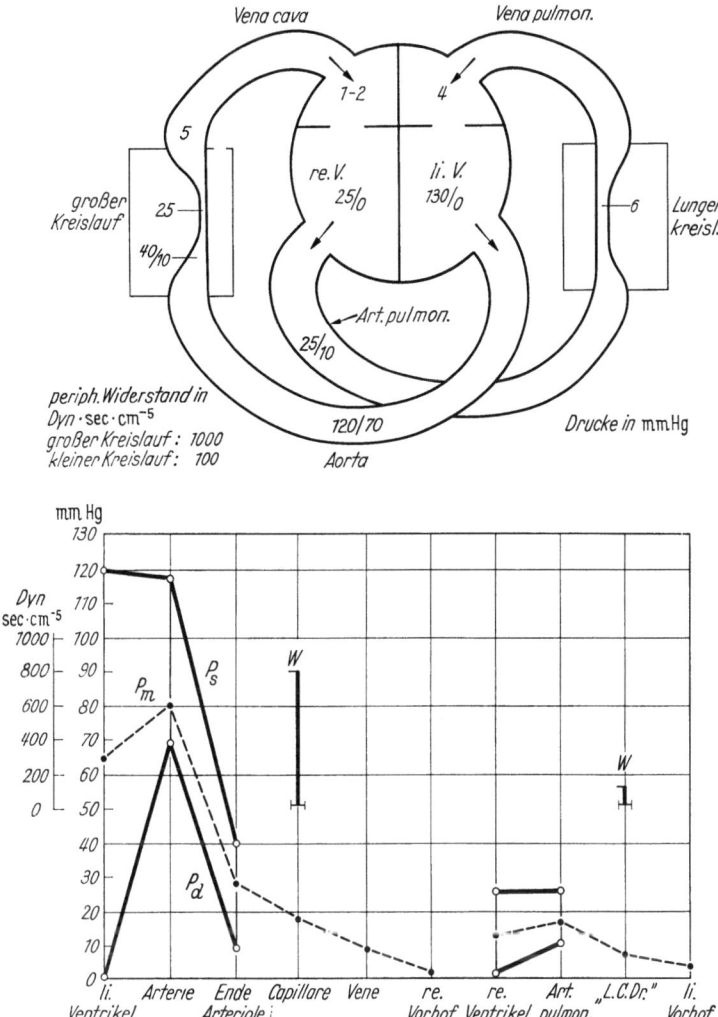

Abb. 181. Schematische Darstellung der Druckverhältnisse im großen und kleinen Kreislauf. P_s systolischer Druck; P_d diastolischer Druck; P_m über Herzphase gemittelter Druck; W Strömungswiderstand; *L.C.Dr.* Lungencapillardruck

II. Herzzeitvolumen und Lungenkreislauf

Jede Erhöhung des Herzzeitvolumens bedeutet im gleichen Maße eine Steigerung der Lungendurchblutung. Normalerweise steigt bei Erhöhungen des HZV der Druck in der Arteria pulmonalis im Verhältnis weniger stark an als die Stromstärke: Der Strömungswiderstand des Lungenkreislaufs sinkt ab, z. B. bei körperlicher Belastung bis auf die Hälfte oder weniger. Ein normales Gefäßsystem der Lunge paßt sich der größeren Stromstärke an. Ist jedoch das Lungengefäßsystem durch krankhafte Veränderungen in seiner Kapazität eingeschränkt, so kann es bei einer Steigerung der Lungendurchblutung zu einer Erhöhung des Strömungswiderstandes kommen (s. weiter unten). Eine erhöhte Lungendurchblutung geht

mit einer vermehrten Capillarisierung der Lunge einher. Im Ruhezustand ist nur ein kleiner Teil der Lungencapillaren durchblutet. Je nach dem Grad der Beanspruchung werden Capillargebiete eröffnet.

Die Anpassungsfähigkeit der Lungenstrombahn an eine veränderte Durchblutung zeigt sich auch bei Ausfall einer Lunge oder mehrerer Lungenlappen. Abb. 182 zeigt die Beziehungen zwischen der Durchblutung und dem Druck in der Arteria pulmonalis. Nach Pneumektomie ist trotz erhöhter Durchblutung der verbliebenen Lunge um das Doppelte der Druck in der Arteria pulmonalis nicht erhöht. Erst bei gesteigertem Lungenstromvolumen während körperlicher Arbeit steigt der Druck über die

Norm an. Bei Patienten mit chronischem Lungenemphysem und einer damit einhergehenden diffusen Einschränkung der Gefäß-

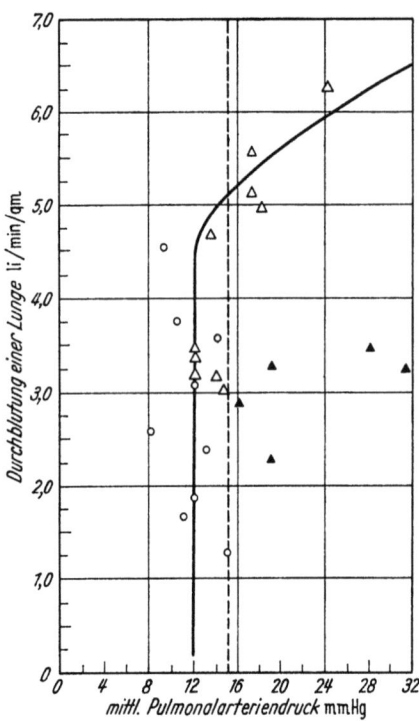

kapazität tritt die Drucksteigerung in der Arteria pulmonalis bereits bei wesentlich niedrigeren Durchströmungen auf.

Die Anpassungsfähigkeit des Lungenkreislaufs an Änderungen des HZV erklärt sich weitgehend aus der Dehnbarkeit der Lungengefäße. Jede Steigerung des intravasalen Druckes dehnt die Gefäße und vermindert damit den Strömungswiderstand. Das Gefäßsystem der Lunge läßt diese physikalischen Beziehungen in ziemlich reiner Form in Erscheinung treten, während sie in anderen Gefäßabschnitten durch vasomotorische Vorgänge weitgehend überdeckt sind. Trotzdem müssen vasomotorische Einflüsse auch im Lungenkreislauf berücksichtigt werden.

Abb. 182. Beziehung zwischen der Durchblutung einer Lunge und dem Pulmonalarteriendruck. o Ärzte mit normaler Lungenfunktion; △ Versuchspersonen mit einer normalen oder fast normalen Lunge nach Pneumektomie; ▲ Versuchspersonen mit chronischem Lungenemphysem oder einer Kreislauferkrankung. (Nach COURNAND u.a., 1950, aus Handb. d. allg. Pathologie, Bd. V/1, Berlin-Göttingen-Heidelberg: Springer 1961)

III. Vasomotorische Einflüsse auf den Lungenkreislauf

Nervöse Regulationen sind im Vergleich zu den vielfältigen nervösen Steuerungsmechanismen im großen Kreislauf im Lungenkreislauf nur schwer nachweisbar. Die Lungengefäße besitzen zwar eine glatte Muskulatur, die derjenigen der Gefäße des großen Kreislaufs ähnlich ist, die sich aber dadurch wesentlich unterscheidet, daß die verstärkte Muskulatur an den Arteriolen fehlt. Immerhin weist die nervöse Versorgung der vorhandenen Gefäßmuskulatur darauf hin, daß auch vasomotorische Vorgänge an der Einstellung des Lungengefäßsystems beteiligt sind. An der isolierten Lunge führt die Reizung sympathischer Nerven zur Vasokonstriktion. Arterenol verengt die Gefäße, Acetylcholin erweitert sie. Serotonin hat eine starke vasokonstriktorische Wirkung. Auch an der Lunge in situ können vasomotorische Einflüsse beobachtet werden. Die Deutung solcher Untersuchungen ist jedoch sehr schwierig, da man leicht durch gleichzeitige Einflüsse auf die Herzdynamik, auf die Hämodynamik im großen Kreislauf sowie auf die Lungenmechanik getäuscht werden kann.

Von besonderem Interesse ist die vasomotorische Wirkung des *Sauerstoffmangels*. Hierauf wurde bereits im Kapital Atmung, S. 120, eingegangen. Tierexperimente und Untersuchungen am Menschen führten zu der Annahme, daß Sauerstoffmangel in irgend einem Lungenabschnitt zu einer Vasokonstriktion der zugehörigen Gefäße führt, und daß auf diese Weise die Lungendurchblutung der Lungenbelüftung angepaßt wird. Ein schlecht belüfteter Lungenabschnitt bekäme so auch weniger Blut. Daß Sauerstoffmangel, hervorgerufen durch Beatmung mit O_2-armen Luftgemischen, zu einer Erhöhung des Strömungswiderstandes im Lungenkreislauf führen kann, ist nach den vorliegenden Experimenten als gesichert anzusehen. Für diese Annahme sprechen insbesondere die Untersuchungen mit Hilfe der Bronchospirometrie. Durch die Bronchospirometrie ist die Möglichkeit gegeben, die Verteilung der Durchblutung auf beide Lungen zu bestimmen und zu untersuchen, ob sie sich verändert, wenn eine der beiden Lungen mit sauerstoffarmen Gemischen beatmet wird. Nach den vorliegenden diesbezüglichen Untersuchungen darf man eine Veränderung der Durchblutungsrelation von der hypoxischen auf die belüftete Lunge als wahrscheinlich annehmen. Röntgenologische Untersuchungen bestätigen diese Annahme. Leitet man der einen Lungenseite ein O$_2$-armes Gemisch zu, während die andere Lungenseite mit normaler Luft beatmet wird, so ist im Röntgenbild eine verminderte Lungendurchblutung in der mit O$_2$-Mangelgemisch beatmeten Lunge augenfällig. Trotz dieser positiven Befunde im akuten Experiment bleibt die Frage nach der Bedeutung der durch O$_2$-Mangel ausgelösten vasomotorischen Veränderungen der Lunge weiterhin offen. Es ist zu bedenken, daß chronische Veränderungen, die mit einer Unterbelüftung von Lungenanteilen einhergehen, etwas ganz anderes sind als solche akuten Umstellungen, die zudem recht massiv sein müssen, um vasomotorisch wirksam zu werden. Von besonderem Interesse sind Beobachtungen beim Pickwick-Syndrom. (Abnorme Schlafneigung beim Hinsetzen oder Hinlegen vorwiegend bei Adipösen.) Während der im Schlaf bei diesen Patienten eintretenden abnormen Hypoventilation mit Erniedrigung des arteriellen O$_2$-Druckes auf Werte von 40 mm Hg und Erhöhungen des CO$_2$-Druckes bis auf 60 mm Hg steigt der mittlere Pulmonalarteriendruck beträchtlich an (bis auf 80 mm Hg). Bei längerem Bestehen des Syndroms entwickelt sich ein Cor pulmonale. Bei der Entstehung der Blutdruckerhöhung im arteriellen Lungenkreislauf kommt der Erniedrigung des O$_2$-Druckes gegenüber der Erhöhung des CO$_2$-Druckes wohl die größere Bedeutung zu. Die Ansichten hierüber sind aber nicht einheitlich.

Die Befunde über die Wirkung der *Kohlensäure* auf die Lungengefäße sind widerspruchsvoll. Auch hierbei werden konstriktorische Effekte und verminderter Blutgehalt der Lungengefäße bei erhöhtem alveolaren Kohlensäuredruck beobachtet.

IV. Blutfüllung der Lunge

Die Methoden zur Bestimmung der Blutfüllung des kleinen Kreislaufs am intakten Organismus sind mit großen Fehlerquellen behaftet. Nach den vorliegenden Untersuchungen beträgt die „zentrale Blutmenge" (die Blutmenge in der Lunge und im Herzen) 15—30% der gesamten Blutmenge. Blutverschiebungen zwischen großem und kleinem Kreislauf sind hämodynamisch sehr bedeutungsvoll. Jede Änderung der Gefäßkapazität im großen Kreislauf führt zu entsprechenden Änderungen der Blutfüllung im kleinen Kreislauf. Zentral ausgelöste Vasokonstriktionen erhöhen die Blutfüllung der Lunge, chemisch hervorgerufene Vasodilatationen vermindern sie. Die Blutfüllung des kleinen Kreislaufs ist abhängig von der Körperstellung. Sie sinkt bei aufrechter Körperstellung eindeutig ab, während sie beim Wechsel vom Stehen zum Liegen zunimmt. Unter der Einwirkung von Kälte ist die Blutfüllung im kleinen Kreislauf infolge der Vasokonstriktion der Haut erhöht. Während der Narkose ist die Blutfüllung der Lunge infolge der Vasodilatation im großen Kreislauf im allgemeinen vermindert. Die Füllungsänderungen der Lunge sind weitgehend, wenn nicht ausschließlich druckpassiv bedingt.

Im intakten Organismus stehen die Blutfüllungsänderungen der Lunge in engem Zusammenhang mit der Funktion des linken Herzens. Unter physiologischen Bedingungen kann die vom Herzen geförderte Blutmenge in einem gewissen Umfang vom Blutangebot unabhängig sein. Wird das Herz z. B. vasomotorisch vagisch gebremst, so steigt der Füllungsdruck und damit auch die Blutfüllung der Lunge an. Auf der anderen Seite fördert ein sympathisch angetriebenes Herz die gesamte angebotene Blutmenge. Damit sinkt der Druck und die Blutfüllung in den Lungenvenen. Ist die Füllung des Venensystems, z. B. infolge Schocks oder Kollaps schlecht, so kann das Herz nur noch durch seine systolische Sogwirkung versuchen, ein hinreichend großes Fördervolumen zu erhalten. Pathologisch gesteigerte Füllungszustände der Lunge finden wir vor allem bei Stauungszuständen vor dem linken Herzen (z. B. Mitralstenose, Concretio cordis, myokardiales Versagen des linken Herzens). Bei diesen aufgeführten krankhaften Zuständen kann sich allerdings eine stärkere Blutfülle der Lunge nur entwickeln, wenn noch keine stärkere Induration der Lunge mit Fibrose und Lichtungseinengungen der Gefäße bzw. Gefäßverschlüsse entwickelt haben.

Ein besonderes Interesse erheischen die Beziehungen zwischen Aderlässen und Bluttransfusionen auf der einen Seite und den

Veränderungen der Hämodynamik des Lungenkreislaufs und der Blutfüllung der Lunge andererseits. Wird im Tierversuch durch Aderlässe und Bluttransfusionen das Blutangebot an das Herz verändert und werden dabei die Drucke in den Vorhöfen und in der Arteria pulmonalis gemessen, so zeigen sich die Veränderungen, wie sie in Abb. 183 dargestellt sind. Der zentrale Venendruck und der Druck im linken Vorhof ändern sich mit dem venösen Angebot. Die Druckänderungen in der Arteria

Experiment unterstreicht nochmal, daß der kleine Kreislauf funktionell zum „Niederdrucksystem" (d. h. zum extraarteriellen System) gehört. Füllungsänderungen im Venensystem des großen Kreislaufs pflanzen sich auf das Gefäßsystem der Lunge fort. Dabei können durch die große Dehnbarkeit der Lungengefäße schon bei geringen Druckänderungen, die noch kein Lungenödem bedingen, starke Änderungen der Blutfüllung auftreten. Auf der anderen Seite machen die registrierten Ver-

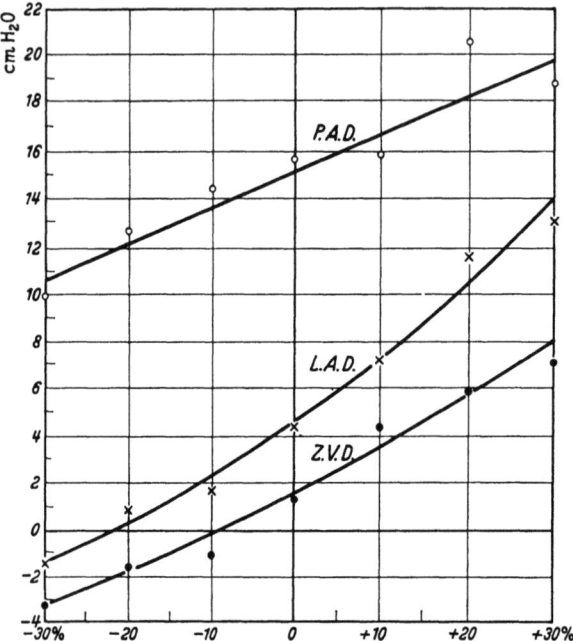

Abb. 183. Zentraler Venendruck ($Z.V.D.$), linker Vorhof- ($L.A.D.$) und Pulmonalarteriendruck ($P.A.D.$) bei Änderungen des Blutvolumens um $\pm 30\%$ durch Aderlaß und Bluttransfusion (Hund). Mit zunehmendem intrathorakalem Blutvolumen nimmt die arteriovenöse Druckdifferenz ab, da der Strömungswiderstand im erweiterten Lungenstrombett kleiner wird. (Nach HENRY, GAUER und SIEKER, 1956, aus Handb. d. allg. Pathologie, Bd. V/1, Berlin-Göttingen-Heidelberg: Springer 1961)

pulmonalis gehen denen des zentralen Venendrucks weitgehend parallel. Das rechte Herz schafft also ziemlich unbeeinflußt vom venösen Angebot eine konstante Druckstufe, die sich auf den zentralen Venendruck aufsetzt. Das

änderungen augenfällig, wie wirkungsvoll ein Aderlaß im Falle einer gestauten Lunge sein muß und wie gefahrvoll andererseits eine Transfusion oder Infusion bei einer Lunge mit vermehrter Lungenfüllung sein kann.

V. Rückwirkung der Lungenatmung auf den Kreislauf

1. Einflüsse eines veränderten intrathorakalen Mitteldruckes

Jede Senkung des intrathorakalen Druckes senkt auch den Druck in den intrathorakalen Gefäßen. Das dadurch bedingte erhöhte Druckgefälle zwischen den Gefäßen innerhalb und außerhalb des Thorax hat einen erhöhten Einstrom von Blut in den Thoraxraum zur Folge. Umgekehrt vermindert jede Steigerung des

intrathorakalen Druckes das Druckgefälle zwischen den Gefäßen innerhalb und außerhalb des Thorax. Die Folge ist ein verminderter Blutrückstrom und eine verminderte Blutfüllung von Herz und intrathorakalen Gefäßen (z. B. Valsalvascher Preßdruckversuch, obstruktive Bronchitis und Lungenemphysem).

Inspiratorische Atemwiderstände erniedrigen den intrathorakalen Druck, exspiratorische erhöhen ihn. Wichtig sind solche Überlegungen bei der Anwendung von Atemgeräten, wie sie zur künstlichen Atmung benutzt werden. Entscheidend ist hierbei nicht der absolute Druck, sondern das Druckgefälle gegenüber der Umgebung, besonders das Druckgefälle gegenüber dem Abdominalraum, aus dem das Blut zum Herzen zurückströmt. Eine Überdruckbeatmung von den Luftwegen aus oder eine Tankbeatmung mit überwiegendem Unterdruck im Tank haben die gleichen Wirkungen, vorausgesetzt, daß die Druckgefälle zwischen intra- und extrathorakalem Raum in beiden Fällen die gleichen sind. Verminderungen des intrathorakalen Druckgefälles führen bei Überdruckatmung zu beachtlichen Verringerungen des intrathorakalen Blutvolumens. Ein Anstieg des pulmonalen Druckes auf 30 cm Wasser hat eine Verminderung des intrathorakalen Blutvolumens auf etwa die Hälfte zur Folge. Der Hauptanteil des verschobenen Blutes wird im Abdomen abgelagert.

2. Wirkungen der vertieften Atmung auf den Kreislauf

Eine vertiefte Atmung geht mit größeren intrathorakalen Druckschwankungen einher und wirkt damit fördernd auf den Blutkreislauf, vorausgesetzt, daß diese Wirkung nicht durch Gegenregulationen aufgehoben wird. In der Inspiration füllt sich wegen des gesteigerten venösen Blutrückstroms und des erhöhten Blutfassungsvermögens die Lunge mit Blut. In der Exspiration nimmt ihre Kapazität ab. Damit wird das Blut auf die arterielle Seite des großen Kreislaufs hinübergeschoben. Der Atmungsapparat wirkt wie eine Pumpe, wobei die Herzklappen die Ventile sind, die den Blutstrom in eine Richtung passieren lassen. Der rhythmische Wechsel des intrathorakalen Drucks hat Füllungsänderungen der beiden Herzhälften zur Folge. In der Inspiration steigen zunächst Blutangebot und Blutförderung des rechten Herzens. Gegen Ende der Inspiration wirkt sich diese gesteigerte Blutförderung des rechten Herzens auf das linke Herz aus. Im Beginn der Exspiration hält die abnehmende Blutkapazität des kleinen Kreislaufs das Blutangebot an das linke Herz zunächst weiterhin hoch, so daß noch in die Exspirationsphase hinein das linke Herz ein erhöhtes Schlagvolumen auswirft. Das mit der Atmung veränderte Blutangebot an das linke Herz stellt eine der wesentlichen Ursachen der respiratorischen Blutdruckschwankungen dar. Hinzu treten nervöse Einflüsse. Durch die Pressoreceptoren auf der arteriellen Seite des großen Kreislaufs werden die respiratorischen Blutdruckschwankungen gebremst. Gleichzeitig beeinflussen die atemperiodischen Schwankungen des arteriellen Drucks über die Pressoreceptoren die Pulsfrequenz und sind damit teilweise auch für das Auftreten der respiratorischen Arrhythmie verantwortlich zu machen.

VI. Rückstauungszustände

1. Die Gefäßverbindungen im Lungenkreislauf

Die hämodynamische Analyse der Rückstauungszustände im Lungenkreislauf setzt einige anatomische Vorbemerkungen voraus. Ausgangspunkt ist dabei die Zweiteilung in den Bronchialkreislauf (Vasa privata) und den eigentlichen Lungenkreislauf (Vasa publica). Normalerweise beträgt die Durchblutung der Vasa privata nur 1—2% der Gesamtlungendurchströmung. Bei ihrer Steuerung der Durchblutung scheinen sympathische vasokonstriktorische Nerven von wesentlicher Bedeutung zu sein. Es ist nicht ganz korrekt, die Bronchialgefäße als Vasa nutritiva der Lunge zu bezeichnen. Sie versorgen außer der media-stinalen Pleura und den Hiluslymphdrüsen nur das Bronchialsystem bis zu den Bronchioli respiratorii. Das eigentliche Lungenparenchym wird durch das Pulmonalgefäßsystem oder direkt vom Alveolarraum über die Atemgase versorgt. Unter pathologischen Umständen kann der Bronchialkreislauf aber eine große Bedeutung für die gesamte Lungendurchströmung erhalten. So sind z. B. die Bronchialgefäße bei angeborenen Herzfehlern, vor allem, wenn sie mit einer Pulmonalstenose oder Pulmonalatresie einhergehen, die Hauptgefäße, die für die Oxydation des Blutes in der Lunge zur Verfügung stehen. In solchen Fällen

sind die Bronchialgefäße wesentlich groß-
kalibriger, es prägt sich ein sehr starker Kollateralkreislauf zwischen den Bronchialgefäßen
und den alveolaren Capillaren aus. Ein Kollateralkreislauf zwischen dem Bronchialkreislauf und dem Gefäßsystem der Vasa publica
spielt aber auch unter anderen pathologischen
Zuständen eine große Rolle. Die Venen des
„nutritiven" Bronchialkreislaufs münden großenteils in den rechten Vorhof, ein kleinerer
Teil seines abfließenden Blutes gelangt über
venovenöse Kollateralen in den linken Vorhof.
Das oxydierte Blut aus den Venen der Vasa

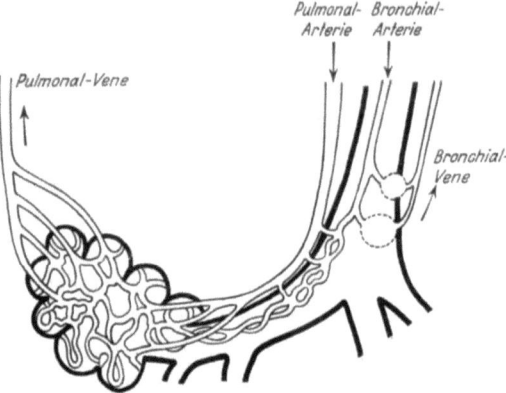

Abb. 184. Schematische Darstellung der Gefäßkollate-
ralen zwischen Pulmonalarterie und Bronchialarterie.
(In Anlehnung an LENDRUM, SCOTT und PARK)

publica fließt ausschließlich in den linken Vorhof. Bei einer strengen Trennung zwischen den
Gefäßen der Vasa publica und Vasa privata
müßten sich bei einer Insuffizienz des rechten
Herzens die Stauungserscheinungen ausschließlich im Bronchialkreislauf, bei einer Stauung,
die vom linken Herzen ausgeht, im Bereich des
von den Vasa publica gespeisten Alveolarkreis-
laufs manifestieren. Durch die Kollateralen
zwischen Bronchialkreislauf und den Gefäßen
der Vasa publica ist aber diese Zweiteilung
bei Stauungszuständen verwischt. Bei der
Linksinsuffizienz entwickelt sich sowohl eine
Stauung im Gefäßnetz der Alveolen als auch
der Bronchiolen und kleineren Bronchien, die
nur durch die Entwicklung eines Kollateralkreislaufs zwischen dem Bronchial- und dem
Alveolarkreislauf zu deuten ist (s. Abb. 184).
So ist es zu erklären, daß wir bei Mitralfehlern
und der Linksinsuffizienz des Herzens eine
Stauungslunge *und* eine Stauungsbronchitis
finden. Den Kollateralen zwischen Bronchial-

kreislauf und dem Kreislauf der Vasa publica
fällt auch bei der Entwicklung der *Lungen-*
hämosiderose eine besondere Rolle zu. Die
Kollateralen stellen sozusagen die Achillesferse
dar, an der die ersten diapedetischen Blutaustritte stattfinden.

Für das Zustandekommen von Stauungs-
transsudaten der Pleura ist es nicht ohne Bedeutung, daß die Lungenvenen mit den Venen
der Bronchialgefäße und damit auch den Venen
der Pleura kommunizieren. So kann sich ein
erhöhter Druck in den Lungenvenen bei Linksinsuffizienz dann in die viscerale Pleura fortpflanzen und zu einem Transsudat führen,
wenn die Drainagekapazität der Bronchialvenen erschöpft und der Abfluß von gestautem
Blut in das Venensystem des großen Kreislaufs
behindert ist. Eine solche Situation tritt z. B.
ein, wenn bei einer Lungenstauung durch
Linksinsuffizienz auch der rechte Ventrikel
einen erhöhten Füllungsdruck (z. B. Hypertrophie) aufweist oder gar dekompensiert.

Bei der Rechtsinsuffizienz liegen die Verhältnisse für das Zustandekommen eines Trans-
sudates anatomisch klar. Hierbei entwickelt
sich die Transsudation von den Bronchialvenen der Pleura visceralis bzw. von den Inter-
costalvenen der Pleura parietalis aus infolge
venöser Drucksteigerung durch Rückstauung.
Da der negative Druck im Pleuraspalt rechts
größer ist als links, sind die Transsudate hierbei in der Mehrzahl auf der rechten Seite vorhanden. Pleuratranssudate treten bei Cor pulmonale regelmäßig dann auf, wenn auch die
linke Kammer insuffizient wird. Die linksseitig
bedingte Rückstauung wirkt sich über den
Kollateralkreislauf auf das Brochialvenen-
system aus. Durch eine solche zusätzliche
Drucksteigerung in den Bronchialvenen bei
schon vorhandener Venendrucksteigerung infolge Cor pulmonale wird der Entstehung eines
Transsudats naturgemäß Vorschub geleistet.

Arteriovenöse Anastomosen sind nicht nur
morphologisch, sondern auch funktionell nachgewiesen. Sie verursachen eine geringe Beimischung venösen Blutes zum Capillarblut
(s. Kapitel Atmung S. 121). Ihre Bedeutung
ist gering, ebenso die der sog. Sperrarterien,
von denen die arteriovenösen Anastomosen ab-
zweigen.

Die Stauungszustände der Lunge werden
zweckmäßigerweise in *akute* und *chronische*
Formen eingeteilt.

2. Akute Lungenstauung (Lungenödem)

Die akute Form der Lungenstauung führt zum Lungenödem. Man sollte zweckmäßigerweise als Lungenödem nur solche Zustände bezeichnen, bei denen es von den alveolaren Capillaren aus zu einem Flüssigkeitsaustritt in die Alveolen kommt. Auch sind in diesem Zusammenhang nur die hämodynamischen Faktoren in ihrer Auswirkung auf das Zustandekommen des Lungenödems zu erörtern. Die primär hämorrhagischen bzw. entzündlichen, allergischen oder toxischen Ödemzustände der Lunge infolge unmittelbarer Capillarschädigung schalten hierbei aus. Allerdings ist beim Zustandekommen eines Lungenödems immer zu berücksichtigen, daß die aufgeführten Faktoren einer Ödementstehung Vorschub leisten können. Dies gilt vor allem für den Sauerstoffmangel, der in vielen Fällen von Lungenödem vorliegt und die Permeabilität der Capillaren steigert. Die Gefahr eines Lungenödems besteht, wenn der Capillardruck den kolloidosmotischen Druck des Blutes (ca. 30 mm Hg) erreicht oder überschreitet. Die Gefahr der Entstehung eines Ödems ist in der Lunge deswegen besonders groß, weil die Lymphgefäße der Lunge vor den Alveolen enden. Die Alveolarwände werden dadurch bei Erhöhung des Capillardrucks bereits mit Flüssigkeit durchtränkt, bevor es zu einer Drainage dieser Flüssigkeit in die Lymphgefäße kommen kann. Wenn das Auftreten eines Lungenödems im wesentlichen auf eine Gleichgewichtsstörung zwischen Capillardruck und kolloidosmotischem Druck des Blutes zurückzuführen ist, so sind außerdem noch Faktoren zu beachten, die entweder der Entstehung des Ödems Vorschub leisten oder es verhindern können. Die ödemfördernden Faktoren wurden bereits genannt. Bei Zuständen, bei denen indurative Gewebsveränderungen der Lunge mit Verdickung der Capillarwände zustande gekommen sind, tritt ein Ödem seltener oder nicht mehr in Erscheinung. In solchen Fällen kann der Capillardruck den kolloidosmotischen Druck des Blutes deutlich übersteigen (bis zu etwa 40 mm Hg oder darüber), ohne daß ein Lungenödem auftritt.

Einer Erörterung bedarf noch die Frage, inwieweit zentral-nervöse Faktoren bei der Entstehung eines Lungenödems eine Rolle spielen. Sowohl tierexperimentelle Untersuchungen als auch klinische Beobachtungen lassen darauf schließen, daß durch starke Reizung kreislaufregulierender vegetativer Zentralstellen ein Lungenödem ausgelöst werden kann. Die Entstehung eines solchen Lungenödems ist teilweise so gedeutet worden, daß durch die zentralnervöse Reizung die Permeabilität der Capillarmembranen verändert würde und dadurch ein Lungenödem entstände. Ein Beweis für eine solche „nervale" Entstehung des Lungenödems wurde aber bisher nicht erbracht. Vielmehr konnte durch Tierexperimente wahrscheinlich gemacht werden, daß durch Reizung der vegetativen Zentralstellen in der Medulla oblongata eine Vasokonstriktion im großen Kreislauf auftritt, daß dadurch erhebliche Blutmengen in die Lunge verlagert werden und daß die hierdurch eintretende Erhöhung des Capillardrucks infolge Blutüberfüllung der Lunge die Gefahr eines Lungenödems heraufbeschwört. Vasokonstriktionen im großen Kreislauf können nach tierexperimentellen Ergebnissen zu einer Verdoppelung der Blutfülle der Lunge führen. Vasodilatatorische Substanzen oder Spinalanaesthesie führen den umgekehrten Effekt herbei. Die plötzliche und lebensrettende Wirkung eines Aderlasses im Lungenödem ist zu einem wesentlichen Teil dadurch zu erklären, daß die Blutfüllung der Lunge verringert wird. Jedenfalls spielen Blutverschiebungen vom großen zum kleinen Kreislauf bei der Ödementstehung eine wichtige Rolle und verdienen vor allem bei der Therapie entsprechende Berücksichtigung.

3. Chronische Lungenstauung

Die chronischen Stauungszustände im Lungenkreislauf mit ihren schwerwiegenden hämodynamischen Folgen gehen ebenso wie die akute Stauung vom linken Herzen aus. Ihre Ursache ist entweder eine muskuläre Insuffizienz der linken Kammer oder ein Klappendefekt in Form eines Mitralfehlers. Auch sind die Einflußstauungen auf Grund einer Concretio cordis im Bereich des linken Herzens hier einzuordnen. Die Stauungszustände im Lungenkreislauf werden zweckmäßigerweise unterteilt in Stauungszustände ohne Erhöhung

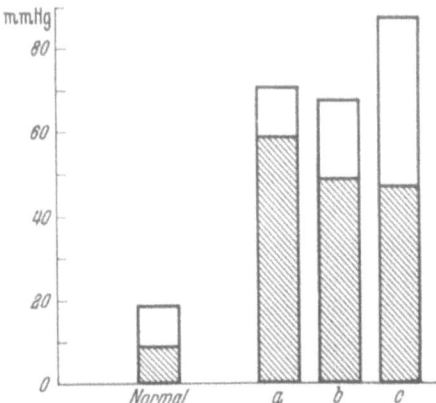

Abb. 185. Schematische Darstellung verschiedener Formen der Druckerhöhung im Lungenkreislauf bei Mitralstenose an Hand von 3 Beispielen. *a* Die Druckerhöhung ist ganz ausschließlich durch venöse Rückstauung bedingt. *b* und *c* Die Druckerhöhung ist zusätzlich durch eine Widerstandserhöhung im Lungenkreislauf bedingt. Die Höhe der gesamten Säule gibt den Druck in der A. pulmonalis an. Der schraffierte Teil der Säule zeigt den Druck im linken Vorhof, der nichtschraffierte Teil das Druckgefälle im Lungenkreislauf

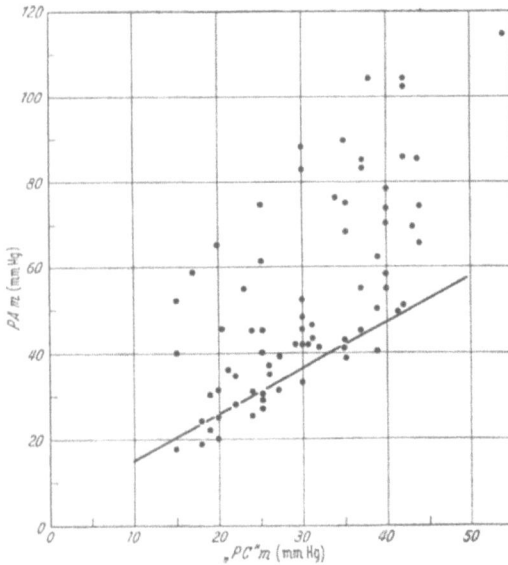

Abb. 186. Das Verhältnis von Mitteldruck in der A. pulmonalis zum Pulmonalcapillardruck (*PC*) bei Mitralstenose. Bei den Patienten ohne Erhöhung des Druckgradienten zwischen arteriellem und venösem System gruppieren sich die Werte um die durchgezeichnete Linie. (Nach GROSSE-BROCKHOFF und LOOGEN, 1957, aus Handb. d. allg. Pathologie, Bd. V/1, Berlin-Göttingen-Heidelberg: Springer 1961)

des Druckgradienten zwischen arteriellem und venösem Lungengefäßsystem und Stauungszustände mit Erhöhung des Druckgradienten.

a) Stauungszustände ohne Erhöhung des Druckgradienten

Druckerhöhungen im Bereich der Lungenvenen führen rückwirkend zu einer entsprechenden Erhöhung des Drucks im arteriellen System der Lunge, da sich infolge des geringen Druckgefälles zwischen Arterien und Venen Drucksteigerungen auf der venösen Seite retrograd auf die arterielle übertragen (s. Abb. 185). Da die Verhältnisse bei der Mitralstenose recht eindeutig geklärt sind, sollen die hämodynamischen Veränderungen im Gefolge chronischer Stauung an diesem Beispiel erörtert werden. Grundsätzlich gelten diese Feststellungen für alle chronischen Stauungszustände. Ist die Rückstauung noch jüngeren Datums, so bleibt der Druckgradient zwischen arteriellem und venösem Lungenkreislauf weitgehend unbeeinflußt. Das gesamte Druckniveau im Lungenkreislauf ist um den Betrag der Drucksteigerung im venösen Gebiet bzw. im linken Vorhof erhöht (s. Abb. 185). Es sind dies jene Krankheitsfälle von Rückstauung, die mit einer großen Blutfülle in der Lunge einhergehen. Gerade hier besteht die Gefahr, daß der kolloidosmotische Druck überschritten wird und ein akutes Ödem eintritt. Es entwickelt sich zudem ein ausgeprägter Kollateralkreislauf zwischen den alveolaren Capillaren und denen des Bronchialsystems. Die Folgen der Rückstauung manifestieren sich mit der Zeit mehr und mehr im Bronchialkreislauf in Form der Stauungsbronchiolitis und der Stauungsbronchitis.

b) Stauungszustände mit Erhöhung des Druckgradienten

Besteht die Stauung längere Zeit, so ist der Druckgradient zwischen arteriellem und venösem Lungenkreislauf erhöht (s. Abb. 185 u. Abb. 186). Die Erhöhung des Druckgradienten hat man vielfach so gedeutet, daß es in solchen Fällen zu einer reflektorischen Arteriolenkonstriktion kommen würde und diesem Mechanismus eine Schutzwirkung zugeschrieben, die die Lunge vor dem Lungenödem bewahren soll. Gegen eine solche Deutung bestehen jedoch Bedenken. Erwiesen ist eine reflektorische Arteriolenkonstriktion im Lungenkreislauf bei chronischen Lungenstauungen bisher nicht. Bei diesen fortgeschrittenen Stauungszuständen mit erhöhtem Druckgradienten ist, wie die Erfahrung zeigt, die Gefahr eines Lungenödems tatsächlich geringer. Der

Grund hierfür dürfte jedoch hauptsächlich in der indurativen Gewebsumwandlung des Interstitiums der Lunge mit Verdickung der Capillarwände zu suchen sein. In dieser Phase der Erkrankung nimmt die Blutfüllung der Lunge mehr und mehr ab. Das Blut wird von der Lunge in den großen Kreislauf verlagert. Die Erhöhung des Strömungswiderstandes nimmt mit der Zeit progredient zu. Der Strömungswiderstand in der Lungenstrombahn kann höher werden als im großen Kreislauf. Man ersieht hieraus, zu welchen Leistungen die rechte Herzkammer befähigt ist. Insofern erscheint die alte Lehrmeinung von der schwachen rechten und der starken linken Herzkammer korrekturbedürftig. Die Rechtsbelastung steht im Finalstadium der chronischen Stauungslunge ganz im Vordergrund. Histologische Untersuchungen der Lunge bei chronischer Stauungslunge haben ergeben, daß die Veränderungen der Lungengefäße und des Lungengerüstes um so ausgeprägter sind, je hochgradiger die pulmonale Hypertonie bzw. die Erhöhung des Strömungswiderstandes ist. Jedenfalls kann man auch aus den histologischen Untersuchungen den Schluß ziehen, daß für das Zustandekommen der pulmonalen Hypertonie bei chronischer Stauungslunge (z. B. Mitralstenose) die funktionelle Engerstellung der Gefäße von geringer Bedeutung ist.

VII. Zustände mit gesteigerter Lungendurchblutung

Die angeborenen Herz- und Gefäßanomalien mit „Links-Rechts"-Shunt sind besonders eindrucksvolle Beispiele für Veränderungen der Hämodynamik des Lungenkreislaufs bei gesteigerter Lungendurchblutung. Bei diesen Anomalien lassen sich die Beziehungen zwischen Größe des Stromvolumens und Widerstand der Lungenstrombahn besonders eindeutig aufzeigen. Es handelt sich dabei vor allem um den Ventrikelseptumdefekt, den offenen Duktus arteriosus Botalli und den Vorhofseptumdefekt. Die Beziehungen zwischen Stromvolumen und Strömungswiderstand gestalten sich hier ganz ähnlich, wie sie auch unter tierexperimentellen Bedingungen festgestellt werden können. Mit zunehmendem Lungendurchfluß nimmt der Strömungswiderstand in der Lunge ab. Bei hohen Shuntvolumina, die beim großen Ventrikelseptum oder bei weitem Duktus arteriosus Botalli eine Zunahme des Lungenstromvolumen auf das 4—6fache der Norm oder mehr bewirken können, entwickeln sich jedoch schon frühzeitig progredient fortschreitende degenerative Veränderungen der Lungengefäße mit Einengung ihrer Lichtung, die zu einer Erhöhung des Strömungswiderstandes führen. Diese kann so hochgradig werden, daß der Strömungswiderstand im Lungenkreislauf höher wird als im großen Kreislauf und der primär vorhandene Links-Rechts-Shunt sich in einen Rechts-Links-Shunt mit Mischungscyanose umwandelt. Diese Verhältnisse sind im Kapitel Angeborene Herz- und Gefäßanomalien, S. 175, dargestellt.

VIII. Primäre Erhöhungen des Strömungswiderstandes im Lungenkreislauf

Die Ursachen der primären Widerstandserhöhungen im Lungenkreislauf sind aus der Tabelle 39 zu entnehmen.

1. Akute Widerstandserhöhung

Wird der Hauptast der Arteria pulmonalis durch einen Embolus verschlossen, so kommt es zu einem Sistieren der Blutströmung mit Überdehnung der rechten Kammer und akutem Herztod. Beim massiven, aber nicht vollständigen Verschluß tritt in der Regel ebenfalls eine akute Insuffizienz der rechten Kammer mit Stauung vor dem rechten Herzen kombiniert mit dem klinischen Bild des Kollapses ein. Dieses Kollapsbild ist durch die akute Verminderung des Herzzeitvolumens infolge der mechanischen Einengung der Lungenstrombahn zu erklären. Aber auch bei kleineren Lungenembolien kann ein tödlicher Kollaps eintreten, wobei die mechanische Einengung des Lungenkreislaufs die Schwere des Zustandsbildes nicht hinreichend erklärt. Tierexperimentelle Befunde sprechen dafür, daß hierbei reflektorische Einflüsse zur Geltung kommen, die von den Lungengefäßen ausgehen und sich auf den großen Kreislauf kollapsfördernd auswirken. Die tierexperimentellen Untersuchungen sind jedoch recht uneinheitlich und bedürfen noch einer weiteren Klärung.

Bei der Lungenembolie ist noch das Wirksamwerden pulmo-coronarer Reflexe diskutiert worden. Die Veränderungen im Elektrokardiogramm lassen sich aber durch den relativen O_2-Mangel der rechten Kammer, der durch vermehrten O_2-Bedarf infolge Drucksteigerung im Lungenkreislauf bedingt ist sowie durch eine verminderte Coronardurchblutung infolge Druckabfall in der Aorta zu erklären. Jedenfalls ist bisher ein sicherer Nachweis pulmocoronarer Reflexe nicht erbracht.

Es ist immer wieder die Ansicht vertreten worden, daß es bei einer Lungenembolie zu einer generalisierten Vasokonstriktion der Lungengefäße kommen würde. Aber auch diese These konnte nie exakt bewiesen werden. Vielmehr sprechen Untersuchungen der letzten Zeit dafür, daß eine pulmonale Hypertonie im Gefolge von Lungenembolien ausschließlich durch den anatomischen Verschluß der Gefäße hervorgerufen wird und daß dabei reflektorisch ausgelöste vasokonstriktorische Vorgänge in den von der Embolie nicht betroffenen Gebieten nicht im Spiele sind.

2. Chronische Widerstandserhöhung

Aus der tabellarischen Zusammenstellung geht schon hervor, daß bei primären chronischen Widerstandserhöhungen entweder der Verlust von Atmungsfläche einschließlich der Gefäße oder selektive anatomische Einengungen der Gefäße durch Hyalinose, endangitische Prozesse und Sklerosen die Ursache der Erhöhung des Strömungswiderstandes sind. Häufig kommen Kombinationen dieser beiden ursächlichen Faktoren vor (s. Tabelle 39).

Wenn somit ein großer Teil der primären Erhöhung des Strömungswiderstandes im Lungenkreislauf, die zum Cor pulmonale führt, durch den pathologisch-anatomischen Gefäßbefund hinreichend erklärt erscheint, so bleiben zwei Fragen kurz zu diskutieren:

1. Gibt es eine „essentielle" Hypertonie im Lungenkreislauf analog derjenigen im großen Kreislauf ?

2. Inwieweit sind funktionelle Faktoren an der Steigerung des Strömungswiderstandes in jenen Fällen mitbeteiligt, bei denen die Gefäße anatomische Einengungen aufweisen ?

Zu 1. Es werden immer wieder Parallelen zur essentiellen Hypertonie im großen Kreislauf gezogen. Aber der anatomische Bau der Lungengefäße ist gekennzeichnet als ein Windkessel ohne spezielle Eigenmuskelwirkung. Nervöse Regulationen im Sinne einer regulativen Arteriolensteuerung sind im Lungenkreislauf entgegen dem großen Kreislauf nur schwer nachweisbar. Wenn wir vom Pickwick-Syndrom, das durch den periodischen Charakter der Hypoventilation gekennzeichnet ist und nicht mit einer „essentiellen" Hypertonie im Lungenkreislauf identifiziert werden darf, absehen, so ist uns bisher kein einschlägiger

Krankheitsfall bekanntgeworden, bei dem während des Lebens eine pulmonale Hypertonie sichergestellt worden wäre, bei dem aber bei systematischer mikroskopischer Untersuchung post mortem keine einengenden Veränderungen an den Lungengefäßen gefunden worden wären, die die pulmonale Druckerhöhung erklären konnten. Weiterhin ist noch darauf hinzuweisen, daß bei protrahierten Lungenembolien, die sicher häufiger sind als sie diagnostiziert werden, pulmonale Druckerhöhungen auftreten, die im Gefolge der Rekanalisation der embolisierten Gefäße wieder zurückgehen. Nach unserer Ansicht ist es zwar naheliegend, auch im Lungenkreislauf an eine neuro-regulatorische Fehlsteuerung als Ursache einer pulmonalen Hypertonie zu denken. Auf Grund der vorliegenden Befunde ist aber die Existenz einer solchen essentiellen Hypertonie im Lungenkreislauf auf funktioneller Basis bisher noch nicht eindeutig bewiesen worden.

Zu 2. Von einer Reihe Autoren wird eine zusätzliche Erhöhung des Strömungswiderstandes im Lungenkreislauf durch vasomotorische Einflüsse bei schon vorhandener anatomischer Einengung der Gefäße angenommen. Dabei wird in erster Linie der Einfluß eines erniedrigten O_2-Druckes bzw. eines erhöhten CO_2-Druckes in der Alveolarluft diskutiert (s. auch S. 298). Für das Bestehen einer solchen Beziehung zwischen gradueller Ausprägung einer pulmonalen Hypertension und einer Erniedrigung des O_2-Drucks in der Alveolarluft bzw. im arteriellen Blut werden folgende Befunde ins Feld geführt: Die Widerstandserhöhung im Lungenkreislauf ist häufig um so ausgeprägter, je hochgradiger die O_2-Unter-

Tabelle 39

A. *Akutes Cor pulmonale*

1. Massive Lungenembolie
2. Große Lungenresektion, besonders Pneumektomie, akute Überblähung der verbliebenen Lunge
3. Akute Kompressionsatelektasen größerer Ausdehnung
4. Ventilpneumothorax
5. Lungenödem

B. *Subakutes Cor pulmonale*

1. Miliartuberkulose
2. Hämatogene Lungencarcinose
3. Atelektasen größerer Ausdehnung

C. *Chronisches Cor pulmonale*

I. Gruppe: Verkleinerung der Lungenstrombahn bei normaler alveolarer Belüftung
1. ohne arterielle Hypoxämie
2. mit arterieller Hypoxämie infolge Störungen des alveolaren Gasaustausches

Zur Gruppe I gehören hauptsächlich folgende Erkrankungen:
a) Primäre Pulmonalsklerose
b) Angitiden verschiedener Genese
c) Thrombosen der Lungengefäße und rezidivierende Embolien
d) Fibrosen und Granulomatosen (Silikose und andere Staublungen, produktiv-cirrhotische Lungentuberkulose, Boecksches Sarkoid, chronische Fibrosen, Lungencirrhose)
e) Verkleinerung der Lungenstrombahn nach thoraxchirurgischen Eingriffen, besonders Pneumektomie

II. Gruppe: Mangelhafte alveolare Belüftung mit arterieller Hypoxämie. Emphysem, multiple kleine Obstruktionsatelektasen bei Bronchiolitis, Kyphoskoliose mit Emphysem
Vielfach sind Gruppe I und II miteinander kombiniert

III. Gruppe: Abflußstörungen im venösen Lungenkreislauf. Nach Emphysem, Pleuritis mit Verschwartung, Thoraxoperationen

IV. Gruppe: Funktionelle idiopathische pulmonale Hypertonie?

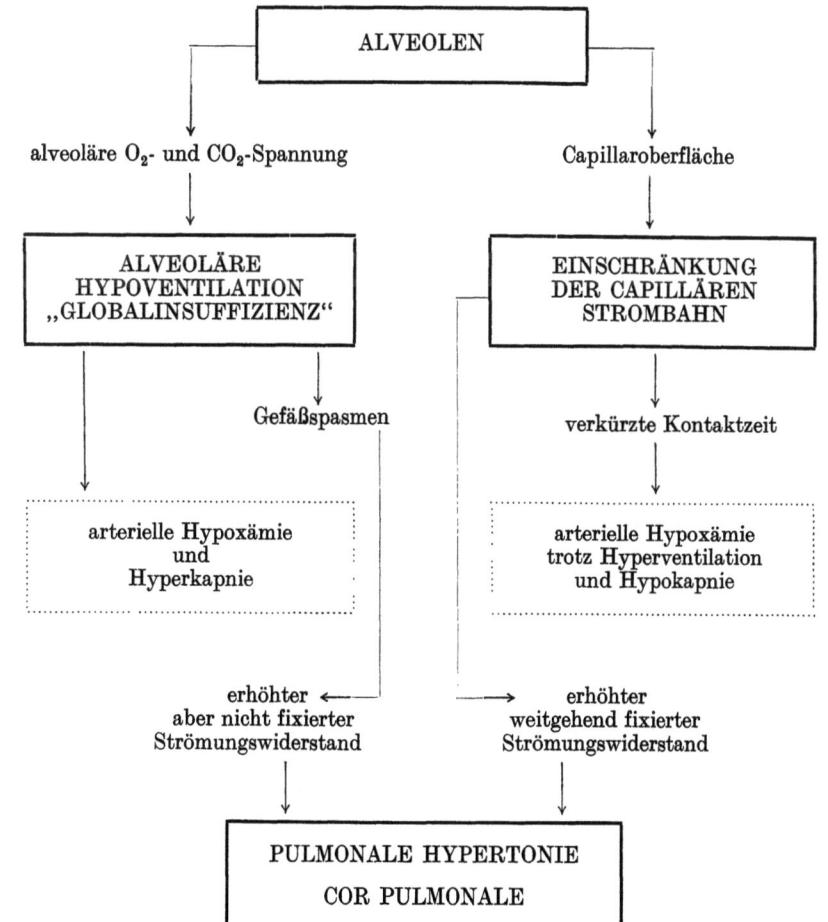

Abb. 187. Schematische Darstellung der hämodynamischen Ätiologie des chronischen Cor pulmonale

sättigung bzw. die Erniedrigung des O_2-Drucks des arteriellen Blutes ist. Gleiche Beziehungen wurden zwischen Erniedrigung des alveolaren O_2-Drucks, Erhöhung des alveolaren CO_2-Drucks und dem Grad der Drucksteigerung im Lungenkreislauf gefunden. Auf Grund solcher Feststellungen und in Anlehnung an tierexperimentelle Untersuchungen stellt man sich den Mechanismus der Erhöhung des Strö-

können nebeneinander geordnet sein und besagen noch nicht, daß die Widerstandserhöhung eine Folge des herabgesetzten O_2-Drucks ist. Auch bestehen die Beziehungen zwischen Erhöhung des Strömungswiderstandes und Störungen des O_2- bzw. CO_2-Drucks des arteriellen Blutes längst nicht in allen Fällen. Weiterhin erscheint es fraglich, ob die im akuten Experiment oder beim Pickwick-

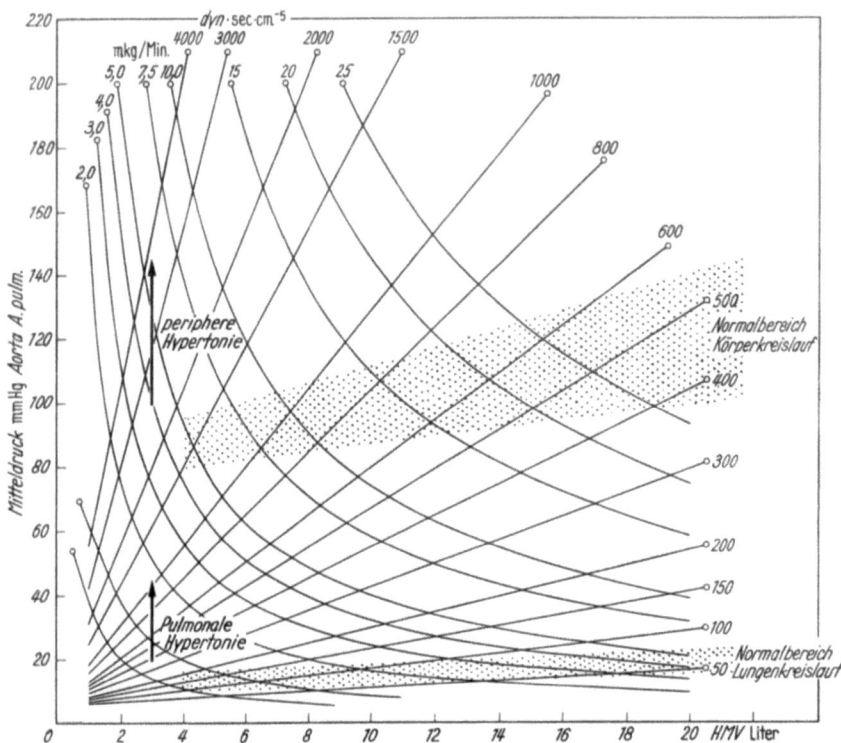

Abb. 188. Beziehungen zwischen Herzminutenvolumen, Herzleistung, Strömungswiderstand und Mitteldruck Ordinate: Mitteldruck in der A. pulmonalis bzw. Aorta. Abszisse: Herzminutenvolumen. Fächerförmig ausstrahlend: Strömungswiderstände von 50—4000 dyn sec cm^{-5}. Nach rechts konkav: Herzleistung in mkg/min. Diese Linien verbinden die Punkte, bei denen der rechte bzw. linke Ventrikel bei verschiedenem Widerstand, Herzminutenvolumen und Mitteldruck die gleiche Arbeit leistet. Punktiert: Der Normalbereich für den Körperkreislauf oben und Lungenkreislauf unten. (Nach BÜHLMANN u. Mitarb., 1955, aus Handb. d. allg. Pathologie, Bd. V/1, Berlin-Göttingen-Heidelberg: Springer 1961)

mungswiderstandes unter krankhaften Bedingungen etwa nach dem Schema der Abb. 187 vor. Gegen die Bedeutung von O_2-Mangel als maßgeblichem Faktor für die Erhöhung des Strömungswiderstandes im Lungenkreislauf infolge reflektorischer bzw. vasomotorischer Engerstellung der Gefäße bestehen bei chronischen Lungenerkrankungen jedoch gewisse Bedenken: Die aufgefundenen Beziehungen zwischen der Höhe des Strömungswiderstandes und dem Grad der Erniedrigung des O_2-Drucks in der Alveolarluft bzw. im arteriellen Blut

Syndrom festgestellten Beziehungen zwischen Erniedrigung des alveolaren O_2-Drucks und Erhöhung des Strömungswiderstandes in der Lunge auch für den chronischen Krankheitszustand allgemeine Gültigkeit haben. Und schließlich ist zu berücksichtigen, daß der Mechanismus der vasokonstriktorischen Wirkung einer Erniedrigung der alveolaren O_2-Spannung nicht einmal für das akute Experiment letztlich klargestellt ist. Aber unabhängig von diesen noch umstrittenen Fragen ist es für die klinischen Belange wichtig, den

Faktor O_2-Mangel als wesentliches Krankheitssymptom in Rechnung zu stellen. Gleichgültig, ob die Wirkung von O_2-Mangel eine reflektorische Engerstellung der Lungenstrombahn bedingt oder nicht, kann O_2-Mangel den Blutdruck in der Lunge durch Erhöhung des Herzzeitvolumens steigern, wenn die Reservekapazität des Lungenstrombettes bereits stärker beansprucht ist. Die Erhöhung des Herzzeitvolumens stellt ihrerseits eine beachtliche Mehrbelastung des Herzens dar, zumal bei schon vorhandener Widerstandserhöhung im Lungenkreislauf eine Steigerung des HZV ein weiteres beträchtliches Ansteigen der Pulmonalisdrucke nach sich zieht. Allein daraus erhellt die große Bedeutung der Sauerstoffatmung bei diesen Zuständen. Die gegenseitigen Beziehungen zwischen HZV, Herzarbeit, Strömungswiderstand und Mitteldruck im Lungenkreislauf sind in der Abb. 188 dargestellt. Als Beispiel sei angeführt: Bei einem Strömungswiderstand von 1000 dyn/sec/cm^{-5} muß der rechte Ventrikel für ein normales Kreislaufminutenvolumen von 5 l in Ruhe bereits etwa die gleiche Arbeit leisten wie bei einem normalen Strömungswiderstand von 100 dyn/sec/cm^{-5} für ein dreimal größeres HZV von 15 l. Die Erhöhung des Strömungswiderstandes bei ausgeprägter pulmonaler Hypertension kann enorme Ausmaße erreichen und das Zehnfache des normalen Wertes betragen.

Literaturhinweise

BÜHLMANN, A.: Das chronische Cor pulmonale. In: Handbuch der inneren Medizin, Bd. IV/1, S. 400. Berlin-Göttingen-Heidelberg: Springer 1956.

COURNAND, A.: The mysteriosus influence of unilateral pulmonary hypoxia upon the circulation in man. Acta cardiol. (Brux.) 10, 429 (1955).

DOLL, E., W. KUHLS, H. STEIN u. J. KEUL: Zur Genese des Cor pulmonale beim Pickwick-Syndrom. Dtsch. med. Wschr. 1968, 2361.

FELIX, R., P. GEISLER u. A. DÜX: Pulmonalarteriographische Untersuchungen bei Ausschaltung einer Lunge vom Gasaustausch „funktionelle Pneumektomie". Z. Kreisl.-Forsch. 56, 147 (1967).

GIESE, W.: Die morphologischen Grundlagen der Ventilationsstörungen beim Emphysem und bei Bronchitis und ihre Rückwirkungen auf den Kreislauf. Verh. dtsch. Ges. Inn. Med. 1956, S. 12.

GROSSE-BROCKHOFF, F.: Hämodynamik der Lungenkreislaufstörungen. Verh. dtsch. Ges. Kreisl.-Forsch. 17, 34 (1951).

HERTZ, C. W.: Untersuchungen über den Einfluß der alveolären Gasdrucke auf die intrapulmonale Durchblutungsverteilung beim Menschen. Klin. Wschr. 34, 472 (1956).

LOOGEN, F.: Der pulmonale Hochdruck bei angeborenen Herzfehlern mit hohem pulmonalem Stromvolumen. Arch. Kreisl.-Forsch. 28, 1 (1958).

ROSSIER, P. H., A. BÜHLMANN u. K. WIESINGER: Physiologie und Pathophysiologie der Atmung, 2. Aufl. Berlin-Göttingen-Heidelberg: Springer 1958.

SCHÖDEL, W., u. F. GROSSE-BROCKHOFF: Die Orthologie und Pathologie der Kreislauffunktion. In: Handbuch der allgemeinen Pathologie, Bd. V/1, S. 639. Berlin-Göttingen-Heidelberg: Springer 1961.

Verdauungsorgane

I. Oesophagus

1. Funktionelle Störungen

a) Achalasie (Kardiospasmus), diffuse Oesophagusspasmen

Druckmessungen im Oesophagus zeigen beim Gesunden in Ruhe einen konstanten Unterdruck von etwa 5—10 cm H_2O, beim Schlucken zunächst eine kurze Druckverminderung und anschließend einen plötzlichen steilen Druckanstieg auf etwa 50 cm H_2O. Der Ausgangswert wird etwa nach 2 sec wieder erreicht (Abb. 189 A). Registriert man die Drucke in verschiedenen Höhen, so erkennt man, daß sich die Druckwelle von oben nach unten fortpflanzt, bis schließlich wieder ein geringer Unterdruck herrscht (Abb. 189).

Bei der *Achalasie* des Oesophagus (Kardiospasmus) finden sich meist bereits in Ruhe stärkere Druckschwankungen. Nach dem Schlucken kann kein für das Krankheitsbild charakteristischer Ablauf bei allen Patienten registriert werden:

Gelegentlich findet man ein fast normales Bild, bei dem jedoch die negative Druckschwankung vor dem Druckanstieg fehlt und die Kontraktion schwach ausgeprägt ist (Abb. 190 A, B). Meist kommt es nicht zu einem geordneten Ablauf mit Druckanstieg und -abfall, sondern es treten regellos Kontraktionswellen auf und die Erschlaffung der Muskulatur vor diesen Kontraktionen bleibt aus, so daß die Transportfunktion des Oesophagus gestört ist (Abb. 190 C). Die Ursache dieser Erkrankung ist meist eine irreversible, histologisch nachweisbare Schädigung der in der Wand des Oesophagus liegenden Ganglienzellen des Auerbachschen Plexus. Ähnliche Beschwerden treten gelegent-

b) Plummer-Vinson-Syndrom

Das Plummer-Vinson-Syndrom besteht aus den Symptomen Dysphagie, Glossitis und hypochromer mikrocytärer Anämie. Es wird verursacht durch Mangel an Eisen und Vitaminen der B-Gruppe, der auf verminderter Zufuhr oder herabgesetzter Resorption aus der

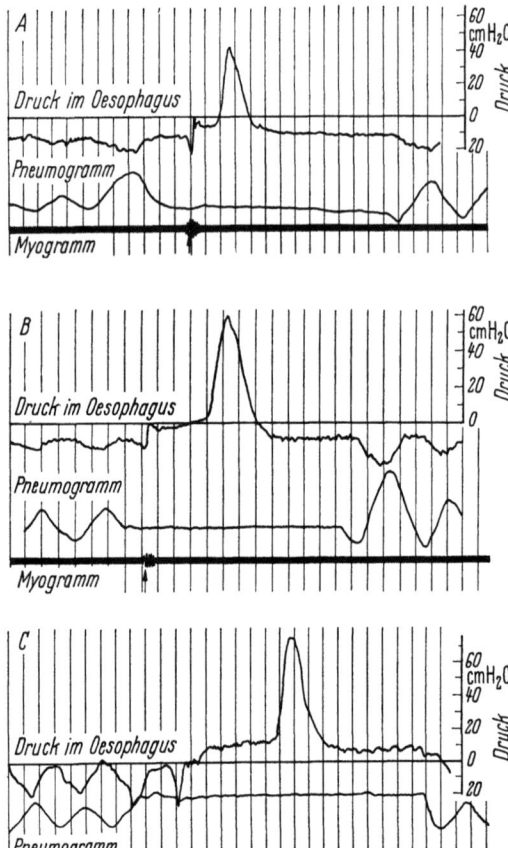

Abb. 189 A—C. Registrierung des Druckablaufs in verschiedenen Höhen des Oesophagus. Typische Befunde beim Gesunden nach dem Schlucken. A oberes Drittel, B mittleres Drittel, C unteres Drittel. Die Pfeile bezeichnen den Beginn willkürlichen Schluckens. Zeitmarkierung 1 sec. [Modifiziert nach BUTIN, OLSEN, MOERSCH u. CODE, Gastroenterology **23**, 278 (1953)]

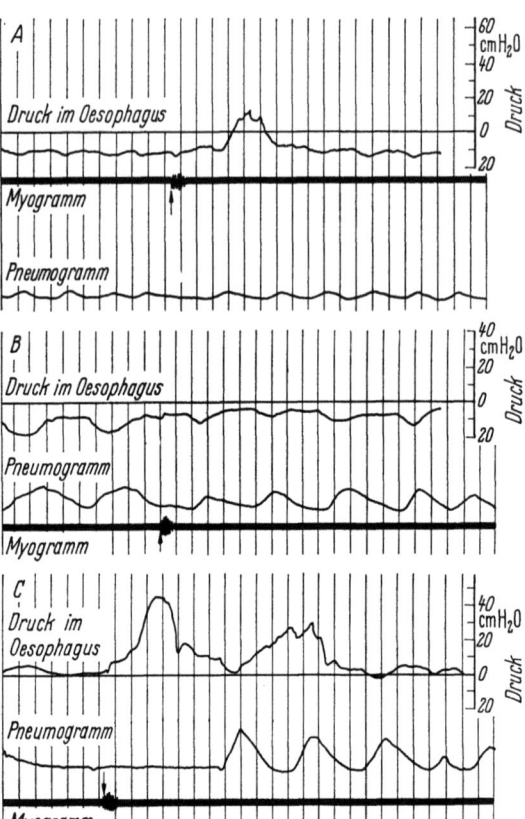

Abb. 190 A—C. Verschiedene Druckabläufe bei Patienten mit Achalasie: A Geringerer Druckanstieg als beim Gesunden, sonst unauffällig. B Keinerlei Zeichen einer Oesophaguskontraktion, die Ausschläge verlaufen synchron mit der Atmung. C Schnell aufeinander folgende Kontraktionswellen. Die Pfeile bezeichnen den Beginn des willkürlichen Schluckens. Zeitmarkierung 1 sec. [Modifiziert nach BUTIN, OLSEN, MOERSCH u. CODE, Gastroenterology **23**, 278 (1953)]

lich nach Vagotomie wegen Ulcus duodeni und nach größeren Gaben von Anticholinergica auf. Hierbei kann die Symptomatik auf das Überwiegen des Sympathicotonus zurückgeführt werden. Bei *diffusen Oesophagusspasmen* kontrahieren sich die Muskelfasersysteme der unteren $^2/_3$ der Speiseröhre wiederholt und gleichzeitig, wobei Drucke über 250 cm H_2O entstehen können (Abb. 191).

Nahrung beruhen kann (s. Malabsorption). Im oberen Oesophagus finden sich neben Schleimhautatrophie und Hyperkeratose nicht selten bindegewebige Membranen; die Muskulatur ist ebenfalls oft atrophisch, während im Gegensatz zur Achalasie der Auerbachsche Plexus unverändert ist.

c) Sklerodermie

Der Oesophagus ist bei mindestens der Hälfte der an Sklerodermie leidenden Patienten mitbeteiligt.

Meist treten die Symptome wie Dysphagie und Reflux von Magensaft schon frühzeitig auf. Charakteristisch sind die Verdickung der Submucosa, die Sklerose des Bindegewebes und die Atrophie und Fibrose der Muscularis. Diese Veränderungen machen die herabgesetzte Kontraktilität und Relaxation verständlich. Da die normale Peristaltik in späteren Stadien der Erkrankung völlig fehlt, wird die Nahrung — vor allem bei bettlägerigen Patienten — nur noch sehr schlecht weitertransportiert. Reflux von Magensaft ist eine der Ursachen für Oesophagitis (s. u.) und Oesophagusstrikturen.

die wichtigste Rolle. Sind die bei Gesunden wirksamen Verschlußmechanismen (s. Abb. 189 C, geringer Überdruck als Folge des Tonus der Muskulatur des unteren Oesophagus-Drittels) gestört, so kann saurer Magensaft oder — seltener — alkalischer Duodenalsaft in die Speiseröhre gelangen und die Mucosazellen schädigen. Sowohl saure als auch alkalisch reagierende Flüssigkeiten können Sodbrennen verursachen. Spasmen, Ödem der Schleimhaut und narbige

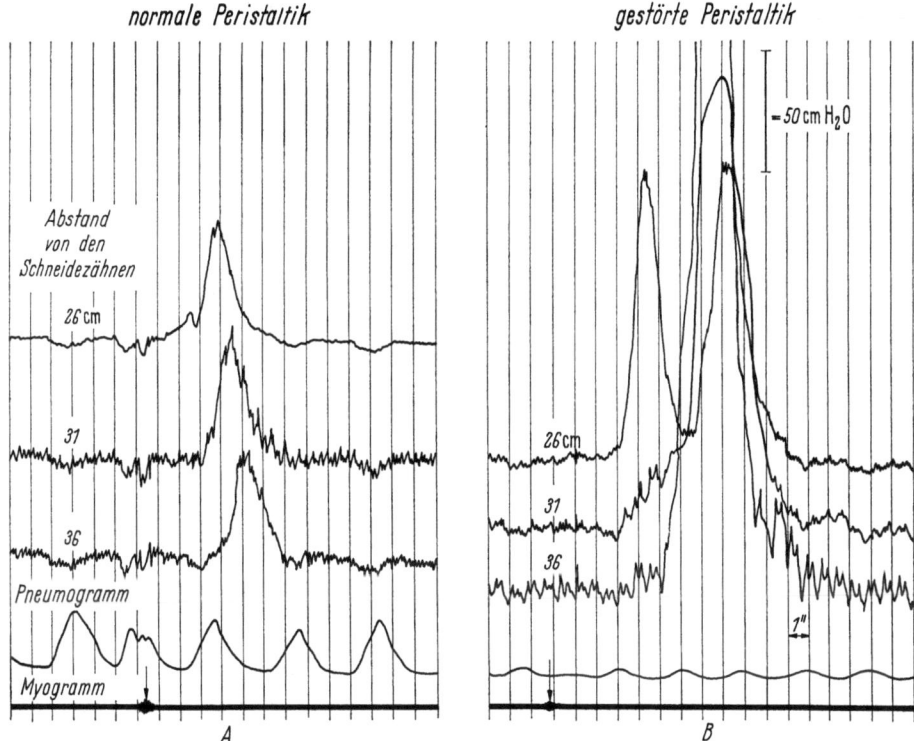

Abb. 191 A u. B. Zeitlicher Ablauf der Kontraktionswellen in der unteren Hälfte des Oesophagus: A Beim Gesunden: Regelrechter Ablauf der Kontraktionen von oben nach unten. B Bei einem Patienten mit diffusen Oesophagusspasmen: In Höhe 26 cm zwei aufeinanderfolgende Kontraktionswellen, deren letztere gleichzeitig mit den stark überhöhten Kontraktionen im 31 cm - und 36 cm - Niveau auftritt. Druckanstiege auf über 250 cm H_2O. [Modifiziert nach CREAMER, DONOGHUE u. CODE, Gastroenterology **34**, 728 (1958)]

d) Entzündungen des Oesophagus

Die *akute* unspezifische Oesophagitis, deren wichtigste Ursachen in Tabelle 40 zusammengestellt sind, gehört zu den häufigsten Erkrankungen des Oesophagus. Dabei bestehen geringe oder brennende Schmerzen hinter dem Sternum, die durch Zufuhr von Nahrung oder Flüssigkeit verschlimmert werden. Die Dysphagie ist meist durch Spasmen bedingt, der Transport der Nahrung ist dabei im allgemeinen nicht gestört.

Unter den *chronischen* Formen der Oesophagitis (Tabelle 40) spielt die Reflux-Oesophagitis

Stenosen bewirken Schluckbeschwerden. Häufig kommt es zu leichten, gelegentlich zu massiven Blutungen.

e) Erosionen und Geschwüre des Oesophagus

Der Reflux von Magensaft kann zu *oberflächlichen Erosionen* der Schleimhaut mit späterer Fibrosierung und Bildung von Narbensträngen oder zu tiefen penetrierenden *Ulcera* führen. Die Ulcerationen sind meist an der Hinterwand des Oesophagus lokalisiert, sie können sich aber auch ringförmig um die Zircumferenz des Oesophagus ausbreiten. Ihre

Entstehung entspricht derjenigen der Magen-
und Duodenalulcera, sie wird durch längerdauernde Oesophagusintubation und durch

eine Hiatushernie begünstigt. Nach Abheilung
kann sich eine narbige Stenose mit Schluckbeschwerden und Erbrechen ausbilden.

Tabelle 40. *Ursachen der Oesophagitis.* (Nach BOCKUS)

I. Akute Oesophagitis

  A. Bakteriell

    1. Akute Pharyngitis, Tonsillitis und
      Laryngitis

    2. Masern, Scharlach

    3. Pneumonie, Peritonitis, Pyelo-
      nephritis

  B. Chemisch

    1. Verätzungen, z. B. Laugen, Ammoniak

    2. Reflux von Magensaft

  C. Traumatisch, physikalische Einwirkungen

    1. Länger dauernde Behandlung mit Magen-
      und Duodenalsonden u.a.

    2. Zufuhr sehr heißer oder sehr kalter Nahrung

    3. Schnelles Schlucken nicht ausreichend
      zerkleinerter Nahrung

    4. Radium- oder Röntgentherapie

    5. Vasodilatatorische Anästhetica

II. Chronische Oesophagitis

  A. Bakteriell

    1. Kontinuierlich, absteigend
      a) Chronische Nasopharyngitis, Sinusitis
      b) Stomatitis, Moniliasis, Angina Plaut-
        Vincenti
      c) Diphtherie

    2. Nach Durchwanderung
      a) Chronische Tracheobronchitis
      b) Mediastinitis

    3. Bei Abwehrschwäche
      a) Agranulocytose

  B. Chemisch

    1. Reflux-Oesophagitis
      a) Reflux von Magensaft
      b) Reflux von Duodenalsaft

    2. Zufuhr von Metall- oder Prozellanstaub

  C. Traumatisch, physikalische Einwirkungen

    1. Lokale Schädigungen
      a) Übermäßiger Genuß von Alkohol oder
        stark gewürzten Speisen
      b) übermäßiges Rauchen oder Tabakkauen
      c) Zufuhr sehr heißer oder sehr kalter
        Nahrung

    2. Stase im Bereich des Oesophagus
      a) Benigne Narbenstenose
      b) Carcinom
      c) Achalasie (Cardiospasmus)

    3. Druck von außen
      Aortenaneurysma

  D. Chronische venöse Stauung

    1. Kardiale Dekompensation

    2. Portale Hypertension

  E. Verschiedene Ursachen

    1. Idiopathische ulceröse Oesophagitis (Achen-
      bach)

    2. Eisenmangel, Mangel an Vitaminen des B-
      Komplexes (Plummer-Vinson-Syndrom)

2. Mechanische Obstruktion

a) Benigne, narbige Stenosen

Die häufigsten Ursachen narbiger Stenosen im
Bereich des Oesophagus sind Verätzungen durch
Säuren, Laugen, Sublimat, ferner Schädigungen
durch verschluckte Fremdkörper, häufiges Erbrechen
und Reflux von Magensaft. Meist finden sich Narben-
stränge an der physiologischen Verengung des Lumens
etwa handbreit oberhalb des Zwerchfells, da die
ätzenden Chemikalien hier länger einwirken können.
Nach einer Verätzung nehmen die Schluckbeschwerden parallel zur Narbenbildung zu, bis nach etwa
4—6 Wochen ein Endzustand erreicht ist. Je nach
dem Ausmaß der Stenose verursacht teils nur feste,
teils auch flüssige Nahrung Beschwerden und Erbrechen.

b) Maligne Stenosen

Dysphagie kann weiterhin durch Carcinome des
Oesophagus bedingt sein, unter denen 3 größere
Gruppen unterschieden werden können:

1. polypöse Carcinome mit frühzeitiger Einengung
des Lumens,
2. ulcerierende Carcinome mit Blutungen, Anämie
und frühzeitiger Metastasierung,
3. scirrhöse Carcinome mit langsamer ringförmiger
Einengung.

Dem Ausmaß der Stenosierung entsprechen die
Beschwerden. Gut zerkleinerte Nahrung kann durch
einen auf 5 mm Durchmesser verengten Oesophagus
noch transportiert werden, mit weiterer Einengung
wird auch die Zufuhr flüssiger Nahrung zunehmend
erschwert, so daß es zu schnellem Gewichtsverlust
kommt.

c) Oesophagusdivertikel

Nach ihrer Entstehung werden Traktions-, Pul-
sions- und gemischte Divertikel unterschieden.

Traktionsdivertikel sind meist durch bindegewebige Adhäsionen von benachbarten tracheobron-
chialen Lymphknoten verursacht. Sie finden sich da-

her meist an der Vorderseite des Oesophagus gegenüber der Bifurkation oder in der Nähe des linken
Hauptbronchus. Da sich die Öffnung des Divertikels
meist an seinem unteren Ende befindet, entleert es
sich leicht und verursacht selten Symptome.

Echte Pulsionsdivertikel (Zenkersche Divertikel)
entstehen auf Grund einer angeborenen Schwäche der
Muskulatur des Hypopharynx und längerdauernder
Drucksteigerung im Pharynx. Der Größe des Divertikels entsprechen die Symptome:

Druck und Fremdkörpergefühl, Dysphagie und
Erbrechen.

Die Beschwerden nehmen parallel zur Füllung des
Divertikels während des Essens zu. Eine spontane
Entleerung ist bei aufrechter Haltung nicht möglich,
da die Divertikelöffnung an dessen oberem Pol liegt.
Kompression der Trachea kann zu Dyspnoe führen,
Aspiration von Divertikelinhalt bei Bettlägerigen zu
Pneumonie.

Gemischte Divertikel entwickeln sich — selten —
am unteren Oesophagus in Zwerchfellnähe.

d) Hiatushernie

Bei Atrophie oder Schwäche des Zwerchfells oder
bei angeborenem weitem Hiatus kann durch intraabdominelle Drucksteigerung, vor allem bei Adipositas, ein Teil des Magenfornix in den Thorax verlagert
werden. Diese oesophago-gastrische Hiatushernie ist
in höherem Alter häufig. Es kommt zu Aufstoßen,
Sodbrennen, Reflux von Mageninhalt mit Oesophagitis und nicht selten zu Angina pectoris-ähnlichen
Beschwerden. Kompression des verlagerten Magen-
anteils kann durch Stauung des venösen Abflusses
entzündliche Veränderungen der Magenmucosa mit
Erosionen oder Ulcera verursachen; durch langsamen
Blutverlust entwickelt sich eine hypochrome Anämie,
nur gelegentlich werden stärkere Blutungen als Folge
einer Hiatushernie beobachtet.

II. Magen

1. Motorik

Tonus und Peristaltik der Magenmuskulatur schwanken in einem weiten physiologischen Bereich. Nahrungszufuhr, angenehme
Geruchs- und Geschmacksempfindungen und
Emotionen wie Angst führen auf dem Weg über
eine Vagusreizung zu vermehrter Peristaltik,
fette Speisen, unangenehme Sinneseindrücke
und Depressionen vermindern die Magenbewe-
gung. Nach Vagotomie ist der Tonus herabgesetzt, die peristaltischen Wellen verlaufen
flach und die Magenentleerung ist verzögert, so
daß die Vagotomie häufig mit einer Pyloro-
plastik kombiniert wird. Meist normalisiert
sich die Magenmotorik im Laufe der Zeit.
Die bei Diabetikern beobachtete verzögerte
Magenpassage wird auf eine diabetische
Neuropathie der Vagi zurückgeführt. Neben

uncharakteristischen Beschwerden im Oberbauch klagen die Patienten über Nausea und
Erbrechen, der Diabetes ist oft schwer ein-
stellbar.

Muskelspasmen treten häufig lokalisiert in
der Höhe benigner Magenulcera auf, das entstehende Bild des Sanduhrmagens normalisiert
sich nach Abheilung des Ulcus. Beim intra-
pylorischen und beim bulbären Ulcus sind
schmerzlose Spasmen des Pylorus häufig. Spasmen der gesamten Magenmuskulatur oder einzelner Segmente finden sich bei Cholelithiasis
und bei Pankreaserkrankungen. Die sog. gastri-
schen Krisen bei Tabes dorsalis und anderen
Erkrankungen des Zentralnervensystems werden ebenfalls auf Spasmen der Magenmuskulatur zurückgeführt.

2. Sekretion

Das Magensekret stellt eine Mischung von
2 Komponenten dar, einem sauren, von den Belegzellen abgegebenem Primärsekret, und einem alkalischen Primärsekret, das von allen
anderen Zellen der Magenschleimhaut produziert wird. Die Ionenzusammensetzung dieser
beiden Komponenten ist in Tabelle 41 dargestellt. Bei Stimulation der Magensekretion
nimmt das Volumen des sauren Sekrets der Belegzellen stark zu, so daß sich die Zusammensetzung des durch Sondierung gewonnenen
Magensafts mit Zunahme der Sekretionsgeschwindigkeit immer mehr derjenigen des sauren Primärsekrets annähert (Abb. 192). Zahl-

reiche Einflüsse sind bei der Regulation der
Magensäuresekretion   wirksam   (Abb. 193).
Stimulierend wirken:

1. Sensorische und psychische Einflüsse
über den Vagus und

2. Nahrungszufuhr, Dehnung des Antrums,
Alkohol und Coffein über eine Freisetzung von
Gastrin aus den bisher histologisch nicht identi-
fizierten gastrinbildenden Zellen, die sich im
Bereich der Antrumschleimhaut vor allem am
Grund der Drüsen finden.

Aus Magenschleimhaut verschiedener Species konnten 2 *Gastrine* isoliert werden, die sich
nur in einer beim Gastrin II vorhandenen

Tabelle 41. *Zusammensetzung der Komponenten des Magensekrets.* (Nach TAMARIT, HUNT, BOCK und KIRSNER, 1960)

Ion	Saures Primärsekret mÄq/l	Alkalisches Primärsekret mÄq/l
H⁺	153	0
K⁺	12	12
Na⁺	0	150
Ca⁺⁺	0	3
	165	165
Cl⁻	165	117
HCO₃⁻	0	42
PO₄⁻⁻⁻	0	6
	165	165

Tabelle 42. *Beurteilung der Magensekretionsanalyse nach Betazol (1,7 mg/kg intramuskulär).* (Nach SEGAL)

Basalsekretion während einer Stunde:

< 2 mÄq H⁺: normal, Magengeschwür, Magencarcinom
$2-5$ mÄq H⁺: normal, Magengeschwür oder
   Ulcus duodeni
> 5 mÄq H⁺: Ulcus duodeni
> 20 mÄq H⁺: Zollinger-Ellison-Syndrom

Maximale Säuresekretion pro Stunde nach
Stimulation:

0 mÄq H⁺: Anacidität; atrophische Gastritis
   oder Magencarcinom
$1-20$ mÄq H⁺: normal, Magengeschwür, Magencarcinom
$20-35$ mÄq H⁺: hoch normal, Ulcus duodeni
$35-60$ mÄq H⁺: Ulcus duodeni, Zollinger-Ellison-
   Syndrom
> 60 mÄq H⁺: Zollinger-Ellison-Syndrom

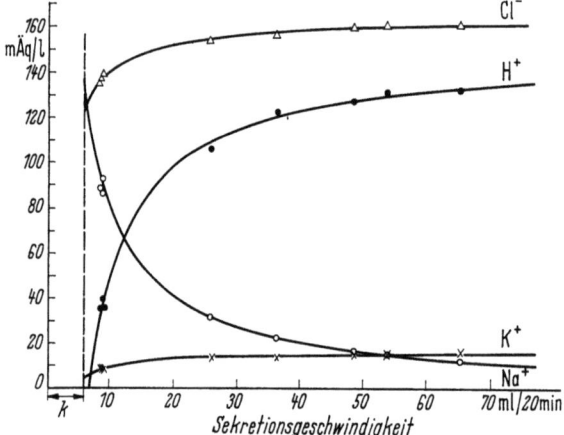

Abb. 192. Konzentrationen der H⁺-, K⁺-, Na⁺- und Cl⁻-Ionen im Magensaft in Abhängigkeit von der Sekretionsgeschwindigkeit während kontinuierlicher Infusion von Gastrin II beim Menschen. [Modifiziert nach MAKHLOUF et al., Gastroenterology **51**, 149 (1966)]

Tyrosol-0-Sulfatgruppe unterscheiden. Menschliches Gastrin I hat die folgende Struktur:

⌐Glu-Gly-Pro-Try-Leu-Glu-Glu-Glu-Glu-Glu-Ala-
   Tyr-Gly-Try-Met-Asp-Phe-NH₂

Die Stimulation der Belegzellen läßt sich auch bereits mit dem am Aminoende des Gastrins stehenden Tetrapeptid Try-Met-Asp-Phe-NH₂ erreichen.

Hemmende Einflüsse gehen über eine herabgesetzte Gastrinfreisetzung vor allem vom Antrum bei einem pH des Mageninhalts unter 2,5 und vom Duodenum über die Sekretion von Enterogastron ins Blut aus (Abb. 193). Auch Vagotomie und Anticholinergica vermindern die Gastrininkretion.

Zur klinischen Magensekretionsanalyse wurde lange Zeit *Histamin* benutzt, das in einer Dosierung von 0,04 mg/kg Körpergewicht eine reproduzierbare maximale Säuresekretion hervorruft (KAY). Wegen der häufigen, auch durch Antihistaminica nicht völlig vermeidbaren Nebenerscheinungen ist es heute im allgemeinen durch das isomere Pyrazolderivat *Betazol* ersetzt, das in einer Dosierung von 1,7—2,0 mg/ kg die gleiche Stimulation bewirkt. Neuerdings steht auch das leicht modifizierte N-terminale Pentapeptid

β-Ala-Try-Met-Asp-Phe-NH₂

des Gastrins zur Verfügung; zur Erreichung einer maximalen Sekretion gibt man 6 µg/kg subcutan. Vor der Anwendung eines Stimulans prüft man auch die Basalsekretion, die Aussagen über den Sekretionszustand der Magenschleimhaut ohne äußere Anregung erlaubt und einen Hinweis auf das Vorliegen eines Zollinger-Ellison-Syndroms gibt. Nach Zufuhr einer normalen Mahlzeit werden etwa so viele Milliäqui-valente Wasserstoffionen sezerniert wie nach maximaler Stimulation mit Histamin oder Betazol.

Die Interpretation der Ergebnisse der quantitativen Magensekretionsanalyse ergibt sich aus Tabelle 42.

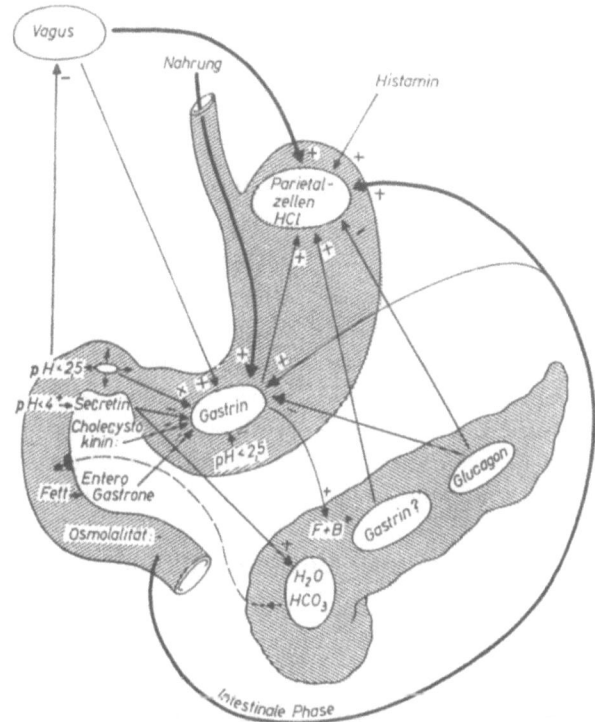

Abb. 193. Wichtige Mechanismen, welche die HCl-Bildung im Magen fördern und hemmen. Die stark ausgezogenen Pfeile markieren die 3 klassischen Phasen der Säurestimulation, nämlich die psychische vagale, die antrale Gastrin-bedingte und die intestinale. Man erkennt im übrigen, daß vom Duodenum und Antrum aus (vor allem über die Gastrin-Bildung) hemmende (—) und fördernde (+) Einflüsse wirksam werden. *F + B = Ferment und Bicarbonat. ←⊕→ = Dehnung [modifiziert nach L. Demling, Fortschr. Med. 15, 575 (1965)]

3. Ulcuskrankheit

Peptische Ulcerationen des Magens und des Duodenums gehören zu den häufigsten Erkrankungen in diesem Bereich des Magen-Darm-Kanals. Beim Gesunden besteht ein Gleichgewicht zwischen den Mechanismen zum Schutz der Schleimhaut, die zudem eine außerordentlich große Regenerationsfähigkeit besitzt, und den pathogenetisch wirksamen Faktoren, unter denen die Sekretion von Wasserstoffionen und die Aktivierung von Pepsinogen die wichtigsten sind (Abb. 194). Unter den pathogenen exogenen Faktoren sind Coffein, Nicotin (vor allem beim Nüchternen!) und Alkohol besonders wirksam. Auch Medikamente, insbesondere Nebennierenrindenhormone, Butazolidin u. a. führen über eine Stimulierung der Magensekretion nicht selten zu einer frischen Ulceration oder zur Reaktivierung eines vorbestehenden Ulcus. Während die Magensekretion sowohl nüchtern als auch nach Stimulation beim benignen Ulcus ventriculi meist im Normbereich liegt, findet sich beim Ulcus duodeni in der Mehrzahl der Fälle eine ausgeprägte Hypersekretion (siehe Tabelle 42). Wird bei einem Patienten mit röntgenologisch nachgewiesenem Magenulcus eine Anacidität festgestellt, so spricht dieser Befund bedingt gegen benignes Ulcus, zu dessen Entstehung Wasserstoffionen notwendig sind, und für die Diagnose Magencarcinom.

4. Atrophische Gastritis

Bei der atrophischen Gastritis vermindert sich die Zahl der Belegzellen, bis schließlich kein saures Primärsekret mehr gebildet werden kann. Der Magensaft ist dann alkalisch, er stellt reines alkalisches Primärsekret dar. Das in den Hauptzellen weiterhin sezernierte Pepsinogen kann in alkalischem Milieu nicht aktiviert werden, so daß diese Stufe der Eiweißverdauung nicht mehr abläuft.

Atrophische Gastritis mit Anacidität ist die Voraussetzung für die Entstehung einer perniziösen Anämie (s. dort). Die Belegzellatrophie wird heute ursächlich auf die Wirkung von Antikörpern gegen Parietalzellen zurückgeführt; solche Antikörper konnten bei etwa 90% der Perniciosakranken in der IGg-Fraktion des Serums und des Magensaftes nachgewiesen werden. Die atrophische Gastritis wird auf Grund dieser Befunde als Autoimmunerkrankung aufgefaßt.

5. Magencarcinom

Die Ursache des Magencarcinoms ist unklar. Anhaltspunkte für den Einfluß der Nahrung ergeben sich aus der geographischen Verteilung; so ist die Häufigkeit des Magencarcinoms in Ländern wie Japan und Island, in denen viel Räucherfisch u. ä. gegessen wird, wesentlich höher als in USA, Kanada und England. Möglicherweise spielen mit dem Rauch in die Nahrung gelangte Carcinogene hierbei eine Rolle.

Die ursächliche Bedeutung eines benignen Ulcus für die Entstehung einer malignen Geschwulst ist bisher unbewiesen. Nur bei einem kleinen Prozentsatz der Magencarcinompatienten findet sich eine Anacidität, wenn der maximale Histamin- oder Betazoltest angewandt wird; eine größere Gruppe zeigt eine gegenüber der Norm herabgesetzte Säuresekretion, deren Ursache bisher unbekannt ist.

6. Zollinger-Ellison-Syndrom

Die von ZOLLINGER und ELLISON 1955 beschriebene Symptomentrias besteht aus

1. einem Ulcus oder mehreren Ulcera, meist am Duodenum, oft an sonst nur selten befal-

lenen Abschnitten lokalisiert, wie postbulbär, an der Pars descendens oder der Pars ascendens duodeni oder am Jejunum, von auffallend geringer Heilungstendenz,

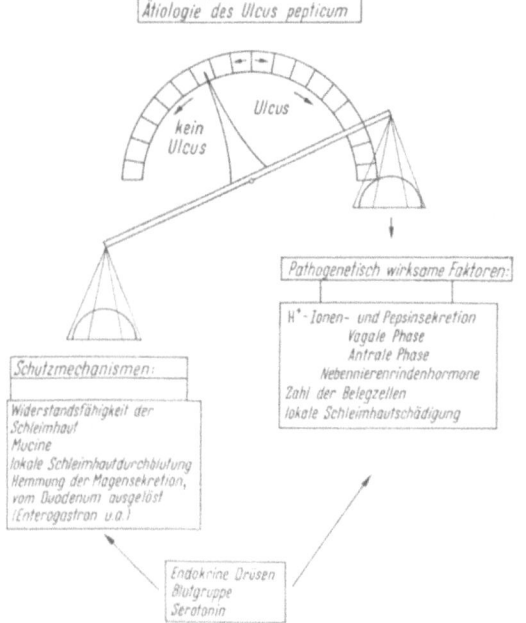

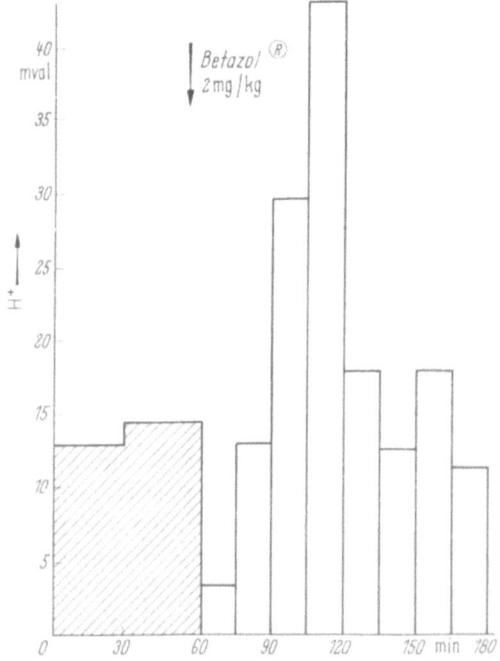

Abb. 194. (Modifiziert nach H. L. BOCKUS, Gastroenterology, Vol. I. Philadelphia: W. B. Saunders Co. 1963)

Abb. 195 (Legende s. S. 317)

2. extremer Hypersekretion des Magens, auch ohne Stimulation, und

3. einem endokrinen Tumor (oder mehreren), meist im Pankreas gelegen, der metastasieren kann.

Histologisch unterscheiden sich die Zellen des Tumors von normalen Betazellen.

Die Ursache des Syndroms liegt in der kontinuierlichen Ausschüttung von Gastrin oder einer gastrinähnlichen Substanz aus dem Tumorgewebe, so daß die Belegzellen der Magenschleimhaut auch ohne Nahrungszufuhr ständig stark stimuliert sind. Das Volumen des Magensafts kann bei diesen Patienten in 12 Std bis zu 6 Litern betragen. Diese großen Mengen sauren Magensafts können im Duodenum vom Bicarbonat des normal sezernierenden Pankreassekrets nicht neutralisiert werden, so daß sich das Gleichgewicht (Abb. 194) zur Seite der Schleimhautschädigung verschiebt. Bei der klinischen Analyse der Magensekretion wird die dauernde Stimulation der Belegzellen an der Höhe der Nüchternsekretion deutlich, die beim Zollinger-Ellison-Syndrom meist mehr als 60% der stimulierten Sekretion beträgt (Abb. 195). Meist befindet sich im Pankreas ein einzelnes Adenom, nicht selten jedoch auch mehrere oder eine ausgeprägte Adenomatose (Abb. 196).

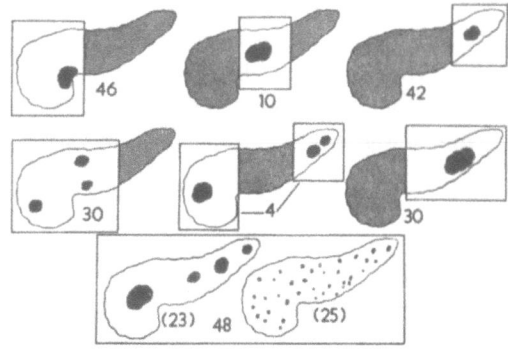

Abb. 196. Lokalisation der Tumoren im Pankreas bei 210 Patienten mit Zollinger-Ellison-Syndrom. [Nach E. H. ELLISON u. S. D. WILSON, Ann. Surg. **160**, 512 (1964)]

7. Nausea

Übelkeit wird meist im Pharynx, im Oberbauch oder in beiden empfunden und oft erst durch Erbrechen behoben. Meist wird Nausea von Symptomen einer Reizung des vegetativen Nervensystems begleitet wie motorische Schwäche, Schwitzen, Salivation, Schwindel, Kopfschmerzen und Tachykardie. Die Ursachen sind die gleichen wie beim Erbrechen.

8. Erbrechen

Ausgelöst vom Brechzentrum in der Nähe des sensiblen Vaguskerns stellt Erbrechen einen zusammengesetzten Reflex dar, der durch zahlreiche Einflüsse ausgelöst werden kann:

1. Dehnung des Magens oder eines Darmabschnittes, z.B. bei Pylorusstenose oder Ileus,

Abb. 195. Nüchternsekretion: 54,5 mval HCl. Stimulierte Sekretion: 147 mval HCl in 2 Std, 88,9 mval HCl in der ersten Stunde. Quotient Nüchternsekretion: stimulierte Sekretion = 61,2%. Magensekretionsanalyse mit Stimulation durch Betazol bei einem 19jährigen Patienten mit Zollinger-Ellison-Syndrom: Auch ohne exogene Stimulation sezerniert die Magenschleimhaut unter dem Einfluß der von einem Pankreastumor sezernierten gastrinähnlichen Substanz(en) außerordentlich große Mengen an H^+-Ionen; diese Leersekretion liegt im Bereich hochnormaler stimulierter Sekretion (vgl. Tabelle 3). Nach Gabe von Betazol steigt die Sekretion nochmals für etwa 30 min stark an und geht dann wieder auf die Höhe der Leersekretion zurück. [Modifiziert nach OTTENJANN, GALL u. ELSTER, Dtsch. med. Wschr. **92**, 1538 (1967)]

2. Erkrankungen der Gallenblase und der Gallenwege,

3. direkte mechanische Reizung des Brechzentrums bei Hirndruck,

4. Chemische Reizung, z.B. durch Emetin, Digitalis,

5. psychogen u.a.

Die afferenten Impulse erreichen das Zentrum vor allem über die sympathischen und parasympathischen Nerven aus dem Magen und den übrigen Bauchorganen. Die Bewegungen, die zum Erbrechen führen, werden über efferente Fasern der Nervi phrenici und vagi ausgelöst. Nach einer kurzen Phase mit Tachykardie, Tachypnoe, Schweißausbruch, Blässe und Pupillenerweiterung beginnt das Erbrechen mit einer tiefen Inspiration. Der anschließende Versuch zur Exspiration führt bei geschlossener Glottis und geschlossenem Nasopharynx bei gleichzeitiger Kontraktion der Bauchmuskulatur zu einem starken Anstieg des intrathorakalen und intraabdominellen Drucks; da ein Druckausgleich durch die geschlossene Glottis verhindert wird, steigt der Druck in Magen und Oesophagus stark an. Anschließend kontrahiert sich das Antrum bei tonisiertem Magenfundus, so daß der Mageninhalt durch den erschlafften Oesophagus nach außen befördert wird. Nach Ende des Erbrechens erschlaffen die willkürlich innervierten Muskeln, die Atmung setzt wieder ein.

9. Exsudative Gastroenteropathie

Dieses Syndrom betrifft nicht nur den Magen, sondern auch den Dünn- und Dickdarm, es soll jedoch bereits an dieser Stelle abgehandelt werden.

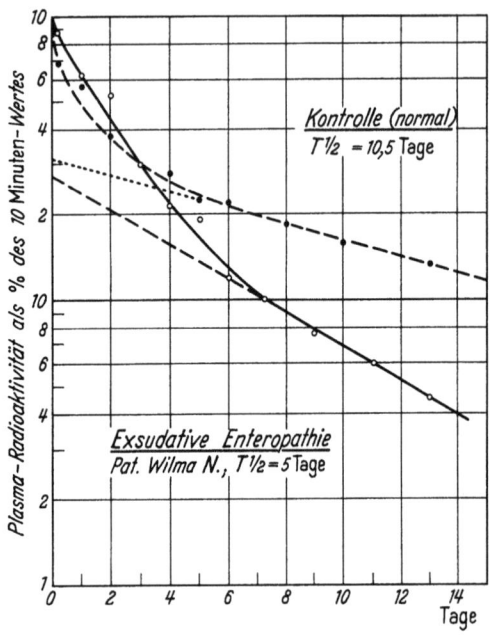

Abb. 197. Plasmaschwund von ^{131}J-markiertem Albumin. [Nach Martini et al., Internist (Berl.) 4, 197 (1963)]

Beim Gesunden wird etwa $^1/_5$ des pro Tag abgebauten (und durch Synthese in der Leber zu ersetzenden) Serumalbumins durch Verlust in den Darm katabolisiert. Bei der exsudativen Gastroenteropathie ist diese Ausscheidung von Albumin so stark gesteigert, daß die Synthese nicht mehr ausreicht, um einen normalen Serumalbumingehalt aufrechtzuerhalten. Es kommt zu einer Hypalbuminämie mit Werten unter 3 g Albumin pro 100 ml Serum; bei Konzentrationen von weniger als 2 g pro 100 ml treten infolge des stark herabgesetzten onkotischen Drucks des Serums meist Ödeme auf. Auch Hypocalcämie mit Tetanie wird nicht selten beobachtet. Radioaktiv markiertes menschliches Serumalbumin wird nach intravenöser Injektion normalerweise mit einer

Tabelle 43. *Eine exsudative Enteropathie wurde bisher bei folgenden Krankheiten nachgewiesen* (Martini et al.)

Magen
1. Ménétrier-Syndrom (Polyadenomatosis des Magens, „Hypertrophische Gastritis, „giant hypertrophic gastritis", gastropathia gigantea)
2. Hypertrophe Gastritis und Schwangerschaft
3. Isolierter Magenpolyp
4. Magencarcinom
5. Atrophische Gastritis
6. Gastrektomie

Darm
7. Akute Gastroenteritis
8. Chronische Gastroenteritis
9. Symptomatische Steatorrhoe (bei chronischer Pankreatitis)
10. Gluten-Enteropathie, Sprue, Cöliakie, idiopathische Steatorrhoe
11. Enteritis regionalis (Jejunitis, Ileitis)
12. Divertikulose des Dünndarms
13. Allergo-Enteropathie
14. Zollinger-Ellison-Syndrom (Verner-Variante)
15. Multiple Strikturen
16. „Blind-loop"-Syndrom
17. Whipplesche Krankheit
18. Kongenitale Jejunumstenose
19. Chylo-duodenale Fistel und Pankreatitis
20. Enteropathia lymphangiectatica (Lymphangiektasien des Darmes)
    a) „idiopathisch"
    aa) Hypalbuminämie mit Eosinophilie
    b) Sekundär bei anderen Erkrankungen:
       Lymphosarkom
       Morbus Hodgkin, abdominelle Form
       Chronische lymphatische Leukämie
21. Gallenblasen-Dünndarmfistel
22. Amyloidose des Darmes
23. Colitis ulcerosa
24. Morbus Hirschsprung mit Enterocolitis

Herz
25. Perikarditis
26. Vorhofseptumdefekt
27. Familiäre Kardiomegalie

Niere
28. Nephrotisches Syndrom

Sonstiges
29. Kwashiorkor
30. Antikörper-Mangelsyndrom

Halbwertszeit von etwa 10 Tagen aus dem Serum eliminiert; als Zeichen der erhöhten Ausscheidung in den Darm ist diese Halbwertszeit bei Patienten mit exsudativer Gastroenteropathie deutlich vermindert, der Umsatz entsprechend beschleunigt (Abb. 197). Da das Albumin im Lumen des Darmkanals abgebaut wird, ist die Messung der mit dem Stuhl ausgeschiedenen Radioaktivität mit großen Fehlerquellen behaftet. Zur klinischen Diagnostik eignet sich der Gordon-Test, bei dem mit [131]Jod markiertes Polyvinylpyrrolidon (Periston), das enzymatisch nicht abgebaut werden kann, mit

einem mittleren Molekulargewicht von etwa 40000 intravenös injiziert wird. Vor Ausführung des Tests wird die Jodaufnahme der Schilddrüse durch orale Jodgaben blockiert und anschließend Polyvinylpyrrolidon mit einer Aktivität von 20 µC injiziert. Der Gesunde scheidet in den folgenden 4 Tagen weniger als 1,1% der zugeführten Radioaktivität mit dem Stuhl aus; die entsprechenden Werte der Kranken liegen zwischen 1,4 und 22%.

Das Syndrom hat keine einheitliche Ursache; Tabelle 43 gibt einen Überblick über die mögliche Ätiologie.

III. Pankreas

1. Sekretion

Das Pankreas sezerniert bei gemischter Kost in 24 Std etwa 1000—2000 ml einer alkalischen, enzymreichen Flüssigkeit. Die darin enthaltenen Bicarbonationen haben die Aufgabe, die Säureionen des aus dem Magen ins Duodenum gelangenden Chymus zu neutralisieren und so den optimalen pH-Bereich für die Wirkung der Pankreasenzyme einzustellen. Im Pankreassekret finden sich die folgenden Enzyme bzw. Enzymvorstufen (Zymogene):

Enzyme:

    Amylase
    Lipase
    Ribonuclease
    Desoxyribonuclease

Zymogene:	aktiviert zu
Trypsinogen	Trypsin
Chymotrypsinogen A	Chymotrypsin A
Chymotrypsinogen B	Chymotrypsin B
Procarboxypeptidase A	Carboxypeptidase A
Procarboxypeptidase B	Carboxypeptidase B
Proelastase	Elastase
Prokollagenase	Kollagenase

Trypsinogen wird durch die von den Dünndarmepithelien abgegebene Enterokinase und durch Trypsin selbst unter Abspaltung eines Hexapeptids zu Trypsin aktiviert; durch dieses Trypsin erfolgt dann unter gezielter Hydrolyse einzelner Peptidbindungen die Aktivierung der übrigen Zymogene zu den aktiven Enzymen. Trypsin und die Chymotrypsine spalten Bindungen im Inneren von Peptidketten, wobei durch Säure denaturierte Proteine wesentlich schneller gespalten werden als nicht denatu-

rierte Eiweißkörper. Am Carboxylende der entstandenen Peptide greifen Carboxypeptidase A und B an und spalten bevorzugt aromatische bzw. basische Aminosäuren ab. Für die Verdauung von Elastin wird ein spezifisches Zymogen Proelastase sezerniert, für die Verdauung von Kollagen wahrscheinlich auch eine spezifische Prokollagenase. Ob bereits im Darmlumen alle Proteine bis zu Aminosäuren gespalten werden oder ob der Bürstensaum der Dünndarmschleimhautzellen (s. dort) auch Peptidasen enthält, ist noch unklar. Die Amylase, vom α-Typ, hydrolysiert beliebige α_{1-4}-Glykosidbindungen entlang der Polysaccharidkette, wobei zunächst längere Ketten und dann Dextrine entstehen; Endprodukt ist Maltose. Die Triglyceride des Chymus werden durch die Wirkung der Lipase, die in Anwesenheit von Gallensäuren etwa um den Faktor 3 aktiviert wird, zu freien Fettsäuren, β-Monoglyceriden und Glycerin gespalten; für Triglyceride mittelkettiger Fettsäuren (C_8—C_{10}) gibt es eine eigene, in den Mucosazellen lokalisierte Lipase. Die Bedeutung der geringen Mengen Ribonuclease und Desoxyribonuclease, die beim Menschen sezerniert werden, ist unklar.

Die geringe Ausschüttung von Pankreassekret beim Nüchternen wird durch zwei Hormone stimuliert, die aus der Duodenalschleimhaut bei Kontakt mit saurem Chymus freigesetzt werden und die Drüse auf dem Blutweg erreichen: *Secretin*, das vor allem das Sekretvolumen und die Bicarbonatsekretion steigert, und *Pankreozymin*, das die Enzymausschüttung stimuliert.

2. Akute Pankreatitis

Die Pathogenese dieser akuten Erkrankung, deren Schweregrade von leichter Begleitpankreatitis, vor allem bei Gallenwegserkrankungen, bis zu schwerster hämorrhagischer Pankreasnekrose wechseln können, ist im einzelnen noch nicht geklärt. Es lag nahe, an eine Aktivierung von Proteasen in der Drüse zu denken; insbesondere ist die Rolle aktiven Trypsins hier häufig diskutiert worden. Andererseits ist Trypsin für normale Zellen nicht

dieser Nachbarorgane. In Abhängigkeit vom Ausmaß der Schädigung der Acinuszellen gelangen mehr oder weniger große Mengen der normalerweise in Duodenum sezernierten Enzyme ins Blut und werden dort nachweisbar, so Amylase (Abb. 198) und Ribonuclease, die auch mit dem Harn ausgeschieden werden, und die wegen ihres größeren Molekulargewichts nicht nierengängige Lipase (Abbildung 199). Trypsin kann wegen der Tryp-

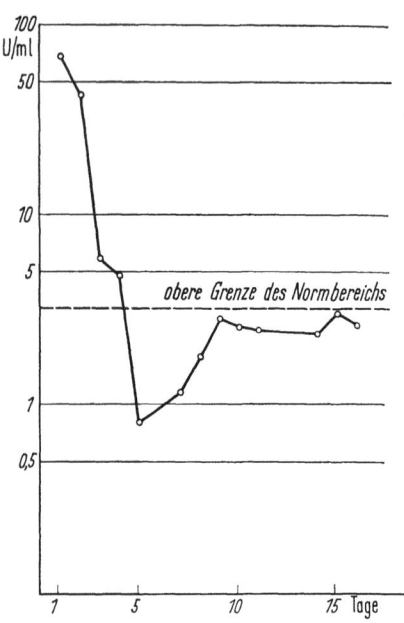

Abb. 198. Amylaseaktivität im Harn bei einer 60jährigen Patientin mit akuter Pankreatitis

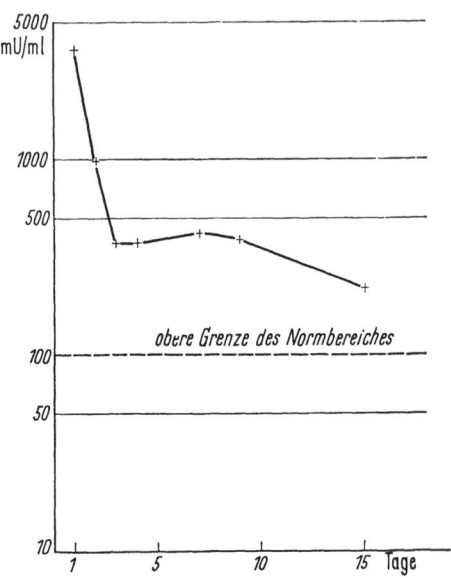

Abb. 199. Lipaseaktivität im Serum bei der gleichen Patientin wie Abb. 198. Diese Bestimmung ist wesentlich empfindlicher als diejenige der Amylase, so daß sich die Lipase zur Verlaufsbeurteilung besser eignet

toxisch, außerdem enthalten Pankreas und Serum Trypsininhibitoren, deren Kapazität so groß ist, daß 1 ml Serum etwa 1 mg Trypsin inaktiviert. Aktives Trypsin konnte bei experimenteller Pankreatitis im Pankreas bisher auch nicht nachgewiesen werden. Neuere Untersuchungen sprechen dafür, daß einer Aktivierung der *Phospholipase A* durch Gallensäuren mit anschließender Bildung des sehr cytotoxischen *Lysolecithins* eine wesentliche Bedeutung bei der Entstehung der akuten Pankreatitis zukommt. Wenn auch der typische *Opie*-Mechanismus — ein Verschlußstein in der Mündung eines gemeinsamen Endstücks von Gallen- und Pankreasgang — nur relativ selten beobachtet wird, zeigt doch das Vorliegen einer Gallenwegserkrankung in mehr als der Hälfte der Fälle die ursächliche Rolle der Krankheiten

sininhibitoren nicht nachgewiesen werden. Gegen das Auftreten von Trypsin spricht auch die nicht verminderte Kapazität der Trypsininhibitoren bei akuter Pankreatitis. Während die Amylase keine weiteren Organschäden verursacht, können als Folge der ausgeschwemmten Lipase Fettgewebsnekrosen im Netz, aber auch entfernt vom Pankreas, so im subcutanen Fettgewebe und im Knochenmark, auftreten. Eine Freisetzung von Kallikrein aus dem Pankreas in den interstitiellen Raum mit anschliessender Bildung von Kininen vom Typ des Bradykinins aus Kininogenen wird für die Entzündungssymptome am Pankreas wie Ödem oder Hämorrhagien sowie für die klinischen Erscheinungen, vor allem den Schock, verantwortlich gemacht.

3. Chronische Pankreatitis

Auf Grund eingehender funktioneller, pathologisch-anatomischer und histologischer Untersuchungen kommen SARLES u. Mitarb. zu folgender Einteilung der chronischen Pankreatitis unter Berücksichtigung pathogenetischer Gesichtspunkte:

1. Primäre calcifizierende Pankreatitis bei Alkoholismus und/oder Proteinmangel

3. Chronische Pankreatitis bei Stoffwechselstörungen
   bei Hyperparathyreoidismus (gelegentlich familiär)
   bei Hyperlipämie und
   bei Aminoacidurie (hereditär)

4. Chronische nicht calcifizierende Pankreatitis mit Hyper-γ-Globulinämie

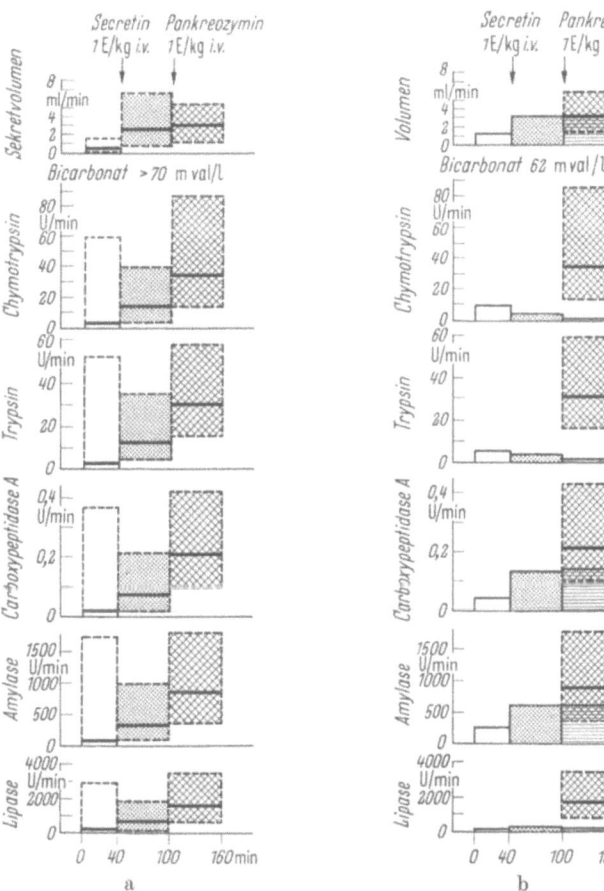

Abb. 200. a Normalbereiche der exokrinen Pankreassekretion bei 25 Gesunden. Mittelwerte (—) ± 2 Standardabweichungen (umrandete bzw. schraffierte Bereiche). Die Werte sind — wie viele biologische Größen — logarithmisch-normal verteilt. b Dissoziierte Pankreasinsuffizienz bei einem Patienten mit histologisch gesicherter chronischer Pankreatitis bei Alkoholabusus: Isolierte Verminderung von Chymotrypsin, Trypsin und Lipase, geringgradige Herabsetzung der maximalen Bicarbonatkonzentration

2. Sekundäre chronische Pankreatitis, meist ohne Verkalkungen,
   bei Stenose der Papilla Vateri,
   bei Stenose durch Pankreascarcinom oder Papillenadenom,
   bei Narben oder Pseudocysten nach akuter Pankreatitis und
   bei traumatisch bedingter Stenose des Pankreasgangs

Die Genese der bei erhöhter Alkoholzufuhr beobachteten chronischen calcifizierenden Pankreatitis ist unklar, es scheint hierbei ein genetischer Faktor eine Rolle zu spielen. Auch im Tierexperiment konnte durch Alkohol eine ähnliche Erkrankung ausgelöst werden. Die sekundären Formen der chronischen Pankreatitis sind durch Rückstau von Sekret hinter einem Hindernis bedingt. Beim Hyperparathyreoidismus wurde die Rolle des erhöhten Serumcalciumspiegels diskutiert, da Calciumionen aktives Trypsin stabilisieren können; diese Deutung ist jedoch unwahrscheinlich, da einmal gebildetes Trypsin sofort inaktiviert wird (s. akute Pankreatitis). Patienten mit Hämochromatose zeigen bei Sekretionsstudien stark erhöhte Sekretvolumina mit normaler Bi-

die Aktivität verschiedener Enzyme in den Sekretfraktionen, so lassen sich Art und Ausmaß der Schädigung beurteilen. Als Kriterien der Pankreasfunktion dienen die maximal erreichte Bicarbonatkonzentration nach Secretin und die Enzymausschüttung nach Pankreozymin, deren Normalbereiche bei Gesunden in Abb. 200a dargestellt sind. Bei Patienten mit

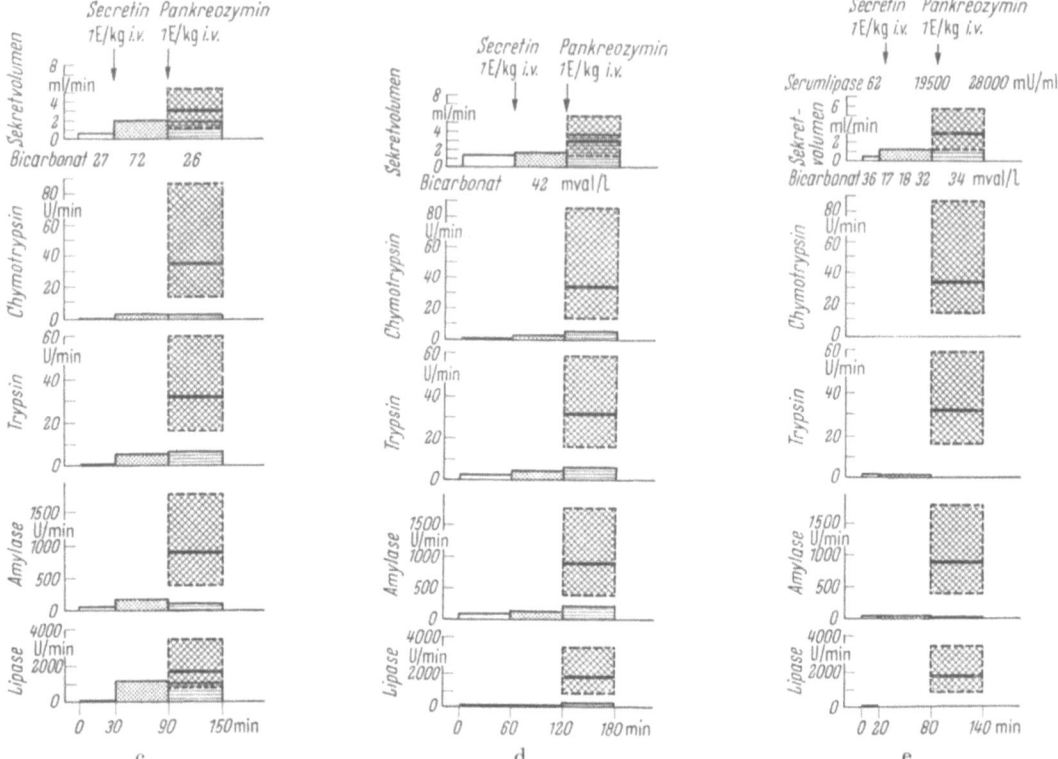

Abb. 200. c Dissoziierte Pankreasinsuffizienz bei einer Patientin mit histologisch gesicherter chronischer Pankreatitis: Isolierte Verminderung der Proteasen Chymotrypsin und Trypsin sowie der Amylase bei normaler Lipasesekretion. d Vollständige Pankreasinsuffizienz bei einer Patientin mit chronischer Pankreatitis (histologisch gesichert). e Stark reduzierte Pankreassekretion mit exzessivem Anstieg der Serumlipase nach Secretin und Pankreozymin bei einem Patienten mit Carcinommetastasen im Pankreaskopf. Ähnlich hohe Lipaseaktivitäten wurden sonst bisher nur bei akuter Pankreatitis gefunden

carbonat- und Enzymkonzentration, so daß als Folge der Eisenablagerung in den Gangepithelien eine erhöhte Permeabilität diskutiert wird. Auch die seltene Pankreatitis bei Hyper-γ-Globulinämie ist ätiologisch unklar.

Die Einschränkung des sezernierenden Parenchyms bedingt eine verminderte exokrine Pankreassekretion. Gewinnt man das Sekret unter Vermeidung von Verlusten und Verunreinigung mit Magensaft — etwa mit der von BARTELHEIMER angegebenen Sonde —, stimuliert das Organ mit Secretin und Pankreozymin und bestimmt den Bicarbonatgehalt und

chronischer Pankreatitis kann die Sekretion einzelner Enzyme isoliert vermindert sein, während die übrigen noch normal synthetisiert werden (Abb. 200b und Abb. 200c). Die Ursache dieser Enzymdissoziation ist unklar, vielleicht handelt es sich um Anfangsstadien der Erkrankung. Bei längerer Krankheitsdauer und beim Vorliegen von Verkalkungen werden Bicarbonat und Enzyme gleichmäßig und stark herabgesetzt sezerniert (Abb. 200d). Die Folgen sind mangelhafte Verdauung der Nahrung, wobei Fette und Proteine stärker betroffen werden als Kohlenhydrate. Im Stuhl, dessen Gewicht erhöht ist (normal bis 200 g in 24 Std), finden sich vermehrt Fett (normal bis 5 g in 24 Std) und stickstoffhaltige Verbindungen. Wenn die fehlenden Enzyme nicht ausreichend substituiert werden, nehmen die Patienten trotz ausreichender Nahrungszufuhr und intakter Resorption wegen *Maldigestion* an Gewicht ab.

4. Pankreascarcinom

Die Ursache des Pankreascarcinoms ist völlig unbekannt. Da es in einem Stadium, in dem es operativ angegangen werden kann, mangels Symptomen meist nicht diagnostiziert wird, ist eine erfolgreiche Operation nur selten möglich. Ausschlaggebend für die rechtzeitige Diagnose sind häufig röntgenologische Methoden (Angiographie der Arteria coelica und der Arteria mesenterica cranialis) und die cytologische Untersuchung des Pankreassekrets nach Stimulation mit Secretin. Hinweise kann die Duodenalsondierung geben, bei der es durch tumorbedingte Stauung des Ductus pancreaticus häufig zu einer starken Herabsetzung nicht nur der Enzymsekretion, sondern auch des Sekretvolumens kommt. Aus dem nicht veränderten Pankreasgewebe hinter dem Hindernis werden unter der Stimulation Enzyme ausgeschwemmt, deren Aktivität in den bei akuter Pankreatitis beobachteten Bereich hineinreichen kann (Abb. 200 e). In den späteren Stadien kommt es zu Verschlußikterus durch Kompression der Gallenwege oder durch Metastasen, so daß eine Totalexstirpation des Tumors meist nicht mehr erreicht werden kann.

Als Ursache der beim Pankreascarcinom nicht selten beobachteten, z.T. multiplen Thrombophlebitiden wird der niedrige Plasmaspiegel an Antithrombin III angesehen.

IV. Dünndarm

1. Motilität

Mit Ballonsonden lassen sich beim menschlichen Dünndarm die gleichen 3 Bewegungstypen wie beim Colon registrieren:

1. kleine, rhythmische, schnelle myogene Kontraktionen, durchschnittlich 8 pro Minute, auch Segmentations- und Pendelbewegungen genannt; sie befördern den Darminhalt nicht weiter, sondern sorgen für die Mischung der Ingesta und den Kontakt mit dem Resorptionsepithel;

2. größere und langsamere peristaltische Wellen, rhythmisch oder nicht rhythmisch, etwa $1/_2$—$1^1/_2$ min anhaltend, die den Transport des Darminhalts bewirken, und

3. seltenere, tonische Kontraktionen, die 1—15 min dauern können.

Die einzelnen Darmsegmente erschlaffen und kontrahieren sich meist koordiniert. Peristaltische Wellen, die sich über mehrere Meter erstrecken und den Darminhalt über längere Strecken weitertransportieren, werden beim Gesunden etwa 3—4mal täglich — meist im Anschluß an eine Mahlzeit — beobachtet. Die Geschwindigkeit der Passage des Darminhalts kann sehr wechseln; meist erreicht die Nahrung das terminale Ileum nach $1^1/_2$—3 Std. Die Entleerung des Ileums in das Coecum erfolgt durch den Gastroilealreflex, der durch Dehnung des Magens bei erneuter Nahrungszufuhr ausgelöst wird.

Die Motilität wird durch das vegetative Nervensystem gesteuert:

Vagusreizung erhöht, Sympathicusreizung vermindert die Aktivität. Postoperative Befunde entsprechen jedoch diesem Schema nicht immer: während nach Sympathektomie nur in seltenen Fällen eine Hypermotilität mit Durchfällen beobachtet werden kann, sind Durchfälle in den ersten Wochen nach Vagotomie nicht ungewöhnlich. Im weiteren Verlauf stellt sich ein neues Gleichgewicht im vegetativen Nervensystem ein. Darmspasmen können durch chronische Bleivergiftung, durch Porphyrine, durch Fremdkörper im Darm und durch Adhäsionen bedingt sein. Von Einfluß auf die Motilität sind weiterhin vor allem Emotionen wie Furcht, Angst, Wut u.a., die bei sonst gesundem Magen-Darmkanal zu Spasmen, Hypermotilität und Hypersekretion führen können.

2. Resorption

Die unter der Wirkung der Magen- und Pankreasenzyme aus der Nahrung entstandenen Bruchstücke werden im Duodenum, charide sowie die Aminosäuren ohne weitere Umwandlung mit aktiven Transportmechanismen resorbiert werden können, finden sich im

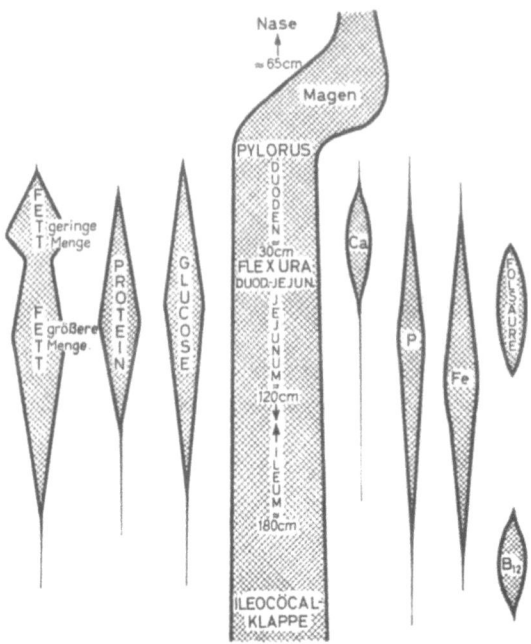

Abb. 201. Schematische Darstellung der Resorptionsorte wichtiger Nahrungsstoffe im Dünndarm. Der größte Durchmesser der Keile entspricht dem Ort einer 50%igen Resorption unter normalen Bedingungen; die fortsetzenden Linien der Keile bezeichnen den potentiellen Resorptionsort (zusammengestellt nach Literaturangaben). [Nach H. Ch. Drube u. U. E. Klein, Internist (Berl.) 7, 268 (1966)]

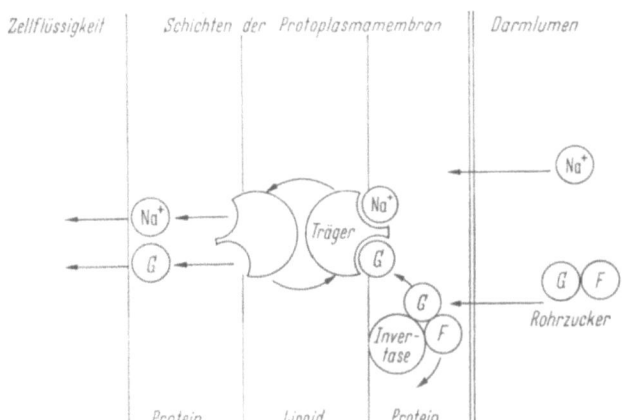

Abb. 202. Schematische Darstellung des mosaikartigen Aufbaues der Bürstensaum-Membran aus Verdauungs- und Resorptionseinheiten. [Modifiziert nach R. K. Crane, Gastroenterology 50, 254 (1966)]

Jejunum und Ileum resorbiert (Übersicht s. Abb. 201). Dabei ist wichtig, daß bei Ausfall eines Darmabschnitts andere — meist aboral gelegene — Abschnitte die fehlenden Funktionen in gewissen Grenzen ersetzen können. Während Glucose und die übrigen Monosac-

Bürstensaum der Schleimhaut die Systeme für Spaltung und Transport von Disacchariden unmittelbar nebeneinander, so daß im Lumen nur Disaccharid, in der Zelle nur Monosaccharid gefunden wird (Abb. 202). Die Fettresorption ist komplizierter (Abb. 203). Nach Hydrolyse

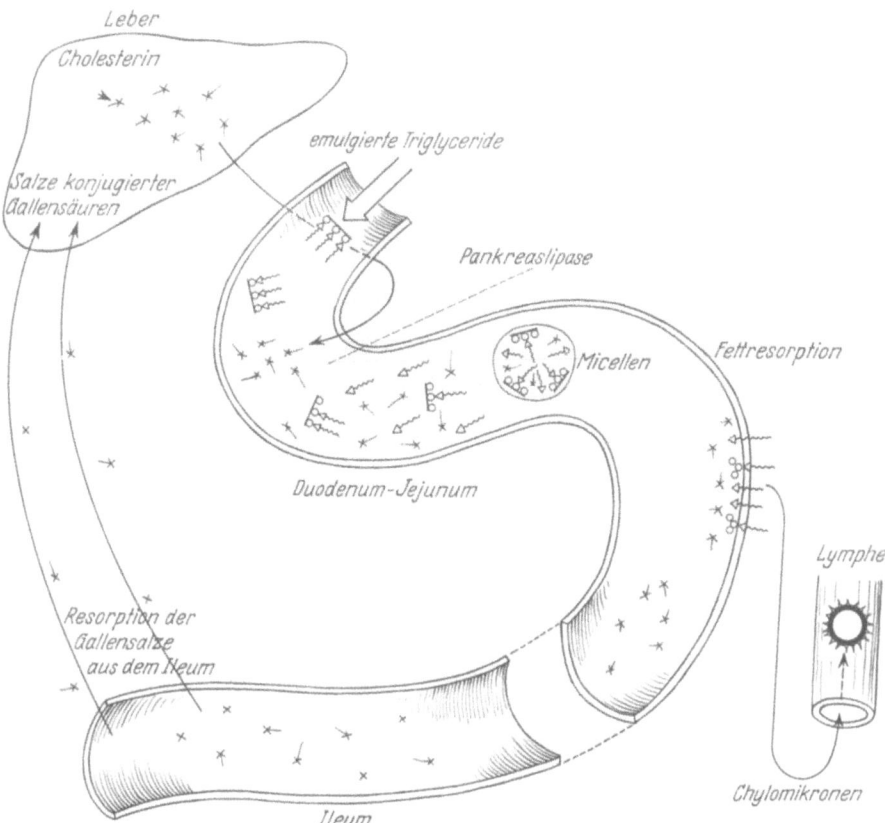

Abb. 203. Schematische Darstellung der Bildung von Micellen im Lumen des Darmkanals und der Resorption von Fettsäuren, β-Monoglyceriden und Salzen der Gallensäuren. [Modifiziert nach J. R. SENIOR, J. Lipid Res. 5, 485 (1964)]. ×– Salze konjugierter Gallensäuren; × Salze nichtkonjugierter Gallensäuren; ⌒⌒ freie Fettsäuren; ⦚ freies Glycerin; ⦚⌒⌒ β-Monoglyceride

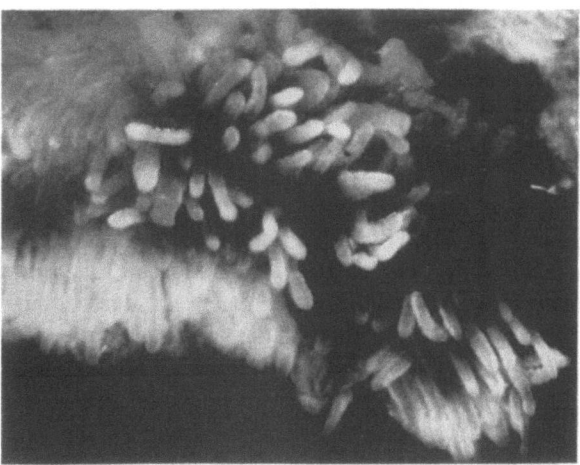

Abb. 204. Normale Jejunalzotten des Menschen. [Nach E.O. RIECKEN et al., Internist (Berl.) 7, 209 (1966)]

der Neutralfette durch Pankreaslipase bilden sich aus freien Fettsäuren, β-Monoglyceriden und Salzen konjugierter Gallensäuren Micellen, aus denen die Fettsäuren und Monoglyceride leicht durch den Bürstensaum der Mucosazellen des Duodenums und Jejunums aufgenommen werden können, wie mit markierten Substanzen auch am isolierten Organ und an Bürstensaumpräparationen gezeigt werden konnte. In den Schleimhautzellen werden wieder Triglyceride

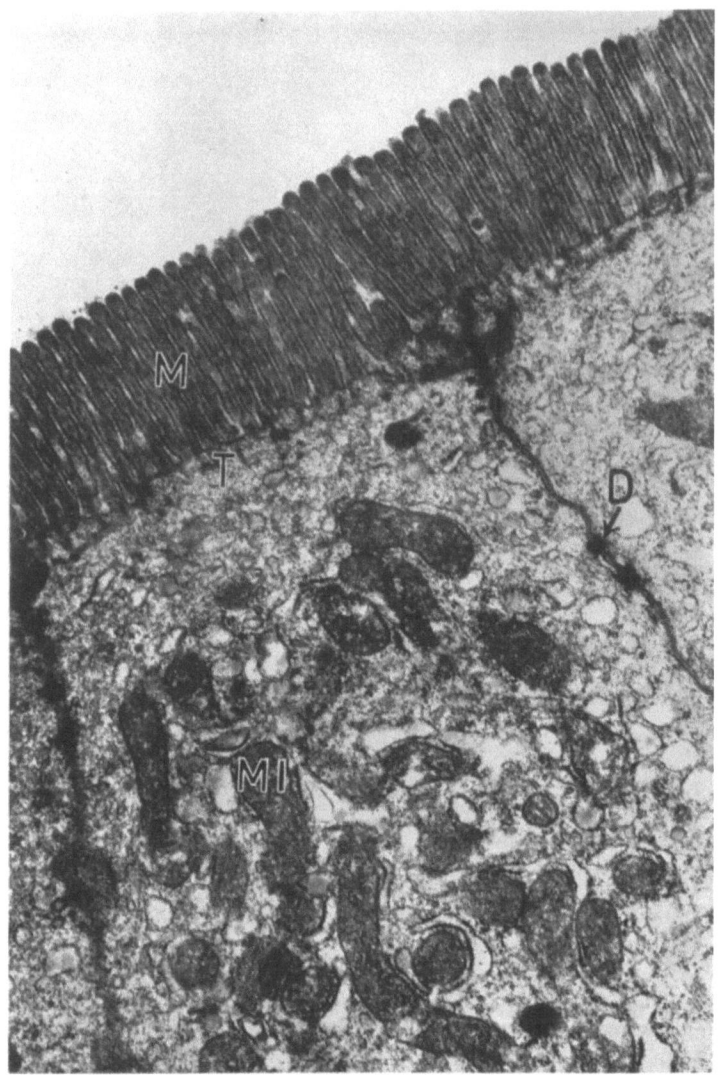

Abb. 205. Normales Resorptionsepithel. 20000fach. *M* Mikrozotten, *T* Terminalreticulum, *MI* Mitochondrien, *D* Desmosom. [Nach M. SHINER, Internist (Berl.) **7**, 217 (1966)]

synthetisiert, die, mit einer Proteinhülle versehen, als Chylomikronen über die Lymphe sezerniert werden und ins Blut gelangen. Im Gegensatz zum Transport der Fettabbauprodukte erfolgt die Rückresorption der Gallensäuren erst im Ileum (Abb. 203).

Glycerinester mittelkettiger Fettsäuren (mit 8 und 10 C-Atomen) können ohne vorherige Hydrolyse durch Pankreaslipase direkt in die Zellen aufgenommen und dort durch ein spezifisches Enzym gespalten werden. Die freigesetz-

ten Fettsäuren werden nicht wieder verestert, sondern über das Portalvenensystem resorbiert. Die klinische Diagnostik der Resorptionsstörungen ist durch routinemäßige Anwendung der Jejunalbiopsie außerordentlich gefördert worden; Abb. 204 zeigt eine stereomikroskopische Aufnahme normaler Jejunalzotten. Durch den Bürstensaum der Resorptionsepithelien (Abb. 205) wird die resorbierende Oberfläche nochmals etwa um den Faktor 20 vergrößert.

3. Malabsorption

Von Malabsorption sprechen wir, wenn die Resorption eines Nahrungsbestandteils (oder

mehrerer) soweit herabgesetzt ist, daß der entstehende Mangel durch klinische Symptome

Tabelle 44. *Pathophysiologie der Malabsorption, ihrer Folgen und der wichtigsten Symptome. Besonders typische Befunde sind hervorgehoben. (Aus VOLWILER, 1957)*

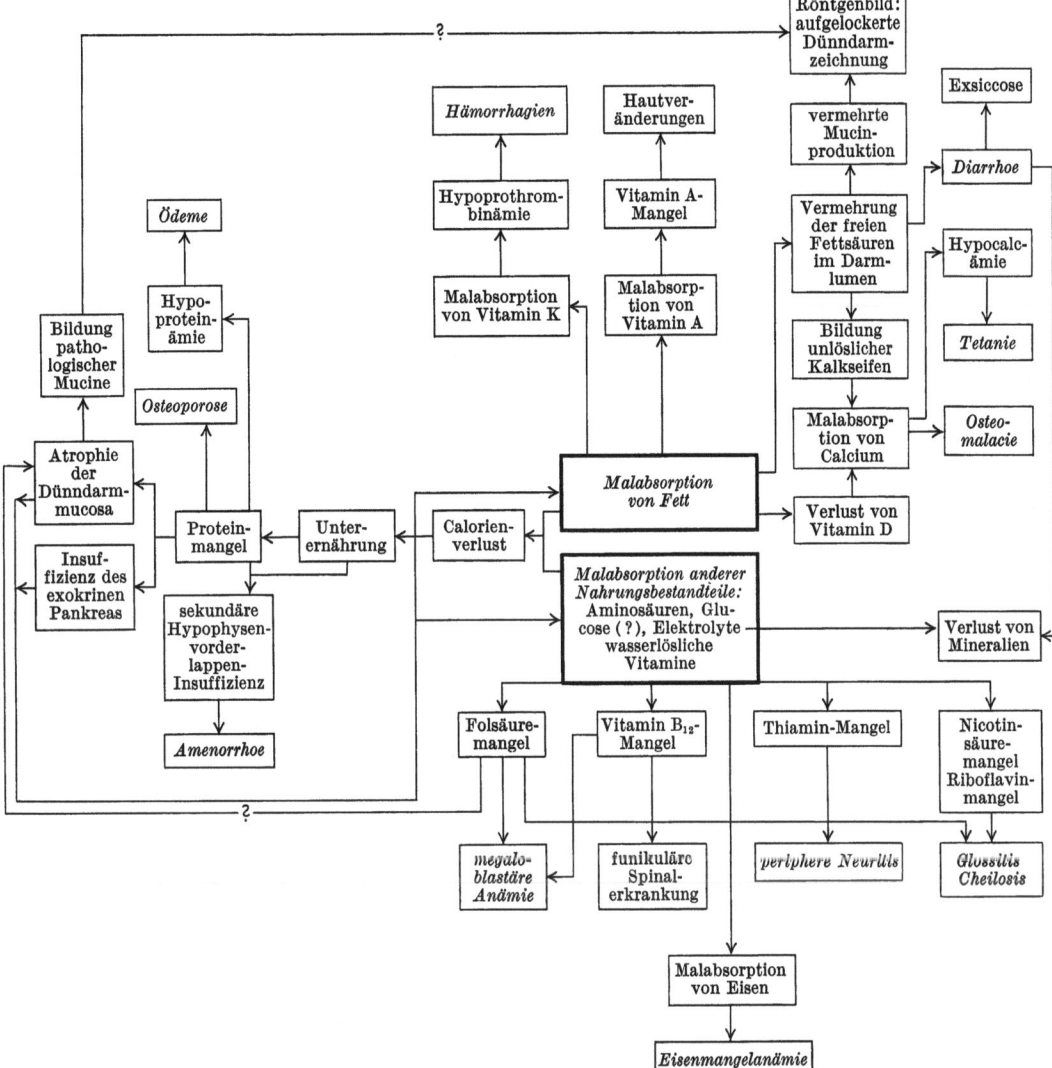

offenbar wird. Die Zeit bis zur Ausbildung klinisch manifester Mangelerscheinungen kann sehr verschieden lang sein. Bei den Calorienträgern Kohlenhydrat, Protein und Fett wird eine herabgesetzte Aufnahme schon bald manifest werden; betrachtet man die Vitamine, z.B. Vitamin B_{12}, oder die Spurenelemente wie Eisen, so werden die Symptome erst nach Erschöpfung der Reserven des Organismus auftreten. Eine Übersicht über die Folgen der Malabsorption gibt Tabelle 44.

Durch Caloriendefizit kommt es zu Unterernährung, zu Osteoporose, zu Hypoproteinämie mit Ödemen als Folge des verminderten onkotischen Drucks des Serums und zu einem sekundären Hypopituitarismus mit Amenorrhoe. Bei Malabsorption für Fett werden auch

die fettlöslichen Vitamine nur unzureichend resorbiert, so daß als Folge des Vitamin K-Mangels Hypoprothrombinämie mit Hämorrhagien, als Folge des Vitamin A-Mangels Nachtblindheit und Hautveränderungen entstehen. Die bei Steatorrhoe beobachtete Osteomalacie und die Hypocalcämie mit Tetanie beruhen auf Calciummalabsorption durch Bildung unlöslicher Calciumsalze der nicht resorbierten Fettsäuren und auf der mangelhaften Resorption von Vitamin D. Die Fettsäuren im Lumen des Dünndarms reizen die Darmschleimhaut und führen zu Durchfällen mit Elektrolytverlusten und zur Sekretion eines abnormen Schleims, der die Röntgendiagnostik der Malabsorption ermöglicht. Eisenmangel verursacht eine hypochrome Anämie, Mangel an Folsäure

Tabelle 45. *Einteilung der Dünndarmresorptionsstörungen.* (Nach BOOTH, 1966)

1. Kongenitale Störungen der Dünndarm- schleimhaut Glucosetransportstörung Disaccharidfehlresorption Aminosäuretransportstörungen: a) Hartnupsche Erkrankung b) Cystinurie Synthesestörungen für Chylomikronen Vitamin B_{12}-Transportstörung 2. Dünndarmresektion Distales Malabsorptionssyndrom Proximales Malabsorptionssyndrom 3. Bakterielle Besiedlung des Dünndarms Strikturen Blinde Schlingen Fisteln Jejunaldiverticulose 4. Läsion der Dünndarmschleimhaut Jejunitis und Ileitis Cöliakie und idiopathische Steatorrhoe Tropische Sprue Infiltrative Prozesse Whipplesche Erkrankung Sklerodermie Leukämie, Lymphosarkom, Lympho- granulomatose, Amyloidose u.a.	Anomalien des Lymphabflusses Enteropathia lymphangiectatica 5. Iatrogene Malabsorption Medikamente: Neomycin, Treparanol, Phenendion, Phenol- phthalein, Colchicin, Röntgenbestrahlung 6. Endokrine Störungen Addisonsche Erkrankung Hypoparathyreoidismus Diabetes mellitus Zollinger-Ellison-Syndrom 7. Vasculäre Störungen Verschluß der oberen Mesenterialarterie Herzinsuffizienz Pericarditis constrictiva 8. Parasiten Giardia lamblia Strongyloides Hakenwürmer (?) Dibothriocephalus latus 9. Verschiedenes Hypo-γ-Globulinämie Intestinale „Pseudoobstruktion" Perniciöse Anämie Bean's Syndrom (Steatorrhoe, Lipome, Phleb- ektasien und Augenmuskellähmungen)

Tabelle 46. *Dünndarmfunktionsteste nach Resektion des distalen Dünndarms.* (Nach BOOTH, 1966)

Patient	1	2	3
Ausdehnung der Resektion	182—240 cm terminales Ileum	Gesamter Dünndarm bis auf 121 cm des proximalen Jejunums	Gesamter Dünndarm bis auf die oberen 20 cm vom Jejunum
Glucosebelastungskurve	normal	normal	abgeflacht
Folsäureresorption	normal	normal	subnormal
Stuhlfettausscheidung (g/die)	6,1	21,0	15,0
Stickstoffausscheidung im Stuhl (g/die)	1,8	6,0	—
Vitamin B_{12}-Resorption (μg)	0	0	0

Die normale Fettausscheidung sollte unter 6 g/die betragen, die Stickstoffausscheidung weniger als 2 g/die. Von einer oralen Testdosis von 1 μg markiertem Vitamin B_{12} resorbieren Kontrollpersonen mehr als 0,28 μg.

und Vitamin B_{12} eine solche vom megaloblastären Typ. Hauptsymptome eines Thiaminmangels ist die periphere Neuritis, während Glossitis und Cheilosis bei Malabsorption für Eisen und Vitamine der B-Gruppe vorkommt. Einige dieser Mangelzustände können auch längere Zeit ohne charakteristische Symptome larviert bestehen, so vor allem ein Eisenmangel. Die Malabsorptionssyndrome sind nach Ausmaß und Ursache in Tabelle 45 zusammengestellt. Im folgenden können nur typische Beispiele eingehender diskutiert werden.

4. Malabsorption durch Dünndarmresektion

Nach Resektion eines proximalen Dünndarmanteils können weiter distal gelegene Darmabschnitte die Resorption der Nahrungsbestandteile sicherstellen. So zeigte ein Kranker, dem 250 cm Jejunum reseziert worden waren, nur eine abgeflachte Glucosebelastungskurve neben normaler Folsäure- und B_{12}-Resorption und nicht erhöhter Fettausscheidung. Bei einem Kind, dessen Dünndarm bis auf 40cm terminales Ileum operativ entfernt werden mußte, fand sich neben einer flachen Blutzuckerkurve nach oraler Gabe von Glucose eine auf 12 g erhöhte Stuhlfettmenge, die B_{12}-Resorption war jedoch noch normal. Im Gegensatz zu diesen Ausfällen ist nach Ileumresektion zuerst die B_{12}-Resorption praktisch auf 0 reduziert (Tabelle 46); nach Entfernung der distalen Hälfte des Jejunums findet sich auch eine stark gestörte Fett- und Stickstoffbilanz, und fehlt der Dünndarm bis auf ein kurzes Stück des proximalen Jejunums, so sind alle Parameter der Resorption pathologisch (Tabelle 46).

5. Bakterielle Besiedlung des Dünndarms

Der Dünndarminhalt ist beim Gesunden steril. Bakterienwachstum setzt ein, wenn der Chymus in Divertikeln des Jejunums oder Ileums, vor Strikturen oder in ausgeschalteten, sog. „blinden Schlingen" stagniert oder wenn zwischen dem von Bakterien besiedelten Colon und oberen Abschnitten des Magen-Darmkanals Fisteln entstehen (ileo-colische, gastrocolische Fistel). Die Symptome eines solchen Bakterienwachstums sind Steatorrhoe und B_{12}-Malabsorption. Als Ursache für die letztere wird der kompetitive Verbrauch des Vitamins B_{12} durch die Bakterien angesehen, die in der Lage sind, das Vitamin aus seiner Bindung an Intrinsic-Faktor zu lösen und das freie B_{12} aufzunehmen. Aus der mit der Galle sezernierten Cholsäure bilden die Bakterien die toxische Desoxycholsäure, die mangels Bildung von Micellen (Abb. 203) die Fettresorption entweder nicht vermitteln oder sogar hemmen kann. Die zur Resorption befähigte Oberfläche ist bei diesen Patienten nicht verkleinert und funktionell nicht beeinträchtigt.

6. Jejunitis und Ileitis

Isolierte Entzündungen der Jejunalschleimhaut mit abdominellen Schmerzen, Diarrhoen und Blutungen können vor allem zu einer in ihrem Entstehungsmechanismus unklaren Störung der Folsäureresorption führen. Bei der Ileitis terminalis oder regionalis (CROHN) hängt die Malabsorption von der Länge der befallenen Darmabschnitte ab; meist ist die B_{12}-Resorption herabgesetzt. Das gleiche gilt für Patienten nach Resektion der betroffenen Ileumabschnitte.

7. Cöliakie und einheimische Sprue

Nach der heutigen Auffassung handelt es sich bei der Cöliakie der Kleinkinder und der einheimischen Sprue (Synonyma: Cöliakie der Erwachsenen, idiopathische Steatorrhoe) um die gleiche Erkrankung in verschiedenen Altersstufen. Erwachsene Patienten mit diesem Krankheitsbild haben oft als Kinder an Cöliakie gelitten. Es handelt sich um eine Malabsorption vor allem für Fett, die durch Zufuhr von glutenhaltigen Nahrungsmitteln ausgelöst wird und mit einer Atrophie der Schleimhaut einhergeht. Da die Erkrankung bei Zwillingen konkordant auftritt, ist eine genetische Grundlage wahrscheinlich. Die toxisch wirkenden Abbauprodukte entstehen nur bei peptischer oder tryptischer Hydrolyse des aus Gluten durch Äthanol extrahierbaren Gliadins (TRIER, 1967):

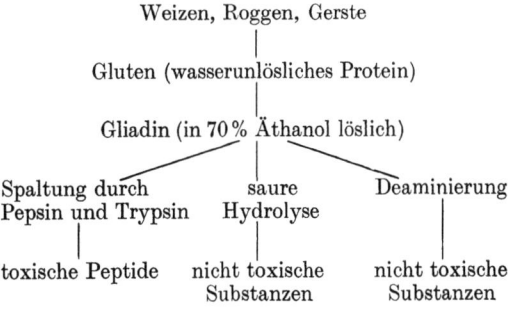

Weizen, Roggen, Gerste
|
Gluten (wasserunlösliches Protein)
|
Gliadin (in 70% Äthanol löslich)

Spaltung durch Pepsin und Trypsin — saure Hydrolyse — Deaminierung

toxische Peptide — nicht toxische Substanzen — nicht toxische Substanzen

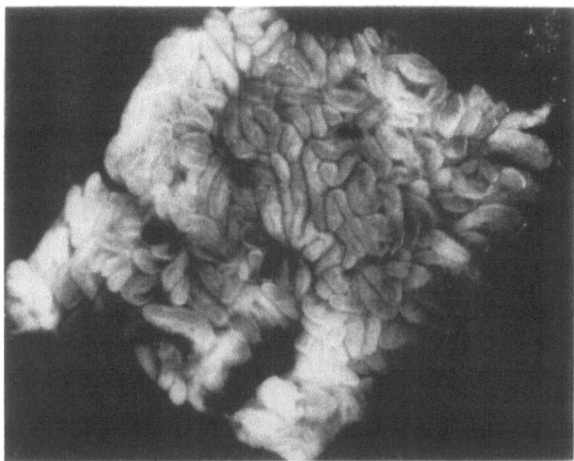

Abb. 206. Partielle Zottenatrophie. [Nach E. O. Riecken et al., Internist (Berl.) **7**, 209 (1966)]

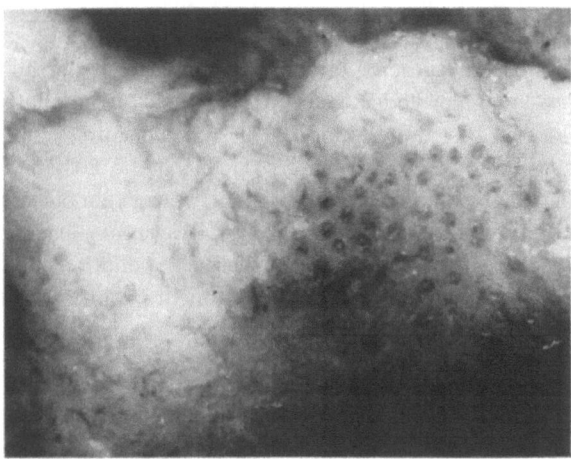

Abb. 207. Subtotale Zottenatrophie [Nach E. O. Riecken et al., Internist (Berl.) **7**, 209 (1966)]

Da die Symptome bei Cöliakie und einheimischer Sprue durch Zufuhr von Gluten ausgelöst werden, ist als gemeinsame Bezeichnung auch Gluten-induzierte Enteropathie vorgeschlagen worden. Die pathologisch-anatomischen Veränderungen betreffen vor allem das proximale Jejunum. Histologisch finden sich je nach der Schwere des Krankheitsbildes entweder

1. eine partielle Zottenatrophie mit verkürzten, breiten und dicken Zotten, die etwa 150—300 µ hoch sind (normal 320—510 µ) und stereomikroskopisch deutliche Windungen und Wirbel zeigen (Abb. 206 im Vergleich zu Abb.204) oder

2. eine subtotale Zottenatrophie, eine flache Schleimhaut ohne normale Zotten, bei der man in die Krypten hineinsieht (Abb. 207 im Vergleich zu Abb. 204).

Diese letzteren schweren Veränderungen werden bei fast allen an Cöliakie leidenden Kindern beobachtet. In elektronenmikroskopischen Untersuchungen an Dünndarmepithelien bei einheimischer Sprue sind vor allem die Abflachung der Zellen und die außerordentlich eindrucksvolle Verminderung der Mikrozotten an Zahl und Größe hervorzuheben (Abb. 208 im Vergleich zu Abb. 205). Es ist leicht verständlich, daß eine so veränderte Schleimhaut in ihrer Resorptionsfähigkeit stark eingeschränkt ist. Schlecht resorbiert werden vor allem Fett, Eisen, Vitamin D, Folsäure und Glucose. D-Xylose eignet sich als Substanz zur Prüfung der Resorption, da sie im intermediären Stoffwechsel nur langsam abgebaut und ein für die Resorption repräsentativer Anteil mit dem Harn ausgeschieden wird (beim Gesunden fin-

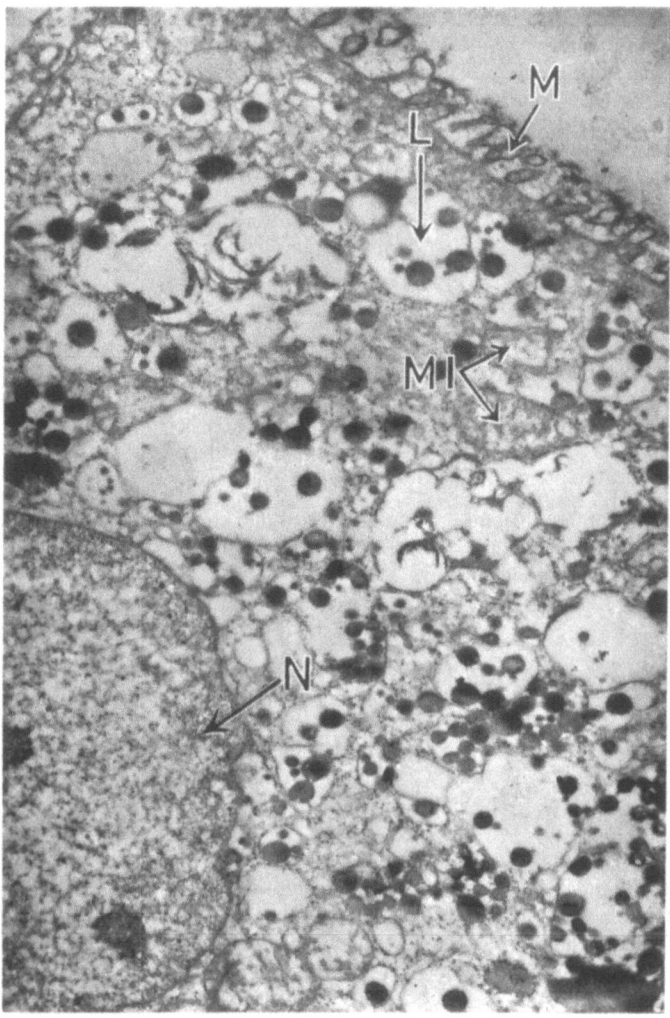

Abb. 208. Die Resorptionszelle bei der idiopathischen Steatorrhoe. Beachte die Bürstensaumveränderungen und die verminderte Zellhöhe. 20000fach. *M* Mikrozotten, *L* Lipide in erweitertem Golgi-Bläschen, *MI* Mitochondrien, *N* Kern. [Nach M. SHINER, Internist (Berl.) **7**, 217 (1966)]

den sich gemäß den Angaben von CHRISTIANSEN u. Mitarb. in den ersten 5 Std nach oraler Gabe von 25 g D-Xylose 5,6—8,2 g im Harn, entsprechend einer Ausscheidung von 22—33% der zugeführten Menge).

Für die Pathogenese wird diskutiert, ob ein durch Trypsin oder Pepsin freigesetztes Peptid dadurch von Bedeutung sein kann, daß es bei kongenitalem Mangel einer Peptidase der Dünndarmschleimhaut ungespalten in die Zellen eindringt und dort toxisch wirkt. Glutenfreie Nahrung führt — bei Kindern schneller, bei Erwachsenen langsamer — zur Besserung der klinischen Befunde und womöglich zur Normalisierung des stereomikroskopischen Bildes der Darmschleimhaut.

8. Tropische Sprue

Ein ähnliches Malabsorptionssyndrom, das mit Veränderungen am gesamten Jejunum, gelegentlich auch am Ileum einhergeht, kommt im fernen Osten und in Puerto Rico zum Teil epidemisch vor. Hierbei sind meist alle Parameter der Resorption einschließlich der B_{12}-Aufnahme gestört.

Tabelle 47. *Einteilung der Steatorrhoe nach pathophysiologischen Gesichtspunkten.* (Nach HOFMANN, 1964)

Lokalisation	Physiologischer Vorgang	Pathologischer Vorgang	Krankheitsbild
Im Lumen des Magen-Darm-Kanals	Emulgierung der Triglyceride	Verminderte Emulgierung im Magen	Gastrektomie, aller Erkrankungen mit veränderter Magenmotilität
		Verminderte Emulgierung im Dünndarm	Mangel an Gallensäure bei Gallengangsfistel oder -verschluß; Resektion des Ileums; Syndrom der blinden Schlinge
	Hydrolyse der Triglyceride zu Fettsäuren und β-Monoglyceriden	Mangel an Pankreaslipase Mangel an Bicarbonat: absolut, oder relativ bei erhöhter Säuresekretion der Magenschleimhaut	Pankreaserkrankungen Pankreaserkrankungen Zollinger-Ellison-Syndrom u.a.
	Bildung von Micellen aus Gallensäuren, Fettsäuren und β-Monoglyceriden	Mangel an Gallensäuren	Gallengangsfistel oder -verschluß; Resektion des Ileums; Syndrom der blinden Schlinge Therapiebedingt: nach Cholestyramin und Neomycin
		Veränderte Verteilung der Gallensäuren zwischen organischer Phase und Micellen, bedingt durch absoluten oder relativen Mangel an Bicarbonat	Pankreaserkrankungen; erhöhte Säuresekretion der Magenschleimhaut
Übergang Lumen—Intracellularraum	Adsorption von Fettsäuren und β-Monoglyceriden an die Mucosazelle	Herabgesetzte Aufnahme durch die Mucosazellen; Verminderung der Zahl oder der Aktivität der Mucosazellen	Dünndarmresektion, Ausschaltung eines größeren Dünndarmabschnitts; Sprue
		Sättigung der Mucosazellen mit Fettsäuren und β-Monoglyceriden	Alle Steatorrhoeformen, die durch Störungen der intracellulären Triglyceridsynthese, der Bildung von Chylomikronen oder des Abtransports von Neutralfett aus den Zellen bedingt sind
		Herabgesetzte Kontaktzeit zwischen Micellen und Mucosazellen	Alle Erkrankungen, die mit einer beschleunigten Darmpassage einhergehen
Intracellularraum	Resynthese von resorbierten Fettsäuren und Monoglyceriden zu Triglyceriden	Mangel an Enzymen der Triglyceridsynthese	Nicht beschrieben
	Bildung von Chylomikronen, Emulgierung der Triglyceride	Herabgesetzte Synthese eines emulgierenden Proteins (Lipoproteins?)	A-β-Lipoproteinämie; experimentell bei Ratten nach Gabe von Puromycin und Äthionin
Übergang Intracellularraum—Extracellularraum	Transport der Chylomikronen aus den Mucosazellen über die Lymphgefäße und den Ductus thoracicus ins Blut	Verschluß des Ductus thoracicus, Lymphangiektasie	Lymphosarkom, Tumormetastasen, M. Whipple, exsudative Enteropathie

9. M. Whipple

Die Ätiologie dieser Erkrankung ist noch nicht endgültig geklärt; die therapeutische Wirkung von Breitspektrum-Antibiotica spricht jedoch für eine bakterielle Ursache. Es konnten elektronenmikroskopisch bakterienähnliche Objekte der Schleimhaut nachgewiesen werden, eine Züchtung gelang jedoch nicht. Aus intestinalen Lymphknoten eines an M. Whipple Erkrankten wurde ein anaerobes Corynebacterium gezüchtet. In neueren Untersuchungen konnten aus peripherem Blut wie auch aus axillaren Lymphknoten atypische β-hämolytische Enterokokken isoliert werden, die nach in vitro-Phagocytose durch Monocyten, Lymphocyten und Granulocyten als Perjodsäure-Schiff-(PAS-) positive Partikelchen in den phagocytierenden Zellen nachweisbar waren.

Bei der Whippleschen Krankheit ist der Abtransport der Chylomikronen aus den Mucosazellen des Dünndarms dadurch gestört, daß Schleimhaut und zugehörige mesenteriale Lymphknoten mit Makrophagen infiltriert sind, die das gleiche PAS-positive Material enthalten wie nach in vitro-Phagocytose. Die intestinalen Lymphbahnen sind stark gestaut und mit Chylus gefüllt. Die Folgen sind Diarrhoen mit erhöhter Fettausscheidung und Abmagerung; die begleitende Arthritis und die Hautpigmentationen sind in ihrer Ursache noch ungeklärt.

Eine Zusammenfassung der verschiedenen Steatorrhoeformen mit ihrer Pathogenese gibt Tabelle 47.

Da — wie oben erwähnt — für die Resorption und Hydrolyse der Triglyceride mittellangkettiger Fettsäuren (8—10 C-Atome) ein eigenes Transportsystem zur Verfügung steht, wurden solche Triglyceride mit klinischem Erfolg zur Behandlung verschiedener Steatorrhoeformen unabhängig von ihrer Ätiologie eingesetzt.

10. Malabsorption von Kohlenhydraten

Eine Reihe von angeborenen und erworbenen Syndromen der Kohlenhydratmalabsorption sind in den letzten Jahren beschrieben und zum Teil auf definierte Enzymdefekte der Dünndarmschleimhaut zurückgeführt worden (Tabelle 48). Während bei der kongenitalen Glucose-Galaktose-Malabsorption offenbar der Transportmechanismus (Abb. 202) nicht regelrecht abläuft, ließ sich bei Störungen der Disaccharidabsorption in Schleimhautbiopsien eine Verminderung der Aktivität der vorgeschalteten Disaccharidasen nachweisen. Die Ursachen der erworbenen Syndrome dieser Art sind unklar, die Folgen sollen am Beispiel der *Lactose-Malabsorption* des Erwachsenen gezeigt werden. Bei Gesunden wird Lactose durch die im Bürstensaum der Epithelien lokalisierte Lactase in Glucose und Galaktose gespalten, die sofort in die Zellen aufgenommen werden (Abb. 209a oben), so daß die Glucose (oder, bei Bestimmung des Blutzuckers mit o-Toluidin, die Summe Glucose+Galactose) im Blut ansteigt (Abb. 209b links). Fehlt die Lactase, so gelangt die Lactose ungespalten in das mit Bakterien besiedelte Colon und wird dort zu Milchsäure und Essigsäure abgebaut (Abb. 209a unten), die die Schleimhaut schädigen und durch ihren osmotischen Druck eine starke Flüssigkeitssekretion in den Dickdarm bewirken, so daß wäßrige Durchfälle mit schwach saurer Reaktion (pH 4,5—6) die Folge sind. Die Blutzuckerkurve bei diesen Patienten nach Lactose bleibt flach, während sie nach Gaben von Glucose, Galaktose und von Maltose wie beim Gesunden ansteigt (Abb. 209b rechts).

11. Carcinoidsyndrom

Carcinoide sind nach histologischen Kriterien benigne, nach klinischen Gesichtspunkten jedoch maligne, weil metastasierende Tumoren, die meist mit typischen Anfällen von Rötung der Haut an Gesicht, Oberkörper und Armen einhergehen. Diese „flushs" wurden früher auf die direkte Wirkung des vom Tumor oder seinen Metastasen gebildeten *5-Hydroxy-tryptamins* zurückgeführt. Neuere Befunde weisen jedoch darauf hin, daß die Ursache dieses Symptoms vor allem in einer Freisetzung von *Kallidin* durch Kallikrein liegt; in Lebermetastasen von Carcinoiden konnten große Kallikreinmengen nachgewiesen werden. Eine auch praktisch wichtige Einteilung ist in Tabelle 49 aufgeführt.

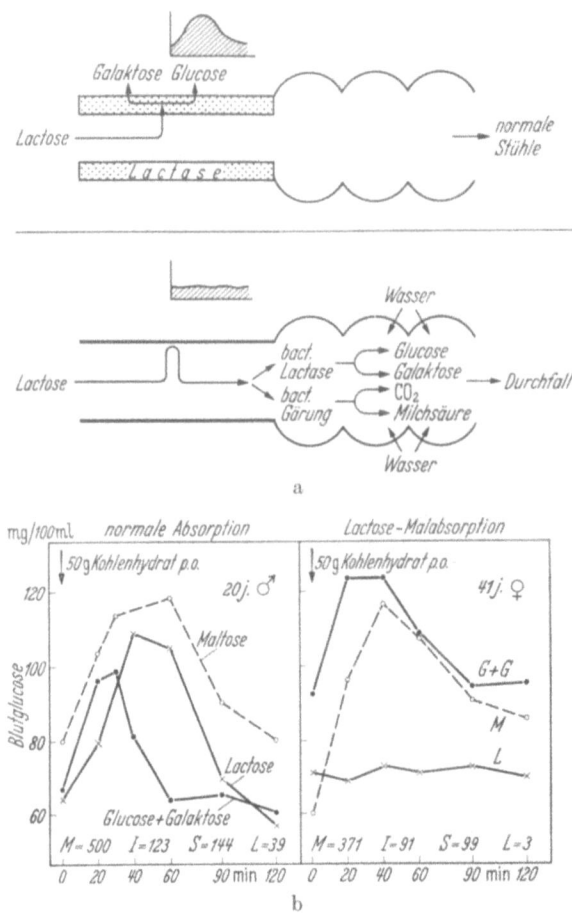

Abb. 209. a Schematische Darstellung der pathophysiologischen Mechanismen der Lactose-Malabsorption (unten) im Vergleich mit der normalen Lactose-Absorption (oben). Die Lactose-Aktivität ist durch die Breite der Dünndarmwand angedeutet. b Blutglucosekurven nach oraler Belastung mit Lactose, Maltose und Glucose + Galaktose bei einer Kontrollperson (links) und einer Patientin mit Lactose-Malabsorption (rechts). Bei der Patientin mit Lactose-Malabsorption blieb nach Lactose die Blutglucosekurve flach, und nach 75 min trat wäßriger Durchfall auf, gefolgt von vier weiteren wäßrigen Entleerungen. Die Disaccharidasen sind unten in Einheiten pro g Protein angegeben. [Nach H. KISTLER u. U. P. HAEMMERLI, Internist (Berl.) 7, 242 (1966)]

12. Ileus

Ileus kann an Dünn- und Dickdarm auftreten, die Besprechung soll hier gemeinsam erfolgen. Trotz einer Reihe von Einwänden ist an der Einteilung nach der Ätiologie festzuhalten:

Beim mechanischen Ileus kommt es zu einer Dehnung des prästenotischen Darmabschnitts mit anschließender kontinuierlich zunehmender Zirkulationsstörung. Die Folgen sind Hypoxie

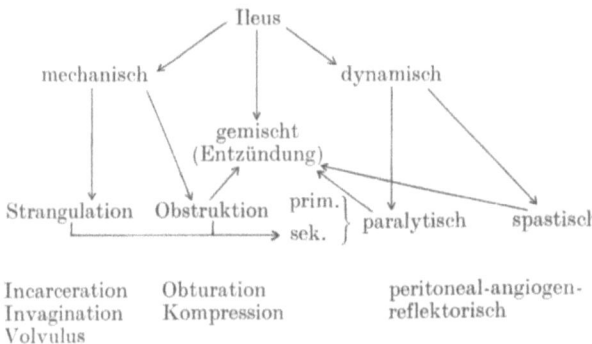

Tabelle 48. *Disaccharid-Malabsorptions-Syndrome.*
(Nach KISTLER und HAEMMERLI, 1966)

I. Kongenitale, primäre Syndrome
 1. Kongenitale Lactose-Malabsorption ohne Lactosurie
 2. Kongenitale Lactose-Intoleranz mit Lactosurie
 3. Kongenitale Saccharose-Malabsorption
 4. Kongenitale Saccharose-Isomaltose-Malabsorption
 5. Kongenitale Glucose-Galaktose-Malabsorption

II. Erworbene, wahrscheinlich primäre Syndrome
 1. Erworbene Lactose-Malabsorption des Erwachsenen
 2. Erworbene Saccharose-Malabsorption des Erwachsenen (?)

III. Symptomatische, sekundäre Syndrome (genereller Defekt aller Disaccharidasen)
 1. Primäre Malabsorptions-Syndrome (Cöliakie, idiopathische Sprue, tropische Sprue)
 2. Sekundäre Malabsorptions-Syndrome (Whipplesche Krankheit, maligne intestinale Lymphomatose, intestinale Lymphangiektasie, A-β-Lipoproteinämie)
 3. Syndrom der „Blinden Schlinge"
 4. Kwashiorkor
 5. Infektiöser oder unspezifischer Durchfall im Kindesalter (akute Gastroenteritis oder Enterocolitis)
 6. Massive Infestation mit Giardia intestinalis (Lambliasis) bei Kindern
 7. Schwere Unterernährung bei Kindern
 8. Mucoviscidose (cystische Pankreasfibrose)
 9. Enteritis regionalis
 10. Akute Virushepatitis

IV. Zufällige Kombination einer erworbenen Lactose-Malabsorption mit anderen gastrointestinalen Erkrankungen
 1. Ulcus duodeni und Ulcus ventriculi
 2. Partielle Gastrektomie
 3. Colitis ulcerosa
 4. Irritables Colon-Syndrom
 5. Divertikulose und Diverticulitis des Colons
 6. Infektiöser oder unspezifischer Durchfall im Erwachsenenalter

V. Disaccharid-Malabsorption mit normalen Enzymaktivitäten
 1. Ausgedehnte Dünndarmresektion
 2. Physiologischer Durchfall muttermilchernährter Säuglinge

Tabelle 49. (Aus WILLIAMS und SANDLER, 1963)

Embryologische Herkunft	Vorderdarm	Mitteldarm	Enddarm
Lokalisation	Bronchien	Darm vom Duodenum bis zur Mitte des Colon transversum	übriges Colon und Rectum
Histologische Struktur	oft trabeculär, kann stark vom typischen Befund abweichen	typisch	meist trabeculär
Argentaffine Zellen, Diazoreaktion	meist negativ	positiv	oft negativ
Carcinoidsyndrom, Flushs	häufig	häufig	nicht vorhanden
Gehalt des Tumors an 5-Hydroxytryptamin	niedrig	hoch	nicht nachgewiesen
Ausscheidung von 5-Hydroxyindolessigsäure	hoch	hoch	normal
Sekretion von 5-Hydroxytryptophan	häufig	selten	nicht nachgewiesen
Metastasen in Knochen und Haut	häufig	selten	häufig

und Permeabilitätsstörungen der Darmwand; große Mengen elektrolyt- und eiweißreicher Flüssigkeit werden ins Darmlumen sezerniert und führen zu Volumenmangelschock. Die Hypoxie wiederum bewirkt auf dem Wege über einen Anstieg der Lactatbildung und eine Freisetzung von Katecholaminen eine Verringerung des Quotienten intracelluläres:extracelluläres Kalium und damit eine Herabsetzung der Erregbarkeit der Muskelfasern, so daß die Darm-

motilität beeinträchtigt wird (Tabelle 50). Für die Pathogenese des dynamischen, meist reflektorisch ausgelösten Ileus wird, ausgehend von sympathischen Impulsen, ebenfalls eine Freisetzung von Katecholaminen mit den gleichen Folgen der Darmatonie angenommen. Wahrscheinlich spielen bei beiden Ileusformen — vor allem im weiteren Verlauf — auch bakterielle Toxine und vasoaktive Kinine eine Rolle.

Tabelle 50

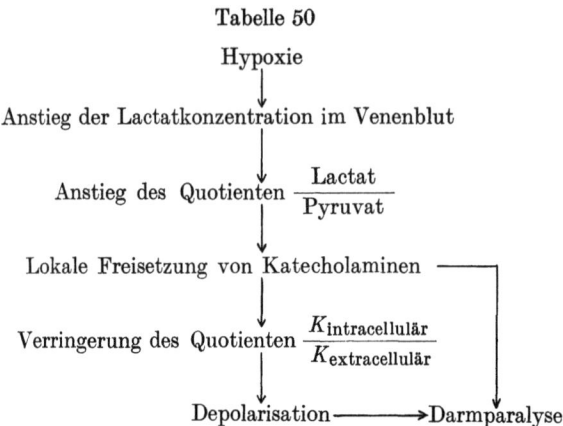

V. Dickdarm

1. Motilität

Die Bewegungen des Colon erfolgen diskontinuierlich, die einzelnen Segmente kontrahieren sich — im Gegensatz z.B. zum Oesophagus — unabhängig voneinander. Zwei Bedingungen müssen gleichzeitig erfüllt sein, damit der Druck in einem bestimmten Teil des Colon ansteigt:

1. muß ein weitgehend nach oral und aboral abgeschlossenes Segment gebildet werden, und
2. muß sich dessen Wand kontrahieren.

Solche umschriebenen Druckanstiege transportieren den Inhalt des Colon weiter, Segmentation aboral von einer Druckwelle bringt ihn zum Stillstand.

2. Divertikel, Divertikulose

Colondivertikel nehmen mit dem Alter an Häufigkeit zu. Für ihre Entstehung ist die Bildung abgeschlossener Segmente dadurch ursächlich wichtig, daß sie einen lokalen Druckanstieg bewirkt, der die Schleimhaut an dünnen Stellen zwischen den Muskelfaserbündeln hin-

durchtreten läßt. Während die meisten Divertikel keine Beschwerden machen und zufällig beim Kontrasteinlauf gefunden werden, kann durch Retention von Stuhl in den Divertikeln eine akute Diverticulitis mit Peridiverticulitis entstehen.

3. Defäkation

Die Defäkation wird meist durch einen gastrocolischen Reflex im Anschluß an eine Mahlzeit eingeleitet. Durch die hierbei ausgelösten peristaltischen Darmbewegungen wird die Enge zwischen Ende des Colon descendens und Anfang des Rectums überwunden. Durch

die plötzliche Dehnung des Rectums beim Eintritt des Kots aus dem Colon wird der Defäkationsreflex ausgelöst. (Druckentwicklung am Eingang des Rectums etwa 40—50 mm Hg.) Beim Defäkationsreflex handelt es sich um einen koordinierten Reflexvorgang mit Senkung des Zwerchfells, Glottisschluß, Kontraktion der Bauchmuskeln und des Levator ani sowie peristaltischen Bewegungen des unteren Colonabschnittes. Dabei steigt der Druck im Rectum auf etwa 100—200 mm Hg. Durch die beiden Levatores ani wird der Anus, dessen Schließmuskel während der Defäkation selbst erschlafft, nach oben hin über die Kotmassen gezogen und hierdurch die Gefahr eines Prolapses vermieden.

4. Obstipation

Bei der Obstipation werden folgende Formen unterschieden:

1. Die spastische Obstipation, die auf einer gestörten Motilität des Colon im Bereich des Sigmoids oder proximal davon beruht,

2. die rectale Obstipation oder Dyschezie, bei der der komplizierte Mechanismus der Defäkation gestört ist, und

3. die seltenere atonische Obstipation.

a) Spastische Obstipation

Colon transversum und descendens können insgesamt oder in einzelnen Abschnitten so stark kontrahiert sein, daß eine Ableitung des Darminhaltes analwärts nicht mehr stattfindet. Die Ursache kann auf konstitutioneller Basis oder auf viscero-visceralen Reflexen (besonders bei entzündlichen Prozessen in den Bauchorganen) beruhen. Bestimmte Vergiftungen (z.B. Bleivergiftung) führen zu spastischer Obstipation.

b) Dyschezie

Hierbei ist die Kotpassage bis ins Rectum hinein normal. Der dabei normalerweise auftretende Reflex wird aber entweder nicht ausgelöst oder kommt nicht zur Auswirkung. Fehlen des Defäkationsreflexes kann auf folgenden Ursachen beruhen:

1. Die zentripetal leitenden Fasern im N. pudendus sind zerstört oder infolge entzündlicher Prozesse im Bereich des Beckens in ihrer Leitungsfähigkeit gestört. Auf gleiche Weise können die zentrifugalen Fasern ausfallen.

2. Bei Zerstörung der Reflexzentren im 2., 3. und 4. Sacralsegment kann der Reflexbogen nicht geschlossen werden. Nach einiger Zeit kann aber infolge der nervösen Autonomie des Darms die Defäkation wieder möglich werden.

3. Abtrennung des Rückenmarks von den medullären Reflexzentren am Boden des 4. Ventrikels nahe dem Atem- und Brechzentrum oder direkte Schädigung dieser Zentren führen zu Obstipation, die aber auch nach einiger Zeit durch Autonomie des sacralen Reflexbogens behoben werden kann.

4. Reizung der im N. hypogastricus verlaufenden sympathischen Fasern durch psychische, nervöse und entzündliche Einflüsse führen zum Sphincterkrampf.

5. Durch Willensimpulse kann der Defäkationsreflex unter Eintritt eines Sphincterkrampfes unterdrückt werden, bei mehrfacher Wiederholung tritt Gewöhnung ein, so daß der beim Eintritt des Kotes ins Rectum auftretende Dehnungsreiz unwirksam ist. Die lange Verweildauer des Kotes im Darm verursacht harte Konsistenz des Kotes, die wiederum die Defäkation erschwert.

6. Allgemeine Schwächezustände auf konstitutioneller Basis oder im Gefolge von Erkrankungen verursachen ungenügende Kraftentfaltung der Bauchpresse und der Muskulatur des Beckenbodens.

c) Atonische Obstipation

Bei hypotonischen Zuständen des Darms, die meist mit einer Hypotonie der an der Bauchpresse beteiligten Muskeln vergesellschaftet sind (konstitutionelle Asthenie, Senilität, Fettsucht, Vitamin B_1-Mangel, Mineralmangel, insbesondere Kaliummangel, Neuritiden, degenerative Prozesse im Rückenmark), kommt es häufig zu Obstipation.

d) Folgen der Obstipation

Auch bei hochgradiger Obstipation kommt es im allgemeinen nicht zu Vergiftungserscheinungen infolge Resorption von Darmfäulnisprodukten. Die Beschwerden beruhen größtenteils auf reflektorischer Beeinflussung anderer Organe (Gefühl des geblähten Bauches, Meteorismus, Erschwerung der Atmung durch Zwerchfellhochstand, Kopfschmerzen). Die schnelle und prompte Beseitigung der Beschwerden nach erfolgreichem Einlauf spricht ebenfalls für eine vorwiegend nervös- reflektorische Ursache des Beschwerdekomplexes.

5. Diarrhoe

In der Pathogenese der Diarrhoe spielen kräftige rhythmische Bewegungen des Colon ascendens bei longitudinaler Kontraktion des Sigmoids eine große Rolle. Der Darminhalt wird schnell weitertransportiert und in mehr oder weniger flüssiger Form unter Tenesmen entleert. Die chemische Basis für diese Vorgänge ist noch unklar.

Beim Verner-Morrison-Syndrom, einer Variante des Zollinger-Ellison-Syndroms, werden Durchfälle mit so erheblichen Kaliumverlusten (bis 12 g K^+ pro 24 Std) beobachtet, daß es zu ausgeprägter Hypokaliämie (bis 1,2 mÄq/l) kommt. Als Ursache werden Substanzen vermutet, die von einem Inselzelltumor sezerniert werden, der weder Insulin noch Gastrin bildet.

6. Megacolon congenitum

Diese angeborene Erkrankung (Hirschsprungsche Krankheit) ist durch eine schwer beeinflußbare Obstipation gezeichnet, die bereits in den ersten Tagen nach der Geburt auffällt. In Rectum und Sigmoid fehlt die normale Peristaltik, der Muskeltonus ist erhöht und das Lumen eingeengt. Durch diese Passagebehinderung wird der Inhalt der weiter oral gelegenen Colonabschnitte gestaut, so daß es zur Hypertrophie des Dickdarms kommt. Als Ursache für die mangelnde Peristaltik konnte ein weitgehendes oder völliges Fehlen der Ganglienzellen des Plexus mesentericus im Bereich der betroffenen Darmabschnitte nachgewiesen werden. Die motorische Aktivität des dilatierten Colons ist normal.

7. Colitis

Entzündungen des Colon können durch Shigellen, Entamoeba histolytica, Strahlentherapie und durch Quecksilbervergiftung ausgelöst werden. Sie gehen mit Blutungen und Bildung von Geschwüren einher. Die häufigste Form der Colitis, die *Colitis ulcerosa*, ist jedoch ätiologisch noch ungeklärt. Neben Allergien gegen Nahrungsmittel werden heute vor allem Autoimmunvorgänge diskutiert, da im Serum von Colitispatienten Antikörper gegen Dickdarmschleimhaut gefunden werden konnten, deren Titerhöhe meist dem klinischen Bild entsprach. Für die immunpathologische Genese spricht auch der Effekt der Steroidbehandlung, während der Wirkungsmechanismus des Salazopyrins noch unklar ist. Häufig lassen sich psychische Faktoren als Ursache für die Auslösung eines Schubs auffinden.

Literaturhinweise

BARTELHEIMER, H.: Quantitative fraktionierte Pankreas-Gallensaftuntersuchung durch Anwendung einer dreiläufigen Doppelballonsonde. Dtsch. med. Wschr. 78, 993 (1953).

BAYLISS, W. M., and E. H. STARLING: The mechanism of pancreatic secretion. J. Physiol. (Lond.) 28, 325 (1902).

BEAN, W. B.: Ophthalmolegia, steatorrhea, phlebectasia and vascular lipomas. Arch. intern. Med. 98, 284 (1956).

BOCKUS, H. L.: Gastroenterology, Vol. I. Philadelphia: W. B. Saunders Co. 1963.

BOOTH, C. C.: Pathophysiologie der Dünndarmresorption. Internist (Berl.) 7, 197 (1966).

— J. S. STEWART, R. HOLMES, and W. BRACKENBURY: Dissecting microscope appearance of intestinal mucosa. In: G. E. W. WOLSTENHOLME and M. P. CAMERON (Hrsg.), Intestinal biopsy. London: Churchill 1962.

BROMBERGER, O.: Immunologic studies in ulcerative colitis. Gastroenterology 47, 229 (1964).

BUTIN, J. W., A. M. OLSON, H. J. MOERSCH, and C. F. CODE: A study of esophageal pressures in normal persons and patients with cardiospasm. Gastroenterology 23, 278 (1953).

CAROLI, J., C. JULIEN, J. ETEVE, A. R. PREVOT et M. SEBALD: Trois cas de maladie de Whipple. Remarques cliniques, biologiques, histologiques et therapeutiques. Sém. Hôp. Paris 39, 1457 (1963).

CHARACHE, P., T. M. BAYLESS, W. M. SHELLEY, and T. R. HENDRIX: Atypical bacteria in Whipple's disease. Trans. Ass. Amer. Phycns 79, 399 (1966).

CHRISTIANSEN, P. A., J. B. KIRSNER, and J. ABLAZA: D-Xylose and its use in the diagnosis of malabsorptive states. Amer. J. Med. 27, 443 (1959).

CRANE, R. K.: Enzymes and malabsorption: A concept of brush border membrane disease. Gastroenterology 50, 254 (1966).

CREAMER, B., F. E. DONOGHUE, and C. F. CODE: Pattern of esophageal motility in diffuse spasm. Gastroenterology 34, 728 (1958).

DEMLING, L.: Die Steuerung der Verdauung durch gastrointestinale Hormone und ihre therapeutische Beeinflussung. Münch. med. Wschr. 108, 8 (1966).

DRUBE, H. CH., u. U. E. KLEIN: Die internistische Behandlung der Resorptionsstörungen nach Dünndarmresektion. Internist (Berl.) 7, 268 (1966).

ELLISON, E. H., and S. D. WILSON: The Zollinger-Ellison syndrome: Re-appraisal and evaluation of 260 registered cases. Ann. Surg. 160, 512 (1964).

FISCHER, W.: Zur Biochemie der Malabsorption. Fortschr. Med. 85, 863 (1967).

Handbook of physiology, sect. 6: The alimentary canal (C. F. CODE, ed.), vol. I—III. Washington, D.C.: American Physiological Society 1967/68.

HARPER, A. A., and H. S. RAPER: Pancreozymin, a stimulant of the secretion of pancreatic enzymes in extracts of the small intestine. J. Physiol. (Lond.) 102, 115 (1943).

HEINZ, E.: Physiologie, Biochemie und Energetik des aktiven Transports. Naunyn-Schmiedebergs Arch. exp. Path. Pharmak. 245, 10 (1963).

—, u. BITTNER: Intestinale Resorption. In: H. OPITZ u. F. SCHMID (Hrsg.), Handbuch der Kinderheilkunde, Bd. IV, S. 815. Berlin-Heidelberg-New York: Springer 1965.

HOFMANN, A. F.: A physicochemical approach to the intraluminal phase of fat absorption. Gastroenterology 50, 56 (1966).

ISSELBACHER, K. J.: Metabolism and transport of lipid by intestinal mucosa. Fed. Proc. 24, 16 (1965).

JEFFRIES, G. H., and M. H. SLEISENGER: Studies of parietal cell antibody in pernicious anemia. J. clin. Invest. 44, 2021 (1965).

KAY, A. W.: Effect of large doses of histamine on gastric secretion of HCl. Brit. med. J. 1953 II, 77.

KISTLER, H., u. U. P. HAEMMERLI: Disaccharid-Malabsorptions-Syndrome als Ausdruck intestinaler Enzymopathien. Internist (Berl.) 7, 242 (1966).

KISTLER, H. J.: Mittellangkettige Triglyceride in der Behandlung der Steatorrhoe. Schweiz. med. Wschr. 98, 544 (1968).

KNAPPE, G.: Endokrin bedingte Krankheitsbilder bei Inselzelltumoren des Pankreas. Dtsch. med. Wschr. 92, 168 (1967).

MAKHLOUF, G. M., J. P. A. McMANUS, and W. I. CARD: A quantitative statement of the two-component hypothesis of gastric secretion. Gastroenterology 51, 149 (1966).

MARTINI, G. A., W. DÖLLE, F. PETERSEN, U. TRESKE u. G. STROHMEYER: Die exsudative Gastroenteropathie, ein polyätiologisches Syndrom. Internist (Berl.) 4, 197 (1963).

OATES, J. A., K. MELMON, A. SJOERDSMA, L. GILLESPIE, and D. T. MASON: Release of a kinin peptide in the carcinoid syndrome. Lancet 1964 I, 514.

OTTENJANN, R., F. GALL u. K. ELSTER: Tumorförmige Hyperplasie der Magenschleimhaut bei Zollinger-Ellison-Syndrom. Dtsch. med. Wschr. 92, 1538 (1967).

PERRIER, C. V.: The Zollinger-Ellison syndrome. Its place in the pathophysiology of gastric acid secretion and of its hormonal regulation. Ergebn. inn. Med. 23, 89 (1965).

RICK, W.: Zur Pathologie der Enzymsekretion des Pankreas. Acta gastro-ent. belg. 28, 389 (1965).

— Chronische Pankreatitis. Symptomatologie, Laboratoriumsdiagnostik und konservative Therapie. Chirurg 39, 301 (1968).

RIECKEN, E. O., J. S. STEWART u. R. H. DOWLING: Neuere Methoden in der Diagnostik intestinaler Störungen. Internist (Berl.) 7, 209 (1966).

SARLES, H. (Hrsg.): Pancreatitis. Basel: Karger 1965.

SCHMIDT, H., W. CREUTZFELDT u. E. HABERMANN: Phospholipase A — ein möglicherweise entscheidender Faktor in der Pathogenese der akuten Pankreatitis. Klin. Wschr. 45, 163 (1967).

SEGAL, H. L.: Gastric analysis. J. Amer. med. Ass. 196, 655 (1966).

SENIOR, J. R.: Intestinal absorption of fats. J. Lipid Res. 5, 495 (1964).

SHINER, M.: Feinstrukturelle Untersuchungen am Zottenepithel des menschlichen Dünndarms. Internist (Berl.) 7, 217 (1966).

STROHMEYER, G.: Diagnostische Maßnahmen bei Verdacht auf Zollinger-Ellison-Syndrom. Dtsch. med. Wschr. 93, 1283 (1968).

TAMARIT, J., J. N. HUNT, D. BOCK, and J. B. KIRSNER: Study of the composition of basal gastric juice in normal subjects. Arch. Med. Exp. 23, 137 (1060).

TAYLOR, K. B., I. M. ROITT, D. DONIACH, K. G. COUCHMAN, and C. SHAPLAND: Autoimmune phenomena in pernicious anaemia. Gastric antibodies. Brit. med. J. 1962 II, 1347.

TRIER, J. S.: Structure of the mucosa of the small intestine as it relates to intestinal function. Fed. Proc. 26, 1391 (1967).

VOLWILER, W.: Gastrointestinal malabsorptive syndromes. Amer. J. Med. 23, 250 (1957).

WACHSMUTH, W.: Pathophysiologie und Klinik des Ileus. Langenbecks Arch. klin. Chir. 308, 143 (1964).

WEDELL, J.: Zur Problematik der prä- wie intraoperativen Diagnostik des chronischen Anastomosengeschwürs und des Zollinger-Ellison-Syndroms. Chir. Praxis 3, 927 (1968).

WERLE, E.: Plasmakinine. Dtsch. med. Wschr. 92, 1573 (1967).

WHITEHOUSE, F. R., and J. W. KERNOHAN: Myenteric plexus in congenital megacolon. Study of eleven cases. Arch. intern. Med. 82, 75 (1948).

WILLIAMS, E. D., and M. SANDLER: The classification of carcinoid tumours. Lancet 1963 I, 238.

Leber

I. Ursachen und Einteilung der verschiedenen Krankheitssyndrome

Lebererkrankungen können durch eine Vielzahl unterschiedlichster Krankheitsursachen hervorgerufen werden. Bei der Einteilung der verschiedenen Krankheitsformen der Leber wird man sich zunächst die Frage vorlegen, ob es sich um eine diffuse allgemeine oder um eine herdförmige Erkrankung der Leber handelt. Herdförmige Erkrankungen der Leber, wie sie etwa in den Formen von Tumormetastasen, Leberabscessen, Echinokokkencysten beobachtet werden können, führen nur ganz selten zu organspezifischen pathophysiologischen Veränderungen. Dies beruht darauf, daß die herdförmigen Erkrankungen der Leber nur selten mehr als $^3/_4$ der ganzen Leber in Mitleidenschaft ziehen. Die meisten Funktionen der Leber erleiden jedoch erst dann eine Schädigung, wenn auch das letzte Viertel der Leber in Mitleidenschaft gezogen wird. Zu den Leberkrankheiten wird man auch nicht jene Formen rechnen, bei denen die Leber auf Krankheitsprozesse, die Allgemeinerkrankungen darstellen oder die hauptsächlich ein anderes Organ betreffen, lediglich mitreagiert. Bei der Einteilung der verschiedenen Krankheitssyndrome der Leber werden jene Erkrankungen Berücksichtigung finden müssen, bei denen die Leberbeteiligung das klinische Bild beherrscht und bei denen die auftretenden pathologisch-physiologischen Veränderungen Folge und Ausdruck der Leberschädigung selbst sind.

Toxische Leberschädigungen können eine Ursache einer diffusen Lebererkrankung darstellen. Von den exogenen Faktoren, die zu einer solchen toxischen Leberschädigung führen, ist der Tetrachlorkohlenstoff einer der bekanntesten. Das Gift führt zu einer toxischen Lebernekrose, wobei man histologisch eine fettige Degeneration der Leber mit einer zentralen Nekrose sieht. Ähnliche Krankheitsbilder werden durch andere organische Lösungsmittel, wie Äthylendichlorid, Tetrachloräthan, Chlornaphthol usw. hervorgerufen. Toxische Leberschädigungen treten auch bei anorganischen Vergiftungen, z.B. mit Phosphor und außerdem auch bei Pflanzengiften auf. Am bekanntesten ist hier das Amanitatoxin, das Gift des Knollenblätterschwammes. Toxische Leberschädigungen können ferner auch durch endogene Faktoren, wie z.B. bei der Thyreotoxikose, verursacht werden.

Eine andersartige toxische Leberschädigung in Form einer intrahepatischen Cholestase kann in Form einer allergischen Reaktion bei der Verabreichung mancher Arzneimittel (Arsenpräparate, Methyltestosteron, Chlorpromacin, Paraaminosalicylsäure usw.) auftreten.

Eine diffuse primäre Leberzellschädigung finden wir bei der Virushepatitis. Diese wohl häufigste Lebererkrankung vermag die verschiedensten morphologischen Veränderungen zu erzeugen. Neben der fleckförmigen nekrotischen Form werden massive nekrotische Krankheitsformen im Sinne einer akuten gelben Atrophie beobachtet, die bei entsprechendem klinischen Verlauf auch unter dem Namen fulminante oder maligne Hepatitis in der Literatur auftauchen. Das posthepatische Syndrom bzw. die chronisch entzündliche Hepatitis und die postnekrotische Cirrhose sind gefürchtete Folgeerscheinungen dieser Lebererkrankung. Cholangiolitiden und Pericholangiolitiden, aber auch die mit Xanthomen einhergehende cholangiolitische Cirrhose führen über eine intrahepatische Cholestase zu einer diffusen Lebererkrankung. Daneben vermag auch eine extrahepatische Cholestase durch einen Gallengangsverschluß eine diffuse Leberschädigung hervorzurufen (chronische sekundäre biliäre Cirrhose).

Diffuse Leberschädigungen durch Toxine oder diätetische Einflüsse zeigen oft das Bild einer Fettleber, vielfach mit Übergang in eine Lebercirrhose (Alkohol, Mangelernährung usw.).

Schließlich muß noch auf die kardiale Stauungscirrhose hingewiesen werden. Auch hierbei handelt es sich um eine diffuse Lebererkrankung, wenn auch hier die Schädigung mehr sekundärer Natur ist.

Trotz der so unterschiedlichen Ätiologie der einzelnen Krankheitsformen der Leber und trotz der Komplexität und Vielschichtigkeit der zu beobachtenden morphologischen Veränderungen sind die pathophysiologischen Erscheinungen bei Lebererkrankungen von einer gewissen Uniformität. Dies beruht darauf, daß es vor allem drei pathogenetische Faktoren sind, die das klinische Erscheinungsbild der

Lebererkrankungen prägen. Die bei ausgeprägten hepatocellulären Degenerationen und Nekrosen auftretende Funktionsstörung der Leber verrät sich in dem Unvermögen der Leberzellen, ihren Aufgaben im Organismus nachzukommen. Diese Leberzellinsuffizienz verrät sich bei geringer Ausprägung oft nur im pathologischen Ausfall der verschiedenen sog. Leberfunktionsproben. In schwerer und ausgeprägter Form tritt sie uns als Coma hepaticum entgegen.

Als zweiter Faktor bestimmt die Cholestase, sei sie intra- oder extrahepatisch, das klinische Erscheinungsbild bei diffusen Lebererkrankun-

gen. Das Hauptmerkmal der Cholestase, nämlich der Ikterus, stellt eines der Leitsymptome bei Lebererkrankungen dar und kann pathogenetisch und pathophysiologisch auf verschiedene Ursachen zurückgeführt werden.

Den dritten, meist im Spätstadium auftretenden pathogenetischen Faktor, der für die klinische Ausprägung des Krankheitsbildes verantwortlich ist, haben wir in Störungen des Pfortaderkreislaufes zu suchen. Pfortaderhochdruck, Ascitesbildung und die mehr sekundären Veränderungen etwa nach portocavalen Operationen sind vor allem Zeichen des Finalstadiums der Lebererkrankung.

II. Leberzellinsuffizienz

Die Stoffwechselfunktion der Leberzelle umfaßt eine Vielzahl unterschiedlicher anaboler, kataboler, sekretorischer und exkretorischer Stoffwechselvorgänge. Bei der durch eine Zellschädigung ausgelösten Leberzellinsuffizienz ist deshalb eine Vielzahl von Funktionsstörungen zu beobachten, die zu mehr oder weniger charakteristischen Veränderungen im Blut, in der Gewebsflüssigkeit und im Hormonhaushalt führen. Obwohl diese Funktionsstörungen nur z.T. klinisch-chemisch erfaßt werden können, stellt die Leberzellinsuffizienz doch ein klinisch recht einheitliches, ganz vorwiegend funktionelles Syndrom dar. Morphologische bzw. histologische Untersuchungen vermögen weder über die Art noch über die Stärke und die Menge der Funktionsstörungen irgendwelche Aufschlüsse zu vermitteln.

Die Leber verfügt über einen Stoffwechselpool, der aus der Anhäufung kleinster Stoffwechselbausteine besteht, die beim Abbau von Kohlenhydraten, Fetten und Eiweiß entstehen. Diese Stoffwechselmetaboliten werden zum Aufbau anderer und oft unterschiedlicher Substanzen gebraucht, wobei für ihre Bildung nicht nur die Bedürfnisse der Leber, sondern die des gesamten Körpers maßgebend sind. Diese Stoffwechselmetaboliten stellen demnach sowohl Abbauprodukte wie auch Bausteine für die Synthese dar. Dies bewirkt eine enge Verknüpfung des Kohlenhydrat-, Fett- und Eiweißstoffwechsels in der Leber. Das Vorhandensein dieses Stoffwechselpools trägt nicht unerheblich zur Komplexität und Variabilität der zu beobachtenden Funktionsstörung bei der Leberzellinsuffizienz bei.

1. Kohlenhydratstoffwechsel

Die Leber speichert die aus dem Darm aufgenommenen Monosaccharide in Form des Glykogens. Bei Hypoglykämien vermag sie Glucose aus Glykogen, Aminosäure- oder Fettsäurebestandteilen herzustellen. Die Leber vermag ferner, die Zwischenprodukte des Kohlenhydratstoffwechsels, die Milchsäure, Ketoglutarsäure und Pyruvatsäure zu beseitigen und zu metabolisieren. Fructose und Galaktose werden von ihr in Glucose umgewandelt.

Bei der Leberzellinsuffizienz ist die Aufnahme von Glucose und die Glykogenese herabgesetzt. Es findet sich deshalb oft eine Neigung zur Hyperglykämie nach einer oralen oder intravenösen Glucosezufuhr. Brenztrauben-

säure und Milchsäure können im Blut eine Vermehrung erfahren. Die Umwandlung von Galaktose in Glucose ist erschwert. Verschiedene Funktionsproben basieren auf diesen pathophysiologischen Veränderungen. Der orale oder intravenöse Glucosetoleranztest kann pathologisch ausfallen. Bei schwerer Leberinsuffizienz findet man bei der intravenösen Galaktoseclearance Veränderungen.

Auch die orale Lävolosebelastung ist als Leberfunktionstest angewandt worden. Grundsätzlich ist jedoch festzustellen, daß alle biochemischen Teste, die auf Veränderungen und Störungen des Kohlenhydratstoffwechsels beruhen, nur von theoretischem Interesse sind, da sie von vielen nicht überschaubaren Faktoren beeinflußt werden und somit für klinische Belange zu unempfindlich und unspezifisch sind.

2. Fettstoffwechsel

Bei der Leberzellinsuffizienz wäre eine Verminderung der Serumlipidfraktion zu erwarten. Ein großer Teil dieser chemischen Substanzen wird in der Leber gebildet. So ist auch die Leber der Ort der Phospholipoidsynthese. Die bei Leberkrankheiten zu beobachtenden Befunde sind jedoch uneinheitlich. Man findet meist eine Vermehrung der freien Fettsäuren im Plasma und führt dies auf einen Anstieg der vermehrten Mobilisation von Depotfett zurück.

Lediglich bei schwerster Leberinsuffizienz steigen die Fettwerte nicht an, da hier eine Störung der Veresterungsfunktion der Leber vorliegt. Eine beachtliche Vermehrung der Serumfette finden wir beim Verschlußikterus als Folge einer Mobilisation freier Fettsäuren aus dem Fettgewebe mit nachfolgender Rückveresterung. Zum zweiten führt hier die Retention der Galle zu einem Anstieg der Blutfettwerte.

3. Cholesterinstoffwechsel

Die Hauptmenge des Cholesterins wird in der Leber synthetisiert, wobei etwa 2% des Gesamtkörpercholesterins täglich in der Leber erneuert werden. Für die Bindung und den Transport der Fette ist das Cholesterin für den Organismus von großer Bedeutung. Das Cholesterin, das einen wesentlichen Bestandteil der Gallenflüssigkeit darstellt, zeigt beim Verschlußikterus eine erhebliche Erhöhung seines Blutserumspiegels. Xanthome an der Haut können bei länger dauernden Extremwerten über 1000 mg/100 ml Blut auftreten.

Bei der Leberzellinsuffizienz, und zwar sowohl bei akuten als auch bei chronischen Parenchymschäden, findet sich eine Verminderung der Cholesterinsynthese und damit auch eine Erniedrigung des Gesamtcholesterinspiegels. Besonders stark ist die Verminderung des veresterten Cholesterins. Ein solcher „Estersturz", bei dem der Anteil des veresterten Cholesterins am Gesamtcholesterin stark absinkt, gilt klinisch als Zeichen einer schlechten Prognose einer Lebererkrankung.

4. Gallensäurestoffwechsel

Die Gallensäuren sind ein spezifisches Produkt der Parenchymzellen der Leber. Sie stellen die Endprodukte des Cholesterinabbaus dar. Die Gallensäuren, die mit der Gallenflüssigkeit in den Darm ausgeschieden werden, werden im Dünndarm wieder zurückresorbiert und in der Leber durch Konjugation mit den Aminosäuren Glykokoll oder Taurin entgiftet. Die Produktion der Gallensäuren hängt quantitativ von der Nahrungsfettmenge und von der intestinalen Rückresorption ab. Der Rückresorption kommt dabei eine große Bedeutung zu. Wenn man Tieren mit einer Darmfistel Galle verfüttert, findet sich oft eine bis auf das 7fache gesteigerte Gallensäureausscheidung. Aber auch die Leber vermag bei Bedarf ihre Produktion erheblich zu steigern, sie soll im Bedarfsfalle das 10fache der normalen Menge bilden können. Trotz der Rückresorption wird täglich eine Menge von etwa 0,8 g Gallensäuren mit dem Stuhl ausgeschieden.

Beim Menschen ist die Cholsäure bzw. die 3-Hydroxycholansäure die mengenmäßig größte Gallensäurefraktion. Daneben finden sich Dihydrocholansäuren, und zwar die Chenodesoxycholsäure und die Desoxycholsäure. Die Cholsäure als größte Gallensäurefraktion macht etwa 1% der menschlichen Lebergalle aus. Dabei ist jedoch zu berücksichtigen, daß die Galle zu 97—98% aus Wasser besteht. Die Gallensalze machen etwa die Hälfte der festen Substanzen der Gallenflüssigkeit aus.

Eine Vermehrung der Gallensäuren im Serum findet sich sowohl beim Verschlußikterus als auch bei einem parachymatösen Ikterus, der mit einer Leberzellinsuffizienz einhergeht. In beiden Fällen ist der Transport der Gallensäuren in den Darm behindert, so daß sie vermehrt im Blut erscheinen. Die Gallensäuren bedingen den vorwiegend toxischen Charakter der Galle. Als spezifisch-toxische Gallensäurewirkung findet sich eine Inaktivierung der Cholinesterase. Als Folge dieses Inaktivierungsprozesses zeigt sich eine Bradykardie, ein vermehrtes Schwitzen und eine gesteigerte neuromuskuläre Erregbarkeit. Gallensäuren verfügen über eine spezifisch-hämolytische Wirkung auf rote Blutkörperchen und vermögen durch Bindung von Calcium eine hemmende Wirkung auf die Blutgerinnung auszuüben. Es ist bekannt, daß das Nierenepithel wie auch die Magenschleimhaut durch unmittelbaren Kontakt mit Gallensäuren erheblich geschädigt werden können. Es wird angenommen, daß der Pruritus beim Leberkranken dadurch bewirkt wird, daß die retinierten Gallensalze die sensiblen Hautnerven reizen.

5. Eiweißstoffwechsel

Die Leber ist nicht nur der Hauptspeicherort für die Serumproteine. Darüber hinaus synthetisieren die Leberparenchymzellen die wort auf die chronischen Entzündungsvorgänge, die sich in der Leber abspielen. Entsprechende γ-Globulin-Vermehrungen, wie bei

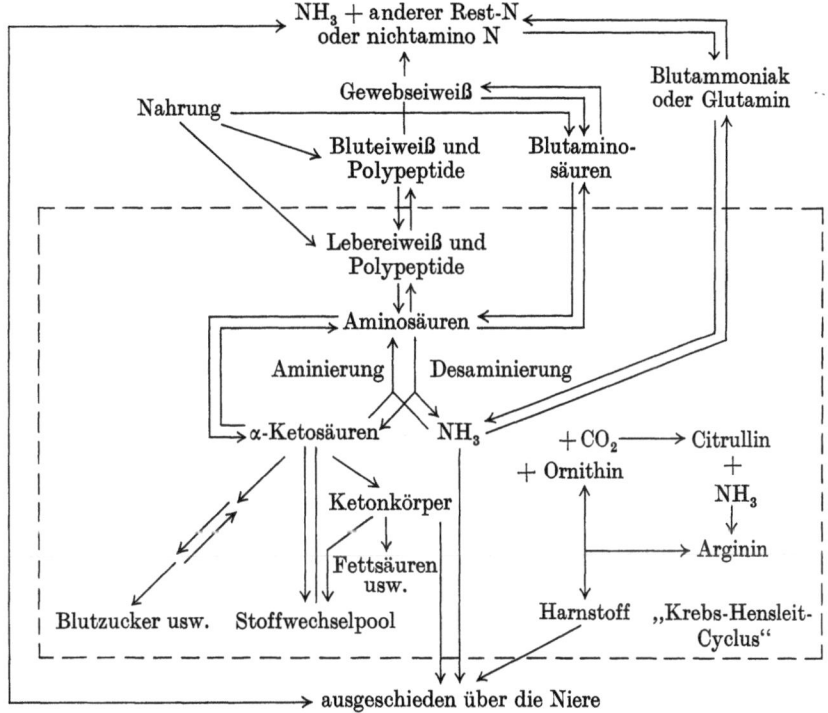

Abb. 210. Die Rolle der Leber im Stickstoffwechsel. Die Fläche innerhalb der gestrichelten Linien enthält die Vorgänge, die in der Leber lokalisiert sind. [Modifiziert nach POPPER, Die Leber. Stuttgart: Georg Thieme 1961]

Serumproteine, und zwar das Albumin, das α- und β-Globulin und das Fibrinogen, während der größte Teil des γ-Globulins im hämopoetischen System, etwa in den Plasmazellen synthetisiert wird.

Bei der Leberzellinsuffizienz ist die Serumproteinbildung in der Leber deutlich herabgesetzt. Dies hat zur Folge, daß wir bei einer chronischen Leberinsuffizienz bei einem starken Albuminmangel eine starke Vermehrung der im RES gebildeten γ-Globuline finden. Diese γ-Globulin-Vermehrung tritt nicht nur relativ zum Albumin in Erscheinung. Es findet sich vor allem bei chronischen Hepatitiden eine absolute Vermehrung der γ-Globuline als Ant- der Lebercirrhose, sind auch bei chronischen Infekten und bei proliferativen Zuständen des reticuloendothelialen Systems anzutreffen. Die vorwiegend Antikörper tragenden γ-Globuline sind also reaktiv entzündlich und nicht leberspezifisch vermehrt. Der Albuminverlust ist als Ausdruck einer Synthesestörung aufzufassen. Dabei ist nicht nur die Bildung des Albumins vermindert. Es findet sich bei einer ausgeprägten Leberinsuffizienz auch eine Beschleunigung des Albuminumsatzes, was auf eine geringere Lebensdauer des Albumins hinweist.

Mit Jod 131 markiertes Albumin hat bei Gesunden eine Halbwertzeit von 20—26 Tagen.

Bei der Lebercirrhose ist diese Halbwertzeit auf 15—25 Tage herabgesetzt.

Die Proteinverschiebung im Serum bewirkt eine Veränderung der kolloidchemischen Eigenschaften des Blutserums. Hierauf beruhen die verschiedenen Serumflockungsteste. Genannt seien hier folgende Proben: Zinksulfatprobe, Thymoltrübungstest, Thymolflockungstest, Cephalin-Cholesterin-Flockungsreaktion und auch die Takata-Ara-Reaktion sowie das Weltmannsche Coagulationsband.

Die Leber nimmt auch am Abbau des Eiweißes teil. Wie alle Gewebe spaltet sie Eiweiß bis zu Aminosäuren und Polypeptiden herab. Zusammen mit der Niere und dem Gehirn desaminiert die Leber Aminosäuren. Bei Säugetieren ist sie das einzige Organ, das Harnstoff bilden kann. Schließlich ist die Leber in der Lage, Aminosäuren an das Blut abzugeben (s. Abb. 210).

Bei schwerer Leberinsuffizienz erleidet die Desaminierung der Aminosäuren zu Harnstoff Schaden. Es kommt damit zu einem vermehrten Anfall von Aminosäuren im Blut und Urin.

Bei einer massiven Lebernekrose können 25 mg Aminostickstoff/100 cm³ Blut gefunden werden (Normalwert 5—8 mg-%).

Der Nachweis eines erhöhten Aminosäurespiegels im Blut ist bei der Leberzellinsuffizienz von geringerer praktisch klinischer Bedeutung, als der Nachweis der Aminosäureausscheidung im Urin. Hierbei lassen sich im Urinsediment *Leucin* oder *Tyrosinkristalle* nachweisen. Chromatographisch konnte ferner gezeigt werden, daß die Ausscheidung von Methionin, Thyrosin und Valin im Urin ansteigt, während die von Lysin und Histin absinkt.

Trotz der Störung der Blutharnstoffbildung wird der Harnstoffspiegel im Blut meist nicht erniedrigt gefunden. Infolge der fast immer gleichzeitig vorliegenden Verminderung der Nierenfunktion kommt es zu einer Harnstoffretention im Blut, die die Auswirkung der gestörten Harnstoffsynthese überdeckt.

Von noch größerer klinischer Bedeutung ist die Störung des Ammoniakabbaus in der Leber. Hier besteht eine Korrelation zum Leberkoma (s. S. 349).

6. Serumfermente

Im Serum finden wir bei der Leberzellinsuffizienz eine ganze Reihe von Veränderungen von Fermentaktivitäten, die im klinisch-diagnostischen Bereich eine besondere Bedeutung erlangt haben. Bei der alkalischen Serumphosphatase handelt es sich um ein Ferment, das im alkalischen Milieu die Hydrolyse organisch gebundener Phosphorsäureester beeinflußt. Beim Gallengangsverschluß wird ein erheblicher Anstieg der alkalischen Phosphatasewerte gefunden. Das gleiche gilt für die intrahepatische Cholestase, die ebenfalls mit hohen Phosphatasewerten im Serum einhergeht. In beiden Fällen wird als primäre Ursache eine Retention durch eine Gallenabflußbehinderung anzunehmen sein, zumal die Phosphatase üblicherweise durch die Galle ausgeschieden wird.

Beim extra- und intrahepatischen Gallengangverschluß läßt sich bei der Stärkegelelektrophorese das Auftreten zusätzlicher Phosphatasefraktionen im Serum nachweisen. Diese zusätzlichen Phosphatasefraktionen finden sich gleichfalls in der gestauten Galleflüssigkeit.

Weitere Untersuchungen zeigten jedoch, daß auch die Leber durch eine vermehrte Produktion zu dieser gesteigerten Phosphataseaktivität beiträgt. Auch bei der Leberzellinsuf-

fizienz bei Hepatitiden findet sich eine vermehrte Serumaktivität. Sie ist allerdings nicht so stark ausgesprochen wie beim Verschlußikterus und es ist noch nicht eindeutig geklärt, ob die Phosphatase hier ausschließlich hepatischen Ursprungs ist oder in anderen Organen gebildet worden ist.

Die Glutaminoxalattransaminase (GOT) findet sich ebenso wie die Glutaminpyruvattransaminase (GPT) im Leberparenchym, aber auch im Herzen, im Skeletmuskel und in der Niere. Im Vergleich zu der Glutaminoxalattransaminase ist der Glutaminpyruvattransaminaseanteil in der Leber in Relation zu den anderen Geweben deutlich höher. Die SGPT-Werte sind deshalb als spezifischer für Lebererkrankungen anzusehen. Eine Erhöhung der Transaminasen im Serum zeigt bei Leberkrankheiten den Übertritt primär intracellulär gelegener Enzyme in das Blut an und ist somit als deutliches Zeichen einer Leberzellschädigung anzusprechen.

Als Ausdruck der Zellschädigung bei der Leberinsuffizienz findet sich ferner eine Erhöhung der Lactatdehydrogenase (LDH). Es handelt sich hierbei um ein aus vielen Isoenzymen zusammengesetztes Ferment, das in Gegenwart eines Coenzyms Oxydo-

Reduktionen katalysiert. Durch die Stärkegelelektrophorese kann ein aus der Leber stammendes langsam wanderndes Isoenzym (LD_1) von einem weniger beweglichen, aus dem Herzgewebe stammenden Isoenzym (LD_5) abgetrennt werden. Solange der Aktivitätswechsel der Isoenzyme der Serumlactatdehydrogenase (SLDH) noch nicht gesondert untersucht werden kann, ist die Spezifität der SLDH-Veränderungen für die Lebererkrankungen als gering anzusehen.

Bei der Leberzellschädigung findet sich ferner das Ferment Isocitrat-Dehydrogenase (ICD) vermehrt. Es

ist ebenfalls in vielen Organen vorhanden, der Glutaminoxalattransaminase (GOT) aber an Leberspezifität überlegen.

Die Serumcholinesterase findet sich im Blut in der α_2-Globulinfraktion. Bei der Leberzellinsuffizienz ist dieses Ferment infolge einer verminderten Synthese in der Leber und infolge der bei schweren Lebererkrankungen oft vorliegenden Mangelernährung deutlich herabgesetzt.

7. Mineralien

Wie bei jedem anderen parenchymatösen Organ findet sich bei der Leberzellschädigung infolge der Störung der Permeabilität der geschädigten Leberzellmembran eine Erhöhung des Kaliums und eine Erniedrigung des Natriums im Serum. Diese Mineralverschiebungen sind jedoch vielfach nur schwach ausgeprägt oder fehlen. Die unzureichende Nahrungsaufnahme, die erhöhte Abgabe von Körperflüssigkeit durch Erbrechen, Durchfall sowie die sekundäre Nierenstörung führen zu einem allgemeinen Mineralverlust, und zwar besonders des Kaliums, so daß die Mineralverschiebungen dann unüberschaubar und unvorhersehbar sind.

Im Terminalstadium einer Lebercirrhose kann oft eine extreme terminale Hyponatriämie mit Oligurie und Azotämie beobachtet werden. Diese terminale Hyponatriämie kann auch ohne ausgeprägten Ascites auftreten, wobei ein Absinken des Natriumwertes unter 125 mval/l eine Erholung des Patienten nicht mehr erhoffen läßt. Man hat dieses Hyponatriämiesyndrom mit dem Salzmangelsyndrom verglichen. Es zeigte sich aber, daß das Hypo-

natriämiesyndrom nicht durch Infusionen mit hypertoner Kochsalzlösung beeinflußt werden kann. Das zusätzlich zugeführte Natrium wird im Körper völlig in isotonischer Verdünnung retiniert und vergrößert so das bereits vorher stark gesteigerte extracelluläre Flüssigkeitsvolumen. Es ist bislang noch unklar, ob die terminale Hyponatriämie durch eine Vergrößerung des extracellulären Raums (Verdünnung) oder durch eine Umverteilung des Natriums zwischen den extra- und intracellulären Flüssigkeiten zustande kommt.

Calcium und Phosphor zeigen im Serum bei schweren Leberzellinsuffizienzen ebenfalls Konzentrationsveränderungen, die jedoch mehr sekundärer Natur sind. Charakteristischer ist die öfters zu beobachtende Vermehrung des eiweißgebundenen Jods bei der akuten Hepatitis. Sie ist Ausdruck einer echten Leberzellinsuffizienz, da hier die Leberzelle nicht mehr in der Lage ist, das Thyroxin ausreichend zu zerstören. Bei der akuten Hepatitis, aber auch bei der experimentellen Tetrachlorkohlenstoffvergiftung finden wir eine Erhöhung des Serumeisenspiegels. Es liegt nahe, diese Eisenerhöhung im Serum auf einen vermehrten Eisenaustritt aus nekrotischen eisenreichen Leberzellen zurückzuführen. Daneben ist aber auch die Eisenablagerungsfähigkeit in der Leber gestört.

8. Entgiftungsfunktion

Die Entgiftungsfunktion ist eine der wichtigsten Aufgaben der Leber. Die Leber entgiftet die zugeführten toxischen Substanzen durch eine Konjugation mit einem Mineral, einer organischen Säure oder einer Aminosäure. Bei diesem Entgiftungsvorgang sind 2 Faktoren von maßgeblicher Bedeutung, und zwar 1. die Aktivität der Fermente, die die Umwandlung bzw. Konjugation durchführen und 2. die Vorratsmenge bzw. die sofortige Verwendbarkeit der zur Konjugation benötigten Substanzen. Neben Bilirubin, Bromthalein, Gallensäuren, Steroidhormonen werden auch Morphium,

Antibiotika und viele andere Substanzen in der Leber konjugiert bzw. entgiftet.

Bei der Leberzellinsuffizienz sind die Entgiftungsfähigkeiten der Leber erheblich beeinträchtigt.

Es wird angenommen, daß hierbei die Aktivität der für die Konjugation maßgeblichen Fermente herabgesetzt wird. Beim oral oder auch intravenös durchführbaren Hippursäuresynthesetest gilt das Entgiftungsvermögen der Leber als Test für die Beurteilung der vorhandenen Leberzellinsuffizienz.

Die hauptsächlich in der Leber stattfindende Hippursäuresynthese erfolgt durch Konjugation von Glykokoll mit dem oral bzw. i.v. zugeführten Natriumbenzoat. Bei der Leberzellinsuffizienz ist die Hippursäurebildung nicht nur wegen mangelnder Glykokollbereitstellung gestört. Bei manchen Patienten tritt trotz Glykokollzufuhr keine Steigerung der Hippursäuresynthese auf, so daß eine Herabsetzung der Konjugation durch eine Aktivitätsverminderung der hier wirksamen Fermente vermutet wird.

Es ist noch eine ganze Reihe ähnlicher Funktionsprüfungen entwickelt worden, die sich jedoch klinisch nicht durchgesetzt haben. Dies beruht wohl z.T. darauf, daß eine ganze Reihe zusätzlicher Faktoren, wie die begrenzte Vorratsmenge, die erschwerte Zuführbarkeit der zur Konjugation benötigten Substanzen und auch die wechselnde Blut- und Sauerstoffversorgung der Leber die Prüfungsergebnisse verfälschen.

Neben der Konjugation bedient sich die Leberzelle auch anderer Vorgänge, wie z.B. der sterischen Umwandlung bei Steroiden, der Oxydation bei Testosteron, Atophan usw. und chemischer Abbauvorgänge bei der Durchführung ihrer Entgiftungsfunktion.

9. Hormonhaushalt

Chronische Leberparenchymschäden sind oft von endokrinen Störungen begleitet. Schon dies weist darauf hin, daß zwischen der Leber und dem hormonellen System enge Verflechtungen und Korrelationen bestehen.

a) Hypophyse

Bei der Leberzellinsuffizienz wird von vielen Autoren eine Bremsung der Hypophysenfunktion angenommen. Sie wird besonders bei Cirrhotikern beobachtet und kann hier z.T. auf die Unterernährung, zum anderen Teil aber auch auf die Oestrogenvermehrung im Blut zurückgeführt werden. Umgekehrt scheint das Corticotropin (ACTH) eine direkte Wirkung auf die Leber zu besitzen. Die Regeneration des geschädigten Lebergewebes soll durch ACTH gefördert werden. Bei der Erhöhung des Blutzuckerspiegels soll, verbunden mit einer Verarmung der Glykogenvorräte der Leber, die Entwicklung einer Fettleber begünstigt werden.

Die Inaktivierung des Pitressins, des antidiuretischen Hormons des Hypophysenhinterlappens, findet ganz vorwiegend in der Leber statt. Manche Untersuchungen sprechen dafür, daß das antidiuretische Hormon bei schweren Leberzellinsuffizienzen im Blut erhöht ist. So zeigen Cirrhotiker bei Behandlung mit Pitressin einen wesentlich stärkeren Effekt im Sinne einer Antidiurese und Hyponatriämie als gesunde Personen.

b) Nebenniere

Die gesunde Leber inaktiviert die Nebennierenrindenhormone durch Reduktion am C3-C4-Atom. Bei der Leberzellinsuffizienz leidet diese Reduktion Schaden, so daß die Bildung und Ausscheidung von Tetrahydro-Derivaten und von 17-Ketosteroiden vermindert ist. Aus diesem Grund ist auch bei Leberkranken die 17-Ketosteroidausscheidung im Urin herabgesetzt. Die gestörte Reduktion des Cortisons führt dazu, daß Leberkranke gegenüber einer Zufuhr zusätzlicher Nebennierenrindenhormone sehr empfindlich sind, so daß schon bei kleinen Dosen Überdosierungserscheinungen auftreten können. Über die Besserung des Kohlenhydratstoffwechsels, die Anregung des Appetits und der Stimmung und die Beeinflussung der Flüssigkeits- und Elektrolytbilanz, die schnellere Rückbildung des Ikterus und der Druckschmerzhaftigkeit der Leber, vermag das Cortison eine Lebererkrankung zeitweilig gut zu beeinflussen. Andererseits wird die Entwicklung einer Fettleber begünstigt. Hyperglykämien, Wasserretention und schwere Persönlichkeitsveränderungen kommen bei Cortisonanwendung gleichfalls vor. Auch die durch den gestörten Abbau bedingte Überdosierungsgefahr verbietet den wahllosen und unkontrollierten Gebrauch von Nebennierenhormonen bei der Leberzellinsuffizienz.

Bei der mit Ascites einhergehenden dekompensierten Lebercirrhose ist die Urinausscheidung von *Aldosteron* vermehrt. Dieses für die Ascitesbildung so wichtige Phänomen beruht auf einer Abbaustörung des Aldosterons, die in der gesunden Leber wahrscheinlich über eine Konjugation erfolgt.

c) Geschlechtshormone

Wie die Nebennierenrindenhormone werden auch Oestrogen und Testosteron in der Leber inaktiviert. Diese Inaktivierung erfolgt z.T. oxydativ, zum anderen Teil durch eine Konjugation zu Glucuronid. Bei einer Störung der Oestrogeninaktivierung kommt es zu einem *Hyperoestro-*

genismus, der bei chronischen menschlichen Lebererkrankungen häufig angetroffen wird. So findet sich bei männlichen Lebercirrhotikern oft eine Hodenatrophie. Eine Impotenz und ein Verlust der Libido wird bei 70% aller Cirrhosekranken angetroffen. Bei 40% aller Männer mit einer chronischen Lebererkrankung tritt eine Gynäkomastie auf. Auf den erhöhten Oestrogenspiegel im Blut ist auch die Veränderung der Haarverteilung bzw. das Auftreten einer typischen femininen Behaarung zurückzuführen. Prostataveränderungen mit Plattenepithelmetaplasien und einer verzögerten Involution werden gleichfalls beobachtet.

Die Oestrogenvermehrung wird auch mit den spinnenförmigen Gefäßnaevi und dem Palmarerythem in Verbindung gebracht.

Bei Frauen führt die Oestrogenvermehrung zu Menstruationsunregelmäßigkeiten. Ob die Mammaatrophie beim weiblichen Cirrhotiker mit dem Oestrogenüberschuß zusammenhängt, ist nicht geklärt. In Ausnahmefällen zeigt sich bei Frauen eine Vermännlichung mit Hirsuitismus.

Testosteron wird in der Leber zu 17-Ketosteroiden umgebaut. Dieser Abbaumechanismus soll aber selbst bei schweren Leberparenchymkrankheiten nicht gestört sein.

Trotz vieler Untersuchungen ist es bisher unklar geblieben, ob die gestörte Oestrogeninaktivierung die einzige Ursache der beschriebenen klinischen Veränderungen ist. Sicher spielt die Unterernährung, die bei vielen Cirrhotikern anzutreffen ist, eine bedeutsame Rolle bei der Entwicklung der klinischen Symptomatik. Hodenatrophie, Gynäkomastie, sexuelle Ausfallserscheinungen werden auch bei hochgradig unterernährten Kriegsgefangenen ohne primäre Leberschädigung beobachtet. Sie beruht im wesentlichen auf einer Störung der hypophysären Gonadotropinbildung.

III. Die klinischen Krankheitserscheinungen der Leberinsuffizienz

Die bei der Leberzellinsuffizienz auftretenden Stoffwechselveränderungen führen zu einer schweren Beeinträchtigung des Gesamtorganismus und haben eine ganze Reihe schwerwiegender klinischer Krankheitserscheinungen zur Folge. Neben dem Ikterus und den Störungen des Pfortaderkreislaufs sind es vor allem die Zeichen des Leberversagens, die hämorrhagische Diathese oder das mit einem Foetor hepaticus einhergehende Präkoma und Koma, die das Erscheinungsbild und den Verlauf der Lebererkrankungen charakterisieren. Die durch die Leberzellinsuffizienz bedingten klinischen Krankheitserscheinungen werden oft mit dem unscharf definierten Begriff „Hepatargie" oder „Cholämie" bezeichnet. Der durch diese Begriffe gekennzeichnete Zustand braucht nicht mit einem Ikterus oder mit Störungen des Pfortaderkreislaufs einherzugehen. Man versteht hierunter die klinischen Krankheitserscheinungen, die in unmittelbarer und direkter Weise auf die Leberinsuffizienz und -funktionsstörung hinweisen. Die hämorrhagische Diathese und das Coma hepaticum sind die beiden wichtigsten und schwerwiegendsten Ausdrucksformen einer solchen Hepatargie.

1. Die hepatogen bedingte hämorrhagische Diathese

Besonders bei chronischen Lebererkrankungen treten nicht selten als Folge einer schweren Leberzellinsuffizienz Blutgerinnungsstörungen in Erscheinung. Zum Krankheitsbild dieser hämorrhagischen Diathese tragen eine ganze Reihe verschiedenartiger Faktoren bei. Eine der wesentlichsten Ursachen ist die bei schweren Leberzellschädigungen auftretende Störung der Proteinsynthese. Zusammen mit einer Albuminverminderung findet sich oft eine erhebliche Beeinträchtigung der Prothrombinbildung. Der Prothrombinmangel wird noch verstärkt durch den verminderten Galleabfluß in den Darm, der wiederum eine verminderte Vitamin K_1-Rückresorption zur Folge hat. Diese herabgesetzte Vitamin K_1-Resorption wird besonders beim Verschlußikterus angetroffen, und sie stellt hier die Hauptursache des Prothrombinmangels dar. Die unterschiedliche pathogenetische Bedeutung des Vitamin K_1-Mangels ist die Ursache dafür, daß das Vitamin K_1 beim Verschlußikterus einen guten therapeutischen Effekt aufweist, während es beim Leberzellschaden kaum oder nur eine ganz geringfügige Wirkung erkennen läßt.

Von der Störung der Proteinsynthese werden bei der Leberzellinsuffizienz eine ganze Reihe gerinnungsfördernder Faktoren betroffen. So zeigt der Faktor V (Proakzelerin) eine deutliche Verminderung. Eine Verminderung, die auch experimentell bei Hunden nach Leberschädigungen durch Chloroform nachgewiesen werden konnte. Faktor VII (Prokonvertin) wird gleichfalls vermindert, wobei der Mangel an Vitamin K eine große Bedeutung hat. Eine Verminderung ist auch beim Faktor IX (Christmas-Factor) und beim Faktor X (Stuart-Prower-Factor) nachgewiesen worden. Leberzellschädigung und Vitamin K-Mangel bedingen gemeinsam die Bildungsstörung dieser gerinnungsfördernden Plasmafaktoren.

Das antihämophile Globulin zeigt weder bei Leberzellschädigung noch beim Verschlußikterus eine Störung. Auch dem Fibrinogen kommt bei der hämorrhagischen Diathese der Leberkranken meist nur eine ganz untergeordnete Bedeutung zu. Obwohl das Fibrinogen fast ausschließlich in der Leber gebildet wird, zeigt es selbst bei schweren Leberzellinsuffizienzen nur eine geringe Verminderung.

Es konnte dagegen beobachtet werden, daß die Fibrinolyse deutlich gesteigert ist. Besonders bei den Lebercirrhosen findet sich eine beträchtliche Vermehrung der Plasmafibrinolysine. Die bei schweren Lebererkrankungen postoperativ oft auftretenden Blutungen sind ganz vorwiegend die Folge einer gesteigerten fibrinolytischen Aktivität.

Einflüsse sekundärer Natur verstärken oft die Blutungsbereitschaft bei Leberkranken. So vermag ein mit einer portalen Hypertension einhergehender Hypersplenismus eine erhebliche Thrombocytopenie hervorzurufen. Schließlich können Endothelschädigungen der Capillaren das Auftreten capillärer Blutungen bei Leberkranken begünstigen. Diese Capillarschädigungen werden vielfach durch zusätzliche Krankheiten hervorgerufen. Generalisierte Capillarendothelschädigungen sind bei Lebererkrankungen bisher noch nicht sicher nachgewiesen worden.

Bei der komplexen Natur der hämorrhagischen Diathese ist von der Vitamin K-Zufuhr allein keine Besserung zu erwarten. Besonders vor operativen Eingriffen und bei blutenden und thrombocytopenischen Cirrhosekranken wird man wiederholt Frischbluttransfusionen durchführen müssen. Nicht nur bei Thrombocytenmangel, auch bei Faktor V-Mangel ist Frischblut am wirksamsten. Das gilt auch für die fibrinolytischen Blutungen, da Fibrinolysine ebenfalls Faktor V, antihämophiles Globulin, Prothrombin und Faktor VII zerstören. Im übrigen empfiehlt sich hier die i.v. Applikation von ε-Amino-capron-Säure.

2. Foetor hepaticus

Eine hämorrhagische Diathese zeigt immer eine schwere Leberschädigung an. Besonders intensiv finden wir sie deshalb auch beim Coma hepaticum, dem schwersten Krankheitsbild der Leberinsuffizienz. Zusammen mit dieser hämorrhagischen Diathese finden wir hier aber auch ein anderes Phänomen, nämlich den sog. Foetor hepaticus. Dieser Foetor hepaticus ist eines der verläßlichsten Zeichen einer schweren Leberinsuffizienz und ist für jeden Leberkranken von einer sehr schlechten prognostischen Bedeutung. Der süßliche, an rohe Leber erinnernde Foetor hepaticus wird durch eine Substanz hervorgerufen, die als *Methylmercaptan* identifiziert worden ist. Der „Lebergeruch" zeigt die Unfähigkeit der Leber an, Methionin zu meta-

bolisieren. Es konnte gezeigt werden, daß eine geschädigte Leber Methionin nicht mehr als Leberschutzstoff verwenden kann, sondern daß eine Methioninzufuhr die Schädigung der Leber wahrscheinlich durch die Bildung von Mercaptan noch verstärken kann. Mercaptan wird beim Komakranken im Urin und in der Ausatmungsluft gefunden. Da nach einer Stuhlentleerung oder während eines Durchfalls die Mercaptankonzentration vermindert gefunden wurde, hat man einen intestinalen Ursprung angenommen. Eine Stuhlsterilisierung mit Antibiotika hat jedoch keinen Einfluß auf die Bildung des Mercaptans. Dagegen findet sich nicht selten, daß das Verschwinden des Foetor einem Abklingen des Komas vorangeht.

3. Das Leberkoma

Das Coma hepaticum ist durch das Auftreten von neurologisch-psychiatrischen Krankheitserscheinungen gekennzeichnet. Das klinische Krankheitsbild des Komas zeigt eine

stark wechselnde Symptomatik. Cerebrale Funktionsstörungen mit Somnolenz, Lethargie, stuporösem Koma abwechselnd mit Verwirrtheitszuständen, Psychosen und Krämpfen sind von Patient zu Patient verschieden und zeigen auch im Verlaufe des Komas oft einen starken Wechsel innerhalb weniger Stunden. Das charakteristische neurologische Zeichen ist der sog. *flatternde Tremor* (flapping tremor).

Pathologisch-anatomisch findet sich im Gehirn eine Proliferation und diffuse Vergrößerung der Astrocyten. Diese Veränderungen zusammen mit den nur geringen Veränderungen der Nervenzellen sind besonders bei Leberkrankheiten zu finden. Die zahlenmäßige Vermehrung der Astrocyten geht auch bei Besserung der Leberfunktion nicht zurück, dagegen ist die Größenzunahme der Astrocyten reversibel.

Das Coma hepaticum ist der Endzustand einer Leberzellinsuffizienz. Über die ursächlichen Vorgänge bei der Entstehung des Leberkomas sind eine ganze Reihe verschiedener Hypothesen aufgestellt worden. Aus der Beobachtung, daß freies Lebergewebe in der Bauchhöhle tödlich wirkt, hat man geschlossen, daß beim Abbau des Lebergewebes freiwerdende Stoffe, etwa toxische Aminosäuren, die Ursache eines akuten Leberversagens seien. Die toxischen Substanzen selbst wurden jedoch bislang noch nicht nachgewiesen. Die klinischen Untersuchungen bei der portocavalen Encephalopathie weisen darauf hin, daß es sich beim Coma hepaticum wohl um einen komplexen Vorgang handelt. Bei Lebercirrhosen mit ausgeprägten Umgehungskreisläufen genügt oft schon eine geringe Leberfunktionsstörung, um ein Coma hepaticum auszulösen. Erhalten solche Patienten eine stark eiweißhaltige Mahlzeit oder massive Ammoniumchlorid-, Harnstoff- oder Methioningaben, dann gelangen sie trotz einer nur mittelgradig gestörten Leberfunktion in einen präkomatösen Zustand. Die komatösen Erscheinungen werden bei diesen Kranken sicher zum großen Teil durch toxische Substanzen hervorgerufen, die im Darm resorbiert werden und unter Umgehung der Leber unmittelbar Einfluß auf die Gehirnfunktion nehmen. Da sich ferner gezeigt hat, daß sich durch eine Sterilisierung des Stuhles mit Antibiotika die Eiweißtoleranz des Cirrhosekranken erheblich verbessern läßt, wird angenommen, daß ein Teil der das Coma hepaticum auslösenden Toxine von den Darmbakterien aus dem stickstoffhaltigen Darminhalt gebildet wird.

Von allen Substanzen, die die Gehirnfunktion der Komapatienten beeinträchtigen, wird heute allgemein dem *Ammoniak* die größte Bedeutung zugemessen. Dabei spielt auch die Tatsache eine Rolle, daß durch die orale oder intra-

venöse Zufuhr von Ammoniaksalzen ein Koma ausgelöst werden kann. Das aus eiweiß- bzw. stickstoffhaltigen Substanzen von Bakterien im Darm gebildete Ammoniak wird durch die gesunde Leber zu Harnstoff, Glutamin und Asparagin umgewandelt. Im Leberkoma ist das Glutaminsäure-Glutamingleichgewicht, das mit dem Ammoniaktransportmechanismus im Zusammenhang steht, gestört. Es kommt zu einer Vermehrung des Glutamins und des Ammoniaks

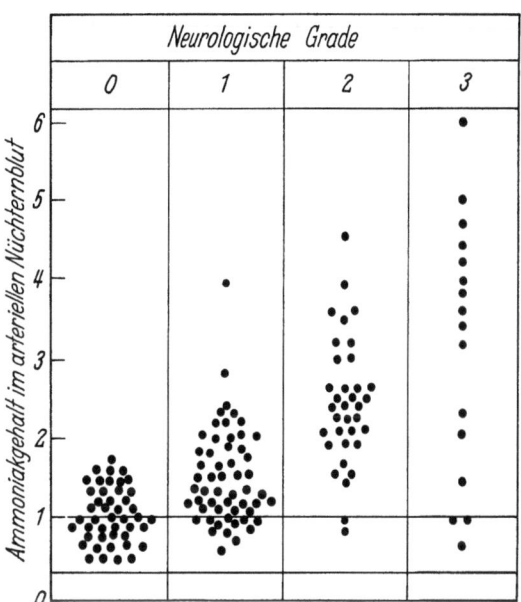

Abb. 211. Beziehung des arteriellen Ammoniakspiegels zum Grad der Bewußtseinstrübung bei Lebercirrhose. Grad 1: Geringe Beeinträchtigung des Bewußtseins und des motorischen Systems. Grad 2: Stärkere Bewußtseinsstörung mit zeitlicher und örtlicher Desorientiertheit. Grad 3: Koma. Der normale durchschnittliche Ammoniakspiegel beträgt 0,68 μg/ml. Die horizontalen Linien bezeichnen den normalen Grenzwert nach oben und unten. [Aus SHERLOCK, Krankheiten der Leber und Gallenwege. München: Lehmann 1965]

im Blut. Bei der Störung des Gehirnstoffwechsels wird nicht nur ein unmittelbarer Einfluß des Ammoniaks vermutet. Das Ammoniak führt durch Glutaminbildung zu einer Entfernung der α-Ketoglutarsäure aus dem Citronensäurecyclus. Da die normale Gehirntätigkeit auf die aerobe Glykolyse und damit auf den Citronensäurecyclus angewiesen ist, wäre in der Unterbrechung des Gehirnstoffwechselvorgangs durch die Glutaminbildung des Ammoniaks eine weitere Ursache des Leberkomas zu sehen.

Es hat nicht an Untersuchungen gefehlt, den arteriellen Ammoniakspiegel mit dem Grad der Bewußtseinstrübung bei Lebercirrhosen in

Beziehung zu setzen. Tatsächlich scheint hier eine Korrelation vorzuliegen, wie auch aus der Abb. 211 von Sherlock hervorgeht.

Es konnte später jedoch nachgewiesen werden, daß Ammoniak in einer Konzentration, wie es beim Leberkoma vorkommt, für das normale Gehirn nicht toxisch wirkt, so daß heute wieder Zweifel aufgetaucht sind, ob das Ammoniak der ursächlich verantwortliche toxische Faktor ist. Auch die therapeutische Zuführung von Glutaminsäure bei Komapatienten mit dem Ziel, Ammoniak zu binden, hat weder auf den klinischen Verlauf noch auf die Höhe des Blutammoniumgehaltes Einfluß gehabt. Es ist aber nicht zu bezweifeln, daß der erhöhte Blutammoniakspiegel beim Leberkoma ein dem Krankheitsverlauf sehr gut angepaßter Indicator eines gestörten Gehirnstoffwechsels ist.

Bei dem oft alkalotischen Säurebasenhaushalt der Komapatienten vermögen Diuretika der Thiazidgruppe durch Auslösung einer Hypokaliämie die cerebrale Funktion zu verschlechtern.

Die gestörte Entgiftungsfunktion der Leber für toxische Amine und andere stickstoffhaltige Substanzen trägt ebenfalls zur Verstärkung eines Coma hepaticums bei.

Eine ganze Reihe weiterer Faktoren und Einzelsubstanzen vermögen beim Leberkranken das Auftreten eines Leberkomas auszulösen bzw. zu begünstigen. Das Ammoniak ist eine von diesen Substanzen und spiegelt wohl am besten den Vergiftungszustand des Gehirns beim Coma hepaticum wieder. Die eigentlich komaauslösende Substanz, wenn es eine solche Einzelsubstanz überhaupt geben sollte, ist aber bislang noch unbekannt geblieben.

IV. Ikterus

1. Die verschiedenen Formen des Ikterus

Unter Ikterus versteht man eine Gelbfärbung der Haut, Skleren und Schleimhäute, die auf eine vermehrte Bilirubinablagerung im Gewebe zurückzuführen ist. Bilirubinwerte von 2—4 mg-% im Serum führen zu einer manifesten Gelbsucht. Das eindrucksvolle Krankheitsphänomen des Ikterus kann auf mannigfache Weise zustande kommen und stellt das Leitsymptom einer ganzen Reihe verschiedenartigster hepatogener, aber auch nicht hepatogener Erkrankungen dar. Bei der Klassifizierung und Einteilung der verschiedenen Ikterusformen steht die Physiologie des Bilirubinstoffwechsels im Mittelpunkt aller Betrachtungen. Die entscheidende Rolle des Bilirubins bei der Ikterusentstehung ist dabei nie fraglich gewesen. Aber schon der Ort der Bilirubinbildung ist lange Zeit umstritten gewesen.

Schon Virchow hat erkannt, daß das Gallenpigment als Hämatoidin auch außerhalb der Leber entstehen kann. Im Gegensatz hierzu erschienen die Untersuchungen von Naunyn an hepatektomierten Gänsen darauf hinzuweisen, daß den Leberzellen die wesentliche, wenn nicht gar die ausschließliche Rolle für die Gallenpigmentbildung zukommt. Im Gegensatz zu dem Verhalten bei normalen Tieren konnte Naunyn bei der Verabreichung von sonst sicher gelbsuchterzeugenden Substanzen wie Arsen und Toluiliendiamen bei den hepatektomierten Gänsen keinen Ikterus erzeugen. Dieser scheinbare Widerspruch klärte sich erst auf, als man feststellte, daß die Gänse im Gegensatz zu anderen Tieren in ihren Lebern das gesamte Reticuloendothelialsystem beherbergen, das für den Abbau des Hämoglobins zu Bilirubin verantwortlich ist.

Heute wissen wir, daß die Bildung des Bilirubins mit Sicherheit im Reticuloendothelialsystem einschließlich den Kupfferschen Zellen stattfindet. Das hier aus den Erythrocyten freigesetzte Hämoglobin liefert bei seinem Zerfall die ganz überwiegende Menge des Bilirubins im Serum. Nur ein kleiner Teil des Bilirubins stammt aus anderen Quellen (Myoglobin, Cytochrom). Die im menschlichen Organismus täglich anfallende Bilirubinmenge beträgt etwa 300 mg. Das beim Abbau des Hämoglobins entstehende eisenfreie Hämatoidin wandelt sich im Reticuloendothelialsystem in eine ebenfalls eisenfreie grüne Verbindung um, in das Biliverdinglobin. Dieses Biliverdin wird zu Bilirubin reduziert und als solches in den Blutstrom abgegeben. Bei Menschen konnte in der Leber und in der gelben Galle ein Ferment nachgewiesen werden, das die Reduktion des Biliverdins zu Bilirubin bewirkt.

Interessanterweise wird die Reduktion des Biliverdins zu Bilirubin nur bei Fleischfressern und bei Menschen beobachtet. Bei den meisten pflanzenfressenden Tieren findet sich eine grüne Galle mit Biliverdin als Hauptpigment.

Das „prähepatisch" außerhalb der Leber im Reticuloendothelialsystem aus Hämoglobin gebildete „freie" Bilirubin wird im Blutplasma durch das Albumin in Lösung gehalten. Dieses freie Bilirubin ist völlig wasserunlöslich und zeigt dementsprechend bei der van den Berghschen Probe nur eine indirekte Reaktion, die erst nach der Vorbehandlung des Serums mit Alkohol oder einer anderen hydrophilen Sub-

Das freie Bilirubin wird in der Leber aufgenommen und durch die Glucuronyl-Transferase an Glucuronsäure gebunden bzw. konjugiert. Bei diesem in den Mikrosomen der Leberzellen sich abspielenden Vorgang wird

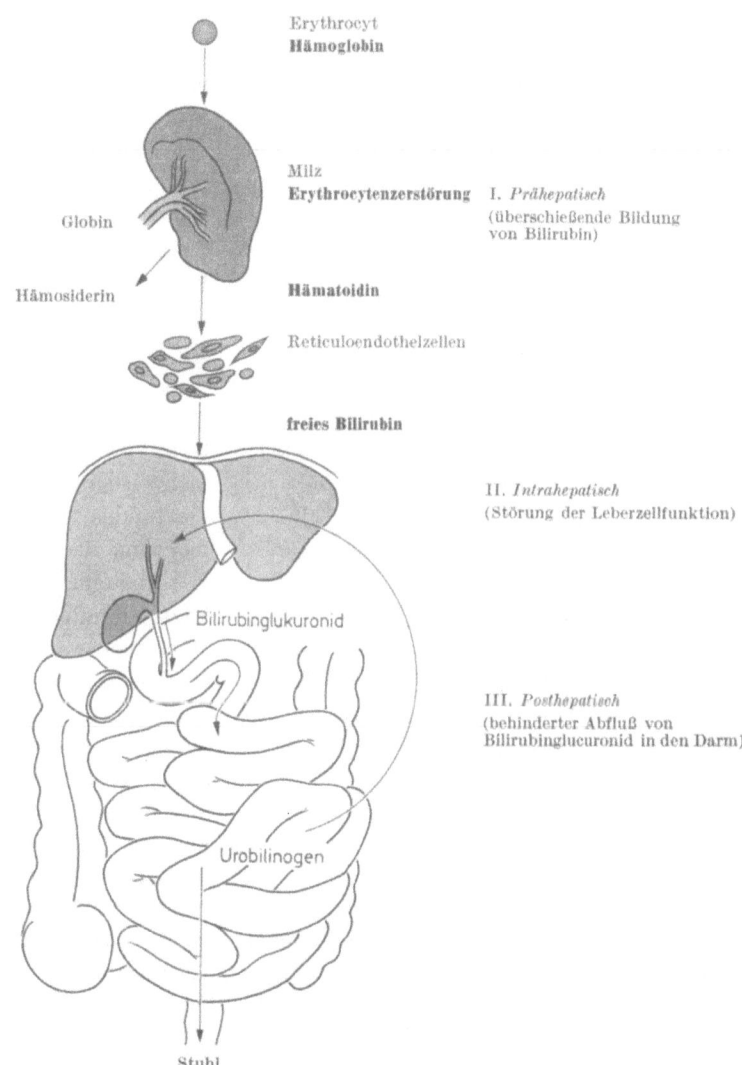

Abb. 212. Einteilung der Ikterusformen. (Aus R. HEGGLIN, Differentialdiagnose innerer Krankheiten. Stuttgart: Georg Thieme 1963)

stanz in Erscheinung tritt. Da dieses freie, nicht direkt reagierende Bilirubin wasserunlöslich ist, wird es weder durch den Urin noch durch die Galle ausgeschieden. Unter gewissen Voraussetzungen, wie z.B. beim Kernikterus des Neugeborenen, kann das freie Bilirubin bei besonders hohen Blutkonzentrationen und bei einer erniedrigten Blutliquorschranke eine neurotoxische Wirkung entfalten.

die zur Konjugation benötigte Glucuronsäure von der Uridindiphosphat-Glucuronsäure geliefert. Unter der Einwirkung dieses Fermentes und der Glucuronsäure entsteht so das Bilirubinmonoglucuronid (25%) und das Bilirubindiglucuronid (75%). Beide Formen dieses Bilirubinglucuronids sind wasserlöslich und werden normalerweise mit der Galle ausgeschieden. Dieses konjugierte Bilirubin gibt eine direkte

Diazo-Reaktion, bei der eine Vorbehandlung des Serums mit hydrophilen Substanzen nicht notwendig ist. Seine Wasserlöslichkeit bewirkt ferner, daß sein Überschuß im Blut mit dem Urin ausgeschieden werden kann.

Die im ersten Stadium der Bilirubinbildung entstehenden Ikterusformen werden klinisch meist unter dem Begriff „prähepatischer Ikterus" zusammengefaßt. Ein solcher prähepatischer Ikterus kommt zustande durch einen vermehrten Blutabbau infolge hämolytischer Erkrankungen oder durch eine ungenügende Konjugation des freien Bilirubins in der Leber. Auch

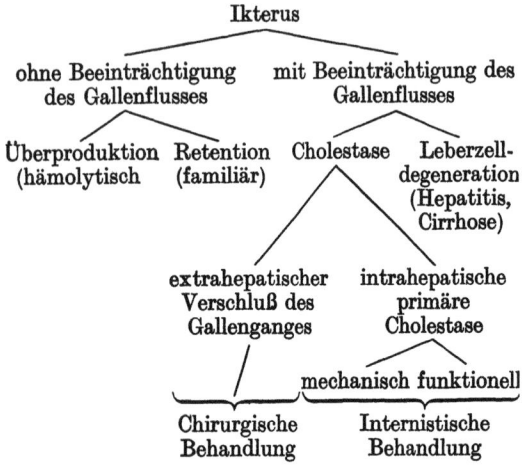

Abb. 213. Ikterusformen. Die diesem Schema zugrundeliegenden Begriffe Überproduktion, Retention, Cholestase und Leberzelldegeneration können durch Laboratoriumsbefunde gegeneinander abgegrenzt werden. (Aus POPPER, Die Leber. Stuttgart: Georg Thieme 1961)

die gesunde Leber ist bei einer massiven Hämolyse nicht in der Lage, das ganze Überangebot an freiem Bilirubin zu konjugieren, d.h. wasserlöslich und damit harn- und gallenfähig zu machen. Es findet sich ein erheblicher Anstieg des freien Bilirubins im Serum, der infolge der Hämolyse meist mit einer Anämie verbunden ist. Die Patienten bekommen deshalb oft ein strohgelbes Aussehen, das klinisch mit dem Begriff *Flavinikterus* gekennzeichnet wird. Obwohl nicht alles freie Bilirubin konjugiert werden kann, ist bei den hämolytischen Anämien doch eine gesteigerte Bildung von Bilirubinglucuronid festzustellen. Dies führt zu einer besonders bilirubinreichen Galle, zu einer Neigung zu bilirubinhaltigen Gallensteinen und zu einer starken Dunkelfärbung des Stuhles infolge des vermehrten Bilirubin- bzw. Sterkobilingehaltes des Stuhles nach einer hämolytischen Krise,

Nicht ganz eindeutig ist die Frage zu beantworten, ob man die Hyperbilirubinämien, welche als Folge eines gestörten Bilirubintransportes bzw. einer Störung in der Bilirubinglucuronsäurekoppelung auftreten, zu den prähepatischen Ikterusformen rechnen soll. Zu dieser Krankheitsgruppe gehört u. a. der *Icterus juvenilis intermittens Meulengracht* und die *posthepatitische Hyperbilirubinämie*. Bei diesen Krankheiten ist der primäre Defekt in einer Störung des Bilirubintransportmechanismus vom Plasma zum Konjugationsort in der Leberzelle zu suchen. Auf einem Fehlen oder einem Versagen der Glucuronyltransferase beruht das *Crigler-Najjar-Syndrom*. Auch der passagere Frühgeborenenikterus und der physiologische Ikterus der Neugeborenen sind auf eine Störung der Bilirubinkonjugation zurückzuführen.

Der vorwiegend im praktisch-klinischen Bereich verwandte Begriff „prähepatischer Ikterus" ist noch nicht eindeutig definiert. In den meisten Fällen wird hierunter eine Ikterusform verstanden, die mit einer Hämolyse, einer Vermehrung des indirekten Bilirubins und ohne Leberbeteiligung einhergeht. Dies trifft für die letztgenannten Erkrankungen nicht zu. Gegen eine Zuordnung zu den hepatischen Ikterusformen spricht die Tatsache, daß die Leber keine morphologischen oder sonstigen funktionellen Störungen aufweist. Es findet sich bei diesen Krankheitsformen auch keine Störung des intrahepatischen Gallenflusses wie beim hepatischen Ikterus.

Die von POPPER gegebene Ikterusklassifizierung wird diesen Verhältnissen mehr gerecht (s. Abb. 213). Sie ist jedoch leider weniger einprägsam als die Einteilung in eine prä-, intra- und posthepatische Ikterusform.

Bei dem sog. intrahepatischen und posthepatischen Ikterus liegt der Gelbsucht eine Beeinträchtigung des Gallenflusses zugrunde. Eine Störung des Gallenflusses an seiner Ursprungsstelle von der Leberzelle zur Gallencapillare findet man bei Leberzelldegeneration, bei der Hepatitis oder bei der Lebercirrhose. Der Gallenfluß kann ferner auf seinem Wege innerhalb der Leber oder in den extrahepatischen Gallengängen durch eine Cholestase behindert werden. Gleichgültig, wo der Gallenfluß unterbrochen wird, stets wird bei diesen Ikterusformen zunächst ein Anstieg des direkten Bilirubins im Serum gefunden. Erst beim Anstieg des Gesamtbilirubins über 3 mg-% findet sich eine beinahe parallel verlaufende Erhöhung der direkten und indirekten Bilirubinwerte, und zwar unabhängig von der Art der Erkrankung, die diese Beeinträchtigung des Gallenflusses hervorruft. Der gleichzeitige Anstieg des indirekten Bilirubins wird darauf zurückgeführt, daß es zu einer Hemmung der Aufnahme des indirekten Bilirubins kommt, da der Umwandlungsmechanismus mit Bilirubin abgesättigt ist. Die Annahme eines sog. „Kupfferschen Zell-Leberzellblocks" basiert zu einem wesentlichen Teil auf dem histologischen Nachweis der starken Gallenimbibition der Kupfferschen Zellen. Neben der Erschwerung des Bilirubinübertritts von den Kupfferschen Zellen in die Leberzellen wird zusätzlich eine Rückstauung in den Leberzellen und Gallenkanälchen angenommen.

Bei den intrahepatischen Ikterusformen steht der mit einer morphologisch nachweisbaren Schädigung der Leberzellen einhergehende Ikterus durch hepatocelluläre Degeneration an erster Stelle. Eine solche hepatocelluläre Degeneration findet sich nicht nur bei der primären Hepatitis oder einer Cirrhose, sondern auch als mehr sekundäres Begleitsymptom bei langdauernden Gallenwegsverschlüssen und passiven Stauungen und Anoxien. Bei der hepatocellulären Degeneration findet sich eine Erhöhung des Gesamtbilirubinspiegels und der direkten Bilirubinfraktion, das Bilirubin erscheint im Urin, während der Stuhl durch den Bilirubinmangel heller, aber nicht acholisch erscheint.

Die verminderte Bilirubinausscheidung mit der Galle führt zu einem herabgesetzten Mesobilirubinogen- und Sterkobilinogengehalt des Stuhls und hat auch eine verminderte Urobilinogenproduktion zur Folge. Obwohl deshalb weniger Urobilinogen aus dem Darm zurückresorbiert wird, ist die Urobilinogenausscheidung im Urin trotzdem meistens erhöht. Verursacht wird dieses Phänomen durch den Leberzellschaden, der eine Wiederausscheidung des Urobilinogens durch die Leber weitgehend verhindert und damit eine Unterbrechung des enterohepatischen Kreislaufes bewirkt.

Bei der hepatocellulären Degeneration findet sich ferner als Folge der ausgedehnten Leberparenchymschädigung das vermehrte Auftreten einer ganzen Reihe von Fermenten. Am bekanntesten ist die Vermehrung der Serumglutaminatoxalattransaminase (SGOT) und der Serumglutaminatpyrovattransaminase(SGPT).

Auch die Aldolase (l-Phosphofructaldolase) ist beim Parenchymikterus stark erhöht. Diese Fermente verlassen wohl als Folge einer gestörten Permeabilität der Zellmembran die durch die hepatocelluläre Degeneration geschädigte Leberzelle und ermöglichen so die klinisch so wichtige Trennung der intrahepatischen von der posthepatischen Ikterusform. Mit Ausnahme der Aldolase sind die Fermente jedoch nicht organspezifisch, sondern können auch beim Zellzerfall anderer Organe gefunden werden.

Beim Ikterus durch Cholestase ist der Gallenfluß in den Gallenwegen entweder durch mechanische Faktoren, oder aber auch als Folge einer funktionellen Störung beeinträchtigt. Bei den extra- oder posthepatischen Ikterusformen ist der Ikterus fast immer auf eine mechanische Ursache zurückzuführen. Bei den intrahepatischen Cholestaseformen kann der Ikterus entweder mechanisch oder auch funktionell hervorgerufen worden sein.

Um einen Ikterus hervorzurufen, muß eine intrahepatische Cholestase diffus entwickelt sein. Umschriebene Infiltrationen durch ein primäres oder sekundäres Carcinom rufen meist eine lokale Cholestase hervor, die zwar histologisch nachweisbar ist, aber nicht ausreicht, um einen Ikterus hervorzurufen. Selbst bei multiplen und ausgedehnten intrahepatischen tumorösen Infiltrationen wird erst dann ein Ikterus gefunden, wenn die intrahepatische Cholestase von Nekrosen und Entzündungen mit hepatocellulären Degenerationserscheinungen begleitet wird. Eine begleitende intrahepatische Cholestase verrät sich im Serum vor allem durch die für sie charakteristische Erhöhung der alkalischen Phosphataseaktivitäten.

Bei der intrahepatischen Cholestase, die bei der Hepatitis und der Lebercirrhose, aber auch bei anderen Krankheiten als Begleitfaktor auftreten kann, kommen ursächlich sowohl mechanische wie funktionelle Faktoren in Betracht.

Als typisches Beispiel für eine primär mechanische Cholestase sei die kongenitale Aplasie der Gallengänge in den Glissonschen Dreiecken erwähnt.

Als Folge einer fibrotischen Obliteration der Gallenkanälchen durch sekundär entzündliche Vorgänge oder auch durch eine funktionelle Cholestase kann bei der Hepatitis oder bei der Lebercirrhose auch ein mechanischer Verschluß kleinerer Gallengänge unter Einbeziehung des obulären Parenchyms und der Gallenkanälchen auftreten.

Bei Operationen und Sektionen findet sich nicht selten das Bild eines kompletten Gallengangsverschlusses, obwohl die Gallenwege keinerlei Hinweise für einen mechanischen Verschluß oder eine Einengung des Lumens aufweisen. Histologisch findet sich ein entzündliches Infiltrat um die portalen Dreiecke und die intralobulären Gallenkanälchen, so daß für die intrahepatische Cholestase auch oft der Begriff Cholangiolitis gewählt wird, obwohl die entzündliche Komponente wahrscheinlich sekundärer Natur ist. Biochemische und anatomische Untersuchungen von Gallenpfröpfen und Gallenkanälen weisen darauf hin, daß diese Form des cholestatischen Ikterus im Zusammenhang mit einer funktionellen Veränderung der Kanälchenwand und -auskleidung auftritt. Durch vermehrte Wasserrückresorption soll es zu einer Eindickung der festen Gallenbestandteile und hierdurch wiederum zu einer Gallenstase mit der Bildung von Gallencylindern kommen. Eine solche intrahepatische Cholestase finden wir in stärkerem Ausmaß bei der Hepatitis mit cholestatischem Einschlag und bei den cholangiolitischen Hepatitiden. Wir finden sie ferner bei den primären biliären Cirrhosen bzw. den xanthomatösen cholangiolitischen Cirrhosen. Auch ein länger anhaltender Neugeborenenikterus ist auf das Vorhandensein einer intrahepatischen Cholestase verdächtig.

Eine bedeutsame Rolle kommt bei der intrahepatischen Cholestase dem sog. Arzneimittelikterus zu. Hier sind zu nennen die Cholestase bei anabolen Hormonen, die wahrscheinlich auf einer Störung im Hormonhaushalt und nicht auf einer Überempfindlichkeitsreaktion beruht. Ferner ist zu nennen die Cholestase mit intralobulärer und periportaler Entzündung sowie Zellnekrosen. Hier handelt es sich wahrscheinlich um eine Überempfindlichkeitsreaktion, die durch Gaben von Sulfonylharnstoff, Erythromycinestolat, organischem Arsen, Chlorpromacin, Atophan, Furadantin und Methyltestosteron usw. ausgelöst wird.

Beim Absetzen dieser Medikamente verschwindet der Ikterus meist rasch. Bei hochdosierter Anwendung etwa von Monooxydasehemmern, Halothan u. a. Substanzen kann der Drogenikterus jedoch wie eine Hepatitis verlaufen und hat dann eine Mortalität von etwa 50%.

Beim Dubin-Johnson-Syndrom und dem damit verwandten Rotor-Syndrom findet sich eine chronische familiäre Gelbsucht mit dunkelgrünschwarz verfärbter Leberoberfläche (Black Liver Jaundice). Als Ursache wird eine angeborene intrahepatische Cholestase bzw. eine Ausscheidungsstörung der Leberzelle angenommen, da sich im Blut konjugiertes Bilirubin findet und bei der intravenösen Cholecystographie und dem Bromsulfthaleintest eine Ausscheidungsstörung beobachtet wird.

Bei dem posthepatischen Ikterus handelt es sich um eine extrahepatisch bedingte Cholestase, wobei es immer eine mechanische Ursache ist, die zu einer Unterbrechung des Gallenflusses führt. Der erhöhte biliäre Druck bringt dabei die Gallenausscheidung zum Stillstand. Es findet sich ferner eine Rückstauung von den Gallencapillaren oder -kanälchen her mit einer nachfolgenden pericholangiolitischen Entzündung. Als charakteristisches Zeichen der extrahepatischen Cholestase läßt sich im Serum eine erhebliche Steigerung der alkalischen Phosphatase feststellen. Der vermehrte Übertritt von Gallensäuren in das Blut und in die Haut löst einen starken Pruritus aus. Die beim Verschlußikterus unterbrochene Ausscheidung von Gallensäuren in den Darm führt zu einer Beeinträchtigung der Vitamin K-Resorption und hat damit eine Störung der Prothrombinbildung und der Blutgerinnung zur Folge. Die herabgesetzte Bilirubinausscheidung in den Darm führt nur deshalb nicht oft zu einer verminderten Urobilinogenausscheidung im Urin, weil die begleitende Leberzellschädigung über eine Unterbrechung des enterohepatischen Kreislaufs eine vermehrte Urobilinogenausscheidung im Urin zur Folge hat. Alle Ikterusformen können im Grunde auf 5 einzelne pathogenetische Faktoren zurückgeführt werden. Diese 5 verschiedenen pathogenetischen Ikterusformen sind in Tabelle 51 zusammengefaßt worden.

Die einzelnen pathogenetischen Faktoren hat POPPER auch zur Klassifizierung der einzelnen Ikterusformen verwandt (siehe Tabelle 51).

Von klinischer Sicht aus betrachtet liegt im Einzelfall einer ikterischen Erkrankung meist ein Krankheitsbild vor, das durch das sehr unterschiedliche Zusammenwirken mehrerer pathogenetischer Faktoren bestimmt wird. Bei der Klassifizierung der Ikterusformen hat es sich deshalb als besser erwiesen, die etwas grobe Einteilung in prä-, intra- und posthepatische Ikterusformen beizubehalten, wobei allerdings

Tabelle 51. *Die pathogenetischen Grundfaktoren des Ikterus.* (Aus Popper, Die Leber.
Stuttgart: Georg Thieme 1961)

Reine Formen des Ikterus	Pathogenese
Retention	Erhöhte Schwelle für Bilirubinausscheidung
Überproduktion	Vermehrte Zerstörung roter Blutkörperchen (Hämolyse)
Hepatocelluläre Degeneration	Bilirubin wird auf Grund eines Leberschadens weder von den Leberzellen aufgenommen noch von der Leberzelle oder den Gallencapillaren in den Blutstrom abgegeben
Extrahepatische Cholestase	Erhöhter biliärer Druck bringt die Gallenausscheidung zum Stillstand; auch Rückstauung von Capillaren oder Kanälchen her mit nachfolgender pericholangiolärer Entzündung
Intrahepatische Cholestase	Erhöhte Permeabilität der Capillaren und Kanälchen mit Eindickung von Galle und Erhöhung des biliären Druckes; auch Rückstauung mit pericholangiolärer Entzündung, die zur Einengung führt, wodurch weiter der biliäre Druck erhöht wird

Tabelle 52

I. Prähepatischer Ikterus
  1. Überproduktion von freiem Bilirubin
    a) Hämolytische Anämien
      α) Angeborene hämolytische Anämieformen (corpusculäre Formen, Enzymmangel, Hämoglobinopathien)
      β) Erworbene hämolytische Anämieformen (Transfusionszwischenfälle, Intoxikationen, Autoimmunkörper)
    b) Bilirubinüberproduktion durch massiven Blutabbau (Lungeninfarkte, starke Magen-Darm-Blutungen und große Hämatome).
  2. Störungen der Bilirubinabsorption durch die Leberzelle
    a) Posthepatitische Hyperbilirubinämie
    b) Ikterus juvenilis intermittens Meulengracht
  3. Störungen der Bilirubinkonjugation
    a) Frühgeborenenikterus, physiologischer Neugeborenenikterus
    b) Irreversibler familiärer Ikterus (Crigler-Najjar-Syndrom)
II. Hepatischer bzw. intrahepatischer Ikterus
  1. Vorwiegend durch hepatocelluläre Schädigungen entstehende Ikterusformen
    a) Toxische Leberschädigung (Tetrachlorkohlenstoff und andere Industriegifte, Cytostatica, Pflanzengifte usw.)
  b) Mangel- und Fehlernährung (Eiweißmangeldystrophie, chronischer Alkoholismus. Beim sog. Zievesyndrom liegt eine hämolytische Komponente vor)
  c) Diffuse entzündliche Erkrankungen (Virushepatitiden. Unspezifische reaktive Hepatitis Popper)
  d) Stoffwechselkrankheiten (Hämochromatose, hepatolenticuläre Degeneration, Glykogenspeicherkrankheit usw.)
  2. Ikterusformen mit starker intrahepatischer cholestatischer Komponente
    a) Angeborene Atresie der intrahepatischen Gallengänge
    b) Cholestatische bzw. cholangiolitische Hepatitiden und Lebercirrhosen
    c) Primäre biliäre Lebercirrhose
    d) Drogenikterus (Chlorpromacin, Methyltestosteron etc.)
    e) Dubin-Johnson-Syndrom und Rotortyp.
III. Posthepatischer Ikterus
  Extrahepatische Cholestase durch Gallensteine, Tumor, Strikturen und Verschluß der Gallenwege durch Parasiten

innerhalb dieser Einteilung verschiedene pathogenetische Faktoren eine ausreichende Berücksichtigung finden sollten. Eine nach diesen Gesichtspunkten vorgenommene Differenzierung der einzelnen Ikterusformen findet sich in der Tabelle 52.

2. Die Beziehungen zwischen Serum- und Gewebsbilirubin

Bei einem Anstieg des Bilirubingehaltes im Serum über 2 mg-% tritt eine meist zuerst in den Skleren sichtbare ikterische Verfärbung auf. Der Schwellenwert, bei dem das Serumbilirubin in das Körpergewebe übertritt, ist häufig niedriger als der für die Ausscheidung im Urin. Im Körpergewebe wird das Bilirubin in besonders hoher Konzentration im Elastin der verschiedenen Organe abgelagert. Dementsprechend zeigen die Skleren, die Conjunctiven, die Haut, die Schleimhäute und die Gefäße eine besonders starke ikterische Verfärbung. Bei einem langdauernden Ikterus kann ein Wechsel der zunächst rötlich-gelben Hautfarbe in einen dunkelgrün-gelben Farbton beobachtet werden. Dies beruht auf einer Oxydation des im Gewebe abgelagerten Bilirubins zu Biliverdin. Gewebsaffinität, Dauer und Schwere des Ikterus sowie begleitende Faktoren wie z. B. Anämien bestimmen weitgehend das Ausmaß und den Farbcharakter der ikterischen Verfärbung. Dem Farbcharakter des Ikterus, der zur Prägung der klinischen Begriffe Flavinikterus, Rubinikterus und Melasikterus geführt hat, kommt heute differentialdiagnostisch nur eine untergeordnete Bedeutung zu.

Das vom Blut in die Gewebsflüssigkeiten diffundierende Bilirubin ist ebenso wie im Blutserum auch in der Gewebsflüssigkeit an Albumin gekoppelt. Wegen des niedrigen Eiweißgehaltes ist der Bilirubingehalt der Gewebsflüssigkeiten relativ niedrig. Genauso wenig Bilirubin wie die Gewebsflüssigkeit enthalten im übrigen auch die eiweißarmen Magen- und Pankreassäfte sowie der Speichel, der Schweiß und die Tränen. Nur bei einem ganz schweren Ikterus kann durch Übertreten des Bilirubins in die wäßrige Flüssigkeit des Auges eine Xanthopsie bzw. Gelbsichtigkeit auftreten.

Normalerweise verhindert die Blutliquorschranke den Übertritt größerer Bilirubinmengen in den Liquor cerebrospinalis. Auch bei erheblichen Serumbilirubinerhöhungen ist der Bilirubingehalt in der Cerebrospinalflüssigkeit meist nur geringfügig erhöht. Bei einer Schädigung des Plexus choreoideus und bei meningealen Entzündungen, z. B. bei der Weilschen Erkrankung, wird wohl als Folge der erniedrigten Blutliquorschranke eine Erhöhung der Bilirubinwerte im Liquor gefunden.

Der *Kernikterus*, der bei Säuglingen und besonders bei frühgeborenen Kindern auftritt, beruht z. T. darauf, daß in diesem Lebensalter die Blutliquorschranke noch sehr schlecht entwickelt ist. Da die Liquorhirnbarriere ebenfalls schlecht ausgebildet ist, kommt es hier neben der gelben Pigmentation der Dura und des Plexus choreoideus auch zu einer gelben Ver-

färbung der Stammganglien einschließlich des Globus pallidus, Thalamus und der Kerne am Boden des 4. Ventrikels und im Bereich des Hippocampus.

Das Bilirubin liegt im Serum und im Liquor in seiner unkonjugierten Form vor, das infolge seiner hohen Fettlöslichkeit eine besondere Affinität zum Nervengewebe aufweist. Neben der Anlagerung an die Stammganglien beeinflußt das unkonjugierte Bilirubin auch den Stoffwechsel der Mitochondrien des Gehirns und vermindert die Sauerstoffaufnahme des Gehirns.

Ein Kernikterus wird als Komplikation des Frühgeborenenikterus gewertet, tritt aber auch bei Hämolysen von Neugeborenen in Erscheinung. Ein Kernikterus kann ferner bei der Sulfonamidbehandlung von Frühgeborenen beobachtet werden. Infolge der Erschwerung der Bilirubinbindung an das Albumin durch die Sulfonamide wird dem Bilirubin die Passage der Blutliquorschranke erleichtert. Es kann so zu einem Kernikterus kommen, auch wenn der Bilirubinspiegel im Plasma relativ niedrig ist.

Klinisch verrät sich ein Kernikterus bei dem ikterischen Neugeborenen dadurch, daß es innerhalb der ersten 5 Tage zu Fieber, Nackensteifigkeit und Opisthotonus mit Mukelzukkungen oder Krämpfen kommt. Daß es sich um eine Bilirubinvergiftung handelt, geht u. a. daraus hervor, daß zwischen der Höhe des Serumbilirubins und der Schwere des Kernikterus eine direkte Relation besteht. Auch der gute therapeutische Effekt einer frühzeitig durchgeführten Austauschtransfusion mit der damit verbundenen Eliminierung großer Mengen toxischen unkonjugierten Bilirubins aus dem Körper des Neugeborenen weist auf den Vergiftungscharakter beim Kernikterus hin.

Beim Erwachsenen wird ein Kernikterus nie oder nur ganz ausnahmsweise beobachtet. Dabei spielt neben der erhöhten Blutliquorschranke auch die Tatsache eine Rolle, daß die Bilirubinwerte im Serum beim Erwachsenen nur in ganz seltenen Fällen so hohe Serumspiegel erreichen wie beim Neugeborenen und Säugling.

V. Pfortaderkreislauf

1. Hämodynamik des Pfortaderkreislaufs

Als größtes Stoffwechselorgan nimmt die Leber hinsichtlich ihrer Durchblutung eine Sonderstellung im menschlichen Organismus ein.

Die arterielle Blutzufuhr erfolgt über die aus der Arteria coeliaca entspringende Arteria hepatica. Der größte Teil des Blutes wird der Leber jedoch durch die Vena porta zugeführt. Sowohl das Pfortaderblut wie auch das Blut der Arteria hepatica verlassen die Leber über die Lebervenen, die in die untere Hohlvene münden.

Die Pfortaderäste sammeln ihr Blut aus den Venen des abdominellen Teils des Verdauungstraktes, der Milz, der Bauchspeicheldrüse und der Gallenblase.

Die Leberläppchen werden in ihrer Peripherie von den feinen Verzweigungen der Vena portae und der Arteria hepatica umfaßt. Sie führen das Blut zu den Sinusoiden, in denen sich arterielles und portales Blut mischt und von dort weiter in Richtung der Zentralvene, von wo es dann über das Lebervenensystem die Leber wieder verläßt.

Die Funktion des Leberparenchyms wird ganz entscheidend von der Art und Größe der Leberdurchblutung beeinflußt. Schon aus diesem Grunde hat es nicht an Untersuchungen gefehlt, um hier zu exakteren Meßergebnissen zu gelangen. Darüber hinaus hat das klinisch so imponierende Bild des Pfortaderhochdrucks mit seinen vielen lebensgefährlichen Komplikationen fast gebieterisch nach der Einführung genauerer Meßmethoden zur Ermittlung der Größe, Form und der Stärke der Pfortaderblutung verlangt. Für klinische Untersuchungen war jedoch die an der Hinterwand des Abdomens gelegene Pfortader unzugänglich. Dies änderte sich erst, als mit der Einführung des Herzkatheterismus eine Katheterisierung der Lebervenen möglich wurde.

a) Methoden zur Messung der Leberdurchblutung

Nach Bradley u. Mitarb. kann die Leberdurchblutung nach dem Fickschen Prinzip mittels einer Dauerinfusion des Farbstoffes Bromsulfalein und Katheterisierung der Lebervenen ermittelt werden.

Die Bestimmungsmethode ist mit gewissen Fehlern behaftet. Das Blut, das mittels eines Katheters aus einer Lebervene gewonnen wird, braucht nicht für alle Lebervenen maßgebend zu sein. Blut aus dem Splanchnicusgebiet kann besonders beim Vorliegen von Kollateralen die Leber umgehen. Die Bromsulfaleinkonzentration beim Eintritt in die Leber braucht nicht unbedingt der Konzentration von Bromsulfalein im peripheren Blut zu entsprechen. Aus den vorgenannten Gründen wird empfohlen, die ermittelten Werte mit der Bezeichnung „Geschätzte Leberdurchblutung" oder „Geschätzte Splanchnicusdurchblutung" zu benennen.

Die Formel, nach der diese geschätzte Leberdurchblutung ermittelt wird, hat folgenden Wortlaut:

Geschätzte Leberdurchblutung =

$$\frac{\text{Geschwindigkeit der Bromsulfaleinausscheidung}}{\text{arteriovenöse Bromsulfalein-Differenz der Leber}} \times \frac{1}{\text{Hämatokrit}}$$

Trotz der Fehlermöglichkeiten hat sich diese Meßmethode als sehr brauchbar erwiesen. Es fand sich eine durchschnittliche Leberdurchströmung von 1500 cm³ pro Minute pro 1,73 m² Körperoberfläche. Bei Durchströmungsversuchen an postmortal gewonnenen Präparaten fand sich eine höhere Zahl und zwar von fast 2500 cm³ pro Minute als Folge der Summation des Blutflusses der Leberarterie und der Portalvenen.

Andere Untersucher ermittelten die Leberdurchblutung aus der Geschwindigkeit, mit der kolloidales radioaktives Gold aus dem peripheren Blut durch das Reticuloendothelialsystem (Kupffersche Sternzellen) eliminiert wurde. Statt Gold wird hitzedenaturiertes, kolloidales, mit J 131 (CAJ 131) markiertes Albumin verwendet. Nach Injektion des radioaktiven Materials werden wiederholt arterielle Blutproben entnommen und die Halbwertzeit errechnet. Unter der Voraussetzung, daß das radioaktive Kolloid bei einmaliger Leberpassage vollkommen aus dem Blut entfernt wird und daß die Leber das einzige Ausscheidungsorgan ist, läßt sich so eine Schätzung des Gesamtblutflusses der Leber erreichen.

Bei der Prüfung der Gesamtleberdurchblutung spielt auch die Frage eine Rolle, welcher Anteil dem Pfortaderblut bzw. dem Blut der Arteria hepatica normalerweise bzw. bei Veränderungen der Gesamtleberdurchblutung zukommt. Unter normalen Bedingungen stellt die Pfortader den weitaus größten Teil an der Leberdurchblutung, wobei etwa 10—35% des Blutes aus der Milz kommen sollen. Der Prozentgehalt des aus der Arteria hepatica stammenden Blutes unterliegt bei den einzelnen Messungen starken Unterschieden. Bei nicht anaesthesierten Hunden fand sich ein Prozentgehalt von 20% Leberarterienblut, unter besonderen Umständen fand sich sogar ein Absinken dieses Prozentgehaltes auf 10%, so daß 90% der Gesamtleberdurchblutung hier aus der Pfortader stammten.

Beim Menschen wird unter normalen Bedingungen ein Pfortaderdruck von 8 bis 12 mmHg gemessen. Es wurde ferner festgestellt, daß der Pfortaderdruck auf jeden Fall immer höher ist als der Druck in den Venen des großen Kreislaufs und damit auch stets höher als in der unteren Hohlvene.

Die Sauerstoffsättigung des Pfortaderblutes variiert in Abhängigkeit vom Blutdruck im großen Kreislauf in weiten Grenzen zwischen 10 und 68%. Bei Hunden wurde die Geschwindigkeit des Blutdurchflusses durch die Leber gemessen. Es fanden sich auch hier stark variable Werte, die zwischen 145 und 505 cm³/min lagen.

b) Methoden zur Druckmessung im Pfortaderkreislauf

Durch Blockierung eines Lebervenenastes mit einem Katheter kann indirekt der Druck in der Pfortader gemessen werden. Man nimmt an, daß dieser „Lebercapillardruck" dem Druck im nächsten freien Kommunikationspunkt im Leberkreislauf, dem Sinusoid, entspricht. Unter der Voraussetzung, daß die Sinusoide in freier Verbindung mit der Pfortader stehen, soll der so gemessene Lebercapillardruck dem sinusoidalen venösen Druck entsprechen. Normalerweise wird hierbei ein Druck von 5—6 mm Hg gefunden. Beim Pfortaderhochdruck sind Werte von 15—20 mm Hg ermittelt worden.

ATKINSON und SHERLOCK stellten fest, daß der durch Einstich einer feinen Nadel in die Milz percutan gemessene Milzpulpadruck in enger Beziehung zu dem Druck in der Pfortader steht. Obwohl dieses Verfahren z. Z. wohl die einfachste und beste Methode der Druckmessung im Pfortaderkreislauf ist, sind seiner Anwendung auch Grenzen gesetzt. Bei Patienten mit einem Ikterus oder mit einer Blutungsneigung kann die damit verbundene Blutungsgefahr zu ernsten Komplikationen führen.

c) Splenoportographie

Mit den gleichen Gefahren wie die percutane Messung des Milzpulpadrucks ist auch die Portographie behaftet. Auch hier wird die Milz punktiert, wobei das in die Milzpulpa injizierte Kontrastmittel sich schnell im allgemeinen Pfortaderkreislauf verteilt. Mit Hilfe einer Serienangiographie ist es so möglich geworden, eine sehr gute röntgenologische Darstellung des Pfortadersystems zu erhalten. Eine besondere Bedeutung kommt diesen so erzielten Splenoportogrammen für die Indikationsstellung zu chirurgischen Shuntoperationen zu.

2. Veränderungen der Gesamtleberdurchblutung

Durch die vorstehend erwähnten Untersuchungsmethoden ist unser Wissen über die Größe und Art der Leber- und Pfortaderdurchblutung erheblich vermehrt worden. Auch ohne krankhafte Einwirkungen unterliegt die Pfortader- bzw. Leberdurchblutung physiologischen Schwankungen. Während die Nahrungsaufnahme keinen Einfluß auf die Leberdurchblutung hat, sinkt die Leberdurchblutung bei körperlichen Anstrengungen und bei aufrechter Körperhaltung.

Im Tierexperiment beeinflußt eine elektrische Reizung des Vagusnervs die Leberdurchströmung nicht. Eine Reizung des Leberplexus führt jedoch zur Veränderung der Leberdurchblutung. Gemeinsam mit dem Tonus des sympathischen Nervensystems ist der arterielle Blutdruck ein wichtiger Faktor für die Kontrolle der Leberdurchblutung. Eine Blutdruckerhöhung verstärkt den Blutstrom, während eine Verringerung ihn herabsetzt. Fieber, Sympathektomien, intravenöse Infusionen mit Kochsalz, Traubenzucker oder Rohrzucker erhöhen die Leberdurchblutung. Noradrenalin, eine Ohnmacht, körperliche Anstrengungen setzen die Leberdurchblutung herab.

Die nach dem Fickschen Prinzip bestimmte Leberdurchblutung (GLDB), die Bromsulfaleinausscheidung (BSFA), die arteriovenöse Sauerstoffdifferenz in der Lebervene und der Sauerstoffverbrauch im Splanchnicusgebiet lassen bei verschiedenen Krankheiten eine, wenigstens z. T. charakteristische Veränderung erkennen. Sie sind in der nachstehend angeführten Tabelle 53 enthalten.

Bei den Lebercirrhosen finden wir entweder eine noch normale oder später eine erniedrigte Leberdurchblutung. Der gesamte Sauerstoff-

Tabelle 53. *Änderungen der geschätzten Leberdurchblutung (GLDB), der Bromsulfaleinausscheidung (BSFA), der arteriovenösen Sauerstoffdifferenz (in der Lebervene) und des Sauerstoffverbrauchs im Splanchnicusgebiet.* (Nach SHELDON u. WALDSTEIN, aus POPPER, Die Leber. Stuttgart: Georg Thieme 1961)

Untersuchungsbedingungen	GLDB	BSFA	AV-Sauerstoffdifferenz	Sauerstoffverbrauch im Splanchnicusgebiet
Normal	1500 cm³/in.	50%	4 Vol.%	60 cm³/min
Cirrhose	↓	↓	↑	n
Cirrhose nach portocavalem Shunt	↓	↑	↑	n
Fettleber	n	↓	↑	↑
Hypertonus	n	n	n	n
Herzversagen	↓	↓	↑	n
Hyperthyreoidismus	n	↓	↑	↑
Schwangerschaft (einschließlich der Toxikosen)	n	n		
Diabetes mellitus	n	—	n	n

verbrauch im Splanchnicusgebiet ist bei der Lebercirrhose auch bei Erniedrigung der gesamten Leberdurchblutung nicht verändert, da sich die arteriovenöse Sauerstoffdifferenz vergrößert. Deutlich erniedrigt ist die Leberdurchblutung nach splenoralen oder portocavalen Shuntoperationen bei den Lebercirrhosen. Eine Herabsetzung der Leberdurchblutung finden wir auch bei der Ischämie oder bei starkem Blutverlust. Bei Fettlebern zeigt sich bei einer normalen Durchblutung der Leber oft eine erhöhte

arteriovenöse Sauerstoffdifferenz, so daß ein erhöhter Sauerstoffverbrauch im Splanchnicusgebiet angenommen werden muß. Die Bromsulfaleinausscheidung ist vor allem bei der Lebercirrhose, aber auch bei der Fettleber und beim Hyperthyreoidismus sowie beim Herzversagen erniedrigt. Bei den mit dieser Untersuchungsmethode erzielten Meßergebnissen kommt neben der zirkulatorischen Insuffizienz dem parenchymatösen Leberschaden eine beträchtliche Bedeutung zu.

3. Durchblutungsstörungen im Leberpfortadersystem

Durchblutungsstörungen im Leberpfortadersystem können die unterschiedlichsten Veränderungen zur Folge haben. Von besonderer Bedeutung ist dabei, in welchem Gefäß die Durchblutung unterbrochen wird, aber auch der Zeitfaktor der Blutstromunterbrechung spielt eine Rolle. Es ist keinesfalls gleich-

gültig, ob die Durchblutung eines Blutgefäßes langsam oder akut und abrupt unterbrochen wird.

Einen Überblick über die Druckverhältnisse und die Auswirkungen von Unterbindungen der Lebergefäße gibt die schematische Abb. 214. Ein plötzlicher Verschluß der Pfortader führt bei

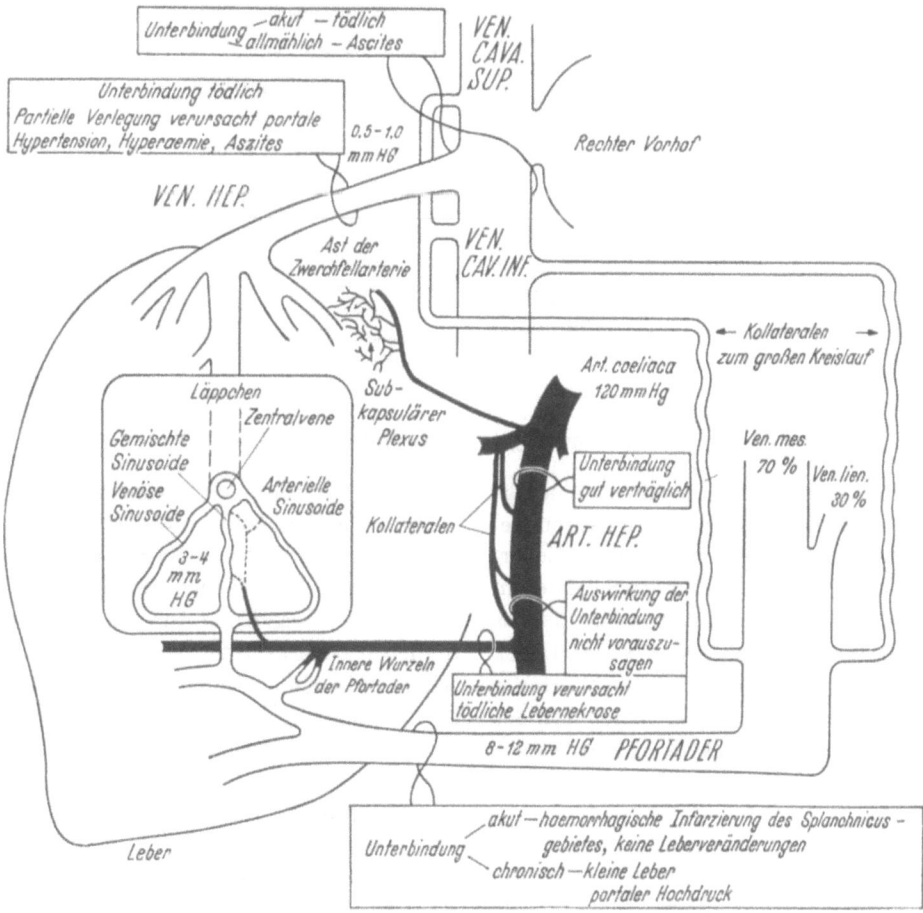

Abb. 214. Die Auswirkung von Unterbindungen der Lebergefäße. (Aus POPPER, Die Leber. Stuttgart: Georg Thieme 1961)

Hunden oder Katzen innerhalb von 24 Std unter dem Bild eines Kreislaufschocks zum Tode. Beim Menschen führen von den Mesenterialvenen bzw. von der Milzvene ausgehende Thrombosen, die sich bis zur Pfortader erstrecken und dort einen plötzlichen Verschluß hervorrufen, zu schweren abdominellen Beschwerden mit Ascites, hämorrhagischen Infarzierungen und portaler Hypertension. Die schweren akuten Bauchsymptome beim Menschen bei der spontanen Pfortaderthrombose werden vor allem durch die gleichzeitige Thrombose der Mesenterial- und Milzvenen hervorgerufen. Bei fehlender Pfortaderthrombose kann die Thrombose der Mesenterialvenen allein fast die gleichen klinischen Veränderungen verursachen.

Rote atrophische Infarkte, sog. Zahnsche Infarkte, findet man bei Thrombosen von intrahepatischen Pfortaderästen, wie sie gelegentlich bei Tumormetastasen bzw. als Folge eines Herz- und Kreislaufversagens zu beobachten sind. Bei nicht gestörter Leberarteriendurchblutung tritt ein anämischer Infarkt als Folge einer Pfortaderthrombose trotz des damit verbundenen Sauerstoffmangels nicht in Erscheinung.

Eine langsam auftretende Unterbindung der Pfortaderdurchblutung führt zu anderen Krankheitserscheinungen. Hier kommt es im Rahmen eines Pfortaderhochdrucks zur Bildung von ausgedehnten Kollateralen, die das Blut entweder dem großen Kreislauf über hepatofugale Kollateralen oder der Leber über hepatopetale Kollateralen zuführen. Die Leber zeigt meist nur eine geringe Fibrose.

Die Unterbindung des Hauptstammes der Arteria hepatica proximal der Arteria gastroduodenalis führt beim Menschen nicht zum Tode. Wird dagegen die Arteria hepatica nach der Abzweigung der Arteria gastro-duodenalis unterbunden, dann tritt fast immer der Tod ein, da die Kollateralen für eine Versorgung der Leber nicht mehr ausreichen (s. Abb. 214). Es kommt zu anämischen Infarkten mit schweren toxischen klinischen Krankheitserscheinungen. Embolien bei subakuten bakteriellen Endokarditiden oder auch die Periarteriitis nodosa sowie Aneurysmen der Leberarterien können zu solchen anämischen Infarkten führen. Beim Menschen reicht demnach die Pfortaderdurchblutung nicht aus, um bei einer Unterbrechung der Arteria hepatica die Sauerstoffversorgung der Leber sicherzustellen. Die Verhältnisse liegen hier also anders als z.B. beim Hund, bei dem eine Unterbindung der Leberarteriendurchblutung nicht zum Tode führen muß.

Eine Unterbindung der Vena superior bzw. der Lebervenen führt zum Tode. Ein kompletter Verschluß der Lebervenen kann nur beim Vorhandensein einer portocavalen Anastomose vertragen werden.

Ein partieller Verschluß der Lebervenen, etwa durch eine Endophlebitis, ruft das von Budd-Chiari beschriebene Krankheitssyndrom hervor. Es findet sich hierbei eine starke Lebervergrößerung mit Venenerweiterungen, vor allen Dingen im Gebiet des seitlichen Thorax und Abdomens. Später treten die Erscheinungen einer portalen Hypertension hinzu. In den meisten Fällen liegt den Lebervenenverschlüssen ein maligner Lebertumor zugrunde.

4. Der Pfortaderhochdruck

Der Pfortaderhochdruck ist durch eine Erhöhung des Blutdrucks im portalen System gekennzeichnet. Bei Patienten mit einer Lebercirrhose wurde während der Laparotomie ein Druck in der Pfortader von ungefähr 250 bis 600 mm Wassersäule gemessen, d.h. der Druck kann über das 5fache der Norm in der Pfortader ansteigen. Es wurde bereits erwähnt, daß der Pfortaderdruck auch indirekt bestimmt werden kann, etwa durch den percutan gemessenen Milzpulpadruck.

Die Bestimmung des „Lebercapillardrucks" mittels eines blockierenden Lebervenenkatheters vermag ebenfalls indirekte Rückschlüsse auf die Größe des Pfortaderhochdrucks zu vermitteln. Die letztere Methode setzt jedoch eine freie Verbindung der Sinusoide mit den Lebervenen voraus.

Ein Pfortaderhochdruck tritt dann auf, wenn die vorhandene venöse Strombahn nicht ausreicht, um die aus dem Splanchnicusgebiet abfließenden Blutmengen aufzunehmen. Wird der portale Hochdruck durch ein Strombahnhindernis bewirkt, das vor der Leber, also zwischen Splanchnicusgebiet und Leber gelegen ist, dann sprechen wir von einem prähepatischen Pfortaderhochdruck. Bei einem in der Leber gelegenen Strombahnhindernis spricht man von einem intrahepatischen oder hepatischen Pfortaderhochdruck. Innerhalb der Leber kann die Pfortaderdurchblutung vor dem Eintritt der Pfortaderäste in die Sinusoide gestört sein (intrahepatischer präsinusoidaler Hochdruck). Liegt die intrahepatische Blockbildung zwi-

Tabelle 54. *Klassifizierung des Pfortaderhochdrucks.* (Nach SHERLOCK)

Portale Hochdruckform		Milzpulpa-druck	Lebercapillardruck (blockierte Leber-vene)	Beispiel
Prähepatisch	präsinusoidal	erhöht	normal	Pfortader oder Milzvene verschlossen
Hepatisch	präsinusoidal	erhöht	normal	Schistosomiasis. Kongenitale Fibrose Infiltration der Portalfelder
	postsinusoidal	erhöht	erhöht	Cirrhose. Venookklusive Erkrankung
Posthepatisch	postsinusoidal	erhöht	erhöht	Lebervenenverschluß (Budd-Chiari-Syndrom). Konstriktive Perikarditis

schen Sinusoiden und Lebervenen, dann handelt es sich um einen postsinusoidalen intrahepatischen Pfortaderhochdruck. Bei dem posthepatischen Pfortaderhochdruck schließlich ist die venöse Strombahn hinter der Leber in den Lebervenen oder aber in einer Blutflußbehinderung in der unteren Hohlvene zu suchen.

Aus Tabelle 54 ist ersichtlich, daß der Milzpulpadruck und der Lebercapillardruck die entscheidenden Kriterien für die hier vorgenommene Klassifizierung des Pfortaderhochdrucks darstellen. Es stellt keineswegs das einzige Schema dar, das bei der Einteilung der Pfortaderhochdruckformen Anwendung findet. Während es hier Druckmessungen sind, werden von anderen Autoren morphologisch-anatomische und klinische Daten zur Differenzierung der Hochdruckformen verwandt. Dementsprechend findet sich in der Literatur auch eine sehr divergierende Nomenklatur.

Nach welchen Gesichtspunkten der portale Hochdruck auch eingeteilt wird, entscheidend wird immer die Frage bleiben, ob eine Zu- oder Abflußbehinderung des Blutes von der Leber aus vorliegt und ferner, ob innerhalb der Leber der Blutstrom prä- oder postsinusoidal beeinträchtigt wird.

a) Die prähepatische präsinusoidale portale Hypertension

Der prähepatische Pfortaderhochdruck ist am häufigsten durch eine Pfortaderthrombose bedingt. Von großer Bedeutung ist es dabei, ob der Pfortaderverschluß plötzlich akut oder langsam entstanden ist. Die plötzliche Thrombosierung führt zu einem schnell auftretenden

Ascites ohne Ikterus, zu Hämatemesis, Erbrechen, blutigem Durchfall, Ileus und Tod im Koma. Beim langsam sich entwickelnden Pfortaderverschluß bestimmen das Ausmaß der Stase in der Pfortader und der sich entwickelnde Kollateralkreislauf das klinische Bild. Es entwickelt sich ein starker portaler Hochdruck mit einer Milzvergrößerung, während die Leber meist nicht vergrößert ist und sogar etwas atrophisch und klein sein kann. Die Pfortaderthrombose kann zu einem völligen Verschluß der Pfortader führen. Vielfach kommt es jedoch zu einer kavernösen Transformation der Pfortader. Es handelt sich bei dieser sog. kavernösen Transformation der Pfortader um einen zur Leber gerichteten Kollateralkreislauf, der von den Venen des Leberhilus und den Venae comitantes der Pfortader gebildet wird. Da die letzteren Venen wie ein Reisigbündel aussehen, findet man dann an Stelle des Pfortaderstammes ein schwammartiges System, das früher fälschlicherweise als angeborene Fehlbildung oder kavernöses Hämangiom gedeutet wurde. Diese kavernöse Transformation ermöglicht einen gewissen, jedoch sehr eingeschränkten Blutzufluß zur Leber.

Da der Abfluß des Blutes aus der Leber nicht gestört ist, finden wir einen normalen Lebercapillardruck. Der in der Milzpulpa gemessene Druck ist besonders stark erhöht.

Bei Kindern sind es meist septische Prozesse, die zu einer Pfortaderthrombose führen. Hier seien Nabelinfektionen bei Neugeborenen sowie Phlebitiden nach Austauschtransfusionen durch die Nabelvenen genannt. Eitrige Phlebitiden der Pfortader können sich auch nach einer Appendicitis oder nach anderen intraabdominellen septischen Prozessen entwickeln.

Beim Erwachsenen sind es vor allem tumoröse Prozesse, die durch Übergreifen auf die Pfortader eine Thrombose bzw. einen Verschluß hervorrufen können. Als Beispiel seien die benachbarten Carcinome der Bauchspeicheldrüse und des Magens erwähnt. Einen Einbruch in die Pfortader findet man ferner besonders bei den primären Leberzellcarcinomen, die sich auf dem Boden einer Lebercirrhose entwickeln. Schließlich können mit einer Störung der Blutgerinnung einhergehende Krankheiten wie die Polycythaemia rubra, vera und die thrombotische Thrombocytopenie gelegentlich zu einer Thrombose der Pfortader führen.

b) Die hepatische präsinusoidale portale Hypertension

In dieser Krankheitsgruppe findet man einen stark erhöhten Milzpulpadruck, während der in der Lebervene gemessene Druck normal ist. Dem Hochdruck liegen Krankheitsprozesse zugrunde, die sich vor allem in den portalen Dreiecken der Leber, also vor Eintritt des Pfortaderblutes in die Sinusoide abspielen.

Eine Entzündung der Pfortaderäste in diesem Bereich findet man z.B. bei der Schistosomiasis bzw. Bilharziose, und zwar ausgelöst durch die hier abgelagerten Eier der Schistosoma mansoni. Infiltrationen der Portalfelder durch die Boecksche Sarkoidose oder durch eine Leukämie können gleichfalls zu dieser portalen Hochdruckform führen. Bei der kongenitalen Leberfibrose werden die sonst normalen Leberläppchen von breiten, aus kollagenen Fasern bestehenden Bändern umgeben, die eine große Zahl mikroskopisch kleiner, gut ausgebildeter Gallengänge enthalten. Bei weitgehend ungestörter Leberfunktion entspricht der portale Hochdruck bei dieser Erkrankung ebenfalls der präsinusoidalen hepatischen Form.

c) Die hepatische postsinusoidale portale Hypertension

Hier findet sich der Verschluß vor allem im sinusoidalen und weitergehend im postsinusoidalen Bereich. In der mit einem Katheter blockierten Lebervene wird ein erhöhter Druckwert gemessen, wobei der so gemessene Lebercapillardruck dem gesteigerten sinusoidalen venösen Druck entspricht.

Diese Form des Hochdrucks finden wir bei der Mehrzahl der primären Lebererkrankungen, besonders aber bei den Lebercirrhosen. Bei der Lebercirrhose sind es vor allem die knötchenförmigen Regenerate von Leberzellen, die die postsinusoidalen Lebervenenäste und in geringem Maße auch die Sinusoide komprimieren und so einen portalen Hochdruck hervorrufen. Die durch Bindegewebe in den Glissonschen Dreiecken geschützten Pfortaderäste widerstehen meist dem Druck dieser Regenerations-

knoten. Bei der Lebercirrhose findet sich ferner eine Verstärkung des arteriellen Blutzuflusses, wobei es in den cirrhotischen Bindegewebssepten zur Ausbildung freier präsinusoidaler Verbindungen zwischen der Arterie und den Pfortaderästen im Gefäßplexus der Septen kommt (s. Abb. 215).

Die vermehrte Blutzufuhr und die Auswirkung des hohen Drucks der Leberarterien auf die intrahepatischen Pfortaderäste kombinieren sich mit den Hindernissen, die dem Abfluß aus dem Leberparenchym entgegenstehen und führen so zu einer zusätzlichen Erhöhung des Pfortaderdrucks. Für die Ätiologie des Pfortaderdrucks bei der Lebercirrhose ist die Fibrosierung durch die durch sie bewirkte allgemeine Reduzierung des Pfortadergefäßbettes ebenfalls von Bedeutung. Die Bildung von Regenerationsknoten und deren komprimierender Effekt auf die Sinusoide bzw. den postsinusoidalen venösen Gefäßanteil stellt jedoch bei der Lebercirrhose den weitaus wichtigsten ätiologischen Faktor dar.

Ein Pfortaderhochdruck findet sich bei allen klinischen Formen der Lebercirrhose. Besonders früh findet er sich bei der postnekrotischen Cirrhose und relativ spät bei der biliären Cirrhose. Auch dies dürfte auf das unterschiedliche Ausmaß der knötchen- bzw. knotenförmigen Regeneration zurückzuführen sein.

d) Die posthepatische postsinusoidale portale Hypertension

Wegen der Behinderung des venösen Abflusses aus den Sinusoiden ist auch hierbei der Lebercapillardruck erhöht. Erkrankungen der Lebervenen durch eine Phlebitis oder durch eine Tumorinvasion oder noch häufiger eine chronische venöse Stauung, etwa bei venösen Einflußstauungen im Bereich des rechten Herzens kommen als Ursache dieser portalen Hochdruckform in Frage. Besonders erwähnt sei in diesem Zusammenhang die Pericarditis constrictiva und die Tricuspidalinsuffizienz. Hier finden wir meist eine große Leber, die oft von einem Ascites begleitet wird.

Klinisch bieten die Patienten mit einem posthepatischen postsinusoidalen Pfortaderhochdruck primär das Bild der kardial bedingten Stauung. Der Pfortaderdruck ist weniger erhöht als bei den anderen Hochdruckformen. Ganz generell läßt sich sagen, daß der Pfort-

aderhochdruck um so stärker ausgeprägt ist, je
näher die Blutstrombehinderung dem Splanchnicusgebiet lokalisiert ist.

e) Die Folgeerscheinungen des portalen Hochdrucks

Auch ein lange bestehender portaler Hochdruck führt an der Leber selbst meist nur zu ge-

Viel charakteristischer und weitaus häufiger
sind Milzveränderungen, die sowohl die Struktur als auch die Funktion der Milz betreffen, die
Folge eines Pfortaderhochdrucks.

Die durch den Pfortaderhochdruck bedingte
Milzvergrößerung kann beträchtliche Ausmaße
erreichen. Bei Untersuchungen von 1426 Cir-
rhose-Patienten wog die Milz in 58% weniger als

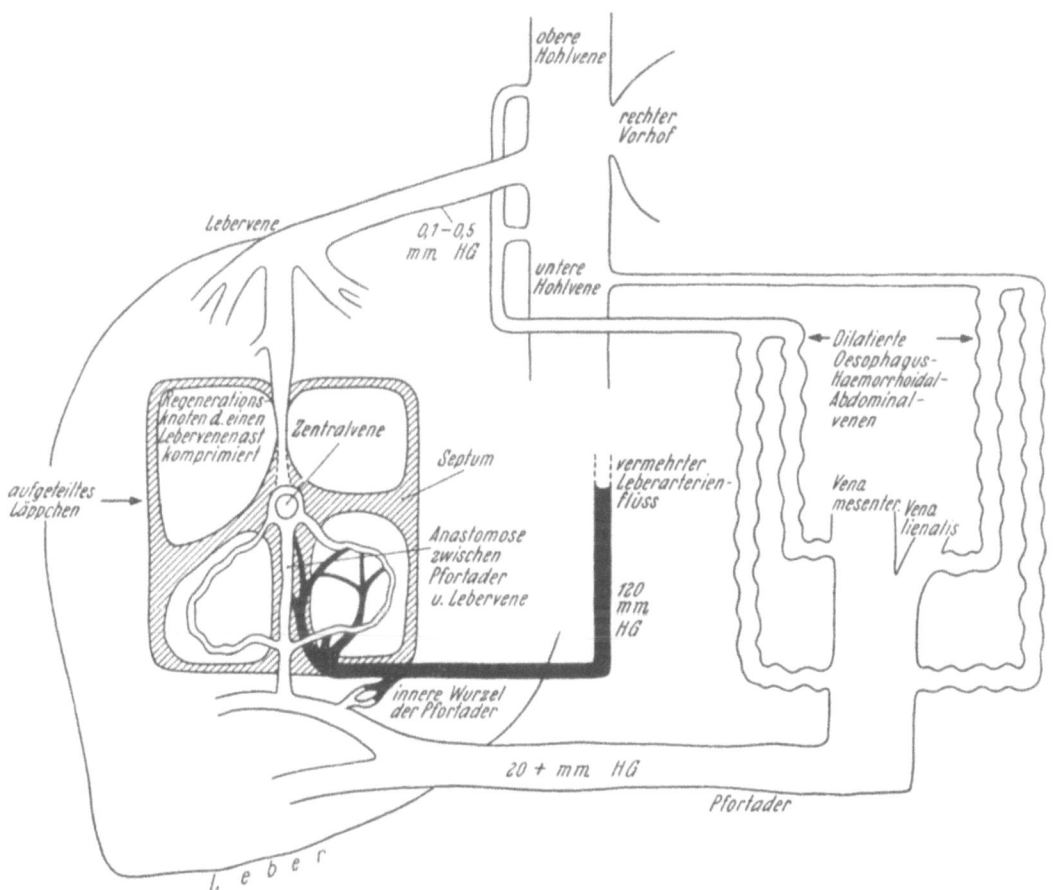

Abb. 215. Gefäßverbindungen und Blutdruck beim portalen Hochdruck bei Lebercirrhosen. (Aus POPPER,
Die Leber. Stuttgart: Georg Thieme 1961)

ringeren Veränderungen. Bei der prähepati-
schen portalen Hypertension, also z. B. bei der
Pfortaderthrombose, ist eine leichte portale
Fibrose zu beobachten. Bei der posthepatischen
Hochdruckform ist es vor allem die passive
venöse Stauung, die zu den bekannten Erschei-
nungen der chronischen Stauungsleber führt.
In der Pfortader selbst ist eine Phlebosklerose
manchmal sogar mit einer nachfolgenden
Thrombose als Folge einer langdauernden
Druckerhöhung im Pfortadersystem zu beob-
achten.

300 g, zwischen 300 und 600 g in 32,5% und
mehr als 600 g in 8,5% der Fälle. (Das normale
Milzgewicht schwankt zwischen 100 und 150 g
beim Gesunden.) Durch die Spannung der Milz-
kapsel oder durch die Zerrung am Aufhänge-
apparat der Milz durch das vermehrte Gewicht
des Organs kommt es zu Schmerzen im linken
Oberbauch. Die portale Stauung führt in der
Milz zu einer Neubildung von Fasern in den
Pulpasträngen, die die Sinus auskleidenden
Zellen schwellen an und täuschen in ihrer gleichmäßigen Ausrichtung das Bild epithelialer

Zellen vor. Es findet sich ferner eine Schrumpfung und ein fast vollständiger Schwund der Lymphfollikel. Unabhängig vom portalen Hochdruck findet sich ferner in der Milz eine Hyperplasie der Reticulumzellen, wohl als Folge der erhöhten Phagocytose, die durch die Leberzellabbauprodukte oder durch die Lebererkrankung bzw. die auslösende Noxe angeregt wird. Die strukturellen Veränderungen der Milz können zu einem Hypersplenismus und zu einer

verminderte Lebensdauer der Erythrocyten, führen zu einer Anämie.

Zum Formenkreis des Hypersplenismus wird auch das 1894 erstmals beschriebene Bantische Syndrom gerechnet.

Als klinisch bedeutungsvollstes und imponierendes Zeichen eines länger erhöhten Drucks im Pfortadersystem findet sich oft eine massive Erweiterung der Kollateralgefäße zwischen der Pfortader und dem großen Kreislauf. Es han

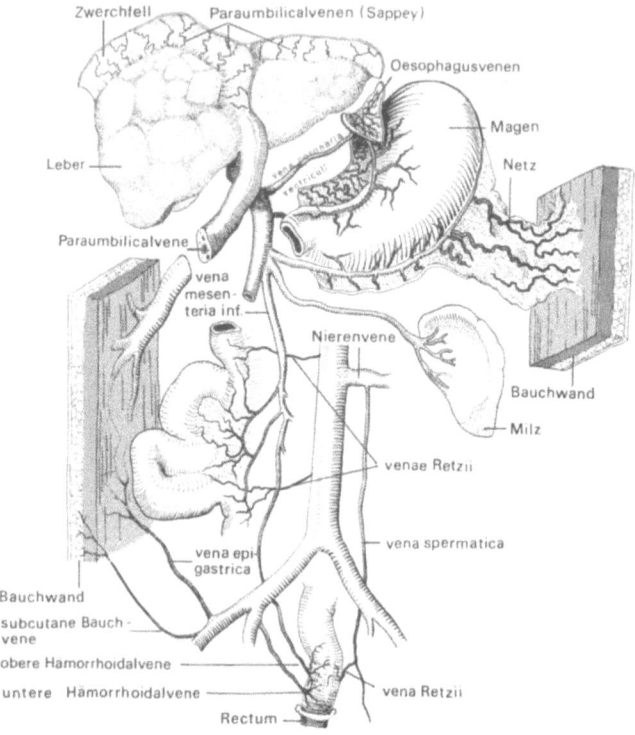

Abb. 216. Der Kollateralkreislauf beim Pfortaderhochdruck der Lebercirrhosen. (Aus LICHTMAN, Diseases of the liver, gallbladder and bile ducts. Philadelphia: Lea & Febiger 1953)

hyperaktiven Milz führen, die mit einer Anämie, einer Granulocytopenie und einer Thrombocytopenie einhergeht.

Als Folge des Hypersplenismus kann eine humoral bedingte Störung der Reifung und Abgabe zelliger Elemente im hyperplastischen Knochenmark bewirkt werden. Es findet sich ferner eine verstärkte Phagocytose und ein erhöhter Zerfall, vor allen Dingen der Erythrocyten in der Milz. Dieser Prozeß ist auch die Ursache für die bei Leberkrankheiten häufig zu beobachtende vermehrte Hämolyse und Hämosiderose. Meist findet man in diesen Fällen eine starke Eisenablagerung in der Milz. Beide Faktoren, Störung der Knochenmarkfunktion und

delt sich hierbei um normale Gefäßanastomosen, die durch den Pfortaderhochdruck eine starke Erweiterung erfahren. Da die meisten der anastomisierenden Gefäße keine Klappen haben, ist ein Blutabfluß in beide Richtungen möglich. Die vorderen abdominalen und die Oesophaguskollateralen führen den Blutstrom zur oberen Hohlvene. In die untere Hohlvene münden die übrigen abdominalen und retroperitonealen sowie hämorrhoidalen Verbindungen ein. Einen orientierenden Überblick über die vielfältigen Anastomosen gibt die Abb. 216.

Die größte klinische Bedeutung kommt den Oesophagusvaricen zu. Es handelt sich hierbei um erweiterte Anastomosen zwischen den Venen, die das Blut aus dem Kardiaanteil des Magens aufnehmen und den Oesophagusvenen, die das Blut über die Vena azygos bzw. die Vena thoracica longitudinalis sinistra in die obere Hohlvene ableiten. Die Erweiterung der Venen erstreckt sich auf alle Schichten des Oesophagus, besonders aber auf die Submucosa. Die Ruptur der Oesophagusvaricen erfolgt teilweise durch Druck oder Trauma, in den meisten Fällen dürfte jedoch eine peptische Geschwürsbildung mit einer Andauung der Mucosa im Bereich des unteren Oesophagus bzw. der Kardia der Ruptur vorangehen. Eine auf die Leberfunktionsstörung zurückzuführende Hypoproteinämie sowie eine vor allem beim Hypersplenismus zu beobachtende Thrombocytopenie verstärken die Dauer und die Schwere der Blutung. Bei starken Oesophagusvaricenblutungen wird das Leben der Patienten jedoch nicht nur durch ein Versagen der Kreislauffunktion infolge des starken Blutverlustes bedroht, sondern auch durch ein Coma hepaticum, das sich auf dem Boden einer vorbestehenden Leberinsuffizienz entwickeln kann. Die auslösende Ursache des Coma hepaticum stellt in den meisten Fällen die vermehrte Resorption von Ammoniak dar, das bei dem verstärkten Abbau des in den Darmkanal gelangten Blutes von Darmbakterien gebildet wird.

Die Kollateralen zwischen der oberen bzw. unteren Hämorrhoidalvenen mit der Vena mesenterica inferior bzw. der Vena pudendalis, führt bei weniger als einem Drittel der Patienten mit Lebercirrhose zu inneren und äußeren Hämorrhoiden.

Als Folge des portalen Hochdrucks findet sich ferner nicht selten eine Rekanalisation der Nabelvene, so daß das Blut vom linken Ast der Pfortader zur vorderen Bauchwand transportiert werden kann. Der Blutfluß in den umbilicalen und Paraumbilicalvenen kann zu einer starken Erweiterung der Bauchwandvenen führen, die mit den unteren und oberen Venae epigastricae kommunizieren. Mit dem Ausdruck *Caput medusae* wird eine in radiärer Verlaufsrichtung vom Nabel ausgehende Erweiterung der Paraumbilicalvenen bezeichnet, die sich bei einem Verschluß der Venae portae besonders deutlich dann darstellt, wenn es zur Entwicklung eines Ascites kommt. Nach der Entlastung des tiefergelegenen Venensystems durch eine Ascitespunktion verschwindet das Phänomen

gewöhnlich, so daß die paraumbilicale Venenerweiterung dann nur noch durch eine Infrarotphotographie sichtbar gemacht werden kann. Ein Caput medusae findet man ferner bei der Cruveilhier-Baumgartenschen Erkrankung, bei der eine postnatal offenbleibende Nabelvene eine weite Verbindung zwischen Pfortader und den Venen des großen Kreislaufes in der Bauchwand schafft. Eine gleichzeitig vorhandene angeborene Hypoplasie der Leber und ihres Gefäßsystems soll den portalen Hochdruck erzeugen.

f) Die durch Operation gebildeten Anastomosen zwischen dem großen Kreislauf und dem Pfortaderkreislauf

Beim Pfortaderhochdruck kommt der Oesophagusvaricenblutung die weitaus größte klinische Bedeutung zu. Die Tatsache, daß mehr als $^3/_4$ aller Patienten innerhalb eines Jahres nach ihrer ersten schweren Oesophagusvaricenblutung sterben, weist nachdrücklich auf den lebensgefährlichen Charakter dieser Komplikation hin. Auf dem Hintergrund dieser bösartigen Komplikation sind eine ganze Reihe von Shuntoperationen entwickelt worden, um die Ursache der Blutung, nämlich den Pfortaderhochdruck, zu beseitigen.

Die größte Senkung des Pfortaderhochdrucks kann dadurch erreicht werden, daß die Pfortader mittels einer Anastomose mit der Vena cava inferior verbunden wird. Bei einer solchen portocavalen Anastomose wird das unter hohem Druck stehende Pfortaderblut in die nur einen geringen Druck aufweisende Vena cava inferior umgeleitet. Bei der sog. Eckschen Fistel handelt es sich um eine klassische Operationsmethode, die bereits im Jahre 1877 bei Tieren ausgeführt wurde. Sie besteht aus einer Seit-zu-Seit-Anastomose der Vena portae und der Vena cava inferior, wobei der Pfortaderstamm hinter der Anastomose unterbunden wurde. Dieses Prinzip der Eckschen Fistel wird beim Menschen in Form des portocavalen Shunts zur Entlastung des Pfortaderkreislaufs angewandt. Die ursprüngliche Operationsmethodik hat dabei im Laufe der Jahre mehrfache Modifikationen erfahren. Darüber hinaus haben besondere Krankheitsbedingungen die Entwicklung anderer Anastomosenoperationen notwendig gemacht, wobei nicht mehr die Vena cava inferior und die Vena portae, sondern Nebenäste derselben zur Anastomose gebracht

werden. Es seien hier nur die wichtigsten
Operationsverfahren genannt:

1. End-zu-Seit-Porta cava-Anastomose,
2. Seit-zu-Seit-Porta cava-Anastomose, 3. End-
zu-Seit splenorenale Anastomose, 4. mesen-
enterico-cavale Anastomose. (Auf die unterschiedlichen Indikationen zur Anwendung dieser Verfahren bei den verschiedenen Formen
des portalen Hochdrucks kann hier nicht näher
eingegangen werden. Es sei auf die klinischen
Lehrbücher verwiesen.)

g) Folgeerscheinungen der portocavalen Anastomosen

Ein wirksamer portocavaler Shunt führt
sehr rasch zu einem Druckabfall im Splanchnicusgebiet. Schon wenige Stunden nach der
Operation verkleinert sich die Milz und auch die
Kollateralen in der Bauchwand bilden sich
zurück. Der Milzpulpadruck sinkt ab. Beim
Splenoportogramm zeigt sich, daß das Kontrastmittel aus der Pfortader direkt in die Vena
cava inferior fließt. Die Kollateralgefäße füllen
sich hierbei nicht, so daß auch röntgenologisch
gezeigt werden kann, daß die Gefahr einer
Oesophagusvaricenblutung gebannt ist.

Diesen positiven Folgen einer portocavalen
Anastomose stehen jedoch eine ganze Reihe
negativer Auswirkungen gegenüber. Sowohl bei
der End-zu-Seit wie bei der Seit-zu-Seit portocavalen Anastomose verringert sich die Leberdurchblutung beträchtlich. Als Folge hiervon
findet sich meist eine Verschlechterung der
Leberfunktion. Im Zusammenhang damit wird
nach der Operation oft das vermehrte Auftreten
von Bilirubin beobachtet. Eine spezifische
Shunt-Hyperbilirubinämie mit Auftreten eines
nicht hämolytischen, vorwiegend unkonjugierten Pigmentes ist ebenfalls beschrieben worden.

Flüssigkeitsretentionen bei Lebercirrhosen machen sich nach Shuntoperationen vor allem in den abhängigen Körperpartien, und nur selten in Form eines
Ascites bemerkbar. Dies beruht darauf, daß bei sonst
gleichen Bedingungen (Hypalbuminämie etc.) der
Pfortaderdruck fällt, während der Druck in der Vena
cava inferior eher steigt. Eine Ausnahme bildet die
portocavale End-zu-Seit-Anastomose bei einem posthepatischen Pfortaderhochdruck, da in diesem Falle
der posthepatische Block nicht beseitigt wird.

Die größte Gefahr nach portocavalen Shuntoperationen beruht darauf, daß nunmehr große
Mengen stickstoffhaltiger Substanzen aus dem
Pfortadergebiet unmittelbar in den großen
Kreislauf gelangen. Das Auftreten dieser stickstoffhaltigen Substanzen im großen Kreislauf
hat fast immer eine Beeinträchtigung der
intellektuellen Fähigkeiten und oft auch schwerere neurologische und psychiatrische Veränderungen zur Folge. Dies ist besonders dann der
Fall, wenn die Menge dieser stickstoffhaltigen
Substanzen so groß ist, daß sie von der Leber
stoffwechselmäßig nicht mehr verarbeitet werden kann. Es kommt dann zu den Erscheinungen einer *hepatischen Encephalopathie* (epi-
sodischer Stupor). Für das Auftreten dieser
Encephalopathie sind vor allem drei Faktoren
von Bedeutung. Als erster Faktor ist die Größe
der parenteralen Zufuhr von stickstoffhaltigen
Substanzen anzuführen. Als zweiter Faktor ist
die Leistungsfähigkeit der Leber zu nennen.
Den dritten Faktor stellt die Belastbarkeit des
Gehirns dar. Arteriosklerotische Veränderungen
begünstigen das Auftreten der Encephalopathie
ganz erheblich, so daß Shuntoperationen bei
älteren Patienten nicht angezeigt erscheinen.

Die porto-cavale Encephalopathie nach Shuntoperationen wird dementsprechend durch Einschränkung der Eiweißzufuhr bis zur Toleranzgrenze behandelt. Gleichzeitig versucht man, das Bakterienwachstum durch Antibiotica, etwa durch Neomycin-
gaben, zu unterdrücken. Da das Colon am dichtesten
mit Bakterien besiedelt ist, ist in schweren Fällen oft
mit Erfolg ein operativer Ausschluß des Colons vorgenommen worden.

Trotz ausreichender Leberfunktion, trotz
antibakterieller Behandlung und obwohl die Eiweißzufuhr auf ein Minimum eingeschränkt
wurde, kommen nach Shuntoperationen eine
ganze Reihe nicht beeinflußbarer psychiatri-
scher Syndrome vor. Es werden Manien und
Depressionen, paranoide und schizophrenie-
artige Reaktionen beobachtet. Es fanden sich
ferner Myelopathien, die mit einer Demyelinisierung des Rückenmarkes einhergingen. An
dem Zusammenhang dieser Veränderungen mit
der Shuntoperation kann nicht gezweifelt werden. Eine exaktere pathophysiologische Deutung ist bislang jedoch noch nicht möglich.

Vor allem wegen der neurologisch-psychiatrischen Komplikationen ist eine portocavale
Anastomose nur bei jüngeren Patienten mit
einer nur wenig gestörten Leberfunktion angezeigt und auch nur dann, wenn eine bereits auf-
getretene Oesophagusvaricenblutung eine Verminderung des Pfortaderhochdrucks unumgänglich notwendig macht.

5. Ascites

Bei den mit einer portalen Hypertonie einhergehenden Lebercirrhosen entwickelt sich nicht selten ein Ascites. Die Geschwindigkeit der Ascitesbildung ist sehr unterschiedlich. In der Literatur wird eine Mengenproduktion bis zu 1 Liter pro Tag angegeben.

Bei der Pathogenese des Ascites bei Lebercirrhosen müssen eine Reihe von Faktoren berücksichtigt werden. In schematischer Form sind die einzelnen pathogenetischen Faktoren in der nachstehenden Abb. 217 wiedergegeben.

resorption des Natriums dürfte vor allem die Folge eines Überschusses von Aldosteron sein. Auch das antidiuretische Hormon der Hypophyse, das ebenfalls vermehrt nachgewiesen wurde, kann an der Ascitesbildung beteiligt sein. Einschränkend ist jedoch zu bemerken, daß bei vielen anderen klinischen Krankheitsbildern eine gleich große Aktivitätssteigerung des antidiuretischen Hormons der Hypophyse gefunden wurde, ohne daß es hier zu einer Wasserretention gekommen wäre.

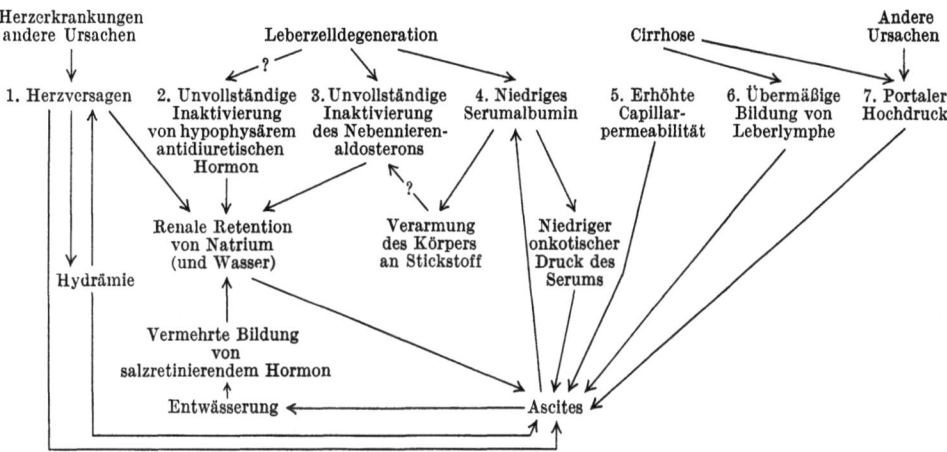

Abb. 217. Pathogenese des Ascites. (Aus POPPER, Die Leber. Stuttgart: Georg Thieme 1961)

Ein portaler Hochdruck begünstigt das Auftreten eines Ascites. Er führt zu einer Steigerung des Druckes im venösen Schenkel der Capillaren des Peritoneums und bewirkt so eine Störung der Rückresorption. Eine portale Hypertension allein verursacht jedoch noch keinen Ascites. Ein Ascites kommt erst im Zusammenwirken mit anderen Faktoren zustande.

Ein zweiter wesentlicher pathogenetischer Faktor bei der Ascitesbildung ist die Hypoproteinämie. Als Zeichen der Leberinsuffizienz findet sich bei Lebercirrhosen ein signifikantes Absinken des Serumalbumins. Dies ist deshalb von Bedeutung, weil das Albumin weitgehend den kolloidosmotischen Druck bestimmt. Durch die starke Senkung des kolloidosmotischen Druckes des Blutserums wird die Rückresorption der Ascitesflüssigkeit zusätzlich erschwert. Die Natriumretention mit einer Vermehrung des Plasmavolumens ist ein weiterer wichtiger Faktor für die Ascitesbildung. Als Ursache dieser vermehrten Natriumretention ist eine erhöhte tubuläre Rückresorption von Natrium anzunehmen. Diese übermäßige tubuläre Rück-

Eine vermehrte Capillarpermeabilität für Eiweißkörper wird als weitere Ursache des Ascites angesehen. Die gestörte Capillarpermeabilität wird zum Teil auf einen Sauerstoffmangel im Capillarbereich zurückgeführt, wie er z.B. bei der akuten Pfortader- oder Mesenterialvenenthrombose zu beobachten ist. Capillartoxische Substanzen vermögen zusätzlich bei der Leberinsuffizienz die Capillarpermeabilität zu erhöhen.

Bei der Bildung des Ascites kommt den Veränderungen am Lymphsystem eine besonders große Bedeutung zu. Mit Hilfe der Lymphographie wurde festgestellt, daß parallel zu einer Steigerung des portalen Druckes die Cisterna chyli und der Ductus thoracicus, der die Leberlymphe drainiert, einen vermehrten Durchfluß erfährt. Die Kaliberweite des Ductus thoracicus nimmt zu, im Bereich seiner venösen Einmündung bildet sich eine relative Stenose aus. Die Abflußbehinderung der Lymphe ist Folge eines Schleusenmechanismus. Dieser kommt durch eine aufgefiederte Unterbrechung des distalen Stamms des Ductus, der unmittelbar vor der

Einmündung wieder in einen einheitlichen Gefäßstamm endet, zustande. Durch die Abflußbehinderung der Lymphe wird der Entstehung eines Ascites Vorschub geleistet. Es kommt hinzu, daß die parenchymatösen Regenerationsknoten, die sich bei der Lebercirrhose entwickeln, vor allem im postsinusoidalen Bereich nicht nur zu einer Erschwerung des Lebervenen-, sondern auch zu einer Erschwerung des Lymphabflusses führen. Der Übertritt von Lymphe von der Leberoberfläche in die Bauchhöhle wird von manchen Autoren als eine Hauptursache des Ascites angesehen.

Ein experimenteller Verschluß der peritonealen Lymphgefäße führt zum Ascites. Besonders bei der Lebercirrhose fand sich eine Behinderung der Lymphabflußwege und eine Einengung der Stomata der Lymphgefäße auf der Peritonealoberfläche des Zwerchfells durch Fibrinfilme wie auch durch fibröse Adhäsionen.

Die angeführten Umstände, insbesondere die Feststellung der Abflußbehinderung der Lymphe an der Mündung des Ductus thoracicus in die Halsvenen führten zur Entwicklung des operativen Verfahrens der cervicalen lymphovenösen Anastomose (Verbindung zwischen Ductus thoracicus und der Vena jugularis). Abgesehen von der Verbesserung des Lymphabflusses und der damit verbundenen günstigen Wirkung auf die Ascitesbildung kann mit diesem Verfahren auch eine entlastende Wirkung auf den portalen Hochdruck (Senkung des Pfortaderdrucks) und damit eine Verringerung der Blutungsgefahr aus den Varicen erreicht werden.

Eine Verengerung der posthepatischen unteren Hohlvene führt bei den meisten Tieren zu einer fortschreitenden Ascitesbildung mit Natriumretention. Diese posthepatische Ascitesbildung findet sich beim Menschen, wenn eine chronische venöse Stauung, etwa infolge einer Tricuspidalinsuffizienz oder einer Pericarditis constructiva, mit einer Leberschädigung kombiniert ist.

Den einzelnen Faktoren, die bei der Ascitesbildung eine Rolle spielen, kommt bei den verschiedenartigen Krankheitsformen der Leber eine unterschiedliche Bedeutung zu. Bei der Lebervenenthrombose stehen z. B. die Behinderung des venösen Leberblutabflusses und der portale Hochdruck pathogenetisch an erster Stelle. Bei der chronischen Hepatitis sind es vor allem die Natriumretention und die Hypoproteinämie, denen die Hauptbedeutung zukommt. Bei der Lebercirrhose tritt der portale Hochdruck als pathogenetischer Faktor hinzu. Daß dem portalen Hochdruck jedoch vielfach nur eine unterstützende Rolle zukommt, geht u. a. aus der Beobachtung hervor, daß eine operative Entlastung des Hochdrucks nicht in jedem Falle die Ascitesbildung vermindert. Wie bereits erwähnt, trifft dies besonders für die posthepatische postsinusoidale portale Hypertonie zu.

Literaturhinweise

AMELUNG, D.: Fermentdiagnostik interner Erkrankungen. Stuttgart: Georg Thieme 1964.

HAFTER, E.: Praktische Gastroenterologie. Stuttgart: Georg Thieme 1962.

KALK, H., u. E. WILDHIRT: Lehrbuch und Atlas der Laparoskopie und Leberbiopsie. Stuttgart: Georg Thieme 1962.

KÜHN, H. A.: Pathologie, Diagnostik und Therapie der Leberkrankheiten. Berlin-Göttingen-Heidelberg: Springer 1957.

LICHTMAN, S. S.: Disease of the liver, gallbladder and bile ducts, 2nd ed. Philadelphia: Lea & Febiger 1958.

MARKOFF, N., u. E. KAISER: Krankheiten der Leber und der Gallenwege in der Praxis. Stuttgart: Georg Thieme 1962.

MARTINI, G. A.: Das hepatische Coma. In: Almanach der Leber-, Galle-, Pankreaskrankheiten. Hrsg. W. SIEDE. München: Lehmann 1963.

POPPER, H., u. F. SCHAFFNER: Die Leber. Stuttgart: Georg Thieme 1961.

SHERLOCK, SH.: Krankheiten der Leber und Gallenwege. München: Lehmann 1965.

WILDHIRT, E.: Fortschritte der Gastroenterologie. München: Urban & Schwarzenberg 1960.

Gallenblase

I. Störungen der Motilität

Die tägliche Gallenproduktion der Leber beträgt gewöhnlich 800—1000 ml pro Tag bei einem Sekretionsdruck von 100—200 mm H_2O (gemessen im Hepatocholedochus). Die im Nebenschluß liegende Gallenblase füllt sich, wenn ihr Innendruck bei etwa 100—150 mm H_2O liegt, der Druck im Choledochus bzw. Cysticus bei geschlossenem Sphincter Oddi ansteigt und so ein Druckgefälle in Richtung

gebraucht wird. Vermittler ist das *Cholecystokinin*, ein hormonartiger Stoff, der aus der Wand des oberen Dünndarms ins Blut gelangt und auf dem Blutweg weiter zur Gallenblase und zum Sphincter Oddi. Der durch Cholecystokinin verursachte Kontraktionsmechanismus überwindet mit Drucken von 200 bis 300 mm H_2O die Resistenz des valvulo-muskulären Cysticussystems. Die gleichzeitige Er-

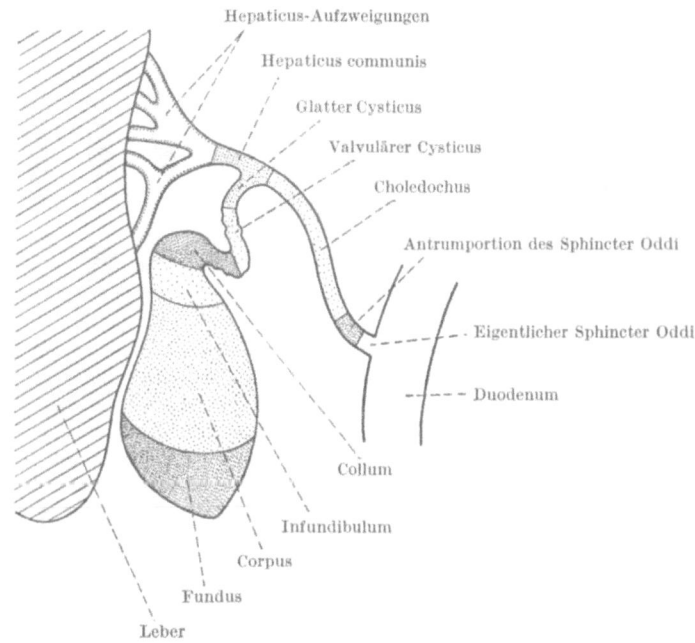

Abb. 218. Schema der extrahepatischen Gallenwege. (Nach F. STROEBE)

Gallenblase besteht. Steigt der Druck in den Hauptgallenwegen auf 350 mm H_2O oder mehr an, so kommt die Gallensekretion durch die Leber zum Stillstand, die Galle „regurgitiert". Die normale Füllung der Gallenblase beläuft sich auf etwa 50—60 ml Flüssigkeit, kann sich aber auf 200 ml und mehr steigern. Bei Vollfüllung der Gallenblase erschlafft der Sphincter Oddi und ermöglicht auch ohne spezifischen Stimulus der Galle das Abtropfen ins Duodenum. Fetthaltige Substanzen, wie Eidotter und Sahne, verursachen, sobald sie ins Duodenum gelangen, eine Kontraktion der Gallenblase bei gleichzeitiger Erschlaffung des Sphincter Oddi. Durch diesen Mechanismus gelangt die Galle immer dann ins Duodenum, wenn sie für die Fettverdauung am notwendigsten

schlaffung des Sphincter Oddi ermöglicht eine expulsionsartige Entleerung der Galle in das Duodenum (s. Abb. 218).

Die nervöse Regulation der Kinetik von Gallenblase und Gallenwegen ist noch umstritten. Man darf als wahrscheinlich annehmen, daß mäßiggradige Reizung des Parasympathicus eine Kontraktion der Gallenblase und gleichzeitig eine Erschlaffung des Sphincter Oddi bewirkt. Starke Vagusreizung wirkt dagegen sowohl auf die Gallenblase als auch auf den Sphincter Oddi kontrahierend.

Bei der Druckregulation in den Gallenwegen fällt der Tätigkeit des Sphincter Oddi die größte Bedeutung zu. Wie cholangiographische und manometrische Untersuchungen gezeigt haben, befindet sich der Sphincter beinahe ununterbrochen in einer lebhaften peristalstikartigen Bewegung. Kinematographisch kann man feststellen, daß zunächst der obere Abschnitt des Sphincters, die Ampulle, sich öffnet und füllt, sodann eröffnet sich plötzlich der Pylorulus, der Inhalt ergießt sich ins Duodenum, eine nachfolgende Kontraktion preßt den Rest der Ampulle aus. Danach schließt sich der Sphincter, und zwar von unten nach oben (s. Abb. 219). Einige Augenblicke bleibt der Sphincter kontrahiert, dann öffnet sich der obere Anteil wieder von neuem und der Ablauf der Peristaltik wiederholt sich in der beschriebenen Weise. Eine Kontraktion

Funktionelle Motilitätsstörungen der Gallenblase und Gallenwege verschiedener Art und Ursache, insbesondere Krampfzustände am Sphincter Oddi, werden als *Dyskinesien* bezeichnet. Während eine primäre Dyskinesie äußerst selten ist und ihre Diagnose nur mit größter Zurückhaltung gestellt werden sollte, sind symptomatische Dyskinesien als Begleiterscheinungen einer anderen Gallenwegserkrankung nicht so selten. Auch finden sich solche sekundären Gallengangsdyskinesien nach operativen Eingriffen an den Gallenwegen, besonders nach einer Cholecystektomie. Wahrscheinlich handelt es sich dabei um eine Stö-

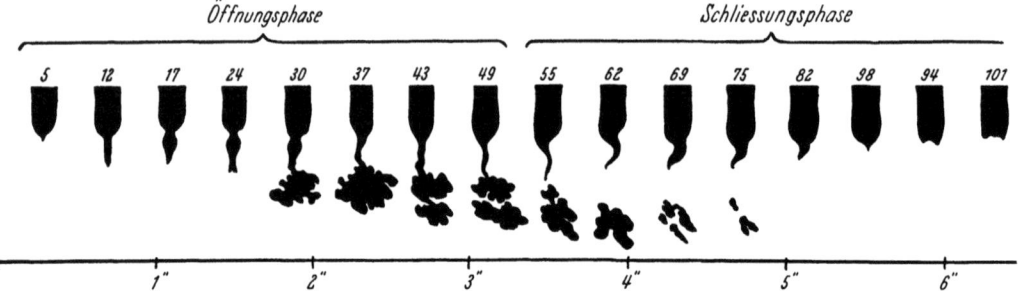

Abb. 219. Die Papillenperstaltik. Skizzen nach einem radiokinematographischen Bild. Der gesamte Ablauf einer Kontraktion und Öffnung nimmt 6 sec in Anspruch. Bei einer Bilderzahl von 16 pro Sekunde wurde jedes 6. oder 7. Bild skizziert (die Nummern über den Skizzen geben die fortlaufende Nummer des dargestellten Filmbildes). Während Öffnungsphase und Schließungsphase hier ungefähr gleich lang sind, kann sich das Verhältnis zugunsten der einen oder der anderen Phase verändern. Sog. Tonusveränderungen des Sphincters sind im Grunde genommen Verschiebungen der Phasenlängen gegeneinander. (Nach W. Hess, Erkrankungen der Gallenwege und des Pankreas. Stuttgart: Georg Thieme 1961)

und Öffnung nimmt etwa 5—8 sec in Anspruch; ca. 3 sec fallen auf die Öffnung, 3 sec auf den Schluß der Papille. Fällt dem Sphincter z. B. nach einer Fettmahlzeit die Aufgabe zu, größere Mengen passieren zu lassen, so beschleunigt sich seine Peristaltik nicht, sondern verlangsamt sich. Aber die Öffnungsphase dauert nunmehr doppelt so lange, während die Verschlußphase gleich bleibt oder sich nur wenig verlängert. Die Funktion des Sphincter Oddi kann jedoch nur richtig beurteilt werden, wenn sie im Zusammenhang mit der Duodenalperistaltik gesehen wird. Wenn eine Kontraktionswelle über den Darm läuft, stockt der Gallefluß, erschlafft der Darm, erfolgt die Entleerung durch den Sphincter. Dieser Antagonismus ist sehr zweckmäßig, da der Druck im Dünndarm während dessen Kontraktion Werte von 700 mm H_2O erreichen kann und bei einer Öffnung des Sphincter Oddi in einer Kontraktionsphase einen Übertritt von Darminhalt in die Gallenwege verursachen würde.

rung des normalen Zusammenspiels zwischen Schließmuskel des Sphincter und Peristaltik der Gallenwege. Vegetativ stigmatisierte Personen neigen im besonderen Maße zu solchen Dyskinesien. Die dabei auftretenden Schmerzattacken können ähnlich wie bei einer Cholelithiasis sein. Der Schmerz ist entweder auf die Dehnung der Gallenblasenwand oder den Sphincterspasmus mit konsekutiver Dehnung der abführenden Gallenwege zurückzuführen. Man unterscheidet einen hypertonischen und einen hypotonischen Typ der Dyskinesie. Beim *hypertonischen* Typ ist der Passagedruck in den Gallenwegen gesteigert. (Tonuserhöhung im Bereich des Cysticussphincters und des Sphincter Oddi.) Bei ihrer Kontraktion arbeitet die Gallenblase gegen den Widerstand der beiden Sphincteren an. Sind die Kontraktionen der Gallenblase frustran, so kommt es meist zur Kolik. Ist die Gallenblase bereits exstirpiert, so kann es bei Tonussteigerung des Sphincter Oddi zu einer Dehnung der Gallenwege und ebenfalls zur Kolik kommen. Von Interesse ist in diesem Zusammenhang, daß *Morphin* einen Kontraktionszustand des Sphincter Oddi mit konsekutiver Kolik auslösen kann. Von diesem Test kann man gegebenenfalls differentialdiagnostisch Gebrauch machen.

Beim *hypotonen* Typ der Dyskinesie besteht eine Überaktivität der sympathischen Innervation. Der Tonus der Gallenblase und der Sphincteren ist herabgesetzt, die gemessenen Druckwerte in den Gallenwegen und der Gallenblase erniedrigt. Die Gallenblase hat die Fähigkeit zur wirksamen Kontraktion ganz oder teilweise eingebüßt. Eine Kontraktion der Gallenblase nach Eigelb bzw. Fettmahlzeit kommt nicht mehr oder sehr abgeschwächt zustande. Die Gallenblase entwickelt sich mit der Zeit zu einem schlaffen Sack, der zu einem dauernden erhöhten Spannungs- und Schweregefühl in der Gallenblasengegend, nicht aber zur Kolik führt.

Bei einem Teil der Patienten mit hypotoner Dyskinesie soll die Ursache der Erscheinungen auf der Existenz von Faktoren beruhen, welche die Wirkung des Cholecystokinins inhibieren. Bei diesen Personen führt die Injektion von Cholecystokinin nicht oder nur bei Verwendung stark erhöhter Dosen zu einer Kontraktion der Gallenblase. Tierexperimentelle Untersuchungen weisen darauf hin, daß Extrakte aus solchen „hypotonen" Gallenblasen Faktoren enthalten, die bei gleichzeitiger Injektion mit Cholecystokinin dessen Aktion inhibieren. Es würde sich demnach um *Anticholecystokinine* handeln, die in den Drüsen der Cervico-Infundibulargegend der Gallenblase vorhanden sein sollen. Ein primärer Mangel an Cholecystokinin liegt der hypotonen Dyskinesie offenbar nicht zu Grunde, da im Portalblut dieser Hypotoniker das Hormon in normalerMenge gefunden wurde.

II. Gallenflüssigkeit und Gallensteinbildung

Die Gallenflüssigkeit reagiert neutral oder leicht alkalisch. Sie enthält etwa 0,4% feste Bestandteile. Die Elektrolytkonzentration entspricht derjenigen im Plasma. Hauptbestandteile der Galle sind Gallensäuren, Gallenpigmente, Cholesterin und Mucin. Die Konzentration der Gallensäuren beträgt etwa 1%, Bilirubin ist in einer Konzentration von etwa 50 mg/100 ml, Cholesterin in einer Konzentration von etwa 60 mg/100 ml vorhanden. Durch Rückresorption von Wasser durch die Wand der Gallenblase wird die Galle in der Gallenblase auf das Vier- bis Zehnfache konzentriert (s. Tabelle 55).

Kurz zusammengefaßt hat die Galle folgende Funktionen: Emulgierung der Tri-Glyceride oder höheren Fettsäuren durch die Gallensalze, Ausscheidung von Bilirubin und Cholesterin sowie zahlreichen Abbauprodukten der Hormone, besonders der Geschlechts-, Schilddrüsen- und Nebennierenrindenhormone, Ausscheidung von Medikamenten und Giften, z. B. Schwermetalle, Salicylate, Atropin, Chinin usw. Über die Funktion der Galle bei der Resorption von Nahrungsstoffen im Darm s. Kap. Verdauungsorgane.

Die Entstehung der Gallensteine ist noch nicht völlig geklärt. Ihrer Zusammensetzung nach werden folgende Steinarten unterschieden: Cholesterinsteine („Solitärsteine"), Pigmentsteine und Cholesterin-Pigment-Kalksteine. Über die Untergruppierung dieser Einteilung, die Entstehungsursachen, Form und Farbe, Größe und Zahl sowie die Struktur der Steine und ihre Wanderungstendenz gibt Tabelle 56 Auskunft.

Tabelle 55. *Konzentrationsverhältnisse von Leber- und Blasengalle* (Nach HAMMARSTEN)

Bestandteil	Lebergalle	Blasengalle	Konzentrationsfaktor
Wasser	971,40	834,70	—
Feste Stoffe	26,62	165,80	5,80
Mucin und Farbstoff	4,88	43,14	8,85
Gallensaure Alkalien	12,19	92,10	7,50
Cholesterin	1,24	9,28	7,50
Lecithin, Fett	1,00	6,02	6,00
Fettsäuren aus Seifen	1,20	10,87	9,00
Lösliche Salze	7,36	2,95	2,50
Unlösliche Salze	0,32	2,29	7,00

Bei der Bildung von Gallensteinen spielen in erster Linie die Lösungs- und Konzentrationsvorgänge die Hauptrolle. Cholesterin und Gallenfarbstoff geben meist das Ausgangsmaterial für die Steinbildung ab. Die Ansicht, daß der Gallensteinbildung eine reine Stoffwechselstörung zu Grunde liegt, wird vor allem für die Cholesterinsteine vertreten. Dabei wird eine Dyscholie als Ursache der Steinbildung angenommen. Für einen Zusammenhang der Bildung von Cholesterinsteinen mit Störungen des Cholesterinstoffwechsels spricht das ge-

Tabelle 56. (Nach W. Hess, Erkrankungen der Gallenwege und des Pankreas)

Steintyp	Untergruppen	Entstehung	Form/Farbe	Größe/Zahl	Struktur	% aller Steine	Wanderungstendenz
„Solitärstein"	reiner Cholesterinstein (98%)	aseptisch	elliptisch, rund, glatt oder gerunzelt	bis kirschgroß	kompakt. Radiäre Struktur	} 25%	geringe Wanderungstendenz (6,4%)
	Cholesterin-Kombinationsstein (Cholesterinkern + Bilirubincholesterinschale)	aseptisch, dann entzündlich	weiß, bunt, glatt oder feinhöckerig	bis hühnereigroß	radiäre Struktur und konzentr. Schale		2. Steingeneration von CPK-Steinen häufig
Pigmentstein	reiner Pigmentstein (Bilirubin)	aseptisch (bei Hämolyse)	schwarz, braun, koksartig oder poliert	sandkorn- bis erbsgroß	amorph	} 6%	mäßige Wanderungstendenz (16,6%)
	Pigment-Kalkstein (Bilirubin + Calcium)	bei sekundärer Entzündung	erdig weich	immer multipel (bis 30)	diffuse Verkalkung		—
Cholesterin-Pigment-Kalksteine (CPK-Steine)	CPK-Maulbeerstein	entzündlich	rund, höckering, eidotter-, honiggelb	Herden gleicher Größe, selten größer als Kirschstein. Bis zu 30	kleiner sternförmiger Innenhohlraum	13%	große Wanderungstendenz (33,3%) gelegentlich 2. Steingeneration
	CPK-Facettenstein	entzündlich	glatt, kantig, poliert vielfarbig	meist unter 30, aber bis 5000 beobachtet, meist kirschkerngroß	großer sternförmiger Innenhohlraum	50%	große Wanderungstendenz (38,6%) häufig Steinzerfall
	CPK-Tonnenstein	entzündlich	tonnenförmig, Oberfläche glatt, geschliffen evtl. würfelförmig	kirschen- bis hühnereigroß, meist 1—3, selten mehr als 8	sehr großer Innenhohlraum	7%	geringe Wanderungstendenz (14,3%). Gelegentlich Steinzerfall

(% aller Steine: 69% für CPK-Steine)

häufte Vorkommen solcher Steine bei Zuständen von Hypercholesterinämie, z. B. bei Adipositas, in der Gravidität, bei Diabetes und bei familiärer Hypercholesterinämie. Auf der anderen Seite sind aber Beziehungen zwischen Blutcholesterinwert und Steinbildung häufig nicht nachzuweisen. Wichtiger als die Höhe des Blutcholesterins ist offenbar die gleichzeitige Konzentration der Fettsäuren und der Gallensalze. Cholesterin ist wasserunlöslich und wird durch die Gallensäuren in Suspension gehalten. Normalerweise liegt das Verhältnis von Cholesterin zu Gallensalzen zwischen 1:20 und 1:30. Sinkt diese Relation auf die Hälfte oder weniger ab, so kommt es zur Ausfällung von Cholesterin. Gallenstauung oder -Entzündung begünstigen die Ausfällung von Cholesterin. Auch für die Bildung von Pigmentsteinen ist ein Überangebot an Bilirubin bei vermehrtem Blutzerfall (z. B. hämolytische Anämien) als wesentliche Ursache der Steinbildung anzusehen.

Wenn für die Entstehung von Cholesterin- und Pigmentsteinen der metabolische Faktor sicher eine wesentliche Rolle spielt, so darf dennoch die Begünstigung der Steinentstehung und des weiteren Wachstums durch entzündliche Vorgänge nicht unterschätzt werden. Dies gilt vor allem für die Cholesterin-Pigment-Kalksteine, die klinisch das Hauptkontingent der Gallensteinkranken ausmacht. Jede Infektion der Gallenblase fördert die Steinbildung, teils über abgeschilferte Epithelien und tote Bakterienhaufen, die als Kristallisationspunkt wirksam werden, teils dadurch, daß jede Infektion an schon gebildeten kleinen Steinen neue Schichten zur Anlagerung bringt und dadurch das Steinwachstum fördert.

Änderungen des pH nach der alkalischen (Stase), aber auch nach der sauren Seite (Infektion der Gallenwege) fördern zusätzlich die Steinbildung. Auch ein vermehrter Calciumgehalt in der Galle, z. B. bei Verschluß oder bei Infektionen, trägt zur Steinbildung bei. Die Bedeutung von Calcium für die Kristallbildung als Kern der Gallensteine wird durch den Nachweis von Calcium- und Cholesterinkristallen innerhalb der Steine und gleichzeitig in mikrokristalliner Form auch in der menschlichen Galle augenfällig. Bei diesen mikrokristallinischen Formen handelt es sich um geschichtete Strukturen, die Miniaturgallensteinen entsprechen und *Mikrosphärolithen* genannt werden. Pigmentierte Mikrosphärolithen werden des öfteren gleichzeitig mit Pigmentsteinen gefunden. Diese Gebilde lassen sich in der Duodenalflüssigkeit nachweisen und sprechen für eine Steindiathese bei dem betreffenden Patienten.

Zu erwähnen bleibt noch das Vorkommen von sog. „weißer Galle" infolge völliger Resorption des Gallenpigments bei langdauerndem Cysticusverschluß.

Literaturhinweise

CAROLI, J.: L'hormone inhibitrice de la cholicystokinine. Arch. med. App. dig. **49**, 1585 (1960).

HESS, W.: Die Erkrankungen der Gallenwege und des Pankreas. Stuttgart: Georg Thieme 1961.

RITTER, U.: Funktion und Funktionsstörungen der extrahepatischen Gallenwege. Klin. Wschr. **39**, 821 (1961).

SCHÖNDUBE, W.: Zur Physiologie und Pathophysiologie der Gallenblase und der Gallenwege. In: Gallenblase und Gallenwege (Bad Mergentheimer Stoffwechseltagung, Hrsg. W. BECKER).

SHERLOCK, SH.: Krankheiten der Leber und Gallenwege. München: Lehmann 1965.

Niere

Die wesentlichsten Aufgaben der Nieren sind die Abgabe der Endprodukte des Eiweißstoffwechsels und die regulative Ausscheidung von Wasser und Elektrolyten zur Konstanthaltung des „Milieu interne". Isotonie (Konstanz der Osmolarität), Isoionie (Konstanz der Ionenzusammensetzung) und Isohydrie (Konstanz des pH) der Körperflüssigkeiten hängen von der Funktionstüchtigkeit der Nieren ab. Sie nehmen außerdem an der Entgiftung und Ausscheidung körperfremder Substanzen teil. Schließlich beeinflussen die Nieren noch Blutdruck und Erythropoese.

Diese Funktionen werden zum Teil unabhängig voneinander wahrgenommen und sind an unterschiedliche Strukturelemente des Nierenparenchyms gebunden. Dementsprechend können Störungen der Nierenarbeit von diskreter Beeinträchtigung einer Partialfunktion über verschiedene Kombinationsmöglichkeiten bis zur totalen Insuffizienz des ganzen Organs reichen und in ihrer Symptomatik recht mannigfaltig sein.

I. Störungen der Harnbereitung und Harnabscheidung

1. Faktoren der Harnbereitung

Die der Harnbildung dienende Funktionseinheit des Nierenparenchyms ist das Nephron (Abb. 220). Jede Niere setzt sich aus etwas über einer Million derartiger Gebilde zusammen. Das Nephron besteht aus dem Glomerulus, einem Knäuel mehrerer Capillarschlingen, und dem Tubulus (Harnkanälchen). Dessen proximales Ende umgreift mit der sog. Bowmanschen Kapsel becherförmig die Glomerulusschlingen; es schließen sich drei differenzierte Abschnitte an: das Hauptstück (proximaler Tubulus), das Überleitungsstück, das mit dem dünnen Teil der Henleschen Schleife identisch ist, und das Mittelstück (distaler Tubulus). Die Harnkanälchen vereinigen sich zu Sammelrohren. Diese münden in die Ductus Bellini, die zum Nierenbecken führen.

Der Arbeitsweise des Nephrons dürfte am ehesten die auf LUDWIG und CUSHNY zurückgehende Filtrations-Rückresorptions-Theorie gerecht werden, die heute aufgrund tierexperimenteller Untersuchungen — insbesondere von Mikropunktionsstudien — als weitgehend bestätigt gilt, allerdings auch einige Ergänzungen erfahren hat. Es wird aus dem Capillarknäuel des Glomerulus ein praktisch eiweißfreies Filtrat des Blutplasmas in die Bowmansche Kapsel abgepreßt, das — unter Berücksichtigung des Donnan-Faktors für Elektrolyte — alle im Plasma gelösten, nicht kolloidalen Stoffe in gleicher Zusammensetzung wie dieses enthält. Dieses Ultrafiltrat, der sog. Primärharn, wird in den endgültigen Harn verwandelt, indem während der weiteren Passage des Filtrats durch den Tubulus Wasser und die einzelnen Soluta in unterschiedlicher Menge in die peritubulären Capillaren rückresorbiert werden.

Man kann die Harnbereitung als einen Sonderfall des Flüssigkeitsaustausches zwischen Capillare und Interstitium ansehen, indem bei Überwiegen des hydrostatischen Druckes gegenüber dem kolloidosmotischen Druck der Bluteiweißkörper im ersten Teil einer Capillarstrecke (hier den Glomerulusschlingen) Flüssigkeit abgepreßt und im weiteren Verlauf (hier den peritubulären Capillaren) bei Umkehrung der Druckverhältnisse wieder zurückgenommen wird. Das eigenartige in der Niere ist die Ableitung der abgepreßten Flüssigkeit in ein Röhrensystem und die Aufrichtung einer Schranke in Form des Tubulusepithels vor den Capillaren, in die der Rückstrom erfolgt. Diese Epithelschranke verhindert nicht nur eine rein druckpassive Rückdiffusion des Filtrats, sondern modifiziert dasselbe, indem sie die Einzelbestandteile des Primärharns durch aktive und passive Mechanismen in unterschiedlichem Umfang zurückpassieren läßt. Bestimmte Substanzen werden sogar völlig aus dem Filtrat zurückgenommen, andere entgegengesetzt in das Tubuluslumen sezerniert und seinem Inhalt zugefügt.

Nicht alle Nephrone sind funktionell gleichwertig. Die Länge der Harnkanälchen schwankt zwischen 20 und 44 mm. Daraus ergibt sich eine unterschiedliche Dauer der tubulären Harnpassage mit einem unterschiedlichen Umfang der Rückresorption und Sekretion in den einzelnen Nephronen. Der endgültige Harn stellt daher ein „Mischprodukt" dar, das dem Mittel der aus allen Nephronen abgeschiedenen Einzelportionen entspricht. Insgesamt sind aber das glomeruläre Angebot und die tubuläre Bearbeitung der im Filtrat gelösten Stoffe aufeinander abgestimmt (glomerulo-tubuläres Gleichgewicht).

a) Glomeruläre Filtration

Da die Bereitung des Primärharns in den einzelnen Glomeruli filtrativ und nicht durch aktive Zelleistung erfolgt, ist sie vorwiegend von physikalischen Faktoren abhängig.

sammen wirken die drei Schichten als ein Ultrafilter, das den Austritt niedermolekularer Substanzen ermöglicht, für Stoffe höheren Molekulargewichts jedoch nicht passabel ist. Er wirkt also als ein Molekülsieb.

So findet sich beim Kaninchen nach intravenöser Injektion von Polyvinylpyrrolidon verschiedenen Polymerisationsgrades eine Abhängigkeit der Ausscheidung dieses Stoffes vom mittleren Molekulargewicht. Überschreitet es 100000, wird kein Poly-

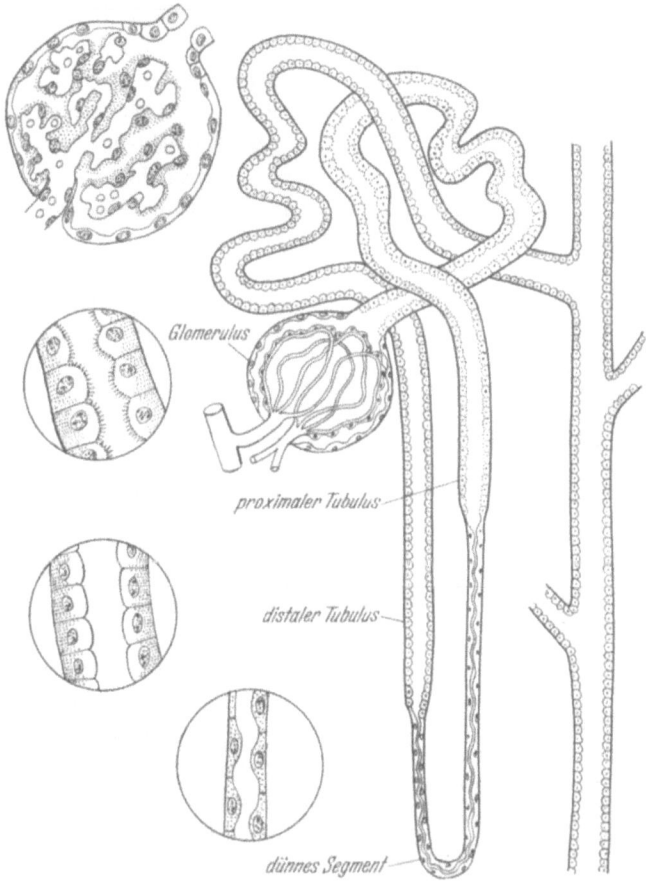

Abb. 220. Aufbau des Nephrons. (Nach H. SMITH)

α) Eigenschaften des Filters, Filtrationsfläche

Die Wand der Glomerulusschlingen setzt sich — von innen nach außen — aus dem Endothel, der Basalmembran und den Deckzellen (Podocyten, Pericyten) zusammen. Die Endothelschicht weist zahlreiche Poren auf, deren Durchmesser 200—900 Å beträgt. Die Basalmembran ist homogen und von gelartiger Beschaffenheit. Die Deckzellen sind durch krakenartige Ausläufer miteinander verzahnt, zwischen denen sich Schlitze mit einer durchschnittlichen Breite von 400 Å finden. Zu-

vinylpyrrolidon mit dem Harn mehr ausgeschieden. Die Ergebnisse können aber nicht unmittelbar auf Eiweißmoleküle übertragen werden, da der Durchtritt von Molekülen durch poröse Membranen nicht nur vom Molekulargewicht, sondern auch vom sterischen Aufbau und der Ladung des Moleküls abhängig ist (s. Abschnitt über aktiven und passiven Transport).

Aufgrund der Molekülsiebung ist die „funktionelle" Permeabilität der Glomeruluscapillaren berechnet worden: Unabhängig von ihrem tatsächlichen strukturellen Aufbau verhalten sie sich so, als ob 5—10% ihrer Grundfläche auf zylindrische Poren mit einem Durchmesser von 75—100 Å und einer Länge von 400—600 Å entfielen. (Bei Muskelcapillaren beträgt der Anteil der Poren nur etwa 0,2% der Grundfläche.) Umstritten ist, welcher der drei Schichten der glomerulären Capillarschlingen die entscheidende Bedeutung bei der Molekülsiebung zukommt. Vieles spricht dafür, daß sie weniger durch die Poren und Schlitze des Endothels und der Deckzellschicht als vielmehr durch die homogene Basalmembran bewerkstelligt wird. Infolge ihres gelartigen Aufbaues sie kristalloiden bzw. niedermolekularen Substanzen den Durchtritt gestatten, solche mit höherem Molekulargewicht aber zurückhalten.

Für die menschliche Niere gilt, daß Eiweißkörper, deren Molekulargewicht kleiner als 69 000 ist, durch die intakten Glomerulusschlingen hindurchtreten können.

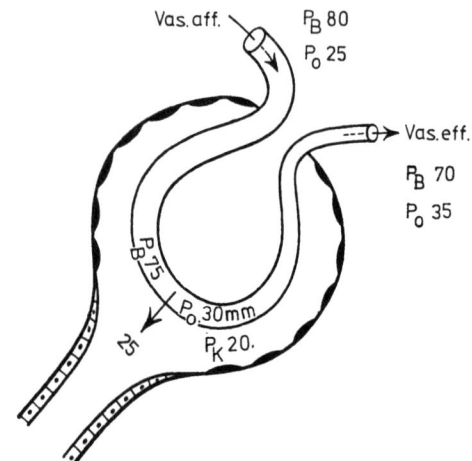

Abb. 221. Druckverhältnisse im Glomerulus (schematisch). P_B Blutdruck; P_O kolloidosmotischer Druck; P_K Kapseldruck in mm Hg

Die Gesamtoberfläche der Glomeruluscapillaren beider Nieren beträgt 1,5 m², ihre Länge rund 25 km. Daß einzelne oder ein Teil der Glomeruli alternierend von der Durchblutung abgeschaltet werden, wie man es beim Frosch beobachten kann, trifft für die Säugetierniere nicht zu. Offen ist aber, ob die Filtrationsfläche nicht Variationen dadurch erfahren kann, daß sich die Zahl der durchströmten Schlingen in den einzelnen Glomeruli ändert.

β) Effektiver Filtrationsdruck

Der neben den Membraneigenschaften des Filters wichtigste Faktor der Primärharnbildung ist der effektive Filtrationsdruck. Er beträgt 25—35 mm Hg und ergibt sich aus der Formel

$$e = P(\text{hy}) - P(\text{onk}) - P(\text{k})$$

(e = effektiver Filtrationsdruck, $P(\text{hy})$ = hydrostatischer Druck, $P(\text{onk})$ = onkotischer oder kolloidosmotischer Druck, $P(\text{k})$ = Kapseldruck: Druck in der Bowmanschen Kapsel).

Dem hydrostatischen Druck in den Glomerulusschlingen wirken also kolloidosmotischer Druck und Kapseldruck entgegen. Solange eine Filtration stattfinden soll, muß der hydrostatische Druck größer sein als der kolloidosmotische Druck plus Kapseldruck.

Der hydrostatische Druck beträgt im Vas afferens der Glomeruli unter normalen Verhältnissen etwa 80 mm Hg; der kolloidosmotische Druck des Blutes liegt bei etwa 23—30 mm Hg. (Dabei ist noch der bei Entstehung von Donnan-Gleichgewichten in eiweißundurchlässigen Membranen zusätzlich auftretende Gegendruck in Höhe von etwa 6 cm H_2O zu berücksichtigen, der aber praktisch vernachlässigt werden kann.)

Der Kapseldruck wird in erster Linie von dem intrarenalen interstitiellen Druck bestimmt. Beim Menschen beträgt er etwa 10—20 mm Hg.

Beispiel: Blutdruck im Vas afferens 80, im Vas efferens 70, in den Schlingen im Mittel 75 mm Hg. Kolloidosmotischer Druck im Vas afferens 25, im Vas efferens infolge Konzentrationszunahme durch die Wasserfiltration 35, in den Schlingen im Mittel 30 mm Hg. Kapseldruck 20 mm Hg. Effektiver Filtrationsdruck = 75 − 30 − 20 = 25 mm Hg (siehe Abb. 221).

γ) Hämodynamik

Da der effektive Filtrationsdruck vom hydrostatischen Druck abhängig ist, könnte eine entsprechende Abhängigkeit vom mittleren arteriellen Blutdruck erwartet werden. Dies ist jedoch nur bedingt der Fall.

Die Nierendurchblutung verhält sich zum arteriellen Mitteldruck nicht linear, sondern entsprechend der in Abb. 222 gezeigten Kurve. Um überhaupt eine Blutströmung durch die Niere in Gang zu setzen, bedarf es eines Mindestdruckes von etwa 15 mm Hg. Im Bereich zwischen 80 und 180 mm Hg arteriellen Mitteldruckes bleibt der Nierenblutstrom konstant infolge kompensatorischer Zunahme des intrarenalen Gefäßwiderstandes. Dieses Verhalten ist Ausdruck einer Autoregulation der Nierendurchblutung. Es findet sich auch an der denervierten und isolierten Niere, kann aber durch Papaverin und Cyanide unterdrückt werden. Die tote Niere verhält sich vollständig druckpassiv. Der Autoregulation liegt wahrscheinlich ein myogener Mechanismus zugrunde. Die glatte Muskulatur der Nierengefäße, insbesondere der Vasa afferentia, reagiert auf Erhöhungen des Perfusionsdruckes mit einer Tonuszunahme. Doch geschieht dies unter Zwischenschaltung eines humoralen Faktors, denn bei Durchströmung der Niere mit plasmafreier Lösung stellt sich das Phänomen der Autoregulation nicht ein. Wahrscheinlich spielt das Renin-Angiotensin-System eine Vermittlerrolle (s. S. 417). Allerdings kann die Autonomie des renalen Kreislaufs durch übergeordnete vasomotorische Reaktionen überspielt werden. So geht z. B. bei Blutverlusten die Nierendurchblutung bereits vor dem Abfall des Blutdrucks zurück. Es kommt hierbei neurogen zu einer Constriction der Nierengefäße im Zuge einer sog. Zentralisation des Kreislaufs (Sicherstellung der Blutversorgung der unmittelbar lebenswichtigen Organe Herz und Gehirn auf Kosten anderer). Die Vermittlung läuft über sympathische Nervenfasern aus dem 4. Thorakal- bis 4. Lumbalsegment. Neurale Impulse können stets nur zu einer Engerstellung der Nierengefäße führen. Eine neurogene Dilatation ist bei ihnen nicht bekannt. Adrenalin und Noradrenalin führen ebenfalls zu einer Vasoconstriction in der Niere und vermindern somit die Nierendurchblutung, in höheren Dosen auch die Glomerulusfiltration.

Noch unabhängiger vom arteriellen Mitteldruck als der Nierenblutstrom ist die Bildung des Glomerulusfiltrats. Die Filtration beginnt, wenn der mittlere Blutdruck etwa 30 mm Hg beträgt. Sie steht bis zu einem Wert von etwa 80 mm Hg in einer linearen Beziehung zum mittleren arteriellen Blutdruck und zeigt damit Parallelen zu dem in diesem Bereich ebenfalls noch linear verlaufenden Schenkel der Druck-Blutstromkurve (s. Abb. 222). Bei zunehmendem arteriellen Druck bleibt dann aber die Filtrationsgröße völlig gleich. Die Autoregulation der Filtratbildung zeigt nur teilweise eine Abhängigkeit von der Autoregulation der Durchblutung und arbeitet mit noch größerer Konstanz. Der Mechanismus ist nicht völlig geklärt. Wahrscheinlich wird der Querschnitt des Vas afferens über eine Steuerung durch Renin-Angiotensin (s. S. 418) stets so eingerichtet, daß die folgenden Glomerulusschlingen gleichen Druckverhältnissen ausgesetzt sind, sofern der arterielle Blutdruck höher als etwa 80 mm Hg ist. Demnach herrscht am Beginn der Capillarstrecke der Glomeruli stets ein gleichmäßiger Blutdruck von nicht mehr als 80 mm Hg. Bei Blutdruckwerten über 180 mm Hg nimmt allerdings der Nierenblutstrom wieder zu, während

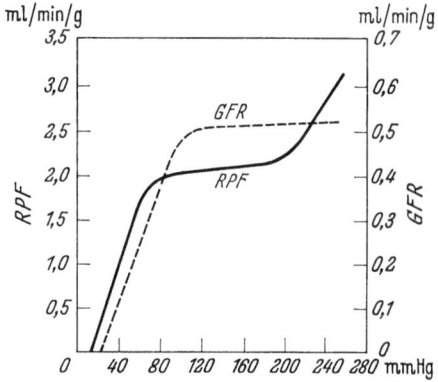

Abb. 222. Nierendurchblutung und Glomerulusfiltrat in Abhängigkeit vom arteriellen Blutdruck. Abszisse: Arterieller Mitteldruck in mm Hg; Ordinate: Nierenplasmastrom (RPF) und Glomerulusfiltrat (GFR) in ml/min/g Nierengewicht. [Modifiziert nach B. OCHWADT, Progr. cardiovasc. Dis. **3**, 501 (1961)]

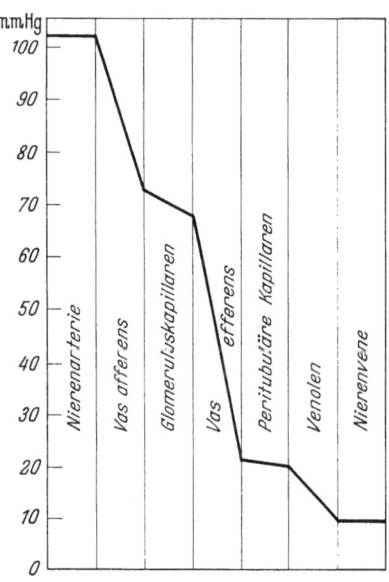

Abb. 223. Druckabfall in den Teilabschnitten des Nierenkreislaufs. (Nach R. F. PITTS. Physiology of the kidney and body fluids. Chicago: Year Book Medical Publishers 1963)

das Glomerulusfiltrat weiterhin konstant bleibt. Dies kann jetzt aber nicht mehr Folge einer weiteren Querschnittsverengerung des Vas afferens sein, da in einem solchen Fall der intrarenale Widerstand weiter steigen und der Zunahme der Nierendurchblutung entgegenwirken würde. Die nicht mehr bestehende Parallelität des Verhaltens von Glomerulusfiltrat und Nierendurchblutung in hohen Druckbereichen ließe sich durch die Eröffnung arteriovenöser Anastomosen erklären, die zur teilweisen Umgehung des glomerulären Capillargebietes führen würden. Einiges spricht dafür, daß wenigstens ein Teil der juxtamedullär gelegenen Glomeruli über die Möglichkeit verfügt, den Blutfluß zwischen Vas afferens und Vas efferens unter Umgehung der Capillarschlingen kurzzuschließen. Eine andere Erklärungsmöglichkeit ist, daß bei einem arteriellen Druck von über 180 mm Hg außer einer Constricition des Vas afferens eine Weiterstellung des Vas efferens erfolgt. Sie würde eine weitere Steigerung des effektiven Filtrationsdrucks in den Glomerulusschlingen verhindern und gleichzeitig den Widerstand im gesamten Nierenkreislauf herabsetzen, da dieser zu einem erheblichen Teil auf das Vas efferens entfällt.

mindert, das Mark normal durchblutet sein. Eine Hyperämie des Marks braucht nicht mit einer solchen der Rinde verbunden zu sein und umgekehrt. Die Annahme, daß eine Koppelung zwischen beiden Durchblutungsgebieten bestehe, derzufolge es bei einer Vasoconstriction der Rinde zu einer Umleitung des Blutes in das Mark mit konsekutiver Markhyperämie komme (sog. Trueta- oder Oxford-Shunt), darf heute als unzutreffend gelten.

Nierendurchblutung und Glomerulusfiltrat lassen sich auf indirektem Wege mit Hilfe der *Clearanceverfahren* bestimmen. Unter der „Clearance" oder dem „Klärwert" eines Stoffes versteht man ganz allgemein diejenige virtuelle Menge Blutplasma, die in 1 min von dem be-

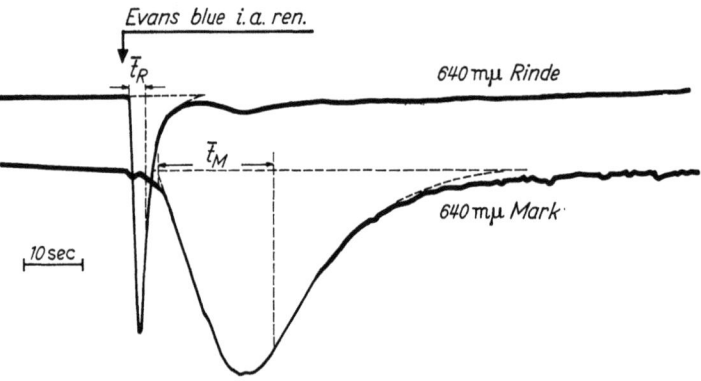

Abb. 224. Unterschiedliches Verhalten der Rinden- und Markdurchblutung der Niere. (Aus K. Thurau in Handbuch der Inneren Medizin, Nierenkrankheiten, herausgeg. von H. Schwiegk, Berlin-Heidelberg-New York: Springer 1968). Farbstoffverdünnungskurven, registriert durch Photozellen in Rinde und Mark, nach Injektion von 1 mg Evans-Blau in die Arteria renalis. Träger Anstieg und verzögerter Abfall der im Mark registrierten Kurve als Ausdruck verlängerter Durchflußzeit

Während der Blutdruckabfall innerhalb der Glomeruluscapillaren gering ist, so daß der Blutdruck beim Einströmen in das Vas efferens normalerweise noch immer 70 mm Hg beträgt, kommt es innerhalb dieses Gefäßes zu einem erheblichen Druckabfall (starker Widerstand). In den postglomerulären oder peritubulären Capillaren, die miteinander anastomosieren, liegt nur mehr ein Mitteldruck von weniger als 20 mm Hg vor (s. Abb. 223).

Die Autoregulation der Nierendurchblutung erstreckt sich nur auf die Nierenrinde, nicht auf das Mark. Dieses wird durch ein besonderes Gefäßsystem, die *Vasa recta*, versorgt und druckabhängig durchblutet. Sie entspringen den auffällig weiten Vasa efferentia der juxtamedullären Glomeruli oder direkt den Arteriae arciformes, tauchen als haarnadelförmige Capillaren tief in die äußere Markzone bzw. die Papille hinab und münden in die Venae arciformes. Die Vasa recta spielen eine Rolle bei der Konzentrierung des Urins im sog. Haarnadelgegenstromsystem (s. S. 382). Auf die Durchblutung des Marks entfallen höchstens 10% der gesamten Nierendurchblutung. Der Blutfluß ist hier wesentlich träger als in der Rinde, die Durchflußzeit länger (s. Abb. 224).

Rinden- und Markdurchblutung sind weitgehend unabhängig voneinander. Die Nierenrinde kann ver-

treffenden Stoff — der endogenen Ursprungs oder als Testsubstanz zugeführt sein kann — gereinigt wird. Für die renale Clearance gilt die Gleichung $Cl = \dfrac{U \cdot V}{P}$. ($Cl =$ Clearance, $U =$ Konzentration der Clearancesubstanz im Urin, $V =$ Minutenvolumen in ml, $P =$ Konzentration der Clearancesubstanz im Plasma).

Wird eine Substanz rein glomerulär ausgeschieden und weder tubulär rückresorbiert noch sezerniert, so ist sie zur Bestimmung des Glomerulusfiltrats geeignet. Denn die Menge des von der Substanz geklärten Plasmas ist der Menge des gebildeten Primärharns gleichzusetzen, da die Konzentration der Substanz in Plasma und Ultrafiltrat die gleiche ist. (Anders ausgedrückt: Die mit dem Harn pro Minute ausgeschiedene Menge der betreffenden Substanz entspricht der ultrafiltrierten Menge. Da die Konzentration des Stoffes im Filtrat bekannt ist — sie entspricht der Plasmakonzentration — kann dessen Größe ermittelt werden.) Vorwiegend wird zur Bestimmung des Glomerulusfiltrats das *Inulin*, ein Polysaccharid der Fructose vom Molekulargewicht 5600, benutzt. Es erfüllt nicht nur die Voraussetzung der rein glome-

rulären Abscheidung bei fehlender tubulärer Rückresorption oder Sekretion, sondern ist überdies un-
toxisch, wird keinem Ab- oder Umbau im Stoffwechsel unterzogen und beeinflußt die Nierenfunktion nicht.

Die mit Hilfe der Inulinclearance ermittelte
Größe des Glomerulusfiltrats beträgt bei
Nierengesunden 100—150 ml/min für den
Mann und 95—125 ml/min für die Frau, bezogen auf eine Standardkörperoberfläche von
1,73 m². Das entspricht einer täglichen Primärharnbildung von rund 150—180 l.

Im Diodrast, der p-Aminohippursäure (PAH) und
einigen anderen Stoffen liegen Verbindungen vor, die
sowohl glomerulär filtriert als auch tubulär sezerniert
werden. Überschreitet ihr Plasmaspiegel 3 mg-%
nicht, so erfolgt ihre Elimination aus dem Blut bei
Passage der Niere normalerweise fast vollständig; die
Nierenvene ist praktisch frei von diesen Substanzen.
Damit sind sie zur Bestimmung des Nierenplasma-
und Nierenblutstroms geeignet. Es handelt sich dabei
im Grunde um eine Bestimmung des Nierenminuten-
volumens nach dem Fickschen Prinzip (s. S. 157); die
arteriovenöse Differenz entspricht der arteriellen
Plasmakonzentration, da der Gehalt im Nierenvenenblut gleich Null gesetzt wird. Die nach dem Fickschen
Prinzip anzuwendende Formel $D = \dfrac{U \cdot V}{P-R}$ (D = Minutenvolumen, U = Konzentration der Testsubstanz
im Urin, V = Urinminutenvolumen, P = Konzentration der Testsubstanz im Plasma des arteriellen
Blutes, R = Konzentration der Testsubstanz im
Plasma des Nierenvenenblutes) kann daher bei den
erwähnten Stoffen durch $D = \dfrac{U \cdot V}{P}$ ersetzt werden,
was der für die Clearance gültigen Gleichung entspricht. Clearance und Nierenplasmastrom sind also
in diesen Fällen identisch. Die Vollblutdurchströ-
mung ergibt sich aus der Plasmadurchströmung und
dem Hämatokrit.

$$\text{Nierenblutstrom} = \frac{\text{Nierenplasmastrom} \cdot 100}{100 - \text{Hämatokrit}}$$

Tatsächlich enthält das Nierenvenenblut jedoch noch
fast 10% der arteriellen Konzentration der zur Bestimmung des Plasma- bzw. Blutstroms benutzten
Stoffe, da Nierenmark- und Kapselgefäße nicht mit
ausscheidungsfähigem Parenchym in Kontakt stehen.
Es ist daher zweckmäßig, für die durch Diodrast oder
p-Aminohippurat ermittelte Größe die Bezeichnung
„*effektiven*" oder „corticalen" Nierenplasmastrom zu
verwenden.

Die Sekretionsleistung des Tubulusepithels kann
bei besonders schweren Schädigungen des Kanälchensystems derart reduziert sein, daß Diodrast oder
p-Aminohippursäure auch bei niedrigem Plasmaspiegel kaum noch oder nur sehr unvollständig aus
dem Blut extrahiert werden. In solchen Fällen ist die
Clearance dieser Testsubstanzen unabhängig von der
Durchblutung verringert und nicht mehr repräsentativ für den effektiven Nierenplasmafluß. Dann
kann der tatsächliche Plasmastrom nur durch genaue
Bestimmung der arterio-venösen Differenz ermittelt

werden. Dazu muß die Nierenvene katheterisiert
werden.

Der mittels der p-Aminohippursäure bestimmte Nierenplasmastrom beträgt bei einer
Standardkörperoberfläche von 1,73 m² beim
Mann 490—700 ml/min, bei der Frau 440 bis
650 ml/min. Das bedeutet, daß die gesamt
zirkulierende Blutmenge etwa in 5 min einmal
die Nieren passiert. Innerhalb 24 Std fließen
über 1500 l Blut durch die Nieren.

Glomerulusfiltrat und Nierendurchblutung nehmen etwa von der Mitte des 3. Lebensjahrzehntes
kontinuierlich ab und sind beim 90jährigen auf etwa
die Hälfte der Ausgangsgrößen reduziert.

Unter der *Filtrationsfraktion* versteht man
den Anteil des Glomerulusfiltrats am Nierenplasmastrom; sie beträgt normalerweise 17 bis
23%. Vielfach wird sie auch als Quotient

$$\frac{\text{Glomerulusfiltrat (=Inulinclearance)}}{\text{Nierenplasmastrom (=p-Aminohippuratclearance)}} = 0,17\text{—}0,23$$

angegeben.

Die *Nierenfraktion* ist der Anteil der Nierendurchblutung am Gesamtkreislaufminuten-
volumen; sie beläuft sich auf etwa 20%. Berücksichtigt man das Gewicht der Nieren
(rund 0,4% des Körpergewichts), so sind sie
die am stärksten durchbluteten Organe.

b) Tubuläre Rückresorption und Sekretion

α) *Allgemeine Gesichtspunkte*

Wenn auch das onkotische Druckgefälle
zwischen dem eiweißfreien Inhalt der Harnkanälchen und dem Blut in den peritubulären
Capillaren einen Faktor für die Rückresorption
des Primärharns darstellen mag, so ist die Zusammensetzung des definitiven Harns doch im
wesentlichen das Ergebnis aktiver Leistungen
der Tubuluszellen. Auch die Sammelrohre sind
an der Harnbereitung beteiligt und nicht nur
ein Ableitesystem. Der in einer Tagesmenge
von 150—180 l hergestellte Primärharn wird
während der Tubuluspassage durch Rückresorption bzw. -diffusion von etwa 98—99%
des filtrierten Wassers auf eine tatsächliche
Urinmenge von 1—2 l vermindert. Recht unterschiedlich ist die tubuläre Behandlung der im
Glomerulusfiltrat gelösten Stoffe; darüber
geben Clearanceuntersuchungen Aufschluß.

Aus der Konzentration einer ultrafiltrablen Substanz im Plasma und der Inulinclearance läßt sich
errechnen, in welcher Menge dieser Stoff pro Minute
filtriert wird. Aus der Differenz zwischen dieser Menge

und der im Endharn ausgeschiedenen Menge ergibt sich, in welchem Maße der betreffende Stoff tubulär rückresorbiert oder ob er zusätzlich sezerniert worden ist. — Entsprechend ist die Clearance eines Plasmabestandteils kleiner als die des Inulins, wenn er tubulär rückresorbiert, und größer, wenn er sezerniert wird (s. Abb. 225). Einige Substanzen (z. B. Kalium) unterliegen während der Tubuluspassage sowohl der Rückresorption als auch der Sekretion; dennoch gibt ihre Clearance im Vergleich zu der des Inulin Auskunft, welcher Behandlungsmodus überwiegt (sog. „Netto"-Rückdiffusion oder -Sekretion). Die Formel

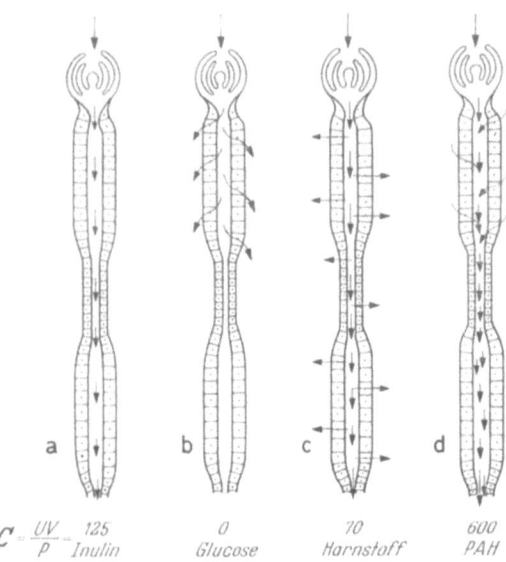

$$C = \frac{UV}{P} \quad \begin{matrix} 125 \\ Inulin \end{matrix} \quad \begin{matrix} 0 \\ Glucose \end{matrix} \quad \begin{matrix} 70 \\ Harnstoff \end{matrix} \quad \begin{matrix} 600 \\ PAH \end{matrix}$$

Abb. 225. Renale Clearance und Ausscheidungsmodus verschiedener Substanzen

für die Errechnung der tubulären Rückresorption oder Sekretion mittels der Inulinclearance lautet

$$Y_x = F_x - E_x = (Cl_{In} \cdot P_x) - (U_x \cdot V).$$

Y_x = Rückresorbierte oder sezernierte Menge (mg/min).
F_x = Filtrierte Menge (mg/min).
E_x = Ausgeschiedene Menge (mg/min).
Cl_{In} = Inulinclearance (ml/min).
P_x = Plasmakonzentration (mg/ml).
U_x = Urinkonzentration (mg/ml).
V = Harnfluß (ml/min).

Bei Elektrolyten muß die Plasmakonzentration noch mit dem Donnan-Faktor multipliziert werden. Bei tubulärer Rückresorption ist Y_x positiv, bei Sekretion negativ.

Während beim Menschen die tubuläre Behandlung von Einzelkomponenten des Primärharns quantitativ lediglich anhand von Clearanceuntersuchungen bestimmt werden kann, läßt sie sich im Tierversuch wesentlich genauer prüfen und lokalisieren. Dies geschieht durch direkte Mikropunktion der verschiedenen Abschnitte des Nephrons und Mikroanalyse ihres Inhalts. Eine grobe Orientierung ist experimentell auch mit der sog. stop-flow-Technik möglich. Dabei wird der Ureter für einige Minuten abgeklemmt.

Es kommt zum Aufstau des Harns mit Stagnation des tubulären Durchflusses. Die Zeit des Kontaktes zwischen Tubulusinhalt und -epithel wird verlängert; Rückresorptions- und Sekretionsprozesse verändern dementsprechend die Tubulusflüssigkeit stärker als bei normalem Durchlauf. Wird nun die Ureterklemme gelöst und der abfließende Harn in kleinen Einzelportionen aufgefangen und analysiert, so entsprechen die ersten Portionen mehr dem Inhalt der distalen, die letzten mehr dem der proximalen Tubuli. Durch Mikropunktionen und stop-flow-Versuche konnten in den letzten Jahren wesentliche Aufschlüsse über die tubuläre Rückresorption und Sekretion gewonnen werden.

Die Tabelle 57 läßt die selektive tubuläre Behandlung der einzelnen Stoffe erkennen. Am augenfälligsten äußert sich dies in den unterschiedlichen Indices $U:P$ (Urinkonzentration:Plasmakonzentration) der verschiedenen Substanzen. Der endgültige Harn kann im Vergleich zum Plasma z. B. pro ml die 120fache Menge an Kreatinin, jedoch nur $^1/_{20}$ an Bicarbonat enthalten.

Der Umfang der Rückresorption an Wasser und Soluta paßt sich den Bedürfnissen des Organismus an und variiert z. B. in Abhängigkeit von ihrer Aufnahme mit der Nahrung. Daraus resultiert, daß die Gesamtosmolarität des Harns zwischen 30—40 mosm/l (spezifisches Gewicht etwa 1001) und 1200 mosm/l (spezifisches Gewicht 1036) schwanken kann. Der endgültige Harn kann also gegenüber dem plasmaisotonen Glomerulusfiltrat (300 mosm/l; (spezifisches Gewicht rund 1010) erheblich verdünnt oder konzentriert sein. Die Variationsbreite der Harnosmolarität entspricht Erniedrigungen des Gefrierpunktes von etwa —0,075°C bis etwa —2,6°C oder einem osmotischen Druck von 0,8—30,0 atm. (Der osmotische Druck des Plasmas beträgt 7,7 atm.) Der Konzentrationsindex der Gesamtosmolalität (U/P_{osm}) liegt entsprechend zwischen 0,1 und 4,0. Die Harnkanälchen leisten also eine erhebliche osmotische Arbeit, wenn der Urin gegenüber dem Plasma maximal konzentriert wird (Differenz des osmotischen Druckes über 20 atm.). Daß solche Leistungen überhaupt möglich sind, beruht auf dem im Nierenmark gelegenen Haarnadelgegenstromsystem der Henleschen Schleifen, das kleine osmotische Einzeleffekte vervielfacht (s. S. 382).

β) Rückresorptionsmechanismen

Man kann grundsätzlich zwischen aktivem und passivem Transport bei der tubulären Rückresorption unterscheiden. Aktiver Transport heißt, daß Substanzen unter Energieauf-

Tabelle 57. *Filtration, Rückresorption und Ausscheidung der Plasmabestandteile sowie ihr Konzentrationsindex (Urinkonzentration: Plasmakonzentration)*

	Plasma-konzen-tration	Filtrierte Menge in 24 Std	Ausgeschie-dene Menge in 24 Std	Rück-resorbierte Menge in 24 Std	Rück-resorbierte Menge in %	Konzen-tration im 24 Std-Harn	Konzen-trations-index (U/P)
Wasser	—	180 l	1,5 l	178,5 l	99,2	—	—
Natrium[a]	140 mval/l	23 940 mval	103 mval	23 837 mval	99,6	69 mval/l	0,49
Kalium[a]	4 mval/l	684 mval	51 mval	633 mval	92,6	34 mval/l	8,50
Chlorid[b]	105 mval/l	19 845 mval	103 mval	19 742 mval	99,5	69 mval/l	0,66
Bicarbonat[b]	27 mval/l	5 103 mval	2 mval	5 101 mval	99,9	1,3 mval/l	0,05
Zucker	120 mg-%	216 g	0 g	216 g	100,0	0 mg-%	0,00
Harnstoff	30 mg-%	54 g	32,4 g	21,6 g	40,0	2160 mg-%	72,0
Harnsäure	3 mg-%	5,4 g	0,6 g	4,8 g	84,8	40 mg-%	13,3
Kreatinin	1 mg-%	1,8 g	1,8 g	0,0 g	0,0	120 mg-%	120,0

[a] Donnanfaktor 0,95.   [b] Donnanfaktor 1,05.

wand der Tubuluszellen auch gegen ein osmotisches oder elektrochemisches Konzentrationsgefälle aus dem Tubuluslumen in die peritubuläre Flüssigkeit befördert werden. Beim passiven Transport folgt die Substanz einem solchen Gefälle (s. Abschnitt aktiver und passiver Transport). Bei der aktiven Rückresorption lassen sich zwei Gruppen von Substanzen unterscheiden: Solche, für die eine absolute Begrenzung der Transportkapazität besteht, und solche, bei denen dies nicht der Fall ist. Begrenzung der Transportkapazität bedeutet hier, daß die Menge einer Substanz, die durch die Gesamtheit der Harnkanälchen pro Minute rückresorbiert werden kann, über einen bestimmten oberen Wert nicht hinausgeht. Dieser Grenzwert wird als Tm bezeichnet. Wird mehr filtriert als dieser maximalen Kapazität der Tubuli entspricht, so erscheint der Überschuß quantitativ im endgültigen Harn.

Man nimmt an, daß vor allem für den Transport der Substanzen mit oberer Begrenzung der Transportkapazität ein sog. „carrier"-Mechanismus eine Rolle spielt. Der carrier ist ein in bestimmter Menge vorhandener Zellbestandteil, der mit der rückzuresorbierenden Substanz eine Verbindung eingeht; der Substanz-carrier-Komplex ist in der Lage, die Tubuluszelle zu passieren. Die Verbindung wird vor Abgabe der Substanz an die peritubuläre Flüssigkeit wieder gelöst. Die Menge der carrier-Einheiten und die Geschwindigkeit der Bindungs- und Zerfallsreaktion wären die Faktoren, die den Transportumfang nach oben limitieren.

Möglich erscheint auch, daß bei einigen Stoffen der carrier mit Hilfe eines Fermentsystems an der Außenseite der Zellmembran einen Komplex mit der zu transportierenden Substanz bildet, der die Membran passieren kann; ein zweites Fermentsystem entkoppelt nach dem Membrandurchtritt den Komplex an der Innenseite. Die Wanderung durch die Tubuluszelle erfolgt in freier Form oder mit Hilfe einer anderen Bindung. Auf der Gegenseite der Zelle führt ein gleichartiger „membrane"-carrier-Mechanismus die Membranpassage beim Verlassen der Tubuluszelle durch. Die tatsächliche Existenz der carrier ist bis heute noch nicht bewiesen. Viele Phänomene bei biologischen Transportvorgängen ließen sich durch ihr Vorhandensein jedoch erklären (s. Abschnitt aktiver und passiver Transport).

Eine absolute Begrenzung der in der Zeiteinheit transportablen Menge (Tm) findet sich u.a. bei der Rückresorption von Glucose, Aminosäuren, Milchsäure, Acetessigsäure, anorganischem Phosphat, anorganischem Sulfat und Vitamin C.

Nicht absolut nach oben limitiert ist die aktive Rückresorption von Bicarbonat, Natrium und Kalium. Zum Teil besteht aber eine relative Begrenzung insofern, als daß von einer gewissen Konzentration ab nur noch ein bestimmter, gleichbleibender Anteil von der filtrierten Menge rückresorbiert wird. Nicht die Absolutmenge, sondern der Gradient zwischen den Konzentrationen in den Harnkanälchen und in der peritubulären Flüssigkeit wird begrenzt.

Passive Rückresorption liegt beim Wasser und beim Harnstoff vor, im eigentlichen Sinne handelt es sich hierbei um eine Rück*diffusion*. Passiv verläßt auch das Chlorid das Tubuluslumen, es folgt einem elektro-chemischen Potentialgefälle.

γ) Die Rückresorption der wichtigsten Filtratbestandteile

1. Wasser. Die tubuläre Rückresorption des Wassers erfolgt passiv und ist verknüpft mit den Vorgängen, die zur Konzentrierung und Verdünnung des Urins führen.

Etwa 80% des filtrierten Wassers werden in den proximalen Tubuli rückresorbiert. Hier diffundiert das Wasser den aktiv rückresorbierten Substanzen nach; ein Vorgang, der durch das kolloidosmotische Druckgefälle zwischen dem eiweißfreien Kanälcheninhalt und dem Blut in den peritubulären Capillaren wahr-

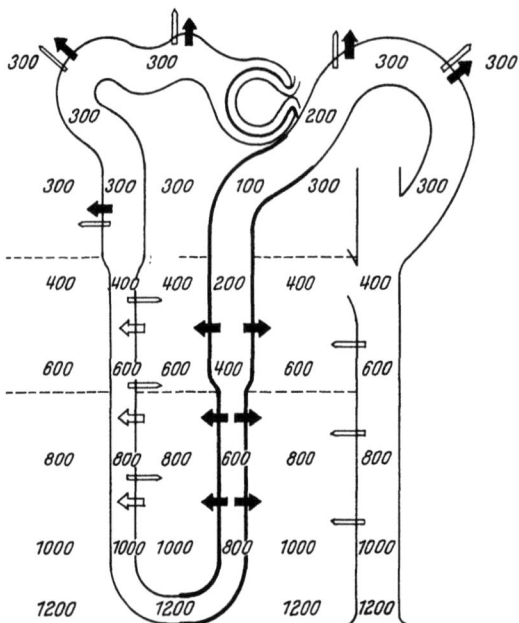

Abb. 226. Das Haarnadelgegenstromprinzip der Harnkonzentrierung (schematisch nach R. F. PITTS, Physiology of the kidney and body fluids. Chicago: Year Book Medical Publishers 1963). ➡ aktiver Natriumtransport. ⇨ passiver Natriumtransport, ⇨ passiver Wassertransport. Die Zahlen geben die in den verschiedenen Abschnitten herrschende Osmolarität (mosm/l) an

scheinlich unterstützt wird. Der Abtransport des proximal rückresorbierten Wassers geht rasch durch das reichlich durchblutete Capillarsystem der Rinde vor sich. Wasser und Soluta werden in den proximalen Tubuli im gleichen Verhältnis rückresorbiert. Die restlichen 20% des Filtrats treten daher plasmaisoton, d.h. mit einer Osmolarität von etwa 300 mosm/l, in die absteigenden Schenkel der Henleschen Schleifen, und damit in das Haarnadelgegenstromsystem des Nierenmarks, ein.

Das *Haarnadelgegenstromsystem* ist — wie Untersuchungen der letzten Jahre gezeigt haben — von ausschlaggebender Bedeutung für die Harnkonzentrierung. Es arbeitet folgendermaßen: Der plasmaisoton in die Henlesche Schleife einfließende Harn wird in Richtung auf die Schleifenspitze zunehmend

konzentriert, wo er eine Osmolarität von etwa 1200 mosm/l erreicht. Diese Zunahme des osmotischen Druckes rührt von einem Einstrom von Kochsalz (aber auch von Harnstoff, s. S. 388) in den absteigenden Schleifenschenkel und von einem Abstrom von Wasser aus ihm in das Interstitium her. Diese Transportbewegungen sind passiv und entsprechen einem osmotischen Gefälle. Sie haben ihre Ursache aber in einem aktiven Natriumtransport aus dem aufsteigenden Schleifenschenkel, dessen Wandung wasserundurchlässig ist, in das Interstitium. Es setzt sich mit dem absteigenden Schleifenschenkel in ein osmotisches Gleichgewicht. Die gegensinnige Strömungsrichtung in beiden Schleifenschenkeln ist der Grund, weshalb die osmotische Konzentration zur Schleifenspitze hin zunehmen muß: Obwohl in jeder Ebene des Gegenstromsystems infolge des aktiven Abtransports von Natrium (dem kein Wasser folgen kann) aus dem aufsteigenden Schleifenschenkel ein Gradient von nur 200 mosm/l zwischen diesem und dem Interstitium bzw. dem absteigenden Schenkel aufgebaut wird, kumulieren diese Einzeleffekte zwangsläufig zur Schleifenspitze hin (s. Abb. 226). Der Konzentrierungseffekt von Gegenstromsystemen hängt wesentlich von der Geschwindigkeit ab, mit der sie durchflossen werden. Zwischen beiden Größen besteht von einem bestimmten Mindestdurchfluß an eine umgekehrte Proportionalität. Strömen übermäßige Mengen von Tubulusharn in den absteigenden Schenkel der Henleschen Schleife ein (wie bei „osmotischer Diurese", s. S. 390), baut sich infolge beschleunigter Passage kein hoher osmotischer Druck an der Schleifenspitze auf. Man spricht vom „Überfahren" des Gegenstromsystems.

Der Gegenstromkonzentration entsprechend haben Osmolaritätsbestimmungen an Nierenschnitten eine laufende Zunahme des osmotischen Druckes zur Papillenspitze hin ergeben. Da das Mark durch die Vasa recta nur relativ gering und träge durchblutet wird (s. Abb. 224), kommt es auch nicht zu einem Abbau des osmotischen „pools" im Mark über den Kreislauf, zumal die Vasa recta in gleicher Weise nach Art einer Haarnadel im Gegenstrom durchflossen werden. Vielmehr gleicht sich der osmotische Druck innerhalb der Markcapillaren dem seiner Umgebung an. Sie führen nur verzögert das aus dem aufsteigenden Schleifenschenkel aktiv ins Interstitium transportierte Natrium ab.

Etwa $^1/_4$ des in die Henleschen Schleifen einfließenden Wassers verläßt diese durch Diffusion aus den absteigenden Schenkeln im Rahmen des Gegenstromsystems (s. o.). Beim Ausfluß aus den Schleifen finden sich also nur noch rund 15% der glomerulär filtrierten Wassermenge. Die aus den Schleifen ausfließende Flüssigkeit ist hypoton (infolge des aktiven Natriumabtransports aus dem für Wasser impermeablen aufsteigenden Schleifenstück), obwohl sie am Umkehrpunkt des Gegenstromsystems (Schleifenspitze) vorübergehend maximal konzentriert war.

Die weitere Wasserbewegung im Verlauf der Tubuluspassage hängt vom Blutspiegel des antidiuretischen Hormons ab. Ist er hoch, so ist das Epithel der distalen Tubulusabschnitte und der Sammelrohre für Wasser frei durchgängig. Der aus den Henleschen Schleifen in die distalen Tubuli contorti hypoton einfließende Harn wird in diesen wieder isoton, indem er sich mit der plasmaisotonen interstitiellen Flüssigkeit der Nierenrinde ins Gleichgewicht setzt. Aktive Rückresorption von Natrium in den distalen Tubulusabschnitten zieht ein weiteres passives Abströmen von Wasser nach sich, so daß nur noch wenige Prozent der ursprünglich filtrierten Wassermenge die Sammelrohre erreichen. Sie verlaufen parallel zu den Henleschen Schleifen. Bei ihrer Passage wird der Harn zunehmend konzentriert; Wasser diffundiert aus ihnen in das Interstitium des Nierenmarks bzw. der Papille, wo — mit Maximum an der Papillenspitze — ein hoher osmotischer Druck herrscht, der durch das Gegenstromsystem der Henleschen Schleifen aufgebaut wurde (s. Abb. 226). Der endgültige Urin umfaßt nur noch etwa 0,5 % des Filtrats und ist so konzentriert, wie es dem osmotischen Druck des Interstitiums an der Papillenspitze entspricht (etwa 1200 mosm/l). Das aus den Sammelrohren ins Interstitium strömende Wasser wird von hier — zusammen mit Wasser aus den absteigenden Henleschen Schleifenschenkeln — durch die Vasa recta abtransportiert.

Ist aber der Spiegel des antidiuretischen Hormons niedrig, so verhält sich die Wandung der distalen Tubulussegmente und der Sammelrohre für Wasser weitgehend undurchlässig. Die Hypotonie des Tubulusharns, die in den aufsteigenden Schenkeln der Henleschen Schleifen eingestellt wurde, bleibt erhalten und wird durch die aktive Rückresorption von Natrium in den distalen Tubulusstrecken noch verstärkt. Der endgültige Harn ist daher bei Abwesenheit von antidiuretischem Hormon stark verdünnt, sein Volumen ist groß. Es hängt also letztlich vom antidiuretischen Hormon und damit der Funktion des Hypophysen-Zwischenhirn-Systems ab, ob die Niere einen konzentrierten oder verdünnten Harn produziert. Voraussetzung ist jedoch, daß das Haarnadelgegenstromsystem der Henleschen Schleifen funktioniert und einen hohen osmotischen Druck im Bereich des Nierenmarks bzw. der Papille erzeugt.

Antidiuretisches Hormon wirkt auch an der denervierten Niere. Einige Untersuchungen sprechen dafür, daß es nicht nur die Permeabilität der distalen Tubulusabschnitte bzw. der Sammelrohre gegenüber Wasser reguliert, sondern auch das Gegenstromsystem unmittelbar beeinflußt, indem es den Transport von Natrium aus dem aufsteigenden Schleifenschenkel in das Interstitium stimuliert und vielleicht auch den Blutfluß in den Vasa recta reduziert. Beides würde den osmotischen Druck im Nierenmark steigern. In unphysiologisch hohen Dosen setzt antidiuretisches Hormon die Nierengesamtdurchblutung und die glomeruläre Filtration herab.

Die Abgabe von antidiuretischem Hormon durch die Hypophyse hängt vom osmotischen Druck des Blutes ab (Einzelheiten s. S. 446). Dementsprechend besteht eine Korrelation zwischen Osmolarität und Adiuretinspiegel des Blutes. Die Beeinflussung der Diurese durch Änderung des osmotischen Drucks des Blutes geht aus Tierexperimenten klar hervor: Beim Hund läßt sich eine durch H_2O-Belastung ausgelöste Diurese (sog. Wasserdiurese; s. unten) durch Injektion von hypertonischen Kochsalz-, Sulfat-, Saccharose- und Glucoselösungen unterdrücken (Abb. 227). Dieser Effekt fehlt allerdings dem Harnstoff, wahrscheinlich weil er infolge seines guten Diffusionsvermögens an Grenzflächen keine osmotischen Gradienten aufbaut.

Die Abgabe von antidiuretischem Hormon wird nicht nur von der Osmolarität, sondern auch vom Volumen des zirkulierenden Blutes beeinflußt. Entsprechende „Volumenreceptoren", bei denen es sich um Dehnungsreceptoren handeln dürfte, sind mit großer Wahrscheinlichkeit im linken Vorhof lokalisiert und leiten ihre Impulse über den Nervus vagus zu den Steuerungszentren. Zunahme des Volumens im kleinen Kreislauf löst eine Diurese aus, Abnahme führt zur Diureseeinschränkung.

Am Hund konnte durch Erzeugung einer „künstlichen Mitralstenose" (Aufblähen einer in den linken Vorhof eingeführten Ballonsonde) eine Diurese ausgelöst werden. Die Konzentration von antidiuretischem Hormon im Blut fiel signifikant ab. Durch Vaguskühlung wurde der Effekt aufgehoben. Stauung des Blutes *vor* Eintritt in den linken Vorhof führte trotz entsprechender Zunahme des Drucks im Lungengefäßbett nicht zu einer gesteigerten Wasserausscheidung.

Die Annahme solcher Receptoren erklärt den Rückgang der Diurese in aufrechter Körperhaltung, bei Überdruckatmung, Aderlaß oder Einengung der Vena cava. Solche Maßnahmen vermindern den venösen Rückfluß zum Herzen und letztlich die Dehnung des linken Vorhofs. Umgekehrt führen Infusionen von isotonischen und isoonkotischen (oder hyperonkotischen) Lösungen oder von Blut sowie Unterdruckatmung und flache Lagerung zur Diurese.

2. *Glucose.* Die vom Glomerulus gelieferte Glucose wird im proximalen Tubulusabschnitt

Durch *Phlorrhizin* wird die Zuckerrückresorption blockiert. Man nimmt an, daß Phlorrhizin einen für den Transport notwendigen carrier besetzt. Glucose, Fructose, Galaktose und Xylose werden über einen gemeinsamen Transportmechanismus rückresorbiert. Ihre Affinität zu ihm ist aber unterschiedlich; die der Glucose offenbar am größten. Damit erklärt sich, daß z. B. Glucose zwar die Rückresorption von Fructose blockiert, das Umgekehrte aber nicht der Fall ist.

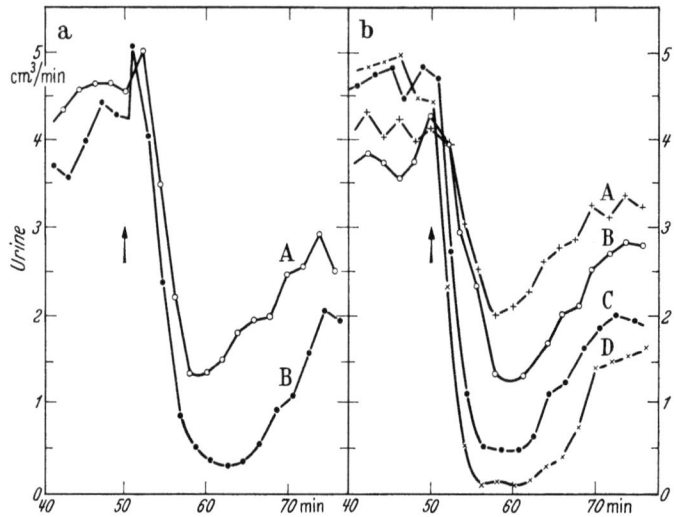

Abb. 227a u. b. Wirkung einer Injektion hypertonischer Kochsalzlösung in die A. carotis des Hundes auf die Wasserdiurese. [Aus E. B. VERNEY, Proc. roy. Soc. **135**, 25 (1947)]. a Kurve A: Injektion von 5 ml einer dreifach hypertonischen NaCl-Lösung, Kurve B: Injektion von 10 ml der gleichen Lösung. b Vergleichsweise Injektion von antidiuretischem Hormon intravenös. Kurve A: 0,25, B: 0,5, C: 1,0 und D: 2,0 Millieinheiten Adiuretin

bei einem Blutzuckergehalt bis etwa 180 mg-% bzw. einem Angebot an die Tubuli bis etwa 250 mg/min vollständig aktiv rückresorbiert. Wird dieser Schwellenwert überschritten, so kommt es zur Glucosurie, die zunächst geringfügig ist, da nur einzelne („schwache") Tubuli in ihrer Glucoserückresorptionskapazität voll ausgelastet sind. Erst wenn sich bei steigendem Blutzuckergehalt das Angebot an die Tubuli insgesamt auf etwa 350 mg Glucose/min stellt, ist die Rückresorptionskapazität aller Tubuli ausgelastet und die maximale tubuläre Glucoserückresorption (TmG) der Nieren erreicht. Von da ab steigt die Harnzuckerausscheidung linear mit der Erhöhung des Blutzuckerspiegels.

Über den eigentlichen Transportvorgang bei der Rückresorption der Glucose ist noch nichts Sicheres bekannt. Daß er mit Phosphorylierungsvorgängen zusammenhängt — wie man lange Zeit annahm —, trifft offenbar nicht zu.

3. *Aminosäuren.* Die Aminosäuren werden in den proximalen Tubuli bei normaler Plasmakonzentration völlig rückresorbiert. Ihr Transport ist aktiv und — mit Ausnahme von Histidin — nach oben quantitativ begrenzt, wobei die Transportmaxima der einzelnen Aminosäuren stark differieren. Entsprechend geht ihr Transport über verschiedene Mechanismen vor sich. Ein gemeinsamer Transportmechanismus scheint für Lysin, Arginin, Ornithin, Cystin und Histidin zu bestehen, die sich bei der Rückresorption kompetitiv hemmen, ebenso für Leucin und Isoleucin, für Glycin und Prolin sowie für Glutaminsäure und Asparaginsäure. Selbst große Glucoseangebote beeinflussen den Aminosäurentransport nicht; er wird auch nicht durch Phlorrhizin gehemmt.

4. *Phosphat.* Bei normalem Plasmaspiegel werden 80—97% des filtrierten anorganischen Phosphats im proximalen Tubulus rückresor-

biert. Die Phosphatrückresorption verläuft teilweise unter dem Einfluß des Parathormons, das die Rückresorption bremst. Gleichzeitig setzt es das Tm PO$_4$ herab. Vitamin D in hohen Dosen und Glucocorticoide vermindern ebenfalls die maximale tubuläre Transportkapazität für Phosphat. Den gleichen Effekt hat die Zufuhr großer Glucosemengen, während Phlorrhizin das Tm PO$_4$ erhöht. Man nimmt an, daß einige Schritte der Glucose- und Phosphatrückresorption sich gemeinsam vollziehen.

5. Sulfat. Bei niedrigem Plasmaspiegel wird anorganisches Sulfat im proximalen Tubulus

die im Harn erscheinende Menge von einer distal lokalisierten tubulären Sekretion herrührt.

7. Protein. Der Primärharn wird zwar als praktisch eiweißfrei betrachtet, tatsächlich enthält er jedoch bis etwa 30 mg-% Albumin. Dessen Molekulargewicht liegt mit 69 000 eben an der Grenze der glomerulären Permeabilität. Albumin passiert daher in kleinsten Mengen das Glomerulusfilter. Im Vergleich zum Plasma ist die Albuminkonzentration im Ultrafiltrat nur sehr gering. Dennoch bedeutet sie, daß dem Tubulussystem im Laufe von 24 Std eine rela-

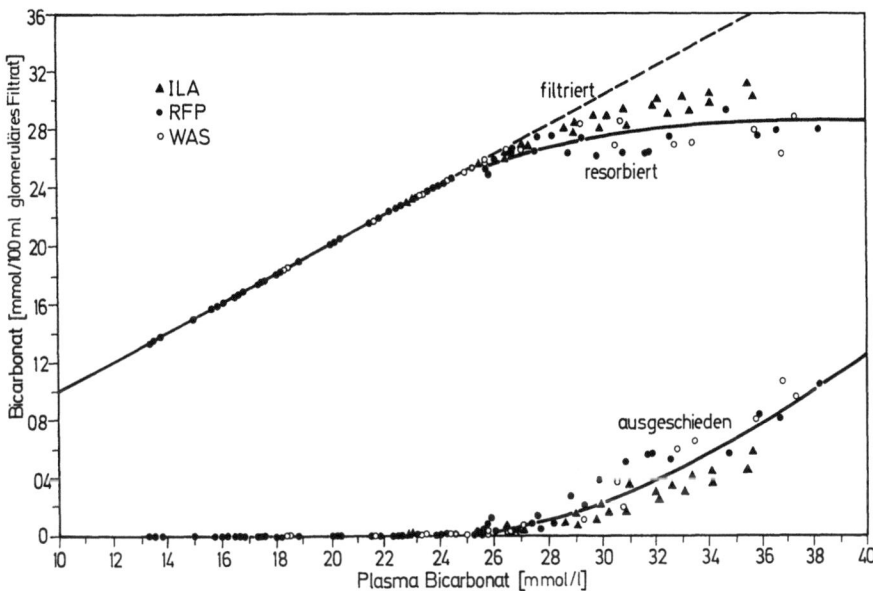

Abb. 228. Filtrierte, rückresorbierte und ausgeschiedene Menge von Bicarbonat in Abhängigkeit von dessen Plasmakonzentration. (Nach R. F. PITTS in Pathologische Physiologie und Klinik der Nierensekretion. Berlin: Springer 1955.) (ILA, RFP, WAS = 3 männl. Versuchspersonen)

durch aktiven Transport völlig rückresorbiert. Es besteht ein Tm, das wie beim Phosphat durch Phlorrhizin erhöht, durch Sättigung der Transportmechanismen mit Glucose vermindert wird. Außerdem wird das Transportmaximum für Sulfat durch Infusion hypertoner Kochsalzlösung gesenkt.

6. Harnsäure. Beim Menschen werden etwa 90% der filtrierten Harnsäure in den proximalen Tubulusabschnitten aktiv rückresorbiert. Die Rückresorption ist durch eine maximale Transportrate von 15 mg/min begrenzt und kann durch Benemid (p-Dipropylsulfamyl-Benzoesäure) isoliert blockiert werden. Neuere Untersuchungen sprechen allerdings dafür, daß in den proximalen Tubuli die Harnsäure vollständig rückresorbiert wird und daß

tiv große Eiweißmenge angeboten wird (bei Annahme eines Filtrats von 180 l/24 Std mit einem Albumingehalt von 20 mg-% wären es 36 g). Dieses Eiweiß wird restlos rückresorbiert, und zwar in den proximalen Tubuli. Auch für Albumin besteht ein Transportmaximum, das bei 30 mg/min liegen dürfte.

Über die Rückresorption von Hämoglobin s. S. 397.

8. Bicarbonat. Die Rückresorption von Bicarbonat spielt eine wesentliche Rolle bei der Regulation des Säure-Basen-Haushaltes und paßt sich dessen Erfordernissen weitgehend an. Die Niere stabilisiert den Bicarbonatgehalt des Plasmas bei etwa 27 mval/l. Die Bicarbonatrückresorption erfolgt aktiv und erstreckt sich über die proximalen und distalen Tubuli sowie

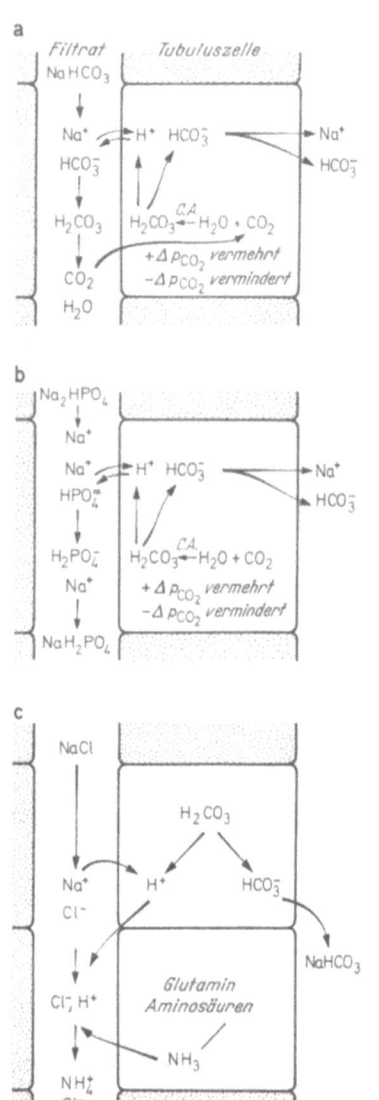

Abb. 229a—c. Rückresorptions- und Austauschvorgänge im distalen Tubulus (CA = Carboanhydrase). a Bicarbonatrückresorption. b Rückresorption von Natrium unter Bildung von saurem Mononatriumphosphat aus Binatriumphosphat. c Ammoniakausscheidung

über die Sammelrohre. Ein Transportmaximum besteht nicht.

Bis zu einer Plasmabicarbonatkonzentration von etwa 25 mval/l erfolgt restloser Rücktransport; übersteigt sie 26—28 mval/l („Schwelle"), so beginnt die Bicarbonatausscheidung. Bei Konzentrationen über 30 mval/l wird eine relativ konstante Menge, nämlich 2,8 mval/100 ml Filtrat rückresorbiert (s. Abb. 228).

Im einzelnen verläuft ein wesentlicher Teil der Bicarbonatrückresorption nach folgendem Schema (Abb. 229a): In den Tubuluszellen findet sich reichlich das Ferment Carboanhydrase, das die Hydratation von Wasser und Kohlendioxyd zu Kohlensäure beschleunigt. So wird im Zellstoffwechsel anfallendes oder vom Kanälcheninhalt oder dem peritubulären Blut durch Diffusion in die Zelle gelangendes CO_2 rasch in Kohlensäure überführt. Diese dissoziiert in HCO_3^- und H^+, wovon das Wasserstoffion mit dem Kation des Bicarbonats (z. B. Na^+) aus dem Tubuluslumen ausgetauscht wird. Als Ergebnis dessen ist das Bicarbonat im Tubuluslumen in Kohlensäure umgewandelt worden, die in CO_2 und H_2O gespalten wird. Davon diffundiert das CO_2 in die Tubuluszelle hinein, während das Wasser ausgeschieden wird. Das im Austausch gegen das Wasserstoffion aus dem Kanälcheninhalt in die Tubuluszelle gelangende Kation verbindet sich hier wieder mit HCO_3^- zu Bicarbonat, das an die Extracellularflüssigkeit bzw. das peritubuläre Blut abgegeben wird.

Die normalerweise bei einer Plasmakonzentration von 26 bis 28 mval/l liegende Schwelle der Bicarbonatausscheidung verschiebt sich bei Anstieg der CO_2-Spannung im arteriellen Blut, z. B. als Folge pulmonaler Insuffizienz, nach oben. Zweck dieses Vorgangs ist die Kompensation der respiratorischen Acidose durch Erhöhung der Bicarbonatkonzentration. Umgekehrt wird bei respiratorischer Alkalose die Schwelle herabgesetzt und die Reabsorption vermindert. Diese Verschiebungen der Schwelle unterliegen nicht den Änderungen des Blut-pH, sondern stehen in Abhängigkeit vom CO_2-Partialdruck des Blutes, mit dem sich gleichsinnig der CO_2-Partialdruck in den Tubuluszellen ändert. Ist dieser erhöht, steigert sich auch die Konzentration der Wasserstoffionen. Sie stehen vermehrt für den Austausch von Kationen aus dem Kanälcheninhalt zur Verfügung. Als Folge davon findet sich eine den Gesetzen der Massenwirkung entsprechende erhöhte Bicarbonatrückresorption. Darüber hinaus hängt die Bicarbonatrückresorption vom Kaliumbestand des Organismus ab. Vermehrte Einlagerung von Kalium in die Zellen erfolgt auf Kosten von H^+-Ionen. Dies gilt auch für das Tubulus- und Sammelrohrepithel. Es stehen damit weniger Wasserstoffionen zum Austausch mit den Kationen des Bicarbonats im Tubuluslumen bereit. Die Rückresorption von Bicarbonat vermindert sich entsprechend. Es wird vielmehr als Kaliumbicarbonat in größerer Menge ausgeschieden, da K^+-Ionen anstelle von H^+-Ionen aus der Tubuluszelle gegen Na^+-Ionen aus der Tubulusflüssigkeit ausgetauscht werden. Umgekehrt kommt es bei Kaliumverarmung des Organismus zu einer vermehrten Bicarbonatrückresorption, da die Tubuluszellen wie die übrigen Körperzellen dabei eine höhere Wasserstoffionenkonzentration aufweisen (s. Abschnitt Säure-Basen-Haushalt).

Auch bestehen Beziehungen zwischen der tubulären Bicarbonatrückresorption und der Chloridkonzentration des Plasmas. Sinkt letztere ab, so nimmt die Rückresorption des Bicarbonats zu; die Nierenschwelle für Bicarbonat wird angehoben. Umgekehrt verhält es sich bei Hyperchlorämie.

9. Natrium. Die Rückresorption von Natrium beträgt unter normalen Verhältnissen über 99% der filtrierten Menge. Ein Transportmaximum besteht nicht.

Im Tierexperiment ließ sich zeigen, daß der Sauerstoffverbrauch der Niere mit dem Ausmaß der Natriumrückresorption in Beziehung steht. Auf sie entfällt offenbar der größte Teil des Energieverbrauchs der Niere. Etwa 70—85% des filtrierten Natriums werden in den proximalen Tubuli aktiv rückresorbiert. Der Rest gelangt in die absteigenden Schenkel der Henleschen Schleifen; zu ihm gesellt sich hier durch passive Diffusion Natrium, das im Rahmen des Gegenstromsystems (s. S. 382) aus den aufsteigenden Schleifenstücken aktiv in das Interstitium befördert worden ist (s. Abb. 226). Schließlich erfolgt eine weitere Rückresorption von Natrium im distalen Tubulus und in den Sammelrohren, hier vornehmlich im Austausch gegen andere Kationen (H^+, K^+) aus der Tubuluszelle.

Wie sich ein solcher Ionenaustausch vollzieht, wenn das Natrium als Kation des Bicarbonats fungiert, ergibt sich aus der Betrachtung der Bicarbonatrückresorption (s. S. 386). — Liegt das Natrium als Kation des Binatriumphosphats vor, so erfolgt seine Rückresorption nach einem ähnlichen Schema (s. Abb. 229b). Das dabei im Tubuluslumen sich bildende Mononatriumphosphat wird als titrierbare Säure im Harn ausgeschieden, so daß dieser Vorgang auch einen der wesentlichsten Säuerungsmechanismen des Harns darstellt. — In beiden Fällen wird das zum Abtausch notwendige H^+-Ion durch die Carboanhydrase der Tubuluszellen bereitgestellt (s. S. 386).

Die Feinregulation der Natriumrückresorption steht unter dem Einfluß von *Aldosteron.* Es wirkt — vorwiegend über eine Stimulierung des Natrium-Kalium-Austausches in den distalen Tubuli und den Sammelrohren — fördernd auf die Natriumrückgewinnung. Die Aldosteronausschüttung wiederum wird zum großen Teil von dem in der Niere gebildeten Renin gesteuert (s. S. 419) und den Bedürfnissen des Wasser- und Elektrolythaushalts angepaßt.

10. Chlorid. Die tubuläre Reabsorption des Chlorids beträgt etwa 99 % der filtrierten Menge und ist mit dem tubulären Rücktransport von Natrium verknüpft. Mit aller Wahrscheinlichkeit folgt Chlorid als Anion entsprechend einem elektrischen Potentialgefälle dem positiv geladenen Natriumion nach. Neuere Arbeiten lassen allerdings einen aktiven Transport, vor allem im distalen Abschnitt der Harnkanälchen, nicht ausgeschlossen erscheinen.

11. Kalium. Kalium wird im proximalen Tubulus wahrscheinlich vollständig durch einen aktiven Prozeß rückresorbiert. Im endgültigen Harn wird es jedoch in wechselnder Menge ausgeschieden, die in Abhängigkeit von der Kaliumzufuhr bzw. der Höhe des Plasmakaliumspiegels und der intracellulären Kaliumkonzentration steht. So erscheinen durchschnittlich etwa 15% des filtrierten Kaliums im Urin, doch sinkt bei Kaliummangel die Ausfuhr auf nahezu Null ab. Das ausgeschiedene Kalium rührt von einer K^+-Ionensekretion im distalen Tubulus und im Sammelrohr her, die im Austausch gegen Na^+ aus dem Kanälcheninhalt erfolgt. Aldosteron steigert —bei entsprechender Förderung der Natriumrückresorption — die tubuläre Kaliumsekretion.

12. Calcium. Rund die Hälfte des Plasmacalciums ist als Proteinat gebunden und daher nicht ultrafiltrabel. Vom restlichen Teil, der der glomerulären Filtration unterliegt, und der sich sowohl aus einer ionisierten Fraktion als auch aus nicht dissoziierten Calciumsalzen zusammensetzt, werden etwa 99% während der Tubuluspassage rückresorbiert. Der Anteil an filtrierbarem Calcium steigt bei acidotischer Stoffwechsellage etwas an; gleichzeitig nimmt die Calciumausscheidung mit dem Harn zu. Über den eigentlichen Mechanismus der Calciumrückresorption ist wenig bekannt.

13. Harnstoff. Die tubuläre Rückresorption von Harnstoff erfolgt passiv nach den Gesetzen der Diffusion und steht mit der Rückresorption des Wassers in Beziehung, dem der Harnstoff weitgehend folgt. Wegen einer relativen Undurchlässigkeit des Tubulusepithels (Schrankenfunktion) für den an sich gut diffusablen Harnstoff strömt er jedoch in geringerem Ausmaß als Wasser aus dem Tubuluslumen ab. In den proximalen Tubuli werden etwa 30—50%, im Verlauf der gesamten Kanälchenpassage 40—70% des filtrierten Harnstoffs rückresorbiert. In den distalen Kanälchensegmenten und den Sammelrohren wird durch antidiuretisches Hormon die Permeabilität gegenüber Harnstoff im gleichen Sinne wie gegenüber Wasser beeinflußt. Ist der Blutspiegel des Hormons hoch, so kommt es hier durch Verbesserung der Durchlässigkeit nicht nur zur verstärkten Wasser-, sondern wahrscheinlich auch Harnstoffrückdiffusion. Entsprechend steigt

bei kleiner Diurese die rückresorbierte Harn-
stoffmenge bis auf 70% an, während sie bei
großem Harnvolumen nur 40% betragen kann.

Infolge der Besonderheiten der Markdurchblutung
wird nur ein Teil des aus den Sammelrohren ins
Interstitium rückdiffundierenden Harnstoffs mit dem
Blutstrom abgeführt. Der Rest gelangt durch Diffusion in die absteigenden Schenkel der Henleschen
Schleifen. Auf diese Weise kommt es zu einer Zirkulation und Anhäufung von Harnstoff im Nierenmark.
Sie trägt — neben der durch das Haarnadelgegenstromsystem der Henleschen Schleifen erzeugten
hohen Natriumkonzentration — zu dem hohen osmotischen Druck des Nierenmarks bei.

Bei einigen niederen Vertebraten konnte ein
aktiver Transport von Harnstoff durch das Tubulusepithel sichergestellt werden: Bestimmte Fische,
deren Blutharnstoffgehalt 2000—2500 mg-% beträgt,
resorbieren ihn aktiv zurück, während der Frosch
ihn aktiv sezerniert. Beim Huhn ließ sich eine Synthese und Sekretion von Harnstoff durch die Tubuluszellen unter Arginininfusionen beobachten. Einzelne
Untersuchungen lassen es nicht ausgeschlossen erscheinen, daß unter bestimmten Bedingungen sogar
der Tubulusapparat der Säugetierniere Harnstoff
aktiv sezernieren kann.

δ) Sekretionsmechanismen

Die Mechanismen der tubulären Sekretion
sind grundsätzlich die gleichen wie bei der
Rückresorption (s. S. 380). Die Transportrich-
tung ist lediglich umgekehrt. Für den größten
Teil der aktiv sezernierten Substanzen ist die
Transportkapazität nach oben absolut begrenzt
im Sinne eines sog. Tm (s. S. 381). Die tubuläre
Sekretion erstreckt sich vor allem auf körperfremde Substanzen. Ein Teil von ihnen ist an
Plasmaeiweiß gebunden. Wie die Entkoppelung
an der Tubuluszelle erfolgt, ist ungeklärt.

ε) Die Sekretion einzelner Substanzen

1. Kreatinin. Kreatinin gilt in der Regel als
ein lediglich glomerulär filtrierter Stoff, der tubulär weder rückresorbiert noch sezerniert wird.
Daher wird die Kreatininclearance seit langer
Zeit zur Bestimmung des Glomerulusfiltrats benutzt. Die Voraussetzungen hierfür sind unter
physiologischen Verhältnissen sicher gegeben.
Doch steht fest, daß die Niere des Menschen bei hohem Plasmaspiegel, vor allem bei
exogener Zufuhr, Kreatinin aktiv tubulär sezerniert. Das tubuläre Transportmaximum beträgt etwa 16 mg/min. Es hat den Anschein,
daß Kreatinin unter bestimmten Bedingungen — die im einzelnen noch unklar sind —
auch rückresorbiert wird.

Die tubuläre Sekretion von Kreatinin wird
durch p-Aminohippursäure, Diodrast und Caro-
namid kompetitiv gehemmt.

2. Kalium. Es wurde bereits erwähnt, daß
trotz einer wahrscheinlich vollständigen Kaliumrückresorption im Bereich der proximalen
Tubuli eine durchschnittlich etwa 15% des filtrierten Kaliums entsprechende Menge im Endharn erscheint. Dies ist Folge einer Sekretion
von Kaliumionen in den distalen Tubuli und in
den Sammelrohren, die im Austausch gegen die
Rückresorption von Natriumionen vor sich
geht (s. S. 387).

Vorwiegend werden allerdings Wasserstoffionen gegen Na⁺-Ionen ausgetauscht; stehen
diese aber nur ungenügend zur Verfügung (wie
dies z.B. bei Blockierung der Carboanhydrase
oder bei alkalotischer Stoffwechsellage der Fall
ist), so steigert sich die Kaliumsekretion. Auch
nimmt sie zu, wenn dem Körper große Mengen
Kalium zugeführt werden, wobei die Zunahme
der Kaliumkonzentration in den Tubuluszellen
entscheidend ist. Die Sekretion der H⁺-Ionen
sinkt dabei entsprechend ab.

Auf den stimulierenden Einfluß des Aldosterons auf die Natrium-Reabsorption wurde
bereits hingewiesen (s. S. 387); er geht wegen
der ionalen Austauschvorgänge zwangsläufig
mit einer Steigerung der Kaliumausscheidung
einher.

3. Wasserstoffionen. Bei der Darstellung der
Natrium- und der Bicarbonatrückresorption
(s. S. 387) ergab sich bereits, daß H⁺-Ionen im
Austausch gegen Na⁺-Ionen in das Tubuluslumen gelangen. Der Sekretionsmechanismus
für Wasserstoffionen ist also gleichzeitig ein
Rückresorptionsmechanismus für Natrium. Es
handelt sich bei der Wasserstoffionensekretion
um keinen eigentlichen transcellulären Transportvorgang, vielmehr um die Exkretion von
intracellulär unter der Wirkung von Carboanhydrase (s. S. 386) freigesetzten Wasserstoffionen. Der Austausch von H⁺ gegen Na⁺ spielt
sich im proximalen und distalen Tubulus, teils
auch im Sammelrohr, ab und ist ein wesentlicher Mechanismus zur Säuerung des Urins
(*Acidogenese*), der ein pH von maximal 4,4 erreichen kann. Dabei ist besonders der Austausch eines Kations aus basischem Binatriumphosphat gegen H⁺ beteiligt, wobei das saure
Mononatriumphosphat entsteht (s. S. 386). Infolge der Anwesenheit von Puffersubstanzen
äußert sich aber nur ein Teil dieser Austausch-

vorgänge in Änderungen des Harn-pH. Entscheidend für die Sekretion von H+-Ionen ist ihre Konzentration in den Tubulus- bzw. Sammelrohrzellen. Ist sie vermindert (z.B. durch Carboanhydrasehemmung, Anhäufung von K+-Ionen, Alkalose), geht die tubuläre Ausscheidung von H+ zurück, ist sie gesteigert (Acidose, intracellulärer K+-Ionen-Mangel) nimmt die H+-Ausscheidung zu.

4. Ammoniak. Die Tubuluszellen sind im distalen Kanälchenabschnitt in der Lage, aus Glutamin- und anderen Aminosäuren durch oxydative Desaminierung unter Bildung der entsprechenden Ketosäuren NH_3 zu bilden. NH_3 diffundiert passiv in die Tubulusflüssigkeit und bildet dort unter Aufnahme eines gegen Na^+ ausgetauschten H^+-Ions NH_4^+, das Säurereste neutralisiert (Abb. 229 c), wobei das Na^+-Ion dem Organismus erhalten bleibt.

5. Körperfremde Stoffe. Ein gemeinsamer Transportmechanismus von der peritubulären Flüssigkeit zum Tubuluslumen mit absoluter Begrenzung der Transportkapazität besteht im proximalen Tubulus für p-Aminohippursäure, Phenolrot, Diodrast, Penicillin, Chlorothiazid, acetylierte Sulfonamide und einige weitere Fremdsubstanzen. Diese Stoffe hemmen sich bei ihrer tubulären Sekretion kompetitiv. Kreatinin und verschiedene Glucuronide werden auf dem gleichen Transportsystem befördert.

Zur Prüfung der exkretorischen Tubulusleistung dient die Bestimmung des *tubulären Transportmaximums für p-Aminohippursäure* (Tm_{PAH}). Hierzu wird durch intravenöse Injektion ein Plasmaspiegel von mehr als 40 mg-% p-Aminohippursäure (PAH) eingestellt, so daß die tubuläre Transportkapazität abgesättigt wird. Gleichzeitig wird mit Inulin das Glomerulusfiltrat bestimmt. Aus Plasmaspiegel von PAH und Inulinclearance kann die Menge der pro Minute filtrierten PAH errechnet werden. Zieht man diese von der pro Minute mit dem Harn ausgeschiedenen Gesamt-PAH-Menge ab, so verbleibt der nur tubulär gelieferte Anteil, also das Tm_{PAH}. Es beträgt normalerweise etwa 75 mg/min.

$$Tm_{PAH} = (U_{PAH} \cdot V) - (P_{PAH} \cdot Cl_{In} \cdot k).$$

(Tm_{PAH} = tubuläres Transportmaximum; U_{PAH} = Urinkonzentration von PAH; P_{PAH} = Plasmakonzentration von PAH; Cl_{In} = Inulinclearance; K = Konstante = 0,83).

Ein einfacherer Test, der überschlägig Auskunft über die tubuläre Exkretionsleistung gibt, ist die *Phenolrotprobe.* Phenolrot (Phenolsulfonphthalein) wird an Plasmaalbumine gebunden, nur zu 6% glomerulär filtriert und zu 94% tubulär ausgeschieden. Normalerweise erscheinen von 6 mg intravenös appli-

zierten Phenolrots über 35% innerhalb von 15 min im Harn. Das Tm für Phenolrot liegt bei 36 mg/min.

Über einen zweiten gemeinsamen Transportmechanismus ohne konkurrierende Hemmung durch die oben aufgeführten Substanzen erfolgt die tubuläre Sekretion von quarternären Ammoniumbasen und Hexamethonium sowie der natürlich vorkommenden Stoffe Piperidin, Guanidin, Methylguanidin, Histamin, Cholin und Thiamin. Der Transport geht im proximalen Tubulus vor sich.

c) Diureseformen

α) *Wasserdiurese*

Die nach oraler oder parenteraler Zufuhr von hypertoner Flüssigkeit einsetzende Steigerung des Harnflusses wird als Wasserdiurese

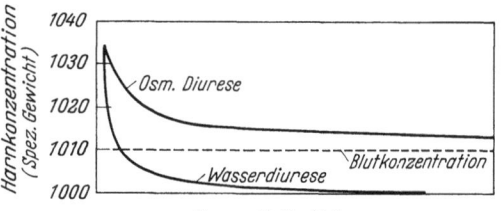

Abb. 230. Die verschiedenen Diureseformen. [Modifiziert nach E. FREY, Pflügers Arch. ges. Physiol. **112**, 71 (1906)]. Mit zunehmendem Harnzeitvolumen nähert sich die Gesamtkonzentration des Harns bei osmotischer Diurese der Blutosmolarität, bei der Wasserdiurese entfernt sie sich von ihr

bezeichnet. Sie beruht auf einer Hemmung der Ausschüttung von antidiuretischem Hormon infolge des Absinkens des osmotischen Druckes des Blutes. Beim Fehlen von antidiuretischem Hormon vermindert sich die tubuläre Wasserrückresorption (s. S. 383).

Der typische Urin der Wasserdiurese ist verdünnt, sein osmotischer Druck liegt unter dem des Blutes (U/P osm < 1,0). Je höher der durch Wasserbelastung ausgelöste Harnfluß, je mehr nähert sich das spezifische Gewicht des Harns dem des destillierten Wassers (Abb. 230). Die Verminderung der Wasserrückresorption geht also nicht mit einer entsprechenden Verminderung der Rückresorption der gelösten Harnbestandteile einher.

Im weiteren Sinne müssen auch jene Diuresen als Wasserdiuresen bezeichnet werden, bei denen es nicht durch Zufuhr hypotoner Flüssigkeit, sondern beispielsweise durch zentralnervöse Einflüsse (Schreck, Angst, Affekte aller Art) zu einer Verminderung der Ausschüttung von antidiuretischem Hormon gekommen ist.

Eine Wasserdiurese wird durch Injektion von antidiuretischem Hormon schlagartig aufgehoben (s. Abb. 230).

β) Osmotische Diurese

Durch Zufuhr osmotisch aktiver Substanzen (z. B. Infusion von Mannit- oder hypertoner NaCl-Lösung) läßt sich ein vermehrter Harnfluß erzielen, der als osmotische Diurese bezeichnet wird. Diese wird durch antidiuretisches Hormon nicht gehemmt. Bei ihr liegt infolge der durch die betreffenden Substanzen gesteigerten Osmolarität des Plasmas von vornherein sogar eine erhöhte Konzentration des Hormons im Blut vor. Maßgebend für die Harnmenge, die bei dieser Diureseform ausgeschieden wird, ist, daß nach Ablauf aller Rückresorptions- und Sekretionsprozesse im Tubulusrohr eine größere Menge osmotisch aktiver Substanzen als üblich verbleibt. Sie bindet ein entsprechendes Quantum von Wasser und verhindert dessen Rückdiffusion. Diese Vorgänge spielen sich vor allem in den proximalen Tubuli ab. Die Henleschen Schleifen, die distalen Tubuli und die Sammelrohre werden daher von einer übermäßig großen Menge von Tubulusflüssigkeit durchströmt. Der Durchfluß geht entsprechend beschleunigt vor sich. Das Haarnadelgegenstromsystem (s. S. 382) wird „überfahren", und es baut sich kein hoher osmotischer Druck im Nierenmark auf. In den distalen Tubulusabschnitten und den Sammelrohren wird der Tubulusharn nicht mehr wesentlich umgeformt. Seine Osmolarität nähert sich der des Plasmas (s. Abb. 230). Eine osmotische Diurese kann mit allen osmotisch wirksamen Stoffen erzielt werden, wenn diese infolge gesteigerter Filtration, verminderter Rückresorption oder vermehrter Sekretion den osmotischen Druck im Tubuluslumen erhöhen.

Beispiele: Erhöhung des osmotischen Druckes im Tubuluslumen durch 1. Stoffe, die nur filtriert und nicht rückresorbiert werden: Mannit, Thiosulfat, 2. Stoffe, die filtriert und teilweise auch rückresorbiert werden: Harnstoff, 3. Stoffe, die filtriert und sezerniert werden: p-Aminohippursäure, 4. durch Bremsung der Rückresorption: z. B. für Glucose durch Phlorrhizin.

2. Störungen der quantitativen Harnabscheidung

Die Menge des ausgeschiedenen Harns kann gegenüber der Norm vermehrt oder vermindert sein. Als Polyurie werden Harnmengen von mehr als 2000 ml/24 Std, als Oligurie solche zwischen 100 und 500 ml/24 Std und als Anurie solche unter 100 ml/24 Std bezeichnet. Wird überhaupt kein Harn ausgeschieden, spricht man von kompletter Anurie. In der Nacht ist die Harnproduktion geringer als am Tage; die Ursache ist nicht völlig geklärt. Eine Umkehr findet sich bei Ödemen durch Herzinsuffizienz, Lebercirrhose und Hypoproteinämie sowie vielfach in der polyurischen Phase der akuten Tubulusnekrose.

a) Oligurie und Anurie

Es sollen hier nur die Anurien und Oligurien besprochen werden, bei denen eine Verminderung der Harnproduktion in der Niere vorliegt. Die Anurien infolge von Verlegungen der ableitenden Harnwege (Harnverhaltungen) bleiben unberücksichtigt.

Grundsätzlich ist eine Verminderung der Harnproduktion denkbar durch Absinken der glomerulären Filtration, durch vermehrte Rückresorption von Harn bei der Tubuluspassage oder durch eine Kombination beider Störungen.

Ein Absinken der Filtratmenge kann aber durch Verminderung der Rückdiffusion kompensiert werden, so daß die ausgeschiedene Harnmenge normal bleibt. Es bedarf dazu selbst bei erheblicher Reduktion der Filtratbildung nur relativ kleiner Änderungen im Ausmaß der Rückresorption. (Beispiel: Bei einer Primärharnbildung von 200 l/24 Std und einer Rückresorption von 99,5% wird 1 l Urin in 24 Std ausgeschieden. Ist die Filtratbildung auf 100 l/24 Std, also um 50% verringert, so braucht die Rückresorption nur auf 99,0%, also nur um 0,5%, reduziert zu werden, damit das gleiche Harnvolumen zur Ausscheidung gelangt.)

α) durch glomeruläre Prozesse

1. Verkleinerung der filtrierenden Oberfläche. Bei der subakuten, subchronischen und chronischen Glomerulonephritis sowie der arteriolosklerotischen oder amyloidotischen Schrumpfniere kommt es durch Hyalinisierung der Glomeruli oder Obliteration ihrer Capillarschlingen zur Verkleinerung der filtrierenden Fläche. Bei den extracapillären Glomerulonephritiden ist es in ausgeprägterem Maße der Fall als bei den intracapillären Formen (Nephritiden mit nephrotischem Einschlag). Die insbesondere bei der Arteriolosklerose und der extracapillären Nephritis bestehende Blutdruckerhöhung kompensiert die Verkleinerung der Oberfläche vielleicht teilweise. Dafür wäre jedoch Voraussetzung, daß das normale vasomotorische Spiel der Vasa afferentia und efferentia verändert ist, so daß sich die Erhöhung des arteriellen Mitteldrucks auch steigernd auf den hydrostatischen Druck innerhalb der noch funktionsfähigen Glomerulusschlingen auswirkt, in denen normalerweise aufgrund der Autoregulation (s. S. 377) ein konstanter Druck von 80 mm Hg eingestellt wird. Die verminderte Primärharnbildung kann bis zu einem gewissen Grade durch eine herabgesetzte Wasserrückresorption ausgeglichen werden. Die Endharnmenge kann sogar erhöht sein. Bei fortschreitendem Ausfall der Glomeruli reichen jedoch die hämodynamischen und tubulären Kompensationsmechanismen schließlich nicht mehr aus; es kommt in den Endstadien solcher Prozesse zu einem Absinken der Harnmengen bis zur Anurie.

Auch bei fortgeschrittenen Pyelonephritiden und interstitiellen Nephritiden verkleinert sich die Filtrationsfläche, da der Krankheitsprozeß fortschreitend auf die Glomeruli übergreift und zunehmend zu ihrem Ausfall führt. Oligurie und Anurie aufgrund stark reduzierten Filtrats kommen daher auch in den nephrocirrhotischen Terminalstadien derartiger primär nicht glomerulärer Nephropathien vor.

Bei der akuten bilateralen Nierenrindennekrose kommt es durch Thrombosierung der Arteriae corticales radiatae und der Vasa afferentia zum Untergang fast aller Glomeruli. Die Filtratbildung wird auf die relativ kleine Zahl der juxtamedullären Glomeruli beschränkt. Anurie bzw. Oligurie ist die Folge.

2. Veränderungen der filtrierenden Membran. Toxische oder entzündliche Schädigungen der filtrierenden Membran können ebenfalls zur Verminderung der Primärharnbildung führen. Solche Membranschädigungen gehen zwar mit einer erhöhten Durchlässigkeit für grobmolekulare Stoffe (Eiweiß, Lipide), Erythrocyten und Leukocyten einher. Indem sich diese Materialien in der Umgebung der filtrierenden Membran niederschlagen und den Kapselraum ausfüllen, wird aber der Filtrationsvorgang unmittelbar erschwert (z.B. bei akuter Glomerulonephritis). Die Behinderung des Primärharnabflusses führt zu einem Anstieg des Druckes

innerhalb der Bowmanschen Kapsel und setzt damit den effektiven Filtrationsdruck herab (s. weiter unten).

Über die Erhöhung des Kapseldrucks durch primär tubuläre und interstitielle Prozesse s. u. und S. 392.

β) durch tubuläre Prozesse

1. Verlegung des Tubuluslumens. Die Kanälchenlichtung kann nicht nur durch primär aus den Glomeruli stammendes grobmolekulares und celluläres Material verlegt werden (s.o.), sondern auch durch nekrotische und abgestossene Tubulusepithelien (akute Tubulusnekrosen nach Nierenischämie oder Intoxikationen, z.B. mit Sublimat oder Tetrachlorkohlenstoff).

Auch durch Auskristallisation von Fremdstoffen (z.B. schwer löslichen Sulfonamiden) in der Tubulusflüssigkeit soll die Kanälchenlichtung verlegt werden können. Es resultiert in all diesen Fällen eine Oligurie oder Anurie infolge Verlegung der tubulären Harnpassage.

Die Hämoglobin- oder Myoglobinzylinder, die in den Kanälchenlumina bei der akuten Tubulusnekrose nach Hämolysezwischenfällen oder Weichteilquetschungen mit Schocksyndrom zu finden sind, haben für die dabei bestehende Anurie oder Oligurie wohl keine wesentliche Bedeutung. Sie sind die Folge und nicht die Ursache einer Stagnation des tubulären Harnflusses, die durch Sistieren der glomerulären Filtration bei Blutdruckabfall zustande kommt.

Früher glaubte man, bei Verlegung der tubulären Passage käme es durch einen Aufstau des Harns schließlich zum Angleich zwischen dem Druck in der Bowmanschen Kapsel und dem effektiven Filtrationsdruck und damit zum Sistieren der glomerulären Filtration. Doch stellt sich tatsächlich ein Gleichgewicht zwischen Filtratbildung und Rückresorption proximal der Verlegung ein.

2. Vermehrte tubuläre Rückresorption. Man darf annehmen, daß bei toxischer und ischämischer Schädigung der Tubulusepithelien eine vermehrte Rückdiffusion von Filtrat ins Interstitium erfolgen kann (Verlust der Schrankenfunktion des Kanälchenepithels). Ein derartiger Mechanismus ist mit großer Wahrscheinlichkeit bei der Entstehung der Anurie oder Oligurie der akuten Tubulusnekrose beteiligt. Am quecksilbervergifteten Frosch konnte eine völlige Anurie bei fortbestehender glomerulärer Filtratbildung tatsächlich beobachtet werden.

γ) durch interstitielle Prozesse

Bei der akuten interstitiellen oder Pyelonephritis soll es durch eine entzündliche Exsudation zu einer erheblichen Nierenschwellung und infolge des Gegendrucks durch die unelastische Nierenkapsel zu einer Steigerung des interstitiellen Druckes („Nierenglaukom") kommen können. Man vermutet, daß es dadurch zu einer Erhöhung des Kapseldruckes und zur Kompression der Blut- und Lymphgefäße sowie der Tubuli komme. Das Filtrat sinke ab; die tubuläre Passage würde verlegt. Einschränkungen der Diurese bis zur Anurie könnten die Folge sein. Doch hat sich ein erhöhter interstitieller Druck bei solchen Nephropathien bisher nicht sicher nachweisen lassen. Häufiger als zur Oligurie führen interstitielle und Pyelonephritiden zur Polyurie (s. S. 394).

δ) durch hämodynamische Faktoren

Entsprechend der auf S. 377 dargelegten Beziehung zwischen mittlerem arteriellem Blutdruck und Glomerulusfiltration kommt es bei Absinken des Blutdrucks unter 80 mm Hg zu einer Verminderung und bei 30 mm Hg zum Sistieren der Primärharnbildung.

Ist der Blutdruckabfall nicht die Folge eines nur vasomotorischen Kollapses oder Schocks, sondern beruht er auf einem echten Verlust an zirkulierender Blutmenge, so kommt es nach der initialen Schockphase zu einer gegenregulatorischen zweiten Phase mit reflektorischer peripherer Vasoconstriction, an der die Nieren — und hier vor allem die Vasa afferentia — teilnehmen (Zentralisation des Kreislaufs). Die Nierendurchblutung kann dabei auf wenige Prozent ihres normalen Umfangs absinken. Es wird kaum mehr Primärharn gebildet, so daß es zur Anurie kommt.

Besteht eine derartige Nierenischämie lange genug, so werden die sehr empfindlichen Epithelien der Tubuli durch Hypoxie geschädigt, und es stellen sich überdies Einrisse ihrer Basalmembran ein (sog. Tubulorhexis). Es resultiert dann das Bild der akuten Tubulusnekrose (s. S. 437). Reflektorische Ischämie der Nieren wird unter Umständen bereits bei drohendem Blutdruckabfall, durch zentralnervöse Störungen (Anurie bei epileptischem Anfall) oder durch Reize im Bereich der ableitenden Harnwege (Nieren- und Uretersteine auch auf der kontralateralen Seite) ausgelöst. Auch durch Abschnüren bzw. Abquetschen von Extremi-

täten, durch Operationen im Bauchraum und durch Manipulationen am arteriellen Gefäßsystem distal der Nierengefäße kann es zu reflektorischer Nierenischämie mit Oligurie bzw. Anurie kommen. Die vasoconstrictorischen Impulse gehen der Niere über sympathische Nervenfasern zu.

Bei kardialer Dekompensation sinken mit der Verringerung des Kreislaufminutenvolumens Nierendurchblutung und Filtratmengen ab, wobei der Abfall der Durchblutung relativ stärker ist. Die Filtrationsfraktion (s. S. 379) steigt entsprechend an. Den Harnkanälchen wird eine kleinere Menge Primärharn angeboten. Das glomerulo-tubuläre Gleichgewicht verschiebt sich derart, daß — bezogen auf die Menge des Filtrats — mehr Natrium und Wasser rückresorbiert wird, zumal die Rückresorption durch mangelnden Abbau von Aldosteron und antidiuretischem Hormon in der gestauten Leber noch gefördert wird. Die Oligurie des kardial Dekompensierten beruht also auf verminderter Ultrafiltration und gesteigerter Rückresorption.

ε) durch Viscositätszunahme des Blutes

Bei erheblichen Flüssigkeitsverlusten des Körpers (z. B. im diabetischen Koma) steigt infolge einer Erhöhung des Hämatokrits und der Eiweißkonzentration die Viscosität des Blutes stark an und mit ihr der Strömungswiderstand. Proportional dazu vermindern sich Nierendurchblutung und Glomerulusfiltrat. Es kommt offenbar zu keiner kompensatorischen Weiterstellung der Nierengefäße. Oligurie kann resultieren. Die bei solchen Zuständen zwangsläufig vorliegende Hyperonkie des Blutes ist möglicherweise ein weiterer Faktor, der die Harnbildung negativ beeinflußt (s. u.).

Anders verhält es sich, wenn die Viscosität des Blutes chronisch erhöht ist, wie z. B. bei der Polycythämia vera oder bei angeborenen „cyanotischen" Herzfehlern. Die Nierendurchblutung ist hierbei — so lange keine kardiale Dekompensation besteht — normal oder nur geringfügig vermindert. Obwohl der Nierenplasmastrom, entsprechend der Reduktion des plasmatischen zugunsten des cellulären Blutanteils, deutlich verringert ist, ist das Filtrat relativ wenig herabgesetzt. Dies dürfte die Folge eines im einzelnen noch unbekannten intrarenalen Adaptationsmechanismus sein.

ζ) durch Hyperonkie des Blutes

Stärkere Erhöhung des kolloidosmotischen Druckes des Blutes wirkt dem hydrostatischen

Druck entgegen und hat so eine Erniedrigung des effektiven Filtrationsdruckes zur Folge. Außerdem nimmt das onkotische Druckgefälle zwischen Tubuluslumen und peritubulären Capillaren zu und könnte die Rückdiffusion des Kanälchenharns fördern.

Modellversuche an Nieren von Esculenten, bei denen die Blutversorgung der Glomeruli und der peritubulären Capillaren voneinander getrennt ist, ließen eine Zunahme der Rückresorption erkennen, wenn das peritubuläre Capillarsystem mit einer kolloidal höher konzentrierten Lösung durchströmt wurde.

Ob eine Hyperonkie des Blutes als solche beim Menschen die Nierenfunktion derart beeinträchtigen kann, daß es zur Oligurie kommt, ist jedoch fraglich. Zustände, bei denen ein erhöhter kolloidosmotischer Druck des Blutes vorliegt (profuses Schwitzen, schweres Erbrechen, starke Durchfälle), sind im allgemeinen mit einer vermehrten Blutviscosität verbunden, die ein wesentlicherer Faktor für das Absinken der Harnmengen sein dürfte (s. oben).

η) durch hormonale Einflüsse

Erhöhte Ausschüttung von antidiuretischem Hormon führt über eine verstärkte Wasserrückresorption in den distalen Tubuli und den Sammelrohren zur Abnahme der Harnmengen. Eine derart ausgelöste Oligurie kann durchaus physiologisch sein, z.B. bei klimatisch bedingter Steigerung der Perspiratio insensibilis. Der gleiche Mechanismus findet sich bei hypertoner Dehydration (wenn also der Organismus hypotone Flüssigkeit verloren hat; s. Abschnitt Wasserhaushalt). Ein erhöhter Blutspiegel von antidiuretischem Hormon kann auch durch eine Störung seines Abbaues bedingt sein. Er erfolgt in der Leber. Verminderte Harnausscheidung bei Erkrankungen dieses Organs (Hepatitis, Cirrhose, Stauungsleber) wird auf diese Weise zu erklären versucht.

In der Nacht ist die ADH-Konzentration des Blutes wahrscheinlich etwas höher als am Tage. Ob aber allein deshalb zur Nachtzeit physiologischerweise weniger Harn als am Tage gebildet wird, ist ungeklärt.

Verschiedene Untersuchungen machen es wahrscheinlich, daß als Folge von traumatischem Schock, operativen Eingriffen und Anaesthesie nicht nur die Nierendurchblutung reflektorisch vermindert (s. S. 392), sondern auch vermehrt antidiuretisches Hormon gebildet oder ausgeschüttet werden kann; ein Mechanismus, der bei der postoperativen Oligurie eine Rolle spielt. Auch führt eine erhöhte Aldosteronaktivität bei verschiedenen Krankheitszuständen (z.B. Nephrose, Herzinsuffizienz) über die Steigerung der tubulären Natriumrückresorption zu einer entsprechenden Verminderung der renalen Wasserausscheidung.

Adrenalin und Noradrenalin bewirken in hohen Dosen eine Oligurie durch Vasoconstriction mit Absinken der Nierendurchblutung und der glomerulären Filtration.

b) Polyurie
α) durch glomeruläre Prozesse

Bei subakuter, subchronischer und chronischer Glomerulonephritis und bei Schrumpfnieren, gleich welcher Genese, kann es trotz des Ausfalls zahlreicher Glomeruli — solange dieser ein gewisses Maß nicht überschreitet — zur Polyurie kommen. Insgesamt ist das Glomerulusfiltrat zwar stark reduziert, doch liegt eine Verschiebung des glomerulo-tubulären Gleichgewichts zugunsten der Glomeruli in den noch funktionierenden Nephronen vor. Die bei diesen Zuständen vorliegende Erhöhung des Blutdrucks führt wahrscheinlich in den *einzelnen* noch funktionsfähigen Glomeruli zu einer gesteigerten Filtration. Voraussetzung hierfür ist eine Aufhebung der Autoregulation der Filtratbildung (s. S. 377), so daß die Erhöhung des mittleren arteriellen Drucks auch den Perfusionsdruck in den Glomerulusschlingen steigert. Hinzu kommt bei diesen Nephropathien vielfach eine Hypertrophie der noch filtrierenden Glomeruli im Verhältnis zur tubulären Kapazität. So kann trotz Abnahme des Gesamtfiltrats die Filtration im *einzelnen* Nephron auf mehr als das doppelte des Normalen erhöht sein. Die gesteigerte Filtratbildung in den noch verbliebenen Nephronen bedingt ein übermäßiges Angebot von Wasser und osmotisch wirksamen Substanzen an die zugehörigen Tubuli. Bereits proximal-tubulär wird eine relativ geringere Menge des Filtrats rückresorbiert als physiologischerweise. In die Henleschen Schleifen schießt eine übermäßige Menge von Tubulusflüssigkeit ein; das Gegenstromsystem wird „überfahren"; es baut sich kein genügend hoher osmotischer Druck im Nierenmark auf; die Konzentrierung des Harns unterbleibt. Bei dieser „Zwangspolyurie" der chronischen Nephropathien mit insgesamt reduziertem Glomerulusfiltrat liegen in den noch harnbildenden Nephronen die Bedingungen einer „osmotischen Diurese" (s. S. 390) vor. Dies ist erst recht der Fall, wenn das Glomerulusfiltrat im ganzen so stark reduziert ist, daß eine Azotämie (s. S. 401) besteht. Dann wird den einzelnen noch an der Harnbildung beteiligten Tubuli nicht nur eine übermäßige Menge von Ultrafiltrat angeboten, sondern dieses ist außerdem mit osmotisch aktiven Substanzen (vor allem Harnstoff) überladen.

β) durch interstitielle und tubuläre Prozesse

Bei Krankheitsprozessen, die vorwiegend das Kanälchen- und Sammelrohrsystem affizieren (Pyelonephritis, interstitielle Nephritis) tritt eine Polyurie als Folge mangelnder Harnkonzentrierung auf. Sie kann drei — sich meist kombinierende — Ursachen haben: 1. funktionelle Schädigung des Epithels der aufsteigenden Schenkel der Henleschen Schleifen, so daß der aktive Natriumtransport aus diesem in das Interstitium reduziert ist; er ist die Voraussetzung für den Konzentriereffekt des Gegenstromsystems (s. S. 382); 2. entzündliche Hyperämie des Nierenmarks (s.u.); 3. unzureichende Ansprechbarkeit der geschädigten distalen Tubuli und der Sammelrohre auf antidiuretisches Hormon. Ein solcher Mechanismus, allerdings ohne Markhyperämie, liegt auch der erheblichen Polyurie zugrunde, die in der zweiten Phase des Verlaufs der akuten Tubulusnekrose auftritt, und stellt sich auch bei primär glomerulären und vasculären Nephropathien ein, wenn es in deren Verlauf schließlich zur funktionellen und morphologischen Mitbeteiligung des Kanälchensystems kommt.

Die Polyurie der interstitiell-tubulären Nephropathien ist meist nur Teilsymptom eines umfassenden tubulären Insuffizienzsyndroms, das durch Störungen nicht nur der tubulären Wasserbehandlung, sondern auch weiterer Rückresorptions- und Sekretionsvorgänge gekennzeichnet ist (s. S. 414).

Kaliumverluste des Organismus führen zu einem refraktären Verhalten der an K+-Ionen verarmten distalen Tubulus- und Sammelrohrzellen gegenüber antidiuretischem Hormon und entsprechender Polyurie (kaliopenische Nephropathie z.B. bei primärem Aldosteronismus, schweren enteralen K-Verlusten). Hypercalcämie führt zum gleichen Effekt.

Diesen erworbenen Störungen steht die congenitale Form eines spezifischen Defekts der Wasserrückresorption in den distalen Tubuli gegenüber (Diabetes insipidus renalis), die unter den tubulären Partialfunktionsstörungen besprochen wird (s. S. 433).

γ) durch hämodynamische Faktoren

Beschleunigter Blutfluß durch die Vasa recta des Nierenmarks wäscht den hier durch das Gegenstromsystem der Henleschen Schleifen aufgebauten osmotischen „pool" aus und verhindert damit die Konzentrierung des Harns, so daß eine Polyurie resultiert. Ein solcher Mechanismus liegt wahrscheinlich bei der entzündlichen Markhyperämie der akuten Pyelonephritis vor.

Auch die Polyurie nach Coffein oder anderen Xanthinderivaten, z.B. Aminophyllin, wird auf eine vermehrte Durchblutung der Markgefäße infolge der vasoaktiven Wirkung dieser Substanzen zurückgeführt. Polyurie nach Verabreichung von pyrogenen Stoffen oder im Fieber dürfte gleichfalls durch erhöhte Durchblutung des Nierenmarks bedingt sein. Die Nierenmarkgefäße werden druckpassiv durchströmt und nehmen nicht wie die der Rinde an der Antoregulation der Nierendurchblutung (s. S. 377) teil. Erhöhung des Blutdrucks führte im Tierexperiment zum Abbau der hohen Osmolarität im Mark bei Konstanz des Glomerulusfiltrats und der Nierengesamtdurchblutung und zur Ausscheidung eines wenig konzentrierten Harns in größerer Menge („Druckdiurese"). Möglicherweise spielt ein solcher Mechanismus auch bei den vielfach zu beobachtenden Polyurien bei Patienten mit Hypertonie eine Rolle.

δ) durch hormonale Störungen

Ungenügende oder fehlende Bildung bzw. Ausschüttung von antidiuretischem Hormon bei Zwischenhirn- oder Hypophysenerkrankungen führt zur Polyurie durch Verminderung der Wasserrückresorption in den distalen Tubulusabschnitten und den Sammelrohren (diencephal-hypophysärer Diabetes insipidus, s. S. 516). Die Ansprechbarkeit der Tubuluszellen auf das Hormon ist jedoch erhalten; wird es injiziert, so vermindert sich die Harnausscheidung prompt, und das spezifische Gewicht des Harns nimmt zu. Dies ist beim nephrogenen Diabetes insipidus nicht der Fall.

Auch durch Reizung eines kleinen Areals am Boden des vierten Ventrikels soll eine Polyurie ausgelöst werden (Stichpolyurie); sie kommt ebenfalls über eine verminderte Ausschüttung von antidiuretischem Hormon zustande. Umstritten und zweifelhaft ist, ob und auf welchem Wege Hormone des Hypophysenvorderlappens (Wachstumshormon? thyreotropes Hormon?) und der Nebennierenrinde (Glucocorticoide) fördernd auf die glomeruläre Filtration und damit diuresesteigernd wirken. Auch herrscht Unklarheit darüber, worauf die bei psychischen Erregungen oft auftretende Steigerung der Diurese beruht. Bei Soldaten vor dem Sturmangriff konnten Diuresen bis zu 4 l innerhalb von 8 Std beobachtet werden. Derartige als Urina spastica bezeichnete Polyurien von meist nur kurzer Dauer kommen gelegentlich auch bei Gallenkoliken, Stenokardien, paroxysmalen Tachykardien und Migräne vor. Am wahrscheinlichsten spielt ursächlich eine Hemmung der Ausschüttung von ADH eine Rolle („akuter Diabetes insipidus"). Allerdings ist auch eine Adrenalinausschüttung als Ursache erwogen worden, da dieses Hormon in kleinen Mengen diuretisch wirkt („Druckdiurese" durch vermehrte Durchströmung des Nierenmarks? s. S. 394), während es in hohen Dosen zur Oligurie infole Reduktion von Nierendurchblutung und glomerulärer Filtration führt.

ε) durch Hyponkie des Blutes

Herabsetzung des kolloidosmotischen Drucks des Blutes kommt durch Erniedrigung seines Eiweißgehaltes zustande. Hierdurch wird die Filtration erleichtert (Zunahme des effektiven Filtrationsdrucks), vielleicht auch die tubuläre Rückresorption erschwert (Abnahme des onkotischen Gefälles zwischen Tubuluslumen und peritubulärem Blut). Beides führt zu einer Steigerung der Diurese. So ist z. B. die Polyurie bei Eiweißmangelzuständen zu erklären. Liegt infolge einer Hydrämie (bei hypotoner Hyperhydration) nicht nur eine Verminderung der Konzentration der Eiweißkörper, sondern auch der übrigen osmotisch wirksamen Blutbestandteile vor, so kommt es außerdem über eine Bremsung der Ausschüttung von antidiuretischem Hormon zu einer Steigerung des Harnflusses (Diuresesteuerung über die Osmoreceptoren und das diencephalhypophysäre System.

ζ) durch osmotische Diurese

Über das Wesen der osmotischen Diurese s. S. 390. Eine derartige Harnflut kann mit allen osmotisch wirksamen Substanzen erzielt werden, wenn sie infolge gesteigerten Angebots mit dem Filtrat, verminderter tubulärer Rückresorption oder gesteigerter Sekretion vermehrt Wasser in den Harnkanälchen binden (Harnstoff und Mannit als Diuretika).

Besonders ausgeprägt ist der osmotisch diuretische Effekt von Mannit. Es wird glomerulär filtriert und tubulär weder rückresorbiert noch sezerniert. Es setzt außerdem den intrarenalen Gefäßwiderstand herab und führt damit zu einer Steigerung der Nierendurchblutung. Wahrscheinlich reagiert das Vas afferens auf die durch Mannit erhöhte Blutosmolarität mit einer Weiterstellung. Harnstoff fehlt eine solche Wirkung auf die Nierengefäße wohl deshalb, weil er infolge seiner hohen Diffusibilität keine osmotischen Gradienten an Grenzflächen aufbaut.

So erklärt sich die Polyurie bei Diabetes mellitus durch das erhöhte glomeruläre Glucoseangebot, das in den proximalen Tubuli nicht mehr völlig rückresorbiert wird.

Beim renalen Diabetes (renale Glykosurie, s. S. 435) wird infolge eines proximal tubulären Defektes bereits bei normalem Blutspiegel die Glucose unvollständig rückresorbiert, und es tritt deshalb eine osmotische Diurese auf. Experimentell läßt sich dies durch Phlorrhizin erreichen, das elektiv die tubuläre Glucoserückresorption blockiert. Der Phlorrhizineffekt weist bereits auf die Möglichkeit einer pharmakologisch induzierten osmotischen Diurese durch Hemmung der Rückresorption osmotisch aktiver Substanzen hin.

Osmotische Diuresen durch Verminderung der tubulären Rückresorption im Primärharn gelöster Stoffe bewirken die Quecksilberdiuretica, die Carboanhydrasehemmer, die Chlorothiazidverbindungen und das Furosemid.

Durch Quecksilberpräparate wird die Rückresorption des Na^+Ions selektiv gehemmt. Aus Gründen des Ionengleichgewichts bleibt sein entsprechendes Anion, überwiegend Cl^-, gleichfalls im Tubuluslumen zurück. Auf die Natriumrückresorption im Austausch gegen H^+ und K^+-Ionen haben die Quecksilberdiuretica keinen Einfluß. Die Quecksilberdiurese führt zu einer hypochlorämischen Alkalose: infolge des Verlustes von Cl^--Ionen kommt es zu einer relativen Erhöhung der Bicarbonationen.

Acetazolamid und ähnliche Verbindungen führen über eine Inaktivierung der Carboanhydrase in den Tubulusepithelien zu einer verminderten Bildung von H_2CO_3 aus CO_2 und H_2O. Dementsprechend fallen bei Dissoziation der Kohlensäure vermindert H^+-Ionen an. Deren Anwesenheit ist aber Voraussetzung für den Austausch von Na^+ gegen H^+-Ionen und die Rückresorption von Bicarbonat (s. S. 386). Carboanhydrasehemmer wirken daher im Sinne einer osmotischen Diurese durch Verminderung der Natriumund Bicarbonatrückresorption. Eine teilweise Kompensation des durch Carboanhydrase gehemmten Austauschs zwischen Na^+- und H^+-Ionen erfolgt durch verstärkte Freisetzung von K^+ aus der Tubuluszelle. Die Folge der Carboanhydrasehemmungsdiurese ist daher auch eine gesteigerte Kaliurese. Der Urin ist stets alkalisch. Im Blut kommt es zu einer relativen Vermehrung der Cl^--Ionen bei Absinken des Bicarbonats (hyperchlorämische Acidose).

Chlorothiazid und Hydrochlorothiazid bremsen sowohl die Rückresorption von Natriumchlorid als auch von Natriumbicarbonat. Sie stehen in ihrem Effekt daher zwischen den Quecksilberdiuretica und den reinen Carboanhydraseblockern. Furosemid bewirkt schlagartig eine Hemmung der Natrium- und Chlorid-, in geringfügigem Maße auch der Kaliumrückresorption. Seine Wirkung erstreckt sich wahrscheinlich vorwiegend auf den proximalen Tubulus.

3. Störungen der qualitativen Harnabscheidung

Unter Störungen der qualitativen Harnabscheidung verstehen wir die gestörte Ver-
dünnungs- und Konzentrationsfähigkeit und
das Auftreten pathologischer Harnbestandteile: Proteine, Erythrocyten und Leukocyten,
Lipoide und Zylinder.

In qualitativer Hinsicht ist der Harn auch
verändert, wenn er übermäßige Mengen an sich
physiologischer Bestandteile (Glucose, Aminosäuren, Elektrolyte) enthält. Hierbei handelt es
sich meist um die Folge tubulärer Partialfunk-
tionsausfälle (s. S. 433) oder prärenaler Stoff-

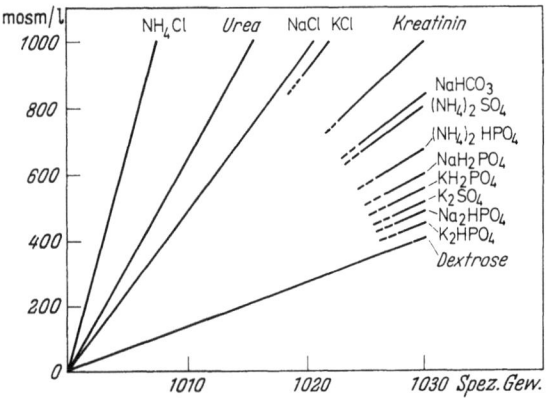

Abb. 231. Beziehung zwischen Osmolarität und
spezifischem Gewicht des Harns bei verschiedenen
Harnsoluta (Nach L. C. Isaacson, Lancet 1959 I, 72)

wechselstörungen. Es wird auf die entsprechenden Abschnitte verwiesen. Außerdem sind
diejenigen Veränderungen der Harnqualität
hier nicht besprochen, die auf Erkrankungen
der ableitenden Harnwege und des Nierenbeckens, auf Nierensteine, Tumoren, Verwundungen und Bluterkrankungen zurückzuführen
sind.

a) Hyposthenurie und Isosthenurie

α) *Definition*

Die osmotische Leistung der Niere äußert
sich in erster Linie in der Konzentrierung des
Urins. Den höchsten Grad an Konzentrations-
arbeit leistet die Niere bei völliger Flüssigkeitskarenz. Die Osmolarität des Harns steigt bis
auf 1200 mosm/l (spezifisches Gewicht 1036).
Nach Wasserstoß (Trinken von $1-1\frac{1}{2}$ l dünnen
Tees in etwa $\frac{1}{4}-\frac{1}{2}$ Std) dagegen sinkt sie bis
auf 30—40 mosm/l (spezifisches Gewicht 1001)
ab. Voraussetzung ist eine adäquate Steuerung
der Abgabe von antidiuretischem Hormon

durch das Hypophysen-Zwischenhirnsystem
auf Flüssigkeitsentzug und -zufuhr und die
Intaktheit des medullären Haarnadelgegenstromsystems (s. S. 382).

Das spezifische Gewicht geht — zum Unterschied
von der Gefrierpunktserniedrigung — mit der Osmolarität des Harns nicht streng parallel, da die Verteilung der gelösten Substanzen wechselt. Das Verhältnis zwischen Osmolarität und spezifischem Gewicht ist für die einzelnen Harnsoluta verschieden
(s. Abb. 231). Eine NH_4Cl-Lösung mit einer Osmolarität von 1000 mosm/l weist ein spezifisches Gewicht
von etwas weniger als 1010 auf; bei einer NaCl-
Lösung mit gleicher Osmolarität liegt es über 1020.
Dennoch kann das spezifische Gewicht als ausreichender Maßstab für die Konzentrations- und Ver-
dünnungsarbeit der Niere herangezogen werden.

Die insuffiziente Niere verliert die Anpassungsfähigkeit an die wechselnden Bedingungen unter Flüssigkeitskarenz einerseits und
großer Flüssigkeitszufuhr andererseits. Bleibt
das spezifische Gewicht des Urins sowohl unter
strengen Durstbedingungen als auch nach
größerer Wasserzufuhr konstant bei einem
Wert um 1010, so spricht man von Isosthenurie, schwankt es noch deutlich über oder unter
1010, erreicht aber nicht mehr Werte über
1020 bzw. unter 1005, von Hyposthenurie.

Die Konzentrationsfähigkeit der Niere geht
bei Nierenerkrankungen fast immer frühzeitiger verloren als die Verdünnungsleistung.
Eine Niere, die ausreichend konzentrieren kann,
ist auch in der Lage, genügend zu verdünnen.
Das Umgekehrte ist aber nicht der Fall.

β) *Störungen der Konzentration und Verdünnung mit Polyurie*

Die Polyurie der interstitiellen bzw. tubulären Nephropathien ist, so lange noch keine
glomeruläre Mitbeteiligung und Filtratreduk-
tion vorliegt, zwar zwangsläufig mit einer
Konzentrationsschwäche verbunden, doch ist
das Verdünnungsvermögen zunächst noch erhalten. Man bezeichnet diese Konstellation als
,,distales Tubulussyndrom''.

Beim distalen Tubulussyndrom hat der Krankheitsprozeß den aktiven Transport von Natrium aus
dem wasserundurchlässigen aufsteigenden Schenkel
der Henleschen Schleife offenbar noch nicht beeinträchtigt. Damit ist die Voraussetzung für die Bildung
eines hypotonen Harns erhalten (s. Haarnadelgegenstromsystem, S. 382). Die zur Konzentrierung des
Harns notwendigen Mechanismen sind durch die
Krankheitsvorgänge jedoch bereits außer Kraft
gesetzt, insbesondere ist das Epithel der distalen

Kanälchen und der Sammelrohre refraktär gegen ADH.

Anders verhält es sich bei der Polyurie infolge reduzierter glomerulärer Filtration, der sog. Zwangspolyurie (s. S. 393). Dabei befindet sich das noch funktionsfähige Nierenparenchym im Zustand der osmotischen Diurese (s. S. 390), die durch Angleich der Osmolarität des Harns an die des Blutes gekennzeichnet ist (isosthenurische Polyurie). Die osmotische Leistungsbreite der Nieren ist nach beiden Seiten, also auch in bezug auf die Verdünnung, eingeschränkt.

Die Polyurie des hypophysär-diencephalen Diabetes insipidus entspricht definitionsgemäß einer Wasserdiurese (s. S. 389); das spezifische Gewicht des Harns liegt mit 1003—1005 unter dem des Blutes. Es steigt nach Gabe von antidiuretischem Hormon prompt an; dies ist bei einer nephrogenen Konzentrationsschwäche (s. oben) nicht der Fall.

γ) Störungen der Konzentration und Verdünnung mit Oligurie

Fortschreitender Ausfall von Glomeruli bei chronischen Nephropathien führt im Endstadium zu Isosthenurie mit Oligurie. Die wenigen noch harnbereitenden Glomeruli liefern schließlich nur noch ein derartig geringes Gesamtfiltrat, daß trotz erhöhter tubulärer Durchflußgeschwindigkeit und verminderter Rückresorption (osmotische Diurese) in den Einzelnephronen normale Endharnmengen nicht mehr ausgeschieden werden. Der Übergang von der Zwangspolyurie zur isosthenurischen Oligurie vollzieht sich über eine Phase der sog. *Pseudonormalurie.*

Kommt es im Beginn der akuten Tubulusnekrose (s. S. 437) nicht zu völliger Anurie, sondern werden noch kleine Harnmengen abgesondert, so schwankt deren spezifisches Gewicht um 1010. Daß diese Isosthenurie, die auf einer Konzentrationsunfähigkeit des schwer geschädigten Tubulusepithels beruht, nicht mit einer Polyurie vergesellschaftet ist, erklärt man mit einem verstärkten Rückfluß von Tubulusharn in das Niereninterstitium durch das nekrotische Epithel der Kanälchen, durch Einrisse ihrer Basalmembran (Verlust der Schrankenfunktion) und durch Verstopfung der Tubuli mit Zelldetritus. Mit der Regeneration des Tubulusepithels entwickelt sich dann die zweite Phase des akuten Nierenversagens mit

isosthenurischer bzw. hyposthenurischer Polyurie. Gelegentlich gibt es Fälle von akuter Tubulusnekrose, die keine Oligurie, sondern von vornherein eine Polyurie aufweisen. Der Grad der Schädigung ist dabei offenbar geringer; ein vermehrter Rückfluß ins Interstitium liegt nicht vor.

Die Oligurie der akuten diffusen Glomerulonephritis weist meist einen konzentrierten Harn auf, da die Tubuli vom Krankheitsprozeß im allgemeinen nicht betroffen sind. Das glomerulo-tubuläre Gleichgewicht verschiebt sich zugunsten des Tubulussystems. In allen Nephronen (*diffuse* Glomerulonephritis) ist das Filtrat vermindert; entsprechend wird das Gegenstromsystem der Henleschen Schleifen (s. S. 382) verlangsamt durchflossen; sein Konzentrierungseffekt steigert sich, vermehrte Wasserrückresorption ist die Folge. Wenn allerdings das Glomerulusfiltrat hochgradig — auf etwa ein Drittel der Norm — reduziert ist, kommt das Gegenstromsystem, da die Mindestdurchflußgröße für den Konzentriereffekt nicht erreicht wird oder zu wenig Natrium in das System eintritt, nicht mehr zur Wirkung. Ein konzentrierter Harn kann dann nicht gebildet werden.

b) Proteinurie

Wenn auch das im Glomerulus normalerweise gebildete Ultrafiltrat im Vergleich zum Plasma als praktisch eiweißfreie Flüssigkeit angesehen werden kann, enthält es tatsächlich doch Albumine in geringfügiger Menge; sie werden tubulär rückresorbiert (s. S. 385). Unter pathologischen Verhältnissen können jedoch erhebliche Mengen (bis 50 g/Tag) von Eiweiß im Harn erscheinen, das aus den Bluteiweißkörpern stammt.

α) Glomeruläre Proteinurie

1. infolge Vorhandenseins abnorm kleiner Eiweißkörper im Serum. Eiweißkörper, deren Molekulargewicht unter 69000 liegt, können das Molekülsieb des glomerulären Capillarnetzes passieren. Hierzu zählt das Hämoglobin (Molekulargewicht 68000). Es wird aber bis zu einer Konzentration von ~128 mg-% im Plasma fest an ein α_2-Globulin gebunden und bildet damit einen nicht ultrafiltrablen Komplex. Erst bei höherer Konzentration findet sich freies Hämoglobin, das durch die Glomeruluscapillaren hindurchtreten kann. Es wird zunächst völlig rückresorbiert. Wenn der Plasmagehalt 150 mg-% überschreitet (Nierenschwelle, entsprechend 22 mg-% freiem Hämoglobin im Filtrat), erscheint es im Harn. Daher führen leichte Hämolysen nicht zur Hämoglobinurie.

Die Proteinurie beim Plasmocytom beruht auf der glomerulären Ausscheidung des bei dieser Erkrankung gebildeten Bence-Jonesschen Eiweißkörpers, dessen Molekulargewicht 36 000 beträgt. Auch Hühnereiweiß kann — wenn es unverändert in die Blutbahn gelangt — die Wand der Glomerulusschlingen passieren.

2. durch glomeruläre Permeabilitätsstörungen. Krankhafte Prozesse können die Permeabilität der Glomeruluscapillaren derart erhöhen, daß sie auch für Eiweißkörper, deren Molekulargewicht 69 000 übersteigt, passierbar werden. Ein kleiner Teil davon wird proximal tubulär rückresorbiert (s. S. 385).

So entsteht die Proteinurie bei der akuten *Glomerulonephritis*, bei der überdies infolge der vorliegenden Capillaritis mit entzündlicher Exsudation und Wandrupturen Erythrocyten und Leukocyten durch die Capillarwand treten.

Bei subakutem oder chronischem Verlauf der Glomerulonephritis ist es besonders die intracapilläre Form mit lichtoptisch erkennbaren Veränderungen der Basalmembran und der Deckzellen (Nephritis mit nephrotischem Einschlag), bei der aufgrund glomerulärer Permeabilitätserhöhung eine oft massive Proteinurie besteht. Die extracapilläre Verlaufsform mit ihrer ausgeprägten Proliferation von Glomerulusdeckzellen, Halbmondbildung und Verödung des Kapselraums läßt demgegenüber eine hochgradige Proteinurie vermissen.

Die früher verbreitete Auffassung, daß bei den sog. Nephrosen eine Eiweißausscheidung durch die Tubuluszellen erfolge, hat sich nicht aufrecht erhalten lassen. Diese Ansicht beruhte auf der Beobachtung von hyalintropfigen Eiweißeinlagerungen in die Tubulusepithelien bei Erkrankungen mit nephrotischem Syndrom. Tierexperimentelle und klinische Beobachtungen haben jedoch erwiesen, daß es sich dabei um aus dem Tubuluslumen rückresorbiertes Eiweiß handelt. Nach heutiger Auffassung liegt der großen Proteinurie des nephrotischen Syndroms stets eine Erhöhung der glomerulären Permeabilität zugrunde.

Bei der sog. Lipoidnephrose (*genuine Nephrose*) liegt eine erheblich vermehrte Durchlässigkeit der Glomerulusschlingen für Protein vor. Elektronenmikroskopisch erweist sich ihre Basalmembran als verdickt und aufgesplittert.

Proliferative Veränderungen an den Capillarschlingen fehlen. Es wird zunehmend in Zweifel gezogen, ob man berechtigt ist, die genuine Nephrose als Erkrankung eigener Art anzusehen; viel eher handelt es sich dabei um eine besondere Verlaufsform der Glomerulonephritis. Es setzt sich daher die Bezeichnung „membranöse Glomerulonephritis" für die Erkrankung mehr und mehr durch. Zwischen ihr und der intracapillären Glomerulonephritis bestehen offenbar fließende Übergänge.

Wenn bei Nierenamyloidose (s. S. 429) das Amyloid vorwiegend in der Basalmembran der Glomerulusschlingen abgelagert wird, nimmt deren Permeabilität für Bluteiweißkörper zu, so daß diese in großer Menge im Harn erscheinen können (*Amyloidnephrose*). Manche Untersuchungen sprechen allerdings dafür, daß es sich bei den Abscheidungen im Bereich der Basalmembran nicht um das Amyloid selbst, sondern in Wirklichkeit um ein anderes Paraprotein handelt.

Die *diabetische Nephropathie* geht vielfach mit einer erhöhten Eiweißdurchlässigkeit der Glomerulusschlingen und Proteinurie einher (diabetische Glomerulonephrose). Man findet an den Glomeruluscapillaren hyaline Ablagerungen und Ektasien mit Schlingenverklebungen.

Auch beim *Lupus erythematodes disseminatus* beobachtet man oft eine hochgradige glomeruläre Proteinurie. Die Basalmembran der Glomeruluscapillaren ist dabei meist verdickt mit Ein- oder Anlagerung einer homogenen acidophilen Substanz. Die Glomerulusschlingen erinnern im mikroskopischen Bild an ein Drahtnetz („wire-loop nephritis"). Fast regelmäßig sind auch die Deckzellen verändert.

Fieber (febrile Proteinurie), Infektionen (z. B. Typhus, Pneumonie, Diphtherie, Tuberkulose, septische Erkrankungen), Schwangerschaft, verschiedene Vergiftungen (z. B. Gold, Silber, Blei, Hydantoine), Verbrennungen und allgemeine Hypoxämie (bei kongenitalen „cyanotischen" Vitien, Lungenkrankheiten, Anämien) können zu Permeabilitätsstörungen der Glomerulusschlingen und glomerulärer Eiweißausscheidung führen, ebenso starke sportliche Belastungen.

Bei der *Stauungsniere* infolge Herzinsuffizienz wird eine hypoxämisch bedingte Permeabilitätsstörung noch durch die Behinderung des venösen Abflusses verstärkt. Eine solche liegt auch der *orthostatischen* oder *lordotischen Albuminurie* zugrunde. Ursache der Abflußstauung bei den betroffenen Personen ist eine bei aufrechter Körperhaltung besonders ausgeprägte Lordose der Lendenwirbelsäule, die zu einer Einengung der V. cava und der V. renalis sinistra führt. Möglicherweise kommt es bei Behinderung des venösen Abflusses zu einer Acidose im Nierengewebe, die eine vermehrte Durchlässigkeit der Glomerulusschlingen zur Folge hat. Dafür spricht, daß durch Alkalisierung die lordotische Albuminurie abgeschwächt wird.

Oft wird bei orthostatischer Albuminurie gleichzeitig Chondroitinschwefelsäure ausgeschieden; dann fällt Eiweiß schon in der Kälte bei Zusatz von Essigsäure aus. Die Chondroitinschwefelsäure wird als Natriumsalz eliminiert; durch Zusatz von Essigsäure wird die Säure freigesetzt und fällt das Albumin aus.

Die höchstgradigen Proteinurien infolge Stauung des venösen Abflusses treten bei der *Nierenvenenthrombose* auf; das sich dabei entwickelnde Gesamtbild kann einem typischen nephrotischen Syndrom (s. S. 427) entsprechen.

Durch Reizung des Hypophysen-Zwischenhirngebietes kann Proteinurie erzeugt werden (diencephale Proteinurie, die mit Hämaturie und Oligurie einhergehen kann). Auf zentralnervöse Ursachen ist die Eiweißausscheidung bei Commotio cerebri, im epileptischen Anfall, bei starken seelischen Affekten, bei endogenen Depressionen zu beziehen (Psychopathen-Proteinurie, die oft mit Phosphaturie und Oxalurie zusammen auftritt), ohne daß der Entstehungsmechanismus im einzelnen klar ist.

Proteinurien infolge erhöhter glomerulärer Permeabilität erreichen oft erhebliche Ausmaße, obwohl stets ein Teil der glomerulär filtrierten Eiweißkörper wieder tubulär rückresorbiert wird (s. S. 385). Im Harn können mehr als 2 g-% ($20^0/_{00}$) Eiweiß enthalten sein; die tägliche Ausscheidung kann 50 g betragen. Bei der glomerulären Proteinurie liegt eine „Aussiebung" von Eiweißmolekülen vor, die besonders die kleiner molekularen Albumine und in geringerem Grade α_1-Globuline betrifft. Glomeruläre Proteinurien sind daher vor allem Albuminurien. Sind sie besonders hochgradig, so zeigen schließlich das Serum- und das Urinelektrophoresediagramm in bezug auf das Mengenverhältnis Albumin/Globulin ein etwa umgekehrtes Verhalten, da das Blut an den ausgeschiedenen Albuminen verarmt (s. Abb. 232) (Albumin-Globulin-Quotient im Harn $>1,0$, im Blut $<1,0$).

β) *Tubuläre Proteinurie*

Die Auffassung, daß bei den Erkrankungen mit nephrotischem Syndrom eine Eiweißausscheidung durch die Tubuluszellen in die Harnkanälchen hinein erfolge, kann als widerlegt gelten (s. S. 428). Bei tubulären oder interstitiellen Nephropathien findet man aber gelegentlich eine geringe oder nur mäßiggradige Proteinurie, die sich nicht durch das Vorherrschen von Albuminen auszeichnet. Die Urinelektrophorese ähnelt vielmehr der des Serums oder zeigt im Vergleich dazu sogar ein deut-

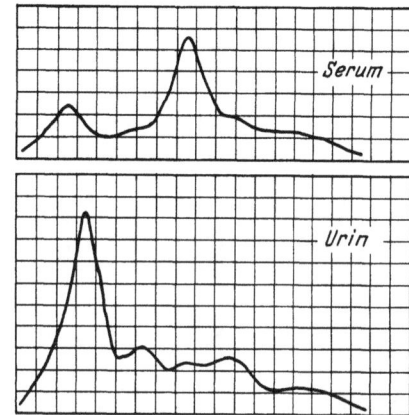

Abb. 232. Elektrophorese des Serums und des Urins bei glomerulärer Proteinurie (nephrotisches Syndrom bei intracapillärer Glomerulonephritis; Beobachtung der 1. Medizin. Univ.-Klinik Düsseldorf). Es werden vor allem die kleinmolekularen Albumine ausgeschieden; Umkehrung des Albumin-Globulin-Verhältnisses im Urin gegenüber dem Serum. (Aus E. WETZELS, Verh. Dtsch. Ges. Urologie, 21. Tagg. Berlin-Heidelberg-New York: Springer 1966)

licheres Überwiegen der Globuline (s. Abb. 233). Ein glomerulärer Siebungseffekt kann als Ursache einer solchen, vor allem die höhermolekularen Eiweißkörper betreffenden Proteinurie nicht angenommen werden. Es gelangt Bluteiweiß wahrscheinlich erst im Verlauf der Tubuluspassage in den Harn. Daß derartige tubuläre Proteinurien auf einer Eiweißsekretion des Tubulusepithels beruhen sollten, ist unwahrscheinlich. Eher sind sie auf Einbrüche feiner Gefäße in das Tubuluslumen (tubulovenöse Anastomosen) oder die Entstehung von Verbindungen zwischen Kanälchenlichtung und Interstitium zurückzuführen. Voraussetzung ist eine Kontinuitätstrennung des Tubulusrohres, vor allem seiner Grundmembran (Tubulorhexis). Man beobachtet solche Veränderungen bei der interstitiellen Nephritis, Pyelonephritis, toxischen und anoxämischen Tubulusschäden.

Ein erhebliches Vorherrschen von Globulinen im Harn ließe sich durch bevorzugte Rückresorption von Albuminen aus der Gesamtmasse der in die Kanälchen gelangten Bluteiweißkörper erklären. Auch sind Kombinationen von glomerulären und tubulären Eiweißausscheidungen möglich.

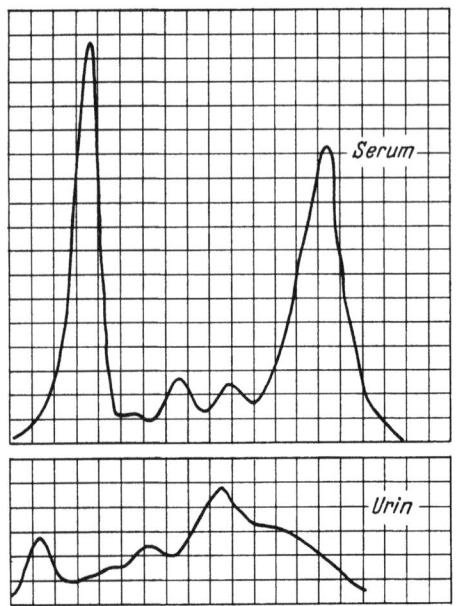

Abb. 233. Elektrophorese des Serums und des Urins bei tubulärer Proteinurie (erworbenes Fanconi-Syndrom; Beobachtung der 1. Medizin. Univ.-Klinik Düsseldorf). Überwiegen von Globulinen auch im Urin; keine Umkehrung des Albumin-Globulin-Verhältnisses im Harn gegenüber dem Serum. (Aus E. Wetzels, Verh. Dtsch. Ges. Urologie, 21. Tagg. Berlin-Heidelberg-New York: Springer 1966)

c) Cylindrurie

Harnzylinder sind Ausgüsse der distalen Tubuli, der Sammelrohre und vielleicht auch der Ductus Bellini und entstehen dort durch Agglutination von Zellmassen und -trümmern, Ausfällung und Gerinnung von Eiweiß oder eine Kombination beider Faktoren. Voraussetzung für die Bildung von Harnzylindern ist also eine Anhäufung von Zellen (Erythrocyten, Leukocyten, desquamierten Tubulusepithelien) und/oder das Vorhandensein von Eiweiß im Tubulusharn. Die Entstehung von Zylindern aus Eiweiß wird durch saure Reaktion des Harns gefördert, durch alkalische erschwert (Abhängigkeit der Eiweißfällung vom pH). An- oder Abwesenheit von Schutzkolloiden, deren Natur nicht näher geklärt ist, bzw. eines noch nicht identifizierten „Urinfaktors" scheinen ebenfalls von Einfluß auf die Zylinderbildung

zu sein. Harnzylinder können sich beim Abstehen des Urins wieder auflösen.

Hyaline Zylinder bestehen aus Eiweiß. In ganz geringer Zahl können sie auch beim Gesunden gefunden werden. Durch Auflagerung von kleinen Körnchen können sie den granulierten Zylindern ähnlich sehen (pseudogranulierte Zylinder); gelegentlich schließen sie auch einzelne Zellen ein.

Zellzylinder bestehen aus Erythrocyten, Leukocyten und/oder Epithelien, die vielfach degenerativ (fettig oder hyalin) umgewandelt sind. Diese Veränderungen entstehen wahrscheinlich erst nach der eigentlichen Bildung der Zylinder.

Granulierte Zylinder werden als hochgradig degenerativ veränderte Zellzylinder angesehen, bei denen die eigentlichen Zellstrukturen nicht mehr erkennbar sind. Ob diese Auffassung zu Recht besteht, muß allerdings schon deshalb bezweifelt werden, weil sie auch bei gesunden Personen kurzfristig nach körperlicher Anstrengung oder bei aufrechter Körperhaltung im Harn auftauchen können.

Wachszylinder sind meist relativ breit und zeigen querverlaufende Risse. Diese Zylinder sollen sich als Folge weiterer Degeneration aus granulierten Zylindern bilden.

Zylinder aus Blutfarbstoff finden sich bei Hämoglobinurie und Methämoglobinurie, *Zylinder aus Gallenfarbstoff* bei Ikterus.

Pseudozylinder können aus Sedimentum lateritium (Heminatriumurat) gebildet werden.

Die differentialdiagnostische Bedeutung der Zylinder ist geringer als man lange Zeit annahm. Eine Zuordnung ihrer verschiedenen Arten zu bestimmten Nierenerkrankungen ist kaum möglich. Allenfalls scheinen Leukocytenzylinder für die Pyelonephritis relativ pathognomonisch zu sein.

d) Lipidurie

Die Lipidurie bei Erkrankungen mit nephrotischem Syndrom ist Folge der gleichzeitig bestehenden Hyperlipämie mit einer erhöhten Konzentration von Cholesterin, Phospholipiden, freien Fettsäuren und Neutralfetten im Serum. Die Lipide sind im Harn als doppeltbrechende Substanzen (Malteserkreuze = Cholesterinester) oder als freie Tröpfchen nachweisbar.

Hyperlipämie führt nur dann zur Lipidurie, wenn eine erhöhte Permeabilität der Glomerulusschlingen vorliegt. Eine lipoide Verfettung der Tubuluszellen ist dabei sekundär bedingt und beruht auf einer tubulären Rückresorption von Lipiden aus dem Filtrat. Es wird auch die Möglichkeit erwogen, daß bei der Passage von Lipoproteinen durch die Glomerulusmembran Lipide von ihren Eiweißträgern fermentativ abgespalten werden und dann in freier Form in die Harnkanälchen gelangen.

e) Erythrocyturie und Leukocyturie

α) Glomeruläre Erythrocyturie

Auch der Gesunde scheidet im Laufe von 24 Std bis etwa 1 Million roter Blutkörperchen mit dem Harn aus; man kann bis zu 2 Erythrocyten pro Gesichtsfeld bei mikroskopischer Untersuchung des Harns finden. Stärkere glomeruläre Erythrocyturien (Hämaturien) entstehen ganz vorwiegend als Folge einer Permeabilitätssteigerung der glomerulären Capillarschlingen und sind daher im allgemeinen von einer Proteinurie begleitet. Ursächlich kommen in Frage:

1. Entzündliche Veränderungen der Glomeruluscapillaren (Glomerulonephritis, Lupus erythematodes disseminatus).

2. Degenerative Veränderungen der Glomeruluscapillaren (Nierenamyloidose; diabetische Nephropathie, vasculäre Schrumpfnieren).

3. Toxische Schädigung der Glomeruluscapillaren bei und nach Infekten und Vergiftungen.

4. Hypoxische Schädigung der Glomerulusschlingen (bei „cyanotischen" Vitien; respiratorischer Insuffizienz).

5. Stauungshämaturie (bei Herzinsuffizenz, orthostatisch-lordotischer Hämaturie, Nierenvenenthrombose),

6. Reflektorisch ausgelöste Hämaturie durch Nässe und Kälte? (reflektorisch bedingte Permeabilitätsstörung der Glomeruluscapillaren?).

7. Sog. angioneurotische Nierenblutungen nach psychischen Aufregungen bei gefäßlabilen Personen.

8. Hämaturie durch Reizung von Zwischenhirnzentren, bisher nur tierexperimentell eindeutig bewiesen.

9. Hämaturie nach intensiver sportlicher Betätigung.

10. Essentielle Hämaturie infolge Durchlässigkeitssteigerung der Glomeruluscapillaren ohne erkennbare Ursache?

β) Tubuläre Erythrocyturie

Erythrocytenausscheidungen aus den peritubulären Capillaren in die Tubuli haben gegenüber den glomerulären Hämaturien nur untergeordnete Bedeutung. Sie kommen bei entzündlich bedingten oder nekrotisierenden Veränderungen der Tubuli mit Bildung tubulovasaler Anastomosen vor (s. auch tubuläre Proteinurie, S. 399).

γ) Leukocyturie

Beim Gesunden werden bis zu 2 Millionen Leukocyten im Laufe eines Tages mit dem Harn ausgeschieden. Man findet sie daher fast regelmäßig vereinzelt im Gesichtsfeld bei der mikroskopischen Betrachtung des Harnsediments.

Eine Leukocyturie tritt in wechselndem Ausmaß bei allen akut entzündlichen Nierenerkrankungen auf. Bei chronisch-entzündlichen Nephropathien, vor allem glomerulären, ist sie nicht obligat. Besonders ausgeprägt ist sie bei akuten bakteriellen und mit Einschmelzungen einhergehenden Entzündungen des Nierengewebes (akute Pyelonephritis). Im Gegensatz zur Glomerulonephritis findet man bei der Pyelonephritis vielfach einen hohen Prozentsatz von Sternheimer-Malbin-Zellen (Glitzerzellen) im Sediment des frisch untersuchten Harns. Es handelt sich dabei um besonders große Leukocyten. Bei Färbung mit Gentiana-Violett und Safranin weisen sie einen blaßblauen oder blaßroten Kern und ein nur wenig angefärbtes Protoplasma mit Vacuolen und einer Granula auf, die oft eine lebhafte Braunsche Molekularbewegung zeigt. Man führt das vermehrte Auftreten solcher Zellen bei Pyelonephritiden auf die bei dieser Erkrankung meist vorliegende Hypotonizität des Harns zurück.

II. Azotämie

Als Azotämie bezeichnet man eine erhöhte Konzentration der harnpflichtigen Stoffe im Blut. Sie lassen sich in zwei Gruppen einteilen: die Reststickstoffsubstanzen und die aromatischen Schlackenstoffe.

Der *Rest-N* ist diejenige Stickstoffmenge, die nach völliger Entfernung des Eiweißes noch im Blutserum vorhanden ist. Als *Residual-N* wird die nach Abzug des Harnstoff-Stickstoffs vom Rest-N verbleibende Stickstoffmenge bezeichnet. Die Fraktion des *Rest-*

kohlenstoffs gibt den Kohlenstoffgehalt an, den das Serum nach Enteiweißung noch aufweist. Er enthält den Kohlenstoff der verschiedenen Rest-N-Fraktionen und der Kohlenhydrate. Er beträgt 0,180 g-% und ist bei Azotämie und bei Hyperglykämie erhöht.

Aromatische Stoffe (phenol- und kresolähnliche Körper) werden mit der Xanthoproteinreaktion erfaßt. Sie wird ebenfalls mit enteiweißtem Blutserum angestellt. Durch kurzes Kochen mit konzentrierter Salpetersäure kommt es zu einer Nitrierung der aromatischen Substanzen und unter Hinzufügung von

Tabelle 58. *Zusammensetzung der Rest-N-Fraktion*

Rest-N in 100 ml Blut	30 mg (maximal 40 mg)
Harnstoff-N etwa	15,0
N der Aminosäuren	6,0
N des Glutathions	4,5
N des Kreatins	1,5
N des Kreatinins	0,5
N der Harnsäure	1,0
Zusammen:	28,5 mg

33%iger Natronlauge beim Gesunden zu einer schwachen, bei schwerer Azotämie zu einer intensiven Gelbfärbung. Absolute Werte lassen sich nicht angeben. Die colorimetrischen Vergleichszahlen mit Kaliumbichromatlösungen beruhen auf empirischer Grundlage, die beim Gesunden Werte zwischen 20 bis 32 E ergaben. Es handelt sich bei der Xanthoproteinreaktion also nur um eine semiquantitative Bestimmungsmethode. Ihre Bedeutung für die Diagnose und Differentialdiagnose von Nierenerkrankungen ist relativ gering.

Über die Zusammensetzung des Reststickstoffs, dessen Konzentration im Serum normalerweise 40 mg-% nicht überschreitet, gibt die Tabelle 58 Aufschluß. Der größte Teil des Reststickstoffs entfällt auf den Harnstoffstickstoff. Es besteht im allgemeinen etwa folgende Beziehung:

$$\text{Rest-N} = 10 + (1{,}07 \cdot \text{Harnstoff-N}).$$

Der Normbereich der Konzentrationen der wichtigsten Schlackenstoffe im Serum beträgt: 20—40 mg-% für Harnstoff, 2,5—6,0 mg-% für Harnsäure und 0,5—1,3 mg-% für Kreatinin. Die Anhäufung der harnpflichtigen Substanzen im Blut geht mit einer entsprechenden Zunahme ihrer Konzentration in weiteren Verteilungsräumen des Organismus einher.

Die Möglichkeit, mit Dialyseapparaturen („künstlichen Nieren") in wenigen Stunden größere Mengen an Schlackenstoffen aus dem Blut auszuwaschen, erlaubt die Bestimmung ihres Verteilungsvolumens.

$$\text{Verteilungsraum in ml} = \frac{\text{ausgewaschene Menge in mg} \cdot 100}{\substack{\text{Konzentrationsabfall im Plasma während} \\ \text{der Dialyse in mg \%}}}.$$

Hierbei wird allerdings nicht die Kinetik der Konzentrationsausgleiche zwischen den einzelnen Verteilungsräumen berücksichtigt; ebenso nicht die Neubildung von Schlackenstoffen, was bei einer Dialysedauer bis zu 6 Std jedoch nicht wesentlich ins Gewicht fällt.

Aus solchen Berechnungen ergibt sich ein hypothetisches Verteilungsvolumen für Rest-N-Substanzen von 45—50 l. Da dies aber etwas mehr als das Gesamtvolumen der extra- *und* intracellulären Flüssigkeit wäre, ist zu schließen, daß die Rest-N-Konzentration im Intracellularraum noch höher als im Plasma bzw. im extracellulären Raum ist. Direkte Bestimmungen im Tierexperiment bestätigten dies.

1. Renale Azotämie

a) Durch Absinken der glomerulären Filtration

Die Konzentration einer Schlackensubstanz im Blut ist abhängig von ihrer renalen Clearance und dem Umfang ihres Anfalls im Organismus (unter der Voraussetzung eines konstanten Verteilungsvolumens). Zwischen Clearance und Höhe der Konzentration besteht eine reziproke Proportionalität (s. auch kompensierende Retention, S. 404). Die Clearance der harnpflichtigen Substanzen wird im wesentlichen von der Größe des Glomerulusfiltrats bestimmt. Die Konzentration des Rest-N bzw. der Schlackensubstanzen im Blut ist daher vom Umfang der Filtratbildung abhängig (s. Abb. 234). Sinkt sie unter etwa 30 ml/min, kommt es regelmäßig zum Anstieg der harnpflichtigen Substanzen im Serum über die obere Normgrenze. Zwischen dem Grad der Azotämie und der Reduktion des Filtrats besteht tatsächlich aber keine ideal reziproke Korrelation, da auch die Tubulusfunktion eine Rolle spielt. Verminderte oder gesteigerte tubuläre Rückresorption harnpflichtiger Stoffe

(insbesondere von Harnstoff und Harnsäure) kann die glomerulär bedingte Azotämie abschwächen oder verstärken. Außerdem beeinflußt der Umfang des Anfalls der Schlackensubstanzen ihre Konzentration im Blut (siehe S. 405). Die Beziehungen zwischen Absinken des Filtrats und Anstieg der Serumkonzentration sind am engsten beim Kreatinin, einmal, weil es weitgehend unabhängig von der Nahrungsaufnahme in relativ konstanter Menge im Stoffwechsel anfällt, zum zweiten, weil seine Ausscheidung eine fast ausschließliche Funktion der Glomeruli ist. Doch kann unter besonderen Bedingungen Kreatinin auch tubulär rückresorbiert oder — bei hohem Plasmaspiegel — sezerniert werden.

Durch Absinken der glomerulären Filtration sind im wesentlichen die Azotämien bei Glomerulonephritiden, in Spätstadien der Pyelo- und interstitiellen Nephritis mit sekundärer Beteiligung des glomerulären Apparats, bei diabetischer Glomerulosklerose, Nierenamyloidose und

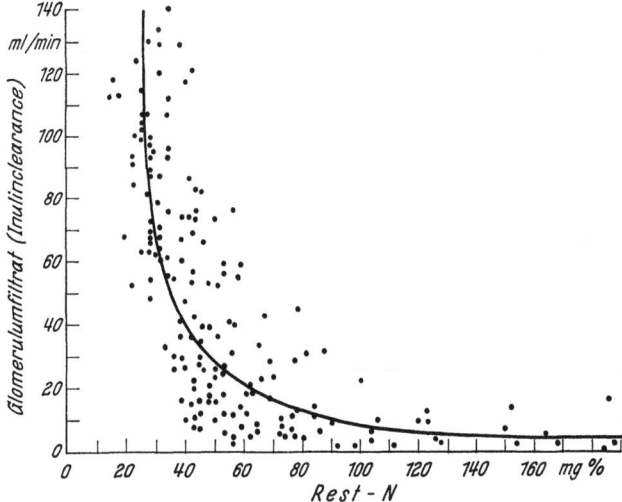

Abb. 234. Beziehung zwischen Rest-N-Konzentration im Serum und Glomerulusfiltrat (Bestimmungen bei 170 Patienten der 1. Medizinischen Klinik Düsseldorf). (Aus E. WETZELS, Verh. Dtsch. Ges. Urologie, 21. Tagg. Berlin-Heidelberg-New York: Springer 1966)

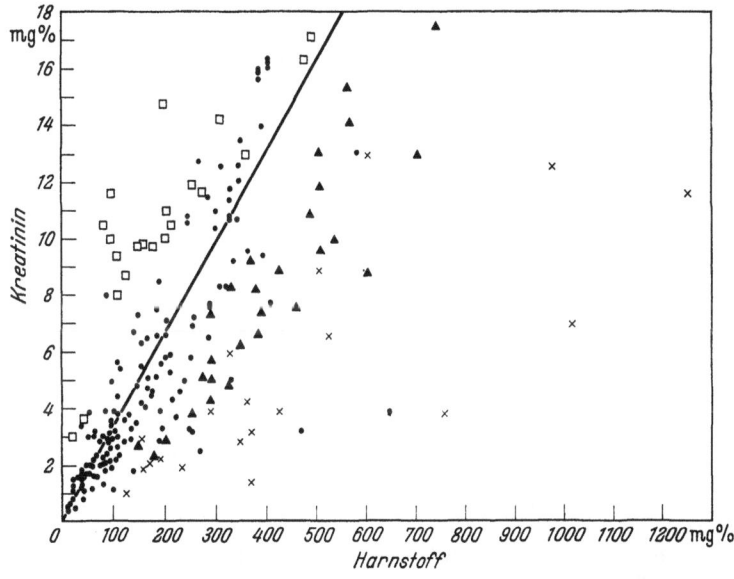

Abb. 235. Beziehung zwischen Kreatinin- und Harnstoffkonzentration bei Azotämie verschiedener Ätiologie. — Erkrankungen mit stärkerer tubulärer Schädigung weisen relativ höhere Harnstoffwerte auf (□ chronische Glomerulonephritis, x akutes Nierenversagen, ▲ Pyelonephritis). (Nach R. SEMMELROTH, Untersuchungen über akute und chronische Urämie. Inaug.-Diss. Marburg 1955)

überhaupt bei Nephrocirrhosen jeder Genese, aber auch bei schwerer kardialer Dekompensation bedingt.

b) Durch Schädigung der Tubuli

Alle harnpflichtigen Stoffe werden über die Glomeruli ausgeschieden und in wechselndem Umfang während der Tubuluspassage rückresorbiert (0% des filtrierten Kreatinins, 40 bis 70% des Harnstoffs, 90% der Harnsäure). Eine tubuläre Sekretion erfolgt nicht (abgesehen von Kreatinin bei hohem Plasmaspiegel).

Eine Azotämie aufgrund einer Tubulusschädigung kann auf zwei Wegen zustande kommen: 1. durch erhöhte tubuläre Rückresorption von Schlackenstoffen (Rückresorptionsazotämie), 2. durch Verlegung der tubulären Passage, so daß aus den betroffenen Nephronen kein Harn abfließt und keine harnpflichtigen Substanzen ausgeschieden werden.

Man nimmt an, daß eine erhöhte tubuläre Rückdiffusion der Azotämie der akuten Tubulusnekrose zugrunde liegt. Abflachung und Zerstörung des Kanälchenepithels und Kontinuitätstrennungen des Tubulusrohres durch Einrisse seiner Basalmembran führen zu einem vermehrten Rückstrom von Filtrat und seinen Inhaltsstoffen in das Interstitium (Verlust der tubulären Schrankenfunktion). Wahrscheinlich kommt eine Verlegung des tubulären Abflusses hinzu (Verstopfung durch Zelltrümmer, Kompression der Tubuli durch ein intrarenales Ödem).

Bestimmt man bei akuter Tubulusnekrose die Inulinclearance, so ist sie hochgradig reduziert. Sie spiegelt in solchen Fällen aber nicht die tatsächliche glomeruläre Filtration wieder, weil Inulin durch Kontinuitätstrennungen des Tubulusrohres mit dem gesamten Filtrat ins Interstitium zurückläuft und aus verlegten Harnkanälchen nicht abfließen kann. Die reelle Filtratbildung ist also höher, als es die Inulinclearance angibt. Man sollte die mit der Inulinclearance bei der akuten Tubulusnekrose erfaßte Meßgröße jedoch als „effektives" Filtrat bezeichnen. Denn die Folgen für den Organismus sind völlig die gleichen, ob eine bestimmte Menge an Schlackenstoffen durch erhöhten Rückstrom ins Interstitium das Tubulusrohr wieder verläßt bzw. aus ihm infolge Obstruktion nicht abfließen kann oder ob die Filtration der Schlackenstoffe um diese Menge tatsächlich vermindert ist. Neuere Untersuchungen schließen allerdings eine funktionelle Mitbeteiligung der Glomeruli bei der akuten Tubulusnekrose nicht aus, so daß möglicherweise auch eine Reduktion des reellen Filtrats dabei vorliegt (s. S. 439).

Ob und inwieweit Rückresorptionsazotämien außer bei der akuten Tubulusnekrose auch bei anderen Nephropathien eine Rolle spielen, ist unklar. Doch ist es vorstellbar, daß durch Alterationen der Tubuluszellen vor allem dem leicht diffusiblen Harnstoff der passive Rückstrom aus dem Kanälchenlumen in Richtung der peritubulären Capillare erleichtert wird. Für einen solchen Vorgang sprechen Untersuchungen, nach denen bei tubulären und interstitiellen Nephropathien die Konzentration des Harnstoffs im Blut ausgeprägter als die des Kreatinins erhöht ist (siehe Abb. 235). Grundsätzlich liegt aber auch bei diesen Nierenerkrankungen stets eine eindeutige Reduktion des Glomerulusfiltrats vor, wenn eine Azotämie besteht. Durch eine vermehrte Rückdiffusion von Harnstoff wird sie allenfalls etwas verstärkt.

c) Kompensierende Retention

Besteht zwischen dem täglichen Stickstoffanfall und der Stickstoffausscheidung ein Gleichgewicht bei konstanter Erhöhung der Rest-N-Substanzen im Serum, so liegt eine Form der Azotämie vor, die als „kompensierende Retention" bezeichnet wird. Die Anhäufung von Schlackenstoffen im Serum ist dabei die Voraussetzung, daß sie trotz wesentlichen Nierenparenchymausfalls überhaupt ausreichend eliminiert werden. Die Einstellung der Konzen-

tration der Schlackensubstanzen im Blutserum auf ein höheres Niveau geschieht automatisch entsprechend dem Ausfall an funktionsfähigem Nierengewebe und der damit einhergehenden Reduktion des Glomerulusfiltrats. Parallel zu diesem ändern sich auch die Clearancegrößen der harnpflichtigen Stoffe. Infolge der großen Reserven der Niere überschreitet die Konzentration der Schlackensubstanzen die obere Normgrenze im allgemeinen erst, wenn mehr als etwa drei Viertel des Parenchyms ausgefallen sind.

Der Automatismus des Angleichs der Serumkonzentration einer harnpflichtigen Substanz an die Filtratverminderung ist leicht zu verstehen:

Nehmen wir an, im Stoffwechsel fällt pro Minute 1 mg einer harnpflichtigen Substanz an. Ihr Plasmaspiegel beträgt 1 mg-%. Genau so hoch ist ihre Konzentration im Filtrat. Bei einem Filtrat von 100 ml/min und fehlender Rückresorption der Substanz bedeutet das eine Ausscheidung von 1 mg/min. Es herrscht also ein Gleichgewicht zwischen Angebot und Ausfuhr des Stoffes. Stellen wir uns plötzlich eine Verminderung der Glomerulusfiltration auf die Hälfte, auf 50 ml/min, vor. Das bedeutet, daß sich die Ausscheidung des Schlackenstoffes in der Zeiteinheit gleichfalls auf die Hälfte, auf 0,5 mg/min,

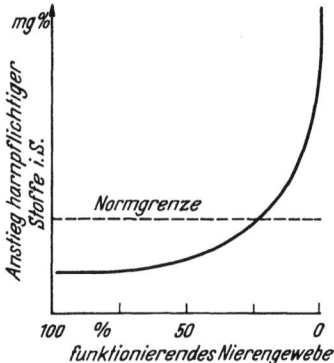

Abb. 236. Beziehung zwischen Konzentration der harnpflichtigen Stoffe im Serum und Abnahme des funktionsfähigen Nierengewebes (schematisch). Mit konstanter Geschwindigkeit fortschreitender renaler Parenchymverlust (z. B. Abnahme des funktionierenden Nierengewebes um 25% pro Jahr) hat schließlich wegen der reziproken Proportionalität zwischen Umfang des funktionsfähigen Nierengewebes und Grad der Azotämie eine wesentlich raschere Zunahme der Retention harnpflichtiger Substanzen zur Folge. (Aus E. Wetzels, Verh. Dtsch. Ges. Urologie, 21. Tagg. Berlin-Heidelberg-New York: Springer 1966)

verringert. Anfall und Ausfuhr korrespondieren nicht mehr; die Bilanz wird positiv; der Stoff muß retiniert werden; sein Plasmaspiegel steigt an, und zwar so lange, bis er 2 mg-%, das doppelte seines ursprünglichen Wertes, erreicht hat. In diesem Augenblick wird, da auch das Filtrat nun die doppelte Konzentration enthält, trotz dessen Verringerung auf die Hälfte wieder 1 mg des Schlackenstoffes pro Minute ausgeschieden. Angebot und Ausfuhr stimmen wieder überein; eine weitere Akkumulation der harnpflichtigen Substanz im Organismus findet nicht statt.

Neben der umgekehrt proportionalen Beziehung zwischen Serumspiegel einer harnpflichtigen Substanz und Filtrat besteht noch eine direkt proportionale zwischen Serumspiegel und Angebot; auch diese Beziehung entspricht den Gesetzmäßigkeiten der kompensierenden Retention. Stellen wir uns bei gleichen Ausgangsverhältnissen wie oben vor, es käme plötzlich — bei unveränderter Filtration — zur Verdoppelung des Angebots der Substanz aus dem Stoffwechsel. Anfall und Ausfuhr sind nun nicht mehr

im Gleichgewicht. Die Substanz wird sich im Organismus anreichern — wiederum bis zu einem Plasmaspiegel von 2 mg-%. Das Filtrat enthält jetzt die doppelte Konzentration wie zuvor; entsprechend verdoppelt sich die Ausscheidung des Stoffes. Die Bilanz ist wieder ausgeglichen; es erfolgt keine weitere Retention mehr.

Derartige kompensierende Retentionen finden sich vor allem bei chronischen Nephropathien bzw. Nephrocirrhosen mit praktisch fehlender oder unbedeutender Progredienz und können hierbei über Jahre beobachtet werden. Terminal entwickelt sich aber eine rasche Zunahme der Azotämie (s. Abb. 236), die damit dekompensiert.

2. Extrarenale Azotämie

Auch bei intakter Nierenfunktion können sich harnpflichtige Substanzen im Serum anhäufen, wenn sie im Überfluß anfallen (*Überproduktions-* oder *Überangebotsazotämie*). Denn die oben dargestellten Beziehungen zwischen Anfall, Ausscheidung, Clearance und Plasmaspiegel einer harnpflichtigen Substanz gelten auch für die nicht erkrankte Niere. Verdoppelung des Anfalls einer Schlackensubstanz hat also auch beim Gesunden einen Anstieg ihrer Serumkonzentration auf das 2fache zur Folge. Der Mechanismus der kompensierenden Retention führt auch hier ein neues Gleichgewicht zwischen Anfall, Serumkonzentration und Ausfuhr der Schlackenstoffe herbei. Überangebotsazotämien können allein durch reichliche Fleischmahlzeiten hervorgerufen werden. Aufnahme von 1200 g Kalbfleisch pro Tag führte bei gesunden Versuchspersonen am Abend des zweiten Tages zu Rest-N-Werten im Blut von durchschnittlich 56 mg-% (s. Abb. 237). Vermehrter Anfall von Eiweißabbauprodukten findet sich auch nach Blutungen in den Magen-Darm-Trakt (so daß die Rest-N-Bestimmung im Serum einen guten Anhalt für das Ausmaß der Blutung gibt!), infolge vermehrten lokalen Gewebsabbaus nach Operationen oder Verbrennungen und bei generalisierten Eiweißstoffwechselsteigerungen, z.B. im Fieber. Tatsächlich ist die Überproduktions- oder Überangebotsazotämie bei exakter Definition die einzige Form einer rein extrarenal bedingten Anhäufung von Schlackenstoffen. Vielfach werden auch Azotämien bei Dehydratation, Kochsalzmangel, M. Addison, im Coma diabeticum, bei Herzinsuffizienz, Herzinfarkt, Kreislaufkollaps, Apoplexie usw. in den Begriff der extrarenalen

Azotämie eingeschlossen. Es liegt in diesen Fällen in Wirklichkeit aber eine faßbare Störung der Nierenfunktion als sekundäre Folge des Grundleidens vor (*sekundäre funktionelle Nierenstörungen*). Ursächlich sind es Hämokonzentration mit Viscositätssteigerung, Verminderung des Kreislaufminutenvolumens oder der zirkulierenden Blut- bzw. Plasmamenge und intrarenale reflektorische Gefäßconstrictionen, die hierbei zu nachweisbarer und oft erheblicher Abnahme der Nierendurchblutung und der Filtration und damit zur Azotämie führen. Hier bestehen Übergänge zu den mit faßbaren anatomischen Schäden verbundenen

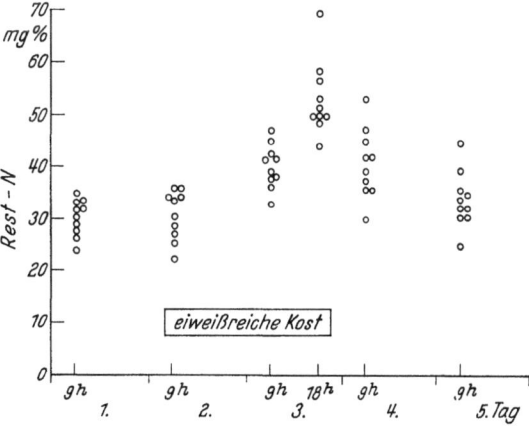

Abb. 237. Anstieg der Reststickstoffkonzentration im Serum bei eiweißreicher Kost (je 1200 g Kalbfleisch = 240 g Protein am 2. und 3. Tag) bei 10 gesunden Versuchspersonen. [Aus A. WETZELS u. E. WETZELS, Dtsch. med. Wschr. 90, 424 (1965)]

sekundären Nierenerkrankungen, wie z.B. der akuten Tubulusnekrose (s. S. 437) nach protrahiertem Kollaps. Nur bei den mit Dehydratation einhergehenden Zuständen spielt neben der Verminderung von Nierendurchblutung und Filtration als ein zusätzlicher extrarenaler Faktor der Azotämie noch die Verkleinerung des Lösungsraums für die harnpflichtigen Substanzen eine Rolle.

Die Azotämie bei NaCl-Mangel ist früher auf das Kochsalzdefizit als solches bezogen worden. Da der Kochsalzmangel aber zur Dehydratation mit entsprechender Verminderung des Plasmavolumens führt, dürfte auch hierbei eine gestörte renale Hämodynamik als wirksamer pathogenetischer Faktor im Vordergrund stehen. (Absinken von Nierendurchblutung und Glomerulusfiltrat.) Erschwerend wirkt sich bei Salzmangel noch ein erhöhter Eiweißumsatz aus, der das Angebot an Schlackenstoffen vergrößert.

Auch in vielen Fällen von Azotämien nach Operationen, gastro-intestinalen Blutungen usw. werden neben dem vermehrten Angebot an Eiweißabbauprodukten zusätzliche Kreislaufstörungen vorliegen, deren Mitwirkung beim Zustandekommen der Retention harnpflichtiger Stoffe als erheblich anzusehen ist. Hier handelt es sich um eine Mischform der renalen und extrarenalen Azotämie, wie sie auch vorliegt, wenn gesteigerter Eiweißzerfall zu einer echten Nierenparenchymschädigung hinzutritt, die allein noch zu keiner Akkumulation von Schlackenstoffen geführt haben würde.

Da bereits bei normalen Nieren eine übermäßige Zufuhr von Eiweiß eine temporäre Anhäufung harnpflichtiger Substanzen im Serum zur Folge hat, ergibt sich hieraus die wesentliche Bedeutung der diätetischen Behandlung, d.h. der Eiweißrestriktion, für die mit schwerem Parenchymausfall verbundenen Nierenerkrankungen.

III. Störungen des Elektrolyt- und Säure-Basen-Haushaltes bei Nierenerkrankungen

Die feine Regulationsarbeit der Nieren zur Konstanthaltung der Elektrolyt- und Säure-Basen-Verhältnisse des Blutes wird bei zahlreichen Nierenerkrankungen gestört. Teils resultieren komplexe Störungen des gesamten Elektrolyt- und Säure-Basen-Haushalt, teils werden einzelne Elektrolyte mehr isoliert betroffen.

Nephrogene Störungen des Elektrolythaushalts beruhen vor allem auf einer mangelnden oder verstärkten Ausscheidung von Elektrolyten durch die Niere, können aber auch indirekte Folge einer Nephropathie sein. So kommt es z.B. zur Verlagerung von Natrium aus dem extra- in den intracellulären Raum bei der urämischen Intoxikation. Über die normalen Konzentrationen der Elektrolyte bzw. die Säure-Basen-Verhältnisse in den verschiedenen Verteilungsräumen des Organismus siehe Abschnitte Wasser- und Elektrolyt- bzw. Säure-Basen-Haushalt.

1. Phosphat

a) Hyperphosphatämie

Sinkt die glomeruläre Filtration stark ab, so resultiert nicht nur eine Anhäufung von Schlackenstoffen im Blut, sondern auch eine solche von anorganischem Phosphat, die dem Grad der Azotämie in etwa parallel geht. Die Phosphatkonzentrationen im Serum können die obere Grenze der Norm um ein Mehrfaches überschreiten. Bei der akuten Tubulusnekrose ist die Phosphatretention wahrscheinlich Folge der vermehrten Rückdiffusion des gesamten Filtrats aus zerstörten Harnkanälchen oder einer Abflußverlegung in diesen (Verminderung des „effektiven" Filtrats, s. Rückresorptionsazotämie, S. 403). Die Phosphatstauung führt bei längerer Dauer zu Rückwirkungen auf das Skeletsystem (s. nephrogene Osteopathie, S. 423).

b) Hypophosphatämie

Im Gegensatz zu der meist glomerulär bedingten Hyperphosphatämie, die vor allem in den urämischen Endzuständen der chronischen Nierenerkrankungen, aber auch bei der akuten Niereninsuffizienz auftritt, ist die nephrogene Hypophosphatämie das Ergebnis eines angeborenen oder erworbenen Defektes im Bereich der proximalen Tubuli, der zu mangelnder Reabsorption des Phosphats führt. Die Phosphatausscheidung mit dem Harn ist entsprechend gesteigert. Eine derartige tubuläre Funktionsstörung findet sich entweder isoliert als sog. Phosphatdiabetes (Vitamin-D-resistente Rachitis) oder in Kombination mit Störungen der Aminosäuren- bzw. Glucoserückresorption (s. Diabetes aminophosphaticus, Diabetes glucophosphaticus, Diabetes aminoglucophosphaticus = De Toni-Debré-Fanconi-Syndrom).

2. Sulfat

Bei den Nierenerkrankungen, die mit einer Phosphatretention verbunden sind (s. o.), findet sich — und zwar aus den gleichen Gründen — stets auch eine Hypersulfatämie.

3. Bicarbonat

[Die Änderungen des Bicarbonatspiegels werden bei den Störungen der Säure-Basen-Regulation besprochen (s. S. 409)].

4. Natrium

Verluste von Natrium mit dem Harn können bei fortgeschrittenen glomerulären Ausfällen der chronischen Nephropathien auftreten, wenn es im Stadium der Zwangspolyurie (s. S. 393) zu ungenügender tubulärer Natriumreabsorption kommt. Hierbei spielen eine vermehrte Filtratbildung und eine beschleunigte Tubuluspassage des Harns bzw. das Vorliegen einer osmotischen Diurese in den einzelnen noch arbeitsfähigen Nephronen die ursächliche Rolle.

Daneben können nephrogene Natriumverluste durch eine Alteration der spezifischen Rückresorptionsmechanismen für Natrium in den Tubulus- oder Sammelrohrzellen entstehen. Meist ist sie Teilerscheinung einer komplexen tubulären Insuffizienz, die mit gestörter tubulärer Behandlung von weiteren Elektrolyten einhergeht. Ursache sind vor allem ascendierende Pyelo- und interstitielle Nephritiden. Solche Störungen können aber auch Folge einer sekundären Beteiligung des Tubulusapparates bei primär glomerulären oder vasculären Nephropathien sein. Steht eine isolierte Beeinträchtigung der Natrium- und Chloridreabsorption ganz im Vordergrund und erreicht sie exzessive Ausmaße, so spricht man von Salzverlustniere oder ,,salt losing nephritis'' (s. S. 436). Große Natriumverluste (bis zu mehr als 600 mval = über 15 g in 24 Std) werden als vorübergehende Erscheinung auch in der polyurischen Phase der akuten Tubulusnekrose beobachtet.

Bei der tubulären Acidose (M. Lightwood-Albright, S. 435) kommt es zu Natriumverlusten, da bei dieser Erkrankung die mit der Natriumrückgewinnung verknüpfte tubuläre Bicarbonatrückresorption mangelhaft ist.

Renale Natriumverluste führen — wenn sie nicht durch erhöhte Zufuhr ausgeglichen werden — zur *Hyponatriämie*. Der Chloridspiegel vermindert sich entsprechend. (Eine Ausnahme bildet der M. Lightwood-Albright = tubuläre Acidose, wobei die Hyponatriämie mit einer Senkung des Bicarbonatgehaltes des Blutes verbunden ist.) Es kann zu einer echten Verminderung des Salzbestandes des Organismus und als Folge zur Verkleinerung des extracellulären Flüssigkeitsraums bzw. des Plasmavolumens kommen. Dies zieht u. U. wieder sekundäre Störungen der Nierenfunktion nach sich (s. S. 440).

Natriumverluste bzw. Abnahme des Plasmavolumens führen zu einer Aktivierung der Aldosteroninkretion durch die Nebennierenrinde. Normalerweise wird dadurch die tubuläre Natriumrückresorption wieder gesteigert. Bei der geschädigten Niere kann ein solcher Kompensationsvorgang nicht oder nur ungenügend zum Zuge kommen (Insuffizienz des Erfolgsorgans); die Niere ist der hormonalen Steuerung durch die Nebenniere entzogen.

Hyponatriämien sind vielfach auch die Folge unzweckmäßiger ärztlicher Behandlung: Kritiklose Anwendung von Saluretika — oft noch mit gleichzeitiger Beschränkung der Kochsalzzufuhr — führt zum Absinken des Serumnatriumspiegels und zur Roduktion des Natriumgesamtbestandes des Körpers. Übermäßige Zufuhr natriumfreier Flüssigkeit bei anurisch-oligurischen Zuständen erzeugt eine Hyponatriämie bei normalem Gesamtbestand (Verdünnungshyponatriämie, Überwässerung).

Urämisches Erbrechen und urämische Diarrhöen führen zu Natrium-(und Chlorid-)Verlusten über den Magen-Darm-Kanal. Überdies kommt es bei der urämischen Intoxikation infolge einer ubiquitären Störung ionaler Transportvorgänge (,,Ionenpumpe", s. Wasser- und Elektrolythaushalt) zur Verschiebung von Natrium aus dem Extra- in den Intracellularraum. Die verminderten Natriumwerte im Blutserum spiegeln hierbei also nicht den Bestand des Gesamtorganismus an Natrium wieder.

Eine *Natriumretention* stellt sich bei der akuten diffusen Glomerulonephritis ein. Abfall der glomerulären Filtration in allen Nephronen führt zu einer Verschiebung des Gleichgewichtes zwischen Glomeruli und Tubuli zugunsten der letzteren und damit zu vermehrter Natriumrückresorption. Die Natriumretention geht mit gleichgerichteter Zurückhaltung von Wasser einher, so daß sich eine Änderung der Serumkonzentration im allgemeinen nicht ergibt. Ein gleicher Mechanismus (Abfall der glomerulären Filtration, relative Zunahme der Rückresorption von Natrium) liegt auch bei kardialer Dekompensation vor. Hinzu kommt bei der Herzinsuffizienz wahrscheinlich ein erhöhter Aldosteronspiegel (sekundärer Aldosteronismus), wodurch die tubuläre Natriumrückresorption zusätzlich forciert wird.

5. Chlorid

Da die renale Behandlung des Chlorids der des Natriums weitgehend parallel läuft, sind die meisten nephrogenen Störungen im Natriumhaushalt mit gleichsinnigen Änderungen im Verhalten des Chlorids vergesellschaftet. Natriumverluste mit dem Harn und daraus resultierende Hyponatriämien sind mit entsprechenden Chloridverlusten und Hypochlorämien verbunden. Dies gilt für die Zwangspolyurie der fortgeschrittenen chronischen Nierenerkrankungen mit erheblichem glomerulären Ausfall wie auch für die spezifischere Störung der tubulären Rückresorptionsmechanismen für Natrium bei bestimmten tubulär-interstitiellen Nephropathien. So können bei der Salzverlustniere (s. S. 436) 30 g NaCl und mehr pro Tag ausgeschieden werden. — Eine Ausnahme bildet die tubuläre Acidose (M. Lightwood-Albright, s. S. 435). Bei ihr verhalten sich die Natrium- und Chloridkonzentrationen im Serum gegensinnig, weil eine Störung der Rückresorption von Natrium und Bicarbonat (nicht Natrium und Chlorid) vorliegt. Dadurch sinkt einerseits die Natriumkonzentration im Serum ab, andererseits steigt infolge des Verlustes an Bicarbonationen die Chloridkonzentration kompensatorisch an.

Beim urämischen Erbrechen ist der enterale Chloridverlust ausgeprägter als der Natriumverlust; entsprechend tritt die Hypochlorämie deutlicher als die Hyponatriämie in Erscheinung.

6. Kalium

a) Hyperkaliämie

Bei Urämie kommt es als Folge einer allgemeinen Störung des Ionentransportes zwischen intra- und extracellulärem Raum („Ionenpumpe") zum Auswandern von Kalium aus den Körperzellen in den Extracellularraum. Metabolische Acidose — wie sie bei der Urämie meist vorliegt — fördert außerdem den Austritt von Kaliumionen aus dem Zellinnern (Verdrängung durch H^+-Ionen). Überdies werden durch den bei der urämischen Intoxikation verstärkten Proteinkatabolismus erhebliche Kaliummengen frei (3 mval K pro 1 g Eiweiß). Eine Hyperkaliämie entsteht trotz eines derart erhöhten endogenen Kaliumanfalls aber erst dann, wenn das Tubulussystem nicht mehr in der Lage ist, durch kompensatorischen Angleich von Rückresorptions- bzw. Sekretionsprozesse die Kaliumausfuhr entsprechend zu steigern. Bei den chronischen Nierenerkrankungen, vor allem den glomerulären und vasculären Schrumpfnieren, bleibt diese Fähigkeit relativ lange erhalten. Die Kaliumkonzentration im Serum steigt erst in den Finalstadien stark an.

In der oligurisch-anurischen Phase der akuten Tubulusnekrose (s. S. 437) oder bei einer anurisch verlaufenden akuten Glomerulonephritis stellt sich demgegenüber rasch eine bedrohliche Erhöhung des Serumkaliumspiegels ein. Die völlige oder nahzu völlige Ausscheidungssperre bzw. die Störung der Tubulusfunktion lassen hierbei eine kompensatorische Anpassung der Kaliumausfuhr an den Abfall nicht zu; es entwickelt sich zwangsläufig eine Ansammlung von Kalium im ganzen Extracellularraum. Erst wenn bei der akuten Tubulusnekrose nach der initialen Anurie oder Oligurie eine Diurese von 1000 ml/24 Std überschritten wird, ist im allgemeinen mit keinem weiteren Anstieg der Serumkaliumkonzentration mehr zu rechnen.

b) Hypokaliämie

Störungen der tubulären Kaliumbearbeitung mit vermehrter Kaliumausscheidung im Harn und konsekutiver Hypokaliämie sind bei tubulären Nierenschädigungen häufig. Ursächlich spielen interstitielle und Pyelonephritiden eine Rolle, und meist sind dabei weitere Tubulusfunktionen beeinträchtigt. Dies gilt auch für die sog. „potassium losing nephritis" oder Kaliumverlustniere (s. S. 436), bei der eine besonders hohe Kaliumausscheidung mit dem Harn erfolgt. Unbekannt ist, inwieweit es sich dabei um eine verminderte Rückresorption von Kalium im proximalen bzw. um eine erhöhte Sekretion im distalen Tubulus und den Sammelrohren handelt. Tubuläre Hypokaliämien treten vorübergehend auch in der polyurischen Phase der akuten Tubulusnekrose auf.

Bei der tubulären Acidose (M. Lightwood-Albright) kommt es zur verstärkten Kaliumausscheidung mit dem Harn und zur Hypokaliämie. Da nicht genügend H^+-Ionen in den Tubuluszellen zum Austausch gegen Na^+ aus dem Kanälchenlumen zur Verfügung stehen, wird kompensatorisch vermehrt Kalium gegen Natrium ausgetauscht. Der gleiche Mechanismus liegt den Hypokaliämien durch unkontrollierte Anwendung von Diuretica vom Typ der Carboanhydraseblocker zugrunde.

Eine stark erhöhte renale Kaliumausfuhr mit konsekutiver Hypokaliämie findet sich auch beim primären Aldosteronismus (Conn-Syndrom). Erhöhte Inkretion von Aldosteron durch die Nebennierenrinde führt hierbei zu einer Steigerung der tubulären Natriumrückresorption im Austausch gegen Kalium. Es liegt bei dieser Erkrankung zunächst keine Nierenschädigung vor, doch kommt es wie bei allen Kaliummangelzuständen im Laufe der Zeit zu sekundären anatomischen und funktionellen Schäden des Tubulussystems (kaliopenische Nephropathie).

Eine Hypokaliämie als Folge eines Hyperaldosteronismus besteht auch beim sog. nephrogenen Conn-Syndrom. Bei ihm ist die vermehrte Aldosteroninkretion durch eine erhöhte Reninsekretion induziert, die ihre Ursache in einer Stenose oder Sklerose der Nierenarterien hat (s. Renin-Angiotensin-System, S. 417).

7. Calcium

Eine Hypocalcämie liegt fast regelmäßig bei chronischer Niereninsuffizienz vor, da diese mit einer gestörten enteralen Calciumresorption einhergeht (s. S. 464). Meist besteht gleichzeitig eine Acidose, so daß es nur selten zu tetanischen Erscheinungen kommt.

Die mit großer Proteinurie einhergehenden Nierenerkrankungen des nephrotischen Symptomenkreises führen über den Eiweißverlust zur Hypocalcämie, da fast 50% des Calciums im Blut als Proteinat gebunden sind.

Beim Phosphatdiabetes (s. S. 434) und bei der idiopathischen Hypercalciurie (s. S. 436) liegt im allgemeinen ein erniedrigter, oft allerdings auch normaler Serumcalciumspiegel vor.

8. Magnesium

Bei akutem Nierenversagen mit Oligurie bzw. Anurie stellt sich fast regelmäßig eine Hypermagnesiämie ein. Ähnlich wie beim Kalium fallen die erhöhten Serumkonzentrationen des Magnesiums jedoch wieder ab, sobald eine Diurese von etwa 1000 ml/24 Std erreicht ist, auch wenn die Azotämie zunächst noch keine Rückbildungstendenz aufweist. In der polyurischen Phase des akuten Nierenversagens können ausgesprochene Hypomagnesiämien auftreten.

Bei chronischer Niereninsuffizienz findet sich ein erhöhter Serummagnesiumspiegel im allgemeinen nur in den oligurischen Finalstadien.

9. Säure-Basen-Regulation

Als Folge von Nierenerkrankungen spielen metabolische *Alkalosen* nur eine untergeordnete Rolle. Sie können als Folge schweren urämischen Erbrechens auftreten (starker Verlust von H^+- und Cl^--Ionen mit dem Magensaft).

Wesentlich bedeutsamer ist die *Acidose* bei zahlreichen Nierenerkrankungen. So führt bei hochgradigem Absinken der glomerulären Filtration die Retention von Phosphat, Sulfat und organischen Säureresten (also jener Substanzen, die auf der Anionenseite des Serumionogramms in der „Restfraktion" zusammengefaßt werden) zu einer Verdrängung des Bicarbonats. Eine der Erhöhung der Restfraktion äquivalente Menge von H-Ionen reagiert mit dem Bicarbonat unter Bildung von Kohlensäure, die als Kohlendioxyd auf dem Atemweg abgeraucht wird:

$$H + HCO_3 \rightarrow H_2CO_3 \rightarrow H_2O + CO_2 \nearrow \text{Lunge.}$$

Die Acidose der fortgeschrittenen chronischen Nephropathien ist aber weniger Folge der Retention von Anionen, die zur Verminderung des Plasmabicarbonatgehaltes führt, sondern beruht vor allem auf einer reduzierten Ausscheidung von H^+-Ionen durch das Tubulusepithel entsprechend dem Ausfall eines großen Teils der Nephrone.

Die tägliche Ausscheidung von Wasserstoffionen durch die Nieren beträgt etwa 50—75 mval, maximal 400 mval. Etwa die Hälfte wird durch Bindung an Puffer (vorwiegend Phosphat, s. S. 387) ausgeschieden, meßbar als titrierbare Acidität, der Rest durch Bindung an NH_3 unter Bildung von Ammoniak

(s. S. 386). Reduziert sich die Zahl der funktionsfähigen Nephrone und sinkt das Glomerulusfiltrat stärker ab, so werden dementsprechend nicht nur insgesamt weniger H+-Ionen filtriert, sondern auch weniger Phosphatpuffer zur Aufnahme von H+-Ionen im distalen Tubulusabschnitt angeboten, selbst wenn in den noch arbeitenden Einzelnephronen das glomeruläre Angebot von Wasserstoffionen und Phosphaten sogar erhöht ist. Total werden infolge der reduzierten Filtration, insbesondere wenn sie 50 ml unterschreitet, jedenfalls vermindert Wasserstoffionen eliminiert und dementsprechend im Organismus retiniert. Es resultiert eine metabolische Acidose.

Zu dieser glomerulär bedingten „Retentionsacidose" kann bei fortgeschrittenen Nephropathien noch eine tubuläre Acidose treten. Bei ihr werden (unabhängig von Veränderungen der Filtration und deren Auswirkungen) infolge einer Schädigung und Funktionsstörung der Tubuluszellen nur ungenügend Wasserstoffionen und NH_3 sezerniert. Dies wiederum zieht — wegen der Koppelung von Sekretions- und Rückresorptionsprozessen (s. S. 386) — eine vermehrte Ausscheidung von Natrium, Kalium, Calcium und Bicarbonat nach sich. Derartige durch Versagen der Ammoniak- und H+-Ionenfreisetzung in den Harnkanälchen bedingte Acidosen ohne Zeichen glomerulärer Ausscheidungsstörungen finden sich gelegentlich isoliert bei Pyelo- und interstitiellen Nephritiden und in ausgeprägter Form beim Lightwood-Albright-Syndrom (genuine tubuläre Acidose). Aus Gründen der Ionenäquivalenz wird dabei der Abfall des Bicarbonatspiegels durch eine Zunahme des physiologisch indifferenten Chlorids auf der Anionenseite ausgeglichen (hyperchlorämische Acidose).

Die tubulär bedingten Acidosen gehen mit einer mangelnden Säuerung des Urins einher; selbst nach Belastung mit Ammoniumchlorid kommt es dabei nicht zu einem ausreichenden Absinken des Urin-pH (Anacidogenese). Normalerweise wird nach 5 g NH_4Cl innerhalb 4—6 Std ein pH von unter 5 erreicht.

IV. Wasserhaushaltsstörungen bei Nierenerkrankungen

Störungen des Wasserhaushalts bei Nierenerkrankungen können als unausgeglichene Bilanz zwischen Wasserein- und -ausfuhr oder als pathologische Flüssigkeitsverlagerungen zwischen einzelnen Verteilungsräumen (Gefäß-system, übriger Extracellularraum, Intracellularraum) imponieren. Dabei bestehen Übergänge und Kombinationsmöglichkeiten. Über die Größe der einzelnen Verteilungsräume und deren Bestimmung s. unter Wasserhaushalt.

1. Bilanzstörungen

Ist eine Nierenerkrankung — und nicht eine übermäßige oder mangelnde Wasserzufuhr an sich — die Ursache einer Polyurie oder Oligurie, so gehen diese Zustände mit Wasserverarmung oder mit Überwässerung des Organismus einher, falls therapeutisch die Wasserzufuhr nicht entsprechend angeglichen wird. Bilanzstörungen sind hervorgerufen durch mangelnde Adaptation der Nierentätigkeit an die wechselnde Belastung des Organismus mit Flüssigkeit. Auf welche Weise Oligurie bzw. Anurie oder Polyurie bei Nierenerkrankungen zustande kommen, wurde bereits erörtert (Störungen der quantitativen Harnabscheidung, s. S. 390).

Am einfachsten liegen die Verhältnisse bei kompletter Anurie. Hierbei ergibt sich etwa folgende tägliche Wasserbilanz:

Wasserabgabe durch die Haut	400 ml
Wasserabgabe durch die Lungen	500 ml
Wasserabgabe durch Stuhl	100 ml
Wasserabgabe durch die Nieren	0 ml
insgesamt	1 000 ml
Anfall von Oxydationswasser	300 ml
Defizit	700 ml

Wird mehr als eine Menge von 700 ml an Flüssigkeit enteral oder parenteral zugeführt, so kommt es zur Retention des Überschusses. Bei Oligurie muß zusätzlich die Menge des am Vortag ausgeschiedenen Harns an Flüssigkeit gegeben werden, wenn die Wasserbilanz ausgeglichen sein soll. Außerdem müssen eventuelle Flüssigkeitsverluste durch Erbrechen, Fisteln, Diarrhoen usw. zusätzlich berücksichtigt werden. An heißen Tagen kann sich die Wasserabgabe durch die Haut verdoppeln.

Wird bei der Anurie überschießend Flüssigkeit zugeführt, so kommt es zunächst zu einer *Überwässerung* des Extracellularraums. Sie bleibt auf diesen im wesentlichen beschränkt, wenn die zugeführte Flüssigkeit plasmaisoton ist (isotone Hyperhydration). Ist die aufgenommene Flüssigkeit jedoch hypoton (Wassertrinken!), so kommt es gleichzeitig zu einer Abnahme der Osmolarität im Extracellularraum (Verdünnungseffekt); die dadurch bedingte Änderung des osmotischen Konzentrationsgradienten zwischen Zelle und Extracellularraum zieht eine Diffusion von Wasser in den Intracellularraum nach sich, bis ein neues Gleichgewicht eingestellt ist. Dieser Zustand wird als generelle hypotone Hyperhydration bezeichnet. Mit derartigen Verschiebungen infolge übermäßiger Flüssigkeitszufuhr ist vor allem bei der Anurie bzw. Oligurie der akuten Tubulusnekrose zu rechnen; bei der Anurie der akuten Glomerulonephritis sind sie durch das nephritische Ödem (s.u.) kompliziert.

Eine *Wasserverarmung* entwickelt sich bei Nierenerkrankungen, wenn eine Polyurie nicht durch entsprechend erhöhte Flüssigkeitszufuhr ausgeglichen wird. Ist der Wasserverlust mit einer entsprechend gesteigerten Ausscheidung an Soluta, insbesondere Kochsalz, kombiniert — wie z.B. bei der Zwangspolyurie der Nephrocirrhosen —, so betrifft er fast ausschließlich den Extracellularraum (isotone Dehydration). Ist jedoch die Wasserkonservierung allein oder vorwiegend gestört (Diabetes insipidus centralis oder renalis), so nimmt die Osmolarität des Extracellularraums zu (Konzentrationseffekt); es resultiert ein Wasserabstrom aus dem intracellulären Raum. Es kommt also zu einer generellen hypertonen Dehydration (s. a. S. 450). Wenn bei polyurischen Zuständen die Verluste an Kochsalz verhältnismäßig größer als die an Wasser sind (Salzverlustniere), entwickelt sich eine Wasserverarmung, die mit einer deutlichen Verteilungsstörung kombiniert ist (s. S. 450).

Die nephrogenen Bilanzstörungen des Wasserhaushalts lassen sich durch Anpassung der Flüssigkeits- und Elektrolytzufuhr unschwer korrigieren.

2. Verteilungsstörungen

a) Ödem

Unter den Störungen der Wasserverteilung bei Nierenerkrankungen hat das Ödem besondere Bedeutung. Dabei steht eine Vermehrung des Flüssigkeitsgehaltes des Extracellularraums — und zwar eines extravasalen Anteils — im Vordergrund, während der Intracellularraum weniger betroffen ist. Das Verhältnis des Wassergehaltes des Intracellular- zu dem des Extracellularraums, das normalerweise etwa 6:1,5 beträgt, verschiebt sich bis auf etwa 7:3.

In der Pathogenese des Ödems bei der Glomerulonephritis und beim nephrotischen Syndrom spielt eine positive Wasserbilanz, d.h. überschüssige Zufuhr bei Oligurie, keine Rolle. Während sich z.B. bei der akuten Tubulusnekrose mit Anurie infolge unlimitierter Wasserzufuhr Ödeme bilanzbedingt erst langsam entwickeln, treten sie bei der akuten diffusen Glomerulonephritis oft innerhalb eines Tages auf; häufig noch bevor oder ohne daß Störungen der quantitativen Harnabscheidung erkennbar sind. Das Ödem der akuten Glomerulonephritis ist dem Nierenprozeß koordiniert, nicht aber nachgeordnet. Das Ödem des nephrotischen Syndroms entwickelt sich demgegenüber zwar als Folge einer Nierenerkrankung, jedoch ebenfalls nicht über eine primäre Störung der renalen Wasserausscheidung und eine dadurch bedingte Flüssigkeitsretention. Das Ödem der akuten diffusen Glomerulonephritis und das nephrotische Ödem unterscheiden sich in einer wesentlichen Eigenschaft: Die Ödemflüssigkeit ist bei der Nephritis eiweißreich (1—2 g-%), beim nephrotischen Syndrom eiweißarm.

Der Eiweißreichtum des *Ödems der akuten Glomerulonephritis* kennzeichnet es als ein entzündliches Exsudat. Die entzündliche Ausschwitzung als Folge einer generalisierten Capillaritis ist zweifellos der entscheidende Faktor in der Pathogenese dieses Ödems. Die Veränderungen an den Glomerulusschlingen mit ihren Folgen für die Funktion der Niere sind nur Teilerscheinung der allgemeinen Gefäßerkrankung. Sie geht mit einer deutlichen Erhöhung der Capillarpermeabilität einher, die damit *ein* weiterer Faktor bei der Entstehung des Nephritisödems zu sein scheint. Wie wenig aber eine Permeabilitätssteigerung der Capillaren allein eine Ödembildung auszulösen vermag, geht aus der Beobachtung hervor, daß bei hämorrhagischen Diathesen sogar Zellelemente die Capillarwand passieren, ohne daß ein Ödem zu entstehen braucht.

Begünstigt wird die Entwicklung des nephritischen Ödems durch die leichte Erhöhung des intracapillären Drucks; der Anteil dieses Faktors an der Ödembildung ist jedoch gering; er wirkt sich wahrscheinlich nur im Zusammenhang mit der Permeabilitätsstörung aus.

Aus der intakten Capillare tritt allenfalls bei Erhöhung des intracapillaren Drucks über 60 mm Hg Flüssigkeit aus. Wie wenig hydrostatische Faktoren beim renalen Ödem Bedeutung haben, zeigt sich darin, daß es nicht bevorzugt an den abhängigen Körperpartien auftritt.

Ein verminderter Eiweißgehalt und ein dadurch herabgesetzter kolloidosmotischer Druck des Blutes kann in manchen Fällen von akuter Glomerulonephritis an der Genese des Ödems beteiligt sein und

dessen Ausprägung beeinflussen. Ursachen der Hypoproteinämie bei der akuten Nephritis sind vor allem
die allgemeine entzündliche Eiweißausschwitzung der
Capillaren, evtl. eine Hydrämie mit Vermehrung des
Plasmagesamtvolumens und zum geringsten Teil auch
eine Proteinurie.

Bei tierexperimenteller Plasmapherese (Eiweißentzug aus dem Blut durch wiederholte Aderlässe
mit Reinjektion der Erythrocyten) bilden sich Ödeme
durch Verminderung des kolloidosmotischen Druckes
erst, wenn der Bluteiweißgehalt 3,5 g-% unterschreitet.

Das nephrotische Ödem, das sich als Teilerscheinung des nephrotischen Syndroms einstellt, ist dem Nierenschaden subordiniert. Die
zugrunde liegenden Erkrankungen (sog. Lipoidnephrose, Glomerulonephritis mit nephrotischem Einschlag, Amyloidnephrose usw.) sind
durch große Proteinurie infolge abnormer
Durchlässigkeit der Glomerulusschlingen charakterisiert. Der renale Eiweißverlust führt zu

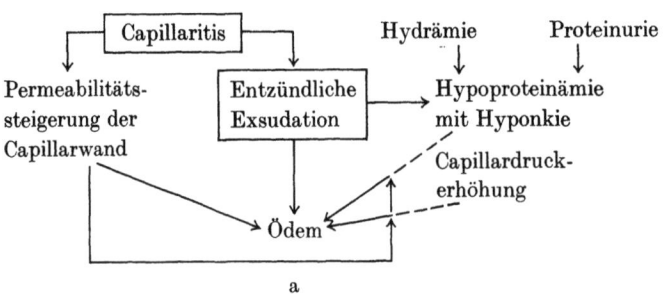

a

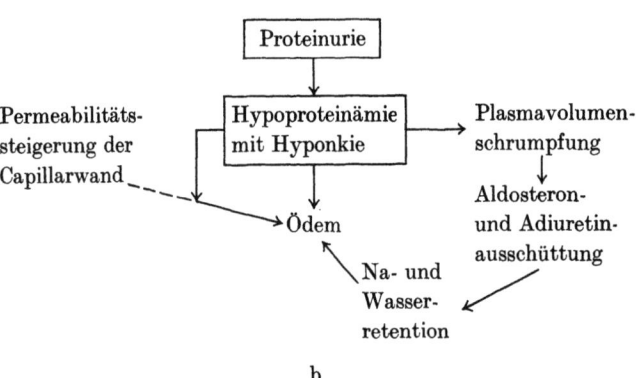

b

Abb. 238. a Ödempathogenese bei akuter Glomerulonephritis. b Ödempathogenese beim nephrotischen
Syndrom. Die entscheidenden pathogenetischen Faktoren des nephritischen und des nephrotischen Ödems
sind umrahmt. - - - bedeutet, daß dieser Faktor erst durch Hinzutreten eines weiteren (——) **wirksam wird**

Liegt zusätzlich — wie bei der akuten Glomerulonephritis — noch eine Schädigung der Capillarwand
vor und ist überdies die interstitielle Flüssigkeit (als
Entzündungsfolge) eiweißreich, so wird bereits durch
eine weniger ausgeprägte Hypoproteinämie die Ödementwicklung gefördert werden.

Im übrigen wird die Ödembildung bei der
akuten Glomerulonephritis im Verlauf der Erkrankung noch durch einen renalen Mechanismus unterstützt: eine Retention von Natrium
und Wasser, die ihre Ursache in der in allen
Nephronen reduzierten Filtratbildung mit Verlagerung des glomerulo-tubulären Gleichgewichts zugunsten der Harnkanälchen hat. Dieser — allerdings nur sekundäre — Faktor der
Ödempathogenese läßt sich therapeutisch durch
Restriktion der Kochsalz- und Wasserzufuhr
angehen.

sekundärer Hypoproteinämie. Diese ist — infolge Herabsetzung des onkotischen Drucks des
Blutes — der dominierende Faktor bei der Entstehung des nephrotischen Ödems (s. Abb. 238).

Es wurde bereits erwähnt, daß durch Plasmapherese Ödeme mit Regelmäßigkeit erzeugt werden
können. Auch an der isoliert durchströmten Extremität können in Abhängigkeit vom kolloidosmotischen
Druck der Durchströmungsflüssigkeit Ödeme erzeugt
und wieder zum Verschwinden gebracht werden.

Die entzündliche Eiweißexsudation in das
Interstitium infolge einer Capillaritis fehlt beim
nephrotischen Ödem, dessen Flüssigkeit dementsprechend arm an Protein ist. Eine mäßige
Steigerung der Capillarpermeabilität konnte jedoch auch bei manchen Patienten mit nephrotischem Syndrom nachgewiesen werden. Im
Gegensatz zur akuten Glomerulonephritis, bei

der die zirkulierende Plasmamenge oft vergrössert ist, schrumpft beim nephrotischen Syndrom das Plasmavolumen infolge des Mangels an wasserbindenden Eiweißkörpern, insbesondere Albumin, und der daraus resultierenden Flüssigkeitsverschiebung ins Gewebe oft bis auf die Hälfte seines normalen Umfangs. Die Plasmavolumenverminderung löst nun ihrerseits einen Mechanismus aus, der für die weitere Bildung und Aufrechterhaltung des Ödems von besonderer Bedeutung ist, nämlich eine vermehrte

Ausschüttung von Aldosteron (sekundärer Aldosteronismus). Dadurch kommt es zur verstärkten tubulären Reabsorption und zur Konservierung von Natrium, wodurch die Hydration des Gewebes weiter gesteigert wird. Gleichzeitig wird vermehrt antidiuretisches Hormon freigesetzt und somit die Wasserausscheidung gebremst.

Die wesentlichen Faktoren für die Entstehung der renalen Ödeme sind in der Abb. 238 zusammengefaßt.

V. Niereninsuffizienz

Sind die Nieren nicht mehr in der Lage, unter normalen Stoffwechsel- und Ernährungsbedingungen die Konzentrationen der harnpflichtigen Substanzen im Blut innerhalb ihres Normbereichs zu halten, so spricht man von

Niereninsuffizienz. Sie ist also mit einer Azotämie verknüpft; doch finden sich regelmäßig noch weitere Zeichen der gestörten Nierenfunktion, unter ihnen nahezu regelmäßig eine nephrogene Anämie (s. S. 423).

1. Akute Niereninsuffizienz

Die akute Niereninsuffizienz (das akute Nierenversagen) stellt sich plötzlich bei bislang ungestörter Nierenfunktion ein. Es kommt rasch zu einer fortschreitenden Azotämie, die in wenigen Tagen bereits erhebliche Ausmaße erreicht. Störungen im Elektrolyt- und Säure-Basen-Haushalt entwickeln sich ebenfalls rasch. Es besteht initial eine Anurie oder Oligurie.

Die Ursachen der akuten Niereninsuffizienz können mannigfaltig sein:

1. akute Glomerulonephritis,
2. akute Pyelonephritis,
3. akute Tubulusnekrose,
4. akute bilaterale Nierenrindennekrose,
5. bilaterale massive Nierenembolien.

Die mit Abstand häufigste Ursache ist die akute tubuläre Nekrose.

Den Erscheinungen des Nierenversagens liegt bei der akuten Glomerulonephritis, der bilateralen Nierenrindennekrose und den massiven Nierenembolien ein völliger oder nahezu völliger Ausfall der glomerulären Filtratbildung zugrunde. Bei der akuten Tubulusnekrose und der akuten Pyelonephritis nimmt man weniger eine Beeinträchtigung der Filtration an, als viel-

mehr eine verstärkte Rückdiffusion von Harn aus dem geschädigten Tubulusrohr in das Interstitium und eine Abflußbehinderung innerhalb der Harnkanälchen durch Verstopfung mit Zelltrümmern oder durch Kompression von außen infolge eines intrarenalen Ödems (s. S. 403).

Die Geschwindigkeit, mit der die Azotämie bei der akuten Niereninsuffizienz fortschreitet, wird entscheidend von extrarenalen Faktoren beeinflußt, nämlich vom Umfang des Eiweißkatabolismus und vom Ausmaß der Proteinzufuhr mit der Nahrung. Der tägliche Anstieg der Reststickstoffkonzentration im Serum kann zwischen 10 und 100 mg-% betragen. Als Folge der Ausscheidungsstörung häufen sich die aus dem Stoffwechsel anfallenden Elektrolyte Kalium, Magnesium, anorganisches Phosphat und anorganisches Sulfat im Serum bzw. im gesamten extracellulären Raum an. Besonders die Hyperkaliämie kann — wegen ihrer Rückwirkungen auf die Herztätigkeit (s. S. 235) — lebensbedrohlich werden. Eine Acidose resultiert wegen der Ansammlung von Phosphaten, Sulfaten und organischen Säureresten und vor allem wegen der ungenügenden H^+-Ionenausscheidung durch die Niere.

2. Chronische Niereninsuffizienz

Die chronische Niereninsuffizienz entwickelt sich langsam. Sie ist das Ergebnis eines gleichmäßig oder schubweise im Laufe der Zeit

fortschreitenden Parenchymuntergangs der Nieren. Der chronischen Niereninsuffizienz geht daher ein Stadium der eingeschränkten Leistungsbreite, der reduzierten Parenchymreserve, voraus. In dieser Phase ist zwar die glomeruläre Filtration bereits deutlich vermindert, aber sie reicht noch aus, um unter normalen Stoffwechsel- und Ernährungsbedingungen die Plasmaspiegel der harnpflichtigen Substanzen nicht auf pathologische Werte ansteigen zu lassen. Dies ist erst der Fall, wenn das Glomerulusfiltrat etwa 30 ml/min unterschreitet. Mit dem Auftreten der Azotämie wird die Leistungseinbuße der Nieren offensichtlich; jetzt erst ist die Bezeichnung „chronische Niereninsuffizienz" am Platze.

Ursache der chronischen Niereninsuffizienz können alle chronischen Nephropathien und Nephrocirrhosen sein, in deren Verlauf es schließlich zum hochgradigen Verlust funktionsfähigen Nierengewebes und zur entsprechenden Reduktion der Filtratbildung gekommen ist, also sowohl primär glomeruläre Nierenerkrankungen als auch vasculäre, tubuläre und interstitielle, bei denen der Glomerulusapparat sekundär affiziert ist.

Zum Erscheinungsbild der chronischen Niereninsuffizienz zählen neben der Azotämie eine Sulfat- und Phosphatstauung und eine Acidose.

Bei der Azotämie handelt es sich um die kompensatorische Einstellung der Schlackenstoffe auf ein höheres Niveau im Serum entsprechend den Gesetzmäßigkeiten der „kompensierenden Retention" (siehe S. 404).

Eine Oligurie findet sich allenfalls in den Finalstadien der chronischen Niereninsuffizienz wenn das Glomerulusfiltrat extrem niedrig geworden ist. Bis dahin ist die Diurese mengenmäßig normal oder sogar gesteigert. Es liegt eine Pseudonormalurie oder eine Zwangspolyurie (s. S. 393) als Folge einer osmotischen Diurese (s. S. 390) in den noch harnbereitenden

Nephronen vor. Sie beruht auf der durch die Azotämie bedingten erhöhten osmotischen Beladung des Ultrafiltrats, auf der teilweisen Hypertrophie der noch funktionierenden Glomeruli bei nicht entsprechender Hypertrophie der zugehörigen Tubuli und wahrscheinlich auch — beim Vorliegen einer Hypertonie — auf einem erhöhten effektiven Filtrationsdruck. Der Harn ist isosthenurisch.

Zu der Einschränkung der glomerulären Filtration bei der chronischen Niereninsuffizienz treten noch Schädigungen des Tubulusapparates hinzu, vor allem bei primär tubulär-interstitiellen Nierenerkrankungen. Die Rückresorptions-, Sekretions- und ionalen Austauschvorgänge werden gestört. Als Folge dessen kommt es in Verbindung mit der osmotischen Diurese leicht zu Elektrolytverlusten. Hypokaliämie, Hypocalcämie und Hyponatriämie sind nicht selten. Die mangelnde H^+-Ionen- und Ammoniaksekretion in den Tubuli und Sammelrohren verhindert eine Säuerung des Harns und verstärkt die metabolische Acidose.

Patienten mit chronischer Niereninsuffizienz weisen fast regelmäßig eine nephrogene Anämie (s. S. 423) auf. Neben der dadurch bedingten Blässe fällt bei ihnen an den belichteten Hautpartien oft eine schmutzig gelbe Verfärbung auf. Sie beruht auf der Retention von Urochromogenen, die unter Lichteinwirkung in Urochrome umgewandelt werden. Der Harn ist demgegenüber arm an solchen Farbstoffen. Darauf ist neben der mangelnden Konzentration sein wasserhelles Aussehen bei chronischer Niereninsuffizienz zurückzuführen.

Die chronische Niereninsuffizienz ist irreversibel. Es hängt von der Progredienz des Parenchymuntergangs ab, nach welcher Zeit sie in eine terminale Urämie übergeht.

3. Tubuläre Insuffizienz

Der Begriff „tubuläre Insuffizienz" wird gerne benutzt, wenn zum Ausdruck gebracht werden soll, daß Störungen der Tubulusfunktion ganz im Vordergrund einer Nierenerkrankung stehen. Die tubuläre Insuffizienz ist im Gegensatz zur „klassischen" akuten oder chronischen Niereninsuffizienz nicht zwangsläufig mit einer Azotämie verbunden und kann bei normaler Glomerulusfunktion vorhanden sein.

Obligates, aber nicht streng pathognomonisches Symptom der tubulären Insuffizienz ist

eine Hyposthenurie. Die Konzentrationsmechanismen werden bei einer Alteration des Tubulussystems — in das in diesem Zusammenhang die Sammelrohre einzubeziehen sind — am ehesten betroffen. So kann das Haarnadelgegenstromsystem der Henleschen Schleifen (s. S. 382) durch interstitiell-entzündliche Prozesse (Hyperämie der Markgefäße) oder durch eine Störung des aktiven Natriumtransports aus dem aufsteigenden Schleifenschenkel in seiner Funktion beeinträchtigt sein. Außerdem kann das Epithel der distalen Tubuli und der Sammelrohre so geschädigt sein, daß es mehr oder minder refraktär gegen antidiuretisches Hormon geworden ist. Zur Hyposthenurie gesellt sich als Folge der mangelnden Harnkonzentrierung eine Polyurie. Störungen der tubulären Rückresorptions-, Sekretions- und Austauschprozesse führen vielfach zu Hypokaliämie, Hyponatriämie und Hypocalcämie sowie zur sog. tubulären Acidose. Diese hat nichts mit der Retention von Anionen (Sulfat, Phosphat, Säurereste) zu tun, sondern beruht auf ungenügender H^+-Ionen- und Ammoniaksekretion und reduzierter Bicarbonatrückresorption. Erfaßt die Schädigung des Kanälchensystems auch das proximale Segment, so wird die Exkretionsleistung für Fremdstoffe betroffen: Das tubuläre Transportmaximum für p-Aminohippursäure und die Phenolrotausscheidung verringern sich. Zeichen der tubulären Insuffizienz sind oft nur diskret. So findet sich bei der akuten oder in den Frühstadien der chronischen Pyelonephritis vielfach nur eine Konzentrationsschwäche; erst bei

Fortschreiten der Krankheitsprozesse treten weitere Erscheinungen hinzu. Selbstverständlich können sich die Symptome der tubulären Insuffizienz mit solchen eines glomerulären Ausfalls kombinieren. Dies ist in den Spät- und Endstadien aller chronischen Nierenerkrankungen der Fall.

Neben der Pyelonephritis sind es vor allem die im Verlauf von septischen und infektiösen Erkrankungen auftretenden interstitiellen Nephritiden, die meist nur passagere, aber deutliche Zeichen der tubulären Insuffizienz hervorrufen können.

Extremste Erscheinungsform einer tubulären Insuffizienz ist die akute Tubulusnekrose. Sie ist mit einer akuten Niereninsuffizienz verbunden, weist also auch eine Azotämie, schwere Elektrolytentgleisungen und fast immer eine Oligurie auf. Es liegt ein nahezu völliger Zusammenbruch der tubulären Funktionen mit verstärkter Rückdiffusion von Filtrat in das Interstitium und Verlegung der tubulären Passage vor (s. S. 404).

VI. Urämie

Unter Urämie versteht man ein komplexes Symptomenbild, das sich als Folge einer schweren Niereninsuffizienz einstellt. Es kennzeichnet bei der chronischen Niereninsuffizienz deren Endstadium; beim akuten Nierenversagen kann es eine vorübergehende Erscheinung sein. Urämie bedeutet „Harnver-

giftung". Sie hat eine hochgradige Azotämie zur Voraussetzung. Verschiebungen im Wasser-, Elektrolyt- und Säure-Basen-Haushalt, wie sie bei der Niereninsuffizienz geläufig sind, mögen die Symptomatik der Urämie beeinflussen, sind aber sicher keine Vorbedingung für ihr Auftreten.

1. Erscheinungen von seiten des Nervensystems

Zeichen einer toxischen Schädigung des Zentralnervensystems stehen bei der Urämie im Vordergrund. Die urämische Intoxikation muß auf der Retention einer im Stoffwechsel anfallenden und normalerweise über die Niere ausgeschiedenen Substanz oder einer Gruppe solcher Substanzen beruhen. Ob sich das „Urämiegift" unter den harnpflichtigen Substanzen der Reststickstoffgruppe oder der Gruppe der aromatischen Stoffe (Phenolkörper) befindet oder ob es keiner von beiden angehört, ist noch offen. Fest steht nur, daß es sich um einen oder mehrere dialysable Körper handeln muß, denn die Erscheinungen der Urämie lassen sich ausnahmslos durch Hämodialyse mittels der sog. künstlichen Niere beseitigen.

Lange Zeit wurden die urämischen Intoxikationserscheinungen auf das Konto des *Harnstoffs* gebucht, doch besteht — wie die Beobachtung am Krankenbett lehrt — keine Parallelität zwischen der Höhe des Serumharnstoffspiegels und der Ausprägung urämischer Symptome. Erscheinungen der Urämie ließen sich durch Hämodialyse auch dann beseitigen, wenn durch entsprechende Anpassung der Dialysierlösung ein Auswaschen von Harnstoff aus dem Blut verhindert wurde. Von entscheidender Bedeutung für das Zustandekommen der Urämie ist er offensichtlich nicht.

Allerdings scheint Harnstoff andererseits nicht völlig harmlos zu sein. Erzeugt man nämlich bei nephrektomierten Hunden durch wiederholte Peritonealdialyse mit Harnstofflösungen Konzentrationen von über 500—1500 mg-% im Plasma, so stellen sich nach einigen Tagen Intoxikationszeichen von seiten des Nervensystems und des Verdauungstraktes ein, auch wenn die übrige Zusammensetzung der Körperflüssigkeiten nicht verändert ist.

Möglicherweise beeinflußt Harnstoff die Blut-Liquor-Schranke und erleichtert dadurch dem eigentlichen Urämiegift den Zugang zum Zentralnervensystem. Der an sich gut diffusable Harnstoff selbst passiert die Blut-Liquor-Schranke nicht rasch und unbehindert, sondern verzögert.

Die Bedeutung der *Phenolkörper* für die Symptome der Urämie ist noch nicht geklärt. In mancher Hinsicht bestehen Parallelen zwischen den Erscheinungen der Phenolvergiftung und der Urämie. Eine klare Korrelation zwischen der Höhe der Konzentration von Phenolen im Blut oder Liquor und dem klinischen Erscheinungsbild hat sich nicht aufdecken lassen. Das gleiche gilt für die *Harnsäure*.

Tierexperimentell ließ sich durch Guanidin ein urämieähnliches Syndrom erzeugen, allerdings bedurfte es dazu weitaus höherer Konzentrationen, als sie üblicherweise bei Urämie vorkommen.

Eine Reihe von Befunden spricht dafür, daß das urämische Symptomenbild durch noch unidentifizierte Substanzen hervorgerufen wird, die der Fraktion des *Residualstickstoffs* (=Rest-N minus Harnstoff-N) angehören. Die urämische Symptomatik scheint mit dessen Konzentration im Serum noch am besten zu korrespondieren.

Was auch immer das eigentliche „Urämiegift" sein mag, seine Wirkungen entfaltet es möglicherweise durch Eingriffe in den Zellmetabolismus mit Störung der Utilisation von Pyruvat und Hemmung der oxydativen Phosphorylierung, wie sich mit Extrakten oder Ultrafiltraten von Urämikerserum nachweisen ließ. Auch die erhöhten Konzentrationen von *Acetoin*, *(2,3)-Butylenglykol* und *Brenztraubensäure* im Blut von Patienten mit Urämie könnten Folge und Ausdruck der Störung des intracellulären Stoffwechsels sein. Nicht aber sind diese Substanzen als Ursache des urämischen Erscheinungsbildes anzusehen. Ihre exogene Zufuhr in entsprechenden Konzentrationen zieht kein Urämiesyndrom nach sich.

Apathie, Benommenheit, Verwirrtheitszustände und Bewußtlosigkeit sind die hervorstechendsten Erscheinungen der urämischen Intoxikation. Motorische Unruhe und Krampfanfälle sind seltener. Sie finden sich vor allem dann, wenn gleichzeitig eine arterielle Hypertension besteht, und sind die Folge eines Hirnödems, vielleicht auch von Arteriolenspasmen. Solche Zustandsbilder, die als Pseudourämie, Eklampsie oder besser als hypertensive Encephalopathie bezeichnet werden, sind nicht an die Ansammlung von Schlackensubstanzen gebunden und werden z. B. bei akuter Glomerulonephritis auch ohne Azotämie beobachtet.

Als Ursachen des Hirnödems und der Hirndrucksteigerung bei der sog. Pseudourämie kommen eine Erhöhung der Permeabilität der Gehirncapillaren und eine hypoxydotische Capillarschädigung durch Arteriolenspasmen in Frage. Übermäßige Flüssigkeitszufuhr bei Oligurie kann ebenfalls zum Hirnödem mit eklamptischen Erscheinungen führen.

Atmung vom Kussmaulschen Typ bei Niereninsuffizienz beruht auf einer Acidose, während Cheyne-Stokessches Atmen mehr auf die eigentliche Urämie oder eine hypertensive Encephalopathie zurückgeführt wird.

Polyneuropathien mit Mißempfindungen und meßbarer Verminderung der Nervenleitgeschwindigkeit scheinen eine echte Folge der Urämie zu sein. Muskelfibrillieren, Reflexsteigerungen und tetanische Krampfanfälle als Ausdruck erhöhter neuromuskulärer Erregbarkeit sind demgegenüber nicht unmittelbar durch die Urämie bedingt, sondern treten bei hochgradigem Abfall der ionisierten Calciumfraktion im Blut auf; die Acidose des Niereninsuffizienten wirkt solchen tetanischen Erscheinungen im allgemeinen aber entgegen. Länger andauerndes Erbrechen mit folgender Verschiebung der Stoffwechsellage in Richtung einer Alkalose kann tetanische Symptome aber auslösen.

2. Erscheinungen im Bereich des Magen-Darm-Kanals

Gastroenterocolitiden mit blutigen Durchfällen, Erbrechen und Koliken beruhen mit aller Wahrscheinlichkeit auf einer direkt entzündlichen Einwirkung von Ammoniak, das im Magen-Darm-Trakt infolge der Spaltung von Harnstoff durch Urease entsteht. Außerdem

kommt es zu gesteigerter Produktion und verminderter Entgiftung von Darmfäulnisprodukten (aromatischen Oxysäuren). Normalerweise findet diese hauptsächlich in der Darmwand, in der Leber und in geringerem Maße auch in den Lungen durch Kopplung an Schwefel- und

Glucuronsäure statt. Durch den gesteigerten Anfall der Säuren einerseits und ihre Retention durch die geschädigte Niere andererseits werden diese Möglichkeiten bald erschöpft.

3. Sonstige Erscheinungen

Muskelschwund tritt infolge des in der Urämie gesteigerten Eiweißzerfalls auf, der teils auf direkter zellschädigender Wirkung der retinierten Stoffe, teils auch auf der acidotischen Stoffwechsellage beruht.

Die *Blutungsneigung* der Urämiker hat ihre Ursache vornehmlich in einer toxischen Capillarschädigung, doch spielen auch Gerinnungsstörungen, u. a. eine gestörte Thrombocytenfunktion, eine Rolle. Über die *Anämie* bei Urämie s. S. 423.

Welche Substanzen für die Entstehung fibrinöser *Perikarditiden* und *Pleuritiden* bei der Urämie verantwortlich sind, ist unklar.

Der *Foetor uraemicus* wird durch Ammoniak in der Ausatemluft hervorgerufen. Es entsteht auf den Schleimhäuten aus Harnstoff, der durch ureasebildende Bakterien aufgespalten wird.

VII. Nephrogener Hochdruck

Die Frage, inwieweit sich die Niere unter *physiologischen Bedingungen* an der Regulation des Blutdrucks beteiligt, ist noch offen. Die zahlreichen Untersuchungen, die zur Abklärung dieses Problems in Fluß gekommen sind, lassen trotz der zum Teil noch widerspruchsvollen Ergebnisse Klarheit in näherer Zukunft erwarten.

Sicher ist aber, daß die Niere unter *krankhaften Umständen* einen Hochdruck auslösen oder unterhalten kann. Fest steht auch, daß dies in bestimmten Fällen durch die Abgabe pressorisch wirkender Substanzen an das Blut geschieht.

Ungeklärt ist dagegen, ob eine Hypertonie bei manchen Nierenerkrankungen nicht auf einer verminderten *anti*hypertensiven Funktion der Niere beruht, und zwar im Sinne einer ungenügenden Inaktivierung außerhalb oder innerhalb der Niere gebildeter Pressorsubstanzen oder einer ungenügenden Inkretion eines vasodilatierenden Stoffes durch die Niere. Doppelseitige Nephrektomie hat nämlich im Tierexperiment nach einigen Tagen einen Blutdruckanstieg zur Folge. Diese *renoprive Hypertonie* ist sicher nicht auf eine Retention von Schlackenstoffen zurückzuführen und beruht auch nicht auf der fehlenden Ausscheidung einer pressorischen Substanz mit dem Harn. Wäre dies der Fall, müßte eine Ligatur der Ureteren oder ihre Implantation in die Bauchhöhle bzw. in die Vena cava ebenso eine Hypertonie zur Folge haben. Tatsächlich bleibt sie dabei aber aus. Die renoprive Hypertonie hat auch keine Änderung in der Zusammensetzung oder dem Volumen der Körperflüssigkeiten zur Voraussetzung. Sie beruht also am ehesten auf dem Ausfall einer antihypertensiven Wirkung des Nierenparenchyms selbst.

1. Das Renin-Angiotensin-System

a) Blutdrucksteigernde Wirkung

In wäßrigen Extrakten aus Nierengewebe wurde eine Substanz gefunden, die sich bei intravenöser Injektion als blutdrucksteigernd erwies. Dieser als *Renin* bezeichnete Stoff ist ein hochmolekularer, nicht dialysierbarer Eiweißkörper unbekannter Konstitution, der durch Erhitzen über 56° C inaktiviert wird. Seine blutdrucksteigernde Wirkung ist am nierenlosen Tier verstärkt und verlängert. Wiederholte Gaben zeigen Abnahme der Wirkungsintensität (Tachyphylaxie).

Die Bildung des Renins erfolgt mit ziemlicher Sicherheit im wesentlichen in der Nierenrinde, und zwar in den epitheloiden Zellen des sog. juxtaglomerulären Apparates, die in der Wand des Vas afferens gelegen sind. Die in diesen Zellen nachweisbare Granula scheint das morphologische Substrat von Renin zu sein. Der Gehalt an Granula korrespondiert mit der pressorischen Aktivität von Nierenextrakten, während die Empfindlichkeit des Organismus gegenüber zugeführtem Renin der Zahl der Granula in den juxta-glomerulären Zellen umgekehrt proportional ist.

Renin wirkt nicht unmittelbar pressorisch, sondern als Enzym, dessen Substrat das in der α_2-Globulinfraktion des Plasmas enthaltene *Angiotensinogen* ist. Renin bildet aus dieser pressorisch nicht wirksamen Substanz durch Spaltung einer Leucyl-Leucin-Bindung ein hitzestabiles Dekapeptid, das *Angiotensin I*. Auch dieser Körper hat noch keine unmittelbar

Tabelle 59. *Renin-Angiotensin-Mechanismus.*

Renin (Ferment aus der Niere)	*spaltet* die Leucyl-Leucin-Bindung von	*Angiotensinogen* (Substrat aus der α-2-Globulin-Fraktion des Plasmas)	*und setzt frei*	*Angiotensin I* (Dekapeptid)
Angiotensin I (Dekapeptid)	*wird durch*	*converting enzyme* (im Plasma)	*in Angiotensin II* (Oktapeptid)	*überführt*
Angiotensin II (Oktapeptid)	*wird durch*	*Angiotensinasen* (aus Erythrocyten, Niere und anderen Geweben)	*zu Aminosäurekomplexen* (pressorisch unwirksam)	*abgebaut*

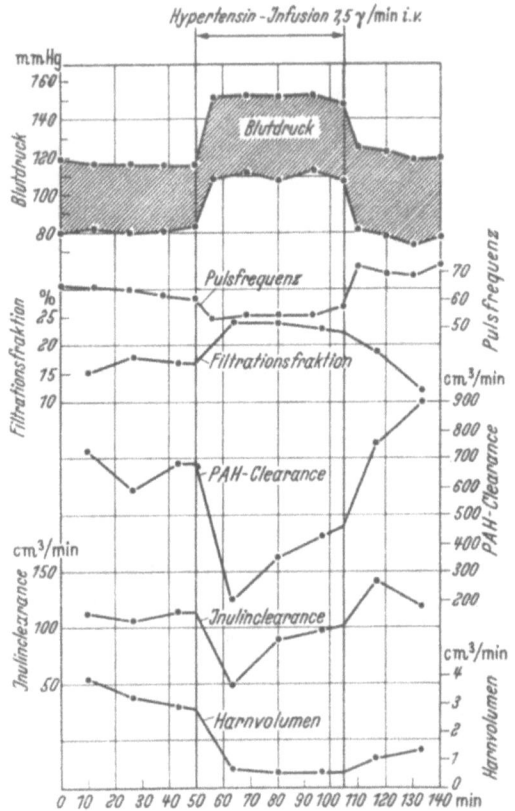

Abb. 239. Wirkung einer Infusion von Angiotensin II auf die Nierenfunktion beim Menschen. [Aus K. D. Bock u. H. J. Krecke, Klin. Wschr. **36**, 69 (1958)]

blutdrucksteigernde Wirkung. Er wird durch das sog. „converting enzyme" des Plasmas in ein Oktapeptid, das *Angiotensin II*, umgewandelt (Tabelle 59). Erst dieses Reaktionsprodukt ist durch direkten Angriff an der Gefäßwand blutdruckwirksam. Der Zeitdauer der fermentativen Umsetzungen entsprechend kommt es nach intravenöser *Renin*injektion erst in etwa 2 min zur maximalen Blutdruckerhöhung, während nach *Angiotensin II* der Höhepunkt bereits in weniger als 1 min erreicht ist.

Die Aminosäurensequenz von Angiotensin II ist folgende:
Asparaginsäure — Arginin — Valin — Tyrosin — Valin — Histidin — Prolin — Phenylalanin[1].

Thermolabile Angiotensinasen bauen Angiotensin II wieder zu pressorisch inaktiven Aminosäuregruppen ab.

Angiotensin II hat sich hinsichtlich seines Einflusses auf den Blutdruck als noch effektvoller als Noradrenalin erwiesen. Der durch Renin bzw. Angiotensin ausgelöste Blutdruckanstieg wird durch Sympathicolytica nicht beeinflußt, durch Ganglienblocker verstärkt. Die Reninwirkung wird im Tierexperiment durch hohe Dosen von Aldosteron und Kochsalz verstärkt, durch Entfernung der Nebenniere abgeschwächt.

b) Wirkung an der Niere selbst

Im akuten Versuch am Tier führt die Injektion von Renin zu einer Verminderung der Nierendurchblutung, die sich indirekt mit der PAH-Clearance, direkt mit der Thermostromuhr nachweisen läßt. Auch die Inulinclearance als Maß der glomerulären Filtration vermindert sich. Die Ursache ist in einer Konstriktion der Nierengefäße zu suchen. Die Diurese wird unterschiedlich beeinflußt. Auch konnte häufiger eine Proteinurie festgestellt werden.

Diese Wirkungen kommen wahrscheinlich nicht durch Renin unmittelbar, sondern durch die Vermittlung von Angiotensin zustande. Injektion dieses Stoffes beim Menschen zeigt gleichartige Effekte (s. Abb. 239), die ihrerseits weitgehend mit der Wirkung von Noradrenalin auf die Nierenfunktion übereinstimmen. Es handelt sich demnach vielleicht nur um eine unspezifische Reaktion der Nieren auf Drucksteigerungen im gesamten Gefäßsystem. Die bei solchen Versuchen benutzten Dosen von Renin und Angiotensin entsprechen aber nicht physiologischen Konzentrationen dieser Wirkstoffe, sondern sind wesentlich höher. Dennoch spricht vieles dafür, daß die physiologische Aufgabe des Renin-Angiotensin-Systems — neben einer Beeinflussung der Mineralocorticoidaktivität der Nebennierenrinde — in der Steuerung der intrarenalen Hämodynamik, insbesondere der Autoregulation der Glomerulusfiltration,

[1] Diese Zusammensetzung liegt beim Schwein vor; beim Rind steht zwischen Tyrosin und Histidin statt des Valin Isoleucin.

besteht. Man diskutiert folgenden Regelkreis: Zunahme des arteriellen Blutdrucks führt momentan zu einer Steigerung der glomerulären Ultrafiltration. Den Tubuli wird eine entsprechend größere Menge an Wasser und osmotisch aktiven Substanzen angeboten. Damit vergrößert sich die tubuläre Durchflußgeschwindigkeit. Es wird relativ weniger Natrium reabsorbiert. In die distalen Tubuli contorti fließt Harn mit höherer Natriumkonzentration als üblich ein. Am Beginn des distalen Konvolutes weist das Tubulusepithel auf einer kleinen Strecke, die als Macula densa bezeichnet wird, Zellen auf, die sich durch ein unterschiedliches färberisches Verhalten vom übrigen Kanälchenepithel unterscheiden. Diese Macula densa-Zellen liegen in unmittelbarer Nachbarschaft mit den reninbildenden epitheloiden Zellen in der Wand des Vas afferens, mit denen sie zusammen den juxtaglomerulären Apparat bilden. Die Macula densa-Zellen sollen in irgendeiner Weise auf die erhöhte Natriumkonzentration in der Tubulusflüssigkeit reagieren und die epitheloiden Zellen zur Ausschüttung von Renin veranlassen. Dieses führt seinerseits zur Aktivierung von Angiotensin im Plasma und damit zur Vasoconstriction des Vas afferens. Dadurch wird der Druck innerhalb der Glomerulusschlingen wieder auf sein ursprüngliches Niveau gebracht. Als ein Indiz für das Vorhandensein eines solchen Mechanismus gilt der Befund, daß die Autoregulation des Nierenkreislaufs nicht nur durch muskelfaserlähmende Substanzen aufgehoben wird, sondern auch durch Perfusion der Niere mit plasmafreier Lösung. Trotzdem bleibt der diskutierte Regelkreis in vielem noch hypothetisch.

c) Beziehungen zur Nebenniere und zum Natriumhaushalt

Ausgangspunkt für die Annahme solcher Beziehungen sind Beobachtungen, daß die Aldosteron-produktion beim hypophysektomierten Hund nach beidseitiger Nephrektomie erheblich abfällt. Entsprechend führen Blutverlust oder Natriumverarmung nicht zu der üblichen reaktiven Vermehrung der Aldosteronausschüttung, wenn zuvor die Nieren entfernt werden. Andererseits läßt sich die nach Nephrektomie darniederliegende Aldosteronproduktion durch intravenöse Zufuhr eines Nierenextraktes wieder ankurbeln. Injektionen von Renin oder von Angiotensin führen — und zwar in noch subpressorischen Dosen — zur Steigerung der Aldosteroninkretion. In vitro-Experimente an der isolierten Zona glomerulosa der Nebenniere lassen annehmen, daß die unmittelbare Stimulation der Aldosteronsynthese nicht durch Renin, tatsächlich aber durch sein Reaktionsprodukt Angiotensin II erfolgt.

Auch morphologisch lassen sich Beziehungen zwischen Niere und Nebenniere feststellen. So entwickelt sich bei Natriummangel und bei Plasmavolumenabnahme eine Verbreiterung der Zona glomerulosa der Nebenniere parallel zur Zunahme der Granula in den juxtaglomerulären epitheloiden Zellen. Dagegen vermindert sich die Granulierung, und die Zona glomerulosa verschmälert sich, wenn Natriumchlorid im Übermaß zugeführt oder das Plasmavolumen ausgedehnt wird.

Aldosteron selbst führt nach Art eines Rückkoppelungsmechanismus zur Dämpfung der Reninproduktion. Noch nicht sicher entschieden ist, ob es sich hierbei um einen direkten chemotropen Effekt des Steroids handelt oder ob die Reninfreisetzung sekundär über die Wirkung des Hormons auf den Salz-Wasserhaushalt bzw. das Plasmavolumen gebremst wird. Wahrscheinlich ist das letztere der Fall.

Aus den erwähnten und einer Reihe ähnlicher Beobachtungen läßt sich folgende Beziehung zwischen dem Renin-Angiotensin-System und Aldosteron ableiten (s. Abb. 240):

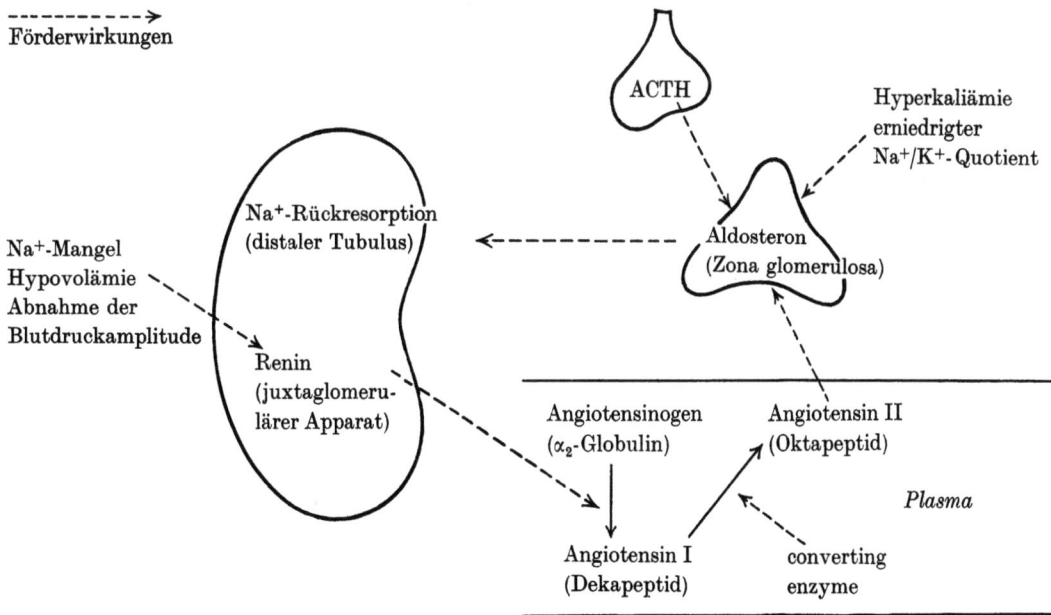

Abb. 240. Beziehungen zwischen dem Renin-Angiotensin-System und Aldosteron (schematisch). [Aus E. WETZELS, Z. ärztl. Fortbild. **53**, 711 (1964)]

Abnahme des zirkulierenden Plasmavolumens oder der Blutdruckamplitude führt über intrarenale Receptoren zur Freisetzung von Renin und damit schließlich zur Bildung von Angiotensin II. Dieses wirkt in Konzentrationen, die noch unterhalb eines pressorischen Effektes liegen, unmittelbar stimulierend auf die Aldosteronbildung in der Zona glomerulosa der Nebenniere. Die vermehrte Aldosteronabgabe steigert die Rückresorption von Natrium im distalen Nierentubulus. Über die zwangsläufig damit verbundene Wasserretention wird einer Hypovolämie entgegengewirkt. Ist das Gefäßbett wieder aufgefüllt und die Druckverhältnisse sind normalisiert, so fällt der Stimulus für die Renin- und damit sekundär für die vermehrte Aldosteronsekretion wieder weg.

Dieses Zusammenspiel von Niere und Nebenniere dient der Regulation des Salz-Wasserhaushaltes, vor allem der Aufrechterhaltung eines genügend großen Plasmavolumens. In diesem Funktionskreis hat Angiotensin die Rolle eines trophischen Hormons für die Aldosteronproduktion inne. Man hat daher vorgeschlagen, es als Aldotropin zu bezeichnen.

Die Aldosteroninkretion wird allerdings nicht nur durch Angiotensin, sondern auch durch ACTH und die Elektrolytkonzentration im Serum beeinflußt (s. Abschnitt endokrines System). Dennoch dürfte die Mitwirkung an der Aldosteronausschüttung neben der Steuerung der intrarenalen Hämodynamik eine der physiologischen Hauptfunktionen des Renin-Angiotensin-Systems sein.

2. Der sog. Drosselungshochdruck

a) Experiment

Engt man im Tierversuch mit einer Klemme eine oder beide Nierenarterien oder aber die Aorta kurz oberhalb des Nierenarterienabgangs

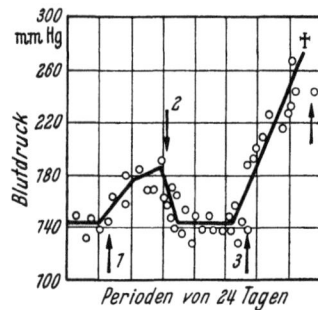

Abb. 241. Experimentell erzeugter Hochdruck durch Drosselung der Nierenarterie. (Nach GOLDBLATT.) Bei 1 Drosselung der rechten Nierenarterie mit nachfolgendem Anstieg des Blutdrucks, der nach Entfernung der rechten Niere (bei 2) wieder zur Norm zurückkehrt. Nach Drosselung der linken Nierenarterie (bei 3) rapider Blutdruckanstieg mit tödlichem Ausgang

ein, so entwickelt sich eine Hypertonie (siehe Abb. 241). Diese Form des Hochdrucks wird als Drosselungshochdruck bezeichnet. Die Entfernung der Drosselklemme oder bei einseitiger Drosselung die Ektomie der betreffenden Niere führen wieder zur Normalisierung des Blutdrucks, wenn diese Eingriffe innerhalb einiger Wochen nach Anlage der Klemme vorgenommen werden. Der experimentelle Drosselungshochdruck ist unabhängig von einer intakten nervalen Versorgung der Niere, jedoch an das Vorhandensein der Nebennierenrinde gebunden. Keineswegs ist zu seiner Entstehung eine Niereninsuffizienz Voraussetzung. Vielmehr gibt die gedrosselte Niere vermehrt Renin an das Blut ab und löst über die Angiotensin-

Reaktionskette den Hochdruck aus. Entsprechend läßt sich in den juxtaglomerulären Zellen eine Anhäufung der Granula, die als morphologisches Substrat von Renin gilt, beobachten. Nach mehr oder weniger langer Zeit findet sich für eine vermehrte Reninabgabe kein Anhalt mehr; die Aufrechterhaltung des Hochdrucks ist jetzt von anderen Mechanismen übernommen worden.

Als den eigentlichen Reiz zu vermehrter Reninbildung hat man lange Zeit eine Ischämie des Organs, die bei hochgradiger Drosselung der Arteria renalis auch sicher vorhanden ist, angesehen. Doch wurde bereits frühzeitig beobachtet, daß auch durch wiederholte geringfügig zunehmende Gefäßeinengung ein konstanter und kontinuierlicher Blutdruckanstieg erzielt werden kann, obwohl infolge einer kompensatorischen Abnahme des intrarenalen Widerstandes die Blutdurchströmung der Nieren bald wieder den Ausgangswert erreicht (Anpassung an den durch die Drosselklemme verminderten Durchströmungsdruck im Sinne der Autoregulation). Heute herrscht die Auffassung vor, daß nicht eine Minderdurchblutung, sondern eher die poststenotische Verkleinerung der Blutdruckamplitude für die vermehrte Reninbildung entscheidend sei. Damit wäre auch verständlich, warum es bei Plasmavolumenmangel (z.B. infolge von Natriumverlusten) und im Kollaps oder Schock zu gesteigerter Reninbildung kommt: solche Zustände gehen mit einer Reduktion der Blutdruckamplitude einher.

Die Verkleinerung der Blutdruckamplitude führt ihrerseits zu einer Abnahme der pulssynchronen intrarenalen Volumenschwankungen, und dies ist möglicherweise der eigentliche adäquate Reiz für eine vermehrte Renininkretion. Dafür spricht u.a., daß sie sich auch nach Einhüllen einer oder beider Nieren in unelastische Kunststoffkapseln beobachten läßt.

Bei Atmung sauerstoffarmer Gasgemische oder bei Durchströmung der Nieren mit venösem Blut wird die Reninausschüttung nicht aktiviert. Hypoxie des Nierenparenchyms ist dafür also ohne ursächliche Bedeutung.

Entsprechend den Beziehungen zwischen dem Renin-Angiotensin-System und der Nebenniere geht der Drosselungshochdruck mit einer erhöhten Aldosteronsekretion einher. Morphologisch erkennt man eine Verbreiterung der Zona glomerulosa der Nebennierenrinde.

b) Klinische Bedeutung

In Analogie zu den tierexperimentellen Untersuchungsergebnissen sind auch beim Menschen Blutdruckanstiege durch Einengung bzw. Verlegung einer oder beider Nierenarterien bekannt.

Es kann zu einem Drosselungshochdruck kommen durch:

1. Kompression der Nierengefäße von außen (infolge von Tumoren, Hämatomen usw.),

2. Eingengung bzw. Verlegung des Gefäßlumens durch intravasale Prozesse (Thrombosen, Embolien, atherosklerotische Plaques, Endarteriitis),

3. angeborene Stenosen am Ursprung der A. renalis aus der Aorta, oft mit einer umschriebenen Einengung der Hauptschlagader in dieser Höhe kombiniert,

4. fibromuskuläre Hyperplasie der Nierenarterie,

5. Abknickung der A. renalis bei Ren mobilis (Wanderniere); hierbei kommt es in seltenen Fällen durch Zug am Gefäßstiel jeweils in aufrechter Körperhaltung zum Anstieg des Blutdrucks (orthostatische Hypertonie);

6. Fisteln bzw. Aneurysmen zwischen Nierenarterie und -vene (hierbei liegt postaneurysmatisch eine besonders deutliche Abnahme der Blutdruckamplitude vor).

Spielen sich die erwähnten Prozesse einseitig ab, so führt die Nephrektomie oder die chirurgische Beseitigung der Stenose bzw. des Aneurysmas in vielen Fällen wieder zur Normalisierung des Blutdrucks, besonders, wenn

die Eingriffe frühzeitig vorgenommen werden. Andererseits kann eine Unterbindung akzessorischer Nierengefäße, soweit sie nicht nur die Kapsel, sondern auch Parenchym versorgen, eine nephrogene Hypertonie einleiten.

Analog zum Tierexperiment sieht man auch beim Menschen bei Einengung der Nierenarterie eine Hypertrophie und vermehrte Granulierung der epitheloiden juxtaglomerulären Zellen. Über die Renin-Angiotensin-Aktivierung kommt es nicht nur zum Hochdruck, sondern — wiederum in Parallele zum Tierversuch — zur Stimulation der Aldosteronbildung und -ausschüttung. Die Nebennierenrinde erfährt eine Anpassungshyperplasie. Gelegentlich entwickelt sich ein klinisches Bild, das sich vom primären Aldosteronismus bei Adenomen der Nebennierenrinde, dem sog. Conn-Syndrom, nicht unterscheidet, wegen seiner andersartigen Pathogenese aber als *nephrogenes* Conn-Syndrom bezeichnet wird. Warum nicht alle Fälle von Nierenarterienstenose mit einem solchen Syndrom einhergehen, ist im einzelnen noch ungeklärt. Sicher spielt dabei aber — neben dem Ausmaß des Gefäßprozesses — u.a. der Zustand des Nierenparenchyms eine Rolle. Ist das Tubulussystem infolge einer erheblichen morphologischen oder funktionellen Schädigung nicht in der Lage, auf Mineralocorticoide mit einer entsprechenden Änderung der Elektrolytausscheidung zu reagieren, so können sich die wesentlichsten metabolischen Zeichen des Hyperaldosteronismus (z.B. Hypokaliämie, Alkalose) gar nicht ausbilden.

Der länger bestehende Drosselungshochdruck führt zu Gefäßwandschäden, wie sie auch bei anderen Hochdruckformen anzutreffen sind. Derartige Gefäßveränderungen finden sich auch in der kontralateralen Niere, während die gedrosselte Niere selbst gegenüber dieser Hochdruckwirkung geschützt ist. Die Gefäßwandschädigung der kontralateralen Niere löst auf die Dauer ihrerseits einen hochdruckwirksamen Mechanismus auch in dieser Niere aus. Dies dürfte der Grund sein, warum die Erfolgsquote chirurgischer Eingriffe bei einseitigen Nierengefäßprozessen zu deren Dauer in umgekehrtem Verhältnis steht.

Bei dem in der oberen Körperregion bestehenden Hochdruck der Aortenisthmusstenose mag die poststenotisch vorliegende Abnahme der Blutdruckamplitude und damit ein renaler Faktor ebenfalls eine Rolle spielen. Zum wesentlichen Teil läßt sich die Hypertonie aber hämodynamisch durch das Hindernis der Stenose als solches erklären. Die Durchblutung der Niere ist infolge des ausgeprägten Kollateralkreislaufes in den meisten Fällen von Aortenisthmusstenose nicht oder nur geringfügig herabgesetzt.

3. Hochdruck bei akuter Glomerulonephritis

Die Hypertonie der akuten Glomerulonephritis ist wie das Ödem bei dieser Erkran-

kung dem Prozeß in der Niere nicht unter-, sondern nebengeordnet und gelegentlich bereits vor dessen Manifestation nachweisbar. Die frühere Anschauung, daß die akute Glomerulonephritis mit einer Minderdurchblutung der Niere einherginge und diese Ischämie den Hochdruck auslöse, hat sich als unzutreffend erwiesen. Tatsächlich ist die Durchblutung der Niere im Beginn der akuten Nephritis meist sogar erhöht. Eine Ischämie stellt sich durch Verödung der Capillarschlingen oder ganzer Glomerula erst beim Übergang der akuten Glomerulonephritis in eine chronische Verlaufsform ein. Der Hypertonie der akuten Glomerulonephritis liegt wahrscheinlich keine erhöhte Aktivität des Renin-Angiotensin-Systems zugrunde. Die Suche nach einer erhöhten Konzentration pressorischer Stoffe war bei dieser Erkrankung im allgemeinen ergebnislos. Die Möglichkeit, daß eine ungenügende Empfindlichkeit der Nachweismethoden dabei eine Rolle spielt, kann allerdings nicht von der Hand gewiesen werden.

Auffällig ist eine unterschiedliche Reaktionsweise verschiedener Hochdruckformen gegenüber Ganglienblockern: bei der akuten Nephritis führt intravenöse Injektion von Tetraäthylammoniumchlorid zu einer deutlichen Steigerung des systolischen und diastolischen Blutdrucks, nicht aber bei Nierengefäßprozessen, chronischen Nierenparenchymschäden und essentieller Hypertonie. Die Ansprechbarkeit gegenüber Adrenalin ist bei der Hypertonie der akuten Nephritis gegenüber Normotonikern gesteigert.

Es scheint, daß der Hochdruck der akuten Glomerulonephritis auf einer Vasoconstriction der kleinen Gefäße beruht, die einmal Teilerscheinungen der durch eine Antigen-Antikörperreaktion hervorgerufenen allgemeinen Capillaritis ist, zum zweiten aber durch nervale Faktoren hervorgerufen wird.

So führt die Ausschaltung der Pressorreceptoren im Gebiet des Carotissinus durch Novocainblockade bei der akuten Nephritis nur zu geringem weiteren Anstieg des Blutdrucks, während bei anderen Hypertonieformen und bei normalem Blutdruck durch Wegfall der blutdruckzügelnden Impulse ein wesentlich stärkerer Druckanstieg erfolgt. Möglicherweise liegt bei der akuten Nephritis bereits eine ursächlich unbekannte Ausschaltung der Pressorreceptoren vor, so daß ihre zusätzliche experimentelle Neutralisierung keinen weiteren Effekt ergibt. Die Änderung der Empfindlichkeit der Pressorreceptoren hat eine Einstellung des Vasomotorenzentrums bzw. -tonus auf ein höheres Niveau zur Folge. Entsprechend ließ sich bei der akuten Glomerulonephritis durch Procainblockade vasomotorischer Bahnen eine Verminderung des Gefäßtonus einer Extremität erzielen.

4. Hochdruck bei anderen Nephropathien

Die Pathogenese der Hypertonie bei chronischer Glomerulonephritis ist unklar. Stets findet sich dabei eine verminderte Nierendurchblutung infolge hyaliner und bindegewebiger Umwandlung des Nierenparenchyms und degenerativer Gefäßveränderungen. Es liegt also eine intrarenale Zirkulationsstörung vor. Sie geht aber nach der Mehrzahl der entsprechenden Untersuchungen nicht mit einer erhöhten Bildung von Renin einher. Ebenfalls hat sich eine nervale Komponente wie bei der akuten Glomerulonephritis nicht nachweisen lassen; eine Beeinflussung des erhöhten Gefäßtonus durch Procainblockade von Nervenbahnen fand sich bei der chronischen, im Gegensatz zur akuten Nephritis nicht. Möglicherweise handelt es sich bei der chronischen Nephritis um eine „Verselbständigung" des Hochdrucks durch extrarenale Faktoren, nachdem die akute Nephritis den Hypertonus eingeleitet hat. Hierfür spricht auch die Beobachtung, daß nach Abklingen aller Erscheinungen der akuten Erkrankung mit Normalisierung des Urinbefundes, der Nierendurchblutung und der glomerulären Filtration eine Hypertonie gelegentlich weiter persistieren kann (postnephritische Hypertonie).

Im Gegensatz zur chronischen Glomerulonephritis, insbesondere der extracapillären Form, die von vornherein mit einem Hochdruck einhergeht, führen andere Nierenerkrankungen, wie die Pyelo- und interstitielle Nephritis, die Amyloidniere, die diabetische Nephropathie usw. erst dann zur Hypertonie, wenn es in ihrem Verlauf zur Schrumpfung des Nierenparenchyms kommt, die mit sklerosierenden Veränderungen der Nierengefäße und einer entsprechenden Abnahme der Nierengesamt- und der glomerulären Durchblutung verbunden ist. Auch einseitige Nephrocirrhosen können eine Hypertonie auslösen, die anfangs nach Nephrektomie noch rückbildungsfähig, später jedoch fixiert ist. Nur in wenigen Fällen haben sich bei Schrumpfnieren Anhaltspunkte für eine vermehrte Reninbildung gefunden. Vielleicht handelt es sich häufiger um eine mangelnde Bildung eines antipressorischen Prinzips bzw. um eine ungenügende Inaktivierung eines hypertensiven Stoffes durch die parenchymgeschädigte Niere, so daß der Hochdruck mehr einem renopriven als einem im strengen Sinne nephrogenen Mechanismus entspricht.

Bei der malignen Nephrosklerose, die sich als Folge und besondere Verlaufsform einer meist primär nicht nephrogenen, sondern essentiellen Hypertonie entwickelt, finden sich häufiger Zeichen einer vermehrten Reninbildung, nämlich Hypertrophie und verstärkte Granulierung der juxtaglomerulären epitheloiden Zellen sowie eine sekundäre Steigerung der Aldosteroninkretion, die gelegentlich — wie bei der Nierenarterienstenose — zum ausgeprägten Bild des nephrogenen Conn-Syndroms (s. S. 409) führt.

Ein Hochdruck kann sich auch bei Nierentuberkulose und Nierentumoren, bei Kompression des Nierenparenchyms durch Harnstauung, bei Cystennieren und anderen genetisch bedingten Anomalien einstellen, wobei die Einzelheiten seiner Entstehung offen sind.

5. Erscheinungsform des nephrogenen Hochdrucks

Ihrem eigentlichen Erscheinungsbild nach ist die nephrogene Hypertonie stets ein ausgesprochener Widerstandshochdruck (s. S. 254). Lediglich bei der akuten Glomerulonephritis kann eine Hydrämie über die Vermehrung der zirkulierenden Blutmenge zusätzlich zu einer Drucksteigerung durch erhöhtes Minutenvolumen führen.

Die nephrogene Blutdrucksteigerung zeichnet sich dementsprechend besonders durch eine Erhöhung des diastolischen Druckes aus.

VIII. Nephrogene Osteopathie

Osteopathien infolge von Nierenerkrankungen können sich in verschiedender Weise manifestieren: als Osteomalacie, als Fibroosteoklasie und in Form der renalen Rachitis bzw. des renalen Zwergwuchses. Diesen Erscheinungsformen liegen unterschiedliche Nierenfunktionsstörungen zugrunde, deren mögliche Kombination zu entsprechenden Mischbildern der Skeleterscheinungen führt.

1. infolge verminderten Glomerulusfiltrats

Ist es mit zunehmendem Ausfall der Glomerulusfiltration bei chronischer Glomerulonephritis oder Schrumpfnieren anderer Genese zur Niereninsuffizienz und zur Stauung von Phosphat gekommen, so führt diese zu einer Stimulierung und Hypertrophie der Epithelkörperchen mit vermehrter Parathormonsekretion. Die gleichzeitig fast immer bestehende Hypocalcämie und die Acidose wirken in gleicher Weise auf die Nebenschilddrüse ein.

Dieser „sekundäre Hyperparathyreoidismus" führt wie der echte, primäre (s. S. 544), zu einer Osteoclastenaktivierung; es resultiert das Bild der Fibroosteoklasie.

Die vermehrte Parathormonausschüttung kann als Kompensationsversuch des Organismus aufgefaßt werden, da dieses Hormon die tubuläre Rückresorption von Phosphat hemmt und dessen Ausscheidung mit dem Harn dadurch fördert. Die Knochenbeteiligung ist ein Seiteneffekt.

2. infolge tubulärer Störungen

a) proximaler Tubulus

Als isolierte Partialfunktionsstörung im proximalen Tubulusabschnitt, aber auch in Kombination mit anderen (Diabetes renalis amino-gluco-phosphaticus = DeToni-Debré-Fanconi-Syndrom; Diabetes renalis gluco-phosphaticus; Diabetes renalis amino-phosphaticus) führt die mangelnde Phosphorrückresorption über eine Hypophosphatämie zur verminderten Einlagerung von Calciumphosphat in das Osteoid. Dadurch kommt es beim Kind zu typischen rachitischen Erscheinungen, beim Erwachsenen zur Osteomalacie (s. tubuläre Partialfunktionsstörungen).

b) distaler Tubulus

Bei distalen Tubulusstörungen beobachtet man osteomalacische Skeletveränderungen, wenn es infolge gestörter Austausch- und Säuerungsvorgänge zur tubulären Acidose (s. S. 435) und zur gesteigerten Ausscheidung von Calcium gekommen ist. Hier spielt der Calciumverlust als solcher ohne Zwischenschaltung der Nebenschilddrüsen eine wesentliche Rolle, indem zur Kompensation der Hypocalcämie Kalksalze aus dem Osteoid mobilisiert werden. Allerdings aktiviert die Acidose gleichzeitig auch die Nebenschilddrüse, so daß reine Formen der Osteomalacie selten sind und sich meist fibroosteoklastische Beimengungen finden.

IX. Nephrogene Anämie

Ein fast regelmäßiger Befund bei akuter und chronischer Niereninsuffizienz ist eine meist normochrome und normocytäre Anämie. An ihrer Entstehung sind mehrere Faktoren beteiligt.

1. Wirkung retinierter Substanzen

Die Ausprägung der Anämie geht dem Grad der Azotämie in etwa parallel. Es liegt daher nahe, eine depressorische Wirkung retinierter Stoffwechselschlacken auf die Erythropoese anzunehmen. Diese Annahme wird durch die Beobachtung unterstützt, daß ein hyporegeneratorisches Knochenmark wenige Stunden nach Besserung der Azotämie durch Hämodialyse mit der künstlichen Niere wieder eine normalisierte Blutbildung aufweist. Es gelang bisher nicht, einen speziellen Stoff unter den retinierten Schlackensubstanzen für die Depression der Erythropoese verantwortlich zu machen.

Bei Niereninsuffizienz ist aber nicht nur die Bildung, sondern auch die Lebensdauer der roten Blutkörperchen vermindert. Das Plasma von Urämiekranken besitzt geringe hämolysierende Eigenschaften; Erythrocyten von Gesunden haben darin eine verkürzte Lebensdauer. Darüber hinaus sind bei Patienten mit Urämie die Erythrocyten gegen Hämolyse vermindert resistent; ihre Lebensdauer im Plasma gesunder Personen ist verkürzt. Auf welche Veränderungen im Plasma bzw. in den Erythrocyten (Schlackenstoffe, Acidose, Elektrolytverschiebungen?) die verstärkte Hämolyse im einzelnen zurückzuführen ist, konnte bisher nicht geklärt werden.

2. Mangelnde Bildung von Erythropoetin

Tierexperimentelle Untersuchungen in den letzten Jahren haben erwiesen, daß die intakte Niere eine erythropoesestimulierende Substanz, das Erythropoetin, an das Blut abgibt (s. Kapitel Blut S. 16).

Injiziert man das Plasma von Normaltieren akut anämisierten Tieren, so wird bei diesen die Erythropoese deutlich gesteigert. Plasma von nephrektomierten Tieren besitzt diese Eigenschaft nicht. Auch die normalerweise nach Sauerstoffmangelatmung oder großen Blutverlusten bei Versuchstieren nachweisbare Steigerung der erythropoetischen Aktivität des Plasmas findet sich nach doppelseitiger Nephrektomie nicht.

Die erythropoetische Wirkung des Plasmas ist offenbar an das Vorhandensein intakten Nierengewebes geknüpft und hat mit der Ausscheidungsfunktion der Niere nichts zu tun. Bei akuter Urämie durch Unterbindung der Ureteren oder ihre Einpflanzung in die Bauchhöhle bleibt die erythropoesestimulierende Eigenschaft des Plasmas zunächst erhalten, nicht aber bei akuter Urämie infolge Nephrektomie oder Sublimatvergiftung.

Neuere Untersuchungen machen wahrscheinlich, daß die Niere nicht ein unmittelbar erythropoesestimulierendes Prinzip freisetzt. Viel eher wird ein „renaler erythropoetischer Faktor" (= Erythropoetin I) abgegeben, der — analog zum Renin im Renin-Angiotensin-System — als Enzym agiert und durch Einwirkung auf ein α-Globulin („Proerythropoetin", „Erythropoetinogen") erst den eigentlichen Wirkstoff (= Erythropoetin II) bildet.

Eine mangelnde Erythropoetinbildung spielt neben der Wirkung von Retentionsprodukten (s. o.) eine pathogenetische Rolle bei der Anämie der Niereninsuffizienz. Ein verminderter Erythropoetingehalt konnte im Plasma entsprechender Patienten nachgewiesen werden.

Umgekehrt verhält es sich bei den nephrogenen Polycythämien, die sich häufiger bei hypernephroiden Geschwülsten der Niere, vereinzelt aber auch bei Cystennieren und Hydronephrosen finden. In solchen Fällen konnte im Tumorgewebe und in Cystenwandungen vermehrt Erythropoetin nachgewiesen werden.

X. Spezielle Krankheitsgruppen

Das Erscheinungsbild der einzelnen Nierenerkrankungen ist oft vielfältig; Übergänge zwischen verschiedenen Erkrankungsformen können fließend sein. Dennoch erlauben charakteristische Symptome fast immer die Differenzierung. Lediglich die Spätstadien des chronischen Nierensiechtums mit Niereninsuffizienz und Urämie zeigen eine weitgehend uniforme Symptomatik.

Ätiologie, Pathogenese und die den wesentlichsten Symptomen zugrunde liegenden pathophysiologischen Vorgänge bei den einzelnen Nephropathien sollen im folgenden zusammenfassend besprochen werden.

1. Akute diffuse Glomerulonephritis

Die akute diffuse Glomerulonephritis ist eine infektiös-allergische Erkrankung, bei der eine unmittelbare Schädigung der Niere durch Bakterien oder Bakterienprodukte nicht vorliegt. Der Nierenprozeß ist Teilerscheinung einer allgemeinen Capillaritis.

Durch Allergisierung kann tierexperimentell eine der menschlichen Glomerulonephritis im histologischen und klinischen Bild analoge Erkrankung erzeugt werden, die sog. Masugi-Nephritis (Nephritis durch heterologe Nierenantikörper). Pathologisch-anatomisch besteht dabei eine anfängliche Hyperämie der Glomeruli, weiterhin Schwellung und Proliferation der Endothel- und Deckzellen, später Kapselwucherung mit Halbmondbildung, Hyalinisierung und schließlich Verödung der Glomeruli. An klinischen Symptomen entwickeln sich Blutdrucksteigerung, Ödem, Hämaturie, Cylindrurie, Oligurie, Hyposthenurie, Retention harnpflichtiger Substanzen, Urämie. Zur Erzeugung der Masugi-Nephritis wird Enten wiederholt Kaninchennierenbrei injiziert. Im Entenserum sind nach einiger Zeit Nierenantikörper nachweisbar. Wird dieses Entenserum nunmehr Kaninchen injiziert, so erkranken diese an einer diffusen Glomerulonephritis. Die Bindung der Nierenantikörper (des sog. Nephrotoxins) in den Glomerulusschlingen geht innerhalb von 15—20 min nach der Injektion vor sich; klemmt man über diesen Zeitraum eine der Nierenarterien ab, so erkrankt die betreffende Niere nicht; die Antikörper sind allein von der kontralateralen Niere fixiert worden. Werden beide Nierenarterien zum Zeitpunkt der Injektion des Nephrotoxins für einige Zeit abgedrosselt, so tritt nur eine geringfügige Erkrankung der Nieren auf; die Antikörper sind offenbar in anderen Capillargebieten gebunden worden; die sonst prävalierenden glomerulären Erscheinungen treten zurück.

Überdies ist es im Tierexperiment gelungen, durch wiederholte intravenöse Injektionen von lebenden und abgetöteten Colibakterien, Strepto-, Staphylo- und Pneumokokken diffuse Glomerulonephritiden zu erzeugen, die ebenfalls der Glomerulonephritis beim Menschen ähnlich sind. Auch durch einmalige Injektion von artfremden Serumeiweißen konnten im Tierexperiment Nephritiden hervorgerufen werden, allerdings nicht mit gleicher Regelmäßigkeit wie im Masugi-Experiment.

Bei der Glomerulonephritis des Menschen kommt es bei Infekten mit bestimmten Streptokokkenstämmen (besonders solchen der Gruppe A, Typ 12) durch die Ausscheidung von Bakterienabbauprodukten in die Blutbahn zur Fixierung solcher Substanzen an den Glomerulusschlingen. Gleichzeitig bilden sich gegen die Bakterienprodukte Antikörper. Sie reagieren in der Niere mit den dort gebundenen Antigenen. Die ablaufende Antigen-Antikörper-Reaktion zieht die entzündlichen Veränderungen an den Capillarschlingen nach sich. Das erscheinungsfreie Intervall zwischen Streptokokkeninfekt und Auftreten klinischer Zeichen der Glomerulonephritis von etwa 10—20 Tagen entspricht der für die Bildung der Antikörper notwendigen Zeit. Als Ausdruck der Antigen-Antikörper-Reaktion sinkt das Serumkomplement ab, während sich in den Glomeruli eine Ablagerung von Komplement und von γ-Globulinen (Antikörperträger) nachweisen läßt. Der Antistreptolysin- und der Antistreptokinase-

titer sind bei der akuten diffusen Glomerulonephritis hoch. Bei länger dauernder Erkrankung bilden sich schließlich gegen die eigene Niere Autoantikörper, deren pathogenetische Bedeutung für den Übergang in einen chronischen Erkrankungsverlauf zwar diskutiert wird, die aber wahrscheinlich nur eine immunbiologische Folgeerscheinung darstellen.

Die Durchblutung der Niere ist bei der akuten Glomerulonephritis normal bis erhöht. Das Glomerulusfiltrat ist vermindert. Hierfür spielt ursächlich die Verlegung des Kapselraums mit Eiweißmassen, Leukocyten und Erythrocyten eine Rolle, die infolge veränderter Capillarpermeabilität aus den entzündlich veränderten Glomerulusschlingen (Schwellung und Proliferation der epitheloiden und endothelialen Zellen, Quellung und Aufsplitterung der Basalmembran) ausgetreten sind. Die Folge ist die verminderte Ausscheidung (Oligurie) eines eiweiß-, cylinder- und erythrocytenhaltigen, jedoch ausreichend konzentrierten Harns. Das glomerulo-tubuläre Gleichgewicht ist zugunsten der Harnkanälchen verschoben. Bei starker Abnahme des Glomerulusfiltrats kann eine Azotämie auftreten, die meist flüchtig ist. Nur selten stellt sich ein akutes Nierenversagen mit Anurie und Urämie ein. Häufiger ist eine nephritische Eklampsie (Pseudourämie) durch Hirnödem und Gefäßspasmen. Das allgemeine eiweißreiche Ödem der akuten Glomerulonephritis ist vorwiegend durch entzündliche Exsudation bei genereller Capillaritis hervorgerufen. Leichte Hypoproteinämie durch Hydrämie und Proteinurie ist gelegentlich vorhanden. Der Hochdruck der akuten Glomerulonephritis beruht auf einer Vasoconstriction der Arteriolen mit neurogener Tonuserhöhung. Eine Beteiligung des Renin-Angiotensin-Mechanismus an der Hochdruckgenese ist nicht bewiesen.

Bei Abortivformen der akuten Glomerulonephritis (oligo- oder monosymptomatische Nephritis) können Hochdruck und/oder Ödem fehlen. Auch die Abwesenheit von Harnsymptomen bei Vorhandensein von Hypertonie und Ödem ist beobachtet worden („Nephritis ohne Nephritis").

2. Chronische Glomerulonephritis

Unter welchen Voraussetzungen eine akute Glomerulonephritis in eine chronische Erkrankung übergeht, ist noch umstritten.

Sicher ist nur, daß eine Antigen-Antikörper-Reaktion mit Bakterienprodukten an den Glomerulus-

schlingen, die für die akute Erkrankung pathogenetisch entscheidend ist, bei der chronischen Glomerulonephritis keine Rolle mehr spielt. Antistreptolysin- und Antistreptokinasetiter sind nicht erhöht. Man muß annehmen, daß der primäre Schädigungsgrad von Bedeutung ist, indem schwere Entzündungen zur schließlichen „Verselbständigung" des Prozesses führen. Man schließt dies daraus, daß die experimentelle Masugi-Nephritis um so häufiger in eine typische chronische Verlaufsform übergeht, je ausgeprägter der akute Krankheitsprozeß war. Manches spricht jedoch dafür, daß im Verlauf einer akuten Glomerulonephritis sich bildende Nierenautoantikörper die entzündliche Reaktion unterhalten und damit für den Übergang in die chronische Verlaufsform von Bedeutung sind. So stellte man z. B. nach der Transplantation der gesunden Niere eines eineiigen Zwillings auf den an chronischer Glomerulonephritis erkrankten Zwillingsbruder schon nach einigen Wochen in der überpflanzten Niere glomerulonephritische Veränderungen fest. Man bezieht sie auf das Vorhandensein von Nierenautoantikörpern. Dieser klinischen Beobachtung entsprechen Experimente an Ratten, bei denen sich durch Parabiose auf dem Blutweg eine Glomerulonephritis von erkrankten auf gesunde Tiere übertragen ließ. Der endgültige Beweis, daß die chronische Glomerulonephritis tatsächlich und in allen Fällen durch Nierenautoantikörper unterhalten wird, also zur Gruppe der „Autoaggressionskrankheiten" zählt, steht aber noch aus. Gegen eine solche Pathogenese der chronischen Glomerulonephritis spricht vor allem, daß mit Hilfe der Masugi-Technik erzeugte einseitige Glomerulonephritiden (s. akute Glomerulonephritis, S. 424) bei genügend großer Primärschädigung chronisch-progrediente Prozesse bis zur ausgesprochenen Schrumpfniere aufweisen können, ohne daß die kontralaterale Niere erkrankt. Auch ließen sich Autoantikörper nur bei einem Teil der Patienten mit chronischer Glomerulonephritis nachweisen.

Die chronische Glomerulonephritis verläuft oft lange Zeit latent; nach Abklingen der akut entzündlichen Erscheinungen schwelt der Prozeß vielfach nur langsam weiter, und die Urinsymptome beschränken sich auf eine geringfügige Erythrocyten- und Proteinausscheidung. Im manifesten Stadium der chronischen Glomerulonephritis, das auch ohne Latenz unmittelbar aus der akuten Erkrankung heraus sich entwickeln kann, unterscheidet man eine mehr vasculär-hypertensive und eine mehr nephrotische Verlaufsform.

a) Chronische Glomerulonephritis vom vasculär-hypertensiven Typ

Kennzeichnend für die vasculär-hypertensive Form der chronischen Glomerulonephritis sind pathologisch-anatomisch die proliferative Entzündung der Capillarschlingen und die Kapselwucherung, die über die Halbmondbildung in den Kapselräumen schließlich zur Hyalinisierung und völligen Verödung der Glomeruli führt. Daneben bestehen kompensatorisch stark hypertrophierte Nephrone. Im ganzen ist die Filtrationsfläche jedoch stark vermindert. Absinken des Glomerulusfiltrats unter ~30 ml/min löst die Erscheinungen der Niereninsuffizienz aus; die Azotämie bleibt bei nur langsamer Progredienz des Leidens aber noch lange im Stadium der Kompensation (kompensierende Retention). Anorganisches Phosphat und Sulfat häufen sich im Serum an; es entwickelt sich eine Acidose. Hypertrophie von Glomeruli, erhöhter Filtrationsdruck (infolge von Hypertonie und einer Störung der Autoregulation) und vermehrte osmotische Beladung des Ultrafiltrats (Folge der Azotämie) führen schließlich in den noch funktionsfähigen Nephronen zur osmotischen Diurese mit „Überfahren" des Haarnadelgegenstromsystems. Es resultiert eine isosthenurische Zwangspolyurie. Das Gleichgewicht zwischen Glomeruli und Tubuli ist zuungunsten der letzteren verschoben. Sekundäres Übergreifen degenerativer und entzündlicher Veränderungen auf die Harnkanälchen führt überdies zu weiterer Störung der Rückresorptions- und der ionalen Austauschprozesse; die Acidose wird durch eine tubuläre Komponente noch verstärkt (mangelnde H^+-Ionen- und Ammoniaksekretion). Größere Elektrolytverluste (Natrium, Chlorid, Kalium, Calcium) und eine Exsiccose können sich einstellen.

Die Permeabilitätsstörung der Glomerulusschlingen ist relativ gering, die Proteinurie ist nur spärlich; sie kann sogar fehlen, ebenso die Ausscheidung roter Blutkörperchen. Ausgeprägt ist ein Hochdruck, wahrscheinlich in Abhängigkeit von der glomerulären Durchblutungsdrosselung. Ödeme fehlen, da eine allgemeine Capillaritis wie bei der akuten Glomerulonephritis nicht mehr besteht und die Bluteiweißkörper im allgemeinen normal vorhanden und verteilt sind. Der Hochdruck bewirkt seinerseits Arterio- und Arteriolosklerose der Nieren. Die Strombahn wird weiter eingeengt. Schließlich erfolgt der Übergang in die ausgesprochene Schrumpfniere und mit einem urämischen oligurischen Endstadium, falls Kreislaufversagen oder Apoplexie nicht bereits vorher zum Exitus geführt haben.

b) Chronische Glomerulonephritis vom nephrotischen Typ (Nephritis mit nephrotischem Einschlag)

Bei der nephrotischen Form der chronischen Glomerulonephritis stehen weniger zellig-entzündliche als vielmehr degenerative Veränderungen an den Glomeruluscapillaren im Vordergrund. Kapselwucherung und Proliferation der Epithelien sind nur gering ausgeprägt. Halbmondbildungen fehlen fast völlig. Veränderungen an den Deckzellen sind häufiger. Vor allem aber ist die Basalmembran der Capillarschlingen stark geschädigt und zeigt Aufsplitterungen und Verdickungen. Dies bewirkt eine Permeabilitätserhöhung der Glomerulusschlingen mit folgender starker Proteinurie. Vereinzelt finden sich auch Erythrocyten im Harnsediment, in dem sich überdies auch Lipide nachweisen lassen (Ursache s. nephrotisches Syndrom, S. 428). Die Filtrationsfläche und damit das Glomerulusfiltrat sind meist leicht bis mäßig reduziert, jedenfalls weniger stark als bei der Nephritis vom vasculär-hypertensiven Typ. Die Harnmenge ist normal. Eine Blutdruckerhöhung fehlt oder ist nur sehr gering. Durch Rückresorption eines Teils des im Primärharn enthaltenen Eiweißes kommt es zu hyalintropfigen Veränderungen an den Tubuluszellen. Bei hochgradiger Proteinurie entwickelt sich die Symptomatik des nephrotischen Syndroms (s. unten) mit Hypo- und Dysproteinämie, Hyperlipämie und Ödem. Beim Fortschreiten der Erkrankung erfolgt häufig ein Übergang in die vasculär-hypertensive Verlaufsform mit Rückgang der typischen nephrotischen Zeichen und baldiger Entwicklung einer Niereninsuffizienz.

3. Herdförmige Glomerulonephritis

Früher als Erkrankung eigener Art angesehen, handelt es sich nach heutiger Auffassung bei der herdförmigen Nephritis meist um eine Sonder- oder monosymptomatische Form der Glomerulonephritis. Nur ein sehr kleiner Teil der Glomeruli weist hierbei Veränderungen wie bei akuter diffuser Glomerulonephritis auf. Hochdruck und Ödem fehlen. Das Glomerulusfiltrat ist kaum nachweisbar verringert; die quantitative Harnabscheidung ist intakt. Als Folge der glomerulären Läsion bestehen geringe Proteinurie und Mikrohämaturie. Die tubuläre Harnbearbeitung verläuft ungestört.

Im Masugi-Experiment können derartige herdförmige Glomerulonephritiden durch Injektion von nur kleinen Nephrotoxindosen erzeugt werden. Eine Beschränkung der immunologischen Reaktionen auf nur einzelne Glomeruli bei völliger Aussparung des peripheren Capillarsystems scheint für die Spärlichkeit der Erscheinungen entscheidend zu sein.

Als spezielle Form der herdförmigen Glomerulonephritis sah man lange Zeit die sog. Löhleinsche Nephritis bei Endocarditis lenta an. Bakterielle Mikroembolien wurden als Ursache angeschuldigt. Inzwischen ist diese Auffassung zugunsten der Annahme der üblichen immuno-allergischen Ätiologie der Glomerulonephritis revidiert worden, zumal alle Übergänge von diskreten herdförmigen bis zu typischen akuten diffusen Glomerulonephritiden im Verlauf der Endocarditis lenta beobachtet worden sind, während sich Bakterien in der Niere nicht nachweisen ließen.

Aus Herdnephritiden entwickeln sich vereinzelt durch langsames Fortschreiten der Entzündungsprozesse über ein Stadium der Latenz typische chronische Glomerulonephritiden (primär chronische Glomerulonephritis).

Gelegentlich treten Erscheinungen einer Herdnephritis bereits in den allerersten Tagen eines Infektes auf. In solchen Fällen kann eine immuno-allergische Genese nicht vorliegen, da es zur Ausbildung von Antikörpern einer längeren Zeitspanne bedarf. Derartige intrainfektiöse Herdnephritiden beruhen auf einer direkten Ansiedlung von Bakterien in einzelnen Glomeruli, wodurch es zu Entzündungen und Nekrosen von Capillarschlingen kommt (bakterielle Glomerulitis). Vielfach ist dabei auch das Interstitium von bakteriell-entzündlichen Veränderungen betroffen.

4. Erkrankungen mit nephrotischem Syndrom

a) Pathogenese des nephrotischen Syndroms

Unter dem Sammelbegriff des nephrotischen Syndroms werden Erkrankungen zusammengefaßt, die mit großer glomerulärer Proteinurie von 3—50 g/Tag, Lipidurie, Hypo- und Dysproteinämie, Hyperlipämie und Ödem einhergehen. Obwohl es sich in ätiologischer Hinsicht um unterschiedliche Erkrankungen handelt, ist ihre klinische Trennung wegen des gleichförmigen Erscheinungsbildes oft schwierig.

Den Erkrankungen mit nephrotischem Syndrom sind pathologische Veränderungen an der Basalmembran der Glomerulusschlingen mit Steigerung der Permeabilität gemeinsam. Einem Siebungseffekt entsprechend treten vor allem die Eiweißkörper mit kleinerem Molekulargewicht, die Albumine und α_1-Globuline, durch das Glomerulusfilter (glomeruläre Proteinurie, s. S. 397), so daß es zum Abfall der Gesamteiweißkonzentration im Serum, vor allem aber zur Hypalbuminämie kommt. α_2- und β-Globuline erfahren jedoch eine Vermehrung. Es ergibt sich daraus eine pathologische Verteilung der einzelnen Eiweißfraktionen. Diese *Dysproteinämie* ist wahrscheinlich nicht nur die Folge des renalen Eiweißverlustes, sondern beruht zum Teil auch auf einem gesteigerten und offenbar fehlgesteuerten Eiweißumsatz, der eine über das Ziel hinausschießende Anpassung an den Eiweißverlust darstellen dürfte.

Durch radioaktive Markierung von Methionin konnte eine 2,5—5,5fache Steigerung der Albuminsynthese bei Kindern mit Nephrosen festgestellt werden. Andere Isotopenuntersuchungen ergaben, daß die Hypalbuminämie nicht allein Folge der renalen Ausscheidung, sondern auch eines gesteigerten Katabolismus von Albumin sein müsse. Es erscheint nicht ausgeschlossen, daß die Niere selbst der Ort eines gesteigerten Albuminabbaus ist, indem aus dem Filtrat rückresorbiertes Albumin nach der Aufnahme in die Tubuluszelle teilweise in Bruchstücke zerlegt wird.

Die Ansicht, daß eine Eiweißstoffwechselstörung das primum movens bei der Entwicklung des nephrotischen Syndroms sei und die Nierenschädigung und der renale Eiweißverlust der Dysproteinämie erst nachfolgten, hat sich als nicht haltbar erwiesen. Experimentelle Plasmapherese (Eiweißentzug aus der Blutbahn durch wiederholte Blutentnahmen mit Reinjektion lediglich der Erythrocyten) führt trotz typischer nephrotischer Konstellation der Serumeiweiß- und Lipidverhältnisse nicht zu einer sekundären Nierenschädigung oder Proteinurie. Dem entsprechen auch Beobachtungen bei Serumspenderpferden.

Die charakteristischen Verschiebungen im Eiweißspektrum des Serums bei der Nephrose sind vielleicht noch durch eine Einschaltung der Niere selbst in den Eiweißumsatz bedingt. Ein Teil der glomerulär filtrierten Eiweißkörper wird bekanntlich tubulär rückresorbiert und dabei möglicherweise einem Umbau unterzogen. Darauf weisen Unterschiede in der elektrophoretischen Zusammensetzung des Nierenvenen- und Nierenarterienblutes hin. Auch Ultrazentrifugenuntersuchungen lassen auf eine Auftrennung großer Eiweißkörper in kleinere Bruchstücke während der Nierenpassage schließen.

Früher ist die hyalintropfige Entartung der Tubuluszellen bei der Nephrose als Ausdruck einer Eiweißausscheidung durch das Kanälchenepithel angesehen worden. Es handelt sich tatsächlich aber um sekundäre morphologische Veränderungen als Folge der tubulären Rückresorption der glomerulär filtrierten Eiweiße und Lipide. So konnte an der Salamanderniere, die über zwei Arten von Nephronen

(sog. „offene", deren Kanälchenlichtung frei mit der Bauchhöhle kommuniziert, und „geschlossene", bei denen dies nicht der Fall ist) verfügt, bei Einspritzung von Serumeiweißkörpern in die Bauchhöhle das Bild hyalintropfiger Veränderung der Tubuli nur bei den offenen Nephronen beobachtet werden. Andererseits konnten niedermolekulare Eiweißkörper, wie Eiereiweiß, die normalerweise bereits die Glomerulusschlingen passieren, auch in den geschlossenen Nephronen hyalintropfige Tubulusveränderungen erzeugen.

Die Entstehung der *Hyperlipämie* beim nephrotischen Syndrom ist noch keineswegs geklärt. Es findet sich eine Erhöhung aller Fettfraktionen (Cholesterin, Cholesterinester, Phospholipide, freie Fettsäuren und Neutralfette) im Serum. Die Konzentration des Gesamtcholesterins kann bis auf 1000 mg-% ansteigen. Die klinische Beobachtung beim nephrotischen Syndrom lehrt, daß im allgemeinen eine etwa umgekehrt-proportionale Beziehung zwischen Albumin- und Lipidspiegel des Serums besteht. Aber es gibt immer wieder Ausnahmefälle, bei denen dies nicht zutrifft.

Es stehen sich verschiedene Vorstellungen über den Entstehungsmechanismus der Hyperlipämie beim nephrotischen Syndrom gegenüber, von denen bisher keine schlüssig bewiesen oder widerlegt erscheint:

1. Die Hyperlipämie beruht auf der Hypalbuminämie, ist aber keine direkte Folge der Nierenerkrankung. Dafür spricht, daß sich durch Eiweißentzug aus dem Blut (Plasmapherese) bei gesunden Kaninchen eine Hyperlipämie parallel zur Hypoproteinämie einstellt und daß bei nephrotischen Ratten durch Infusion von Albumin der Lipidspiegel wieder gesenkt werden konnte. Dagegen spricht, daß bei nicht nephrotischen Eiweißmangelzuständen (z. B. Hungerdystrophie, Lebercirrhose) keine erhöhten Serumkonzentrationen der Lipide auftreten. — Das gegensinnige Verhalten von Albumin- und Lipidkonzentration wird damit erklärt, daß sich die Fette im Serum anhäufen würden, weil ihr Abtransport in die Leber verzögert sei, wozu Albumine als Vehikel benötigt würden.

2. Die erhöhten Konzentrationen von α_2- und β-Globulinen im Serum bedingen die Hyperlipämie, weil diese Eiweißkörper als Lipoproteine die wichtigsten Träger der Phospholipide, der freien Fettsäuren und der Neutralfette sind.

3. Die Hyperlipämie hat ihre Ursache in einem gestörten Abbau von Lipiden in der Niere. Auf eine solche Möglichkeit weisen tierexperimentelle Untersuchungen hin, denen zufolge nach Ureterligatur, Nephrektomie, Vergiftung mit Nephrotoxinen oder Gefäßverschluß der Nieren der Lipidspiegel des Serums ansteigt.

Auch konnte nach Ureterligatur eine Abnahme der Aktivität der Tributyrase und der alkalischen Phosphomonoesterase, nach experimenteller Nierenschädigung eine Abnahme der Lipaseaktivität festgestellt werden. Es steht fest, daß der Lipasegehalt der intakten Niere relativ hoch und sie in der Lage ist, Fettsäuren zu oxydieren und Phosphatide abzubauen. — Mangelnder Abbau von Lipiden in der Niere erklärt aber die ausgeprägte Hyperlipämie des nephrotischen Syndroms nicht ausreichend. Wäre er die entscheidende Ursache, so müßte man deutliche Hyperlipämien auch bei anderen Nephropathien, insbesondere bei den Nephrocirrhosen, und bei Niereninsuffizienz beobachten. Das ist aber nicht der Fall. Insbesondere zeigen auch bilateral nephrektomierte Patienten, die über Monate nur mit Hilfe der „künstlichen Niere" am Leben erhalten werden, keine Hyperlipämie.

Die *Lipidurie* beruht auf dem Durchtritt von Fettkörpern durch die erhöht permeablen Glomerulusschlingen. Ein Teil der filtrierten Fette wird tubulär rückresorbiert.

b) Lipoidnephrose (genuine Nephrose, membranöse Glomerulonephritis)

Wir verstehen unter der genuinen Nephrose (oder Lipoidnephrose oder membranösen Glomerulonephritis) jene Nephropathien mit nephrotischem Syndrom, bei denen sich lichtoptisch Veränderungen an den Glomeruli nicht nachweisen lassen. Elektronenmikroskopisch ist dabei jedoch eine Verdickung der Basalmembran zu erkennen.

Die Ätiologie der Lipoidnephrose ist unklar. Ein immuno-allergischer Entstehungsmechanismus wie bei der akuten Glomerulonephritis läßt sich meist nicht nachweisen. Dennoch kann in der Versuchsanordnung nach Masugi beim Tier durch Nephrotoxininjektion nicht nur eine Glomerulonephritis, sondern auch eine Nephrose erzeugt werden, und zwar vor allem dann, wenn das Nephrotoxin Jungtieren appliziert wird. Eine Parallele dazu ist das besonders häufige Vorkommen der genuinen Nephrose bei Kindern. Vielleicht sind es eine unterschiedliche Stärke der immunologischen Reaktion und Verschiedenartigkeiten in der Reagibilität des Glomerulusapparates, von denen es abhängt, ob eine Nephritis oder eine Nephrose auftritt. Die Existenz der genuinen Nephrose als Erkrankung eigener Art ist daher bezweifelt und sie als besondere Verlaufsform der Glomerulonephritis (membranöse Nephritis) angesehen worden.

Bei der genuinen Nephrose findet sich die Symptomatik des nephrotischen Syndroms (Proteinurie, Lipidurie, Dys- und Hypoproteinämie, Hyperlipidämie, Ödem) in ausgeprägter Form. Glomerulusfiltrat und Nierendurchblu-

tung sind im allgemeinen nicht vermindert, lediglich bei starker Verkleinerung des zirkulierenden Plasmavolumens. Die Tubulusfunktion ist im allgemeinen ungestört. Erst in fortgeschrittenen Stadien leiden die Tubuli durch die langdauernde Eiweiß- und Lipidrückresorption funktionell Schaden. Ein Hochdruck besteht nicht.

Gelegentlich zeigt eine „genuine" Nephrose schließlich den Übergang in eine chronische Glomerulonephritis mit schließlich deutlicher Abnahme des Glomerulusfiltrats und Entwicklung von Hochdruck, Mikrohämaturie und schließlicher Niereninsuffizienz bei Rückgang der typisch nephrotischen Erscheinungen (Proteinurie, Hypoproteinämie, Hyperlipämie, Ödem).

c) Glomerulonephritis mit nephrotischem Einschlag

(s. chronische Glomerulonephritis vom nephrotischen Typ, S. 426).

d) Amyloidnephrose

Langdauernde Infekte und Eiterungen, z.B. Tuberkulose und Osteomyelitis, führen zum Auftreten eines Paraproteins im Blut, das u.a. Chondroitinschwefelsäure enthält. Es wird als Amyloid bezeichnet und vorwiegend in den Capillaren innerer Organe abgelagert (Sagomilztyp der Amyloidose). In der Basalmembran der Glomerulusschlingen führt es zur Erhöhung der Permeabilität mit folgender Proteinurie und Ausbildung eines nephrotischen Syndroms, bei dem das Ödem allerdings vielfach vermißt wird.

Nach neueren Untersuchungen soll bei der Amyloidose allerdings nicht das Amyloid selbst, sondern ein anderer pathologischer Eiweißkörper in die Basalmembran eingelagert werden und deren Permeabilität ändern.

Bei einer anderen Form der Amyloidose (Schinkenmilztyp), bei der weniger das Capillarsystem bzw. die Glomerulusschlingen, sondern vorwiegend die Arteriolen betroffen sind, kommt es zur Schädigung der Vasa afferentia und efferentia mit folgender Atrophie und Verödung ganzer Glomeruli. Bei dieser Form werden häufiger Hochdruck und eine deutlichere Einschränkung der Nierendurchblutung und der glomerulären Filtration neben nephrotischen Symptomen beobachtet. Es kommt schließlich zur Amyloidschrumpfniere mit Insuffizienz.

e) Sonstige Erkrankungen mit nephrotischem Syndrom

Durch chronische Vergiftung mit Quecksilber kann es, auch im Tierexperiment, zur Entwicklung eines nephrotischen Syndroms kommen, während akute hochdosierte Hg-Intoxikation zur akuten Tubulusnekrose (s. S. 437) führt.

Durch Vergiftung mit Gold-, Silber-, Wismut- und Bleisalzen sowie bei längerer Hydantoinbehandlung können nephroseartige Bilder entstehen.

Bei Ratten läßt sich durch enterale oder parenterale Verabreichung von Aminonucleosid, einem Abkömmling des Antibioticums Puromycin, mit Regelmäßigkeit ein ausgeprägtes und typisches nephrotisches Syndrom erzeugen. Histologisch finden sich an den Glomeruli Veränderungen nach Art einer intracapillären Glomerulonephritis. Man hat auf die experimentell erzeugte Aminonucleosidnephrose in den letzten Jahren vielfach zurückgegriffen, um Probleme des nephrotischen Syndroms näher zu er-

forschen. Eigenartig ist, daß außer Ratten nur Affen, aber keine andere Species, nach Verabfolgung von Aminonucleosid ein nephrotisches Syndrom entwickeln.

Ein nephrotisches Syndrom kann sich auch als Folge von venösen Abflußstauungen einstellen, vor allem bei der Nierenvenenthrombose, seltener einmal bei cardialer Insuffizienz.

Beim Lupus erythematodes disseminatus mit seinen charakteristischen glomerulären Veränderungen (wire-loop-nephritis) entwickelt sich in seltenen Fällen ein nephrotisches Syndrom. Es zeigt bei elektrophoretischer Auftrennung der Bluteiweißkörper nicht nur die übliche Hypalbuminämie, sondern neben der α_2- und β-Globulinvermehrung auch eine Erhöhung des γ-Globulins.

5. Diabetische Nephropathie

Beim Diabetes mellitus stellt sich häufig eine Nierenschädigung (diabetische Nephropathie) ein. Es kommt als erstes zu nur elektronenoptisch erkennbaren Verdickungen der Basalmembran, später zu Veränderungen der Glomerulschlingen durch Einlagerung einer kollagenartigen Substanz. Besonders charakteristisch sind auch noduläre Hyalinisierungen der Capillarwand und Capillaraneurysmen. Bei dieser als Glomerulosklerose oder M. Kimmelstiel-Wilson bezeichneten Form der diabetischen Mikroangiopathie werden ganze Glomeruli schließlich in hyaline Massen umgewandelt. Die Capillarveränderungen führen teils zur Proteinurie, die unter Umständen ein nephrotisches Syndrom nach sich ziehen kann, teils zur Abnahme des Glomerulusfiltrats. Es besteht ein Hochdruck. Die Nierenschwelle für Zucker ist bei der diabetischen Nephropathie oft stark erhöht. Blutzuckerwerte bis zu

500 mg-% ohne Glucosurie sind dabei beobachtet worden. Man nimmt als Ursache eine Verschiebung des glomerulo-tubulären Gleichgewichts zugunsten der Harnkanälchen an. Zunehmende Veröung von Glomeruli führt endlich zur diabetischen Schrumpfniere. Während die Mehrzahl der Befunde dafür spricht, daß die diabetische Mikroangiopathie der Niere der Stoffwechselerkrankung nachgeordnet ist und mit deren Dauer und Schwere zunehmend häufiger wird, lassen einzelne Untersuchungen es denkbar erscheinen, daß die Gefäßprozesse eigengesetzlich verlaufen und sich lediglich parallel zur Kohlenhydratstoffwechselstörung entwickeln, aber von deren Ausmaß unabhängig sind.

Ohne Bezug zu den glomerulären Veränderungen neigt der Diabetiker zur Entwicklung einer chronischen Pyelonephritis. Möglicherweise fördert der Zuckergehalt des Harns das Angehen einer bakteriellen Infektion.

6. Akute Pyelonephritis

Bei der akuten Pyelonephritis liegt eine bakterielle Entzündung einer oder beider Nieren vor, die in wechselndem Umfang Nierenbecken, -interstitium und -parenchym betrifft. Auf hämatogenem oder lymphogenem Wege oder durch Aszension eines Harnwegsinfektes (besonders bei Abflußhindernissen) siedeln sich Keime, die bevorzugt der gram-negativen Gruppe angehören, im Niereninterstitium an. Dort bilden sich leukocytäre Infiltrate. Ihr Einbrechen in die Kanälchenlichtung führt — zusammen mit der Entzündung des Nierenbeckens — zur Leukocytenausscheidung im Harn bis zur Pyurie, zu wechselnd starker Hämaturie und meist nur geringer Proteinurie. Da sich die entzündlichen Prozesse vorwiegend

im Mark abspielen, ist eine Einschränkung der Konzentrationsfähigkeit besonders charakteristisch. Dies beruht einmal auf einer Hyperämie der Markgefäße, die zum „Auswaschen" des osmotischen pools im Mark führt, und auf einer eventuellen Zellschädigung im aufsteigenden Schleifenschenkel mit Alteration der „Natriumpumpe", wodurch der Konzentrierungseffekt des Haarnadelgegenstromsystems in doppelter Weise abgeschwächt wird. Zum zweiten kommt es zu einer direkten Alteration der Epithelien des distalen Tubulus und des Sammelrohrs, die refraktär gegen antidiuretisches Hormon werden (s. Abb. 242). Auch können gelegentlich Störungen der Harnsäuerung als Folge der Schädigung des distalen

Nephrons beobachtet werden. In schweren Fällen finden sich Nekrosen des Tubulusepithels und Verlegungen der Lumina. Bei foudroyanter Ausbreitung des bakteriellen Infektes können in wenigen Tagen große Areale des Nierenparenchyms zerstört werden. Der Prozeß kann bis in die Rinde vordringen und zur Vernichtung zahlreicher Glomeruli führen. Nekrosen und Verlegungen der Harnkanälchen,

ein interstitielles Ödem und Übergreifen der Erkrankung auf den Glomerulusapparat können zusammenwirkend sogar ein akutes Nierenversagen hervorrufen. Solche Verläufe sind jedoch selten. So ist in der Regel die glomeruläre Filtration bei der akuten Pyelonephritis intakt, und es finden sich lediglich die Zeichen der sog. tubulären Insuffizienz (s. S. 414).

7. Chronische Pyelonephritis

Die chronische Pyelonephritis kann aus der akuten hervorgehen, sich aber auch primär schleichend entwickeln. Fortschreitende entzündliche Prozesse im Interstitium neben Narbenbildungen beziehen dabei mehr und mehr auch die Glomeruli und das Gefäßsystem in den Krankheitsprozeß ein. Die akuten Entzündungszeichen (Pyurie, Leukocyturie) treten zurück, doch stehen weiter vielfältige tubuläre Funktionsstörungen im Vordergrund: An erster Stelle mangelnde Konzentration des Harns mit Polyurie, daneben verminderte Phenolrotausscheidung, Störungen der Harnsäuerung (Anacidogenese) u. U. mit folgender Acidose (tubuläre Acidose), Elektrolytverluste. Die Ursachen der Konzentrationsschwäche sind die gleichen wie bei der akuten Pyelonephritis (Abb. 242); lediglich fehlt — vom akuten Exacerbationsschub abgesehen — die Hyperämie der Markgefäße. Hinzu tritt aber in fortgeschrittenen Stadien der Erkrankung infolge Atrophie ganzer Gruppen von Nephronen mit entsprechender Abnahme der Filtratbildung eine osmotische Diurese in den restierenden Funktionseinheiten, wodurch das Gegenstromsystem „überfahren" wird. Liegt lediglich eine Refraktärität der distalen Nephronabschnitte gegenüber antidiuretischem Hormon vor, bleibt die Verdünnungsfähigkeit erhalten („distales Tubulussyndrom"). Ist der aktive Natriumtransport im aufsteigenden Schleifenschenkel betroffen oder bestehen die Bedingungen der osmotischen Diurese, so werden Konzentrations- *und* Verdünnungsvermögen der Niere beeinträchtigt. Gesteigerte Wasser- und Elektrolytausscheidung können zur Dehydratation führen. Eine nephrogene

Osteopathie kann sich durch renale Calciumverluste bzw. durch Epithelkörperchenaktivierung als Folge einer Acidose (sekundärer

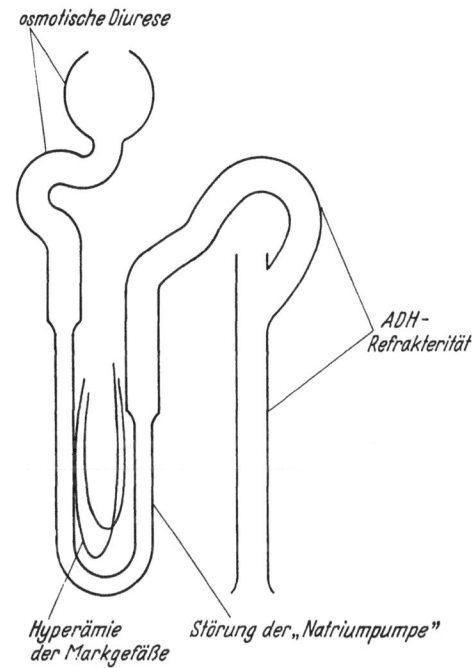

Abb. 242. Mögliche Störungen der Harnkonzentrierung bei der Pyelonephritis. (Aus E. WETZELS, Verh. Dtsch. Ges. Urologie, 21. Tagg. Berlin-Heidelberg-New York: Springer 1966)

Hyperparathyreoidismus) in seltenen Fällen entwickeln. Zur tubulären Insuffizienz gesellt sich eine allmähliche Abnahme des Glomerulusfiltrats und der Nierendurchblutung. Mit dem Übergang in den Endzustand der pyelonephritischen Nephrocirrhose stellt sich neben der Azotämie und Anämie vielfach ein Hochdruck ein. Er wird auch bei nur einseitiger pyelonephritischer Schrumpfniere beobachtet.

8. Akute interstitielle Nephritis

Die akute interstitielle Nephritis stellt sich frühzeitig im Verlauf verschiedener Infektionskrankheiten (z. B. Scharlach, Diphtherie, Typhus abdominalis,

Weilsche Erkrankung) ein. Entweder handelt es sich um infektiös-toxische oder direkt bakteriell entzündliche Prozesse im Niereninterstitium. Teils entwickelt sich als Folge dessen ein Ödem im Zwischengewebe mit Schwellung der Niere, teils stehen lymphocytäre und plasmacelluläre Infiltrate im Vordergrund. Je nach der Ausdehnung des Prozesses können die Folgen für die Funktion der Niere recht unterschiedlich sein. Vielfach sind nur diskrete Zeichen einer sog. tubulären Insuffizienz (Konzentrationsschwäche, herabgesetzte Phenolrotexkretion) vorhanden. Sind die Veränderungen aber ausgeprägt, besteht insbesondere ein hochgradiges interstitielles Ödem („Nierenglaukom"), so kommt es durch Kompression zur Erhöhung des Drucks in der Bowmanschen Kapsel, zur Beeinträchtigung der tubulären Harnpassage, der intrarenalen Zirkulation und des Lymphabflusses und schließlich zur direkten Schädigung des Kanälchensystems. Es können sich Oligurie und Azotämie, sogar das Bild des akuten Nierenversagens ähnlich wie bei der akuten Tubulusnekrose, entwickeln. Tubulo-venöse Aneurysmen führen zu geringfügiger Erythrocyturie, Leukocyturie und Proteinurie. Der Blutdruck ist im allgemeinen nicht erhöht.

9. Chronische interstitielle Nephritis

Ob man berechtigt ist, zwischen chronischer interstitieller Nephritis und chronischer Pyelonephritis zu unterscheiden, steht noch im Streit der Meinungen. Möglicherweise entwickelt sich die chronische interstitielle Nephritis primär abakteriell aufgrund einer toxischen Nierenschädigung, z. B. durch Phenacetin („Phenacetinniere"), und es wird dadurch im späteren Verlauf das Angehen einer bakteriellen Infektion gefördert. Das Erscheinungsbild und die Folgen für die Funktion der Niere entsprechen weitestgehend der chronischen Pyelonephritis, auf die verwiesen wird (s. S. 431).

10. Arteriolosklerose und -nekrose der Nieren

Eine lange bestehende und ausgeprägte Hypertonie, gleichgültig auf welcher Ursache sie beruht, führt fast regelmäßig zu arteriolosklerotischen Veränderungen in der Niere. Betroffen sind vor allem die Vasa afferentia, die sich durch eine hyalin-fibröse Verdickung der Intima zunehmend einengen. Sekundär veröden die Glomeruli, und es atrophieren die zugehörigen Harnkanälchen. Die arteriolosklerotisch bedingte Einengung der Strombahn führt frühzeitig zur Abnahme der Nierendurchblutung, während das Glomerulusfiltrat zunächst noch normal bleibt. Dies beruht wahrscheinlich auf einer Zunahme des effektiven Filtrationsdrucks in den Capillarschlingen der noch intakten Glomeruli als Folge des erhöhten arteriellen Blutdrucks und einer gestörten Autoregulation (mangelnde vasoconstrictorische Reaktion der sklerotisch veränderten Vasa afferentia auf den erhöhten Perfusionsdruck). Pathologische Beimengungen zum Harn finden sich nicht.

Mit Fortschreiten der Gefäßprozesse sinkt mit zunehmendem Ausfall der Glomeruli allmählich auch die Filtratmenge ab, und die Durchblutung der Niere verschlechtert sich weiter. Es entwickelt sich ein Circulus vitiosus, in dem die Abnahme der renalen Durchblutung und der Parenchymschwund nun ihrerseits zur Hypertonie führen bzw. diese verstärken. Eine Niereninsuffizienz entwickelt sich erst spät. Die Tubulusfunktion, insbesondere das Konzentrationsvermögen, bleibt lange ungestört. Wohl sind — in Abhängigkeit von der Verminderung der Kanälchenmasse infolge sekundärer Atrophie — das Tm_{PAH} und die Phenolrotausscheidung vermindert.

Pathologisch-anatomisch ist von der Arteriolosklerose die Arteriolonekrose der Nieren (= maligne Nephrosklerose) abzugrenzen, bei der sich schwerere Gefäßschäden finden. Der Verlauf ist rascher, im grundsätzlichen jedoch gleichartig. Der Hochdruck erreicht vielfach exzessive Werte. Die epitheloiden Zellen des juxtaglomerulären Apparates zeigen gelegentlich eine verstärkte Granulierung als Ausdruck einer erhöhten Reninproduktion. Über die Vermittlung von Angiotensin wird dadurch die Aldosteroninkretion durch die Nebenniere aktiviert, so daß die Erscheinungen eines Hyperaldosteronismus mit Hypokaliämie, metabolischer Alkalose, Polyurie usw. resultieren können (s. nephrogenes Conn-Syndrom, S. 409). Periarterioläre Entzündungserscheinungen verursachen gelegentlich diskrete Hämaturie, Leukocyturie und Proteinurie.

11. Arteriosklerose der Nieren

Die Arteriosklerose der großen und mittleren Gefäße der Niere führt im allgemeinen zu keinen Funktionsstörungen und auch nicht zur Hypertonie. Bei starker Einengung der A. renalis oder einer ihrer Hauptäste durch arteriosklerotische Plaques kann aber ein Drosselungshochdruck ausgelöst werden.

12. Die Schrumpfniere (Nephrocirrhose)

Der Endausgang jeder chronisch fortschreitenden Nierenerkrankung (Glomerulonephritis, Pyelonephritis, diabetische Nephropathie, Amyloidniere usw.) ist die sekundäre Schrumpfniere (Nephrocirrhose). Demgegenüber werden die durch arteriosklerotische oder -nekrotische Prozesse bedingten primären Schrumpfnieren auch als Nephroangiosklerosen bezeichnet. Hochgradiger Schwund des harnproduzierenden Parenchyms mit Atrophie der Mehrzahl der Nephronen und relativer Vermehrung des bindegewebigen Anteils der Nieren sind allen Formen gemeinsam, und in fortgeschrittenen Stadien ist oft sogar eine pathologisch-anatomische Differenzierung nach der ursächlich vorliegenden Nephropathie kaum mehr möglich. Dementsprechend ist die Symptomatik gleichförmig. Es entwickelt sich das Bild der chronischen Niereninsuffizienz. Die Azotämie ist zunächst geringgradig und kaum progredient (kompensierende Retention), doch nehmen terminal die Konzentrationen der harnpflichtigen Stoffe im Serum rasch zu (dekompensierte Retention), und es kommt zur Urämie. Die Harnmengen sind anfangs noch normal, u. U. sogar vermehrt (Zwangspolyurie), gehen schließlich aber über die Pseudonormalurie auf deutlich verminderte Mengen zurück. Der Harn ist isosthenurisch. Die Konzentrierungsmechanismen des Nierenmarks sind auf verschiedene Weise außer Kraft gesetzt. (1. Osmotische Diurese in den noch harnbildenden Nephronen als Folge der Azotämie

führt zum „Überfahren" des Gegenstromsystems. 2. Schädigung der Tubulusepithelien beeinträchtigt die „Natriumpumpe" im aufsteigenden Schenkel der Henleschen Schleife und die Empfindlichkeit des distalen Tubulus und des Sammelrohrs gegenüber antidiuretischem Hormon.) Die Nierendurchblutung ist stark vermindert, die Ausscheidung von Fremdstoffen (Phenolrot) schwer eingeschränkt. Eine Acidose stellt sich als Folge einer Retention von Phosphat, Sulfat und organischen Säuren und einer Störung der tubulären Harnsäurungs- und Bicarbonatrückresorptionsmechanismen (mangelnde H^+-Ionensekretion) ein. Ungenügende Oxydation von Harnfarbstoffen durch die insuffiziente Niere führt zu auffällig hellem Harn. Als Folge von Permeabilitätsstörungen der Glomerulusschlingen werden vereinzelt Erythrocyten und etwas Eiweiß ausgeschieden. Zwangspolyurie und Störungen der tubulären Rückresorption führen u. U. zu erheblichen Elektrolytverlusten mit Dehydratation, insbesondere zur Hypokaliämie. Eine Hyperkaliämie stellt sich erst im oligurischen Finalstadium ein. Regelmäßig liegt eine nephrogene Anämie vor (mangelnde Bildung von Erythropoetin, negative Wirkung retinierter Stoffwechselschlacken auf Bildung und Lebensdauer der Erythrocyten). Der Blutdruck ist meist erhöht, in seltenen Fällen werden — bei primär nicht glomerulären oder vasculären Nephropathien — auch Normalwerte gemessen.

13. Tubuläre Partialfunktionsstörungen

Unter tubulären Partialfunktionsstörungen versteht man die Beeinträchtigung spezifischer Einzelleistungen des Tubulussystems, ohne daß das komplexe Bild einer tubulären Insuffizienz besteht. Die Partialfunktionsstörungen beruhen auf einer angeborenen oder erworbenen Leistungsschwäche von Ferment- oder Transportsystemen, die für die aktive Rückresorption einzelner Bestandteile des Primärharns verantwortlich sind. Abb. 243 gibt eine Übersicht der wesentlichsten Transportvorgänge, die sich an den Harnkanälchen abspielen.

a) Partialfunktionsstörungen des proximalen Tubulusabschnittes

α) Renaler Diabetes (renale Glucosurie)

Bei dieser Erkrankung liegt eine isolierte Hemmung der tubulären Glucoserückresorption

vor. Die normalerweise bei einem Blutzuckergehalt zwischen 160 und 200 mg-% liegende Zuckerschwelle der Niere ist herabgesetzt. Es besteht schon bei normalem Blutzuckerspiegel eine Glucosurie. Die Störung ist fast immer genetisch bedingt und wird dominant vererbt. Selten einmal wird sie im Verlauf einer Glomerulo- oder Pyelonephritis erworben. Als vorübergehende Erscheinung tritt eine renale Glucosurie gelegentlich bei der akuten Tubulusnekrose auf.

Man kann zwei Formen der renalen Glucosurie unterscheiden. Beim häufigeren Typ A sind Schwelle und Transportmaximum der Tubuli für Glucose (Tm G) herabgesetzt. Typ B weist demgegenüber nur eine Erniedrigung der Schwelle auf, während das Transportmaximum normal ist. Bei diesem Typ liegt eine stark heterogene Population von Nephronen vor, von denen ein Teil mehr, ein Teil weniger Glucose rückresorbiert als dem Durchschnitt entspricht. Die Sättigungsgrenze ist in einzelnen Nephronen daher schon bei normalem Blutzuckerspiegel erreicht bzw. überschritten, die Transportkapazität der gesamten Tubulusmasse aber nicht vermindert.

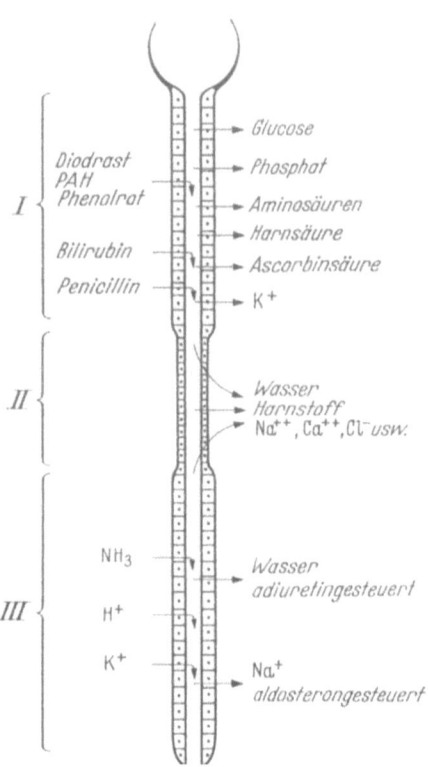

Abb. 243. Transportvorgänge in den verschiedenen Tubulusabschnitten (schematisch)

Experimentell kann durch Phlorrhizin die Nierenschwelle und das tubuläre Transportmaximum für Glucose erniedrigt und ein renaler Diabetes erzeugt werden.

β) Phosphatdiabetes

Es handelt sich beim Phosphatdiabetes um eine erbliche Störung der Phosphatrückresorption, die Hyperphosphaturie und Hypophosphatämie nach sich zieht. Schwelle und tubuläres Transportmaximum für Phosphat sind herabgesetzt. Weitere Kriterien einer Nierenfunktionsstörung (Acidose, Isosthenurie, Azotämie) werden im allgemeinen vermißt. Die Erkrankung führt beim Kind zu rachitischen Knochenveränderungen und zum renalen Zwergwuchs. Durch hohe Dosen von Vitamin D lassen sich die Knochenveränderungen günstig beeinflussen, so daß die für den Phosphat-

diabetes häufig benutzte Bezeichnung „Vitamin D-resistente Rachitis" nur bedingt richtig ist.

γ) Renale Aminoacidurien

Bei den renalen Aminoacidurien werden infolge eines Defektes der spezifischen tubulären Rückresorptionsmechanismen Aminosäuren bei normalem oder erniedrigtem Plasmaspiegel in großer Menge im Harn ausgeschieden. Die familiär auftretende Störung kann einzelne oder auch Kombinationen von Aminosäuren betreffen. Häufigste Form ist die Cystinurie. Homozygote Träger dieser Erbkrankheit scheiden neben Cystin auch Lysin, Arginin und Ornithin vermehrt im Harn aus, heterozygote nur Cystin und Lysin, während die tubuläre Behandlung der übrigen Aminosäuren ungestört verläuft. Durch Ausfallen von Cystin in konzentriertem Harn kommt es zu Cystinsteinbildungen. Mit der Cystinurie darf nicht die Cystinose, eine generalisierte Stoffwechselstörung, verwechselt werden. Dies geschieht um so leichter, als die Cystinose sekundär zu einer Störung der Rückresorption von Glucose, Phosphat und Aminosäuren führt (s. Diabetes amino-gluco-phaticus).

Bei der hepato-lentikulären Degeneration (M. Wilson), einer Kupfer-Stoffwechselstörung, besteht vielfach eine renale Aminoacidurie, gelegentlich auch Glucosurie und Phosphaturie, durch tubuläre Rückresorptionsstörung. Wahrscheinlich ist eine Kupfereinlagerung in die Tubuluszellen mit Blockierung von Fermentsystemen die Ursache.

Von den renal bedingten Aminoacidurien müssen die sog. Überlaufaminoacidurien unterschieden werden. Bei ihnen ist infolge intermediärer Stoffwechselstörungen der Blutspiegel der Aminosäuren erhöht, und die tubuläre Rückresorptionskapazität wird überschritten. Ein derartiger Mechanismus liegt z. B. bei der Phenylketonurie vor.

δ) Diabetes renalis gluco-amino-phaticus (De Toni-Debré-Fanconi-Syndrom)

Das Zusammentreffen von renaler Glucosurie, Aminoacidurie und Hyperphosphaturie wird als De Toni-Debré-Fanconi-Syndrom bezeichnet. Es ist Ausdruck einer komplexen Störung von Rückresorptionsprozessen im proximalen Tubulus. In vielen Fällen besteht außerdem noch eine Verminderung der Rückresorption der Harnsäure.

In seltenen Fällen tritt die Erkrankung als primär renale, idiopathische und wahrscheinlich hereditär bedingte Anomalie auf. Am häufigsten stellt sie sich jedoch bei Kindern als Folge einer Cystinose (Cystinspeicherkrankheit) ein. Außerdem kann sich ein Gluco-Amino-Phosphat-Diabetes selten einmal im Verlauf einer klassischen Nephropathie (z.B. einer chronischen Pyelonephritis) als sekundäre Funktionsstörung einstellen. Beim Erwachsenen findet sich dabei gelegentlich auch eine tubuläre Acidose als Ausdruck einer gleichzeitig bestehenden distal-tubulären Funktionsstörung.

Bei Kindern führt die Erkrankung durch den Phosphatverlust zur renalen Rachitis bzw. zum Zwergwuchs, bei Erwachsenen zu osteomalacischen Skeletveränderungen.

Bei Kombination von jeweils nur zwei tubulären Rückresorptionsstörungen für Glucose, Phosphat oder Aminosäuren bestehen rudimentäre Formen des DeToni-Debré-Fanconi-Syndroms: Diabetes renalis gluco-phosphaticus, amino-phosphaticus oder gluco-aminicus. Renale Aminoacidurie und Glucosurie sind auch bei Schwermetallvergiftungen (Uran, Blei, Cadmium) beobachtet worden. Experimentell konnte ein Diabetes amino-gluco-phosphaticus durch Injektion von Maleinsäure bei Ratten erzeugt werden.

b) Partialfunktionsstörungen des distalen Tubulusabschnittes

α) Diabetes insipidus renalis (nephrogener Diabetes insipidus)

Beim Diabetes insipidus renalis besteht eine isolierte Störung der Wasserrückresorption im distalen Tubulussystem und den Sammelrohren. Die Folge ist eine erhebliche Polyurie mit spezifischen Harngewichten zwischen 1002 und 1005 (Wasserdiurese). Sie wird durch antidiuretisches Hormon nicht beeinflußt, da die Zellen des distalen Tubulus und des Sammelrohrs ihm gegenüber refraktär sind. Der starke renale Wasserverlust kann zur hypertonen Dehydratation führen, wenn keine entsprechende Wassereinfuhr erfolgt. Dies gilt vor allem für Säuglinge und Kleinkinder, bei denen das Durstgefühl fehlen oder nur ungenügend ausgeprägt sein kann, so daß keine kompensatorische Polydipsie besteht.

Man unterscheidet den primären (angeborenen, hereditären) Diabetes insipidus renalis, der vorwiegend das männliche Geschlecht betrifft, vom sekundären Diabetes insipidus renalis, bei dem es sich um eine erworbene Nierenfunktionsstörung handelt. Diese ist meist jedoch mit weiteren Erscheinungen tubulärer Insuffizienz kombiniert und Folge einer entzündlichen Schädigung (Pyelo- oder interstitielle Nephritis).

Die polyurische Phase der akuten Tubulusnekrose entspricht einem passageren Diabetes insipidus renalis. Antidiuretisches Hormon führt dementsprechend zu keiner Verminderung der Diurese. Auch bei der kaliopenischen oder hypercalcämischen Nephropathie ist die Ansprechbarkeit der Tubulus- und Sammelrohrzellen gegenüber dem Hormon reduziert, und es können Diabetes-insipidus-artige Bilder entstehen.

Zu trennen ist vom renalen Diabetes insipidus die zentrale Wasserharnruhr (hypophysär-diencephaler Diabetes insipidus, zentraler Diabetes insipidus); hierbei ist das Kanälchensystem der Niere intakt. Jedoch kommt es infolge mangelnder Adiuretinfreisetzung nicht zur Konzentrierung des Urins, die sich durch exogene Zufuhr von antidiuretischem Hormon aber sofort erzielen läßt.

β) Tubuläre Acidose (Lightwood-Albright-Syndrom, hyperchlorämische Acidose)

Bei der tubulären Acidose liegt eine Störung der tubulären Rückresorption von Bicarbonat vor. Dies beruht auf einer verminderten H^+-Ionensekretion durch die distalen Tubulus- bzw. Sammelrohrzellen (mangelnde Aktivität von Carboanhydrase?). Auch die Sekretion von Ammoniumionen im distalen Tubulusabschnitt ist gestört. Im Blut kommt es zum Absinken des Bicarbonatspiegels und zum Abfall des pH. Zur Aufrechterhaltung des Ionengleichgewichts tritt kompensatorisch auf der Anionenseite Chlorid an die Stelle des Bicarbonats (Hyperchlorämie). Außerdem entwickelt sich eine Hyponatriämie, da im Zuge der gestörten Bicarbonatrückresorption auch Natriumionen der Rückgewinnung entgehen und vermehrt mit dem Harn ausgeschieden werden. Teilweiser Ersatz der ungenügend zur Verfügung stehenden H^+-Ionen durch K^+-Ionen zum Abtausch gegen Natrium aus dem Kanälchenlumen führt überdies zur Hyperkaliurie und Hypokaliämie. Auch Calcium wird vermehrt zur Neutralisation von Bicarbonat benötigt, so daß eine Hypercalciurie und eine Hypocalcämie auftreten können. Trotz der Acidose des Blutes erreicht der Harn selbst nach Belastung mit Ammoniumchlorid kein niedrigeres pH als 6 (Anacidogenese). Die verstärkte Ausscheidung von Elektrolyten geht mit einer entsprechenden Zunahme der Wasserausscheidung einher.

Sekundäre Folgen der gestörten Nierenfunktion sind eine Entkalkung des Skelets, unter Umständen verstärkt durch eine zusätzliche Aktivierung der Nebenschilddrüse infolge der Acidose (sekundärer Hyperparathyreoidismus), sowie Nierensteinbildungen, Verkalkung des Nierenparenchyms und schließliche Niereninsuffizienz.

Die Erkrankung tritt vielfach als sog. primäre Form im Säuglings- bzw. Kleinkindesalter auf, ohne daß weitere Zeichen einer Nierenerkrankung vorliegen. Eine hereditäre Genese konnte dabei nicht bewiesen werden. Die Prognose ist bei entsprechender Therapie günstig, da die Störung reversibel ist.

Im Gegensatz dazu ist die primäre tubuläre Acidose beim Erwachsenen offenbar nicht rückbildungsfähig; etwa die Hälfte der Fälle zeigt eine schwere Nephrocalcinose.

Von sekundärer Form der tubulären Acidose spricht man, wenn sie Folge einer voraufgegangenen Nierenerkrankung, meist einer Pyelo- oder interstitiellen Nephritis ist, die zu entsprechender Schädigung des Tubulussystems geführt hat.

c) Weitere Partialfunktionsstörungen

α) Salzverlustniere (salt-losing nephritis)

Dem Tubulusepithel ist bei der sog. Salzverlustniere die Fähigkeit zu ausreichender NaCl-Rückresorption verlorengegangen. Kochsalzausscheidungen bis zu 30 g/24 Std sind beobachtet worden. Selbst bei extrem salzloser Diät werden große Mengen NaCl mit dem Harn ausgeschieden. Die Tubuluszellen scheinen auch der hormonalen Steuerung der Natrium-Rückresorption mehr oder minder entzogen zu sein: Infolge ihres Defektes sprechen sie nicht oder nur ungenügend auf das natriumretinierende Aldosteron an. Die vermehrte Kochsalzausscheidung führt zwangsläufig zur Steigerung der Wasserausfuhr. Es resultieren Hyponatriämie und -chlorämie, Polyurie, hypotone Dehydratation und Adynamie (Salzmangelsyndrom). Das Bild erinnert an die Nebenniereninsuffizienz (M. Addison), bei welcher der (ebenfalls renale) Kochsalzverlust jedoch auf der Unfähigkeit der Nebenniere beruht, genügend mineralotropes Hormon freizusetzen.

Die Salzverlustniere stellt keine Erkrankung sui generis dar. Stets finden sich neben der erhöhten Kochsalzausscheidung die Zeichen weiterer renaler Funktionsstörungen, meist sogar eine ausgeprägte Niereninsuffizienz. Als Ursache der Salzverlustniere kommen vorwiegend chronische Pyelonephritiden in Betracht; sie wird aber auch bei Schrumpfnieren anderer Genese und Cystennieren im Stadium der Zwangspolyurie beobachtet. Wahrscheinlich liegt dem hohen renalen Salzverlust keine isolierte Alteration eines spezifischen Transportsystems der Tubuluszellen für Natrium zugrunde, sondern eine Verschiebung des glomerulo-tubulären Gleichgewichts. Die Salzverlustniere ist daher im strengen Sinne keine eigentliche tubuläre Partialfunktionsstörung.

β) Kaliumverlustniere (potassium-losing nephritis)

Bei der sog. Kaliumverlustniere werden unabhängig von der Höhe der Einfuhr stets große Mengen Kalium mit dem Harn ausgeschieden. Ungeklärt ist, ob es sich dabei um eine verminderte Rückresorption von Kalium im proximalen oder um eine verstärkte Sekretion im distalen Tubulusabschnitt handelt. Es kommt zu konsekutiver Hypokaliämie, entsprechenden Veränderungen im Elektrokardiogramm und evtl. zu Störungen der neuromuskulären Erregbarkeit bis zu Lähmungen. Die Kaliopenie führt ihrerseits wieder zu strukturellen und funktionellen Schäden am Tubulussystem, die sich vor allem in einer verminderten Konzentrationsfähigkeit äußern.

Die Kaliumverlustniere ist wie die Salzverlustniere keine eigenständige Erkrankung, sondern Folge einer chronischen Nephropathie (Pyelonephritis, Glomerulonephritis, Nephrocalcinose usw.).

Von der eigentlichen Kaliumverlustniere ist der ebenfalls renale Kaliumverlust des Conn-Syndroms (primärer Aldosteronismus) abzugrenzen. Dabei produziert die Nebennierenrinde, meist infolge eines Tumors, vermehrt Aldosteron, das die renale Kaliumausscheidung und Natriumkonservierung fördert.

γ) Idiopathische Hypercalciurie

Bei der idiopathischen Hypercalciurie ist die tubuläre Rückresorption von Calcium gestört. Sein Blutspiegel bleibt dabei aber gelegentlich normal, da kompensatorisch Calcium aus dem Skeletsystem mobilisiert wird. Es entwickelt sich eine Osteomalacie. Infolge der verstärkten Calciumausscheidung mit dem Urin bilden sich leicht Konkremente in den ableitenden Harnwegen, wodurch es zur Rückstauung, Infektion und Pyelonephritis kommen kann.

Von der idiopathischen Hypercalciurie sind symptomatische Hypercalciurien zu trennen, die bei verstärktem Calciumangebot an die Nieren (durch destruierende Knochenveränderungen, längerdauernde Immobilisierung von Gliedmaßen, extreme Kalkzufuhr usw.) auftreten.

14. Nierensteinleiden

Über die chemische Zusammensetzung von 2800 Harnsteinen orientiert Tabelle 60. In der Pathogenese der Nierensteine spielen folgende Faktoren eine wesentliche Rolle:

1. Erhöhte Ausscheidung von Kristalloiden, 2. Änderungen des Harn-pH, 3. Verlust von Schutzkolloiden im Harn, 4. Harnstauung, 5. Infektionen.

Vermehrte Ausscheidung von Calcium liegt bei idiopathischer Hypercalciurie, beim Lightwood-Albright-Syndrom, bei Hyperparathyreoidismus, osteoklastischen Malignomen, Vitamin D-Überdosierung, Immobilisation von Gliedmaßen usw. vor. Harnsäure wird bei der Gicht und stark purinhaltiger Kost, Cystin bei proximalen Tubulusschäden und Cystinose verstärkt ausgeschieden. Bei der idiopathischen Hyperoxalurie liegt eine im einzelnen noch unbekannte Stoffwechselstörung mit gesteigerter Synthese von Oxalat vor. Vermehrt ist die Konzentration des Harns an Kristalloiden bei Oligurie infolge von starken extrarenalen Flüssigkeitsverlusten (z.B. durch starkes Schwitzen) oder mangelnder Flüssigkeitszufuhr (z.B. im Koma).

Cystin, Urat und Oxalat fallen mit zunehmender Säuerung des Harns aus. Calciumphosphat wird demgegenüber mit zunehmender Alkalität immer weniger löslich. Alkalisierung des Harns kann durch Bakterien (z.B. Coli) bewirkt werden. Bei reinen Harnsäuresteinen können bereits durch Einstellung des Harn-pH auf Werte zwischen 6,5 und 6,8 mittels oraler Gabe von Citraten Rezidive verhindert und vorhandene Konkremente aufgelöst werden, ohne daß in diesem Bereich die Gefahr der Ausfällung von Calciumphosphat besteht.

Tabelle 60. *Zusammensetzung von 2800 Harnsteinen.* (Nach FORBES und DEMPSEY)

Phosphat + Oxalat	51%
Phosphat	20%
Oxalat	13%
Phosphat + Harnsäure	8%
Harnsäure	6%
Andere	2%

Bei Harnstauung und Infektionen finden sich vermehrt Kristallisationskerne im Harn: Bakterien, abgeschilferte Epithelien, Blutkörperchen, die zusammen mit einer Verminderung von Schutzkolloiden die Steinbildung fördern.

Die Folgen der Harnsteinbildung sind Störungen des Urinabflusses und Harnwegsinfekte, die wiederum auf das Nierenparenchym übergreifen (Pyelonephritis), so daß ein Circulus vitiosus entsteht.

15. Akute Tubulusnekrose

Typisch für die akute Tubulusnekrose ist ein zweiphasischer Ablauf mit zunächst anurisch-oligurischer und dann polyurischer Harnausscheidung (s. Abb. 244).

Häufigste Ursache der akuten Tubulusnekrose ist eine Kreislaufstörung. Plötzliche Verringerung des zirkulierenden Blut- bzw. Plasmavolumens durch schwere Blutungen, starke Flüssigkeitsausschwitzung bei Verbrennungen, enterale Flüssigkeitsverluste infolge Erbrechen und Diarrhoen oder ein peripherer oder zentraler Vasomotorenkollaps führen zum Absinken des Blutdrucks unterhalb des zur normalen Filtratbildung notwendigen Wertes von 80 mm Hg. Teilweise kommt es bei den erwähnten Störungen überdies zur Hämokonzentration, und die damit verbundene Viscositätszunahme des Blutes stellt einen weiteren, die Filtration ungünstig beeinflussenden Faktor dar. Noch wesentlicher ist, daß bereits bei drohendem Blutdruckabfall oder im Anschluß an eine initiale Schockphase die Nierengefäße an einer gegenregulatorischen peripheren reflektorischen Vasoconstriction teilnehmen (Zentralisation des Kreislaufs). Dabei kann die Durchblutung des Organs bis auf Bruchteile der Norm vermindert werden. Es kommt als Folge der Kreislaufstörung zu einer zunächst noch rein funktionell bedingten Anurie oder Oligurie („Niere im Schock"). Frühzeitige Normalisierung der Kreislaufsituation führt jetzt noch zu promptem Wiedereinsetzen der Diurese.

Besteht die Mangeldurchblutung der Niere jedoch längere Zeit, so entwickeln sich an den Tubuli morphologische Schäden mit Nekrosen der Epithelien und Einrissen der Basalmembran (Tubulorhexis). Damit hat sich das Bild der sog. „Schockniere" oder der eigentlichen akuten Tubulusnekrose entwickelt. In Fällen,

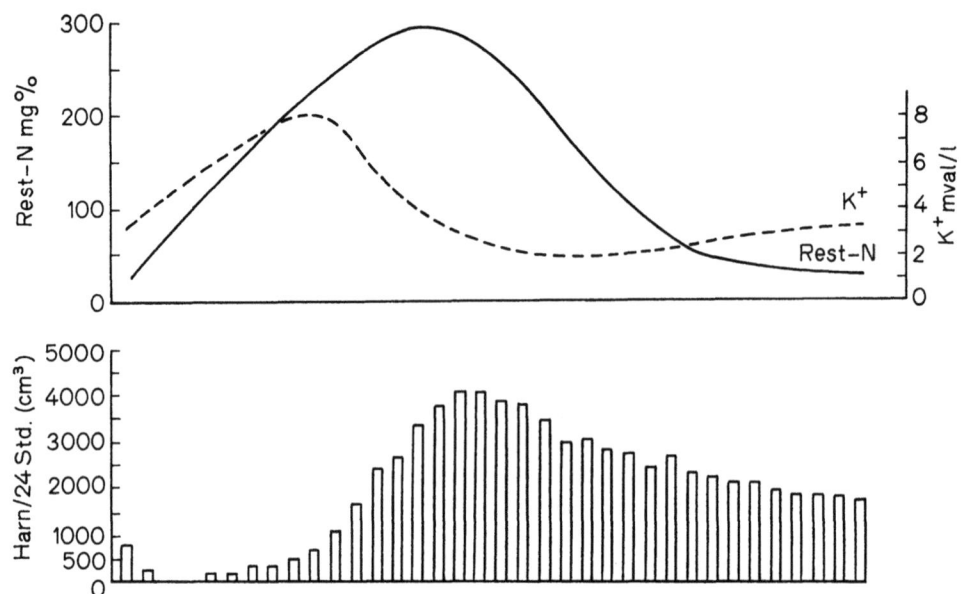

Abb. 244. Typisches Verhalten von Diurese, Rest-N- und Serumkaliumspiegel bei akutem Nierenversagen
(schematisch)

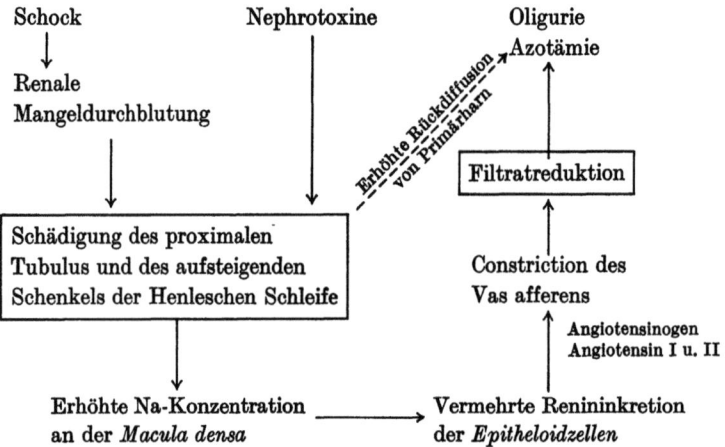

Abb. 245. Pathogenetische Zusammenhänge bei akutem Nierenversagen durch Schock oder Nephrotoxine.
(---→ Rückdiffusionstheorie, —→ Filtratreduktionstheorie). [Aus E. WETZELS, Wien. klin. Wschr. 79, 209
(1967)]

bei denen zum Schockgeschehen noch eine
Eigeneiweißvergiftung hinzutritt (Hämolyse,
Myolyse durch Weichteilzertrümmerung =
Crush, Eiweißabbau bei Verbrennungen), bildet
sich außerdem ein seröses Exsudat im Niereninterstitium ähnlich einer interstitiellen Nephritis (s. S. 431). Haben sich die morphologischen Veränderungen erst ausgebildet, so
bleibt auch bei inzwischen erfolgter Normalisierung der Kreislaufverhältnisse die Harnbereitung weiter gestört, d.h. die Oligurie oder
Anurie bestehen fort.

Außer durch eine renale Mangeldurchblutung kann eine akute Tubulusnekrose durch
Gifte zustande kommen, die das Kanälchen-

system unmittelbar schädigen (z.B. Tetrachlorkohlenstoff, Sublimat, Natriumchlorat).
Das Erscheinungsbild ist das gleiche.

Die starke Verminderung der Harnausscheidung wird bei der akuten Tubulusnekrose
vornehmlich auf eine vermehrte passive Rückdiffusion von Tubulusinhalt durch die geschädigte Kanälchenwandung ins Niereninterstitium zurückgeführt. Hinzu kommt eine Behinderung des tubulären Ab- bzw. Durchflusses infolge einer Verlegung der Kanälchenlichtung mit nekrotischem Zellmaterial. Fraglich ist eine Kompression der Tubuli durch ein
interstitielles Ödem, das den intrarenalen
Druck erhöht (,,Nierenglaukom''), dadurch

außerdem zur Kompression von Gefäßen und zur Steigerung des Drucks in der Bowmanschen Kapsel führen und auf diese Weise auch die glomeruläre Filtration erschweren soll.

Nach einer neuen Hypothese sollen Azotämie und Oligurie allerdings nicht auf der Schädigung des Tubulusepithels unmittelbar beruhen, sondern indirekt zustande kommen (Abb. 245): Durch Mangeldurchblutung und Nephrotoxine werden proximaler Tubulus und aufsteigender Teil der Henleschen Schleife zumindest funktionell derart alteriert, daß es zu einer verminderten Natriumrückresorption in diesen Tubulusabschnitten kommt. Der Tubulusinhalt weist daher im frühdistalen Bereich an der Macula densa einen erhöhten Natriumgehalt auf. Diese als Receptor für die Freisetzung von Renin durch den juxtaglomerulären Apparat fungierende Zone (s. S. 417) veranlaßt daraufhin eine vermehrte Inkretion des Enzyms in das Vas afferens, das über die Aktivierung von Angiotensinogen zu Angiotensin verengt wird. Das Filtrat wird entsprechend reduziert, so daß daraus Azotämie und Oligurie resultieren. Mit der späteren Regeneration des geschädigten Tubulusepithels kehren wieder Normalverhältnisse hinsichtlich der Natriumkonzentration im Tubulus zurück. Der Stimulus für einen Spasmus der Vasa afferentia fällt weg, das Filtrat steigt wieder an, die Azotämie geht zurück. Obwohl letztere demnach auch bei akuter Tubulusnekrose Ausdruck einer Reduktion des Glomerulusfiltrats wäre, ließe sich auf diese Weise die Parallelität zwischen Degeneration und Regeneration des Tubulusepithels einerseits und der Verschlechterung und Besserung des klinischen Bildes andererseits erklären. Gegen diese Hypothese lassen sich jedoch einige Einwände erheben, deren Erörterung hier zu weit führen würde.

Das spezifische Gewicht der kleinen, bei der akuten Tubulusnekrose noch ausgeschiedenen Harnmengen ist niedrig. Obwohl das Kanälchensystem im ganzen gesehen schwer alteriert ist, entspricht die Zusammensetzung des Harns aber nicht dem Glomerulusfiltrat, sondern ist immer noch durch tubuläre Rückresorptions- und Sekretionsprozesse modifiziert. Man schließt daraus, daß der ausgeschiedene Harn das Produkt nur weniger, der Schädigung entgangener und offenbar noch funktionstüchtiger Nephrone ist, während diese in der weit überwiegenden Mehrzahl für die Harnbereitung völlig ausgefallen sind. Es wäre aber auch denkbar, daß in den einzelnen Tubulusrohren ein erheblicher Teil bereits partiell umgeformten Filtrats durch distal gelegene Rupturen passiv rückdiffundiert und der verbleibende Rest zur Ausscheidung gelangt, oder aber, daß durch proximale Kontinuitätstrennungen in größerem Umfang Primärharn verlorengeht, eine restierende kleine Menge im

weiteren Verlauf der Kanälchenpassage jedoch Rückresorptions- und Sekretionsprozessen unterzogen wird.

Im Harn finden sich bei der akuten Tubulusnekrose Epithelzylinder, einzelne Erythrocyten und Leukocyten und etwas Eiweiß. Die Bestandteile rühren von den Nekrosen des Kanälchenepithels und der Eröffnung von Verbindungen zum Interstitium und zu kleinen Gefäßen (tubulo-venöse Aneurysmen) her.

Als Folge der Reduktion des „effektiven" Glomerulusfiltrats kommt es außer zur Oligurie oder Anurie auch zur Azotämie und Urämie, die sich besonders rasch entwickeln, wenn gleichzeitig ein starker endogener Eiweißabbau vorliegt (Muskelzertrümmerung, Verbrennung). Eine Hyperkaliämie beruht nicht nur auf ungenügender Ausscheidung, sondern auch auf einer Verschiebung von Kalium aus dem intra- in den extracellulären Raum. Natriumionen bewegen sich in umgekehrter Richtung, so daß eine leichte Hyponatriämie resultiert.

Diese Elektrolytverteilungsstörungen sind Ausdruck einer allgemeinen Störung des Zellstoffwechsels bzw. der „Ionenpumpe" an der Zellmembran. Als Ursache kommt neben einer toxischen Wirkung retinierter Schlackenstoffe eine Acidose in Frage. Diese entsteht durch die mangelnde Ausscheidung von H-Ionen mit dem Harn und die Retention von Phosphat, Sulfat und organischen Säureresten. Ödeme entwickeln sich nur, wenn die Wasserzufuhr der verminderten Ausscheidung nicht angepaßt wird. Ein Hochdruck gehört nicht zum Bild der akuten Tubulusnekrose, allenfalls wird eine vorübergehende leichte Hypertonie in den ersten Tagen beobachtet (infolge vasculärer Drosselung durch intrarenalen Druckanstieg?).

Das Stadium der Oligurie dauert etwa 10—14 Tage; ihm schließt sich die zweite Phase der akuten Tubulusnekrose an, die eine oft extreme Polyurie (bis zu 10 000 ml/24 Std) zeigt, da bei zunehmender Regeneration des Tubulusepithels besonders noch das Konzentrationsvermögen gestört ist (nephrogener Diabetes insipidus). Das Tubulusepithel ist gegenüber antidiuretischem Hormon refraktär. Der Urin ist weiterhin arm an Harnstoff. Auch im zweiten, polyurischen Stadium der akuten Tubulusnekrose nimmt daher die Azotämie zunächst noch zu; sie geht im allgemeinen erst zurück, wenn der Höhepunkt der Diurese erreicht ist. Die Kaliumkonzentration im Serum steigt demgegenüber fast nie mehr an, wenn die 24 Std-Harnmengen 1000 ml überschreiten und geht schließlich sogar in eine Hypokaliämie über. Die hohen Harnmengen der zweiten Phase des akuten Nierenversagens können nicht nur zu deutlichen Verlusten an Kalium, sondern auch an Natrium führen. Mit weitergehender Reparation der Harnkanälchen nehmen die Harnmengen wieder ein normales Maß an. Noch längere Zeit kann aber eine Einschränkung der Konzentrationsfähigkeit beobachtet werden.

Die oligurische Phase der akuten Tubulusnekrose kann gelegentlich fehlen oder derart kurz sein, daß sie praktisch nicht in Erscheinung tritt. Die morphologischen Schäden an der Niere sind bei solchen Verlaufsformen geringfügiger.

Die Rolle des Myoglobins und des Hämoglobins bei der Entstehung der akuten Tubulusnekrose ist umstritten. Das führende pathogenetische Prinzip ist sicher der Schock, der bei den meisten Fällen von intravasaler Hämolyse (z. B. bei Fehltransfusionen) oder schwerer Myolyse (z. B. durch Weichteilzerquetschung) auch tatsächlich vorliegt. Wie die paroxysmalen Hämoglobinurien (Kältehämoglobinurie, nächtliche Hämoglobinurie) zeigen, führt Hämoglobinämie als solche nicht zum Nierenversagen. Versuchspersonen wurde Hämoglobin infundiert, ohne daß es zu einer Störung der Nierenfunktion kam. Andererseits sind akute Niereninsuffizienzen in Fällen von Hämolyse oder Myolyse unter den Erscheinungen einer interstitiellen Nephritis beschrieben worden, ohne daß ein Schock vorgelegen haben soll. — Wahrscheinlich wirkt Hämoglobin als solches nicht nierentoxisch. Vielleicht sind es aber Spaltprodukte, die eine Giftwirkung ausüben. So ist besonders Hämatin, das sich im sauren Milieu der unteren Tubulusabschnitte bildet, angeschuldigt worden. Eine ischämische Vorschädigung des Tubulussystems durch Kreislaufversagen wird im übrigen eine erhöhte Empfindlichkeit gegenüber Nephrotoxinen bewirken.

16. Die bilaterale Nierenrindennekrose

Wie die akute Tubulusnekrose tritt die doppelseitige Nierenrindennekrose unter dem Bild der akuten Niereninsuffizienz auf. Es kommt dabei zu ausgedehnten Nekrosen der Rinden beider Nieren bis auf eine schmale subkapsuläre Zone, während das Mark nicht betroffen ist. In den nekrotischen Bezirken findet sich eine vollständige Degeneration des gesamten Gewebes, d. h. der Glomeruli, der Tubuli und der Gefäße. Charakteristisch sind Thrombosen der Arteriae corticales radiatae und der Vasa afferentia. Man nimmt an, daß es zur Entwicklung der Rindennekrose einer intrarenalen Zirkulationsstörung in Kombination mit einer erhöhten Gerinnungsbereitschaft des Blutes bedarf. Der renale Kreislauf kann dabei durch morphologische Veränderungen (z. B. Arteriosklerose) oder funktionell (Kollaps, Schock, Gefäßspasmen) alteriert sein.

Die corticale Nekrose der Nieren — eine an sich seltene Erkrankung — stellt sich vornehmlich in Zusammenhang mit einer Gravidität oder Geburt ein, so vor allem bei vorzeitiger Lösung der Placenta oder Fruchtwasserembolie. In solchen Fällen finden sich neben der kollaps- oder blutungsbedingten Kreislaufstörung auch Änderungen der Gerinnungsverhältnisse des Blutes (Einschwemmung von Thrombokinase aus der Placenta). Nierenrindennekrosen sind auch bei Pankreatitis und verschiedenen Infekten beobachtet worden.

Die Folge des erheblichen Untergangs von Nierenparenchym sind Anurie oder hochgradige Oligurie, Azotämie und schließlich Urämie. Nur selten kommt nach Wochen eine ausreichende Nierenfunktion wieder in Gang, die dann im wesentlichen von juxtamedullären Glomeruli und ihren zugehörigen Tubuli getragen wird, die von der Nekrose nicht betroffen wurden. Entsprechend verbleibt nach bilateraler Nierenrindennekrose selbst in derart günstig verlaufenen Fällen stets eine erhebliche Reduktion des Glomerulusfiltrats, oft mit kompensierender Retention von Schlackenstoffen. Demgegenüber kommt es nach der akuten Tubulusnekrose in der Regel zu weitgehender Wiederherstellung der Nierenfunktion, oft zur Restitutio ad integrum.

17. Sekundäre funktionelle Nierenstörungen

Daß die Nierenleistung durch primär extrarenale Erkrankungen beeinträchtigt werden kann, wurde bereits erwähnt (Oligurie durch hämodynamische Faktoren, Viscositätszunahme und Hyperonkie des Blutes und durch hormonale Einflüsse; Polyurie infolge hormonaler Faktoren usw.). Die Übergänge von derartigen sekundären funktionellen Nierenstörungen bis zur akuten Niereninsuffizienz und den sekundären Nierenerkrankungen, bei denen auch anatomisch faßbare Defekte an der Niere entstehen, sind fließend. So führt z. B. starke Exsiccose bzw. schwerer NaCl-Mangel nicht nur zur vorübergehenden Störung der Harnbereitung und mangelnder Ausscheidung von Schlackenstoffen, sondern u. U. zu tubulären Schäden bis zur Nekrose.

Kaliopenie und Hypercalcämie ziehen zunächst nur eine Störung der Funktion (vor allem mangelnde Harnkonzentrierung), später auch strukturelle Veränderungen der Tubuli nach sich.

Die Ausscheidung des Bence-Jonesschen Eiweißkörpers beim Myelom kann auf die Dauer von leichten Störungen der Tubulus-funktion bis zur schweren Urämie mit nachweisbarer anatomischer Schädigung der Niere führen.

Literaturhinweise

BLACK, D. A. K.: Renal disease. Oxford: Blackwell 1962.

BOCK, K. D., u. P. COTTIER: Essentielle Hypertonie. — Ein internationales Symposion. Berlin-Göttingen-Heidelberg: Springer 1960.

BUCHBORN, E., u. K. D. BOCK: Diurese und Diuretica. — Ein internationales Symposion. Berlin-Göttingen-Heidelberg: Springer 1959.

FRIEDBERG, CH. K.: Heart, kidney and electrolytes. New York: Grune & Stratton 1962.

HEINTZ, R.: Nierenfibel, 2. Aufl., Stuttgart: Georg Thieme 1968.

KRAMER, K., u. K. J. ULLRICH: Nierensymposion. Stuttgart: Georg Thieme 1960.

LOSSE, H.: Kurzlehrbuch der Nierenkrankheiten. Stuttgart: Schattauer 1963.

PITTS, R. F.: Physiology of the kidney and body fluids. Chicago: Year Book Medical Publishers 1963.

REUBI, F.: Nierenkrankheiten. Bern u. Stuttgart: Huber 1960.

—, u. H. G. PAULI: Das nephrotische Syndrom. 2. Symposion der Ges. für Nephrologie. Stuttgart: Georg Thieme 1963.

SARRE, H.: Nierenkrankheiten, 3. Aufl. Stuttgart: Georg Thieme 1967.

SARRE, H., u. K. ROTHER: Akutes Nierenversagen. 1. Symposion der Ges. für Nephrologie. Stuttgart: Georg Thieme 1962.

SCHREINER, G. E., and J. S. MAHER: Uremia. Springfield: Ch. C. Thomas 1961.

SHALDON, ST., and G. C. COOK: Acute renal failure. A Symposium. Oxford: Blackwell 1964.

SMITH, H. W.: The kidney. Structure and function in health and disease. New York: Oxford University Press 1951.

STRAUSS, M. B., and L. G. WELT: Diseases of the kidney. Boston: Little, Brown and Company 1963.

WARDENER, H. E. DE: The kidney, 2. Aufl. London: Churchill 1963.

WETZELS, E.: Einzelfunktionen der Niere beim akuten Nierenversagen. Forschungsbericht Nr. 1423 des Landes Nordrhein-Westfalen. Köln u. Opladen: Westdeutscher Verlag 1964.

WOLLHEIM, E.: Glomeruläre und tubuläre Nierenerkrankungen. Internat. Nierensymposion. Stuttgart: Georg Thieme 1962.

ZOLLINGER, H. U.: Anurie bei Chromoproteinurie. Stuttgart: Georg Thieme 1952.

Proceedings 1. Internat. Congr. of Nephrology. Genève/Evian, 1.—4. 9. 1960, Basel-New York, 1961.

— 2. Internat. Congr. of Nephrology. Prague, 26.—30. 8. 1963, Prag-Amsterdam 1964.

Wasser-, Elektrolyt- und Mineralhaushalt

I. Wasserhaushalt

1. Aufgaben des Wassers

Das Wasser erfüllt im Organismus zahlreiche Funktionen. Neben CO_2 ist es das Endprodukt des Energiestoffwechsels. Darüber hinaus spielt es eine wichtige Rolle bei zahlreichen chemischen Reaktionen (z.B. hydrolytische Spaltung). Als Lösungsmittel steht es im Dienst des Stoffaustausches und Transportes der Körperbau- und Körpernährstoffe sowie der Ausscheidung der Stoffwechselschlacken durch Niere, Darm, Lungen und Haut. Aber nicht nur als Vehikel für den Stofftransport ist das Wasser bedeutungsvoll, sondern auch als Lösungsvermittler für zahlreiche intracelluläre Substanzen und die hier stattfindenden Reaktionen. Das *Lösungsvermögen* des Wassers ist größer als das irgendeines anderen Lösungsmittels. Diese hervorragende Eignung beruht auf einigen wichtigen physikalischen Eigenschaften des Wassers.

Wasser hat eine hohe *Dielektrizitätskonstante* (81 gegenüber 2,2 des Paraffinöls bei 18° C). Die Dielektrizitätskonstante ist ein Maß für die Polarisation einer Molekülbindung, bei der die Schwerpunkte der positiven und negativen Molekülladungen nicht zusammenfallen. Die Ursache liegt also nicht in einer „freien" Ladung des Moleküls, sondern in einer unsymmetrischen Verteilung der Elektronen. Polare Moleküle beeinflussen sich daher gegenseitig. Es kann daher zu Molekülassoziationen kommen — beim Wasser meistens zu sog. Vierer- oder Achteraggregaten —, was wiederum für andere physikalische Eigenschaften maßgebend ist, z.B. der Lage des *Gefrier- und Siedepunktes*, der für Wasser erheblich höher liegt, als auf Grund seines Molekulargewichtes zu erwarten wäre. Weiterhin treten Partikel mit freien Ladungen, wie Proteine mit positiver oder negativer Ladung sowie freie Ionen besonders leicht in Wechselwirkung mit dem Dipol H_2O, worauf die sog. Hydratation beruht. Das beste Beispiel bietet die hohe Löslichkeit der Elektrolyte in Wasser.

Durch die hohe *spezifische Wärme* des Wassers (hohe Wärmekapazität) können Schwankungen der Körpertemperatur, die als Folge der zahlreichen chemischen Reaktionen auch normalerweise auftreten, ohne Erwärmung der Organe ausgeglichen werden. Ohne diese Eigenschaft müßte es z.B. zu einer Überhitzung der Muskulatur nach Arbeit kommen. Auch die hohe *Wärmeleitfähigkeit* des Wassers dient zur Vermeidung lokaler Temperaturerhöhung. Auf diese Weise fördert das Wasser den Temperaturausgleich zwischen Zellen und Geweben, auch wenn infolge von festen Strukturen und Membranen keine freie Flüssigkeitszirkulation möglich ist.

Weiterhin ist auch die *hohe Verdampfungswärme* des Wassers von erheblicher Bedeutung für die Temperaturregulation (Verdampfungswärme von 1 g Wasser bei 100° C=539 cal (bei 37°=580 cal), für Alkohol: 202 cal, für Äther: 86 cal]. Durch Verdampfungen des Wassers an der Oberfläche wird also dem Organismus die höchstmögliche Wärmemenge entzogen.

Die *hohe Oberflächenspannung* des Wassers ist für die Bewegungsgröße und Bewegungsfähigkeit in Capillaren von Bedeutung. Auch für Adsorptionsvorgänge an Grenzflächen und Membranen hat die hohe Oberflächenspannung des Wassers maßgeblichen Anteil.

2. Wasserbestand des Organismus und der einzelnen Organe

Der Gesamtbestand des Wassers wird für den Organismus sehr konstant gehalten. Er beträgt etwa 70% des Körpergewichtes. Zunehmende Mengen an Depotfett bedingen einen Substanzen, die die Blutbahn nicht verlassen, wie z.B. Evans blue.

Die Volumina für die einzelnen Räume betragen in Prozent des Körpergewichtes: für den

Tabelle 61

Embryo im 2. Monat	97%
Embryo im 3. Monat	94%
Embryo im 4. Monat	92%
Embryo im 5. Monat	85%
Embryo im 9. Monat	74%
Neugeborener	66—74%
Erwachsener	58—67%

geringeren Anteil des Wassergehaltes. Durchschnittlich wird daher für Männer ein Wert von 62%, für Frauen der gleichen Altersstufe 52% des Körpergewichtes gefunden. Wird aber auf den fettfreien Körper bezogen, dann ergibt sich für fast alle erwachsenen Säugetiere ein einheitlicher Wert von 71%. Mit zunehmendem Alter verringert sich der Wasserbestand des Körpers, der in den ersten Embryonalmonaten fast 100% beträgt (s. Tabelle 61).

Funktionell von Bedeutung ist die Verteilung des Wassers auf verschiedene Verteilungsräume, den intravasalen Raum, den interstitiellen und den intracellulären Raum (s. auch S. 447). Die Wasserverteilung in diesem Dreikammersystem ist mittels verschiedener Methoden zu bestimmen, sie beruht auf den unterschiedlichen Durchlässigkeitseigenschaften der die Räume trennenden Membranen (s. auch S. 447).

Zur Bestimmung des Gesamtkörperwassers benutzt man Deuterium, Tritiumoxyd oder Antipyrin. Der Wassergehalt des Extracellularraumes (=Intravasalraum+interstitieller Raum) wird mit Inulin, Mannit oder Thiosulfat bestimmt. Die Bestimmung des Lösungswasser im Plasma geschieht mit

Tabelle 62

Gewebe	Wassergehalt in %	Prozentualer Anteil am Gesamtwasser des Körpers
Knochen	22—34	9—13
Fettgewebe	29—32	12—13
Knorpel	55	—
Rückenmark	64—70	—
Leber	68—79	1,5—2
Weiße Nervensubstanz	69—75	2,5—3
Haut	72—74	6—11
Pankreas	72—78	—
Quergestreifte Muskel	73—77	47—51
Darm	73—82	3—3,5
Niere	74—84	—
Thyroidea	75—77	—
thymus	75—78	—
Herz	74—81	2,5
Milz	75—86	—
Lunge	78—81	2,5
Graue Nervensubstanz	82—94	—
Hoden	86—88	—
Blut	78—83	4,7—9
Galle	86	—
Lymphe	95—97	—
Magensaft	97—98	—
Tränen	98,2	—
Liquor	95,8—99	—
Speichel	99,5	—
Schweiß	99,5	—

Intravasalraum 5%, für den interstitiellen Raum 15% und für den Intracellularraum 50%. Der Wassergehalt der einzelnen Organe und Körperflüssigkeiten differiert erheblich (s. Tabelle 62).

Die im knöchernen Skeletsystem enthaltenen Wassermengen sind für den Wasseraustausch praktisch nicht verfügbar. Der größte Wasserspeicher ist die Muskulatur.

Gegenüber Wasserverlusten ist der menschliche Organismus außerordentlich empfindlich. So führt eine Verminderung des Wasserbestandes um 15%, die nach etwa 6—8 Tagen Flüssigkeitskarenz eintritt, bereits zu lebensbedrohlichen Erscheinungen. Ein Verlust von über 20% ist nicht mehr mit dem Leben vereinbar. Eiweißzufuhr steigert den Wasserbedarf, da die vermehrte Harnstoffbildung mehr Lösungswasser zur Ausscheidung beansprucht.

Wasser ist in den Zellen oder der Gewebsflüssigkeit zum überwiegenden Teil als Lösungswasser, zur Lösung kristalloider Substanzen oder als Hydrationswasser in Bindung an kolloidale Körperbaustoffe vorhanden. Ein großer Teil der als Hydrationswasser an die Kolloide gebundenen Wassermoleküle steht aber noch zur Lösung kristalloider Stoffe zur Verfügung, da der Hydrationsmantel der Kolloide, je nach der veränderlichen elektrischen Ladung schwanken kann, zum anderen aber auch ein Austausch einzelner Wassermoleküle möglich ist.

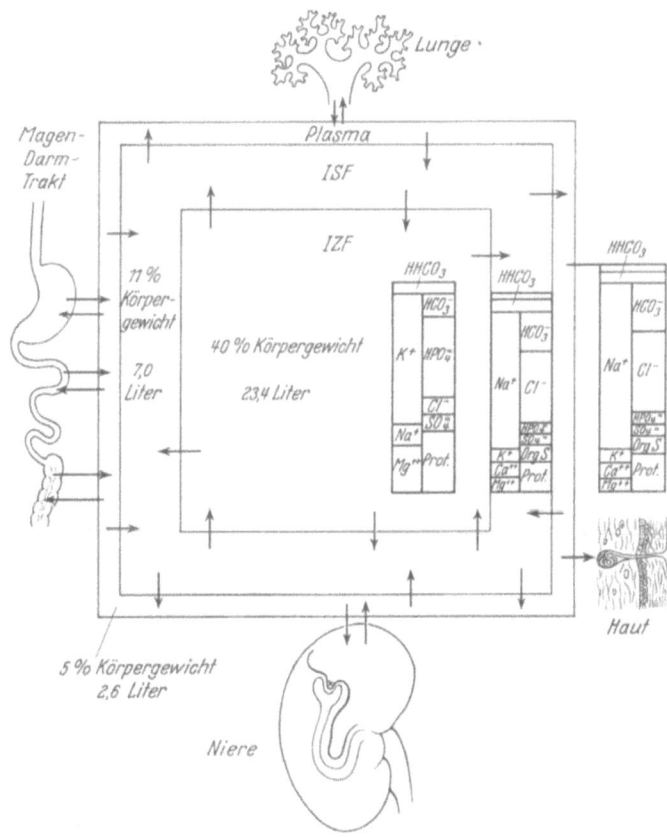

Abb. 246. Schematische Darstellung der funktionellen Unterteilung der Flüssigkeitsräume des Organismus und ihres Elektrolytgehaltes sowie ihre Verbindungen mit der Außenwelt bei einem Körpergewicht von 70 kg. (*ISF* interstitielle Flüssigkeit, *IZF* intercelluläre Flüssigkeit.) (Nach J. H. BLAND, Störungen des Wasser- und Elektrolythaushaltes. Stuttgart: Thieme 1959)

3. Wasserbilanz

Wassereinfuhr und Wasserausfuhr halten sich normalerweise die Waage.

Die *Wasseraufnahme* enthält die Trinkmenge, den Wassergehalt der Speisen, der einen beträchtlichen Anteil ausmacht (z. B. 57% des Gewichts bei Fleisch, über 90% bei vegetabilischen Nahrungsmitteln) und das Oxydationswasser, das bei der Verbrennung der Nahrungsmittel im Körper frei wird. Die Oxydation von 1 g Kohlenhydrat ergibt 0,56 ml, von 1 g Eiweiß 0,39 ml, von 1 g Fett 1,07 ml Wasser.

Bei der *Wasserausfuhr* ist zunächst der obligatorische Wasserverlust durch Wasserabgabe durch Haut und Lungen, im Stuhl sowie durch Schweißbildung zu berücksichtigen.

Die *unsichtbare* Wasserabgabe durch Haut und Lungen (*Perspiratio insensibilis*) hängt weitgehend vom Energieumsatz ab und wird mit 42 ml/100 Calorien Energieumsatz angegeben. Im Mittel beträgt dieser Wasserverlust 900 ml/24 Std. Der Anteil der Lungen an diesem Wasserverlust beträgt im Mittel 500 ml. Bei Anstieg der Körpertemperatur steigt entsprechend dem erhöhten Energieumsatz diese Menge (etwa 300—400 ml/° C). Als weiterer Faktor ist die Außentemperatur von Bedeutung. Bei einer Umgebungstemperatur von 33° C ist die Ausatmungsluft zu 88 % mit Wasserdampf gesättigt. Bei Hyperpnoe kann daher auf diesem Wege eine nicht unerhebliche Wassermenge abgegeben werden.

Tabelle 63. (Nach H. REIN)

Wasser-abgabe 24 Std	in cm³	Wasser-einnahme	in cm³
Harn	1500	Getränke	1300
Haut	450	Speisen	1000
Lunge	550	Oxydationswasser	350
Kot	150		
Insgesamt	2650	Insgesamt	2650

Der Wasserverlust mit dem *Stuhl* ist gering und beträgt normalerweise 150—200 ml/24 Std. Bei Diarrhoen ist dieser Verlust natürlich erheblich größer.

Der Wasserverlust mit dem *Schweiß* ist sehr variabel und hängt neben dem Energieumsatz vor allem von der Umgebungstemperatur und Feuchtigkeit ab. Genaue Angaben über den Anteil der Schweißsekretion und der perspiratio insensibilis am Gesamtflüssigkeitsverlust durch die Haut und Lungen sind nicht möglich. Insgesamt werden auf diesem Wege unter Ruhebedingungen etwa 1000 ml/24 Std abgegeben.

Unter extremer Wärmebelastung (z. B. im Wüstenklima oder in Untertagebergwerken) kann die Schweißabgabe auf 60—70 ml/min ansteigen. Für kurze Zeitspannen wurden Schweißabgaben von 3 Liter/Std. beobachtet.

Schweiß besteht zu etwa 99 % aus Wasser, das spezifische Gewicht beträgt 1002—1003, normale NaCl-Konzentration 0,1 %, bei Kranken bis zu 0,4 %. NaCl-Ausscheidung durch die Haut beim Gesunden 0,2—0,4 g in 24 Std, bei leicht schwitzenden Menschen bis zu 0,6 g, bei Kranken, besonders bei Tuberkulösen, bis zu 1,0 g in 24 Std. In 100 g Schweiß etwa 0,1 g Stickstoff. pH-Werte des Schweißes 4,2—7,5.

Neben diesen obligatorischen Flüssigkeitsverlusten, die auch dann erfolgen, wenn der Organismus kein Wasser aufnehmen kann und daher von erheblicher klinischer Bedeutung sind (s. Kapitel Nierenerkrankungen, Anurie), ist noch die variable Wasserabgabe durch den Urin zu berücksichtigen. Je nach Wasserzufuhr schwankt die Urinmenge zwischen mehreren Litern und 300—500 ml/24 Std. Für die Beurteilung und Behandlung von Störungen des Wasserhaushaltes ist eine genaue Kenntnis und Berücksichtigung dieser verschiedenen Möglichkeiten des Wasserverlustes von erheblicher Bedeutung (s. Tabelle 63).

4. Regulation der Wasseraufnahme

Die Wasseraufnahme wird durch die *Durstempfindung* gesteuert. Im Vergleich zum Hunger ist der Durst kürzer ertragbar und rascher zu stillen. Zahlreiche Faktoren, die für die Entstehung des Durstgefühls von Bedeutung sind, sind z. T. noch unklar.

α) *Durst infolge Wassermangel*

Ein Wassermangel kann durch erhöhte Ausfuhr oder verringerte Zufuhr bedingt sein. Die Folgen sind eine Abnahme des extra- und intracellulären Flüssigkeitsraumes sowie ein Anstieg des osmotischen Druckes in diesen Abschnitten.

Für die Auslösung des Durstgefühles hat in diesen Fällen anscheinend die Abnahme der Flüssigkeitsräume eine größere Bedeutung als eine Zunahme der Gesamtosmolarität des Extra- und Intracellularraumes.

Zu einem Mangel an extracellulärer Flüssigkeit, insbesondere des intravasalen Anteils kommt es bei Blutungen und Diarrhoen, nach denen häufig ein mehr oder weniger ausgeprägtes Durstgefühl beobachtet wird. Die Ursache hierfür dürfte in diesen Fällen die Abnahme der extracellulären Flüssigkeit sein, da der Flüssigkeitsverlust isoton ist und zunächst keine Änderung der extra- und intracellulären Osmolarität eintritt.

β) *Durst ohne Wasserverarmung*

Veränderungen der Salz- und Eiweißkonzentration des Blutes können einen Durst auslösen, obwohl der Gesamtwasserbestand des Körpers normal oder sogar vergrößert ist (Herz- und Nierenerkrankungen, Diabetes mellitus, Infusionen von hochprozentiger NaCl- oder

Glucoselösung). Von Bedeutung für die Durstempfindung dürfte hierbei der Anstieg der Gewebsosmolarität sein. Die erhöhte extracelluläre Osmolarität bewirkt einen Einstrom von intracellulärer Flüssigkeit in den Extracellularraum. Gleichzeitig ist in der Regel ein starkes Durstgefühl zu beobachten. Der Gesamtwassergehalt des Organismus braucht in einem derartigen Fall nicht einmal vermindert zu sein, wohl aber ist die Flüssigkeitsverteilung verändert. Auch die starke Durstempfindung frisch laparatomierter Patienten beruht wahrscheinlich auf einer Erhöhung der extracellulären Osmolarität. Die Folge ist eine Flüssigkeitsverschiebung aus dem Intracellularraum in den Extracellularraum mit konsekutiver intracellulärer Exsiccose.

γ) Oraler Durst infolge Austrocknung der Mundschleimhaut

Obwohl dieser Faktor für die Entstehung des Durstes von untergeordneter Bedeutung ist, kann es durch mechanische Reizung der Mundschleimhäute, staubige Luft, schleimhautaustrocknende Pharmaka wie Atropin, zu einem Durstreiz kommen, der durch Befeuchtung der Mundschleimhaut oder Anregung des Speichelflusses zu mildern ist.

δ) Febriler Durst

Beim Fieber kann es infolge Wasserverlustes zum Auftreten eines echten Durstes kommen. Bei einer Reihe von Fieberarten findet sich aber eine echte Hydrämie. Es ist wahrscheinlich, daß analog der Erregungssteigerung der Wärmeregulationszentren sowie des Vasomotoren- und Atmungszentrums auch eine Erregungssteigerung der durstregulierenden Zentren im Zwischenhirn unter der Einwirkung des Fiebers zustande kommt.

ε) Zentralnervöse Faktoren

Psychische Faktoren, wie depressive Zustände, können für die Auslösung des Durstgefühles eine gewisse Rolle spielen. Auch beim Diabetes insipidus sind sehr oft psychische Faktoren für die Polydipsie mitbestimmend, die andererseits durch die Polyurie bedingt ist. Abgesehen von diesen Wechselwirkungen zwischen psychischen und organischen Faktoren dürfte für das Bewußtwerden des Durstgefühles eine zentrale Integration der vielfältigen durstverursachenden Afferenzen anzunehmen sein. Man nimmt an, daß im Diencephalon im Bereich des supraoptico-hypophysären Systems ein sog. Durstzentrum liegt, das die verschiedenen peripheren Reize integriert.

5. Regulation der Wasserausscheidung

Da der Wasserverlust durch Haut, Lungen und Darm obligatorisch ist und seine Veränderungen durch die jeweiligen Umweltbedingungen bestimmt werden, kann der Körper einzig vermittels einer Zu- oder Abnahme der Harnausscheidung durch die Nieren die Wasserausscheidung den wechselnden Bedürfnissen des Organismus anpassen. Die Niere spielt somit als Erfolgsorgan für die Regulation der Wasserausscheidung eine hervorragende Rolle. Es ist daher verständlich, daß Störungen der Nierenfunktion sich auch stets auf den Wasserhaushalt auswirken müssen. Die für die Wasserausscheidung wichtigen Vorgänge bzw. mögliche Störungen werden hier in einer kurzen Übersicht dargestellt (Weiteres s. Kap. Niere).

a) Die Bedeutung der Nieren

α) Die Bedeutung des Glomerulusfiltrats

Wie im übrigen Organismus sind Wasserbewegungen in der Niere passiv, d.h. sie erfolgen nach den Gesetzen der hydrodynamischen Strömung (Filtration) oder der Osmose. Da eine tubuläre Sekretion von Wasser nicht besteht, ist die glomeruläre Filtration die einzige Quelle des Wassers im Harn. Theoretisch könnten dementsprechend Änderungen der Menge des Glomerulusfiltrats für Diureseänderungen verantwortlich sein. Da indessen unter normalen Bedingungen die Größe des Glomerulusfiltrats vermittels der sog. Autoregulation der Nieren weitgehend konstant gehalten wird, sind vornehmlich Änderungen der tubulären Wasserrückresorption für die Größe der Wasserausscheidung im Harn von Bedeutung. Allerdings wird die Größe des Glomerulusfiltrats bei Parenchymschwund und damit Abnahme der Zahl der filtrierenden Glomerula für die Wasserausscheidung kritisch.

β) Die Größe der Wasserausscheidung in Abhängigkeit vom Angebot harnpflichtiger Substanzen

Bei zunehmendem Angebot gelöster Substanzen — wie z.B. Harnstoff oder Glucose

Regulation des Wasser- und Natriumhaushaltes

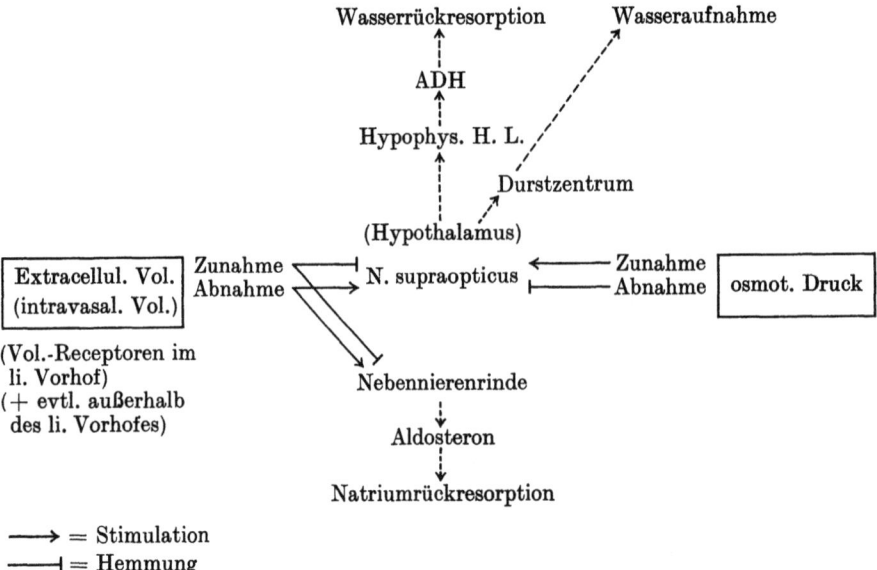

⟶ = Stimulation
⟶| = Hemmung

nimmt — auch bei maximaler ADH-Aktivität — die Harnosmolarität kontinuierlich ab. Entsprechend steigt das Harnvolumen und die Harnosmolarität nähert sich der Plasmaosmolarität. Im Verlauf einer derartigen sog. osmotischen Diurese kann es zu beträchtlichen Wasserverlusten durch die Nieren kommen (z.B. polyurische Phase der akuten Tubulusnekrose oder Polyurie bei Diabetes mellitus).

γ) Die Masse der funktionsfähigen Nephrone

Die renale Regulation der Wasserausscheidung ist natürlich von der Zahl funktionsfähiger Nephrone abhängig. Nimmt die Zahl der Nephrone infolge Parenchymunterganges ab, so sinkt einmal das Glomerulusfiltrat, zum anderen stehen die restlichen Nephrone infolge des erhöhten Angebotes an harnpflichtigen Substanzen unter einer osmotischen Diurese und haben damit auch bei anatomischer Intaktheit die Fähigkeit verloren, einen konzentrierten oder verdünnten Harn zu bilden, so daß eine gewisse minimale Ausscheidungsmenge nicht über- oder unterschritten werden kann.

δ) Die Intaktheit der distalen Tubuli und Sammelrohre

Die Wirkung des ADH ist an die Intaktheit der distalen Tubuli bzw. Sammelrohre gebunden. Ist dieser Angriffsort des Hormons z.B. bei schwerer Pyelonephritis gestört, so kann kein konzentrierter Harn gebildet werden und

es wird ein isotoner oder hypotoner Harn ausgeschieden. Damit kann es zu beträchtlichen Wasserverlusten kommen (nephrogener Diabetes insipidus).

ε) Die tubuläre Natriumrückresorption

Schließlich wirken sich bei der engen Verknüpfung des Wasserhaushaltes mit der Regulation des NaCl-Stoffwechsels *Störungen des Natriumstoffwechsels*, insbesondere der tubulären Natriumrückresorption, die die treibende Kraft für die Rückresorption des Wassers darstellt, auch auf die Regulation des Wasserhaushaltes aus (s. S. 448).

b) Die Bedeutung des antidiuretischen Hormons

Eine der Voraussetzungen für die Bildung eines konzentrierten Harns (maximal das 3- bis 4fache der Plasmaosmolarität = 1400 osm/l) ist die Produktion von ADH im Hypophysenhinterlappen bzw. Tractus supraoptico-hypophyseus. Erst durch die im einzelnen noch ungeklärte Wirkung des ADH auf die Permeabilität der Zellmembrane kann der durch das Haarnadelgegenstromsystem der Henleschen Schleifen aufgebaute osmotische Gradient für die Konzentration des Endharns in den Sammelrohren der Niere wirksam werden. Fehlt das ADH — wie beim Diabetes insipidus centralis — so verliert der Körper infolge der dauernden Ausscheidung eines verdünnten Harns erhebliche Flüssigkeitsmengen (maximal bis zu 20% des Glomerulusfiltrates).

II. Elektrolythaushalt
1. Zusammensetzung der Körperflüssigkeiten

Die funktionelle Unterteilung des Körpers in das Dreikammersystem des intracellulären, des interstitiellen und des intravasalen Flüssigkeitsraumes ergibt sich aus der Tatsache, daß die Elektrolytzusammensetzung in diesen Räumen unterschiedlich ist. Hierbei sind die Unterschiede zwischen intravasalem und interstitiel-keit stets beachten muß und durch Einsetzen des Donnan-Faktors für die einzelnen Elektrolyte korrigieren kann, ist der Unterschied zwischen intravasalem und interstitiellem Raum gering, so daß man diese beiden Räume als Extracellularraum gemeinsam betrachten kann. Der Extracellularraum ist die wäßrige Umgebung der

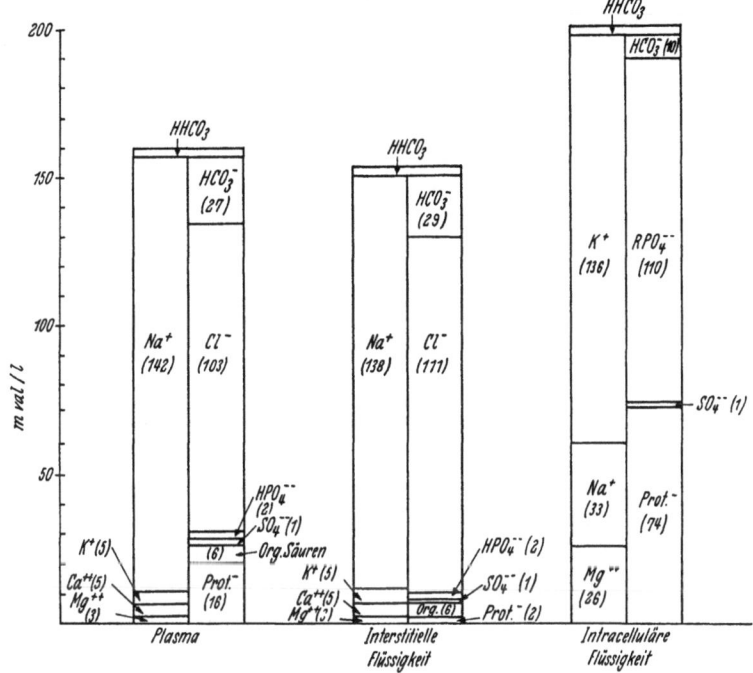

Abb. 247. Normales Ionogramm von Plasma, interstitieller Flüssigkeit und intracellulärer Flüssigkeit. Die Zahlen in den Klammern geben die Konzentrationen in mval/l an. (Nach H. C. MOLL u. G. W. DAUGHERTY, Stoffwechsel des Wassers und der Elektrolyte. In: THANNHAUSERs Lehrbuch des Stoffwechsels u. der Stoffwechselkrankheiten (ed. N. ZÖLLNER). Stuttgart: Georg Thieme 1957)

lem Raum kaum ins Gewicht fallend, da die Permeabilitätsschranke der Capillarmembran für kristalloide Stoffe frei passierbar ist. Die unterschiedliche Konzentration der Eiweißkörper in diesen Räumen bewirkt jedoch eine geringe unterschiedliche Konzentrationsverteilung der An- und Kationen infolge des Auftretens von Donnan-Gleichwichten.

Die im allgemeinen für Proteine nicht durchlässige Capillarmembran bewirkt, daß im interstitiellen Raum die Konzentration der Kationen (Natrium und Kalium) etwas niedriger und die der Anionen (Chlorid) etwas höher ist als im intravasalen Raum. Außer diesen Konzentrationsdifferenzen, die man allerdings bei einem Vergleich der Plasma-Elektrolytkonzentrationen mit denen der interstitiellen Flüssig-

Zelle, das „milieu interne" nach CLAUDE BERNARD. Der Intracellularraum weist gegenüber dem Extracellularraum erhebliche Unterschiede in den Elektrolytkonzentrationen auf, die das Ergebnis von Transport- und Austauschvorgängen an der Zellmembran sind. Besonders augenfällig ist die unterschiedliche Konzentrationsverteilung der Kationen Natrium und Kalium (s. Abb. 247). Auf der Anionenseite nimmt das Phosphat zu einem großen Teil die Stelle des Chlorids ein. Dementsprechend liegt das Chlorid intracellulär in wesentlich niedrigerer Konzentration vor als extracellulär.

Eine Übersicht der unterschiedlichen Elektrolytverteilung in den einzelnen Flüssigkeitsräumen bringt Abb. 247. Zu beachten ist, daß trotz der unterschiedlichen Verteilung der Elektrolyte im Extra- und Intracellularraum die Osmolarität in beiden Räumen gleich ist, da ein Teil der intracellulären Kationen nicht dissoziiert ist und ein Teil der Anionen polyvalent ist.

2. Regulation des Natriumstoffwechsels

Das Natrium ist das wichtigste Kation der extracellulären Flüssigkeit. Es wird mit der Nahrung bzw. dem Trinkwasser aufgenommen und nahezu vollständig resorbiert. Die tägliche Natriumaufnahme beträgt etwa 3—4 g oder 120—179 mÄq/24 Std. Das Gesamtkörpernatrium beträgt etwa 58 mÄq/kg Körpergewicht, wovon 96% im Extracellularraum verteilt sind. Die Plasmakonzentration des Natrium beträgt 132—152 mÄq/l, im Durchschnitt 142 mÄq/l. Da die Natriumausscheidung im Stuhl und unter normalen Bedingungen im Schweiß zu vernachlässigen ist, ist die Niere als das wesentliche Regulationsorgan des Natriumstoffwechsels anzusehen.

a) Die Bedeutung der Niere für den Natriumhaushalt

Die renale Natriumausscheidung ist das Ergebnis glomerulärer Filtration und tubulärer Rückresorption. Eine tubuläre Sekretion ist für das Natrium ausgeschlossen worden. Normalerweise werden 80—85% des glomerulär filtrierten Natriums (23900mÄq/24 Std) obligatorisch in den proximalen Tubuli aktiv rückresorbiert, die restlichen 15—20% werden im distalen Tubulus, davon etwa 12,5% im Austausch gegen K^+-Ionen und H^+-Ionen rückresorbiert. Die Natriumrückresorption in den Harnkanälchen hat in den verschiedenen Abschnitten unterschiedliche Funktionen. Im proximalen Tubulus dient die Natriumresorption in erster Linie der Flüssigkeitsabsorption, in den aufsteigenden Schleifenschenkeln der Harnkonzentrierung bzw. -verdünnung und im distalen Tubulus sowie Sammelrohr der Regulation des Gesamtkörpernatriums. Die tägliche Natriumausscheidung beträgt normalerweise etwa 100—200 mÄq/24 Std, es werden also 99,5% des filtrierten Natriums tubulär rückresorbiert. Änderungen der glomerulär filtrierten Menge werden dementsprechend durch entsprechende Veränderungen der tubulären Rückresorption ausgeglichen. Für die Regulation dieses glomerulär-tubulären Gleichgewichtes spielen offenbar zahlreiche Faktoren eine Rolle (Durchmesser des proximalen Tubuluslumens; Höhe des onkotischen Drucks in den peritubulären Capillaren; intratubuläre Natriumkonzentration im Bereich der Macula densa, die offenbar für die Reninfreigabe der juxtaglomerulären Zellen verantwortlich ist und über die Weite des Vas afferens die Größe des Glomerulusfiltrates bestimmt).

Die tubuläre Natriumrückresorption wird also von einer Vielzahl von Faktoren beeinflußt. Einmal ist das Angebot harnpflichtiger Substanzen für die vermehrte Ausscheidung von Kochsalz und Wasser im Sinne einer osmotischen Diurese von Bedeutung. So kann es bei einem vermehrten Harnstoffangebot zu erheblichen Natriumverlusten kommen. Das gleiche gilt für die osmotische Diurese infolge Zuckerausscheidung beim Diabetes mellitus. Weiterhin ist die Funktiontüchtigkeit des Tubulusepithels von entscheidender Bedeutung (Pyelonephritis). Auch können Substanzen, die in den aktiven Natriumtransportvorgang der Tubuluszelle eingreifen (Diuretica, Stoffwechselhemmer) zu einem erheblichen Natriumverlust führen (s. auch Kap. Niere).

b) Die Bedeutung der Nebennierenrindenhormone für den Natriumhaushalt

Die Anpassung der tubulären Rückresorption an die jeweilig veränderten Umstände geschieht über die Vermittlung der Mineralocorticoide der Nebennierenrinde, insbesondere durch das *Aldosteron*. Unter dem Einfluß des Aldosterons vollzieht sich ebenfalls im distalen Tubulus eine weitere fakultative Natriumrückresorption. Hierdurch wird weitgehend die Konstanz der extracellulären Natriumkonzentration aufrecht erhalten. Obwohl nur 2% des filtrierten Natriums der Regulation durch das Aldosteron unterliegen, hat diese Menge angesichts der normalerweise fast vollständigen Rückresorption des filtrierten Natriums doch eine erhebliche Bedeutung. Auf die verschiedenen Steuerungsvorgänge der Aldosteronsekretion wird in diesem Zusammenhang nicht näher eingegangen, sondern auf Kapitel Hormone der Nebennierenrinde verwiesen.

3. Regulation des Kaliumstoffwechsels

Das Kalium ist das wichtigste intracelluläre Kation. Die unterschiedliche intrazelluläre Konzentration von Natrium und Kalium sowie die unterschiedliche Verteilung zwischen Extra- und Intracellularraum ist für zahlreiche Zellfunktionen von ausschlaggebender Bedeutung. Die tägliche Kaliumzufuhr beträgt etwa 3—4 g, entsprechend 70—100 mÄq/24 Std. Die Resorption erfolgt wie die des Natriums im Verdauungstrakt. Das Gesamtkörperkalium beträgt 53,8 mÄq/kg Körpergewicht, hiervon sind etwa 95% intracelluläres Kalium. Die Plasma-Kaliumkonzentration beträgt 3,4 bis 5,4 mÄq/l. Die Ausscheidung des Kaliums erfolgt ebenfalls zum größten Teil über die Nieren, wenn auch etwa 20% der Gesamtausscheidung mit dem Stuhl abgegeben werden. Das Kalium wird in der Niere zunächst im Primärharn filtriert, im proximalen Tubulus wahrscheinlich vollständig aktiv rückresorbiert und im distalen Tubulus in wechselndem Ausmaß sezerniert. Die distale K^+-Sekretion wird z.T. von den Mineralocorticoiden der Nebennierenrinde beeinflußt (z.B. Hypokaliämie bei Nebennierenrindenadenom: Conn-Sydrom - und Hyperkaliämie bei M. Addison). Eine vermehrte K-Ausscheidung kann entweder eine verminderte proximal tubuläre Rückresorption oder aber vermehrte distale Sekretion als Ursache haben. Im Gegensatz zur tubulären Steuerung der Natriumausscheidung ist die Kaliumausscheidung weniger konstant. Änderungen des Plasma-Kaliumgehaltes bis zu 50% werden nicht selten bei einer Vielzahl von Erkrankungen beobachtet, während demgegenüber Schwankungen der Plasma-Natriumkonzentration von mehr als 10% eine Seltenheit sind. Bei der Beurteilung des Plasma-Kalium ist zu beachten, daß dieser Wert nichts über die intracelluläre

Kaliumkonzentration aussagt, die 112 bis 150 mval/l beträgt.

Das intracelluläre Kalium ist teilweise als Ion gelöst, teilweise in die Zellstruktur eingebaut und als solche nicht frei austauschbar. So werden z.B. in den Muskelzellen 3 mval Kalium pro g Stickstoff gebunden. Ähnlich werden bei der Glykogenbildung 0,36 mval K/g Glykogen in den Zellen abgelagert. Da der Kaliumtransport eine aktive Zelleistung darstellt, können pathologische Veränderungen des Zellstoffwechsels sich auch in einer Störung dieses aktiven Transportvorganges zeigen. Von besonderer Bedeutung für den intra-extracellulären Kaliumaustausch sind jedoch die Verhältnisse des Säure-Basen-Haushaltes. Da K^+-Ionen und H^+-Ionen sich gegenseitig bei dem Austausch gegen Na^+-Ionen vertreten können, ist für die extra- und intracelluläre Kaliumkonzentration das jeweilige pH von entscheidender Bedeutung. Bei extracellulärer Acidose nehmen die Zellen H^+-Ionen im Austausch gegen K^+-Ionen auf, infolgedessen steigt die extracelluläre Konzentration (z.B. Hyperkaliämie bei Acidose infolge Nierenversagens). So kann unter Umständen eine Serumhyperkaliämie vorliegen bei vermindertem Gesamtkörperkalium. Dieser Kalium - Ionen - H^+-Ionen -Austauschmechanismus stellt eine wichtige Puffermöglichkeit des Organismus dar. Entsprechend wandern bei der extracellulären Alkalose vermehrt H^+-Ionen aus den Zellen im Austausch gegen K^+-Ionen, so daß eine Hypokaliämie resultiert. Anderseits kann eine extracelluläre Hypokaliämie (z.B. infolge K^+-Verlustes durch Erbrechen) zu einer Alkalose führen (intracelluläre K^+-Ionen werden gegen extracelluläre H^+-Ionen ausgetauscht) (s. auch Kap. Säure- und Basen-Haushalt).

4. Regulation des Chloridstoffwechsels

Das Chlorid ist das wichtigste extracelluläre Anion. Die Chloridaufnahme hängt weitgehend von der Ernährung ab und beträgt etwa 4—5 g (100—150 mÄq/24 Std). Der Gesamtkörpergehalt an Chlorid beträgt 33 mÄq/kg Körpergewicht, davon sind 88% extracelluläres Chlorid. Die Ausscheidung erfolgt vornehmlich über die Nieren, wobei wahrscheinlich das Chlorion im proximalen Tubulus passiv der aktiven Natriumrückresorption folgt. Die beiden Ionen

werden allerdings nicht in äquivalentem Verhältnis rückresorbiert, da ein wechselnder Anteil vom Bicarbonatanion eingenommen werden kann. Neuere Untersuchungen lassen zusätzlich eine aktive distal-tubuläre Chloridresorption möglich erscheinen.

Neben der Ausscheidung über die Nieren als Kochsalz spielen für die extracelluläre Chloridkonzentration noch die jeweiligen Verhältnisse des Säure-Basen-Haushaltes eine

Rolle. Zur Aufrechterhaltung des elektrochemischen Gleichgewichtes muß bei Veränderungen der Konzentration des Bicarbonatanions im Gefolge von Verschiebungen im Säure-Basen-Stoffwechsel entweder die Konzentration der Kationen zunehmen oder aber die Konzentration der übrigen Anionen, d. h. vornehmlich des Chlorids abnehmen. So kann z. B. bei metabolischer Acidose mit abnehmender Bicarbonatkonzentration die Chloridkonzentration des Plasmas ansteigen (z. B. hyperchlorämische Acidose bei tubulärer Acidose: M. Lightwood-Albright), sofern nicht die Konzentration anderer Anionen (Sulfat etc.), wie in den meisten Fällen von renal bedingten metabolischen Acidosen, zunimmt und eine Hypochlorämie resultiert. Umgekehrt fällt bei respiratorischer Acidose mit steigender Bicarbonatkonzentration die Chloridkonzentration. Auch bei metabolischer Alkalose nimmt entsprechend der Zunahme der Bicarbonatkonzentration die Chloridkonzentration ab (,,hypochlorämische Alkalose"). Besteht bei einer metabolischen Alkalose gleichzeitig ein Chloridmangel (z. B. als Folge gastrointestinaler Verluste), so wird unter dem Zwang der Natriumkonservierung ein größerer Anteil des filtrierten Natriums im Bereich des distalen Tubulus im Austausch gegen H^+-Ionen rückresorbiert, die metabolische Störung daher noch verstärkt. Diese Zusammenhänge sind bei der Therapie zu berücksichtigen, z. B. kann eine metabolische Alkalose bei gleichzeitigem Natriumdefizit allein vermittels Kochsalzinfusionen gebessert werden.

III. Dehydrations- und Hyperhydrationszustände

Bei der engen Verknüpfung von Wasserhaushalt und Elektrolytstoffwechsel wirken sich Änderungen im Wasserhaushalt stets auch auf den Elektrolythaushalt, insbesondere den Natriumstoffwechsel aus. Das Natrium als wichtigstes Elektrolyt des Extracellularraumes bestimmt zum größten Teil mit dem zugehörigen Chlorid-Anion den osmotischen Druck und

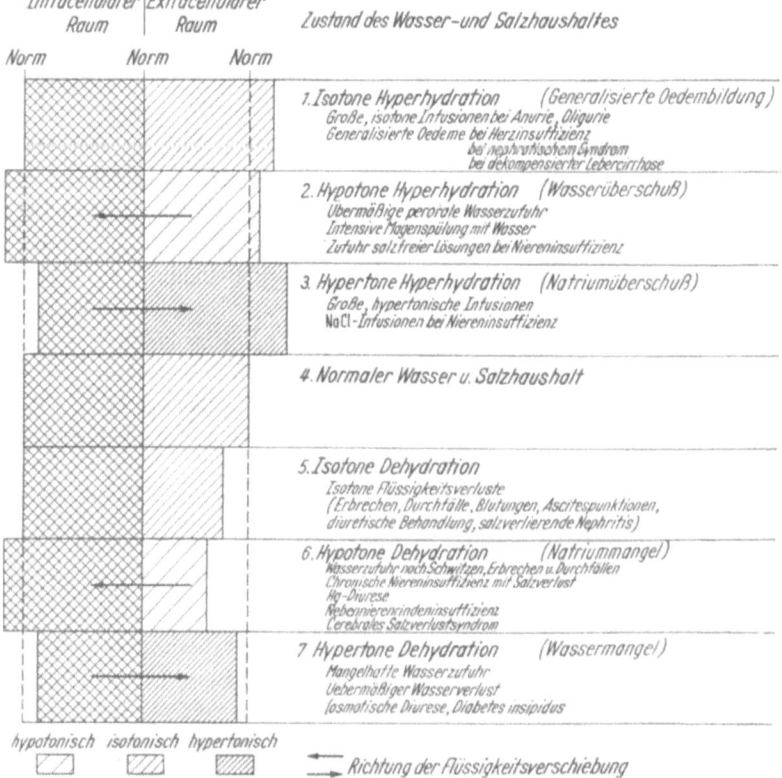

Abb. 248. Störungen des Wasser- und NaCl-Haushaltes mit Darstellung der Volumen- und Osmolaritätsänderungen im intra- und extracellulären Raum. (Nach W. SIEGENTHALER, Klinische Physiologie und Pathologie des Wasser- und Salzhaushaltes. Berlin-Göttingen-Heidelberg: Springer 1961)

damit auch das Volumen des extracellulären Flüssigkeitsraumes. Änderungen der extracellulären Natriumkonzentration — seien sie durch primäre Störungen des Natrium- oder Wasserhaushaltes hervorgerufen — wirken sich stets auf den osmotischen Druck und damit auf die Wasserverteilung zwischen Extra- und Intracellularraum aus, da das Wasser entsprechend den osmotischen Druckverhältnissen in diesen Räumen bewegt wird. Zustände von Dehydration und Hyperhydration können daher ohne oder mit Änderungen der Osmolarität im Extra- und Intracellularraum einhergehen, je nachdem, ob Natrium im isotonischen, hypotonischen oder hypertonischen Verhältnis zum Wasser verloren oder dem Organismus zugeführt wird (Abb. 248).

1. Dehydrationszustände

a) Hypertone Dehydration (vorwiegender Wassermangel)

Mangelhafte Wasserzufuhr (z.B. bei komatösen Patienten) ist eine häufige Ursache der hypertonen Dehydration. Aber auch durch

Therapie sind häufig die Ursache einer hypotonen Dehydration. Weitaus häufiger sind gastrointestinale Natriumverluste bei profusem Erbrechen und Durchfällen. Bei Nebennierenrindeninsuffizienz (Morbus Addison) führt der

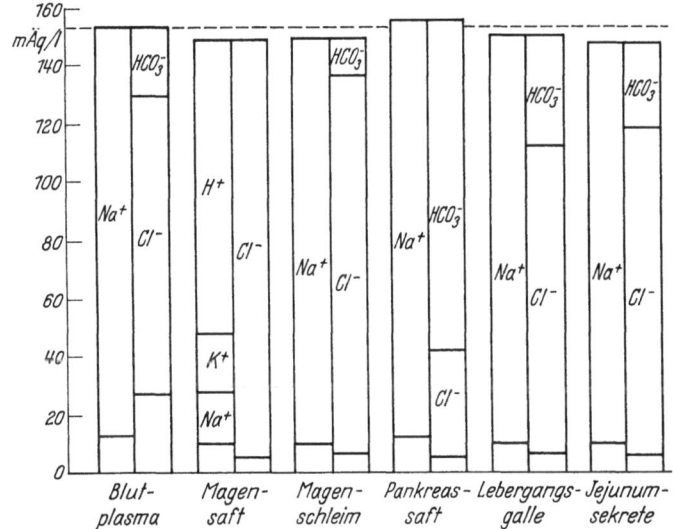

Abb. 249. Elektrolytzusammensetzung der Verdauungssekrete. (Aus J. L. GAMBLE, Chemical anatomy, physiology and pathology of extracellular fluid. Harward University Press. Nach J. H. BLAND, Störungen des Wasser- und Elektrolythaushaltes. Stuttgart: Georg Thieme 1959)

starkes Schwitzen kann vermehrt Wasser verloren werden. Zu einem vermehrten renalen Wasserverlust mit konsekutiver hypertoner Dehydration kommt es bei osmotischer Diurese und beim Diabetes insipidus, wenn der Wasserverlust nicht ausgeglichen wird. Durst, Trokkenheit von Haut und Schleimhäuten sowie Oligurie sind die wichtigsten Symptome einer hypertonen Dehydration.

b) Hypotone Dehydration (vorwiegender Natriummangel)

Störungen der renalen Natriumrückresorption z.B. bei Schrumpfnieren, interstitieller Nephritis, in der polyurischen Phase der akuten Tubulusnekrose und bei unkritischer Diureticatherapie.

Mangel an natriumkonservierendem Aldosteron zu einem vermehrten renalen Natriumverlust.

Im Gegensatz zur hypertonen Dehydration ist das Durstgefühl bei überwiegendem Natriummangel und daher vermindertem extracellulärem osmotischen Druck nur gering. Infolge des niedrigen extracellulären osmotischen Druckes wird Wasser zusätzlich in den intracellulären Raum verschoben, das extracelluläre Flüssigkeitsvolumen sinkt weiter ab.

c) Isotone Dehydration

Bei Erbrechen, Diarrhoen, Magen- oder Darmfisteln kommt es zum Verlust von isotonen Flüssigkeitsmengen, ebenfalls bei Ascitespunktionen und Blutungen. Schwere Dehydrationszustände können bei Ileus auftreten, wenn große Mengen isotonischer Flüssigkeit im Magen-Darmtrakt dem Extracellularraum entzogen sind, ohne daß der Verlust nach außen in Erscheinung tritt. (Normalerweise werden täglich 8 Liter Verdauungssekret im Magen-Darmtrakt rückresorbiert.) Bei einem Verlust von Sekreten des Magen-Darmtraktes ist auf gleichzeitige Störungen des Elektrolyt- und Säure-

Basen-Haushaltes zu achten (metabolische Alkalose und Hypokaliämie bei Verlust sauren Mageninhaltes, metabolische Acidose bei überwiegendem Verlust bicarbonatreicher Darmsekrete; s. Abb. 249). Im Vordergrund der klinischen Symptomatik steht als Folge der Abnahme des extracellulären Flüssigkeitsraumes und damit auch des intravasalen Anteiles ein Blutdruckabfall, evtl. ein schwerer Schock.

2. Hyperhydrationszustände

a) Hypertone Hyperhydration (vorwiegender Natriumüberschuß)

Die Zufuhr oder Retention von relativ mehr Natrium als Wasser führt zum Anstieg der extracellulären Osmolarität. Infolgedessen

von „Wasserintoxikation", wie sie z.B. auch postoperativ bei vermehrter ADH-Aktivität und übermäßiger Flüssigkeitszufuhr in Form von Glucose oder elektrolytarmem Trinkwasser beobachtet wird, ferner bei mit Pitressin be-

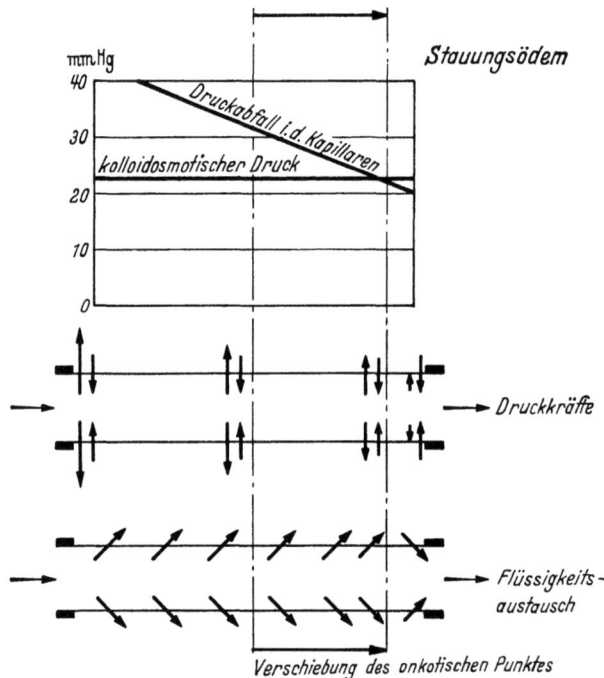

Abb. 250. Verschiebungen von kolloidosmotischem und hydrostatischem Druck bei Eiweißmangelödem und Stauungsödem

strömt intracelluläre Flüssigkeit in den Extracellularraum. Derartige Zustände können bei übermäßigen Kochsalzinfusionen (z.B. bei Nierenkranken) beobachtet werden.

b) Hypotone Hyperhydration (Wasserüberschuß)

Die Retention von Wasser im Überschuß zu Natrium kann bei eingeschränkter Nierenfunktion und vermehrter Zufuhr von Trinkwasser oder Infusionen mit Glucoselösung beobachtet werden. Bei raschem Auftreten spricht man

handeltem Diabetes insipidus und uneingeschränktem „gewohnheitsmäßigem" erheblichem Trinkbedürfnis (zum Unterschied vom echten Durst vor der Behandlung). Bei hypotoner Hyperhydration verteilt sich das überschüssige Wasser im Extra- und Intracellularraum. Bezüglich der Natriummangelzustände mit relativem Wasserüberschuß s. S. 457.

c) Isotone Hyperhydration (generalisiertes Ödem)

Die Retention von Wasser und Elektrolyten, insbesondere des Natriums in isotonem

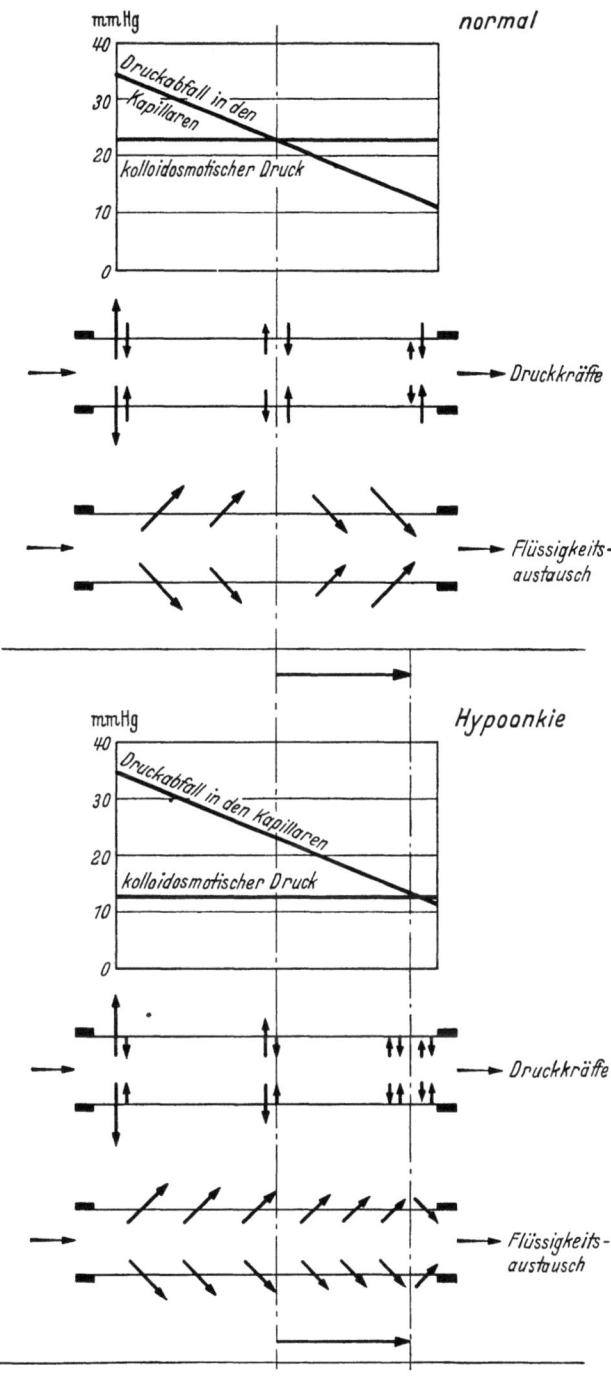

Abb. 250 (Fortsetzung der Abb. 250, S. 452)

Verhältnis führt zu einer Vergrößerung des extracellulären Flüssigkeitsraumes, ohne Änderung des intracellulären Flüssigkeitsraumes. Zu einer isotonen Hyperhydration kommt es nach übergroßer Zufuhr isotoner Flüssigkeit bei gestörter Nierenfunktion, z.B. infolge übermässiger Infusionen bei akuter Niereninsuffizienz mit Anurie. Häufiger werden generalisierte Ödeme bei Herzinsuffizienz, beim nephrotischen Syndrom und bei dekompensierter Lebercirrhose beobachtet. Die Pathogenese der isotonen Hyperhydration mit generalisiertem Ödem ist bei diesen recht unterschiedlichen Krankheiten in allen Fällen ähnlich.

α) *Ödementstehung infolge Störungen des Gleichgewichts zwischen kolloidosmotischem und hydrostatischem Druck*

Wie später dargestellt, wird die Bewegung isotoner Flüssigkeit durch die Capillarmembran vom Gleichgewicht des hydrostatischen Capillardrucks und kolloidosmotischen Drucks des Plasmas reguliert (STARLING). Eine Störung dieses Gleichgewichts der Kräfte an

Blutdruck und dem kolloidosmotischen Druck werden in Abb. 251 veranschaulicht.

Entsprechend dieser die Flüssigkeitsbewegungen regulierenden Beziehungen zwischen kolloidosmotischem und hydrostatischem Druck sind zunächst zwei Gruppen von Ödemen zu unterscheiden.

1. Das Ödem bei erniedrigtem Gesamteiweiß- gehalt des Blutes oder bei herabgesetztem Albumin-

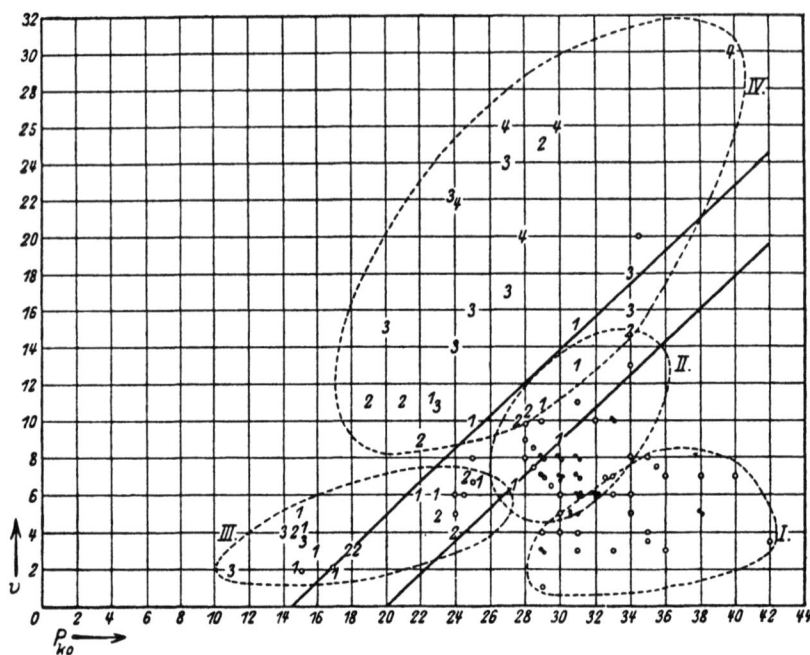

Abb. 251. Die Abhängigkeit des Ödems vom Venendruck und kolloidosmotischen Druck. (Nach v. FARKAS.) P_{ko} kolloidosmotischer, v Venendruck, beide in cm H_2O. Kleine Kreise=ödemfreie Fälle. Nummer je nach dem Grad des Ödems. In der Abbildung lassen sich 4 Gruppen unterscheiden, die durch mit gestricheltem Rand gezeichnete Zonen zusammengefaßt werden. Zone *I* enthält die Fälle mit Hypertonie; Zone *II* faßt die normalen Fälle zusammen; in Zone *III* sind die Fälle mit nephrotischen Ödemen, d.h. Fälle mit hochgradiger Hypoonkie, aber normalem Venendruck enthalten. In Zone *IV* finden wir die kardinalen Ödemfälle. Hier ist der Venendruck stark erhöht, während der kolloidosmotische Druck normal ist. Durch eine von zwei Geraden begrenzte „kritische Zone" werden die ödemfreien Fälle von solchen mit Ödemen getrennt

der Capillarmembran ist daher ein wesentlicher Faktor in der Ödempathogenese.

Der normale kolloidosmotische Druck der Bluteiweißkörper beträgt etwa 35—36 cm H_2O. Während der kolloidosmotische Druck in der Arterie und Vene nur sehr geringe Unterschiede aufweist (in der Vene maximal 1 cm H_2O höher), ist der hydrostatische Druck im arteriellen Schenkel der Capillare höher (im Mittel 43 cm H_2O) als im venösen Teil der Capillare (im Mittel 16 cm H_2O). Im arteriellen Schenkel ist also der Capillardruck um etwa 5—10 cm höher als der kolloidosmotische Druck, während im venösen Teil der Capillare die Verhältnisse umgekehrt liegen. Die Beziehungen zwischen dem

Globulin-Quotienten [Ödeme infolge vermehrten Albuminverlustes bei nephrotischem Syndrom, Ödeme bei verminderter Albuminsynthese bei Lebercirrhose, Ödeme bei vermehrten enteralen Eiweißverlusten (sog. exsudative Enteropathie)].

2. Das Ödem bei erhöhtem hydrostatischem Druck (Ödem bei Herzinsuffizienz). In vielen Fällen sind beide Faktoren in der Ödempathogenese beteiligt. So findet sich nicht selten auch ein erniedrigter kolloidosmotischer Druck bei Herzinsuffizienz. Beim nephrotischen Syndrom kann neben der Herabsetzung des kolloidosmotischen Drucks infolge der Albuminverluste auch der Capillardruck erhöht sein, wenn

z. B. ein Hochdruck bei Nephritis vorliegt. Weiterhin ist bei der Pathogenese des renal bedingten Ödems unter Umständen auch eine vermehrte Capillarpermeabilität zu berücksichtigen.

Neben diesen Störungen des Flüssigkeitsaustausches zwischen Capillare und Gewebe ist außerdem eine vermehrte renale Natriumretention als Folge eines sog. *sekundären Hyperaldosteronismus* eine wesentliche Teilursache in der Ödempathogenese bei Herzinsuffizienz, Lebercirrhose und nephrotischem Syndrom. Die vermehrte Aldosteronaktivität des Plasmas bei Herz-, Nieren- und Leberkrankheiten kann außer auf einer vermehrten Aldosteronsekretion als Folge einer Abnahme des intravasalen Volumens auf verschiedenen Faktoren beruhen. Die Bestimmung der Aldosteronausscheidung und Aldosteronsekretion allein vermag über die Plasmaaldosteronaktivität keine Aussage zu geben (s. Tabelle 64).

Die Kenntnis dieser die Aldosteronaktivität beeinflussenden pathogenetischen Zusammenhänge ist auch für die Therapie hydropischer Zustände von Bedeutung. So wird z. B. ein therapeutisch induzierter abrupter Natriumverlust zwar zu einer raschen Ausschwemmung der Ödeme führen, indessen auch zu einer Aktivierung des Renin-Angiotensin-Systems und konsekutiv zu einer erhöhten Aldosteronsekretion. Die Folge einer derartigen brüsken saluretischen Therapie wäre also eine erhöhte Prädisposition für das Wiederauftreten der Ödeme. Weiterhin ist ein bei langdauernder und massiver diuretischer Therapie induzierter sekundärer Hyperaldosteronismus in vielen Fällen Ursache für die Abnahme der pharmakologischen Wirksamkeit der Diuretica und nicht Ausdruck einer Verschlechterung des Grundleidens.

Während die renale Natriumretention als Folge eines sekundären Hyperaldosteronismus vorwiegend das Ausmaß der Ödeme bestimmt, ist der weitaus wichtigere Faktor bei der Ödembildung der genannten hydropischen Krankheiten indessen das Mißverhältnis zwischen hydrostatischem Capillardruck und kolloidosmotischem Druck der Bluteiweißkörper. Daß die Ödembildung nicht allzu einseitig unter dem Aspekt des sekundären Aldosteronismus gesehen werden darf, ergibt sich schon aus der Tatsache, daß der primäre Hyperaldosteronismus bei Nebennierenrindentumoren nie mit Ödemen einhergeht.

β) Lymphstrom und Ödementstehung

Die interstitiellen Gewebsspalten sind das Quellgebiet der Lymphbahnen. Ansammlung von freier abtropfbarer Flüssigkeit in den interstitiellen Saftlücken bedeuten, daß ein Mißverhältnis zwischen Ansammlung und lymphogenem Abfluß der interstitiellen Flüssigkeit besteht. Der Abtransport von Flüssigkeit durch die Lymphräume ist sehr begrenzt. Kommt es auf Grund der obengenannten Störungen des Gleichgewichts zwischen hydrostatischen und

Tabelle 64. *Mögliche Ursachen eines sekundären Hyperaldosteronismus als Teilfaktor der Ödempathogenese*

Nephrotisches Syndrom:

a) Vermehrte Aldosteronsekretion als Folge des verminderten intravasalen Volumens

b) Verminderte renale Exkretion bei eingeschränkter Nierenfunktion

Lebercirrhose:

a) Verminderte hepatische Extraktion

b) Unter Umständen vermehrte Aldosteronsekretion bei hypoproteinämisch vermindertem Plasmavolumen

Herzinsuffizienz:

Aldosteronsekretionsrate meist unverändert, aber gestörtes Verhältnis zwischen Sekretion und Exkretion

a) Infolge verminderter Leberdurchblutung Verminderte hepatische Extraktion

b) Infolge verminderter Nierendurchblutung Verminderte renale Exkretion

kolloidosmotischen Druckverhältnissen in den Blutcapillaren zu einem erhöhten Flüssigkeitseinstrom in die interstitiellen Räume, so kann der Lymphabfluß nicht entsprechend gesteigert werden, um die Flüssigkeitsansammlung im Lymphsystem zu kompensieren. Eine besondere Funktionsstörung der Lymphcapillaren braucht daher bei diesen Ödemarten nicht angenommen zu werden. Bei den Ödemen mit hohem Eiweißgehalt der Ödemflüssigkeit wird neben der Schädigung der Blutcapillaren auch eine Störung der Funktion der Lymphcapillaren angenommen. Zum Beispiel ist für die Entstehung eines Ascites bei Lebercirrhose neben einer Erhöhung des hydrostatischen Drucks im portalen Kreislauf auch eine Schädigung der Lymphcapillaren anzunehmen. Die Lymphcapillaren sollen bei der Resorption von eiweißhaltiger Flüssigkeit aus dem Gewebe ak-

Schema der den Plasmaaldosteronspiegel bestimmenden Faktoren
(s. auch Abb. 240)

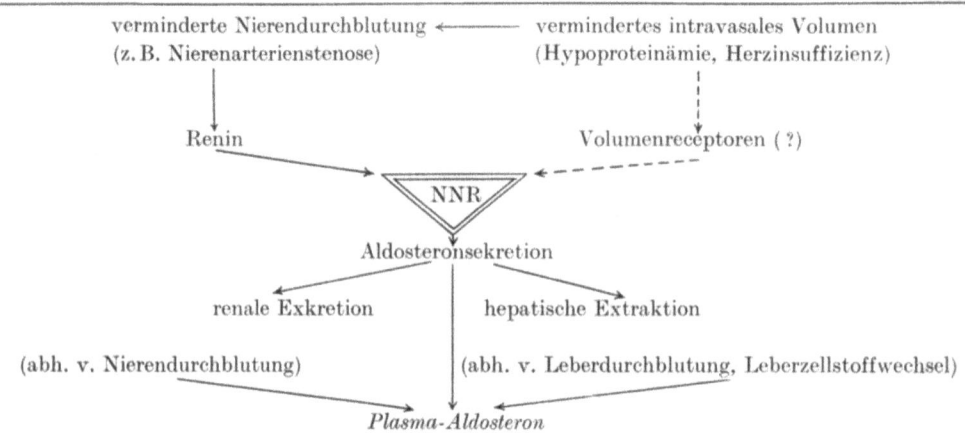

verminderte Nierendurchblutung ← vermindertes intravasales Volumen
(z. B. Nierenarterienstenose) (Hypoproteinämie, Herzinsuffizienz)

Renin Volumenreceptoren (?)

NNR

Aldosteronsekretion

renale Exkretion hepatische Extraktion

(abh. v. Nierendurchblutung) (abh. v. Leberdurchblutung, Leberzellstoffwechsel)

Plasma-Aldosteron

Schema der einzelnen die Ödementstehung beeinflussenden Faktoren

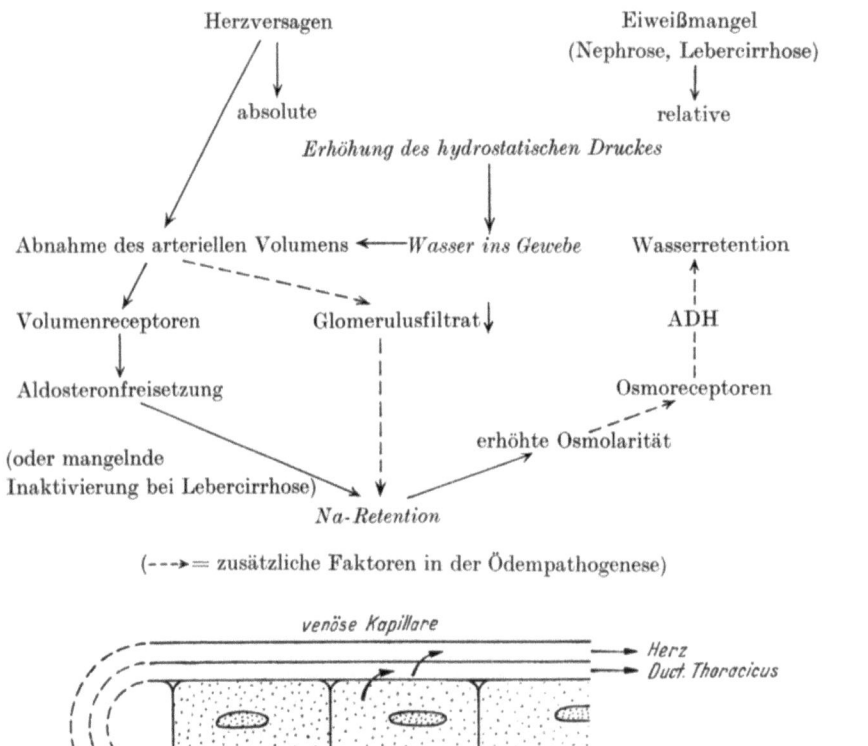

Herzversagen Eiweißmangel
(Nephrose, Lebercirrhose)

absolute relative

Erhöhung des hydrostatischen Druckes

Abnahme des arteriellen Volumens ← *Wasser ins Gewebe* Wasserretention

Volumenreceptoren Glomerulusfiltrat↓ ADH

Aldosteronfreisetzung Osmoreceptoren

(oder mangelnde erhöhte Osmolarität
Inaktivierung bei Lebercirrhose)

Na-Retention

(---→ = zusätzliche Faktoren in der Ödempathogenese)

venöse Kapillare

→ *Herz*
→ *Duct. Thoracicus*

← *vom Herzen*

arterielle Kapillare

Abb. 252. Die Abhängigkeit des Ödems vom Venendruck und kolloidosmotischen Druck

tiv beteiligt sein. Abgesehen davon, daß diese Annahme noch nicht eindeutig bewiesen ist, bestehen über die Art dieser „vitalen Kräfte" des Lymphsystems keine konkreten Vorstellungen (s. auch entzündliches Ödem).

γ) Gewebsfaktoren und Ödementstehung

Die beiden beschriebenen Ödemformen lassen sich aus einer Störung des Verhältnisses von kolloidosmotischem Druck zum Capillardruck ableiten. Doch sind auch bei diesen Ödemformen meist noch andere Faktoren mitbeteiligt. Bei der Ödementstehung spielen auch Veränderungen im Gewebe selbst eine große Rolle. Diese Gewebsfaktoren können unter Umständen das Bild völlig beherrrschen, ohne daß es zu nachweisbaren Veränderungen des kolloidosmotischen Druckes oder des Capillardruckes kommt. An erster Stelle ist das entzündliche Ödem zu nennen. Es entsteht dadurch, daß die die Entzündung hervorrufenden bzw. begleitenden Toxine auch die Capillarwand schädigen. Es kommt daher zu einem Austritt von eiweißhaltiger Blutflüssigkeit in die interstitiellen Gewebsräume. Das entzündliche Ödem ist daher gegenüber der eiweißfreien bzw. eiweißarmen Ödemflüssigkeit bei Nephrose, Inanition und Herzinsuffizienz verhältnismäßig eiweißreich. Die Ödemflüssigkeit kann hierbei Eiweißwerte bis zu 1,5% aufweisen, während die Flüssigkeit in den interstitiellen Gewebsspalten normalerweise nur einen Eiweißgehalt unter 0,1% hat. Zum entzündlichen Ödem gehören vor allem: das lokale entzündliche Ödem, das urticarielle Ödem und das nephritische Ödem. Bei dieser Art von Ödem ist auch eine Störung der Funktion der Lymphcapillaren mit zu berücksichtigen. Es liegen manche Hinweise dafür vor, daß die Lymphcapillaren nicht nur der Resorption und Reinigung der Gewebsräume von fremden, von außen in das Gewebe gelangten Kolloiden dienen, sondern daß sie auch eine reinigende Funktion gegen körpereigenes Eiweiß ausüben, wenn dieses in die Gewebsräume eingedrungen ist. Der Eiweißgehalt der Lymphe beträgt normalerweise 2—3 g-%. Bei eiweißreichen Ödemen sind die Lymphcapillaren nicht in der Lage, das durch die geschädigten Capillarwände durchgetretene Bluteiweiß aus der Gewebsflüssigkeit in hinreichender Menge zu resorbieren.

Ein Mechanismus, wie er der Entstehung des entzündlichen Ödems zugrunde liegt, kann auch beim Auftreten anderer Schädigungen zum Gewebsödem führen, besonders im Gefolge von Toxinwirkungen und von Sauerstoffmangel. Derartige toxische Wirkungen auf die Capillaren im Sinne einer vermehrten Durchlässigkeit treten bei vielen Krankheiten auf, insbesondere bei Vergiftungen des Magen-Darmtraktes (paratyphöse Erkrankungen, Fleischvergiftungen, Vergiftungen mit Allylformiaten und Histamin). Wie experimentell nachgewiesen wurde, führt besonders ein Sauerstoffmangel des Gewebes zu Capillarschädigungen mit nachfolgendem Eiweißaustritt ins Gewebe. Solche Ödeme manifestieren sich klinisch anders als die vorgenannten. Sie kommen weniger im Unterhautzellgewebe als in den parenchymatösen Organen zustande.

Vielfach ist an der Ödementstehung sowohl eine absolute oder relative Erniedrigung des kolloidosmotischen Druckes als auch Änderungen der Capillarpermeabilität ursächlich beteiligt.

IV. Hypo- und Hypernatriämie

Normalerweise wird die extracelluläre Natriumkonzentration vermittels der sehr prompt einsetzenden regulativen Anpassung der Natriumausscheidung durch die Nieren bei übermäßiger Natriumzufuhr oder erheblichem Natriumverlust in sehr engen Grenzen konstant gehalten. So kommt es bei natriumfreier Ernährung erst nach 30—40 Tagen zu einem Abfall der extracellulären Natriumkonzentration. Dabei ist auffallend, daß die Zusammensetzung der extracellulären Flüssigkeit offenbar strenger reguliert wird als ihr Volumen. Da Natrium der Hauptbestandteil der extracellulären Flüssigkeit ist und damit auch maßgeblich ihren osmotischen Druck bestimmt, sind Störungen im Wasserhaushalt stets mit Änderungen des Natriumstoffwechsels verknüpft und umgekehrt.

Bei der Beurteilung der Serum-Natriumkonzentration, die ja bei Berücksichtigung der Donnan-Korrektur für die Natriumkonzentration des gesamten Extracellularraumes gilt, ist stets zu beachten, daß sie nichts über den Natriumbestand des Organismus aussagt. So kann eine Hyponatriämie bei normalem, erhöhtem oder vermindertem Gesamtkörpernatrium vorliegen. Weiterhin sind bei der Beurteilung der Serum-Natriumkonzentration stets auch die Verhältnisse des extracellulären Flüssigkeitsvolumens zu berücksichtigen, d.h., es ist zu unterscheiden, ob ein Verlust oder ein Überschuß von Natrium vorliegt, oder ob es sich um eine Natriumverteilungsstörung handelt. So kann eine Hyponatriämie bei gleichzeitigem Wasserverlust mit einem Dehydrationszustand oder auch mit einer Hyperhydra-

Tabelle 65. (Modifiziert nach W. Schwab)

1. Hypernatriämie Bei herabgesetztem oder normalem Gesamtkörper-Natrium: a) Mit Dehydration: vorwiegender Wasserverlust bei komatösen Patienten Hungerzustand Diabetes insipidus b) Mit Hyperhydration: möglich bei Ödemen bei Herzinsuffizienz, Lebercirrhose Schwangerschaftstoxikose Übermäßige Kochsalzinfusionen bei Patienten mit Oligurie bzw. Anurie Bei normalem oder vermehrtem Gesamtkörper-Natrium und normalem Flüssigkeits-volumen: Nebennierenrindenadenom (Conn-Syndrom) Therapie mit Nebennierenrindenhormon *2. Hyponatriämie* Bei herabgesetztem Natriumgehalt des Körpers: a) Mit Dehydration: 1. Gastrointestinale Verluste (Erbrechen, Durchfall, Fisteln) 2. renale Verluste osmotische Diuerse bei chronischer Niereninsuffizienz Diabetes mellitus diuretische Phase der akuten Tubulus-nekrose verminderte Natriumrückresorption bei Nebennierenrindeninsuffizienz (M. Addison)	cerebrales Salzverlustsyndrom (Welt et al.), z. B. bei akuter Encephalitis, bulbärer Poliomyelitis, Hirntumoren Therapie mit Diureticis 3. Verluste durch die Haut Schwitzen Verbrennungen und exsudative dermato-logische Prozesse b) Mit normalem extracellulärem Flüssigkeits-volumen (asymptomatisch): bei schweren konsumierenden Erkrankungen (z. B. beobachtet bei Bronchial-Ca, Lungen-Tbc) c) Mit Hyperhydration: Erhöhte ADH-Aktivität (einige seltene Fälle von Mediastinaltumoren) Bei normalem Natriumbestand des Körpers: a) Mit Hyperhydration: Infolge übermäßiger Wasserzufuhr, z. B. Flüs-sigkeitsersatz durch Wasser nach starkem Schweißverlust, Glucoseinfusionen, bei Oligurie bzw. Anurie bei vorübergehend erhöhter ADH-Aktivität, z. B. postoperativ b) Infolge Störungen des extra-intracellulären Natriumtransportes bei Kaliummangel bei verminderter Wirksamkeit der Natrium-pumpe, möglich bei Sauerstoffmangel oder Störung des Zellstoffwechsels (evtl. von Bedeutung bei schwerer Herzinsuffizienz) Bei erhöhtem Natriumgehalt des Organismus: möglich bei sämtlichen Formen des generali-sierten Ödems (Herzinsuffizienz, Leber-cirrhose, nephrotisches Syndrom)

tion einhergehen (z. B. Verdünnungshyponatri-ämie oder Verschiebung des Natriums aus dem Extracellularraum in den Intracellularraum). Analog kann eine Hypernatriämie bei einem verminderten oder normalen extracellulären Flüssigkeitsvolumen vorkommen.

Im Vordergrund der klinischen Symptomatik eines Natriummangels stehen Störungen von seiten des Herz-Kreislaufsystems. Der Abfall des systolischen Blutdrucks sowie die Abnahme des Herzminutenvolumens ist eine Folge der Verminderung des Extracellularraums und damit auch der Abnahme des Plasmavolumens. Die Verminderung des Herzminutenvolumens wie auch die Zunahme des peripheren Gefäß-widerstandes führen zur Abnahme der Nieren-durchblutung und des Glomerulusfiltrates. Die Beeinflussung der renalen Hämodynamik mit Verminderung der glomerulären Filtration können ein solches Ausmaß erreichen, daß harn-pflichtige Substanzen retiniert werden: Sog.

hypochlorämische Azotämie. Entscheidend für die Entstehung dieses sekundären Nierenversagens ist die Dehydration und Hypovolämie.

Auch eine Hypernatriämie als Folge eines übermäßigen Wasserverlustes (s. hypertone Dehydration) kann infolge der Abnahme des Extracellularraumes zu einem Nierenversagen führen. Der Anstieg des osmotischen Druckes im Extracellularraum bewirkt eine gesteigerte ADH-Produktion, außerdem wird, möglicher-weise über Volumenreceptoren stimuliert, Aldo-steron vermehrt sezerniert. Es resultiert ein hoch konzentrierter Harn mit hoher Harnstoff-konzentration und trotz der Hypernatriämie niedriger Natriumkonzentration (sog. Hyper-elektrolytämiesyndrom nach Heintz).

Die im folgenden übersichtsmäßig zusam-mengestellten primären Störungen des Natrium-stoffwechsels sind daher stets im Zusammen-hang mit den begleitenden Veränderungen des Wasserhaushaltes zu sehen.

V. Störungen des Kaliumstoffwechsels

Während die für die Osmolarität der extra-cellulären Flüssigkeit so bedeutsame Natrium-konzentration durch die renale Regulation der Natriumausscheidung in sehr engen Grenzen konstant gehalten wird, so daß Schwankungen der Natriumkonzentration im Blut von mehr als 10% nur ausnahmsweise vorkommen, ist die tubuläre Steuerung der Kaliumausschei-dung weniger streng reguliert. Bei der Beurtei-lung der extracellulären Kaliumkonzentration, die der Serum-Kaliumkonzentration entspricht, ist allerdings zu berücksichtigen, daß nur 2% des Gesamtkörperkaliums von etwa 3000 mval sich im extracellulären Raum befinden. Ver-schiebungen des Kaliums zwischen intra- und extracellulärem Raum werden daher erhebliche Änderungen der Serum-Kaliumkonzentration zur Folge haben. Für die zahlreichen vom Kaliumstoffwechsel abhängigen Zelleistungen ist nicht der absolute Gehalt an Kalium, als vielmehr der Konzentrationsgradient zwischen intra- und extracellulärer Kaliumkonzentration maßgebend. So sind Muskelkontraktion, Reiz-bildung im Herzen wie auch verschiedene intra-

celluläre Enzymwirkungen von einem opti-malen Konzentrationsgradienten abhängig. Bei der Verknüpfung des K^+- und H^+-Ionen-Trans-portes mit dem Na^+-Ionen-Transport an der Zellmembran sind daher außer dem Zellstoff-wechsel als Energielieferant für diesen Pump-vorgang auch die Verhältnisse des Natrium-stoffwechsels und Säure-Basen-Haushaltes für den extra-intracellulären Kaliumkonzentra-tionsgradienten von Bedeutung. Bei der Beur-teilung des Serum-Kaliumspiegels ist daher stets zu berücksichtigen, daß neben renalen Ausscheidungsstörungen oder enteralen Ka-liumverlusten Verschiebungen zwischen extra- und intracellulärem Kalium eine erhebliche Rolle spielen können, die der direkten Messung nicht zugänglich sind. Unter Beachtung dieser Einschränkung gibt indessen der Serum-Kaliumspiegel doch einen Anhaltspunkt für die jeweiligen diagnostischen und therapeutischen Überlegungen, insbesondere wenn gleichzeitig die Verhältnisse des Natrium- und Säure-Basen-Haushaltes mit in Rechnung gestellt werden.

1. Hyperkaliämie

Eine Zunahme der Serum-Kaliumkonzen-tration ist in den meisten Fällen nicht Aus-druck einer Zunahme des Gesamtkörper-kaliums, sondern auf den extracellulären Raum beschränkt. So kann eine Hyperkaliämie bei normalem oder sogar vermindertem intracellu-lären Kaliumgehalt vorkommen, wie z.B. beim Diabetes mellitus: Infolge der Polyurie wird Kalium vermehrt ausgeschieden. Kommt es schließlich zur Acidose, so wird intracelluläres Kalium in den Extracellularraum verschoben (im Austausch gegen H^+-Ionen), außerdem führt der Glykogenschwund zu weiterem Ver-lust von intracellulärem Kalium. Die Folge ist eine Verminderung des Gesamtkörperkaliums, wobei der Serumkaliumspiegel sogar erhöht sein kann. Bedeutsamer als die extracelluläre Kaliumkonzentration sind daher Verände-rungen des extra-intracellulären Kaliumkon-zentrationsgradienten.

a) Adrenale Kaliumregulationsstörungen

Bei einer Unterfunktion der Nebennieren-rinde (M. Addison) kommt es infolge einer Ab-nahme der distal tubulären Kaliumsekretion

zu einer Hyperkaliämie, die allerdings selten den Wert von 7,5 mÄq/l überschreitet. Bei gleichzeitigem Natriumverlust können in-dessen schwere EKG-Veränderungen resul-tieren.

b) Renale Ausscheidungsstörungen

Ist bei einer akuten oder chronischen Nieren-insuffizienz die distale Kaliumsekretion gestört, insbesondere wenn gleichzeitig das Glomerulus-filtrat stärker vermindert ist, so kann es zu bedrohlichen hyperkaliämischen Zuständen kommen. Die in der Regel bei einer Niereninsuf-fizienz vorliegende Acidose begünstigt weiter-hin den extracellulären Kaliumanstieg, da intracelluläres Kalium gegen extracelluläre H^+-Ionen ausgetauscht werden. Unter diesen Um-ständen kommt es zu einer erheblichen Ver-änderung des extra-intracellulären Konzentra-tionsgradienten. Liegt andererseits eine mehr alkalotische Stoffwechsellage vor und besteht zusätzlich eine normale oder erhöhte Natrium-konzentration, so hat eine Hyperkaliämie keine so bedrohlichen Folgen. Es ist daher neben der Bestimmung des Serumkaliumspiegels möglichst auch das Blut-pH zu bestimmen, insbesondere aber ein EKG anzufertigen, an dem die Auswirkung der erhöhten Serum-Kalium-Konzentration beurteilt werden kann (s. Kap. Niere).

2. Hypokaliämie

a) Adrenale Kaliumregulationsstörungen

Beim Nebennierenrindenadenom führt die Überproduktion von Aldosteron (sog. primärer Aldosteronismus — Conn-Syndrom) zu einer vermehrten Kaliumausscheidung bei gleichzeitiger Natriumretention. Ebenfalls ist die bei M. Cushing zu findende Hypokaliämie Folge einer vermehrten Sekretion von Mineralocorticoiden.

b) Renale Kaliumregulationsstörungen

Bei chronischer Nephritis und chronischer Pyelonephritis kann es infolge von Tubulusschädigungen zu erheblichen Kaliumverlusten kommen (postassium losing nephritis). Erhebliche Kaliumverluste können weiterhin während der polyurischen Phase der akuten Tubulusnekrose auftreten. Seltenere Krankheitsbilder mit renalen Kaliumverlusten sind die renale Acidose (M. Lightwood Albright) und die renale Aminoacidurie (Fanconi-Syndrom). Bei diesen tubulären Nierenerkrankungen werden vermehrt Na+-, K+ und Ca++-Ionen anstelle von H+-Ionen ausgeschieden (s. Kap. Nierenerkrankungen).

c) Enterale Kaliumverluste

In den Magen-Darmsekreten ist Kalium in einer 2—3fach höheren Konzentration als im Blutplasma vorhanden. Normalerweise werden diese erheblichen Kaliummengen wieder rückresorbiert. Bei starkem Erbrechen, profusen Diarrhoen, Magen,- Galle- und Darmfisteln können indessen erhebliche Kaliummengen ausgeschieden werden. Erschwerend kommt hinzu, daß die renale Kaliumausscheidung bei Kaliummangel nicht in gleichem Maße wie beim Natriummangel sich einer niedrigen extracellulären Konzentration anpaßt. Bei länger bestehendem Kaliummangel vermag indessen die Bestimmung der renalen Kaliumausscheidung doch einen Hinweis zu geben, ob der Kaliumverlust primär renal oder extrarenal bedingt ist. So ist bei einer Kaliumausscheidung über 20 mÄq/24 Std die Kaliopenie wahrscheinlich renal bedingt.

Da bei dem Verlust von Sekreten des Verdauungstraktes außer Kalium auch andere Elektrolyte wie NaCl, Bicarbonat sowie H+ und Cl- in wechselndem Ausmaß ausgeschieden werden, wird die Hypokaliämie im klinischen Erscheinungsbild durch die entsprechenden Störungen des Elektrolyt -und Säure-Basen-Haushaltes überlagert. So besteht bei Verlust von saurem Magensaft eine Hypokaliämie mit metabolischer Alkalose. Bei Verlust von Sekreten der unteren Darmabschnitte, z. B. im Gefolge einer Colitis ulcerosa oder chronischem Dickdarmileus tritt hingegen keine zusätzliche Störung des Säure-Basen-Stoffwechsels auf, da die durch den Kaliumverlust verursachte alkalotische Stoffwechseltendenz durch den gleichzeitigen Bicarbonatverlust ausgeglichen wird. Kommt es infolge enteraler Flüssigkeitsverluste zu einem erheblichen extracellulären Flüssigkeitsverlust, so können infolge des dadurch bedingten Kreislaufversagens und Auftreten von Störungen der Nierenfunktion im Sinne einer akuten tubulären Niereninsuffizienz schließlich Mischbilder resultieren, bei denen u. U. die Acidose überwiegt.

d) Kaliumverlust durch therapeutische Maßnahmen

Bei einer Langzeitbehandlung mit Nebennierenrindenhormonen ist stets die Möglichkeit eines Kaliummangels im Auge zu behalten und mit entsprechenden Kaliumzugaben evtl. auszugleichen. Das gleiche gilt für die Therapie mit Diuretica bei Ödemen jeglicher Genese. Bei Magen-Darmspülungen sowie übermäßigem Gebrauch von Laxantien ist ebenfalls auf Kaliumverluste zu achten.

3. Störungen in der extra-intracellulären Kaliumverteilung

Wie auf S. 449 bereits ausgeführt, befindet sich über 90% des Gesamtkörpergehaltes an Kalium intracellulär. Bei einem durchschnittlichen intracellulären Kaliumgehalt von 3000 bis 3500 mÄq beträgt der extracelluläre Kaliumgehalt etwa 60 mÄq. Relativ kleine Veränderungen in der extra-intracellulären Verteilung werden demgemäß schon zu erheblichen

Änderungen des Serumkaliumspiegels führen. So werden bei einer Vielzahl von Erkrankungen erhebliche Schwankungen im Serumkaliumspiegel beobachtet, ohne daß indessen in jedem Fall geklärt werden kann, ob diese Verschiebungen Folge einer Regulationsstörung sind oder aber auf einer Störung des extra-intracellulären Kaliumaustausches beruhen.

Die *familiäre paroxysmale Muskellähmung* ist eine Erkrankung, bei der es aus bisher noch ungeklärten Gründen zu einer Kaliumver-

Kaliumverschiebungen als Folge von *Änderungen im Säure-Basen-Haushalt* finden sich bei zahlreichen Erkrankungen. Bei metabolischer Acidose treten entsprechend dem extracellulären H^+-Ionenüberschuss H^+-Ionen im Austausch gegen intracelluläre Na- und K-Ionen in den Intracellularraum, es resultiert eine Zunahme des extracellulären Kalium. Umgekehrt werden bei einer metabolischen Alkalose vermehrt intracelluläre H^+-Ionen gegen extracelluläre K^+-Ionen ausgetauscht, die Folge ist

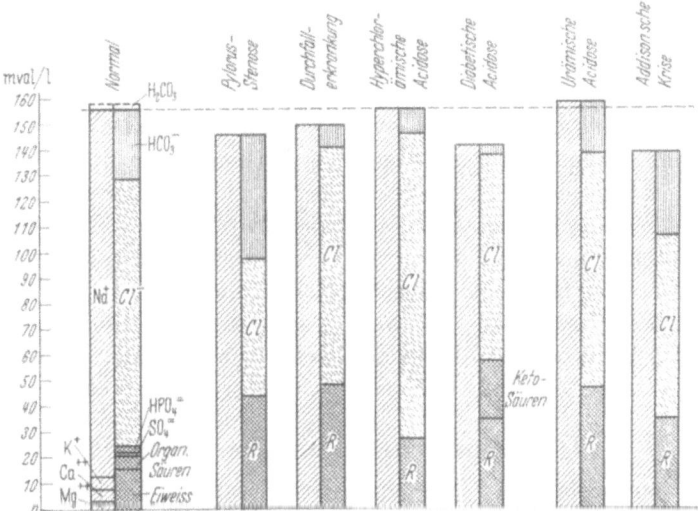

Abb. 253. Normales Ionogramm im Vergleich zu den Änderungen bei verschiedenen Krankheitsbildern. (Nach W. Schwab u. K. Kühns, Die Störungen des Wasser- und Elektrolytstoffwechsels. Berlin-Göttingen-Heidelberg: Springer 1959)

schiebung aus dem Extra- in den Intracellularraum mit konsekutiver Hypokaliämie kommt. Dieser plötzliche Abstrom von extracellulärem Kalium kann bei derartigen Patienten durch reichliche Kohlenhydratgaben provoziert werden.

Die allgemeine Kaliumverarmung bei fortgeschrittener *Lebercirrhose* beruht zu einem wesentlichen Teil auf einem intracellulären Kaliumverlust, der mit dem Abbau von Glykogen und Eiweiß in der geschädigten Leberzelle verbunden ist. Außerdem führt die erhöhte Aldosteronkonzentration bei Lebercirrhose, die wahrscheinlich auf eimen verminderten Abbau der Nebennierenrindensteroide in der Leber beruht, zu einer gesteigerten Kaliumausscheidung im Harn. Im Leberkoma kommt es dann infolge der Acidose zu einem zusätzlichen Verlust des intracellulären Kaliums im Austausch gegen H^+-Ionen.

eine Hypokaliämie. Dieser extra-intracelluläre Austausch von K^+- und H^+-Ionen besteht natürlich auch bei primären Änderungen im Kaliumstoffwechsel. So geht eine primäre Hyperkaliämie in der Regel mit einer extracellulären Acidose einher und eine Hypokaliämie mit einer Alkalose. Besonders augenfällig ist diese gegenseitige Beeinflussung bei einer hypokaliämischen Alkalose. Ein übermäßiger Kaliumverlust wird zunächst teilweise durch einen Austausch von intracellulären K^+- gegen extracelluläre H^+-Ionen kompensiert, so daß eine metabolische Alkalose resultiert. Bei fortbestehendem Kaliumverlust — wenn etwa 300—400 mÄq des Gesamtkörperkaliums verloren sind, nimmt die Kaliumkonzentration der Tubuluszellen so stark ab, daß relativ mehr H^+-Ionen als K^+-Ionen im Austausch gegen Na^+ in das Tubuluslumen abgegeben werden. Es wird also trotz der metabolischen Alkalose ein saurer

Harn ausgeschieden. Diese sog. „paradoxe Acidurie" bei Alkalose ist pathognomonisch für schwere Kaliumverarmung oder chronische respiratorische Alkalose.

Während bei einer Hyperkaliämie nur in Ausnahmefällen eine gleichzeitige Zunahme des Gesamtkörperkaliumbestandes zu erwarten ist, z. B. bei Niereninsuffizienz mit Anurie-Oligurie und unverminderter oraler Kaliumzufuhr, ist bei hypokaliämischen Zuständen infolge renalen oder enteralen Kaliumverlusten in fortgeschrittenen Fällen auch eine erhebliche Verminderung des Gesamtkörperkaliums zu finden. Die Folgen sind nicht nur funktionelle Störungen der Muskeltätigkeit, der Reizleitung im Herzmuskel, sondern u. U. auch strukturelle Zellveränderungen. So sind bei schwerem Kaliumdefizit Vacuolen in den Sammelrohr- und proximalen Tubuluszellen der Niere beschrieben worden. Gleichzeitig ist in derartigen Fällen stets eine Verminderung der Konzentrationsleistung der Nieren zu finden. (Möglicherweise über eine Beeinträchtigung des Na-Pumpmechanismus.) Es ist möglich, daß diese funktionellen und bei langer Dauer des Kalium-mangels auch strukturellen Zellveränderungen auf einer Beeinträchtigung verschiedener Zellenzyme beruhen, die von einem optimalen intracellulären Kaliumgehalt abhängig sind.

Bei der Beurteilung von Störungen im Elektrolythaushalt ist stets zu berücksichtigen, daß die einzelnen Elektrolyte in enger Wechselbeziehung zueinander stehen und zudem mannigfache Austauschvorgänge zwischen extra- und intracellulärem Raum bestehen, die in ihrem Ausmaß durch die Bestimmung des Serum-Ionogramms nicht miterfaßt werden können. Außerdem bestehen enge und sich gegenseitig beeinflussende Wechselwirkungen zwischen Elektrolyt- und Säure-Basen-Haushalt.

So vermag das zweifelsohne sehr wichtige Serum-Ionogramm nur einen Hinweis zu geben, der durch die Untersuchung des Säure-Basen-Haushaltes (pH $\cdot p CO_2$, Bicarbonatgehalt) zu vervollständigen ist, insbesondere aber stets in den Rahmen der gesamten klinischen Symptomatik einzuordnen ist und nie als Einzelbefund für die diagnostischen und therapeutischen Überlegungen ausschlaggebend sein kann.

VI. Calcium- und Phosphorhaushalt

Der Haushalt von Calcium und Phosphor ist nicht derart eng mit dem Wasserhaushalt verbunden, wie es für die Elektrolyte Natrium, Chlorid und Kalium gilt. Im Ionogramm der extracellulären Flüssigkeit machen Calcium und Phosphat nur einen kleinen Anteil aus. Bedeutsam ist jedoch die intracelluläre Konzentration von Phosphat; hier stellt es den größten Teil der Anionen (s. Abb. 247).

Die Bedeutung von *Calcium* für die Membranpermeabilität, die Nervenfunktion und die Muskelkontraktion ist seit langem bekannt.

Calcium spielt aber auch eine wesentliche Rolle als Cofaktor bzw. aktivierendes Ion oder als Inhibitor bei einer Reihe von Enzymreaktionen. *Aktivierend* wirkt es u. a. auf Thromboplastin, Myokinase, Myosin-ATP-ase, Lipase, Kreatinphosphokinase, Pyruvatphosphokinase und alkalische Phosphatase, *inhibierend* auf Adenosintriphosphatase, anorganische Pyrophosphatase und Glutaminsynthetase.

Phosphate fungieren im Intermediärstoffwechsel bzw. im Energiehaushalt an entscheidender Stelle.

Für den Aufbau des Knochens sind Calcium und Phosphor gemeinsam die wesentlichsten Grundelemente. Die einzelnen Knochenbezirke sind teils massiv als Compacta, teils netzförmig durchbrochen als Spongiosa gebaut. Das Knochengewebe ist als Stützgewebe anzusehen, bei dem die Zwischensubstanz die Masse der Zellen (Osteocyten, Osteoblasten, Osteoclasten) bei weitem übertrifft. Während die Osteoblasten Knochengrundsubstanz zu produzieren vermögen, bauen Osteoclasten mineralhaltiges Knochengewebe (nicht dessen unverkalkte Vorstufe) ab.

Die Knochengrundsubstanz (Knochenmatrix) setzt sich zu 95 % aus Kollagen, ferner aus Mucopolysacchariden zusammen. Sie ist zur Aufnahme von Calciumkomplexen und damit zur eigentlichen Verknöcherung befähigt. Die Mineralaufnahme in die unverkalkte Vorstufe, das Osteoid, und deren Umwandlung in den gehärteten Knochen, die Tela ossea, geht unter Mitwirkung von *Vitamin D* vor sich. Der anorganische Teil des Knochengewebes besteht fast überwiegend aus Calcium und Phosphat, gewichtsmäßig im Verhältnis von etwa 2:1, molar von 5:3. Der genaue kristalline Aufbau der Verbindung ist noch nicht restlos bekannt; offenbar handelt es sich um ein Hydroxylapatit, das hexagonal kristallisiert, randständige Hydroxylgruppen trägt und sich innerhalb eines weiten pH-Bereiches aufbauen kann. Etwa 10% des Skeletcalciums sind nur locker gebunden, d.h. unter Vermittlung der Hydroxylgruppen an der Oberfläche der Apatitkristalle adsorbiert. Diese Calciumionen, die auch als „mobile Calciumreserve" bezeichnet werden, können bei Bedarf rasch an das Plasma abgegeben oder umgekehrt aus ihm ergänzt werden. 90% des Calciums im Knochen sind demgegenüber fest gebunden. Sie können nur durch Abbau der Knochengrundsubstanz unter Zerstörung der Apatitkristalle freigesetzt werden.

1. Regulation des Calcium- und Phosphorhaushaltes

a) Calcium

Mit der Nahrung (Milch und Milchprodukte) und dem Trinkwasser werden täglich etwa 1000 mg Calcium zugeführt. Durch Magensekret, Galle und Pankreassaft gelangen überdies etwa 300 mg Calcium pro Tag in den Intestinaltrakt. Von der Gesamtmenge (1300 mg) werden — vor allem im Duodenum — rund 600 mg resorbiert. Der Rest von 700 mg wird mit den Faeces ausgeschieden. Dagegen beträgt die mit dem Harn ausgeführte Menge etwa 100—150 mg täglich. Bei starkem Schwitzen können bis zu 200 mg Calcium mit dem Schweiß verloren gehen.

Wie die Resorption von Calcium aus dem Darm im einzelnen vonstatten geht, ist kaum bekannt. Es steht lediglich fest, daß sie durch Vitamin D nicht nur gefördert, sondern überhaupt erst ermöglicht wird. Nach neueren Untersuchungen scheint sie auch durch Parathormon begünstigt zu werden. Hemmend wirken offenbar größere Phosphatkonzentrationen im Darm, Magnesium, Oxalsäure, Fettsäuren und Corticosteroide.

Die Ausscheidung von Calcium über die Nieren hängt von seinem Plasmaspiegel ab. Sinkt er unter 7 mg-%, so wird der Harn praktisch calciumfrei. Auch bei Drosselung der Zufuhr von Calcium nimmt seine Ausscheidung mit dem Harn ab, noch ehe sich eine meßbare Verminderung der Plasmakonzentration zeigt. Durch Sulfat, Phosphat, Citrat und Lactat wird die Ausfuhr von Calcium über die Niere gefördert, indem es diesen Anionen aus elektro-chemischen Gründen folgt. Dabei können statt normalerweise 1% bis zu 70% der glomerulär filtrierten Menge Calcium im endgültigen Harn erscheinen.

Bei gesunden Erwachsenen halten sich unter der Voraussetzung normaler Kost Calciumeinfuhr einerseits und enterale und renale Ausfuhr andererseits die Waage. Kinder retinieren täglich 100—300 mg Calcium, die für die Verkalkung des wachsenden Skelets herangezogen werden.

Die Plasmakonzentration von Calcium beträgt 8,5—10,5 mg-%. Ein Drittel bis etwa die Hälfte davon ist an Albumine gebunden und nicht diffusibel. Der restliche, diffusible Teil liegt überwiegend ionisiert vor, in geringerem Maße komplex gebunden an Phosphat, Bicarbonat und Citrat. Der proteingebundene Teil des Plasmacalciums und der diffusible Teil stehen in einer festen Relation zueinander. Schwankungen des Eiweißgehaltes des Blutes sind mit entsprechenden Veränderungen des Gesamtcalciumspiegels vergesellschaftet.

Innerhalb der diffusiblen Calciumfraktion nimmt der Anteil der freien Ionen zu bei Sinken der Konzentration des anorganischen Phosphates im Blut, Anstieg der proteingebundenen Calciumfraktion und Abnahme des Blut-pH. Umgekehrt vermindert sich der Ionisationsgrad bei Zunahme der Phosphatkonzentration oder des pH und Abnahme des eiweißgebundenen Calciumanteils.

Die Beziehung zwischen Ionisationsgrad con Calcium und Eiweißgehalt des Blutes geht aus folgender Formel hervor:

$$\frac{Ca^{++} \times \text{Proteinat}}{\text{Calciumproteinat}} = K.$$

Es ergibt sich daraus, daß bei Reduktion des ionisierten Calciumanteils eine vermehrte Dissoziation von bisher an Eiweiß gebundenem Calcium stattfindet und umgekehrt, so daß sich das ursprüngliche Verhältnis wieder einstellt.

Das Produkt aus Calcium- und Phosphatkonzentration im Plasma (ausgedrückt in mg-%) liegt beim Erwachsenen ziemlich konstant zwischen 35 und 40 (10 mg-% ×3,5 mg-%). Die frühere Annahme, daß diese Konstanz auf physikalisch-chemischen Gesetzmäßigkeiten, nicht aber auf Regulationsmechanismen des Organismus beruhe, wird heute mehr und mehr bezweifelt.

Der Gesamtbestand des menschlichen Körpers an Calcium beträgt bei einem 70 kg schweren Mann etwa 1400 g. 99% dieser Menge befinden sich im Knochensystem, nur 1% im intra- und extracellulären Raum. Die bereits erwähnte „mobile Calciumreserve" des Knochens, die nur locker an die Hydroxylgruppen der Oberfläche der Apatitkristalle gebunden ist, garantiert die Grobeinstellung des Plasmacalciumspiegels, indem von dort rasch Calciumionen nachgeschoben werden, wenn Calcium aus dem Blut entfernt wird. Die Feineinstellung erfolgt unter der ossalen und renalen Wirkung von *Vitamin D* und *Parathormon*.

Parathormon stimuliert die Osteoclasten, aktiviert damit den Knochenabbau und die Freisetzung von Calcium aus dem Skeletsystem. In geringem Maße steigert es auch die Calciumresorption aus dem Duodenum. Parathormon hat wahrscheinlich keinen direkten Einfluß auf die Calciumausscheidung durch die Nieren. Es fördert aber die renale Elimination von Phosphat infolge Hemmung seiner tubulären Rückresorption; indirekt kann Parathormon somit auch die Ausscheidung von Calcium fördern, da ein Teil des Phosphates Calcium als Kation mitführt.

Als Gegenspieler des Parathormons fungiert das in der Schilddrüse gebildete *(Thyreo-)Calcitonin*. Auf welche Weise es den Serumcalciumspiegel senkt, ist noch offen.

b) Phosphor

Der aus dem Verdauungskanal in einer täglichen Menge von 500—1000 mg resorbierte anorganische Phosphor stammt teils unmittelbar aus der Nahrung, teils aus dem Aufschluß von Phosphorproteinen, Phosphorlipiden und Phosphorsäureestern. Die enterale Resorption nimmt ab, je größere Mengen von Calcium, Magnesium, Barium oder Aluminium sich im Magendarmkanal befinden, da sich damit schwer lösliche Verbindungen bilden. *Vitamin D* fördert die Phosphoraufnahme aus dem Darm; eine entsprechende Wirkung des Parathormons ist fraglich.

Phosphor wird zu etwa 60% über die Nieren ausgeschieden. Steuernd greift hierbei das *Parathormon* ein, das die Rückresorption des glomerulär filtrierten Phosphats im proximalen Tubulus hemmt. Gleichsinnig wirken eine *metabolische Alkalose, Vitamin D in hohen Dosen* (in geringen Dosen fördert es die Phosphatrückresorption) und *AT 10*. Für die tubuläre Rückresorption von Phosphat existiert ein Transportmaximum (s. S. 381): wird eine Plasmakonzentration von etwa 7 mg-% überschritten, so nimmt die renale Phosphatausscheidung parallel zum Anstieg des Serumspiegels zu. Die gesamte die Rückresorptionskapazität übersteigende Menge des filtrierten Phosphates erscheint quantitativ im Harn.

Der Gehalt des Plasmas an organischem Phosphor beträgt beim Erwachsenen 2,4—4,4 mg-%. Jugendliche, Kinder und insbesondere Säuglinge weisen bis zu 2 mg-% höhere Plasmaspiegel auf. Neben dem anorganischen Phosphor (=Phosphat) enthält das Plasma etwa 8 mg-% Lipoid- und 1 mg-% Esterphosphor. Nahezu das gesamte Plasmaphosphat liegt dissoziiert vor, und zwar in folgender Verteilung: 20% $H_2PO_4^-$, 80% HPO_4^{--}; in Spuren findet sich PO_4^{---}.

Die *Plasmakonzentration* von Phosphat wird entscheidend vom *Parathormon* beeinflußt, weil es nicht nur die renale Phosphatausscheidung stimuliert, sondern außerdem die Osteoclasten aktiviert und damit — neben Calcium — Phosphate aus dem Skelet freisetzt. Der Effekt auf die Niere ist aber im Vergleich zur Wirkung auf die Osteoclasten wesentlich stärker, so daß im Endeffekt trotz Einschwemmung von Phosphat aus dem Knochensystem die Plasmakonzentration absinkt.

Ein 70 kg schwerer Mensch weist einen Gesamtbestand an Phosphat von etwa 810 g auf. 66% dieser Menge liegen im Knochen, 33% intracellulär und 1% extracellulär.

2. Störungen des Calcium- und Phosphorhaushaltes

Da routinemäßig von Calcium und Phosphat nur die Plasmakonzentrationen bestimmt werden können, orientiert sich an deren Verhalten die folgende Einteilung.

a) Calcium

α) *Störungen mit Hypocalcämie*

Als Ursache eines reduzierten Calciumgehaltes des Plasmas kommen im wesentlichen in Betracht: 1. Ungenügende Calciumaufnahme; 2. erhöhter Sog in Richtung Knochen oder Gewebe; 3. verstärkte Calciumausscheidung.

Ungenügende Aufnahme von Calcium kann durch *mangelnden Gehalt* der Nahrung bedingt sein, aber auch auf dem *Fehlen von Vitamin D* beruhen, das die enterale Calciumresorption fördert. Häufiger sind jedoch *Erkrankungen des Darmes* die Ursache einer unzureichenden Calciumaufnahme in den Organismus. In Betracht kommen neben der idiopathischen Sprue alle symptomatischen Sprueformen, z. B. bei schwerer Pankreasinsuffizienz. Gemeinsam ist ihnen eine Störung der Fettverdauung, so daß sich Fett-Calcium-Komplexe (Kalkseifen) bilden, die unlöslich sind. Überdies wird auch das fettlösliche Vitamin D bei diesen Erkrankungen nur ungenügend resorbiert. Im Urin ist die Calciumkonzentration dem reduzierten Plasmaspiegel entsprechend vermindert (Sulkowitsch-Probe negativ).

In der *Schwangerschaft* führt der Bedarf des sich entwickelnden Kindes zu einem Sog von Calcium aus dem Plasma; gleichartig verhält es sich bei der *Lactation*. Auf diese Weise können Plasmacalciumspiegel und Ausscheidung von Calcium mit dem Harn abnehmen, wenn die Zufuhr nicht entsprechend gesteigert wird. Tatsächlich beträgt der Bedarf an Calcium bei Schwangeren und Stillenden 2—3 g täglich.

Akute und chronische Niereninsuffizienz gehen nahzu regelmäßig mit einer Hypocalcämie einher. Die enterale Calciumresorption ist dabei gestört, weil sich infolge des erhöhten Gehaltes des Plasmas an Phosphat dieses auch im Darmlumen anreichert. Es geht dort mit dem aus der Nahrung und den Verdauungssäften stammenden Calcium unlösliche Verbindungen ein und entzieht es damit der Resorption. Solange bei chronischer Niereninsuffizienz eine Polyurie besteht, wird außerdem meist vermehrt Calcium ausgeschieden. Die zu geringe Calciumresorption im Darm bei Niereninsuffizienz kann durch Vitamin D-Verabreichung verbessert werden.

Ein erniedrigter Plasmacalciumspiegel findet sich überdies bei einigen *tubulären Partialfunktionsstörungen*. Bei der idiopathischen Hypercalciurie ist primär und isoliert die tubuläre Calciumrückresorption unzureichend. Bei der tubulären Acidose (M. Lightwood-Albright; s. S. 435) wird Calcium zur Neutralisation des vermehrt ausgeschiedenen Bicarbonats im distalen Tubulus benötigt und dementsprechend vermehrt ausgeschieden. Beim Phosphatdiabetes (isoliert oder wie beim De Toni-Debré-Fanconi-Syndrom mit anderen proximal-tubulären Funktionsstörungen kombiniert) ist primär die Rückresorption von Phosphat beeinträchtigt. Die dadurch erhöhte Ausscheidung von Phosphat geht aus Gründen der Ionenäquivalenz mit einer Steigerung der Calciumausfuhr einher. Die Sulkowitsch-Probe ist bei den erwähnten tubulären Partialfunktionsstörungen positiv bis stark positiv.

Sind die calciumaufnehmenden (Intestinaltrakt) und -ausscheidenden (Intestinaltrakt, Niere) Organsysteme intakt, so beruht eine Hypocalcämie am häufigsten auf einem *Hypoparathyreoidismus* (s. S. 544). Er ist meist Folge einer unbeabsichtigten Epithelkörperchenentfernung bei Schilddrüsenoperationen (parathyreoprive Hypocalcämie). Seltener ist der idiopathische chronische Hypoparathyreoidismus.

Infolge der Bindung von Calcium an Eiweiß geht jede *Hypproteinämie* mit einem erniedrigten Plasmacalciumspiegel einher. Ursächlich kommen Hungerdystrophie, exsudative Enteropathie, idiopathische und symptomatische Sprue sowie die große Proteinurie des nephrotischen Syndroms in Betracht.

Bei allen hypocalcämischen Zuständen können infolge einer gesteigerten neuro-muskulären Erregbarkeit *tetanische* Erscheinungen (s. S. 546) auftreten. Eine Ausnahme bilden die Niereninsuffizienz und die tubuläre Acidose, da hierbei die acidotische Stoffwechsellage erregungsdämpfend wirkt. Korrektur durch Bicarbonat- und Lactatinfusionen ohne gleichzeitige Calciumzufuhr kann in diesen Fällen aber rasch ein tetanisches Bild auslösen; ebenso starkes Erbrechen, das zum Verlust saurer Valenzen führt.

Vorübergehend werden Hypocalcämien auch bei *akuter Pankreasnekrose* beobachtet, da die freiwerdenden Fettsäuren Calcium unter Bildung von fettsaurem Kalk binden.

Metabolische Acidose, gleich welcher Ursache, führt sowohl zu einer vermehrten renalen Calciumausscheidung als auch zur Abgabe von Calcium aus dem Skelet. Letztere kommt ein-mal rein physiko-chemisch zustande, zum zweiten aber auch über eine Stimulierung der Parathyreoidea bei acidotischer Stoffwechsellage. Mobilisation von Calcium aus dem Knochen und verstärkte Ausfuhr über die Niere können sich die Waage halten, so daß der Plasmaspiegel im Normbereich bleibt. Der Knochen entkalkt bei langanhaltender Acidose jedoch im Sinne der *Osteomalacie*.

β) *Störungen mit Normocalcämie*

Bei der *Osteoporose* ist der Gesamtbestand des Organismus an Calcium reduziert, sein Plasmaspiegel ist jedoch normal. Sie ist die häufigste Osteopathie. Bei ihr wird vermindert Knochengrundsubstanz gebildet, in der jedoch die Verkalkungsprozesse normal ablaufen. Es resultiert ein Mißverhältnis zwischen Knochenab- und -anbau, so daß es zur Rarefizierung der knöchernen Organe und insgesamt zur Abnahme der Knochenmasse kommt, bei der aber die Relation zwischen kollagenem und mineralischem Anteil regelrecht bleibt. Ursächlich liegt bei der Osteoporose also keine Mineralstoffwechselstörung, sondern eine Funktionsänderung der die Knochengrundsubstanz bildenden Zellen vor. Möglicherweise spielt bei einigen Spielarten der Osteoporose auch eine ungenügende Bereitstellung von Material (Eiweißkörpern) zum Aufbau von Knochenmatrix eine Rolle.

Klinische Formen der Osteoporose sind 1. die Osteogenesis imperfecta, eine hereditäre, schon bei der Geburt manifeste Osteopathie, 2. die präsenile und senile Involutionsosteoporose, die hormonal bedingt, aber nicht isoliert auf einen Keimdrüsenausfall zu beziehen sein dürfte, 3. die sog. Steroidosteoporose bei M. Cushing und längerdauernder Glucocorticoidverabfolgung und 4. die Osteoporose bei Hypogonadismus. Außerdem kommen Osteoporosen bei Akromegalie, Sklerodermie, Hämochromatose und Mangel an Vitamin C vor. Ob man berechtigt ist, über diese Formen hinaus eine „idiopathische" Osteoporose abzugrenzen, erscheint fraglich.

Vitamin D-Mangel, selbst mit klinisch-manifester Rachitis, braucht keineswegs immer mit einer Hypocalcämie vergesellschaftet zu sein. Vielfach finden sich normale Calciumkonzentrationen im Serum, während der Phosphatspiegel stets erniedrigt ist.

Beim *sekundären Hyperparathyreoidismus* (s. S. 423) infolge einer Niereninsuffizienz sind die Calciumkonzentrationen im Plasma meist normal (oft auch erniedrigt). Wie beim primären Hyperparathyreoidismus kommt es zwar zu einer Osteoclastenaktivierung und daher zur Freisetzung von Calcium aus dem Knochen. Eine Hypercalcämie entwickelt sich in der Regel jedoch nicht, da die Niereninsuffizienz als solche depressiv auf den Plasmacalciumspiegel wirkt (s. S. 464).

γ) Störungen mit Hypercalcämie

Der *primäre Hyperparathyreoidismus* (siehe S. 541) ist mit einer charakteristischen Erhöhung des Plasmacalciumspiegels verbunden, da es infolge der erhöhten Inkretion von Parathormon über die Aktivierung der Osteoclasten zur gesteigerten Freisetzung von Calcium aus dem Knochen kommt.

Überdosierung von Vitamin D oder AT 10 zieht eine Hypercalcämie nach sich. Gleiches gilt für eine langdauernde *Milch-Alkali-Diät*, wie sie früher gelegentlich bei Ulcus ventriculi oder duodeni verabfolgt wurde. In diesen Fällen liegt vor allem eine erhöhte Calciumaufnahme über den Darm vor.

Jede länger währende *Ruhigstellung des Bewegungsapparates* führt zur Abgabe von Calcium aus den betroffenen Teilen des Skeletsystems (Inaktivitätsknochenatrophie) und damit vielfach zur Hypercalcämie. Zwar entspricht das morphologische und röntgenologische Bild dem der Osteoporose, also keiner primären Störung des Mineralstoffwechsels, doch geht in diesen Fällen der Knochengewebsschwund rascher als bei den sonstigen Osteoporoseformen vonstatten, so daß eine übermäßige Einschwemmung von Calcium in die Blutbahn erfolgt. Je größere Teile des Bewegungsapparates ruhiggestellt sind, um so stärker ist die Gefahr der Hypercalcämie. Besonders ausgeprägt kann sie daher bei Querschnittsgelähmten und bei Patienten mit schweren poliomyelitischen Ausfällen oder Myasthenia gravis sein. Auch erzwungene Ruhigstellung der Astronauten während ihrer Weltraumflüge in engen Kapseln führt zur Hypercalcämie, wobei wahrscheinlich die Aufhebung der Schwerkraft eine zusätzliche Rolle spielt. Jedenfalls kommt es stets zum Abbau von Knochensubstanz, wenn die normale Druck- und Spannungsbelastung des Knochens durch Körpergewicht, Muskelzug usw. fortfällt.

Schließlich werden Hypercalcämien auch beim Befall des Skeletsystems durch *maligne Tumoren*, *Hämoblastosen* und *Plasmocytom* beobachtet, wenn größere Knochenareale destruiert werden. Die bei *M. Boeck* gelegentlich anzutreffende Hypercalcämie wird auf eine gesteigerte Empfindlichkeit gegenüber Vitamin D zurückgeführt.

Hypercalcämien sind immer mit einem erhöhten Calciumgehalt des Harns verbunden (Sulkowitsch-Probe stark positiv); es entwickeln sich nach längerer Zeit Steine im Nierenbeckenkelchsystem und schließlich Ablagerungen von Kalksalzen im Nierenparenchym (*Nerphocalcinose*). Bevor diese röntgenologisch oder mikroskopisch erkennbar sind, stellen sich bereits Störungen der Nierenfunktion, insbesondere des Konzentrationsvermögens ein. Auch in anderen Organen, z. B. im Pankreas, lagern sich Kalksalze ab.

b) Phosphor

α) Störungen mit Hypophosphatämie

Fast immer liegt einer Hypophosphatämie eine gesteigerte Ausscheidung von Phosphat mit dem Harn zugrunde. Sie beruht auf einer Verminderung der Phosphatrückresorption im proximalen Tubulus, sei es infolge einer vermehrten Inkretion von Parathormon beim *primären Hyperparathyreoidismus* oder eines *Defektes der proximalen Tubuluszellen*. Er kann isoliert als Phosphatdiabetes oder in Kombination mit anderen tubulären Partialfunktionsstörungen, z. B. beim De Toni-Debré-Fanconi-Syndrom, in Erscheinung treten (s. S. 434). In all diesen Fällen ist die Hyperphosphaturie mit einer Hypercalciurie verbunden, da ein großer Teil des Phosphates als Calciumphosphat ausgeschieden wird. Umgekehrt geht die idiopathische Hypercalciurie, bei der primär die tubuläre Calcium- (nicht die Phosphat-)Rückresorption gestört ist, mit einer Hyperphosphaturie einher, die wiederum eine Hypophosphatämie nach sich zieht.

Die renalen Verluste von Calcium und Phosphor führen beim Kind zu rachitisartigen Bildern mit renalem Zwergwuchs, beim Erwachsenen zu osteomalacischen und fibroosteoklastischen Erscheinungen.

Außer einem renalen Verlust von Phosphaten kann ein *Mangel an Vitamin D* wie bei echter Rachitis Ursache einer Hypophosphatämie sein. Dabei ist die enterale Phosphatresorption gestört, der Urin ist phosphat- und calciumarm (Sulkowitsch-Probe negativ).

Bei *Rachitis* und *Osteomalacie* ist im Gegensatz zur Osteoporose der Mineralanteil des Knochens zugunsten des kollagenen Anteils deutlich reduziert. Es finden sich breite Zonen nicht verkalkten Kollagens (Osteoid).

β) Störungen mit Normophosphatämie

Bei der *Osteoporose* gilt hinsichtlich des Phosphatbestandes des Organismus das gleiche wie hinsichtlich seines Calciumgehaltes: Infolge der Reduktion der Knochensubstanz ist der Gesamtbestand vermindert, doch bleiben die Plasmawerte unbeeinträchtigt. Bei dem pathogenetisch noch ungeklärten *M. Paget* mit seinem überstürzten Umbau der Hartsubstanz des Knochens, der zur Verplumpung der betroffenen Knochen (Säbelbeine), zur Verbreiterung der Corticalis und zur „Mosaikstruktur" der Hartsubstanz führt, sind Calcium- und Phosphatspiegel des Serums normal, während die alkalische Phosphatase stark erhöht ist.

γ) Störungen mit Hyperphosphatämie

Die mit Abstand häufigste Ursache eines erhöhten Plasmaspiegels von Phosphat ist eine *Niereninsuffizienz.* Es reichert sich in Abhängigkeit von der Reduktion des Glomerulusfiltrates parallel zur Anhäufung von harnpflichtigen Substanzen im Plasma an. Die Folgen dieses Phosphatstaus (sekundärer Hyperparathyreoidismus und nephrogene Osteopathie) sind an anderer Stelle besprochen (s. S. 423).

Erhöht ist die Phosphatkonzentration im Plasma auch beim *Hypoparathyreoidismus.* Dies beruht auf einer übermäßigen tubulären Rückresorption von Phosphat, da der hemmende Einfluß des Parathormones wegfällt bzw. abgeschwächt ist. Wie bei der Niereninsuffizienz liegt gleichzeitig eine Hypocalcämie vor. Unterschiedlich ist jedoch das Verhalten der *alkalischen Phosphatase:* Ihre Aktivität ist bei Niereninsuffizienz mit sekundärem Hyperparathyreoidismus erhöht, bei der Unterfunktion der Nebenschilddrüse erniedrigt.

Der *Pseudohypoparathyreoidismus* (s. S. 545) geht ebenfalls mit einer Hyperphosphatämie einher. Bei dieser Erkrankung liegt ein genetisch bedingtes Nichtansprechen der Zellen des proximalen Tubulus auf Parathormon vor. Diese Insuffizienz des Erfolgsorgans wirkt sich klinisch wie die mangelnde Inkretion des Hormons aus.

Schließlich kann *Überdosierung von Vitamin D oder AT 10* infolge verstärkter enteraler Resorption zu erhöhten Plasmakonzentrationen nicht nur von Calcium, sondern auch von Phosphat führen.

VII. Magnesium- und Schwefelhaushalt

1. Magnesium

Der Gesamtmagnesiumgehalt des erwachsenen Menschen beträgt 21—28 g. Etwa die Hälfte dieses lebensnotwendigen Metalles befindet sich im Knochensystem. Danach verfügen Leber, quergestreifte Muskulatur, die Nieren und das Gehirn über den größten Magnesiumgehalt. Im Magensaft sind 10—20 mÄq/l enthalten. Die Konzentration in den Erythrocyten beträgt etwa 6 mÄq/l, die im Serum im Mittel 2,0 mÄq/l und variiert zwischen 1,4—2,5 mÄq/l. Etwa 35% des Magnesiums sind im Serum an Eiweiß gebunden. Der tägliche Bedarf wird auf etwa 250 mg geschätzt. Er erhöht sich in der Schwangerschaft und Stillperiode. Die wesentlichste Nahrungsquelle ist das Chlorophyll der Pflanzen. Die Resorption im Dünndarm erfolgt in Form von löslichen Salzen. Ob und wie die intestinale Resorption gesteuert wird, ist unbekannt. Etwa ein Drittel (60—120 mg) des resorbierten Magnesiums wird durch die Nieren wieder ausgeschieden. Es wird im Glomerulus filtriert und im Tubulus rückresorbiert. Möglicherweise besteht auch eine Sekretion. Welche Faktoren hier regulatorisch eingreifen, ist nicht bekannt. Unter einer magnesiumarmen Diät geht die Ausscheidung von Magnesium im Urin zurück. Dieser Befund könnte für das Bestehen eines Steuerungsmechanismus sprechen. Beobachtungen beim Hyperparathyreoidismus und Hypercorticismus zufolge scheinen das Parathormon und die Nebennierenrindenhormone die renale Ausscheidung von Magnesium zu fördern. Die im Stuhl nachweisbaren Magnesiummengen sind offenbar aus der Nahrung nicht resorbiert worden.

Magnesium aktiviert wichtige intracelluläre Enzyme. Hier sind besonders die Fermentreaktionen zu nennen, die bei der Phosphorylierung verschiedener Substrate unter Verwendung von ATP ablaufen. Der Einfluß des Metalls erstreckt sich somit praktisch auf den gesamten Stoffwechsel. Die oxydative Phosphorylierung wird durch Entzug von Magnesium entkoppelt. Die gleiche Wirkung von Thyroxin wird durch Zufuhr von Magnesiumionen aufgehoben. Bestimmte Peptidasen haben Magnesium als Coferment.

An den *motorischen Endplatten* und den *Ganglien* des *sympathischen Nervensystems* wird durch hohe Magnesiumkonzentrationen ähnlich wie durch *Curare* die Freisetzung von Acetylcholin blockiert. Niedrige Calciumkonzentrationen können diesen neuromuskulären Block verstärken, hohe Konzentrationen ihn aufheben. Neben diesem peripheren Angriffspunkt besteht eine direkte Wirkung des Magnesiums auf das Zentralnervensystem, die in der *Narkosewirkung* des Metalls und der Atemdepression zum Ausdruck kommt. Im Tierversuch führen hohe Magnesiumkonzentrationen im Serum (27—44 mÄq/l) zum *Herzkammerstillstand* in der Diastole. Serumkonzentrationen von 5—10 mÄq/l verlängern das PQ- und QRS-Intervall. Die Amplitude der T-Wellen nimmt über das normale Maß hinaus zu.

Eine *Hypomagnesiämie* findet sich bei folgenden Erkrankungen: bei der akuten Pankreatitis, der postalkoholischen Lebercirrhose, der Colitis ulcerosa, der Magnesiummangeltetanie, beim behandelten Coma diabeticum, beim Hyperparathyreodismus und Hyperaldosteronismus, beim Delirium tremens, nach extremem Magensaftverlust, nach der längeren Anwendung von Quecksilberdiuretica in der

Behandlung von Ödemen. Der Magnesiummangel beruht meistens auf unzureichender Ernährung, mangelnder Resorption im Intestinum oder auf vermehrter Ausscheidung durch den Urin. Die Konzentrationsänderungen beim Coma diabeticum entsprechen in ihren Ursachen denen des Kaliums (s. Säure-Basen-Stoffwechsel). Bei der akuten Pankreatitis soll die Bildung von unlöslichen Magnesiumseifen für den erniedrigten Serumspiegel verantwortlich sein. Die ,,*Magnesiummangeltetanie*'' (Synonyma: Normocalcämische Tetanie, idiopathische konstitutionelle Spasmophilie) deckt sich im klinischen Erscheinungsbild mit der Calciummangeltetanie. Sie ist praktisch nur durch das erniedrigte Serummagnesium (0,6—1,3 mÄq/l) bei normaler Calciumkonzentration erkennbar. Die Krämpfe, die bei dieser Erkrankung auftreten, sollen vom Mittelhirn ausgelöst sein.

Eine *Hypermagnesiämie* wird beobachtet beim Morbus Addison und beim akuten und chronischen Nierenversagen mit einer Oligurie. Die Somnolenz urämischer Patienten soll z.T. auf der Hypermagnesiämie beruhen. Die mangelhafte Ausscheidung und die Verschiebung von Magnesium aus dem Intracellulärraum in den Extracellulärraum infolge der metabolischen Acidose dürften die Gründe für den erhöhten Magnesiumspiegel bei der Niereninsuffizienz sein. Bei lange währenden Ausscheidungsstörungen steigt auch der Magnesiumgehalt in den Erythrocyten an.

2. Schwefel

Schwefel ist Bestandteil wichtiger organischer Verbindungen. Er ist enthalten in den Aminosäuren Methionin, Cystein und Cystin, im Taurin, im Glutathion, im Ergothionin, in bestimmten Polysacchariden wie Heparin, Chondroitin-Schwefelsäure und Mucoitinschwefelsäure, im Vitamin B_1, im Biotin (Vitamin H), im Coenzym A und in Sulfolipiden. Vom Organismus werden praktisch nur organische Schwefelverbindungen verwertet, wobei Methionin, Vitamin B_1 und Biotin wahrscheinlich den gesamten Schwefelbedarf decken können. Nur in geringem Umfange können auch organische Schwefelverbindungen (Sulfate, Sulfide) zum Aufbau organischer Substanzen herangezogen werden. Der überwiegende Teil des resorbierten

anorganischen Schwefels wird von der Niere ausgeschieden. Neben der glomerulären Filtration besteht eine tubuläre Rückresorption.

Der im Urin nachweisbare Schwefel liegt in Form verschiedener organischer und anorganischer Verbindungen vor: Sulfate, Schwefelsäureester, Taurin, Thiosulfate, Thiocyanate und schwefelhaltige Polysaccharide. Bei den Schwefelsäureestern handelt es sich in erster Linie um Verbindungen von Schwefelsäure und Phenolderivaten. Sie werden hauptsächlich in der Leber gebildet und dienen zur Elimination toxischer Substanzen. Thiosulfate entstehen u.a. bei der Oxydation von Schwefelwasserstoff, Thiocyanide bei der Entgiftung von resorbierten bzw. im Stoffwechsel anfallenden Cyanidionen. Die Thiocyanide haben insofern eine Bedeutung, als sie die Konzentrierung von Jodid in der Schilddrüse blockieren und somit eine strumigene Wirkung haben.

Literaturhinweise

BLAND, J. H.: Störungen des Wasser- und Elektrolythaushaltes. Stuttgart: Georg Thieme 1959.

BORLE, A. B., B. E. C. NORDIN u. B. COURVOISIER: Der Phosphor-Calcium-Stoffwechsel. Documenta Geigy 1963.

COMAR, C. L., and F. BRONNER: Mineral metabolism, Vol. I u. II. New York: Academic Press 1960 u. 1964.

FRIEDBERG, CH. K.: Heart, kidney and electrolytes. New York: Grune & Stratton 1962.

HERMS, W.: Die Auswirkungen von Störungen des Elektrolythaushaltes auf Struktur und Funktion der Nieren. Klin. Wschr. 45, 1169 (1967).

JESSERER, H.: Osteoporose. Berlin: Erich Blaschker 1963.

MAXWELL, M. H., and C. R. KLEEMANN: Clinical disorders of fluid and electrolyte metabolism. New York: McGraw Hill 1962.

SCHWAB, M., u. K. KÜHNS: Die Störungen des Wasser- und Elektrolytstoffwechsels. Berlin-Göttingen-Heidelberg: Springer 1959.

SIEGENTHALER, W.: Klinische Physiologie und Pathologie des Wasser- und Salzhaushaltes. Berlin-Göttingen-Heidelberg: Springer 1961.

SMITH, H. W.: Salt and water volume receptors. Amer. J. Med. 23, 623 (1957).

STRAUSS, M. B., and L. G. WELT: Diseases of the kidney. Boston: Little, Brown & Co. 1963.

THURAU, K.: Die intrarenale Rolle des Renin-Angiotensin-Systems für die Regulation des Glomerulus-Filtrat und der Natriumausscheidung. Aktuelle Probleme der Nephrologie. Berlin-Heidelberg-New York: Springer 1965.

ZÖLLNER, N.: Edit. THANNHAUSERs Lehrbuch des Stoffwechsels und der Stoffwechselkrankheiten. Stuttgart: Georg Thieme 1957.

Säure-Basen-Haushalt

Die Konstanz der Wasserstoffionenkonzentration ist eine Voraussetzung für die normale Funktion des Organismus. Physiologischerweise beträgt sie im Blut im Mittel $3,98 \times 10^{-8}$ Äq/l ($=$pH 7,4) und variiert zwischen 4,47 und $3,55 \times 10^{-8}$ Äq/l (pH 7,35—7,45). In den Zellen ist die Konzentration der Wasserstoffionen größer (pH$=$7,1). Geringgradige Abweichungen von der Norm im Blut haben schwerwiegende Funktionseinbußen insbesondere des Zentralnervensystems zur Folge und führen, wenn ein bestimmtes Maß überschritten wird, zum Tode. Im Intermediärstoffwechsel fallen täglich etwa 15 Äq Kohlensäure und 160 mÄq Phosphor- und Schwefelsäure — um nur die für den Säure-Basen-Stoffwechsel wichtigsten Metaboliten zu nennen — an. Wenn trotzdem das pH im Normbereich verbleibt, so beruht das auf dem Vorhandensein wirksamer chemischer Puffersysteme und der Tätigkeit von Lunge und Nieren.

I. Regulationsmechanismen des Säure-Basen-Haushaltes

1. Chemische Puffer

a) Grundbegriffe der Pufferung

Ein Puffer besteht aus einer schwachen Säure bzw. Base und deren Salze. Eine Säure ist dadurch charakterisiert, daß sie in wäßriger Lösung Protonen ($=$H$^+$) abgeben, eine Base dadurch, daß sie Protonen aufnehmen kann. Dementsprechend sind auch Anionen und Kationen von Salzen als Säuren bzw. als Basen zu bezeichnen, je nachdem, ob sie H$^+$ aufnehmen oder abgeben können.

Schwache Säuren (ebenso schwache Basen) dissoziieren in Lösung nur unvollständig:

$$HA \rightleftharpoons H^+ + A^- \qquad (1)$$

HA$=$Säure, H$^+$=Wasserstoffion, A$^-$=Anion=Base.

Die Geschwindigkeit der Dissoziation ist gemäß dem Massenwirkungsgesetz abhängig von der Konzentration der Reaktionsteilnehmer. Bei Reaktionsgleichgewicht, d.h. wenn pro Zeiteinheit ebensoviele Säure-moleküle gebildet werden wie zerfallen, besteht folgende Beziehung:

$$K = \frac{[H^+][A^-]}{[HA]} . \qquad (2)$$

K$=$Dissoziationskonstante; Symbol [ ]$=$Konzentration, gewöhnlich mMol oder mÄq/l.

Die absolute Reaktion einer Lösung wird bekanntlich durch die Wasserstoffionenkonzentration bestimmt. Diese wird nach SÖRENSEN zweckmäßigerweise durch den negativen dekadischen Logarithmus, dem pH-Wert, ausgedrückt. Aus der Gl. (2) ergibt sich nach dem bisher Gesagten allgemein die Henderson-Hasselbalchsche Gleichung:

$$pH = pK + \log \frac{Base}{Säure} \qquad (3)$$

$$pH = -\log H^+; \quad pK = -\log K$$

Die Wirkung eines Puffers beruht auf folgenden Vorgängen: Durch Zuführung von Substanzen zu einer Pufferlösung, die mit dem Puffer das Anion oder Kation gemeinsam haben, wird das Gleichgewicht der Gl. (2) gestört. Zu seiner Wiederherstellung wird gemäß Gl. (1) undissoziierte Säure gebildet, wodurch z.B. zugeführte H+ gepuffert werden. Ein Puffer ist umso wirksamer, je größer seine Konzentration und je näher sein pK dem pH der betreffenden Lösung kommt. Die größte Pufferwirkung entfaltet ein Puffer bei pK±1 pH-Einheit (Abb. 254).

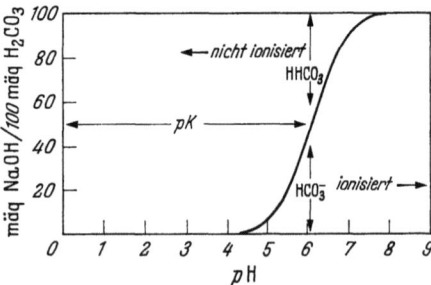

Abb. 254. Dissoziationskurve der Kohlensäure, gültig für Plasma und Körpertemperatur. (Modifiziert nach M. SCHWAB u. K. KÜHNS, Die Störungen des Wasser- und Elektrolytstoffwechsels. Berlin-Göttingen-Heidelberg: Springer 1959.) Der Dissoziationsgrad der Kohlensäure ist abhängig vom pH. Bei pH 6,1 besteht Konzentrationsgleichheit von [H₂CO₃] und [HCO₃⁻]. Gemäß Gl. (6) (s. Text) entspricht das pH 6,1 damit dem pK des Kohlensäure-Bicarbonatpuffers. Die Dissoziationskurve macht ersichtlich, daß vom rein chemischen Standpunkt der Kohlensäure-Bicarbonatpuffer für den Organismus ein wenig wirksamer Puffer ist, da im physiologischen pH-Bereich des Plasmas die Pufferwirkung bereits weitgehend beansprucht ist

Die wichtigsten Puffer der Gewebe und Körperflüssigkeiten sind die Proteine, das Phosphat (primäres/sekundäres Phosphat) und das Bicarbonat. Die den Pufferanionen äquivalenten Kationen werden auch Pufferbasen genannt. Durch das gemeinsame H+ stehen die einzelnen Puffer in engster Beziehung zueinander:

$$[H^+] = K \frac{[H_2CO_3]}{[HCO_3^-]} = K \frac{[H_2PO_4^-]}{[HPO_4^=]} = K \frac{[H\,Prot]}{[Prot^-]} \cdot \text{(4)}$$

Änderungen eines Quotienten haben entsprechende Veränderungen bei den übrigen Puffern zur Folge.

b) Phosphatpuffer

Die Konzentration des Phosphatpuffers ist im Extracellulärraum niedrig. Ein wesentlicher Puffereffekt kommt ihm daher im Plasma nicht zu.

Im Intracellulärraum und im Urin dagegen ist er nicht zuletzt wegen des günstigen pK ein wichtiger Puffer. Der größte Teil der Titrationsacidität im Urin entfällt auf ihn. Das Verhältnis $H_2PO_4^-/HPO_4^=$ ist im Serum bei pH 7,4 1:4, im Urin bei pH 4,5 200:1. In den Zellen, im Knochen-, Knorpel- und Bindegewebe haben darüber hinaus organische Phosphatverbindungen eine gewisse Pufferwirkung.

c) Eiweißpuffer

Die Pufferwirkung der Eiweiße einschließlich des Hämoglobins ist wegen des großen Eiweißgehaltes des Körpers beträchtlich. Sie beruht auf dem Vorhandensein von Carboxyl-, Amino-, Sulfhydryl-, Phenol- und Imidazolgruppen. Letztere sind in erster Linie für den Puffereffekt des Hämoglobins verantwortlich. Der Dissoziationsgrad ist abhängig vom Sauerstoffgehalt des Hämoglobineisens. Im oxygenierten Zustand werden H+ freigesetzt (Oxy-Hb = stärkere Säure), die mit der Sauerstoffabgabe wieder gebunden werden (Red.-Hb = schwächere Säure). Die Dissoziationskonstanten dieser verschiedenen für die Pufferung verantwortlichen Gruppen im Blut sind so gelagert, daß die Titrationskurve im physiologischen pH-Bereich linear verläuft. 1 g Plasmaeiweiß bindet bei der Titration von pH 7,5 auf pH 6,5 0,110 mÄq H+, 1 g Oxy-Hämoglobin 0,183 mÄq H+. Bei einem Gesamthämoglobin von 150 g/l Blut können insgesamt 27,45 mÄq H+ gepuffert werden.

d) Bicarbonatpuffer

Die Kohlensäure liegt im Blut überwiegend in dissoziierter (a) und dehydratisierter (b) Form vor:

$$H^+ + HCO_3^- \underset{a}{\overset{a}{\rightleftharpoons}} H_2CO_3 \underset{b}{\overset{b}{\rightleftharpoons}} CO_2 + H_2O \quad \text{(5)}$$

Die Konzentration des physikalisch gelösten Kohlendioxyds im Plasma kann durch die Lunge, der Bicarbonatgehalt durch die Nieren reguliert werden. Auf Grund dieser Tatsache kommt dem Kohlensäure/Bicarbonatpuffer trotz der ungünstigen Dissoziationskonstante (pK = 6,1) eine Schlüsselstellung im gesamten Puffersystem zu. Die absolute Reaktion wird in erster Linie durch diesen Puffer bestimmt. Seine Funktion ist charakterisiert durch die Henderson-Hasselbalchsche Gleichung:

$$pH = pK + \log \frac{[HCO_3^-]}{[H_2CO_3]} \cdot \quad \text{(6)}$$

Das Verhältnis HCO_3^-/H_2CO_3 ist normalerweise 20:1. Eine Vergrößerung des Quotienten entweder durch eine Zunahme des Zählers oder Abnahme des Nenners bedeutet eine Verschiebung des pH zur alkalischen Seite hin, eine Verkleinerung des Quotienten eine pH-Verschiebung zur sauren Seite hin.

Nach Gl. (5b) ist die Konzentration der Kohlensäure direkt proportional dem physikalisch gelösten Kohlendioxyd, welches wiederum in linearer Abhängigkeit von der CO₂-Spannung steht:

$$CO_2 \text{ gelöst} = pCO_2 \frac{\alpha}{760} \cdot \quad \text{(7)}$$

pCO_2 = CO₂-Partialdruck,
α = Löslichkeitskoeffizient = 0,510 ml CO₂/ml/760 mm Hg.

Da [H₂CO₃] direkt proportional ist dem pCO_2, kann Gl. (6) wie folgt geschrieben werden:

$$pH = pK + \log \frac{[HCO_3^-]}{\alpha\,pCO_2} \cdot \quad \text{(8)}$$

α = 0,0301 mMol CO₂/l/mm pCO_2.

e) Normalpufferkurve des Blutes

Äquilibriert man volloxygeniertes Blut mit Gasen verschiedener CO_2-Partialdrucke bis zum Druckangleich und bestimmt dann im Plasma pH und Bicarbonat ($[HCO_3^-] = [$total $CO_2] - \alpha\, pCO_2$), so erhält man die CO_2-Bindungskurve oder Normalpufferkurve des Blutes (Abb. 255). Der Neigungswinkel der entsprechenden Kurve für das von Erythrocyten getrennte Plasma ist kleiner, die Pufferleistung im Plasma demnach geringer. Die größere Pufferkapazität von Vollblut beruht auf der Anwesenheit von Hämoglobin, das ein wirksamer H^+-Acceptor ist.

Die Position der Normalpufferkurve ist abhängig von der Gesamtpufferbase. Durch die Zugabe von Alkali (z. B. $NaHCO_3$) oder durch Verlust von Säuren (z. B. HCl beim Erbrechen) wird die Normalpufferkurve parallel zur Normallage nach oben verschoben. Die Menge Bicarbonat, um die die Gesamtkonzentration ansteigt, ist gleich dem vertikalen Abstand zwischen der Normalpufferkurve und der neuen Kurve und heißt „fixierte Base".

Umgekehrt wird durch ein erhöhtes Angebot von Säuren (z. B. organische Säuren beim Diabetes mellitus) oder Basenverlust (Durchfälle) die Normalpufferkurve nach unten verschoben. Die Abnahme von $[HCO_3^-]$ entspricht dem Anstieg von fixierten Säuren im Blut, die Pufferbasen im Blut haben abgenommen.

Mit der Sauerstoffabgabe im Gewebe verschiebt sich die Normalpufferkurve des Blutes ebenfalls parallel zur Normallage nach oben (Abb. 255). Diese Verschiebung beruht darauf, daß mit der O_2-Abgabe, wie bereits schon erwähnt wurde, das Hämoglobin H^+ bindet. Die Folge ist ein Anstieg des Blut-pH. Zur Aufrechterhaltung eines normalen pH können für jedes vollständig reduzierte mMol Oxyhämoglobin 0,7 mMol H^+ zusätzlich von den Erythrocyten aufgenommen werden. Das bedeutet, daß von 0,8 mMol CO_2 allein 0,7 mMol CO_2 durch die Reduzierung von 1 mMol Oxyhämoglobin gepuffert werden können.

f) Kohlensäuretransport

Die Sauerstoffabgabe des Blutes im Gewebe erleichtert die CO_2-Aufnahme und damit den CO_2-Transport (s. Kap. Atmung). Der weitaus größte Anteil des aus dem Gewebe entsprechend dem Druckgefälle diffundierenden CO_2

gelangt in die Erythrocyten. Eine geringe Menge bleibt in diesen physikalisch gelöst, während ein anderer Teil mit Aminogruppen des Hämoglobins Carbaminoverbindungen bildet. Der weitaus größte Teil wird zu Kohlensäure umgewandelt, die entsprechend der Gl. (5a) dissoziiert. Die gebildeten Bicarbonationen diffundieren wieder gemäß dem Konzentrationsgradienten in den Plasmaraum zurück.

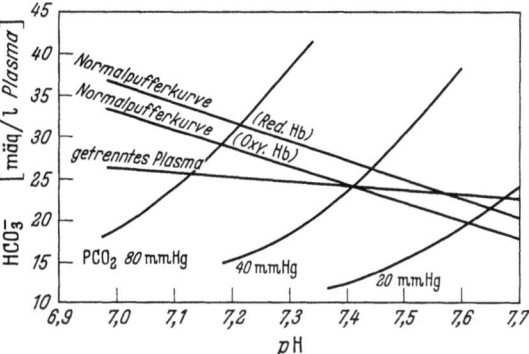

Abb. 255. pH-Bicarbonatdiagramm. (Nach H. W. Davenport, The ABC of acid-base chemistry, 4th edit. Chicago: Chicago University Press.) Es zeigt in graphischer Darstellung die Henderson-Hasselbalchsche Gleichung: Einer beliebigen Kombination von pH und $[HCO_3^-]$ oder von pH und pCO_2 oder pCO_2 und $[HCO_3^-]$ entspricht jeweils nur *ein* CO_2-Partialdruck, *eine* $[HCO_3^-]$- bzw. *ein* pH-Wert. Der Schnittpunkt der CO_2-Isobaren von 40 mm Hg mit der Normalpufferkurve zeigt die Normalbedingungen im Plasma. Änderungen des pCO_2 (z. B. unkompensierte respiratorische Alkalose oder Acidose) führen zu Verschiebungen der $[HCO_3^-]$ entlang der Normalpufferkurve, pH-Änderungen unter Konstanterhaltung des pCO_2 (z. B. unkompensierte metabolische Alkalose und Acidose) zu Verschiebungen der $[HCO_3^-]$ entlang der CO_2-Isobaren. Durch Verlust oder Zufuhr von Pufferbasen wird die Normalpufferkurve parallel zu ihrer Normalposition nach oben bzw. unten verlagert. Beachte, daß die CO_2-Bindungskurve für von Erythrocyten getrennte Plasma wesentlich flacher verläuft, die Pufferkapazität demnach geringer ist als für in Kontakt mit Erythrocyten stehendes Plasma (wahres Plasma)

Zur Erhaltung der elektrischen Neutralität wandern Cl^- in die Erythrocyten. Die in den Erythrocyten gebildeten H^+ werden vom Hämoglobin gepuffert. In quantitativ geringerem Maß unterliegt das CO_2 denselben Veränderungen im Plasma (CO_2-Normalwerte Tabelle 66). In der Lunge laufen diese Reaktionen in umgekehrter Richtung ab. HCO_3^- diffundiert im Austausch gegen Cl^- in die Erythrocyten, wo sich über H_2CO_3 wieder CO_2 bildet, das gemäß dem durch die Atmung geschaffenen Konzentrationsgefälle in den Plasmaraum zurückdiffundiert und abgeatmet wird. Die CO_2-Abgabe wird jetzt durch die Bildung von Oxyhämoglobin (stärkere Säure) erleichtert.

Die Dehydratisierung und die Hydratisierung der Kohlensäure [Gl. (5b)] werden durch die Fermentwirkung der Carboanhydrase wesentlich beschleunigt. Das Vorhandensein dieses Katalysators ist eine wesentliche Voraussetzung für einen wirksamen CO_2-Transport, da die Reaktion $H_2CO_3 \rightleftharpoons CO_2 + H_2O$ zwar auch bei Fehlen des Fermentes abläuft, im Vergleich zur Verweildauer der Erythrocyten in den Lungencapillaren aber viel zu lange dauern würde.

Tabelle 66

	Männer		Frauen	
	arteriell	venös	arteriell	venös
pH	7,39 7,33 — 7,45	7,35	7,41* 7,35—7,41	7,37
$p\mathrm{CO_2}$ (mm Hg)	42 36 — 47	47	39* 33 — 44	43
Gesamt-CO_2 (ml/100 ml)	59,6 49,0	63,8 53,1	57,0 48,0	60,4 51,4
Physikalisch gelöstes CO_2 (ml/100 ml)	2,84 2,62	3,24 2,99	2,71 2,53	3,01 2,78
Gebundenes CO_2, Carbamino-CO_2 (ml/100 ml)	0,8 2,2	0,8 3,1	0,8 1,9	0,8 2,7
Bikarbonat (ml/100 ml)	56,0 44,2	59,7 47,0	53,5 43,6	56,6 46,0
Bikarbonat (mval/l Plasma)	25,1 23 — 26,6+	26,8 24,7—28,3+	24,0	25,4

Normwerte für pH, $p\mathrm{CO_2}$, gebundenes und gelöstes CO_2.
Eingerückte Zahlen beziehen sich auf 100 ml Vollblut, die übrigen Zahlen auf 100 ml Plasma (in Kontakt mit Erythrocyten). Für das pH, den $p\mathrm{CO_2}$ und das Bikarbonat wurde die Variationsbreite mitangegeben.
Die mit * versehenen Werte sind aus Capillarblut gewonnen. Werte nach E. ALBRITTON. Die mit + gekennzeichneten Werte nach H. F. WEISBERG.

2. Lunge

Über die Ventilationsgröße vermag die Lunge den CO_2-Partialdruck und dadurch den für das Blut-pH entscheidenden Quotienten $\mathrm{HCO_3^-}/\alpha p\mathrm{CO_2}$ wirksam zu beeinflussen.

3. Niere

Der Niere fallen bei der Erhaltung eines normalen Blut-pH im wesentlichen zwei Aufgaben zu:

1. Regulation des Bicarbonathaushaltes.
2. Ausscheidung nicht flüchtiger Säuren.

Die Exkretion von H^+ nicht flüchtiger Säuren erfolgt in Form von Ammoniumionen und titrierbarer Säure. Die Ausscheidung freier H^+ ist wegen des H^+-Konzentrationsgradienten, den die Niere aufzubauen vermag (maximal 1:1000), sehr beschränkt. Die Exkretion von H^+ ist eng gekoppelt an die Bicarbonatrückresorption.

Unter normalen Bedingungen beträgt die Bicarbonatkonzentration im Glomerulusfiltrat 2,6 mÄq/100 ml entsprechend einem Plasmagehalt von 26 mÄq/l. Diese Menge wird fast vollständig rückresorbiert. Bei höheren Konzentrationen wird der überschüssige Anteil ausgeschieden, bei niedrigeren wird solange das gesamte filtrierte Bicarbonat vollständig rückresorbiert, bis ein normaler Plasmaspiegel wieder erreicht ist. Die Steuerung des Bicarbonathaushaltes durch die Niere wird aber keineswegs starr gehandhabt. Mindestens 4 Faktoren vermögen den Rückresorptionsmechanismus zu beeinflussen und die Bicarbonatkonzentration im Blut den Bedürfnissen des Körpers anzupassen. Es sind dies 1. der pCO_2, 2. der Kaliumgehalt der Tubuluszelle, 3. die Chloridkonzentration im Tubuluslumen und 4. die Nebennierenrindenhormone.

Ein Ansteigen des pCO_2 hat eine gesteigerte Bicarbonatrückresorption zur Folge und umgekehrt. Kaliummangel führt ebenfalls zu einer vermehrten Resorption, da über den gemeinsamen Trägermechanismus anstatt K^+ H^+ gegen Na^+ ausgetauscht werden. Cl^- und HCO_3^- beeinflussen sich gegenseitig. Eine erhöhte $[Cl^-]$ im Tubuluslumen hat eine verminderte Bicarbonatrückresorption zur Folge. Die gesteigerte Bicarbonatrückresorption beim Hypercorticismus oder bei Gaben von Nebennierenrindenhormonen ist wahrscheinlich auf eine Hypokaliämie zurückzuführen.

II. Die verschiedenen Störungen des Säure-Basen-Haushaltes

1. Einteilung der Störungen des Säure-Basen-Haushaltes

Die absolute Reaktion des arteriellen Blutes variiert normalerweise zwischen pH 7,35 und pH 7,45. Abweichungen nach oben oder unten werden als Alkalose bzw. Acidose bezeichnet. Mit dem Leben noch vereinbar sind pH-Werte von 7,0—7,8. Ist die pH-Veränderung primär durch eine Störung der Lungenfunktion hervorgerufen, sprechen wir von einer *respiratorischen* Acidose oder Alkalose, sonst von einer *metabolischen* Acidose bzw. Alkalose. Kombinationen von respiratorischen und metabolischen Acidosen oder Alkalosen werden als gemischte Störungen bezeichnet.

2. Erkennung von Störungen des Säure-Basen-Haushaltes

Die einzelnen Störungen im Säure-Basen-Stoffwechsel können durch Messung des pH, des pCO_2 und des Bicarbonats oder zumindest durch zwei dieser Größen weitestgehend erfaßt werden. Durch zusätzliche Elektrolytbestimmungen im Serum und Harn sowie pH-Bestimmung im Harn kann die betreffende Störung näher analysiert werden. Unter Bicarbonat wird hier das aktuelle Bicarbonat verstanden. Die früher wegen umständlicher pH-Meßmethoden in der Klinik häufig allein geübte Bestimmung der Alkalireserve (= die Menge Bicarbonat, die in Anwesenheit von voll oxygenierten Erythrocyten bei einem pCO_2 von 40 mm Hg und 38° C im Plasma gebunden wird), ist unzureichend, da sie keine Rückschlüsse auf etwaige respiratorisch bedingte Stoffwechselstörungen zuläßt.

Die Entwicklung moderner und leicht handzuhabender pH-Meßgeräte und dazugehöriger Normogramme (z.B. Astrup) ermöglichen eine hinreichend genaue pH-, pCO_2- und Bicarbonatbestimmung und haben die alleinige Messung der Alkalireserve ersetzt.

3. Die einzelnen Störungen des Säure-Basen-Haushaltes

a) Metabolische Acidose

Ihre Kennzeichen sind: erniedrigtes pH, erniedrigtes Bicarbonat, normaler pCO_2 (= unkompensierte metabolische Acidose, Abb. 256 *G*) oder ein erniedrigtes bis normales pH, erniedrigtes Bicarbonat und erniedrigter pCO_2 (= teil- bis vollkompensierte metabolische Acidose, Abb. 256 *H*).

Es ist die häufigste Störung des Säure-Basen-Stoffwechsels. Sie wird beobachtet bei allen Erkrankungen, die mit einer vermehrten Bildung nicht flüchtiger Säuren einhergehen — z.B. Ketosäuren beim Diabetes mellitus (Abb. 257) und bei Hungerzuständen oder Milchsäure bei Hypoxiezuständen —, weiterhin bei Krankheiten, die zu einer Retention von Anionen nicht flüchtiger Säuren — Sulfat- und Phosphatstau bei Niereninsuffizienz (Abb. 257) — oder zu stärkeren Verlusten von Kationen führen. Durch übermäßige Zufuhr von Cl^- kann künstlich eine metabolische Acidose erzeugt werden (Tabelle 67). Häufig sind mehrere Faktoren am Zustandekommen einer metabolischen Acidose beteiligt. Beim dekompensierten Diabetes mellitus sind neben der Anhäufung von Ketosäuren der Verlust an Pufferbasen infolge osmotischer Diurese und bei stärkerer Dehydratation eine Retention nicht flüchtiger

Tabelle 67. *Ursachen von Störungen des Säure-Basen-Haushaltes*

Metabolische Acidose	Metabolische Alkalose	Respiratorische Acidose	Respiratorische Alkalose
I. Vermehrung von organischen Säuren im Blut 1. bei Störungen des Glucosestoffwechsels: Diabetes mellitus, Hyperthyreose, Steroiddiabetes 2. bei Glucosemangel: Hunger, chronisches Erbrechen, Insulinüberdosierung 3. bei Mangel an Leberglykogen: Hepatitis, Lebercirrhose, Narkose, Gierkesche Erkrankung, fieberhafte Erkrankungen 4. bei anaerobem Stoffwechsel: Schock, Kollaps, Herzinsuffizienz, Schwerstarbeit 5. durch Noxen und Pharmaka: Methylalkohol, Salicylate 6. Alkalose II. Retention von Anionen nicht flüchtiger Säuren bei Abfall des Glomerulusfiltrates 1. chronische Glomerulonephritis, 2. fortgeschrittene Pyelonephritis 3. akutes Nierenversagen 4. Schock, Kollaps, Dehydratation III. Verluste von Kationen bei 1. Durchfallerkrankungen 2. Gallen- und Pankreasfisteln 3. Nierenerkrankungen: Pyelonephritis, Lightwood-Albright-Syndrom, Fanconi-Syndrom 4. Morbus Addison 5. Therapie mit Diuretica: Diamox, Kationenaustauscher IV. Erhöhte Zufuhr von Anionen Ammoniumchlorid Calciumchlorid usw. Ureterocolostomie	I. Verluste von Chlorionen bei 1. Erbrechen Pylorusstenose, Pylorospasmen 2. Magenspülung 3. Diarrhoen infolge Pankreasfibrose 4. Therapie mit Diuretica: Quecksilberdiuretica Chlorothiazide II. Kaliumverluste bei 1. Durchfallerkrankungen 2. Erbrechen 3. potassium loosing nephritis 4. Conn-Syndrom 5. Cushing-Syndrom 6. Therapie mit Diuretica, Laxantien, Mineral- und Glucocorticosteroide III. Zufuhr von alkalisierenden Substanzen Natrium- bzw. Kaliumacetat, -bikarbonat, -citrat, -lactat	I. Störungen des Gasaustausches bei 1. Lungenemphysem 2. Bronchiektasen 3. Lungenödem 4. Pneumonien, Tuberkulose, Silikose 5. Pneumonosen 6. Pneumothorax (hochgradig) 7. Mucoviscidosis II. Störungen des Gastransportes bei Kreislaufversagen III. Stenoseatmung bei 1. Asthma bronchiale 2. mechanischer Verschluß der Atemwege (Asphyxie) IV. Störungen der Atemmechanik bei 1. schwerer Kyphoskoliose 2. Morbus Bechterew 3. Polyneuritis 4. amyotrophe Lateralsklerose 5. Poliomyelitis 6. Myasthenia gravis 7. Kaliummangelzuständen V. Herabgesetzte Tätigkeit des Atemzentrums durch 1. Medikamente: Narkose, Barbiturate, Morphium, Streptomycin 2. Alkohol 3. Verletzungen (Blutungen) 4. primäres Hypoventilationssyndrom	I. Organische Erkrankungen 1. des ZNS: Meningitis Encephalitis 2. fieberhafte Erkrankungen 3. Herzinsuffizienz II. Höhenkrankheit III. Psychische Erregungszustände 1. Hysterie 2. Neurose 3. Angst 4. Schmerz IV. Medikamente und Noxen Salicylate, Sulfanilamide Phenole

Säuren infolge Minderdurchblutung der Nieren und daraus resultierender Reduktion des Glomerulusfiltrates ursächliche Faktoren der sich entwickelnden Acidose. Eine Minderdurchblutung der Niere führt auch bei Kollapszuständen neben der durch die Hypoxie bedingten Milchsäureerhöhung im Blut zu einer Zunahme der Sulfat- und Phosphationen im Blut.

Die H$^+$ werden in erster Linie durch Puffersysteme der Zellen und der Knochen neutralisiert. Na$^+$ und K$^+$ werden hierbei gegen H$^+$ ausgetauscht. Intracellulär werden dabei undissoziierte Säure, extracellulär Natrium- und Kaliumsalze gebildet. Das in den Extracellulärraum abwandernde Kalium wird bei erhaltener Funktion der Nieren ausgeschieden. Der Gesamtkaliumbestand bei einer metabolischen Acidose nimmt daher ab. Dies ist von Bedeutung bei der Therapie einer metabolischen Acidose, da hierbei K$^+$ im Austausch gegen H$^+$ wieder in den Intracellulärraum zurückdiffundieren und eine Hypokaliämie entsteht. Ein geringer Prozentsatz der zu puffernden Säuren vermag wahrscheinlich auch als ganzes Molekül in die Zellen einzudringen. Extracellulär wird nur ein geringer Teil der H$^+$ durch die Eiweißkörper neutralisiert, der größte Teil wird hier durch das Kohlensäure/Bicarbonatsystem gepuffert:

$$Na^+ \, HCO_3^- + H^+ \, A^- \rightleftharpoons H_2CO_3 + Na^+ \, A^-.$$

Allen metabolischen Acidosen ist ein Bicarbonatverlust gemeinsam (Abb. 256), sei es, daß der Körper auf enteralem oder renalem Wege primär Bicarbonatsalze verliert oder die Bicarbonationen sekundär durch im Überschuß gebildete, nicht flüchtige Säuren oder übermäßige Zufuhr von Cl$^-$ aus dem Blut verdrängt werden. Durch den Verlust dieses Anions wird das Verhältnis log $HCO_3^-/\alpha \, pCO_2$ zugunsten des pCO_2 verschoben. Das pH muß entsprechend absinken, die Normalpufferkurve wird im pH-Bicarbonatdiagramm nach unten verlagert. Die erhöhte [H$^+$] führt kompensatorisch über eine gesteigerte alveoläre Ventilation zu einer Senkung des pCO_2, wodurch eine Verbesserung des Quotienten log $HCO_3^-/\alpha \, pCO_2$ erreicht wird. Der Erhöhung des Atemzeitvolumens sind jedoch durch die Abnahme der Kohlensäurespannung im Blut Grenzen gesetzt. Die bei einer metabolischen Acidose zu beobachtende Atmung ist eine Resultante aus der atemstimulierenden Zunahme der [H$^+$] und der entgegengesetzten Wirkung der pCO_2-Abnahme (siehe S. 125).

Im Gegensatz zu den chemischen Puffersystemen und der Lungenfunktion wirkt sich die kompensatorische Leistung der Nieren nur langsam aus. Ihr kommt jedoch bei der endgültigen Beseitigung von metabolischen Acidosen die entscheidende Rolle zu, da nur durch sie die nicht flüchtigen Säuren ausgeschieden bzw. der Bestand an Pufferbasen wieder aufgefüllt werden können. Diese Schlüsselstellung macht es verständlich, daß metabolische Acidosen immer dann besonders schwer verlaufen, wenn die Funktionstüchtigkeit der Nieren beeinträchtigt ist.

Der Urin reagiert bei einer metabolischen Acidose im allgemeinen sauer. Das filtrierte Bicarbonat wird vermehrt bzw. vollständig rückresorbiert, Cl$^-$ werden dementsprechend vermehrt ausgeschieden. [Cl$^-$] nimmt daher im Blut ab (hypochlorämische Acidose). Die Ausscheidung von titrierbarer Säure (besonders primäres Phosphat) und von Ammoniumsalzen ist stark erhöht. Die Bildung von Ammoniumionen, die in Abhängigkeit von Acidosegrad und Acidosedauer erfolgt, dient gleichzeitig zur Erhaltung der für die Pufferung wichtigen Kationen, da für jedes Ammoniumion ein Kation zurückresorbiert werden kann. Ein starker Verlust dieser Pufferbasen durch den Urin ist jedoch nicht zu vermeiden. Die Gesamtpufferbase des Körpers verringert sich bei schweren Störungen, die Acidose nimmt progredient zu, wenn sie therapeutisch nicht durchbrochen wird. Während bei rein glomerulären Nierenerkrankungen meist ein saurer Urin ausgeschieden wird, ist der Urin bei tubulären Erkrankungen (tubuläre Acidosen: einige Formen der Pyelonephritis, Fanconi-Syndrom, Lightwood-Albright-Syndrom) häufig alkalisch, da hier die H$^+$-Sekretion und damit verbunden die Bicarbonatrückresorption gestört ist. Die Ammoniogenese ist ebenfalls eingeschränkt bzw. aufgehoben. Im Blut kommt es kompensatorisch zu einer Erhöhung der Cl$^-$, woraus sich die Bezeichnung „hyperchlorämische Acidose" erklärt. Experimentell kann eine derartige hyperchlorämische Acidose durch hohe Gaben von Diamox (= Carboanhydrasehemmer) erzeugt werden.

b) Metabolische Alkalose

Ihre Kennzeichen sind: erhöhtes pH und Plasmabicarbonat, normaler pCO_2 (= unkom-

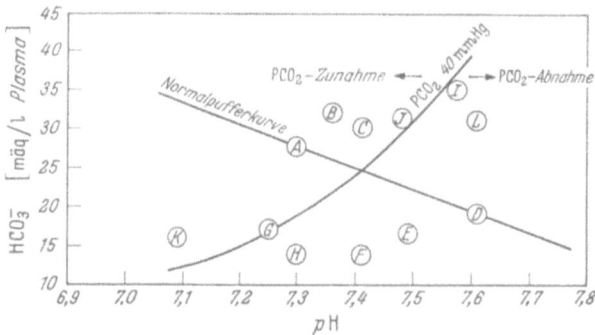

Abb. 256. pH-, $p\mathrm{CO}_2$- und Bicarbonatverhalten bei einzelnen Störungen des Säure-Basen-Haushaltes. (Nach H. W. DAVENPORT, The ABC of acid-base chemistry, 4th edit. Chicago: Chicago University Press.) *A* unkompensierte respiratorische Acidose; *B, C* teil-vollkompensierte respiratorische Acidose; *D* unkompensierte respiratorische Alkalose; *E, F* teil-vollkompensierte respiratorische Alkalose; *G* unkompensierte metabolische Acidose; *H* teil-vollkompensierte metabolische Acidose; *I* unkompensierte metabolische Alkalose; *J* teil-vollkompensierte metabolische Alkalose; *K* kombinierte respiratorische und metabolische Acidose; *L* kombinierte respiratorische und metabolische Alkalose

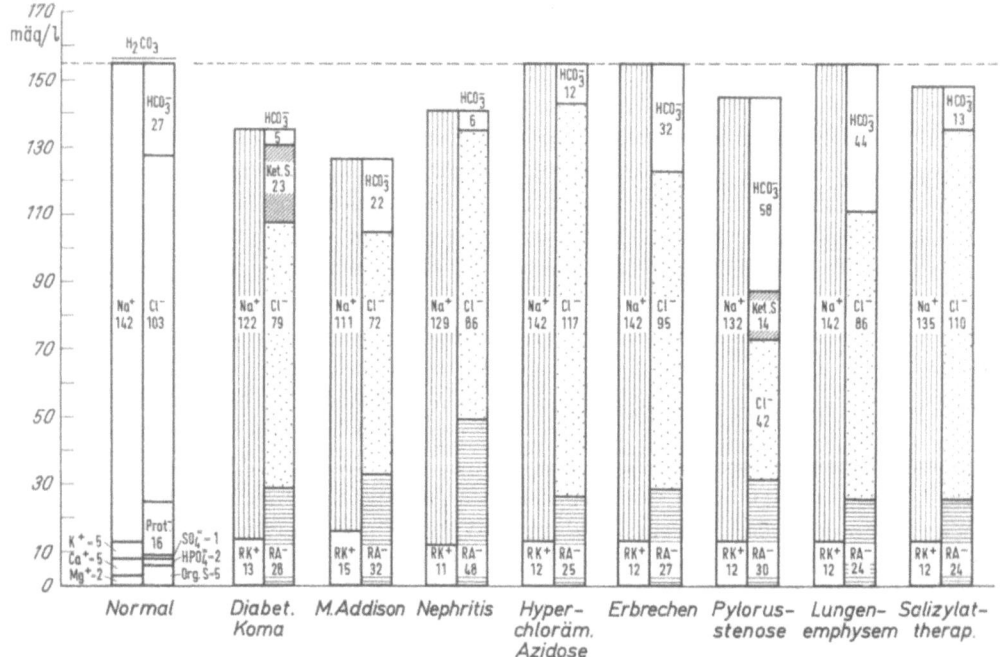

Abb. 257. Serumionogramme verschiedener Störungen des Säure-Basen-Haushaltes. (Nach H. F. WEISBERG, Water, electrolyte and acid-base balance, 2nd edit. Baltimore: Williams & Wilkins Co. 1962.) *RK+* Rest-Kationen, *RA−* Rest-Anionen, *Ket-S* Ketosäuren, *Prot−* Proteine, *Org. S.* organische Säuren

pensierte metabolische Alkalose, Abb. 256*I*) oder erhöht bis normales pH, erhöhtes Bicarbonat und erhöhter $p\mathrm{CO}_2$ (= teil- bis vollkompensierte Alkalose, Abb. 256 *J*).

In den meisten Fällen sind es Chlor- und Kaliumverluste, die zu dieser Stoffwechselstörung führen. Künstlich kann sie durch eine reichliche Aufnahme von NaHCO₃ herbeigeführt werden (Tabelle 67).

Der Verlust von Cl⁻ und K⁺ (extrarenal) führt zu einer verstärkten Bicarbonatrückre-

sorption und damit zu einer erhöhten Konzentration im Blut (Abb. 256). Die Normalpufferkurve wird im pH-Bicarbonatdiagramm nach oben verlagert, der Quotient log $\mathrm{HCO}_3^-/\alpha\, p\mathrm{CO}_2$ vergrößert und das pH entsprechend zur alkalischen Seite hin verschoben. Eine Hypokaliämie ist allerdings nicht immer mit einer Alkalose verbunden. Trotz Kaliummangel wird beim Diabetes mellitus, bei Diarrhoen oder bei bestimmten Nierenerkrankungen eine Acidose beobachtet.

Der geringere Anteil des anfallenden Bicarbonats wird durch Zellpuffer neutralisiert. H^+ treten hierbei im Austausch gegen Na^+ aus den Zellen heraus. Extracellulär entstehen Kohlensäure, intracellulär Natriumsalze. Bei Kaliummangelzuständen sollen umgekehrt H^+ und Na^+ gegen intracelluläre K^+ ausgetauscht werden, wobei dann eine intracelluläre Acidose entstehen würde. Die Verlagerung von Na^+ in den Intracellulärraum und die Verluste durch den Urin (s. unten) führen zu einer erniedrigten Natriumserumkonzentration. In geringem Maße werden auch Bicarbonationen gegen intracellulär gelegene Cl^- ausgetauscht. Die weitaus größte Fraktion des Bicarbonats wird jedoch im Extracellulärraum retiniert. Kompensatorisch nimmt infolge der verminderten H^+-Konzentration die Atemfrequenz ab, wodurch ein Anstieg des pCO_2 erreicht wird (s. S. 125).

Die Nieren versuchen die Bicarbonatkonzentration im Blut zu normalisieren, indem sie vermehrt das Anion ausscheiden. Der Urin ist daher im allgemeinen reich an Bicarbonatsalzen und reagiert alkalisch. Das Urin-pH kann bis zu einem pH von 7,8 ansteigen. Cl^- werden weitestgehend retiniert, Ammoniumsalze sind meistens nur in geringem Maße nachweisbar.

Bei metabolischen Alkalosen infolge extrarenalem Kaliummangel ist paradoxerweise der Urin sauer. Die Ursache liegt darin, daß wegen des intracellulären Kaliummangels anstatt K^+ H^+ gegen Na^+ ausgetauscht werden und auf diesem Wege die Bicarbonatrückresorption gesteigert ist. Die Ausscheidung von H^+ ist bei Kaliummangelzuständen nicht erniedrigt, sie erfolgt aber vorwiegend in Form von Ammoniumionen. Die Ausscheidung titrierbarer Säure ist wie in den übrigen Fällen herabgesetzt. Eine paradoxe Acidurie soll auch dann auftreten, wenn zu einer Alkalose infolge Erbrechens eine Dehydratation tritt, welche ihrerseits zu einer verstärkten Natriumrückresorption führt.

Der Nachweis von Ketosäuren im Urin oder Blut schließt eine metabolische Alkalose nicht aus. Bei der Pylorusstenose mit Erbrechen z.B. überwiegt der Verlust an Chloriden und die dadurch bedingte Bicarbonatzunahme die durch den Glucosemangel hervorgerufene Ketosäurebildung (s. auch Abb. 257).

c) Respiratorische Acidose

Ihre Kennzeichen sind: erniedrigtes pH, erhöhter pCO_2, erhöhtes Bicarbonat (unkompensierte respiratorische Acidose, Abb. 256 A) oder erniedrigtes bis normales pH, erhöhter pCO_2 und erhöhtes Bicarbonat (teil- bis vollkompensierte respiratorische Acidose, Abb. 256 B, C).

Die Ursachen einer pCO_2-Erhöhung und damit Verschiebung des Quotienten log $HCO_3^-/\alpha\, pCO_2$ sind in einer Störung des Gasaustausches, einer verminderten pulmonalen Zirkulation, einer Verlegung der Atemwege, in Erkrankungen des Atemhilfsapparates oder in einer herabgesetzten Tätigkeit des Atemzentrums zu suchen (Tabelle 67).

Der erhöhte pCO_2 steigert die Atmung sowie die renale Rückresorption von Bicarbonat. Der Quotient log $HCO_3^-/\alpha\, pCO_2$ und damit auch das Blut-pH wird durch diese Kompensationsmechanismen der Norm wieder angenähert. Die Reaktion des Urins ist entsprechend sauer. Ammonium- und Chlorionen sowie titrierbare Säure werden vermehrt gefunden. Die Chlorverluste durch den Urin führen in Verbindung mit der Verschiebung von Cl^- in den Intracellulärraum zu einer Hypochlorämie (Abb. 257).

d) Respiratorische Alkalose

Ihre Kennzeichen sind: erhöhtes pH, erniedrigter pCO_2 und erniedrigtes Bicarbonat (unkompensierte respiratorische Alkalose, Abb. 256 D) oder erhöht bis normales pH, erniedrigter pCO_2 und erniedrigtes Bicarbonat (teil- bis vollkompensierte respiratorische Alkalose, Abb. 256 E, F).

Der verminderte Kohlensäuregehalt ist Folge einer gesteigerten Lungenbelüftung und wird beobachtet bei Erkrankungen des Zentralnervensystems, bei fieberhaften Erkrankungen, kardialer Dyspnoe, bei Aufenthalten in großen Höhen, bei Erregungszuständen, z.B. Tetanie, und bei Einwirkung von bestimmten Medikamenten oder Noxen (Tabelle 67).

Das erhöhte pH wird ebenfalls in erster Linie durch Zellpuffer kompensiert. Bicarbonat-, Natrium- und Kaliumionen werden gegen intracelluläre Wasserstoff- und Chlorionen ausgetauscht. Dementsprechend nimmt der Natrium-, Kalium- und Bicarbonatgehalt des Blutes ab, der des Chlors erhöht sich (Abb. 257). Kompensatorisch steigt weiterhin die Milchsäurekonzentration im Blut an. Die Plasmaproteine setzen H^+ frei.

Der herabgesetzte CO_2-Partialdruck hat eine verminderte Bicarbonatrückresorption zur Folge. Stattdessen werden Cl^- konserviert. Der

Urin reagiert alkalisch, Chlorionen werden nur in geringem Maße gefunden.

e) Gemischte Störungen

Als Ursachen kommen dieselben Erkrankungen in Betracht, die auch für die einfachen Störungen des Säure-Basen-Stoffwechsels verantwortlich sind (Tabelle 67). Die Diagnose bereitet jedoch gegenüber den einfachen Störungen wegen der Überlagerung der einzelnen, zum Teil entgegengesetzten Regulationsmechanismen häufig Schwierigkeiten, sie sind durch pCO_2-, pH- und Bicarbonatmessungen allein nicht immer zu erkennen. Bei voll ausgeprägter Störung ist die respiratorische Acidose, kombiniert mit einer metabolischen Acidose, durch einen erhöhten pCO_2, erniedrigtes pH und erniedrigtes Bicarbonat gekennzeichnet (Abb. 256

K), die respiratorische Alkalose und metabolische Alkalose durch einen erniedrigten pCO_2, erhöhtes Bicarbonat und pH (Abb. 256 L). Bei einer metabolischen Alkalose und respiratorischen Acidose sind das Bicarbonat und der pCO_2 erhöht. Das pH kann normal sein, ist aber letztlich abhängig davon, welche Störung überwiegt (Abb. 256 B, C). Durch weitere Untersuchungen, insbesondere durch eine sorgfältige Anamnese, muß eine voll- bis teilkompensierte reine respiratorische Acidose differentialdiagnostisch ausgeschlossen werden. Entsprechend sind die Verhältnisse bei einer metabolischen Acidose und respiratorischen Alkalose, bei der ein erniedrigtes Bicarbonat und ein erniedrigter pCO_2 gefunden wird (Abb. 256 F), Veränderungen, die auch bei einer vollkompensierten respiratorischen Alkalose bestehen.

4. Klinische Auswirkungen von Acidosen und Alkalosen

Eine unbehandelte Acidose kann zu schweren Funktionseinbußen des Zentralnervensystems führen. Nach vorübergehender Steigerung der Erregbarkeit des Vasomotoren- und Atemzentrums tritt schrittweise eine Lähmung des Zentralnervensystems ein. Lebenswichtige Organe wie z.B. Herz und Gehirn werden darüber hinaus direkt durch in die Zellen eindringende H^+ geschädigt. In typischer Weise findet sich eine Kußmaulsche Atmung. Besonders gefährlich scheinen akut auftretende Acidosen (z.B. repiratorische Acidose bei Narkose) zu sein, weil wahrscheinlich in diesen Fällen die Puffersysteme die anfallenden H^+ nicht schnell genug neutralisieren können, der intracelluläre Kaliumverlust besonders schwerwiegend ist und zudem die Nieren- und Kreislauffunktion als Narkosefolge eingeschränkt sind. Kammerflimmern und Kammerstillstand können die Folge sein.

Eine Verschiebung des pH zur alkalischen Seite hin ist klinisch häufig durch tetanische und tonisch-klonische Krämpfe, Thoraxstarre, Sprachstörungen, Bewußtseinseintrübungen, Sensibilitätsstörungen und Pyramidenbahnzeichen gekennzeichnet. Die Durchblutung der Nieren, das Glomerulusfiltrat und die tubulären Funktionen können derart eingeschränkt sein, daß eine Niereninsuffizienz resultiert.

Im einzelnen ist die Pathogenese dieser Symptome noch nicht völlig abgeklärt. Es ist aber sicher, daß die pH-Verschiebung, die damit verbundenen Konzentrationsänderungen des ionisierten Calciums (s. Calciumstoffwechsel) und die aufgezeichneten übrigen intra- und extracellulären Elektrolytveränderungen eine entscheidende Rolle spielen.

Literaturhinweise

ALBRITTON, E. S.: Standard values in blood. Being the first fascicle of a handbook of biological data. Philadelphia and London: W. B. Saunders Co. 1953.

DAVENPORT, H. W.: The ABC of acid-base chemistry, 4th edit. Chicago: Chicago University Press 1958.

EDLBACHER, S., u. F. LEUTHARDT: Lehrbuch der physiologischen Chemie, 10. Aufl. Berlin: W. de Gruyter & Co. 1952.

GAMBLE, J. L.: Chemical anatomy, physiology and pathology of extracellular fluid. Cambridge: Harvard University Press 1947.

PITTS, R. F.: Physiology of the kidney and body fluids. Chikago: Year-book medical publishers inc. 1963.

SCHWAB, M., u. K. KÜHNS: Die Störungen des Wasser- und Elektrolythaushaltes. Berlin-Göttingen-Heidelberg: Springer 1959.

WEISBERG, H. F.: Water, electrolyte and acid-base balance, 2nd edit. Baltimore: Williams & Wilkins Co. 1962.

Die Spurenelemente

Die Hauptmasse des menschlichen Körpers setzt sich aus den 6 Elementen Kohlenstoff, Sauerstoff, Wasserstoff, Stickstoff, Schwefel, Calcium und Phosphor zusammen. Auf sie entfallen etwa 98% des Trockengewichtes. Kalium, Natrium, Magnesium, Chlor und Eisen machen etwa 1,5% der Trockenmasse aus. Der Rest (0,5%) verteilt sich auf zahlreiche andere Elemente. Diese sind zumeist nur in geringsten Mengen nachweisbar, weshalb man sie auch Spurenelemente genannt hat. Die physiologische Funktion der meisten dieser Elemente (Silber, Thallium, Beryllium, Strontium, Barium, Blei, Nickel, Cadmium, Zinn, Aluminium, Chrom, Wismut, Gallium, Titan, Zirkonium, Bor, Arsen, Selen, Silicium, Molybdän) ist unbekannt. Es ist möglich, daß sie rein zufällig über den Intestinaltrakt, die Atemwege oder die Haut in den Körper gelangt sind. Beobachtungen bei anderen Spurenelementen lassen darauf schließen, daß diesen überaus wichtige Funktionen im Organismus zukommen. Für einige von ihnen ist es erwiesen, daß sie essentiell sind. Trotz aller Fortschritte in den letzten Jahren ist unser Wissen über die Bedeutung und die Funktion dieser Elemente jedoch noch sehr lückenhaft.

I. Spurenelemente metallischer Herkunft

1. Kupfer

Der gesamte Kupfergehalt des erwachsenen Menschen beträgt 81—230 mg. Der tägliche Mindestbedarf dieses essentiellen Metalles wird etwa durch 2,0 mg in der Nahrung gedeckt. Hiervon werden ca. 0,02 mg vom Organismus retiniert. Nach der Resorption, über dessen Ort und Mechanismus nichts Sicheres bekannt ist, findet sich das Kupfer zunächst locker an Albumine gebunden, der überwiegende Teil wird dann aber sehr schnell in der Leber, im Knochenmark und anderen Organen fest an Cuproproteine gekoppelt, u.a. an das *Cäruloplasmin* (α_2-Globulin, Mol.-Gew. 150000) des Plasmas und das *Erythrocuprein* der Erythrocyten. Die Konzentration von Cu im Serum beträgt normalerweise 109 γ-% (Variationsbreite 75—145 γ-%), in den Erythrocyten 115 γ-%, im Liquor 6—20 γ-%. 90% des Serumkupfers sind an das Cäruloplasmin gebunden, 10% an Albumin. Oestrogene, Thyroxin und vermehrter Kupfergehalt in der Nahrung führen zu einer Erhöhung der Konzentration im Serum. Beim Säugling ist die Serumkonzentration erniedrigt, wahrscheinlich weil die Fähigkeit zur Synthese von Cäruloplasmin noch nicht voll ausgebildet ist. Die Ausscheidung erfolgt vorwiegend durch die Leber (25—205 γ pro 100 ml Galle). Es ist wahrscheinlich, daß das Cäruloplasmin den Übertritt von Kupfer in die Galle begünstigt. Die Elimination durch die Niere (2,7—30 γ/l) korreliert mit dem Kupferanteil, der an die Albuminfraktion gebunden ist. Die Kupferclearance beträgt etwa 0,25 ml/min.

Die wichtigsten *biochemischen Folgeerscheinungen* eines Kupfermangels bestehen in einer Herabsetzung der Cytochromoxydaseaktivität im Gewebe und damit der Oxydationskapazität der Mitochondrien sowie in einer Störung der Hämatopoese. Bei vielen Tieren läßt sich durch Kupfermangel eine Anämie erzeugen, die durch Kupfergaben geheilt werden kann. Sehr wahrscheinlich ist die Hämoglobinbildung vom Kupfer abhängig. — Als Metallenzym ist die *Thyrosinase* bekannt geworden, die in der Wirkungsgruppe Kupfer enthält und dessen Synthese beim *Albinismus* gestört ist.

Die bekannteste Störung des Kupferstoffwechsels in der Humanpathologie ist die Wilsonsche Erkrankung. Sie tritt im Kindes- und Adoleszentenalter auf und ist erblich. Ihre wesentlichen Kennzeichen sind neurologische Symptome mit extrapyramidaler Symptomatologie, hervorgerufen durch degenerative Veränderungen der Linsenkerne, eine Lebercirrhose und eine braun- oder grau-grüne Pigmentierung der Descemetschen Membran am Limbus der Cornea (Kaiser-Fleischerscher Cornealring) sowie Nagelveränderungen (violette Lunula). Neben dieser Trias besteht in den meisten Fällen eine Nephropathie (Einschränkung von Glomerulusfiltrat und effektivem Nierenplasmastrom, Aminoacidurie, Phosphaturie, Uricosurie, Proteinurie). In einigen Fällen werden die Knochenläsionen ähnlich dem Milkman-Syndrom beobachtet. Die Kupferresorption im Darm ist gesteigert. Der an die Albumine gebundene Kupferanteil im Serum ist erhöht und mit der vermehrten Kupferausscheidung durch die Nieren korreliert. Die Gesamtkonzentration des Kupfers im Serum und der *Caeruloplasmingehalt* sind *herabgesetzt*. Die Exkretion durch die Leber ist dementsprechend vermindert. Die Kupferkonzentration in der Leber, im Gehirn, in der Niere und in der Cornea ist stark vermehrt. Durch Penicillamin kann das Kupfer aus seinen Depots mobilisiert und im Urin zur Ausscheidung gebracht werden. Die Pathogenese der Erkrankung ist letztlich noch unbekannt. Möglich erscheint eine Störung der Caeruloplasminsynthese.

Eine im Kindesalter sehr selten vorkommende Dysproteinämie, einhergehend mit einer Hypalbuminämie, Ödemen, Anämie, erniedrigtem Serumkupfer, Serumeisen und Cäruloplasmingehalt ist durch Eisen- und Kupfergaben zu heilen und wird durch einen Eisen- und Kupfermangel erklärt. Eine andere Dysproteinämie mit zusätzlicher Erniedrigung des Globulineiweißes ist wahrscheinlich Folge eines in seiner Ursache unbekannten verstärkten Eiweißkatabolismus und spricht nicht auf Eisen- und Kupfergaben an.

Der *erniedrigte* Serumkupfergehalt nach Gastrektomien, bei Sprue, Cöliakie, nephrotischem Syndrom, gastrointestinalem Serum-

eiweißverlust und beim Kwashiokor dürfte auf mangelhafter Reabsorption von Kupfer bzw. auf Verlusten oder mangelnder Synthese von Cäruloplasmin beruhen.

Die Ursache der *erhöhten* Serumkupferkonzentration bei viralen und bakteriellen Infekten, beim Herzinfarkt, bei Lupus erythematodes, bei rheumatischer Arthritis und neoplastischen Erkrankungen ist unklar. Die Zunahme des Serumkupfers in der Schwangerschaft und bei Schilddrüsenüberfunktionen kann durch vermehrte Oestrogen- und Thyroxininkretion erklärt werden. Bei der Lebercirrhose ist außer dem erhöhten Oestrogenspiegel die verminderte biliäre Exkretionsleistung für die Zunahme der Kupferkonzentration im Blut verantwortlich zu machen.

2. Zink

Der gesamte Zinkgehalt eines 70 kg schweren Menschen beträgt 1,36—2,32 g. In der normalen täglichen Nahrungsmenge sind etwa 10—15 mg enthalten. Der größte Teil dieses Zinks (5—10 mg) wird nicht resorbiert. Der Mindestbedarf ist nicht bekannt. Nach der Resorption, über dessen Mechanismus Unklarheit herrscht, wird das Zink in erster Linie durch den Gastrointestinaltrakt einschließlich Leber und Pankreas (Carboxypeptidase) ausgeschieden. Durch die Niere gehen täglich unabhängig von der Nahrungsaufnahme 320—570 γ verloren. Über den größten Zinkgehalt verfügt die Prostata. Die Serumkonzentration beträgt 120 $\pm$ 20 γ-%, die der Erythrocyten etwa 1200—1300 γ-%. Der Zinkgehalt in den Erythrocyten korreliert weitgehend mit dem Gehalt an Carboanhydrase. 34% des Serumzinks sind fest, der übrige Teil ist locker an Eiweiße aller Fraktionen, insbesondere an die Albumine und α_2-Globuline gebunden. Das Metall ist Bestandteil einiger Metallenzyme: Carboanhydrase, Alkoholdehydrogenase, Glutaminsäuredehydrogenase, Carboxypeptidase. Darüber hinaus vermag es, wie viele andere Metallionen, Fermente zu aktivieren. Ob Zink für die Funktion von Insulin erforderlich ist, ist noch nicht entschieden.

Beobachtungen über echte Zinkmangelzustände, die bei Tieren sich in Form von Wachstumsstörungen, Gewichtsverlust, neuralen Ausfallserscheinungen, Dermatitiden, Diarrhoen und Hodenatrophien äußern, fehlen bisher beim Menschen.

Eine Störung des Zinkstoffwechsels besteht bei der *postalkoholischen Lebercirrhose*. Die Zinkausscheidung durch den Urin ist bei dieser Erkrankung stark erhöht, die Konzentration im Serum erniedrigt (bis zu 30 γ-%), wobei die Konzentrationsänderungen im Serum gut korrelieren mit dem Verhalten der Bromsulfaleinprobe. Der Zinkgehalt der Leber ist herabgesetzt, ebenso die Eisenkonzentration. Dieser Befund kann nicht auf den Verlust von Lebergewebe zurückgeführt werden, da die anderen Metalle, wie z. B. Aluminium, Mangan, Kupfer, Magnesium keine Konzentrationsänderungen zeigen. Die Ursache der Zinkstoffwechselstörung ist unbekannt. Vermutlich führt die vermehrte Zinkausscheidung in Verbindung mit unzureichender Nahrungsaufnahme zu einem Zinkmangel.

Die Zinkkonzentration im Serum ist auch erniedrigt bei akuten und chronischen Infektionskrankheiten, beim Myokardinfarkt und bei der perniziösen Anämie. Bei der Hypertonie, der Hyperthyreose, der Polycythaemia vera, bei der Eosinophilie, nach Gaben von Adrenalin, Thyroxin und thyreotropem Hormon wird sie erhöht gefunden.

3. Mangan

Von 3—9 mg Mangan, die der Körper mit der Nahrung täglich zugeführt bekommt, wird knapp die Hälfte resorbiert. Der Ort und der Mechanismus der Resorption sind ebenso unbekannt wie ihre Steuerung. Die Mangankonzentration im Blut beträgt etwa 3 γ-%.

Das Metall ist wahrscheinlich an ein β-Globulin gebunden. Es wird in geringem Umfang durch die Bauchspeicheldrüse, im wesentlichen aber durch die Leber ausgeschieden. Der Mangangehalt der Galle korreliert dabei gut mit der Bilirubinkonzentration.

Ein Teil des sezernierten Mangans wird im Darm wieder resorbiert, so daß ein enterohepatischer Kreislauf vorliegen dürfte. Der Urin ist normalerweise manganfrei.

Mangan aktiviert die oxydative Phosphorylierung, die Cholesterol- und Fettsäuresynthese und die Arginase. Die Bildung von Antikörpern und die Hämatopoese werden durch das Metall wahrscheinlich gesteigert.

Tiere, die unter Manganmangel leiden, zeigen Knochenerkrankungen, mangelndes Wachstum, Störungen im Bereich des Zentralnervensystems, der Fortpflanzung sowie Anomalien des Fettstoffwechsels. Echte Manganmangelerscheinungen beim Menschen sind bisher mit Sicherheit nicht bekannt geworden.

Nach längerer Medikation von Apresolin soll ein endogener Manganmangel auftreten. Das hierbei zu beobachtende Krankheitsbild (*Hydralazinsyndrom*) ist in seiner Symptomatik ähnlich dem Lupus erythematodes. Ikterische Erkrankungen sollen ebenfalls mit Manganstoffwechselstörungen einhergehen. In diesem Zusammenhang sei darauf hingewiesen, daß das klinische Erscheinungsbild des *Kernikterus* dem der Manganintoxikation ähnlich ist. Letztere ist gekennzeichnet fast ausschließlich durch extrapyramidale Symptome (verwaschene Sprache, Maskengesicht, plumpe Bewegungen, Rigor, Tremor) und Störungen des autonomen Nervensystems (exzessive Salivation und Schweißneigung).

4. Kobalt

Kobalt ist ein wesentlicher Bestandteil des Vitamin B_{12} (s. Kap. Vitamine). Welche physiologische Bedeutung dem elementaren Kobalt beim Menschen (Gesamtkobaltgehalt 1,0 mg) zukommt, ist noch nicht sichergestellt. Es hat einen Einfluß auf die Hämatopoese. Durch tägliche Gaben von 150 mg Kobaltchlorid läßt sich eine *Polycythämie* auslösen. Die Kobaltwirkung soll auf einer Anoxämie beruhen, die durch Blockierung von SH-Gruppen entstehen soll. Die gesteigerte Hämatopoese wird aufgefaßt als Reaktion auf diese Hypoxie. Außerdem soll Kobalt eine bessere Verwertung von Eisen beim Hämoglobinaufbau bewirken. Bei Wiederkäuern führt Kobaltmangel zur Abmagerung, Schwäche, Appetitlosigkeit, Apathie und Anämie.

II. Halogene

1. Fluor

Die Aufnahme dieses Halogens erfolgt über den Intestinaltrakt, die Lunge (Industrieabgase) und die Haut. Zur Resorption gelangen Fluorionen. Die normale tägliche Nahrung enthält etwa 0,5—1,5 mg Fluor. Die Resorption nimmt mit steigendem Fluoridgehalt in der Nahrung zu. Die Serumkonzentration beträgt normalerweise 14—19 γ-%. Der Transport im Blut erfolgt wahrscheinlich durch die Albumine. Die resorbierten Fluoridionen werden in gewissem Umfang durch den Intestinaltrakt, in erster Linie aber durch die Nieren (etwa 0,5—1,5 mg/Tag) wieder eliminiert. Die Ausscheidung ist abhängig vom Sättigungsgrad des Gewebes an Fluor. Besonders reich an Fluor sind das *Knochensystem* und die *Zähne*. Es findet sich hier in Form des *Fluorapatits* und ist leicht austauschbar gegen Hydroxylionen (*Hydroxylapatit*). Biochemisch sind Fluoridionen durch die Hemmung der Enolase und Succinodehydrogenase von Interesse.

Die Entstehung der *Zahncaries* beruht nicht — wie es oft heißt — auf einem Fluormangel. Wichtig ist jedoch, daß eine Erhöhung der Fluorzufuhr eine prophylaktische Wirkung auf die Entstehung einer Zahncaries entfaltet. Die optimale Fluoridkonzentration im Trinkwasser, durch die die Zahncaries verhütet bzw. günstig beeinflußt werden kann, liegt bei 0,6 bis 1,0 mg/l. Der Wirkungsmechanismus des Fluors ist hierbei unbekannt. Fluor im *Überschuß* hat ebenfalls Zahnläsionen (*mottled teeth*) und darüber hinaus Knochenerkrankungen (*Fluorosen*) zur Folge. Letztere bestehen in einer Osteosklerose und der sog. „*crippling fluorosis*", einer Erkrankung, welche mit Verkalkungen der großen Bänder, Exostosenbildungen, Entkalkungsherden und Hypercalcifizierungen der Knochen einhergeht. Die Pathogenese ist unbekannt. Unter ungünstigen Bedingungen (heißes Klima, Unterernährung) kann ein ständiges Fluorangebot von 3 mg

Fluorionen/Liter bereits zur Osteosklerose führen. Der Fluorgehalt der Zähne und der Knochen ist stark erhöht. Die Ausscheidung mit dem Urin ist erheblich gesteigert. Das hohe Angebot von Fluor führt darüber hinaus zu einer *Nierenschädigung*, die im proximalen Tubulus lokalisiert ist.

2. Jod

Der Gesamtgehalt des menschlichen Organismus an Jod liegt zwischen 20 und 50 mg. Der tägliche Bedarf dürfte mit etwa 50—200 γ gedeckt sein. Zur Resorption, die vorwiegend im Dünndarm und in geringem Umfang im Magen erfolgt, gelangen nur Jodide. Elementares Jod und Jodate werden zuvor reduziert. Die Ausscheidung erfolgt durch die Nieren und Schweißdrüsen (erhöht bei cystischer Pankreasfibrose). Jod wird in der Niere glomerulär filtriert und diffundiert wahrscheinlich passiv im Tubulussystem zurück. Ob ein aktiver Transportmechanismus besteht, ist noch nicht entschieden. Eine Nierenschwelle besteht für Jod offensichtlich nicht, da auch bei Jodmangel Jodide mit dem Urin verloren gehen. Zwischen Jodid- und Chloridclearance bestehen Wechselbeziehungen derart, daß bei gesteigerter Chloridzufuhr die Jodidausscheidung zunimmt und umgekehrt. Nebennierenhormone vermögen ebenfalls die Jodidclearance zu steigern.

Die Konzentration des organisch gebundenen Jods im Serum beträgt etwa 6 γ-%. Der Jodgehalt der Schilddrüse liegt etwa bei 6 mg. Eine Jodkonzentrierung findet sich außer in der Schilddrüse, die die zentrale Stellung im Jodstoffwechsel einnimmt (s. Kap. Hormone), im Magensaft, im Speichel, einem Dünndarmabschnitt, in der Brustmilch, im fetalen Blut und im Eierstock. Der aktive Transport von Jodid durch die Placenta und die Brustdrüse dient offensichtlich zur Deckung des Jodbedarfes während der fetalen und postnatalen Entwicklung. Der Verlust von Jodiden durch die Brustmilch kann bei nicht entsprechender Zufuhr zu Jodmangel und deren Folgen bei der Mutter führen. Durch die Jodidsekretion in den Magen und die anschließende enterale Resorption wird ein gastrointestinaler Kreislauf geschaffen, der möglicherweise ein Jodreservoir für den Körper darstellt.

3. Brom

Die Bromidkonzentration im Blut beträgt 400 γ-%. Organische Bromverbindungen sind beim Menschen nicht bekannt geworden. Die Ausscheidung erfolgt im wesentlichen über die Niere, jedoch wesentlich langsamer als die des Jods. Die biologische Halbwertzeit beträgt 12 Tage. Kontinuierliche Zufuhr von Brom kann daher schnell zu einer Kumulation und Intoxikationserscheinungen wie *Psychosen* und *Bromacne* führen. Ähnlich dem Jodid besteht auch für Brom ein gastroenteraler Kreislauf. Die physiologische Bedeutung des Broms ist unbekannt. Bromid wird zur Messung des extracellulären Flüssigkeitsraumes benutzt. Das Element wird allerdings in geringem Maße in der Schilddrüse und Hypophyse gespeichert und der Eintritt in den Magen, das Gehirn und die Zähne erfolgt mit 2 bzw. 6 und 24 Std verzögert. In den übrigen Organen ist 10 min nach Injektion von Bromid Gleichgewicht erzielt.

Literaturhinweise

BERSIN, TH.: Biochemie der Mineral- und Spurenelemente. Frankfurt a.M.: Akademische Verlagsanstalt 1963.

COMAR, C. L., and F. BRONNER: Mineral metabolism. New York and London: Academic Press vol. II, part B 1962; vol. II, part A 1964.

LEUTHARDT, F.: Lehrbuch der Physiologischen Chemie, 15. Aufl. Berlin: W. de Gruyter & Co. 1963.

Hormone*

I. Allgemeine Endokrinologie

Hormone im engeren Sinne sind das Produkt drüsiger Organe, deren Inkret unmittelbar in die Blutbahn abgegeben wird. Darüber hinaus gibt es auch sog. *aglanduläre Gewebshormone* (wie z.B. das Acetylcholin), die nicht an ein drüsiges Substrat gebunden sind oder (wie z.B. das Sympathin) sowohl in drüsigen Organen (Nebennierenmark) wie an den sympathischen Nervenendigungen gebildet werden können.

Enzymen entfalten sie ihre Tätigkeit auch nur an dem Substrat lebender Zellen, deren Permeabilitätsvorgänge sie beeinflussen bzw. an deren Mitochondrien sie wirksam sind. So wird z.B. die Permeabilität der Zellmembran für Glucose durch Insulin, die Permeabilität der distalen Tubulusabschnitte für die Rückresorption von Wasser durch Adiuretin beeinflußt. Andere Hormone, insbesondere die Steroid-Hormone, bewirken eine Entkoppelung und Freilegung der DNS. CLEVER und KARLSON nehmen dabei an, daß bestimmte Genareale, deren Aufgabe in der

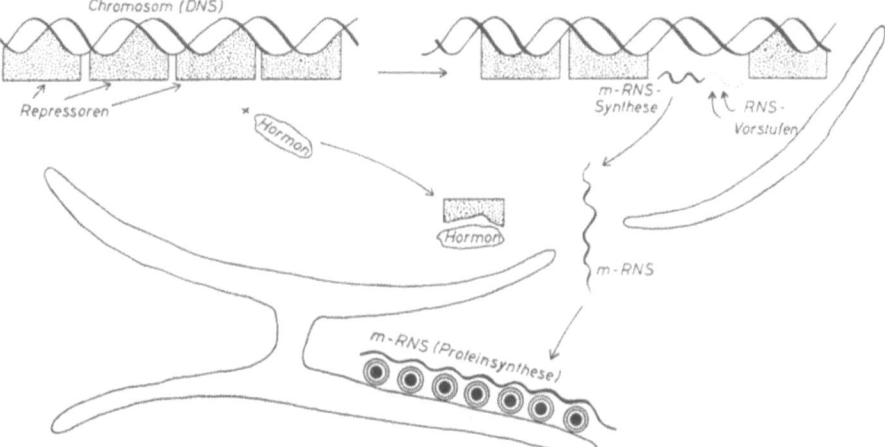

Abb. 258. Hormonwirkung durch Genaktivierung. (Nach P. KARLSON, Mechanisms of hormone action. Stuttgart: Thieme 1965)

Zweifelsohne handelt es sich bei diesen — teilweise schon bei den Protozoen nachweisbaren — aglandulären Hormonen um die phylogenetisch ältere Stufe humoral-hormonaler Regulation.

Eine Zwischenstellung nehmen die Nervenzellen des Hypothalamus ein; sie gehören offenbar einer phylogenetisch älteren Entwicklungsstufe des ZNS an und haben außer ihrer nervalen Funktion auch noch die Fähigkeit zur Wirkstoffbildung (im Sinne der sog. *Neurokrinie*).

Enge Beziehungen bestehen zwischen den Hormonen und *Enzymen*. Nicht nur für die Wirkung der Hormone spielen sie eine wichtige Rolle, auch in den Aufbau und Abbau sind sie in mannigfacher Weise eingeschaltet. Enzymdefekte können so — als sog. *Pseudoendokrinopathien* — das klinische Bild hormonaler Störungen imitieren (z.B. der sog. Pseudohypoparathyreoidismus).

Einen echten Bestandteil der Enzymsysteme, etwa im Sinne einer prosthetischen Gruppe, bilden die Hormone im übrigen nicht. Im Gegensatz zu den

Regulation der Proteinbildung besteht, durch diese Hormone aktiviert werden. Das Hormon befreie dabei die chromosomale DNS von blockierenden Repressorsubstanzen, indem es eine Bindung mit diesen eingehe. Dadurch wird der entsprechende freigelegte Genteil in die Lage versetzt, messenger-RNS zu bilden. Diese wandert an die Ribosomen des Zellplasmas, wo sie als Matrize der Enzymproteinsynthese dient. Die Bildung von Enzymproteinen wird so gesteuert und dem Bedarf angepaßt (s. Abb. 258).

Neben der hormonalen Beeinflussung nur *eines* Erfolgsorgans (Beispiel: Thyreotropin) gibt es andere Hormone mit wesentlich breiterem Wirkungsspektrum (Beispiel: Glucocorticoide). Die Anwesenheit oder Nichtanwesenheit hormonal beeinflußbarer Enzyme bzw. deren verschiedene Konzentration in den einzelnen Organen spielt für die Gerichtetheit der hormonalen Beeinflussung zweifelsohne eine wichtige Rolle. Vielfach finden sich mehrere Hormone zu Gemeinschaftsaufgaben zusammen (z.B. die verschiedenen Gonadotropine und Keimdrüsenhormone zur Ausbildung und Funktion der generativen Organe; anderer-

* Herrn Dr. H. J. NETOLITZKY sei für seine Mitarbeit bei der Abfassung der Hormon-Kapitel I—VII an dieser Stelle herzlich gedankt.

seits das Wachstumshormon und Insulin, die Schilddrüsen- und Nebennierenrindenhormone zur hormonalen Steuerung der Wachstumsphase). Weitgehend antagonistische Verhältnisse kennzeichnen die Wirkungen von Insulin und Adrenalin auf den Blutzuckerspiegel bzw. des Parathormons und Calcitonins auf die Calciumionenkonzentration im Blut.

Das *Schicksal der Hormone* ist im einzelnen durch folgende Wegstationen gekennzeichnet: 1. Bildung (u. U. Speicherung), 2. Ausschüttung, 3. Transport, 4. ortsständige Wirkung (Utilisation?), 5. Transport, 6. Inaktivierung, Umbau bzw. Abbau (z. B. Bindung an Glucuron- und Schwefelsäure), 7. Transport, 8. Ausscheidung.

Die Transportfunktion (3, 5 und 7) übernimmt das Blut. Bestimmte Plasmafraktionen dienen dabei als Vehikel [z. B. das Transcortin für das Cortisol, das thyroid binding protein (TBP) für die Schilddrüsenhormone]. Teilweise erfolgt auch eine Hormonbindung an die Erythrocytenoberfläche (z. B. beim Cortisol zu etwa 20—25%). Nur ein geringer Hormonanteil befindet sich ungebunden und unmittelbar wirksam im Serum. Für Abbau und Inaktivierung der Hormone spielt die Leber, für ihre Ausscheidung die Niere eine entscheidende Rolle.

Die *Steuerung der endokrinen Drüsen* beruht auf dem Rückkopplungsprinzip (sog. *feed back*-Mechanismus), das eine Abstimmung ihrer Tätigkeit auf den jeweiligen Bedarf ermöglicht. Der Regelkreis besteht dabei aus einem Receptor, der die Auslenkungen im Fließgleichgewicht des Organismus in ihrer Stärke und zeitlichen Entwicklung registriert, und aus einem Zellsystem, das aufgrund der Informationsübermittlung und Speicherung als „Motor" die entsprechende Gegenregulation in Gang setzt. Diese fällt — der Qualität, der Quantität und dem Tempo der Störreizentwicklung entsprechend — proportional der Differenz von Ist- und Sollwert aus: z. B. je höher und rascher der Blutzuckerspiegel ansteigt, umso mehr und schneller wird Insulin freigesetzt. Geregelte und regulierende Größe verändern sich gleichsinnig, sie verhalten sich proportional. Die unzureichende oder überschießende Tätigkeit einer peripheren Inkretdrüse wird wieder einreguliert, dem Prinzip eines Thermostaten entsprechend: sinkt so z. B. der Cortisol- bzw. Schilddrüsenhormonspiegel im Blut ab,

wird ACTH bzw. TSH vermehrt abgegeben und umgekehrt. Bei anderen Inkretdrüsen (Inselorgan, Epithelkörperchen, Hypophysenhinterlappen) ist es allerdings so, daß die Steuerung ihrer Tätigkeit im wesentlichen *direkt* — d. h. ohne glandotrope Hormone, z. T. allerdings unter Vermittlung vegetativ-nervöser Faktoren — vom Blutzuckerspiegel bzw. der Höhe des Phosphor-Calciumspiegels aus stattfindet bzw. (beim Adiuretin) über eine osmoreceptorische Registrierung im Hypothalamus erfolgt.

Es können sich auch mehrere Regelkreise kombinieren oder überlagern, wobei dann zu entscheiden ist, welcher die dominierende Rolle spielt und inwieweit eine Unterordnung oder Autonomie der anderen Regelkreise besteht. Dabei mag es sich — teleologisch betrachtet — um eine besonders nachhaltige Regulationssicherung handeln. So zeigt sich, daß z. B. Schilddrüse, Nebennierenrinde und Keimdrüsen durch ihre Hormone nicht nur direkt mit dem Hypophysenvorderlappen und seinen glandotropen Wirkstoffen, sondern auch noch durch einen höheren Funktionskreis mit dem Hypothalamus und seiner *releasing factor*-Gruppe verbunden sind. Das Absinken des Hormonspiegels im Blut wirkt dabei auf die Receptoren des Hypothalamus, der durch seine verschiedenen *releasing-Faktoren* (z. B. CRF, TRF, LRF oder FRF[1] den Hypophysenvorderlappen zu einer vermehrten Ausschüttung der entsprechenden glandotropen Hormone veranlaßt.

Die Einbeziehung des Hypothalamus in die endokrine Regulation macht die Beeinflussung hormonaler Vorgänge auch vom Hirncortex aus bzw. durch psychische Alterationen verständlich, ein Faktum, das klinisch-empirisch schon lange bekannt ist.

Andererseits sind Endokrinopathien offenbar nicht selten mit einer Störung dieser regulativen Selbststeuerung bzw. mit einer Sollwertverstellung des Regelkreises auf ein höheres oder niedrigeres Niveau verbunden. So beruhen manche Formen des Morbus Cushing offenbar auf einer Fehleinstellung der hypothalamischen Kontrollgebiete, die nicht nur mit einer Entzügelung der Hormonproduktion, sondern auch mit einem Verlust der Variabilität

---

[1] Corticotropin releasing factor = CRF. Thyreotropin releasing factor = TRF. Luteotropin releasing factor = LRF. Follikelhormon releasing factor = FRF. Auch die Existenz eines Somatotropin releasing factors wird angenommen.

des Systems, einschließlich der physiologischen Tagesschwankungen des ACTH-Spiegels verbunden ist.

Die *Selbststeuerung der hormonalen Tätigkeit* bedingt es, daß jede längerdauernde Hormonzufuhr zu einer vorübergehenden Ruhigstellung und evtl. Atrophie der entsprechenden Inkretdrüse führt. Wird doch dadurch die glandotrope Stimulierung der körpereigenen Produktion herabgesetzt. Die z. B. nach langfristiger Cortisontherapie auftretende Nebennierenrindeninsuffizienz kann so beim plötzlichen Absetzen der Hormonzufuhr u. U. zu bedrohlichen Erscheinungen führen. Das gleiche trifft zu für die operative Beseitigung hormonal aktiver Tumoren, da diese zu einer Inaktivitätsatrophie der Gegenseite führen (z. B. Tetanie nach Entfernung eines Epithelkörperchenadenoms, NNR-Insuffizienz nach Adenomexstirpation beim M. Cushing).

Kettenreaktionen (z. B. Insulinausschüttung → Hypoglykämie → Adrenalinausschüttung → Glykogenolyse → Hyperglykämie → Hemmung der Insulinausschüttung) sind für die Verzahnung und Vielgestaltigkeit der hormonalen Stoffwechselregulation charakteristisch. Ihre Erfassung setzt letzten Endes ein Verständnis der gesamten Stoffwechselsituation voraus.

Enge Wechselbeziehungen bestehen besonders zwischen *Endocrinium und vegetativem Nervensystem.* Dessen regulatorische Aufgaben (z. B. im Rahmen der Blutdruck- bzw. Blutzuckerregulation) verbinden sich in enger Weise mit der hormonalen Steuerung dieser Vorgänge. Gerade hier sind die Zwischenhirnzentren offenbar besonders eingeschaltet. Die funktionelle Verknüpfung zwischen Hypophyse und Zwischenhirn ist dabei eine so enge, daß die Bezeichnung „Hypophysenzwischenhirnsystem" berechtigt erscheint. Funktionell besonders eng miteinander verflochten sind bekanntlich auch das sympathische Nervensystem und das Nebennierenmark, so daß die Katecholamine geradezu als „flüssiger Sympathicus" bezeichnet worden sind.

Die *Zahl der Hormondrüsen,* deren inkretorische Tätigkeit über alle Zweifel erhaben ist, beträgt (ohne Berücksichtigung ihrer teilweisen Paarigkeit und bei Ausschluß der Placenta als eines vorübergehend innersekretorisch tätigen Organs) sieben, wozu allerdings noch der Hypothalamus mit seiner neuroendokrinen Sonderstellung hinzukommt:

1. Die *Hypophyse* [mit Vorder- (Mittel-) und Hinterlappen]. 2. Die *Epithelkörperchen.* 3. Die *Schilddrüse.* 4. Die *Nebennieren* (mit Rinden- und Markanteil). 5. Die männlichen bzw. weiblichen *Keimdrüsen.* 6. Das *Inselorgan* (mit α- und β-Zellanteil).

Für die *Thymusdrüse* ist der Nachweis eines eigenen Hormons bzw. einer sicheren innersekretorischen Tätigkeit bisher noch nicht erbracht. Die *Zirbeldrüse* muß jedoch aufgrund der neueren Untersuchungen dem endokrinen System zugeordnet werden.

Was die verschiedenen Hormone im einzelnen betrifft, so ist für das *tubero-hypophysäre System* vor allem die Gruppe der releasing-Faktoren (s. S. 493) zu nennen, während das Hypothalamo-Hypophysenhinterlappensystem nur zwei verschiedene Hormone produziert (s. S. 505).

Die Zahl der *Hypophysenvorderlappenhormone* beträgt 6, bzw. bei Berücksichtigung des melanocytenstimulierenden Hormons (MSH) als eines selbständigen Hormons sieben. Daß darüber hinaus im HVL noch weitere Hormone gebildet werden, ist bisher nicht sicher erwiesen.

Die wichtigsten Wirkstoffe der übrigen Inkretdrüsen, ihre Wirkungen wie auch ihre Regelkreisbeziehung zum HVL bzw. Zwischenhirn, sind aus Abb. 259 ersichtlich.

Nach ihrem *chemischen Aufbau* lassen sich die Hormone in 3 bzw. 4 Hauptgruppen unterteilen und zwar:

1. Die *eiweißartigen Hormone (Proteohormone).* Ihre chemische Struktur bzw. die in ihnen vorkommende Aminosäurensequenz ist erst teilweise bekannt. Im einzelnen handelt es sich dabei um die verschiedenen glandotropen Hormone des Hypophysenvorderlappens, das Prolactin, das Choriongonadotropin, das Wachstumshormon, das Insulin und Glucagon sowie schließlich das Parathormon.

2. *Die Polypeptidhormone.* Sie besitzen ein relativ niedriges Molekulargewicht mit z. T. bereits aufgeklärter Strukturformel (wie z. B. beim Oxytocin). Im einzelnen handelt es sich dabei um die Hypophysenhinterlappenhormone und die verschiedenen releasing-Faktoren; auch das ACTH liegt in polypeptidartiger Form vor.

3. *Die Steroidhormone.* Diese werden repräsentiert durch die Nebennierenrindenhormone (Hydrocortison, Corticosteron, Aldosteron, Hydroxyandrostendion) sowie die Keimdrüsen-

hormone (Testosteron, Oestron, Oestriol, Oestradiol und Progesteron).

4. *Aminosäurenderivate* sind das Adrenalin bzw. Noradrenalin bzw. das Thyroxin bzw. Trijodthyronin (in Form des Thyreoglobulins sind die beiden letzteren aber vielfach sekundär an Eiweiß gebunden).

Hinweise auf eine *abartige chemische Struktur der Hormone* als Ursache von Endokrinopathien sind

einen verschiedenen Wirkungsschwerpunkt aufweisende Hormone bilden (Thyroxin und Trijodthyronin bzw. Adrenalin und Noradrenalin), besteht grundsätzlich auch die Möglichkeit, daß Verschiebungen im *quantitativen* Verhältnis beider Hormone innersekretorische Störungen auslösen können.

Die ganz überwiegende Mehrzahl der hormonalen Störungen beruht aber offenbar darauf, daß entweder ein Zuviel oder ein Zuwenig der entsprechenden Hormone vorliegt, sie sind

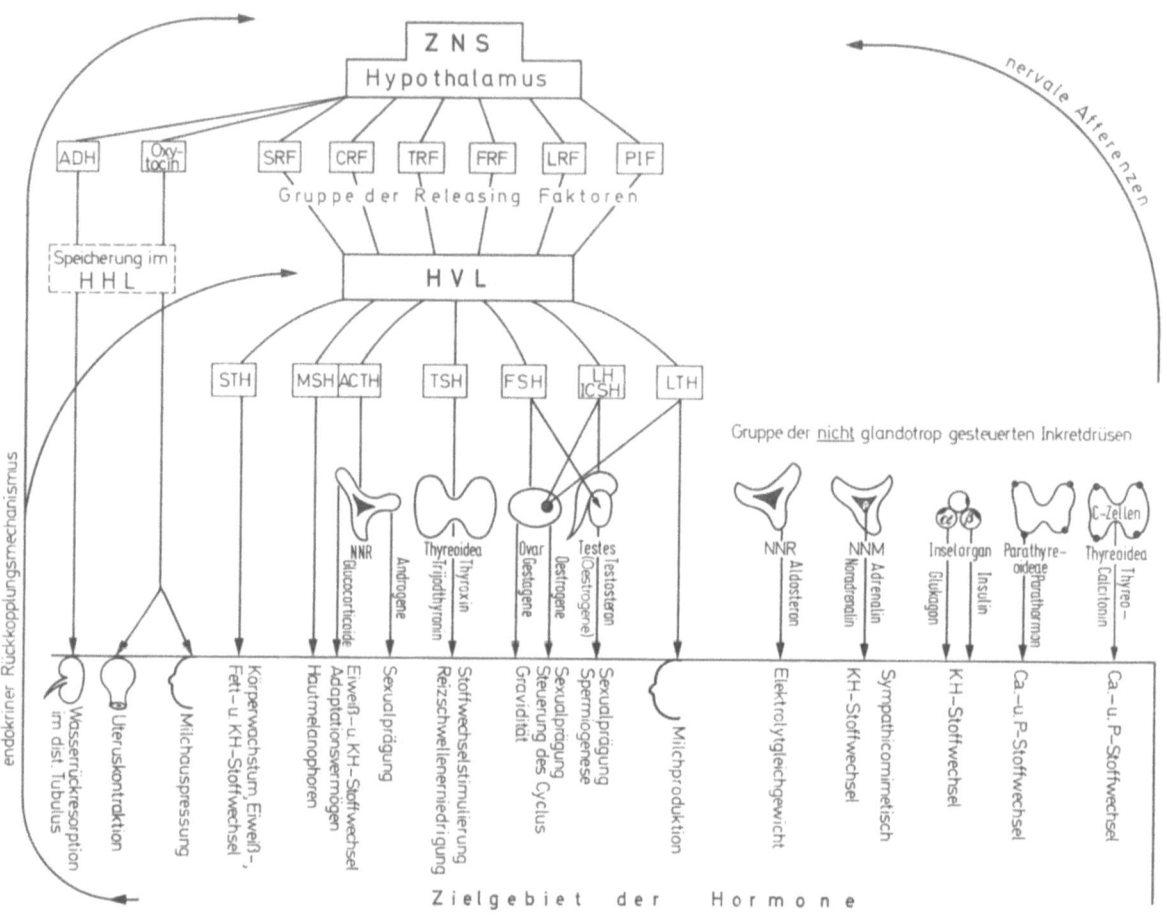

Abb. 259. Überblick über das endokrine System und seine einzelnen Funktionen

nicht allzu häufig. Falls eine solche (wie etwa beim Schilddrüsencarcinom) vorkommt, fehlt meist eine endokrine Wirksamkeit derartiger Fehlprodukte. Der Tatbestand einer echten Dyskrinie ist so kaum jemals gegeben. Im Rahmen der Jodfehlverwertungsstörungen (s. S. 535) gelangen allerdings vielfältige Bruchstücke der eigentlichen Hormone in den Kreislauf bzw. können hier nachgewiesen werden.

Auch bei sonstigen Enzymdefekten — wie etwa beim adrenogenitalen Syndrom — können Zwischenprodukte der Hormonsynthese in einem Umfang anfallen, daß ein andersartiges hormonales Wirkungsspektrum entsteht. Bei Inkretdrüsen schließlich, die — wie z.B. Schilddrüse und Nebennierenmark — *zwei* zwar in gleicher Richtung wirkende, aber doch

damit also im Sinne von *Plus- bzw. Minusstörungen* aufzufassen (s. Tabelle 68).

Da zum Teil antagonistische Beziehungen zwischen den einzelnen Hormonen (wie z.B. zwischen dem Wachstumshormon und dem Insulin) bestehen, ist es verständlich, daß die gleiche Störung sowohl auf einem Zuwenig des einen Hormons wie auf einem Zuviel seines oder seiner Antagonisten beruhen kann (Tabelle 69). Während normalerweise ein dynamisches Gleichgewicht zwischen dem Insulin und den kontrainsulär wirksamen Hormonen vorliegt,

Tabelle 68. *Nosologie der Endokrinopathien*

Schilddrüse

+	−
Hyperthyreose	*Hypothyreose*
a) Zentral hypophysär	a) Hypophysär (z.B. im Rahmen der globalen HVL-Insuffizienz)
b) Peripher (z.B. beim toxischen Adenom)	b) Peripher (z.B. nach Strumitis; endemischer bzw. sporadischer Kretinismus (Gruppe der Jodfehlverwertungsstörungen)
	c) „Tertiäre Hypothyreose"

Parathyreoideae

+	−
Primärer Hyperparathyreoidismus	*Hypoparathyreoidismus*
a) Osteodystrophia cystica generalisata (v. Recklinghausen)	Primär (z.B. als *parathyreogene Tetanie*)
b) renale Sonderform	Sekundär im Rahmen besonderer Belastungen des Ca-Stoffwechsels (z.B. als *Recalcifizierungstetanie*)
Sekundärer Hyperparathyreoidismus	*Pseudohypoparathyreoidismus*
„*Tertiärer Hypoparathyreoidismus*"	„*Pseudopseudohypoparathyreoidismus*"

Nebennierenrinde

+	−
1. *M. Cushing*	
a) Zentral-hypophysär	a) Primäre NNR-Insuffizienz = *M. Addison* (mit sekundär gesteigerter ACTH-Bildung)
b) Peripher (NNR-Adenom)	
2. Primärer Hyperaldosteronismus (*Conn-Syndrom*) Sekundärer Hyperaldosteronismus (z.B. bei der Herzinsuffizienz)	b) Sekundäre NNR-Insuffizienz (mit herabgesetzter ACTH-Bildung)
3. Androgene (im Wachstumsalter): ♂ isosexuelle *Pseudopubertas praecox* ♀ heterosexueller *Pseudohermaphroditismus* (femininus)	

Nebennierenmark

+	−
Phäochromocytom	Herabgesetzte Katecholaminproduktion bei gewissen Kreislaufregulationsstörungen

Inselapparat

+	−
Hyperinsulinismus	*Hypoinsulinismus*
(z.B. beim Inselzelladenom oder beim Ausfall kontrainsulärer Prinzipien)	(bei absolutem oder relativem Insulinmangel)

Testes

+	−
Vorzeitige Genitalentwicklung	*Hypogenitalismus*
a) Hypophysär-diencephal: isosexuelle *Pubertas praecox* (z.B. bei Zwischenhirntumoren)	a) Hypogonadotrop (z.B. beim HVL-Ausfall im Rahmen des *hypophysären Zwergwuchses;* Kombination mit Wachstumsstörungen)
b) Peripher: isosexuelle (inkomplette) *Pseudopubertas praecox* (z.B. bei Zwischenzelltumoren der Testes)	b) Hypergonadotrop (z.B. beim *Klinefelter-Syndrom*)

Tabelle 68 (Fortsetzung)

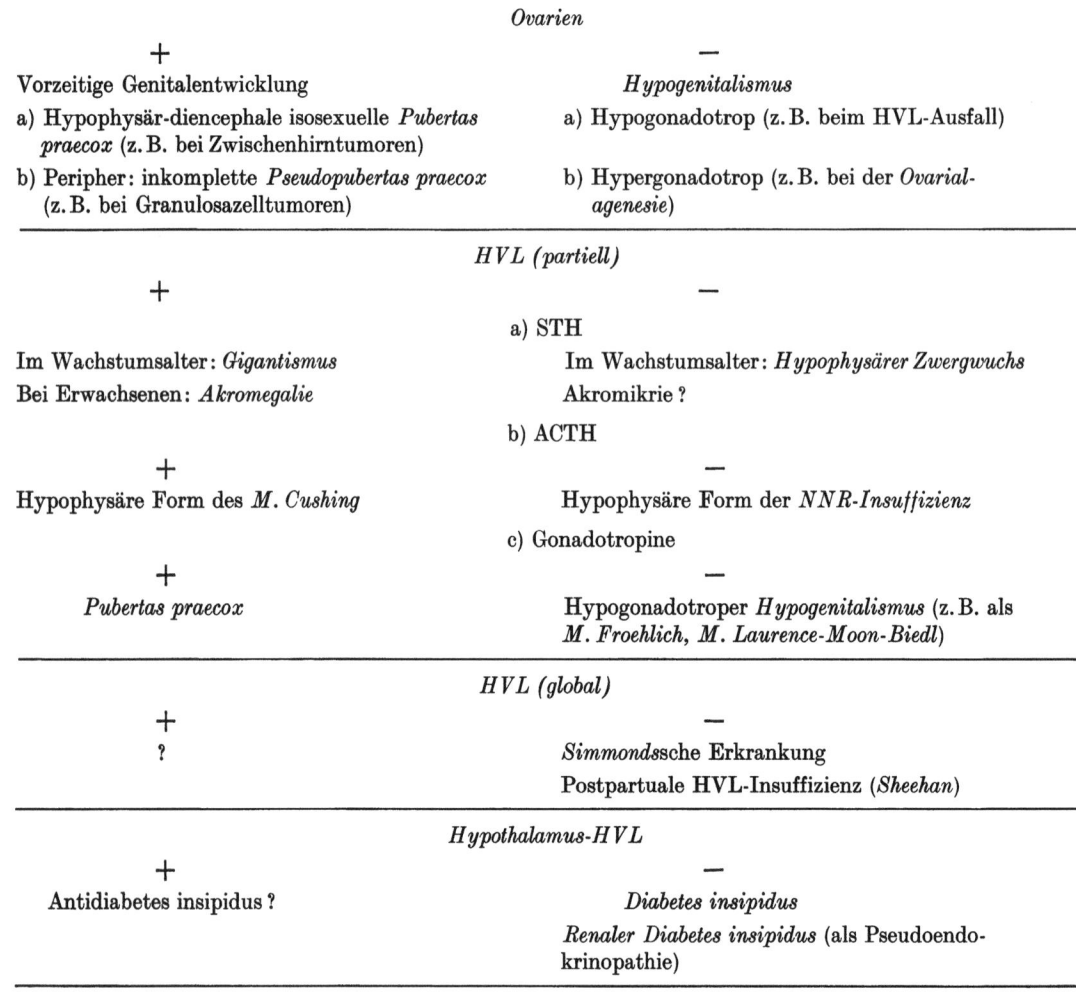

Ovarien	
+	**—**
Vorzeitige Genitalentwicklung	*Hypogenitalismus*
a) Hypophysär-diencephale isosexuelle *Pubertas praecox* (z.B. bei Zwischenhirntumoren)	a) Hypogonadotrop (z.B. beim HVL-Ausfall)
b) Peripher: inkomplette *Pseudopubertas praecox* (z.B. bei Granulosazelltumoren)	b) Hypergonadotrop (z.B. bei der *Ovarialagenesie*)

HVL (partiell)	
+	**—**
	a) STH
Im Wachstumsalter: *Gigantismus*	Im Wachstumsalter: *Hypophysärer Zwergwuchs*
Bei Erwachsenen: *Akromegalie*	Akromikrie ?
	b) ACTH
+	**—**
Hypophysäre Form des *M. Cushing*	Hypophysäre Form der *NNR-Insuffizienz*
	c) Gonadotropine
+	**—**
Pubertas praecox	Hypogonadotroper *Hypogenitalismus* (z.B. als *M. Froehlich, M. Laurence-Moon-Biedl*)

HVL (global)	
+	**—**
?	*Simmonds*sche Erkrankung
	Postpartuale HVL-Insuffizienz (*Sheehan*)

Hypothalamus-HVL	
+	**—**
Antidiabetes insipidus ?	*Diabetes insipidus*
	Renaler Diabetes insipidus (als Pseudoendokrinopathie)

kann ein *absoluter* Insulinmangel — z.B. nach der Pankreatektomie — ebenso eine diabetische Stoffwechselverschiebung auslösen wie eine übermäßige Produktion kontrainsulärer Prinzipien mit nur *relativem* Insulinmangel. Das Umgekehrte trifft zu für die Entstehung hypoglykämischer Zustände.

Inwieweit *Antihormone* pathophysiologisch eine Rolle spielen, läßt sich noch nicht abschließend sagen. Man faßt derartige Antikörper gegenüber den einzelnen Hormonen heute vielmehr im immunologischen Sinne auf. Als neues Problem tritt damit das der *Hormonresistenz* auf.

Vor allem bei der therapeutischen Zufuhr von Proteinhormonen ist ihr Auftreten verständlich. Die Existenz solcher Hormon-Antikörper konnte z.B. tierexperimentell nach protrahierter STH-Zufuhr nachgewiesen werden. Bei der Behandlung des hypophysären Zwergwuchses mit Wachstumshormon bilden derartige Antikörper auch ein klinisch-therapeuti-

sches Problem. Die Beobachtung einer Insulin-Resistenz ist wohl das klinisch geläufigste Beispiel einer Antikörperbildung.

Gerade im Zusammenhang mit dem Problem der Hormonantikörper bedarf auch die Frage der *Ansprechbarkeit der Erfolgsorgane auf die Hormonwirkung* der Besprechung. Daß diese vielfach von der Anwesenheit bzw. Nicht-anwesenheit hormonal beeinflußbarer Enzymsysteme abhängig ist, schafft Querverbindungen zur Enzymforschung und eröffnet zugleich das weite Feld der sog. Pseudoendokrinopathien. Daß die hormonale Ansprechbarkeit von Mensch zu Mensch völlig gleich ist, muß mit Recht bezweifelt werden. Wahrscheinlich sind hier genotypische und rassische Faktoren, das Alter, diätetische Einflüsse u.a.m. modifizierend wirksam. Auch ist bei längerdauernder Hormonzufuhr an eine Gewöhnung der Erfolgsorgane zu denken.

Tabelle 69

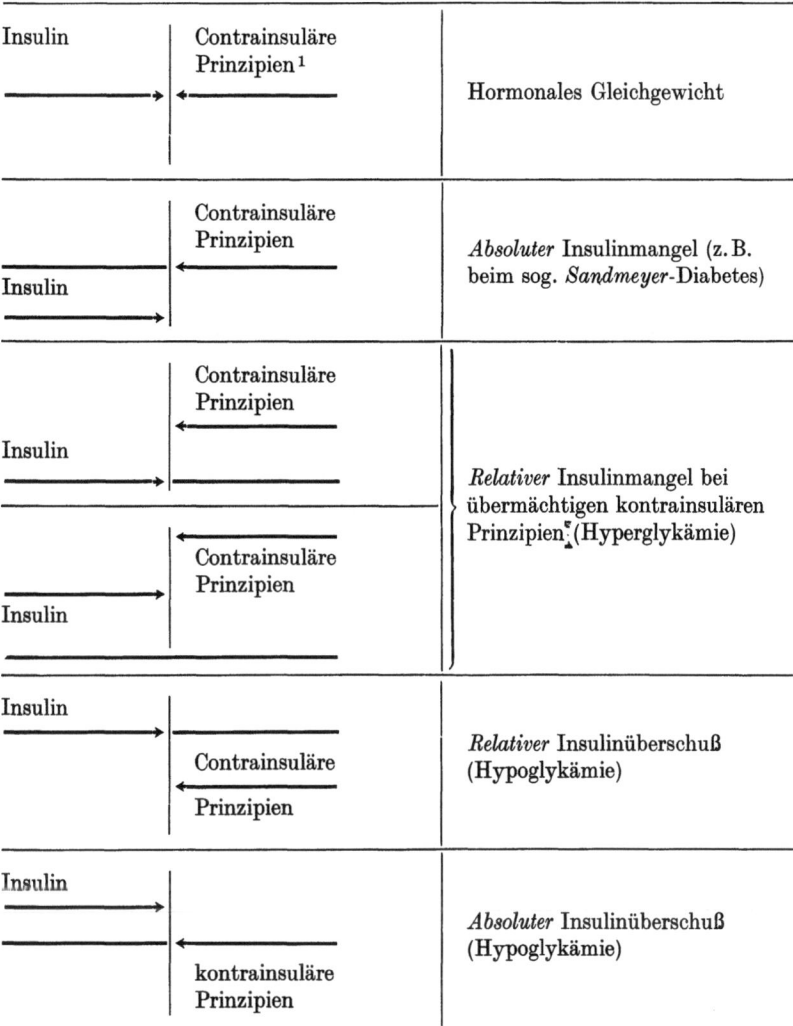

¹ Somatotropin, Glucocorticoide, Adrenalin, Glucagon, Thyroxin.

Beziehungen des innersekretorischen Systems zur *Konstitution* sind naheliegend. Hierbei spielen genotypisch verankerte *extrahormonale* Faktoren sowie eine Vielzahl von Umwelteinflüssen in gleicher Weise eine Rolle.

So sehr Beziehungen zwischen Endocrinium und Konstitution bestehen mögen, so wenig läßt sich darüber bisher Bindendes aussagen. Schon aus didaktischen Gründen sind Pseudoendokrinopathien (z. B. aus dem Formenkreis des asthenischen Konstitutionstyps) streng von echten hormonalen Störungen zu trennen bzw. ist die Diagnose der letzteren in jedem Fall von der Objektivierung eines tatsächlich gestörten Hormonhaushaltes abhängig zu machen.

Die endokrine Konstellation *wechselt* im Laufe des Lebens, wie sich schon allein aus der Tatsache der nur vorübergehenden Funktions-

tüchtigkeit der Keimdrüsen ergibt. Aber auch die übrigen Inkretdrüsen sind im Laufe des Lebens nicht immer in gleicher Intensität tätig. Das findet u. a. auch in dem unterschiedlichen Gewichtsverhalten der einzelnen Inkretdrüsen im Wachstumsalter, aber auch später sinnfälligen Ausdruck (s. Abb. 260).

Die Kenntnis dieser *altersabhängig schwankenden endokrinen Konstellation* ist auch für das Verständnis pathophysiologischer Zusammenhänge bzw. für die altersabhängige Neigung zu bestimmten Endokrinopathien von Bedeutung. Damit tritt zugleich der „Zeitfaktor" innerhalb der endokrinen Störungen in den Vordergrund. Die *gleiche* Schädigung des *gleichen* Organs (z. B. des HVL) kann so in den verschiedenen Lebensabschnitten ganz *verschiedene* Wirkungen auslösen und so z. B. im genannten Beispiel *mit* und *ohne* Wachstumsstörungen einhergehen. Dem äußeren Aspekt nach sehr unterschiedliche Krankheitserscheinungen können so u. U. die gleiche Ursache bzw. das gleiche anatomische Substrat haben.

Geschlechtsunterschiede sind gerade im Rahmen der hormonalen Regulationen und ihrer Störungen besonders zu berücksichtigen. Die bei der Frau viel stärker in Erscheinung tretenden rhythmischen Schwankungen der endokrinen Regulation (z.B. im Gefolge der Menstruationsvorgänge) bedingen bei ihr auch

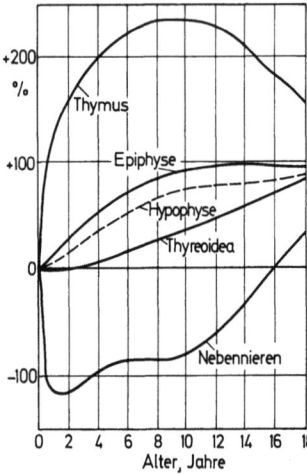

Abb. 260. Gewichtsschwankungen einiger endokriner Drüsen während des Wachstums. (Nach Body und Scammon, aus: G. Fanconi u. A. Wallgren, Lehrbuch der Pädiatrie. Basel: Schwabe 1956)

eine stärkere hormonale Labilität. Im Rahmen des sog. prämenstruellen Syndroms kann letztere geradezu Krankheitswert erhalten. Die Gonadopause kann beim weiblichen Geschlecht (früher auftretend und stärker ausgeprägt als beim männlichen Geschlecht) bekanntlich erhebliche hormonale Dysregulationen auslösen.

Was die verschiedenen Aufgaben betrifft, in die die Hormone regulativ eingreifen, so gruppieren sich diese um *3 Hauptaufgabengebiete,* nämlich:

1. *Die Selbsterhaltung des Individuums.* Hier sind von Bedeutung alle die Hormone, die — wie z.B. das Insulin, das Aldosteron, das

Parathormon usw. — in die Regulation unmittelbar lebenswichtiger Vorgänge eingreifen. Der Ausfall solcher lebensnotwendiger Hormone (wie z.B. des Insulins) ist ohne entsprechende Substitution mit dem Leben nicht vereinbar, während z.B. beim Ausfall der Schilddrüse wenigstens noch eine Vita minima erhalten bleibt.

2. *Das Wachstum.* Die im Rahmen dieser Aufgabe besonders wirksamen Hormone (das Wachstumshormon, das Thyroxin, das Insulin, die Androgene) können im Falle ihrer Minderproduktion im Wachstumsalter schwerwiegende phänotypische Veränderungen auslösen. Neben ihrer für das Wachstum wichtigen Bedeutung besitzen diese Hormone aber auch noch anderweitige Stoffwechselwirkungen.

3. Die für die *Arterhaltung* bedeutsamen Hormone (die Keimdrüsenhormone, Gonadotropine sowie das Prolactin) sind bekanntlich nicht unbedingt lebensnotwendig, ihre Funktionstüchtigkeit ist ohnehin zeitlich beschränkt. Auch ihre Wirkung ist aber keineswegs auf ihr eigentliches Aufgabengebiet — die Genitalsphäre — beschränkt.

Die zentrale Stellung des Endocriniums innerhalb der Regulationsvorgänge bringt es mit sich, daß die Inkretdrüsen auch bei allen *Auseinandersetzungen des Organismus mit seiner Umgebung* (z.B. im Rahmen bakterieller Aggressionen, physikalischer Einwirkungen etc.) eine wichtige Rolle spielen. Innerhalb dieser Vorgänge hat das Hypophysennebennierensystem in den letzten beiden Dezennien zunehmend an Bedeutung gewonnen.

Daß im Rahmen akuter Belastungen des Organismus auch das vegetative Nervensystem — im engen Zusammenwirken mit dem Nebennierenmark — eine große Rolle spielt, ist schon seit Cannon, der den Begriff der „*Notfallsfunktion*" prägte, geläufig. Mit der Konzeption des sog. „*Generaladaptationssyndroms*" durch Selye haben diese Vorstellungen in den letzten beiden Jahrzehnten eine erhebliche, auch für klinische Verhältnisse wichtige Ausweitung erfahren.

II. Der Hypothalamus in seiner endokrinologischen Bedeutung

Das Diencephalon spielt für eine Reihe vitaler Regulationen (Wasser- und Salzhaushalt, Blutdruck- und Temperaturregulation, Schlaf-Wachrhythmus) eine entscheidende

Rolle; es vermittelt darüber hinaus auch den Einfluß corticaler bzw. psychischer Impulse auf die Vorgänge bzw. auf die Tätigkeit des endokrinen Systems. Als phylogenetisch alter

Hirnteil ist das Zwischenhirn neben seinen nervalen Funktionen offenbar auch noch zur Wirkstoffbildung befähigt (Neurokrinie). Es handelt sich dabei nicht etwa nur um synaptische Mediatoren, sondern um echte Neurosekrete, die schon in den Nervenzellen selbst und nicht erst in den Nervenendigungen nachweisbar sind.

Auf den Hormonspiegel im Blut abgestimmte Receptoren vermitteln dabei die Orientierung über die jeweilige endokrine Situation in der Peripherie. Die damit gegebenen engen anatomischen und funktionellen Beziehungen lassen die Bezeichnung „hypothalamo-hypophysäres System" gerechtfertigt erscheinen, wobei allerdings die Tendenz dahin geht, die topische Zuordnung der einzelnen Leistungen dieses Systems weiter zu präzisieren.

Mindestens zwei neurosekretorische Funktionssysteme sind dabei voneinander zur trennen:

1. Das mit der Adenohypophyse (HVL) verbundene, aus kleinzelligen Kernen und zarten Fasern gebildete *System der „releasing-Faktoren"*, also der diencephalen Hormone, die — via Portalsystem — die glandotrope HVL-Tätigkeit stimulieren.

Die hypophysären Portalgefäße (s. Abb. 261) gehen als primärer Gefäßplexus von der Eminentia mediana des Tuber cinereum aus. Das Blut fließt von hier abwärts zu den Sinusoiden des HVL. Verschiedene Nervenbahnen aus dem Hypothalamus laufen eng an den Gefäßwänden des Capillarplexus der Eminentia mediana entlang. Diese Nervenfasern aus dem Hypothalamus geben wahrscheinlich die schon

erwähnten Freisetzungsfaktoren in die Pfortadergefäße ab und regulieren so humoral die Funktion des HVL.

2. Das aus großzelligen Kernen und kräftigen Faserzügen bestehende *Hypothalamus-Hypophysenhinterlappensystem* der Adiuretin-Vasopressin- bzw. Oxytocinhormone.

Darüber hinaus spielen möglicherweise neurosekretorische Vorgänge im Hypothalamus auch außerhalb dieser beiden Systeme eine Rolle. In Stress-Situationen, besonders nach beiderseitiger Adrenalektomie, zu beobachtende histologische Veränderungen (u. a. das Auftreten argyrophiler Körnchen im Nucleus ventromedialis bzw. von zahlreichen osmiophilen elementarkörperartigen Gebilden in den synaptischen Nervenendigungen) sprechen für die Bildung spezifischer neurosekretorischer Überträgerstoffe in diesen Gebieten, deren Aufgabe aber noch unklar ist.

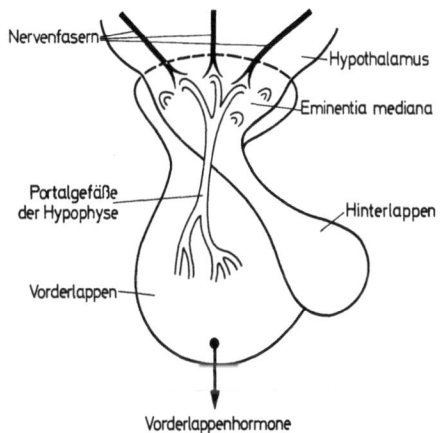

Abb. 261. Schema eines Sagittalschnitts durch Hypophyse und Hypophysenstiel und einen Teil des Hypothalamus. (Nach G. HARRIS, in: Dtsch. med. Wschr. **1965**, S. 61)

1. Das Hypothalamus-HVL-System

Der Nucleus infundibularis, ventromedialis (= *Cajal*scher Kern) und dorsomedialis im medialen Feld des Tuber cinereum, weiterhin der Nucleus perifornicularis im lateralen Tuberanteil sowie schließlich die Area periventricularis posterior bilden dabei den Ausgangspunkt für den anatomisch nur schwer darstellbaren Tractus tubero-hypophyseus (s. Abb. 262).

Die kurzen zarten Neuriten dieses Tractus enden meist schon in der Außenschicht des Infundibulums (= proximale extraselläre Hypophyse) und sind gegen die Oberfläche der Eminentia mediana und des proximalen Anteils des Hypophysenstiels gerichtet. Dort bilden sie einen dichten Rasen von freien Nervenendigungen in unmittelbarer Nähe eines engmaschigen Capillargeflechtes, dem sog. Mantelplexus, der sich von der Eminentia mediana bis zum proximalen Hypophysenstiel erstreckt und das Quellgebiet des Portalkreislaufs darstellt (s. S. 496).

Eine *neurale* Reizübermittlung zwischen Hypothalamus und Hypophyse konnte bisher weder

elektronenmikroskopisch noch experimentell nachgewiesen werden.

a) Ort und Art der innersekretorischen Steuerungsfunktion des Hypothalamus

Die genauere Lokalisierung der zur Informationserfassung notwendigen Receptoren stößt bisher noch auf Schwierigkeiten. Die subtil ausgebaute tierexperimentelle Methodik elektrischer oder chemischer Reizung bzw. andererseits der Elektrokoagulation verschiedener Kerngebiete, die kernvariationsstatistischen Analysen der Nervenzellen bestimmter Zwischenhirnareale (z.B. nach der Adrenalektomie, Kastration bzw. nach langdauernder Hormonzufuhr), die Gewinnung und Reinigung von Extrakten umschriebener Hypothalamusregionen lassen inzwischen aber doch gewisse Rückschlüsse zu (Abb. 263).

Der Hypothalamus ist offenbar nicht in mosaikartig angeordneten, eng umschriebenen Zentren für die Regeleinrichtungen der innersekretorischen Funktionen organisiert. Die synaptische Architektur mit ihrer vielseitigen Verschachtelung der Hypothalamusneurone unter

und auch von adrenocorticotropem Hormon (ACTH). Läsionen an anderer Stelle des Hypothalamus *verhindern* die Abgabe des luteinisierenden Hormons, die zu erwartende Ovulation bleibt aus. Die Reizung der Regio supraoptica bewirkt eine vermehrte Ausschüttung von thyreotropem Hormon (TSH), aber auch eine Oxytocinfreisetzung (mit Milchauspressung und Uteruskontraktion).

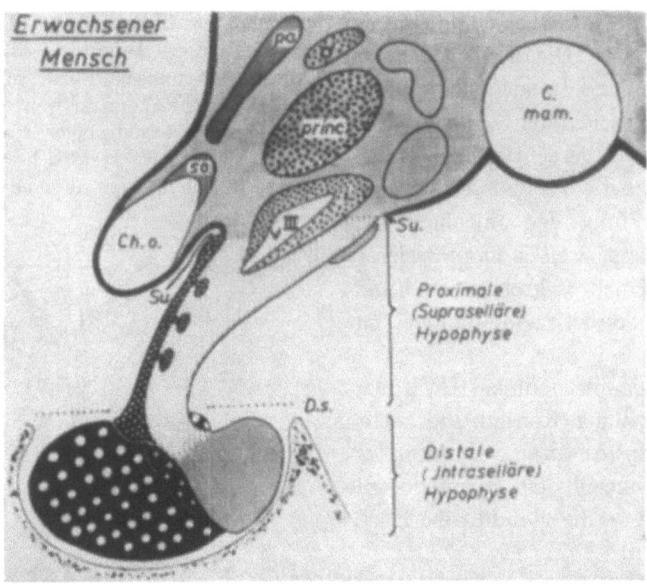

Abb. 262. Schema, Hypophyse und Hypothalamus vom Menschen nach einem Sagittalschnitt. *so.* Ncl. supraopticus; *pa.* Ncl. paraventricularis; *princ* Ncl. hypothal. ventromedialis (=principalis tuberis [Cajalscher Kern]); *d* Ncl. hypothal. dorsomedialis; *Su* Sulcus tubero-infundibularis; *Ch.o.* Chiasma opticum; *c.mam.* Corpor. mamillaria; *V. III* Recess. infundibuli des III. Ventrikels. (Nach SPATZ, 1956, aus: FR. ENGELHARDT, Verh. der Dtsch. Ges. für Innere Medizin. München: Bergmann 1965, S. 27)

einander spricht vielmehr dafür, daß sich Erregungen leicht nach allen Richtungen hin ausbreiten können. Das läßt vermuten, daß nicht eng umschriebene Gebiete jeweils tätig sind, sondern daß stets ein Zufluß von Erregungen (und Hemmungen) über eine große Zahl synaptischer Fasern stattfindet, wobei jeweils bestimmte Netzstrukturen von zeitlich, geometrisch und topographisch charakteristischem Muster aktiviert werden. Somit können wahrscheinlich dieselben Gebiete je nach Einordnung ihrer Neuronen in den Schaltplan an verschiedenen Konstellationen teilnehmen.

b) Die endokrinen Funktionen des Hypothalamus

Die Stimulation des *tuberalen Gebietes und der weiter dorsalwärts gelegenen Region des Hypothalamus* führt im Tierexperiment zu einer Ausschüttung von luteinisierendem Hormon (LH)

Läsionen im *vorderen Hypothalamusgebiet* können z.B. bei weiblichen Frettchen in der asexuellen Phase der Wintermonate eine Ausschüttung von follikelstimulierendem Hormon (FSH) mit Oestrus auslösen. Ähnliche Eingriffe an unreifen Ratten waren sogar imstande, eine Art Pubertas praecox in Gang zu setzen.

Läsionen im Gebiet des Nucleus paraventricularis bis zur Eminentia mediana treffen offenbar ein der TSH-Produktion übergeordnetes Zentrum, da nach solchen Läsionen die Radiojodabgabe der Schilddrüse gehemmt wird und allmählich eine Schilddrüsenatrophie eintritt. Darin ist auch ein Beweis dafür zu sehen, daß neurosekretorische Fasern, die vom Nucl. paraventricularis bis zum primären Plexus des hypophysären Pfortadersystems in die Eminentia mediana führen, Informationen zur Anregung der TSH-Sekretion an den HVL weiterleiten.

Läsionen im vorderen Hypothalamusgebiet können eine vermehrte Prolactinbildung (=luteotropes Hormon=LTH) bewirken. Man muß wohl annehmen, daß durch die Gewebszerstörung dieser Funktionsareale ein hemmender Einfluß auf die Gonadotropinfreisetzung ausgeschaltet wird. Der für die Prolactin-hemmung verantwortliche Faktor wird als „Prolactin inhibiting factor" (PIF) bezeichnet und ist vielleicht mit dem luteinizing-hormon-releasing factor (LHRF) identisch (s. S. 494).

Diese tierexperimentellen Ergebnisse konnten durch klinische Beobachtungen von entzündlichen und neoplastischen Prozessen im hypothalamischen Bereich auch für den Menschen weitgehend bestätigt werden. Auch beim Menschen ist die Produktion derartiger Transmitterstoffe offenbar in die vorderen Hypothalamusabschnitte, und zwar in die Nähe des Infundibulums, zu verlegen. Eine genauere Lokalisation ist allerdings noch nicht möglich. Die Existenz eines *Sexualzentrums* ließ sich durch die Beobachtung einer Pubertas praecox infolge eines Hamartoms im Tuber cinereum zwischen Infundibulum und Corpp. mamillaria wahrscheinlich machen.

Durch das Studium der Morphokinese nach langfristiger exogener Hormonzufuhr lassen sich Veränderungen der im Regelkreis übergeordneten Funktionsareale des Hypothalamus erkennen. So führt z. B. eine langdauernde hochdosierte ACTH-Zufuhr zu regressiven Veränderungen fast sämtlicher Nervenzellen im Nucl. infundibularis.

Durch die Analyse chemischer Extrakte verschiedener Hypothalamusgebiete (besonders der Eminentia mediana) im Hinblick auf ihre Fähigkeit, eine Freisetzung von HVL-Hormonen zu bewirken, war es andererseits möglich, einige der Hypothalamuswirkstoffe sogar chemisch zu erfassen.

So gelang z. B. die Darstellung und Identifizierung einer Substanz aus dem Hypothalamusgewebe (von Rind, Schwein, Hund und Ratte) mit einer die ACTH-Ausschüttung anregenden Wirkung. Diese wird als „*Corticotropin releasing factor*" (*CRF*) bezeichnet. CRF (ebenso wie die noch zu besprechenden analogen Faktoren LRF und TRF) sind in vitro und in vivo bereits in Mengen von wenigen Mikrogramm innerhalb weniger Minuten wirksam.

Bisher konnten drei verschiedene CR-Faktoren getrennt werden, und zwar

α-1-CRF, α-2-CRF und β-CRF.

Der *β-CRF-Faktor* ist stärker wirksam als der α-CRF-Faktor und dem Vasopressin verwandt. Es ist ein Polypeptid mit folgenden Bausteinen: Acyl — Ser — Tyr — Cys — Phe — His — Asp — Glu — Pro — Val — Cy — Lys — Glu — (NH²).

Als vorläufige Struktur des *α-2-CRF* wird angegeben: R — Ser — Tyr — Ser — Met — Glu — His — Phe — Arg — Try — Gly — Lys — Pro — Val — (NH²).

Auffällig ist bei diesen Körpern eine sehr weitgehende Übereinstimmung mit der Aminosäurenanordnung des α-MSH (= Melanophorenhormon =

Intermedin). Es scheint, daß Vasopressin in geringer Dosierung die CRF-Ausschüttung zu fördern vermag und darin die vasoconstrictorische Wirkung des Vasopressins begründet ist (s. S. 506).

CRF wurde im Hypothalamus und in der Hypophyse nachgewiesen. Seine Konzentration im Diencephalon steigt nach der Hypophysektomie an, verringert sich andererseits nach

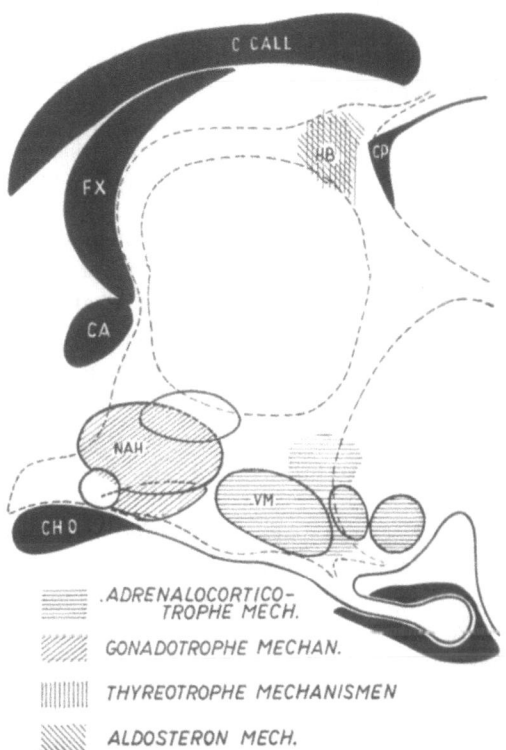

Abb. 263. Lokalisation innersekretorischer Steuerungsfunktionen, nachgewiesen mittels kernvariationsstatistischer Untersuchungen nach experimentellen Eingriffen, die verschiedene trophohormonale Selbststeuerungen aus dem Gleichgewicht bringen (z. B. Kastration, Oestrogenbehandlung, Adrenalektomie usw.). *C Call* Corpus callosum; *FX* Fornix; *CA* Comm. ant.; *CP* Comm. post.; *CHO* Chiasma opt.; *VM* Ncl. ventromedialis (*Cajal*); *NAH* Ncl. ant. hypothalami; *HB* habenulare Region. (Nach SZENTAGOTHAI et al., aus: FR. ENGELHARDT, Verhandl. der Dtsch. Ges. für Innere Medizin. München: Bergmann 1965, S. 27)

Cortisolgaben, ist also umgekehrt proportional der Höhe des Cortisolspiegels. Als Rezeptionsstelle wird dabei die Eminentia mediana, das Tuber cinereum bzw. der Nucleus ventromedialis vermutet.

Eine CRF-Mobilisation ist nach Fieber, Kälteeinwirkung, Trauma, Elektroschock, Adrenalin, Histamin, Acetylcholin, Insulin, Äther und anderen Narkotica nachgewiesen. Psychopharmaca dämpfen teilweise die CRF-Bildung.

Was die Bedeutung dieser Beobachtungen für die Klinik betrifft, so ist wohl anzunehmen, daß manche der (mit beiderseitiger NNR-Hyperplasie einhergehenden) Hypercortizismusformen bzw. M. Cushing-Fälle mit einer primär erhöhten CRF-Produktion bzw. einer veränderten Sollwerteinstellung der hypothalamischen Receptoren für die CRF-Bildung zusammenhängen (s. S. 484).

Beim *Thyreotropin releasing factor (TRF)* handelt es sich um ein Oktapeptid mit folgender Zusammensetzung:

Lys, His$_4$, Thr, Ser, Glu$_3$, Gly, Ala, Met, Leu, Thyr. Die Ausbeute an TRF ist dabei so gering, daß aus 80000 Schafhirnen lediglich 400 Mikrogramm TRF gewonnen werden konnten.

TRF stimuliert TSH bei normalen und thyreoidektomierten Tieren, sogar in peripheren Hypophysentransplantaten kann die TSH-Sekretion noch angeregt werden. Auch die Schilddrüse verfügt daneben noch über eine unmittelbare Selbstregelung via HVL. Bildungsort des TRF scheint die Gegend zwischen den Nuclei paraventriculares und der Eminentia mediana zu sein.

Der Nachweis eines Wirkstoffes aus dem Hypothalamus, der das Luteinisierungshormon freisetzt, ist gleichfalls inzwischen gelungen.

Die Bezeichnung lautet entsprechend „*luteinizing hormone releasing factor" (LHRF bzw. LRF)*. LRF ist ein Decapeptid mit folgender Zusammensetzung: Lys$_2$, Arg$_2$, His, Asp, Thr, Ser, Glu, Gly, Ala.

Ein *releasing factor* auch für *das follikelstimulierende Hormon (FSH — RF bzw. FRF)* ist durch diesbezüglich hochwirksame Extrakte aus der Eminentia mediana (mit noch γ-Wirksamkeit) desgleichen tierexperimentell weitgehend gesichert.

Der „*Prolactin inhibiting factor (PIF)* ist das bisher einzige nachgewiesene Beispiel eines Hypothalamushormons mit *Hemm*wirkung. Gewisse Hinweise in dieser Richtung ergaben sich bereits daraus, daß nach Hypophyseneinpflanzung an anderer Stelle die Produktion von 5 der 6 Vorderlappenhormone fast ganz zum Erliegen kommt und nur das Prolactin (LTH) normal oder sogar vermehrt ausgeschieden wurde. Die weitere Forschung erbrachte dann den Nachweis, daß die Bildung von Prolactin durch eine spezifische Substanz, den „Prolactin inhibiting factor" (PIF), vom Hypothalamus aus gehemmt wird (s. S. 493).

Zusammenfassend läßt sich sagen, daß es sich bei den verschiedenen releasing-Faktoren um kleine Polypeptide mit einem Mol.-Gewicht von ca. 1000—1500 handelt, deren Aminosäurezusammensetzung weitgehend bekannt ist; sie veranlassen zwar die Ausschüttung von HVL-Hormonen, unterscheiden sich aber grundsätzlich von diesen. Bei der Kleinheit der Moleküle ist eine Artspezifität nicht wahrscheinlich. So ist beispielsweise LRF in der Lage, die Ovulation und Corpus luteum-Bildung bei verschiedenen Tierspecies zu stimulieren.

c) Die Beziehungen des Hypothalamus zum übrigen ZNS

Der Funktionskreis — Hypothalamus-Hypophyse mit peripherem Endocrinium — darf nicht isoliert betrachtet werden. Eine Vielzahl von äußeren und inneren Einwirkungen verursacht vielmehr ständig neue Ausbalancierungen des hormonalen Zusammenspiels.

So bewirkt z.B. Kälteeinfluß über eine TRF-Freisetzung mit konsekutiv verstärkter TSH-Inkretion eine Steigerung der Schilddrüsentätigkeit, die durch Anregung der oxydativen Stoffwechselprozesse die Wärmebildung verstärkt und damit den Kälteeinfluß ausgleicht.

Eine Vielzahl sehr differenter peripherer Reize, die von SELYE unter dem Begriff „Stress" zusammengefaßt wurden, löst mit einer gewissen Stereotypie Reaktionen des HVL-NNR-Systems aus, die offenbar der Abwehr dieser „Aggression" dienen.

Saugen und Melken erzeugt über einen nervalen Reflex eine Freisetzung des Oxytocin aus dem Nucl. supraopticus des Hypothalamus, das über den HHL in die Blutbahn gelangt und zu einer Milchauspressung führt.

Die Verhaltensforschung kennt die Bedeutung der z.B. durch die Anwesenheit des Geschlechtspartners in bestimmten Jahreszeiten (Brunft) ausgelösten psycho-sexuellen Erregung und ihre Rolle für die Gonadotropinausschüttung und Fortpflanzung.

Emotionale Faktoren sind auch für die klinische Endokrinologie von Bedeutung. Zu nennen wäre hier die (allerdings seltene) Auslösung einer Thyreotoxikose in Schrecksituationen, die (ebenfalls seltene) *neurogene* Diabetes mellitus-Entstehung, die Schreck- bzw. Notstandsamenorrhoe, Beispiele also für Querverbindungen zwischen Psyche und Endocrinium.

Die Wechselbeziehungen zwischen Endocrinium und bestimmten Hirnregionen sind offenbar besonders eng. So zeigt die Abtragung der Temporallappen beim Rhesusaffen (*Klüver-Bucy*-Syndrom), die elektrische Reizung oder Zerstörung gewisser Areale des Hippocampus bzw. des Nucl. amygdale, die Läsion des vegetativen frontalen Rindenfeldes (Cortex orbitofrontalis) bzw. der Formatio reticularis des Mittelhirns deutliche Beziehungen zur cyclischen Freisetzung der Gonadotropine und des ACTH.

Der Hypothalamus steht durch Fornix, Stria terminalis und die ventrale Mandelkernstrahlung mit den als *limbisches System* zusammengefaßten phylogenetisch und cytoarchitektonisch relativ alten Gehirnteilen in Verbindung, die als Integrations- und Regulationssystem für das psycho-affektive Verhalten und die vegetativen Organfunktionen („Visceral brain" nach MacLean) besondere Bedeutung gewinnt.

Diese Verbindung zwischen limbischem System und Hypothalamus ist sicher auch für die neurosekretorische und neuroendokrine Tätigkeit des Hypothalamus wichtig.

Von den limbischen Arealen können nicht nur vegetativ beeinflußte Organe — wie Herz- und Gefäßsystem, Darm und Blase, Piloarrektoren — beeinflußt werden, sondern über den Hypothalamus auch die Hormonfreisetzung in der Hypophyse.

Die Formatio reticularis, die den Schlaf-Wach-Rhythmus steuert und mit dem limbischen System mehrfach verbunden ist, ist auf den 24 Std-Rhythmus z.B. der ACTH-Ausschüttung sicher von einem gewissen Einfluß.

2. Das Hypothalamus-Hypophysenhinterlappen-System

Dieses besteht aus dem Nucl. supraopticus mit einem kleineren medio-ventral und einem größeren latero-dorsal vom Chiasma gelegenen Teil sowie aus dem dicht unter dem Boden des 3. Ventrikels gelegenen flachen Nucleus paraventricularis, zwei mit

Nuclei supraoptici und paraventriculares produziert, längs der Axone der genannten Tractus transportiert und im HHL nur gespeichert. Von dort werden sie je nach Bedarf direkt in das

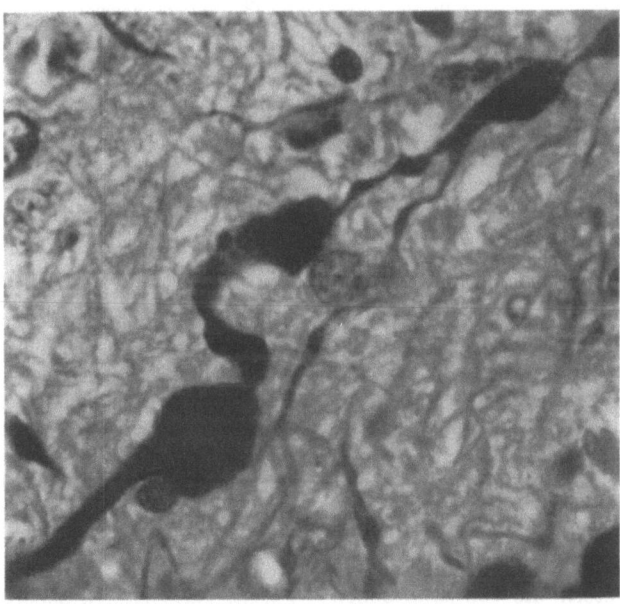

Abb. 264. Tractus supraoptico-hypophyseus in der Übergangszone zum Hypophysenstiel mit Transport Gomoripositiven Neuroinkrets. [Nach W. Bargmann, R. Ortmann u. Th. Schiebler, Acta neuroveg. (Wien) 1 (1950)]

am stärksten vascularisierten Gebieten des Gehirns. Von hier aus zieht der Tractus supraoptico-hypophyseus (s. Abb. 264) sowie der Tractus paraventriculo-hypophyseus durch den Hypophysenstiel in den Hypophysenhinterlappen (HHL).

In diesen Kernen, in den beiden Tractus und im Hypophysenhinterlappen konnten gomori-positive neurosekretorische Stoffe nachgewiesen werden, die sich bei näherer Prüfung als die Polypeptide Oxytocin und Vasopressin (= Adiuretin) herausstellten. Diese bis dahin als Hinterlappenhormone aufgefaßten Inkrete werden durch „Neurokrinie" in den Zellen der

allgemeine Blutgefäßsystem abgegeben. Der Hypophysenhinterlappen besitzt keine Drüsenepithelien, ist also keine echte Drüse, sondern nur ein Hormonspeicherorgan des Hypothalamus, gleichsam die „Gallenblase" des Zwischenhirns.

Zur Frage der Wechselbeziehungen zwischen den beiden hypothalamo-hypophysären Systemen ist zu sagen, daß morphologisch der Hypophysenstiel aus einem Nerventeil (Infundibulum) und einem Drüsenteil (Pars infundibularis adenohypophyseos) besteht, durch die eine proximale adeno-neurohypophysäre Kontaktfläche gebildet wird. Die Verbindung der

Adenohypophyse mit dem Hypothalamus liegt also innerhalb des proximalen *extrasellären* Hypophysenanteils. Dieser Kontakt wird über die einfache flächenhafte Berührung hinaus durch Gefäße vermittelt, die von der Pars infundibularis adenohypophyseos in das neurohypophysäre Infundibulum eindringen.

Der distale *intraselläre* Kontakt wird nicht zum Vorderlappen, sondern mit dem rudimentären Zwischenlappen (Zona intermedia) gebildet; dieser ist phylogenetisch regressiv und beim Menschen ohne nachgewiesene Bedeutung.

Der Hypophysenhinterlappen zeigt in seinem Feinbau große Ähnlichkeit mit der Eminentia mediana. In beiden dürfte durch nervale Erregung die Permeabilität der Zellmembran verändert und dadurch die Freisetzung der Wirkstoffe in den perivasculären Raum bewirkt werden.

III. Hypophyse

1. Anatomie und Hormonbildung des Hypophysenvorderlappens

Die embryonale Entwicklung zeigt deutlich, daß die Hypophyse aus zwei genetisch und strukturell völlig verschiedenen Teilen zusammengesetzt ist, und zwar einem sich aus der Rathkeschen Tasche entwickelnden Drüsenteil (der Adenohypophyse) und einem Nerventeil (der Neurohypophyse).

Die Hypophyse des Erwachsenen stellt ein — bis auf kleine Cysten und sekretgefüllte Epithelbläschen — kompaktes Organ von durchschnittlich etwa 0,6 g Gewicht, 10 mm Länge, 14 mm Breite und 6 mm Höhe dar. Ihr Vorderlappen ist besonders bei multiparen Frauen im allgemeinen größer als bei Männern.

Beim Menschen ist die Pars tuberalis nur schwach ausgeprägt und besteht aus vielen kleinen Blutgefäßen mit basophilen Uferzellen und dazwischenliegenden kolloidhaltigen Pseudofollikeln; der rudimentäre Zwischenlappen ist nur durch eine dünne Schicht blasser basophiler Zellen angedeutet, in der sich manchmal Kolloidcysten finden.

Die Adenohypophyse bildet den größten Teil des Organs. Sie wird heute nicht mehr nur als glandotrop stimulierendes Organ, sondern zugleich auch als Erfolgsorgan des Hypothalamus bzw. seiner releasing-Faktoren angesehen. Histologisch baut sie sich auf aus epithelialen Zellsträngen und -nestern, die von zahlreichen sinusartig weiten Capillaren umgeben werden. Mindestens *dreierlei Zelltypen* sind dabei erkennbar (s. Abb. 264):

1. Die *acidophilen* (eosinophilen orange G-positiven und perjodatnegativen) α-*Zellen*, die zahlenmäßig etwa ein Drittel ausmachen: In ihnen wird offenbar das STH gebildet, wofür ihre Hyperplasie im Wachstumsalter und bei der Akromegalie spricht. Auch das LTH wird anscheinend hier produziert, was u.a. durch ihre Zunahme an Größe und Gewicht (um etwa 50%) während der Schwangerschaft nahegelegt wird.

2. Die *basophilen* β-*Zellen*, die — bei Neigung zu stärkeren quantitativen Schwankungen — etwa ein Sechstel der Vorderlappenzellen ausmachen. Bei Neugeborenen fehlen sie. In den Basophilen werden wahrscheinlich ACTH, MSH, TSH und offenbar auch die Gonadotropine gebildet. Letztere lassen sich durch fluorescierende Antikörper in den basophilen Zellen lokalisieren.

3. Die *chromophoben* γ-*Zellen* lassen nur sehr wenige, feine Granula erkennen. Meist werden sie als undifferenzierte Vorstufen bzw. als Ruheformen der α- und β-Zellen aufgefaßt. Die Bedeutung anderer im Hypophysenvorderlappen beschriebener Zelltypen ist noch unklar.

Die Größe der acidophilen Zellen und ihrer Kerne sowie die Zahl, Größe und Dichte ihrer Zellgranula haben funktionelle Bedeutung. Bei den basophilen Zellen lassen sich einerseits große Zellen mit spärlicher Granulation, die sekretorisch aktiv sein sollen, und andererseits kleine, dicht granulierte Zellen, die als Speicherformen angesehen werden, unterscheiden. Außer der Hormonbildung wäre demnach auch eine Kondensierung und Speicherung der Hormone wahrscheinlich, wobei eine Parallele zwischen Hormongehalt und Färbbarkeit, aber nicht zwischen Hormonproduktion und Färbbarkeit angenommen wird.

Der *Blutversorgung der Hypophyse* kommt eine besondere Bedeutung zu, auf die (S. 491) bereits eingegangen wurde.

Die Arteria hypophyseos superior aus dem Circulus arteriosus Willisi versorgt im wesentlichen die Adenohypophyse, indem sie einen gefäßreichen Plexus in der Pars tuberalis mit weiten sinusartigen Capillaren und glomerulusartigen Spezialgefäßen bildet, die mit Verzweigungen auch in die Eminentia mediana eintreten. Das Blut tritt dann von hier aus zu etwas größeren Gefäßen zusammen und verzweigt sich erneut nach Art eines „*Portalkreislaufes*" in die Capillaren und Sinusoide der Adenohypophyse. Dieser Portalkreislauf gewährleistet den humoralen Kontakt zwischen Hypothalamus und Hypophysenvorderlappen (Abb. 261).

Die Neurohypophyse wird durch die Arteria hypophyseos inferior aus der Carotis interna versorgt. Der venöse Abfluß beider Hypophysenarterien wird durch die Duravenen des Türkensattels in die Hirnsinus geleitet.

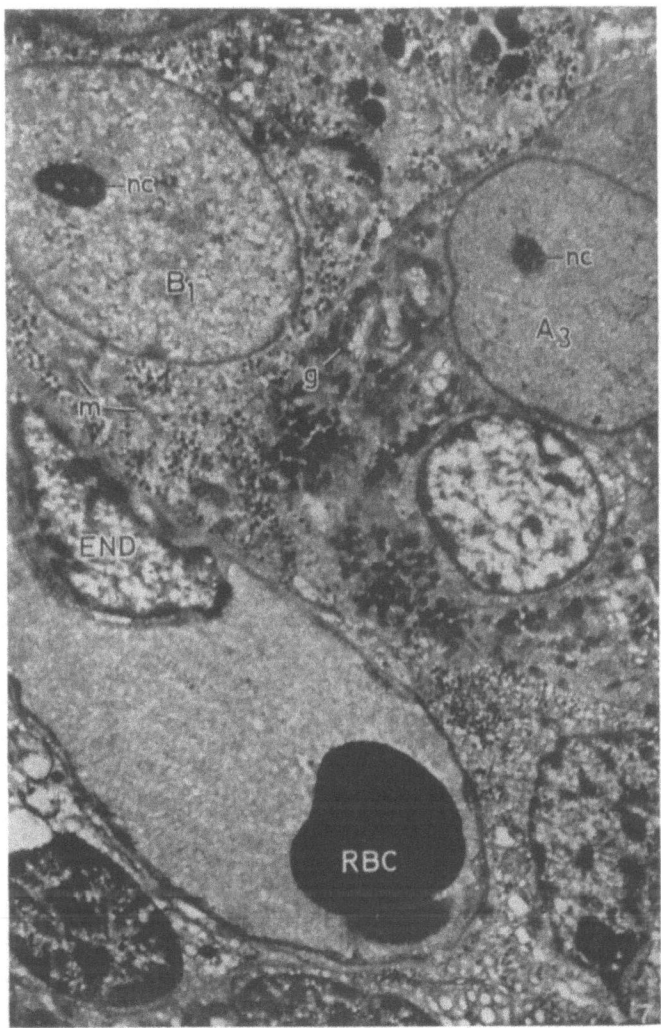

Abb. 265. A_3 stellt den Kern einer acidophilen Zelle in der Sekretionsphase dar. *nc* Nucleolus. *g* Golgiapparat. B_1 stellt eine basophile Zelle in der Phase der Granulaanhäufung dar. *m* Mitochondrien. Unten links ist eine Capillare zu sehen mit einem Erythrocyten (*RBC*). *END* Endothelzelle. [Nach J. RINEHART and M. FARQUHAR, J. Histochem. **1**, 93 (1953)]

Die *Innervation der Adenohypophyse* erfolgt durch gefäßbegleitende Fasern aus dem Ganglion cervicale supremum des Halssympathicus bzw. aus dem Ganglion sphenopalatinum und aus Fasern des Nervus petrosus superficialis des N. facialis, deren Durchtrennung aber keine Funktionsstörungen verursacht, so daß es sich hier offenbar nur um vasomotorische und nicht um sekretorische Nerven handelt. Eine nervale Versorgung des Hypophysenvorderlappens über den Hypophysenstiel ist bisher nicht nachgewiesen; seine Durchtrennung beeinflußt die Funktion des HVL nicht, sofern das Portalgefäßsystem erhalten bleibt, führt dagegen zur Atrophie des HHL mit Diabetes insipidus.

2. Die Hormone des Hypophysenvorderlappens

Von den 6 wichtigen HVL-Hormonen wirkt nur das Wachstumshormon oder somatotrope Hormon (STH) ohne Vermittlung einer anderen endokrinen Drüse, die 5 anderen sind glandotrop und mit ihrer Peripherie durch einen Regelkreis verbunden. Im einzelnen sind zu unterscheiden:

1. Das *Wachstumshormon* = somatotropes Hormon (STH) = growth hormone (GH).

2. Das *adrenocorticotrope Hormon* (ACTH).

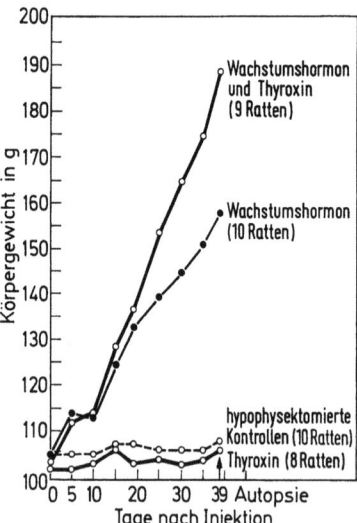

Abb. 266. Körpergewicht hypophysektomierter, 26—28
Tage alter weiblicher Ratten; 332—444 Tage nach der
Operation Beginn der 39tägigen Injektionsperiode.
[Modifiziert nach H. BECKS, M. SIMPSON, H. EVANS,
R. RAY, CH. H. LI, and C. ASLING, Anat. Rec. **94**, 631
(1946)]

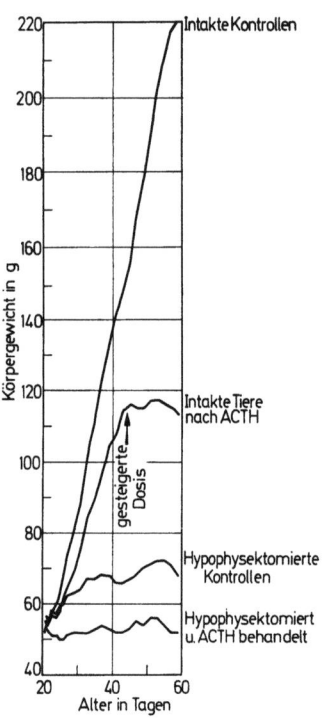

Abb. 267. Verhalten des Körpergewichtes bei hypophysektomierten Ratten, die z.T. mit ACTH behandelt wurden. Zum Vergleich dienen intakte Kontrolltiere sowie intakte ACTH-behandelte Tiere. Beachte
die zusätzliche wachstumsretardierende Wirkung der
ACTH-Behandlung bei den hypophysektomierten
Tieren. (Modifiziert nach CH. H. LI, Harvey Lect.
15. 3. 1951)

3. Das *thyreotrope Hormon* oder thyroid
stimulating hormone (TSH).

4. Das *Follikelreifungshormon* = follicle stimulating hormone = FSH, das bei beiden Geschlechtern vorkommt.

5. Das *Luteinisierungshormon* = luteinizing
hormone (LH). Dieses Hormon ist identisch
mit dem interstitial cell stimulating hormone
(ICSH) und kommt also gleichfalls bei beiden
Geschlechtern vor.

6. *Prolactin* = luteotropes Hormon (LTH)
oder auch luteo-mammotropes Hormon
(LMTH). Seine Rolle beim männlichen Geschlecht ist noch unklar.

7. Hinzukommt das *melanocytenstimulierende Hormon* (MSH), auch Intermedin genannt, das meist gleichlaufend mit dem ACTH
gebildet wird, sich von diesem aber trennen
läßt.

8. Der *exophthalmusproduzierende Faktor*
(EPF).

a) Das Wachstumshormon (Somatotropin, STH)

Die Beobachtung, daß der Riesenwuchs
(*Gigantismus*) sowie die *Akromegalie* im allgemeinen mit einem eosinophilen Hypophysen-
adenom vergesellschaftet sind, legte schon früh
die Annahme nahe, daß die Hypophyse über
ein wachstumsteuerndes Prinzip verfügt. So
war es z.B. möglich, bei normalen wachsenden
Tieren durch Hypophysenextrakte ein beschleunigtes Wachstum und typischen Gigantismus zu erzeugen. Andererseits konnten durch
die Hypophysektomie bei jungen Tieren charakteristische Wachstumsstörungen erzeugt
werden, die sich durch Gaben von Hypophysenextrakten wieder beheben ließen. Erst bei
gleichzeitiger Thyroxinmedikation konnte dabei allerdings eine optimale Wirkung bzw. eine
ordnungsgemäße Skeletreifung erzielt werden
(s. Abb. 266). ACTH-Gaben besitzen demgegenüber eine wachstumsretardierende Wirkung
(s. Abb. 267).

Inzwischen ist es gelungen, das Wachstumshormon (STH) als kristallisierbares Polypeptid
darzustellen. Dabei stellte sich eine Artspezifität des STH heraus. STH von Anthropoiden
ist aber trotz abweichender Struktur auch beim
Menschen wirksam. Für die Therapie von
Wachstumsstörungen ist aber in jedem Fall
STH humaner Provenienz zu bevorzugen.

Die *chemische Struktur* des STH ist erst in ihren Grundzügen aufgeklärt. Das Molekül ist wesentlich größer als bei den anderen HVL-Hormonen. Es ist jedoch fraglich, ob es sich dabei nur um *ein* großes homogenes Molekül von über 300 Aminosäuren oder um einen Komplex von solchen handelt mit mehreren locker verbundenen Teilpeptiden, was die sehr verschiedenen Hormonwirkungen (lipolytische Wirkung, KH-Wirkung, eiweißanabole Wirkung, Prolactinwirkung etc.), die dem STH zugeschrieben werden, erklären könnte.

Verfolgung des Eiweißaufbaues bzw. der N-Retention mit Hilfe radioaktiver Substanzen.

Das STH ist bei seinen vielfältigen Stoffwechselwirkungen mit der Bezeichnung „Wachstumshormon" eigentlich nicht ausreichend charakterisiert.

Wie im Tierversuch nachgewiesen werden konnte, regt das STH vor allem die Chondrogenese, in zweiter Linie die Osteogenese an. Vor dem Schluß der Epiphysenfugen fördert es zugleich das Längen- und Dickenwachstum des Skelets, nachher nur noch die periostale Kno-

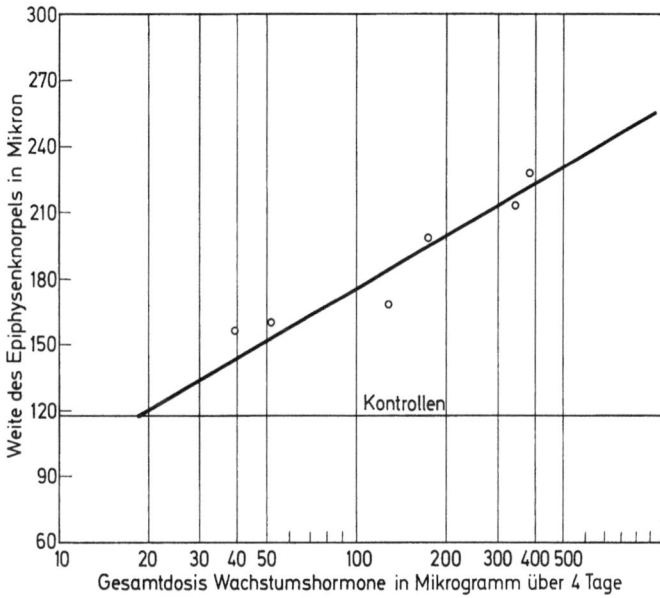

Abb. 268. Wirkung des Wachstumshormons auf die Weite des proximalen Epiphysenknorpels der Tibia bei der hypophysektomierten weiblichen Ratte. [Modifiziert nach C. GEMZELL, F. HEIJKENSKJÖLD, and L. STRÖM, J. clin. Endocr. **15**, 537 (1955)]

Das Hormonmolekül (Mol. Gew. 44250) soll sich aus 369 Aminosäureresten zusammensetzen, die in zwei Lagen angeordnet sind, wobei die eine Alanin, die andere Phenylalanin als N-terminale Aminosäure besitzt. Der gesamte S-Gehalt des Moleküls entfällt dabei auf Methionin und Cystin. Aufgrund von Viscositätsmessungen nimmt man an, daß die Form des Moleküls einem Ellipsoid entspricht. Die spezifische Stoffwechselwirkung ist an bestimmte Aminogruppen gebunden. Es erscheint daher möglich, daß wesentlich kleinere Bruchstücke jeweils gleiche Hormonwirkungen ausüben können.

Der *Nachweis von STH* ist vor allem biologisch möglich. Dabei gilt die Verbreiterung des proximalen Epiphysenknorpels der Tibia bei der hypophysektomierten weiblichen Ratte als Maß (sog. Tibia-Epiphysen-Einheit, s. Abb. 268). Auch über eine Antikörperreaktion ist STH im Serum nachweisbar.

Als biochemische Nachweismethode des STH eignet sich der Anstieg der alkalischen Serumphosphatase sowie des anorganischen Phosphatspiegels bei hypophysektomierten Ratten und die

chenanlagerung. Das STH wirkt darüber hinaus auf *alle* Körperzellen. So erfährt auch das Wachstum der Muskulatur, des Mesenchyms, der Zähne, der Haut sowie der inneren Organe unter der STH-Wirkung eine Anregung. Desgleichen scheint die Milchbildung durch STH gefördert zu werden.

Unter STH-Einfluß nimmt die Ausnützung der Aminosäuren zu, die Eiweißsynthese steigt an, es kommt zur Herabsetzung der N-Ausscheidung im Urin. Dabei ist zur Förderung der Eiweißdifferenzierung und zum Einbau in die Zellstruktur zugleich Schilddrüsenhormon erforderlich.

STH ist aber prinzipiell auch ohne die Anwesenheit von Thyroxin wirksam. Die Schilddrüsenhormone fördern jedoch die Wachstumswirkung des STH beträchtlich, obwohl sie für sich allein kein Wachstum bewirken. Auch ein teilweiser Synergismus des STH mit den Androgenen im Hinblick auf das Wachstum scheint zu bestehen.

Unter der STH-Wirkung kommt es zu einer Retention von N-, P-, Na-, und Cl, ebenso von Wasser. Mit Anstieg des Blutvolumens wird die Viscosität des Blutes herabgesetzt. Gleichzeitig nimmt die Menge des Fibrinogens zu (Beschleunigung der BKS, Verkürzung der Gerinnungs- und Prothrombinzeit).

Das Wachstumshormon fördert die Gewichtszunahme in erster Linie durch Eiweißneubildung und Wasserretention. Der Fettgehalt des Gesamtorganismus nimmt ab. Das Wachstum der inneren Organe entspricht im physiologischen Rahmen der Zunahme des Körpergewichtes.

Im Hinblick auf den *KH-Stoffwechsel* ist erwähnenswert, daß das STH eine hexokinasehemmende Wirkung besitzt, wie dies am isolierten Rattenzwerchfell (Abfall der Glykogenbildung) nachgewiesen werden konnte. Diese Wirkung läßt sich jedoch nur bei gleichzeitiger Anwesenheit von Insulin demonstrieren.

Das STH ist wahrscheinlich mit dem *diabetogenen Prinzip* des HVL weitgehend identisch (die schwächere mittelbare Beeinflussung des KH-Stoffwechsels durch das ACTH auf dem Wege über die Nebennierenrinde ist hier jedoch mit zu berücksichtigen). Versuche zeigen, daß die wachstumsfördernde und diabetogene Wirkung des STH bei vergleichender Prüfung weitgehend parallel miteinander verlaufen. Bei hypophysektomierten Hunden vermag es deren Insulinüberempfindlichkeit zu beseitigen. Andererseits lassen sich durch längerdauernde Zufuhr größerer STH-Mengen beim Hund diabetische Stoffwechselverschiebungen auslösen. Das STH benötigt für die Wachstumsbeschleunigung offenbar eine vermehrte Insulinproduktion. Wenn das Pankreas zu dieser Mehrleistung nicht imstande ist, so entsteht durch erhöhten Anfall unverarbeiteter Glucose eine diabetische Stoffwechsellage. Nach YOUNG ist dabei zu unterscheiden zwischen dem *idiohypophysären, insulinresistenten Diabetes während* und dem auch noch *nach* Abschluß der STH-Behandlung nachweisbaren *insulinempfindlichen, metahypophysären Diabetes.* Im ersten Fall handelt es sich offenbar um eine unmittelbare insulininhibierende Stoffwechselwirkung des STH, im zweiten Fall um die Folgen einer Inselzellschädigung.

Beim gesunden Tier werden durch STH wahrscheinlich die β-Zellen zunächst zu vermehrter Insulinproduktion angeregt, eine Mehr-

belastung, durch die sie im weiteren Verlauf offenbar geschädigt werden und nach einer initialen Hypertrophie später atrophieren. Insbesondere bei partiell pankreatektomierten Tieren scheint das recht bald der Fall zu sein.

Die Frage der *Stimulierung der α-Zellen* durch STH wird noch unterschiedlich beantwortet. Radioaktiv markiertes STH reichert sich jedenfalls deutlich im Pankreas an. Die nach der Hypophysektomie bei Ratten und Meerschweinchen auftretende Involution der α-Zellen scheint durch STH verhindert werden zu zu können. Beim Normaltier dürften jedoch die α-Zellen durch STH nicht stimuliert werden.

Das STH entfaltet seine *diabetogene* Wirkung nur bei bereits abgeschlossenem Wachstum (wie z.B. im Rahmen der Akromegalie). Während des Wachstums, aber auch während der Gravidität (z.B. beim sog. Schwangerschaftsakromegaloid) und bei der Lactation, wird eine diabetogene Wirkung des STH im allgemeinen vermißt. Die Tatsache, daß es sich dabei um Lebensphasen handelt, in denen KH und Eiweiß der Oxydation entzogen und zum Aufbau neuen Gewebes bzw. von Gewebsprodukten (Milch) verwandt werden, spricht dafür, daß die diabetogene Wirkung des STH offenbar erst dann eintritt, wenn sie von diesen physiologischen Zielen abgelenkt wird.

STH und Glucocorticoide sind in diabetogener Hinsicht bis zu einem gewissen Grade Synergisten. Während die letzteren die Gluconeogenese fördern, läßt das STH durch Verringerung des oxydativen Abbaues einen Glucoseüberschuß entstehen. Hinsichtlich des Eiweißstoffwechsels verhalten sich beide Hormone demgegenüber antagonistisch; STH wirkt hier anabol, die Glucocorticoide katabol.

Das STH verursacht eine Mobilisierung der Körperfettdepots zugunsten der Leber, die an Gewicht, Wasser- und Eiweißgehalt zunimmt; anschließend wird das Fett entweder zur Eiweißsynthese oder auf oxydativem Wege als Energiequelle verwandt. Die Ketokörperbildung in der Leber wird durch STH begünstigt. Durch seine lipolytischen Fähigkeiten verbessert das STH die Möglichkeiten, den Energiebedarf aus den Fettdepots decken zu können.

Auch auf die Nieren scheint das STH einzuwirken (Steigerung der Inulin- und PAH-Clearance), Wirkungen auf verschiedene Fermentsysteme reihen sich an (wie alkalische Phosphatase, Transaminasen, Katalase). Die Mesenchymaktivität scheint — im Gegensatz zu den Glucocorticoiden — durch STH eine Anregung zu erfahren (Stimulierung des Bindegewebswachstums, prophlogistische Wirkung). Auch im Hinblick auf die Thymusdrüse bzw. das lymphoide Gewebe dürfte zwischen STH und Cortison ein weitgehender Antagonismus bestehen. So läßt sich z.B. die cortisonbedingte Thymusinvolution durch STH wieder rückgängig machen. Die relative Größe der Thymusdrüse während des Wachstumsalters, in dem mit einer vermehrten Anwesenheit von STH zu rechnen ist, spricht im gleichen Sinne. Andererseits fällt die Thymusinvolution zeitlich weitgehend mit der sog. Adrenarche zusammen.

Die Tumorrate soll bei belasteten Tierstämmen (beispielsweise beim Lymphosarkom) durch STH-Gaben erhöht werden können, ein für das Tumorproblem möglicherweise bedeutungsvoller Befund.

Da Thyreoidektomie, Adrenalektomie und Gonadektomie am gleichen Versuchstier nur zu einer mäßigen Anämie führen, nach Hypophysektomie aber regelmäßig eine schwere Anämie beobachtet wird, hat man den hypophysären erythropoetischen Faktor im STH vermutet.

Der therapeutischen Verwendung des STH (z.B. beim hypophysären Zwergwuchs) werden durch das häufige Auftreten von Antikörpern Grenzen gesetzt. Bei humaner Provenienz des STH ist eine solche Therapieresistenz aber seltener.

b) Das adrenocorticotrope Hormon (ACTH)

Durch die Kombination eines basophilen HVL-Adenoms mit einer Nebennierenrindenhypertrophie sowie charakteristischen klinischen Symptomen wurde CUSHING (1932) auf die engen Beziehungen zwischen HVL und NNR aufmerksam und damit zum Erstbeschreiber des später nach ihm benannten Syndroms. Die NNR-Atrophie bei der HVL-Insuffizienz, ihre experimentelle Erzeugung durch die Hypophysektomie mit Wiederausgleich durch Zufuhr von Hypophysenextrakten belegen diese engen Bindungen auch im umgekehrten Sinn.

ACTH ist ein gegen Temperatur und Säuren verhältnismäßig unempfindlicher Eiweißkörper, der aber von Verdauungsfermenten leicht angegriffen wird und deshalb oral unwirksam ist.

ACTH besteht aus einer Kette von 39 Aminosäuren und hat ein Mol.-Gew. von etwa 20000; es ist praktisch frei von Methionin bzw. Cystin und enthält 8 S-S-Brücken; seine Hormonaktivität hängt dabei von der Integrität freier Aminogruppen ab. Acetylierung bzw. Jodierung bewirken Aktivitätsabnahme. Durch Pepsinbehandlung läßt sich eine noch deutlich wirksame, kristallisierbare Polypeptidfraktion mit 8—10 Aminosäuren und einem Mol.-Gew. unter 2000 herstellen. Das übliche ACTH wird durch Abtrennung aus dem Rohprolaktin der Wal-, Schaf- oder Schweinehypophyse, und zwar durch fraktionierte Fällung mit Ammonsulfat und anschließender isoelektrischer Fällung, gewonnen.

Tägliche Gaben von 25 gamma ACTH sind bei der hypophysektomierten Ratte in der Lage, die Nebennierenrindenatrophie zu verhindern. Im Körper wird ACTH durch Proteasen sehr rasch abgebaut, seine Halbwertzeit beträgt 5 min. Mit J^{131} markiertes ACTH erscheint sofort in der NNR, verschwindet

aber bald wieder aus dieser. Seine Wirkung auf die NNR ist jedoch anhaltend, so daß die durch eine einzige Injektion bewirkte progressive Transformation erst in etwa 3 Wochen völlig abgeklungen ist.

Auf die Steuerung der ACTH-Inkretion wurde bereits auf S. 493 eingegangen. Daneben wird auch noch eine Reizung sympathischer Nervenzentren im Hirnstamm mit konsekutiver Adrenalinausschüttung und Einwirkung derselben auf Hypothalamus und/oder HVL (mit folgender ACTH-Ausschüttung) diskutiert. Die im Rahmen der Cannonschen Notfallsfunktion erfolgende Adrenalinausschüttung würde damit gewissermaßen zum Initiator einer endokrinen Kettenreaktion.

Die exogene Cortison-Zufuhr führt umgekehrt zu einer Verminderung der ACTH-Ausschüttung mit schließlicher Rindenatrophie. Die Receptoren können dabei offenbar zwischen Cortisol und seinen Homologen (z.B. Prednison, Dexamethason) nicht unterscheiden.

Normalerweise liegt der ACTH-Spiegel zwischen 0,2—1,0 mIE/100 ml Blut. Nach beidseitiger Adrenalektomie kommt es zu einem ACTH-Anstieg bis auf 50 mIE/100 ml Plasma. Recht eindrucksvoll ist die *Tagesrhythmik des ACTH-Spiegels* mit seinem Maximum um 6 Uhr und anschließendem Abfall, seinem zweiten, niedrigeren Gipfel um 18 Uhr und seinem Minimum um 24 Uhr, ein Rhythmus, der sowohl durch künstliche Erhöhung des Cortisolspiegels wie durch hohe Barbituratdosen unterbrochen werden kann. Bei Nachtarbeitern (nicht bei Wechselschicht oder bei Blinden) kommt es zur Inversion des 24 Std-Rhythmus. Auch bei Schädeltraumen mit anhaltender Bewußtlosigkeit ist diese Periodik aufgehoben.

Im Gegensatz zum STH sind die Wirkungen des ACTH im wesentlichen indirekter Natur, d.h. sie kommen erst über die Vermittlung der NNR zustande. Es wird dabei die Bildung des δ-5-Pregnenolon aus Cholesterin und Squalen beschleunigt bzw. gefördert unter Abfall des Cholesteringehaltes der Nebennierenrinde. Im weiteren Verlauf der Rindenhormonsynthese spielt die Ascorbinsäure offenbar eine wichtige Rolle, so daß sich ihre Konzentration in der NNR parallel zur ACTH-Einwirkung vermindert, ein Befund, der zur *Standardisierung von ACTH-Präparaten* verwendet wird (sog. *Sayers*-Test). In ähnlicher Weise läßt sich auch aus dem Gewichtsverhalten der Nebenniere bzw. der Restitution atrophischer Nebennieren nach der Hypophysektomie der ACTH-Gehalt des zu untersuchenden Extraktes ablesen. Die C^{14}-Acetat-Inkorporierung in Gewebsschnitten von Meerschweinchen-NNR läßt sich in gleicher Weise zum ACTH-Nachweis heranziehen.

Die *Hauptwirkungen des ACTH* sind folgende:

1. Proliferation der NNR, besonders der Zona fasciculata, weniger der Zona reticularis,

bei gleichzeitiger Verschmälerung der Zona glomerulosa.

2. Förderung der Bildung bzw. Ausschüttung der Glucocorticoide (besonders des Hydrocortisons) — weniger der Androgene und praktisch nicht der Mineralocorticoide (Aldosteron) — mit Anstieg der 17-Hydroxycorticosteroidausscheidung im Urin.

3. Retention von NaCl und Wasser.

4. Vermehrte Kaliumausscheidung im Urin.

5. Verstärkte Gluconeogenie.

6. Anstieg des Blutzuckers.

tes Maß für die ACTH-Reserve bzw. für die Leistungskapazität des HVL.

Die üblichen, d.h. nicht hochgereinigten ACTH-Präparate besitzen auch eine deutliche melanophorische Aktivität (nachgewiesen z.B. durch die Melanophorenexpansion beim Frosch). Auch geht der erhöhten Anwesenheit von ACTH im Blut (z.B. bei der Addisonschen Erkrankung bzw. nach der Adrenalektomie) im allgemeinen eine gesteigerte melanophorische Wirksamkeit des Blutes parallel. Beim M. Addison kann diese das 5—10fache des Normal-

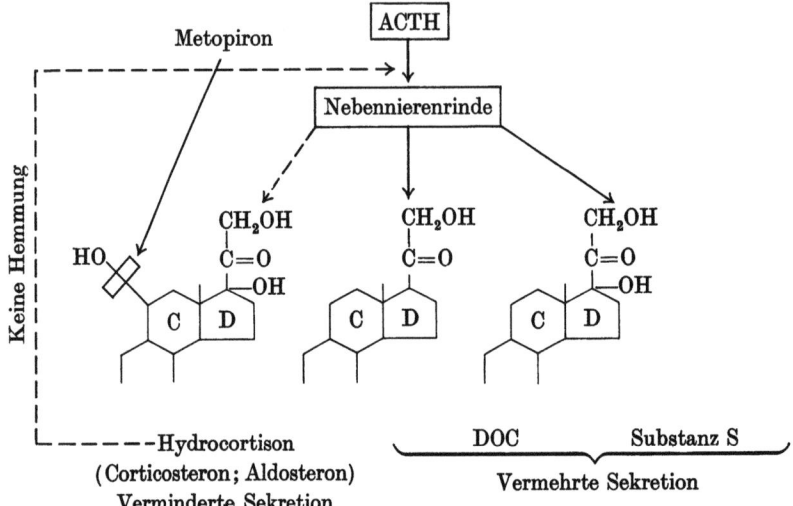

Abb. 269. Metopiron schränkt durch Blockierung der 11β-Hydroxylierung die Bildung der 11-OH-Corticosteroide ein. Unter ihnen ist der wichtigste ACTH-Hemmer das Cortisol (Hydrocortison); geht der Cortisolspiegel zurück, steigt die ACTH-Produktion, woraus — bei verminderter Aldosteronsekretion — eine vermehrte Sekretion von Cortexon (DOC) und 11-Desoxycortisol (Substanz S) resultiert. (Nach G. W. LIDDLE et al.)

7. Eosinophilenabfall im Blut.

8. Bei langdauernder Zufuhr eventuelles Auftreten einer Osteoporose, im Wachstumsalter Wachstumsretardierung (s. Abb. 267).

9. Eventuell Hirsutismus durch vermehrte corticale Androgenausschüttung.

Die ACTH-Reserve des HVL kann durch den *Metopirontest* ermittelt werden. Dieser dient auch zur Diagnose einer HVL-Insuffizienz, da eine Erniedrigung der ACTH-Bildung (bei nicht cortisonbehandelten Patienten) praktisch immer als Hinweis auf eine auch verringerte STH-, TSH- und Gonadotropinbildung angesehen werden kann.

Durch Metopiron (2 Methyl-1,2-dipyridyl(3′)-1-oxopropan) wird in der NNR die enzymatische 11β-Hydroxylierung am Steroidring selektiv blockiert und dadurch die Biosynthese von Cortisol verhindert (s. Abb. 269). Infolge des Abfalles des Cortisolspiegels im Blut wird verstärkt Corticotropin ausgeschüttet, das jedoch nur eine vermehrte 11-Desoxycortisol- und 11-Desoxycorticosteronausschüttung nach sich zieht; deren Ausscheidung im Urin wiederum ist ein indirek-

wertes betragen. Eine chemische bzw. biologische Identität von ACTH und MSH liegt jedoch nicht vor. Beide — offenbar eng miteinander verwandt — treten jedoch unter physiologischen Bedingungen meist gemeinsam auf. Für die Klinik wird durch diese Zusammenhänge verständlich, warum bei den hypophysären Formen des Hypocorticismus die Überpigmentierung *fehlt*, vielmehr sogar eine Depigmentierung (Alabasterblässe der Haut) auftritt, die Überpigmentation demgegenüber charakteristisches Symptom des peripheren Hypocorticismus (d.h. des M. Addison) ist, und zwar als Folge der konsekutiv gesteigerten ACTH-MSH-Inkretion (s. Abb. 270).

c) Das thyreotrope Hormon (TSH)

Die Hypophysektomie führt im Tierversuch auch zu einer *Schilddrüsen*-Atrophie, die mit

Vorderlappenextrakten bzw. dem darin enthaltenen thyreotropen Prinzip (TSH) wieder rückgängig gemacht werden kann. Im übrigen bewirkt TSH beim gesunden Tier eine Vergrößerung der Schilddrüse (mit Steigerung des Grundumsatzes) sowie das Auftreten eines Exophthalmus, wobei dieser allerdings durch einen vom TSH abtrennbaren Exophthalmusproduzierenden Faktor (EPF) hervorgerufen wird. Letzterer wirkt im Gegensatz zum TSH nicht stoffwechselsteigernd. Auch ist seine exophthalmogene Wirkung nicht an die Anwesenheit der Schilddrüse gebunden.

Das TSH wird wahrscheinlich in den Basophilen des HVL gebildet. Nach der Thyreoidektomie kommt es andererseits zu einer Vermehrung der polygonalen basophilen Zellen des HVL, die bei chronischer Inanspruchnahme unter Entleerung ihres glykoproteidreichen Protoplasmas zum Teil vacuolisieren können (sog. Thyreoidektomiezellen).

Das TSH gehört zu den Glucoproteiden und hat ein ungefähres Mol.-Gew. von 10000; es ist leicht löslich in Wasser, verdünnten Säuren und Alkalien, dagegen unlöslich in Äther, Alkohol und Chloroform. Gewonnen wird TSH durch Reinigung der Rohextrakte aus Rinderhypophysen mittels Trichloressigsäure. Eine mehr oder weniger starke Verunreinigung mit Gonadotropinen und ACTH läßt sich dabei nicht sicher vermeiden.

TSH wird durch oxydierende Substanzen wie $KMNO_4$ oder anorganisches Jod, aber auch durch lymphatisches Gewebe inaktiviert. Die (wahrscheinlich aber nur vorübergehende) Inaktivierung des TSH durch Jod spielt therapeutisch (z.B. im Rahmen der Operationsvorbereitung nach PLUMMER) eine wichtige Rolle (weiteres s. Kapitel Schilddrüse).

d) Die Gonadotropine

Von den z.T. auch in den Basophilen gebildeten drei Gonadotropinen kommen die beiden ersten bei beiden Geschlechtern vor und sind geschlechtsunspezifisch. Demgegenüber ist das Prolactin nur beim weiblichen Geschlecht sicher nachgewiesen.

α) Das Follikelreifungshormon (FSH) fördert Wachstum und Reifung der Follikel, sowie die Bildung der Oestrogene. Im männlichen Organismus wirkt es auf die Tubuli seminiferi, besonders auf die Sertoli-Zellen (s. auch S. 570). Es ist ein Glucoproteid, dessen Mol.-Gew. mit ca. 67000 angegeben wird.

β) Das Luteinisierungshormon (LH) ist identisch mit dem interstitial cell stimulating hormone (ICSH). Es fördert die Entwicklung des Corpus luteum und stimuliert außerdem die Leydigschen Zwischenzellen im Hoden. LH zusammen mit FSH bewirkt die Produktion

von Oestradiol und Testosteron. Beim weiblichen Geschlecht wird mehr LH für die Ausbildung der Corpora lutea produziert als beim Mann zur Testosteronbildung.

LH ist durch seinen Gehalt an Hexosen und Aminohexosen als Glucoproteid charakterisiert. Das Molekulargewicht des LH/ICSH vom Schaf wurde mit 40000, das vom Schwein mit ca. 100000 bestimmt.

γ) Das Prolactin (LTH), teilweise auch als luteomammotropes Hormon (LMTH) bezeichnet, stimuliert die Bildung des Gelbkörperhormons Progesteron in dem durch FSH und LH entsprechend vorbereiteten Corpus luteum

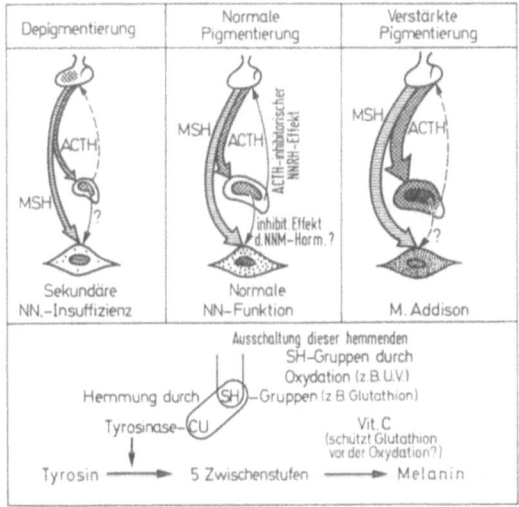

Abb. 270. Unterschiedliches Verhalten der Pigmentierung bei den primären und sekundären NNR-Insuffizienzformen

(weiteres s. S. 582). Letzteres wird in seiner Entwicklung vom LH und LTH gesteuert. Dabei erstreckt sich die LH-Wirkung nur auf die Granulosa-, Theca- und Interstitiumzellen, während die spezielle Wirkung des LTH in einer Stimulierung des Corpus luteum zu vermehrter Progesteronbildung besteht.

Ein ähnliches Zusammenwirken ist für das LTH auch mit dem *human chorionic gonadotropin* (HCG) wahrscheinlich, dem menschlichen Gonadotropin der Placenta.

Das LTH wird wahrscheinlich in den acidophilen Zellen des Hypophysenvorderlappens gebildet. Es ist ein kaum wasserlöslicher, einfacher Eiweißkörper, also kein Glucoproteid. Die Angaben über sein Molekulargewicht schwanken noch sehr erheblich (zwischen 26000 und 100000). Es wird biologisch durch seine Eigenschaft nachgewiesen, das Wachstum der Kropfdrüse der Taube (Kropfmilchproduktion) zu steigern.

Beim Menschen können bereits geringe gleichzeitig verabfolgte Mengen von HCG und LTH die Funktion des Corpus luteum über längere Zeit aufrecht erhalten, was mit jedem der beiden Hormone allein nicht gelingt.

Die *Lactation* unterliegt desgleichen dem Einfluß des LTH. Die Bedeutung der Hypophyse für die Lactation ist klinisch durch den Ausfall der Milchproduktion z.B. bei der postpartualen Hypophysennekrose (*Sheehan*-Syndrom) ersichtlich. Andererseits ist bekannt, daß die Lactation bei der *Akromegalie* das Puerperium Jahre überdauern und sogar bei akromegalen Männern beobachtet werden kann. Möglicherweise spielt das gleichfalls in den Eosinophilen gebildete STH für die Lactation mit eine Rolle.

LTH wird bei gesunden Frauen vor der Menopause ständig vom HVL abgegeben. Im Urin finden sich Mengen zwischen 0,01 und 0,25 IE/ml. Das Serum solcher Frauen ist imstande, bei jungen männlichen Mäusen — nach einer Vorbehandlung mit Oestron und Progesteron — eine Milchdrüsenentwicklung hervorzurufen.

Der milchproduzierende Effekt des LTH wird durch einen niedrigen Oestrogenspiegel gefördert und durch einen hohen gehemmt. Während der Gravidität wird die Lactation durch Progesteron verhindert. Der Abfall des Progesterons im Verhältnis zum Oestrogenspiegel nach der Geburt läßt die Lactation in Gang kommen.

Durch das Saugen an der Brust wird offenbar nicht nur eine reflektorische Oxytocinsekretion mit Kontraktion myoepithelialer Elemente der Mamma bewirkt, sondern auch über einen noch unbekannten Reflexweg der HVL zur LTH-Ausschüttung angeregt. Das LTH wirkt gleichzeitig kontrahierend auf den Uterus (sog. „*Stillwehen*").

Hypophysektomierte weibliche Versuchstiere sind nicht zur Lactation befähigt, unreife weibliche Tiere zeigen ohne vorausgehende Oestrogen- und Progesteronbehandlung keine Entwicklung der Brustdrüsen. LTH hat keinen Einfluß auf die ruhende bzw. unterentwickelte Milchdrüse.

Die isolierte Prolactinzufuhr bewirkt beim Menschen i.a. keine Steigerung der Milchproduktion, bei manchen Tierarten ist dies jedoch durch STH möglich.

Vorkommen und eventuelle Funktion des LTH beim *männlichen* Geschlecht sind unklar.

Verhaltenswissenschaftliche Beobachtungen zeigten, daß das LTH auch Wachstums- und Stoffwechselvorgänge zu beeinflussen vermag und darüber

hinaus an der Auslösung des Bruttriebes mitwirkt. Auch klinische Beobachtungen sprechen für einen Einfluß des Prolactins auf die Ausbildung des menschlichen Mutterschaftstriebes. Als seltene Erscheinung ist bei Männern eine Milchsekretion mit gesteigerten LTH-Mengen im Urin bei gleichzeitiger Entwicklung eines Mütterlichkeitstriebes beschrieben worden, z.B. bei einem Hypophysentumor bzw. einem Chorionepitheliom.

δ) *Weitere Hormone mit Gonadotropinwirkung* sind:

1. Das schon kurz erwähnte *HCG*. Sein Mol.-Gew. wurde mit etwa 100000 bestimmt; es ist in geringen Mengen bereits vom 16. Tag nach der Konzeption ab im Urin nachweisbar, steigt bis zu einem Maximum in der 8. Schwangerschaftswoche an und bleibt dann in geringerer Menge bis zur Placenta-Ablösung im Urin nachweisbar.

Dieses Verhalten ist die Grundlage z.B. des Schwangerschaftsnachweises nach ASCHHEIM-ZONDEK.

Die Halbwertzeit des HCG beträgt 2—5 Tage, seine Wirkung ist der des LH bzw. ICSH ähnlich, wird durch Beigabe von Hypophysengonadotropin allerdings beträchtlich verstärkt. Im Tierexperiment fördert es das Wachstum der Sexualorgane, besonders bei unreifen Tieren. Ferner steigert es beim männlichen Geschlecht die Testosteronproduktion in den interstitiellen Zellen. Es eignet sich u.a. auch zur Behandlung des Kryptorchismus.

Beim weiblichen Geschlecht fördert HCG nach der Ovulation die Reifung der Graafschen Follikel und die Bildung der Corpora lutea. Normale Aufgabe des HCG ist es offenbar, das Corpus luteum graviditatis und damit die Schwangerschaft aufrecht zu erhalten.

Große Mengen von Chorion-Gonadotropin finden sich im Urin beim Chorionepitheliom bzw. bei der Blasenmole, bei Männern gelegentlich bei Teratomen bzw. bei bösartigen Hodengeschwülsten.

2. Als *HMG* werden die Gonadotropine aus dem Harn von Frauen nach der Menopause bezeichnet.

3. Das *Serumgonadotropin* trächtiger Stuten (SG).

Dieses erreicht z.B. bei Ponnies, die zu seiner Produktion offenbar mehr befähigt sind als andere Pferde, in der 10. Woche der Tragzeit Werte von etwa 200—400 IE/ml Plasma. Es entfaltet vor allem einen FSH-Effekt, während das HCG weitgehend dem LH bzw. dem ICSH des HVL entspricht. Da es durch den Urin nicht ausgeschieden wird, glaubt man, eine länger anhaltende Wirkung als beim HCG annehmen zu dürfen.

Wiederholte Injektionen von SG oder HCG zeigen immer schwächere Wirkungen, was auf eine Antikörperbildung zurückzuführen ist, ein Umstand, der ihre therapeutische Verwendungsmöglichkeit natürlich beschränkt.

Nach der Kastration kommt es zu einem Anstieg des Gonadotropinspiegels im Blut sowie zu einer Hyperplasie der basophilen Zellen des Hypophysenvorderlappens. Diese sog. „Kastrationszellen" sind derartig prall mit sekretorischem Material gefüllt, daß sie siegelringartig aussehen. Andererseits hemmt die fortgesetzte Verabfolgung von Oestrogenen oder Androgenen die Inkretion der Gonadotropine.

Der hohe Oestrogenspiegel während der Schwangerschaft hemmt die Ausschüttung der Gonadotropine, so daß die Ovulation aussetzt, ein Effekt, der auch bei der Ovulationshemmung durch hormonale Antikonzipientien, die der Hypophyse sozusagen eine Gravidität vortäuschen, ausgelöst wird.

Ebenso wie ACTH und TSH sind auch die Gonadotropine nicht nur mit der Hypophyse, sondern auch mit dem Hypothalamus durch einen weiteren, vielleicht noch wichtigeren Regelkreis verbunden. Möglicherweise liegen die entscheidenden Receptoren des Sexualhormonspiegels überhaupt im Hypothalamus. Ein entsprechender hypothalamischer releasing-Faktor ist allerdings erst für das LH (LRF) nachgewiesen, für das Follikelhormon immerhin aber weitgehend gesichert (FRF), während die Prolactinbildung von hier aus im hemmenden Sinne beeinflußt wird (s. S. 494).

3. Hormone des Hypophysenzwischenlappens

Bei Amphibien und Fischen läßt sich aus der Pars intermedia ein Hormon „Intermedin" [das melanocytenstimulierende Hormon (MSH) bzw. der melanophore-expanding Stimulator (MES)] isolieren. Das MSH bewirkt bei vielen niederen Tieren den Farbwechsel, es fördert auch die Melaninbildung. So wurde z.B. eine Dunkelfärbung von Kaulquappen nach Implantation von Gewebsstücken aus dem Mittellappen beobachtet, auch eine Ausbreitung der Melanophoren der Froschhaut wurde danach beschrieben. Extrakte aus anderen Organen (Leber, Milz, Placenta,

Ovar, Schilddrüse) führen jedoch ebenfalls zu einer gleichsinnigen Reaktion der Frosch-Chromatophoren, so daß eine spezifische Wirkung des chromatophoren Hormons bisher nicht sichergestellt ist.

Die Frage, inwieweit das Melanophorenhormon und Intermedin miteinander identisch sind, läßt sich noch nicht beantworten. Auffallend ist die chemische Verwandtschaft des α-MSH mit dem CRF.

Alles in allem dürfte der Zwischenlappen für den Menschen keine wesentliche Bedeutung besitzen.

4. Hormone des Hypothalamus-Hypophysenhinterlappen-Systems

Auf die anatomischen Verbindungen zwischem dem Gebiet der Nucl. supraoptici und paraventriculares und dem Hypophysenhinterlappen (HHL) wurde bereits eingegangen (s. S. 495). Dort wurden auch Bildung und Transport der Hormone zum HHL besprochen.

Das Inkretgemisch des HHL wird in 2 pharmakologisch definierte Fraktionen unterteilt:

1. eine uterustonisierende (Oxytocin) und

2. eine die Muskulatur der Gefäßwände erregende und gleichzeitig die Diurese beeinflussende Fraktion (Adiuretin-Vasopressin).

Die Hormone des HHL finden sich in den wäßrigsauren Kochextrakten der entsprechenden Hypophysenteile. Infolge seiner Alkaliempfindlichkeit läßt sich in diesen Extrakten das uteruswirksame Hormon zerstören bzw. eliminieren. Eine Trennung der antidiuretischen Fraktion gelingt z.B. durch fraktionierte Aussalzung oder Fällung mit organischen Lösungsmitteln.

Eine sichere Abtrennbarkeit des Adiuretins von der Vasopressinfraktion kann nicht als bewiesen gelten.

Oxytocin und Vasopressin konnten rein dargestellt und als Polypeptide charakterisiert werden. Hinsichtlich des angegebenen chemischen Aufbaues sei dabei auf die folgende Tabelle 70 verwiesen. (Nach VIGNEAUD u. Mitarb.).

Das uteruswirksame Prinzip Oxytocin hat auf den nichtgraviden bzw. graviden Uterus vor Beginn der Geburt keinen nennenswerten Einfluß. Der Uterus wird durch Follikelhormon für seine Wirkung sensibilisiert, Progesteron wirkt dem jedoch entgegen. Während der Schwangerschaft wurde im Plasma ein deutlicher Anstieg der Pitocinase-Aktivität (d.h. eines Oxytocin-abbauenden Enzyms) nachgewiesen, deren Abfall möglicherweise für das Ingangkommen der Wehen von Bedeutung ist. Die zunehmende Dehnung des Uterus, besonders seines unteren Segmentes, wirkt zusätzlich über Rückenmark und Hypothalamus auf die Oxytocinausschüttung.

Eine weitere Aufgabe des Oxytocins besteht in der Kontraktion der Myoepithelien um

Tabelle 70

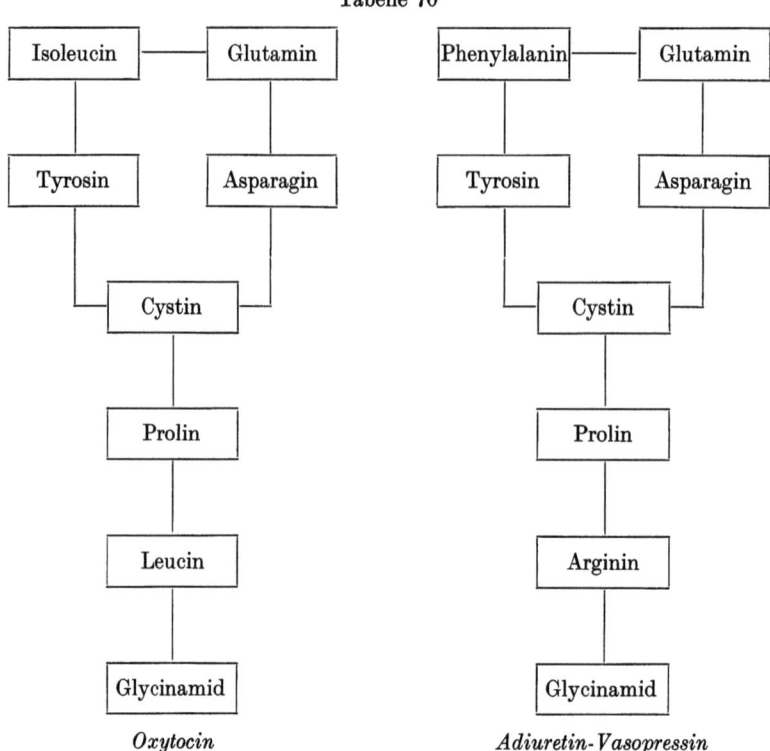

Oxytocin   *Adiuretin-Vasopressin*

die Alveolen der Milchdrüsen. Dazu genügen bereits Bruchteile eines γ Oxytocin. Durch den Reiz des Saugens oder Melkens wird außerdem — via Hypothalamus — eine Oxytocinausschüttung reflektorisch ausgelöst.

Auch durch elektrische Reizung des Nucl. supraopticus läßt sich eine Milchauspressung herbeiführen. Wenngleich Oxytocin direkt nichts mit der Produktion der Milch zu tun hat, so scheint es doch auf die Prolactinbildung im HVL und damit auf die Aufrechterhaltung der Milchproduktion von Einfluß zu sein.

Auch die glatte Muskulatur des Verdauungs- und Harntraktes wird durch HHL-Extrakte stimuliert, und zwar offenbar direkt an der Muskelfaser und nicht über das vegetative Nervensystem. Ferner wurde tierexperimentell unter besonderen Bedingungen auch eine vasoconstrictorische und hypertensive Wirkung des Oxytocins, u.U. mit konsekutiven Nekrosen in der NNR, beobachtet. Letzteres kann vielleicht gelegentliche postpartuale Störungen der NNR-Funktion erklären.

Das diuresehemmende und blutdrucksteigernde *Adiuretin* bzw. antidiuretische Hormon (ADH) ist wohl mit dem Vasopressin identisch. Seine diuresehemmende Wirkung steht physiologischerweise im Vordergrund, während der gefäßverengende bzw. hyperten-

sive Effekt für die normale Blutdruckregulation wohl nur eine untergeordnete Rolle spielt, die meist erst im pharmakologischen Dosisbereich zur Geltung kommt.

Im Tierexperiment lösen eine Zerstörung der Nuclei supraoptici und paraventriculares, eine Durchtrennung des Hypophysenstiels bzw. eine Entfernung des HHL das Bild des Diabetes insipidus aus. Entzündliche bzw. neoplastische Veränderungen in diesem Gebiet lassen auch beim Menschen dieses Krankheitsbild entstehen, das durch Substitution mit ADH wieder ausgeglichen werden kann.

Das Adiuretin fördert in den distalen Nierentubuli, wahrscheinlich im dünnen Teil der Henleschen Schleife, die Rückresorption von Wasser[2]. Etwa 10—15% des Primärharnes unterliegen dabei einer hormonal steuerbaren fakultativen Rückresorption. Im Gegensatz zum proximalen Tubulus erfolgt hier offenbar *selektiv* eine H_2O-Rückresorption, d.h. ohne daß in gleichem Umfang Elektrolyte mit rückresorbiert werden (s. auch S. 383 und S. 446).

Die ADH-Ausschüttung wird über die wahrscheinlich im Nucleus supraopticus ge-

---

[2] Der biologische ADH-Nachweis nach BURN erfolgt so über die Diuresehemmung bei wasserbelasteten Ratten.

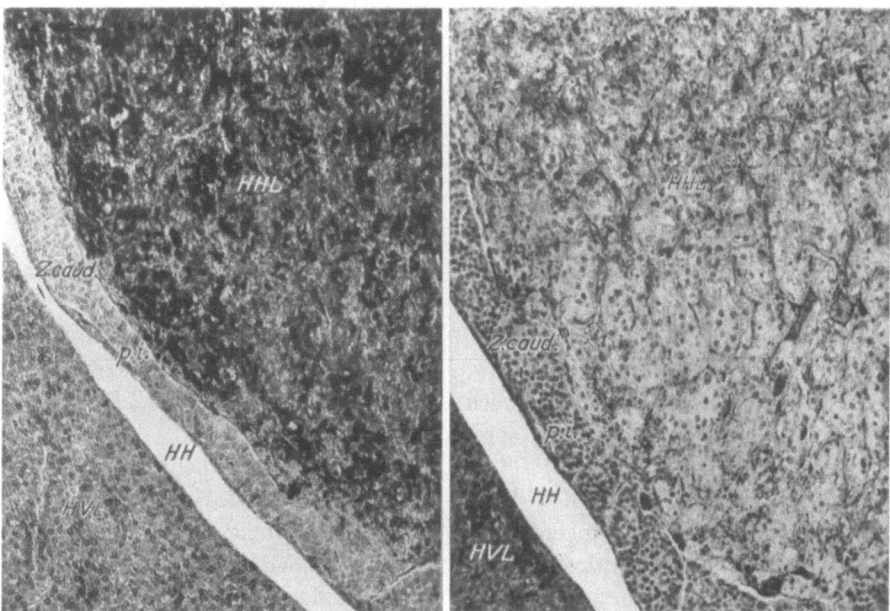

Abb. 271. Verhalten des Hypophysenhinterlappens (bezüglich der Speicherung von neurosekretorischem Material) im Durstversuch. (Nach W. Bargmann, Handbuch der experimentellen Pharmakologie, Bd. 23. Berlin-Heidelberg-New York: Springer 1968.) Links normale Rattenhypophyse, rechts nach 7 Tagen Wasserentzug. *HHL* Hypophysenhinterlappen; *HVL* Hypophysenvorderlappen; *Z. caud. p.i.* Caudale Zone des Zwischenlappens; *HH* Cavum hypophyseos

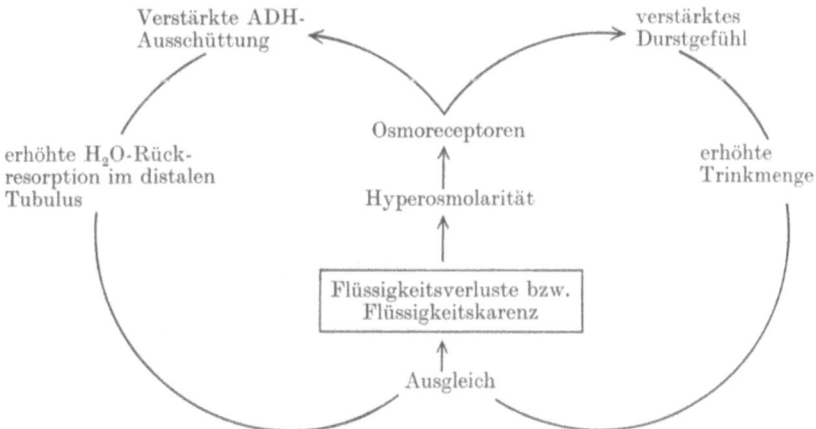

Abb. 272. Osmoreceptorische Regulation bei Flüssigkeitsverlusten

legenen *Osmoreceptoren* von Verney den jeweiligen Bedürfnissen angepaßt. Bereits geringe Erhöhungen des osmotischen Druckes im Blut lösen eine ADH-Ausschüttung im HHL und gleichzeitig eine vermehrte Hormonproduktion im Kerngebiet aus. Es muß sich dabei offenbar ein Potentialgefälle zwischen Osmoreceptoren und Konzentration im Blut ausbilden. Bei hochdiffusiblen Stoffen (Harnstoff) bleibt dieses Gefälle aus, während sich beispielsweise durch hypertonische NaCl-Lösungen sehr rasch ein solcher Effekt erzielen läßt (z.B. im Rahmen einer 2,5% NaCl-Infusion beim *Carter-Robbins*-Test).

Die erhöhte ADH-Bildung und -Freisetzung bei stärkeren Wasserverlusten bzw. beim Wasserentzug läßt sich — z.B. bei durstenden Hunden — histologisch am Schwund der Gomori-positiven Substanz in den HHL-Zellen nachweisen (s. Abb. 271). Auch Anhydrämien, wie sie z.B. bei rascher Ausbildung von Ödemen bzw. eines Ascites eintreten, lösen offenbar eine verstärkte ADH-Ausschüttung aus. Bei Aderlässen bzw. sonstigen plötzlichen

Blutverlusten bildet sich wahrscheinlich folgende Reaktionskette aus:

Blutverlust → Oligovolämie → vermehrte Aldosteronausschüttung → verstärkte tubuläre Na-Rückresorption → erhöhte Osmolarität des Blutes mit entsprechender osmoreceptorischer Registrierung → verstärkte ADH-Ausschüttung → vermehrte H_2O-Rückresorption und damit im Idealfall *isotoner* Ausgleich des Volumenverlustes.

Die gleichzeitige Verstärkung des Durstgefühls bei größeren Flüssigkeitsverlusten bzw. fehlender Flüssigkeitszufuhr schafft zugleich eine weitere Ausgleichsmöglichkeit entsprechend folgendem Schema (s. Abb. 272):

Es liegt dabei auf der Hand, daß beim ADH-Ausfall mit permanent verringerter tubulärer H_2O-Rückresorption die Aufrechterhaltung der Flüssigkeitsbalance vorzugsweise zu Lasten des rechten Regulationskreises geht bzw. der permanenten Polyurie auch eine Polydipsie entspricht.

Bei der Lebercirrhose (mit Ascites) ist über die oben erwähnte erhöhte ADH-Ausschüttung hinaus auch noch die Möglichkeit einer verringerten ADH-Inaktivierung durch die geschädigte Leber zu berücksichtigen. Zwischen dem antidiuretischen HHL und dem in diuretischer Hinsicht wirksamen HVL besteht hinsichtlich des Wasserhaushaltes ein gewisser Antagonismus. Wenn sich der Ausfall des HHL (mit Diabetes insipidus) später mit einer Zerstörung auch des HVL (etwa bei einer Tumormetastasierung) kombiniert, kommt es so bezeichnenderweise zu einem *Rückgang* der Polyurie (*Hannsches* Syndrom). Inwieweit die diuretische Wirksamkeit des HVL mit seiner TSH-Aktivität zusammenhängt bzw. vorzugsweise über die Schilddrüse zustande kommt, ist noch unsicher.

Offensichtlich sind auch starke Erregungszustände in der Lage, eine verstärkte ADH-Ausschüttung auszulösen. So kann die sonst üblicherweise bei Hunden auftretende Diurese nach reichlichem Wassertrinken verzögert werden, wenn man sie mit ungewohnten Aufgaben konfrontiert. Bei Katzen, die längere Zeit Erregungen ausgesetzt wurden, konnte im Liquor vermehrt Adiuretin nachgewiesen werden. Beim Menschen kann eine ADH-Freisetzung mit Diuresehemmung wahrscheinlich durch heftige Schmerzen, durch Gaben von Acetylcholin bzw. Injektion oder Inhalation von Nicotin ausgelöst werden. Die sich manchmal bei anfallsartigen Zuständen (z.B. generalisierten cerebralen Anfällen) bemerkbar machende Diuresehemmung mit anschließender Harnflut (*urina spastica*) findet so vielleicht eine plausible Erklärung.

Eine längere Zeit anhaltende, größere Flüssigkeitszufuhr führt zu einem Rückgang der ADH-Produktion, u.U. bis zur temporären funktionellen Atrophie des HHL bzw. der neurokrinen Zwischenhirnareale. Die sog. *psychogene Polydipsie*, bei der es unter dem Einfluß der großen Trinkmengen zu einer verminderten ADH-Bildung und damit beim Sistieren der Flüssigkeitszufuhr sehr rasch zu starkem Durstgefühl kommt, findet damit eine ausreichende Erklärung.

Was die Wirkungen des Vasopressins betrifft, so bestehen diese z.T. möglicherweise in einer Anregung der CRF-Sekretion (mit verstärkter ACTH-Freisetzung). Die vasopressorische Wirkung des HHL[3] soll sich im übrigen am Zustandekommen der Blutdruckschwankungen bei Schreck- und Angstreaktionen beteiligen.

Tierexperimentell kommt es bei hoher Dosierung zu einer allgemeinen Engerstellung der Arteriolen und auch zu spastischen Vorgängen im Bereich der Coronarien. Weiterhin kann ADH-Vasopressin auch Muskelkontraktionen des Darmes, der Harnblase und Gallenblase bewirken. Bei wiederholter Injektion kommt es zu einem Nachlassen der Wirkung bzw. sind zur Erreichung des gleichen Effektes immer größere Dosen erforderlich (Tachyphylaxie).

Durch Veränderungen der Polypeptidstruktur lassen sich im übrigen Stoffe gewinnen, die eine erhebliche Steigerung der pressorischen Aktivität im Vergleich zur antidiuretischen Wirksamkeit aufweisen (z.B. beim *Octapressin*).

5. Hypophysäre Erkrankungen

Die Erkrankungen des Hypophysen-Vorderlappens lassen sich in *Über*funktionszustände (wie z.B. beim Gigantismus und bei der Akromegalie) und in *Unter*funktionszustände einteilen (wie z.B. bei der HVL-Insuffizienz — *Simmonds*sche Erkrankung bzw. *Reye-Sheehan*-Syndrom — bzw. beim hypophysären Zwergwuchs). Während beim Hypopituitarismus meist *alle* Partialfunktionen des HVL betroffen sind, wird im Rahmen der Über-

---

[3] Die vasopressorische Wirkung kann bei i.v.-Applikation im Blutdruckversuch am narkotisierten Hund bzw. bei der decerebrierten Katze im Vergleich zu einem Standardpräparat ermittelt werden.

funktionszustände — z. B. in eosinophilen bzw. basophilen Adenomen — meist nur *ein* glandotropes Prinzip vermehrt gebildet bzw. ausgeschüttet. Bezüglich der Hypophysenhinterlappen-Erkrankungen ist von klinischer Bedeutung vor allem der Ausfall der Adiuretinbildung mit Diabetes insipidus.

a) Gigantismus und Akromegalie

Bei beiden Erkrankungen handelt es sich um nur durch den verschiedenen zeitlichen Beginn unterschiedene Verlaufsformen ein und derselben Krankheit. Der Zeitfaktor (s. Einleitung) wird hier in phänotypischer Hinsicht entscheidend. Entsprechend der STH-Wirkung ist klinisch ausschlaggebend die pathologische Stimulierung des Wachstums. Diese führt *vor* dem Schluß der Epiphysenfugen zum hypophysären Riesenwuchs, *nach* Abschluß des Wachstums zum Bilde der Akromegalie.

Pathologisch-anatomisches Substrat ist dabei entweder eine Hyperplasie oder ein Adenom der eosinophilen Zellen des HVL. Die eosinophilen Zellen sind stark vermehrt, weisen aber einen Mangel an Granula auf. Eine maligne Entdifferenzierung aller Grade kann vorkommen.

Die Hypophyse ist meist vergrößert, die Sella turcica erweitert. Die Sellalehne erscheint durch die Vertiefung des Türkensattels langausgezogen (béc acromegalique), der Clivus und die Processus clinoidei können arrodiert werden. Bei stärkerer Vergrößerung des HVL besteht die Gefahr einer Druckatrophie der Nervi optici. Diese verläuft zunächst meist unter dem Bilde der bitemporalen Hemianopsie, die oft mit einer Gesichtsfeldeinschränkung im äußeren oberen Quadranten beginnt.

Im Gegensatz zu den basophilen Adenomen zeigen die eosinophilen Geschwulstbildungen des HVL öfter ein destruierendes Wachstum, wobei die übrigen Hypophysenanteile einer Druckatrophie zum Opfer fallen können. Schließlich kann der HVL, vor allem auch nach der Rö-Bestrahlung solcher eosinophiler Adenome, mehr oder weniger zugrundegehen bzw. cystisch degenerieren (s. S. 510, 511).

Im Mittelpunkt des Krankheitsbildes beim Gigantismus bzw. bei der Akromegalie steht die Überproduktion von STH; im Blut läßt es sich u. a. durch das immunologische Verfahren von READ und BRYAN vermehrt nachweisen.

Den vielfältigen Wirkungen des Wachstumshormons entsprechend werden Stützgewebe, Muskulatur, Bindegewebe und innere Organe zum Wachstum angeregt, ihr Stoffwechsel gesteigert. Dabei werden prinzipiell alle Teile des Skelets betroffen. Solange die Epiphysenfugen noch nicht geschlossen sind, wird durch ein besonderes Längenwachstum der Röhrenknochen eine Proportionsverschiebung mit überlangen Extremitäten herbeigeführt. Da die Verknöcherung der Epiphysen unter STH verzögert erfolgt, wird das Längenwachstum nicht nur verstärkt, sondern auch zeitlich verlängert. Bei einer Größe von über 2 m spricht man von Riesenwuchs, der extremerweise bis zu 2,5 m betragen kann. Nach dem Epiphysenschluß tritt anstelle des enchondralen zunehmend ein periostales appositionelles Knochenwachstum mit akromegalen Zügen auf. Entsprechend der vermehrten Osteoblastentätigkeit ist die alkalische Phosphatase und der anorganische Phosphorspiegel erhöht, und zwar weitgehend proportional zur STH-Aktivität.

Bei der Akromegalie findet sich eine allgemeine Vergrößerung des Schädels mit verdickten und verdichteten Knochen. Die Supraorbitalwülste wölben sich stark vor, die Stirnhöhlen sind erweitert, die Protuberantia occipitalis ist deutlich ausgeprägt. An den Muskelansätzen bilden sich Exostosen, aber auch an den Epiphysen, an den großen, plumpen Endphalangen und an den Gelenkrändern. Eine häufige Arthrosis deformans ist die Folge. Hand- und Fußwurzelknochen können verschmelzen. Der Unterkiefer vergrößert sich, die Kinnpartie springt auffallend vor und ist mit der großen, plumpen Nase, der dicken Unterlippe und den großen Ohren charakteristisch für die grobschlächtigen Gesichtszüge. Die Zähne weichen auseinander, so daß zwischen ihnen Lücken entstehen. Die Rippen wachsen und verknöchern in ihrem knorpligen Anteil, so daß sich der Brustkorb faßförmig oder hühnerbrustartig in die Tiefe vergrößert, aber an Elastizität und Beweglichkeit verliert. Die Brustwirbelsäule wird oft kyphotisch. Die Wirbelkörper vergrößern sich besonders nach ventral und bilden Randwülste an den Kanten der Deck- und Bodenplatten. Auch die Bandscheiben vergrößern sich, verkalken und verknöchern. Nicht selten ist dabei eine gleichzeitige Osteoporose der Wirbelkörper vorhanden, vielleicht infolge nachlassender Gonadotropin- bzw. Keimdrüsenhormonbildung.

Neben dem gesteigerten Knochenanbau finden sich auch Hinweise auf einen verstärkten Knochen*abbau*. So kommt es z. B. zu einer ver-

stärkten Pneumatisation der Nasennebenhöhlen, insbesondere auch im Mastoid mit Vergrößerung der Innenohrräume. Gelegentlich
finden sich Cysten in den Epikondylen.

Die Wachstumswirkung des STH betrifft
auch die Haut und ihre Anhangsgebilde. Im
Bereich von Stirn und Kopf bilden sich so
durch den Weichteilüberschuß vermehrte Falten („bulldog-scalp"). Besonders an den Händen und Füßen ist die Haut verdickt, weich
und succulent, wodurch deren Unförmigkeit
über die ossalen Veränderungen hinaus noch
verstärkt wird. Vertiefungen des Haaransatzes,
vermehrte Kopfhaarbildung, verstärkte fleckige
Pigmentierung, gesteigerte Schweiß- und Talg-
bildung ist vorhanden, auch eine Häufung von
Neurofibromen und Papillomen wurde beobachtet.

Die Wachstumswirkung des STH erstreckt
sich auch auf die inneren Organe: die Zunge ist
vergrößert und erschwert die Artikulation
(Makroglossie), die Stimme kann durch die
Größenzunahme des Kehlkopfes tiefer und
durch die Verdickung der Schleimhäute rauh
werden. Das Herz ist meist deutlich dilatiert,
die Gefäßwände sind oft verdickt, es besteht
eine Neigung zur Hypertonie. Meist findet sich
eine Hepatomegalie, das Colon ist erheblich
erweitert.

Früher wurde angenommen, daß in der aktiven
Phase des Leidens außer dem STH auch noch andere
HVL-Hormone vermehrt produziert würden. In der
Tat weisen etwa 50% der Fälle eine diffuse oder
knotige Struma auf, der Grundumsatz ist aber nur
selten stärker erhöht. Auch der Radiojodtest und die
Schilddrüsenbiopsie ergeben meist keinen Anhalt für
eine Überaktivität der Schilddrüse. Die gelegentlich
im Anfangsstadium gesteigerte Libido (später meist
Umschlag ins Gegenteil) sowie die Hypertrichose wurden auf eine vermehrte (später verminderte) Gonadotropinausscheidung bezogen. Diese wie auch die
17-Ketosteroide und 17-Hydroxycorticosteroide werden jedoch *nicht* vermehrt im Urin ausgeschieden. Es
spricht vielmehr alles dafür, daß sowohl beim Gigantismus wie bei der Akromegalie lediglich eine isolierte
Überproduktion von STH stattfindet.

Das *Psychosyndrom der Akromegalen* ist oft
recht ausgeprägt: Periodische Stimmungsschwankungen, Apathie, Verlust der Initiative und des zwischen-
menschlichen Kontaktes, emotionale Schwäche, ego-
zentrische Introvertiertheit, Angst und Mißtrauen,
depressive Verstimmungszustände charakterisieren
die Wesensveränderungen. Gelegentliche Affektaus-
brüche mit Jähzorn und Bewegungsdrang (*Poriomanie*)
kommen vor.

Auch andere endokrine Funktionen können
Störungen aufweisen, die mit der Mehrproduk-

tion von STH zusammenhängen. So findet sich
unter den Akromegalen in etwa 12—20% ein
manifester *Diabetes*, in weiteren 10—25% ist
die Glucosetoleranz verringert.

Der Diabetes zeigt dabei meist eine relativ
hohe Nierenschwelle und ist wenig insulinempfindlich. Schwere Komazustände sind jedoch ungewöhnlich. Die nicht seltene diabetische Stoffwechselverschiebung bei der Akromegalie ist nach dem auf S. 500 Gesagten ohne
weiteres verständlich, so daß hier auf diese
Frage nicht noch einmal näher eingegangen zu
werden braucht.

Außerdem wurde beobachtet, daß es bei akromegalen Frauen nach Geburten zu einer jahrelangen
Lactation kommen kann. Vereinzelt tritt sogar bei
akromegalen Männern eine Lactation auf. Da es sich
bei den Milchdrüsen entwicklungsgeschichtlich um
Hautanhangsgebilde handelt, ist ihre Vergrößerung
und Aktivitätssteigerung unter STH an sich nicht
außergewöhnlich. Daneben dürfte aber vielleicht auch
eine verstärkte Prolactinbildung mit im Spiele sein.

Das lymphatische Gewebe und die Thymusdrüse
werden unter dem STH-Einfluß hyperplastisch. Die
Hyperplasie des lymphatischen Gewebes im Nasen-
Rachen-Raum kann dabei zur Polypenbildung führen.

Riesenwuchs und Akromegalie sind relativ
seltene endokrine Störungen. Während sich
der Gigantismus *vor* der Pubertät manifestiert,
tritt die Akromegalie später, am häufigsten im
3. und 4. Lebensjahrzehnt auf. Da die Akromegalen meist überdurchschnittliche Größe
aufweisen, darf man annehmen, daß der wirkliche Beginn des Leidens oft doch schon ins
Wachstumsalter fällt. Beide Geschlechter werden gleichmäßig betroffen, alle Rassen sind
beteiligt. Die wiederholt geäußerte Annahme
einer erblichen Komponente konnte durch diesbezügliche Beobachtungen eineiiger Zwillinge
nicht bestätigt werden.

Der Verlauf ist nicht selten schubweise mit
kürzeren oder längeren stationären Phasen. An
die Überproduktion von STH kann sich später
— vor allem auch nach Bestrahlung bzw. radioaktiver Ausschaltung der Hypophyse — eine
HVL-Insuffizienz anschließen, die als sog.
„*ausgebrannte Akromegalie*" beim Weiter-
bestehen der phänotypischen Entstellung oft
verkannt wird.

b) Insuffizienz des Hypophysenvorderlappens (Hypopituitarismus)

Die Insuffizienz des HVL zieht je nach
Art, Ausmaß und Zeitpunkt ihres Auftretens
graduell verschiedene Funktionsausfälle der

peripheren Inkretdrüsen nach sich. Zwar kann im Prinzip jedes der glandotropen Hormone isoliert ausfallen, meist betrifft der Hypopituitarismus jedoch mehr oder weniger alle Partialfunktionen des HVL.

Ätiologisch kommen als Ursache für den Panhypopituitarismus in Betracht: Degenerativ-narbige Veränderungen, spezifische und unspezifische Entzündungen, Tumoren und Cysten sowie traumatische Schädigungen mit Blutungen. Die *Anorexia mentalis*, die ursprünglich sicher ein nicht-endokrines Leiden darstellt, aber oft mit der *Simmondsschen Kachexie* verwechselt wird, kann — ebenso wie andere Formen der schweren chronischen Unterernährung — im weiteren Verlauf wohl auch eine organische Schädigung des HVL nach sich ziehen.

Die Häufigkeit des Hypopituitarismus wird auf 1:1000 geschätzt, 20% davon in schwerer Form verlaufend. Die Erkrankungshäufigkeit ist bei Frauen infolge der postpartualen Nekrose (s. unten!) etwa doppelt so hoch wie bei Männern. Der Morbiditätsgipfel liegt im 3. und 4. Dezennium. 20% der autoptisch nachgewiesenen Fibrosen konnte ursächlich nicht geklärt werden.

Am häufigsten sind die postpartualen Degenerationen, d.h. Vernarbungen ursprünglicher ischämischer Nekrosen. Sie bilden in etwa 80% die Ursache der HVL-Insuffizienz (*Reye-Sheehan-Syndrom*). Wenn es während der bereits 12 Std post partum einsetzenden Rückbildung des in der Gravidität aktivierten HVL zu einer Ischämie kommt — z.B. infolge schwerer Nachblutungen, eventuell in Kombination mit Spasmen der den HVL versorgenden Gefäße —, können sich Gefäßthrombosierungen mit anschließender Nekrose einstellen. Die fibrotische Umwandlung oder cystische Degeneration des HVL (ischämisch-thrombotischer Infarkt) bildet dann das Endstadium.

Zur Aufrechterhaltung der glandotropen Funktionen genügt im allgemeinen noch ein Viertel des HVL. Nur ausgedehnte Prozesse manifestieren sich also mit klinischen Insuffizienzerscheinungen. Die postnekrotisch erhaltenen Parenchymzellen sind meist vom chromophoben Typ. Die interstitiellen Nekrosen, die alle Hypophysenabschnitte, auch den Hinterlappen und die Kapsel betreffen können, verursachen meist keine Insuffizienzerscheinungen. Die post-ischämische Fibrose kann so weit gehen, daß unter Umständen das Bild der „leeren Sella" entsteht, die nur noch auf ihrem Boden kleine Narbenreste enthält. Gelegentlich findet sich auch statt des HVL eine große bindegewebige Cyste als Folge dieser Vorgänge.

Auch spezifische (Tuberkulose und Lues) und unspezifische granulomatös-entzündliche Prozesse mit begleitender lympho- und plasmocytärer Infiltration können die Hypophyse (einschließlich des Hinterlappens) befallen und zu einer mehr oder weniger ausgedehnten Vernarbung führen.

Desgleichen können im Zusammenhang mit dem Diabetes mellitus, der Arteriitis temporalis oder der Sinusthrombose degenerative Schädigungen des HVL eintreten.

Tumoren der Hypophyse selbst und ihrer Umgebung können durch ihr destruierendes Wachstum, durch Druckatrophie oder durch Unterbrechung der Verbindung zum Hypothalamus bzw. bei Ausschaltung des Pfortadersystems einen Panhypopituitarismus auslösen. Zahlenmäßig an der Spitze steht das *Kraniopharyngeom*, gefolgt vom basophilen und chromophoben, seltener auch dem eosinophilen Adenom. Hämangioendotheliome und cystische Epitheliome sind gelegentlich Ursache einer HVL-Insuffizienz, nicht allzu selten auch Metastasen von Mamma-, Prostata- und Bronchialcarcinomen. Zum Schluß zu nennen sind noch Schädeltraumen (vor allem Basisfrakturen) bzw. HVL-Nekrosen nach vorübergehendem Atemstillstand.

Der *Verlauf der HVL-Insuffizienz* kann akut (Infarkt, Hämorrhagie, Trauma, Diabetes mellitus), subakut (tuberkulöse Verkäsung, luetische Gummabildung, unspezifische Granulomatose) oder chronisch sein (narbig abgeheilte Nekrose, cystische Degeneration, abgeheilte tuberkulöse oder luische Entzündung, Hypophysektomie, „ausgebrannte Akromegalie", Tumordestruktion). Gelegentlich kommt auch ein schubweiser Verlauf vor.

Wichtige Aufschlüsse verdanken wir den klinischen Beobachtungen nach *Hypophysektomien* (z.B. beim metastasierenden Mammacarcinom). Das gleiche gilt für die erkannten Fälle einer postpartualen Nekrose. Die ersten Symptome treten dabei im allgemeinen 3 bis 5 Wochen post partum auf. Wurde gestillt, so fällt das Sistieren der Lactation auf (Prolactinausfall). Mensesblutungen stellen sich nicht mehr ein, bis auf die leichten Fälle, in denen die Menses erhalten bleiben können[4].

Allmählich fällt die Sekundärbehaarung aus, meist auch die Augenbrauen im lateralen Teil. Auffallend ist die zunehmende Kälteempfindlichkeit (als thyreogenes Symptom).

---

[4] Manchmal kann sich dann im Rahmen einer zweiten Schwangerschaft sogar eine gewisse Restitution der HVL-Funktion (wohl infolge Hyperämie) einstellen.

Die allgemeine Apathie und Leistungsschwäche, das große Schlafbedürfnis derartiger Patientinnen gehen wohl auf die gleiche Ursache zurück. Die Insulinempfindlichkeit ist gesteigert, die Neigung zu hypoglykämischen Zuständen und das sich im Gefolge davon einstellende Bedürfnis zu häufigen Mahlzeiten ist charakteristisch und hängt mit den kontrainsulären Funktionen des HVL zusammen, deren Ausfall mit einer gewissen Enthemmung des Inselapparates verbunden ist.

Sowohl die Unterfunktion der Schilddrüse wie die der Nebennierenrinde erreicht im übrigen nicht das Ausmaß wie beim Ausfall der betreffenden Drüsen selbst. Bei der Nebennierenrinde ist vor allem die — ja kaum ACTH-abhängige — Aldosteronproduktion wesentlich weniger betroffen.

Die wächserne bzw. alabasterartige Blässe derartiger Kranker ist charakteristisch (Ausfall der MSH-Produktion in Kombination mit einer thyreogenen Anämie). Die glanzlosen Kopfhaare bei fehlender Sekundärbehaarung sind in gleicher Weise eindrucksvoll. Schweiß- und Talgdrüsen sind weitgehend involviert. Der Pigmentmangel ist besonders an den Mamillen sowie in der Genital- und Perianalregion auffallend.

Eine *Kachexie* ist für den Panhypopituitarismus keineswegs kennzeichnend. Höchstens ein Viertel der Kranken zeigt Untergewicht, in 10% findet sich sogar ein Übergewicht. Die Erstbeschreibung der HVL-Insuffizienz durch SIMMONDS, der zufällig kachektische Formen zu Gesicht bekam, veranlaßte den irreführenden Namen „hypophysäre Simmondssche Kachexie". In der ganz überwiegenden Mehrzahl sind solche Kachexien aber der (zumindest ursprünglich nicht-endokrinen) *Anorexia nervosa* zuzurechnen.

Klagen über Schwindel- und Ohnmachtszustände sind häufig, desgleichen eine Bradykardie und Hypotonie mit orthostatischer Regulationsstörung. Eine Achylie, die Neigung zur Obstipation, ist nicht selten. Meist findet sich eine Anämie mit Hypothermie.

In *psychischer* Hinsicht zeigt sich oft ein so deutlicher Persönlichkeitswandel, daß derartige Patientinnen vielfach zunächst den Psychiater aufsuchen. Am auffälligsten ist die Adynamie, Lethargie und allgemeine Mattigkeit, die Initiativelosigkeit und Gleichgültigkeit (eventuell bis zur Selbstvernachlässigung). Libidoverlust, ein Absinken der Konzentra-

tions- und Merkfähigkeit sind weitere Symptome. Sogar delirante und halluzinatorische Zustände können sich einstellen, diese münden manchmal in ein hypophysäres Koma ein.

Je nachdem, welche Partialfunktionen des HVL besonders betroffen sind, kann das Krankheitsbild verschiedene Varianten des klassischen Verlaufes aufweisen. Auch die regressiven Veränderungen an den einzelnen peripheren Inkretdrüsen können verschieden stark ausgeprägt sein. Ihre funktionelle und anatomische Reversibilität nach Gaben des entsprechenden glandotropen Prinzips charakterisiert sie im übrigen als sekundär hypophysär bedingt. Erwartungsgemäß ist die Gonadotropinausschüttung im Urin vermindert bzw. fehlend, auch 17-Ketosteroide und 17-Hydroxycorticosteroide werden nur in kleinen Mengen ausgeschieden; im Rahmen des ACTH-Testes ist letzteres aber ausgleichbar. Auch der TSH-Test verläuft positiv. Mittels Metopiron läßt sich nachweisen, daß die endogene ACTH-Produktion herabgesetzt ist bzw. fehlt. Der Ausfall der Wasserbelastung (*Robinson-Power-Kepler*-Test) sowie das Ergebnis der oralen Glucosebelastung entspricht im übrigen weitgehend dem beim Nebennierenversagen.

Das *hypophysäre Koma* ist anscheinend bei Männern häufiger, es kann sich an jede Art von Stress anschließen. Infektionen, Operationen, Anaesthetica, körperliche oder seelische Belastungen können — besonders bei unbehandelten Fällen — komaauslösend wirken. Hypoglykämie, Kochsalzverlust, cerebrale Hypoxämie, Wasserretention und Unterkühlung stehen dabei im Mittelpunkt der klinischen Symptomatologie und bieten auch die Ansatzpunkte für die Behandlung. Der Tod tritt sonst in tiefer Bewußtlosigkeit, Hypotonie und Hypothermie — meist 12—36 Std nach Beginn der Krise — ein.

Die Lebenserwartung der Patienten mit postpartualem Panhypopituitarismus wurde früher für unbehandelte Fälle auf 10—15 Jahre veranschlagt. Die exaktere Diagnostik und Therapie derartiger Zustände hat in den letzten 20 Jahren zu einer beachtlichen Verbesserung der Prognose geführt.

c) Isolierter Hormonausfall im Bereich des HVL

Außer dem Somatotropin können gelegentlich auch andere HVL-Hormone isoliert ausfallen. So wird z. B. der „*idiopathische Eunuchoidismus*" auf ein Fehlen der gonadotropen

Hormone zurückgeführt. Es handelt sich dabei um einen sekundären Hypogonadismus mit eunuchoidem Hochwuchs, Gynäkomastie, niedriger 17-Ketosteroidausscheidung und subnormalen Gonadotropinmengen im Urin. Die Hodenentwicklung entspricht der Vorpubertät (*Kallmann*-Syndrom, s.a. S. 577). Zusätzlich besteht nicht selten Anosmie und Farbenblindheit. Ein begleitendes hypophysäres Myxödem durch TSH-Ausfall kommt vereinzelt vor, meist sind dann aber auch die Zeichen einer allgemeinen HVL-Insuffizienz zu finden.

Gen-Defekte sollen für den selektiven TSH-Mangel bei gewissen Kretinismusformen verantwortlich sein. Der offenbar sehr seltene isolierte ACTH-Ausfall, der zur sekundären NNR-Insuffizienz führt, ist daran erkennbar, daß einerseits weitere hypophysäre Symptome fehlen, andererseits der ACTH-Test zu einer Normalisierung der Corticoidkonzentration in Blut und Urin führt.

d) Der hypothalamische Zwergwuchs

Der hypophysäre bzw. hypothalamo-hypophysäre Zwergwuchs ist ein Spezialfall der HVL-Insuffizienz. Dabei liegt nur selten ein selektiver Mangel von Wachtumshormon vor, meist ist auch die Produktion der Gonadotropine, des corticotropen sowie des thyreotropen Hormons mehr oder weniger stark herabgesetzt.

Ätiologisch sind 3 Formen zu unterscheiden: der idiopathische, der familiäre und der tumorbedingte Zwergwuchs.

1. Der *sporadische idiopathische hypothalamohypophysäre Zwergwuchs* wird auf geburtstraumatische Schädigungen oder Mißbildungen in diesen Gebieten zurückgeführt.

Bei der tuberalen Dystopie des HHL, bei der dieser dem Tuber cinereum anliegt, sind Insuffizienzzeichen des HVL mit Kleinwuchs und Hypogonadismus beobachtet worden; gleichzeitig finden sich oft auch andere Mißbildungen, vor allem am Urogenitalsystem, aber auch am Herzen.

2. Das gelegentlich *familiäre Auftreten* (mit offenbar recessivem Erbgang) läßt an eine vielleicht genotypisch bedingte Unterentwicklung der eosinophilen Zellen des HVL denken.

Tierexperimentell gelang bei Mäusen die Züchtung eines Stammes mit fehlenden eosinophilen Zellen und Zwergwuchs.

Vom erblichen endokrin bedingten Zwergwuchs zu unterscheiden ist die genbedingte *nicht* hormonal verursachte Kleinwüchsigkeit als konstitutionelles (*primordialer Zwergwuchs*) oder rassentypisches Phänomen (*Pygmäen*).

3. *Intra- und supraselläre Tumoren* — meist Kraniopharyngeome, die den HVL, seine Verbindung zum Hypothalamus oder das Gebiet des Tuber cinereum schädigen bzw. zerstören — können mit Zwergwuchs einhergehen; dieser ist meist mit einem Hypogonadismus verbunden.

Der idiopathische wie der erblich familiäre hypophysäre Zwergwuchs zeigt eine Bevorzugung des männlichen Geschlechtes. Die *Nanosomia pituitaria* ist bei der Geburt noch nicht erkennbar und macht sich meist erst im 2. oder 3. Lebensjahr durch ein allmählich deutlicher werdendes Zurückbleiben im Wachstum bemerkbar (s. Abb. 273). Die Längenentwicklung schreitet nur langsam fort, ohne den typischen Schub in der Pubertät. Die Epiphysenfugen schließen sich nicht oder nur unvollkommen. Der jährliche Wachstumszuwachs ist nur sehr gering und später fehlend. Die erreichte Körperlänge des Erwachsenen schwankt zwischen 100—140 cm. Das Knochenalter verhält sich dem Wachstumsrückstand proportional und bleibt schließlich im Reifezustand eines 10—15jährigen stehen. In den Körperproportionen zeigt sich bei ausgesprochen grazilem Knochenbau manchmal ein leichter eunuchoider Einschlag. Der Kopf ist verhältnismäßig groß, die Schädelnähte bleiben offen. Die Sella ist oft auffallend klein, bei Tumoren können Verkalkungen erkennbar werden. Das Gesicht ist rund, zeigt weiche Formen und puppenhafte, kindliche Züge. Der Unterkiefer bleibt weitwinklig, wobei die Zähne trotz der zurückbleibenden Dentition nur ungenügend Platz finden. Oft bestehen eine allgemeine Osteoporose, manchmal *Perthes*artige Nekrosen im Caput femoris, wie sie auch bei der Hypothyreose vorkommen. Hände und Füße erscheinen durch die kurzen Phalangen klein und breit (sog. „Akromikrie"). Die Acren sind im übrigen meist kühl.

Kontrastierend zu den kindlichen Proportionen verleiht die Haut, die zwar anfangs zart und fein, jedoch turgorarm ist und schon nach dem 30. Lebensjahr trocken, rauh und feinfaltig wird, dem Patienten ein greisenhaftes Aussehen (sog. „*Geroderma*"). Das Unterhautfettgewebe ist oft um die Nates herum betont.

Als Zeichen der allgemeinen HVL-Schädigung findet sich fast immer eine Keimdrüseninsuffizienz, die allerdings erst nach dem Pubertätsalter deutlich wird (*sekundärer hypo-*

gonadotroper Hypogenitalismus mit Fehlen der sekundären Geschlechtsmerkmale einschließlich des Stimmbruches). Die Gonadotropin-, 17-Ketosteroid- und Sexualhormonausscheidung im Urin entspricht ebenso wie der histologische Befund bei der Hodenbiopsie infantilen Verhältnissen. Ein Kryptorchismus ist häufig. Normale Geschlechtsentwicklung, Menses und Partus beim hypophysären Zwergwuchs sind Raritäten.

Myxödemartige Züge sind selten und meist nur schwach ausgeprägt. Die Grundumsatzbestimmung ist durch das Fehlen geeigneter Normwerte proble-

gleich die Abgrenzung zum nicht-endokrinen, z.B. zum primordialen Zwergwuchs.

Auch psychisch findet sich oft ein gewisser Infantilismus, der durch die übertriebene Fürsorge der Eltern oft noch verstärkt wird. Außerdem zeigt sich oft eine Antriebslosigkeit mit Neigung zu Verstimmungen, die durch Taktlosigkeit der Umgebung und eigene Insuffizienzgefühle weitere Nahrung erhalten. Die Intelligenz ist dabei nicht beeinträchtigt, im Gegensatz etwa zum Kretinismus.

Die dem Leiden oft zugrunde liegenden Kraniopharyngeome bewirken bei geringer Wachstumstendenz meist nur ein allmähliches Fortschreiten der Erkrankung[5]. Röntgeno-

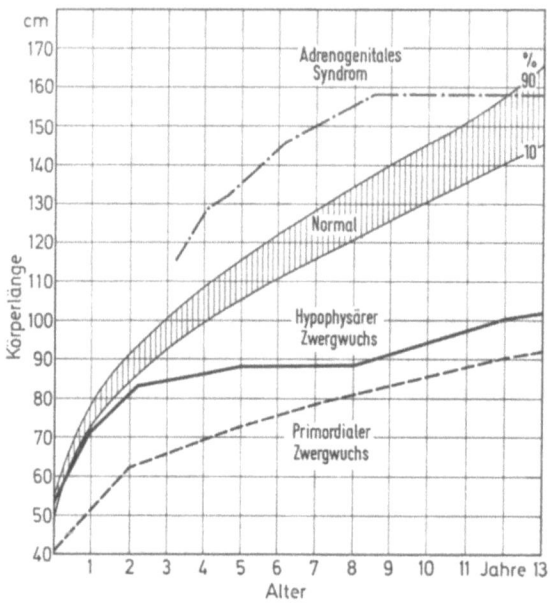

Abb. 273. Verhalten der Körperlänge bei den verschiedenen Wachstumsstörungen. (Nach G. FANCONI, Lehrbuch der Pädiatrie. Basel: Schwabe 1956)

matisch. Der Radiojodtest zeigt meist erniedrigte Speicherungswerte, der Cholesterinspiegel ist im allgemeinen leicht erhöht.

Ein sekundärer Hypocorticismus läßt sich in den meisten Fällen durch die ACTH-Belastung feststellen und ausgleichen. Die Steroidausscheidung im Harn bleibt auf kindlicher Stufe stehen. Bei körperlichen Belastungen und Infektionskrankheiten zeigt sich eine schlechte Stressbewältigung. Erschöpfungs- und Kollapszustände sind auch sonst nicht selten, eine Hypotonie häufig. Der *Robinson-Power-Kepler*-Test fällt fast stets pathologisch aus. Hypoglykämische Zustände kommen gelegentlich vor. Die Insulintoleranz ist deutlich herabgesetzt, wobei auch der STH-Mangel eine Rolle spielen dürfte. Der Nachweis derartiger endokriner Ausfallserscheinungen ermöglicht zu-

logisch lassen sich in fortgeschrittenen Stadien oft Verkalkungen im Hypophysen-Hypothalamusgebiet erkennen. Im allgemeinen gehen die hormonal bedingten Störungen den neurologischen Symptomen (wie Kopfschmerzen, Erbrechen, Gesichtsfeldeinschränkung, Stauungspapille und anderen Zeichen des zunehmenden Hirndrucks) voraus.

---

[5] Bei den früher vielfach als *Dystrophia adiposogenitalis* (FRÖHLICH) bezeichneten Fällen ist eine solche Hypophysengangsgeschwulst die häufigste Ursache. Die Kombination mit einem Diabetes insipidus kommt gelegentlich vor. Demgegenüber handelt es sich bei dem wohl genotypisch bedingten, manchmal auch bei Geschwistern vorkommenden *Laurence-Moon-Bardet-Biedl-Syndrom* um eine erbliche diencephalo-retinale Degeneration mit Fettsucht, Hypogenitalismus, Debilität, Retinopathie, Syndaktylie und anderen Mißbildungen.

Die Prognose ist — mit Ausnahme der Tumorfälle, die je nach Lage des Falles zu beurteilen sind — relativ gut, da die HVL-Insuffizienz im allgemeinen geringer ist als beim *Sheehan*-Syndrom. Die Behandlung mit STH ist bisher enttäuschend, zumal menschliches Wachstumshormon nur in sehr geringem Umfang verfügbar ist. Die Neigung zur Antikörperbildung ist bei Präparaten tierischer Provenienz offenbar groß. Durch menschliches Wachstumshormon konnten allerdings gelegentlich Wachstumsschübe bis zu 12 cm in einem Jahr erzielt werden. Eine Kombination mit Gonadotropinpräparaten und eventuell Testosteron bzw. Schilddrüsenhormonen ist zweckmäßig.

e) Tumoren des hypothalamo-hypophysären Bereichs

Es sind hormonproduzierende und endokrin inaktive Tumoren zu unterscheiden. Nur der HVL bildet Tumoren, der HHL nicht. Jede der 3 Zellarten des HVL kann zum Ausgangspunkt von Adenomen werden. Diese stellen 70% der Hypophysengeschwülste dar, nur 2% davon sind jedoch maligne bzw. rasch wachsend.

Eosinophile und basophile Adenome mit ihrer klinischen Symptomatologie wurden bereits besprochen.

Die *chromophoben Adenome* sind mit 65% die häufigsten HVL-Geschwülste; sie treten meist zwischen dem 30. und 60. Lebensjahr auf und entwickeln sich i.a. langsam. Störungen der Sexualsphäre (Amenorrhoe, Nachlassen von Libido und Potenz) sind dabei oft Frühsymptome. Durch Tumorwachstum über die Sella hinaus kann es zu Sehstörungen mit Gesichtsfeldeinschränkung kommen (Hemianopsie). Die Sella wird erweitert, durch Druckschädigung kann sich ein Panhypopituitarismus ausbilden. Beim weiteren Vordringen des Tumors können sich ein Diabetes insipidus, Somnolenz, Störungen der Temperaturregulation einstellen. Nicht selten tritt später eine cystische Umwandlung der chromophoben Adenome ein.

Das Kraniopharyngeom entwickelt sich aus versprengtem Restgewebe der Rathkeschen Tasche, möglicherweise schon congenital. Es wächst langsam, aber zu beträchtlicher Größe und bevorzugt Jugendliche vor dem 20. Lebensjahr. Der Ausgangspunkt kann intra- oder extrasellär gelegen sein. Dem Aufbau nach handelt es sich meist um mehrkammrige Cysten, die in 50—75% der Fälle regressive Veränderungen mit fleck- oder schalenförmigen Verkalkungen aufweisen. Diese tragen entscheidend zur röntgenologischen Erkennung bei. Durch ihre Expansion, die häufig suprasellär gerichtet ist, kann es durch Druck auf das Chiasma zu Sehstörungen bzw. zur Schädigung der hypothalamischen Kerne und des Hypophysenstiels kommen, wodurch nicht selten ein Diabetes insipidus oder ein Okklusiv-Hydrocephalus ausgelöst wird. Auch hier kann ein Panhypopituitarismus den Abschluß bilden. Selten ist demgegenüber das Auftreten einer Pubertas praecox.

f) Die Pubertas praecox

Gewissermaßen als Gegenstück zum hypophysären Zwergwuchs ist diese durch ein zunächst beschleunigtes Wachstum, vor allem aber auch durch eine weit vor der Zeit erfolgende sexuelle Entwicklung gekennzeichnet. Während die z.B. von den Nebennieren ausgehende Pseudopubertas praecox inkomplett

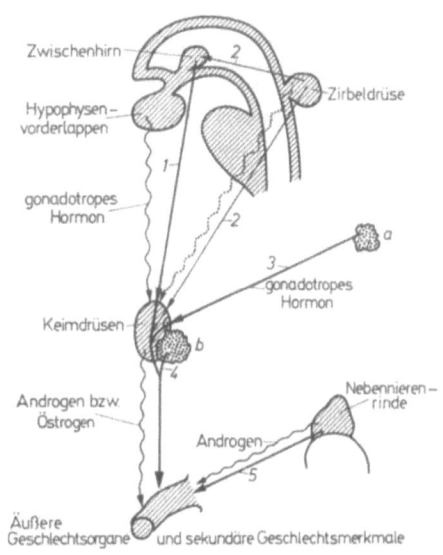

Abb. 274. Schematische Darstellung der Pathogenese der verschiedenen Formen der Pubertas praecox. (Nach G. Fanconi, Lehrbuch der Pädiatrie, Basel: Schwabe 1956.) ∿∿ Normale Hormonwirkung. ⟶ Wege, die zur Pubertas praecox führen. *1* Hypothalamische Pubertas praecox. *2* Pineale Form der Pubertas praecox? *3* Pseudopubertas praecox durch extrahypophysäre Bildung von gonadotropem Hormon (z.B. von einem Chorionepitheliom im Ovar aus). *4* Pseudopubertas praecox durch Keimdrüsengeschwülste (beim Ovar Granulosazelltumoren, bei dem Testes Zwischenzelltumoren). *5* Pseudopubertas praecox durch Nebennierenrindentumoren bzw. Nebennierenrindenhyperplasie

ist, tritt bei diesen Kindern eine komplette sexuelle Reife ein, unter Umständen schon in den ersten Lebensjahren. Die Gonadotropinausscheidung erfolgt wesentlich verfrüht — bei der Pseudopubertas praecox ist das nicht der Fall — wahrscheinlich infolge einer Stimulierung des entsprechenden Sexualzentrums im Tuber cinereum. Oft sind es maligne, in der Nachbarschaft gelegene Tumoren, die das veranlassen. Auch von der Zirbeldrüse können solche ausgehen (sog. *Pinealome*). Das hat früher dazu geführt, in der Zirbeldrüse ein die Sexualentwicklung normalerweise hemmendes Organ zu sehen, dessen Ausfall dann zu einer

verfrühten Sexualentwicklung Veranlassung
gäbe. Diese Auffassung ist aber heute wieder
recht zweifelhaft geworden. Abb. 274 gibt eine
schematische Übersicht über die Pathogenese
der verschiedenen Formen von Pubertas bzw.
Pseudopubertas praecox (s. auch S. 579).

g) Insuffizienz
des Hypothalamus-HHL-Systems:
Diabetes insipidus

Tumoröse oder entzündliche, traumatische
oder hereditär-degenerative Veränderungen,
die sich auf das Gebiet der Neurohypophyse
und ihr Kerngebiet auswirken bzw. Störungen
der Adiuretinbildung verursachen, führen zum
Krankheitsbild des Diabetes insipidus. Dieser
kann — als Pseudoendokrinopathie — aber
auch lediglich die Folge eines Nichtansprechens
der distalen Tubuli auf das Adiuretin sein
(= *renaler Diabetes insipidus*).

Eine Polyurie von 5—20 Litern täglich ist
die Folge des Adiuretinausfalles, eine entsprechende Polydipsie sorgt für den Flüssigkeits-
ausgleich. Der Urin zeigt ein Konzentrations-
unvermögen über 1008 hinaus, er ist entsprechend hell und salzarm, die Chloridaus-
scheidung in 24 Std entspricht jedoch der
Norm.

Es handelt sich beim Diabetes insipidus offenbar
um eine relativ seltene Erkrankung. Die Angabe in
amerikanischen Statistiken von etwa 16 Fällen auf
100 000 Krankenhauseinweisungen vermittelt einen
ungefähren Anhaltspunkt bezüglich der Häufigkeit.

Ätiologisch lassen sich in etwa einem Drittel
der Fälle primäre oder metastatische Tumor-
bildungen nachweisen. Aber auch Cysten können die Ursache sein. Inwieweit ADH-inakti-
vierende Substanzen bei der Entstehung eine
Rolle spielen können, wird noch unterschiedlich
beurteilt. Die nicht geringe Zahl ätiologisch ungeklärter Fälle bildet das Kontingent des sog.
idiopathischen Diabetes insipidus.

Im Prinzip kann der Diabetes insipidus entstehen durch ein Versagen der hypothalamischen Osmoreceptoren, durch eine mangelhafte
diencephale Adiuretinbildung, durch Beeinträchtigung des Transportes der Neuroinkrete
(Läsion des Tractus supraoptico-hypophyseus
= häufigste Ursache), durch Zerstörung des
Speicherungsorgans (Neurohypophyse) und
schließlich durch eine renale Nichtansprechbarkeit auf Adiuretin. Für manche Fälle wird

— wie gesagt — eine beschleunigte Inaktivierung oder Ausscheidung des ADH diskutiert.

Die große funktionelle Reserve des Systems
zeigt sich tierexperimentell darin, daß erst beim
Ausfall von 85% der Neurone Symptome einer
Diuresestörung auftreten und erst bei Zerstörung von 95% das Vollbild eines Diabetes
insipidus entsteht. Beim Menschen dürften
ähnliche Verhältnisse vorliegen.

Eine totale Hypophysektomie bei erhaltenem
Hypophysenstiel und Hypothalamus bewirkt im
Tierexperiment (z.B. bei Hunden) keinen ausgesprochenen Diabetes insipidus, sondern nur
eine Konzentrationsschwäche der Nieren bis zu einem
spezifischen Gewicht von etwa 1016. Eine stärkere
Diuresestörung wird dadurch verhindert, daß sich die
durchtrennten Neurone des Tractus supraoptico-
hypophyseus z.T. wieder regenerieren und Adiuretin
in die Blutgefäße des Hinterlappenstumpfes abgeben
können.

Für das Vollbild des Diabetes insipidus ist
die Erhaltung des HVL mit seinen glandotropen Funktionen erforderlich. Greift ein Prozeß vom Hinterlappen auf den HVL über, so
verringert sich die Polyurie, weil über die verminderte bis fehlende ACTH- und TSH-Produktion mit Nebennierenrinde und Schilddrüse
diuresefördernde Organe ausfallen.

Ob es ein eigentliches „*Durstzentrum*" gibt,
das caudal und lateral von den osmorecep-
torischen Arealen gelegen sein soll, durch dessen
Reizung sich Polydipsie und durch dessen Zerstörung sich eine Adipsie auslösen läßt, ist noch
fraglich. Manche bisher noch unklaren Elektro-
lyt- und Diuresestörungen bei cerebralen Prozessen ließen sich von hier aus vielleicht erklären.

Im Gegensatz zur neurotischen Dipsomanie
läßt sich beim echten Diabetes insipidus nachweisen, daß die Polyurie nicht lediglich die
Folge einer vermehrten Flüssigkeitsaufnahme
ist, sondern vielmehr der Polydipsie *voraus*-
geht. Bei brüsker Einschränkung der Trinkmenge bleibt beim echten Diabetes insipidus
die Polyurie[6] bestehen und kann in wenigen
Stunden zur Exsiccose mit Fieber, zu deliranten Zuständen mit Halluzinationen und

---

[6] Das Urinvolumen ändert sich nicht, das spezifische Gewicht bleibt unter 1008, es kommt zur An-
hydrämie mit Hb- und Elektrolytanstieg, das Körpergewicht nimmt um 1,2—2 kg in 6 Std ab. Sicherheits-
halber ist der Durstversuch abzubrechen, wenn die
Abnahme des Körpergewichtes 3% beträgt. Weniger
eingreifend ist der *Carter-Robbins*-Test, bei dem sich
nach der Dauertropfinfusion einer 2,5%igen Kochsalzlösung die Urinmenge beim D.i. *nicht* ändert, während

schließlich zum Kollaps führen. Als Begleitsymptome finden sich im übrigen Trockenheit von Haut und Schleimhäuten, ein Fehlen der Schweißsekretion sowie eine hartnäckige Obstipation, letzteres durch extreme Wasserrückresorption im Colon. Die Sekretion der Verdauungssäfte ist herabgesetzt, der Caloriennachschub auch schon wegen der extremen Flüssigkeitsaufnahme gestört. Unterernährungssymptome, Vitaminmangelerscheinungen können so auf die Dauer nicht ausbleiben. Die Labilität der Körpertemperatur ist oft eindrucksvoll, wobei sich das Durstfieber besonders morgens einstellt. In psychischer Hinsicht ist die durch den immer wieder auftretenden, die Nachtruhe störenden Durst verursachte neurasthenische Reizbarkeit verständlich. Ob eine solche, zumindest bei manchen Formen, auch eine prämorbide Bedeutung besitzt, ist noch unklar. Eine Erweiterung der ableitenden Harnwege (Hydronephrose, Hydroureter mit Blasendilatation) ist bei längerem Bestehen des

Diabetes insipidus nicht selten. Bemerkenswerterweise sind die Rückwirkungen der großen Trink- und Urinmengen auf das Herz-Kreislaufsytem recht gering. Symptome eines gleichzeitigen *Oxytocin*mangels (z.B. als Wehenschwäche) sind klinisch meist nicht evident.

Besondere diagnostische Schwierigkeiten können die Formen des kongenitalen *Diabetes insipidus der Säuglinge* machen. Exsiccose, Hyperelektrolytämie, Fieber und Erbrechen sind dabei alarmierende, aber zunächst einmal vieldeutige Symptome. Der Durstmechanismus ist noch nicht ausgebildet, die Polyurie kann zurücktreten, da in den ersten Lebensmonaten die Flüssigkeitsausscheidung mehr als später durch Haut und Darm geregelt wird. Man spricht dann von einem okkulten Diabetes insipidus. Dieser geht aber später allmählich in eine manifeste Form über.

Ob es — was an sich per analogiam zu erwarten wäre — ein klinisches Pendant zum Diabetes insipidus in Gestalt einer Überproduktion von ADH (also einen sog. „*Antidiabetes insipidus*") gibt, mit primärer Oligurie, Flüssigkeitsretention bis zur Ödembildung, wird noch unterschiedlich beurteilt bzw. ist noch umstritten. Der vorerst noch quantitativ ungenaue ADH-Nachweis steht bisher einer Klärung entgegen.

IV. Das Corpus pineale

Die Bezeichnung Zirbeldrüse unterstellt eine inkretorische Funktion der Epiphysis cerebri. Die Ansichten über diese Frage haben sich in der Vergangenheit wiederholt gewandelt. Die Beobachtung, daß eine Tumorbildung im Bereich des Corpus pineale mit einer Pubertas praecox, andererseits aber auch mit einem Ausfall der Pubertät verbunden sein kann, ließ an eine endokrine Bedeutung dieses Hirnanteiles für die Sexualentwicklung denken und zwar in der Form, daß von hier aus normalerweise die Pubertätsentwicklung *gehemmt* wird, der Zirbeldrüsenausfall andererseits (z.B. durch tumoröse Destruierung, physiologischerweise durch ihre im 2. Lebensjahrzehnt eintretende Regression bzw. Verkalkung) die Pubertätsentwicklung verfrüht oder zum normalen Zeitpunkt in Gang setzt. Bei ganz jungen Ver-

suchstieren führt in der Tat die Exstirpation der Epiphyse zur Frühreife. Das ließe sich mit einer bis dahin wirksamen Blockierung der sexuellen Entwicklung gut vereinbaren. Heute wird aber wieder mehr eine *unmittelbare* Bedeutung der Zirbeldrüse für diese Vorgänge angenommen. Ein entsprechender Wirkstoff konnte jedoch bisher aus der Zirbeldrüse nicht gewonnen werden. Das Auftreten der Pubertas praecox bei Pinealomen wird heute im übrigen mehr auf Druckwirkungen der Tumoren auf das Tuber cinereum zurückgeführt.

Isotopenuntersuchungen haben gezeigt, daß die Zirbeldrüse ein Organ mit zunächst sehr lebhaftem, aber später regressivem Stoffwechsel ist. Die meist im 2. Lebensjahrzehnt einsetzende Verkalkung des Corpus pineale gilt im allgemeinen als Kriterium der endgültigen Funktionseinstellung.

Die Zirbeldrüse bleibt aber weiterhin relativ reich an den Gewebshormonen *Serotonin* und *Melatonin*. Beides sind Indolabkömmlinge, die aus Tryptophan entstehen dürften. Durch die katalytische Einwirkung des Ferments Oxyindol-o-Methyltransferase wird dabei Serotonin in Melatonin übergeführt. Darüber hinaus wurde Melatonin auch in peripheren Nerven

sie bei Gesunden infolge einer Adiuretinausschüttung zurückgeht.

Auch durch Nicotin, inhaliert oder als Tartrat i.v. gegeben, läßt sich normalerweise eine Adiuretinausschüttung mit Diuresehemmung stimulieren, während Alkohol eher eine diuretische Wirkung besitzt.

Schließlich läßt sich noch durch Verabfolgung von Adiuretinpräparaten ex iuvantibus zeigen, daß Patienten mit echtem Diabetes insipidus dadurch gebessert werden, während bei der psychogenen Polydipsie oft das Gegenteil der Fall ist.

und beim Rind im Hypothalamus gefunden. Die Beziehungen Epiphyse-Hypothalamus gewinnen damit an Interesse.

Melatonin = N-Acetyl-5-methoxy-Tryptamin =

$$H_3CO \quad \text{—} \quad CH_2\text{—}CH_2\text{—}NH\text{—}CO\text{—}CH_3$$
$$NH$$

Es war schon länger bekannt, daß Zirbeldrüsenextrakte eine die Pigmentierung hemmende Wirkung ausüben. Die Isolierung des Melatonins ließ diese Substanz als den zentralen Antagonisten des hypophysären Pigmenthormons (MSH) erkennen. Beide Hormone regulieren nach unseren heutigen Vorstellungen die zentrale Steuerung der Hautfarbe. Ihr Angriffspunkt wird bei niedrigen Wirbeltieren in den Melanocyten vermutet. Die Melaninkörper im Cytoplasma werden dabei entweder dispergiert (MSH) oder aggregiert (Melatonin) und auf diese Weise die Melaninbildung gefördert oder verringert. Ob dieser Mechanismus auch für den Menschen zutrifft, ist allerdings zweifelhaft. Die Frage einer eventuellen Hemmwirkung des Melatonins auf die Gonadotropine der Hypophyse ist desgleichen noch unklar.

Die Mitteilung, daß aus Rinderepiphysen ein Proteid gewonnen werden konnte, das in der Zona glomerulosa die Aldosteronsynthese anregen soll und demzufolge *Glomerulotropin* genannt wurde, wirft zugleich die Frage einer ACTH-unabhängigen Bindung zwischen Nebennierenrinde und übergeordneten Steuerungszentren auf, bedarf aber wohl noch weiterer Bestätigung.

V. Schilddrüse

1. Anatomie und Funktion

Etwa vom 10.—12. Lebensjahr ab gleicht die Schilddrüse in ihrem Aufbau weitgehend derjenigen des Erwachsenen, die ein Normal-gewicht von etwa 20—25 g aufweist. Während der Gravidität nimmt die Schilddrüse vielfach an Größe zu, das gleiche findet sich nicht selten in der prämenstruellen Phase des Cyclus. Im Senium kommt es im Rahmen der allgemeinen endokrinen Involution auch zu einer mäßigen Atrophie der Schilddrüse. Äußere Einflüsse, wie z. B. Temperatur und Ernährung, zeigen nicht selten Einfluß auf Funktion und Struktur des Organs.

Die einzelnen Schilddrüsenfollikel haben einen Durchmesser von $^1/_4$—$^1/_2$ mm, ihr flaches einschichtiges Epithel kann im Rahmen der Sekretionsphase Cylinderform annehmen. Manchmal bilden sich bei länger andauernden Überfunktionszuständen sogar Epithelzapfen (im Sinne der *Sanderson*schen Polster) aus. Im einzelnen unterscheiden wir folgende Funktionsstadien (s. Abb. 275): 1. die Sekretionsphase, 2. die Stapelform und 3. die Resorptionsphase.

In dem Cylinderepithel der aktiven Schilddrüse finden sich im Cytoplasma feine Granula, die, zu

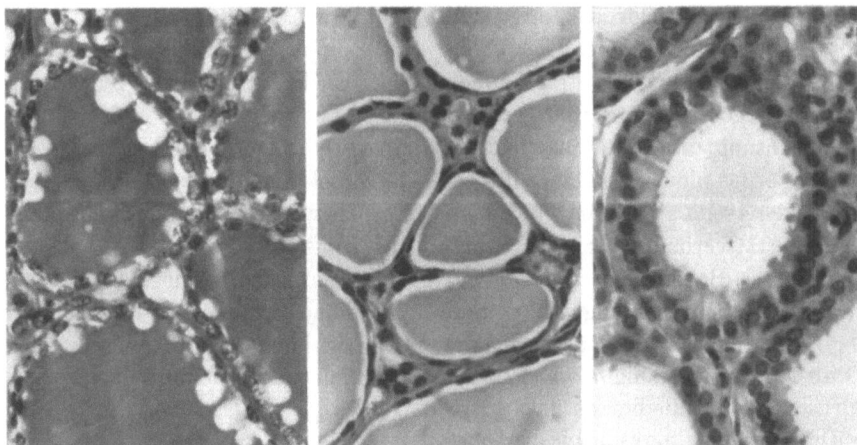

Abb. 275. Verschiedene Funktionszustände der Follikel, links Sekretion. Mitte Stapelform, rechts Resorption. (Nach CHR. HEDINGER, Verh. der Dtsch. Ges. für Innere Medizin. München: J. F. Bergmann 1961, S. 13)

Sekret verflüssigt, in das Follikellumen sezerniert und dort — als eiweißgebundene Hormonreserve eingedickt — das leicht bläuliche oder farblose Kolloid bilden, während letzteres im Ruhestadium fuchsinophil reagiert.

Unter dem Einfluß des thyreotropen Hormons kommt es auf proteolytischem Wege zu einer Verflüssigung des eingedickten Kolloids mit Vacuolenbildung. Das verflüssigte Kolloid wird dann in die Epithelzellen rückresorbiert, wobei diese in die hochzylindrische Form übergehen. Durch ihre Basalmembran erfolgt die Entleerung des Inkrets in die engmaschigen Capillaren. Wenige Stunden später ist das Kolloid im Follikellumen infolge der TSH-stimulierten Mehrproduktion von Schilddrüsenhormonen (einhergehend mit erhöhter Jodavidität der Schilddrüse) im allgemeinen wieder ersetzt.

Nach Exstirpation des Hypophysenvorderlappens bzw. beim Fehlen des thyreotropen Hormons kommt es zum Kleinerwerden der einzelnen Follikel, ihr Epithel wird flacher, ihr Kolloidgehalt nimmt ab. Immerhin bleibt aber auch nach Ausfall des Hypophysenvorderlappens eine gewisse Restfunktion der Schilddrüse noch erhalten.

2. Die Schilddrüsenhormone, ihre Synthese und ihr Abbau

Die eigentlichen Schilddrüsenhormone sind zwei nahe verwandte Wirkstoffe und zwar 1. das Thyroxin (bzw. Tetrajodthyronin = T_4), 2. das Trijodthyronin (= T_3). Der chemische Aufbau beider Hormone ergibt sich aus Abb. 276.

unter Bildung des Jodthyreoglobulins. Dieses wird in Stapelform in den einzelnen Follikeln gespeichert und bei Bedarf über eine Protease in eine resorptionsfähige Form übergeführt. Da Thyronin selbst hormonal unwirksam ist, muß das Jod als die biologisch

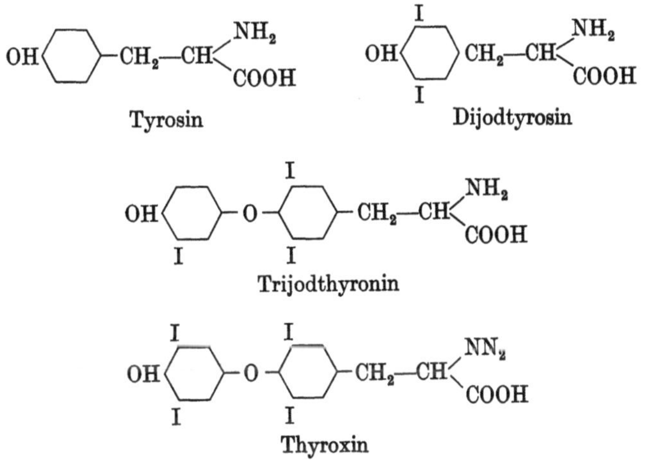

Abb. 276. Die Schilddrüsenhormone und ihre Vorstufen

bau beider Hormone ergibt sich aus Abb. 276. Wichtigster Bestandteil ist dabei das Jod, dessen genügende Zufuhr Voraussetzung für eine ordnungsgemäße Schilddrüsenhormonproduktion ist. Der tägliche Jodbedarf liegt dabei zwischen 100—150 γ.

Die Jodaufnahme durch die Schilddrüsenzellen im Rahmen der sog. *Jodination* ist die erste Stufe der Hormonsynthese. Voraussetzung dafür ist die Bildung von frei ionisiertem Jod, ein Vorgang, für den verschiedene Fermente notwendig sind (Peroxydase, Cytochromoxydase) und auch Kupfer katalytisch wirksam wird.

Die zweite Stufe ist die der *Jodisation*. Das Jod wird dabei unter Mitwirkung einer Tyrosinjodinase in das Tyrosin eingebaut. Je nachdem, ob eine Kondensation von Mono- und Dijodtyrosin oder eine solche von zwei Dijodtyrosinmolekülen erfolgt, entsteht Trijodthyronin oder Tetrajodthyronin. Durch Dejodierung kann letzteres wohl auch wieder in T_3 übergeführt werden. Als weitere Stufe vollzieht sich dann eine Anlagerung von T_3 bzw. T_4 an Globuline

wichtigste Komponente angesehen werden. Die Schilddrüse enthält jedoch nur einige Milligramm davon, normalerweise beim Erwachsenen etwa 0,007 bis 0,18% des Schilddrüsengewichtes, das sind etwa 20% des im ganzen Körper vorhandenen Jods. Da das Schilddrüsengewicht weniger als 0,5% des Körpergewichts beträgt, ist die Jodkonzentration in der Schilddrüse etwa 1000mal größer als durchschnittlich bei den anderen Organen.

Das in der Schilddrüse vorhandene Jod — die Schilddrüse enthält ungefähr 200—300mal mehr Jod als das Blut — verteilt sich in etwa in folgender Weise (nach Angaben von FREY und FLOCK):

28% Monojodtyrosin,
40% Dijodtyrosin,
 3% Trijodthyronin,
20% Tetrajodthyronin,
 7% anorganisches Jod.

Die *Jodaufnahme durch den Organismus* erfolgt durch die Nahrung (besonders Seefische), Trinkwasser, durch die Lunge und sogar unmittelbar durch die Haut- und Schleimhäute. Der Jodgehalt der Luft nimmt landeinwärts progressiv ab. In meerfernen

Gebieten müssen fast ausschließlich Trinkwasser und die pflanzliche bzw. tierische Ernährung den Jodbedarf decken. Ein Teil des Jods wird allerdings aus dem Hormonabbau über Leber, Galle und Darm zurückgewonnen. Immerhin ergibt sich noch ein täglicher exogener Jodbedarf in der oben angegebenen Größenordnung.

Nach Proteolyse des Jodthyreoglobulins und Resorption der Thyronine erfolgt deren reversible Bindung an das sog. *thyroid binding protein* (= TBP).

Die Bindungskapazität des TBP entspricht etwa 19 γ-% Hormonjod und ist normalerweise nicht ausgelastet. Für den Wirkungsmechanismus von Bedeutung ist, daß das T_4 das T_3 offenbar leicht aus seiner TBP-Bindung verdrängen kann, letzteres verschwindet deshalb schneller aus der Blutbahn. Neben Trans-

γ-%. Das mit Butanol extrahierbare Hormonjod im engeren Sinne (= *BEJ*), das lediglich die beiden wirksamen Hormone erfaßt, beträgt normalerweise 3—6 γ-%. Beim M. Basedow können sowohl die Werte für das Gesamtjod wie für die eiweißgebundenen Jodfraktionen beträchtlich erhöht sein. Es findet sich zudem eine Erhöhung des Blutjodspiegels zugunsten seines organischen Anteils. Der Jodgehalt der Schilddrüse selbst ist beim M. Basedow erniedrigt, ihre Jodavidität jedoch gesteigert.

Nach der *Thyreoidektomie* findet sich ein rapider Abfall des PBJ im Blutplasma. Dieser beträgt nach 12 Std nur noch 30% des Ausgangswertes.

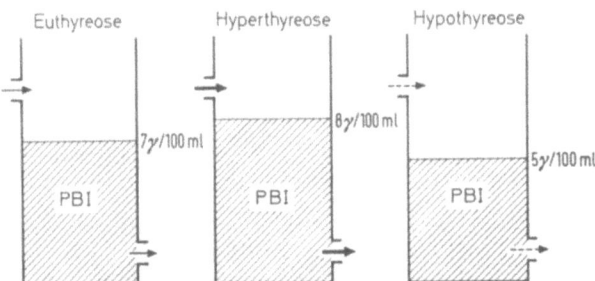

Abb. 277. Beziehung zwischen PBI-Konzentration und PBI-Umsatz. Gefäßextrathyreoidaler Hormonraum, schraffiert = PBI-Konzentration, Zufluß = Sekretion aus der Schilddrüse, Abfluß = Metabolismus in der Peripherie. Die Konzentration des PBI gibt wenig Aufschluß über die Größe des gesamten Durchflusses. (Nach H. STUDER u. D. HUBER, Schweiz. med. Wschr. 1967, 1337)

port und vielleicht auch Regulation der Abgabe der Schilddrüsenhormone an das Gewebe verhindert das TBP zugleich ihre stärkere Ausscheidung durch die Nieren. Bei der Nephrose kann es so mit dem Verlust des an TBP gebundenen Jods wie aber auch über eine reduzierte TBP-Bildung zu einer pathologischen Thyroxinurie kommen. Trotz konsekutiver Hyperaktivität der Schilddrüse bleibt der Grundumsatz dann meist niedrig.

Der *Jodgehalt im Blutplasma* verteilt sich normalerweise etwa folgendermaßen:

Jodide: 20—30%,
Thyroxin: 60—70%,
Trijodthyronin: nur in kleinen Mengen (erhöht bei schweren Hyperthyreosen).

Normalerweise ist Jod im Blut in einer Konzentration von etwa 10—20 γ-% vorhanden. Im Liquor soll der Jodgehalt normalerweise 10 γ-%, beim M. Basedow kann er bis zu 25 γ-% betragen.

Das protein bound iodine (=PBJ), das neben Thyroxin (70—90%) und Trijodthyronin auch noch andere an Eiweiß gebundene jodhaltige Stoffe (Hormonmetaboliten) enthält, schwankt normalerweise zwischen 4—8

Nach der *Hypophysektomie* tritt ebenfalls ein Abfall der eiweißgebundenen Jodfraktionen ein, der jedoch geringer ist als nach der Schilddrüsenexstirpation.

Die Bestimmung des PBJ für sich allein gibt aber nur ein sehr unvollständiges Bild über das, was sich tatsächlich im Rahmen des Jodstoffwechsels abspielt, wie sich aus der folgenden Abb. 277 ergibt. Zu- *und* Abfluß der Schilddrüsenhormone sind hier vielmehr in gleicher Weise zu berücksichtigen.

Beide Thyronine werden offenbar in namhaftem Umfang von der Leberzelle gespeichert, aus ihnen teilweise Jod abgespalten, dieses durch die Galle ausgeschieden, so daß sich auf dem Wege über eine intestinale Rückresorption ein *enterohepatischer Kreislauf für das Jod* ergibt. Teilweise erfolgt in der Leber auch die Bindung der Schilddrüsenhormone an Glucuron- bzw. Schwefelsäure. Die bei der Hepatitis temporär sich findende PBJ-Erhöhung ist so z.T. durch eine verzögerte hepatische Ausscheidung, z.T. aber wohl auch andersartig (Verminderung des peripheren Abbaues bzw. abnorme Bindungskapazität des TBP) zu erklären.

Der normale *Abbau der Jodthyronine* erfolgt auf dem Wege der Dejodierung, Desaminierung, bzw. Decarboxylierung der an Jod gebundenen Aminosäuren. Die oxydative Desaminierung der Jodthyronine führt dabei zur Bildung von Jodthyreobrenztraubensäure, die durch Decarboxylierung in Jodthyreoessigsäure und -propionsäure umgewandelt wird, Substanzen, denen noch eine gewisse hormonale Aktivität innewohnt. Durch Dejodierung kann in den peripheren Geweben aus Thyroxin offenbar Trijodthyronin gebildet werden.

3. Die Wirkung der Schilddrüsenhormone

Ihre grundumsatzerhöhende Wirkung kommt möglicherweise durch eine Entkuppelung von Oxydation und Phosphorylierung zustande[7]. Das T_3 ist in dieser Hinsicht etwa 2—3mal so wirksam wie das T_4. Im Vergleich zum T_4 wird T_3 besser und rascher intestinal resorbiert, es wird allerdings auch rascher abgebaut bzw. verschwindet schneller aus der Blutbahn. Die Latenz bis zum Wirkungseintritt beträgt beim T_4 12—24 Std, beim T_3 nur etwa 6 Std. Im Hinblick auf TSH-Hemmung (und damit Inhibition der Jodaufnahme durch die Schilddrüse) bzw. in kropf- und myxödemverhütender Hinsicht ist letzteres 3—6mal wirksamer, desgleichen bei der Beeinflussung der Kaulquappenmetamorphose. Im Rahmen des Kaulquappentestes erwies sich die Jodthyreopropionsäure übrigens als ganz besonders wirksam.

Die Tatsache, daß die Latenz bis zum Wirkungseintritt bei T_4 länger und seine Wirkung offenbar schwächer ist als die des T_3, wirft auch in pathophysiologischer Hinsicht wichtige Fragen auf: sollte letzteres vielleicht die durch Dejodierung in der Peripherie entstehende eigentliche Wirkform des Schilddrüsenhormons und das T_4 mehr ein Prähormon sein oder sind überhaupt erst die Essigsäurederivate die entscheidenden Wirkstoffe? Oder ist die längere Latenzzeit des Thyroxins nur die Folge seiner vergleichsweise stärkeren TBP-Bindung? Alles Fragen, die bisher noch nicht abschließend beantwortet werden können.

Neben der Steigerung der Oxydationsphase in der Zelle (mit entsprechender Grundumsatzerhöhung) sowie der Beschleunigung von Differenzierung und Reifung der Zellen (s. Kaulquappenmetamorphose), neben seiner wachs-

tumsfördernden Wirkung (in diesem Punkte Synergismus zum STH), besitzt das Thyroxin eine entquellende Wirkung auf das Gewebe (mit Diureseförderung) und bewirkt eine Reizschwellenerniedrigung der Zelle gegenüber nervösen Impulsen, besonders des Sympathicus. Die Reaktionszeit innerhalb des ZNS wird herabgesetzt. Die Messung der Reflexzeit wird so auch zu einem diagnostischen Kriterium für die Schilddrüsenfunktion.

Die *Beeinflussung des Nervensystems durch die Schilddrüsenhormone* erfolgt offenbar an verschiedenen Angriffspunkten:

1. Im Bereich des *Hypothalamus* führt ihre erregbarkeitssteigernde Wirkung vielfach zu einer Einstellung der Temperaturregulation auf ein höheres Niveau. Der Wärmehaushalt des Hyperthyreotikers ist darüber hinaus durch eine besondere Labilität gekennzeichnet. Andererseits geht die große Bedeutung der Schilddrüse für die Temperaturregulation eindrucksvoll auch aus der temporären Ruhigstellung der Schilddrüse während des Winterschlafes hervor.

2. Eine Beeinflussung der vegetativen Zentren in der *Medulla oblongata und im Rückenmark* erklären darüber hinaus — wenigstens teilweise — Rückwirkungen der Schilddrüsenhormone auf Atmung und Kreislauf.

3. Ein weiterer Angriffspunkt an den *sympathischen Nervenendigungen* direkt wie aber auch eine Sensibilisierung der entsprechenden Rezeptionsorgane für die erregenden sympathischen Impulse bieten zusätzliche Möglichkeiten der Einwirkung besonders auf Herz und Kreislauf.

Die Anregung auch der *Nebennierenrindentätigkeit* durch die Schilddrüsenhormone ist insofern sinnvoll, als mit der Erhöhung des Stoffwechselumsatzes auch eine gesteigerte Gluconeogenese Schritt halten muß.

Die NNR-stimulierende Thyroxinwirkung ist aber wohl nur bis zu einem gewissen Grade wünschenswert. Der Anregung der Nebennierenrindentätigkeit folgt im Rahmen der schweren Thyreotoxikose später jedenfalls nicht selten deren Erschöpfung. Das Nebennierenrindenversagen bei thyreotoxischen Krisen wird damit auch für die Therapie derartiger Zustände zu einem wichtigen Problem. Andererseits erklärt sich aus diesen innersekretorischen Querverbindungen auch die ungünstige Prognose der (seltenen) Kombination einer Thyreotoxikose mit einer Addisonschen Erkrankung.

Die Substitutionstherapie bei der kombinierten Unterfunktion von Schilddrüse und Nebennierenrinde (etwa im Rahmen der HVL-Insuffizienz) ist hinsichtlich des Thyroxins entsprechend vorsichtig zu gestalten (keine zu frühe Thyreoideamedikation!). Andererseits ist aber auch dem bei der Hypothyreose verlangsamten Cortisolmetabolismus (relativ rasche Cortisonüberdosierung!) Rechnung zu tragen.

---

[7] An isolierten Mitochondrien konnte unter der Thyroxineinwirkung eine Anreicherung der respiratorischen und phosphorylierenden Einheiten, außerdem ein gewisser *anaboler* Effekt beobachtet werden. Die bei thyreoidektomierten Ratten verminderte Fähigkeit der Mikrosomen und Mitochondrien, Aminosäuren in Eiweiß einzubauen, zeigt nach einer einzigen Trijodthyronininjektion eine meßbare Verbesserung. Dadurch erscheint bestätigt, daß die Schilddrüsenhormone in physiologischer Dosierung eine anabole Stoffwechselwirkung haben, bei der Überdosierung wirken sie allerdings katabol.

Nach i. v. Injektionen von radioaktivem Cortisol ist bei der Hypothyreose die HWZ der freien 17-Hydroxycorticosteroide — gegenüber der Norm von etwa 2 Std — verlängert, während sie bei Hyperthyreosen verkürzt ist. Andererseits vermögen die Schilddrüsenhormone offenbar auch in die Steroid*bildung* einzugreifen, wahrscheinlich über eine Beeinflussung des TPNH-Systems, d.h. des hydrierten Triphosphopyridinnucleotids, das die nötige Energie für die Steroidsynthese liefert.

Das Myokard scheinen die Schilddrüsenhormone für die Adrenalinwirkung zu sensibilisieren. Pulsfrequenz und Minutenvolumen werden gesteigert, die Neigung zur Extrasystolie und zum Vorhofflimmern gefördert. Die Kreatinphosphatbestände des Herzmuskels werden durch Thyroxin gesenkt. Als Ausdruck der Intensivierung des Stoffwechsels der energiereichen Phosphate erfolgt eine verstärkte Radiophosphorinkorporation in die Phosphatgruppe des ATP.

Die Schilddrüsenhormone wirken diuretisch, ihr Mangel (wie etwa beim Myxödem) führt zu einer Vermehrung des Gesamtkörperwassers, und zwar beide Flüssigkeitsräume etwa gleichmäßig betreffend, wie sich aus Bestimmungen mit tritiiertem H_2O und der Radiobromidbestimmung des Extracellulärraumes ergibt. Bei der Hyperthyreose kommt es — bei etwa gleichbleibendem Gesamtkörperwasser — zu einer Erhöhung des Extracellulärraumes bei entsprechender Verminderung des Intracellulärraumes.

Im Hinblick auf die *Diurese* besteht ein gewisser Antagonismus zum ADH (s. S. 508).

Im Rahmen des *Kohlenhydratstoffwechsels* wird die Glucoseresorption durch die Schilddrüsenhormone offenbar gefördert, desgleichen die Glykogenolyse in der Leber und so eine vorhandene diabetische Stoffwechsellage verschlechtert. Der Cholesterinumsatz, vor allem Abbau und Ausscheidung, ist bei der Hyperthyreose gesteigert, die Umwandlung von Kreatin in Kreatinin herabgesetzt.

Die Entdeckung des *Thyreocalcitonins* unterstreicht die Bedeutung der Schilddrüse auch für das Wachstum bzw. den Mineralstoffwechsel. Es handelt sich dabei um einen Wirkstoff mit calcium- und phosphatspiegelsenkender Wirkung, der bei Patienten mit Hypercalcämie für 6—18 Std wirksam ist, bei gesunden Versuchspersonen jedoch nur eine geringe Wirkung besitzt. Eine Herabsetzung der Calciumresorption bzw. eine Hemmung der Phosphatausscheidung im Urin ist aufgrund von Tierexperimenten unwahrscheinlich.

Mit radioaktivem Calcium markiertes Knochengewebe von Rattenfeten zeigt unter Zugabe von Parathormon einen beschleunigten Knochenabbau mit vermehrter Ca-Freisetzung, während nach Zugabe von Thyreocalcitonin (TCT) die Knochenresorption proportional der Dosis gehemmt wird. Es handelt sich dabei aber wohl nicht um eine einfache Neutralisation des Parathormoneffektes, da TCT auch bei EK-losen Tieren wirksam ist.

Die TCT-Wirkung besteht im übrigen in einer verstärkten Anlagerung des Calciumphosphats an den Knochen. Unter TCT kommt auch in Zellkulturen die Knochenresorption zum Stillstand.

Das TCT wird in den perifollikulären Zellen (C-Zellen) der Schilddrüse gebildet. Es soll sich um ein artspezifisches Polypeptid mit einem Molekulargewicht um etwa 3600 handeln. 31 Aminosäuren mit einer Bisulfidbrücke sind dabei aneinandergelagert. An dem einen freien Ende des TCT findet sich Lysin, das unter anderem auch bei der Calciumresorption aus dem Darm eine Rolle spielt. Die Totalsynthese des TCT konnte inzwischen durchgeführt werden. Im Blut wird es offenbar rasch enzymatisch abgebaut. Bei gastrointestinalen Störungen bzw. nach der Nephrektomie läßt seine hypocalcämische Wirkung anscheinend nach. Bei der Hyperthyreose kann auch eine Überproduktion von TCT auftreten, während bei der Hypothyreose seine Bildung möglicherweise vermindert ist. Der Hyperparathyreoidismus zieht anscheinend eine Erschöpfung der TCT-Bildung nach sich.

Bei niederen Wirbeltieren soll das TCT aus dem erhalten bleibenden Ultimobranchialkörper stammen, bei Säugetieren nur in der Schilddrüse sezerniert werden. Beim Menschen verteilen sich die C-Zellen aber möglicherweise auch auf die Parathyreoideae und den Thymus. Jedenfalls wird die Ansicht vertreten, daß beim Menschen C-Zellen und TCT-Aktivität auch in diesen beiden Organen nachgewiesen werden kann. Dafür spricht auch die Tatsache, daß bei totaler Thyreoidektomie keine dramatische Stoffwechselstörung der Knochen auftritt, wenn mit Thyroxin ausreichend substituiert wird. Das medulläre C-Zellen-Carcinom des Mediastinums scheint gleichfalls die Annahme von C-Zellen im Thymus zu stützen.

Zweifellos kommt dem Thyreocalcitonin eine wichtige Bedeutung auch für die Pathophysiologie der Osteopathien zu. Diese überblicken wir allerdings erst zu einem sehr kleinen Teil. Auch die sich aus diesen neueren Erkenntnissen eventuell ergebenden therapeutischen Konsequenzen sind noch unklar.

Daß die Schilddrüsenhormone im Wachstumsalter auch für die *geistige Entwicklung* von entscheidender Bedeutung sind, wird durch die katastrophalen Rückwirkungen frühkindlicher Hypothyreosen auf die geistig-seelische Differenzierung (bis zur Ausbildung eines Kretinschwachsinns) in eindrucksvoller Weise unterstrichen.

Die Beziehungen zur *Ovarialfunktion* sind z. T. hormonspezifisch, z. T. aber wohl auch nur stoffwechselbedingt. Schon physiologischerweise wie aber auch im Rahmen endokriner Funktionsstörungen sind hier die Querverbindungen besonders augenfällig:

1. In der Pubertät, Gravidität und Lactation findet sich nicht selten eine Schilddrüsenvergrößerung.

2. Die Morbidität an Schilddrüsenerkrankungen ist beim weiblichen Geschlecht etwa 4—5mal höher.

3. Die Häufung von Schilddrüsenerkrankungen in den Phasen ovarieller Funktionsumstellung (Pubertät und Menopause) ist eindrucksvoll. Im Rahmen der Gravidität kann es im übrigen auch zu einer Besserung von Hyperthyreosen kommen. Wie Amenorrhoe und Sterilität bei den schweren Funktionsstörungen der Schilddrüse zu erklären sind, ist in mancher Hinsicht noch unklar.

4. Die Regulation der Schilddrüsenfunktion

Die Regulation der Schilddrüsenfunktion erfolgt z.T. hormonal (TSH) bzw. zentralnervös (über den hypothalamischen releasing-Faktor TRF) wie aber auch offenbar gesteuert durch periphere Einflüsse. Die Überschichtung der einzelnen Regulationskreise geht dabei in ähnlicher Weise wie bei der ACTH- bzw. Cortisolinkretion vor sich (über Bildungsort und Chemie von TRF s. S. 492, 494).

Das *TSH* wird in den Basophilen des HVL bzw. in den damit verwandten Amphophilen oder γ-Zellen gebildet (s. auch S. 496). Chemisch ist es ein Glucoproteid mit folgenden Funktionen:

1. Konzentrierung des anorganischen Jods in der Schilddrüse, also Erhöhung ihrer Jodavidität, ein Vorgang, der z.B. durch Perchlorate hemmbar ist.

2. Oxydation von Jodid zu Jod und Bildung von organischen Jodverbindungen (Speicherung als Thyreoglobulin). Nach der Hypophysektomie kann zwar Dijodtyrosin noch ohne weiteres gebildet werden, seine Umwandlung in Thyroxin ist jedoch wesentlich erschwert bzw. verringert.

3. Proteinolyse. Die dadurch wieder frei gewordenen Hormone[8] gelangen ins Blut, in dem sie an TBP gebunden werden.

Das Schilddrüsengewebe ist in der Lage, TSH zu inaktivieren, bei der Hyperthyreose offenbar schneller bzw. in größerem Umfang als sonst. Auch damit ergeben sich also selbstregulative Möglichkeiten. Jodidgaben setzen möglicherweise die Wirksamkeit des TSH vorübergehend herab oder führen temporär zu einer verringerten TSH-Bildung bzw. Ausschüttung (ein im Rahmen des sog. *Plummer*-Effektes wichtiger Vorgang).

Neben dem TSH wird im Hypophysenvorderlappen auch noch ein *exophthalmusproduzierender Faktor (=EPF)*[9] gebildet, der in den handelsüblichen HVL-Extrakten vorhanden ist und für das Problem der endokrinen Ophthalmopathien große Bedeutung besitzt.

Normalerweise gelangt EPF nicht in den Kreislauf, auch steht seine Sekretion offenbar nicht in strenger Korrelation zum TSH-Gehalt des Blutplasmas. So können z.B. bei Hypothyreosen hohe TSH-Konzentrationen im Blut *ohne* gleichzeitige Erhöhung des EPF auftreten. Trotz erhöhten TSH-Spiegels findet sich beim primären Myxödem ja auch kein Exophthalmus. Diskutiert wird im übrigen ein exophthalmogener Effekt des T_3, während dem T_4 eher ein hemmender Effekt zugesprochen wird (PREISWERK).

Neuerdings schließlich wurde noch eine weitere schilddrüsenwirksame Substanz nachgewiesen, der sog. *long acting thyroid stimulator (LATS)*, der erst nach 8—19 Std p.i. wirksam wird, während das beim TSH schon 1—3 Std p.i. der Fall ist. LATS stammt aber nicht aus der Hypophyse und wirkt auch nicht über diese, sondern offenbar unmittelbar an der Schilddrüse selbst. Anzutreffen ist er bei der überwiegenden Mehrzahl der Hyperthyreosen und auch der endokrinen Ophthalmopathien. Exophthalmogen ist er aber offenbar nicht wirksam. Nach der totalen Thyreoidektomie verschwindet LATS aus dem Blutplasma.

Das Zusammenspiel zwischen Hypophyse und Schilddrüse wird im wesentlichen durch die jeweilige Höhe des Blutthyroxinspiegels kontrolliert, wobei wahrscheinlich das freie Thyroxin im Plasma als Regulator wirksam ist. Geht die Produktion von Schilddrüsenhormon zurück, so steigt entsprechend der TSH-Gehalt des Plasmas an. Andererseits sinkt nach Thyreoideasubstitution der TSH-Spiegel ab. Auch

---

[8] So läßt sich z.B. in Nährlösungen mit Schilddrüsengewebe schon 30 min nach Zusatz von TSH eine gesteigerte Zellaktivität mit Freisetzung von Thyroxin feststellen.

[9] Nachweis über eine Zunahme der Intercornealdistanz von mehr als 5% beim kleinen Karpfen oder bei Goldfischen.

Schilddrüse und TSH-Produktion unterliegen in ihrer Aktivität offenbar einem 24 Std-Rhythmus.

Schließlich sind Kälte, Hunger, überhaupt Stressbelastungen aller Art — also Vorgänge in der *Peripherie* — offensichtlich Ursache eines erhöhten Thyroxinverbrauchs und damit, auf was für Wegen immer, wichtiges weiteres Regulationsprinzip für Abgabe und Bildung der Schilddrüsenhormone.

5. Die J¹³¹-Analyse der Schilddrüsenfunktion

Wir unterscheiden im Rahmen dieser wichtigen Funktionsanalyse die initiale *Jodidphase*, in der das J^{131} oder auch J^{132} * durch die Schilddrüse gespeichert wird, von der *Hormonphase*, in der das gespeicherte J^{131} in das Hormon-

Der diagnostische Wert des Verfahrens besteht einmal darin, in der Jodidphase die prozentuale Speicherung dieser Tracerdosis in der Schilddrüse (nach 2, 8, 24 und 48 Std) zu ermitteln bzw. das *Speicherungsbild* durch Iso-

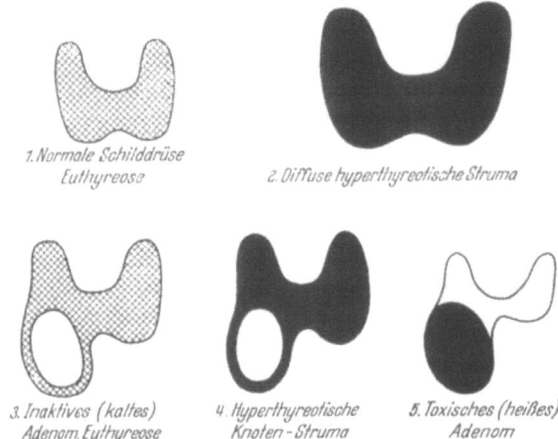

Abb. 278. Die verschiedenen Formen der Hyperthyreose. Das überaktive hyperthyreotische Gewebe ist schwarz gezeichnet. (Nach K. OBERDISSE, Verh. der Dtsch. Ges. für Innere Medizin. München: J. F. Bergmann 1961, S. 56)

molekül eingebaut wird und dann als PBJ¹³¹ im Blut kreist.

Nach oraler Einnahme von 10—50 Mikro-Curie (μC) J¹³¹ (organisches und anorganisches Jod wird zu 80—90% resorbiert) verteilt sich das Radiojod nach Eintritt in die Blutbahn durch Diffusion im Jodidraum, der dem extracellulären Flüssigkeitsraum entspricht. Gleichzeitig kommt es im Rahmen der Jodination zu einer Jodkonzentration in der Schilddrüse. Der von der Schilddrüse nicht aufgenommene Jodidanteil gelangt über den Darmkanal (hier teilweise Rückresorption) und die Nieren zur Ausscheidung. Normalerweise werden 40—80% des zugeführten Jods in 24 Std durch die Nieren ausgeschieden.

impulslinien bzw. szintigraphisch[10] zu erfassen und so durch letztere Verfahren Aufschluß auch über die Aktivität der einzelnen Schilddrüsenareale zu erhalten (s. Abb. 278 und 279).

Bei der *Szintigraphie* ergeben sich u.U. Hinweise auf umschriebene, besonders intensive Speicherungsgebiete (bei sog. heißen Knoten) wie aber eventuell auch Aussparungsbezirke (bei sog. kalten Knoten bzw. Carcinomherden). Die Bedeutung dieser Methode zur Erfassung von Schilddrüsendystopien bzw. zum Nachweis von noch jodspeichernden (reiferen) Schilddrüsencarcinommetastasen liegt auf der Hand.

---

* Die HWZ des J¹³¹ beträgt 8 Tage, die des J¹³² 2,3 Std, beide emittieren β- und γ-Strahlen. Letzteres wird i. v. appliziert und ist wegen seiner kurzen HWZ nur im Rahmen der anorganischen Phase einsatzfähig.

[10] Über den verschiedenen Drüsenarealen werden dabei mit eng ausgeblendetem Zählrohr Impulswerte gleicher Intensität ermittelt und miteinander (nach Art von Höhenlinien) verbunden.

Bei der Szintigraphie zeichnet ein in dichten Zeilen automatisch über die Drüse geführter Szintillationszähler die jeweilige Radioaktivität als Strichmuster auf einer Vorlage auf.

In der *Jodidphase* erfolgt die Radiojod-speicherung durch die Schilddrüse um so rascher bzw. intensiver, je mehr sich diese in einem Überfunktionszustand befindet. Wichtiger als die Höhe des Maximums der Speicherung — eine Speicherung von 55% der zugeführten Dosis wird im allgemeinen als Grenzwert des Normalen[11] angesehen — ist dabei die *Steilheit des Kurvenanstiegs* der Speicherungsquoten. Das Maximum der J¹³¹-Fixation in der Schilddrüse wird bei der Hyperthyreose meist zwischen 2—8 Std, bei der Euthyreose erst wesentlich später erreicht. Der sog. *Geschwindigkeitsindex* bestimmt dabei das prozentuale

Maximum bei Hypothyreosen (= geringe Konversionsrate). Damit sind wir zugleich in die *Hormonjodphase* der J¹³¹-Analyse eingetreten. Das PBJ¹³¹ — 48 Std nach der J¹³¹-Tracerdosis entnommen und in Prozent der zugeführten Dosis pro Liter Serum ausgedrückt[12] — kann damit als ungefährer Gradmesser für die Schilddrüsenaktivität angesehen werden.

Wichtig ist es in diesem Zusammenhang, die Bedeutung des sog. *Jodpools* kurz zu erläutern. Sicher macht es einen großen Unterschied, ob die Tracerdosis sich innerhalb der Schilddrüse mit einem großen, dort bereits vorhandenem Jodreservoir vermischt oder nicht.

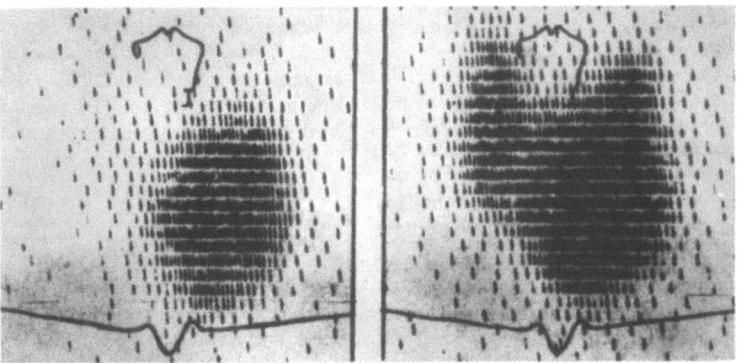

Abb. 279. Toxisches Adenom vor und nach Gabe von thyreotropem Hormon. Erst nach Applikation von TSH (rechts) stellen sich auch die funktionell ruhiggestellten Drüsenabschnitte außerhalb des toxischen Adenoms dar. (Nach P. DOERING, Verh. der Dtsch. Ges. für Innere Medizin. München: J. F. Bergmann 1961, S. 90)

Verhältnis der J¹³¹-Aufnahme nach 2 Std zu der nach 24—48 Std (normal zwischen 30—55%, bei Hyperthyreosen höher, bei Hypothyreosen niedriger).

Der J¹³¹-Abfall im Blut in der Jodidphase erfolgt dementsprechend bei der Hyperthyreose relativ schnell, bei der Hypothyreose ausgesprochen träge. Die J¹³¹-Ausscheidung im Urin verhält sich korrelativ, d.h. relativ hohe Ausscheidung bei der Hypothyreose (= geringe J¹³¹-Utilisation), sehr niedrige Werte bei Hyperthyreosen.

Recht charakteristisch ist auch der Verlauf des Kurvenabfalles der Speicherungswerte vom Maximum ab: Steilheit des Kurvenabfalles — entsprechend dem raschen Einbau des gespeicherten J¹³¹ in das Hormonmolekül — bei Hyperthyreosen (sog. „Jodorrhoe der Schilddrüse"), ausgesprochen träger Abfall vom

In einer jodreichen Follikelproliferation (in der Abb. 280 oben) wird sich das anorganische Jod¹³¹-Jod-¹²⁷-Gemisch, das nach der Tracerapplikation im Blut entsteht, mit einer großen Menge nicht markierten organischen Jods mischen. Das in den ersten 24—48 Std sezernierte PBJ wird daher nur schwach markiert (wie z.B. bei jodreichen Kolloidstrumen). Bei Drüsen mit geringerem Jodgehalt ist das Verhältnis umgekehrt, wie z.B. bei der Restschilddrüse nach Strumektomie.

Die übliche J¹³¹-Diagnostik wird durch Zusatzteste in ihrer Aussagekraft noch wesentlich erhöht:

1. Beim *TSH-Test* wird die Reaktion der Schilddrüse auf TSH-Gaben (und zwar im Hinblick auf J¹³¹-Speicherung und Grundumsatzverhalten) überprüft, wodurch sich primäre und sekundäre (hypophysäre) Hypothyreosen voneinander unterscheiden lassen. Es handelt sich hierbei also um ein Analogon des ACTH-Testes.

---

[11] Im 24 Std-Test zeigt die euthyreote Schilddrüse eine Aufnahme von 24—30% der Testdosis, bei Hyperthyreosen zwischen 55—75%, und bei Hypothyreosen von 5—10%.

[12] Normal bis 0,30%. Die sog. *Konversionsrate* drückt das Verhältnis des PBJ¹³¹ zum Gesamt-J¹³¹ nach 48 Std aus.

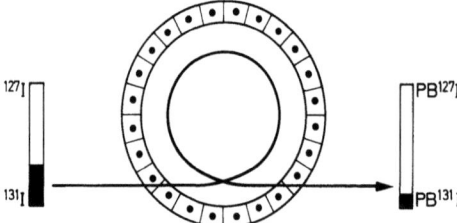

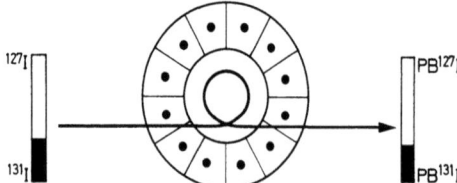

Abb. 280. Durch eine Kombination von J¹³¹-Speicherung in der Schilddrüse, PBJ- und PBJ¹³¹-Bestimmung sind praktisch alle Fälle von Hyperthyreosen richtig zu erfassen. Das gilt allerdings nur unter der Voraussetzung, daß keine Jodzufuhr bzw. Thyreostatikabehandlung vorausgegangen ist. Jodhaltige Medikamente wie aber auch Röntgenkontrastmittel können oft noch nach vielen Wochen eine beträchtliche Steigerung des zirkulierenden Jods (PBJ) und eine hypophysäre Bremsung der Schilddrüse mit niedriger J¹³¹-Speicherung herbeiführen. Für sich allein ist die PBJ¹³¹-Erhöhung zur Diagnose einer Hyperthyreose ohnehin nicht ausreichend (s. oben!). Ein erhöhter intrathyreoidaler Jodumsatz mit konsekutiv erhöhtem PBJ¹³¹ kann sich gelegentlich auch bei euthyreoten Situationen finden, z.B. wenn nach der Strumektomie

2. Beim T_3-Suppressionstest wird die Schilddrüse — gemessen an ihrer J¹³¹-Speicherung — normalerweise ruhiggestellt. Das ist auch bei euthyreoten Strumen der Fall, während die hyperthyreote Schilddrüse bzw. das toxische Adenom nicht mit einer Reduzierung der Jod¹³¹-Speicherung reagieren. Letzteres findet sich auch bei Patienten mit Exophthalmopathien ohne Hyperthyreose.

3. Der Perchlorat-Depletionstest beruht darauf, daß die Schilddrüse unter Perchlorat — offenbar auf dem Wege der kompetitiven Verdrängung bei der Jodination — die Fähigkeit verliert, anorganisches Jod festzuhalten. In der Schilddrüse nur locker gespeichertes Jod kann so wieder ausgeschwemmt werden.

4. Bei der Belastung mit radioaktivem Dijodtyrosin wird dieses nach 6 Std zu 90% in dejodierter Form im Urin ausgeschieden, während z.B. bei auf Dejodasemangel beruhenden Hypothyreosen dieser Prozentsatz wesentlich niedriger liegt.

5. Die J¹³¹-Trijodthyronin-Aufnahme durch die Erythrocyten gibt Aufschluß über die Ausschöpfung der Bindungskapazität des TBP: das J¹³¹-Trijodthyronin wird um so mehr an die Ery angelagert, je höher die TBP-Bindungskapazität — wie z.B. bei der Hyperthyreose — ausgelastet ist.

der Schilddrüsenrest — unter dem Einfluß vermehrter TSH-Produktion — zur Aufrechterhaltung euthyreotischer Verhältnisse ein schnelleres Arbeitstempo einschlägt und auch der sog. Jodpool verkleinert ist. Das PBJ und der Grundumsatz bleiben normal, in der Jodidphase findet sich eine schnelle Jodabnahme in der Schilddrüse. [Modifiziert nach F. Wyss, Schweiz. med. Wschr. 97, Nr. 50 (1967)]

6. Der Wirkungsmechanismus der thyreostatischen Substanzen

Aufgrund der tierexperimentellen Beobachtung, daß bestimmte Brassicaarten, in denen offenbar eine sog. Kohlkropfnoxe enthalten ist, z.B. bei Kaninchen zur kropfigen Entartung der Schilddrüse führen können, wurde später eine Reihe thyreostatischer Substanzen entwickelt, die — an verschiedenen Stellen — die Schilddrüsentätigkeit zu hemmen vermögen. Letzteres führt — via Hypophyse — zu einer vermehrten TSH- (und eventuell EPS-) Ausschüttung mit den entsprechenden Rückwirkungen auf die Größe der Schilddrüse (im Sinne eines strumigenen Effektes) bzw. deren histologisches Bild, wie eventuell aber auch zu einer Zunahme der Augensymptome bei der Hyperthyreose.

Am einfachsten zu verstehen ist dabei die Wirkung der Thyreostatica vom Perchlorat- bzw. Rhodanidtyp, bei denen die Schilddrüse

(offenbar auf dem Wege der kompetitiven Verdrängung bei der Jodination) die Fähigkeit verliert, anorganisches Jod festzuhalten, während bei den anderen Thyreostatica diese Fähigkeit erhalten bleibt. Ein Einfluß auf die weitere Hormonsynthese fehlt diesen Substanzen, sie sind jedoch in der Lage, in der Schilddrüse bereits gespeichertes Jodid wieder auszuschleusen.

Demgegenüber führen die übrigen Thyreostatica (Thiocyanat, Thioharnstoff, Thiouracil, Mercaptoimidazol) zu einer Hemmung der fermentativen Oxydation des Jodids bzw. des Eindringens der Jodide in die Schilddrüsenzelle (wie z.B. bei den Thiocyanaten) oder zu einer Hemmung der späteren Jodanlagerung an das Tyrosin. Das schon gebildete Hormon bleibt von dieser Hemmwirkung unbeeinflußt.

7. Der Einfluß von Jodidgaben auf die Schilddrüsenfunktion

Im Tierexperiment wird durch ein stark vermehrtes Jodidangebot die Schilddrüsenproduktion vorübergehend gehemmt. Beim Menschen können sich infolge längerer Jodmedikation u.U. Hypothyreosen bzw. eine Kropfbildung einstellen, wohl mehr über ein direktes Eingreifen des Jodids an der Drüsenzelle als auf dem Wege über den Hypophysenvorderlappen. Dieser Effekt wird im Rahmen der präoperativen Jodidbehandlung (nach PLUMMER) ausgenutzt, ist aber temporär und kann nach einer gewissen Zeit in sein Gegenteil

(bis zum Auslösen einer thyreotoxischen Krise) umschlagen. Daß andererseits u.U. auch schon kleine Jodgaben zur Basedowifizierung einer vorher euthyreoten Struma bzw. zum Auftreten eines sog. *Jodbasedow* Veranlassung geben können, ist schon lange bekannt und mahnt zur Vorsicht gegenüber der Jodtherapie. Warum die Jodide von Fall zu Fall, aber auch phasenhaft bei ein und demselben Patienten so unterschiedlich auf die Schilddrüse zu wirken vermögen, ist noch unklar.

8. Die Hyperthyreose

Die Schilddrüsenüberfunktion (Synonyma: M. Basedow, Graves Disease, M. Flajani) ist nach dem Diabetes mellitus die häufigste endokrine Erkrankung. Hinsichtlich ihrer Ätiologie und Pathogenese gibt sie uns auch heute noch manche Rätsel auf.

Angesichts der TSH-Stimulierbarkeit der Schilddrüsentätigkeit lag es natürlich nahe, in einer vermehrten TSH-Bildung den entscheidenden pathogenetischen Faktor zu sehen. Aber weder läßt sich histologisch eine Überaktivität der β-basophilen Zellen des Hypophysenvorderlappens beim M. Basedow nachweisen, noch ist eine übermäßige TSH-Konzentration im Blut bisher festgestellt worden[13]. Beim toxischen Adenom spricht sogar alles (verminderte J^{131}-Speicherung der periadenomatösen Bezirke) für eine *verminderte* TSH-Produktion.

Da Schilddrüsengewebe TSH zu inaktivieren vermag — überfunktionierendes Schilddrüsengewebe offenbar schneller bzw. stärker — läßt sich diesem Einwand allerdings entgegenhalten, daß zwar eine vermehrte TSH-Bildung nicht nachweisbar sei, aber nur deshalb, weil es eben beschleunigt inaktiviert würde. Sehr viel hat diese Auffassung aber nicht für sich. Ganz abgesehen davon, dürfte es eine einheitliche Pathogenese für *alle* Formen der Schilddrüsenüberfunktion sicher nicht geben.

Hinsichtlich der *Entstehungsbedingungen der Hyperthyreose* werden folgende Möglichkeiten diskutiert:

1. Die Schilddrüse erkrankt primär und löst sich aus ihren Regelkreisbeziehungen zum HVL, wie es beim toxischen Adenom der Fall ist (verminderte TSH-Bildung).

2. Es wird entweder mehr TSH gebildet oder es besteht eine abnorme TSH-Empfindlichkeit der Schilddrüse. Dagegen spricht allerdings, daß bei Hyperthyreosen meist *größere* TSH-Mengen als sonst zur weiteren Stimulierung der Schilddrüsentätigkeit notwendig sind.

3. Infolge herabgesetzter Ansprechbarkeit des Zwischenhirns auf die Hemmwirkung der Schilddrüsenhormone (im Hinblick auf die TSH- bzw. TRF-Produktion) erfolgt gewissermaßen eine Neueinstellung auf höherem Niveau.

4. Wird diskutiert die Bildung unbekannter Faktoren durch HVL bzw. Zwischenhirn, die die Hyperthyreose auslösen.

5. Teilweise wird auch an eine gestörte Relation zwischen T_3- und T_4-Bildung als Ursache hyperthyreotischer Zustände gedacht.

6. Die Bedeutung des LATS (s. S. 523) für die Hyperthyreoseentstehung ist noch nicht restlos klar. Immerhin läßt es sich bei dieser Erkrankung fast stets vermehrt im Blut nachweisen.

Jede der erwähnten pathogenetischen Möglichkeiten vermag einen Teil der Hyperthyreosesymptome zu erklären, andere wiederum nicht. Manches spricht — wie gesagt — dafür, daß die Pathogenese nicht für alle Formen der Schilddrüsenüberfunktion einheitlich ist: So ist das (nie mit einem stärkeren Exophthalmus verbundene) toxische Adenom sicher anderen pathogenetischen Gesetzmäßigkeiten unterworfen als die diffusen Schilddrüsenhyper-

[13] Bezüglich der möglicherweise größeren pathogenetischen Bedeutung der LATS-Konzentration im Serum sei auf S. 523 verwiesen.

plasien mit Exophthalmus. Gerade für die letzteren werden — angesichts der TRF-Steuerung der TSH-Produktion durch den Hypothalamus — neuerdings wieder stärker zentralnervöse Gesichtspunkte diskutiert, vor allem entsprechend der oben unter Punkt 3 erörterten pathogenetischen Möglichkeit. Damit wäre es vertretbar, von sog. *Entzügelungshyperthyreosen* (z.B. nach Encephalitis, Schädeltraumen, Pb- bzw. CO-Intoxikation) zu sprechen, dann nämlich, wenn der zentralnervöse Angriffspunkt der selbststeuernden Thyroxinwirkung ausgefallen oder in seiner Ansprechbarkeit entscheidend geschädigt ist. Die

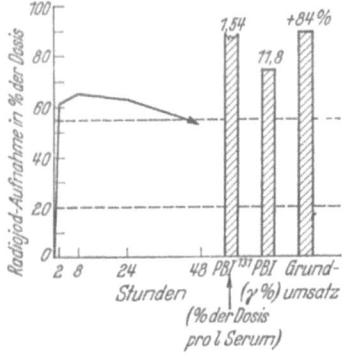

Abb. 281. Hyperthyreose mit diffuser Struma. (Nach K. OBERDISSE)

Schreckhyperthyreose des frettierten Wildkaninchens bildet für eine solche zentralnervöse Genese der Hyperthyreose ein lehrreiches Beispiel, ebenso die — allerdings seltenen — Fälle eines sog. Schreck-Basedow beim Menschen.

Sicher spricht manches für die Möglichkeit zentralnervöser Faktoren bei der Hyperthyreose-Entstehung, ein schlüssiger Beweis dafür steht aber noch aus, ganz abgesehen davon, daß es Hyperthyreosefälle gibt, bei denen — wie beim toxischen Adenom — der pathogenetische Akzent zweifelsohne ganz in der Peripherie liegt. Darüber hinaus ist sicher für die Hyperthyreose-Entstehung noch eine Reihe anderer Faktoren — teilweise exogener, teilweise endogener Natur — wirksam. Genannt sei u.a. nur der Einfluß der Ernährung auf die Hyperthyreose-Morbidität, die sich in dem Rückgang dieser Erkrankung besonders in Zeiten chronischer Unterernährung dokumentiert.

Aber gleichgültig, von wo aus primär das hyperthyreotische Geschehen in Gang gesetzt wird, entscheidend für das klinische Bild ist

und bleibt die Überproduktion an Schilddrüsenhormonen mit allen ihren nachteiligen Folgen für den Erkrankten.

Der Gesamthormonjodgehalt des Organismus ist dabei im übrigen unverändert. Es findet sich — als Folge der überstürzten Abgabe — relativ wenig Hormonjod in der Schilddrüse, demgegenüber relativ viel im extrathyreoidalen Raum (bis zu 46% des Gesamthormonjods, d.h. bis zum 10fachen der Norm). Der periphere Umsatz des Hormonjods ist dabei bis zum 5fachen der Norm erhöht, von etwa 80 γ/die bis auf über 400 γ/die. Die HWZ des radioaktiv markierten T_4, die normalerweise etwa 6 Tage beträgt, verkürzt sich entsprechend (auf 1—2 Tage), während sie bei Hypothyreosen auf fast das Doppelte der Norm verlängert sein kann.

Die Werte für PBJ und BEJ sind bei der Hyperthyreose i.a. deutlich erhöht (s. S. 520). Der Anteil des T_3 am Gesamthormonjod steigt bei der Hyperthyreose häufig an, vom Normalwert (bis zu 15%) maximal bis auf einen Anteil von 60%. Trotzdem ist es wohl nicht richtig, diese Verschiebung im Mengenverhältnis der beiden Thyronine schon als echte Dysthyreose zu bezeichnen. Ist doch die Überproduktion eines oder beider der schon *physiologischerweise* vorhandenen Hormone das Entscheidende.

Nach dem *anatomischen Verhalten der Schilddrüse* selbst sind die folgenden 3 *Hyperthyreoseformen* zu unterscheiden:

1. Mit diffuser Struma parenchymatosa (aktiv, kolloidarm). Einen Überblick über die wichtigsten Daten des Jodstoffwechsels bei einem derartigen Fall gibt Abb. 281.

2. Mit Knotenstruma (eventuell als sekundäre Basedowifizierung einer ursprünglich euthyreoten Struma).

Untergruppe: toxisches Adenom.

Auch reife Schilddrüsencarcinome mit ihren Metastasen können gelegentlich eine Thyreotoxikose unterhalten.

3. Ohne Struma (etwa 10—15%).

Von der unter 1. genannten Struma abzutrennen ist die *kompensatorische Schilddrüsenhyperplasie mit euthyreoter Stoffwechsellage*, deren Ursache in einer mangelnden Jodzufuhr bei oft gleichzeitig erhöhtem Bedarf bzw. bei Anwesenheit strumigener Substanzen in der Nahrung gelegen ist. Bei beschleunigter Jodidphase ist dabei die Hormonphase unauffällig, der Suppressionstest (s. S. 526) — im Gegensatz zur Hyperthyreose — normal.

a) Symptomatologie der Hyperthyreosen

Besonders eindrucksvoll bei der Schilddrüsenüberfunktion ist die gesteigerte Erregbarkeit, die — wie eine Vielzahl anderer Beschwerden — aber keineswegs pathognomonisch ist, sondern in einem hohen Prozentsatz auch bei vegetativ Labilen angetroffen wird (s. Tabelle 71).

Im einzelnen sind besonders hervorzuheben folgende Symptome: innere Spannung, quälende Unruhe, gesteigerter Bewegungsdrang bis zur Unrast, ungeordnete und unökonomische Tätigkeit mit rascher Erschöpfbarkeit, Überempfindlichkeit gegen äußere Reize, Schlaflosigkeit, hastige Sprache, fahriger, sprunghafter Gedankenablauf, Konzentrationsschwäche, Steigerung von Hunger, Durst und Sexualtrieb (mit eventuellem späteren Umschlag in einen Libidoverlust), emotionale Labilität, euphorisch gefärbte Überaktivität, aber auch Angst- und Depressionszustände, psychische Alterationen, die sich im Coma basedowicum bis zur manischen Erregung und deliranten Dämmerzuständen steigern können.

Das *Elektroencephalogramm* zeigt bei Thyreotoxikosen nicht selten Dysrhythmien und die bioelektrischen Zeichen einer mesodiencephalen Störung, letzteres aber wohl als sekundäres Symptom und nicht als Hinweis auf eine primär gestörte diencephale Tätigkeit. Klinisch von Bedeutung sind die chronischen, manchmal mit Erregungszuständen und Krämpfen einhergehenden thyreotoxischen Encephalopathien, die besonders im Coma basedowicum bedrohlich in Erscheinung treten können.

Die auch im Schlaf anhaltende, digitalisrefraktäre Tachykardie findet sich in einem hohen Prozentsatz der Fälle. Charakteristisch ist die Neigung zu paroxysmalen Tachykardien bzw. Tachyarrhythmien. Man spricht in diesem Zusammenhang geradezu von *Thyreokardiopathien*. Die große Blutdruckamplitude (*Pende*-sches Zeichen) ist die Folge eines erhöhten Schlag- und Minutenvolumens bei gleichzeitiger Weitstellung der peripheren Gefäße. Die feuchtwarme Samthaut ist charakteristisch, ebenso die Wärmeintoleranz derartiger Patienten. Durch weitgehende Ausschöpfung der Funktionsreserven des Herzens schon in der Ruhe ist die Belastungsanpassung verschlechtert (rasche Erschöpfbarkeit). Das *EKG* zeigt die Erregungs-, später eventuell die sog. Ermüdungsform des Tachykardie-EKG.

Für die rasche Erschöpfbarkeit ist z.T. auch verantwortlich die Beeinflussung des Muskelstoffwechsels durch das Thyroxin, das auf die Kreatinphosphokinase hemmend einwirkt. Daneben besteht eine allgemeine Glykogenverarmung des Körpers. Beides ist, zusammen mit der ungünstigen Beeinflussung des Herzkreis-

laufsystems durch das Thyroxin, Ursache der oft auffälligen *Adynamie*. Diese kann sich im Rahmen der thyreotoxischen Myopathie bis zu Myasthenie-artigen Bildern steigern[14]. Auch im Rahmen des Coma basedowicum findet sich meist eine erhebliche Adynamie (hier nicht

Tabelle 71. *Beobachtete Häufigkeit der Symptome bei 101 Hyperthyreosen und 158 Euthyreosen.* (Nach G. LAUBINGER, R. GÜNTHER, G. GENTERS u. A. KERN: Verh. der Dtsch. Ges. für Innere Medizin. München: J. F. Bergmann 1965, S. 324)

	Hyper-thyreosen (%)	Euthy-reosen (%)
Nervosität	96%	86%
Wärmeüberempfindlich-keit	76%	32%
Schwitzen	63%	46%
Leistungsinsuffizienz	67%	42%
Appetitsteigerung	36%	17%
Appetitverlust	15%	21%
Gewichtsverlust	78%	39%
Gewichtszunahme	3%	13%
Häufige Stühle	40%	9%
davon Durchfall	17%	4%
Obstipation	8%	34%
Herzklopfen	58%	45%
Haarverlust	55%	33%
Nagelbrüchigkeit	35%	35%
Struma	88%	54%
Tastbares Schwirren	59%	1%
Hörbares Schwirren	88%	4%
Tachykardie über 100/min	65%	20%
Systolisches Geräusch	44%	14%
Betonter 1. Ton	67%	15%
Respiratorische Arrhythmie	2%	28%
Augenzeichen	68%	13%
Tremor	90%	58%
typische Haut-veränderungen	76%	12%

selten kombiniert mit bulbärparalytischen Symptomen). Zu erwähnen bleiben die oculäre Myopathie bei der endokrinen Ophthalmopathie sowie die gelegentlichen periodischen Lähmungen bei der Thyreotoxikose. Demgegenüber sind der Hypothyreose mehr Muskelstörungen vom Myotonietyp zugeordnet.

Der feinschlägige *Tremor* ist in seiner Ursache noch nicht befriedigend geklärt. Er wird durch eine reziproke Innervation von Ago-

[14] Über die sowohl bei der Hyperthyreose wie der echten Myasthenie nicht selten vorkommende Thymushyperplasie ergeben sich hier vielleicht auch pathogenetische Querverbindungen.

nisten und Antagonisten in einer Frequenz von 8—10mal pro Sekunde bewirkt. Möglicherweise ist er extrapyramidalen Ursprungs und hängt mit einer Wirkung der Schilddrüsenhormone auf die subthalamischen Kerngebiete zusammen. Es besteht aber auch die Möglichkeit einer Thyroxin-bedingten Reizschwellenerniedrigung im Bereich der spinalmotorischen Nervenendigungen.

Entsprechend den oft erheblich gesteigerten Verbrennungsvorgängen finden sich oft subfebrile Temperaturen. Diese sind sicher z.T. auch zentral-nervösen Ursprungs. Angesichts der im Prinzip kontrainsulären Wirkung des Thyroxins (Sensibilisierung für die Adrenalinwirkung, verstärkte Glykogenolyse, Stimulierung der Nebennierenrindentätigkeit) erfolgt eine Verschiebung innerhalb des KH-Stoffwechsels in diabetogener Richtung, ein schon vorhandener Diabetes wird im allgemeinen ungünstig beeinflußt.

Die Steigerung der Verbrennungsvorgänge per se, gefördert noch durch die oft exzessive Motilität derartiger Patienten, die ungünstige Beeinflussung der KH-Ausnutzung, sowie die beschleunigte Darmpassage führen bei den ausgeprägten Hyperthyreosen zu einer erheblichen *Gewichtsabnahme*, und zwar trotz des gesteigerten Appetits.

Länger dauernde Hyperthyreosen gehen häufig mit pathologischen Auswirkungen auf das Skeletsystem einher, und zwar im Sinne osteoporotischer oder osteomalacischer bzw. fibroosteoklastischer Veränderungen. Die alkalische Phosphatase ist fast immer erhöht, was für eine gesteigerte Osteoklastentätigkeit spricht. Die Ursache dieser Osteopathien dürfte wohl im wesentlichen in der allgemeinen Beschleunigung des Stoffwechsels gelegen sein.

Besonders eindrucksvoll sind die *Augensymptome* bei der Basedowschen Erkrankung. Erwähnt sei hier — neben dem oft sinnfälligen Glanzauge — das durch Retraktion des Oberlides zustande kommende *Dalrymplesche* Zeichen = Sichtbarwerden eines oberen Skleralsaumes (Tonuserhöhung im M. levator palpebrae). Findet sich letzteres beim Blick nach unten, so ist das sog. *Graefesche* Zeichen vorhanden. Der langsame und seltene Lidschlag (*Stellwagsches* Phänomen) und die Konvergenzschwäche (*Moebiussches* Zeichen) vervollständigen die Symptomatologie der Augenbefunde, denen sich gelegentlich — durch retrobulbäre Druckschädigung der Augenmuskeln beim ausgeprägten Exophthalmus, vielleicht aber z.T.

auch durch nucleare Läsionen bedingt—Augenmuskelparesen hinzugesellen können.

Zweifelsohne das eindrucksvollste Symptom von seiten der Augen ist der *Exophthalmus*, eine in etwa 60—70% der Hyperthyreosen anzutreffende, meist beiderseitige (in 6% einseitige) Protrusio bulborum, die im Rahmen der sog. Merseburger Trias schon 1840 von BASEDOW (zusammen mit der Struma und der Tachykardie) als Hauptcharakteristikum der Erkrankung beschrieben wurde. Der Exophthalmus kann mit oder ohne Hyperthyreose auftreten und ist also *kein* Gradmesser für die Schwere der Erkrankung. Gibt es doch schwerste thyreotoxische Zustände (etwa beim toxischen Adenom) *ohne* Exophthalmus, und andererseits einen solchen (sogar in maligner progredienter Form) auch *ohne* Grundumsatzerhöhung. Nicht selten kommt es im Gefolge einer thyreostatischen Behandlung oder im Anschluß an eine Strumektomie zu einer Verstärkung des Exophthalmus, ein Faktum, das wichtige Hinweise auf die Entstehung des Exophthalmus gibt.

Der (vom TSH durch Fällung mit Trichloressigsäure) abtrennbare Exophthalmus-produzierende Faktor (*EPF*) wurde bereits auf S. 503, 523 besprochen. Im Rahmen seiner unter bestimmten Bedingungen offenbar vermehrten Ausschüttung kommt es zu einer verstärkten Mucopolysaccharid-Ablagerung mit ödematöser Verquellung des retrobulbären Fettgewebes. Beim ausgeprägten Bild des progredienten, therapeutisch oft kaum beeinflußbaren *malignen Exophthalmus* tritt neben die erhebliche Protrusio mit Lidödem eine schwere Chemosis der Conjunctiven. Augenmuskelparesen können sich einstellen, es kann zur Keratitis e lagophthalmo, zu Hornhautulcerationen und manchmal sogar zur Panophthalmie mit Verlust des Auges kommen.

Endokrine Ophthalmopathien (e.O.) sind in etwa 70% mit einer allerdings meist nicht allzu erheblichen Hyperthyreose kombiniert; sie können aber auch bei euthyreoter Stoffwechsellage (ganz selten sogar bei herabgesetzter Schilddrüsenfunktion) auftreten. Eine Übersicht über die Ursachen von 173 e.O.-Fällen, bei denen durchgehend ein erhöhter EPF-Gehalt im Serum nachgewiesen werden konnte, gibt die Tabelle 72.

E.O. sind beim weiblichen Geschlecht häufiger, nicht selten treten sie in zeitlichem Zusammenhang mit Pubertät, Gravidität und Klimakterium auf. Vielleicht deutet das darauf hin, daß über die erwähnten Faktoren hinaus die quantitative Verteilung der einzelnen glandotropen Hormone untereinander eine zusätzliche Rolle spielt. Dafür spricht u. a. auch das gelegentliche Auftreten eines Exophthalmus bei der Akromegalie. Manchmal findet sich auch bei der Cushingschen Erkrankung ein solcher. Im Tierexperiment läßt sich durch Cortison ein Exophthalmus gelegentlich auslösen. Die therapeutische Wirksamkeit des Cortisons bei der e.O. steht damit allerdings in einem vorerst nur schwer zu vereinbarenden Gegensatz.

Die e.O.-Patienten haben meist einen normalen TSH-Spiegel, während der EPF-Gehalt des Serums stets erhöht ist, letzterer steht also *nicht* mit der TSH-Sekretion in Zusammenhang, d. h. TSH- und EPF-Bildung bzw. Ausschüttung durch den Hypophysenvorderlappen sind nicht miteinander korreliert.

EPF ist beim Gesunden im Serum nicht nachweisbar und tritt auch keineswegs bei jeder Schilddrüsenfunktionsstörung auf, ist aber ein konstanter Bestandteil aller menschlichen Hypophysen. In den ersten Wochen nach der Ektomie blander Strumen kommt es vorübergehend zu einer TSH- und EPF-Erhöhung im Serum, eine Parallelität ihrer Inkretion scheint also vorzukommen, ist aber keineswegs obligat.

Im Hinblick auf die pathogenetischen Mechanismen, die zur e.O. führen können, ist auch die erfolgreiche Therapie solcher Zustände aufschlußreich. Nicht nur durch die Röntgenbestrahlung der Hypophyse bzw. die Hypophysektomie (mit Ausschaltung der EPF-Produktion), sondern auch durch die totale Thyreoidektomie gelingt es oft, den Exophthalmus zur Rückbildung zu bringen. Danach scheint der EPF also *nicht allein* die e.O. auszulösen, sondern auch die Schilddrüse selbst daran entscheidend Anteil zu haben. Es muß dabei vorerst offen bleiben, ob dem T_3 oder vielleicht aus der Schilddrüse wieder frei werdenden TSH-Metaboliten eine zusätzliche Bedeutung zukommt.

Zu erwähnen ist noch ein eigenartiges, pathogenetisch ähnlich wie die e.O. zustande kommendes Phänomen, das sog. *lokalisierte Myxödem*. Es handelt sich dabei um besonders über der Tibia anzutreffende derbe, apfelsinenschalenartige Hautveränderungen, in denen eine vermehrte Ablagerung von Mucopolysacchariden bzw. Hyaluronsäure sowie Mast- und Plasmazellen nachgewiesen werden kann. Stets findet sich gleichzeitig ein Exophthalmus, meist im Sinne eines e.O. Brüske Drosselungen der Schilddrüsenfunktion durch Bestrahlung, Thyreostatika, Strumektomie scheinen auch

hier — wie bei der e.O. — wichtige Manifestationsursachen zu sein.

b) Coma basedowicum

Die akute thyreotoxische Krise (Coma basedowicum, Thyroid storm) ist erfreulicherweise eine relativ seltene, häufig (in 50—60%) letal endende, fulminante Verlaufsform der Thyreotoxikose.

Traumatische, infektiöse oder psychische Stress-Situationen werden als auslösend beschrieben. Auch postoperativ kann ein Umschlag in eine akute thyreotoxische Krise erfolgen.

Tabelle 72. *Zur Pathogenese bei 173 euthyreoten endokrinen Ophthalmopathien.* (Nach F. HORSTER: Verh. der Dtsch. Ges. für Innere Medizin. München: J. F. Bergmann 1965, S. 275)

A. Ophthalmopathie als Restzustand bzw. Folge:	
1. nach einer Hyperthyreosebehandlung	
a) mit antithyreoidalen Substanzen (AS)	36
b) mit Radiojod	4
c) mit Operation	21
2. nach nicht indizierter Therapie mit AS	
a) bei blanden Strumen	22
b) bei vegetativ Labilen	16
B. Primär euthyreote endokrine Ophthalmopathie	
1. Manifestation bei	
a) Pubertät, post partum, nach Ovarektomie, Menopause-Beginn	41
b) Stress	4
c) Morbus Cushing, Akromegalie, Gynäkomastie	4
2. Manifestation spontan	
a) beidseitiger Exophthalmus	7
b) einseitiger Exophthalmus	18
	173

Die *Symptomatologie* ist recht charakteristisch: relativ plötzlicher Beginn mit extremer Unruhe, Pulsanstieg bis zu 200 Schlägen/min (eventuell mit Vorhofflimmern), Hyperthermie, heiße trockene Haut und Schleimhäute, Erbrechen, Durchfälle und allgemeine Dehydrierung, zunehmende Hinfälligkeit mit myasthenischen Symptomen (akute thyreotoxische Myopathie), vielfach auch unter dem Bild der Bulbärparalyse (Encephalopathia thyreotoxica) verlaufend mit Sprach- und Schluckstörungen. Delirante Zustände mit Desorientiertheit, schwerste Prostration mit Übergang ins Koma kennzeichnen das Terminalstadium dieses immer lebensbedrohlichen Zustandes. Anzeichen für ein terminales Nebennierenrinden-Versagen geben dabei auch für die Therapie wichtige Hinweise. Diese macht im übrigen von der temporären Ruhigstellung der Schilddrüse durch (in diesem Falle intravenöse) Jodgaben Gebrauch bzw. von der in gleicher Richtung wirksamen Anwendung injizierbarer Thyreostatica, neben einer zusätzlichen symptomatischen Therapie.

9. Die Hypothyreosen

Zunächst einmal sind hier zu unterscheiden das *sekundäre* hypophysäre Myxödem als Folge einer fehlenden TSH-Stimulierung (z.B. beim *Sheehan*-Syndrom) und das *primär* durch eine Erkrankung der Schilddrüse selbst zustande kommende Myxödem mit meist sogar erhöhtem TSH-Spiegel im Blut.

Da auch ohne TSH noch eine gewisse basale Schilddrüsenfunktion erhalten bleibt, sind bei letzterem die Hypothyreosesymptome ausgeprägter. Der TSH-Test (s. S. 525) erlaubt meist eine Differenzierung zwischen den beiden Hypothyreoseformen, ganz abgesehen davon, daß sich bei ihrer hypophysären Entstehung meist auch noch andere Folgeerscheinungen des Hypopituitarismus finden (s. Kapitel Hypophyse). Ganz selten gibt es aber offenbar auch sekundäre Hypothyreosen, bei denen sich der Ausfall der Vorderlappenfunktion ausschließlich auf die gestörte TSH-Bildung beschränkt. Der völligen Ausschaltung der Schilddrüse entspricht im übrigen eine Grundumsatzerniedrigung von 40%, d.h. das Ausmaß der Verbrennungsvorgänge ist zu etwa 60% Schilddrüsen-*un*abhängig.

Die peripheren Hypothyreosen lassen sich (in Anlehnung an BANSI) folgendermaßen einteilen:

I. Hypothyreosen ohne Schilddrüsenvergrößerung

1. Angeborene Hypo- bzw. Athyreose infolge Lageanomalie (z.B. bei der Struma lingualis) oder infolge einer intrauterin durchgemachten Thyreoiditis
2. Das kindliche Myxödem
3. Spontane Hypothyreosen (besonders beim weiblichen Geschlecht), vielfach auch als genuines Myxödem bezeichnet. Möglicherweise stellen diese das Endstadium einer klinisch unauffällig verlaufenen Immun-Thyreoiditis (HASHIMOTO) dar, wie die nicht selten dabei nachweisbaren Schilddrüsenantikörper annehmen lassen.
4. Als Operations- bzw. Bestrahlungsfolge (incl. J^{131}-Therapie).

II. Hypothyreosen mit Kropf

1. Nach Thyreoiditis
2. passager nach Thyreostatica-Einwirkung
   a) Hemmung der Jodination (Perchlorat, Thiocyanat)
   b) Hemmung der Jodisation (Thioharnstoff, Mercaptoimidazol)
   c) infolge Hemmung beider Phasen (PAS, Resorcin, Jod, Kobalt)
3. Hypothyreosen infolge angeborener Störung der Hormonsynthese

III. Der peripher bedingte Hypometabolismus (gelegentlich auch als tertiäre Hypothyreoseform bezeichnet)

Die Tatsache, daß die Schilddrüsenhormone in ihrer Wirkung auf eine normale Ansprechbarkeit der Peripherie angewiesen sind, läßt die Möglichkeit von Störungen auch auf diesem Niveau zu. Das hat zu der Aufstellung des Begriffes der sog. *„tertiären Hypothyreosen"* geführt. Auf der anderen Seite kann eine Überproduktion an Schilddrüsenhormonen mangels entsprechender Ansprechbarkeit der Peripherie auch mit normalen Verbrennungsvorgängen in der Peripherie bzw. mit einem normalen Grundumsatzwert verbunden sein.

Daß auch lang anhaltender *Jodmangel* zu einer Schilddrüsenschädigung zu führen vermag, wird später noch zu besprechen sein. Eine über längere Zeit (z.B. zu Entfettungszwecken) betriebene Thyreoideamedikation kann in gleicher Weise gelegentlich eine Hypothyreose im Gefolge haben. Die vereinzelt nach Entbindungen und nicht allzu selten im Klimakterium auftretenden Hypothyreosen erklären die höhere Morbidität des weiblichen Geschlechtes auch bei dieser endokrinen Erkrankung.

a) Myxödem des Erwachsenen

Pathologisch-anatomisch findet sich beim Myxödem ein teilweiser bindegewebiger Ersatz des Schilddrüsenparenchyms, einzelne kolloidhaltige Epithelinseln bleiben jedoch im allgemeinen erhalten. Erst wenn das Schilddrüsengewicht weniger als ein Viertel des Normalen beträgt (z.B. nach Resektionen), ist mit hypothyreotischen Symptomen zu rechnen. Im Unterhautbindegewebe, aber auch in vielen inneren Organen (z.B. im Herzen, Magen), findet sich eine charakteristische Durchtränkung mit mucoiden Substanzen.

Die *landschaftliche Verteilung* der Hypothyreose ist verschieden, Gebiete mit endemischer Struma sind bevorzugt. Dort sind meist beide Geschlechter gleichmäßig betroffen, während sonst das Myxödem bei Frauen etwa 7mal häufiger ist. Der Morbiditätsgipfel liegt im

deren phänotypische Veränderung aufmerksamen Beobachtern allerdings nicht entgeht.

Die bei der Hypothyreose oft anzutreffende *Anämie* ist meist normochrom und Ausdruck einer medullären Hyporegeneration. Infolge der nicht selten anzutreffenden Achylie können aber auch Fe-Nachschubstörungen bzw. eine mangelhafte Vitamin B_{12}-Resorption mit im

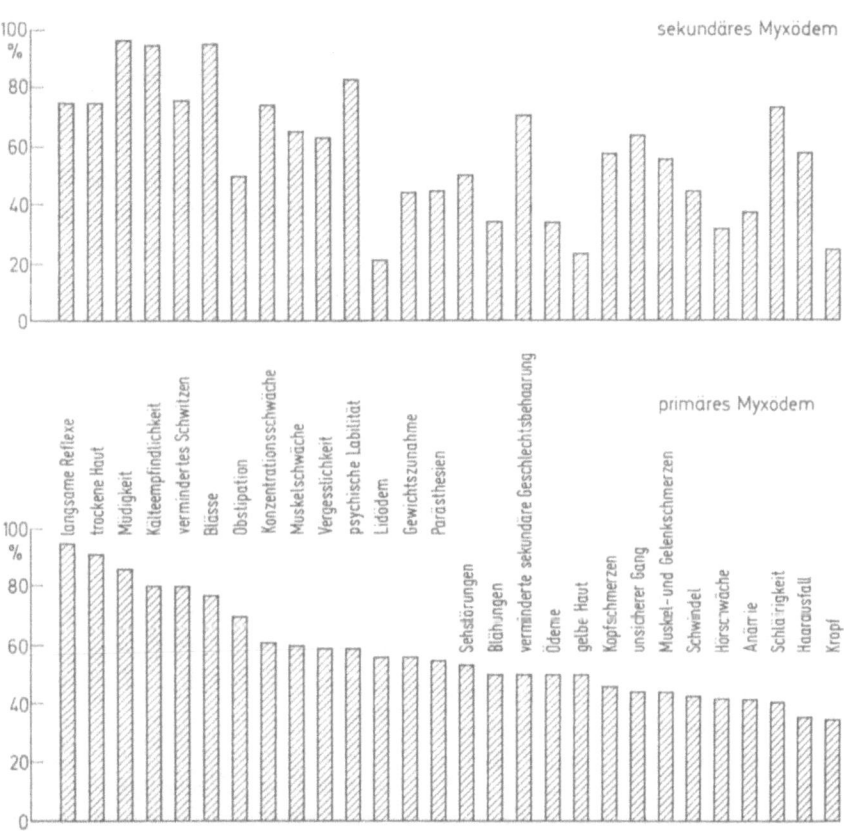

Abb. 282. Beobachtete Häufigkeit der Symptome bei primären und sekundären Hypothyreosen (nach F. Wyss, Schweiz. Med. Wschr. 1967, S. 1671)

übrigen jenseits des 35. Lebensjahres. Bevorzugt betroffen sind Frauen im Klimakterium mit mehreren vorausgegangenen Schwangerschaften. Im übrigen ist die idiopathische Hypothyreose des Erwachsenen etwa 8mal seltener als die Zahl der Hyperthyreosen.

Das *klinische Bild* (s. dazu auch Abb. 282) ist durch die Verlangsamung aller körperlichen und psychischen Funktionen gekennzeichnet. Das subjektive Krankheitsgefühl ist dabei anfänglich oft auffallend gering. Hartnäckige Obstipation und erhöhte Kälteempfindlichkeit bilden — als vieldeutige Erscheinungen — oft die einzigen Beschwerden derartiger Patienten,

Spiele sein. Eine echte *Myxödemperniciosa* wurde so vereinzelt beschrieben. Das weiße Blutbild zeigt meist eine Neigung zur Granulocytopenie mit relativer Lymphocytose.

Im Rahmen des Magen-Darmkanals fällt auf die erhebliche Atonie des Darmes mit Obstipation, die sich gelegentlich bis zum atonischen Ileus steigern kann.

Die nicht seltenen Gallensteine hängen möglicherweise mit der oft erheblichen Hypercholesterinämie zusammen. Zu Lasten der letzteren geht wohl — wenigstens teilweise — auch die oft ausgeprägte und vorzeitige allgemeine Atherosklerose.

In der glatten wie in der quergestreiften Muskulatur können vermehrt Mucopolysaccharide und Wasser eingelagert werden. Die Muskulatur erscheint dadurch gelegentlich pseudohypertrophisch, sie ist aber in Wirklichkeit hypoton, die grobe Kraft herabgesetzt. Eine idiomuskuläre Wulstbildung findet sich bei der hypothyreotischen Myopathie; diese ist aber — im Gegensatz zur echten Myotonie — durch Willkürbewegungen wieder rasch zu beseitigen. Auch spontane, schmerzhafte Muskelkrämpfe bzw. Myogelosen, die sich durch Dehnung oder Lockerungsübungen wieder beseitigen lassen, wurden beschrieben.

Die Sehnenreflexe, besonders der *Achillessehnenreflex* laufen als träge, wurmförmige Zuckungen ab. Offenbar kontrahiert sich der Muskel verzögert, aber auch die Erschlaffung erfolgt sehr langsam. Es besteht dabei eine diagnostische Signifikanz parallel zum Ausfall des Radiojodtestes.

Die ASR-Zeitmessung wird so zu einem Gradmesser für die Schilddrüsenaktivität. Mittels eines elektronisch arbeitenden Registriergerätes wird dabei die Zeit gemessen, die vergeht vom Beginn des Hammerschlages bis zur Hälfte der Erschlaffungsphase. Die ASR-Zeit ist bei der Hypothyreose gegenüber der Norm (270—310 msec) deutlich verlängert, bei der Hyperthyreose verkürzt.

Das Vollbild des Myxödems ist schon vom Aspekt her sehr charakteristisch[15]. Der Gesichtsausdruck ist leer und stumpf. Die Nase wirkt plump, die Lippen wulstig, die Lider sind verdickt, die Mimik ist spärlich und verlangsamt.

Die *Haut* ist pastös, trocken und rauh, an Knien und Ellbogen oft leicht schuppend, im übrigen kühl und oft blaß-gelblich. Die Haare sind dünn, spärlich und brüchig. Die Neigung zum Haarausfall betrifft auch die lateralen Abschnitte der Augenbrauen (*Hertoghesches* Zeichen) und die Sekundärbehaarung. Akne und Ekzem werden nicht selten beobachtet, Wunden heilen schlecht, eine deutliche Schweißbildung fehlt. Die Nägel sind brüchig, Zahncaries ist häufig. Auch die Schleimhäute erscheinen durch Zunahme des submucösen Gewebes verdickt, die Zunge vergrößert, rissig und schwer beweglich (*Makroglossie*). Die Schleimhautschwellung im Kehlkopf führt zu

einer tonlosen krächzenden Stimme. Myxödematöse Verschwellungen im Mittelohr, vielleicht aber auch eine Viscositätsänderung der Cochleaflüssigkeit sind wahrscheinlich Ursache der oft anzutreffenden *Schwerhörigkeit*.

Müdigkeit, großes Schlafbedürfnis, Trägheit bis zur Apathie, Antriebsarmut, Interesse- und Entschlußlosigkeit mit Nachlassen der Konzentrations- und Merkfähigkeit, überhaupt eine Verlangsamung aller Denkabläufe (*Bradyphrenie*) kennzeichnen die seelisch-geistige Situation derartiger Kranker. Appetit und Libido sind herabgesetzt, Graviditäten sind auch aus anderen Gründen selten.

Parallel zum Hypometabolismus der Hypothyreose findet sich nicht nur eine verlangsamte und flache Atmung, sondern meist auch eine *Hypothermie* mit Rectaltemperaturen zwischen 35,5 und 36,5° C. Die Wärmeproduktion bei Kälteexposition andererseits ist verringert, die Kälteüberempfindlichkeit derartiger Patienten damit verständlich.

Hinzu kommt, daß die Gluconeogenese offenbar verlangsamt erfolgt, die Nebennierenrindentätigkeit träge wird (herabgesetzte 17-OHCS-Exkretion). Der Blutzucker zeigt bei der Glucosebelastung eine lange und flache Kurve mit verstärkter hypoglykämischer Nachschwankung. Die KH-Toleranz ist zwar erhöht, aber auch die Insulinempfindlichkeit ist herabgesetzt.

Von besonderer Bedeutung sind die Rückwirkungen der Hypothyreose auf das *Herzkreislaufsystem*: Röntgenologisch findet sich infolge Mucopolysaccharid-Durchtränkung oft eine erhebliche Dilatation des Herzens, z.T. auch infolge von Perikardergüssen. Das *EKG* zeigt eine Niedervoltage, eventuell eine QT-Verlängerung, manchmal av-Überleitungsverzögerungen. Das Minutenvolumen ist verringert, die Bradykardie oft eindrucksvoll. Die träge Blutströmung läßt sich auch capillarmikroskopisch objektivieren. GFR und PAH-Clearance sind herabgesetzt. Die Wasserretention ist auch im Rahmen des Volhardschen Wasserversuches evident[16].

---

[15] Immerhin vergehen z.B. beim postoperativen Myxödem oft Wochen bis Monate, bis die richtige Diagnose gestellt wird, beim idiopathischen Myxödem dauert es im Durchschnitt sogar meist 3—4 Jahre.

[16] Im Blut findet sich eine Hypercholesterinämie sowie eine Erhöhung der Blutfette. Die Hypercarotinämie erklärt sich aus der erst unter Thyroxineinfluß ausreichend zustandekommenden Bildung des Vitamin A aus Carotin. Die Elektrophorese ergibt eine Tendenz zur Erhöhung der β- und γ-Globuline, die BSG ist oft leicht beschleunigt.

Das eiweißgebundene Jod (PBJ) liegt bei Hypothyreosen unter 4 γ-%. Im J¹³¹-Test läßt sich eine verzögerte Jodaufnahme durch die Schilddrüse (oft nur bis zu 10% der Testdosis) und eine verzögerte Hormonjodabgabe (d.h. eine sehr niedrige Konversionsrate) nachweisen. Die J¹³¹-Ausscheidung im Urin ist entsprechend hoch.

Der Grundumsatz sinkt beim hypophysären Myxödem aus den schon erwähnten Gründen nur um etwa 20—30% ab, beim kompletten primären Myxödem demgegenüber bis auf Werte von —40%.

Das *Myxödemkoma* tritt gelegentlich als stets lebensbedrohliche Komplikation auf, z.B. nach Unterkühlung im Winter: Extreme Hypothermie (bis zu 35° rectal) mit Cyanose, erheblicher Bradykardie und schließlich nicht mehr meßbarem Blutdruck, langsame und oberflächliche Atmung sind dabei charakteristisch. Schließlich bildet sich ein tiefes Koma mit Hirnschwellung aus, dem etwa 80% der Patienten erliegen. Nur durch sofortige intravenöse Schilddrüsenhormon-Substitution in Kombination mit Cortisonpräparaten kann dieser Ausgang gelegentlich abgewendet werden.

b) Das jugendliche Myxödem

Als juveniles Myxödem bezeichnet man die Fälle, bei denen eine Schilddrüseninsuffizienz schon in der Kindheit auftritt. Autoimmunologische Vorgänge werden als ihre häufigste Ursache vermutet.

Zeitpunkt und Ausmaß der Schilddrüsenunterfunktion sind für das klinische Bild entscheidend, das schweregradmäßig zwischen dem endemischen Kretinismus und dem Erwachsenen-Myxödem steht. Besonders kennzeichnend ist die Wachstumshemmung mit Zurückbleiben des Knochenalters. Die Körperproportionen bleiben kindlich. Infolge der verringerten Osteoblastentätigkeit ist der Matrixaufbau des Knochens gestört. Es kommt zur Ausbildung dichter unregelmäßiger Kalkablagerungen an den Epiphysenfugen, ohne daß sich diese schließen. Primäre Amenorrhoe sowie analoge Störungen bei den Knaben kennzeichnen die gestörte Sexualfunktion. Es findet sich eine herabgesetzte 17-Ketosteroid- und Gonadotropin-Ausscheidung im Harn. Der hohe Serum-Cholesterinspiegel sowie niedrige BPJ-Wert weisen auf die gestörte Schilddrüsenfunktion hin, die nur durch eine rechtzeitige Behandlung mit Schilddrüsenhormonen hinsichtlich ihrer sonst schwerwiegenden Folgen für die körperliche und geistige Entwicklung ausgeglichen werden kann.

c) Kretinismus

Eine kongenitale Aplasie (Athyreose) oder Hypoplasie der Schilddrüse bzw. andererseits enzymatisch bedingte Störungen der Hormonproduktion sind die Ursachen dieser Erkrankung.

Da der Kretinismus bei der Geburt noch nicht erkennbar ist, muß man annehmen, daß intrauterin die mütterlichen Schilddrüsenhormone auch für das Kind ausreichend sind, das gilt wohl auch noch für die Stillperiode.

Prinzipiell kann der Kretinismus in zwei Formen auftreten:

1. als *endemischer Kretinismus* in Jodmangelgebieten, in denen die systematische Vollsalzprophylaxe[17] der letzten Jahrzehnte zu einem rapiden Rückgang dieser Erkrankung geführt hat. Man unterscheidet im übrigen zwischen dem endemischen Kretinismus mit und ohne Kropfbildung.

2. als *sporadischer Kretinismus*, der durch verschiedenartige Störungen der Hormonsynthese ausgelöst wird.

Es finden sich dabei, da die Hormonsynthese infolge enzymatischer Mängel auf mehr oder weniger inaktiven Vorstufen stehen bleibt, über eine vermehrte TSH-Produktion sog. *Jodfehlverwertungsstrumen*.

Von den zahlreichen *Jodfehlverwertungsstörungen*, die entweder angeboren oder erworben vorkommen, können hier nur die wichtigsten kurz erwähnt werden:

1. Defekte der Jodination, bei denen die vergrößerte Schilddrüse selbst nach TSH kein Jod zu speichern vermag.

2. Störungen der Jodisation, bei denen die Schilddrüse das angereicherte Jodid nicht oder nur ungenügend in organische Bindung überzuführen vermag (häufigste Form der Jodfehlverwertung).

3. Kann im Rahmen des sog. Koppelungsdefektes die Kondensation des Mono- bzw. Dijodtyrosins zu den fertigen Hormonen gestört sein.

4. Beim Dejodasemangel werden die bei der Proteolyse des Jodthyreoglobulins freiwerdenden Hormonvorläufer Mono- und Dijodtyrosin nicht — wie

---

[17] Tafelsalz mit Jodzusatz im Verhältnis 1:20000 bis 200000. Der tägliche Jodbedarf liegt bei etwa 70—150 γ. Ca- und F-Reichtum des Wassers können kompetitiv wirksam werden bzw. die Jodverwertung verschlechtern.

normalerweise — dejodiert, sondern verlassen vielmehr mit den fertigen Hormonen die Drüsen und lassen sich in reichlicher Menge in Blut und Harn nachweisen.

5. Beim Proteasemangel kommt es zu keiner ausreichenden Proteolyse des gespeicherten Jodthyreoglobulins.

6. Das sog. n-BEI-Syndrom ist dadurch gekennzeichnet, daß die Schilddrüse jodhaltige Bruchstücke oder Vorläufer von Jodthyreoglobulin verliert, die hormonal inaktiv sind und sich nicht mit n-Butanol extrahieren lassen.

Unter den *klinischen Krankheitsbildern mit Jodfehlverwertung* sind solche angeborener und erworbener Natur zu unterscheiden. Unter den ersteren ist der sporadische kropfige Kretinismus einschließlich des sog. *Pendred*-Syndroms zu erwähnen. Letzteres stellt die Kombination einer Hypothyreose (infolge Jodisationsstörung) mit Schwerhörigkeit bis Taubheit, Intelligenzdefekten, verzögertem Auftreten der Knochenkerne und Epiphysendysplasien dar. Der sporadische angeborene Kretinismus kann aber auch *ohne* Vergrößerung der Schilddrüse auftreten.

Unter den *erworbenen* Jodfehlverwertungsstörungen sind vor allem zu nennen iatrogene Strumen, die durch eine nicht indizierte Einnahme von antithyreoidalen Substanzen verursacht sind sowie die *Struma lymphomatosa Hashimoto*. Bei dieser handelt es sich um eine offenbar autoimmunologisch bedingte Erkrankung, wobei die primär in der Schilddrüse angreifende Noxe nicht bekannt ist. Die auftretenden Autoantikörper richten sich dabei gegen das Jodthyreoglobulin im Kolloid oder gewisse Zellbestandteile der Drüse. Meist liegt eine defekte Jodisation vor. Es kommen aber auch andere Typen der Jodfehlverwertung vor. Die konsekutive lymphocytäre Infiltration der Schilddrüse hat dem Krankheitsbild den Namen gegeben. Der zunächst euthyreoten Situation folgt im weiteren Verlauf meist eine Hypothyreose, die eine lebenslange Medikation von Schilddrüsenhormon erforderlich macht.

Klinisch entwickelt sich die Erkrankung schleichend mit meist symmetrischer, derber Schilddrüsenschwellung ohne Schmerzen und ohne Entzündungserscheinungen, aber nicht selten mit einer Hypalbumin- und Hypergammaglobulinämie.

Histologisch findet sich eine dichte Infiltration des Interstitiums mit Lymphocyten und Plasmazellen. Die Follikel werden auf die Dauer schwer geschädigt. Thyreoglobulin oder Reste von Schilddrüsengewebe gelangen in die Blutbahn und geben zur Bildung von Autoantikörpern Veranlassung, die sich mittels Präcipitation, Komplementbindungsreaktion bzw. dem

sog. „tamed red cell agglutination test" erfassen lassen. Derartige Antikörper lassen sich aber auch bei einer Reihe anderer Schilddrüsenerkrankungen (z.B. beim Schilddrüsencarcinom) nachweisen und sind also nicht pathognomonisch für die Hashimoto-Struma.

Die Jodaufnahme durch die Schilddrüse ist zunächst meist normal, manchmal findet sich allerdings schon früh eine Jodfehlverwertung mit schneller Jodination, aber unzureichender Jodisation. Auch abnorm jodierte Verbindungen ohne Hormoneigenschaften (als Ausdruck einer partiellen Jodfehlverwertung) kommen vor. Der spätere Übergang unbehandelter Fälle in eine Hypothyreose ist die Regel.

Was im übrigen das *Vollbild des Kretinismus* betrifft, so ist dieses außer den Zeichen des Myxödems vor allem durch Entwicklungsstörungen des Skeletsystems charakterisiert. Die Verknöcherung der Schädelbasis erfolgt verlangsamt (mit Einziehung der Nasenwurzel). Das Längenwachstum bleibt zurück, die Epiphysenfugen schließen sich erst sehr verspätet bzw. unvollständig. Störungen — z.B. im Sinne einer Coxarthrose (sog. *Kretinhüfte*) — sind nicht selten. Das Zurückbleiben des Knochenkernalters ist röntgenologisch evident. Die Dentition erfolgt unvollkommen. Die sekundären Geschlechtsmerkmale gelangen nicht oder nur unzureichend zur Entwicklung. Die geistige Entwicklung ist stark retardiert bis zur Imbezillität, die emotionalen Regungen sind abgeschwächt, Gehör- und Sprachstörungen sind häufig.

Eine Cholesterinspiegelerhöhung ist konstant, das EKG zeigt Niedervoltage mit T- und P-Abflachung sowie QT-Verlängerung. PBJ ist erniedrigt, oft unter $2\,\gamma\text{-}\%$. Die J^{131}-Aufnahme durch die Schilddrüse ist abnorm gering.

Auch in der späteren geistigen Entwicklung derartiger Kretins fehlen Initiative und Aktivität weitgehend. Lernen durch Nachahmung ist bis zu einem gewissen Grade möglich, das Gedächtnis, besonders der Orientierungssinn sind relativ gut. Groß ist die Infektanfälligkeit, die Lebenserwartung so meist verkürzt.

10. Die Thyreoiditis bzw. Strumitis

Im Rahmen der entzündlichen Schilddrüsenerkrankungen sind zu unterscheiden (klinisch vielfach nur unter Zuhilfenahme der Schilddrüsenbiopsie diagnostizierbar):

1. Die *akute eitrige Thyreoiditis* (Th. suppurativa), die sich als metastatische Absiedlung (z.B. im Rahmen einer Staphylokokkensepsis) entwickeln kann. Auch ein tuberkulöser Befall der Schilddrüse kommt gelegentlich vor. Ein „destruiertes" Szintigramm kann hier oft hinweisend sein.

2. Die *nichteitrige akute oder subakute Thyreoiditis* (DE QUERVAIN), die histologisch mit Leukocyteninfiltration, granulomatösen Veränderungen, z.T. auch Riesenzellbildung einhergeht, letzteres wohl infolge Fremdkörperwirkung des körpereigenen Kolloids. Eine Virusätiologie wird dabei diskutiert. Klinisch steht im Vordergrund die plötzliche oder allmähliche schmerzhafte Schilddrüsenschwellung mit Schluckbeschwerden, Heiserkeit und Schmerzen beim Kopfbeugen, allgemeinem Krankheitsgefühl, beschleunigter BKS, α2-Globulinvermehrung, geringer Leukocytose, leichter Temperaturerhöhung. Die J^{131}-Aufnahme durch die Schilddrüse ist vorübergehend deutlich herabgesetzt, das PBJ manchmal leicht erhöht. Der Krankheitsverlauf ist oft protrahiert, manchmal eine spätere Hypothyreose die Folge. Eine atrophische Thyreoiditis kann schließlich mit erheblicher Verkleinerung des Organs einhergehen.

3. Die seltene, oft mit der Umgebung verbackene, sog. „eisenharte" *Struma Riedel* ist wahrscheinlich nur das Endstadium einer chronischen Entzündung mit progredientem Ersatz des Schilddrüsenparenchyms durch Schwielengewebe und keine nosologisch-ätiologische Krankheitseinheit. Hypothyreosesymptome sind im fortgeschrittenen Stadium zu erwarten.

11. Die endemische euthyreote Struma

Die Bezeichnung kennzeichnet die Kombination einer Schilddrüsenvergrößerung mit normaler Funktion wie aber auch ihr gebietsweise gehäuftes Vorkommen.

Ein absoluter oder relativer Jodmangel (gesteigerter Bedarf bei vielfach zugleich unzureichender Jodverwertung durch die Schilddrüse) sind hier ursächlich entscheidend. Es handelt sich also um eine kompensatorische Hypertrophie der Schilddrüse mit vergrößerter Aufnahmefläche zum Zwecke der Aufrechterhaltung bzw. Wiederherstellung euthyreoter Verhältnisse.

Durch Jodmangel können — via erhöhter konsekutiver TSH-Ausschüttung — auch tierexperimentell Strumen erzeugt werden, ein Ergebnis, das nach der Hypophysektomie ausbleibt.

Der geringe Jodgehalt des Trinkwassers bzw. der pflanzlichen und tierischen Nahrungsmittel in Endemiegebieten (z.B. in manchen Alpentälern und dem Hochschwarzwald) führt bei einer täglichen Zufuhr unterhalb von 50 γ (= *absoluter Jodmangel*) meist über kurz oder lang zur Kropfbildung, wobei allerdings noch andere Manifestationsfaktoren mit wirksam sind. Der Erfolg der Jodprophylaxe in diesen Gebieten (s. Fußnote S. 535) läßt an der entscheidenden Bedeutung des Jodmangels keinen

Zweifel zu. Hoher Ca- bzw. Fluorgehalt des Wassers können dabei kompetitiv die Jodaufnahme durch den Organismus verschlechtern. Auf die strumigene Bedeutung einseitiger Kohlernährung (Vinylthiooxazolidin) wurde bereits anläßlich der Besprechung der Thyreostatica hingewiesen.

Ein *relativer Jodmangel* kann sich u.U. bei erhöhtem Bedarf (z.B. während der Pubertät, Gravidität und Lactation) einstellen und dann strumigen wirken. Ganz besonders wird das natürlich der Fall sein, wenn sich sporadisch-familiär bzw. genetisch bedingte, aber noch bis zur Euthyreose kompensationsfähige enzymatische Störungen des Hormonaufbaues damit kombinieren, gewissermaßen als formes frustes des sporadischen Kretinismus. Es findet sich in diesen Fällen zwar eine rasche J^{131}-Aufnahme durch die Schilddrüse, aber kein entsprechender Anstieg des PBJ^{131} im Serum. Es liegt auf der Hand, daß die Zufuhr von Schilddrüsenhormonen in solchen Fällen — über eine Reduzierung der TSH-Ausschüttung — antistrumigen wirkt, während beim ausschließlichen Jodmangel selbstverständlich dessen genügende Zufuhr ausreichend ist (täglich 100—150 γ, bei Kindern 500—1000 γ über Wochen bis Monate).

12. Maligne Schilddrüsenerkrankungen

Bei der Struma maligna unterscheiden wir einmal das besonders in die regionären Lymphknoten metastasierende *maligne Papillom* und das *metastasierende Adenom* bzw. die wuchernde *Struma Langhans*, die mehr in Lungen und Skelet hinein metastasieren, J^{131} zu speichern vermögen und trotz der Metastasen einen relativ gutartigen protrahierten Verlauf aufweisen. Auch über ihre — dann röntgenologisch erfaßbaren — Metastasen vermögen diese Geschwülste, gelegentlich auch noch nach der Strumektomie, eine leicht hyperthyreote Stoffwechsellage zu unterhalten.

Demgegenüber speichern das *undifferenzierte Schilddrüsencarcinom* wie aber auch *Sarkom* im allgemeinen kein J^{131} mehr und imponieren somit im Szintigramm als sog. kalte Knoten.

Die Frage nach der u.U. später cancerogenen Wirkung einer J^{131}-Behandlung läßt sich noch nicht abschließend beantworten. Ausgedehnte Narbenfelder in der Schilddrüse nach einer solchen Therapie sind hierbei nicht selten, als Ausdruck einer Strahlenfibrose des Organs. Die kindliche Schilddrüse scheint im übrigen — auch z.B. gegenüber der cancerogenen Röntgenbestrahlungswirkung — besonders empfindlich zu sein. Tracerdosen von J^{131} hinterlassen demgegenüber keine morphologisch faßbaren Veränderungen.

VI. Die Parathyreoideae

1. Allgemeine Gesichtspunkte

Die beiden oberen Epithelkörperchen liegen etwa in der Mitte der Schilddrüsenrückfläche, das untere Paar an den caudalen Polen der Seitenlappen. Bei Linsengestalt haben sie einen Durchmesser von etwa 6 mm und eine Dicke von etwa 2 mm; da sie im Gewebe nicht besonders fixiert sind, können besonders Adenome bis ins Mediastinum absinken.

Histologisch sind vor allem zwei Zellarten zu unterscheiden: 1. die das Parathormon produzierenden, nicht granulierten Hauptzellen in ihren verschiedenen Funktionsstadien und 2. die granulierten oxyphilen Zellen.

Gelegentlich finden sich intercellulär Kolloidbläschen, auch Alveolen und sogar Cysten. Von den dunkler tingierten bis zu den wasserhellen vacuolisierten Hauptzellen bestehen offenbar fließende Übergänge. Da sich beim Hyperparathyreoidismus die hellen und wasserhellen Zellen vermehrt finden, werden die dunklen Hauptzellen als Ruheform aufgefaßt. Darüber hinaus scheint es, daß auch die oxyphilen Zellen durch Umdifferenzierung aus den Hauptzellen gebildet werden und nur einem besonderen Funktionszustand entsprechen. Oxyphile Zellen treten erst nach dem 10. Lebensjahr auf und sind bis zum 40. Lebensjahr selten (ca. 4%). Später nehmen sie besonders bei Frauen stärker als bei Männern zu; sie können schließlich nach dem 70. Lebensjahr bei Frauen 10%, bei Männern 7% ausmachen. Keineswegs stellen sie Involutionsprodukte dar, da sie gelegentlich eine ausgesprochene Proliferationstendenz aufweisen und die Involution anderer Drüsenorgane nicht mitmachen. Manchmal bilden sie Mikroadenome mit expansivem Wachstum. Ihre Funktion, insbesondere die Frage ihrer hormonalen Aktivität, ist noch ungeklärt.

Durch die Entfernung aller 4 Epithelkörperchen lassen sich tierexperimentell schwere tetanische Zustände auslösen. Die Parathyreoidektomie ist regelmäßig von einem Absinken des Calciumspiegels und Anstieg des anorganischen Phosphatspiegels begleitet. Durch die Entdeckung des *Parathormons* wurde die regulative Bedeutung der Epithelkörperchen für den Calcium- und Phosphorstoffwechsel unter Beweis gestellt.

Das *Parathormon* ist das größte bisher analysierte Peptid. Es ist durch saure Extraktion aus Nebenschilddrüsengewebe zu gewinnen, voll wasserlöslich, aber durch Pepsin, Trypsin oder Oxydation leicht zerstörbar; es kann deshalb nur parenteral verabfolgt werden. Vor kurzem wurde es in reiner Form isoliert und sein Molekulargewicht mit 8500 bestimmt. Größenordnungsmäßig kommt es damit den Eiweißmolekülen sehr nahe. Die Polypeptidkette besteht aus 76 Aminosäuren, deren Sequenz aber noch ungeklärt ist. Auch kleinere, durch Desaggregation gewonnene Peptide sind noch hormonal aktiv. Eine ähnliche Wirkung wie das Parathormon hat das dem Vitamin D chemisch nahe verwandte Dihydrotachysterin, das als AT 10 in der Therapie tetanischer Zustände eine wichtige Rolle spielt.

Länger dauernde Anwendung von Parathormon führt zu einer gewissen Therapieresistenz, so daß die Dosis zur Aufrechterhaltung gleicher Wirkungen erhöht werden muß. Antikörper konnten bisher aber nicht nachgewiesen werden. Experimente am Hund mit einschleichenden Parathormondosen zeigten, daß diese Tiere auch gegen Vitamin D und Dihydrotachysterin refraktär werden können, wofür eine Erklärung bisher noch aussteht.

Injektionen von Parathormon bewirken im übrigen:

1. Eine Zunahme der Phosphatausscheidung im Urin, offenbar über eine Hemmung der tubulären Phosphatrückresorption; sie setzt schon nach wenigen Minuten ein, ist aber offenbar begrenzt.

2. Ein Abfall des anorganischen Phosphorspiegels über 24 Std mit späterem allmählichen Wiederanstieg.

3. Ein langsamer Anstieg des Serum-Calciums, mit Maximum nach etwa 15 Std und Rückkehr zur Norm nach etwa 24 Std.

4. Im Zusammenhang mit der Hypercalcämie kommt es auch zu einer verstärkten Calciurie (mit positiver *Sulkowitch*-Probe).

5. Eine Erhöhung der alkalischen Serumphosphatase.

6. Eine Zunahme der Osteoclastenzahl 4 bis 8 Std nach der Injektion.

Im Hinblick auf die Regulation des Calciumspiegels spielt außer dem Parathormon auch das *Thyreocalcitonin der Schilddrüse* eine Rolle (s. S. 522). Das Zusammenspiel dieser beiden Mineralhormone steht aber noch am Anfang der Klärung.

Durch die Entdeckung des Thyreocalcitonins als Antagonist des Parathormons ergeben sich für die Pathogenese der Calciumstoffwechselstörungen neue Gesichtspunkte: So konnte nachgewiesen werden, daß der Hyperparathyreoidismus mit einer kompensatorischen Überfunktion des C-Zellen-Systems verbunden sein kann, wie dies durch Thyreocalcitoninbestimmungen aus durch Schilddrüsenbiopsie gewonnenem Material bestätigt wurde. Auch die Normocalciämie beim C-Zellen-Carcinom mit gegenregulatorischer Hyperplasie der Epithelkörperchen verdeutlicht das gegenseitige Abhängigkeitsverhältnis.

Calcitonin senkt als Antagonist des Parathormons den Serum-Calcium- (und Magnesium-)Spiegel. Der Calcitonineffekt erreicht dabei nach ca. 20—30 min sein Maximum und ist nach 1 Std wieder abgeklungen.

Bekanntlich ist der Calciumgehalt der extracellulären Flüssigkeit außerordentlich konstant. Das Parathormon allein wäre kaum imstande, diese Konstanz zu gewährleisten. So müßte es z.B. nach einem Kalkspiegelabfall über eine verstärkte Parathormoninkretion zu einer überschießenden Hypercalcämie kommen, was aber nicht eintritt. Unter anderem besteht hierin offenbar die regulative Funktion des Calcitonins.

Die Frage, ob das *Parathormon* primär auf den Knochen oder auf die Nieren wirkt, wurde lange unterschiedlich beantwortet. Beide als voneinander unabhängige Angriffspunkte des Parathormons sind jedoch heute anerkannt. Die vermehrte Phosphatdiurese entspricht einem direkten Einfluß des Parathormons auf die Nierentubuli. Durch das konsekutive Absinken des anorganischen Phosphatspiegels können jedoch *sekundär* Wirkungen auf das Skeletsystem mit Kalkspiegelerhöhung ausgelöst werden.

Auch nach der Parathyreoidektomie werden etwa 95% des Glomerulumfiltrates des Calciums in den Tubuli wieder rückresorbiert. Durch Parathormon läßt sich die Quote der Calciumrückresorption *nicht* ändern. Je höher deshalb der Blutcalciumspiegel ist, um so mehr Calcium wird in das Glomerulumfiltrat übertreten und mit dem Urin ausgeschieden. Die Calciumdiurese wird somit allein durch die Höhe des Blutspiegels bestimmt. Demgegenüber wird die tubuläre Phosphatrückresorption durch Parathormon gehemmt. Die Parathormonwirkung auf die Nieren erstreckt sich also ganz überwiegend auf die Phosphate und nicht auf das Calcium.

Parathormon regt aber auch unmittelbar die Osteoclastentätigkeit an, wodurch vermehrt Calcium und Phosphat aus der Komplexsalzform des Apatits freigemacht und dem Blut zur Verfügung gestellt wird.

Die Auffassung eines unmittelbaren Angriffspunktes am Knochen erscheint durch eine Reihe von Versuchen gesichert: So bewirkt die Transplantation von EK-Gewebe in den Knochen eine lokale Knochenresorption. Auch in Gewebekulturen von embryonalem Knochengewebe kommt es durch Hinzugabe von EK-Gewebe zur Knochenresorption. Schließlich besitzt das Parathormon einen hypercalciämisierenden Effekt auch am nephrektomierten Tier. Desgleichen spricht die zeitliche Staffelung der einzelnen Parathormonwirkungen für getrennte Wirkungsmechanismen.

Ob über die genannten Wirkungen hinaus das Parathormon auch in die Bindungsverhältnisse des Calciums im Blut (s. Abb. 283a; hinsichtlich des pH-abhängigen Verhaltens der einzelnen Calciumfraktionen im Blut s. Abbildung 283b) eingreift, ist noch unklar.

Anhaltende hohe Parathormongaben führen tierexperimentell zu einer starken Entkalkung des Skelets, so daß die Knochen biegsam und schneidbar werden und Spontanfrakturen auftreten. Dabei verdickt sich das Endost, die Osteoclasten nehmen zu.

Makrophagen und Megakariocyten enthalten Calciumphosphat, während die Osteoclasten frei davon bleiben, aber offenbar den Abbau und Abtransport der Knochenmatrix besorgen. Bei entsprechend langer Parathormonüberdosierung wird das Knochengewebe bis auf einen zellreichen fibrösen Rest, in dem sich zahlreiche Osteoclasten finden, reduziert. Umschriebene Stellen mit besonders hoher Stoffwechselaktivität und Knochengewebsschwund werden als Osteoclastome bezeichnet.

Als Ansatzpunkt des Parathormons im Knochen vermutet man die Eiweißmatrix, deren Dispersitätsgrad im Sinne einer Depolymerisation beeinflußt wird. Durch die Entpolymerisierung der organischen Knochengrundsubstanz kommt es zu einer teilweisen Auflösung des mucopolysaccharidhaltigen Knochengerüstes und dadurch zu einer Verringerung des Mineralbindungsvermögens. Die gelöste Eiweißgrundsubstanz wird über das Blut — die aus den Glucoproteinen der Knochenmatrix stammenden Mucoproteine sind im Blut bis auf das Fünffache erhöht nachweisbar — in den Urin ausgeschieden. Dabei behält sie ihre Fähigkeit der Mineralbindung, so daß es bei der erhöhten Calciurie zur Nephrolithiasis kommen kann, ein beim Hyperparathyreoidismus häufiges Ereignis. In der Niere selbst können intracelluläre Granula und intratubuläre Cylinder aus Glucoprotein vorkommen, deren Mineralbindungsvermögen histochemisch durch Ausfällung von Calciumphosphat nachgewiesen werden kann.

Nach anderer Auffassung sind die Osteoclasten der Ansatzpunkt der Parathormonwirkung. Die durch Parathormon stimulierten Osteoclasten produzieren Citrat, Lactat und Pyruvat, wodurch im Knochengewebe eine pH-Verschiebung nach der sauren Seite erfolgt, die Löslichkeit des Hydroxylapatits erhöht und durch das Aciditätsgefälle vermehrt Calcium aus dem Knochen gelöst wird. Für diese Aciditäts- oder Citrathypothese spricht, daß Citronensäure in verhältnismäßig hoher Konzentration im Knochen gefunden wird, daß der Knochen zwar ein citratbildendes

Enzym (Citrogenase), aber keine oder nur wenig Isocitratdehydrogenase oder Aconitase zum Citratabbau enthält. Einer Erhöhung der Citratkonzentration in den Knochen folgt im allgemeinen auch ein Anstieg des Serumcalciumspiegels.

Das Calcium kommt im Blut in ionisierter, komplex- und proteingebundener Form vor.

Die Regulation der Parathormonausschüttung unterliegt offenbar *keiner* hypophysären Kontrolle. Für die Existenz eines parathyreotropen HVL-Hormons, wie es früher einmal angenommen wurde, gibt es jedenfalls keinerlei Beweise, vielmehr dürfte das Verhalten des

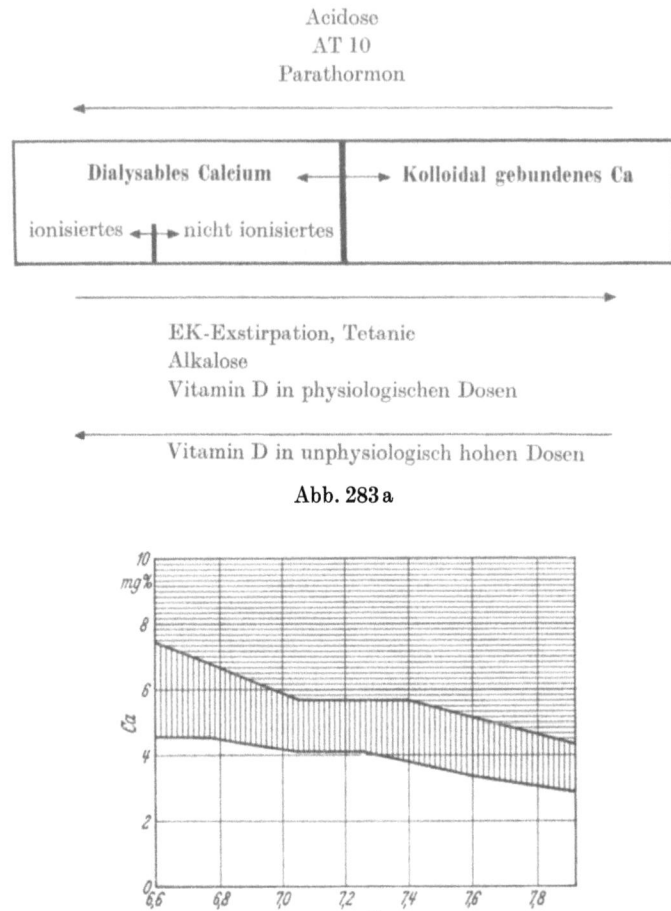

Abb. 283a

Abb. 283b. Calciumfraktionen im menschlichen Normalserum unter Variierung des pH. ▦ eiweißgebunden: ▥ komplexgebunden; ▭ Calciumionen. [Nach G. O. Harnapp, Arch. Kinderheilk. 174, (1966)]

Das Gleichgewicht dieser Fraktionen untereinander wird gleichfalls hormonal, aber auch über den pH-Wert (s. Abb. 283b) gesteuert und ist bei Erkrankungen der Parathyreoideae gestört. Die Aufrechterhaltung des normalen Blut-Calciumspiegels von 9,0—10,5 mg-% hängt im übrigen vom Ausmaß der enteralen Resorption, dem Calciumverlust durch die Nieren und schließlich vom Ausmaß des Knochenabbaues ab, der wiederum durch die Parathormonaktivität gesteuert wird. Über den Bestand und die Verteilung von Calcium im Organismus s. S. 463.

Calcium- und Phosphorspiegels im Blut den adäquaten Reiz zur Hormonausschüttung darstellen.

Durch eine mehrstündliche künstliche Kalkspiegelerhöhung mittels einer intravenösen Dauertropfinfusion läßt sich — über eine gleichzeitige Bestimmung des Phosphatspiegels und der Phosphatausscheidung im Urin — die Intaktheit dieses Regulationssystems überprüfen (Hypercalcämietest nach Howard, Hopkins und Connor). Normalerweise wird dadurch eine Ruhigstellung der Epithelkörperchen ausgelöst, die am Anstieg des Serumphosphatspiegels mit Rückgang der Phosphatdiurese erkennbar ist.

2. Krankheiten der Parathyreoideae

Im Rahmen der Überfunktionszustände der Nebenschilddrüsen sind grundsätzlich zwei Krankheitsbilder zu unterscheiden: der *primäre* Hyperparathyreoidismus als Krankheit sui generis, meist durch eine autonome Adenombildung im Bereich eines Epithelkörperchens bedingt, und der *sekundäre* Hyperparathyreoidismus als Folge anderer Krankheitszustände, die mit einer Calciumverarmung des Organismus verbunden sind und zu einer kompensatorischen Hyperplasie der Epithelkörperchen führen.

a) Der primäre Hyperparathyreoidismus

Beim primären Hyperparathyreoidismus (p.H.) findet sich eine — meist in einem Adenom vor sich gehende — übermäßige Parathormonbildung, der kein entsprechender Bedarf des Organismus zugrunde liegt. Nach einer Statistik der Mayo-Clinic von 1956 handelt es sich dabei in 86% der Fälle um solitäre, selten (6%) um multiple Adenombildungen, ausnahmsweise (1%) findet sich eine carcinomatöse Neoplasie der Epithelkörperchen. Der Rest wird durch eine Sonderform, die sog. primäre diffuse Hyperplasie der wasserhellen Zellen, gebildet.

Adenome der Epithelkörperchen können z.T. durch die Arteriographie lokalisiert werden. Annähernd 20% von ihnen liegen intrathyreoidal oder mediastinal. Ihre Größe ist recht unterschiedlich (bis zu Hühnereiformat).

In gewisser Beziehung besteht ätiologisch und pathogenetisch für den p.H. eine ähnliche Problematik wie bei der Hyperthyreose. Frauen erkranken 2—3mal so häufig wie Männer, Kinder extrem selten (1%). Der Morbiditätsgipfel liegt zwischen dem 30.—40. Lebensjahr. Das Leiden ist unter Einbeziehung der mit urologischen Komplikationen (Nephrolithiasis) einhergehenden Fälle keineswegs so selten, wie man früher annahm.

Das Gegenragulationsprinzip von *Thyreocalcitonin* und Parathormon, C-Zellen-System und Epithelkörperchen, läßt auch über eine Stimulierung die Entstehung einer Hyperplasie der Epithelkörperchen mit späterer Autonomisierung möglich erscheinen.

Die multiplen Adenome der Epithelkörperchen gehen in etwa der Hälfte der Fälle, z.T. mit familiärer Häufung, mit Adenomen anderer Hormondrüsen einher, z.B. des HVL, der Inselzellen, der Nebennieren-

rinde. Es entsteht so das eigentümliche Krankheitsbild der „multiplen endokrinen Adenome".

Der entscheidende Befund beim p.H. ist die Hypercalcämie (meist zwischen 15 und 20 mg-%, extrem selten bis 30 mg-%). Die Werte sind oft schwankend. Besonders bei den urologischen Formen des p.H. können auch normocalcämische Phasen vorkommen. Ferner ist eine Hypophosphatämie (unter 3 mg-%), eine Hypercalciurie (über 200 mg in 24 Std[18]) und eine Hyperphosphaturie kennzeichnend. Ein Anstieg des Serumcitratspiegels (über 3,5 mg-%) und der alkalischen Phosphatase sind weitere Charakteristika. Die Hypercalciämie bzw. die Hypercalciurie verursachen eine Polyurie mit konsekutiver Polydipsie (sog. „parathyreogener Pseudo-Diabetes insipidus"). Eine strenge Parallelität zur Hypercalciämie bzw. Hypercalciurie ist dabei nicht vorhanden. Gelegentlich finden sich Diuresen bis zu 12 1/24 Std.

Beim *akuten Hyperparathyreoidismus* bzw. bei der experimentellen Parathormon-Intoxikation kommt es regelmäßig zur Polyurie mit allgemeiner Mineralverarmung und Exsiccose, später zum Tod in der Urämie.

Nach der Entfernung eines Epithelkörperchen-Adenoms wird oft postoperativ eine vorübergehende Oligurie beobachtet. Temporäre tetanische Zustände post operationem sind nicht selten.

Die Abnahme der neuromuskulären Erregbarkeit durch die Hypercalciämie, die elektrokardiographisch auftretende Verkürzung der QT-Dauer, die Hypotonie der quergestreiften und glatten Muskulatur, die sich in einer vorzeitigen Ermüdbarkeit äußert und zu atonischen Dysfunktionen des Magen-Darmtraktes mit Neigung zu Nausea, Erbrechen, Meteorismus und atonischer Obstipation führen kann, sind weitere klinische Symptome des p.H. Ob und inwieweit bei diesen Erscheinungen auch eine durch die Polyurie bedingte Hypokaliämie mit im Spiele ist, wird noch unterschiedlich beurteilt.

In psychischer Hinsicht findet sich eine reizbare Schwäche mit Beeinträchtigung der Konzentrations- und Merkfähigkeit; Stimmungsschwankungen zwischen depressiv lethargischem und explosivem Verhalten, auch mit paranoid-deliranten Zügen kommen

---

[18] Der Urin ist mitunter milchig getrübt, die *Sulkowitch*-Probe positiv.

vor. Alle diese Symptome verschwinden meist schlagartig mit der Adenomentfernung, sie können sich aber auch erst in der postoperativen hypocalciämischen Phase einstellen. Hyper- und Hypocalciämie können — ähnlich wie beim Psychosyndrom des M. Cushing bzw. des M. Addison — also mit den gleichen psychischen Veränderungen einhergehen.

Die Hypercalciämie führt oft zu Kalkablagerungen in den verschiedensten Organen im Sinne der sog. ,,Kalkmetastasen''[19].

Diese sind besonders im Magen, Pankreas, Lunge, Leber, Schilddrüse, Trommelfell, Herz und Skeletmuskel, periartikulär und in den Arterien anzutreffen, Organen also, die auch ohne Hyperparathyreoidismus Kalkablagerungen aufweisen können bzw. — wie im Magen und der Lunge — saure Valenzen abscheiden.

Kalkmetastasen finden sich besonders häufig in den Nieren (Nephrocalcinose), in den Conjunctiven als subepitheliale Kalkablagerungen und in der Cornea als Bandkeratitis[20]. Derartige Veränderungen am Auge sind aber auch bei anderen Erkrankungen mit Hypercalciämie zu beobachten, z.B. bei der idiopathischen (infantilen) Hypercalciämie, bei osteolytischen Knochenprozessen sowie beim Morbus Boeck, und schließlich beim Milch-Alkalisyndrom (Burnett-Syndrom).

Die urologische Verlaufsform des p.H. (Nephrolithiasis und Nephrocalcinose) scheint häufiger zu sein als die ossale Verlaufsform, die auch unter dem Namen der v. Recklinghausenschen Erkrankung bekannt ist. Etwa 5—10% aller Nierensteinleiden sollen auf einen Hyperparathyreoidismus zurückgehen. Es handelt sich dabei um Konkremente aus Calciumphosphat, Calciumoxalat bzw. bei gleichzeitiger Pyelitis auch aus Ammonium-Magnesiumphosphat. Zur Entstehung eines Nierensteines genügen bereits wenige Wochen einer Hypercalciurie, besonders in Verbindung mit einer

gleichzeitigen Mucoproteinausscheidung. Dagegen bedarf es zur Entstehung einer Nephrocalcinose einer monatelangen Hypercalciämie. Die Ausbildung nachweisbarer Skeletveränderungen dauert meist noch länger. Auch für die Therapie ist das natürlich von Bedeutung.

Die Pathogenese der Nephrocalcinose mit den oft nur tomographisch erkennbaren einzelnen, disseminierten oder zahlreichen, dicht beieinanderliegenden, vor allem in den Nierenpyramiden erkennbaren Kalkstippchen ist noch ungeklärt. Es ist insbesondere nicht bekannt, ob eine primäre Schädigung der Tubuli mit sekundärer Verkalkung entscheidend ist oder die Kalkablagerung erst zur Schädigung des Nierenparenchyms führt. Bemerkenswert ist, daß der histologisch oder röntgenologisch erkennbaren Nephrocalcinose bereits eine Einschränkung der Nierenfunktion (insbesondere eine Konzentrationsschwäche) lange vorausgeht.

Eine auffallende Koinzidenz besteht zwischen peptischem Ulcus und Hyperparathyreoidismus. Nach statistischen Ermittlungen sind in 14—24% Patienten mit p.H. Träger frischer oder vernarbter Ulcera (ganz überwiegend Männer). Da nach der Adenomektomie sowohl der akute Ulcusschub wie auch die Rezidivneigung abklingen, muß der Hyperparathyreoidismus in diesen Fällen eine pathogenetische Bedeutung besitzen. Die Syntropie beider Erkrankungen bedarf auch therapeutisch der Beachtung, da die übliche Ulcusbehandlung mit kalkreicher Milchdiät in solchen Fällen die Gefahr einer parathyreotoxischen Krise heraufbeschwören kann[21].

Auch ist auf die nicht seltene Koinzidenz von Pankreatitis und Hyperparythyreoidismus hinzuweisen. In einer großen Zahl dieser Fälle wurden Verkalkungen oder Konkremente im Bereich der Bauchspeicheldrüse nachgewiesen. In solchen Fällen heilt auch die Pankreatitis nach operativer Behandlung des p.H. aus.

Die ossale Form des p.H., auch als Ostitis fibrosa cystica generalisata (v. Recklinghausen) bezeichnet, kommt nach einer Statistik der

---

[19] Kalkmetastasen sind Ablagerungen im gesunden Gewebe und von dystrophischen Verkalkungen in geschädigtem Gewebe (z. B. einem tuberkulösen Primärkomplex der Lunge oder atheromatösen Veränderungen der Gefäße) zu unterscheiden.

[20] Es handelt sich dabei um bandförmig, quer über die ganze Lidspaltenöffnung verlaufende, subepithelial in der Bowmanschen Membran gelegene, grauweiße Hornhauttrübungen, die sich als unscharffleckige, sichelartige Trübungen parallel dem Hornhautrand, oberflächlicher als der Arcus senilis gelegen, zu entwickeln pflegen.

Im Bereich der Lidspaltenöffnung der Conjunctiva können durchsichtige, rundliche, subepithelial, manchmal in Gruppen gelegene und meist von conjunktivitischer Rötung umgebene Kalkpartikel gefunden werden.

[21] Das Milchalkalisyndrom (Burnett, 1949) kann durch lange Behandlung peptischer Ulcera mit Milch und Alkali entstehen, wobei es zu einer Nierenschädigung mit fixiertem spezifischem Gewicht, Anstieg von Rest-N und Serumcalcium, aber auch mit Calcinose der Gewebe bzw. mit Bandkeratitis kommen kann. Eine Hypercalciurie oder eine Hypophosphatämie fehlt dabei.

Mayo-Clinic in reiner Form in etwa 12% der Fälle von p.H. vor, während die Mischformen mit renalen Erscheinungen 17% ausmachen. Die v. Recklinghausensche Erkrankung befällt vor allem Frauen im 4. und 5. Lebensjahrzehnt. Sowohl generalisierte wie multipel lokalisierte Knochenveränderungen kommen dabei vor.

Die subjektiven Beschwerden mit unbestimmten Rücken-, Kreuz-, Hüft- und Beinbeschwerden können den oft erst nach Jahren röntgenologisch erkennbaren charakteristischen Skeletveränderungen lange vorausgehen. Letztere zeigen eine deutliche Bevorzugung der mechanisch stärker beanspruchten Stellen (*Kölliker-Pommer-v. Recklinghausensches* Gesetz). Das sind vor allem die statisch belasteten Teile der Lendenwirbelsäule, des Beckens, des Oberschenkelhalses, wie aber auch Ober- und Unterkiefer. Fortgeschrittene Fälle verursachen besonders auch nachts heftige Knochenschmerzen. Dazu kommen allgemeines Krankheitsgefühl, Kraftlosigkeit und Hinfälligkeit.

Röntgenologisch zeigt sich eine Verschmälerung der Compacta, eine Auflockerung der Corticalis, eine Rarefizierung der Spongiosa mit unregelmäßiger Anordnung der Knochenbälkchen, so daß die Knochenstruktur fleckig erscheinen kann. Besonders geeignet für die Röntgenuntersuchung sind die Alveolarfortsätze des Unterkiefers, das Handskelet und der Schädel. Für die Frühdiagnose noch ergiebiger ist die Knochenbiopsie aus dem Beckenkamm, die charakteristische Veränderungen lange vor dem Röntgennachweis des Leidens erbringen kann.

Durch die fortschreitende Entkalkung kann es zur Fischwirbelbildung, zur dorsalen Kyphosierung und lumbalen Lordosierung der Wirbelsäule mit zusätzlicher Skoliose kommen, gleichzeitig finden sich oft Thoraxdeformationen (Hühnerbrustbildung) mit Verringerung der Sitzhöhe durch Zusammensinken der Wirbelsäule. Die Körpergröße kann sich bis um 20 cm reduzieren. Durch den Weichteilüberschuß bilden sich Stauchungsfalten im Hals- und Lendenbereich. Die Arme reichen durch den Verlust der Rumpflänge besonders weit an den Beinen herab. Die Schädelbasis ist nach innen vorgewölbt, das Becken kartenherzförmig deformiert. Durch subperiostale Resorption der Corticalis an den Endphalangen der Finger verkürzen sich diese, wobei durch den Weichteilüberschuß die Endglieder plump und aufgetrieben erscheinen.

Anatomisch besonders charakteristisch sind die Cysten und Osteoclastome, die sich als rundliche Aufhellungen, vor allem — wie gesagt — an den mechanisch beanspruchten Stellen (z.B. in den Epiphysen der langen Röhrenknochen, in den Phalangen, im Becken und an den Kieferknochen) bilden. Die Fibro-Osteoclasie beim p.H. unterscheidet sich von der Osteoporose bzw. von der Osteomalacie vor allem durch den z.T. mit Spongiosierung und subperiostaler Resorption einhergehenden, schon früh einsetzenden und intensiven Corti-

calisabbau, ferner durch die intensive Markfibrose und die osteoklastische Knochendestruktion mit dissezierender Knochenresorption. Charakteristisch ist die frühzeitige Auflösung der Corticalis an den Zahnalveolen (Lamina dura) und an den Nasennebenhöhlen. Am eindrucksvollsten und geradezu pathognomonisch ist die feinkörnige Spongiosierung der Corticalis an den Endphalangen, die sich aber auch am Os pubis und Os ischii findet, während die Calvaria ein fein granuläres, gesprenkeltes Bild („ground glass appearance" = Mattglasaspekt) bzw. „mottenfraßähnliche" Erscheinungen mit Resorption der Tabula interna und externa zeigen kann.

Prädilektionsstellen für Cysten sind Schulter-, Ellenbogen- und Radiusende sowie Schenkelkopf, Trochanter und Femurkondylen. Die Cysten gehen auf Mikrotraumen mit Markblutungen zurück und sind flüssigkeitsgefüllt. Cysten und Osteoclastome sind Ursachen der nicht seltenen Spontanfrakturen, die manchmal als erstes Symptom das Leiden erkennen lassen. Infolge der Verdünnung der Corticalis heilen sie meist schlecht, manchmal unter Verkrümmung der Extremitäten.

Der Krankheitsverlauf des chronischen Hyperparathyreoidismus zeigt schubweise Progredienz mit stationären Intervallen, auch gelegentlichen Remissionen. Spontanheilungen — durch Blutung und Nekrose des Adenoms — kommen nur ganz vereinzelt vor.

Die seltene *akute Parathyreotoxikose* geht mit einer plötzlichen Überschwemmung des Organismus mit Calciumionen einher und gleicht dem Bilde der Kalkvergiftung bei der tierexperimentellen Parathormon-Intoxikation. Auslösend wirken vermehrte Kalkzufuhr bzw. eine versehentliche Vitamin D- oder AT 10-Therapie beim p.H., auch Flüssigkeitsverluste bzw. Operationen (Nephrolithiasis, Ulcus). Es entwickelt sich dann eine — meist intra vitam nicht diagnostizierte — unmittelbar lebensbedrohliche Krise. Der prämonitorischen erheblichen Polyurie folgt Erbrechen, Exsiccose und Hyperpyrexie. Der Calciumspiegel steigt an (über 17 mg-%), es kommt zur Kalkablagerung in allen Organen. Infolge der sich rasch einstellenden Niereninsuffizienz steigt sekundär auch der Phosphorspiegel.

Die *Prognose des primären Hyperparathyreoidismus* wird in erster Linie durch den jeweiligen Grad der renalen Beteiligung bestimmt. Der Eintritt der Niereninsuffizienz bedeutet in jedem Fall eine erhebliche Verschlechterung der Aussichten quoad sanationem et quoad vitam.

Durch entsprechende chirurgische Maßnahmen wird der fortschreitende Prozeß der Knochenentkalkung und rezidivierenden Nierensteinbildung beim p.H. aufgehalten, die Recalcifizierung des Skelets wieder in Gang gesetzt. Die Knochendeformierungen sowie die Kalkablagerungen in Nieren und Arterien persistieren jedoch. Postoperativ kann sich nach der Entfernung des Epithelkörperchenadenoms temporär, aber manchmal in lebensbedrohlicher Form, eine hypocalcämische *Recalcifizierungstetanie* entwickeln.

b) Der sekundäre Hyperparathyreoidismus

Entscheidend ist hier offenbar ein erhöhter Bedarf des Organismus an Parathormon, entweder im Rahmen einer Kalknachschubstörung (wie z.B. bei der Rachitis bzw. bei der Sprue) oder einer renalen Phosphatstauung. Pathologisch-anatomisch findet sich in solchen Fällen eine mehr oder weniger deutliche Vergrößerung der Parathyreoideae mit Zunahme der jungen Hauptzellen und besonders der wasserhellen Zellen als Zeichen der Überfunktion. Zweck dieser Mehrtätigkeit ist es, über einen Rückgriff auf die Calciumdepots des Skelets ein Absinken des Calciumspiegels zu vermeiden. Regelmäßig findet sich bei den chronischurämischen Nephropathien ein solcher Vorgang im Sinne der sog. *renalen Osteopathien*. Diese unterscheiden sich von der Ostitis fibrosa des p.H. weder röntgenologisch noch histologisch; nur zur Cystenbildung kommt es im allgemeinen nicht. Neben der typischen Akroosteolyse finden sich auch Verkalkungen im Bereich der Nieren, sowie u.a. des Pankreas. Wenn der renal bedingte Hyperparathyreoidismus vor Abschluß des Wachstumsalters auftritt, können sich Skeletveränderungen mit Deformierungen durch enchondrale und periossale Ossifikationsstörungen, ähnlich wie bei der Spätrachitis, einstellen.

Verstärkt wird die Skeletentkalkung auch durch die acidotische Stoffwechsellage bei der Urämie bzw. bei sonstigen mit einer länger dauernden Acidose einhergehenden Leiden (z.B. schlecht eingestellten Diabetesfällen). Die Osteoclastentätigkeit besitzt ihr pH-Optimum bei etwa 9, das normalerweise bestehende Osteoblasten-Osteoclasten-Gleichgewicht wird durch länger dauernde acidotische Stoffwechselverschiebungen also zuungunsten der ersteren verschoben. Zusätzlich wird immer auch die Rolle des

Calcitonins (s. S. 522, 538, 541) in diesem Zusammenhang berücksichtigt werden müssen.

c) Der tertiäre Hyperparathyreoidismus

Ein sekundärer (reaktiver) Hyperparathyreoidismus mit Hypercalcämie kann sich u.U. durch Adenombildung oder seltener durch diffuse Hyperplasie der Epithelkörperchen vom Grundleiden (z.B. einer Nephropathie) unabhängig machen. Es entsteht dann ein dem primären Hyperparathyreoidismus ähnliches Krankheitsbild mit Hypercalciämie, Hypercalciurie und Hypophosphatämie sowie Hyperphosphaturie. Die Bezeichnung „*autonomer sekundärer Hyperparathyreoidismus*" oder „*tertiärer Hyperparathyreoidismus*" soll dabei die Verselbständigung des Krankheitsgeschehens zum Ausdruck bringen, das auch nach Beseitigung der ursprünglich vorausgehenden Ursache (z.B. nach Behebung einer renalen Insuffizienz) bestehen bleibt. Bei tierexperimentell erzeugten Bildern dieser Art finden sich herdförmige Hyperplasien in den Epithelkörperchen immer dann relativ häufig, wenn wiederholte oder anhaltende Stimulierungen derselben vorausgegangen sind (z.B. bei der chronischen Niereninsuffizienz).

Nach der Adenomentfernung, die dem tertiären Hyperparathyreoidismus zugrunde liegt, kann sich über eine fortschreitende Niereninsuffizienz mit Phosphatstauung und Hypocalciämie eine erneute Hyperplasie der restlichen Epithelkörperchen einstellen, wodurch wieder ein Skeletabbau in Gang kommt. Bei diesem auch als „*quartärer Hyperparathyreoidismus*" bezeichneten Krankheitsbild finden sich neben Niereninsuffizienz und Knochenabbau normale SerumCalciumwerte bei Hyperphosphatämie. Entwickelt sich aus dieser Situation erneut eine Hyperplasie der Epithelkörperchen *mit Hypercalciämie*, spricht man auch von einem „*quintären Hyperparathyreoidismus*" (s. dazu auch Tabelle 73).

d) Der Hypoparathyreoidismus

Die vollständige Entfernung aller Epithelkörperchen löst im Tierexperiment das charakteristische Bild der *Tetanie* aus. Andererseits führt eine anhaltende Parathormonzufuhr beim Meerschweinchen zu einer Inaktivitätsatrophie der Parathyreoideae, die bei plötzlicher Unterbrechung dieser Zufuhr von hypocalciämischtetanischen Erscheinungen abgelöst wird.

Das gleiche kann sich klinisch nach der operativen Entfernung von Epithelkörperchenadenomen einstellen, besonders wenn im Rahmen des p.H. eine starke Mineralverarmung

Tabelle 73. *Die fünf Formen des Hyperparathyreoidismus, die sich auf Grund der Anamnese, der blutchemischen Untersuchungen und der pathologisch-anatomischen Befunde der Nebenschilddrüsen differentialdiagnostisch abgrenzen lassen.* (Nach F. KUHLENCORDT und J. KRACHT, Deutsch. med. Wschr. 1968, S. 2411)

Typ	Art der Überfunktion	Ursache	Blutchemie				path.-anat. Befunde der Nebenschilddrüsen	Primärsitz der Erkrankung	Entwicklungsmöglichkeiten
			Ca	P	alk. Phosphatase	Rest-N			
primär	autonom	idiopathisch	↑	↓↔	↑↔	↔	Adenom Carcinom diffuse Hyperplasie	Parathyreoidea	
sekundär	regulativ	glomeruläre Niereninsuffizienz	↓	↑	↑↔	↑	diffuse Hyperplasie	Niere Magen-Darm-Trakt. (Nahrung)	
		Ca-Malabsorption D-Hypovitaminose	↓↔	↓↔	↑↔	↔			
tertiär	autonom	sekundärer renaler Typ	↑↔	↑↔	↑↔	↑	Adenom diffuse Hyperplasie	Niere Magen-Darm-Trakt (Nahrung) } +Parathyreoidea	
		intestinal	↑↔	↓↔	↑↔	↔			
quartär	regulativ	Niereninsuffizienz nach primärem Hyperparathyreoidismus	↔	↑↔	↑	↑	diffuse Hyperplasie	Parathyreoidea ↓ Niere	
quintär	autonom		↑	↑	↑	↑	erneutes Adenom diffuse Hyperplasie	Parathyreoidea ↓ Niere ↓ Parathyreoidea	

des Skelets vorliegt (= postoperative Recalcifizierungstetanie). Ähnlich ist die Situation auch in der *Heilphase der Rachitis* mit dem Auftreten spasmophiler Erscheinungen.

Die häufigste Form eines postoperativen Hypoparathyreoidismus ist die *nach Strumektomien*, eine Komplikation, die in etwa 1% der Fälle beobachtet wird, bei Frauen häufiger als bei Männern. In leichteren Fällen, die nach einigen Wochen oder Monaten abklingen, handelt es sich meist nur um eine temporäre vasculäre Schädigung, bei den schwereren Formen dagegen um eine irrtümliche Entfernung eines oder mehrerer Epithelkörperchen.

Relativ selten ist der sog. *idiopathische Hypoparathyreoidismus*, der gelegentlich familiär auftritt und als konstitutionell-degeneratives Leiden gilt, dessen Ursache letztlich noch unbekannt ist.

Zu erwähnen ist in diesem Zusammenhang noch der sog. *Pseudohypoparathyreoidismus*, bei dem es sich um ein wahrscheinlich x-chromosomalbedingtes[22] Nichtansprechen der Nieren auf Parathormon mit obligater Rückwirkung auf das Skeletsystem handelt (sog. brachymetacarpaler Kleinwuchs). Das Leiden gehört damit zur Gruppe der Pseudoendokrinopathien. Hypocalciämie und Hyperphosphatämie entsprechen dem echten Hypoparathyreoidismus. Nach i.v. Parathormongaben (*Ellsworth-Howard*-Test) kommt es hier aber *nicht* zu einem Anstieg der Phosphaturie. Leichtere Fälle, die lediglich die Skeletanomalien aufweisen, werden auch als *Pseudo-Pseudo-Hypoparathyreoidismus* bezeichnet. Für beide Krankheitsbilder wurde die Bezeichnung „hereditärer brachymetacarpaler Zwergwuchs mit Hypocalciämie und Hyperphosphatämie" vorgeschlagen.

Minderwuchs, Fettleibigkeit, rundliches Gesicht, Chondrodysplasie (mit Brachydaktylie und Verkürzung der Metacarpalia und Metatarsalia), Weichteilverkalkungen, Zahnanomalien, Schmelzdefekte und

---

[22] Die Vererbung verläuft unregelmäßig dominant, wobei die x-chromosomale Lokalisation durch die Bevorzugung des weiblichen Geschlechts wahrscheinlich ist.

Haarausfall, Nagel- und Hautveränderungen, Linsenkatarakte, Oligophrenie, intracraniale Verkalkungen der Basalganglien sowie eine Hyperplasie der Epithelkörperchen sind die klinischen Charakteristika dieses Krankheitsbildes.

Eine seltene Form des Hypoparathyreoidismus ist die *Neugeborenentetanie* von Kindern, deren Mütter an einem Hyperparathyreoidismus leiden, wobei durch die Hypercalciämie intrauterin offenbar eine Inaktivitätsatrophie der kindlichen Epithelkörperchen ausgelöst wird.

Ganz allgemein sind die *verschiedenen Tetanieformen* zu unterteilen in normocalcämische und hypocalcämische. Zur *normocalcämischen Gruppe* gehört die bei der benignen Pylorusstenose durch häufiges Erbrechen mit dadurch eintretendem Verlust saurer Valenzen zustandekommende gastrogene oder sog. *Kußmaulsche* Tetanie. Gleiches läßt sich durch forcierte Überventilation (Hypokapnie) nach entsprechend langer Zeit auch bei jedem Gesunden erzielen. Im Rahmen der psychogen bedingten *Überventilationstetanie* kann das bei allen möglichen Gelegenheiten anfallsauslösend wirken. Die normocalcämische sog. *idiopathische Tetanie* ist wahrscheinlich durch eine besondere Empfindlichkeit der den Anfallsablauf integrierenden subcorticalen Gebiete schon gegenüber Bagatellverschiebungen innerhalb des Elektrolyt- bzw. Säure-Basenhaushaltes gekennzeichnet. Die Übergänge zu dem Sammelbegriff der sog. vegetativen Dystonien sind hier fließend.

An *hypocalcämischen Tetanieformen* sind — außer den hypoparathyreogen bedingten — zu nennen: Die Recalcifizierungstetanie in der Heilphase der Rachitis bzw. Osteomalacie, die enterogenen Tetanien (z.B. bei der Sprue) sowie die nach kalkfällenden Mitteln (z.B. Oxalaten) auftretenden Tetanien.

Das *klinische Bild des Hypoparathyreoidismus* wird durch den tetanischen Anfall als Leitsymptom geprägt. Treten diese Anfallssymptome (als Carpopedalspasmen etc.) schon spontan auf, spricht man von einer *manifesten* Tetanie, bedarf es erst geeigneter Provokationsmethoden (z.B. der Überventilation) zu ihrer Auslösung, von einer *latenten* Tetanie.

Tetanie und Hypoparathyreoidismus sind keineswegs identische Begriffe, gibt es doch eine Reihe von Tetanieformen, die offensichtlich nichts mit einer Epithelkörpercheninsuffizienz zu tun haben.

Den tetanischen Symptomen gesellen sich beim chronischen Hypoparathyreoidismus noch hinzu *dystrophische Veränderungen* an den verschiedensten Organen (tetanische Kataraktbildung, trophische Störungen an Haut, Haaren und Nägeln, Verkalkungen der Stammganglien sowie Veränderungen an Knochen und Zähnen). Besonders im Wachstumsalter ist der Hypoparathyreoidismus mit Hypoplasien der Zähne und Schmelzdefekten verbunden. Parathyreoidektomierte Ratten, die periodisch mit Parathormon behandelt werden, zeigen Querrillen ihrer Zähne, die jeweils den tetanischen Phasen entsprechen.

Da der Hypoparathyreoidismus das Gegenstück zur v. Recklinghausenschen Erkrankung darstellt, ist bei ihm an sich eine Anreicherung des Kalkgehaltes im Skelet zu erwarten. Diese kann sich in der Tat gelegentlich in einer allgemeinen *Osteosklerose*, mitunter auch mit Osteophytenanlagerungen z.B. am Hüftpfannendach, bemerkbar machen. Während es sich hier um weitgehend reversible Veränderungen handelt, sind die Ablagerungen in der Linse, die beim Erwachsenen als Cataracta corticalis, beim Kind als Cataracta nuclearis auftreten, irreversibel und also nur prophylaktisch zu vermeiden. Bei den normocalcämischen Tetanieformen treten sie — wie auch die anderen trophischen Störungen — *nicht* auf, da das Vorliegen einer Hypocalcämie Voraussetzung für sie ist.

Die Verkalkung im Bereich der basalen Hirnganglien als eigenes Krankheitsbild (M. Fahr) kommt durch Ausscheidung hyaliner Massen in und um die Hirngefäße im Putamen und Nucl. caudatus, selten auch im Kleinhirn zustande, wobei diese sekundär verkalken und eventuell zum Gefäßverschluß führen können. Röntgenologisch finden sich dabei multiple körnige z.T. konfluierende Kalkherde in symmetrischer Anordnung, wobei vielleicht das Verteilungsmuster der alkalischen Phosphatase bei dieser Lokalisation eine Rolle spielt.

Durch das Absinken des Calciumspiegels beim Hypoparathyreoidismus wird die *nervale Erregbarkeit* gesteigert. Die zur Auslösung der Anodenöffnungszuckung (AÖZ) erforderliche Stromstärke verhält sich dabei weitgehend parallel zur Höhe des Calciumspiegels. Auch die Refraktärphase ist verkürzt. Allerdings scheint es eine gewisse Gewöhnung an die chronische Hypocalcämie zu geben, so daß tetanische Anfälle nicht stets bei ein und demselben Schwellenwert ausgelöst werden. Kritisch ist im allgemeinen die Unterschreitung eines Wertes von 7 mg-%. Die Bedeutung der Hyperphosphatämie in diesem Zusammenhang ist noch unklar, auch dürften — entsprechend der *Szent-Györgyschen* Formel — andere Ionenverschiebungen für die Erregbarkeitsverhältnisse gleichfalls von Bedeutung sein.

Die *Steigerung der nervösen Erregbarkeit* wird durch einige auch diagnostisch wichtige Phänomene erkennbar.

Das Beklopfen des Nervus facialis vor dem äußeren Gehörgang löst bei der Tetanie eine Zuckung aller 3 Facialisäste aus (Chvostek I). Beim weniger charakteristischen Chvostek III findet sich nur eine Zuckung des Mundastes. Beim positiven *Lustschen* Zeichen (Beklopfen des N. peronaeus am Fibulaköpfchen) kommt es zu einer Hebung des äußeren Fußrandes. Das *Trousseausche* Phänomen (Abschnürung des Oberarmes über 3 min) ist durch einen anschließenden Carpalspasmus gekennzeichnet, der gelegentlich auch nach einfachem Druck auf den Nervenstrang im Sulcus bicipitalis medialis beobachtet werden kann. Alle vorgenannten Zeichen sind nach der Hyperventilation leichter provozierbar.

Die direkte Messung der galvanischen Erregbarkeit des neuro-muskulären Systems ergibt eine Steigerung derselben: Die Kathodenöffnungszuckung liegt unter 5 mA (*Erbsches* Phänomen). Bei der kindlichen Tetanie kann die Anodenschließungszuckung sogar *vor* der Anodenöffnungszuckung auftreten.

Umgekehrt wie beim Hyperparathyreoidismus findet sich bei der Hypocalcämie im EKG eine *QT-Verlängerung*, die als frequenzabhängiges Phänomen beim Vergleich mit den aus entsprechenden Tabellen rasch ersichtlichen Sollwerten gewisse Hinweise hinsichtlich der Schwere der vorliegenden Hypocalcämie gibt. Als allerdings ganz grobe Faustregel gilt dabei, daß einer QT-Verlängerung von 10% eine Kalkspiegelerniedrigung von etwa 1 mg-% entspricht.

Die nervale Erregbarkeitssteigerung im subcorticalen Bereich bildet die Grundlage des *tetanischen Anfallsgeschehens*. Dieses stellt eine besondere Reaktionsform dieser Areale dar. Schreck, Erregung, auch körperliche Anstrengungen können auslösend wirken, vielfach ist eine sichere anfallsauslösende Ursache aber nicht zu eruieren.

Dem tetanischen Anfall können muskuläre Spannungen, Parästhesien (besonders um den Mund herum sowie in den Händen und Füßen) und ein allgemeines Unbehagen vorausgehen. Der anschließende Carpalspasmus beginnt mit einer Kontraktion im Thenar, dann im Bereich der übrigen Handmuskeln. Charakteristischerweise kommt so die als Geburtshelferstellung bezeichnete Hand- und Fingerhaltung mit Beugung der Grund- und Streckung der übrigen Gelenke bei eingeschlagenem Daumen zustande. Es können sich aber auch Überstreckungen und andere Verkrampfungstypen einstellen. Die tonische Spannung der Muskulatur ist von Schmerzen und Parästhesien begleitet, wobei sich der Betroffene oft hilflos einer undefinierbaren Angst ausgeliefert fühlt. Beim Vollbild werden die Arme mit gebeugten Ellenbogen an den Rumpf gepreßt. Besonders bei Kindern kann es gleichzeitig zu einer Equinovarusstellung der Füße kommen. Die Gesichtsmuskulatur spannt sich besonders um den Mund herum, die Zähne werden aufeinandergepreßt, so daß auch die Artikulation Schwierigkeiten macht (sog. Karpfenmaulstellung). Besonders gefürchtet bei Kindern sind die Bronchospasmen (Bronchotetanie) bzw. der Laryngospasmus.

Auch die glatte Muskulatur der Kardia, des Pylorus und der Blase kann sich spastisch-tetanisch verkrampfen. Es entsteht so symptomatologisch oft ein recht vielfältiges und vieldeutiges Bild, besonders wenn klassische Carpopedalspasmen fehlen oder nur als Anfallsfragmente auftreten.

VII. Die Thymusdrüse

Bis heute gibt es keinen direkten Beweis für eine Hormonbildung in der Thymusdrüse. Der drüsenartige, lymphoepitheliale Aufbau ohne Ausführungsgänge, die Involution in der Pubertät — in etwa zeitlich zusammenfallend mit Adrenarche bzw. Gonadarche —, die Thymusvergrößerung beim Hypogonadismus oder nach der Frühkastration, beim Nebennierenausfall und bei der Hyperthyreose [23], andererseits die Verkleinerung beim Hypercorticismus sprechen

---

[23] Die Thymektomie wurde sogar gelegentlich als Therapie bei der Hyperthyreose vorgeschlagen; sicher besitzt sie eine große therapeutische Bedeutung bei den primären Thymussyndromen (s. unten!).

zumindest für enge Beziehungen zum Endocrinium. Im Tierexperiment kann durch Cortisol eine Thymusinvolution bewirkt werden (sog. *Thymusinvolutionstest*), die sich durch STH wieder rückgängig machen läßt. Auch die Embryonalentwicklung der Thymusdrüse, die sich als paariges Organ zusammen mit dem unteren Paar der Epithelkörperchen aus dem Entoderm der 3. Kiementasche entwickelt und einen Teil des Weges mit diesen caudalwärts zieht, legt enge Beziehungen zum Endocrinium nahe.

In klinischer Hinsicht spricht dafür die Beobachtung, daß in einem — wenn auch geringen — Prozentsatz der Cushing-Fälle (3,2% nach LABHART) Thymustumoren vorkommen (meist Carcinome). Der umstrittene sog. „Thymustod" beim *Status thymicolymphaticus* hängt jedoch *nicht* mit einer endokrinen Funktion des Thymus zusammen, sondern wohl nur damit, daß bei plötzlichen Todesfällen in der Jugend eine relativ große Thymusdrüse angetroffen wird, während es im Rahmen zum Tode führender konsumierender Erkrankungen im allgemeinen zur Thymusinvolution kommt. Andererseits wäre es auch denkbar, daß die physiologische Thymusinvolution zur Zeit der Adrenarche bei mangelnder Ausbildung der Nebennierenrinde (dadurch schlechtere Stressanpassung!) nur in geringem Umfang erfolgt.

Die klassische Nachweismethode (d.h. die Exstirpation des Organs und Beseitigung der danach auftretenden Ausfallserscheinungen durch Organextrakte bzw. daraus später isolierte Wirkstoffe) hat bisher keinen Beweis für eine Hormonproduktion in der Thymusdrüse erbringen können, läßt jedoch die Bildung eines „*lymphocytenstimulierenden Faktors*" (LSF) in den epithelialen Zellen der Thymusdrüse annehmen.

Die Thymusdrüse ist zur Zeit der Geburt die aktivste Bildungsstätte von Lymphocyten; sie ist offenbar mit den Immunisationsvorgängen und der Antikörperbildung eng verknüpft und prägt durch einen humoralen Faktor die lymphatischen Zellen entsprechend bzw. beeinflußt sie bei ihrer Passage durch das Organ direkt. Dadurch werden diese Zellen zur weiteren Differenzierung und zur Antikörperbildung befähigt. Die Lymphocyten spielen offenbar auch als Übermittler der zellgebundenen Antikörper eine Rolle. Das Auftreten von Autoantikörpern gegen körpereigene Gewebe wird nach der von BURNETT entwickelten Theorie dadurch verhindert, daß solche Zellen normalerweise durch die Thymusdrüse eliminiert werden.

Wichtig scheint die Thymusdrüse besonders auch bei Neugeborenen zu sein: können sich doch die ersten Lymphocyten der Neugeborenen, die in die Blutbahn gelangen, anscheinend nur unter dem Einfluß von Thymusgewebe ordnungsgemäß entwickeln.

Die Thymektomie bei neugeborenen Mäusen führt zu einer Lymphopenie im Blut und im lymphatischen Gewebe mit Ausbleiben der Plasmazellen- und Antikörperbildung auf Antigenreize. Es entwickelt sich ein eigentümliches Krankheitsbild („*runt disease*") mit Wachstumsstillstand, Schwund des Körpergewichtes und Involution der lymphatischen Organe, wobei der Tod durch mangelnde Resistenz (gegen Viren und Bakterientoxine) eintritt. Wenn die ektomierte Thymusdrüse in der Diffusionskammer bei Tieren wieder eingepflanzt wird, können sich demgegenüber die Lymphocyten zu voller immunologischer Leistung entwickeln. Es muß also im Thymus eine wasserlösliche Substanz gebildet werden, die durch Diffusion in den Extracellulärraum übertritt und an den peripheren Lymphocyten wirksam wird. In zellfreien Thymusextrakten gelang bei neugeborenen Mäusen der Nachweis eines lymphocytoseauslösenden Faktors, der bei chronischer lymphatischer Leukämie bzw. beim Lymphosarkom angeblich vermehrt vorkommen soll.

Kinder mit connataler Thymushypoplasie haben kaum Lymphocyten im peripheren Blut, sie sind gegen Infekte außerordentlich empfänglich und sterben meist im Laufe des 1. Lebensjahres.

Als *primäres Thymussyndrom* beim Erwachsenen wird das gleichzeitige Vorliegen einer Thymushyperplasie oder eines Thymoms und folgender Erkrankungen bezeichnet: Myasthenia gravis [24], aplastische Anämie, Störungen der γ-Globulinsynthese bis zur Agammaglobulinämie, Lupus erythematodes disseminatus, ganz vereinzelt auch primär-chronische Polyarthritis. Diese Erkrankungen (also die Myasthenia gravis etc.) wären damit in das Gebiet der Autoimmunkrankheiten einzureihen. Antikörper (z.B. gegen den A-Streifen der Skeletmuskulatur) konnten in der Tat bei

---

[24] Dabei sollen in 60—70% Thymushyperplasien, in 10—15% Thymome vorkommen.

der Myasthenie nachgewiesen werden. Möglicherweise kommt es in manchen Fällen beim primären Thymussyndrom auch zum Auftreten von abnormen lymphatischen Zellen, die sich nicht mehr zu Plasmazellen differenzieren können, so daß damit die Entstehung erworbener Hypo-Agammaglobulinämien ihre Erklärung finden könnte.

VIII. Die Nebennieren
1. Die Nebennierenrinde

a) Anatomie und Hormonbildung

Die Nebennierenrinde, etwa 80% des gesamten Organs der Nebennieren umfassend, besteht aus 3 Zonen: der Zona glomerulosa, der Zona fasciculata und der Zona reticularis. Die Zona glomerulosa liegt direkt unterhalb der Nebennierenkapsel und ist Hauptbildungsstätte der Mineralocorticoide. In der Struktur unterscheiden: 1. Glucocorticoide, 2. Mineralocorticoide, 3. Androgene, 4. Oestrogene, 5. Gestagene.

Die wesentlichsten Punkte der Biosynthese der Nebennierenrindenhormone sind in Abb. 285 (modifiziert nach BERTHOLD und STAUDINGER) schematisch aufgezeichnet: Am Cholesterin werden am Kohlen-

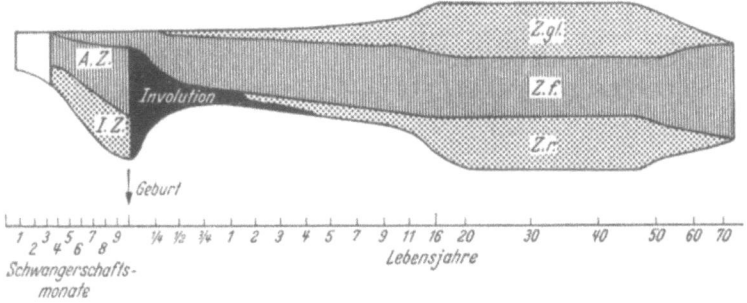

Abb. 284. Lebenskurve der Nebennierenrinde. (Nach LABHART, 1957, und ROTTER, 1949, in: LABHART, Klinik der inneren Sekretion. Berlin-Göttingen-Heidelberg: Springer 1957.) *AZ* Außenzone; *IZ* Innenzone; *Z.gl.* Zona glomerulosa; *Z.f.* Zona fasciculata; *Z.r.* Zona reticularis

Zona fasciculata, der Mittelschicht, werden die Glucocorticoide gebildet und in der Zona reticularis, der innersten Schicht, die Androgene. Wie in Abb. 284 dargestellt, sind die Zona fasciculata und Zona reticularis im Foetalleben schon kräftig ausgebildet, während die Zona glomerulosa erst nach dem 1. Lebensjahr aufgebaut wird. Nach der Geburt involiert zunächst die Zona reticularis. Sie entwickelt sich, ebenso wie die Zona glomerulosa, zur Pubertätszeit besonders stark und bildet sich nach Erlöschen der Keimdrüsenfunktion mit der Zona glomerulosa wieder erheblich zurück. Die Zona fasciculata dagegen vergrößert sich noch etwas nach dem Klimakterium.

b) Die Nebennierenrindenhormone

Die Hormone der Nebennierenrinde werden als Steroide bezeichnet, da sie alle gemeinsam das Steranringgerüst (Cyclopentano-perhydrophenanthren) besitzen (s. Ringe A, B, C, D der Abb. 285). Bisher konnten etwa 40 Steroide aus der Nebennierenrinde isoliert extrahiert werden, von denen jedoch nur einige Hormoncharakter besitzen, während die meisten Zwischenprodukte sind. Die Nebennierenrindenhormone werden in 5 Hauptgruppen unterteilt, die sich untereinander durch Funktion und stoffatom in Stellung 20 und 22 je eine OH-Gruppe eingeführt und anschließend dehydriert; hierdurch wird die Hydroxylgruppe in Stellung 22 zur Ketogruppe und die Seitenkette als Isocapronaldehyd abgespalten (Syntheseschritt a). Das so entstandene Δ^5-Pregnenolon wird durch eine 3β-Hydroxysteroiddehydrogenase und eine Δ^5-3-Ketosteroidisomerase in Progesteron überführt (Syntheseschritt b). Vom Progesteron aus werden drei verschiedene Synthesewege angenommen: Durch Hydroxylierung am C-21 entsteht 11-Desoxycorticosteron (f), das durch eine 11β-Hydroxylase in Corticosteron überführt wird (g). Progesteron kann aber auch durch eine 17α-Hydroxylase in das 17α-Hydroxyprogesteron (l) und anschließend durch eine 21-Hydroxylase in das 11-Desoxycortisol (m) umgewandelt werden, das wiederum durch eine 11β-Hydroxylase zu Cortisol hydroxyliert wird (n). Cortisol kann ebenfalls durch entsprechende Hydroxylierung aus Progesteron über das 11β-Hydroxyprogesteron und 21-Desoxycortisol entstehen (c, d, e). Durch Dehydrierung in Stellung 11 entstehen aus Corticosteron das 11-Dehydrocorticosteron (h) und aus Cortisol das Cortison (o).

Aldosteron entsteht entweder aus dem 11-Desoxycorticosteron (i) oder aus dem Corticosteron (k); der Reaktionsablauf ist noch nicht voll geklärt.

Die Androgene der NNR entstehen durch Abspaltung der Seitenkette an C-17 mit Hilfe einer Desmolase, die aber erst nach Einführung einer Hydroxylgruppe in 17-α-Stellung unter dem Einfluß

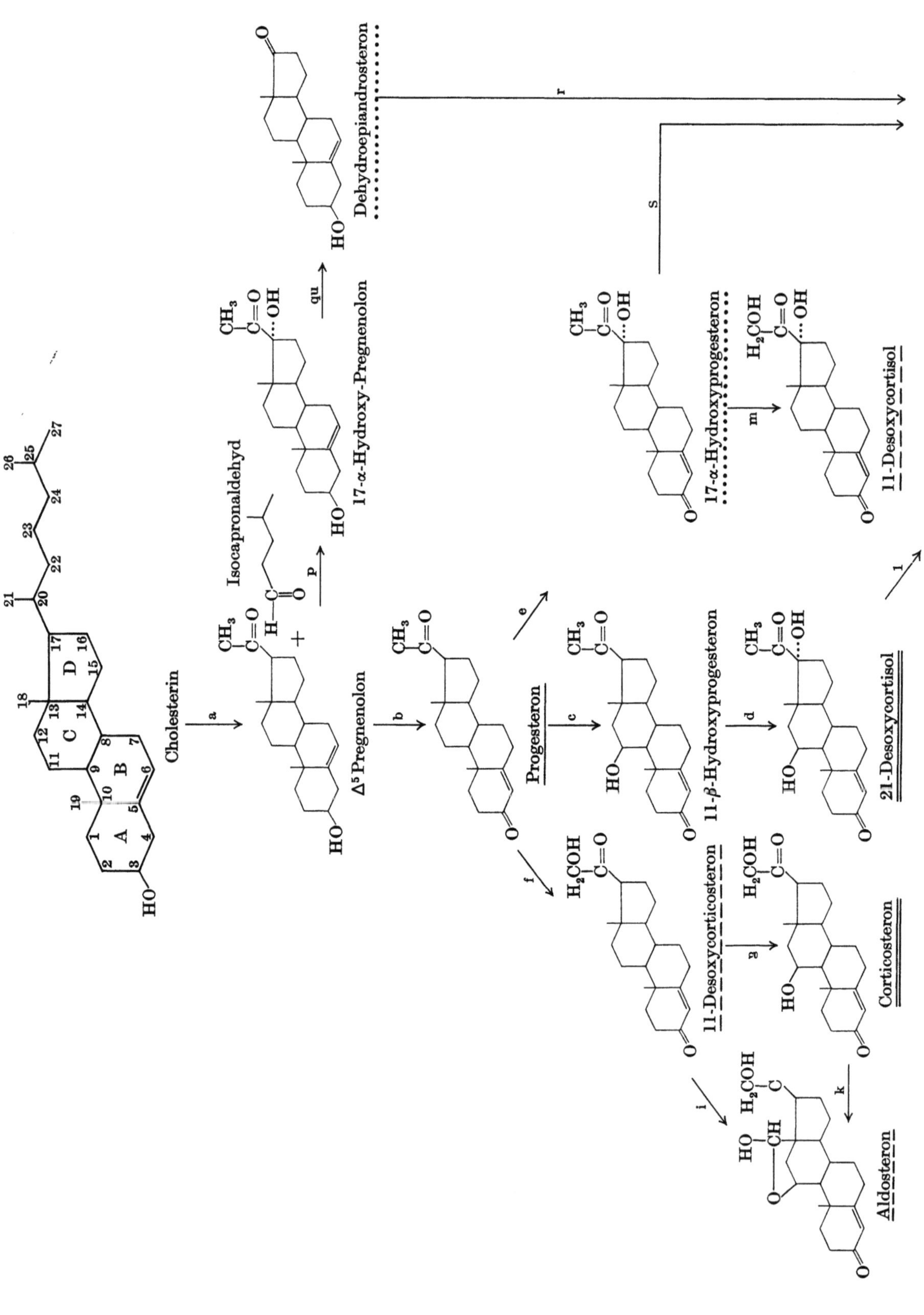

Dehydroepiandrosteron

17-α-Hydroxy-Pregnenolon

Isocapronaldehyd

Cholesterin

Δ⁵ Pregnenolon

Progesteron

11-β-Hydroxyprogesteron

21-Desoxycortisol

11-Desoxycorticosteron

Corticosteron

Aldosteron

17-α-Hydroxyprogesteron

11-Desoxycortisol

einer 17-α-Hydroxylase wirksam werden kann: So entsteht aus dem 17-α-Hydroxypregnenolon bzw. dem 17-α-Hydroxyprogesteron das Dehydroepiandrosteron (Syntheseschritt qu) und das Androstendion (Syntheseschritt s). Dehydroepiandrosteron kann auch zu Androstendion dehydriert werden (Syntheseschritt r). Androstendion wird durch Hydroxylierung an C-11 11β-Hydroxyandrostendion

Abb. 285 a u. b. Schematische Darstellung der Biosynthese der Steroidhormone der Nebennierenrinde (——→: Biosynthese nur in den Gonaden möglich). (— — —: Gestagene, ════: Glucocorticoïde, ——: Mineralocorticoïde, ········: Androgene, —·—·—: Oestrogene).
Modifiziert nach BERTHOLD u. STAUDINGER

(Syntheseschritt t), das durch Oxydation der OH-Gruppe am C-11 zu Androsteron oxydiert wird (Syntheseschritt u). Letzteres kann aber auch durch Abspaltung der Seitenkette aus Cortison entstehen (Syntheseschritt v). In den testes wird Androstendion durch eine 17-β-Dehydrogenase in das Testosteron, das Steroid mit der höchsten androgenen Wirkung umgewandelt (Syntheseschritt w).

Oestron, die Muttersubstanz der Oestrogene, entsteht ebenfalls aus Androstendion durch Hydroxylierung an C-19 über das 19-Hydroxy-Androstendion (x) und anschließender Aromatisierung des Ringes A (Syntheseschritt y). Im Ovar findet die Umwandlung von Oestron in das Oestradiol durch eine 17-β-Dehydrogenase statt (Syntheseschritt z).

Den Hauptanteil der Nebennierenrindenhormone bildet das Cortisol, das etwa 70% der gesamten Nebennierenrindensekretion ausmacht. Ihm folgt das Corticosteron, das etwa 15% der ans Blut abgegebenen Steroide bildet und das Aldosteron mit etwa 1—2%. Die restlichen ca.13—14% verteilen sich auf die anderen Steroide. Die Abgabe der Glucocorticoide im Blut ist unmittelbar abhängig vom ACTH des Hypophysenvorderlappens (s. S. 501) und läßt normalerweise einen Tagesrhythmus mit einem Maximum in den Morgenstunden und einem Minimum in den Nachtstunden erkennen. Die unter ACTH bei Bedarf innerhalb 1 min gebildete Hormonmenge übertrifft weit den gesamten Hormongehalt der Nebennierenrinde in Ruhe.

Nur die wesentlichsten physiologischen Wirkungen der Nebennierenrindenhormone seien stichwortartig zusammengefaßt wiedergegeben.

Glucocorticoide:
Förderung der Gluconeogenese durch vermehrten Eiweißabbau oder Hemmung der Eiweißsynthese
Hemmung des Kohlenhydratumsatzes im Gewebe
Hemmung der Glucoserückresorption in den Tubuli
Herabsetzung der Nierenschwelle für Glucose
Verminderung der Glucosetoleranz und Empfindlichkeit gegenüber Insulin
Antiphlogistische Wirkung
Hemmung und Involution des lymphatischen Gewebes
Eosinopenie
Euphorie
Förderung der Salzsäure- und Pepsinproduktion
Steigerung der Thrombocyten

Mineralocorticoide:
Na^+-Retention
K^+-Exkretion
Teilweise H^+-Exkretion (Aldosteron)
Verteilung von Natrium und Kalium zwischen dem intra- und extracellulären Raum (Zunahme des Natriumgehaltes und Abnahme des Kaliumgehaltes in den Zellen)

Androgene:
Förderung der Eiweißsynthese
Ausbildung der Geschlechtshaare
Förderung des Wachstums und der Funktion der männlichen Sexualorgane
Steigerung der Talgdrüsensekretion

c) Überfunktion der Nebennierenrinde

α) Adrenogenitales Syndrom (AGS)

Die klinischen Symptome dieses Krankheitsbildes werden durch eine gesteigerte Produktion androgener Hormone der Nebennierenrinde bedingt. Man unterscheidet aus pathogenetischen und klinischen Gründen 3 Hauptformen des AGS: 1. Das kongenitale AGS mit kongenitaler Nebennierenrindenhyperplasie, 2. Das postpuberale AGS mit Nebennierenrindenhyperplasie, 3. Das AGS als Folge eines Nebennierenrindentumors.

Zu 1. Beim kongenitalen AGS — dessen Häufigkeit auf zwischen 1:5000 und 1:67000 geschätzt wird — handelt es sich um eine, wahrscheinlich recessiv vererbbare, kongenitale Enzymopathie: Es besteht ein erheblicher Mangel am Enzym 21-Hydroxylase (s. Syntheseschritt m der Abb. 285), das die Umwandlung des 17-α-Hydroxyprogesteron in das 11-Desoxycortisol, der Vorstufe des Cortisons, bewirkt (s. Syntheseschritt n der Abb. 285). Hierdurch wird Cortisol nur sehr ungenügend produziert. Abhängig von der Erniedrigung des Cortisolblutspiegels schüttet aber die Hypophyse vermehrt ACTH aus, was wiederum eine Hypertrophie der Nebennierenrinde und eine vermehrte Produktion der Nebennierenrindensteroide zur Folge hat. Diese können jedoch infolge des erwähnten enzymatischen Blockes nur zu einem kleinen Teil zu Cortisol umgewandelt werden; ein Großteil wird zu androgen wirksamen Steroiden umgewandelt (s. Abb. 285). Außerdem kommt es infolge der erheblichen ACTH-Stimulierung zu einer vermehrten Bildung von Androgenen und Oestrogenen in der hyperplastischen Nebennierenrinde. Künstliche Zufuhr von Cortisol — im übrigen die Therapie der Wahl beim kongenitalen AGS — stellt die normalen Verhältnisse wieder her, da durch den „normalisierten" Cortisolblutspiegel auch die ACTH-Produktion wieder auf die Norm reduziert wird.

Infolge der erhöhten Produktion der androgenen Steroide kommt es beim weiblichen Geschlecht zum Pseudohermaphroditismus femininus, beim männlichen Geschlecht zur Pseudopubertas praecox mit dissoziiertem Virilismus. Da die Androgenüberproduktion erst nach Differenzierung der Gonaden — etwa zwischen dem 3.—5. Foetalmonat — einsetzt, ist die genetische Konstitution des Individuums entweder eindeutig weiblich oder eindeutig männlich. Beim weiblichen Geschlecht führt die erhöhte Androgenproduktion zur Mißbildung im Bereich des äußeren Genitale, die von einer Clitorishypertrophie bis zur Vermännlichung des äußeren Genitale reichen kann. Der Schweregrad der Mißbildung dürfte bestimmt werden vom Grade und Zeitpunkt des Einsetzens der Androgenüberproduktion. Das innere Genitale ist aber — aus den schon erwähnten Gründen — weiblich, d.h. es sind Ovarien, Uterus und Tuben vorhanden. Beim männlichen Geschlecht kommt es schon im 2. Lebensjahr zur Ausbildung eines großen Penis ohne entsprechende Entwicklung des Hodens (*dissoziierter Virilismus*). Bei beiden Geschlechtern tritt zwischen dem 2. und 5. Lebensjahr eine Scham- und Achselbehaarung, um das 10. Lebensjahr ein Bartwuchs auf. Beim weiblichen Geschlecht ist die sekundäre Behaarung ausgesprochen männlich. Im Gegensatz zur ausgeprägten äußeren frühen Geschlechtsreife kommt es infolge des hemmenden Einflusses des erhöhten Androgenspiegels im Blut auf die Gonadotropinproduktion des Hypophysenvorderlappens zur Reifungshemmung der Gonaden (= *hypogonadotroper Hypogonadismus*): Uterus und Ovarien bleiben beim weiblichen Geschlecht infantil, die Menarche bleibt aus (primäre Amenorrhoe); beim männlichen Geschlecht bleiben die Hoden klein und weisen eine Azoospermie auf. Ohne Behandlung sind die Erwachsenen beiderlei Geschlechts steril.

Die anabole Wirkung der Androgene bewirkt einen vermehrten Muskelansatz mit einer schon frühzeitigen Ausbildung einer männlichen, kräftigen, athletischen Muskulatur („*Herkulestyp*"). Außerdem wird durch die eiweiß-anabole Wirkung das Körperwachstum und die Knochenentwicklung beschleunigt. Durch die schnelle Entwicklung der Knochenreifung und -länge sind die jungen Patienten zwar zunächst größer als ihre Altersgenossen, wachsen aber infolge eines vorzeitigen — zwischen dem 10. und 13. Lebensjahr eintretenden — Epiphysenschlusses später nicht weiter und werden im allgemeinen nicht größer als 150 cm.

Als weitere klinische Symptome des AGS bestehen infolge der erhöhten Androgenproduktion eine vermehrte Sekretion der Talgdrüsen und eine Acne. Häufig beobachtet man bei den Patienten auch eine Überpigmentierung im Bereich der Warzenhöfe, Achselhöhlen und Anogenitalgegend. Es wird angenommen, daß diese Veränderungen auf eine vermehrte Produktion des melanocytenstimulierenden Hormons zurückzuführen ist, das gemeinsam mit ACTH vermehrt im Hypophysenvorderlappen gebildet wird.

Zwei *Sonderformen* des kongenitalen AGS treten nicht ganz selten auf: Das kongenitale AGS mit *Hypertonie* und das kongenitale adrenogenitale *Salzverlustsyndrom*. Die Ursache des AGS mit *Hypertonie* beruht auch auf einer enzymatischen Störung und zwar auf einem Mangel an 11-Hydroxylase. Dieses Ferment ist für die Syntheseschritte 11-Desoxycorticosteron→Corticosteron (s. Syntheseschritt g der Abb. 285) und 11-Desoxycortisol→Cortisol (s. Syntheseschritt n der Abb. 285) notwendig. Auch hier ist also die Cortisolsynthese gehemmt, so daß es zu einer überschießenden ACTH-Produktion mit allen oben beschriebenen klinischen Symptomen kommt. Durch die zusätzlich vermehrte Bildung des blutdrucksteigernden 11-Desoxycorticosteron, das nicht zu Corticosteron hydroxyliert werden kann, entsteht eine Hypertonie, die erhebliche Schweregrade erreichen kann.

Die Ursache des adrenogenitalen *Salzverlustsyndromes* ist dagegen noch ungeklärt. Nach neuesten Untersuchungen wird ein Mangel an 3β-Hydroxysteroiddehydrogenase angenommen, das den Weg von Δ^5-Pregnenolon zum Progesteron (s. Syntheseschritt b der Abb. 285) katalysiert. Neben den oben beschriebenen Symptomen des unkomplizierten AGS kommt es beim Salzverlustsyndrom in den ersten Lebenswochen nach einer zunächst oft nicht genügend beachteten Nahrungsverweigerung oder nach einem leichten Infekt zu einer lebensbedrohlichen, der Addison-Krise ähnelnden, Elektrolytstörung. Durch Erbrechen, renalen Natriumverlust und Durchfälle entsteht eine Hyponatriämie und Hypochlorämie. Das Kalium im Serum ist wie beim Morbus Addison erhöht und kann zu Herzrhythmusstörungen führen. Die Kenntnis dieses Syndroms, das fast bei einem Drittel der Träger des kongenitalen AGS auftritt und seine rechtzeitige klinische Abgrenzung gegenüber der Pylorusstenose ist deswegen so wichtig, weil die kleinen Patienten unbehandelt schnell im Kreislaufversagen sterben.

Zu 2. Wie die Bezeichnung postpuberales AGS schon angibt, treten die klinischen Symptome bei dieser Form des AGS erst nach der Pubertät — im Alter von 15—20 Jahren — auf. Die Pathogenese dieses Krankheitsbildes ist noch ungeklärt. Pathologisch-anatomisch wird eine Nebennierenrindenhyperplasie gefunden.

Die Cortisolproduktion und -ausscheidung ist bei diesen Patienten normal, dagegen wird eine stark erhöhte Ausscheidung von Androgenen gefunden. Es wird vermutet, daß eine Überproduktion von Testosteron besteht. Klinisch findet sich, entsprechend der vermehrten Androgenproduktion erst nach Eintritt der Reife, keine Mißbildung des äußeren Genitale. Im übrigen sind die Symptome die gleichen wie oben beschrieben, allerdings oft nur mäßig ausgeprägt.

Zu 3. Das klinische Bild des AGS als Folge eines Nebennierenrindentumors ist bedingt durch die Stärke und den Zeitpunkt des Einsetzens der Überproduktion der androgenen Steroide. Pathologisch-anatomisch findet sich ein Carcinom oder Adenom der Nebennierenrinde, das vermehrt Androgene bildet. In seltenen Fällen kann der Tumor auch zusätzlich vermehrt Glucocorticoide bilden, so daß neben den Symptomen des AGS auch die Symptome des Morbus Cushing beobachtet werden.

β) Cushing-Syndrom

Mit dem Begriff Cushing-Syndrom wird ein Krankheitsbild bezeichnet, dessen klinische Symptomatologie durch eine Überproduktion der Nebennierenrindenhormone bedingt ist. In der Hauptsache wird Cortisol (s. Abb. 285) im Übermaß produziert; aber auch Steroide mit überwiegend mineralo-corticoider Wirkung sowie Androgene und Oestrogene können beim Cushing-Syndrom vermehrt gebildet werden.

Die pathologisch-anatomischen Ursachen des Cushing-Syndroms sind verschieden: unter 350 Fällen geben SOFFER u. Mitarb. (1961) in 60% beim Erwachsenen eine beiderseitige Nebennierenrindenhyperplasie, in 16% Nebennierenrindencarcinome, in 12% Nebennierenrindenadenome und in 2% ein aberrierendes Nebennierenrindengewebe an. Nur in 10% der Fälle waren die Nebennieren nicht vergrößert. Bei Kindern dagegen findet sich in über 50% der Fälle als Ursache des Cushing-Syndroms ein Nebennierenrindencarcinom. Generell wird beim Cushing-Syndrom in etwa 10—30% der Fälle ein Tumor der Hypophyse gefunden und zwar vorwiegend ein basophiles Adenom des Hypophysenvorderlappens. Die Vorstellung CUSHINGs, daß das basophile Adenom des Hypophysenvorderlappens mit vermehrter ACTH-Produktion das pathologisch-anatomische und pathophysiologische Grundprinzip der hier besprochenen Erkrankung ist, hat sich als nicht richtig erwiesen. Die Krankheitsbezeichnung Morbus Cushing wurde daher durch den Begriff Cushing-Syndrom ersetzt. Die Bezeichnung Morbus Cushing wird lediglich auf die Fälle an-

gewandt, bei denen ein basophiles Adenom des Hypophysenvorderlappens nachgewiesen werden kann. Im übrigen können auch chromophobe und eosinophile Adenome des Hypophysenvorderlappens beim Cushing-Syndrom gefunden werden.

Die Ätiologie der Überproduktion des Cortisols und anderer Steroide beim Cushing-Syndrom ist in manchen Punkten noch ungeklärt. Die Nebennierenrindenadenome und -carcinome sowie das versprengte Nebennierenrindengewebe wachsen selbständig und produzieren unabhängig vom ACTH Cortisol. Infolge des hohen Cortisolspiegels kommt es sogar im Gegenteil zu einer Hemmung der ACTH-Produktion des Hypophysenvorderlappens und hierdurch zu einer Atrophie der vom Tumor nicht betroffenen Nebennierenrinde der gegenüberliegenden Seite. In einigen Fällen wird beim Cushing-Syndrom eine erhöhte Cortisolproduktion der Nebennierenrinde durch eine übermäßige Stimulation infolge eines eigenständig ACTH-produzierenden Tumors der Hypophyse gefunden. Die Ursache der erhöhten Cortisolproduktion in den Fällen, in denen weder ein Nebennierenrindentumor noch ein hormonaktiver Tumor der Hypophyse nachgewiesen werden kann, ist jedoch noch ungeklärt. Als Hypothese wird diskutiert eine primäre Störung in der Nebennierenrinde in Form einer gesteigerten Empfindlichkeit gegenüber ACTH, eine regellose, nicht mehr dem üblichen Tagesrhythmus unterworfene inkonstante ACTH-Abgabe aus der Hypophyse, eine herabgesetzte oder praktisch aufgehobene Empfindlichkeit der Hypophyse bzw. des der Hypophyse übergeordneten Hypothalamus gegenüber der Hemmwirkung des Cortisols, eine Störung der Reglerfunktion des Hypothalamus auf die Hypophyse, vermehrte Inkretion des corticotropin-releasing-factor (CRF) oder eine vermehrte Produktion eines ACTH-stimulierenden Faktors. Seit Einführung der Nebennierenrindenhormone in die Therapie zahlreicher Erkrankungen wird leider nicht selten als Folge einer langdauernden bzw. hochdosierten Behandlung mit Steroiden ein Cushing-Syndrom induziert.

Die *klinischen* Symptome des Cushing-Syndroms, das bei Frauen häufiger als bei Männern auftritt, beruhen hauptsächlich auf der Wirkung des Cortisols auf den Fett-, Kohlenhydrat- und Eiweißstoffwechsel. Durch die übermäßige Fettneubildung und eine für den Morbus Cushing charakteristische Verteilung des Fettansatzes im Bereich des Gesichtes, am Hals, im Bereich der Mammae und des Bauches finden sich bei etwa 90% der Patienten ein „Vollmondgesicht" und ein Doppelkinn sowie eine Stammfettsucht. „Büffelhöcker" als Folge eines verstärkten Fettansatzes im Nacken werden ebenfalls häufig beobachtet.

Die Ausbildung eines Hängebauches durch die starke Fettansammlung im Bereich des Abdomens wird unterstützt durch den Schwund der Bauchmuskulatur, die als Folge eines allgemeinen Muskelschwundes durch die katabole und antianabole Wirkung des Cortisols beim Cushing-Syndrom auftritt. Auch die Extremitätenmuskulatur wird reduziert, so daß — besonders im Vergleich zu der Stammfettsucht — die Extremitäten sehr dünn erscheinen. Es besteht eine schnelle Ermüdbarkeit der Muskulatur bei körperlicher Belastung.

Infolge der antianabolen Wirkung des Cortisols wird bei mehr als der Hälfte der Patienten auch eine schwere diffuse Osteoporose beobachtet, da der Aufbau der Knochenmatrix gestört wird, in die sekundär nur ungenügend Calcium eingelagert werden kann. Bevorzugt werden die Wirbelsäule, das Becken, die Rippen und der Schädel befallen. Es ist verständlich, daß es bei einem Fortschreiten der Osteoporose sekundär zur Deformierung der Wirbelsäule mit Keilwirbel- und Fischwirbelbildung sowie zu Spontanfrakturen in den befallenen Knochenanteilen kommen kann.

Die bei den meisten der Patienten bestehende Hypertonie ist ursächlich nicht geklärt. Durch Hormonanalysen konnte gezeigt werden, daß die Hypertonie nicht durch eine überschießende Mineralocorticoidproduktion bedingt ist — wie früher angenommen wurde —, denn auch bei einer reinen Überproduktion von Cortisol besteht fast immer eine Hypertonie.

Konstitutionelle Faktoren dürften auch beim Cushing-Syndrom für die Entstehung der Hypertonie eine Rolle spielen, da z. B. auch durch langdauernde und hohe Glucocorticoidbehandlung nur bei einem Teil der Patienten ein Hochdruck entsteht. Diskutiert wird, ob durch Cortisol die Empfindlichkeit der Gefäßwände gegenüber Noradrenalin erheblich gesteigert wird. Der Schweregrad der Hypertonie beim Cushing-Syndrom ist sehr unterschiedlich.

Da neben der Überproduktion von Cortisol häufig noch eine mäßige Steigerung der Androgenproduktion besteht, liegt bei vielen Patienten ein leichter Hirsutismus, eine Acne und eine vermehrte Talgsekretion in dem Bereich der Haut sowie bei Frauen und Kindern ein mehr oder weniger stark ausgeprägter Virilismus bzw. eine sekundäre Amenorrhoe vor.

Infolge der durch Cortisol gesteigerten Gluconeogenese kommt es häufig zu Störungen im Kohlenhydratstoffwechsel, die jedoch sehr unterschiedliche Schweregrade — von einer nur gering herabgesetzten Glykosetoleranz bis zum schweren Steroiddiabetes — haben können. Durch Hemmung der Glykoserückresorption in den Tubuli und die herabgesetzte Nierenschwelle für Glucose wird nicht selten eine Zuckerausscheidung im Urin bei normalen Blutzuckernüchternwerten beobachtet.

Die Striae rubrae — dunkelrot-violett-blaue Streifen parallel den Spannungslinien der Haut verlaufend — sind ebenfalls ein häufiges Symptom beim Cushing-Syndrom. Diese Striae — im übrigen auch sonst häufig bei einer sehr schnell sich ausbildenden Fettsucht beobachtet — sind bedingt durch erweiterte subcutane Venenplexus, durch Extravasate ins subcutane Fettgewebe und durch petechiale Blutungen. Die Striae finden sich besonders im Bereich der Hüften, der Mammae und am unteren Abdomen. Eine Erweiterung der Capillaren und eine partielle venöse Stase bedingt bei den Patienten häufig ein plethorisches Aussehen und eine dunkelrote Verfärbung der Acren. Die Ursache dieser Hautveränderungen ist noch ungeklärt.

Erwähnt seien als weiteres Symptom des Cushing-Syndroms noch die bei etwa der Hälfte der Patienten zu beobachtenden psychischen Veränderungen, die pathophysiologisch noch völlig ungeklärt sind. Ausgeprägte Stimmungsschwankungen, Halluzinationen, triebhafte Impulse und Psychosen werden beobachtet.

Eine schematische Übersicht über die Häufigkeit der klinischen Hauptsymptome sowie der wesentlichsten Laboratoriumswerte, die infolge der Überproduktion der Nebennierenrindensteroide, insbesondere des Cortisols, beim Cushing-Syndrom zu finden sind, ist in Abb. 286 wiedergegeben. Es ist selbstverständlich, daß die klinische Symptomatik des Cushing-Syndroms Unterschiede aufweist, die von der Art und Menge der von der Nebenniere bzw. von dem Nebennierentumor produzierten Hormone abhängt.

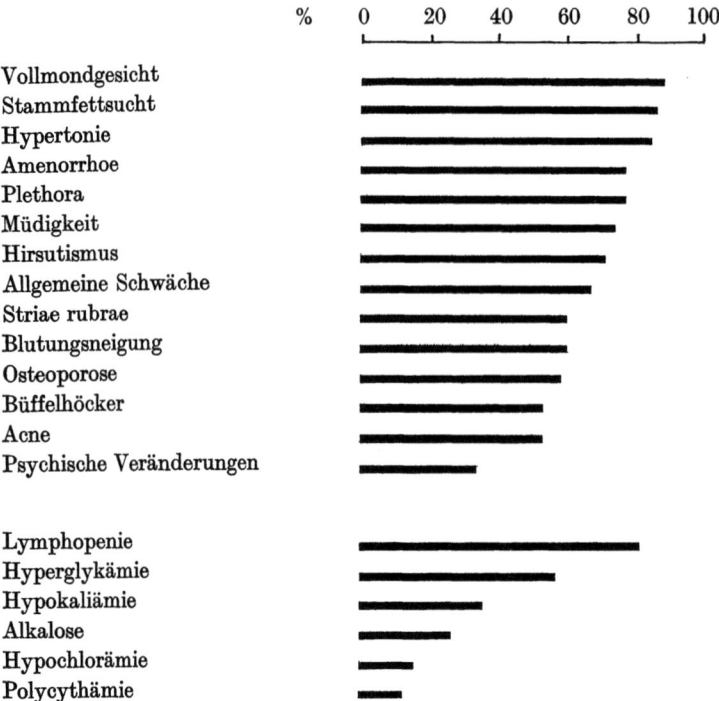

```
                              %   0    20   40   60   80  100
Vollmondgesicht
Stammfettsucht
Hypertonie
Amenorrhoe
Plethora
Müdigkeit
Hirsutismus
Allgemeine Schwäche
Striae rubrae
Blutungsneigung
Osteoporose
Büffelhöcker
Acne
Psychische Veränderungen

Lymphopenie
Hyperglykämie
Hypokaliämie
Alkalose
Hypochlorämie
Polycythämie
```

Abb. 286. Häufigkeit der klinischen Hauptsymptome (gekürzt nach SOFFER u. Mitarb., 1961) und der wesentlichsten Laboratoriumsbefunde (gekürzt nach JORES u. NOWAKOWSKI, 1964) beim Cushing-Syndrom

```
                        %   0    20   40   60   80  100
Hypertonie

Poly- und Nykturie

Muskelschwäche

Retinopathie

Kopfschmerzen

Polydipsie

Herzvergrößerung

Periodische Lähmungen

Paraesthesien

Tetanische Symptome

Ermüdbarkeit
```

Serum — Kalium	↓
Serum — Natrium	↑
Serum — Chlor	↓
Serum — Magnesium	↓ →
Schweiß — Natrium	↓
Speichel — Natrium	↓
Urin — Natrium	→
Urin — Kalium	↑
Urin — Magnesium	↑
Plasmavolumen	↑
Metabolische Alkalose	+
Harnkonzentrationsschwäche	+
Harnsäuerungsschwäche	+
Urin — Aldosteron	↑
Urin — 17-KS	→
Urin — 17-OHS	→

Abb. 287. Klinische Befunde und Laboratoriumsbefunde beim primären Hyperaldosteronismus. (Modifiziert
nach KOSZOREK, 1964)

γ) Primärer Hyperaldosteronismus (Conn-Syndrom)

Das Krankheitsbild des primären Hyperaldosteronismus ist durch eine gesteigerte, der hormonalen Regulation nicht mehr unterworfene, adrenocorticale Sekretion des Mineralocorticoids Aldosteron bedingt. Pathologisch-anatomisch findet sich in etwa 90% der Fälle ein einseitig lokalisiertes, einzelnes, aldosteronsezernierendes Adenom der Nebennierenrinde (Aldosterom). In etwa 10% der Fälle bestehen multiple Aldosterome im Bereich beider Nebennierenrinden. Nur in sehr seltenen Fällen liegt beim Conn-Syndrom eine unauffällige oder hyperplastische Nebennierenrinde ohne Anhalt für ein Adenom vor. Die Ursache der Übersekretion des Aldosterons ist in diesen Fällen noch völlig ungeklärt. Die Kenntnis des primären Hyperaldosteronismus, der in den letzten Jahren immer häufiger diagnostiziert wird, ist wichtig, da beim Conn-Syndrom in den meisten Fällen eine durch operative Entfernung des Adenoms heilbare Stoffwechselerkrankung vorliegt. Charakteristisch für die Aldosteronproduktion beim Conn-Syndrom ist, daß die Reize, die normalerweise zu einer erhöhten Sekretion führen (Entzug oder Verlust von Kochsalz, Zufuhr von hohen Dosen von Kalium) oder die eine Verminderung der Sekretionsrate verursachen (Kochsalzbelastung, Ausdehnung des Blutvolumens) auf die Aldosteronproduktion teilweise keinen Einfluß mehr haben.

Frauen erkranken doppelt so häufig wie Männer. Das 30.—50. Lebensjahr wird eindeutig bevorzugt. In Abb. 287 sind die klinischen Symptome und Befunde sowie Laboratoriumsergebnisse des primären Hyperaldosteronismus zusammengestellt: Ein obligates Symptom ist bei allen Patienten die Hypertonie mit Erhöhung des systolischen und diastolischen Wertes. Bemerkenswert ist, daß trotz gelegentlich sehr hoher Blutdruckwerte eine maligne Verlaufsform der Hypertonie nie beobachtet wurde. Auch bei Patienten, deren Hypertonie 10—15 Jahre bestand, fanden sich am Augenhintergrund nie Veränderungen im Sinne eines Fundus hypertonicus 4. Grades oder eines Papillenödems. Die Ursache der Hypertonie ist nicht geklärt. Es wird vermutet, daß der Hypertonus auf die aldosteronbedingte vermehrte Natriumretention zurückzuführen ist; hierbei wird angenommen, daß die Ansprechbarkeit

der Gefäße für die pressorischen Substanzen durch die Änderung des Natriumgehaltes der glatten Muskelfasern der Gefäßwände gesteigert wird. Aldosteron selbst dürfte keine blutdrucksteigernde Wirkung haben. Als Folge der Hypertonie wird häufig über Kopfschmerzen und Sehstörungen geklagt und eine Herzvergrößerung beobachtet. Infolge des starken Kaliumverlustes durch die Hyperkaliurie finden sich bei etwa 75% aller Patienten Muskelschwächen, die sich bis zu periodischen Lähmungen steigern können.

Nicht selten kommt es durch den Kaliummangel zum Auftreten einer *kaliopenischen Nephropathie*, die ihrerseits zu einer Harnkonzentrationsschwäche führt. Häufiges und nächtliches Wasserlassen sowie eine Polydypsie sind Folge der Konzentrationsschwäche. Die beim Conn-Syndrom häufig beobachteten wiederholten Harnwegsinfektionen sind aber nicht nur durch die kaliopenische Nephropathie bedingt, sondern sehr wahrscheinlich auch durch den Kaliummangel selbst, da — wie Tierversuche gezeigt haben — auch ein Kaliummangel allein die renale Infektresistenz herabsetzt. Die Entstehung der Harnwegsinfektionen wird noch gefördert durch die beim Conn-Syndrom häufig nachweisbare ätiologisch noch nicht ganz geklärte Harnalkalose. Nicht selten werden bei den Patienten Parästhesien, eine Steigerung der Reflexe sowie tetanische Symptome beobachtet. Diese Symptome werden auf einen Magnesiummangel zurückgeführt, da mehrfach beim Conn-Syndrom eine Erniedrigung des Magnesiumspiegels im Blut gefunden wurde und nach tierexperimentellen Ergebnissen die renale Magnesiumausscheidung durch Aldosteron reguliert wird. Das Serumcalcium ist beim Conn-Syndrom normal.

Auf ein für den primären Hyperaldosteronismus typisches Phänomen sei noch hingewiesen: Trotz der hohen Aldosteronsekretion fehlt eine Natriumretention in der Niere oder ist nur sehr gering ausgebildet. Die Natriumausscheidung im Urin ist daher — im Gegensatz zum sekundären Hyperaldosteronismus — im allgemeinen normal. Die Ursache dieses renalen „Escape-Phänomens" ist noch unklar. Der erhöhte Serumnatriumspiegel soll auf einer extrarenalen Natriumretention aus Stuhl, Schweiß und Speichel beruhen. Trotz der Hypernatriämie werden beim primären Hyperaldosteronismus Ödeme aus ebenfalls noch nicht geklärten Gründen praktisch nie gefunden.

δ) Sekundärer Hyperaldosteronismus

Eine gesteigerte Sekretion von Aldosteron ohne Bestehen eines Nebennierenrindenadenoms oder einer primären Veränderung der Nebennierenrinde wird als Folgezustand verschiedener Krankheitsbilder beobachtet und als sekundärer Hyperaldosteronismus bezeichnet. Die möglichen Ursachen — häufig im einzelnen nicht geklärt — eines sekundären Hyperaldosteronismus sind in Tabelle 74 schematisch wiedergegeben:

Tabelle 74. *Ursachen des sekundären Hyperaldosteronismus.* (Teilweise gekürzt nach WOLFF, 1962)

1. Ungenügende Salz-Wasser-Zufuhr
2. Natrium- und Wasserverlust:
   Schwitzen
   Erbrechen
   Durchfälle
   Forcierte Diurese — Laxantienmißbrauch
3. Plasmaverluste durch Capillarschädigung:
   Stumpfe Traumen
   Verbrennungen
   Erfrierungen
   Toxinwirkungen
4. Blutverluste
5. Vasodilatation:
   Kollaps
   Schock
   Vergiftungen
6. Erhöhte Kaliumzufuhr
7. Chronischer renaler Salz- und Wasserverlust:
   Diabetes mellitus
   Diabetes insipidus
   Polyurische Nierenerkrankungen
8. Essentielle, vorwiegend maligne verlaufende Hypertonie
9. Nierenarterienstenose
10. Herzinsuffizienz
11. Portale Hypertonie:
    Lebercirrhose
    Pfortaderthrombose
    Budd-Chiari-Syndrom
12. Hypoproteinämie:
    Nephrotische Syndrome
    Enteropathien mit Eiweißverlust
    Alimentäre Dystrophie
13. Schwangerschaft

Drei wesentliche Befunde werden im Gegensatz zum primären beim sekundären Hyperaldosteronismus beobachtet: Eine erhebliche renale Natriumretention, eine deutlich-starke Erniedrigung der Natriumausscheidung im Urin und eine — beim eventuellen Auftreten von Flüssigkeitsverlusten — positive Wasserbilanz, d.h. es kommt zur Ablagerung von Wasser *im* Gewebe und zur Oligurie und nicht zur Polyurie. Auf die einzelnen differentialdiagnostischen und klinischen sowie laboratoriumstechnischen Unterschiede zwischen dem primären und

sekundären Hyperaldosteronismus kann jedoch hier nicht weiter eingegangen werden. Es sei auf entsprechende Einzeldarstellungen verwiesen.

d) Unterfunktion der Nebennierenrinde

α) Die *primäre chronische Nebennierenrindeninsuffizienz (Morbus Addison)*

Das Krankheitsbild der primären chronischen Nebennierenrindeninsuffizienz wird durch einen fast völligen Ausfall der Produktion der Nebennierenrindenhormone bedingt. Pathologisch-anatomisch findet sich eine weitgehende Zerstörung der Nebennierenrinde. Oft können nur noch mikroskopisch in einem Bindegewebe, das das Nebennierenmark umgibt, einige — teilweise hyperplastische — Inseln aus Nebennierenrindengewebe gefunden werden. Wenngleich der zum Untergang des Nebennierenrindengewebes führende Prozeß auch manchmal auf das Nebennierenmark übergreift, so sind die Symptome des Morbus Addison allein durch den Ausfall der Nebennierenrindenhormone bedingt. Auch bei schwersten Krankheitsfällen findet sich oft noch ein völlig unauffälliges Nebennierenmark.

Ursächlich verantwortlich für die Zerstörung des Nebennierenrindengewebes ist in der überwiegenden Mehrzahl der Fälle ein tuberkulöser Prozeß, der beide Nebennierenrinden befällt. Bei einem weiteren Teil der Patienten muß aufgrund neuester Untersuchungen angenommen werden, daß das Nebennierenrindengewebe durch eine Autoimmunisierung aus noch unbekannten Gründen zerstört wird („Primäre idiopathische Nebennierenrindenatrophie"). Als Sitz der Antigen-Antikörperreaktion konnte mit Hilfe der Fluorescenztechnik das Cytoplasma der sekretorischen Zellen der Nebennierenrinde nachgewiesen werden. In seltenen Fällen finden sich auch Carcinommetastasen, eine Amyloidose, Mykosen oder Blutungen mit nachfolgenden Nekrosen als Ursache der Zerstörung der Nebennierenrinde.

Die *klinischen Symptome* der primären Nebennierenrindeninsuffizienz sind, der Häufigkeit ihres Auftretens nach geordnet, in Abb. 288 wiedergegeben. Erst bei einem Ausfall von etwa 9/10 der Produktion der Nebennierenrindenhormone tritt das Vollbild des Morbus Addison auf. Bei allen Patienten findet sich als Kardinalsymptom eine ausgeprägte allgemeine Schwäche mit einer erhöhten und vorschnellen Ermüdbarkeit, insbesondere der Muskulatur. Die Muskelschwäche, die nicht nur die periphere Muskulatur, sondern auch die Herzmuskulatur betrifft, kann solche Grade erreichen, daß der Patient vollständig bettlägerig ist und kaum noch sprechen kann. Störungen im Wasser- und Elektrolythaushalt der Muskelzelle, eine Störung der Kohlehydratverwertung der Muskulatur und eine Störung im Proteinstoffwechsel der Muskulatur werden für die Adynamie verantwortlich gemacht. Eine genaue Erklärung steht noch aus. Als Folge des

Durch den Ausfall der Mineralocorticoide wird Natrium vermehrt ausgeschieden (Hyponatriämie) und Kalium vermehrt retiniert (Hyperkaliämie). Mit der Natriumausscheidung parallel geht eine gesteigerte Ausscheidung der Flüssigkeit, so daß das Gesamtvolumen der extracellulären Flüssigkeit verkleinert wird. Bei einer länger bestehenden Nebennierenrindeninsuffizienz wird Natrium sogar im Überschuß ausgeschieden, so daß durch den herabgesetzten Natriumgehalt der extracellulären Flüssigkeit Wasser infolge des osmotischen Druckgefälles in die Zellen einströmt und das Volumen der extracellulären Flüssigkeit weiter

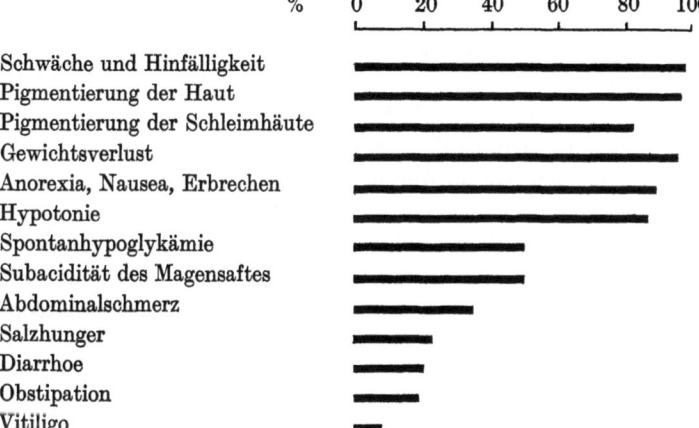

Abb. 288. Häufigkeit der Hauptsymptome der primären chronischen Nebennierenrindeninsuffizienz. (Nach SCHWARZ, 1964, modifiziert nach THORN u. JENKINS, 1958)

Muskelschwundes wird eine Kreatinurie beobachtet. Ein erheblicher Gewichtsverlust, der nicht nur auf den Muskelschwund, sondern auch auf eine Dehydration und Anorexie (s. weiter unten) zurückgeführt werden muß, wird bei fast allen Addison-Erkrankten beobachtet.

Eine charakteristische schmutzig-nußbraune bis braun-schwarze Pigmentation, besonders im Bereich der belichteten Hautstellen, der Mundschleimhaut, der Falten der Achselhöhle und Ellenbeugen sowie der Handinnenflächen und Knie, im Bereich der Anal-Genitalregion und in Narben, die nach der Erkrankung entstanden sind, gehört ebenfalls zu den Kardinalsymptomen der primären Nebennierenrindeninsuffizienz.

Die Überpigmentierung ist bedingt durch eine vermehrte Produktion des melanocytenstimulierenden Hormons des Hypophysenvorderlappens, das mit dem infolge der Nebennierenrindeninsuffizienz vermehrt produzierten ACTH zusammen gebildet wird.

verkleinert wird. Infolge dieser Dehydration wird auch das Plasmavolumen deutlich verkleinert. Die Verringerung des Plasmavolumens ist wiederum eine Ursache der bei fast allen Patienten nachweisbaren Hypotonie.

Als Folge der Hypotonie werden Schwindel, Ohnmachtsanfälle und eine orthostatische Kollapsneigung beobachtet. Als weitere Ursache der Hypotonie wird eine Minderung des Gefäßtonus durch die Herabsetzung der pressorischen Wirkung des Noradrenalins auf die Gefäße infolge Fehlens der Gluco- und Mineralocorticoide angenommen.

Magen-Darmstörungen in Form einer Anorexia, Nausea, Erbrechen sowie Unregelmäßigkeit der Verdauung sind weitere Symptome, die die überwiegende Mehrzahl der Addison-Patienten aufweist. Die herabgesetzte Salzsäure- und Pepsinbildung infolge Cortisolmangels und eine gesteigerte Natriumchloridsekretion in das Darmlumen sind die wahrscheinlichen Ursachen dieser Erkrankungssymptome. Bei etwa der Hälfte der Patienten wird infolge des Ausfalls der Glucocorticoide eine Hypoglykämie mit den entsprechenden Beschwerden — Hyperhidrosis, Schwächegefühl, Tremor, Hungergefühl, Benommenheit bis Bewußtlosigkeit — beobachtet.

β) Die akute Nebennierenrindeninsuffizienz

Das gefürchtetste und gefährlichste Ereignis für die Patienten mit einem Morbus Addison ist das Auftreten einer akuten Nebennierenrindeninsuffizienz (Addisonkrise): Banale Infekte — durch den weitgehenden Ausfall der Nebennierenrindenhormone sind die Patienten gegenüber Infekten resistenzgeschwächt —, vermehrtes Schwitzen, Erbrechen oder Durchfälle mit gesteigertem Verlust von Natrium, Chlor und Wasser, körperliche Überanstrengungen, kleine Unfälle oder Operationen können die akute Nebennierenrindeninsuffizienz auslösen, die sich oft schon Tage vorher durch eine Verstärkung der oben beschriebenen Symptome ankündigt, aber auch — z.B. als Folge eines hypoglykämischen Schockes — fast schlagartig auftreten kann. Infolge der zunehmenden Dehydration entwickelt sich ein schwerer Kreislaufkollaps, teilweise verbunden mit Krämpfen, der unbehandelt sehr schnell zum Tode führt.

In seltenen Fällen tritt die akute Nebennierenrindeninsuffizienz auch ohne Vorliegen eines Morbus Addison auf. Im Rahmen einer schweren Meningokokkensepsis (Waterhouse-Friderichsen-Syndrom) oder auch einer schweren Staphylokokken- und Pneumokokkensepsis kann es durch Metastasierung der Kokken in die Nebennierenrinde und durch Auftreten von hämorrhagischen Nekrosen im Bereich der Nebennierenrinde zu einem völligen funktionellen Ausfall der Nebennierenrinde kommen. Das Krankheitsbild, das besonders mit einem schweren Kreislaufkollaps, heftigen Bauchkrämpfen, Hyperpyrexie sowie einer generalisierten Purpura fulminans einhergeht, führt unbehandelt innerhalb weniger Stunden zum

Tode. Auch bei Neugeborenen kann — allerdings sehr selten — eine akute Nebennierenrindeninsuffizienz beobachtet werden. Pathologisch-anatomisch findet sich in diesen Fällen, möglicherweise als Folge einer ursächlich nicht geklärten hämorrhagischen Diathese, eine diffuse hämorrhagische Infarzierung der gesamten Nebenniere (,,Nebennierenapoplexie").

γ) Die sekundäre Nebennierenrindeninsuffizienz

Nach einer langdauernden Verordnung von Nebennierenrindenhormonen wird die Nebennierenrinde durch Hemmung der ACTH-Produktion des Hypophysenvorderlappens atrophisch. Bei einer schnellen Beendigung der Nebennierenrindensubstitution kann die atrophische Nebennierenrinde nur in sehr ungenügendem Maße die erforderlichen Hormone produzieren, so daß das klinische Bild einer, mitunter lebensbedrohlichen, Nebennierenrindeninsuffizienz entsteht. Beim Panhypopituitarismus (s. S. 510) sowie bei Tumoren des Hypophysenvorderlappens führt eine verringerte ACTH-Produktion ebenfalls sekundär zu einer Nebennierenrindenatrophie. Das klinische Bild und die subjektiven Beschwerden der sekundären Nebennierenrindeninsuffizienz sind der primären Nebennierenrindeninsuffizienz im allgemeinen ähnlich. Als wichtiges klinisches Unterscheidungsmerkmal fehlen jedoch die Pigmentationen, da infolge der herabgesetzten ACTH-Freisetzung das an die ACTH-Produktion gekoppelte melanocytenstimulierende Hormon ebenfalls vermindert freigesetzt wird.

Leichte Grade einer Nebennierenrindeninsuffizienz können im Gefolge einer schweren konsumierenden Erkrankung, nach großen Operationen, belastenden Stress-Situationen u.ä. auftreten; es ist dabei jedoch noch nicht geklärt, ob die Nebennierenrindeninsuffizienz durch eine den Erfordernissen nicht entsprechende ungenügende ACTH-Produktion bedingt ist oder Folge einer trotz erhöhter ACTH-Stimulierung relativ ungenügenden Freisetzung der Nebennierenrindenhormone.

2. Das Nebennierenmark

a) Anatomie und Hormonbildung

Das Nebennierenmark setzt sich aus langgestreckten polygonalen Zellen zusammen, die einen lockeren bläschenförmigen Zellkern enthalten. Im Cytoplasma sind zahlreiche Granula eingelagert, die sich mit Chromsalzen rot-braun-gelb anfärben (= chrom-

affines Gewebe). Die hormonalen Wirkstoffe des Nebennierenmarks — Adrenalin und Noradrenalin — sind zu 80—90% in diesen granulären Elementen gespeichert. Mit Hilfe bestimmter Färbemethoden kann man bei der Untersuchung der Feinstruktur des Nebennierenmarkes zwei Zelltypen unterscheiden: Die A-Zellen, deren Granula Adrenalin, und die

N-*Zellen*, deren Granula *Noradrenalin* enthalten. Die Verteilung dieser Zellen weist artspezifische Unterschiede auf. Aufgrund neuester Untersuchungen kann angenommen werden, daß die Speicherung von Adrenalin und Noradrenalin in den Granula unter Bindung an ATP erfolgt, und zwar vermag ein ATP-

durch die Monoaminooxydase zu 3,4-Dihydroxymandelsäure oxydativ desaminiert und anschließend durch die O-Methyl-Transferase zur 3-Methoxy-4-Hydroxy-Mandelsäure methyliert. Ein kleiner Teil der 3-Methoxy-4-hydroxy-Mandelsäure kann noch weiter zu Vanillinsäure abgebaut werden.

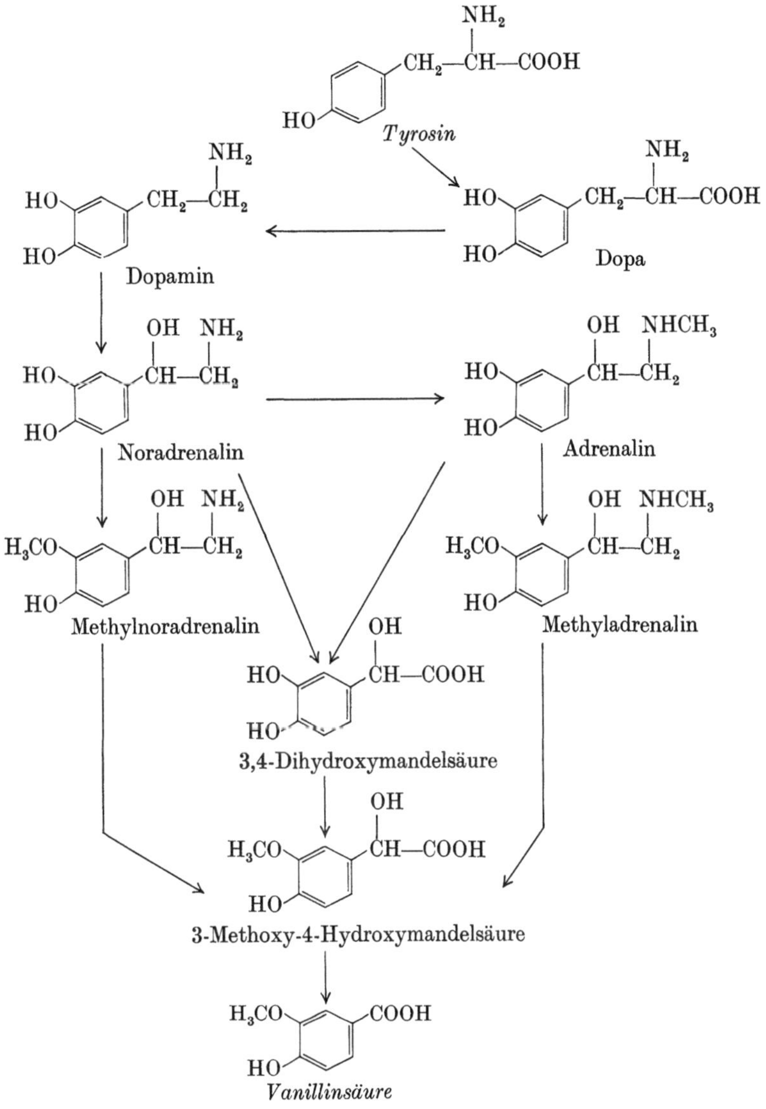

Abb. 289. Biosynthese und Abbau der Katecholamine Adrenalin und Noradrenalin

Molekül vier Mol-Brenzkatechine zu binden. Die Biosynthese und die wichtigsten Abbauwege der Brenzkatechinamine gibt Abb. 289 wieder: Die aromatische Aminosäure Tyrosin wird zum Dihydroxyphenylalanin (Dopa) oxydiert und anschließend zu Dopamin decarboxyliert. Durch Oxydation der Seitenkette entsteht Noradrenalin, das durch ein aktives Methionin zu Adrenalin methyliert werden kann. Adrenalin und Noradrenalin werden entweder durch die O-Methyl-Transferase zu Methyladrenalin und Methylnoradrenalin methyliert und anschließend durch die Monoaminooxydase zu 3-Methoxy-4-hydroxy-mandelsäure umgewandelt oder aber zunächst

Normalerweise besteht die Produktion des Nebennierenmarkes zu 75% aus *Adrenalin* und zu 25% aus *Noradrenalin*. (Bezüglich der einzelnen pharmakologischen Wirkungen und physiologischen Funktionen der Brenzkatechinamine sei auf die entsprechenden Lehrbücher verwiesen.) In Abb. 290 sollen lediglich die wichtigsten Wirkungen des Adrenalins und Noradrenalins schematisch wiedergegeben werden. Diese Abbildung zeigt, daß beide Amine, obwohl sie sich nur durch eine Methylgruppe am N-Atom unterscheiden, deutliche Wirkungsunterschiede aufweisen.

Erkrankungen als Folge einer Unterfunktion des Nebennierenmarkes wurden bisher nicht beschrieben. Als klinisch einheitliches Krankheitsbild als Folge einer Überfunktion des Nebennierenmarkes sind bislang nur die Nebennierenmarktumoren bekannt.

b) Das Phaeochromocytom

Phäochromocytome sind Tumoren des chromaffinen Gewebes. Sie entwickeln sich meistens aus dem Nebennierenmark, können

matologie dieses Krankheitsbildes recht vielgestaltig sein. Während normalerweise die Hormoninkretion des Nebennierenmarkes vom n. splanchnicus gesteuert wird, ist die Hormonabgabe der chromaffinen Tumoren regellos. Schon leichte emotionelle oder chemische Reize führen zu einer unregelmäßig gesteigerten Ausschüttung der Brenzkatechinamine aus den Tumoren. Die erhöhte Sekretionsbereitschaft der Phäochromocytome wird wahrscheinlich durch eine mangelnde Bindung der Brenzkatechinamine an ATP im Tumorgewebe unterstützt. Neuere Untersuchungen haben näm-

	Adrenalin γ/kg/min					Noradrenalin γ/kg/min				
	0,1	0,2	0,3	0,5	0,9	0,1	0,2	0,3	0,5	0,9
Pulsfrequenz	+					· —				
Minutenvolumen	+++					⊖				
Systolischer RR	+++					+++				
Diastolischer RR	⊕		++			++				
Peripherer Gefäßwiderstand	— —		+++			+++				
O₂-Verbrauch	++					⊕			++	
Blutzucker	+++					⊕			+++	
Leukocyten	++					⊕				
Rectaltemperatur	+					—				
Schweißdrüsensekretion	++					++				
ZNS-Wirkung	+					○				
Muskeldurchblutung	++					—				
Hautdurchblutung	—					—				

+ Positive Wirkung, — negative Wirkung, ○ ohne Wirkung, ⊕ fraglich positive Wirkung, ⊖ fraglich negative Wirkung.

Abb. 290. Vergleich der Wirkung von Adrenalin und Noradrenalin. (Modifiziert und ergänzt nach GOLDENBERG u. Mitarb., 1950)

sich aber auch außerhalb des Nebennierenmarkes im Bereich des sympathischen Nervengeflechtes entwickeln. Grundsätzlich sind aber etwa 80% der Phäochromocytome Tumoren des Nebennierenmarkes und ein Großteil der extraadrenalen Tumoren in der Umgebung der Nebennieren lokalisiert. Die hormonaktiven Tumoren können in jedem Alter vorkommen, bevorzugt wird das 20.—40. Lebensjahr. Männer und Frauen werden etwa gleichmäßig von dieser Erkrankung betroffen. Die klinischen Symptome des Phäochromocytoms sind bedingt durch die Überproduktion der Nebennierenmarkhormone. Da die chromaffinen Tumoren jedoch Adrenalin und Noradrenalin in sehr unterschiedlichem Verhältnis zueinander oder nur Adrenalin bzw. nur Noradrenalin allein produzieren können, kann auch die Sympto-

lich gezeigt, daß in Phäochromocytomen erheblich weniger ATP im Verhältnis zu den Brenzkatechinaminen vorhanden ist, als im normalen chromaffinen Gewebe.

Das *Kardinalsymptom* der Phäochromocytome ist die *Hypertonie*. Liegt ein Tumor mit vorwiegender *Adrenalin*produktion vor, ist insbesondere der systolische Blutdruck erhöht; der diastolische Druck ist nicht oder nur gering angehoben. Bei überwiegender *Noradrenalin*ausschüttung des chromaffinen Gewebes ist sowohl der systolische als auch der diastolische Druck deutlich gesteigert.

Bei einer kontinuierlichen Abgabe von Katecholaminen aus dem Tumor tritt ein Dauerhypertonus auf, bei intermittierender Abgabe kommt es zu krisenhaften Blutdrucksteigerungen. Der Dauerhypertonus wird etwa dreimal so häufig beobachtet wie die anfallsweisen Blutdrucksteigerungen. Aufgrund großer Statistiken muß angenommen werden, daß in etwa 0,5% aller Hypertonien ein Phäochromocytom ursächlich für die Blutdrucksteigerung verantwortlich ist. Der Dauerhypertonus ist klinisch kaum von einer sog. essentiellen Hypertonie zu unterscheiden. Die anfallsweisen Blutdrucksteigerungen dagegen — bis über 300 mm Hg systolisch möglich — gehen mit heftigen Kopfschmerzen, pektanginösen Beschwerden, Schweißausbrüchen, krampfartigen Bauchschmerzen, Hautblässe oder -röte, Tachy- oder Bradykardie und Erbrechen einher.

Als Folge der Blutdrucksteigerungen können — je nach Dauer und Höhe des Hypertonus — Sehstörungen, cerebrale Herdsymptome, Gefäßkomplikationen mit Herzinfarkt und sekundäre Nierenschädigungen auftreten. Nicht selten gehen auch die anfallsweisen Blutdrucksteigerungen zu Beginn des Leidens später in einen Dauerhochdruck über.

Eine ausgeprägte Hyperhidrosis ist ein fast immer nachweisbares Symptom der chrom-affinen Tumoren, da die Sekretion der Schweißdrüsen sowohl von Adrenalin als auch Noradrenalin angeregt wird. Eine Grundumsatzsteigerung bei normaler Schilddrüsenfunktion, eine Hyperglykämie mit Glucosurie sowie eine Leukocytose mit relativer Lymphocytose gehören zu den weiteren Symptomen der chrom-affinen Tumoren mit vorwiegend erhöhter Adrenalinproduktion; diese Symptome finden sich im allgemeinen nicht bei Tumoren mit nur erhöhter Noradrenalinproduktion.

In seltenen Fällen kann eine *Nebennierenmarkhyperplasie* Ursache einer gesteigerten Produktion der Nebennierenmarkhormone Adrenalin und Noradrenalin sein. Der klinische Nachweis einer Nebennierenmarkhyperplasie ist außerordentlich schwierig, da auch bei guter Darstellung der Nebennieren durch präsakrale Luft- bzw. Gasfüllung der röntgenologische Nachweis vergrößerter Nebennieren nur in seltenen Fällen gelingt. Ob die Nebennierenmarkhyperplasie ein Krankheitsbild sui generis darstellt, kann erst in Zukunft beantwortet werden. Die klinische Symptomatik entspricht in diskreter Form der Symptomatik chromaffiner Tumoren. Im Urin findet sich eine zeitweise mäßig erhöhte Ausscheidung der Katecholamine bzw. Katecholaminmetaboliten.

IX. Die Intersexualität

Unter Intersexualität versteht man das Vorkommen gegengeschlechtlicher Merkmale bei einem Individuum. Die gegengeschlechtlichen Merkmale können hierbei nicht nur das äußere und das innere Genitale, sondern auch das gonadale und das chromosomale (genetische) Geschlecht betreffen.

Das chromosomale (genetische) Geschlecht wird durch die Geschlechtschromosomen X und Y bestimmt. Die normale diploide Chromosomenzahl ist beim Menschen 46; die weibliche Körperzelle enthält zwei X-Chromosomen (XX-Konstitution) und die männliche Körperzelle ein X- und ein Y-Chromosom (XY-Konstitution). Da einigen Formen der Intersexualität Anomalien des Chromosomenbefundes zugrunde liegen, ist die morphologische Analyse der menschlichen Chromosomen zur Diagnose und Differentialdiagnose der Intersexualität wichtig.

Die schwierige chromosomale Geschlechtsbestimmung wird durch die Bestimmung des sog. Geschlechtschromatins in den Körperzellen erleichtert. Es zeigte sich nämlich, daß nur in weiblichen Gewebszellen eine Chromatinsubstanz, das sog. Barrsche Geschlechtschromatin, vorhanden ist, das durch bestimmte Färbungen nachgewiesen werden kann. Das Geschlechtschromatin (s. Abb. 291) ist ein randständig intranucleär gelegener Chromatinkörper von etwa 0,6—1,3 μ Größe, dessen Herkunft noch nicht ganz geklärt ist. Es wird angenommen, daß er von einem X-Chromosom abstammt. Im Gegensatz zur Chromosomenbestimmung kann das Geschlechtschromatin relativ einfach, z.B. in den Zellen der Mundschleimhaut und in den Leukocyten, nachgewiesen werden. Nur bei weiblichen Individuen finden sich an segmentierten Leukocyten vereinzelt trommelschlegelartige Kernanhängsel, die sog. „drumsticks" (s. Abb. 292). Können unter 500 ausgezählten segmentkernigen Leukocyten 6 einwandfreie Kernanhängsel nachgewiesen werden, so ist dies beweisend für einen chromatinpositiven (weiblichen) Befund. Gleichfalls findet sich in den Mundschleimhautzellen von Frauen in etwa 50% der Kerne das Geschlechtschromatin. Bei männlichen Individuen ist das Geschlechtschromatin nicht nachweisbar (= chromatinnegativ).

Pathologischerweise können auch mehr als ein Geschlechtschromatin in den Kernzellen weiblicher Individuen nachgewiesen werden. Zwischen dem Geschlechtschromatin und den X-Geschlechtschromosomen besteht folgende Beziehung: Die Zahl der X-Chromosomen liegt immer um eins höher als die Zahl der Chromatinkörperchen, d.h. beim Nachweis eines Chromatinkörpers sind zwei X-Chromosomen vorhanden, bei zwei Chromatinkörperchen drei X-Chromosomen, während beim chromatinnegativen

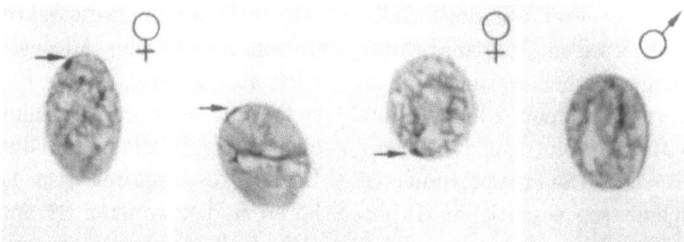

Abb. 291. Kerne im Mundschleimhautabstrich. →: Geschlechtschromatin. (Nach GRUMBACH u. BARR, 1958, in: Intersexualität. Hrsg. C. OVERZIER. Stuttgart: Georg Thieme 1961)

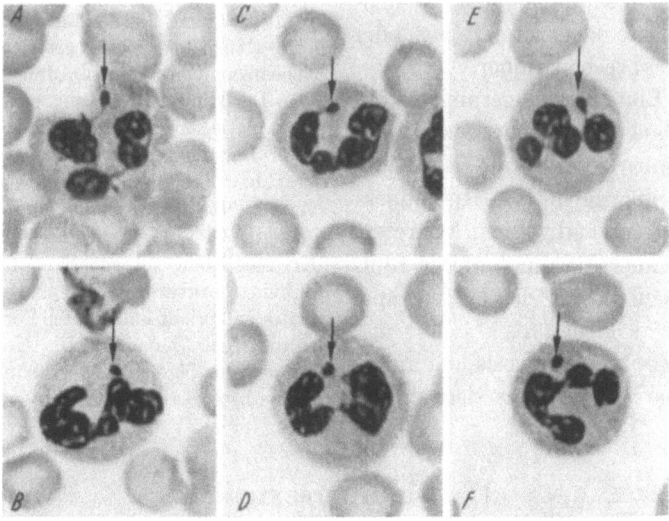

Abb. 292. Typische Trommelschlegelanhängsel (drumsticks) an den weiblichen neutrophilen Leucocyten, die in jedem Lebensalter die gleiche Form aufweisen; *A* bei der Geburt; *B* 12,5 Jahre; *C* 25 Jahre; *D* 50 Jahre; *E* 75 Jahre; *F* 100 Jahre. (Nach DAVIDSON u. SMITH, in: Intersexualität. Hrsg. C. OVERZIER. Stuttgart: Thieme 1961)

Tabelle 75. *Einteilung der Intersexe.* (Nach JORES u. NOWAKOWSKI, 1964)

	Familiäres Vorkommen	Chromatinbefund	Gonadengeschlecht	Genitale äußeres	inneres	Aspekt	Hormonausscheidung 17 Keto	FSH
I. *Chromosomale Intersexe*								
Klinefelter-Syndrom		+	♂	♂	♂	♂	n/—	+
Gonadendysgenesie		−+	0	♀	♀	♀	n	+
II. *Pseudohermaphroditismus*								
1. femininus (AGS)	+	+	♀	☿	♀	☿	+++	—/n
2. masculinus								
a) intersexuelles Genitale	+	−	♂	☿	☿	♂	n	+
b) weibliches Genitale (Test. Feminisierung)	+	−	♂	♀	♀	♀	n	n
III. *Echte Zwitter*		+−	☿	☿	☿	☿	n	

Befund nur ein X-Chromosom vorliegt, wie z.B. beim normalen männlichen Individuum.

Die Hauptgruppen der Intersexe, die im folgenden besprochen werden, sind in Tabelle 75 angeführt. In der gleichen Tabelle sind die wichtigsten differentialdiagnostischen Befunde wiedergegeben.

1. Das echte Klinefelter-Syndrom

Das echte Klinefelter-Syndrom ist eine durch Anomalien der Geschlechtschromosomen bedingte Störung der Geschlechtsentwicklung, die bei phänotypisch männlichen Personen mit Hoden und primärem männlichem Hypogonadismus auftritt. Da das Kerngeschlecht dieser Personen eindeutig chromatinpositiv (weiblich) ist und überzählige Geschlechtschromosomen nachweisbar sind, gehört diese Erkrankung zum Formenkreis der Intersexualität. Das ursprünglich von KLINEFELTER 1942 beschriebene Krankheitsbild wird heute als „falsches Klinefelter-Syndrom" bezeichnet und nicht der Intersexualität zugeordnet, da die von ihm beschriebenen Patienten mit primärem männlichem Hypogonadismus chromatinnegativ waren. Das echte chromatinpositive Klinefelter-Syndrom ist nicht selten; es tritt bei etwa $1^0/_{00}$ der männlichen Bevölkerung auf.

Neuere Untersuchungen haben ergeben, daß die wesentlichste Ursache des Klinefelter-Syndroms in einem Ausbleiben der Teilung (non-disjunction) während der Meiose in der Oogenese oder Spermiogenese liegt. Normalerweise teilen sich die Chromosomen so, daß jedes Ei nur ein X enthält bzw. jedes Spermium ein X oder Y enthält. Beim Klinefelter-Syndrom kommt es durch Ausbleiben der Teilung entweder zur Befruchtung von XX-Eiern mit einem Y-Spermium oder zur Befruchtung von X-Eiern mit XY-Spermium. Die genetische Formel dieser phänotypisch männlichen Patienten ist also nicht XY, sondern XXY; statt 46 besitzen sie 47 Chromosomen. In seltenen Fällen finden sich beim Klinefelter-Syndrom aber auch zahlreiche Varianten der Chromosomenkonstellation mit überzähligen X-Chromosomen, z.B. XXXY, XXXXY oder überzähligen Y-Chromosomen, z.B. XXYY. Das Geschlechtschromatin ist, wie eingangs angeführt, entsprechend der Zahl der X-Chromosomen einfach, zweifach oder dreifach positiv. Diese seltenen Chromosomen-Konstellationen beim Klinefelter-Syndrom sind durch sehr komplizierte Teilungsstörungen während der Anaphase, die im einzelnen noch nicht geklärt sind, bedingt. Die Ursachen für das Ausbleiben der Teilung oder der Teilungsstörungen sind noch unbekannt.

Die klinischen Symptome des Klinefelter-Syndroms sind recht wechselnd und in der Hauptsache Folge des primären männlichen Hypogonadismus (s. S. 573). Bei allen Patienten findet sich eine bilaterale Hodenhypoplasie bei normal großem oder nur wenig verkleinertem Penis. Während das histologische Bild der jugendlichen Hoden oft recht uneinheitlich ist, ist der histologische Hodenbefund nach dem Pubertätsalter dagegen charakteristisch: es besteht eine schwere Tubulussklerose mit Wucherung der Leydig-Zellen im Interstitium (s. S. 570), Sterilität liegt immer vor. Die Scham- und Achselbehaarung ist spärlich. Bei der Mehrzahl der Patienten tritt im Alter von 15—25 Jahren eine Gynäkomastie auf, die über viele Jahre bestehen kann. Der Grad der Gynäkomastie ist zwar, wie neue Untersuchungen gezeigt haben, beim Klinefelter-Syndrom vom Grad der gesteigerten FSH-Produktion abhängig, ihre Ursache ist jedoch noch nicht geklärt. Um das 35. Lebensjahr herum wird bei allen Patienten infolge eines Mangels an androgenen Hormonen ein sehr deutlicher physischer und psychischer Leistungsknick beobachtet. Ebenfalls als Folge des androgenen Mangels bildet sich schon frühzeitig eine Osteoporose aus. Diejenigen Fälle des Klinefelter-Syndroms, die besondere Varianten der Chromosomenkonstellation aufweisen, sind häufig schwachsinnig und haben zahlreiche, diffuse Mißbildungen.

2. Die Gonadendysgenesie

Unter dem Begriff „Gonadendysgenesie" wird ein Krankheitsbild verstanden, das durch ein Fehlen der Keimzellen bei weiblich entwickelten inneren und äußeren Genitalorganen gekennzeichnet ist. Pathologisch-anatomisch finden sich von den Gonaden nur noch Reste aus Bindegewebsfasern und Zellsträngen an der typischen Stelle der Ovarien in Form einer sehr kleinen Keimleiste oder Keimplatte.

Die *Ursache* des Fehlens der Keimzellen ist noch ungeklärt. Der Vorstellung, daß die sehr empfindlichen Keimzellen vor der Einwanderung der Urgeschlechtszellen in die Keimfalten irreversibel durch bestimmte Noxen (Viren, Alkohol, Medikamente?) geschädigt werden, steht die Beobachtung gegenüber, daß die Gonadendysgenesie auch bei Geschwistern vorkommen kann. Für die chromatinnegativen Fälle mit einer XO-Chromosomenkonstellation ist ein Ausbleiben der Teilung (non-disjunction) während der Meiose als Ursache der Gonadendysgenesie anzunehmen. Eine bei der Befruchtung entstehende Genschädigung oder eine fehlerhafte Teilung der Chromosomen mit Auftreten von Chromosomenanomalien werden als weitere Ursachen des Fehlens der Keimzellen diskutiert. Durch das Fehlen der Keimzellen kommt es zur Ausbildung eines weiblichen äußeren und inneren Genitale, da beim Fehlen der Gonaden sich die Genitalanlagen unabhängig von der Kerngeschlechtsstruktur immer zu einem weiblichen inneren und äußeren Genitale entwickeln (Jost-Effekt, Theorie der Initial- und Dauerinduktion nach OVERZIER).

Bei den meisten Patienten mit Gonadendysgenesie bestehen Chromosomenanomalien. Im allgemeinen — fast immer beim Turner-Syndrom — finden sich bei der Chromosomenanalyse nur 45 Chromosomen mit der Geschlechtschromosomenstruktur XO. Andere Geschlechtschromosomenstrukturen (XX, XY, Mosaikstrukturen) sind möglich. Die Patienten mit Gonadendysgenesie können chromatinnegativ („männlich") oder chromatinpositiv („weiblich") sein; die chromatinnegativen Fälle überwiegen.

Die reine Form der Gonadendysgenesie wird im allgemeinen erst bei Eintreten der Pubertät diagnostiziert werden, da die klinischen Symptome bis dahin sehr diskret sind. Infolge der fehlenden Ovarien besteht ein Oestrogenmangel. Durch den Oestrogenmangel ist das Wachstum der Knochen häufig verzögert, und die Knochen sind osteoporotisch. Es besteht eine primäre Amenorrhoe sowie eine Sterilität. Die Form des äußeren Genitale bleibt ohne Behandlung infantil. Die Ausbildung einer weiblichen Mamma fehlt immer, die Mamillen sind sehr klein und weisen einen großen Abstand auf. Die Sexualbehaarung ist spärlich. Auch die vorliegenden inneren Genitalorgane (Vagina, Uterus, Tuben) bleiben hypoplastisch. Psychisch können die Patienten unauffällig sein; es besteht jedoch nicht selten eine gewisse Debilität und Infantilität.

Außer der „reinen" Gonadendysgenesie kommen zahlreiche *Kombinationsformen* mit anderen körperlichen Störungen vor. Die Kombination von Gonadendysgenesie mit Kleinwuchs wird als Rössle-Syndrom bezeichnet. Im Gegensatz zum Zwergwuchs der primären Hypophyseninsuffizienz (s. S. 513) handelt es sich bei diesem Syndrom um einen mäßigen Rückstand der Körpergröße mit breitem Thorax bei gutem Ernährungszustand. Diese Form des Minderwuchses wird auch als „sexogener" Kleinwuchs bezeichnet. Ist die Gonadendysgenesie mit multiplen Mißbildungen — u.a. Pterygium colli, Augen- und Ohrenmißbildungen, cutis laxa, Skeletmißbildungen, Mikrognathie, Aortenisthmusstenose, Hypertonie — vergesellschaftet, handelt es sich um ein sog. Bonnevie-Ullrich-Syndrom. Nicht selten besteht auch eine Kombination von Gonadendysgenesie mit Kleinwuchs *und* Mißbildungen, z.B. beim sog. Turner-Syndrom, das die vier Symptome — Kleinwuchs, genitale Hypoplasie, Breithals, cubitus valgus — aufweist. Die Patienten, bei denen die Gonadendysgenesie mit Kleinwuchs bzw. Mißbildungen vergesellschaftet ist, sind meist chromatinnegativ. Die genaue Chromosomenanalyse deckt besonders bei ihnen Chromosomenanomalien und Mosaikstrukturen auf.

3. Pseudohermaphroditismus femininus (weiblicher Scheinzwitter)

Ursache des Pseudohermaphroditismus femininus ist, bis auf sehr seltene Ausnahmen, das kongenitale adrenogenitale Syndrom. Dieses Krankheitsbild wurde unter den Erkrankungen der Nebennierenrinde (s. S. 549) abgehandelt. Das Gonadengeschlecht dieser Patienten ist weiblich, ihr Chromatinbefund positiv. Durch eine Therapie mit männlichen Geschlechtshormonen während der Schwangerschaft kann, wie Beobachtungen in den letzten Jahren leider gezeigt haben, bei genetisch weiblichen Individuen ein Pseudohermaphroditismus mit Entwicklung des Genitale in männlicher Richtung induziert werden.

4. Pseudohermaphroditismus masculinus (männlicher Scheinzwitter)

Männliche Scheinzwitter sind Individuen mit eindeutig „männlichem" Kerngeschlecht (d.h. chromatinnegativ) und männlicher Gonade (Hoden), deren übrige Geschlechtsorgane jedoch, mehr oder weniger deutlich ausgeprägt, weiblicher Natur sind oder weibliche Merkmale aufweisen. Phänotypisch lassen sich beim Pseudohermaphroditismus masculinus zwei Hauptgruppen voneinander unterscheiden:

1. Pseudohermaphroditismus masculinus mit intersexuellem oder vorwiegend männlichem äußerem Genitale,

2. Pseudohermaphroditismus masculinus mit weiblichem äußerem Genitale.

Zu 1. Der äußere Aspekt dieser Patienten ist sehr verschieden. Von der Hypospadia scrotalis mit gleichzeitigem Kryptorchismus bei relativ männlichem Genitale bis zur Entwicklung einer rudimentären Vagina mit innerem weiblichem Genitale — jedoch immer ohne Ovarien — können alle Zwischenformen beobachtet werden. Eine Abgrenzung gegenüber dem weiblichen Hermaphroditen als Folge eines adrenogenitalen Syndromes ist in der Mehrzahl der Fälle äußerlich nicht möglich. Im allgemeinen ist der äußere Körperbau dieser Patienten männlich. Die Sekundärbehaarung ist spärlich und häufig vom weiblichen Typ. Eine Brustentwicklung tritt nicht auf. Die Hoden sind meist klein und verkümmert und liegen selten in einem Scrotum, häufig dagegen intraabdominal oder in Hernien. Das histologische Bild der Hoden zeigt mehr oder weniger schwer ausgeprägte regressive Veränderungen in den Samenkanälchen, während die Leydig-Zellen unauffällig sind (s. S. 570). Die Androgenproduktion der Hoden ist daher meist normal oder nur wenig erniedrigt. Die Ausscheidung der Gonadotropine ist in der Regel erhöht. Es besteht fast immer Sterilität. Ätiologie und Pathogenese dieses Krankheitsbildes sind noch nicht geklärt. Da familiäres Vorkommen beobachtet wurde, werden genetische Faktoren diskutiert.

Zu 2. Trotz des chromosomalen und gonadalen männlichen Geschlechtes haben diese Patienten ein rein weibliches äußeres Genitale mit einer normalen bis hypertrophen Mammaentwicklung, weiblichen Körperformen, weiblicher Stimme, weiblicher Vulva und Clitoris. Die Sekundärbehaarung fehlt jedoch, weswegen diese Patienten auch als „*hairless women*" bezeichnet werden. Da die Sexualbehaarung bei jedem normalen Kinde fehlt, wird aufgrund des unauffälligen äußeren weiblichen Genitale die Diagnose eines Pseudohermaphroditismus masculinus bei diesen Individuen vor der Pubertät praktisch nie gestellt. Erst die fehlende Entwicklung der Schambehaarung und die primäre Amenorrhoe führen diese „Patientinnen" zum Arzt. Die Vagina endet blind und ist oft verkürzt. Der Uterus fehlt immer. Die histologische Untersuchung der intraabdominal, inguinal oder selten in den großen Labien liegenden Hoden ergibt ein typisches Hodengewebe mit engen oder lumenlosen Samenkanälchen, die oft mit Sertoli-Zellen ausgekleidet sind. Die Samenkanälchen zeigen häufig eine embryonale Struktur (s. S. 570). Die Leydigschen Zwischenzellen sind dagegen gut, nicht selten sogar vermehrt ausgebildet. Manchmal zeigen sie sogar adenomatöse Wucherungen. Die Ausscheidung der 17-Ketosteroide ist normal. Da aber die Androgenfraktion innerhalb der 17-Ketosteroidfraktion erniedrigt gefunden wurde, wird vermutet, daß die normale Ausscheidung der 17-Ketosteroide durch Produktion von Progesteron durch die Testes bedingt ist und Progesteron zu 17-Ketosteroiden metabolisiert wird.

Als *Ursache* dieses Krankheitsbildes, das auch als „*testiculäre Feminisierung*" bezeichnet wird, wird eine primäre Hodeninsuffizienz angenommen. Für diese Annahme spricht, daß normale Testes bei dieser Erkrankung noch nie nachgewiesen werden konnten und der Grad der Feminisierung um so ausgeprägter ist, je stärker die Entwicklung und der Reifungsgrad der Hoden gehemmt ist. Wie oben erwähnt, entwickelt sich bei Fehlen der Testes das innere und äußere Genitale weiblich. Es steht außer Zweifel, daß die Gonaden, d.h. die Hoden, bei diesen Individuen Oestrogene produzieren, da nach operativer Entfernung der Gonaden deutliche Ausfallserscheinungen mit Hitzewallungen, Rückbildung der Mamma und Atrophie der Vaginalschleimhaut auftreten. Als Ursache der Testesinsuffizienz werden erbliche Faktoren, eine Enzymstörung der Androgensynthese, aber auch unspezifische Ursachen (Enzymblockierung durch Sauerstoffmangel, Intoxikation, intrauterine Infekte) diskutiert.

Möglicherweise besteht auch eine partielle hereditäre „Resistenz" einzelner Organe gegenüber der Androgenwirkung, da z. B. das Fehlen der Sexualbehaarung durch eine Androgentherapie nicht beseitigt werden konnte, obwohl Haarfollikel nachgewiesen werden konnten.

5. Hermaphroditismus verus (echter Zwitter)

Echte Zwitter sind Individuen, die sowohl ovarielles als auch testiculäres Gewebe haben. Nach Lage der Hoden bzw. der Ovarien wird unterschieden zwischen lateralen Hermaphroditen (Hodengewebe auf der einen, ovarielles Gewebe auf der anderen Seite), bilateralen Hermaphroditen (auf beiden Seiten Hoden und Eierstockgewebe) und unilateralen Hermaphroditen (testiculäres und ovarielles Gewebe auf der einen, testiculäres oder ovarielles Gewebe auf der anderen Seite). Das Krankheitsbild des Hermaphroditismus verus ist als Folge einer Störung der Gonadendifferenzierung anzusehen, da sich aus der Gonade normalerweise bei genetisch eindeutig weiblichen oder männlichen Individuen ovarielles oder testiculäres Gewebe entwickelt. Die Ursache der Gonadendifferenzierungsstörung ist noch ungeklärt.

Die Entwicklung der inneren und äußeren Geschlechtsorgane kann bei den einzelnen Individuen außerordentlich verschieden sein. Nach dem äußeren Genitalaspekt kann die Diagnose eines echten Zwitters nicht gestellt werden, da alle Übergänge vom männlichen bis zum weiblichen Aspekt möglich sind. In ähnlicher Weise finden sich bei der Untersuchung des inneren Genitale sehr vielfältige Formen, die vom „fast rein männlichen" Typ bis zum „fast rein weiblichen" Typ reichen können. Bei den meisten der Patienten ist ein Uterus und eine Vagina oder ein Sinus urogenitalis sowie eine Prostata nachweisbar. Die sichere Diagnose ist im allgemeinen nur durch eine operative Exploration und histologische Untersuchung der Gonaden möglich. Nur bei Nachweis von regelmäßigen Menstruationen und spermienhaltigen Ejaculationen bei einem Patienten ist die Diagnose ohne weitere Eingriffe möglich. Bei der histologischen Untersuchung der Gonaden kann der Hoden alle Reifungsgrade bis zum samenbildenden Epithel aufweisen. Auch die Ovarien können alle Reifungsstufen und ein normales Corpus luteum zeigen.

Echte Zwitter können chromatinpositiv oder chromatinnegativ sein. Alle Patienten zeigen eine Übereinstimmung des Kerngeschlechtes zwischen dem Leukocytenkern, den Zellen der Mundschleimhaut, der Haut und den anderen untersuchten Organen. Die Chromosomenuntersuchung ergibt meistens eine normale Chromosomenzahl mit den Geschlechtschromosomen XX oder XY. Manchmal können jedoch abnorme Chromosomenzahlen und -konstellationen nachgewiesen werden.

6. Tumoren mit heterosexueller Aktivität

Symptome der Intersexualität treten nicht nur als Folge oder im Rahmen eines der eben beschriebenen Krankheitsbilder auf. Es gibt eine Reihe Tumoren, die sich auf dem Boden eines Geschlechtshormone bildenden Gewebes entwickeln. Diese Tumoren können dann Geschlechtshormone synthetisieren, die dem Träger des Tumors gleichgeschlechtlich oder gegengeschlechtlich sind und so im letzten Fall Symptome der Intersexualität hervorrufen. Die Sekretion der Geschlechtshormone dieser Tumoren ist meist autonom, d. h. nicht vom Hypophysen - Zwischenhirnsystem gesteuert. Tumoren gleicher morphologischer Struktur können gegengeschlechtliche *und* gleichgeschlechtliche sowie gegengeschlechtliche *oder* gleichgeschlechtliche Hormone sezernieren; sie können aber auch hormonell stumm sein. Diese hormonelle Verschiedenartigkeit dürfte zum Teil durch die verschiedene Zusammensetzung des jeweiligen Enzymmusters bedingt sein, das für die Steroidsynthese notwendig ist (s. Abb. 285). Eine genauere Klärung der Frage, warum Tumoren gleicher morphologischer Gestalt hormonell so unterschiedlich sein können, steht jedoch noch aus.

Da die Diskussion über die Einteilung der Tumoren mit heterosexueller Aktivität noch nicht abgeschlossen ist, sei im Rahmen dieses Kapitels folgende schematische Unterteilung gewählt:

a) Tumoren der Hoden,
b) Tumoren der Ovarien,
c) Tumoren der Nebennierenrinde,
d) Tumoren der Hypophyse.

Zu a). Hodentumoren mit heterosexueller Aktivität sind Zwischenzelltumoren (Leydig-Zelltumoren), Sertoli-Zelltumoren, Granulosa-Zelltumoren und Teratoblastome.

Die *Zwischenzelltumoren* können sowohl Androgene als auch Oestrogene produzieren. Die klinischen Symptome sind im allgemeinen vom Erkrankungsalter des Patienten abhängig: Präpuberal tritt eine gleichgeschlechtliche Frühreife mit Makrogenitosomie und vorzeitiger Körperreifung auf, postpuberal kommt es besonders zur Ausbildung von Zeichen der Verweiblichung mit Gynäkomastie, Atrophie des Genitale, Oligo- und Apsermie sowie einem Nachlassen des Bartwachstums.

Die *Sertolizelltumoren* und die sehr seltenen *Granulosazelltumoren* produzieren wahrscheinlich nur Oestrogene. Dementsprechend treten bei den Trägern dieser Tumoren die Symptome der Verweiblichung auf.

Die *Teratoblastome* sind in der Regel Chorionepitheliome, in sehr seltenen Fällen Pseudoseminome oder andere Carcinome. Sie zeichnen sich durch eine besondere Bösartigkeit und sehr frühzeitige Metastasierung auf dem Blut- und Lymphwege aus. Im allgemeinen produzieren diese Tumoren Oestrogene und bedingen hierdurch eine Femininisierung des Tumorträgers. Typisch ist das Auftreten einer Gynäkomastie. Charakteristisch ist ferner, daß diese Tumoren Choriongonadotropin in erheblich vermehrtem Maße sezernieren. Die Aschheim-Zondecksche Schwangerschaftsreaktion ist daher deutlich positiv. Die Chorionepitheliome zeigen als einzige Ausnahme unter den bisher bekannten Tumoren mit heterosexueller Aktivität oft ein dem Geschlecht des Tumorträgers abweichendes Kerngeschlecht der Geschwulstzellen (s. a. S. 563).

Zu b). *Ovarialtumoren* mit heterosexueller Aktivität sind Arrhenoblastome, Hiluszellentumoren und Masculinovoblastome. Die *Arrhenoblastome* produzieren in geringem Maße Oestrogene, in erheblich vermehrtem Maße aber Androgene. Durch in vitro-Versuche mit radioaktiv markiertem Progesteron konnte gezeigt werden, daß Progesteron im Tumorgewebe in 17-α-Hydroxyprogesteron und Androstendion umgewandelt wird. Es wird daher vermutet, daß die Steroidsynthese im Tumor zunächst wie im normalen ovariellen Gewebe verläuft. Die Fermente jedoch, die normalerweise Androstendion in Oestrogene umwandeln (s. Abb. 285, Syntheseschritte x und y) sind anscheinend nicht mehr oder nur noch teilweise in der Lage, Oestrogene zu synthetisieren. Es werden daher vermehrt Androgene gebildet. Die klinischen Symptome des Arrhenoblastoms sind infolgedessen Amenorrhoe, Rückbildung der Mamma, Vergrößerung der Clitoris, zunehmende männliche Behaarung und eine Acne. Arrhenoblastome, die während der Schwangerschaft bestehen bzw. sich entwickeln, führen nicht nur zu einer Virilisierung der Mutter, sondern auch der weiblichen Frucht.

Hiluszelltumoren sind sehr selten. Die Hälfte dieser Tumoren kann vermehrt Oestrogene und Androgene bilden. Die klinischen Symptome ähneln denen der Arrhenoblastome. Da sich die Hiluszelltumoren meist erst im Klimakterium entwickeln, wird der Beginn dieser Symptome häufig nicht weiter beachtet und als Folge klimakterischer Ausfallserscheinungen aufgefaßt.

Unter den *Masculinovoblastomen* werden Tumoren des Ovars mit heterosexueller Aktivität verstanden, deren Histogenese uneinheitlich und noch ungeklärt ist. Es sind hypernephroide Tumoren, Lipoidzelltumoren, Interrenalome des Ovars und Nebennierenresttumoren. Diese Tumoren können ebenfalls Oestrogene und Androgene produzieren und so die Symptome einer Defeminisierung und Virilisierung hervorrufen. Sie sind sehr selten.

Zu c). Die heterosexuell aktiven *Tumoren der Nebennierenrinde* können Adenome oder Carcinome sein. Zwischen Adenomen und Carcinomen sind keine eindeutigen Unterschiede der Hormonsekretion vorhanden, die eine Differentialdiagnose ohne Biopsie erlauben. Verweiblichende Tumoren der Nebennierenrinde beim Manne sind erheblich seltener als vermännlichende Tumoren der Nebennierenrinde bei der Frau. Die klinischen Symptome der letztgenannten Tumoren unterscheiden sich nur wenig von denen des adrenogenitalen Syndroms, das im Rahmen der Nebennierenerkrankung besprochen wurde (s. S. 552). Pathophysiologisch bestehen jedoch nach den bisherigen Untersuchungen gegenüber dem adrenogenitalen Syndrom infolge Nebennierenrindenhyperplasie folgende Unterschiede: Das Androgen Dehydroepiandrosteron (s. Abb. 285) wird von den vermännlichenden Tumoren der Nebennierenrinde erheblich vermehrt sezerniert und ist demzufolge erhöht im Urin und Blut nachzuweisen. Es wird angenommen, daß die Steroidbiosynthese nicht — wie üblich — vornehmlich über die Stufen Δ_5-Pregnenolon → Progesteron (s. Syntheseschritt b der Abb. 285) verläuft, sondern infolge Mangel an einer 3β-Hydroxysteroid-Dehydrogenase über das 17-α-Hydroxypregnenolon abläuft (s. Syntheseschritt p der Abb. 285). Die übrigen Androgene werden wie in der normalen Nebennierenrinde synthetisiert. Auch Oestrogene werden im allgemeinen vermehrt gebildet. Diese führen jedoch zu keiner bestimmten klinischen Symptomatik, da die Androgenproduktion erheblich überwiegt.

Bei den *verweiblichenden* Tumoren der Nebennierenrinde dagegen findet sich eine ganz erhebliche Steigerung der Oestrogenproduktion, während die Androgenproduktion im allgemeinen normal ist. Für die Oestrogensynthese ist eine normale Steroidbiosynthese bis zu den Fermenten, die die Oestrogene bilden, Voraussetzung (s. Abb. 285). Auf welche Ursache die verstärkte Umwandlung von Steroiden in Oestrogene — wahrscheinlich auf Kosten der Androgene — zurückzuführen ist, ist noch nicht geklärt.

Zu d). Zur Vollständigkeit sei darauf hingewiesen, daß auch Tumoren des Hypophysenvorderlappens (*eosinophile Adenome*) in extrem seltenen Fällen bei Frauen die Zeichen eines Virilismus auslösen können

Die Pathogenese ist noch ungeklärt. Hypophysentumoren bei Männern, die eine Verweiblichung bedingen, sind bisher nicht sicher bekannt geworden.

X. Die männliche Keimdrüse

Die Entwicklung der indifferenten Gonadenanlage zur männlichen Keimdrüse, zum Hoden, ist nur möglich, wenn ein Y-Chromosom vorhanden ist, da die noch unbekannte „männlich bestimmende" Wirkung allein an das Y-Chromosom gebunden ist, und nicht — wie früher angenommen wurde — von der Zahl der X-Chromosomen abhängt. Die Testesdifferenzierung erfolgt beim Embryo etwa in der 7. Woche. Erst durch die Androgenproduktion der fetalen Keimdrüse entwickelt sich aus den indifferenten Anlagen der Geschlechtsorgane — den paarigen Geschlechtsgängen, dem unpaaren Urogenitalrohr, dem Geschlechtshöcker und den Geschlechtswülsten — der typische männliche Geschlechtsapparat.

Die männliche Keimdrüse ist ursprünglich an der Hinterwand der Bauchhöhle gelegen. Um den 4. bis 6. Monat „wandert" der Hoden zum Anulus inguinalis und von dort zwischen dem 8. und 9. Monat in den Hodensack, nachdem eine in den Leistenkanal eingedrungene Bauchfelltasche — der proc. vaginal. peritonei — den Weg in das Scrotum gebahnt hat. Die Faktoren, die den Descensus des Hodens bewirken, sind noch ungeklärt. Hormonelle Einflüsse (gonadotrope Hormone?) werden angenommen.

1. Funktion der männlichen Keimdrüse

Die männliche Keimdrüse hat eine Doppelfunktion: eine inkretorische Funktion — Biosynthese von vorwiegend androgenen Steroidhormonen — und eine exkretorische Funktion — Bildung von befruchtungsfähigen Samenzellen. Die Bildung der androgenen Steroidhormone geschieht durch die Leydig-Zellen, die aber auch gleichzeitig, wenngleich nur in einem sehr geringen Umfange, Oestrogene synthetisieren. Die Samenzellenbildung vollzieht sich im Tubuluszellapparat. Die inkretorische Hodenfunktion wird von einem hypophysären gonadotropen Hormon gesteuert, und zwar vom ICSH (Interstitielle Zellen stimulierendes Hormon, Synonym: *LH* = Luteinisierendes Hormon) (s. auch S. 503). Die Spermiogenese im Samenepithel der Tubuli wird ebenfalls von einem gonadotropen Hormon des Hypophysenvorderlappens, dem *FSH* (Follikel stimulierendes Hormon) gesteuert. Während das FSH nur den Ablauf der Spermiogenese im Samenepithel der Tubuli steuert und ohne Einfluß auf die androgene Sekretion der Leydig-Zellen ist, beeinflußt das ICSH zwar direkt nur die Androgen- und Oestrogensynthese der Leydig-Zellen, indirekt aber auch die Spermiogenese im Samenepithel. Durch Untersuchungen in den letzten Jahren konnte nämlich gezeigt werden, daß die Androgene auch durch ihre örtliche hohe Konzentration entlang der Samenkanälchen die Spermiogenese fördern (= androgene Kontakt- und Nahwirkung). Der Mechanismus der direkten spermiogenetischen Wirkung der Androgene ist noch ungeklärt. Wahrscheinlich wird die Durchblutung und Ernährung des Samenepithels der Tubuluswand gefördert.

Zwischen den gonadotropen Hormonen des HVL und den Keimdrüsenhormonen besteht normalerweise ein ausgewogenes hormonelles Gleichgewicht. Die Androgene und Oestrogene üben eine hemmende Wirkung auf die Gonadotropinwirkung des HVL aus. Kastration oder Zerstörung des Hodenparenchyms dagegen führt zu einer Erhöhung der Gonadotropinausscheidung der Hypophyse. Pathophysiologisch interessant ist, daß aber nicht nur eine herabgesetzte oder fehlende Androgen- bzw. Oestrogenproduktion die Gonadotropinsekretion des HVL erhöht, sondern auch der isolierte Ausfall der Tubulusfunktion bei erhaltener inkretorischer Funktion. Die Ursache dieser Hemmwirkung der Tubulusfunktion auf die Gonadotropinsekretion ist noch ungeklärt. Von einigen Autoren wird vermutet, daß die Tubuli selbst ein Hormon (X-Hormon, *Inhibin*) bilden, das normalerweise die Sekretion des FSH hemmt.

Als übergeordnetes Zentrum reguliert der Hypothalamus die gonadotropen Partialfunktionen der Hypophyse. Die Übermittlung der die Gonadotropinsekretion regulierenden hypothalamischen Impulse erfolgt nicht auf nervösen Bahnen, sondern — wie Untersuchungen nach Durchtrennung des Hypophysenstieles gezeigt haben — auf humoralem Wege („releasing Faktoren") über das sog. portale Gefäßsystem (s. S. 491).

Im Hodengewebe konnte eine Reihe von Steroidhormonen nachgewiesen werden. Das biologisch am weitaus wirksamste Androgen, das die Leydig-Zellen produzieren, ist das Testosteron. Über die Biosynthese der Androgene, insbesondere des Testosterons, sowie der Oestrogene aus dem Pregnenolon s. S. 549 u. Abb. 285.

Die physiologische Bedeutung und Wirkungen der Androgene, vornehmlich des Testosterons, sind vielfältig und können hier nur insoweit stichwortartig erwähnt werden, als sie für das pathophysiologische Verständnis der Krankheitsbilder der Keimdrüse notwendig sind. Während der Foetalzeit stimulieren die testiculären Androgene die Entwicklung der indifferenten Geschlechtsanlage zum männlichen Geschlechtsapparat. Auch nach der Geburt stehen sowohl vor wie nach der Pubertät alle Organe des männlichen Genitalapparates (Penis, Scrotum, Prostata, Samenblasen, Cowpersche Drüsen, Nebenhoden etc.) unter der direkten Wirkung der Androgene. Vor und

während der Pubertät regen sie das Wachstum und die Bildung des Genitalapparates an, nach der Pubertät sind sie zur Erhaltung des Funktionszustandes der Genitalorgane erforderlich. Die spermiogenetische Wirkung der Androgene wurde bereits erwähnt. Auch die gesamte typische maskuline Prägung des Körpers, insbesondere im Bereich des Skelets, der Muskulatur, der Haut und der Haare ist abhängig von der Testosteronproduktion. Die wichtigste Stoffwechselwirkung des Testosterons ist die anabole Beeinflussung des Eiweißstoffwechsels. Die proteinanabole Wirkung der Androgene führt insbesondere zum Wachstum der Skeletmuskulatur und zur Entwicklung der Intercellularsubstanz des Knorpel- und Knochengewebes, wodurch das Skeletwachstum (Längenwachstum und Skeletreifung) während der Pubertät gefördert und die organische Knochenmatrix im Erwachsenenalter erhalten wird. Der Einfluß der Androgene auf den Kohlenhydrat-, Fett-, Mineral- und Wasserhaushalt ist normalerweise gering.

Die physiologische Bedeutung der im männlichen Hoden gebildeten Oestrogene ist noch nicht abgeklärt.

2. Der männliche Hypogonadismus

Unter dem Begriff des männlichen Hypogonadismus werden, unabhängig von der Genese, alle inkretorischen und/oder exkretorischen Unterfunktionszustände des Hodens verstanden. Die Klassifizierung des männlichen Hypogonadismus ist aufgrund der neueren Ergebnisse der Sexualforschung z.Z.

in Bewegung. Da infolge der Doppelfunktion des Hodens zwischen einer spermiogenetischen Hodeninsuffizienz und einer inkretorischen Hodeninsuffizienz unterschieden werden muß, erscheint vom pathophysiologischen Gesichtspunkt aus die folgende Einteilung des männlichen Hypogonadismus am zweckmäßigsten:

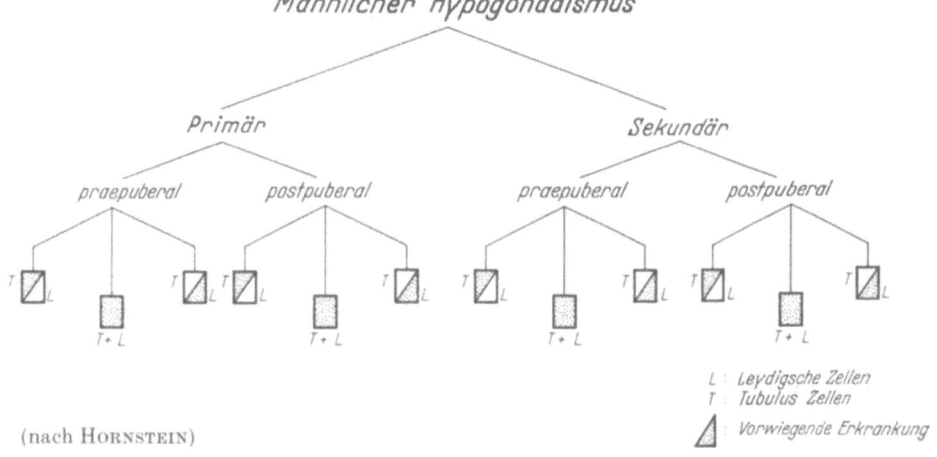

(nach HORNSTEIN)

Tabelle 76. *Übersicht über die wesentlichsten Ejaculatsbefunde und ihre Beurteilung.*
(Nach TONUTTI u. Mitarb., 1960)

1. *Normospermie*:
   Kein Anhalt für eine Unfruchtbarkeit

a) Spermien/cm³	60—120 Mill.
b) normale Spermien	80—85%
c) motile Spermien	70—80%
d) Motilität	4 u. 3
e) Zellen der Spermiogenese	< 2%

2. *Hypospermie*:
   Fragliche zu beobachtende Normospermie.
   Möglicherweise unfruchtbar

a) Spermien/cm³	20—60 Mill.
b) normale Spermien	60—80%
c) motile Spermien	40—70%
d) Motilität	(4) u. 3
e) Zellen der Spermiogenese	2—5%

3. *Oligospermie I. Grades*:
   Wahrscheinlich unfruchtbar

a) Spermien/cm³	10—20 Mill.
b) normale Spermien	< 60%
c) motile Spermien	< 40%
d) Motilität	2 u. (1)
e) Zellen der Spermiogenese	> 5%

4. *Oligospermie II. Grades*:
   Sicherlich unfruchtbar

a) Spermien/cm³	< 10 Mill.
b) normale Spermien	< 60%
c) motile Spermien	< 40%
d) Mortilität	(2) u. 1 u. 0
e) Zellen der Spermiogenese	> 5%

5. *Azoospermie*:
   Unfruchtbar

   Keine Spermien
   Zellen der Spermiogenese vorhanden

6. *Aspermie*:

   Keine Spermien
   Keine Zellen

Tabelle 77. *Grad und Kriterien der Spermien-Motilität.* (Nach TONUTTI u. Mitarb., 1960)

Akinese	0	Keine Bewegungen
Hypokinese	+	Bewegung des Schwanzes ohne Ortsveränderung
	++	Träge, langsame Fortbewegung
Normokinese	+++	Lebhafte Vorwärtsbewegung
Hyperkinese	++++	Rasche bzw. schnellende Ortsveränderung

Bevor auf die einzelnen Krankheitsbilder eingegangen wird, sei die immer wieder gleiche klinische Symptomatik als Folge einer spermiogenetischen oder inkretorischen Unterfunktion des Hodens kurz zusammenfassend besprochen:

Die klinische Beurteilung der *exkretorischnen* Hodenfunktion ist durch die Untersuchung des Ejaculates möglich. Zwischen der Anzahl der Spermien pro Kubikzentimeter, dem Ejaculatsvolumen, dem Prozentsatz der normalen Spermien, der qualitativen und quantitativen Motilität der Spermien und der Tubulusfunktion besteht im allgemeinen eine enge Beziehung: Je stärker die Tubulusfunktion gestört ist, desto deutlicher sind die pathologischen Veränderungen im Ejaculat und desto geringer selbstverständlich der Grad der Fertilität. In der folgenden Tabelle sind die wesentlichsten Ejaculatbefunde von der Normospermie — normale Funktion der Tubuluszellen — bis zur Aspermie — erloschene Funktion der Tubuluszellen — zusammengestellt. Der in Tabelle 77 angeführte Grad der Motilität der Spermien ist aus der Tabelle 76 ersichtlich. Erlaubt die Untersuchung des Ejaculates in seltenen Fällen keine Rückschlüsse auf die spermiogenetische Funktion des Hodens, oder liegt ein Verschluß der ableitenden Samenwege vor (z.B. Verschluß-,,Aspermie" nach Gonorrhoe oder Tbc), ermöglicht die histologische Untersuchung der Samenkanälchen durch die in Fachhänden ungefährliche Hodenbiopsie eine zuverlässige Beurteilung der tubulären Hodenfunktion.

Die *klinische Symptomatologie* infolge einer Störung der *inkretorischen* Hodenfunktion ist abhängig vom Zeitpunkt des Auftretens — ob prä- oder postpuberal — und vom Ausmaß des Androgenmangels. Völliger Ausfall der Testosteronbildung *vor* der Pubertät hat das klassische Bild des *Eunuchismus* zur Folge: Durch die fehlende Testosteronbildung ist die Knochenentwicklung und -reifung schwer gestört. Die Epiphysenfugen bleiben länger offen, die Wachstumsperiode ist so verlängert.

Dies hat einen Hochwuchs mit typischen Proportionsstörungen zur Folge: die Extremitäten sind im Vergleich zum Rumpf besonders lang, die Unterlängen sind größer als die Oberlängen. Durch die ungenügende Bildung und Mineralisation der Knochenmatrix sind besonders die Röhrenknochen dünn und zeigen nur eine schmale Corticalis und Auflockerung der Spongiosastruktur. Oft wird eine schwere Osteoporose mit nachfolgender Kyphose der Wirbelsäule beobachtet. Durch den Androgenmangel ist die Ausbildung und typisch männliche Verformung der Muskulatur nur sehr mangelhaft. Auch die Haut der Eunuchen ist typisch: sie bleibt zunächst weich und kindlich glatt und läßt eine Bartbehaarung sowie eine Behaarung im Bereich der Achseln und der Schamgegend vermissen. Das Kopfhaar ist dagegen dicht, eine Stirnglatze tritt nicht auf. Da ohne Testosteron die normale männliche Pigmentierung gestört ist — die Ursache hierfür ist noch nicht aufgeklärt — ist die Haut der Eunuchen pigmentarm und blaß. Um das 35.—40. Lebensjahr herum treten an der Haut des Halses und des Gesichtes zahlreiche Falten auf, die den Eunuchen vorzeitig gealtert erscheinen lassen. Durch Ausbleiben des androgenen Kehlkopfwachstums besteht eine hohe kindliche Stimme. Der Genitalapparat ist kindlich unreif. Prostata und Samenblasen bleiben klein. Potenz und Libido fehlen fast regelmäßig. Psychisch neigen diese Patienten zu Depressionen und sind launenhaft. Durch den Ausfall der Testosteronbildung ist die Ausscheidung der 17-Ketosteroide im Harn auf etwa die Hälfte der Norm reduziert.

Patienten mit partiellem Testosteronmangel präpuberal (*Eunuchoide*) weisen die geschilderten Symptome nur in abgeschwächter Form auf. Infolge der nur mäßigen Herabsetzung der Testosteronbildung ist die Ausscheidung der 17-Ketosteroide im Harn noch häufig im un-

teren Bereich der Norm, so daß die quantitative Bestimmung der 17-Ketosteroide keine sichere Diagnose des Testosteronmangels erlaubt.

Der vollkommene Ausfall der inkretorischen Hodenfunktion *nach* der Pubertät führt verständlicherweise zu keinen Proportionsveränderungen im Skelet, da sich die Epiphysenfugen schon geschlossen haben. Es treten jedoch die Zeichen einer Demineralisation und Osteoporose auf. Auch führt der postpuberale Androgenmangel nicht mehr zu einer Reduzierung der schon entwickelten Muskulatur, sondern nur noch zu einer Herabsetzung ihrer Leistungsfähigkeit. Am deutlichsten tritt der Testosteronmangel postpuberal im Bereich der Genitalien und der Haut in Erscheinung. Penis, Scrotum, Testis und Prostata werden kleiner. Im Bereich der Haut treten eine Pigmentarmut sowie eine Runzel- und Faltenbildung auf. Die sekundäre Behaarung nimmt ab.

Der *partielle* postpuberale Testosteronausfall führt zu entsprechend diskreteren Erscheinungen.

a) Primärer Hypogonadismus

Beim primären Hypogonadismus liegt eine primäre Schädigung oder Erkrankung des Hodenparenchyms selbst vor. Die Hypophyse ist intakt, sie sezerniert jedoch häufig vermehrt Gonadotropine, da durch den Ausfall der spermiogenetischen und/oder inkretorischen Funktion die Bremswirkung auf die gonadotrope Aktivität der Hypophyse ganz oder teilweise wegfällt. Beim primären Hypogonadismus handelt es sich daher in der Regel um einen hypergonadotropen Hypogonadismus. Ist die primäre Hodenfunktion nicht erheblich gestört, liegt ein normogonadotroper Hypogonadismus vor. Die Ausscheidung der Gonadotropine im Harn ist dementsprechend erhöht oder normal.

b) Primärer Hypogonadismus mit präpuberalem Beginn

α) *Vorwiegende Störung der Tubulusfunktion*

1. Germinalzellaplasie (del Castillo-Syndrom, Absence of germcells). Das Krankheitsbild ist durch völliges Fehlen des Samenepithels gekennzeichnet. Es handelt sich um einen isolierten Tubulusschaden. Der Tubuluszellendurchmesser ist meist verkleinert. Die Tubuluswand ist mit Sertoli-Zellen statt mit Keimepithel ausgekleidet. Spermiogenetische Zellen fehlen. Die Leydig-Zellen sind qualitativ und quantitativ unauffällig. Die Ätiologie der Germinalaplasie ist noch unbekannt. Eine kongenitale Anomalie — fehlende Einwanderung der Ursamenzellen in das Keimdrüsenfeld —, eine frühembryonale Entwicklungsstörung — Schädigung und Untergang der Samenmutterzellen im frühen postnatalen Leben durch Infektionen und andere Schäden — und eine Funktionsstörung der Sertoli-Zellen, die möglicherweise die nutritiven Voraussetzungen für das Keimepithel bilden, werden als ätiologische Möglichkeiten diskutiert. Nach Röntgenbestrahlung des Hodens oder nach radioaktiven Strahlen, wie die Atombombenabwürfe von Hiroshima und Nagasaki gezeigt haben, sowie nach Hitzestrahlen können ebenfalls dem del Castillo-Syndrom sehr ähnliche isolierte Schädigungen des Samenepithels beobachtet werden. Die 17-Ketosteroidausscheidung ist normal. Die Harngonadotropinausscheidung ist häufig erhöht, kann aber auch noch normal sein. Da die Zeichen einer inkretorischen Insuffizienz fehlen, sind die Patienten klinisch normal männlich entwickelt. Die Hoden können verkleinert sein. Es besteht selbstverständlich eine Aspermie. Die Diagnose kann nur durch Hodenbiopsie verifiziert werden.

2. Kryptorchismus, Hodendystopien. Wie eingangs dargelegt, liegen die Hoden normalerweise bei der Geburt im Scrotum. Bei 1—10% der männlichen Neugeborenen bleiben die Testes auf dem Wege in den Hodensack in der Leibeshöhle oder im Leistenkanal (abdominaler bzw. inguinaler Kryptorchismus) liegen. In seltenen Fällen weichen die Hoden von der normalen Descensusbahn ab und bleiben in der Damm- oder Schenkelgegend liegen (Ektopia testis). Die Ätiologie des Kryptorchismus ist noch weitgehend ungeklärt. Anatomisch bedingte, mechanische Hindernisse im Bereich der Abstiegsbahn, hormonale Faktoren, Anlagedefekte der Hoden und hereditäre Faktoren (familiäres Vorkommen möglich!) werden diskutiert. Im übrigen — worauf hier nur hingewiesen werden kann — tritt während der Kindheit oder zu Beginn der Pubertät sehr häufig noch ein spontaner Descensus des Hoden in das Scrotum ein. Histologisch findet sich, nach neuesten Untersuchungen schon

etwa ab dem 6. Lebensjahr, bei den kryptorchen Hoden — wahrscheinlich infolge der höheren Umgebungstemperatur — eine Tubulusschädigung, die bis zur Pubertät an Schwere zunimmt. Das Keimepithel der Tubuluszellen wird nicht oder nur spärlich aufgebaut. Wird der Kryptorchismus vor der Pubertät nicht rechtzeitig beseitigt, bleibt die spermiogenetische Hodenfunktion aus. Es besteht dann, wenn beide Hoden nicht im Scrotum liegen, Sterilität. Da sich die Leydig-Zellen auch extrascrotal gut entwickeln, ist die Androgenproduktion der Hoden intakt und das äußere Erscheinungsbild der Patienten bis auf den Lokalbefund im Bereich des Hodens unauffällig. Die Ausscheidung der 17-Ketosteroide ist daher normal. Die Harngonadotropinausscheidung ist meist erhöht.

3. Testiculäre Femininisierung. Dieses Krankheitsbild, das ausführlich im Kapitel Intersexualität (s. S. 567) besprochen wurde, gehört ebenfalls zum Formenkreis des primären männlichen Hypogonadismus mit vorwiegender Schädigung der Tubulusfunktion. Wie besprochen, ist die Ursache dieses Krankheitsbildes wahrscheinlich eine primäre Hodeninsuffizienz. Das histologische Bild der Hoden zeigt eine undifferenzierte Tubuluswand, teilweise mit sekundärer Sklerosierung bei unvollständiger Ausbildung des Samenepithels. Die Tubuluswand ist häufig mit Sertolizellen ausgekleidet. Die Leydigzellen sind demgegenüber meist unauffällig. Die Ausscheidung der 17-Ketosteroide ist normal. Die Gonadotropine sind normal oder leicht erhöht.

4. Hermaphroditismus verus. Auch diese Erkrankung, im Kapitel Intersexualität besprochen, muß hier erwähnt werden, da die tubuläre Funktion des Hodens ebenfalls in der Regel erheblich eingeschränkt ist, während die inkretorische Funktion häufig intakt ist (s. S. 568).

5. Exogene Tubulusschäden. Durch Orchitiden verschiedener Ätiologie, lokale Durchblutungsstörungen, z.B. im Bereich der A. spermatica oder Quetschungen entstehen nicht selten tubuläre Hodenschädigungen bei normaler inkretorischer Funktion. Die Diagnose kann durch Untersuchungen des Ejaculates und evtl. Hodenbiopsien gestellt werden. Das äußere männliche Erscheinungsbild ist unauffällig.

β) Vorwiegende Störungen der inkretorischen Funktion

Da die Leydigzellen im allgemeinen wesentlich weniger anfällig gegenüber endogenen und exogenen Noxen als die Tubuluszellen sind, werden isolierte Schädigungen des Hodens im Bereich der Leydigzellen kaum beobachtet. In seltenen Fällen konnte eine Nichtansprechbarkeit („non response form") der Leydigzellen auf die Gonadotropine des HVL beobachtet werden. Die Leydigzellen werden daher nicht völlig funktionsreif. Klinisch finden sich dementsprechend die diskreten Zeichen eines Eunuchoidismus. Die Spermiogenese ist mäßig gut ausgebildet.

γ) Störungen der Tubulus- und Leydigzellfunktion

1. Anorchie, Hyporchie, totale Fibrose des Hodens. Eine Anorchie ist extrem selten und ätiologisch völlig unklar. Durch embryonale Entwicklungsstörungen, schwere Traumen, intrauterine (?) und frühkindliche Orchitiden kann es zu einer mehr oder weniger vollständigen Fibrose des Hodens kommen. Dementsprechend wird das klinische Bild des Eunuchismus mit gelegentlichem Auftreten einer bilateralen Gynäkomastie beobachtet. Die Gynäkomastie ist wahrscheinlich durch die stets erhöhte Gonadotropinausscheidung bedingt. Die Ausscheidung der 17-Ketosteroide ist deutlich erniedrigt.

2. Echtes und „falsches" Klinefelter-Syndrom. Dieses Krankheitsbild wurde im Kapitel der Intersexualität besprochen (s. S. 565). Es muß auch hier kurz erwähnt werden, da histologisch bei diesen Individuen neben einer schweren hyalinen Wandnekrose der Tubuluszellen auch eine morphologische und funktionelle Schädigung der Leydigzellen besteht, die oft nur einen undifferenzierten, teilweise hyperplastischen Mesenchymzellhaufen bilden. Wie beschrieben, bestehen bei diesen Patienten neben kleinen Hoden die Zeichen eines Eunuchoidismus. Die Gonadotropinausscheidung ist erhöht. Die Ausscheidung der 17-Ketosteroide ist leicht erniedrigt oder noch im Bereich der Norm.

3. Pseudohermaphroditismus masculinus. Auch beim Pseudohermaphroditismus masculinus mit vorwiegend männlichem oder intersexuellem Genitale (s. S. 567) werden histologisch und pathophysiologisch die Zeichen einer inkretorischen und exkretorischen Unterfunktion des Hodens gefunden.

c) Primärer Hypogonadismus mit postpuberalem Beginn

α) Vorwiegende Störung der Tubulusfunktion

1. Hypospermatogenese (Samenzellhypoplasie). Bei diesem Krankheitsbild liegt eine abnorme Verlangsamung der Spermiogenese in den ersten Entwicklungsphasen vor. Im histologischen Hodenbild zeigen die Tubuluswände keine wesentlichen Veränderungen. Das Innere der Tubuli zeigt jedoch eine herabgesetzte Zellbesetzung des Samenepithels. Durch die Spermiogenesehemmung ist im Ejaculat eine Hypobis Oligospermie zu beobachten. Ätiologisch werden als Ursache dieser leichten Tubulusschädigung fieberhafte Infektionen, besonders Varicellen, Intoxikationen, Ernährungsstörungen und vornehmlich Wärmeschädigungen beobachtet. Das klinische Bild dieser Patienten weist keine Besonderheiten auf. Die Ausscheidung der Harngonadotropine und 17-Ketosteroide ist normal.

2. Spermiogenetischer Stillstand („Germinal Cell Arrest"). Dieses nicht seltene Krankheitsbild beruht auf einem Stop der Spermiogenese auf bestimmten Entwicklungsstufen, entweder auf der Stufe der Spermatogonien, der Spermatocyten oder Spermatiden. Histologisch zeigen die Tubuli meist eine Einengung der Lichtung bei normaler Tubuluswand. Die Veränderungen des Keimepithels sind unterschiedlich; sie entsprechen den Stufen, auf denen der Stop der Spermiogenese erfolgte. Das Ejaculat zeigt eine Azoo- bis Oligospermie. Die Ätiologie dieses Krankheitsbildes ist unklar. Enzymatische Defekte des DNS- oder RNS-Stoffwechsels, Wärmeschäden, nutritive Dysfunktionen der Sertolizellen oder Infektionen werden als Ursache diskutiert. Das äußere Erscheinungsbild der Patienten ist unauffällig. Die Gonadotropinausscheidung ist oft normal und nur bei komplettem Stop der Spermiogenese erhöht. Die 17-Ketosteroidausscheidung ist normal.

3. Tubuläre Hodeninsuffizienz. Unter dieser Krankheitsbezeichnung werden alle Krankheitsprozesse, die mit einer fortschreitenden Degeneration und Atrophie der Tubuluswand einhergehen, zusammengefaßt. Ätiologisch werden zahlreiche Faktoren als Ursache dieser fortschreitenden Tubuluswandveränderungen angenommen: Intoxikationen, Infektionen, Durchblutungsstörungen, Hypovitaminosen, Hyperthermien etc. Das Ejaculat zeigt eine Azoo- und starke Oligospermie. Das äußere Erscheinungsbild der Patienten ist unauffällig. Die Ausscheidung der Gonadotropine im Harn ist deutlich erhöht. Die 17-Ketosteroidausscheidung ist normal.

β) Vorwiegende Störung der Leydigzellfunktion

Klimakterium virile. Im Gegensatz zum weiblichen Klimakterium, das als Folge des physiologischen Ausfalls der Ovarialfunktion auftritt, wird das Klimakterium virile aufgrund neuerer Untersuchungen als ein pathologisches Ereignis angesehen werden, das infolge eines vorzeitigen, relativ schnell einsetzenden Androgenmangels auftritt. Die Ätiologie des Androgenmangels ist noch unklar. Die Spermienproduktion ist nur gering gestört. Die klinischen Symptome des Klimakterium virile sind Nervosität, Schlafstörungen, Hitzewallungen, herabgesetzte Libido und Potenz, depressive Verstimmungszustände, pektanginöse

Beschwerden und Schwindelerscheinungen. Die 17-Ketosteroidausscheidung ist mäßig erniedrigt. Die Gonadotropinausscheidung ist normal oder leicht erhöht.

γ) Störungen der Tubulus- und Leydigzellfunktion

1. Postinfektiöse und traumatische Schädigungen. Störungen der inkretorischen *und* exkretorischen Funktion des Hodens treten nach schweren Traumen oder als Folge einer Orchitis (Mumps, Malaria, Lepra, Lues) sowie nach schweren Infektionen oder Durchtrennung der A. spermatica interna auf. Das extremste Krankheitsbild ist die postpuberale Kastration durch Verwundungen oder Unfälle. Das klinische Bild des totalen oder teilweisen postpuberalen Hypogonadismus wurde oben besprochen. Die 17-Ketosteroidausscheidung ist herabgesetzt, die Gonadotropinausscheidung erhöht.

2. Dystrophische Myotonie (Curschmann-Batten-Steinert-Syndrom). Zu den obligaten Symptomen dieses inkonstant dominanten Erbleidens gehört eine Hodenatrophie, die aber nach neuesten Untersuchungen pathogenetisch und pathophysiologisch von der Myodystrophie zu trennen ist. Die Ätiologie der Hodenatrophie ist noch ungeklärt. Histologisch finden sich schwere degenerative Veränderungen an den Samenkanälchen, die bis zur ausgeprägten Tubulussklerose reichen können. Die Leydigzellen können vermehrt und/oder auch degenerativ verändert sein. Da der Androgenmangel im allgemeinen gering ist, tritt klinisch das Krankheitsbild im äußeren Habitus nicht sehr in Erscheinung. Das Ejaculat zeigt meist eine Azoospermie. Auffälligerweise ist die Gonadotropinausscheidung trotz der schweren Tubulusveränderungen meist im Normbereich. Die Ausscheidung der 17-Ketosteroide ist normal oder gering erniedrigt.

3. Hodenveränderungen im Senium. Mit zunehmendem Alter werden sklerotische Gefäßveränderungen mit fleckförmiger Atrophie und Verdickungen der Samenkanälchen sowie eine Verkleinerung und zahlenmäßige Verminderung der Leydigzellen bei der histologischen Untersuchung des Hodens gefunden. Die potentia generandi und potentia coeundi nimmt ab, wenngleich sie noch bis ins hohe Alter erhalten sein kann. Die klinischen Erscheinungen des Androgenmangels sind diskret.

d) Sekundärer Hypogonadismus

Der sekundäre Hypogonadismus ist immer durch eine fehlende oder herabgesetzte Gonadotropinbildung des HVL bedingt — von den seltenen Ausnahmen eines Zustandes nach Quer-schnittsläsionen des Rückenmarkes abgesehen. Der sekundäre Hypogonadismus wird daher auch als hypogonadotroper bzw. agonadotroper Hypogonadismus bezeichnet. Die Störungen der Gonadotropinbildung betreffen meistens die ICSH- und FSH-Bildung gemeinsam, können aber auch die ICSH-Produktion allein betreffen. Das Krankheitsbild des sekundären Hypogonadismus tritt erheblich seltener auf als das des primären Hypogonadismus. Die klinischen Erscheinungen als Folge des sekundären Hypogonadismus sind die gleichen wie die des primären Hypogonadismus (s. S. 573). Das entscheidende diagnostische Kriterium zur Abgrenzung des sekundären Hypogonadismus vom primären Hypogonadismus ist die Bestimmung der Harngonadotropine, die beim ersteren fehlen oder stark vermindert sind. Die übliche Harnbestimmungsmethode der Gonadotropine erfaßt die ICSH- und FSH-Aktivität gemeinsam, was im allgemeinen zur Diagnostik des sekundären Hypogonadismus genügt.

Da jedoch, wie erwähnt, bei bestimmten Krankheitsbildern ein isolierter ICSH-Mangel vorliegt und die bisherigen Methoden zur selektiven Bestimmung des ICSH technisch sehr schwierig sind, wird zur Aufklärung eines möglichen ICSH-Mangels der sog. Choriongonadotropintest verwandt. Choriongonadotropin hat bekanntlich eine starke biologische ICSH-Aktivität. Bei Injektionen von Choriongonadotropin steigt beim Vorliegen eines ICSH-Mangels die 17-Ketosteroidausscheidung, die die androgene Fraktion enthält, um über 60% an. Ein derartig hoher Anstieg ist nur dann möglich, wenn ungenügend stimulierte Leydigzellen vorhanden sind. Normalerweise führt eine Choriongonadotropininjektion nur zu einem Anstieg der 17-Ketosteroide im Harn bis zu etwa 30%. Der Choriongonadotropintest wird — wie beim isolierten sekundären Hypogonadismus — als positiv bezeichnet, wenn der Anstieg der 17-Ketosteroidausscheidung über 60% im Harn nach Injektion beträgt. Beim primären Hypogonadismus mit Androgenmangel ist er negativ, da nicht genügend stimulationsfähige Leydigzellen vorhanden sind.

Im Gegensatz zum primären Hypogonadismus ist der sekundäre Hypogonadismus meist keine Erkrankung sui generis, sondern fast immer Folge einer Erkrankung im Bereich der Hypophyse bzw. des Hypophysen-Hypothalamussystems. Da die Hodeninsuffizienz häufig das einzige Frühsymptom eines intra- bzw. extrasellären Prozesses ist, ist die rechtzeitige Abgrenzung des sekundären vom primären Hypogonadismus nicht nur aus diagnostischen, sondern auch aus therapeutischen Gründen notwendig. Nach den oben angeführten pathophysiologischen Gesichtspunkten unterscheiden wir:

e) Sekundärer Hypogonadismus mit präpuberalem Beginn

α) Vorwiegende Störung der Leydigzellfunktion

Eunuchoidismus mit Spermiogenese („fertile" Eunuchen). Bei diesem Krankheitsbild besteht eine selektiv verminderte Produktion des ICSH, während die FSH-Produktion noch normal ist. Die Ätiologie dieser Erkrankung ist noch ungeklärt. Das klinische Charakteristicum ist, daß die Hoden praktisch normal groß sind, während im übrigen das mehr oder weniger ausgeprägte Vollbild des Eunuchoidismus mit entsprechend kleinem Penis besteht. Die normale Hodengröße ist Folge der normalen FSH-Stimulierung der Tubuli. Infolge der fehlenden androgenen Nah- und Kontaktwirkung auf die Tubuluszellen ist das Ejaculat jedoch spärlich und weist meist eine Oligospermie, teilweise auch eine Azoospermie auf. Die Harngonadotropinausscheidung kann noch niedrig normal sein. Die 17-Ketosteroidausscheidung ist herabgesetzt. Der Choriongonadotropintest ist positiv.

Krankheitsbilder des sekundären Hypogonadismus mit vorwiegender Störung der Tubulusfunktion, also der Spermiogenese, sind bisher praktisch nicht bekannt geworden.

β) Störungen der Tubulus- und Leydigzellfunktion

1. Schädigungen verschiedener Ätiologie. Intra- und extraselläre Geschwülste der Hypophyse, entzündliche, degenerative und hirntraumatische Prozesse im Bereich der Hypophyse oder des übergeordneten Abschnittes des Hypothalamus können eine partielle oder völlige Insuffizienz der inkretorischen *und* exkretorischen Funktion des Hodens durch Versiegen der Gonadotropinbildung mit dem schon besprochenen klinischen Bild der Hodeninsuffizienz verursachen. Selbstverständlich können diese Krankheitsbilder auch postpuberal auftreten.

Zur Gruppe dieser Erkrankungen gehört auch das Fröhlich-Syndrom (Dystrophia adiposogenitalis) und das Laurence-Moon-Bardet-Biedl-Syndrom. Das Fröhlich-Syndrom, das in der Regel um das 10.—12. Lebensjahr in Erscheinung tritt, ist — neben den Symptomen des sekundären Hypogonadismus — gekenn-

zeichnet durch eine Fettsucht, Minderwuchs, Störungen des Wasserhaushaltes und Hirndrucksyndrome. Die häufigste Ursache dieser Erkrankung sind Craniopharingeome oder degenerative Hypothalamusprozesse unklarer Ätiologie. Das Syndrom kann sich aber auch postencephalitisch entwickeln. Das Syndrom nach LAURENCE u. Mitarb. ist ein ätiologisch ungeklärtes, recessives Erbleiden, das durch die Symptome Hypogonadismus, Retinitis pigmentosa, Schwachsinn, Poly- und Syndaktylie sowie Fettsucht gekennzeichnet ist. Über das klinische Erscheinungsbild des sekundären Hypogonadismus im Rahmen eines Panhypopituitarismus s. Kap. Hypophyse (S. 513).

2. Idiopathischer sekundärer Hypogonadismus (hypogonadotroper Eunuchoidismus). Dieses Krankheitsbild beruht auf einem ätiologisch ungeklärten selektiven Ausfall der gonadotropen Funktion der Adenohypophyse (s. S. 512). Vom primären Hypogonadismus kann der idiopathische sekundäre Hypogonadismus nur durch die erniedrigte oder fehlende Gonadotropinausscheidung im Harn unterschieden werden. Die Ausscheidung der 17-Ketosteroide ist bei beiden Krankheitsbildern erniedrigt.

3. Pubertas tarda. Dieses Krankheitsbild ist durch eine nicht rechtzeitig einsetzende bzw. unzulängliche Gonadotropinbildung und -sekretion während der Pubertätsphase bei einem sonst normalen endokrinen System bedingt und wird auch als temporärer sekundärer Hypogonadismus bezeichnet. Zwei Hauptgruppen lassen sich unterscheiden: α) Pubertas tarda bei Rückstand des Knochenalters und β) Pubertas tarda bei normalem Knochenalter.

Zu α. Der Mechanismus, der zur Auslösung der Pubertät führt, ist noch ungeklärt. In den mitteleuropäischen Ländern treten die äußeren Zeichen der Pubertät zwischen dem 12. und 13. Lebensjahr auf. Die Pubertät endet im allgemeinen um das 17.—18. Lebensjahr. Beginn und Dauer der Pubertät können jedoch erheblichen Schwankungen unterliegen. Einsetzen der ersten Zeichen der Pubertät nach dem 15. Lebensjahr werden als Pubertas tarda bezeichnet. Die häufigsten Ursache der Pubertas tarda mit Rückstand des Knochenalters sind Hungerzustände, Mangelernährungen, schwere kongenitale Herzvitien und chronische Erkrankungen, besonders Leber- und Nierenerkrankungen, intestinale Resorptionsstörungen, Dia-

betes mellitus und Lungenerkrankungen. In
manchen Fällen kann jedoch eine Ursache der
Entwicklungsstörung nicht festgestellt werden.
Eine Harngonadotropinausscheidung ist bei
diesen Patienten praktisch nicht nachweisbar.

Zu β. Die häufigste Form der Pubertas
tarda bei normalem Knochenalter ist die
Pseudodystrophia adiposogenitalis: Bei Jungen
um das 10. Lebensjahr entsteht eine allgemeine
Fettsucht mit Ablagerung des Fettes am ganzen Körper unter besonderer Bevorzugung des
Bauches, der Brust und der Lenden (s. Pathogenese der Fettsucht). Die einzelnen Faktoren dieser Krankheit sind noch ungeklärt.
Stoffwechseluntersuchungen ergaben keine Besonderheiten, insbesondere keinen Hinweis für
eine Hypothyreose. Eine Gonadotropinausscheidung im Harn ist praktisch nicht nachweisbar. Nach Auslösung der Pubertät — verspätet spontan oder nach Injektion von Choriongonadotropin — bildet sich die Fettsucht meist
zurück.

Unbekannte hereditäre Faktoren dürften
für die sog. *konstitutionelle Pubertas tarda* mit
verantwortlich sein, die bei Knaben mit normalem Knochenalter und Längenalter ohne
Fettsucht auftritt, da diese Erkrankung häufig
bei mehreren Familienmitgliedern beobachtet
wird.

f) Sekundärer Hypogonadismus mit postpuberalem Beginn

α) Vorwiegende Störung der Tubuluszellfunktion

Nach Rückenmarksverletzungen sowie nach
Querschnittssyndromen werden häufig Hodenatrophien beobachtet. Die histologische Untersuchung dieser Hoden zeigt hauptsächlich
tubuläre Veränderungen, die von einer leichten
Reifungshemmung bis zu einer fast vollständigen Zerstörung des Keimepithels der Tubuli
reichen. Die Leydig-Zellen sind im allgemeinen
unauffällig. Als Ursache dieser Hodenatrophie
werden vasomotorisch bedingte Überwärmun-
gen durch Ausfall des lumbalen Sympathicus
und eine direkte Schädigung durch Ausfall der
allerdings noch nicht sicher nachgewiesenen

hypothalamisch-spinalen-peripheren Nerven-
bahn diskutiert. Die Ausscheidung der Harngonadotropine und 17-Ketosteroide ist im allgemeinen noch im Bereich der Norm.

Eigene Krankheitsbilder mit einer isolierten
postpuberalen sekundären ICSH-Insuffizienz konnten
bisher nicht sicher abgegrenzt werden.

β) Störungen der Tubulus- und Leydigzellfunktion

*1. Hemmung der gonadotropen Funktion des
HVL durch Androgene und Oestrogene.* Durch
übermäßige exogene Zufuhr von Androgenen
und Oestrogenen sowie durch eine pathologische Androgen- bzw. Oestrogenproduktion
(z.B. Tumoren) wird die gonadotrope Funktion
der Hypophyse gehemmt. Die Hypogonado-
tropie führt am Hoden zur Rückbildung der
Samenkanälchen und Leydigzellen. Besteht nur
eine erhöhte exogene bzw. endogene Androgen-
zufuhr, wird die inkretorische Hodeninsuffizienz
klinisch infolge des erhöhten Androgenspiegels
nicht manifest. Die Diagnose Hypogonadismus
ist dann nur durch die Untersuchung der Harngonadotropine möglich, die deutlich erniedrigt
sind, und durch die Untersuchung des Ejacu-
lats, das eine Azoo- und Oligospermie aufweist.
Bei der Lebercirrhose und Hämochromatose
kann es infolge eines ungenügenden enzymatischen Abbaues der Oestrogene, durch eine
herabgesetzte Ausscheidung der Oestrogene
durch die Gallenwege und durch eine gesteigerte Umwandlung von Androgenen zu Oestrogenen ebenfalls durch eine Hyperoestrogen-
ämie zu einem sekundären Hypogonadismus
kommen.

2. Bei schweren akuten Belastungen, wie Operationen, Infektionserkrankungen und nach extremen
psychischen Belastungen wird häufig eine Hypo-
gonadotropie mit vorübergehender Funktionseinschränkung der Keimdrüse beobachtet. Die Ätiologie
der herabgesetzten Gonadotropinsekretion ist noch
ungeklärt. Es wird vermutet, daß die „stress"-
Situation eine Umschaltung der Hypophysenfunktion
bewirkt, wodurch vermehrt ACTH gebildet wird bei
gleichzeitiger Abnahme der gonadotropen (und teilweise auch der thyreotropen) Partialfunktion. Selbstverständlich kann diese Form des Hypogonadismus
auch präpuberal auftreten.

3. Der männliche Hypergonadismus

Eigenständige Krankheitsbilder als Folge
einer Überfunktion der männlichen Keimdrüsen wurden bisher nicht beobachtet. Eine

erhöhte Androgenproduktion kann jedoch im
Rahmen folgender Krankheitsbilder gefunden
werden:

a) Hodentumoren

Hodentumoren sind sehr selten und bilden nur etwa 1% der Geschwülste beim Mann. Die praktisch wichtigen Hodentumoren können wie folgt eingeteilt werden (nach Angaben von ALBERTINI sowie TONUTTI u. Mitarb.):

α) Seminome: Meist hormonal inaktiv.

β) Embryonale Teratome (Chorionepitheliome, Pseudoseminome, verschiedene Carcinomformen) und ihre Abkömmlinge: meist hormonal aktiv: Choriongonadotropinsekretion, Oestrogensekretion (Progesteronsekretion?).

γ) Adenoma tubulare testis: Meist hormonal inaktiv.

δ) Leydigzelltumoren: Hormonal aktiv: Androgene und Oestrogene.

Zu α. Seminome sind die häufigsten Hodengeschwülste und treten besonders zwischen dem 30.—50. Lebensjahr auf. Sie sind Carcinome des Hodenparenchyms und können sehr groß werden. Da die Seminome im allgemeinen langsam wachsen, spät metastasieren und sehr strahlenempfindlich sind, ist die Prognose dieser Geschwülste oft nicht schlecht. Sie produzieren keine Hormone. Aus noch nicht bekannten Gründen wird jedoch bei Patienten mit Seminomen eine vermehrte hypophysäre FSH-Ausscheidung gefunden. Das klinische Bild dieser Patienten ist, vom Lokalbefund und evtl. Metastasenbefund abgesehen, unauffällig.

Zu β. Die embryonalen Geschwülste enthalten undifferenziertes Gewebe und leiten sich nicht direkt vom Hodengewebe ab. Bei der carcinomatösen Entartung dieser Geschwülste können Pseudoseminome, Chorionepitheliome und andere embryonale Carcinome verschiedener Struktur entstehen. Das charakteristische Merkmal dieser Carcinome ist ihre Fähigkeit, Choriongonadotropin zu bilden und Oestrogene im Übermaß zu produzieren. Gelegentlich wird auch eine erhöhte Progesteronsekretion beobachtet. Das klinische Bild wurde im Kapitel Intersexualität besprochen (s. S. 569).

Zu γ. Das Adenoma tubulare wird extrem selten beobachtet und soll daher hier nicht weiter besprochen werden.

Zu δ. Auch die Leydigzelltumoren wurden bereits im Kapitel Intersexualität besprochen (s. S. 569). Die 17-Ketosteroidausscheidung ist unterschiedlich hoch. Die Oestrogenausscheidung kann vermehrt sein. Die Ausscheidung der Gonadotropine ist meist erhöht.

b) Pubertas praecox

Auftreten der Pubertätszeichen vor dem 10. Lebensjahr wird als verfrühte und vorzeitige Geschlechtsreifung angesehen. Die Pubertas praecox ist stets durch eine erhöhte und vorzeitige Gonadotropinsekretion der Hypophyse bedingt, wodurch die inkretorische und exkretorische Funktion des Hodens frühzeitig in Gang gesetzt wird. Als Folge der vorzeitigen Androgenproduktion kommt es zur verfrühten Entwicklung der sekundären Geschlechtsmerk-

male mit Ausbildung der Bart-, Achsel- und Schambehaarung, frühem Eintreten des Stimmbruchs, Penis- und Hodenvergrößerung, Entfaltung der Talg- und Schweißdrüsen mit einer Acne juvenilis, Wachstum und Funktionsausreifung von Prostata und Samenblasen. Durch die anabole Wirkung der Androgene kommt es ebenfalls frühzeitig zur Ausbildung einer kräftigen, athletischen Muskulatur. Schließlich wird — wie schon früher erwähnt (s. S. 552) — durch die Androgenproduktion das Längenwachstum der Knochen stark beschleunigt, so daß die Patienten zuerst größer als Gleichaltrige sind. Durch den vorzeitigen Epiphysenschluß wird aber die für das Wachstum zur Verfügung stehende Zeit verkürzt, so daß ein Wachstumsstillstand erfolgt, ehe die normale Größe erreicht wurde.

Die Hoden können histologisch — je nach Umfang und Dauer der Gonadotropineinwirkung — schon vollständig entfaltete Leydigzellen und Samenkanälchen mit Spermiogenese zeigen. Die Gonadotropinausscheidung im Urin entspricht den Werten, wie sie während der normalen Pubertät gefunden werden. Die Ausscheidung der 17-Ketosteroide ist unter Berücksichtigung des Alters erhöht.

Je nach der Ursache bzw. Vorkommen der Pubertas praecox wird unterschieden: α) Cerebrale Pubertas praecox, β) idiopathische, konstitutionelle Pubertas praecox, γ) hormonelle Pubertas praecox, δ) Pubertas praecox bei fibröser Knochendysplasie.

Zu α. Die sog. cerebrale Form der Pubertas praecox kann verschiedene Ursachen haben: Entgegen den früheren Vorstellungen, daß die Zirbeldrüsengeschwülste zur vorzeitigen geschlechtlichen Reifung führen, haben neuere Untersuchungen ergeben, daß erst Erkrankungen oder Reizungen im Bereich der hypothalamischen Zentren zur Pubertas praecox führen. So können hyperplastische Mißbildungen im Bereich des Tuber cinereums, entzündliche Prozesse im Bereich des Hypothalamus, verschiedene Tumoren des Hypothalamus, ein Hydrocephalus internus nach abgelaufenen entzündlichen Prozessen sowie Tumoren der Zirbeldrüse, die zu einer Kompression des Aquaeduktes mit nachfolgendem Hydrocephalus internus führen, das klinische Bild der Pubertas praecox auslösen. Welche Faktoren letztlich zur erhöhten Gonadotropinsekretion der Hypophyse führen, ist noch ungeklärt. Eine vermehrte Bildung gonadotroper „releasing factors" des Hypothalamus, die den HVL zur Sekretion der Gonadotropine anregen, werden diskutiert.

Zu β. Die *idiopathische konstitutionelle* Pubertas praecox ist die häufigste Form der geschlechtlichen Frühreife. Ihre Ursache ist noch völlig ungeklärt. Da eine familiäre Häufung für diese Erkrankung wiederholt beobachtet wurde, werden genetische Faktoren mit inkomplett dominantem Erbgang, die zu einer vorzeitigen Auslösung der Gonadotropinbildung mit vorzeitiger Ansprechbarkeit der Gonaden auf FSH und ICSH führen, diskutiert. Da das Vorliegen kleinerer Tumoren im Bereich des Hypothalamus klinisch, röntgenologisch und neurologisch praktisch nicht ausgeschlossen werden kann, darf die Diagnose einer konstitutionellen, idiopathischen Pubertas praecox erst nach mehrjähriger Beobachtung gestellt werden.

Zu γ. Die *hormonelle* echte Pubertas praecox ist sehr selten und im allgemeinen durch ein extra-genitales Chorionepitheliom, das durch die Sekretion größerer Mengen Choriongonadotropin eine vorzeitige geschlechtliche Reife auslöst, bedingt.

Zu δ. Die *Symptomentrias* Pubertas praecox, monostotische oder polyostotische fibröse Knochendysplasie, abnorme Hautpigmentation wird als Albright-Syndrom bezeichnet. Die Ursachen der pubertas praecox sowie des Albright-Syndroms selbst sind noch völlig ungeklärt.

c) Pseudopubertas praecox

Im Gegensatz zu der Pubertas praecox, die durch eine erhöhte Gonadotropinsekretion bedingt ist und zur inkretorischen und spermiogenetischen Reifung des Hodens führt, ist die Pseudopubertas praecox stets nur durch eine pathologische Sekretion von Androgenen bedingt. Die Gonadotropinsekretion ist noch nicht im Gange. Die Hodenreifung fehlt daher bei der Pseudopubertas praecox. Im übrigen gleichen die Symptome der Pseudopubertas praecox im allgemeinen denen der Pubertas praecox. Die wesentlichsten pathologischen Androgenquellen, die zur Pseudopubertas praecox führen, sind die Leydigzelltumoren des Hodens, die Tumoren der Nebennierenrinde und das adrenogenitale Syndrom, die in anderen Kapiteln besprochen wurden.

4. Die Gynäkomastie

Die doppelseitige Gynäkomastie — partielle oder vollständige Ausbildung einer weiblichen Brust beim Mann — ist keine Erkrankung sui generis, sondern lediglich ein Symptom, das bei verschiedenen Erkrankungen auftritt. Da die Gynäkomastie ein häufiges Symptom des Hypogonadismus und teilweise auch des Hypergonadismus ist und bei etwa 80% der Knaben im Pubertätsalter in passagerer Form beobachtet wird, soll eine kurze Übersicht über das Vorkommen der Gynäkomastie gegeben werden.

Die Ausbildung der Mamma ist von zahlreichen hormonellen Einflüssen abhängig. Im Tierversuch bewirken die Oestrogene eine Proliferation der Drüsengänge, während Progesteron die Aussprossung der Alveolen fördert. STH und LTH stimulieren das Drüsenwachstum. Auch Cortisol und Desoxycorticosteron fördern das Brustwachstum. Zusätzliche Gaben von Insulin und Schilddrüsenhormon bewirken ebenfalls eine Stimulation des Brustdrüsenwachstums bei gleichzeitiger Gabe von Oestrogenen und Progesteron. Das Zusammenspiel der Hormone ist jedoch im einzelnen bei der Mammogenese noch nicht geklärt.

Wir unterscheiden folgende Formen der Gynäkomastie [nach Bronstein (1950) und Labhart (1957)]: α) „Physiologische" Gynäko-mastie, β) Gynäkomastie bei Endokrinopathien, γ) Gynäkomastie durch Medikamente, δ) Gynäkomastie bei nicht endokrinen Erkrankungen.

Zu α. Wie erwähnt, wird bei 80% aller Knaben im Pubertätsalter eine mehr oder weniger ausgeprägte Gynäkomastie beobachtet. Die Ursache dieser „physiologischen" Gynäkomastie ist noch unbekannt. Abgesehen von der Gynäkomastie besteht im übrigen eine völlig unauffällige körperliche Entwicklung. Die Ausscheidung der 17-Ketosteroide, der Oestrogene und Gonadotropine ist normal. Meistens bildet sich die Gynäkomastie nach Monaten oder Jahren wieder zurück.

Zu β. Beim Hypogonadismus, beim Klinefelter-Syndrom, bei Testestumoren, bei echten Zwittern, bei Nebennierenrindentumoren und bei Hypophysentumoren werden ebenfalls Gynäkomastien beobachtet. Bei Hypophysentumoren dürfte eine erhöhte STH-Sekretion für die Entstehung der Gynäkomastie verantwortlich sein. Die mögliche Pathophysiologie der Gynäkomastie bei den übrigen Erkrankungen wurde in den betreffenden Kapiteln besprochen. Auch Hyperthyreosen führen vereinzelt zur Ausbildung einer kleinen weiblichen Brust; die Pathophysiologie ist jedoch hier noch völlig unklar.

Zu γ. Nach medikamentöser Verordnung von Gonadotropinen, Oestrogenen, Nebennierenrindenpräparaten, Choriongonadotropin und Testosteron wird bei manchen Patienten eine Gynäkomastie ausgelöst. Die Entstehung der Gynäkomastie nach Oestrogenen, Nebennierenrindenhormonen und Gonadotropinen ist nach den oben dargelegten Ausführungen zwar im einzelnen nicht geklärt, jedoch verständlich. Was die Genese der Gynäkomastie nach Testosteron anlangt, wird vermutet, daß Testosteron teilweise nach Applikation zu Oestrogenen umgewandelt wird und so die Ausbildung der Brust induziert. Choriongonadotropin führt zur Brustbildung, da durch Stimulierung der Leydig-Zellen durch Choriongonadotropin nicht nur die Androgenbildung, sondern auch die Oestrogenbildung angeregt wird.

Zu δ. Die Entstehung der Gynäkomastie bei Lebercirrhose dürfte durch einen herabgesetzten Abbau der Oestrogene in der Leber, durch ihre unzulängliche biliäre Ausscheidung und durch eine erhöhte Umwandlungsrate der Androgene in Oestrogene in der Leber bedingt sein. Bei Querschnittsläsionen, Lepra, Leukämien, Bronchuscarcinomen und in der Wiederauffütterungsphase nach langen Hungerzuständen werden ebenfalls Gynäkomastien beobachtet, deren Genese jedoch noch ungeklärt ist.

XI. Das Ovar

1. Funktionelle Anatomie

Das Ovar besteht aus einer Rindenschicht (Zona parenchymatosa) und einer Marksubstanz (Zona vasculosa). Die Rindenschicht beherbergt das spezifische Keimparenchym, während die Marksubstanz in der Hauptsache aus Gefäßen, Nerven, Bindegewebe und dem rete ovarii besteht. In der peripheren Rindensubstanz liegen die Primärfollikel, die sich während der Foetalzeit aus den Oogonien entwickelt haben. Bei der Geburt enthält das Ovar bereits 400000 bis 500000 Primärfollikel. Durch Untersuchungen in den letzten Jahren konnte gezeigt werden, daß eine postfetale Ovogenese aus dem Keimepithel oder durch Teilung sehr unwahrscheinlich ist. In den Jahren der Geschlechtsreife beginnen die ersten Primärfollikel zu wachsen. Durch Teilung und Wachstum des primären, eine einzige Lage bildenden Follikelepithels in eine mehrschichtige Membrana granulosa mit zahlreichen Mitosen entsteht aus dem Primärfollikel der Sekundärfollikel. Im Laufe der weiteren Entwicklung bildet sich innerhalb der Granulosazellen ein flüssigkeitsgefüllter Raum und um die Granulosazellen herum eine Membran mit einer Theca interna und Theca externa. In diesem Tertiärfollikel (Bläschenfollikel) hat das Ei, das auf einem von Granulosazellen gebildeten, in den Flüssigkeitsraum hineinragenden Hügel (Eihügel) lagert, seine endgültige Größe erreicht. Der Tertiärfollikel kann viele Monate in Ruhe verharren. Erhält dieser Follikel den Impuls zur endgültigen Reifung, entwickelt sich der Tertiärfollikel innerhalb von wenigen Tagen oder Stunden zum Graafschen Follikel, der unter Zerfall des Eihügels ovulationsreif wird. Nach dem Follikelsprung wird die Eizelle in der Regel von der Tube aufgenommen. Sofort nach der Ovulation beginnt die Bildung des Corpus luteums, des Gelbkörpers. Die Granulosazellen vergrößern sich, werden vascularisiert und mit Bindegewebe versorgt. Etwa 3—10 Tage nach der Ovulation hat sich der Gelbkörper mit seinen Granulosa-lutein-Zellen voll entwickelt. Bleibt die Befruchtung aus, beginnt 3—4 Tage vor der Menstruation die Rückbildung des Corpus luteum durch bindegewebige Organisation. Bei der Befruchtung bildet sich das Corpus luteum nicht zurück, sondern entwickelt sich zum Corpus luteum graviditatis.

Nur 400—500 von den etwa 500000 Primärfollikeln entwickeln sich bis zum Corpus luteum. Der größte Teil der Primärfollikel geht bis zur Menopause wieder zugrunde. Ebenfalls gehen im Laufe des geschlechtsreifen Lebens der Frau die nicht bis zur Vollreife ausgebildeten Sekundär- und Tertiärfollikel wieder zugrunde. Dabei kommt es nicht selten zur Wucherung der Thecazellen mit Bildung von Thecacysten. Besonders an den Stellen, an denen die Follikel zugrunde gehen, finden sich epitheloide Zellkomplexe, die sog. interstitiellen Zellen, die im wesentlichen von den Thecazellen abstammen. Die Funktion der interstitiellen Zellen ist noch nicht voll geklärt; sie sind wahrscheinlich verantwortlich für die basale Oestrogensynthese bzw. für die basale Oestrogensynthese von wesentlicher Bedeutung.

2. Die Hormone des Ovars

Im Ovar werden *Oestrogene, Gestagene* und *Androgene* gebildet.

Die wichtigsten *Oestrogene,* die bisher im Ovar nachgewiesen werden konnten, sind das Oestradiol (17-β-Oestradiol) und Oestron (s. Abb. 285). Über die Oestrogensynthese, die prinzipiell im Ovar den gleichen Weg nimmt wie in der Nebennierenrinde, orientiert Abb. 285 und der dazu gehörige Text auf S. 552. Welche Zellelemente im einzelnen im Ovar die Oestrogene synthetisieren, ist noch nicht voll geklärt. Sicher ist, daß die Thecazellen Oestrogene bilden können. Wahrscheinlich werden aber auch in den Granulosazellen sowie in den interstitiellen Zellen Oestrogene synthetisiert. Das Gestagen *Progesteron* wird in den Granulosa-lutein-Zellen synthetisiert

(Syntheseweg s. Abb. 285). Durch Untersuchungen in den letzten Jahren konnte gezeigt werden, daß das Bestehen des Gelbkörpers keine Voraussetzung für die Progesteronbildung ist, sondern die Progesteronbildung schon vor der Ovulation im Tertiärfollikel beginnt, da im Liquor des frühreifen Follikels Progesteron nachgewiesen werden kann. Wahrscheinlich sind sowohl die Thecazellen als auch die Granulosazellen der Tertiärfollikel zur Progesteronbildung befähigt.

Der Ursprungsort der im Ovar nachgewiesenen *Androgene* ist noch nicht voll abgeklärt. Die sog. Hiluszellen, die im Bereich der Eierstockwurzel liegen, und die luteinisierten Thecazellen werden als Bildungsstätte der Androgene angesehen.

Zwischen den Hormonen des Ovars und den gonadotropen Hormonen des HVL (s. auch S. 503) besteht normalerweise ein ausgewogenes Gleichgewicht: Das Ausmaß der hypophysären Gonadotropinbildung steht in einem reziproken Verhältnis zur Konzentration der Ovarialhormone. Das FSH (follicle stimulating hormone; Syn.: Prolan A, Follikelreifungshormon, Gonadotropin I) stimuliert das Wachstum der Sekundär- und Tertiärfollikel. FSH und LH (luteinizing hormone; Syn.: Luteinisierungshormon, ICSH, Prolan B, Gonadotropin II, Gelbkörperreifungshormon) bewirken die Ovulation. Die Ausbildung der Thecazellen und die Oestrogenbildung wird durch LH gesteuert und induziert. Auch die Luteinisierung der Granulosazellen geschieht unter LH-Einfluß. Die Progesteronbildung dagegen wird vornehmlich durch LTH (Luteotrophic hormone; Syn.: luteotropes Hormon, Prolactin, Gonadotropin III, Lactationshormon) stimuliert. Zwei, nur in der Schwangerschaft auftretende, therapeutisch wichtige extrahypophysäre Gonadotropine sind bekannt: das PMS (pregnant mare's serum gonadotropine; Syn.: Stutenserumgonadotropin, Serumgonadotropin) und das HCG (human choreonic gonadotropine; Syn.: Choriongonadotropin, Placentagonadotropin). Als Bildungsort des HCG werden die Langhanszellen der Placentazotten angesehen. Das PMS wird entweder von der Placenta oder von der Decidua abgesondert. PMS ähnelt in der Wirkung dem FSH, HCG dem LH. Die Wirkung der extrahypophysär gebildeten Gonadotropine steht jedoch anscheinend in einer

Abhängigkeit von der Adenohypophyse, da nach Hypophysektomie zur Erzielung einer gleichen Wirkung wesentlich höhere Dosen der extrahypophysären Gonadotropine erforderlich sind. Als übergeordnetes Zentrum reguliert der Hypothalamus die gonadotropen Partialfunktionen der Hypophyse durch Übermittlung von Überträgersubstanzen (releasing factors) über das portale Gefäßsystem (s. S. 491).

Die physiologische Bedeutung und Wirkung der Oestrogene und Gestagene seien hier nur skizzenhaft erwähnt. Ihr Zusammenspiel und ihre Bedeutung für den menstruellen Cyclus wird weiter unten besprochen. Die Oestrogene sind im wesentlichen für die Ausbildung des äußeren weiblichen Genitale und des weiblichen Habitus verantwortlich. Bei der Entwicklung der weiblichen Brust bewirken Oestrogene die Proliferation des Milchgangsystems, während Progesteron die Ausbildung der Alveolen veranlaßt (s. auch Kap. Gynäkomastie). Die typische weibliche Anordnung der sekundären Geschlechtsbehaarung ist durch die Oestrogene bedingt. Für die normale Ausbildung der Behaarung sind jedoch die Androgene verantwortlich. Oestrogene, zu einem kleineren Teil wahrscheinlich auch die Gestagene, fördern das Wachstum und die Ausbildung des inneren Genitale. Bezüglich der Einzelheiten sei auf die gynäkologischen Lehrbücher verwiesen. Oestrogene verursachen ferner eine Wasser- und Kochsalzretention sowie eine positive Calcium- und Phosphorbilanz. Progesteron fördert die Stickstoff- und Natriumausscheidung. Progesteron hat außerdem charakteristische zentrale Wirkungen: Atemfrequenz, Pulsfrequenz und die Körpertemperatur werden gesteigert. Durch die letztgenannte Wirkung hat die Messung der Basaltemperaturen für die fortlaufende Kontrolle der Ovarialfunktion eine hervorragende praktische Bedeutung erlangt, da als Folge dieses spezifischen Progesteroneffektes die Basaltemperatur sprunghaft bzw. treppenförmig um 0,5—1,0°C ansteigt und erst abfällt, wenn die stärkere Progesteronwirkung des Corpus luteum wieder aufhört (s. Abb. 293).

3. Der Menstruationscyclus

Die Länge des Menstruationscyclus ist unterschiedlich. Sie beträgt im Mittel 28 Tage. Ein regelmäßiger Cyclus mit 28 Tagen kann jedoch

nur bei etwa 1% der Frauen festgestellt werden. Die übliche Schwankungsbreite beträgt 2—8 Tage. Die zeitlichen Schwankungen sind, wie sorgfältige Untersuchungen der Basaltemperatur bei mehreren 1000 Frauen gezeigt haben, bedingt durch die unterschiedliche Zeit der Follikelreifungsphase, da die Corpus luteum Phase mit 14 Tagen praktisch konstant ist. Diese Tatsache ist auch bei der Überlegung verständlich, daß der Tertiärfollikel — wie oben beschrieben — mehrere Monate ruhen kann und dann innerhalb weniger Tage oder Stunden ovulationsbereit wird.

Die Wirkungsweise und das Zusammenspiel der Hormone im Verlauf des weiblichen Cyclus ist im einzelnen noch nicht ganz geklärt. Nach der Darstellung von STAEMMLER kann folgender Ablauf des Menstruationscyclus angenommen werden: Wenige Tage nach Beginn der Menstruation nimmt die Gonadotropinaktivität des HVL zu. FSH und später auch LH werden vermehrt sezerniert. Hierdurch wird die ovarielle Oestrogensynthese in den Thecazellen stimuliert. Die Oestrogene ihrerseits stimulieren das Wachstum des Follikels, besonders auch der Granulosazellen, die sich später wohl ebenfalls an der Oestrogenbildung beteiligen. Parallel hierzu dürfte eine leichte Steigerung der Cortisolsynthese in der Nebennierenrinde gehen, wodurch die Inkretion von LH und FSH ebenfalls gefördert wird. Gleichfalls gibt die Schilddrüse auf einen entsprechenden zentralen Impuls hin verstärkt Thyroxin ab, wodurch der Zellstoffwechsel der Follikel begünstigt und die Ovarialstrukturen für die Gonadotropine sensibilisiert werden.

Die gesteigerte Oestrogenbildung hemmt das Wachstum der Begleitfollikel und drosselt die FSH-Sekretion der Adenohypophyse. Durch Hemmung der FSH-Sekretion wird aber die LH-Sekretion gesteigert, als deren Folge die Luteinisierung der Granulosazellen einsetzt. Es beginnt die Progesteronsynthese. Die Anwesenheit von Progesteron in kleinen Mengen führt zu einer verstärkten LH-Ausschüttung, wodurch der letzte Reifevorgang und die Ovulation bedingt wird. Das Aufspringen des Follikels dürfte auf einen Anstieg des intrafollikulären kolloidosmotischen Druckes zurückzuführen sein. Die Follikelflüssigkeit enthält saure Mucopolysaccharide, die vor der Ovulation durch eine Hyaluronidase depolymerisiert werden; hierdurch wird der intrafollikuläre Druck erhöht. Die Hyaluronidase soll unter dem Einfluß von LH stehen.

In der zweiten Cyclusphase beginnt nach der Ovulation die Abgabe von LTH aus der Adenohypophyse. Welche Ursache die LTH-Abgabe auslöst, ist noch nicht geklärt. LTH stimuliert die Morphokinese des Corpus luteum.

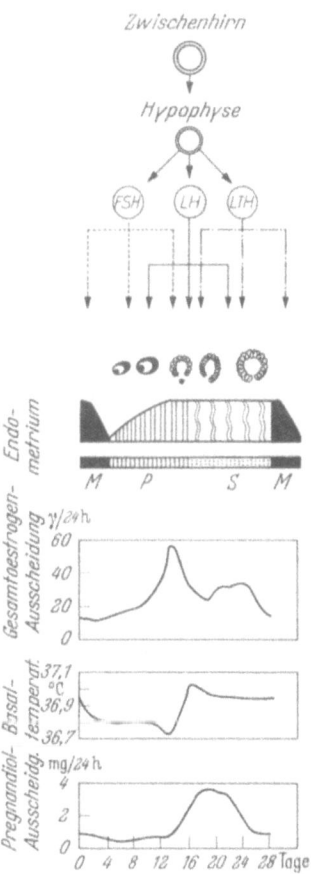

Abb. 293. Schematische Darstellung der hormonellen Steuerung des Menstruationscyclus, der Ausscheidung der Gesamtoestrogene und des Pregnandiols sowie des Verhaltens der Basaltemperatur während des Menstruationscyclus. [Modifiziert nach HOFF (1962), DICZFALUSY u. LAURITZEN (1961), STAEMMLER (1964).] *M* Mentruationsphase; *P* Proliferationsphase; *S* Sekretionsphase

Zusammen mit LH bewirkt es eine verstärkte Progesteronbildung des Corpus luteum. Unter dem Einfluß des Progesteron wird der Umbau der Uterusschleimhaut, die bis zur Ovulation proliferiert ist (= Proliferationsphase) in die Sekretionsphase (= Transformationsphase) mit geschlängelten und sezernierenden Drüsen hervorgerufen. Durch die zunehmend verstärkte Progesteronbildung wird schließlich die Abgabe von LH gehemmt. Ist das Ei nicht befruchtet worden, bildet sich das Corpus luteum zurück. Bei Rückgang der ovariellen Steroidsynthese hört auch die LTH-Sekretion der Adenohypophyse wieder auf. Die Steroidsynthese ist nun minimal. Durch Abfall des Hormonspiegels findet auch keine wesentliche hormonelle Wirkung mehr auf die Uterusschleimhaut statt; es entstehen Nekrosen und die Schleimhaut zerfällt. Die Menstruationsblutung tritt ein. Das Absinken des Steroidspiegels wird aber vom ZNS einige Tage nach der Menstruation mit Beginn einer erneuten Sekretion von FSH beantwortet.

Die stark herabgesetzte Gerinnbarkeit des Menstrualblutes zu Beginn des Cyclus ist Folge einer gesteigerten Fibrinolyse mit deutlich verminderter Aktivität des Prothrombinkomplexes.

Am Ende der Menstruation normalisieren sich die Gerinnungsverhältnisse wieder. Außerdem können im Menstrualblut Substanzen nachgewiesen werden, die kontrahierend auf die glatte Muskulatur wirken. Sie dürften im Endometrium in der Sekretionsphase gebildet werden, von dort in das Myometrium gelangen und hier die rhythmische Kontraktion des Uterus während der Menstruation bedingen. In den letzten Jahren konnten diese Substanzen isoliert und ihre Konstitution aufgeklärt werden; es sind Prostaglandine.

Eine schematische Darstellung der Vorgänge während des Menstruationscyclus gibt die Abb. 293 wieder.

4. Die primäre Amenorrhoe

Unter einer primären Amenorrhoe wird das Fehlen einer spontanen Regelblutung über das 18. Lebensjahr hinaus verstanden. Die Ursachen der primären Amenorrhoe sind im wesentlichen:

1. Gynatresien oder Mißbildungen im Bereich der weiblichen Geschlechtsorgane sowie Zerstörungen des Endometriums durch schwere Infektionen, z.B. Genitaltuberkulose (s. gynäkologische Lehrbücher).

2. Erkrankungen der Hypophyse (s. S. 508).

3. Hypothalamische Erkrankungen (Laurence-Moon-Bardet-Biedl-Syndrom (s. S. 577), Dystrophia adiposogenitalis (FRÖHLICH) (siehe S. 577).

4. Gonadendysgenesie (s. S. 565).

5. Pseudohermaphroditismus masculinus mit intersexuellem Genitale (s. S. 567).

6. Testiculäre Feminisierung (hairless women) (s. S. 567).

7. Kongenitales adrenogenitales Syndrom (s. S. 552).

8. Hypoplasie der Ovarien.

Nach dem pathologisch-anatomischen Befund werden zwei Formen der Ovarialhypoplasie unterschieden: eine primäre Ovarialhypoplasie, bei der das kleine Ovar arm an Keimparenchym ist und kaum Follikel hat und

eine sekundäre Ovarialhypoplasie mit relativ reichem Keimparenchym (= infantiles Ovar). Das klinische Bild der Ovarialhypoplasie ist vielgestaltig und pathophysiologisch noch ungeklärt: Kleinwuchs, infantiler Habitus, eunuchoider Großwuchs, Untergewicht, Übergewicht oder ein unauffälliger Habitus kommen vor. Fließende Übergänge sind möglich. Die Ausscheidung der Gonadotropine ist normal oder leicht erhöht. Die Oestrogenbildung ist dagegen bei allen Patienten erniedrigt. Der Ovarialhypoplasie liegen wahrscheinlich verschiedene Ursachen zugrunde. Für die primäre Ovarialhypoplasie werden ätiologisch eine mangelhafte Anlage des Keimparenchyms oder ein pränataler bzw. präpuberaler Verlust an Follikeln (durch Infektionen, Sauerstoffschaden, Medikamente?) angenommen. Ein genetischer Defekt wird ebenfalls diskutiert. Auch als Ursache der sekundären Ovarialhypoplasie werden genetische Defekte vermutet. Da die Ovarien bei der sekundären Ovarialhypoplasie trotz des Follikelreichtums nicht auf hohe Dosen Gonadotropine nach Injektion mit dem Auftreten einer Ovulation reagieren, wird außerdem vermutet, daß ein Fermentdefekt vorliegt, durch den die Reaktionsfähigkeit des Keimparenchyms für die Gonadotropine aufgehoben ist.

5. Die sekundäre Amenorrhoe

Eine sekundäre Amenorrhoe kann nur nach bereits erfolgter Menarche mit oder ohne nachfolgender regelmäßiger oder unregelmäßiger Blutung auftreten. Physiologisch ist die sekundäre Amenorrhoe während der Schwangerschaft und Lactation sowie in der Menopause. Zerstörung des Endometriums nach Entzündungen oder zu scharfen Abrasionen, erworbene Schäden am Uterus, an der Cervix oder Vagina können gleichfalls eine sekundäre Amenorrhoe verursachen. Derartige Schädigungen sind jedoch relativ selten und sollen im Rahmen dieses Kapitels nicht besprochen werden. Es wird auf die gynäkologischen Lehrbücher verwiesen. Die häufigste Ursache der pathologischen sekundären Amenorrhoe ist die *Ovarialinsuffizienz*. Nach der kausalen Genese der Ovarialinsuffizienz kann entsprechend der Einteilung von STAEMMLER unterschieden werden:

a) Ovarialinsuffizienz infolge Fehlfunktion des Hypophysen-Zwischenhirn-Systems

Eine Ovarialinsuffizienz als Folge einer Störung im Bereiche des Zentralnervensystems wird bei etwa der Hälfte der Patientinnen mit Ovarialinsuffizienz beobachtet. Während die Adenohypophyse erst, wie autoptische und tierexperimentelle Untersuchungen ergeben haben, bei Ausfall von $^3/_4$ ihrer Substanz zu deutlichen Funktionseinschränkungen im Bereich der Ovarien führt, zeigt der der Hypophyse übergeordnete Anteil des Hypothalamus bzw. das ihm wiederum übergeordnete Kerngebiet eine besonders leichte Anfälligkeit gegenüber zentralnervösen und psychischen Insulten. Durch sehr subtile Untersuchungen konnte in den letzten Jahren gezeigt werden, daß das hypophysennahe, medial gelegene, kleinzellige Kerngebiet des markarmen Hypothalamus einen wesentlichen Einfluß auf die Steuerung der hypophysären-ovariellen Hormonproduktion hat.

Eine Klassifizierung der vielfältigen Formen der zentral bedingten Ovarialinsuffizienz nach pathophysiologischen Gesichtspunkten ist bisher nicht möglich, da die hierfür notwendigen hormonanalytischen Untersuchungen noch zu wenig durchgeführt wurden und eine genaue Lokalisierung der zentral bedingten Ovarialinsuffizienz noch nicht möglich ist. Nach klinischen Merkmalen werden folgende Grundformen der Ovarialinsuffizienz als Folge einer Fehlfunktion des Zwischenhirn-Hypophysensystems unterschieden.

α) *Hypothalamische Fehlfunktion mit Gewichtsabnahme*

Unter der Krankheitsbezeichnung „hypothalamische Fehlfunktion" werden die Patienten erfaßt, die neben der Ovarialinsuffizienz — für die ursächlich eine primäre hypophysäre Erkrankung, eine primäre ovarielle Fehlfunktion oder Fehlbildung sowie ovarielle Störungen als Folge oder Symptom anderer Erkrankungen endokriner Drüsen nicht nachgewiesen werden können — auch die Zeichen verschiedenartiger Störungen zentraler vegetativer Regulationen aufweisen. Eine diagnostische Abgrenzung, ob degenerative oder entzündliche Veränderungen im Bereich der hypothalamischen Kerngebiete oder eine primäre hypothalamische Störung der Steuerungsfunktion bzw. eine isolierte Störung der Freigabefunktion der gonadotropen Hormone vorliegt, ist noch nicht möglich. Die bisher durchgeführten Untersuchungen lassen folgende Möglichkeiten für die Entstehung der sekundären Amenorrhoe als Folge einer hypothalamisch bedingten Ovarialinsuffizienz erkennen: Das Verhältnis der Sekretion von FSH und LH zueinander ist gestört, so daß zwar relativ reichlich Oestrogene gebildet werden, aber der notwendige letzte Wachstumsschub des Follikels ausbleibt. Andere Befunde sprechen dafür, daß auch die Freigabe von LTH gehemmt sein kann bzw. die rhythmische cyclusgerechte Abgabe und Funktion der drei hypophysären gonadotropen Hormone FSH, LH und LTH gestört ist und durch die regellose bzw. regelwidrige Gonadotropinsekretion die volle Ausreifung des Follikels bzw. Corpus luteum gehemmt wird.

Das klinische Bild der Patienten mit Ovarialinsuffizienz infolge hypothalamischer Fehlfunktion mit Gewichtsabnahme (*Anorexia nervosa*) ist gekennzeichnet durch eine hochgradige Magersucht, Obstipationsneigung, Akrocyanose, verstärkten Dermographismus, Untertemperaturen und Hypotonie. Die Mammae sind hypoplastisch, die Genitalbehaarung ist spärlich. Die Gonadotropinausscheidung ist meist deutlich erniedrigt und zwar soll zuerst die LH-Sekretion, später auch die FSH-Sekretion herabgesetzt sein. Auch die Oestrogenproduktion ist signifikant erniedrigt. Bei einem Teil der Patienten ist sogar die basale Oestrogenbildung weitgehend eingestellt und auch die Ausscheidung der 17-Ketosteroide herabgesetzt. Die Ätiologie des Krankheitsbildes ist noch ungeklärt. Bei einigen Patientinnen kann zu Beginn der Erkrankung ein schwerer seelischer Konflikt anamnestisch eruiert werden. Im allgemeinen sind diese Patienten sehr intelligente, jedoch psychopathologische Persönlichkeiten.

β) Hypothalamische Fehlfunktion mit Gewichtszunahme

Diese Patientengruppe weist im Gegensatz zu den eben besprochenen Patientinnen eine deutliche Gewichtszunahme mit Beginn der Ovarialinsuffizienz auf, die bis zu 100% betragen kann. Eine besondere Bevorzugung bestimmter Körperstellen für den Fettansatz besteht nicht. Die Mammae sind sehr kräftig mit einem dicken Fettpolster entwickelt. Einige Patientinnen klagen über einen kaum bezähmbaren Heißhunger. Im übrigen finden sich klinisch keine weiteren Besonderheiten. Die Ausscheidung der Gonadotropine ist noch normal, die Ausscheidung der Oestrogene dagegen deutlich erhöht (*Hyperfollikulinie*). Das Endometrium zeigt dementsprechend eine Proliferation oder glandulär-cystische Hyperplasie. Die Ätiologie dieses Krankheitsbildes ist noch völlig unklar. Auffallend ist, daß nur ein Teil der Patientinnen nach Injektion von Gonadotropinen trotz des hohen Oestrogenspiegels mit dem Einsetzen eines biphasischen Cyclus reagiert. Eine zentral oder fermentativ bedingte Nichtansprechbarkeit der Ovarien auf die Gonadotropine wird diskutiert. Bei den Patientinnen, bei denen ein nicht bezähmbarer Heißhunger besteht, wird eine Irritation der hypothalamischen Zentren angenommen. Außerdem wird diskutiert, ob durch den gesteigerten Oestrogenspiegel die Sensibilität des Hypothalamus so herabgesetzt wird, daß die normalerweise steuernden Einflüsse der Ovarialhormone nicht mehr richtig beantwortet werden können.

γ) Idiopathische hypothalamische Fehlfunktion

Diese Patientinnen zeigen eine besonders gute Entwicklung der Geschlechtsmerkmale, insbesondere der Mammae. Typisch ist die Anamnese dieser Patientinnen, die durch Unregelmäßigkeiten des Menstruationscyclus gekennzeichnet ist. Späte Menarche, unregelmäßige Primärcyclen, wiederholte juvenile Blutungen durch rezidivierende Follikelpersistenz und Oligomenorrhoen werden meistens angegeben. Oft zeigen diese Patientinnen starke Gewichtsschwankungen, Störungen im Wasser- und Kohlenhydrathaushalt sowie Störungen der Schlaf- und Wachregulation, eine Vasolabilität und gastrointestinale Beschwerden. Die Ausscheidung der Gonadotropine liegt vorwiegend im Normbereich. Der guten Entwicklung der Geschlechtsmerkmale entsprechend ist die basale Oestrogenbildung und Ausscheidung der Oestrogene im wesentlichen uneingeschränkt. Als Ursache dieses Krankheitsbildes wird eine Fehlfunktion und mangelnde Koordination der Gonadotropinsekretion, eine partielle Einschränkung der Gonadotropinfreigabe, Erbfaktoren und Fehlanlagen diskutiert.

δ) Reaktiv-psychogene hypothalamische Fehlfunktion

Bei Patientinnen mit einer gesteigerten psychischen Labilität können schwere seelische Belastungen zu einer sekundären Amenorrhoe führen. Während des Krieges konnte diese Form der sekundären Amenorrhoe besonders häufig in Lagern, Haft, bei Bombenangriffen etc. beobachtet werden (Notstandsamenorrhoe). Das äußere klinische Bild dieser Patientinnen ist sehr unterschiedlich. Gewichtsschwankungen werden beobachtet. Die Sexualmerkmale sind im allgemeinen normal ausgebildet. Die Gonadotropinausscheidung variiert im Normbereich. Die basale Oestrogenproduktion ist im allgemeinen nicht eingeschränkt. Da die Patientinnen fast immer auf eine Gonadotropinmedikation mit dem Auftreten einer normalen bicyclischen Ovarialfunktion ansprechen, wird vermutet, daß durch die Stress-Situation lediglich das Regulationssystem Hypothalamus-Hypophyse beeinträchtigt wurde und so zu einer Herabsetzung der Gonadotropinfreisetzung geführt hat. Außerdem wird vermutet, daß die Gonadotropinsekretion des HVL durch die Stress-Situation zugunsten einer ACTH-Produktion reduziert wurde.

ε) Fehlfunktion infolge organischer Veränderungen des hypophysär-diencephalen Systems

Adenome, Tumoren, entzündliche Prozesse verschiedener Genese, Durchblutungsstörungen und hirntraumatische Verletzungen können zu einem partiellen oder totalen Ausfall des Hypophysen-Zwischenhirnsystems führen und eine sekundäre Amenorrhoe verursachen. Die klinischen Symptome sind bestimmt durch den Sitz und Ursache der Veränderungen. Bei Hypothalamuserkrankungen werden in der Regel vegetative und psychische Störungen beobachtet. Wie im Kapitel über die männliche Keimdrüse beschrieben, ist die Einschränkung der Gonadotropinsekretion des HVL mit Auftreten einer Keimdrüseninsuffizienz häufig das einzige Frühsymptom eines intra- bzw. extrasellären Prozesses, so daß die genaue Abklärung der Ursache der Ovarialinsuffizienz von großer Wichtigkeit ist (s. S. 576).

Häufig wird bei Tumoren der Hypophyse eine Galactorrhoe gefunden; hierbei ist noch ungeklärt, ob der Tumor vermehrt LTH produziert oder die LTH-hemmenden Impulse des Hypothalamus unterbrochen werden. Auch das Chiari-Frommel-Syndrom gehört in diesen Formenkreis, da bei einem Großteil der Patientinnen mit diesem Syndrom ein chromophobes Adenom der Hypophyse gefunden wird. Das Syndrom ist gekennzeichnet durch eine sekundäre Amenorrhoe, Atrophie des Genitale und eine Lactation. Es tritt relativ häufig nach einer Schwangerschaft auf. Beim Chiari-Frommel-Syndrom ist die LTH-Produktion erhöht, während die FSH-Produktion deutlich erniedrigt ist.

ζ) Postpartale Ovarialinsuffizienz

Das von SIMMONDS, REYE und SHEEHAN beschriebene Krankheitsbild — Nekrosen im Bereich der Adenohypophyse post partum mit Ausfall mehrerer inkretorischer Funktionen — wurde im Kapitel Hypophyse beschrieben (s. S. 511).

Von diesem Krankheitsbild unabhängig wird bei Patientinnen nach einer komplikationslos verlaufenden Schwangerschaft und Entbindung relativ häufig eine sekundäre Amenorrhoe, auch nach der Lactationszeit, beobachtet. Das klinische Bild dieser Patientinnen ist durch eine Gewichtszunahme oder Gewichtsschwankungen und starke Kopfschmerzen während der amenorrhoeischen Pause gekennzeichnet. Zeichen einer — vor der Gravidität nicht vorhandenen — vegetativen Symptomatik können meist nachgewiesen werden. Das Krankheitsbild wird als gestagene Ovarialinsuffizienz bezeichnet, wenn vor der Schwangerschaft der Menstruationscyclus regelrecht war und als postgestative Ovarialinsuffizienz, wenn bereits vor der Schwangerschaft deutliche Rhythmusstörungen bestanden haben. Die Ausscheidung der Gonadotropine und Oestrogene ist bei diesem Krankheitsbild meist noch im Normbereich. Ätiologisch steht dieses Krankheitsbild in keiner Beziehung zum Simmonds-Reye-Sheehan-Syndrom. Es wird vermutet, daß die Ursache der Ovarialinsuffizienz in einer ungenü-

genden Rückbildung der chromophoben γ-Zellen der Hypophyse, die während der Schwangerschaft normalerweise deutlich vermehrt sind, mit einer Störung der Gonadotropinsekretion liegt.

b) Ovarialinsuffizienz infolge morphologischer Anomalien der Ovarien

α) Polycystische Veränderungen der Ovarien (Stein-Leventhal-Syndrom)

Pathologisch-anatomisch zeigen die Ovarien bei diesem Krankheitsbild charakteristische Veränderungen. Sie sind deutlich vergrößert, ihre Oberfläche ist glatt, weißgrau und glänzend („oystern ovaries"), die Tunica albuginea ist erheblich verdickt, subcapsulär liegen zahlreiche cystische Follikel und es besteht eine Fibrosis und Hyperthecosis. Klinisch lassen sich zwei Patientinnengruppen unterscheiden: Patientinnen mit und ohne Zeichen einer Maskulinisierung. Bei den erstgenannten Patienten liegt ein Hirsutismus, in einigen Fällen auch eine Clitorishypertrophie, Atrophie der Mammae und Uterushypoplasie vor. Bei beiden Patientinnengruppen besteht in der Hälfte der Fälle eine Adipositas sowie anstatt der sekundären Amenorrhoe eine Oligomenorrhoe. Bei den Patientinnen mit Virilisierungserscheinungen ist meist infolge einer erhöhten Androgenproduktion die Ausscheidung der 17-Ketosteroide vermehrt. Es ist jedoch noch nicht sichergestellt, ob die vermehrte Androgenbildung durch die Ovarien oder durch die Nebennierenrinde geschieht, da die Differenzierung zwischen ovariellen und Nebennierenrinden-Androgenen im Urin außerordentlich schwierig ist. Im übrigen wird häufig eine erhöhte basale Oestrogenbildung nachgewiesen. Die Gonadotropinwerte sind uncharakteristisch und unterschiedlich. Bei einem Teil der Patientinnen besteht anscheinend eine Verschiebung der Relation FSH/LH. Über die Pathogenese dieses Krankheitsbildes besteht noch Unklarheit. Nach neuesten Untersuchungen kann für einen Teil der Fälle eine Enzymstörung angenommen werden, und zwar ein Mangel an 3-β-ol-Dehydrogenase, das den Syntheseschritt △ 5-Pregnenolon→Progesteron sowie Dehydroepiandrosteron→Androstendion (s. Syntheseschritte b und r der Abb. 285) katalysiert. Hierdurch kommt es zu einer vermehrten Anhäufung des Androgens Dehydroepiandrosteron. Über die Ätiologie des Stein-Leventhal-Syndroms bestehen verschiedene Auffassungen. Eine zentrale Fehlsteuerung mit Verschiebung der Sekretionsrelation der Gonadotropine, enzymatische Defekte, genetische Defekte mit angeborener Mißbildung der Ovarien und unbekannte Einflüsse der Nebennierenrinde werden diskutiert.

β) Hypoplasie der Ovarien

Da die Hypoplasie der Ovarien häufiger eine primäre Amenorrhoe als eine sekundäre

Amenorrhoe zur Folge hat, wurde dieses Krankheitsbild unter dem Kapitel „Primäre Amenorrhoe" besprochen.

Daß das Auftreten einer sekundären Amenorrhoe auch im Rahmen und als Folge von Erkrankungen anderer endokrinologischer Systeme oder bei schweren Allgemeininfektionen möglich ist, sei der Vollständigkeit wegen hier nur hingewiesen. Selbstverständlich können die im Kapitel sekundäre Amenorrhoe besprochenen Krankheitsbilder auch — wenn sie während der Pubertätszeit auftreten — eine primäre Amenorrhoe verursachen. Dies ist jedoch eine Seltenheit.

6. Störungen der Follikelreifungsphase

Wie oben schon erwähnt, sind Störungen der Länge des menstruellen Cyclus vornehmlich durch Störungen der Follikelreifungsphase bedingt, da der ovarielle Cyclus während dieser Zeit gegenüber hypothalamischen und äußeren Einflüssen besonders empfindlich ist, während die Corpus luteum-Phase mit 14 Tagen relativ konstant ist. Störungen der Follikelreifungsphase können eine biphasische Polymenorrhoe (Blutungsintervall unter 25 Tagen) oder eine biphasische Oligomenorrhoe (Blutungsintervall über 31 Tage) verursachen. Die Polymenorrhoe ist bedingt durch eine — ätiologisch noch nicht geklärte — vorzeitige Reifung des Follikels, die

besonders bei Frauen vor dem Klimakterinm und nach häufigen Schwangerschaften beobachtet wird. Die Oligomenorrhoe beruht meist auf einem verzögerten Beginn der Follikelreifungsphase. Die Ursachen der Verzögerungen liegen wahrscheinlich in einer anlagebedingten Steuerungsanomalie oder herabgesetzten Ansprechbarkeit des Hypothalamus-Hypophysen-Systems auf das Absinken des Oestrogen-Progesteron-Spiegels während der Menstruation (siehe S. 582). Nicht selten finden sich auch polycystische, relativ große Ovarien als Ursache der verzögerten Follikelreifung.

7. Ausbleiben der Ovulation

Anovulatorische Cyclen sind nicht selten. Es wird unterschieden zwischen der monophasischen Polymenorrhoe und monophasischen Oligomenorrhoe als Folge eines Ausbleibens der Ovulation. Bei der monophasischen Polymenorrhoe wird die Reifung des Follikels aus noch unbekannten — wahrscheinlich zentralen — Ursachen vorzeitig unterbrochen; der Follikel wird atretisch. Durch die Oestrogenbildung zu Beginn der Follikelreifung wurde die Proliferationsphase der Uterusschleimhaut aufgebaut. Durch die Atresie der Follikel sinkt der Oestrogenspiegel aber wieder ab, und es kommt infolgedessen zu einem Abbruch des Endometriums mit einer unregelmäßigen Blutung. Die monophasische Oligomenorrhoe dagegen ist durch eine Follikelpersistenz bedingt, die besonders während der Pubertätszeit und im Klimakterium beobachtet wird. Beim Persistieren des Follikels kommt es im Follikel zu

einer besonders starken Oestrogenproduktion, die ihrerseits zu einer glandulären cystischen Hyperplasie des Endometriums führt. Üblicherweise persistiert der Follikel 4—5 Wochen. Dann erst nimmt die Oestrogenproduktion langsam ab. Durch das Absinken des Niveaus der Ovarialhormone unter eine bestimmte Konzentrationsschwelle tritt die endometriale Abbruchblutung auf. Die hochproliferierte Schleimhaut wird durch Fehlen der progesteronbedingten Veränderungen der Uterusschleimhaut nur verzögert abgestoßen. Die Ursache der Follikelpersistenz ist noch unklar. Eine idiopathische oder exogen (durch psychische oder körperliche Belastungen) ausgelöste Fehlfunktion der hypothalamischen Zentren mit Relationsverschiebungen innerhalb der Sekretion der Gonadotropine, möglicherweise zugunsten des FSH, wird vermutet.

8. Störungen der Corpus luteum-Phase

Auch bei den sehr seltenen Störungen der Gelbkörperphase wird unterschieden zwischen einer biphasischen Polymenorrhoe (*Gelbkörperinsuffizienz*) und einer biphasischen Oligomenorrhoe (*Gelbkörperpersistenz*). Die Polymenorrhoe mit Gelbkörperinsuffizienz wird besonders in der Pubertät und im Klimakterium beobachtet. Ursächlich für das vorzeitige Zugrundegehen des Corpus luteum wird eine Störung der zentralnervösen Regulation durch psychische und physische Insulte angenommen. Die Gelbkörperpersistenz mit einer monophasischen Oligomenorrhoe ist außerordentlich selten und ätiologisch völlig ungeklärt.

In der folgenden Übersicht sind Pathogenese und Symptomatologie sowie die Fertilitätserwartung der besprochenen Rhythmusanomalien schematisch zusammengestellt:

Tabelle 78. *Pathologie und Symptomatologie der Rhythmusanomalien.* (Nach STAEMMLER, 1964)

Rhythmusanomalie	Pathogenese	Cyclustyp	Blutungstyp	Fertilität
Polymenorrhoe (Intervall: < 25 Tage)	Follikelphase verkürzt	biphasisch (ovulatorisch)	regelrecht	+
	Gelbkörperphase insuffizient	biphasisch (ovulatorisch)	oft verlängert	(+)·
	Nur Follikelphase	monophasisch (nicht ovulatorisch)	meist verlängert	0
Oligomenorrhoe (Intervall: > 31 Tage)	Follikelphase verlängert	biphasisch (ovulatorisch)	regelrecht	+
	Gelbkörperphase verlängert	biphasisch (ovulatorisch)	meist regelrecht	+
	Nur Follikelphase	monophasisch (nicht ovulatorisch)	meist verlängert bis Dauerblutung	0

9. Störungen der Sexualfunktion in der Pubertät

Das 10.—18. Lebensjahr wird als Pubertätszeit angesehen. Während dieser Zeit kommt es unter dem Einfluß der Oestrogene zur Entwicklung der Brust (s. S. 580), zum Längenwachstum, zum Wachstum der inneren und äußeren Genitalorgane sowie unter dem Einfluß der Androgene zur Ausbildung der Sekundärbehaarung. Die Menarche tritt im Durchschnitt im 13.—14. Lebensjahr in den mitteleuropäischen Ländern auf. Gegenüber der Jahrhundertwende besteht eine Acceleration der Menarche um $1^1/_2$ Jahre, womöglich infolge der zivilisatorischen Einflüsse. Bei der Negerbevölkerung in Afrika z. B. konnte diese Acceleration nicht festgestellt werden. Pathophysiologisch interessant ist, daß bei den Patientinnen, bei denen die Menarche nur um 1—$1^1/_2$ Jahre später als der mittlere Menarchetermin auftritt, später eine deutliche Neigung zu Cyclusstörungen und Anomalien beobachtet werden kann.

Die ersten Menstruationscyclen zeigen oft eine große Schwankungsbreite der Intervalle, die nicht als sicher pathologisch angesehen werden kann, da die jungendlichen Patientinnen besonders leicht auf Umweltfaktoren reagieren und ihre Eierstockfunktion noch nicht voll ausgebildet ist. Infolge einer noch ungenügenden Kontraktionsfähigkeit der Uterusmuskulatur treten häufig starke und verlängerte Regelblutungen auf. Nicht selten klagen die jugendlichen Patientinnen über dauernde und unregelmäßige Blutungen. Die Ursache dieser juvenilen (dysfunktionellen) Dauerblutung liegt meist in einem Ausbleiben der Ovulation als Folge einer Follikelpersistenz (monophasische Oligomenorrhoe). Wie oben beschrieben, kommt es infolgedessen zur glandulären cystischen Hyperplasie der Uterusschleimhaut. Erst nach Absinken der Oestrogenproduktion im persistierenden Follikel tritt dann eine Abbruchblutung auf.

Die vor und nach der normalen Pubertätszeit auftretenden Krankheitsbilder der *Pubertas praecox* und *Pubertas tarda* wurden bereits auf S. 579 und S. 577 besprochen. Die dort für die männlichen Jugendlichen dargelegten Ausführungen gelten sinngemäß auch für die weiblichen Jugendlichen.

10. Das Klimakterium

Nach etwa 30—35 Jahren der Geschlechtsreife tritt bei der Frau die Menopause, das
Ende der bicyclischen Ovarialfunktion, im
Durchschnittsalter von 48—49 Jahren ein.
Bei Patientinnen mit einer späten Menarche
kommt es frühzeitig zur Menopause, bei Patientinnen mit einer frühzeitigen Menarche
tritt die Menopause relativ spät ein. Ursache
der Menopause ist der Schwund des Keimparenchyms in den Ovarien.

In der Zeit vor und nach der Menopause,
dem Klimakterium, können bei den Patientinnen eine Reihe von krankhaften Beschwerden auftreten: Infolge einer bindegewebig
durchsetzten kontraktionsschwachen Uterusmuskulatur können die Regelblutungen verstärkt und verlängert sein. Schon vor der
Menopause schwanken die Cyclusintervalle infolge einer Störung der Follikelreifungsphase
häufig. Oft fällt auch die Corpus luteum-Phase
aus. Es kommt dann zu einer Follikelpersistenz
mit einer anovulatorischen Oligomenorrhoe und
glandulär-cystischer Hypoplasie des Endometriums und nachfolgender Abbruchblutung
(s. S. 582). Auf die oft im Klimakterium auftretenden — häufig leider nicht kritisch beachteten — Zusatzblutungen als Folge von
Myomen, Polypen, Carcinomen und Erosionen
sollte hier nicht weiter eingegangen werden.
Nicht jede Blutung nach der Menopause muß
aber als pathologisch angesehen werden. Die
Follikel aller Reifungsstadien verschwinden
nach der Menopause erst langsam vollkommen,
so daß es durchaus noch vereinzelt zu einer
Follikelreifungsphase kommen kann, die zur
Ovulation oder Follikelpersistenz führt. Bei

vielen Frauen besteht in der Zeit des Nachlassens der Ovarialfunktion eine Vielzahl von
diffusen Beschwerden, die als „klimakterische
Ausfallserscheinungen" oder „Menopausensyndrom" bezeichnet werden. Im Vordergrund
dieser Beschwerden stehen Hitzewallungen,
Herzklopfen mit pektanginösen Beschwerden,
Schweißausbrüche, Kopfschmerzen, anfallsweise Blutdrucksteigerungen, Verdauungsbe-
schwerden, Schlafstörungen, Nervosität und
Depressionen. Diese Beschwerden werden im
übrigen nicht nur während der Zeit der physiologischen Menopause beobachtet, sondern treten auch nach Verlust der Ovarien während der
geschlechtsreifen Zeit (durch Infektionen,
Röntgenbestrahlungen, Verletzungen u. ä.) auf.
Charakteristisch ist, daß bei den infantilen und
hypoplastischen Patientinnen mit einer während der Geschlechtsreife häufig auftretenden
hypothalamisch bedingten Ovarialinsuffizienz
das Menopausensyndrom weniger in Erscheinung tritt, wahrscheinlich infolge der bei ihnen
vorliegenden jahrelangen „Gewöhnung" an ein
Hormondefizit. Ursache der klimakterischen Beschwerden ist die Reduzierung der Oestrogenbildung und die dadurch bedingte, teilweise regellos
erhöhte Sekretion der Gonadotropine mit einer
hypothalamischen Regulationsstörung (Enthemmung des Sexualzentrums ?). Die Ausscheidung der Oestrogene im Harn ist dementsprechend erniedrigt, die der Gonadotropine erhöht.

Als Folge der stark herabgesetzten Oestrogenproduktion kommt es schließlich in der
Postmenopause langsam zu einer Rückbildung
und teilweiser Atrophie der inneren und äußeren
sowie der sekundären Genitalorgane.

11. Die Sterilität

Von einer Sterilität der Frau, der Impo-
tentia concipiendi, wird im allgemeinen gesprochen, wenn nach 2—3jähriger Ehe mit
regelmäßigem ehelichen Verkehr bei Kinder-
wunsch nicht konzipiert wird. Etwa 10—15%
aller Ehen bleiben ungewollt kinderlos. Die Ursachen für das Ausbleiben der Konzeption sind
aber durchaus nicht immer bei der Frau zu
suchen. Nach jüngeren Statistiken dürfte die
Ursache für die Kinderlosigkeit einer Ehe in
etwa 30—40% der Fälle beim Manne und etwa
45—50% der Fälle bei der Frau liegen. Der
verbleibende Prozentsatz bleibt ungeklärt.

Die Verteilung der Sterilitätsursachen auf
die verschiedenen Organe der Frau geht aus der
Tabelle 78 hervor.

Wie die Statistik ausweist, sind die ovariellen Ursachen der Sterilität am häufigsten. Zu
ihnen gehören die Aplasie und die Hypoplasie
der Ovarien (s. S. 588). Im Vordergrund der
ovariellen Sterilitätsursachen stehen die Ovarialinsuffizienz infolge einer Fehlfunktion des
Zwischenhirn-Hypophysensystems oder eines
polycystischen Ovars sowie die Ovulations-
störungen infolge einer anovulatorischen Oligo-
und Polymenorrhoe oder einer insuffizienten

Gelbkörperphase. Die Pathophysiologie dieser Krankheitsbilder wurde oben besprochen.

Die tubaren Sterilitätsursachen sind vornehmlich entzündungsbedingte Verschlüsse und Adhäsionen sowie die Tubenendometriose.

Die hauptsächlichsten uterinen Ursachen sind Miß- und Doppelbildungen im Bereich des Uterus, Geschwülste, Lageanomalien des Uterus und abgelaufene Endometritiden verschiedener Genese. Nicht selten wird Sterilität auch durch eine zu scharfe Abrasio mit Entfernung der Basalschicht des Endometriums hervorgerufen.

Cervix- und Muttermundstenosen sowie anatomische Anomalien der Cervix sind seltenere cervicale Ursachen der Sterilität. Die wesentlichsten Ursachen der Cervicalsterilität sind pathologische Veränderungen des Cervixschleims. Der Cervixschleim verändert sich im Rahmen des ovariellen Cyclus unter dem Einfluß der Oestrogene. In der präovulatorischen Phase, wenn die Oestrogenproduktion am höchsten ist, wird durch Polymerisation der Mucopolysaccharide des Cervixschleimes dessen Viscosität erniedrigt und der Wassergehalt erhöht. Außerhalb der präovulatorischen Phase ist der Cervixschleim sehr zähflüssig und bildet einen festen Pfropf. Als Folge einer herabgesetzten Oestrogenproduktion können diese Veränderungen des Cervixschleimes in der präovulatorischen Phase ganz oder teilweise unterbleiben. Da die Cervix mit ihrem leicht alkalischen verdünnten Schleim als das eigentliche Receptaculum seminis, in dem sich die Spermien am längsten lebensfähig halten, angesehen wird, ist verständlich, daß ein Ausbleiben der beschriebenen Veränderungen des Cervixschleimes Ursache einer Sterilität sein kann. Desgleichen können Hypersekretionszustände der Cervix zu Veränderungen des Cervixschleimes und damit zur Sterilität führen.

Vaginale Ursachen der Sterilität sind Anomalien im Bereich des Scheideneinganges, der Scheide sowie Kolpitiden.

Auch zahlreiche psychische Ursachen, insbesondere ein bis zur Neurose gesteigerter Wunsch nach Gravidität kann über eine Dysfunktion der Gonadotropin- und Oestrogen/Gestagenregulation mit einer Ovarialinsuffizienz zur Sterilität führen. Die Einzelheiten dieser Veränderungen wurden bereits besprochen.

Extragenitale Ursachen einer Sterilität können schwere konsumierende Erkrankungen, andere endokrinologische Erkrankungen, insbesondere der Schilddrüse, des Pankreas, der Nebennierenrinde und der Hypophyse, Vitaminmangel sowie ein Abusus von Genußmitteln sein.

Eine *funktionelle, vorübergehende Sterilität* kann durch sog. Ovulationshemmer erzielt werden. Die hormonelle Ovulationshemmung hat in den letzten Jahren zur Schwangerschaftsverhütung eine außerordentliche Verbreiterung gefunden. Nach Angaben der Food and Drug-Administration haben allein in den USA 1965 ca. 5 Millionen Frauen Ovulationshemmer eingenommen. Die medikamentöse Ovulationshemmung ist im Prinzip seit Jahrzehnten bekannt und durch Progesteron sowie durch Oestrogene und Androgene möglich. Die Verordnung dieser Hormone als Ovulationshemmer wurde aber nicht

Tabelle 79. *Verteilung der Sterilitätsursachen auf die verschiedenen weiblichen Organe bei 559 Patientinnen. (Der Prozentsatz liegt über 100, da bei einigen Frauen mehrere Sterilitätsursachen vorlagen.)* (Nach Bickenbach und Döring, 1964)

Ursache	Häufigkeit
ovariell	44,1%
tubar	27,6%
uterin (corpus)	12,1%
zervikal	7,2%
vaginal	16,2%
psychisch	0,2%
ohne Befund	13,3%

allgemein durchgeführt, da unter Progesteron, auch bei hoher Dosierung, häufig Durchbruchblutungen auftraten und Oestrogene in entsprechend hoher Dosierung zur Ovulationshemmung leberzellschädigend wirken können, während Androgene zu Virilisierungserscheinungen führen. Erst in den letzten Jahren gelang es, synthetische Steroide des Progesterons und insbesondere des 19-Nortestosterons herzustellen, die eine hohe gestagene Wirksamkeit und eine starke ovulationsunterdrückende Wirkung besitzen. Zur Ovulationshemmung werden die synthetischen Steroide in Kombination mit einem Oestrogen in niedriger Dosierung vom 5.—24. Cyclustag an eingenommen. Durch den Oestrogenzusatz werden Zwischenblutungen in der Regel verhindert. Der Wirkungsmechanismus der Gestagen-Oestrogen-Kombination als Ovulationshemmer beruht auf einer zentralen antigonadotropen Wirkung mit Unterdrückung der Gonadotropinausscheidung in der Cyclusmitte. Darüber hinaus wird eine direkte Einwirkung der synthetischen Gestagene auf das Ovar diskutiert; die Reaktion des Ovars gegenüber der Gonadotropinstimulierung soll vermindert sein. Außerdem wird durch die Gestagen-Oestrogen-Kombination die Viscositätserniedrigung des Cervixschleimes unterdrückt und das Endometrium nach einigen Cyclen dünn und hypoplastisch. Mögliche, außerordentlich seltene Nebenwirkungen der Ovulationshemmer sind Übelkeit, Gewichtszunahme und Thrombophlebitiden. Bezüglich der Einzelheiten wird auf gynäkologische Lehrbücher verwiesen.

Literaturhinweise

AKERT, K., u. P. HUMMEL: Anatomie und Physiologie des limbischen Systems. Hofmann la Roche AG, Basel 1963.

AMMON, R., u. W. DIRSCHERL: Fermente, Hormone, Vitamine, Bd. II. Stuttgart: Georg Thieme 1960.

ASTWOOD, E. B.: Clinical endocrinology I. New York and London: Grune & Stratton 1960.

BARGMANN, W.: Das Hypophysen-Zwischenhirnsystem. Berlin-Göttingen-Heidelberg: Springer 1954.

BARR, M. L.: Sex chromatin and phenotype in man. Science 130, 679, 1302 (1959).

— Das Geschlechtschromatin. In: Die Intersexualität. Hrsg. von C. OVERZIER. Stuttgart: Georg Thieme 1961.

BERTHOLD, K., u. H.-J STAUDINGER: Biosynthese von Steroidhormonen der Nebennierenrinde. In: Schematische Darstellung von Stoffwechselvorgängen, Nr 9 der Fa. C. F. Boehringer & Söhne GmbH & Co. KG, 1964.

BICKENBACH, W., u. G. K. DÖRING: Die Sterilität der Frau. Stuttgart: Georg Thieme 1964.

BIERICH, J. R.: Über Störungen der Geschlechtsentwicklung bei Kindern. Dtsch. med. J. 8, 1010 (1957).

— Adrenogenitales Syndrom. In: Die Intersexualität. Hrsg. von C. OVERZIER. Stuttgart: Thieme 1961.

BONGIOVANNI, A. M., and W. R. EBERLEIN: Defects in steroidal metabolism of subjects with adrenogenital syndrome. Metabolism 10, 917 (1961).

BRANDAU, H., u. W. LUH: Zur Lokalisation der innersekretorischen Funktion des menschlichen Ovars. Acta endocr. (Kbh.) 46, 580 (1964).

BROWN, J. B., R. KELLAR, and G. D. MATTHEW: Preliminary observations on urinary oestrogen excretion in certain gynaecological disorders. J. Obstet. Gynaec. Brit. Emp. 66, 177 (1959).

CONN, W. J.: Aldosteronism in man. J. Amer. med. Ass. 183, 775 (part I), 871 (part II) (1963).

DAHLER, R.: Klassierung und funktionelle Bedeutung der Zellen des Hypophysenvorderlappens. Schweiz. med. Wschr. 96, 858 (1966).

DANOWSKI, T. S.: Clinical endocrinology IV. Baltimore: Williams & Wilkins Co. 1962.

DAVIDSON, W. M., u. D. R. SMITH: Das Kerngeschlecht der Leukozyten. In: Die Intersexualität. Hrsg. von C. OVERZIER. Stuttgart: Georg Thieme 1961.

DICZFALUSY, E., u. C. LAURITZEN: Oestrogene beim Menschen. Berlin-Göttingen-Heidelberg: Springer 1961.

DORFMAN, R. I.: Adrenocortical steroids in human. Ciba Found. Coll. Endocr. 8 (1955).

— Biochemistry of the adrenocortical hormones. In: Handbuch der gesamten experimentellen Pharmakologie, Bd. 14/I. Hrsg. v. O. EICHLER u. A. FARAH. Berlin-Göttingen-Heidelberg: Springer 1962.

EHRENGUT, W.: Das Chromosomengeschlecht bei Gonadenmangel und die Differenzierung der Geschlechtsorgane. Z. Kinderheilk. 77, 322 (1955).

ELERT, R.: Störungen der Keimdrüsenfunktion bei der Frau. In: Die Sexualität des Menschen. Hrsg. v. H. GIESE. Stuttgart: Enke 1955.

ENGELHARDT, F.: Die anatomischen Zwischenhirnadenophysären Beziehungen. Verh. dtsch. Ges. inn. Med. 71, 27 (1965).

FISCHER, J. A.: Die Wirkungsweise des Parathormons. Schweiz. med. Wschr. 96, 273, 321 (1966).

FORSTER, G. V., G. F. JOPLIN, I. MacINTYRE, K. E. W. MELVIN, and E. SLACK: Effect of thyrocalcitonin in man. Lancet 1966 I, 107.

GUILLEMIN, R.: Biochemie und Physiologie der hypothalamischen Hormone. Verh. dtsch. Ges. inn. Med. 71, 61 (1965).

HAAS, H. G.: Calcitonin — Thyreocalcitonin. Schweiz. med. Wschr. 96, 361 (1966).

HALLER, J.: Medikamentöse Hemmung der Ovulation. In: Beeinflussung der Ovulation. Hrsg. von A. REIST. Zürich: Karger 1965.

HAMMERSTEIN, J.: Hormonuntersuchungen zur Frage endokriner Entstehungsursachen beim Pseudohermaphroditismus masculinus. Arch. Gynäk. 190, 285 (1958).

HARRIS: Entwicklung und heutiger Stand der Neuroendokrinologie. Dtsch. med. Wschr. 90, 61 (1965).

HAUSER, G. A.: Testiculäre Femininisierung. In: Die Intersexualität. Hrsg. v. C. OVERZIER. Stuttgart: Georg Thieme 1961.

— Gonadendysgenesie. Internist (Berl.) 4, 6 (1963).

HECKER, W. CH., R. DAUM, H. HIENZ u. O. HAIDERER: Beitrag zum Kryptorchismusproblem unter besonderer Berücksichtigung der Ergebnisse von Hodenbiopsien. Dtsch. med. Wschr. 89, 2177 (1964).

HEINKE, E., u. R. DOEPFNER: Fertilitätsstörungen beim Manne. In: Handbuch der Haut- und Geschlechtskrankheiten. Hrsg. von H. SCHUERMANN u. R. DOEPFNER, Ergänzungswerk VI/3. Berlin-Göttingen-Heidelberg: Springer 1960.

HENNING, H. D.: Tumoren mit heterosexueller Aktivität. Internist (Berl.) 4, 24 (1963).

HÖKFELT, B.: Der primäre Aldosteronismus. Verh. dtsch. Ges. inn. Med. 68, 616 (1962).

HOFMAN, F. G., and E. H. SOBEL: Adrenocortical insufficiency. In: Handbuch der gesamten experimentellen Pharmakologie, Bd. 14/II. Hrsg. v. O. EICHLER u. A. FARAH. Berlin-Göttingen-Heidelberg: Springer 1964.

HORNSTEIN, O.: Zur Klinik und Histopathologie des männlichen primären Hypogonadismus. Arch. klin. exp. Derm. 217, 117 (1963).

HORSTER, F. A.: Hypophysenvorderlappenaktivität und Nachweis eines Exophthalmus produzierenden Faktors. Verh. dtsch. Ges. inn. Med. 71, 275 (1965).

JORES, A., u. H. NOWAKOWSKI: Praktische Endokrinologie, 2. Aufl. Stuttgart: Georg Thieme 1964.

KARL, H. J.: Das adrenogenitale Syndrom. Internist (Berl.) 4, 14 (1963).

— Das Cushing-Syndrom. Internist (Berl.) 5, 1 (1964).

KARLSON, P.: New concepts on the mode of action of hormones. Perspect. Biol. Med. 6, 203 (1963).

— Mechanism of hormone action. Stuttgart: Georg Thieme 1965.

KLEIN, E.: Über die Beziehung zwischen dem thyreoidalen und peripheren Jodstoffwechsel bei Schilddrüsengesunden und Hyperthyreosen. Acta endocr. (Kbh.) **34**, 137 (1960).

KLEIN, E.: Wachstumshormon und Wachstumsstörungen, das Cushing-Syndrom. 11. Symp. d. Ges. f. Endokrinologie. Berlin-Heidelberg-New York: Springer 1965.

KLINEFELTER, H. F., JR., E. C. REIFENSTEIN JR., and F. ALBRIGHT: Syndrome characterized by gynaecomastia, aspermatogenesis, without á-Leydigism, and increased excretion of follicle stimulating hormone. J. clin. Endocr. **2**, 615 (1942).

KOCZOREK, K. H. R.: Primärer Aldosteronismus (Conn-Syndrom). Internist (Berl.) **5**, 32 (1964).

KRÜCK, F.: Morbus Addison. Chronische Nebennierenrindeninsuffizienz. Internist (Berl.) **5**, 12 (1964).

LABHART, A.: Klinik der inneren Sekretion. Berlin-Göttingen-Heidelberg: Springer 1957.

LAUBINGER, G., R. GÜNTHER, G. GENTERS u. A. KERN: Schwierigkeiten bei der klinischen Beurteilung der Hyperthyreose. Verh. dtsch. Ges. inn. Med. **71**, 324 (1965).

LENZ, W., H. NOWAKOWSKI, A. PRADER u. O. SCHIRREN: Die Ätiologie des Klinefelter-Syndroms. Schweiz. med. Wschr. **89**, 727 (1959).

MARTIN, L.: Clinical endocrinology. London: Churchill 1964.

MARTIUS, H.: Lehrbuch der Gynäkologie, 8. Aufl. Stuttgart: Thieme 1964.

MOORE, J. A., and E. HEFTMAN: Chemistry of the adrenocortical steroids. In: Handbuch der gesamten experimentellen Pharmakologie, Bd. 14/I. Hrsg. v. O. EICHLER u. A. FARAH. Berlin-Göttingen-Heidelberg: Springer 1962.

NIKOLOWSKI, W.: Die Zeugungsfähigkeit des Mannes und ihre Störungen. In: Dermatologie und Venerologie, Bd. I/2. Hrsg. v. H. A. GOTTRON u. W. SCHÖNFELD. Stuttgart: Georg Thieme 1962.

NOWAKOWSKI, H.: Der Hypogonadismus im Knaben- und Mannesalter. Ergebn. inn. Med. Kinderheilk., N.F. **12**, 219 (1959).

OBER, K. G.: Ovar. In: Klinik der inneren Sekretion. Hrsg. v. A. LABHART. Berlin-Göttingen-Heidelberg: Springer 1957.

OBERDISSE, K.: Die Hyperthyreose. Verh. dtsch. Ges. inn. Med. **71**, 56 (1961).

OVERZIER, C.: Theorie der Initial- und Dauerinduktionswirkung der Gonaden. Acta endocr. (Kbh.) **21**, 97 (1956).

— Die Intersexualität. Hrsg. von C. OVERZIER. Stuttgart: Georg Thieme 1961.

— Das sogenannte echte Klinefelter-Syndrom. Internist (Berl.) **4**, 1 (1963).

— Das Kerngeschlecht. Ergebn. inn. Med. Kinderheilk., N.F. **21**, 165 (1964).

—, u. K. HOFFMANN: Tumoren mit heterosexueller Aktivität. In: Die Intersexualität. Hrsg. von C. OVERZIER. Stuttgart: Georg Thieme 1961.

PLATE, W. P.: Das Stein-Leventhal-Syndrom. Verh. Dtsch. Ges. Gynäk. München: J. F. Bergmann 1963.

POECK, K.: Das lymbische System. Dtsch. med. Wschr. **90**, 131 (1965).

PRADER, A.: Intersexualität und Gonadendysgenesie. In: Klinik der inneren Sekretion. Hrsg. von A.

LABHART. Berlin-Göttingen-Heidelberg: Springer 1957.

PREISWERK, A.: Zur Diagnose und Therapie der Hypothyreose. Helv. med. Acta **31**, 631 (1964).

RASMUSSEN: Parathyroid hormone. Amer. J. Med. **30**, 112 (1961).

RÜMELIN, K.: Die Amenorrhoe und ihre Ursachen aus der Sicht des Internisten. Med. Welt (Stuttg.) **1964**, 2503, 2564.

SACK, H., u. J. F. KOLL: Das Phaeochromozytom. Ergebn. inn. Med. Kinderheilk., N.F. **19**, 446 (1963).

SCHIRREN, C.: Fertilitätsstörungen des Mannes. Beitr. Sexualforsch. H. 22 (1961).

SCHÜMANN, H. J.: Speicherung und Freisetzung der Brenzkatechinamine. 8. Sympos. d. Dtsch. Ges. f. Endokrinologie. Hrsg. von H. NOWAKOWSKI. Berlin-Göttingen-Heidelberg: Springer 1962.

SCHWARZ, K.: Das Phaeochromozytom. Internist (Berl.) **5**, 22 (1964).

SELYE, H.: Kalziphylaxie; Abbottempo. Interspon, London 1965, Buch 2.

SIEBENMANN, R.: Die Gonadendysgenesien: Klinefelter-Syndrom, Turner-Syndrom und echter Hermaphroditismus. Virchows Arch. path. Anat. **331**, 417 (1958).

SOFFER, L. J., R. I. DORFMAN, and J. L. GABRILOVE: The human adrenal gland. Philadelphia: Lea & Febinger 1961.

STAEMMLER, H. J.: Die gestörte Regelung der Ovarialfunktion. Berlin-Göttingen-Heidelberg: Springer 1964.

— Die Ovarialinsuffizienz. Dtsch. med. Wschr. **89**, 125 (1964).

— Störungen der weiblichen Sexualfunktion. In: Praktische Endokrinologie, von A. JORES u. H. NOWAKOWSKI. Stuttgart: Georg Thieme 1964.

STEWART, G. S.: Genetic mechanism in human intersexes. Lancet **1960 I**, 825.

STUDER, H., u. M. A. GREER: Die Regulation der Schilddrüsenfunktion bei Jodmangel. Bern u. Stuttgart 1966.

SZENTÂGOTHAI, J.: Nervale Schaltmechanismen der hypothalamo-hypophysären Steuerung. Verh. dtsch. Ges. inn. Med. **71**, 42 (1965).

THORN, G. W., and D. JENKINS: Diseases of the adrenal cortex. In: Principles of internal medicine. New York-Toronto-London: Blakiston, Dir. Mc Graw-Hill Book Co. Inc. 1958.

TONUTTI, E., O. WELLER, E. SCHUCHARDT u. E. HEINKE: Die männliche Keimdrüse. Struktur — Funktion — Klinik. Stuttgart: Georg Thieme 1960.

WIEST, W., J. ZANDER, and E. G. HOLMSTROM: Metabolism of progesterone-4 C^{14} by an arrhenoblastoma. J. clin. Endocr. **19**, 297 (1959).

WOLFF, H. P.: Der sekundäre Aldosteronismus Herz-, Leber- und Nierenkranker. Verh. dtsch. Ges. inn. Med. **68**, 630 (1962).

ZANDER, J., u. D. HENNING: Hormone und Intersexualität. In: Die Intersexualität. Hrsg. von C. OVERZIER. Stuttgart: Georg Thieme 1961.

ZUCKERMANN, S., A. MANDL, and P. ECKSTEIN: The ovary, vol. I and II. New York and London: Academic Press 1962.

Kohlenhydratstoffwechsel

I. Allgemeine Gesichtspunkte

1. Der intermediäre Abbau der Glucose

Nach ihrer Resorption gelangen die Monosaccharide über die Pfortader in die Leber. Hier wird ein Teil der Zucker festgehalten und nach Umbau in Glykogen oder Fett gestapelt, ein anderer Teil wird in Abhängigkeit vom peripheren Bedarf an die übrigen Organe und Zellen des Körpers weitergegeben. Glucose kann von

nischen Phosphorverbindung übernommen, der Adenosintriphosphorsäure (ATP). Solche Phosphatübertragungen spielen im tierischen Organismus bei der Energiebildung und -verwertung eine entscheidende Rolle. Glucose-6-Phosphat bildet eine wichtige Verzweigungsstelle im Kohlenhydratstoffwechsel. Von hier erfolgt die

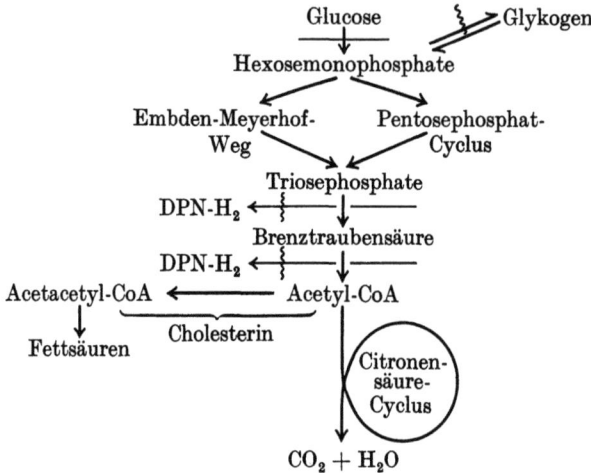

Abb. 294. Überblick über den Weg der Glucose im Intermediärstoffwechsel. (Nach HOLZER)

Glucose → Glucose-6-phosphat
- → 6-Phosphogluconsäure → Pentosephosphatcyclus
- → Glucose-1-phosphat → Glykogen
- → Fructose-6-phosphat → Abbau zu Brenztraubensäure und Milchsäure
- → Glucose + Phosphat

allen Zellen des tierischen Organismus aufgenommen und abgebaut werden, sie stellt die wichtigste Energiequelle für alle Lebensprozesse dar, da ihre Energie besonders leicht und schnell durch die im folgenden kurz zu besprechenden Abbauschritte nutzbar gemacht werden kann.

Einen Überblick über den Weg der Glucose im intermediären Stoffwechsel gibt Abbildung 294. Primärreaktion des Glucoseumsatzes ist die Phosphorylierung zu Glucose-6-Phosphat durch das Ferment Hexokinase. Diese Hexokinasereaktion ist irreversibel, der dabei übertragene Phosphatrest wird von einer orga-

Synthese des Glykogens. Umgekehrt trennen sich beim Glykogenabbau die verschiedenen, den Endabbau der Glucose einleitenden Stoffwechselwege auf der Stufe des Glucose-6-Phosphates. Und schließlich vermag eine in der Leber vorhandene Phosphatase das Hexosemonophosphat wieder in freie Glucose zu überführen.

a) Die Glykolyse (Embden-Meyerhof-Weg)

Von den verschiedenen intermediären Abbauwegen der Glucose ist der glykolytische Zuckerabbau in seinen Einzelheiten weitgehend aufgeklärt. In einer Kette von enzymatischen Reaktionen wird Glucose-6-Phosphat bis zur Brenztraubensäure bzw. Essigsäure abgebaut (s. Abb. 295). Der glykolytische Glucoseumsatz erfordert keinen Sauerstoff, er läuft anaerob ab. Die Fermente sind im Cytoplasma gelöst, die Strukturelemente der Zellen (Kerne, Mitochondrien, Mikrosomen) sind an der Glykolyse nicht beteiligt.

[1] Die Abkürzungen DPN (Diphosphopyridinnucleotid) entsprechen dem heute gebräuchlichen NAD (Nicotinsäureamidadeninnucleotid), TPN (Triphosphodpyridinnucleotid) dem heute gebräuchlichen NADP (Nicotinsäureamidadenindinucleotidphosphat.

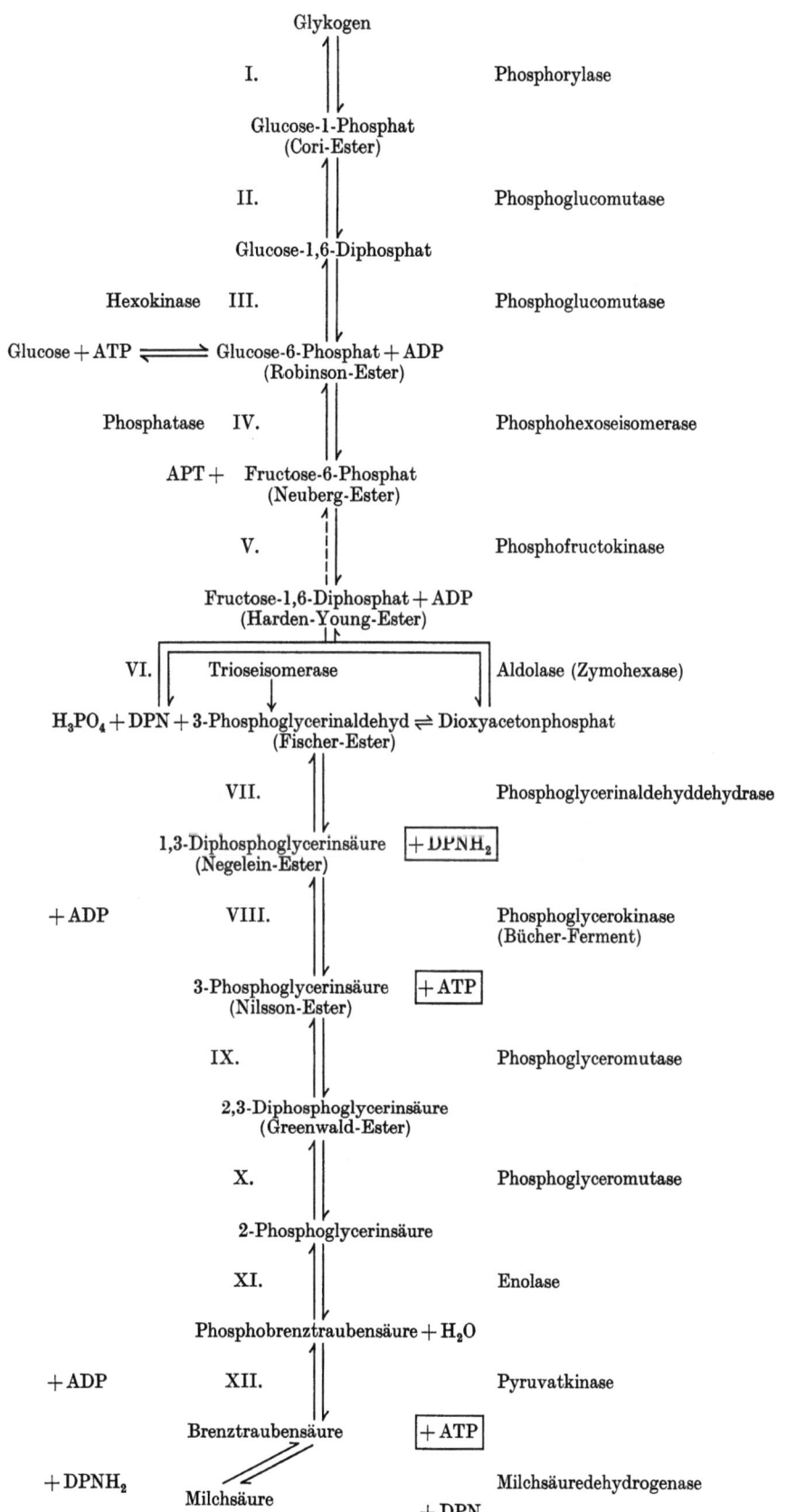

Abb. 295. Schema der anaeroben Glykolyse (Embden-Meyerhof-Weg). In der Mitte sind jeweils die umgesetzten Substrate, rechts die die Reaktionen katalysierenden Fermente angegeben. Weitere Erklärungen im Text

$$\underset{\text{Brenztraubensäure}}{\underset{\underset{\text{COOH}}{|}}{\overset{\text{CH}_3}{\overset{|}{\underset{\text{C}=\text{O}}{}}}}} + \underset{\text{Coenzym A}}{\text{CoA}-\text{SH}} + \underset{\substack{\text{Diphosphopyridin-}\\\text{Nucleotid (oxydiert)}}}{\text{DPN}} \rightleftarrows \underset{\substack{\text{Acetyl-}\\\text{Coenzym A}}}{\text{C}\overset{\displaystyle\text{O}}{\underset{\text{S}-\text{CoA}}{}}} + \underset{\substack{\text{Diphospho-pyridin-}\\\text{Nucleotid (reduziert)}}}{\text{DPNH}_2} + \text{CO}_2$$

$$\underset{\text{Brenztraubensäure}}{\overset{\text{CH}_3}{\underset{\underset{\text{COOH}}{}}{\text{C}=\text{O}}}} + \text{CO}_2 + \text{TPNH}_2 \xrightarrow{\text{Malatenzym}} \underset{\text{Äpfelsäure}}{\overset{\text{COOH}}{\underset{\underset{\underset{\text{COOH}}{|}}{\underset{\text{CH}_2}{|}}}{\underset{\text{CHOH}}{}}}} + \text{TPN} \xrightarrow{\text{Äpfelsäuredehydrogenase}} \underset{\text{Oxalessigsäure}}{\overset{\text{COOH}}{\underset{\underset{\underset{\text{COOH}}{|}}{\underset{\text{CH}_2}{|}}}{\text{C}=\text{O}}}} + \text{TPNH}_2$$

TPN$_2$ Triphosphopyridinnucleotid (Codehydrase II).

Wesentlich gefördert und erleichtert wurde die Aufklärung der Glykolyse durch die grundlegende Beobachtung, daß der Glucoseabbau in der tierischen Zelle und die alkoholische Gärung in der Hefezelle bis zur Stufe der Brenztraubensäure in ihrem enzymatischen Ablauf übereinstimmen.

Auf Einzelheiten der bei der Glykolyse ablaufenden fermentchemischen Reaktionen kann hier nicht eingegangen werden. Nur auf die Reaktion der Stufe VII (Abb. 295) sei kurz hingewiesen. Es ist die einzige intermolekulare oxydierende Reaktion des Embden-Meyerhof-Weges. Unter Anlagerung von einem Molekül anorganischem Phosphat wird 3-Phosphoglycerinaldehyd zu 1,3-Diphosphoglycerinsäure oxydiert. Der dabei frei werdende Wasserstoff wird auf Diphosphopyridinnucleotid (DPN) übertragen. Kann bei Sauerstoffmangel das entstehende DPNH$_2$ nicht über die Atemkette wieder oxydiert werden, so wird auf der Endstufe der anaeroben Glykolyse Brenztraubensäure zu Milchsäure reduziert. Bei ausreichender Sauerstoffversorgung wird in den Zellen keine Milchsäure gebildet.

Neben Glucose-6-Phosphat ist auch die Brenztraubensäure eine wichtige Verzweigungsstelle im intermediären Kohlenhydratstoffwechsel. Wie bereits erwähnt, wird sie unter anaeroben Bedingungen zu Milchsäure reduziert. Bei Sauerstoffzufuhr ist der wesentliche Abbauweg der Brenztraubensäure die oxydative Decarboxylierung unter Bildung von „aktivierter Essigsäure" (s. u. b). Bei dieser Reaktion wird neben Aneurinpyrophosphat (Coferment der Cocarboxylase, Aneurin = Vitamin B$_1$) α-Liponsäure als weiterer Wirkstoff benötigt. Die Disulfidgruppe der α-Liponsäure nimmt dabei wahrscheinlich den beim oxydativen Brenztraubensäureabbau frei werdenden Wasserstoff zunächst auf und wird dann selbst durch DPN wieder dehydriert, während der Acetylrest $\left(\text{CH}_3-\text{C}\overset{\displaystyle\text{O}}{\diagdown}\right)$ der Brenztraubensäure vom Coenzym A (CoA) aufgenommen wird.

Durch Fixierung von CO$_2$ entsteht weiterhin aus Brenztraubensäure (über Äpfelsäure als Zwischenverbindung) Oxalessigsäure:

Triosephosphat → Brenztraubensäure
- → Äpfelsäure → Oxalessigsäure
- → Milchsäure
- → Acetyl-Coenzym A
- → Alanin

Neben DPN und anorganischem Phosphat (Stufe VII) wird beim Ablauf der Glykolyse noch Adenosindiphosphorsäure (ADP) als Phosphatacceptor benötigt (Stufe VIII und XII). Beim weiteren Abbau jedes entstehenden Moleküls Triose werden 2 Moleküle ADP durch Übertragung von 2 Phosphatresten in ATP überführt. Da pro Hexosemolekül 2 Moleküle Triose entstehen, werden bei der Glykolyse insgeamt 4 Moleküle ATP gebildet, von denen jedoch 2 bei den den glykolytischen Abbau einleitenden Phosphorylierungsprozessen verbraucht werden (Stufe V und Hexokinasereaktion). In der Gesamtbilanz des anaeroben Glucoseabbaus werden also 2 Moleküle anorganisches Phosphat aufgenommen (1 pro Triosemolekül auf Stufe VII) und 2 Moleküle ATP gebildet.

1 Mol Glucose + 2 Mol ADP + 2 Mol. anorgan.
Phosphat → 2 Mol Milchsäure + 2 Mol ATP

Diese Dicarbonsäure ist die Ausgangsverbindung) des Citronensäurecyclus (s. Abb. 296), durch Kondensation mit Acetatresten wird aus ihr Citronensäure gebildet. Schließlich ergeben sich von hier auch Verbindungen zum Eiweißstoffwechsel, durch Transaminierung kann aus Brenztraubensäure die Aminosäure Alanin entstehen.

b) Die aktivierte Essigsäure

Zentrale Schaltstelle des intermediären Stoffwechsels, Endstufe des Kohlenhydrat- und Fettstoffwechsels, Ausgangsverbindung für zahlreiche Synthesen (Fettsäuren, Sterine, Ketonkörper u.a.) und Zwischensubstanz bei vielen intermediären Umwandlungen ist die bereits mehrfach erwähnte „aktivierte Essigsäure". Während freie Essigsäure vom Muskel nicht oxydiert werden kann, ist sie in Bindung an Coenzym A (Acetyl-CoA = aktivierte Essigsäure)

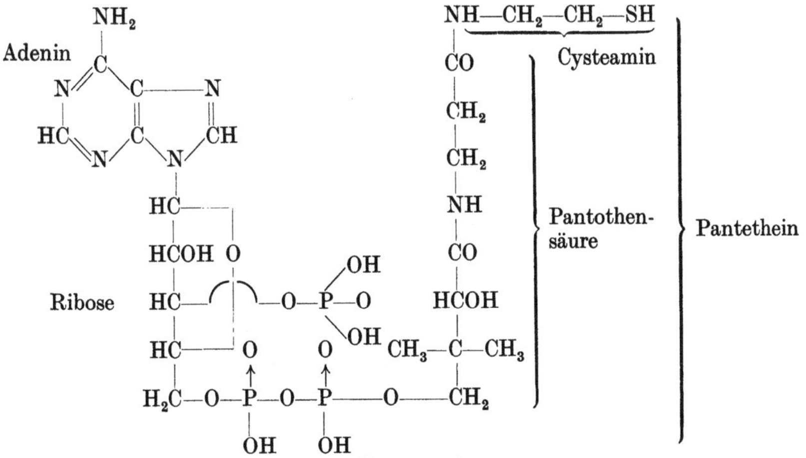

Coencym A

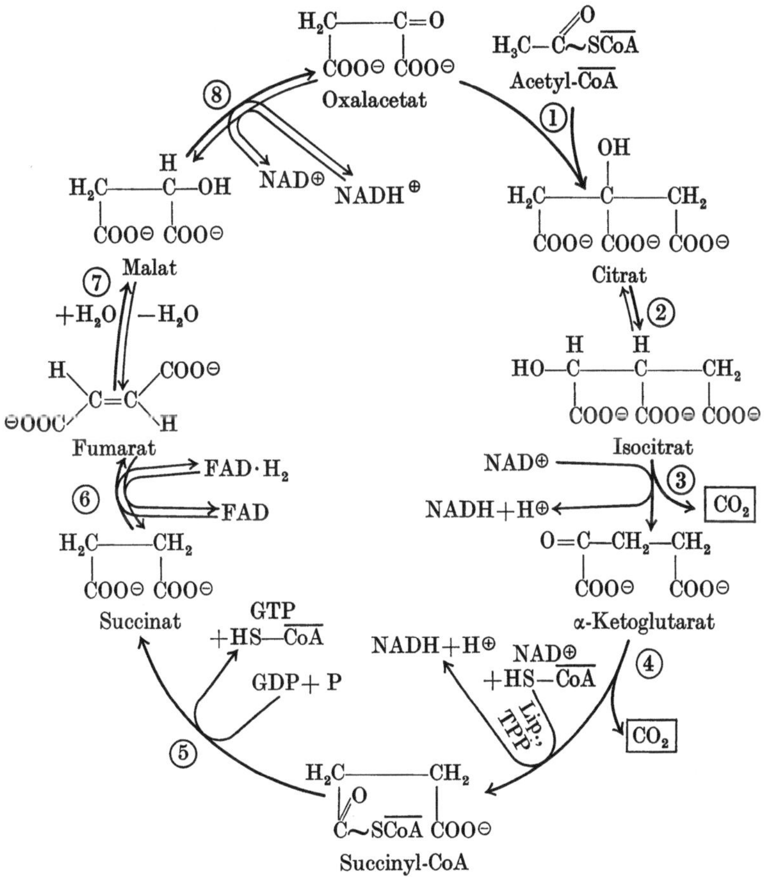

Abb. 296. Der Citronensäurecyclus. (Aus P. KARLSON)

äußerst reaktionsfähig und kann so auf die verschiedensten Verbindungen übertragen werden. Gebunden ist der Acetylrest an die Sulfhydrilgruppe des CoA. Diese „Acetylmercaptan"-Bindung gehört wie die bereits genannten Adenosin-Phosphat-Bindungen zu den energiereichen Bindungen. Wichtiger Bestandteil des CoA ist das Vitamin Pantothensäure, fast die gesamte im Organismus vorhandene Pantothensäure liegt als CoA vor. Nicht nur Acetylreste können von der Sulfhydrilgruppe des CoA gebunden, dadurch aktiviert und dann übertragen werden, sondern nach dem gleichen Mechanismus können alle Acylgruppen verwertet werden, also auch die höheren Fettsäuren.

c) Der Pentose-Phosphat-Cyclus (Dickens-Horecker-Cyclus)

Es war lange Zeit umstritten, ob neben der Glykolyse noch andere Wege des Kohlenhydratabbaus existieren. Inzwischen konnte nun ein direkter oxydativer Abbau der Glucose nachgewiesen werden. Dieser Stoffwechselcyclus wird nach den beiden Autoren,

deren Arbeiten wesentlich zu seiner Aufklärung beigetragen haben, als Dickens-Horecker-Cyclus oder, da
Pentosen wichtige Zwischenverbindungen sind, als
Pentose-Phosphat-Cyclus bezeichnet. Ausgangsverbindung ist wie bei der Glykolyse Glucose-6-Phosphat
(Abb. 297). Bei einem Cyclus werden in der Bilanz
3 Glucosemoleküle durch ATP phosphoryliert und zu
3 Molekülen CO_2, einem Molekül eines Triosephos-
phats abgebaut und schließlich 2 Hexosemoleküle
(Fructose-6-Phosphat) wieder regeneriert. Zwischen-
substanzen des Cyclus sind C_7-(Sedoheptulose-
7-Phosphat), C_5-(Ribose-5-Phosphat), Xylulose-
5-Phosphat- und C_4-(Erythrose-4-Phosphat) Verbindungen (s. Abb. 297).

Nach den bisher vorliegenden Untersuchungen
bestehen erhebliche Unterschiede von Organ zu Organ
bezüglich des Weges, auf dem der Glucoseabbau bevorzugt erfolgt. Weitgehend oder ausschließlich er-

folgt die Energiebildung über die Glykolyse in den
Organen, die zeitweise unter Sauerstoffmangel arbeiten müssen (Skeletmuskel) oder die gegen Sauerstoffmangel sehr empfindlich sind (Gehirn, Retina).
In anderen Organen wie Leber, Niere, Lunge und Milz
laufen beide Cyclen nebeneinander ab. In der Nebenniere, der lactierenden Brustdrüse und der Augenlinse ist die direkte Glucoseoxydation der bevorzugte
Weg. Zwischenverbindungen des Pentose-Phosphat-
Cyclus spielen als Bausteine des Organismus eine
wichtige Rolle. So ist die Ribose Bestandteil der
Nucleinsäuren und verschiedener Cofermente. Im
Kohlenstoffgerüst der Sedoheptulose liegt vielleicht
die Ausgangssubstanz für die Synthese verschiedener
aromatischer Aminosäuren vor. Die Resynthese von
Glucose-6-Phosphat aus Brenztraubensäure in der
Leber durchläuft dagegen weitgehend die Kette der
glykolytischen Reaktionen in umgekehrter Richtung.

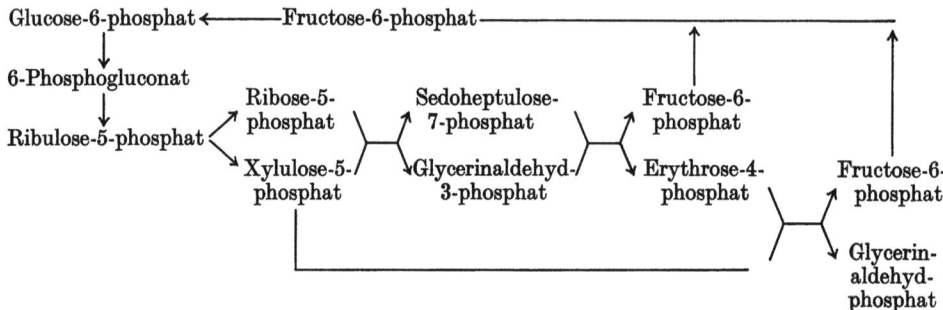

Abb. 297. Der Pentosephosphatcyclus. (Aus S. HOLLMANN, Nichtglykolytische Stoffwechselwege der Glucose. Stuttgart: Georg Thieme 1961)

2. Die Synthese des Glykogens

Glykogen ist das Depot- oder Reservekohlen-
hydrat des tierischen Organismus. Es ist in fast allen
Zellen enthalten, besonders reichlich findet es sich in
Leber und Muskulatur. In den Leberzellen ist es in
Schollen abgelagert, es kann hier bis zu 14% des
Organgewichtes ausmachen. Mit Jodlösung ergibt
Glykogen eine charakteristische Braunfärbung.

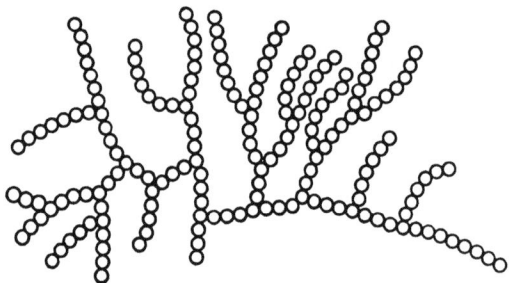

Abb. 298. Struktur des Glykogens. (Nach K. H. MEYER)

Das Glykogenmolekül kann in seinem molekularen
Aufbau mit einem Ast verglichen werden. (s. Abb. 298).
Sowohl am Hauptstamm wie an den Seitenzweigen sind
die Glucosemoleküle in 1-4-Stellung miteinander verknüpft. Glykosidische Bindung und Spaltung wird,
wie bereits erwähnt, von der Phosphorylase bewirkt;

dies Ferment kontrolliert somit die Verlängerung oder
Verkürzung der Ketten des Glykogenmoleküls. (Weitere detailliertere Ausführungen über Glykogenauf-
und -abbau und seine Störungen s. Glykogenspeicherkrankheiten S. 628.)

Durch die Synthesemöglichkeit für Glykogen vermag die tierische Zelle niedermolekulare Zucker zu
einem Makromolekül aufzubauen, das den osmotischen Druck der Zellen kaum beeinflußt und das als
stets greifbares Reservekohlenhydrat bei Bedarf
schnell wieder in den Intermediärstoffwechsel eingeschleust werden kann. Hauptbildungsstätte und
wichtigstes Glykogenreservoir ist die Leber. In der
Muskulatur wird die für den Kontraktionsvorgang
notwendige Energie durch den glykolytischen Zuckerabbau bereitgestellt, im Ruhezustand wird die unter
den anaeroben Bedingungen des Kontraktionsvor-
ganges gebildete Milchsäure zu Muskelglykogen re-
synthetisiert. Fallen bei starker körperlicher Arbeit
größere Milchsäuremengen an, so werden diese auf
dem Blutweg der Leber zugeführt und dort in Glykogen umgewandelt (s. Schema). Wird bei der Glykolyse
Energie in Form von energiereichen Phosphatbin-
dungen frei und für die Muskelarbeit in dieser Form
verwertbar, so erfordert umgekehrt die Resynthese
des Glykogens aus Milchsäure Energie in Form von
ATP. Diese Energie wird durch weiteren oxydativen

Abbau eines Teiles der anfallenden Milchsäure über Citronensäurecyclus und Atemkette gewonnen. Eine energetische Betrachtung dieser Vorgänge zeigt, daß pro Mol oxydierter Milchsäure maximal 6 Mol Milchsäure wieder in Glykogen überführt werden können. Der Umfang dieser Resynthese ist von der Sauerstoffversorgung des Gewebes abhängig, mit zunehmender Verschlechterung nimmt die Glykogensynthese zugunsten der Milchsäureverbrennung ab.

$$\nearrow \text{Blutglucose} \searrow$$
$$\text{Leberglykogen} \quad \text{Muskelglykogen}$$
$$\searrow \text{Blutmilchsäure} \swarrow$$

Corikreislauf

Auch im Fettgewebe kann Glykogen aufgebaut werden. Insbesondere läuft im Hungerzustand die Glykogensynthese durch das Fettgewebe weiter, während die Fettsynthese stark eingeschränkt oder aufgehoben ist. Nach Beendigung des Hungerzustandes läuft dann die Fettsynthese wieder an, wobei ein Teil

des Glykogens im Intermediärstoffwechsel über aktivierte Essigsäure als Zwischenverbindung in Fettsäuren umgewandelt wird.

Bei der intermediären Glucose- bzw. Glykogensynthese wird mit drei Ausnahmen die Kette der glykolytischen Reaktionen in umgekehrter Richtung durchlaufen. Diese Abweichungen sind energetisch begründet. Auf Stufe V (Abb. 295) und bei der umgekehrten Hexokinasereaktion wird bei der Dephosphorylierung nicht wieder ATP gebildet, sondern es wird durch spezifische Phosphatasen (Fructose-1,6-Diphosphatase und Glucose-6-Phosphatase) anorganisches Phosphat freigesetzt. Bei der dritten irreversiblen Reaktion handelt es sich um Schritt XII des Schemas der Abb. 295. Hier wird Brenztraubensäure nicht direkt, sondern auf dem Umweg über C_4-Dicarbonsäuren (Äpfelsäure → Oxalessigsäure) in Phosphobrenztraubensäure umgewandelt. Die weiteren Schritte bei der Synthese des Glykogens von Glucose-6-Phosphat aufwärts sind aus dem Schema der Abb. 295 ersichtlich.

3. Die Beziehungen des Kohlenhydrat- zum Eiweiß- und Fettstoffwechsel

Dem Organismus ist nicht nur eine Resynthese von Glykogen bzw. Glucose aus den Endprodukten der Glykolyse möglich, er kann auch aus anderen Baustoffen Kohlenhydrate bilden. Eine Zuckerneubildung (Gluconeogenese) findet in großem Umfang aus Eiweißkörpern bzw. Aminosäuren statt. Vor allem die Carnivoren decken ihren Kohlenhydratbedarf weitgehend auf diesem Wege. Bei der Gluconeogenese werden die sog. glykoplastischen Aminosäuren (Tabelle 80) nach oxydativer Desaminierung oder durch Transaminierungsreaktionen in Brenztraubensäure verwandelt oder über Dicarbonsäuren in den Citronensäurecyclus eingeschleust. Aus diesen C_3- und C_4-Zwischenverbindungen wird dann Glucose aufgebaut. Die lange umstrittene Zuckerneubildung aus Fettsäuren konnte durch Stoffwechseluntersuchungen mit durch Isotope markierten Verbindungen endgültig nachgewiesen werden. Die Verbindungsstelle ist auch hier die bereits erwähnte zentrale Schaltstelle des Stoffwechsels, die aktivierte Essigsäure. Die beim Fettsäurenabbau anfallenden Acetatreste (s. Fettstoffwechsel) werden nach Kondensation mit Oxalessigsäure über den Citronensäurecyclus zu CO_2 verbrannt,

das dann über eine CO_2-Fixierung (z.B. Oxalessigsäurebildung aus Brenztraubensäure) zur Kohlenhydratsynthese herangezogen werden kann, oder der Weg verläuft unmittelbar von den C_4-Dicarbonsäuren des Citronensäurecyclus zum Kohlenhydrataufbau. Quantitativ spielt jedoch die Gluconeogenese aus Fettsäuren im Vergleich zu der Kohlenhydratsynthese aus Eiweiß nur eine untergeordnete Rolle.

In erheblichem Umfang wird dagegen vom Organismus der umgekehrte Weg beschritten: Die *Fettbildung* aus Kohlenhydraten (s. Abb. 299) ist einer der wichtigsten Stoffwechselprozesse. Die quantitative Bedeutung dieses Vorganges geht aus Isotopenversuchen an Ratten hervor, bei denen nur 3% der mit der Nahrung zugeführten Glucose als Glykogen, dagegen 30% als Fett gespeichert wurde. Durch die Fähigkeit zur Fettsynthese aus Kohlenhydraten wird der Organismus in die Lage versetzt, statt des nur beschränkt stapelfähigen Reservestoffes Glykogen Fett in den in erheblichem Umfang erweiterungsfähigen Fettdepots einzulagern und sich so größere Energiereserven zu schaffen.

Tabelle 80. *Die glykoplastischen Aminosäuren.* (Nach KÜHNAU u. v. HOLT)

Aminosäuren	Zwischenstufen beim Übergang in Kohlenhydrate
Glycin	Glykolaldehyd (?), Serin → Brenztraubensäure
Alanin, Serin	Brenztraubensäure
Valin	Propionsäure → Brenztraubensäure
Isoleucin	aktives Acetat + Brenztraubensäure
Methionin	Homoserin, α-Ketobuttersäure
Threonin	Glycin + aktives Acetat
Asparaginsäure	Oxalessigsäure
Glutaminsäure	α-Ketoglutarsäure
Prolin, Histidin, Lysin Arginin (über Ornithin)	} → Glutaminsäure → α Ketoglutarsäure
Cyst(e)in	Brenztraubensäure

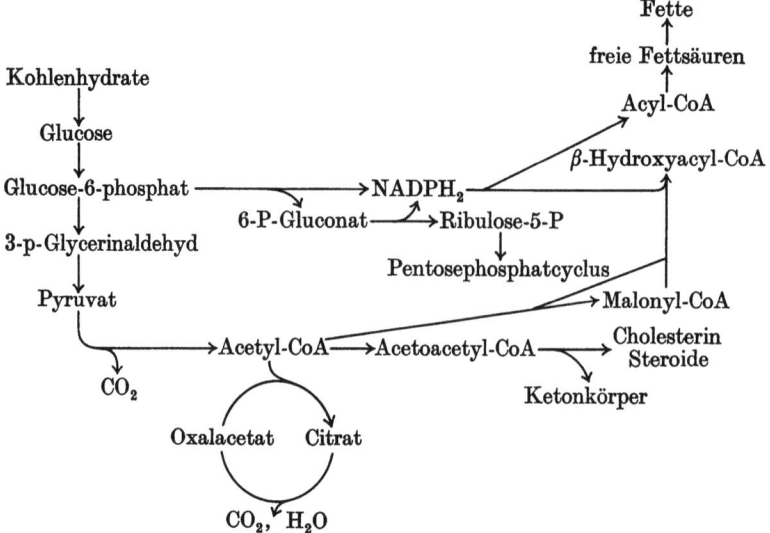

Abb. 299. Schematische Darstellung der Fettbildung aus Kohlenhydraten

4. Der Blutzucker und seine Regulation

Normalerweise wird der Blutzucker in engen Grenzen konstant gehalten, die Werte liegen im nüchternen Zustand zwischen 80 und 100 mg/100 ml Blut. In der Pfortader kann der Glucosespiegel nach einer kohlenhydratreichen Mahlzeit bis auf 400 mg/100 ml ansteigen. Liegen die Blutzuckerwerte über dem angegebenen Normalbereich, so spricht man von Hyperglykämie, bei unter normalen Werten von Hypoglykämie. Der eigentliche Blutzucker ist die d-Glucose. Damit die Blutzuckerkonzentration in den genannten Grenzen konstant bleibt, müssen sich glucoseliefernde und glucoseverbrauchende Reaktionen im Organismus die Waage halten. Die wichtigsten glucosebereitstellenden Vorgänge sind, abgesehen von der intestinalen Hexoseresorption, die Glykogenolyse in der Leber mit dem Endschritt der Spaltung von Glucose-6-Phosphat durch die Glucose-6-Phosphatase der Leber und die sog. glykoneogenetischen Prozesse, d.h. die intermediäre Glucoseneubildung, vor allem aus Eiweiß, und die Resynthese aus C$_3$- und C$_2$-Spaltprodukten der Glykolyse. Die wesentlichsten glucoseverbrauchenden und damit Glucose aus dem Blut entnehmenden Prozesse sind die Glucoseoxydation in den Körperzellen, die Glykogensynthese in Leber, Muskulatur und anderen Geweben und die Umwandlung von Glucose in Fett.

Zentrale des gesamten Zuckerumsatzes ist die *Leber*. Sie ist Auffangstelle der aus dem Darm aufgenommenen Kohlenhydrate. Diese werden entweder als Glykogen gestapelt oder unmittelbar an die Peripherie weitergegeben, wo sie je nach dem Energiebedarf direkt oxydiert oder zunächst in Form von Glykogen oder Fett festgehalten werden. Werden in der Peripherie größere Glucosemengen benötigt, so stellt die Leber diese aus ihren Glykogenvorräten über die Glykogenolyse oder durch gesteigerte Gluconeogenese zur Verfügung. Die schon bei mäßiger körperlicher Betätigung umgesetzten Glucosemengen und damit die an den Zuckernachschub aus der Leber gestellten Anforderungen sind recht hoch; bei einem Umsatz von nur 500 Cal muß die im extracellulären Raum vorhandene Glucose (etwa 20 g) rund 6mal erneuert werden. Bei starker Muskeltätigkeit kann der Glucoseverbrauch bis auf das 25fache des Ruhebedarfs ansteigen.

Nicht nur bei gesteigertem peripheren Bedarf, sondern auch in der Ruhe wird das Leberglykogen ständig umgesetzt. Untersuchungen über den Einbau von schwerem (radioaktivem) Wasser in das Leberglykogen haben ergeben, daß täglich etwa die Hälfte des Bestandes umgesetzt bzw. erneuert wird. Die Halbwertzeit des Muskelglykogens ist mit 3—4 Tagen dagegen wesentlich länger.

Aus den vorangehenden Abschnitten ergibt sich, daß recht verschiedenartige Mechanismen das Blutzuckerniveau beeinflussen und daß die gesamte im Blut kreisende Glucosemenge gegenüber dem Glucosedurchfluß recht klein ist. Es ist daher leicht einzusehen, daß der Organismus zur Konstanterhaltung des Blutzuckerwertes ein exakt arbeitendes Regulationssystem besitzen muß, das Glucoseangebot und Glucosebedarf auch unter den verschiedensten Bedingungen genau aufeinander abstimmt. Zwei Ebenen der Regulation können dabei unterschieden werden: Zunächst können verschiedene Organe, vor allem die Leber, dann auch Muskulatur und Niere mit vermehrter Glucosefixierung bzw. -ausschüttung auf kleinere Blutzuckerschwankungen antworten und diese somit korrigieren. Bei größeren Belastungen tritt jedoch ein übergeordneter, vorwiegend hormoneller Regulationsmechanismus in Aktion, in dessen Mittelpunkt die Bauchspeicheldrüse steht, in den weiterhin Hypophyse, Nebenniere und Schilddrüse eingreifen und an dem schließlich auch das vegetative Nervensystem wesentlich beteiligt ist.

5. Die autonome Blutzuckerregulation der Organe

Für das Verständnis der den Organen unmittelbar gegebenen Möglichkeiten zur Beeinflussung des Blutzuckerspiegels sind einige Grundtatsachen der Fermentchemie von wesentlicher Bedeutung, die hier kurz angeführt werden sollen: Die Geschwindigkeit einer Fermentreaktion ist bei gegebener Fermentmenge abhängig von der Substratkonzentration, wobei man ganz allgemein jeden Stoff, der fermentativ umgesetzt wird, als Substrat bezeichnet. Ein anschauliches Maß für die Geschwindigkeit einer Reaktion bildet die Wechselzahl. Unter ihr versteht man die Zahl an Substratmolekülen, die pro Minute bei bestimmter Temperatur und bestimmter Wasserstoffionenkonzentration von einem Fermentmolekül umgesetzt werden. Ihr Wert beträgt z.B. für die Katalase 5 000 000, für die Hexokinase 13 000. Reaktionsgeschwindigkeit und Substratkonzentration stehen nicht in einem linearen Verhältnis zueinander, mit zunehmender Substratkonzentration wird der Zuwachs an Reaktionsgeschwindigkeit immer geringer. Schließlich nähert sich die Reaktionsgeschwindigkeit einem Endwert (maximale Reaktionsgeschwindigkeit), der Sättigungsbereich des Fermentes ist erreicht, auch bei weiterer Erhöhung der Substratkonzentration bleibt die Reaktionsgeschwindigkeit konstant (Abb. 300). Zur genauen Beschreibung der Beziehung zwischen einem bestimmten Ferment und seinem Substrat wird in der Biochemie gern der Begriff der „*Halbsättigungskonzentration*" verwandt, da dieser Wert experimentell relativ einfach und exakt zu bestimmen ist. Man versteht unter der Halbsättigungskonzentration diejenige Konzentration eines Substrates, bei der die Reaktionsgeschwindigkeit die Hälfte der maximalen Reaktionsgeschwindigkeit (Re-

aktionsgeschwindigkeit im Sättigungsbereich des Fermentsubstratkomplexes) beträgt.

Für den Ablauf des biologischen Geschehens ist es nun von großer Bedeutung, daß, soweit bis heute bekannt, die intracellulär auftretenden Substratkonzentrationen meist im Bereich der Halbsättigungskonzentration der an ihrem

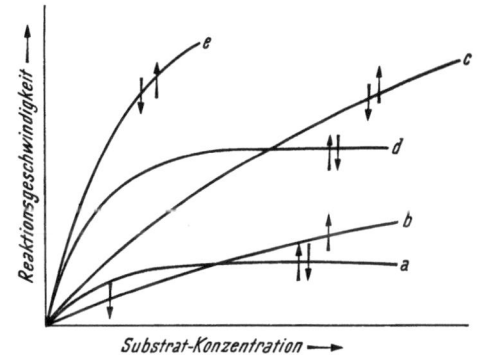

Abb. 300. Abhängigkeit der Reaktionsgeschwindigkeit von der Substratkonzentration. (Nach H. HOLZER aus 4. Colloquium d. Ges. f. Physiol. Chemie. Berlin-Göttingen-Heidelberg: Springer 1953)

Umsatz beteiligten Fermente liegen. Infolge der vorstehend besprochenen Beziehungen über die gegenseitige Abhängigkeit von Substratkonzentration und Reaktionsgeschwindigkeit werden die bei irgendwelchen intermediären Störungen etwa vermehrt anfallenden Substrate beschleunigt umgesetzt und umgekehrt wird sich bei vermindertem Substratangebot die Reaktionsgeschwindigkeit verlangsamen. Der lebenden Zelle ist somit eine einfache Regulationsmöglichkeit gegeben. Die Änderung der intracellulären Umsatzgeschwindigkeit wäre dagegen nicht möglich, wenn sich die Substratkonzentrationen schon normalerweise im Sättigungsbereich der am Umsatz beteiligten Fermente befänden, da ja in diesem

Bereich die Reaktionsgeschwindigkeit konstant und unabhängig von Änderungen der Substratkonzentration ist.

Die besprochenen Beziehungen zwischen Ferment und Substrat gelten auch für den Bereich der organeigenen Blutzuckerregulation. Eine Erhöhung des Blutzuckers wird sich im Sinne eines vermehrten Substratangebotes auf die Hexokinasereaktion auswirken. Die Aktivierung der einleitenden Reaktion des Glucoseumsatzes führt zu einer Senkung des Blutzuckerspiegels und zu einer vermehrten Bildung von Glucose-6-Phosphat, das dann an die verschiedenen Stoffwechselprozesse weitergegeben wird. So kann eine Blutzuckererhöhung ohne das Dazwischentreten übergeordneter Regulationen den intracellulären Glucoseumsatz in Richtung eines gesteigerten Verbrauchs (Glykolyse) oder einer vermehrten Speicherung (Glykogenbildung) beeinflussen.

Größere Blutzuckerschwankungen können jedoch durch die organeigenen Regulationen auf Zellebene nicht ausgeglichen werden. Erst durch ein System hormoneller und neurovegetativer Faktoren vermag der Organismus auch bei stärkeren Belastungen Richtung und Ge-

schwindigkeit des Kohlenhydratumsatzes den jeweiligen Bedürfnissen des Gesamtstoffwechsels anzupassen. *Zentrum* der *hormonellen* Regulation ist das *Pankreas*, eine Erhöhung der Glucosekonzentration in der A. pancreaticoduodenalis ist der eine Insulinausschüttung bewirkende Reiz. Als einziges der bekannten, den KH-Stoffwechsel beeinflussenden Hormone vermag Insulin den Blutzucker zu senken. Antagonistisch wirken über eine vermehrte Gluconeogenese und eine Hemmung der Glucoseoxydation die Hormone des Hypophysenvorderlappens und der Nebennierenrinde. Ein weiterer Insulinantagonist ist das *Glucagon* des Pankreas. Unter gewissen Bedingungen greift schließlich noch nach Mobilisierung durch sympathicotone Impulse (Nn. splanchnici) Adrenalin als Wirkstoff des Nebennierenmarkes in die Blutzuckerregulation ein. Der blutzuckersenkenden Wirkung des Insulins einerseits stehen also eine Reihe hormoneller und nervaler Faktoren antagonistisch gegenüber. Auf Einzelheiten dieser neurohormonalen Regulation des Blutzuckers wird in den nachfolgenden Abschnitten über die Störungen des Kohlenhydratstoffwechsels zurückzukommen sein.

II. Der Diabetes mellitus

Unter den Erkrankungen des Intermediärstoffwechsels nimmt die Zuckerkrankheit nicht nur zahlenmäßig eine besondere Stellung ein. Wohl keine andere Stoffwechselerkrankung hat die Erforschung normaler und pathologischer Stoffwechselabläufe so wesentlich beeinflußt und befruchtet wie der Diabetes mellitus. Physiologie des Kohlenhydratstoffwechsels und Pathophysiologie der Zuckerkrankheit sind eng miteinander verbunden, die Übergänge sind fließend. Bisher sind keine Zwischenverbindungen und keine Fermentreaktionen bei dieser Stoffwechselstörung bekannt, die nicht auch im ungestörten Intermediärstoffwechsel auftreten. Die diabetischen Störungen sind regulativ bedingt, die intermediären Stoffwechselreaktionen werden durch Störungen des hormonellen und neuro-vegetativen Gleichgewichts in eine Richtung verschoben, die normalerweise nur in sehr geringem Umfang eingeschlagen wird. Auffälligste, klinisch-chemisch am leichtesten nachweisbare und daher am längsten bekannte Zeichen der diabetischen Regulationsstörung sind die Erhöhung des Blutzuckers

(*Hyperglykämie*) und die Zuckerausscheidung im Urin (*Glucosurie*), wobei die letzte Störung der Erkrankung den Namen gegeben hat (Diabetes mellitus=honigsüßer Durchlauf).

Für Aufklärung und Erforschung der Pathophysiologie der Zuckerkrankheit war es außerordentlich wertvoll, daß durch bestimmte Eingriffe und Vergiftungen auch im Tierexperiment eine diabetische Stoffwechsellage erzielt werden konnte. Neben der klassischen Methode von MINKOWSKI und von MEHRING (1889), der totalen Pankreasexstirpation, wird vor allem von der *Alloxan*vergiftung viel Gebrauch gemacht. Im Tierversuch läßt sich schon kurze Zeit nach intravenöser Injektion von Alloxan eine Degeneration der das Insulin bildenden β-Zellen des Pankreas nachweisen mit nachfolgender Hyperglykämie und den weiteren Zeichen der diabetischen Stoffwechselstörung. Alloxan wirkt über eine Bindung der SH-Gruppen als Fermentgift. Weiterhin läßt sich u. a. auch durch langdauernde Gaben von Insulinantagonisten, wie Hypophysenhormonen und Nebennierenrindenhormonen, ein Diabetes mellitus infolge Überbeanspruchung und schließlicher Erschöpfung der insulinbildenden Zellen experimentell erzeugen.

Im folgenden sollen zunächst die biochemischen Störungen, die beim Diabetes mellitus auf Zellebene auftreten sowie die dadruch bedingten im Blut nachweisbaren Veränderungen besprochen werden und dann die übergeordneten Störungen der hormonellen und nervalen Regulation.

1. Biochemie der diabetischen Stoffwechselstörung

a) Störungen der Glucoseverwertung

Geschwindigkeit und *Umfang* des *Glucoseabbaus* sind im diabetischen Organismus deutlich *vermindert*. Dabei scheint von den am Glucose-6-Phosphat sich verzweigenden Stoffwechselwegen (Schema S. 294) der oxydative Zuckerabbau über den Pentose-Phosphat-Cyclus (Dickens-Horecker-Cyclus) (s. S. 597) relativ stärker eingeschränkt zu sein als die anaerobe Glykolyse. Besonders betroffen sind von dieser Verschiebung des Glucoseabbaus auf den anaeroben Weg diejenige Organe, die wie Leber, Nebenniere und Augenlinse normalerweise ihren Energiebedarf vorwiegend oder ausschließlich über den Pentose-Phosphat-Cyclus decken. Es ist nicht unwahrscheinlich, daß die beim Diabetiker relativ häufig zu beobachtenden Leberfunktionsstörungen, die Änderung der Nebennierenrindenaktivität und die Linsentrübung auf diese Energiebildungsstörungen zurückzuführen sind, während Organe wie Muskulatur und Gehirn, die ihren Energiebedarf im wesentlichen über den Embden-Meyerhof-Weg decken, Störungen erst bei starken Stoffwechselentgleisungen aufweisen.

Auch die *Glykogensynthese* ist beim Diabetes mellitus *eingeschränkt*, die Glykogenspeicherung in Leber und Muskulatur ist vermindert. Da sowohl der oxydative und anaerobe Zuckerabbau als auch die Glykogensynthese vom Glucose-6-Phosphat ausgehen, lag die Vermutung nahe, daß für die beschriebenen Störungen entweder eine Blockierung der Phosphatesterbildung aus freier Glucose (Hemmung der Hexokinasereaktion) oder eine Behinderung des Glucoseeintritts in die Zelle (Störung des Transfermechanismus) verantwortlich zu machen ist. Ausgedehnte experimentelle Untersuchungen sprechen dafür, daß die *Blockierung des Glucosetransportes* durch die Zellmembran der grundlegende, den intracellulär auftretenden Glucoseverwertungsstörungen vorgelagerte Defekt ist (s. S. 611).

Unmittelbare fermentative Störungen beim Glucoseabbau bis zum Acetat konnten bisher nicht aufgefunden werden. Auf der Stufe der „aktivierten Essigsäure" finden sich dagegen einige wesentliche Störungen. Zugunsten einer vermehrten Einschleusung der C_2-Bruchstücke in die Ketonkörperbildung (S. 605) ist die *Kondensation von Acetat mit Oxalessigsäure zu Citronensäure gestört*, da wegen des eingeschränkten Glucoseabbaus nicht genügend Oxalessigsäure bereitgestellt werden kann, die aus Brenztraubensäure und CO_2 gebildet wird. Diese Störung der Primärreaktion des *Krebs-Cyclus* muß sich auf den gesamten Energiestoffwechsel des Diabetikers sehr ungünstig auswirken. Die in der Reaktionskette des Krebs-Cyclus bei der Endoxydation der Nahrungsstoffe zu H_2O und CO_2 freiwerdende Energie nimmt ab, entsprechend ist auch die anschließend über die Atmungskettenphosphorylierung ablaufende Speicherung dieser Energie in Form der energiereichen Phosphate eingeschränkt. Die Störung der oxydativen Phosphorylierung beim Diabetes konnte auf verschiedenen Wegen tierexperimentell nachgewiesen werden. Beim alloxandiabetischen Tier ist der Einbau von radioaktivem Phosphor in die ATP der Muskulatur deutlich herabgesetzt. Auch die Synthese von Acetyl-CoA, zu der ATP als Energiequelle benötigt wird, ist vermindert und damit wiederum die Verwertung der C_2-Bruchstücke erschwert. Das verminderte Angebot der für die anaerobe Glykolyse notwendigen ATP beeinträchtigt die bereits gestörte Glucoseverwertung noch zusätzlich. Auch die Fettsäuresynthese ist ein (in Form von ATP) energieverbrauchender Vorgang. Insgesamt können die *Störungen der oxydativen Phosphorylierung* als ein wesentlicher Faktor für die Einschränkung der Leistungsfähigkeit des Diabetikers angesehen werden.

b) Störungen der Glucoseneubildung

Aus den klinischen Bilanzuntersuchungen ist seit langem bekannt, daß beim Diabetiker die *Gluconeogenese* aus Eiweißkörpern erheblich *gesteigert* ist. Durch Kontrolle der mit der Nah-

rung zugeführten Kohlenhydrat- und Eiweiß-
mengen bei gleichzeitiger Bestimmung des sog.
D/N-Quotienten (Harnglucose/Harnstickstoff)
konnte beim Diabetiker eine negative Stickstoffbilanz, d.h. ein vermehrter Eiweißzerfall
und eine gegenüber der Kohlenhydrataufnahme
überschießende Glucoseelimination nachgewiesen werden. Diese Beobachtung war nur unter
der Annahme einer Umwandlung von Aminosäuren bzw. Eiweiß in Glucose erklärbar.
Durch Isotopenversuche konnte gezeigt werden, daß beim alloxandiabetischen und beim
pankreaslosen Tier die Glucoseneubildung aus

synthese und in die verschiedenen Glucose-
abbauwege eingeschleust wird, es wird in verstärktem Maße wieder in freie Glucose zurückverwandelt. Aus Abb. 301 geht weiterhin hervor,
daß die aus der gesteigerten Glucose-6-Phos-
phatase-Aktivität resultierende Ablenkung des
Kohlenhydratstoffwechsels in Richtung auf die
freie Glucose neben einem gesteigerten Glykogenabbau (Glykogenolyse) auch die Resynthese
von Glucose-6-Phosphat aus niedermolekularen, z.T. aus Eiweiß- und Fettstoffwechsel
stammenden Kohlenstoffverbindungen (Gluconeogenese) begünstigt.

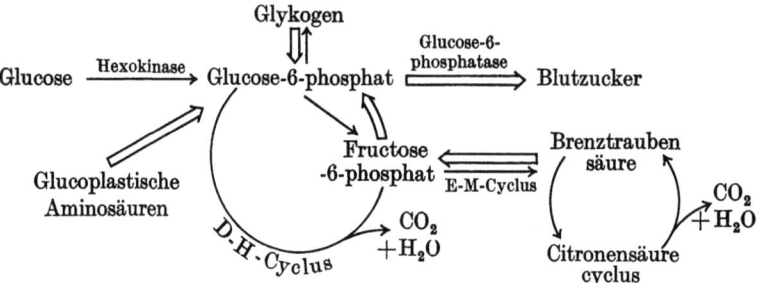

Abb. 301. Die bevorzugten Stoffwechselrichtungen beim Diabetes mellitus. (Nach KÜHNAU u. v. HOLT. Aus
THANNHAUSERs Lehrbuch des Stoffwechsels und der Stoffwechselkrankheiten. Stuttgart: Georg Thieme 1957)

Eiweiß um das 2—4fache gegenüber der Norm
gesteigert ist.

Im Vergleich zur Glykoneogenese aus Eiweiß
spielt die Umwandlung von Fettsäuren in Glucose sowohl beim Gesunden als auch beim Diabetiker nur
eine untergeordnete Rolle. Der normalerweise bei der
Einschleusung von Abbauprodukten der Fettsäuren
in die Zuckersynthese begangene Weg über den
Citronensäurecyclus (S. 599) ist beim Diabetes wegen
der Erschwerung der Kondensation zur Citronensäure eher eingeschränkt. Welche Bedeutung der
durch Isotopenversuche im diabetischen Organismus gefundenen Umwandlung von Fettsäuren über
Ketonkörper (Acetessigsäure→Aceton) in Brenztraubensäure quantitativ bei der Gluconeogenese zukommt, ist noch nicht geklärt.

Wesentlichen Anteil an der gesteigerten
Zuckerbildung hat die beim diabetischen Tier
aufgefundene *Aktivitätssteigerung der Glucose-
6-Phosphatase der Leber.* Dies Ferment setzt
aus Glucose-6-Phosphat Glucose frei, es bildet
den eigentlichen Blutzucker. Eine Aktivitätssteigerung bedeutet für das im Zentrum des
Kohlenhydratstoffwechsels stehende Glucose-
6-Phosphat ein weit geöffnetes Ventil in Richtung auf die Blutzuckerbildung. Es ist leicht
einzusehen, daß das über die Hexokinasereaktion nachgelieferte Glucose-6-Phosphat nicht
wie im gesunden Organismus in die Glykogen-

c) Störungen des Fett- und Lipoidstoffwechsels

α) *Die Sörungen beim Auf- und Abbau der Fettsäuren*

Durch Untersuchungen mit radioaktiv markierten Verbindungen konnte am diabetischen
Ganztier und an Leberschnitten diabetischer
Tiere nachgewiesen werden, daß die *Fettsäurensynthese* erheblich eingeschränkt ist (s. auch
Kap. Fettstoffwechsel). Der Aufbau der Fettsäuren verläuft vom aktiven Acetat über Acet-
acetyl-Coenzym A cyclisch in einer ersten Spirale zunächst zum Butyryl-CoA, von hier werden dann über die weiteren Spiralen des Fett-
säurencyclus die höheren Fettsäuren synthetisiert. Acetacetyl-CoA ist wie Glucose-6-Phos-
phat eine wichtige intermediäre Verzweigungsstelle. Neben der Fettsäurensynthese verläuft

$$
\begin{array}{l}
(+ \text{DPN}_2\text{H-}) \quad \beta\text{-Oxybutyryl-CoA} \rightarrow \text{Fettsäuren} \\
\text{Acetacetyl-CoA} \underset{\downarrow}{\overset{\uparrow}{\underline{\hspace{2cm}}}} \rightarrow \text{Ketonkörper} \\
(+ \text{Acetyl-CoA}) \\
\text{Oxymethylglutaryl-CoA} \rightarrow \text{Cholesterin}
\end{array}
$$

auch die Ketonkörperbildung und die Cholesterinsynthese über diese Zwischenverbindung.
Im einzelnen sind zwar die Faktoren noch nicht
bekannt, durch die der Stoffwechselweg des
Acetacetyl-CoA in die eine oder in die andere

Richtung abgedrängt wird. Es kann jedoch als experimentell gesichert gelten, daß der Umfang der Fettsäurensynthese wesentlich vom intracellulären Angebot an Wasserstoffdonatoren, d.h. an reduzierten Cofermenten abhängt. Das Angebot an Wasserstoffdonatoren ist im diabetischen Organismus eingeschränkt.

β) Ketonkörperbildung, Ketonämie, Ketonurie und Koma

Beim Diabetes mellitus ist wegen des Mangels an Oxalessigsäure die Kondensation der aus Glucose- und Fettsäurenabbau anfallenden C_2-Bruchstücke zu Citronensäure und damit ihre Endoxydation über den Krebs-Cyclus erschwert. Das aus dem aufgestauten Acetyl-CoA gebildete Acetacetyl-CoA kann nur in beschränktem Umfange zur Resynthese von Fettsäuren herangezogen werden, es wird auf einen normalerweise nur wenig begangenen *Seitenweg des Fettstoffwechsels abgedrängt: Die Ketonkörperbildung*. Acetacetyl-CoA zerfällt in CoA und freie Acetessigsäure, die dann durch ein vorwiegend in Muskulatur und Niere vorkommendes Ferment (1-β-Oxybuttersäuredehydrogenase) zu β-Oxybuttersäure reduziert wird oder durch spontane, nicht enzymatische Decarboxylierung in Aceton übergeht.

Acetessigsäure, β-Oxybuttersäure und Aceton werden in der Klinik zusammenfassend als Ketonkörper bezeichnet. Neben den C_2-Bruchstücken spielen auch die sog. ketoplastischen Aminosäuren (Isoleucin, Phenylalanin, Tyrosin) bei der Ketonkörperbildung eine, allerdings quantitativ nur wenig ins Gewicht fallende Rolle.

Die beim Diabetiker vermehrt auftretenden Ketonkörper stammen ganz überwiegend aus der *Leber*. Der normalerweise in der Peripherie, vorwiegend in Muskulatur und Niere statt-findende Ketonkörperabbau ist beim Diabetiker zwar nicht direkt gestört, er kann jedoch mit ihrer gesteigerten Entstehung aus den freien Fettsäuren nicht Schritt halten. Infolge Insulinmangels und der mangelhaften Glucoseverwertung in der Peripherie wird die *Lipolyse* gesteigert, die im Blut vermehrt auftretenden freien Fettsäuren werden der Leber zugeführt, in der vermehrt Ketonkörper gebildet werden. Diese häufen sich im Blut und in den Geweben an, es kommt schließlich zur *Ketonurie*. Bei unbehandelten oder schlecht eingestellten Diabetikern kann die Tagesausscheidung Werte bis zu 50 g und mehr erreichen. Die diabetische Ketonämie hat für den Organismus schwerwiegende Folgen. Durch die stark sauren Ketonkörper werden basische Kationen zur Neutralisation benötigt, die sog. Alkalireserve, d.h. der durch das Bicarbonatanion HCO_3^- neutralisierte Basenanteil des Blutes, sinkt ab. Bei der Ausscheidung der Ketonkörper durch den Harn versucht der Organismus größere Verluste an Kationen (Natrium und Kalium) zu vermeiden, indem die Niere Ammoniak durch vermehrte Desaminierung von Aminosäuren und Einschränkung der Harnstoffsynthese bereitstellt. Bei der Ketonurie nimmt daher gleichzeitig die Ammoniakausscheidung im Urin stark zu. Trotz dieser Kompensationsversuche kommt es zu einem Natrium- und Kaliumdefizit mit erheblichen Wasserverlusten, die durch die hohe Glucoseausscheidung im Urin noch gesteigert werden. Durch die Verminderung des Bicarbonatgehaltes steigt die CO_2-Spannung des Blutes an, über eine Reizung des Atemzentrums kommt es zu verstärkter und vertiefter Atmung (*Kußmaul*sche Atmung). Können schließlich die verschiedenen Regulationsmöglichkeiten ein Absinken des Blut-pH-Wertes (normalerweise 7,4) nicht mehr verhindern, so geht das Stadium der kompensierten Acidose in das Stadium der aktuellen Acidose über. Dabei können Plasma-pH-Werte bis zu 7,0 erreicht werden. Aktuelle Acidose (Ketonkörper über 100 mg-%, Alkalireserve unter 20 Vol.-%) und extreme Hyperglykämie sind führende Symptome des Endstadiums der diabetischen Stoffwechselstörung, des *Coma diabeticum*, zu dessen klinischem Bild weiterhin Bewußtlosigkeit, Hypokaliämie, Kreislaufkollaps, hypochlorämischer Rest-N-Anstieg und eine ausgeprägte allgemeine Exsiccose mit Hyperosmolarität im Liquor gehören (s. Abb. 302).

Besondere Aufmerksamkeit hat in den letzten Jahren die *Hyperosmolarität* im Coma diabeticum gefunden. Trotz eines absoluten Natriumdefizits ist das Blut infolge hochgradiger Dehydratation bei Hyperglykämie hyperosmolar. In seltenen Fällen von Coma diabeticum kann die Acidose gering sein oder fehlen, dafür aber die Osmolarität des Blutes hoch sein (sog. *hyperosmolares Coma diabeticum*). Es scheint, daß in diesen Fällen noch eine gewisse Insulinaktivität im Blut vorhanden ist, die ausreicht, um die Lipolyse zu dämpfen und die Leber vor der Überschwemmung mit freien Fettsäuren als Ketonbildner zu schützen.

δ) Die diabetische Lipämie

Ähnlich wie beim Hunger wird auch beim Diabetes mellitus wegen der verminderten Glucoseverbrennung vermehrt Fett abgebaut und über den Citronensäurecyclus als Energiequelle herangezogen. Ausdruck dieser Fettmobilisierung und des Fettstromes von den Depots zur Leber (Fettleber beim Diabetiker) ist ein erhöhter Blutfettgehalt: die *Transportlipämie*. Unter Insulinbehandlung bildet sich die Fettleber zugunsten einer Glykogenanreicherung wieder zurück, und es findet eine Fettwanderung von der Leber in die Depots der Peripherie statt.

Pathophysiologie des Coma diabeticum

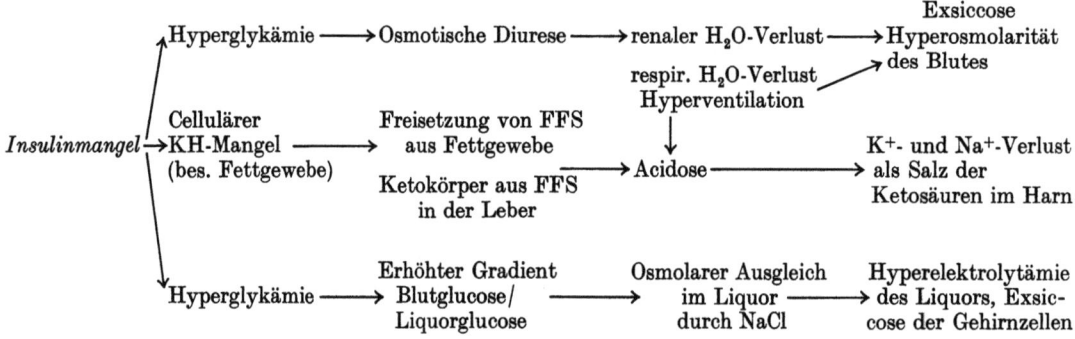

Abb. 302. Pathophysiologie des Coma diabeticum. [Nach E.R. Froesch u. P.H. Rossier, Internist (Berl.) **6**, 400 (1965)]

γ) Störungen des Cholesterinstoffwechsels

Die endogene, vorwiegend in der Leber stattfindende Cholesterinsynthese zweigt auf der Stufe der Acetessigsäure von der Fettsäurensynthese ab (Abb. 299), wobei noch nicht ganz sicher ist, ob die freie Acetessigsäure oder ob Acetacetyl-CoA als Zwischenverbindung auftritt. Beim Aufbau des Cholesterins wird nun wesentlich weniger Hydrierungswasserstoff benötigt als bei der Fettsäurensynthese. Aus 18 Mol Acetyl-CoA entstehen nämlich 2 Mol Stearinsäure unter Verbrauch von 32 Mol Wasserstoff, in ein Cholesterinmolekül treten dagegen bei gleicher Zahl von Acetatmolekülen nur 4 Moleküle Wasserstoff ein. Da die diabetische Stoffwechsellage durch einen Mangel an reduzierten Cofermenten (DPNH) gekennzeichnet ist, weicht die Acetessigsäure von der Fettsäurensynthese außer in die Ketonkörperbildung auch in die Cholesterinsynthese aus. Die erhöhte Cholesterinbildung könnte zu den Faktoren gehören, die das Auftreten arteriosklerotischer Gefäßschäden beim Diabetiker begünstigen (s. Lipoidstoffwechsel).

d) Störungen des Eiweißstoffwechsels

Die diabetische Störung des Eiweißstoffwechsels ist gekennzeichnet durch eine *Verminderung der Proteinsynthese*. Zwei Vorgänge tragen dazu bei: Einmal kann beim Zuckerkranken infolge der verminderten Energiebildung über Citronensäurecyclus und Atmungskettenphosphorylierung die zur Proteinsynthese benötigte Energie nicht in genügendem Umfang bereitgestellt werden. Zum anderen werden im Rahmen der Gluconeogenese Aminosäuren zur Zuckerbildung in gesteigertem Maße herangezogen und sind daher für den Peptid- und Proteinaufbau nicht verfügbar. Auf die damit verbundene negative Stickstoffbilanz des Diabetikers wurde bereits hingewiesen (S. 604).

e) Hyperglykämie und Glykosurie

Die diabetische Verminderung der Glucoseoxydation und die Steigerung der Gluconeogenese müssen sich gleichsinnig auf die Blutzuckerhöhe auswirken: Aus der Einschränkung des Glucoseverbrauchs und dem gesteigerten

Angebot resultiert das führende Symptom des Diabetes mellitus, die Hyperglykämie. In Abhängigkeit von der Schwere der Stoffwechselstörung liegen die Blutzuckerwerte mehr oder weniger deutlich über dem Normalbereich, im Coma diabeticum können Werte von 600 mg-% und mehr auftreten. *Latente* Diabetesfälle lassen sich durch den veränderten Ablauf der nach peroraler Glucosezufuhr in regelmäßigen Zeitabständen bestimmten Blutzuckerwerte erfassen (Staub-Traugottscher Versuch, Abb.303). Die perorale einfache oder doppelte Glucosebelastung kann auch durch intravenöse Verabfolgung (Vermeidung von Störungen der intestinalen Glucoseresorption) ersetzt werden. Durch Zusatz von Cortisonderivaten (Prednison) kann die Glucosebelastung noch verstärkt werden. Weiterhin dient noch der *Tolbutamid*-Test (Stimulierung der B-Zellen und Senkung des Blutzuckers) der Aufspürung eines latenten Diabetes.

Nach neueren Vorstellungen darf man in der diabetischen Hyperglykämie nicht nur ein Symptom des gestörten Kohlenhydratstoffwechsels sehen, sondern muß sie als zweckgerichtete Regulation des kranken Organismus ansprechen, die die durch die Störung der Glucoseoxydation gefährdete Energieversorgung sicherstellen soll. Wie noch zu besprechen sein wird (S. 611), ist eine der grundlegenden Folgen des Insulinmangels die Störung des Glucosetransportes durch die Zellmembranen der Peripherie. Die Erhöhung der extracellulären Glucosekonzentration erleichtert den Zuckertransfer. Weiterhin wird infolge der Abhängigkeit der enzymatischen Umsatzgeschwindigkeit von der Substratkonzentration (S.601), in diesem Falle also von der Glucosekonzentration, bei Zunahme der Konzentration der Durchsatz des Zuckers durch die Kette der intracellulären Fermentreaktionen beschleunigt und somit die Energiebereitstellung verbessert. Die Glucoseverwertungsstörung des Diabetikers wird daher durch die Hyperglykämie in gewissem Umfange wieder ausgeglichen. Trotzdem muß es das Ziel der Therapie bleiben, die Stoffwechselentgleisung durch Diät B-Zellen stimulierende Substanzen (Sulfonyharnstoffverbindungen), Insulin, evtl. in Kombination mit Biguaniden, die die Glucoseutilisation in der Peripherie steigern, zu beseitigen und den Blutzucker zu senken bzw. der Norm anzugleichen.

Die glomerulär filtrierte Glucose wird in den Nierentubuli bis zu einer Blutglucosekonzentration von 150—160 mg-% wieder vollständig resorbiert. Überschreitet der Blutzucker diese Grenze, so kann der aktive, energieverbrauchende tubuläre Transportmechanismus das Konzentrationsgefälle nicht mehr überwinden, es erscheint Glucose im Harn. Die beim Durchtritt durch die Tubuluszellen ablaufenden Vorgänge sind noch weitgehend unbekannt, sehr wahrscheinlich ist jedoch die Passage insulinunabhängig. Gegen die frühere Annahme, daß Glucose in den Tubuluszellen mittels der Hexokinasereaktion in Glucose-6-Phosphat über-

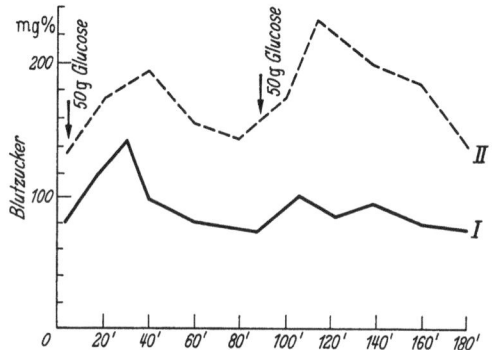

Abb. 303. Blutzuckerkurve bei zweimaliger Belastung mit 50 g Glucose (Staub-Traugott-Versuch). - - - - - leichter Diabetes; ——— gesunde Vergleichsperson. (Nach STURM)

führt wird und in dieser Form die Zelle durchwandert, spricht die Beobachtung, daß die Zellmembran der Tubuli für Glucose-6-Phosphat undurchlässig ist. In den Spätstadien des Diabetes können arterio-sklerotische Gefäßschäden die glomeruläre Glucosefiltration erschweren, die Nierenschwelle steigt an, trotz Fortbestehen der Hyperglykämie vermindert sich die Glykosurie oder hört auf.

f) Die diabetischen Störungen des Fructoseumsatzes

Der Stoffwechsel der Fructose im diabetischen Organismus bedarf noch einer gesonderten Betrachtung, da einige wesentliche Unterschiede gegenüber dem Glucosestoffwechsel bestehen. Fructose wird beim Zuckerkranken nicht langsamer umgesetzt als beim Gesunden. Wahrscheinlich erfolgt der insulinunabhängige Fructoseumsatz ausschließlich in der Leber. In der Muskulatur wird Fructose wesentlich langsamer verwertet, sie ist hier wohl zumindest teilweise auf Insulin angewiesen. Das Zentralnervensystem kann Fructose nicht verwerten. Wesentlich für den Fructoseeffekt beim Diabetiker ist die Möglichkeit einer schnellen Phosphorylierung in der Leber zu Fructose-1-Phosphat, das dann unmittelbar weiter zu Triosephosphaten abgebaut wird (Abb. 304). Die phos-

Fructose im diabetischen Organismus dürfte sein, daß die Reaktionskette, die Fructose beim Abbau bis zur Stufe der aktiven Essigsäure durchlaufen muß, kürzer als die der Glucose ist und daß im Vergleich zur anaeroben Glykolyse pro Mol Fructoseumsatz 1 Mol ATP weniger

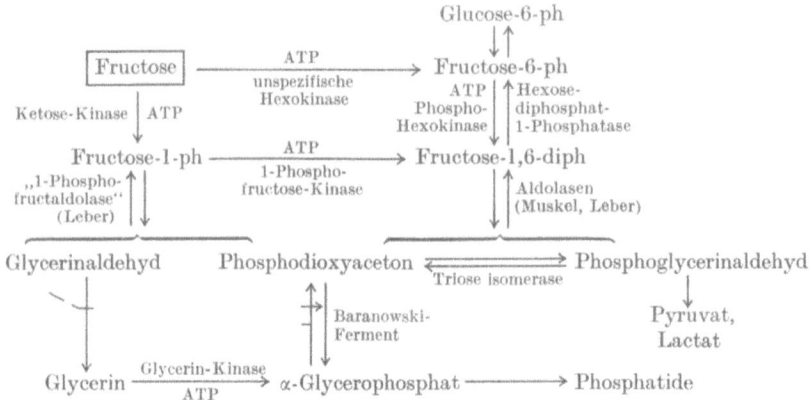

Abb. 304. Der Fructosestoffwechsel. (Nach LEUTHARDT)

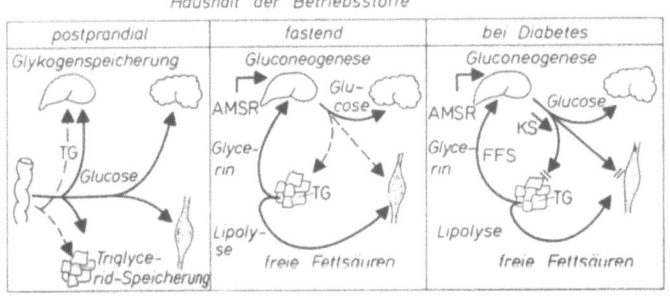

Abb. 305. Schematische Darstellung des Stoffwechsels der wichtigsten Betriebsstoffe des postabsorptiven, fastenden und akut diabetischen Organismus. Für die Speicherung der Glucose als Glykogen und Fett sowie für die Aufnahme und Speicherung von Fett im Fettgewebe ist Insulin unerläßlich. Insulin beschleunigt den Glucosetransport in die Zelle und erhöht die Aktivität der Lipoproteinlipase, welche es der Zelle ermöglicht, Chylomikronen zu hydrolysieren, die abgespaltenen Fettsäuren aufzunehmen, mit Glycerophosphat zu verestern und als Triglyceride (TG) zu speichern. Die freien Fettsäuren, die vom Fettgewebe abgegeben werden, sind die hauptsächlichen Betriebsstoffe des fastenden und diabetischen Organismus. Die massive Freisetzung der Fettsäuren aus dem Fettgewebe des diabetischen Organismus ist dadurch bedingt, daß es der Zelle an Glucose zur Wiederveresterung derselben mangelt und daß die Lipolyse gesteigert ist. Ein Teil der von der Leber aufgenommenen Fettsäuren wird zu Ketokörpern (*KS*) oxydiert, die dann schließlich den Organismus überschwemmen. *AMSR* Aminosäuren. [Nach E. R. FROESCH u. P. H. ROSSIER, Internist (Berl.) **6**, 400 (1965)]

phorylierende Fructokinase der Leber ist mit der Gluco-(Hexo-)Kinase nicht identisch. Glucose und Fructose werden somit von verschiedenen Fermenten in den Intermediärstoffwechsel eingeschleust, das macht ihre unterschiedliche Verwertbarkeit zum Teil verständlich. Eine genaue Deutung des abweichenden Verhaltens wird jedoch durch bisher noch mangelhafte Kenntnisse über den Mechanismus der Insulinwirkung in der Leber erschwert. Von Bedeutung für die schnelle Verwertbarkeit der

verbraucht bzw. zusätzlich frei wird. Der die diabetische Stoffwechsellage kennzeichnende Mangel an energiereichen Phosphaten kann daher durch Fructose- statt Glucosezufuhr verringert werden. Mit einer relativ vermehrten Bereitstellung von ATP ließe sich auch die nach Fructosezufuhr zu beobachtende Steigerung der Glykogensynthese erklären (Aktivierung der Phosphorylase durch ATP). Die bei Diabetes gesteigerte Glykogenolyse wird durch Fructosegaben verlangsamt, da beim Glykogenabbau anorganisches Phosphat benötigt wird, dessen Konzentration in den Leberzellen jedoch wegen der hohen Phosphorylierungsgeschwindigkeit der Fructose zweitweise absinkt.

Die therapeutische Bedeutung einer Fructosezufuhr beim Diabetiker wird jedoch dadurch erheblich eingeschränkt, daß Fructose über Fructose-6-Phosphat und Glucose-6-Phosphat leicht in Glucose umgewandelt werden kann. Wird daher beim Diabetiker durch größere Fructosezufuhr die im Einzelfall schwer abschätzbare Kapazität der Leber zum direkten Fructoseabbau überschritten, so werden Hyperglykämie und Glykosurie eher verstärkt, der Insulinbedarf nimmt zu. Der Fructose„umsatz" ist insulinunabhängig, die Fructose„toleranz" dagegen nicht.

g) Zusammenfassung der biochemischen Befunde der diabetischen Stoffwechselstörung

Die wesentlichsten der bisher bekannten Stoffwechselstörungen des Diabetes mellitus seien kurz zusammengefaßt (s. Abb. 305).

1. Die Glucoseoxydation ist vermindert.

2. Die Glykogensynthese aus Glucose ist herabgesetzt, die Glykogenspeicherung in Leber und Muskulatur ist verringert.

3. Aus Nicht-Kohlenhydraten, vor allem Eiweiß, wird vermehrt Glucose gebildet, auch niedermolekulare Kohlenhydrate werden vermehrt zur Resynthese von Glucose herangezogen.

4. Verminderter Glucoseabbau und gesteigerte Glucoseneubildung führen zu Hyperglykämie und Glykosurie.

5. Die Lipolyse ist gesteigert, die Fettsynthese ist gehemmt, die sich anstauenden Vorstufen der Fettsäurenbildung werden in die Ketonkörper- (und Cholesterin-)synthese abgedrängt.

6. Die Energiebereitstellung über Citronensäurecyclus und Atmungskettenphosphorylierung ist gestört, die Bildung energiereicher Phosphate vermindert. Die energiefordernden Prozesse wie die Proteinsynthese sind daher in ihrem Ablauf beeinträchtigt.

2. Die Störungen der hormonellen und nervalen Regulation beim Diabetes mellitus

a) Pankreas

α) *Insulin*

1. Bildung und Chemie. Die Beobachtung von MEHRING und MINKOWSKI über das Auftreten eines Diabetes mellitus nach Pankreasentfernung hat die Bedeutung der Bauchspeicheldrüse für das Auftreten der diabetischen Stoffwechselstörung erstmals gezeigt. In späteren eingehenden morphologischen und biochemischen Untersuchungen gelang der Nachweis zweier Zelltypen (A- oder α- und B- oder β-Zellen) in den schon 1869 von LANGERHANS beschriebenen Inseln und die weitgehende Aufklärung ihrer Funktion. Beim Erwachsenen verhalten sich die A- zu den B-Zellen etwa wie 1:4. Das Insulin wird in den B-Zellen gebildet. Wahrscheinlich geht die Synthese in den Ribosomen vor sich, die entlang dem endoplasmatischen Reticulum angeordnet sind. Vom Zellkern kommend, übermittelt die Messenger-RNS den Insulin-Code. Die gebildeten Insulinkörnchen sind von einem Säckchen umgeben, das eine doppelte Membran besitzt und aus dem Reticulum stammen dürfte. Die mikroskopisch sichtbaren Körnchen in einer B-Zelle bestehen aus vielen Insulinmolekülen. Die Granulamenge hängt von dem Gleichgewicht zwischen Bedarf und Aufbau ab: $1/2$ Std nach einer Traubenzuckerinjektion, (auch nach Aminosäureninjektion) ist der Granulagehalt der B-Zellen erschöpft, 6 Std später ist er aber schon wieder erneuert. Beim Ansteigen des Blutzuckerspiegels wandern die Sekretgranula vom Innern der Zellen in Richtung Zellmembran. Die die Körnchen umgebenden Säckchen verschmelzen mit der Zellmembran, die dann rupturiert und das Körnchen in den extracellulären Raum entläßt. Aus den Körnchen entsteht freies Insulin, das in die umliegenden Capillaren übertritt. Den beschriebenen Effekt der Wanderung der Sekretgranula vom Innern der Zelle in Richtung Zellmembran und das Platzen der die Granula umgebenden Säckchen kann auch bei den oralen Antidiabetica der Sulfonylharnstoffgruppe beobachtet werden.

Auffallend ist der histiochemisch nachweisbare hohe Zinkgehalt der B-Zellen. Zink tritt möglicherweise mit dem Insulin zu einem unlöslichen Komplex zusammen und führt damit das Hormon in eine Depotform über.

Histologisch lassen sich bei jugendlichen Diabetikern im fortgeschrittenen Stadium hydropische Veränderungen der B-Zellen mit degranulierten, optisch fast leeren und aufgetriebenen B-Zellen nachweisen. In diesen Fällen ist der Insulingehalt des Pankreas stark vermindert. Viel diskreter sind die Veränderungen bei älteren pyknischen Diabetikern. Hierbei wird eine Verschiebung der A-B-Relation zugunsten der A-Zellen beschrieben. In fortgeschrittenen Fällen finden sich bei älteren Diabetikern hyaline Degenerationen der Langerhansschen Inseln mit Sklerose.

Bei der chemischen Aufarbeitung von 1 kg Rinderpankreas lassen sich etwa 100 mg Kristallinsulin gewinnen. 1 mg kristallisiertes Insulin entspricht 22 E standardisierten einfachem Insulin. Als internationale Insulineinheit wird diejenige Menge bezeichnet, die den Blutzucker eines 2 kg schweren, 24 Std hungernden Kaninchens innerhalb von 3 Std auf 45 mg-% herabsetzt. Normalerweise sezerniert das menschliche Pankreas täglich zwischen 20—40 E Insulin. Etwa 10% funktionstüchtiges Insulin sollen ausreichen, um das Stoffwechselgleichgewicht zu erhalten. Ein „traumatischer" Pankreasdiabetes ist daher sehr selten.

Im letzten Jahrzehnt konnte die Struktur des einzelnen Insulinmoleküls auch des menschlichen Insulins, aufgeklärt werden. Insulin hat ein Molekulargewicht von etwa 6000 und setzt sich aus 2 Polypeptidketten (A und B) zusammen. Die A-Kette mit 21 Aminosäuren besitzt eine S-S-Brücke, die B-Kette enthält 30 Aminosäuren. Beide Ketten sind durch 2 S-S-Brücken miteinander verbunden.

der A-Kette die gleichen Aminosäuren wie das Insulin des Menschen. Die endständige Aminosäure der B-Kette ist beim Menschen jedoch Threonin, beim Schwein Alanin. Schweineinsulin steht dem menschlichen Insulin chemisch wohl am nächsten.

Inzwischen ist es gelungen, ein biologisch aktives Insulin zu synthetisieren. Die Ausbeute ist jedoch bisher noch zu gering, als daß synthetisches Insulin in der praktischen Medizin angewandt werden könnte.

Neue Befunde sprechen dafür, daß von den β-Zellen des Pankreas zunächst ein Polypeptid mit einem Molekulargewicht von 9100 gebildet wird, aus dem durch proteolytische Spaltung das Insulin entsteht. Die Insulinaktivität dieses Proinsulin genannten Stoffes beträgt ca. 12% des Insulins, kann aber durch Trypsin wesentlich gesteigert werden.

2. Die Insulinwirkung. Insulin vermag die in den vorstehenden Abschnitten genannten diabetischen Stoffwechselstörungen wieder zu beseitigen. Es steigert die Glucoseoxydation, es beschleunigt die Fettbildung aus Kohlenhydraten bei gleichzeitiger Hemmung der Lipolyse und der Ketonkörpersynthese, es senkt den Phosphatgehalt des Blutplasmas und steigert den Phosphateintritt in die Zellen. Die Glykoneogenese aus Eiweiß und Fett wird durch Insulin verringert, die Glykogenbildung aus Glucose in der Peripherie (Muskulatur) und bei ausreichender Kohlenhydratzufuhr auch in der Leber gefördert. Die Peptid- und Proteinsynthese aus Aminosäuren wird durch Insulinzufuhr wieder normalisiert.

Die meisten dieser Insulinwirkungen lassen sich auf eine allgemeine Steigerung des Glucose-

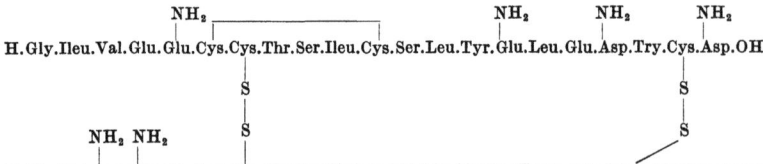

Struktur des menschlichen Insulins. [NICOL, D. S. H. W., and L. F. SMITH: Nature (Lond.) **187**, 483—485 (1960)]

Zwischen den Insulinmolekülen der verschiedenen Species gibt es einige chemische Unterschiede. Darauf basiert die Antikörperbildung nach Insulinbehandlung (s. S. 622). Dabei können unterschiedliche Molekülkonfigurationen ebenfalls eine Rolle spielen. Schweineinsulin hat in den Positionen 8 sowie 9 und 10

umsatzes zurückführen. Da dem Insulin weitgehend gleichartige Effekte auch durch einfache Erhöhung der Glucosekonzentration des Blutes oder, bei Versuchen mit Gewebsschnitten, des umgebenden Nährmediums erzielt werden konnten, war zu vermuten, daß Insulin auf einer der ersten Stufen des Kohlenhydratstoffwechsels eingreift. Zunächst war an eine Insulinabhängigkeit der Hexokinasereaktion mit Stimulierung der Glucose-6-Phosphat-Bildung gedacht worden. Entsprechende experimentelle Befunde konnten jedoch in späteren Untersuchungen nicht bestätigt werden. Auf Grund ausgedehnter, in den letzten Jahren durchgeführter Versuche muß vielmehr angenommen werden, daß Insulin in bestimmten Organen den Zuckerdurchtritt durch die Zellmembran beeinflußt: Der die Glucosepenetration ermöglichende Transportmechanismus wird durch Insulin aktiviert. Dieser insulinempfindliche aktive Transport beeinflußt nicht nur die Penetrationsgeschwindigkeit der Glucose, sondern auch die einer Reihe anderer Zucker, die die gleiche Konfiguration wie die Glucose an den ersten 3 Kohlenstoffatomen (s. Formel) besitzen. Danach sind insulinempfindlich d-Glucose, d-Galaktose, d-Xylose und l-Arabinose. Nicht durch Insulin zu beeinflussen ist die Penetration von d-Mannose, d-Fructose, d-Sorbose, d-Arabinose und l-Rhamnose. Werden insulinempfindliche Zucker zusammen verabreicht, so konkurrieren sie um den Eintritt in die Zelle. Auf welchem Weg Insulin den Zuckertransfer begünstigt, ist noch nicht klar. Wahrscheinlich handelt es sich um einen nicht enzymatischen Vorgang, der keine oder nur wenig Energie verbraucht, denn bei tiefen Temperaturen, bei denen die Hexokinaseaktivität weitgehend gehemmt ist, besteht die Insulinwirkung auf den Glucosetransfer noch weiter. Nach der Theorie von LEVINE soll das Glucosetransportsystem primär inaktiv bzw. durch ein spezifisches Insulin-Receptor-System gehemmt sein. Wird durch diesen Receptor Insulin aufgenommen, so öffnet sich zeitweise die Zellschranke und das Substrat Glucose kann hindurchtreten.

Konfiguration der insulinempfindlichen Zucker

Von den Körpergeweben sind, soweit bisher untersucht, die Muskulatur, die Fettzellen, das Bindegewebe und die Augenlinse insulinempfindlich, d.h. die Glucoseaufnahme wird durch Insulin gefördert, unabhängig von Insulin läuft die Glucosepenetration in den nicht kernhaltigen Erythrocyten, im Nierengewebe, im Verdauungskanal und im Zentralnervensystem ab.

Wesentlich anders als in der Muskulatur und im Fettgewebe ist nach den bisher vorliegenden Untersuchungen der Mechanismus der Insulinwirkung in der *Leber*. Der Glucosetransport durch die Zellmembranen ist in der Leber insulinunabhängig. Besonders auffallend sind Differenzen in der zeitlichen Wirkung des Hormons. Während sich am Zwerchfell (ähnliches gilt für das Fettgewebe und die lactierende Brustdrüse) einer alloxandiabetischen Ratte, das nur wenige Sekunden in eine Insulinlösung getaucht wurde, nach Zugabe von Glucose in vitro eine Steigerung der Glucosepenetration und der Glucosesynthese als Zeichen der Wirkung des aufgenommenen Insulins demonstrieren läßt, können die Stoffwechselstörungen der diabetischen Leber bei entsprechender Versuchsanordnung durch Insulinzugabe nicht beseitigt werden. Hier muß man die Tiere mindestens 6—24 Std mit Insulin vorbehandeln, damit die diabetische Schädigung der Leberfunktion beseitigt wird. Erst in der nach dieser Zeitspanne entnommenen Leber läuft die Glykogensynthese in vitro aus Glucose, Fructose, Brenztraubensäure oder Acetat und die Fettsäurenbildung aus C_2-Bruchstücken wieder normal ab und die Ketonkörpersynthese ist gehemmt. Die Wiederherstellung der durch Insulinmangel gestörten Leberfunktion erfordert also eine gewisse Zeit. Vermutlich laufen in dieser Zeit Synthesevorgänge ab, es werden Fermentproteine oder Cofermente gebildet, deren Gegenwart für einen normalen Kohlenhydratstoffwechsel notwendig ist.

Dem experimentell gut gesicherten Mechanismus der Insulinwirkung in der Muskulatur (Aktivierung des Glucosetransfers durch die Zellmembran) steht somit ein erst nach einem mehrstündigen Zeitraum nachweisbarer Insulineffekt auf die Leber gegenüber, wobei diese Zeitspanne wahrscheinlich für die Regeneration intracellulärer Fermente oder anderer, am Glucoseumsatz beteiligter Verbindungen benötigt wird. Von Interesse ist in diesem Zusammenhang die dreimal größere Häufigkeit von Diabetes bei Lebercirrhose gegenüber Lebergesunden. Möglicherweise ist bei Lebercirrhosen der Insulinabbau gestört und die Insulinwirkung eingeschränkt.

3. Der Insulinabbau. Insulin wird in verschiedenen Organen abgebaut, in größerem Umfang in Leber, Niere und Leukocyten. Wahrscheinlich ist der Insulinabbau ein proteolytischer Vorgang, das betreffende Ferment wurde *Insulinase* genannt. Es kann durch

aus 29 Aminosäuren mit einem Molekulargewicht von 3485, das neben den auch im Insulin vorhandenen Aminosäuren noch Methionin und Tryptophan enthält. Neuerdings ist volle Strukturaufklärung gelungen. Gegenüber dem Insulin fehlen Cystein, Prolin und Iso-

$$\overset{\overset{\textstyle NH_2}{|}}{H.His.Ser.Glu.Gly.Thr.}\ Phe.Thr.Ser.Asp.Tyr.Ser.\ Lys.Tyr.\ Leu.Asp.Ser.Arg.Arg.Ala.\overset{\overset{\textstyle NH_2}{|}}{Glu.Asp.}\ \overset{\overset{\textstyle NH_2}{|}}{Phe.Val.Glu.Try.}\ Leu.\ Met.$$

$$\overset{\overset{\textstyle NH_2}{|}}{Asp.Thr.OH}$$

Struktur des Glucagons. [Aus: W.W. BROMER, L.G. SINN u. O.K. BEHRENS: J. Amer. chem. Soc. **79**, 2807—2810 (1957)]

Schwermetalle und SH-Gruppengifte wie Jodacetat gehemmt werden. Die Leberinsulinase reduziert das ihr aus der Bauchspeicheldrüse zufließende Insulin um etwa 50%. Sie ist für die relativ kurze Halbwertszeit von 20—40 min beim Menschen verantwortlich.

Hypophysen- und Schilddrüsenhormone aktivieren die Leberinsulinase. Manche Untersuchungen schienen dafür zu sprechen, daß beim menschlichen Diabetes die Insulinaseaktivität gesteigert ist. So zeigte anläßlich einer Leberbiopsie entnommenes Gewebe bei Diabetikern eine größere Fermentaktivität als bei Nichtdiabetikern. Nach diesen Befunden erscheint es nicht ausgeschlossen, daß beim Diabetes mellitus neben den Störungen der hormonellen Regulation auch ein vermehrter Insulinabbau durch spezifische Fermente pathogenetisch eine Rolle spielen könnte. Weitere Untersuchungen haben bei unbehandelten Zuckerkranken jedoch keine erhöhten Insulinaseaktivitäten nachweisen lassen, so daß die pathogenetische Bedeutung der Insulinase für den Diabetes mellitus z.Z. als gering bzw. fehlend zu sehen ist.

β) *Glucagon*

Der erste Hinweis auf die Existenz eines weiteren, den Kohlenhydratstoffwechsel beeinflussenden Pankreashormons war die Beobachtung, daß nach intravenöser Insulinzufuhr die Blutzuckerwerte kurzfristig ansteigen, bevor der eigentliche, den Blutzucker senkende Insulineffekt zutage tritt. Inzwischen konnte das *Glucagon*, wie dieser Wirkstoff genannt wurde, von den ursprünglich gebräuchlichen Insulinpräparaten abgetrennt, weitgehend gereinigt und bezüglich seiner Wirkung und seiner chemischen Zusammensetzung genauer analysiert werden. Glucagon ist ein Polypeptid

leucin. Glucagon wird von den A-Zellen des Pankreas gebildet. Augenfälligste Wirkung des Hormons ist der Anstieg der Blutzuckerwerte, der auf die nach Glucagonzufuhr einsetzende verstärkte Glykogenolyse in der Leber zurückgeht. Wahrscheinlich wirkt Glucagon dabei über eine beschleunigte Umwandlung der Phosphorylase aus einer inaktiven Vorstufe in das aktive Ferment. Im Hinblick auf Leberglykogengehalt und Blutzuckerkonzentration besteht somit ein gewisser Antagonismus zum Insulin. Je nachdem, ob die A- oder die B-Zellen des Pankreas funktionell überwiegen, wird es zum Blutzuckeranstieg oder -abfall kommen. Für einen solchen Antagonismus spricht u.a. die Beobachtung, daß nach experimenteller Pankreatektomie der Insulinbedarf geringer ist als nach isolierter Zerstörung der insulinbildenden B-Zellen durch Alloxan, da bei dem Eingriff auch die A-Zellen mit entfernt werden. Möglicherweise spielt auch beim menschlichen Diabetes ein relatives oder absolutes Überwiegen der Glucagonproduktion über die Insulinbildung eine Rolle, da in den histologischen Untersuchungen eine Verschiebung der A:B-Relation, insbesondere bei jugendlichen Diabetikern, zugunsten der A-Zellen gezeigt werden konnte. Weiterhin gelang der Nachweis eines normalen Glucagongehaltes bei verminderter Insulinkonzentration in Bauchspeicheldrüsen bei Diabetikern.

Auf die Glucoseverwertung in der Peripherie haben Insulin und Glucagon einen synergistischen Einfluß. Die durch Insulin bewirkte Steigerung der Glucoseoxydation wird durch den glucagonbedingten und -gesteuerten Glucosenachschub aus der Leber ermöglicht und gefördert. Manche Befunde sprechen dafür, daß die Hyperglykämie nicht nur für die Insulin-, sondern auch für die Glucagonausschüttung aus dem Pankreas der adäquate Reiz ist und daß das Zusammenspiel der beiden Hormone die Aufgabe hat, hypoglykämische Reaktionen zu verhindern. Glucagon stimuliert andererseits die Insulinsekretion in den Langerhansschen Inseln.

Intravenöse Injektion von 1 mg gereinigtem Glucagon erhöht den Blutzucker um 50—80%. Normalerweise ist der Effekt nach 90 min abgeklungen, bei Diabetikern hält er länger an.

b) Hypophyse

Von den Hormonen des Hypophysenhinterlappens sind keine wesentlichen Wirkungen auf den Kohlenhydratstoffwechsel bekannt. Die insulinantagonistische Wirkung der Hypophysenvorderlappenhormone geht aus folgenden tierexperimentellen Beobachtungen hervor:

1. Wird beim pankreasdiabetischen Tier die Hypophyse entfernt (Houssay-Tier), so geht die Glykosurie zurück, der Blutzucker nähert sich der Norm, die Ketonkörperausscheidung schwindet fast völlig, es kann sogar eine Neigung zu hypoglykämischen Zustandsbildern eintreten.

2. Durch Hypophysektomie wird die Empfindlichkeit gegen Insulin gesteigert, durch Zufuhr von HVL-Extrakten kann die Insulinempfindlichkeit des hypophysektomierten Tieres wieder normalisiert werden. Pankreatektomierte Tiere, bei denen durch Entfernung der Hypophyse eine Kompensation der diabetischen Stoffwechsellage erreicht werden konnte, werden durch Zufuhr von HVL-Präparaten wieder diabetisch.

3. Während bei kurzzeitiger Behandlung mit HVL-Präparaten die bei gesunden Tieren entstehende diabetische Stoffwechselstörung nach Absetzen der Injektionen wieder reversibel ist (idiohypophysärer Diabetes), entwickelt sich nach mehrwöchiger HVL-Hormonzufuhr ein irreparabler Dauerdiabetes (metahypophysärer Diabetes) mit hydropischer Degeneration und schließlichem Schwund der B-Zellen des Pankreas.

Nachdem es in neuerer Zeit gelungen ist, die einzelnen Hormone des Hypophysenvorderlappens zu isolieren und weitgehend gereinigt darzustellen, war es möglich, deren Wirkung auf den Kohlenhydratstoffwechsel genauer zu untersuchen. Wesentliche diabetogene Stoffwechseleffekte zeigen zwei Hormone des HVL:

das somatotrope Hormon (STH, Wachstumshormon) und das adrenicotrope Hormon (ACTH).

α) *Das Wachstumshormon (STH)*

Im Tierexperiment verschiebt STH das Stoffwechselgleichgewicht in Richtung einer verstärkten Proteinsynthese. Die dafür notwendigen niedermolekularen Bausteine werden im wesentlichen dem Fettstoffwechsel entnommen, während der Abbau von Kohlenhydraten eher eingeschränkt ist. Zeichen dieser, das Wachstum ermöglichenden Stoffwechseländerung sind eine positive Stickstoffbilanz, eine Erniedrigung des Aminosäurenspiegels im Blut bei gleichzeitiger Erhöhung im Gewebe, Vermehrung der Ketonkörper, Lipämie und Erhaltung oder Vergrößerung der Glykogendepots, vor allem in der Muskulatur (myoglykostatischer Effekt des STH). Wachstum und Mobilisation der Fettdepots sind in gewissem Umfang voneinander abhängig. Nach dem Aufbrauch des Fettdepots endet trotz weiterer Zufuhr von STH der gesteigerte Eiweißanbau. Der Verlust der Fettpolster in den kindlichen Wachstumsphasen, der meist mit einer Acidoseneigung verbunden ist, beruht ebenfalls auf diesen hormonell ausgelösten Stoffwechselverschiebungen.

Die *diabetogenen* Wirkungen des Wachstumshormons kommen mittelbar über das Inselzellsystem zustande. Die mit dem Wachstum verbundenen Stoffwechseländerungen, insbesondere die herabgesetzte Glucoseaufnahme in der Peripherie, steigern den Insulinbedarf des Organismus. Bei der daraus resultierenden Beanspruchung des Inselzellsystems kann es zur funktionellen Erschöpfung und schließlich sogar zur irreversiblen, pathologisch-anatomisch nachweisbaren Zerstörung der Zellen kommen. An der Steigerung des Insulinverbrauchs sind mehrere Faktoren beteiligt. Beim Eiweißanbau wirken Wachstumshormon und Insulin als Synergisten, die durch STH gesteigerte Proteinsynthese erhöht den Insulinbedarf der Gewebe. Beim ausgewachsenen Organismus, bei dem die Möglichkeiten zum Eiweißanbau begrenzt sind, werden die nicht genutzten Eiweißbausteine in den Kohlenhydratstoffwechsel eingeschleust (Neoglucogenese), die daraus folgende Hyperglykämie führt zur gegenregulatorischen Steigerung der Insulinabgabe. Schließlich muß noch der bereits erwähnte, auch als „α-*cytotroper Faktor*" bezeichnete stimulierende Effekt des Wachstumshormons auf die A-(α-)Zellen der Bauchspeicheldrüse berücksichtigt werden (S. 500). Über eine gesteigerte Glucagonsekretion kommt es zu vermehrter Glykogenolyse in der Leber und zu einer Hyperglykämie, die dann wieder den Reiz für die Insulinabgabe bildet. Je nachdem, ob der durch das Wachstumshormon bedingte gesteigerte Insulinbedarf von einem funktionell vollwertigen oder von einem bereits geschädigten Organ befriedigt werden muß und in Abhängigkeit von der Dauer der STH-Einwirkung kommt es zum *idiohypophysären*, nach Aufhören des STH-Effektes rückbildungsfähigen Diabetes oder zum *metahypophysären* Dauerdiabetes.

Die enge Korrelation von Wachstum und diabetischer Stoffwechsellage läßt sich an einer Reihe klinischer Beispiele aufzeigen. Bei Kranken mit Akromegalie, dem auf ein Adenom der eosinophilen, STH-bildenden Zellen des HVL zurückzuführenden Krankheitsbild, findet sich neben dem charakteristischen übermäßigen Wachstum der Acren in etwa einem Drittel der Fälle eine manifeste diabetische Stoffwechselstörung. Im Gegensatz zu den Verhältnissen des Tierexperimentes können jedoch oft Jahre zwischen Beginn der Wachstumsstörungen und Manifestation des Diabetes vergehen. Während dieses Intervalls lassen sich als Hinweis für die bereits bestehende, STH-bedingte vermehrte Insulinausschüttung erhöhte Insulinwerte im Blut nachweisen. Wird nach Manifestation des Diabetes die gesteigerte Wachstumshormonsekretion durch Röntgenbestrahlung der Hypophyse oder durch Operation ausgeschaltet, so kann sich entsprechend den Beobachtungen im Tierexperiment (idiohypophysärer Diabetes) die diabetische Stoffwechselstörung wieder zurückbilden. Jedoch treten auch beim Diabetes des Akromegalen die vom Experiment her bekannten irreversiblen Schädigungen der B-Zellen des Pankreas nach einem gewissen Zeitraum auf, der auf etwa 2 Jahre geschätzt wird.

Eine vermehrte STH-Sekretion scheint weiterhin bei der Übergröße und Überschwere von Kindern diabeteskranker Frauen eine wesentliche Rolle zu spielen. Bei nichtdiabetischen Müttern überschwerer Kinder soll in einem hohen Prozentsatz später ein Diabetes mellitus auftreten (s. S. 622). Auch die klinische Beobachtung, daß der Manifestation eines Diabetes bei Jugendlichen häufig eine Phase gesteigerten Wachstums vorausgeht, weist auf die engen Beziehungen zwischen vermehrtem Eiweißansatz und diabetischer Stoffwechsellage hin. Bei allen genannten klinischen Bildern geht das übermäßige oder abnorme Wachstum dem Diabetes längere Zeit voraus. Besonders wichtig ist dabei, daß auch bei Jugendlichen diese Zusammenhänge zu bestehen scheinen. Es ist daher durchaus möglich, daß bei der Manifestation bzw. im Beginn des jugendlichen Diabetes, der bisher meist als Prototyp des Insulinmangeldiabetes angesehen wurde, extrapankreatitische Faktoren ebenfalls eine nicht unwesentliche Rolle spielen.

In den hier zu besprechenden Formenkreis gehört schließlich noch das von dem französischen Kinderarzt MAURIAC beschriebene und nach ihm benannte Krankheitsbild mit schwerem jugendlichen, insulinresistenten Diabetes, Minderwuchs, Hepatomegalie, die vorwiegend auf einer vermehrten Fettinfiltration beruht, Stammfettsucht und verzögerter Pubertätsentwicklung. Es wird vermutet, daß auch bei diesem Syndrom eine hypophysäre Überfunktion beteiligt ist. Insbesondere sprechen für eine solche Deutung die im Gegensatz zu dem Verhalten der anderen jugendlichen Diabetiker stehende Insulinresistenz und die Stammfettsucht sowie die Fettleber, deren Entwicklung nach STH-Gaben auch im Tierexperiment beobachtet werden kann.

c) Das adrenicotrope Hormon (ACTH)

Das von den basophilen Zellen des HVL gebildete adrenicotrope Hormon steuert die Bildung der auf den KH-Stoffwechsel wirksamen Hormone der Nebennierenrinde, der Glucocorticoide. Die Störungen im Zuckerstoffwechsel, die nach Über- oder Unterfunktion des ACTH-sezernierenden Hypophysenanteils zu beobachten sind, decken sich dementsprechend weitgehend mit den Stoffwechselstörungen, die bei primären Nebennierenrindenschäden auftreten. Eine gesonderte Besprechung der diabetogenen ACTH-Effekte erübrigt sich daher.

d) Die Nebennieren

α) *Diabetes mellitus und Nebennierenrinde*

Von den normalen Sekretionsprodukten der Nebennierenrinde wirken die Glucocorticoide

Hydrocortison und Cortison unmittelbar auf den Kohlenhydratstoffwechsel. Ihr wesentlicher Effekt ist eine *Steigerung der Gluconeogenie* (S. 603). Sowohl aus Eiweiß bzw. den glucoplastischen Aminosäuren als auch aus den niedermolekularen Zwischenstufen der Glykolyse wird vermehrt Glucose-6-Phosphat gebildet. Die unter Glucocorticoidzufuhr zu beobachtende Hyperglykämie resultiert dann einmal aus einer gesteigerten Aktivität der Leberphosphatase, womit dem vermehrt anfallenden Glucose-6-Phosphat erst der Weg in die Blutbahn geöffnet wird, zum andern wird die periphere Glucoseutilisation durch Glucocorticoide gehemmt. Diese letztere Erscheinung beruht wahrscheinlich auf einem Antagonismus Glucocorticoide zum Insulin auf Zellebene. Ein wesentlicher Teil der bei der gesteigerten Gluconeogenie anfallenden Glucose wird in der Leber zu Glykogen aufgebaut und gestapelt. Durch den Glykogenreichtum der Leber unterscheidet sich der durch eine Überfunktion der Nebennierenrinde bzw. durch Corticoidzufuhr hervorgerufene Diabetes in charakteristischer Weise vom primären Pankreasdiabetes.

Normalerweise besitzen die B-Zellen des Pankreas genügend funktionelle Reserven, um durch vermehrte Insulinausschüttung die diabetogenen Effekte einer gesteigerten Nebennierenrindenaktivität bzw. einer Glucocorticoidzufuhr zu kompensieren. Im Gegensatz zu den Verhältnissen beim Wachstumshormon gelingt es im Tierexperiment in der Regel nicht, durch ACTH oder durch NNR-Hormone einen Dauerdiabetes zu erzeugen. Erst bei zusätzlicher STH-Zufuhr oder nach partieller Pankreasentfernung ist die diabetische Stoffwechselstörung nicht mehr rückbildungsfähig. Beim sog. „Steroiddiabetes" ist das funktionelle Gleichgewicht zwischen Nebennierenrinde und Pankreas gestört. Die resultierende diabetische Stoffwechsellage ist durch eine Reihe von Merkmalen ausgezeichnet, gleichgültig, ob sie nun auf einen Hypophysen- oder Nebennierenrindentumor bzw. -hyperplasie oder auf eine experimentelle oder therapeutische Glucocorticoidzufuhr zurückgehen. Es finden sich neben einer erheblichen Insulinresistenz eine Neigung zum Fettansatz, nur mäßig erhöhte Blutzuckerwerte, verminderte Kohlenhydrattoleranz, geringe Acidoseneigung und infolge des gesteigerten Eiweißabbaues eine negative Stickstoffbilanz.

Auffallend ist beim Steroiddiabetes die im Vergleich zu den relativ weniger erhöhten Blutzuckerwerten starke Zuckerausscheidung im Urin. Hier ließ sich zeigen, daß die Nebennierenrindensteroide neben ihren allgemeinen Wirkungen auf den Kohlenhydratstoffwechsel auch den Mechanismus der renalen Glucoseausscheidung unmittelbar beeinflussen. Bei gesteigerter glomerulärer Filtration ist unter Glucocorticoideinwirkung die tubuläre Glucoserückresorption normal oder vermindert. Es kann daher zur Glykosurie auch bei Blutzuckerwerten kommen, die unter dem normalen Nierenschwellenwert liegen.

In der Klinik begegnet uns ein *spontaner Steroiddiabetes* beim M. Cushing. Bei diesen Kranken läßt sich meist, falls nicht bereits ein manifester Diabetes besteht, mittels des Glucosebelastungsversuchs nach STAUB-TRAUGOTT eine latente diabetische Stoffwechselstörung aufdecken. Entsprechend den tierexperimentellen Befunden ist dieser Diabetes reversibel: Gelingt die operative Entfernung des Hypophysen- bzw. Nebennierentumors, so bildet sich auch der Steroiddiabetes wieder zurück. Bei Gesunden bzw. Kranken mit normalem Kohlenhydratstoffwechsel kann es unter therapeutischer ACTH- oder Glucocorticoid- (Cortison-, Hydrocortison-)zufuhr zu einer durch die oben genannten Symptome gekennzeichneten diabetischen Stoffwechselstörung kommen. Ihre Entwicklung ist abhängig von der Höhe der Hormondosis, der Dauer der Anwendung und individuellen Faktoren, unter denen die funktionellen Reserven des Inselzellapparates wohl am wichtigsten sind. Wenn unter einer NNR-Hormonbehandlung ein bleibender, auch nach Aussetzen der Behandlung nicht mehr rückbildungsfähiger „metacorticoider" Diabetes entsteht, so darf man nach den vorliegenden experimentellen und klinischen Erfahrungen annehmen, daß bereits primär, vor Beginn der Behandlung eine latente innersekretorische Pankreasinsuffizienz bestanden hat.

Im Gegensatz zu den bisher betrachteten Beispielen kann das hormonelle Gleichgewicht zwischen Pankreas und Nebennierenrinde auch zugunsten einer absoluten oder relativen Insulinüberproduktion verschoben sein. Patienten mit einer NN-Insuffizienz (Morb. *Addison*) zeigen eine stärkere Insulinempfindlichkeit und neigen zu hypoglykämischen Zuständen bei ungenügender Kohlenhydratzufuhr. Die Glykogenreserven von Leber und Muskulatur sind erniedrigt. Die Entwicklung eines Diabetes ist bei diesen Patienten sehr selten. Tritt umgekehrt bei einem Diabetiker eine Nebenniereninsuffizienz zusätzlich auf, so zeigt sich der Ausfall der die diabetische Stoffwechselstörung verstärkenden Gegenregulation in einer Abnahme der Glykosurie und in einem Rückgang des Insulinbedarfs. Therapeutische Zufuhr von Glucocorticoiden verstärkt dagegen wieder die diabetischen Symptome.

Schließlich sei noch erwähnt, daß möglicherweise eine Steigerung der NNR-Aktivität bei der Entwicklung der diabetischen Gefäßschäden (*Retinopathie, Kimmelstiel-Wilson-Syndrom*) eine Rolle spielt. Pathologisch-anatomische Untersuchungen ergaben, daß die Nebennieren von an Nierenkomplikation verstorbenen Diabetiker durchschnittlich 25% schwerer waren als die Nebennieren nierengesunder Diabetiker. Weiterhin wurde bei Diabetikern mit stärkerer Retinopathie die Corticosteroidausscheidung im Urin erhöht gefunden. Auch im Tierversuch ließen sich bei alloxandiabetischen Kaninchen durch Cortisonzufuhr dem Kimmelstiel-Wilson-Syndrom sehr ähnliche Nierenveränderungen hervorrufen. In Auswertung dieser klinischen und experimentellen Beobachtungen für die Therapie ist versucht worden, die Progression der diabetischen Gefäßkomplikationen durch Hypophysektomie oder bilaterale Adrenektomie zu verhindern. Die bisher vorliegenden Berichte lassen jedoch die Zweckmäßigkeit dieses recht eingreifenden Verfahrens sehr fraglich erscheinen.

β) Das Nebennierenmark

Das Hormon des Nebennierenmarkes, das *Adrenalin*, aktiviert den Glykogenabbau in der Leber, es kommt nach Adrenalinausschüttung oder parenteraler Zufuhr zu einer kurzdauernden Hyperglykämie und Glykosurie. Unmittelbarer Angriffspunkt des Adrenalins ist wahrscheinlich die Leberphosphorylase, das Gleichgewicht zwischen inaktiver und aktiver Form des Fermentes wird zugunsten der letzteren verschoben. Die Adrenalinsekretion wird vom Zwischenhirn über Medulla oblongata und die sympathischen Bahnen der Nn. splanchnici gesteuert, sie kommt als „*Notstandsreaktion*" bei plötzlichen Hypoglykämien und bei akutem Glucosemangel in den Geweben in Gang. Katecholamine fördern die Lipolyse und inhibieren die Sekretion von Insulin. Die Adrenalinwirkung auf den Kohlenhydratstoffwechsel ist nur kurzdauernd, eine echte diabetische Stoffwechselsituation läßt sich auch durch eine längerdauernde Applikation von Adrenalin nicht erzeugen. Dem entspricht, daß

bei Nebennierenmarktumoren meist nur während der Blutdruckkrisen flüchtige Glucosurien zur Beobachtung kommen, während ein Dauerdiabetes hierbei sehr selten ist.

e) Andere inkretorische Drüsen

Bei den anderen, bisher noch nicht besprochenen endokrinen Drüsen können ebenfalls Funktionsstörungen auftreten, die sich auf den Kohlenhydratstoffwechsel auswirken. Die entsprechenden Stoffwechselstörungen sind jedoch relativ uncharakteristisch und inkonstant, sie können daher hier in Kürze abgehandelt werden.

Bei *Thyreotoxikosen* können im Rahmen der sympathicotonen Umschaltung des Stoffwechsels mit allgemeiner Oxydationssteigerung und vermehrter Leberglykogenolyse erhöhte Blutzuckerwerte und Glykosurie zur Beobachtung kommen. Zum Teil werden diese Stoffwechselwirkungen vegetativ-reflektorisch über eine gesteigerte Adrenalinsekretion ausgelöst, sie entsprechen damit dem Bild der „*Reizglucosurie*", auf das im folgenden Abschnitt noch zurückzukommen sein wird. Die bei der Schilddrüsenüberfunktion bestehende Beschleunigung des Stoffumsatzes, insbesondere des Glucoseabbaues, erhöht zwar auch den Insulinbedarf der Gewebe, das Inselzellsystem besitzt jedoch normalerweise genügend funktionelle Reserven, um die benötigten Hormonmengen bereitzustellen. Zu einer Überforderung und schließlich Zerstörung der B-Zellen des Pankreas, wie wir es beim metahypophysären Dauerdiabetes unter dem Einfluß des Wachstumshormons gesehen haben, kommt es im Gefolge einer Thyreotoxikose im allgemeinen nicht. Ein irreversibler „metathyreoidaler" Dauerdiabetes kann wohl nur auf dem Boden einer anlagemäßigen innersekretorischen Pankreasinsuffizienz entstehen. Auch im Tierexperiment ist die Erzeugung eines Dauerdiabetes durch Thyroxinzufuhr bisher nur gelungen, wenn vorher eine partielle Pankreasentfernung durchgeführt worden war.

Bei der Darstellung der Beziehungen zwischen Schilddrüse und Kohlenhydratstoffwechsel darf allerdings nicht vergessen werden, daß Thyroxin neben seinem unmittelbaren Einfluß auf die Oxydationsvorgänge den Hypophysenvorderlappen zu einer vermehrten Sekretion der diabetogenen Hormone (STH, ACTH) anregt. Diese pluriglandulären Regulationen und Rückwirkungen erschweren die Deutung der klinischen und experimentellen Beobachtungen. Es zeigt sich hier im speziellen Fall, was für den Diabetes mellitus ganz allgemein gilt: Das Bild der diabetischen Stoffwechselstörung wird niemals ausschließlich durch Über- oder Unterfunktion einer einzelnen Drüse geprägt, immer muß die Gesamtheit der hormonellen und neuro-vegetativen Regulationen berücksichtigt und in die Betrachtung mit einbezogen werden.

Diese Gesichtspunkte gelten auch für die Beziehungen der *Keimdrüsen* zum Kohlenhydratstoffwechsel. Klinische und experimentelle Untersuchungen sprechen dafür, daß die *Oestrogene* ihre günstige Wirkung auf die diabetische Stoffwechsellage über eine Hemmung der Sekretion von HVL-Hormonen entfalten. Die nicht selten zu beobachtende Manifestation oder die Verschlimmerung eines Diabetes nach Keimdrüsenentfernung oder im Klimakterium wird auf den Fortfall dieser hemmenden Impulse auf die extrapankreatischen diabetogenen Faktoren zurückgeführt. Durch eine Substitutionsbehandlung mit Oestrogenen kann die diabetische Stoffwechsellage unter Umständen gebessert werden. Ob darüber hinaus noch eine Vermehrung der Inselzellen eine Rolle spielt, wie sie im Tierexperiment unter Oestrogenzufuhr beobachtet werden konnte, ist zweifelhaft.

Prolactin soll die Wirkung des Insulins in der Peripherie ausschalten und dadurch die Inselzellen zu einer vermehrten Sekretion anregen.

Thymus, *Nebenschilddrüsen* und *Epiphyse* haben, soweit bisher bekannt, keine sicheren Beziehungen zum Kohlenhydratstoffwechsel.

f) Neuro-vegetativ bedingte diabetische Stoffwechselstörungen

Durch eine experimentelle Läsion des *Calamus scriptorius* am Boden des 4. Ventrikels, den sog. „*Zuckerstich*" hat CLAUDE BERNARD 1853 erstmals auf die Bedeutung zentraler Hirnregionen für die Regulation des Kohlenhydratstoffwechsels aufmerksam gemacht. Kurzdauernde Hyperglykämien und Glucosurien können, wie spätere Untersuchungen zeigten, auch nach Reizung von Zwischenhirnzentren auftreten. Ursache des gesteigerten Glucoseangebotes ist ein beschleunigter Abbau des Leberglykogens, der von den vegetativen Zentren über das sympathico-adrenergische System ausgelöst wird.

Mit dem echten Diabetes mellitus haben diese, durch eine zentrale Änderung des neuro-vegetativen Erregungszustandes ausgelösten, meist flüchtigen „*Reizglykosurien*" nur die Symptome des erhöhten Blut- und Harnzuckers gemeinsam. In der Klinik finden wir solche vorübergehenden Glykosurien nach Schädeltraumen und nach operativen Eingriffen in der Infundibulargegend, bei Blutungen vor allem im Gebiet des 3. Ventrikels und des Hypothalamus, bei entzündlichen und tumorösen cerebralen Erkrankungen, bei schweren Schock- und Kollapszuständen. Aber auch Medikamente und toxische Substanzen, wie Coffein, Morphin, Äther und Chloroform und Gasvergiftungen (Kohlenoxyd) können den Reizzustand der sympathischen Zentren erhöhen und Glykosurien hervorrufen.

Eine echte diabetische Stoffwechselstörung entwickelt sich nach Schädigungen des *Zwischenhirns* sicher nur sehr selten. Die wenigsten Fälle, bei denen ein ursächlicher Zusammenhang zwischen Zuckerkrankheit und einem Zwischenhirntrauma oder einer umschriebenen Erkrankung des Zwischenhirns behauptet worden war, hielten einer kritischen Nachprüfung stand. Zu den die diabetische Stoffwechsellage bedingenden Regulationsstörungen gehören zwar auch Tonusänderungen im übergeordneten Korrelationsorgan. Eine primäre Erkrankung dieser Zentren führt jedoch nur in Ausnahmefällen zu einem Dauerdiabetes. Eine besondere Herausstellung der pathogenetischen Bedeutung solcher zentraler Korrelationsstörungen, wie sie unter Überbewertung tierexperimenteller Befunde zeitweise geschah, ist daher keinesfalls berechtigt, sie muß zu erheblichen Unklarheiten bei den pathologisch-physiologischen Begriffsbestimmungen führen.

Neben den subcorticalen Zentren kann auch die *Bewußtseinssphäre* des Großhirns den Kohlenhydratstoffwechsel beeinflussen. Nach seelischen Insulten kommt es nicht selten zu einer Verschlechterung der Stoffwechsellage des Diabetikers. Treten dagegen die diabetischen Störungen nach einem psychischen Trauma erstmals auf, dann wird man dem angeschuldigten seelischen Erlebnis nur einen auslösenden Effekt zuerkennen dürfen und einen vorher unerkannt gebliebenen, latenten Diabetes annehmen müssen.

3. Zur Pathogenese des genuinen menschlichen Diabetes mellitus

a) Vererbung

Keine Zweifel bestehen daran, daß Erbeinflüssen am Zustandekommen der diabetischen Stoffwechselstörungen eine wesentliche Rolle zufällt. Hierfür sprechen ganz besonders die Ergebnisse der Zwillingsforschung. Die mehr als 4mal höhere Konkordanz der eineiigen gegenüber den zweieiigen Zwillingen spricht für die große Bedeutung genetischer Faktoren am Zustandekommen des Diabetes mellitus. Auf der anderen Seite läßt das diskordante Verhalten eines Teiles der eineiigen Zwillinge erkennen, daß auch exogene Faktoren wirksam sind. Mit den Zwillingsuntersuchungen ist über die Frage, welcher Erbgang beim Diabetes mellitus vorliegt, noch nichts ausgesagt. Von einer kleineren Gruppe von Autoren wird eine dominant-autosomale Vererbung der Diabetesanlage, also eine heterozygote Genwirkung angenommen. Als Argumente werden angeführt: 1. das Auftreten der Erkrankung in direkter Reihenfolge durch drei, vier und mehr Generationen, 2. die einander entsprechende Krankheitshäufigkeit bei Eltern und Geschwistern der Diabetesprobanden. Für die Annahme recessiver Vererbung werden vor allem Untersuchungen an Kindern diabetischer Elternpaare („konjugaler" Diabetes) angeführt. Die hohe Penetranz von Diabetes bei Kindern diabetischer Elternpaare wird als beweisendes Argument für eine homozygote Genwirkung angesehen. Kritische genetische Untersuchungen der letzten Zeit haben ergeben, daß eine klare mendelistische Analyse nicht möglich ist. Die beteiligten Faktoren sind zu vielschichtig und zu komplex. Es bestehen ernsthafte Zweifel, daß der erbliche Anteil an der Ätiologie des Diabetes mellitus im wesentlichen auf einem einzigen Gen — einem „Haupt-Gen" — beruht. *Multifaktorielle Vererbung* ist daher für den Diabetes eine ernsthaft zu diskutierende Alternative. (Weiteres s. Lehrbücher der Genetik.)

b) Typologische Einteilung der verschiedenen Diabetesformen

Die bei verschiedenen endokrinen Erkrankungen auftretenden Störungen des Kohlenhydratstoffwechsels (M. Cushing, M. Addison, Akromegalie, Hyperthyreose) wurden bereits erwähnt. In diesen Fällen tritt die pathogenetische Bedeutung einer Über- bzw. Unter-funktion der entsprechenden Drüse deutlich zutage. Das stärkste kontrainsuläre Hormon ist das Wachstumshormon. Bei der Akromegalie wird zunächst durch eine verstärkte Produktion von Insulin das Stoffwechselgleichgewicht wieder hergestellt. Läßt jedoch die Funktion der Bauchspeicheldrüse nach, so kommt es zunächst zu einem reversiblen, später zu einem irreversiblen Diabetes. Mit der Dauer der Erkrankung wird die Leistungsfähigkeit der Bauchspeicheldrüse erschöpft. Der Steroiddiabetes, der durch verstärkte Corticosteroidproduktion der Nebenniere entweder direkt oder über eine verstärkte ACTH-Produktion oder auch durch eine iatrogene Corticosteroidzufuhr zustande kommt, ist nach Beseitigung der Ursache in der Regel reversibel. Beim Phäochromocytom mit erhöhter Adrenalinausschüttung kann infolge der verstärkten Anlieferung von Glucose passager ein Diabetes auftreten. Bei den sehr seltenen glucagonproduzierenden Tumoren wurde ebenfalls ein Diabetes als Folge von relativem Insulinmangel beschrieben.

Die aufgeführten Diabetesformen stellen aber eine Sondergruppe dar, die vom genuinen menschlichen Diabetes zu trennen sind. Bei dem letzteren unterschied man schon in der Vorinsulinära den jugendlichen, zumeist mageren Diabetiker von dem älteren, zur Fettsucht neigenden Zuckerkranken. In der Folgezeit zeigte sich, daß der jugendliche magere Diabetiker insulinempfindlich und besonders insulinbedürftig ist und daß er mit Sulfonylharnstoffen nicht ins Stoffwechselgleichgewicht gebracht werden kann. Der zur Fettsucht neigende Altersdiabetiker dagegen ist weniger insulinempfindlich, hat keine Neigung zur Acidose und reagiert gut auf Sulfonylharnstoffe. Natürlich darf man eine solche Einteilung nicht starr handhaben. Es gibt auch hier fließende Übergänge, jedoch trifft diese Typenaufstellung auch heute noch das Richtige. Diese Zweiteilung des genuinen menschlichen Diabetes wurde durch pathologisch-anatomische Untersuchungen weiter unterbaut. Insulinextraktionsversuche aus dem Pankreas verstorbener Diabetiker zeigten, daß beim jugendlichen mageren Diabetiker der Insulingehalt im Pankreas erniedrigt ist. Die B-Zellen und ihre Granula, die, wie schon ausgeführt, gespeichertem Insulin entsprechen, sind vermindert. Beim

Altersdiabetiker wurde dagegen keine oder nur eine geringe bis mäßige Erniedrigung des Insulingehaltes gefunden, die B-Zellen wiesen dementsprechend nur eine geringe Verminderung auf, waren nahezu normal granuliert oder ließen sogar Zeichen einer Hyperaktivität erkennen. Der jugendliche Diabetes wurde als absoluter Insulinmangeldiabetes angesehen, während man postulierte, daß beim pyknischen Altersdiabetes eine Hyperaktivität hormonaler Gegenspieler vorliegen müsse, wodurch ein relativer Insulinmangel eintreten würde. Man kennzeichnete den pyknischen Altersdiabetes als „*Gegenregulationsdiabetes*". Bisher fehlen jedoch verwertbare Belege für eine gesteigerte Bildung von hormonalen Insulinantagonisten bei den Kranken, die man nach klinischen Gesichtspunkten in die Gruppe des Gegenregulationsdiabetes einordnen würde. Bisher gelang es nicht, bei diesen Patienten den Nachweis einer gesteigerten Corticosteroidausscheidung bzw. einer vermehrten Sekretion von Wachstumshormon zu führen. Dadurch fehlen dem Begriff des Gegenregulationsdiabetes die beweisenden Grundlagen.

c) Neue Aspekte zur Pathogenese des menschlichen genuinen Diabetes mellitus durch Bestimmung von Insulin bzw. insulinähnlichen Substanzen (Ila = Insulin like activity)

Der Nachweis von Insulin im Blut ist aus verschiedenen Gründen schwierig. Für eine chemische Bestimmung ist die im Serum vorhandene Insulinmenge zu gering. (Umgerechnet wäre etwa 1 mg Insulin in 1000 l Plasma vorhanden.) Inzwischen wurden biologische Insulinbestimmungsmethoden ausgearbeitet, die aus bestimmten biologischen Wirkungen des Insulins Rückschlüsse auf die Aktivität des im Blut vorhandenen Insulins zulassen. Dabei werden verschiedene Methoden benutzt: Die Insulinwirkung auf das Rattendiaphragma und das epididymale Fettgewebe der Ratte. Zusätzlich wurden immunologische Methoden entwickelt, die den Insulinnachweis auf Grund einer Antigen-Antikörperreaktion gestatten.

Bei der Bestimmung mit Hilfe des *Rattendiaphragmas* wird die Glucoseaufnahme aus glucosehaltigem Medium durch frisch präpariertes Rattenzwerchfell gemessen. Je höher der Insulingehalt, um so größer die Steigerung der Glucoseaufnahme über den Basalwert.

Die Bestimmung am *epididymalen Fettgewebe* der Ratte macht sich die durch Insulinzusatz eintretende Stoffwechselsteigerung des Fettgewebes zunutze. Als Maß für die Insulinwirkung kann die Glucoseoxydation, die Synthese von Fettsäuren und von Glykogen sowie die Glucoseaufnahme verwertet werden.

Die *immunologische* Bestimmung beruht darauf, daß Insulin mit Insulinantikörpern einen löslichen Komplex bildet. Als Indicator dient dabei J 131-markiertes Insulin. Das J 131-markierte Insulin steht mit dem zu bestimmenden Insulin in Konkurrenz um die Antikörper. Je mehr Insulin in der Probe enthalten ist, desto weniger J 131-Insulin wird vom Antikörper gebunden.

Die großen Fehlermöglichkeiten liegen bei solchen biologischen Nachweismethoden auf der Hand. Mit den verschiedenen Methoden werden zudem verschiedene Insulinanteile erfaßt. Die erzielten Resultate sind deshalb nur schwer bzw. nicht untereinander vergleichbar. Auch innerhalb derselben Methode ist die Fehlerbreite groß. Wichtiger als die Nüchterninsulinspiegel sind dessen Veränderungen nach Belastungsproben (s. weiter unten). Mit der immunologischen Bestimmungsmethode wird wahrscheinlich das „freie" bzw. „aktive" Insulin gemessen. Die Fettgewebsmethode umfaßt dagegen den Gesamtkomplex aller im Serum kreisenden insulinartigen Aktivitäten. Es bleibt die Frage offen, ob dabei andere Substanzen als Insulin miterfaßt werden. Ein kleiner Teil der mit der Fettgewebsmethode bestimmten insulinähnlichen Aktivität läßt sich durch Insulinantikörper hemmen. Dieser Anteil dürfte dem immunologisch nachweisbaren „freien" Insulin entsprechen. Die mit der Rattendiaphragmamethode nachweisbaren Insulinaktivitäten liegen niedriger als die Werte der am Fettgewebe bestimmten gesamten insulinähnlichen Aktivität. Es wird als wahrscheinlich angenommen, daß mit dem am Rattenzwerchfell gemessenen Insulin biologisch aktives Insulin bestimmt wird.

Trotz der gemachten Einschränkungen gegenüber den biologischen Bestimmungsmethoden von Insulin im Blut haben uns diese Methoden neue und fruchtbare Einsichten in die Pathogenese des genuinen menschlichen Diabetes vermittelt.

Bei *jugendlichen* Diabetikern können im Frühstadium der Erkrankung die Werte für

Tabelle 81. *Blutglucose- und Plasmainsulinkonzentrationen bei nichtdiabetischen Probanden und erwachsenen sowie jugendlichen Diabetikern während eines oralen Glucoesetoleranztests (Erwachsene: 100 g Glucose; Jugendliche: 1,5 g Glucose je Kilogramm Körpergewicht).* (Aus BERSON, S. A., and R. S. YAOLW: Radioimmunoassay of plasma insulin, in: DANOWSKI, T. S., Diabetes mellitus, diagnosis and treatment. New York: American Diabetes Association, 1964)

	Blutglucose (mg/100 ml)				Plasmainsulin (µU/ml)			
	nüchtern	$^1/_2$ Std	1 Std	2 Std	nüchtern	$^1/_2$ Std	1 Std	2 Std
Nichtdiabetische Probanden (Mittelwerte aus 30 Beobachtungen)	90	132	120	101	21	143	139	106
Erwachsenen-Diabetes (Mittelwerte aus 38 Beobachtungen)	110	182	229	212	27	97	156	243
Jugendliche Diabetiker:								
De.	248		334	261	0		0	0
Ku.	208			352	2			2
Bo.	202			236	16			11
Co.	312				11			
Cr.	437				3			
Rw.	300				0			
Ob.	480				22			
Pe.	420				14			
DeS.	220				0			
Ru.	350				0			
Lo.	242	327	379	360	49	46	50	56
Ci.	290	400	440	520	23	27	20	38
Be.	340	375	570	611	25	30	30	33
Se.	110		175	155	24		25	25

das Plasmainsulin noch normal oder sogar erhöht sein, auf Glucoseverabreichung läßt sich aber auch in solchen Fällen kein Anstieg der Insulinkonzentration mehr nachweisen (s. Tabelle 81). Vielfach kommt es innerhalb von 60 min nach der Glucosebelastung zu einem Absinken der insulinähnlichen Aktivität auf etwa die Hälfte der Norm. In fortgeschritteneren Fällen von jugendlichem Diabetes sind die Insulinwerte im Blut deutlich erniedrigt (s. Tabelle 81). Es handelt sich um einen echten „Insulinmangeldiabetes". Aus dem Pankreas solcher Patienten ist kaum mehr Insulin zu extrahieren.

Hier ist einzuflechten, daß bei jugendlichen Diabetikern in den allerersten Monaten der Krankheit am Insulinapparat des Pankreas lymphocytäre Infiltrate gefunden wurden, die man als „*Insulitis*" bezeichnet hat. Eine solche Insulitis konnte auch tierexperimentell an Rindern erzeugt werden, wenn diese Tiere mit arteigenem oder artfremdem Insulin immunisiert wurden. Es ist die Frage aufgetaucht, ob der juvenile Diabetes eventuell als eine Art Autoaggressionskrankheit aufzufassen sei. Doch sind hierüber noch keine Aussagen möglich.

Der zur *Fettsucht* neigende nicht insulinbedürftige Altersdiabetiker besitzt in der Regel noch eine erhebliche körpereigene Insulinsekretion. Hierdurch erklärt sich die gute Ansprechbarkeit der Patienten auf Sulfonylharnstoffderivate. Bei diesen Patienten sind die Seruminsulinwerte fast regelmäßig erhöht. Auf Belastung mit Glucose weisen diese Patienten aber gegenüber der Norm einen deutlich verzögerten Seruminsulinanstieg auf (s. Tabelle 81). Danach kann das Pankreas des pyknischen Altersdiabetikers zwar noch Insulin ausschütten, der Insulingehalt des Blutes kann sogar stärker ansteigen als normalerweise, aber die Reaktion ist weniger prompt, d.h. deutlich verzögert bzw. starr. Offenbar spricht das periphere Körpergewebe erst auf einen erhöhten Insulinspiegel an. Es besteht ein „*relativer*" Insulinmangel.

Normalgewichtige Altersdiabetiker weisen entweder keine deutliche Erhöhung der Nüchterninsulinwerte auf oder die Ila-Werte sind erniedrigt.

Die mit den genannten Methoden gewonnenen Ergebnisse zeigen, daß auch der genuine menschliche Diabetes nicht gleichbedeutend mit einem absoluten Insulinmangel ist. Die „insulin like activity" kann beim manifesten

Diabetes, vor allem beim pyknischen Altersdiabetes, deutlich erhöht sein. Auf der anderen Seite lassen die bisher erhobenen Befunde erkennen, daß mit steigender Dauer und Progredienz des Leidens eine zunehmende Störung der Produktion und Sekretion von Pankreasinsulin einsetzt. Warum sind nun in den Frühbzw. auch mittleren Stadien des Diabetes die Nüchterninsulinspiegel im Blut häufig erhöht? Damit wird die Frage nach Hemmstoffen der Insulinwirkung gestellt.

Daß die hormonalen Antagonisten keine wesentliche Rolle beim genuinen Diabetes mellitus spielen dürften, wurde bereits gesagt:

Hemmstoffe der Insulinwirkung werden seit einer Reihe von Jahren immer wieder beschrieben (hierbei handelt es sich nicht um die Insulinantikörper, deren Bedeutung weiter unten erörtert wird). Der am meisten diskutierte Hemmertyp ist der sog. „Synalbuminfaktor" nach VALLANCE-OWEN. Da er elektrophoretisch mit Albumin wandert, wurde er Synalbuminantagonist genannt. Das Serum von nüchternen gesunden Personen enthält diesen Faktor nur in geringer Konzentration. Nach Mahlzeiten läßt sich auch beim Gesunden ein deutlicher Anstieg nachweisen. Bei jugendlichen unbehandelten Diabetikern und auch bei den Altersdiabetikern soll eine erhöhte Konzentration des Antagonisten vorliegen und für den gesteigerten Insulinbedarf verantwortlich sein. Seine Identität mit der freien B-Kette des Insulins wird diskutiert. Es ist zur Zeit nicht zu entscheiden, welche Rolle diesem Faktor für die Pathogenese des Diabetes zukommt.

Eine Variante der Insulinhemmerhypothese stellt die sog. „2-Insulintheorie" nach ANTONIADES dar. Dabei stellt man sich vor, daß das „freie" Insulin an bestimmte Transportproteine des Serums verstärkt gebunden wird. Nur die „freie" Form soll biologisch voll aktiv sein und beim Normalen nach Glucosebelastung aus einer Komplexbindung des Insulins an Transportproteine oder Gewebe in Freiheit gesetzt werden. Beim Diabetiker soll dieser „periphere Insulinregulationsmechanismus" gestört sein. So bestechend diese Hypothese zunächst erscheint, der Beweis dafür steht aus.

Eine besondere Bedeutung kommt der *Hemmung* der Insulinwirkung durch die *freien Fettsäuren* zu. Erhöhte Fettsäurespiegel vermindern die Glucoseverwertung vor allem der Muskelzellen. Nach neueren Vorstellungen soll die primäre Ursache des Diabetes eine Fettstoffwechselstörung darstellen, wobei eine vermehrte pathologische Freisetzung von freien Fettsäuren zu einer Herabsetzung der Insulinempfindlichkeit der Muskulatur führt. Es ist anzunehmen, daß die Erhöhung der freien Fettsäuren bei adipösen Diabetikern pathogenetisch eine wichtige Rolle spielt. Ob jedoch die Entstehung des Diabetes schlechthin als eine primäre Fettstoffwechselstörung zu interpretieren ist, muß noch dahingestellt bleiben. Immerhin haben die Fortschritte der Diabetesforschung in den letzten Jahren zu wichtigen neuen Erkenntnissen geführt. Der pathogenetische Blickpunkt hat sich vom Inselorgan auch auf die Peripherie ausgeweitet. Die neuen Erkenntnisse dürften vor allem für die Prophylaxe des Diabetes fruchtbar sein. Trotzdem bleibt es im Falle des manifesten Diabetes dabei, daß das Versagen der Bauchspeicheldrüse für das Schicksal des Kranken entscheidend ist und daß für den nicht mehr auf Sulfonylharnstoffe ansprechenden Patienten Insulin in adäquater Dosierung das Mittel der Wahl ist.

4. Vorstadien des Diabetes mellitus

Die Insulinbestimmungsmethoden haben auch für die Vorstadien des Diabetes neue Gesichtspunkte geliefert. Sowohl beim *latenten* Diabetes als auch beim sog. *Prädiabetes* ist im Plasma die insulinähnliche Aktivität erhöht, und es sind vermehrt Insulinantagonisten nachgewiesen worden. Der *latente Diabetes* läßt sich durch die verschiedenen Glucosetoleranzprüfungen, durch den Cortisonglucosetoleranztest sowie den Tolbutamidtest diagnostizieren. Der Prädiabetes dagegen läßt auch unter Anwendung der Belastungsteste keine Störungen des Kohlenhydratstoffwechsels erkennen. Allerdings sollen bei ihm Veränderungen an der Basalmembran der Capillaren elektronenoptisch nachweisbar sein. Die Berechtigung, von einem *Prädiabetes* zu sprechen, wird aus einer besonders hohen genetischen Belastung hergeleitet. Als Beispiel seien eineiige Zwillingsgeschwister eines Diabetikers oder die Nachkommen zweier diabetischer Eltern genannt. Ein prädiabetischer Zustand wird außerdem ohne nachweisbare erbliche Belastung bei scheinbar stoffwechselgesunden Frauen mit besonderer geburtshilflicher Anamnese vermutet. Die Häufung geburtshilflicher Komplikationen war für Kinder manifester diabetischer Frauen seit langem bekannt. Es hat sich jedoch in der Zwischenzeit herausgestellt, daß die gleichen Komplikationen auch bei Frauen zu verzeichnen sind, die erst Jahre oder Jahrzehnte später die Manifestation ihres Diabetes erleben. Besondere Bedeutung kommt dem *Übergewicht der Kinder* der diabetischen und prädiabetischen Mütter zu. Daß bei latenten Diabetikern

sowie beim Prädiabetes die Insulinspiegel im Blut bereits längere Zeit vor der Manifestation der Zuckerkrankheit erhöht gefunden werden, unterstreicht die Bedeutung extrapankreatischer Faktoren für die Pathogenese der menschlichen Zuckerkrankheit.

Die Häufigkeit des manifesten und latenten Diabetes beträgt etwa 2% der Bevölkerung. Eine prädiabetische Veranlagung soll bei 15—20% der Bevölkerung bestehen, die aber nur unter besonderen Voraussetzungen exogener oder endogener Faktoren zur Zuckerkrankheit führt.

5. Insulinantikörper und Insulinresistenz

Von den im Vorangehenden besprochenen Insulinhemmern streng zu trennen sind die Insulinantikörper. Während der pankreatektomierte Patient etwa 40 E Insulin pro Tag benötigt, sind bei vielen Diabetikern häufig wesentlich höhere Einheiten notwendig. Es wurden Fälle beschrieben, bei denen mehrere Tausend Einheiten Insulin pro Tag verabreicht werden mußten. Früher sprach man von Insulinresistenz, wenn der tägliche Bedarf eines Diabetikers 200 E Insulin überschritt. Heute wird der Begriff schon vielfach angewendet, wenn ein Diabetiker mehr als 50 E Insulin proTag benötigt. Das Auftreten von Insulinantikörpern ist selbstverständlich an eine vorausgegangene Insulinbehandlung gebunden. Da sich die Insuline der verschiedenen Species durch geringe Änderungen der Aminosäuresequenz unterscheiden, haben sie bei Injektion auf andere Species Antigeneigenschaften so daß sich echte Insulinantikörper entwickeln. Der Nachweis solcher Insulinantikörper ist mit Hilfe der Radioisotopentechnik möglich. Insulinantikörper können etwa 5—8 Wochen nach Beginn der Insulininjektionen nachgewiesen werden. Sie wandern beim Menschen in der Elektrophorese in der β- und γ-Globulinfraktion. Der Insulinantikörperkomplex ist dissoziabel, so daß das Insulin nur zeitweise inaktiviert wird und eine verzögerte Wirkung haben kann. Auf Grund des größeren Moleküls der Insulinantikörperkomplexe bleibt das Insulin, das normalerweise innerhalb von 35—40 min zur Hälfte abgebaut ist, länger in der Blutbahn. Anscheinend wird es durch diese Bindung auch gegen den Abbau durch Gewebsinsulinase geschützt. Insofern kommt durch die Bildung von

Insulinantikörpern eine Art Depotwirkung des Insulins zustande.

Die normale *Bindungskapazität* der Insulinantikörper insulinbehandelter Patienten beträgt nicht über 10 E Insulin L-Serum. Bei dieser Insulinbindungskapazität ist die Wirkung von Insulin noch nicht eingeschränkt. Nicht so selten entwickelt sich bei insulinbehandelten Diabetikern eine zunehmende Insulinresistenz. Die Insulinbindungskapazität des Serums ist gegenüber Normalen stark erhöht und kann bis zu 1000 E Insulin/L-Serum und mehr betragen. Aber nicht alle Fälle chronischer Insulinresistenz sind mit einer hohen Insulinbindungskapazität des Blutes durch hohe Antikörpertiter zu erklären. In solchen Fällen werden sessile Antikörper oder eine Unempfindlichkeit der Gewebe gegen Insulin postuliert. Auch konnte bei insulinresistenten Diabetikern mit Nachweis von Insulinantikörpern keine sichere Beziehung zwischen der Höhe des Insulinbedarfs und des Antikörpertiters gefunden werden. So bedeutsam sich die Untersuchungen über die Insulinantikörper für die Erklärung einer Insulinresistenz bereits erwiesen haben, so bleiben dennoch viele Fragen offen. Für die praktischen Belange ist wichtig, daß die nachgewiesenen Antikörper bei Insulinresistenz weitgehend speciesspezifisch sein können. Dadurch gelingt es nicht selten, durch Umstellung der Therapie, z. B. auf reines Schweineinsulin, eine bessere Einstellung der Stoffwechsellage mit geringeren Mengen von Insulin zu erzielen. Das Schweineinsulinmolekül ist dem menschlichen Insulin am ähnlichsten. Es bleibt abzuwarten, ob ein mit menschlichem Insulin identisches Hormon, das womöglich in absehbarer Zeit in ausreichenden Mengen synthetisiert werden kann, das Auftreten einer Insulinresistenz verhindern kann. Es ist zu bedenken, daß kleinste Änderungen des Insulinmoleküls bereits eine Antigenwirkung entfalten könnten.

6. Spontandiabetische Tiere

Neue Ausblicke für die experimentelle Erforschung des Diabetes mellitus ergeben sich aus der Beobachtung, daß bestimmte Stämme von kleinen Laboratoriumstieren spontan einen Diabetes entwickeln, der dem des menschlichen Diabetes analog ist. Man verfügt bereits über ein Dutzend Inzuchtstämme, die eine Tendenz zur Diabetesentwicklung zeigen bzw. die im Laufe der Zeit sicher einen Diabetes entwickeln werden. Es handelt sich dabei entweder um Mäuse, Ratten oder Hamster. Bei diesen Tieren ist es möglich, sowohl die genetischen als auch die Umweltbedingungen entsprechend zu überwachen bzw. planmäßig zu ändern.

Bei den meisten dieser Tierstämme ist der Diabetes mit einer *Fettsucht* verbunden. Gleichzeitig liegt eine *Hyperplasie* des *Inselapparates* vor. An dieser Hyperplasie sind vor allen Dingen die B-Zellen beteiligt. Das Pankreas dieser Tiere enthält mehr Insulin als das der Kontrollen. Auch wurde ein erhöhter Insulinspiegel und ein mangelhaftes Ansprechen auf Insulin bei einigen dieser Tierstämme festgestellt. Jedenfalls zeigen sich auch hier die engen Beziehungen zwischen Fettstoffwechsel und Kohlenhydratstoffwechsel.

Von besonderem Interesse für die weiteren Erforschungen scheint die *Sandratte* zu sein, die sich in subtropischen Wüsten von wasserarmen, mineralreichen Kakteen ernährt. Erst, wenn diese Tiere unter Laboratoriumsbedingungen gehalten und calorienreicher ernährt werden, tritt ein Diabetes auf. Hier sind es vor allem die Umweltfaktoren, die zur Manifestation des Diabetes führen.

Anscheinend gibt es auch unter den spontandiabetischen Tieren solche, die mehr den spätmanifesten Diabetes, andere, die mehr den juvenilen Diabetes des Menschen imitieren. Auf jeden Fall versprechen die neuen Möglichkeiten, solche spontandiabetischen Laboratoriumstiere zu züchten und sie den verschiedenen experimentellen Bedingungen zu unterwerfen, eine wesentliche Befruchtung der weiteren experimentellen Diabetesforschung.

7. Diabetische Mikroangiopathie

Während die diabetische Makroangiopathie als Spätkomplikation auftritt und auf einer vorzeitigen Arteriosklerose beruht (s. S. 284), ist die Mikroangiopathie ein Frühsymptom der Erkrankung. Durch elektronenoptische Messungen wurde gezeigt, daß beim Diabetiker die Basalmembranen der Capillaren durchschnittlich doppelt so dick sind als beim Normalen. Diese Membranverdickungen finden sich auch bei mehr als der Hälfte der genetisch prädiabetischen Probanden, so daß sie für den genetischen Diabetes mellitus als spezifisch angesehen werden. Patienten mit hohen Blutzuckerwerten bei M. Cushing, Pankreatitis oder Hyperlipämien wiesen solche Veränderungen nicht auf. Es erhebt sich daher die Frage, ob nnd inwieweit die Mikro- bzw. auch Makroangiopathien der eigentlich diabetischen Stoffwechselstörung nebengeschaltet sind und unter Umständen unabhängig davon verlaufen. Solange diese Frage aber noch ungeklärt ist, muß unser therapeutisches Handeln auch in Hinsicht auf die Gefäßkomplikationen auf eine optimale Einstellung des Stoffwechselgleichgewichtes gerichtet sein.

III. Hyperinsulinismus und hypoglykämisches Syndrom

Während eine Erhöhung des Blutzuckerwertes auf das 2—3fache der Norm nach kohlenhydratreichen Mahlzeiten oder bei schlecht mit Insulin eingestellten Diabetikern ohne Rückwirkung auf den Gesamtorganismus bleibt, führen selbst geringere Blutzuckerschwankungen nach unten meist schnell zu schwereren Störungen. Der „*hypoglykämische Schock*" beginnt mit Schweißausbruch, Heißhunger, Erbrechen und Schwindelgefühl, in schweren Fällen kann es zu Muskelkrämpfen von epileptiformem Charakter, zur Bewußtseinstrübung und schließlich zum Bewußtseinsverlust kommen. Entscheidend für Beginn und Schwere der Symptome ist weniger die absolute Höhe bzw. Tiefe der Blutzuckerwerte als der Grad und die Schnelligkeit des Blutzuckerabfalles. Bestanden vor dem Schock hyperglykämische Werte, so können die hypoglykämischen Symptome bereits bei normalen oder sogar bei erhöhten Blutzuckerwerten auftreten. In der überwiegenden Mehrzahl der Fälle liegen jedoch die Blutzuckerwerte beim hypoglykämischen Syndrom unter 60 mg-%.

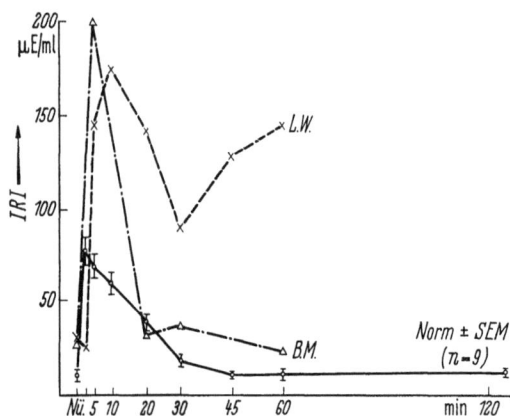

Abb. 306. Immunologisch bestimmtes Seruminsulin (*IRI*) während Belastung mit Tolbutamid (Rastinon, 1,0 g intravenös) bei Hyperinsulinismus. (Nach IRMER, DARWEKE, WEDELL, GRÜNEKLER, SCHMITT und JÜNNEMANN: Dtsch. med. Wschr. 1969)

Die zentralen Erscheinungen, die infolge des abrupten Blutzuckerabfalles auftreten, gehen auf die durch den Substratmangel beeinträchtigte Energieversorgung des für diese Störungen besonders empfindlichen Zentralnervensystems hin. Bei den übrigen Symptomen des Schocks wirken sich außerdem die sofort einsetzenden Gegenregulationsvorgänge (Adrenalausschüttung!) aus. In Anbetracht der akuten schwerwiegenden Bedrohung, die der hypoglykämische Schock für alle Lebensfunktionen bedeutet, werden die dem Organismus zur Verfügung stehenden zahlreichen, unter dem Begriff der Gegenregulation zusammengefaßten hormonellen und neuro-vegetativen Faktoren zur Beseitigung des Glucosemangels eingesetzt. Wiederholen sich schwere hypo-

glykämische Schockzustände öfters, so können sich pathologisch-anatomisch nachweisbare, irreversible Schäden, insbesondere des Gehirns, in Form von Blutungen, Erweichungen und diffusen Nervenzellveränderungen ausbilden.

Recht vielfältig sind die *Ursachen* des hypoglykämischen Syndroms. Bei Tumoren und Hyperplasien des Inselorgans kommt es zu einer vermehrten Insulinbildung und -ausschüttung, die A/B-Relation in den Inseln wird zugunsten der B-Zellen verschoben. Diese Krankheitsbilder werden unter dem Begriff des *Hyperinsulinismus* zusammengefaßt. Nicht selten entwickelt sich bei diesen Patienten infolge gesteigerten Hungers eine erhebliche Übergewichtigkeit. Aber nicht nur bei absoluter Funktionssteigerung des Inselzellorgans, auch bei Störungen des hormonellen Gleichgewichtes durch Ausfall der gegenregulatorischen Mechanismen kommt es zu hypoglykämischen Zuständen. In der Klinik begegnen wir ihnen daher bei verschiedenen endokrinen Erkrankungen (*Simmondsche Kachexie, Anorxia nervosa, Morbus Addison, Myxödem*). Akuter Abfall des Blutzuckers kann weiterhin bei mit erheblichem Glucoseverbrauch im Gewebe verbundenen starken körperlichen Belastungen (Sportschocks) eintreten sowie bei Erkrankungen, die mit Störungen der zentralen vegetativen Regulation einhergehen. Am bedeutungsvollsten sind für die Klinik die hypoglykämischen Schocks bei insulinbehandelten Diabetikern. Ihre differentialdiagnostische Abgrenzung vom diabetischen, hyperglykämischen Koma ist manchmal erst durch eine Blutzuckerbestimmung möglich. Sie erfordern schnelles Handeln, meist gelingt es innerhalb weniger Minuten, die Schocksymptome durch intravenöse Zufuhr hochprozentiger Traubenzuckerlösung zu beseitigen.

Für die Diagnose des *Inselzelladenoms* hat die Seruminsulinbestimmung besonderen Wert. Die Nüchternwerte können noch im Bereich der Norm liegen. Nach Glucose- oder Leucinbelastung bzw. nach Tolbutamid kommt es regelmäßig zu einem Plasmainsulinanstieg, der wesentlich über der normalen Verlaufskurve liegt (s. Abb. 306).

IV. Alimentär und durch Störungen der Verdauung bedingte Änderungen im Kohlenhydratstoffwechsel

1. Kohlenhydratstoffwechselstörungen beim Hunger

Die Stoffwechselstörungen bei ungenügender Nahrungszufuhr gleichen in vielen Punkten den diabetischen. Es kommt infolge des verminderten Glucoseangebotes zum Glykogenschwund in der Leber, zu einer Einschränkung der Glucoseoxydation mit allen ihren bereits besprochenen Folgen (s. 608), zur Ketosis und zum sog. Transportsyndrom (Lipämie, s. Fettstoffwechsel). Im Gegensatz zum echten Diabetes sind jedoch im Hunger die Blutzuckerwerte normal oder erniedrigt.

2. Störungen der Verdauung

Störungen der Fermentbildung in Mundhöhle (Ptyalin) und Magen sind für die Resorption der Kohlenhydrate praktisch ohne Bedeutung. Im Dünn- und Dickdarm treten Resorptionsstörungen unter dem Bild der *Gärungsdyspepsie* in Erscheinung. Neben pathologischer Bakterienbesiedlung dieser Darmabschnitte kann auch eine sekretorische Insuffizienz des Pankreas (Fehlen der Pankreasdiastase) das Bild der Gärungsdyspepsie verursachen (s. Kap. Magen-Darm).

V. Genetisch bedingte Störungen des Kohlenhydratstoffwechsels (mit Ausnahme des Diabetes mellitus)

1. Essentielle Pentosurie

Die essentielle Pentosurie äußert sich lediglich durch eine positive Reduktionsprobe des Harns, bedingt durch die Ausscheidung kleiner Mengen von L-Xylulose. Im Zuge des Glucoseabbaus entstehen verschiedene Pentosen, von denen einige, die Ribose und Desoxyribose, eine besondere Bedeutung als Bestandteile der Nucleinsäuren und bestimmter Coenzyme spielen. Andere, wie die D-Xylulose, D-Ribulose und L-Xylulose, sind Metabolite im Stoffwechsel und normalerweise nicht in Körperflüssigkeiten in nennenswertem Ausmaße vorhanden. Die beiden wichtigsten Pentosestoffwechselwege sind einmal der *Pentosemonophosphat*-Shunt, zum anderen die *Glucuronsäureoxydation*. Die Bedeutung des Pentosephosphatcyclus, in dem die Pentosen über verschiedene Zwischenschritte schließlich in Hexosen wieder zurückverwandelt werden, liegt in der Produktion von NADP-H. Der andere wichtige Pentoseabbauweg ist der oxydative Abbau von Glucuronsäure. Die bei der Pentosurie vermehrt ausgeschiedene

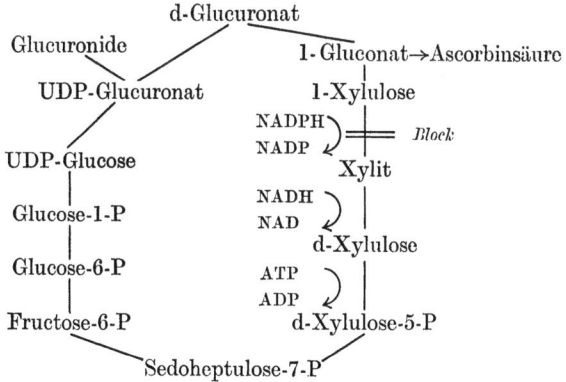

Abb. 307. Stoffwechselblock bei der essentiellen Pentosurie. (Nach S. Hollmann)

L-Xylulose ist ein Metabolit im Glucuronsäurestoffwechsel. Die *Ursache* der essentiellen Pentosurie ist ein *Mangel an NADP-Xylitdehydrogenase*, die L-Xylulose zu Xylit reduziert (s. Abb. 307). Offenbar ist die Glucuronsäure- oxydation im menschlichen Stoffwechsel relativ unwichtig, da keine klinischen Symptome bei dieser Stoffwechselstörung bekannt sind. Der Erbgang ist autosomal recessiv.

2. Essentielle Fructosurie und hereditäre Fructoseintoleranz

Fructose wird in der Leber durch die Fructokinase zu Fructose-1-Phosphat verestert, durch Vermittlung der 1-Phospho-Fructosealdolase in Glycerinaldehyd und Dihydroxyaceton-

Bei der *hereditären Fructoseintoleranz*, die sich schon im frühen Säuglingsalter bei Gabe von Kochzucker und Obstsäften durch eine Ernährungsstörung und zunehmende Hepato-

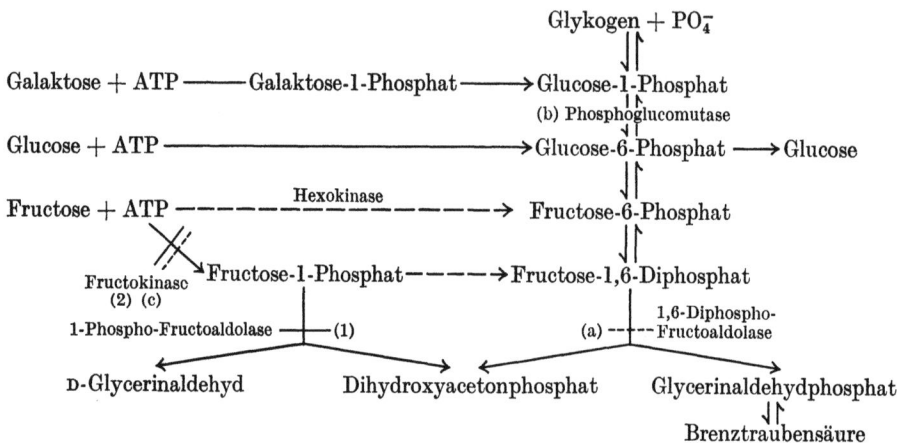

Abb. 308. Primär enzymatischer Block (*1*) und sekundäre enzymatische Störung (*a, b, c*) bei hereditärer Fructoseintoleranz. Primär enzymatischer Block (*2*) bei essentieller Fructosurie. (Modifiziert nach FROESCH)

phosphat gespalten und weiter in der Glykolyse metabolisiert. Bei der *essentiellen Fructosurie*, einer asymptomatischen Stoffwechselanomalie, *fehlt* das erste Enzym des Fructoseabbaus, die *Fructokinase*. Infolgedessen kommt es bei Fructosebelastungen zu einer Anhäufung von Fructose, während die Lactatkonzentration im Blut niedrig bleibt. Trotz dieses vollständigen Blocks des Fructoseabbaus werden 80% der aufgenommenen Fructose bei diesen Patienten schließlich doch noch in den Stoffwechsel eingeschleust und abgebaut. Dieser Fructoseabbau wird durch eine unspezifische Hexokinase vermittelt und verläuft unter Bildung von Fructose-6-Phosphat und Fructose-1-Diphosphat (siehe Abb. 308).

Der Erbgang der essentiellen Fructosurie ist autosomal recessiv.

megalie sowie eine Aminoacidurie manifestiert, beruht die Störung auf einem *Mangel an 1-Phosphofructosealdolase* in der Leber, den Nierentubuli und der Jejunalschleimhaut. Bei Fructosebelastung steigt daher intracellulär die Fructose-1-Phosphatkonzentration an. Da die Phosphorylierung der Fructose ungestört ist, ist der Phosphatverbrauch normal. Das intracellulär angestaute Fructose-1-Phosphat hemmt offensichtlich weitere Enzymsysteme, z.B. die Phosphoglucomutase mit konsekutiver Hypoglykämie sowie die Diphosphofructosealdolase. Abb. 308 zeigt die primären enzymatischen Defekte sowie die sekundären Störungen im Kohlenhydratabbau. Der Erbgang ist autosomal recessiv.

3. Saccharoseintoleranz

Diese im Säuglingsalter beim Umsetzen der Ernährung auf Kuhmilch und Kohlenhydrate mit den klinischen Symptomen einer chroni- schen Diarrhoe und Entwicklungsstörungen sich manifestierende enzymatisch bedingte Störung beruht auf einem *Mangel* verschiedener

Glucosidasen: Der *Saccharase,* der *Palatinase* und *Isomaltase.* Infolgedessen erreichen die ungespaltenen, kaum resorbierbaren Disaccharide die Ileocoecalregion, wo sie bakteriell fermentiert werden. Die Folge ist eine Gärungsdyspepsie. Der Erbgang ist autosomal dominant.

4. Lactoseintoleranz

Im Gegensatz zur Saccharoseintoleranz, die erst nach der Stillperiode auftritt, erkranken die Säuglinge schon in den ersten Lebenstagen an chronischen Diarrhoen. Biochemisch besteht ein *Mangel* an *intestinaler Lactase,* so daß die Lactose nicht gespalten und resorbiert werden kann. In den unteren Darmabschnitten wird der Milchzucker bakteriell vergoren und führt zur Diarrhoe. Der Erbgang ist wahrscheinlich autosomal recessiv.

5. Galaktosämie

Lactose wird im Darm über Vermittlung des Enzyms Lactase in je 1 Molekül Glucose und Galaktose gespalten. Die mit der Nahrung aufgenommene Galaktose wird fast ausschließlich in der Leber über verschiedene, enzymatisch katalysierte Zwischenreaktionen in Glucose-1-Phosphat umgewandelt (s. Abb.309). Bei der Galaktoseintoleranz ist die Umwandlung von Galaktose zu Glucose infolge *Fehlens* der *Galaktose-1-Phosphaturidyltransferase* gestört. Infolge des Anstaus von Galactose-1-Phosphat werden verschiedene weitere intracelluläre Enzyme gehemmt (Phosphoglucomutase, Glucose-

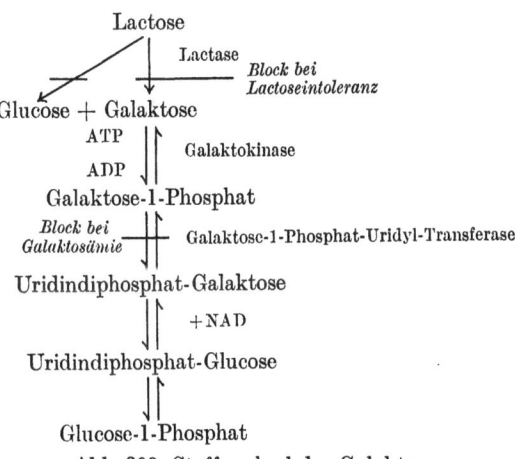

Abb. 309. Stoffwechsel der Galaktose

6-Phosphatase, Glucose-6-Phosphatdehydrogenase). Die Folge ist eine mangelhafte Glucosefreisetzung aus Glykogen. Außerdem ist offenbar die ATP-Produktion gestört.

Klinisch wird der Defekt im Säuglingsalter nach Beginn einer Milchernährung manifest. Es treten Diarrhoen mit konsekutiven Ernährungsstörungen auf, weiterhin eine zunehmende Hepatomegalie und Zeichen der Leberinsuffizienz mit Ikterus und Hypoprothrombinämie. Erreichen die Anomalieträger das Kindesalter, so entwickelt sich eine Lebercirrhose, häufig ist die psychische und motorische Entwicklung verzögert und es stellt sich ein rasch fortschreitender Katarakt der Linsen ein. Die Leberzellschädigung wie auch die Linsentrübung ist wahrscheinlich bedingt durch eine Störung des Phosphatstoffwechsels der Zellen infolge einer Hemmung der Glucose-6-Phosphatase und Glucose-6-Dehydrogenase durch den im Organismus angehäuften Metaboliten Galaktose-1-Phosphat. In der Linse hat das z.B. zur Folge, daß sekundär die Bildung eines löslichen Proteins sistiert mit konsekutiver Linsentrübung.

Der Erbgang ist autosomal recessiv. Homozygote Individuen erkranken an der schweren Form der Anomalie, heterozygote Erbträger bieten oft nur einige Symptome.

6. Glykogenspeicher- und Glykogenmangelkrankheiten

Glykogen hat eine wichtige Funktion als Kohlenhydratspeicher. Offensichtlich kann jedes Körpergewebe Glykogen aus Glucose aufbauen. Den höchsten Glykogengehalt haben Leber und Muskel. Etwa 25% des täglich aufgenommenen Kohlenhydrats werden als Glykogen gespeichert. Bei der Glykogensynthese wird unter Einwirkung der Hexokinase und Phosphoglucomutase Glucose zu Glucose-6-Phosphat und weiter zu Glucose-1-Phosphat umgebaut. Katalysiert durch die Enzyme Uridyl-Diphosphat-Glucose-Pyrophosphorylase, Uridin-Diphosphat-Glucose-Glykogen-Transferase(=UDPG-Glykogentransferase) und Amylo-1,4-1,6-Transglucosidase („branching-enzyme") wird die Glucose zu größeren Molekülkomplexen verknüpft. Die Verknüpfung der Glucoseeinheiten im Glykogenmolekül erfolgt entweder mit einer 1,4- oder einer 1,6-Bindung. Nach je vier über 1,4-verknüpften Glucosemolekülen erfolgt eine

vierungsreaktionen und im Molekulargewicht. Die Adenylcyclase wird im Muskel durch Adrenalin, in der Leber durch Adrenalin und Glucagon stimuliert. Die aktivierte Phosphorylase spaltet die C_1-C_4-Bindungen der Haupt- und Seitenketten. Ein vollkommener Abbau des Glykogenmoleküls erfolgt jedoch nicht, da offenbar das Enzym durch die C_1-C_6-

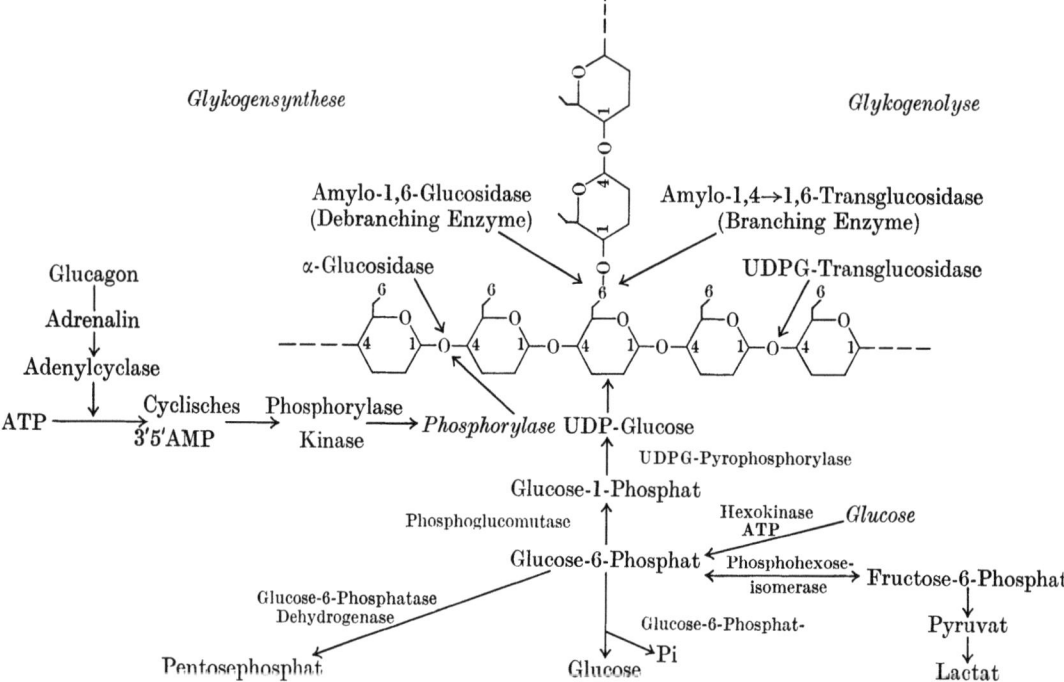

Abb. 310. Schema der Glykogensynthese und Glykogenolyse. (*UDP* Uridindiphosphat, *UDPG* Uridindiphosphatglucose)

zusätzliche Anlagerung über eine 1,6-Bindung, an das sich wieder eine 1,4-Bindung über vier weitere Glucosemoleküle anschließt. Die 1,4-Bindungen werden durch die Glucosetransferase, die 1,6-Bindungen durch die Amylotransglucosidase katalysiert. Es resultiert dementsprechend eine strauchartig verästelte Struktur des Glykogens.

Der *Glykogenabbau* erfolgt mit organspezifischen Unterschieden. In der Skeletmuskulatur wie auch in der Leber wird zunächst durch Vermittlung der Adenylcyclase aus ATP cyclisches Adenosin-3,5-Monophosphat und Pyrophosphat gebildet. Cyclisches AMP aktiviert eine Phosphorylasekinase, die wiederum die Bildung aktiver Phosphorylase stimuliert. In der Leber erfolgen grundsätzlich die gleichen Reaktionen. Die Muskel- und Leberphosphorylasen unterscheiden sich jedoch in ihren Akti-

Bindungen sterisch gehemmt wird. Der weitere Abbau dieses kurzarmigen „Grenzdextrins" erfolgt im Zusammenwirken der Phosphorylase mit einer Amylo-1,6-Glucosidase („debranching-enzyme"). Das bei der Glykogenspaltung frei werdende Glucose-1-Phosphat wird durch die Phosphoglucomutase in Glucose-6-Phosphat umgewandelt. Glucose-6-Phosphat kann weiter glykolytisch zu Lactat, oxydativ im Pentosephosphat-Shunt oder durch eine Glucose-6-Phosphatase zu freier Glucose umgewandelt werden. Die Glucose-6-Phosphatase ist nur in Leber- und Nierenzellen sowie Thrombocyten und Leukocyten vorhanden. Abb. 310 gibt eine Übersicht des Glykogen-Aufbaus sowie der Glykogenolyse.

Bei den *sieben* bisher biochemisch definierten Arten der Glykogenspeicherkrankheiten ist der Glykogenabbau infolge eines genetisch bedingten Mangels bestimmter Enzyme gestört, so daß es zu einer Glykogenspeicherung in den verschiedenen Organen kommt.

Typ I: Hepatorenale Glykogenose (v.Gierke-Krankheit). Infolge eines *Mangels* an *Glucose-6-Phosphatase* in Leber, Nieren und Thrombocyten kann aus Glykogen keine Glucose freigesetzt werden. Die Folge ist eine Hypoglykämie mit Ketose und Acidose. Die Hyperlipämie, an der alle Fraktionen der Blutlipide teilhaben, ist möglicherweise eine Folge der Ketose (vgl. Diabetes mellitus). Als Folge der

Skeletmuskulatur im Vordergrund. Die Kinder, die dem äußeren Aspekt nach Mongoloiden ähneln, sterben in der Regel innerhalb der ersten 6 Monate. Der Erbgang ist autosomal recessiv.

Typ III: (Grenzdextrinose; Leber-Muskel-glykogenose). Bei einem *Mangel* an *Amylo-1,6-Glucosidase* können die C_1-C_6-Bindungen zwischen Seiten- und Hauptketten des Glykogenmoleküls nicht gespalten werden, so daß ein aus kurzen Glucoseketten bestehendes sog. „Grenzdextrin" übrig bleibt. Der Enzymdefekt

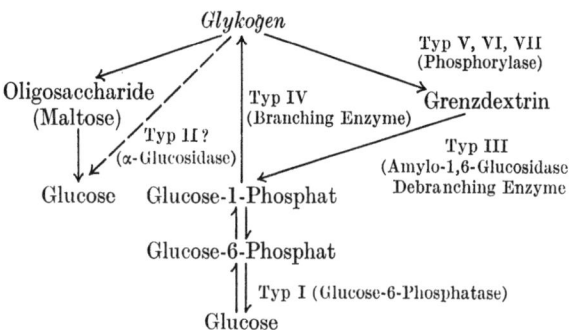

Abb. 311. Schema der bei den Glykogenspeicherkrankheiten fehlenden Enzyme der Glykogensynthese bzw. Glykogenolyse

erhöhten Blutlactase ist die renale Harnsäureclearance ebenfalls vermindert, so daß gelegentlich die Symptome einer Gicht auftreten können. Infolge der Glykogenspeicherung besteht in der Regel eine Hepatomegalie, allerdings sind die Leberfunktionsproben häufig nicht pathologisch verändert. Eine Proteinurie, Glucosurie und unspezifische Aminoacidurie ist wahrscheinlich auf eine Glykogeninfiltration der Tubuluszellen in der Niere zurückzuführen. Eine Niereninsuffizienz liegt in der Regel indessen nicht vor. Gelegentlich werden hämorrhagische Diathesen beobachtet als Folge der gestörten Thrombocytenfunktion. Die körperliche Entwicklung der Anomalieträger ist verzögert, so daß ein proportionierter Kleinwuchs resultiert. Der Erbgang ist autosomal recessiv.

Typ II: (Generalisierte Glykogenose — Pompesche Krankheit). Biochemisch besteht ein *Mangel an α-Glucosidase* in Skeletmuskel, Herzmuskel und Leber. Der Angriffspunkt dieses Enzyms im Glykogenabbau ist bisher noch unklar. Blutzucker und Blutlipide sind normal, ebenfalls bestehen keine Acidose und Ketose. Klinisch stehen neben einer wenig ausgeprägten Hepatomegalie Symptome einer Herzinsuffizienz oder eine Hypotonie der

ist in Leber, Muskeln, Erythrocyten und Leukocyten bei den Anomalieträgern nachzuweisen. Bei den Kranken besteht eine leichte Hypoglykämie sowie eine Hyperlipidämie. Klinisch ist eine Hepatomegalie und rasche Ermüdbarkeit auffallend. Der Erbgang ist autosomal recessiv.

Typ IV: (Amylopectinose — Andersens-Erkrankung). Biochemisch besteht wahrscheinlich ein *Mangel* an *Amylo-Transglucosidase,* des sog. *Verzweigungsenzyms.* Da die 1,6-Bindungen der Glucoseverzweigungsketten nicht gebildet werden können, resultiert ein pathologisches Glykogenmolekül mit großen Kettenlängen, das dem pflanzlichen *Amylopectin* ähnelt und vermehrt in Leber, Milz und Lymphknoten gespeichert wird. Klinisch zeigen die Kranken eine hypertrophe, kleinknotige Lebercirrhose. Der Vererbungsmodus ist unbekannt.

Typ V: (muskuläre Glykogenose — McArdlesche Krankheit). Infolge eines *Mangels* an *Muskelphosphorylase* können die C_1-C_4-Bindungen der Haupt- und Seitenketten des Glykogenmoleküls im Muskel nicht gespalten werden. Nach körperlicher Belastung kommt es daher rasch zu einer Ermüdung der Muskulatur mit anhaltenden schmerzhaften Muskelkontraktionen. Im Blut ist im Gegensatz zum Gesunden der Lactatspiegel erniedrigt. Der Erbgang ist noch unklar, wahrscheinlich autosomal recessiv.

Typ VI: (Leberphosphorylase — Typ der Glykogenose). Biochemisch besteht ein *Mangel* an aktiver *Leberphosphorylase.* Auch bei diesem Typ können die C_1-C_4-Bindungen des Leberglykogens nicht gespalten werden. Die Kranken zeigen eine Hepatomegalie, im Blut eine mäßige Hypoglykämie, mäßige Hyperlipidämie und Hyperlactacidämie. Der Erbgang ist wahrscheinlich X-chromosomal.

Typ VII: (generalisierter Phosphorylasemangel). Dieser Typ der Glykogenose stellt eine *Kombination des Typs V und VI* dar mit generalisiertem, allerdings inkomplettem Mangel an

aktiver Phosphorylase in Leber, Skeletmuskulatur, Leukocyten und Thrombocyten. Die Anomalieträger zeigen eine ausgeprägte Kardio- und Hepatomegalie. Der Erbgang ist autosomal dominant.

Abb. 311 bringt eine Übersicht des Glykogenstoffwechsels mit den jeweiligen Orten der genetisch determinierten Enzymstörung.

Glykogenmangelkrankheit. Biochemisch besteht ein *Mangel* an *Uridindiphosphat-Glucose-Glykogen-Transferase* in der Leber. Die C_1-C_4-Bindungen der Haupt- und Seitenketten des Glykogens können daher nicht synthetisiert werden, infolgedessen ist der Leberglykogengehalt vermindert. Die Anomalieträger neigen zu hypoglykämischen Zuständen. Der Erbgang ist nicht bekannt.

7. Primäre Hyperoxalurie und Oxalose

Oxalsäure ist ein Endprodukt des normalen Stoffwechsels. Es entsteht einmal beim Abbau der L-Ascorbinsäure, zum größeren Teil aber als Oxydationsprodukt der Glyoxylsäure, der α-Ketosäure des Glycins (= Glykokoll). Bei der *primären Oxalose* ist weniger der Stoffwechsel des Glycins gesteigert als vielmehr die Umwandlung von Glyoxylsäure in Glycin infolge eines biochemischen *Mangels* der *Glycin-Glyoxylsäuretransaminase.* Als Folge der Hyper-

oxalurie kommt es zu Calciumoxalatniederschlägen in der Niere mit dem klinischen Bild einer zunehmenden Niereninsuffizienz bei Nephrocalcinose. Calciumoxalatniederschläge sind auch im Myokard bei schwerer Hyperoxalurie zu finden. Die *primäre Hyperoxalurie* ist abzugrenzen von erworbener Hyperoxalurie bei Äthylenglykolvergiftung, Pyridoxin- und Thiaminmangel. Der Erbgang ist autosomal recessiv.

Literaturhinweise

BERSON, S. A., and R. S. YALOW: The present status of insulin antagonists in plasma. Diabetes **13**, 247 (1964).

BEST, CH.: Some thougths on the etiology of human diabetes. Canad. med. Ass. J. **87**, 731 (1962).

BOTTERMANN, P., K. SCHWARZ u. K. KOPETZ: Über das Verhalten der insulinähnlichen Aktivität im Serum bei Fettsucht. Dtsch. med. Wschr. **1965**, 917.

COLWELL, A. R., SR.: Relation of small blood vessel complications to treatment of diabetes: a review. In: Small blood vessel involvement in diabetes mellitus. Hsg. SIPERSTEIN, M. D., A. R. COLWELL, K. MEYER. Washington **1964**, S. 253.

CREUTZFELDT, W.: Zur Theorie des Diabetes mellitus. Med. Klin. **11**, 41 (1963).

FERNER, H.: Das Insulinsystem des Pankreas. Stuttgart: Georg Thieme 1952.

FROESCH, E. R.: Insulin im Blut: durch Insulin-Antikörper hemmbare und nicht hemmbare Insulinaktivität und ihre physiologische Bedeutung. In: Fortschritte der Diabetesforschung, S. 30. Stuttgart: Georg Thieme 1963.

FROESCH, E. R., u. P. H. ROSSIER: Das Coma diabeticum. Internist **6**, 400 (1965).

GEPTS, W.: Morphologie des Inselapparates beim Diabetes des Menschen. Verh. dtsch. Ges. inn. Med. **72**, 834 (1966).

HAUSBERGER, F. X.: Die Pathophysiologie des Diabetes mellitus. Ergebn. inn. Med. Kinderheilk. **3**, N. F., 220 (1952).

HOLLMANN, S.: Nicht-glycolytische Stoffwechselwege der Glucose. Stuttgart: Georg Thieme 1961.

IRMER, W., H. DARWEKE, J. WEDELL, D. GRÜNEKLER, H. SCHMITT u. A. JÜNNEMANN: Zur Diagnostik und Therapie der Inselzelladenome. Dtsch. med. Wschr. **1969**. 1.

KARAM, J. H., G. M. GRODSKY, and P. H. FORSHAM: Excessive insulin response to glucose in obese subjects by immunochemical assay. Diabetes **12**, 197 (1963).

KATSOYANNIS, P. G.: On the problem of the chemical synthesis of proteins with special reference to insulin. Metabolism **13**, 1059 (1964).

KÜHNAU, J., u. C. v. HOLT: Stoffwechsel der Kohlenhydrate. In: THANNHAUSERs Lehrbuch des Stoffwechsels und der Stoffwechselkrankheiten (Hrsg. N. Zöllner). Stuttgart: Georg Thieme 1957.

Levine, R.: Zur Pathophysiologie des Diabetes mellitus. Ciba Symposium 13 (1965).

Linneweh, F.: Erbliche Stoffwechselkrankheiten. München: Urban & Schwarzenberg 1962.

Löhr, G. W.: Pathogenese und Differentialdiagnose der Glykogenosen. Dtsch. med. Wschr. 1965, 1549.

Lynen, F.: Coenzym A ein Bindeglied zwischen energieliefernden und verbrauchenden Reaktionen des Zellstoffwechsels. Klin. Wschr. 35, 213 (1957).

— U. Henning, Ch. Bublitz, Bo. Sördo u. L. Kröplin Rueff: Der chemische Mechanismus der Acetessigsäurebildung in der Leber. Biochem. Z. 330, 269 (1958).

Mirsky, A.: The metabolism of insulin. Diabetes 13, 225 (1964).

Oberdisse, K.: Zur Pathogenese des Diabetes mellitus. Therapiewoche 18, 1 (1968).

— K. Jahnke u. H. Daweke: Insulin-Antagonisten, Insulinantikörper, Insulin-Resistenz-Beziehungen zwischen Fett- und Kohlenhydratstoffwechsel. Die Erfassung prädiabetischer Zustände. Gastroenterologia, Suppl. and vol. 104, 18 (1965).

Pfeiffer, E. F.: Die Pathogenese des Diabetes mellitus. Dtsch. med. J. 17, 601 (1966).

Randle, P. J.: Carbohydrate metabolism and lipid storage and breakdown in diabetes. Diabetologia 2, 237 (1966).

Renold, A. E.: Zur Pathogenese des Diabetes mellitus. Verh. dtsch. Ges. inn. Med. 72, 839 (1966).

—, and G. F. Cahill Jr. (Editors): Handbook of Physiology. Section 5: Adipose tissue. Baltimore: Williams & Wilkins 1965.

Sanger, R.: La structure de l'insuline. Bull. Soc. Chim. biol. (Paris) 37, 23 (1955).

Schreier, K.: Die angeborenen Stoffwechselanomalien. Stuttgart: Georg Thieme 1963.

Stanbury, J. B., J. B. Wyngaarden, and D. S. Fredrickson: The metabolic basis of inherited disease, 2nd ed. New York: McGraw-Hill Book Co. 1966.

Vallance-Owen, J.: Antagonists of insulin. In: K. Oberdisse u. K. Jahnke (Hrsg.), Fortschritte der Diabetesforschung, S. 10. Stuttgart: Georg Thieme 1963.

Zahn, H.: Struktur und Synthese von Insulin. Verh. dtsch. Ges. inn. Med. 73, 800 (1967).

Eiweißstoffwechsel

I. Eiweißmangel

1. Allgemeine Ursachen

Die Ursachen von Eiweißmangel beruhen auf einer mangelhaften Eiweißzufuhr in der Nahrung oder auf einer mangelhaften Aminosäurenresorption im Darm infolge von Fermentstörungen des Verdauungstraktes. Eine ungenügende Eiweißzufuhr in der Nahrung kann absolut oder relativ sein. Ein *absoluter* nahrungsbedingter Eiweißmangel besteht, wenn nicht so viel Eiweiß in der Nahrung vorhanden ist, daß die Zufuhr für die normalen Funktionen des Organismus ausreicht. Ein *relativer* Eiweißmangel der Nahrung liegt vor, wenn ein normalerweise ausreichender Eiweißgehalt der Nahrung durch besonders starke Inanspruchnahme der Körperbestände infolge krankhafter Prozesse den jeweiligen Bedürfnissen nicht genügt (z. B. *Verbrennungen, Fieber, eiternde Wunden, postoperative Zustände, Thyreotoxikosen*).

2. Aufgaben der Eiweißkörper

Das Eiweiß hat im Organismus drei Hauptaufgaben zu erfüllen: a) den Aufbau von körpereigenem Gewebe (*Wachstum, Ersatz für Verschleiß, Heilungsvorgänge*); b) den Aufbau von spezifischen eiweißhaltigen Stoffen (*Bluteiweißkörper, Blutfarbstoff, Fermente, Hormone*); c) dient Eiweiß als *Brennmaterial*. Hierbei ist im wesentlichen nur die für den Verschleiß benötigte Eiweißquote in Anrechnung zu bringen. (Die durch die *spezifisch-dynamische* Wirkung der Eiweißkörper eintretende Verbrennungssteigerung ist nicht als unbedingt notwendig zur Erhaltung des Energiestoffwechsels zu erachten.)

3. Das Eiweißminimum

Bei der Untersuchung der Frage, wieviel Eiweiß durch die Nahrung für die obengenannten Aufgaben zugeführt werden muß, sind folgende Faktoren zu berücksichtigen: a) die Größe des endogenen Eiweißzerfalls = *Abnutzungsquote*, b) die notwendige Eiweißmenge zur Erzielung eines *Stickstoffgleichgewichtes*, c) die notwendige Eiweißmenge zur Erreichung des *hygienischen*

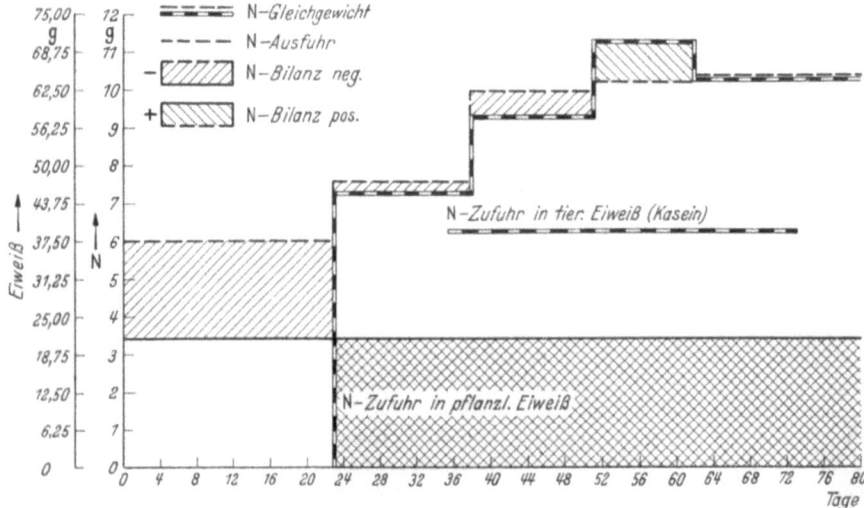

Abb. 312. Stickstoffbilanzversuch bei verschieden hoher Eiweißzufuhr (gesunde Versuchsperson ♂, 24 Jahre). In den ersten 24 Tagen werden lediglich 20 g pflanzliches und 1 g tierisches Eiweiß bei einer Gesamtcalorienzufuhr von 2900 verabfolgt. Während dieser Zeit besteht ein N-Defizit von 2,6 g N je Tag, was einen Verlust von etwa 16 g Körpereiweiß entspricht. Erst bei einer Gesamteiweißzufuhr von 70 g, davon 50 g in Form von Milcheiweiß, wird eine positive N-Bilanz erreicht. N-Gleichgewicht besteht bei einer Gesamteiweißzufuhr von 64 g, davon 44 g in Form von Milcheiweiß. (Nach GROSSE-BROCKHOFF u. HAASE)

Eiweißminimums. Dieses ist vor allem abhängig von der *biologischen Wertigkeit* der Eiweißkörper, wobei die besondere spezifische Wirksamkeit bestimmter Aminosäuren auf hochdifferenzierte Organfunktionen zu berücksichtigen ist.

Tabelle 82. (Nach FOLIN)

	Eiweißreiche Nahrung	Eiweißarme Nahrung
Volumen des Harns	1170 cm³	385 cm³
Gesamtstickstoff	16,8 g	3,60 g
Harnstoff-N	14,70 = 87,5%	2,20 = 61,7%
Ammoniak-N	0,49 = 3,0%	0,42 = 11,3%
Harnsäure-N	0,18 = 1,1%	0,09 = 2,5%
Kreatin-N	0,58 = 3,6%	0,60 = 17,2%
Unbestimmter N	0,85 = 4,9%	0,27 = 7,3%
Gesamt-SO₃	3,64	—
Anorganische SO₃	3,27 = 90,0%	0,46 = 60,5%
Gepaarte SO₃	0,19 = 5,2%	0,10 = 13,2%
Neutraler S als SO₃	0,18 = 4,8%	0,20 = 26,3%

Zu a) Abnutzungsquote. Die Abnutzungsquote kann aus der im Urin und Stuhl ausgeschiedenen N-Menge berechnet werden, die auch nach längere Zeit durchgeführter N-freier Kost noch ausgeschieden wird.

Der *Urin-N* wird in *zwei* verschiedene Anteile unterteilt: denjenigen, der von der exogenen N-Zufuhr weitgehend unabhängig ist und denjenigen, der entsprechend der Höhe der N-Zufuhr schwankt:

1. Harnstoffammoniak in Form von Salzen und anorganische Salze der Schwefelsäure (*abhängig von* der N-Zufuhr) (s. Tabelle 82).
2. Kreatinin, Harnsäure und *Neutralschwefel* (*unabhängig von* der N-Zufuhr) (s. Tabelle 82).

Bei N-freier, aber calorisch ausreichender Ernährung beträgt die *tägliche N-Ausscheidung* je Kilogramm Körpergewicht 0,0545—0,055 g, für einen 60 kg schweren Menschen also etwa 3,3 g. Da im Eiweiß mit weitgehender Konstanz etwa 6,25 g N enthalten ist, beträgt die *Abnutzungsquote* eines 60 kg schweren Erwachsenen etwa *21 g Eiweiß*.

Bei länger dauerndem absolutem Hunger (über 8 Tage) ist die Abnutzungsquote höher (bis zu 8 g N pro die), da unter solchen Umständen Körpereiweiß als Brennmaterial verbraucht wird.

Zu b und c (N-Gleichgewicht und *hygienisches Eiweißminimum).* Werden bei einer calorisch ausreichenden Ernährung nur 20 g Eiweiß (Abnutzungsquote) zugeführt, so bleibt die N-Bilanz trotzdem negativ (s. Abb. 312). Es wird mehr N ausgeschieden als es der zugeführten Eiweißmenge entspricht, da die Menge des täglichen endogenen Eiweißverlustes nicht durch eine gleich große Menge Nahrungseiweiß ersetzt werden kann. Einmal wird ein Teil des zugeführten Eiweißes direkt verbrannt (*spezifisch-dynamische* Wirkung), zum anderen hängt die Ersatzquote von körpereigenem Eiweiß durch

Nahrungseiweiß wesentlich von der *biologischen Wertigkeit* des zugeführten Eiweißes ab (s. u.). Weiterhin ist bei solchen Versuchen über das N-Gleichgewicht die *Calorienzufuhr* zu berücksichtigen, da die Abnutzungsquote von Eiweiß mit Steigerung der Calorienzufuhr absinkt. (Bei einer Calorienzufuhr, die das Dreifache des Grundumsatzes beträgt, wurde ein Absinken der N-Ausscheidung um 0,4 g pro die beobachtet.) Diese Feststellung ist besonders für den Eiweißumsatz im *Hungerzustand* von Bedeutung. Besteht neben einer Eiweißmangelernährung zusätzlich noch eine calorische Unterernährung, so ist der Eiweißumsatz relativ hoch (starke Einschmelzung von körpereigenem Eiweiß). Außerdem ist die Art der zugeführten Nährstoffe auf die Höhe des Eiweißumsatzes von Einfluß. *Kohlenhydrate* sollen aus bisher noch nicht eindeutig geklärten Gründen stärker *eiweißsparend* wirken als Fett. Mangel an *Vitamin B₁* soll den Eiweißbedarf erhöhen. (Hemmung der Eiweißresorption ?)

Von besonderer Bedeutung für die Erreichung eines N-Gleichgewichtes ist die *biologische Wertigkeit* des Eiweißes. Diese ist sehr verschieden und abhängig von der im Eiweiß vertretenen Anzahl derjenigen Aminosäuren, die im Organismus nicht synthetisiert werden können und daher mit der Nahrung zugeführt werden müssen. (*Exogene* Aminosäuren siehe weiter unten!)

Das biologisch *hochwertigste* Eiweiß ist das *Blutplasmaalbumin*. Zum Aufbau von 1 g Plasmaalbumin ist aber nicht nur die perorale Zufuhr von 1 g tierischem Plasmaalbumin notwendig, sondern etwas mehr als das Doppelte (2,6 g):

Ersatz von 1 g Plasmaeiweiß durch:
2,6 g Rinderplasma,
5—7 g Muskeleiweiß,
5—7 g Lebereiweiß,
10 g Casein oder Sojaeiweiß.

Da täglich etwa 6—10 g Plasmaalbumin ersetzt werden müssen, werden je nach der biologischen Wertigkeit der verschiedenen Nahrungseiweißkörper als tägliches Eiweißminimum etwa benötigt:

15—25 g Plasmaalbumin
oder 30—70 g Muskeleiweiß
oder 60—100 g Sojaeiweiß oder Casein.

Diese Zahlen dürfen aber nicht als absolute Maßstäbe für den Menschen gewertet werden. Sie wurden zumeist durch sog. *Plasmaphorese*-versuche an Hunden gewonnen (Entnahme von Blut durch Venenpunktion und Reinfusion der gewaschenen Erythrocyten in physiologischer NaCl-Lösung). Hierdurch können hochgradige Eiweißmangelzustände erzeugt werden und die zum Wiederaufbau der Bluteiweißkörper notwendigen Mengen bei den verschiedenen Eiweißarten ermittelt werden. Die Verhältnisse beim Menschen weichen in quantiativer Hinsicht von diesen Zahlen wahrscheinlich ab. So erscheint z. B. die Wertigkeit von Casein gegenüber Muskeleiweiß nach diesen Zahlen für den Menschen etwas zu niedrig (vgl. Tabelle 83).

Während die Bildung der Plasmaalbumine an die Zuführung von biologisch hochwertigem Eiweiß gebunden ist, können die *Globuline* auch durch *minderwertiges Eiweiß* (z. B. Phytoproteine) gebildet werden. Plasmaalbumin kann wahrscheinlich durch Zufuhr von Gelatine in hinreichender Menge gebildet werden, wenn der Gelatine *Tyrosin, Tryptophan* und *Cystin* zugesetzt werden. Gelatine allein hat keinerlei Einfluß auf die Neubildung von Plasmaproteinen. Über den Wert des Globulins aus Hämoglobin für die Bildung von Plasmaalbumin bestehen in den Untersuchungsresultaten noch erhebliche Widersprüche. Die angegebene Verhältniszahl der Regeneration von Plasmaeiweiß durch Globulin von 3:1 dürfte wesentlich zu günstig sein.

Die biologische Wertigkeit verschiedener Nahrungseiweiße ist aus der Tabelle 83 zu ersehen.

Die biologische Wertigkeit von Milchalbumin ist hier mit 100 angesetzt. Die biologische Wertigkeit von Serumalbumin würde entsprechend dem höheren Gehalt an exogenen Aminosäuren 113% betragen.

Die *biologische Wertigkeit* von Eiweiß ist eine Funktion seines Gehaltes an *exogenen* Aminosäuren. 10 bzw. 11 von 25 im Körpereiweiß enthaltenen Aminosäuren können im Organismus nicht gebildet werden. Diese exogenen Aminosäuren sind in zwei Gruppen zu teilen. 8 bzw. 9 von ihnen sind für den Erhaltungsstoffwechsel eine unerläßliche Voraussetzung, 10 von ihnen müssen unbedingt mit der Nahrung zugeführt werden, solange der Körper im Wachstumsstadium ist (s. Tabelle 84).

Die obigen Darlegungen zeigen, daß die Frage, bei welcher geringsten Eiweißzufuhr ein N-Gleichgewicht erreicht wird, von den verschiedensten Faktoren abhängt. Im allgemei-

Tabelle 83. (Nach KÜHNAU)

Eiweißkörper aus	Biologische Wertigkeit		Gehalt an exogenen Amino-säuren (C)
	nach MANGOLD (A)	nach TERROINE (B)	
Schellfisch	—	—	63
Milch (Albumin)	100	100	59
Rindfleisch	95	77	58
Eidotter	—	—	47
Milch (Casein)	70—80	77	45
Eiklar	—	—	43
Kartoffel	84	—	41
Sojabohne	—	71	etwa 40
Hafer	40—45	44—59	etwa 35
Gerste	60—70	65—66	etwa 35
Roggen	44	59	etwa 30
Weizen	44—50	—	29
Hülsenfrüchte (Erbsen)	55	56	28
Hülsenfrüchte (Bohnen)	25—38	35—38	26
Serumalbumin	—	—	76
Serumglobulin	—	—	52

nen können die Forschungen der klassischen Physiologie auch nach den Erfahrungen der Hungerjahre in Deutschland nach dem Kriege als richtunggebend angesehen werden (s. Tabelle 85 und 86). Im Versuch der Abb. 312 wurde das N-Gleichgewicht bei einer täglichen Zufuhr von 63,85 g Eiweiß erreicht, wovon 43,75 g Milcheiweiß waren. Auch ist es möglich, mit rein pflanzlichem Eiweiß (Getreide und Kartoffeln) bei etwas höherer Zufuhr ins N-Gleichgewicht zu kommen (s. Abb. 313). Trotz *des N-Gleichgewichtes* ist aber die Eiweißzufuhr *ungenügend*, da die Bluteiweißkörper, vor allem die *Albumine, absinken.* Erst nach Zufuhr hoher

Tabelle 84

Notwendig für	
Wachstums-stoffwechsel	Erhaltungs-stoffwechsel
Valin	Valin
Leucin	
Isoleucin	Isoleucin
Threonin	Threonin
Methionin	Methionin
Cystin (durch Methionin wahrscheinlich ersetzbar)	Cystin (durch Methionin ersetzbar)
Phenylalanin	Phenylalanin oder
Tryptophan	Tyrosin
Arginin	Tryptophan
Histidin	
Lysin	Lysin oder Norleucin

Mengen von Casein steigt der Plasmaalbumin- und der Albumin-Globulinquotient wieder an. Es erhellt hieraus die große Bedeutung des sog. *hygienischen Eiweißminimums.* Die Frage, ob ein solcher Wiederanstieg der Bluteiweißkörper nicht auch mit einer noch höheren Menge von pflanzlichem Eiweiß erreicht werden kann, ist theoretisch nicht ohne weiteres zu beantworten. Praktisch ist sie sicher zu verneinen, da das zur Erreichung eines N-Gleichgewichtes mit pflanzlicher Ernährung notwendige Kostmaß schon so voluminös ist, daß eine zusätzliche Steigerung von den Verdauungsorganen der meisten Menschen nicht mehr zu bewältigen ist. Diese Ergebnisse stehen mit den Erfahrungen der Nachkriegsjahre in guter Übereinstimmung. Soweit die Bevölkerung in der Lage war, sich über die Rationssätze hinaus zusätzlich soviel Nahrungsmittel in Form von Brot oder Kartoffeln zu beschaffen, daß die Ernährung für das neu erreichte Gleichgewicht nach der ersten stärkeren Gewichtsabnahme calorisch annähernd ausreichte, kamen auch schwere Eiweißmangelschäden meist nicht zur Ausbildung. Das bei großen Bevölkerungsgruppen ohne sichtbare Hungerschädigung zu beobachtende Absinken der Bluteiweißkörper mit den Symptomen der Gereiztheit, mangelhafter Initiative, sexueller Impotenz, beweisen aber andererseits, daß trotzdem sehr ernst zu wertende Eiweißmangelsymptome vorhanden waren. Kam eine weit-

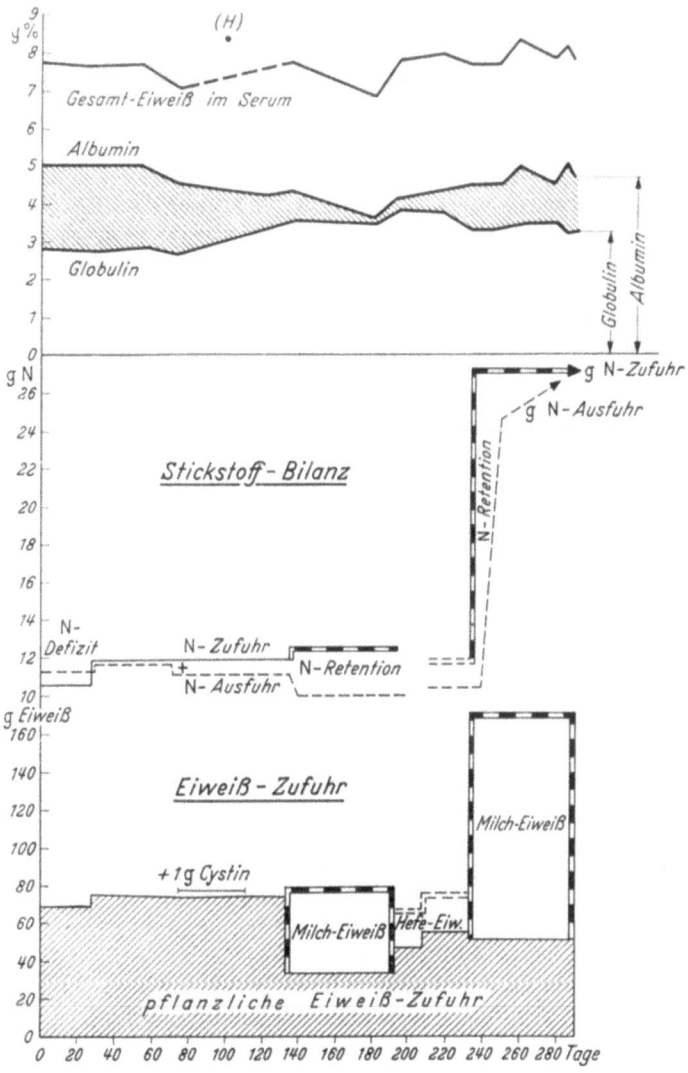

Abb. 313. Dieselbe Versuchsperson wie in Abb. 312. Während einer Versuchsperiode von 135 Tagen wird ausschließlich pflanzliches Eiweiß verabreicht. Hierbei wird, im Gegensatz zum Versuch der Abb. 312, erst bei 78 g Eiweißzufuhr N-Gleichgewicht erzielt. Trotz des N-Gleichgewichtes sinken die Albumine des Blutes deutlich ab, während die Globuline ansteigen. Bei Ersatz der Hälfte des pflanzlichen Eiweißes durch Milcheiweiß bzw. Hefeeiweiß kommt es allmählich wieder zum Anstieg der Albumine, der dann bei massiver Zufuhr von Milcheiweiß deutlich in Erscheinung tritt. (Nach GROSSE-BROCKHOFF u. HAASE)

Tabelle 85. *Kostmaße für Erwachsene.* (Nach SCHULTEN)

	Fett			Eiweiß			Kohlenhydrate			Cal ins-gesamt
	g	Cal	Ver-hältnis	g	Cal	Ver-hältnis	g	Cal	Ver-hältnis	
I. Voit	56	527	1:	118	483	2:	500	2100	10	3110
II. Rubner	65	603	1:	84	344	1,3:	453	1860	7	2807
III. Weese	60	560	1:	85	350	1,3:	460	1860	8	2770
IV. Völkerbund				70						2400
V. Brit. Besat-zungs-zone Juli 1946	13	117	1:	27	113	2:	200	840	16	1060

tere calorische Unterernährung zu dem Fehlen von biologisch hochwertigem Eiweiß hinzu, so traten auch schwere Eiweißmangelzustände mit Ödemen in Erscheinung.

Tabelle 86. *Ernährungsrichtlinien des Völkerbundes. Genf 1936*

Für den erwachsenen gesunden Menschen ohne besondere berufliche Belastung sind anzusetzen:
2400 Cal je Tag.
Zu dieser Grundernährung haben hinzuzutreten bei körperlicher Arbeit:
für leichte Arbeit 75 Cal je Stunde
für mittlere Arbeit 75—150 Cal je Stunde
für schwere Arbeit 150—300 Cal je Stunde
für sehr schwere Arbeit 300 Cal je Stunde.

Für Kinder gibt die Société des Nations folgende Werte:
Kinder von 1—2 Jahren   840 Cal je Tag
Kinder von 2—3 Jahren 1000 Cal je Tag
Kinder von 3—5 Jahren 1200 Cal je Tag
Kinder von 5—7 Jahren 1440 Cal je Tag
Kinder von 7—9 Jahren 1680 Cal je Tag
Kinder von 9—11 Jahren 1920 Cal je Tag
Kinder von 12 Jahren aufwärts 2400 Cal je Tag.

Für stillende Mütter wird eine Grundernährung von 3000 Cal je Tag gefordert.
Das notwendige Eiweißminimum wird wie folgt festgesetzt:
Für den erwachsenen Menschen über 21 Jahre je Kilogramm Körpergewicht 1,0 g je Tag;
für den wachsenden Organismus:
1.—3. Lebensjahr 3,5 g je Kilogramm Körpergewicht und Tag
3.—5. Lebensjahr 3,0 g je Kilogramm Körpergewicht und Tag
3.—15. Lebensjahr 2,5 g je Kilogramm Körpergewicht und Tag
15.—17. Lebensjahr 2,0 g je Kilogramm Körpergewicht und Tag
17.—21. Lebensjahr 1,5 g je Kilogramm Körpergewicht und Tag
für Schwangere ist ein Wert von 1,5 g je Kilogramm Körpergewicht und Tag
für stillende Mütter ein Wert von 2,0 g je Kilogramm Körpergewicht und Tag
festgesetzt worden.

In allen diesen Fällen wird angenommen, daß die Hälfte des zugeführten Eiweißes animalischer Herkunft ist.

4. Spezifische Funktionen der Aminosäuren und spezielle Folgen ihres Funktionsausfalls

Aus der Feststellung eines N-Gleichgewichtes darf also noch nicht auf eine ausreichende Eiweißzufuhr geschlossen werden. Die *exogenen Aminosäuren* haben über die Erhaltung des Körpereiweißbestandes hinaus noch besondere *hochdifferenzierte Funktionen* zu erfüllen. Im einzelnen konnten diese spezifischen Funktionen der Aminosäuren bisher mit Sicherheit nur aus Tierversuchen geschlossen werden, doch stimmen diese Erkenntnisse mit den Beobachtungen der Eiweißmangelerscheinungen beim Menschen weitgehend überein. Die einzelnen Funktionsausfälle beim Fehlen bestimmter exogener Aminosäuren sind aus der Tabelle 87 zu entnehmen. Abb. 314 zeigt Wachstumskurven von Tieren, die mit prozentual gleichen Eiweiß-

mengen verschiedener biologischer Wertigkeit gefüttert wurden. In Tabelle 88 ist der Bedarf gegenüber der Zufuhr an lebenswichtigen Aminosäuren in Deutschland in den Jahren 1937 und 1946 verglichen. Tabelle 89 gibt einen Überblick über die Zusammensetzung einiger Eiweißkörper.

Bei *ausschließlicher* Eiweißzufuhr mit *Weizen* kann zwar ein N-Gleichgewicht erreicht werden, dagegen setzt durch den *Mangel* von *Lysin* im *Gliadin* des Weizens bei jungen Tieren *Wachstumsstillstand* ein. Noch schlechter ist die Eiweißzufuhr bei *Maisnahrung*, da im Maiseiweiß (*Zein*) außer *Lysin* noch *Tryptophan* fehlt, so daß weder N-Gleichgewicht noch Wachstum eintritt.

Das *Methionin*, das in gewissem Umfang durch *Cystin* vertreten werden kann, soll durch eine besondere *Leberschutzwirkung* gekennzeichnet sein. Fehlen

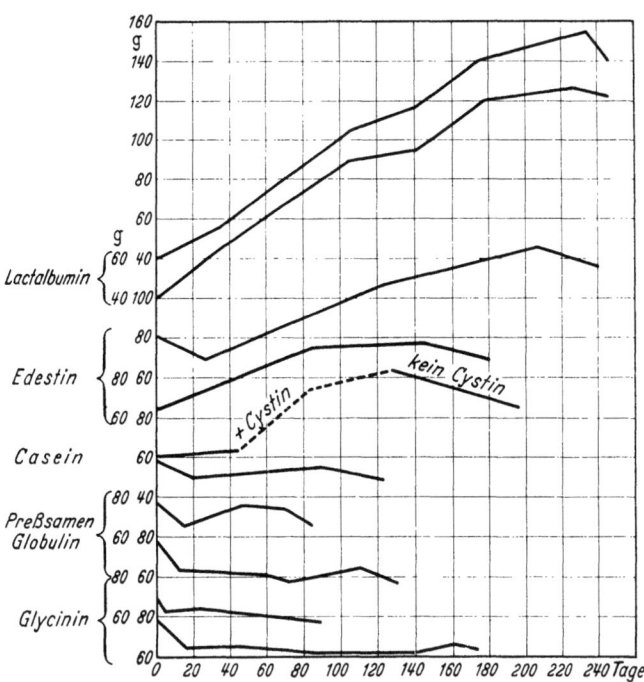

Abb. 314. Das unterschiedliche Wachstum in Abhängigkeit von der Art der Eiweißnahrung. In der verabreichten Nahrung sind die gleichen Prozentgehalte (4,5%) verschiedener Nahrungseiweiße enthalten. (Nach LUSK.) Beachte die starke wachstumsfördernde Wirkung des Milchalbumins

Tabelle 87. *Bedeutung der 11 aufbauwichtigen Aminosäuren.* (Nach KÜHNAU)

Aminosäure	Physiologie	Symptome bei Mangel	Autoren
Valin	Notwendig für die Funktion des Nervensystems	Hyperästhesie, Ataxie, Drehkrämpfe, Störungen der Muskelkoordination	ROSE
Leucin	Notwendig zum Aufbau des Plasma- und Gewebseiweißes	Negative N-Bilanz	ROSE
Isoleucin	Notwendig zur Verwertung der Nahrungsaminosäuren	Ausscheidung des gesamten exogenen N-Gewichtssturz	BORROUGHS u. Mitarb.
Threonin	Neben Isoleucin notwendig zur Verwertung der Nahrungs-Aminosäuren (Schlüsselfunktion)	Ausscheidung des gesamten exogenen N-Gewichtssturz	BORROUGHS u. Mitarb.
Methionin (zu $1/_6$ vertretbar durch Cystin)	Förderung des Körper- und Haarwachstums, Verhinderung des Eiweißzerfalls nach Verbrennungen, Lieferung von Methylgruppen für die Synthese von Cholin und Kreatin, Leberschutzwirkung, Aufbau von Globin	Leberverfettung, Lecithinschwund, Haarveränderungen	CROFT-PETERS, WHIPPLE, HEARD und LEWIS; HIMSWORTH, GLYNN, DU VIGNEAUD
Cystin (vertretbar durch Methionin	Aufbau von Plasmaeiweiß und Kreatinin. Entgiftung toxischer Stoffwechselprodukte und carcinogener Substanzen. Bildung von Taurin, Glutathion, Insulin	Lebercirrhose, exfoliative Dermatitis, Haarausfall, Neigung zu Infektionen	PETERS, MADDEN, WHIPPLE, FINK
Phenylalanin beim Erwachsenen vertretbar durch Tyrosin)	Notwendig zum Aufbau von Tyroxin und Adrenalin, Pigmentbildung, Blutbildung (Reticulocytenreifung)	Pigmentanomalien, Schilddrüsen und Nebennierenstörungen	ROSE, PLUM
Tryptophan	Notwendig für Milchproduktion Zustandekommen der Lactoflavinwirkung und Bildung von Augenpigment	Augenveränderung (Katarakt, Vascularisation der Cornea), Alopecie, Schmelzdefekte, Atrophie der Testikel,	ALBANESE- u. TOTTER-DAY Mitarb.

Tabelle 87 (Fortsetzung)

Aminosäure	Physiologie	Symptome bei Mangel	Autoren
Arginin	Notwendig für das schnelle Wachstum	Nekrospermie Keine	ROSE
Histidin	Notwendig für die Hömoglobinsynthese und den Aufbau von Purinbasen (Nucleinsäuren)	Anämie	ROSE-COX, FONTÉS-THIVOLLE
Lysin	Längenwachstum, Entwicklung, der Epiphysenknorpel, Milchproduktion	Zwergwuchs, Cyclusstörungen	MITCHEL-SMUTS, HARRIS-NEUBERGER, SANGER

Tabelle 88. *Bedarf und Zufuhr an lebenswichtigen Aminosäuren in den Jahren 1937 und 1946.* (Nach KÜHNAU)

	Valin	Leucin	Cystin	Methionin	Phenylalanin	Tryptophan	Arginin	Histidin	Lysin
I. Absolute Werte in Gramm je Tag									
A, Jugendliche von 10—18 Jahren:									
Bedarf	4,3	9,0	2,6	3,8	4,3	1,3	1,3	2,6	6,4
Zufuhr 1937	5,21	12,61	2,89	4,16	4,59	1,7	6,69	4,8	6,8
Zufuhr 1946	1,06	2,69	0,74	0,89	0,97	0,40	1,37	0,77	1,06
B. Erwachsene:									
Bedarf	2,8	5,6	1,6	2,4	2,8	0,8	0,8	1,6	4,0
Zufuhr 1937	3,27	7,92	1,81	2,61	2,88	1,13	4,2	3,11	4,0
Zufuhr 1946	0,87	2,21	0,60	0,78	0,82	0,35	1,11	0,67	0,9
II. Relative Werte in Prozent des Bedarfs									
A. Jugendliche von 10—18 Jahren:									
Zufuhr 1937	121	140	111	110	107	131	515	185	102
Zufuhr 1946	25	30	29	23	22	31	99	30	17
B. Erwachsene:									
Zufuhr 1937	117	142	113	100	103	141	525	105	100
Zufuhr 1946	31	39	37	32	29	44	132	42	24

(Die für das Jahr 1946 angegebenen Werte sind die Mittelwerte der Monate März bis Juli der englischen Zone).

Tabelle 89. *Aminsosäuregehalt einiger Eiweißarten.* (Nach MITCHEL und HAMILTON: The Biochemistry of the Amino Acids. Aus BEST und TAYLOR: The physiological Basis of Medicine)

Aminosäuren	Gelatine	Casein	Milchalbumin	Eialbumin	Gliadin	Zein	Edestin
Glykokoll	25,5	0,4	0,4	0,0	0,0	0,0	3,8
Alanin	8,7	1,8	2,4	2,2	2,0	9,8	3,6
Valin	0,0	7,9	3,3	2,5	3,3	1,9	—
Leucin-Isoleucin	7,1	9,7	14,0	10,7	6,6	25,0	20,8
Asparaginsäure	3,4	4,1	9,3	6,2	0,8	1,8	10,2
Glutaminsäure	5,8	21,8	12,9	13,3	43,7	31,3	19,2
Oxyglutaminsäure	0,0	10,5	10,0	—	2,4	2,5	—
Serin	0,4	0,5	1,8	—	0,1	1,0	0,3
Prolin	9,5	8,0	3,8	3,6	13,2	9,0	4,1
Oxyprolin	14,1	0,2	—	—	—	0,0	2,0
Phenylalanin	1,4	3,9	1,2	5,1	2,3	7,6	3,1
Tyrosin	0,01	6,5	1,9	4,0	3,1	5,9	4,5
Cystein	0,17	0,3	4,0	0,9	2,4	0,8	1,0
Arginin	9,1	5,2	3,0	6,0	3,2	1,8	15,8
Histidin	0,9	2,6	1,5	2,3	2,1	1,2	2,1
Lysin	5,9	7,6	8,4	3,8	0,6	0,0	2,2
Tryptophan	0,0	2,2	2,7	1,3	0,8	0,17	1,5

Tabelle 90. *Gehalt des Plasmaeiweißes an einzelnen Aminosäuren.* (Nach KÜHNAU)

	Cystin %	Methionin %	Tyrosin %	Tryptophan %
Normal:				
Gesamteiweiß	3,66	2,65	5,34	1,22
Albumin, nach BALINT	4,99	3,23	4,84	0,72
Globulin, nach BALINT	2,48	1,78	6,22	2,0
Hungerödem:				
Gesamteiweiß	2,29	1,54	4,73	1,88
(12 Fälle)				

von Methionin soll zu besonderer Anfälligkeit der Leber gegenüber Infekten und Narkosen führen. In Tierexperimenten konnte gezeigt werden, daß es bei künstlich eiweißverarmten Hunden rasch zu einem Absinken von Stickstoff und Schwefel in der Leber kommt. Chloroformnarkosen bewirkten in solchen Lebern rasch Schädigungen, die durch Zugabe von Methionin, Cystin und auch Cholin kurz vor oder nach der Narkose verhindert werden konnten. Bei hochgradigen Hypoproteinämien wurde in der Leber eine ausgedehnte Vacuolisierung beobachtet. Bei Ratten wurden durch proteinarme Kost schwere Leberschädigungen bis zur Cirrhose beobachtet, die durch geringe Caseinmengen vermieden werden konnten.

Das Auftreten der Azoospermie bei Ratten durch Fehlen von Arginin ist ein Hinweis auf die spezifische Funktion dieser Aminosäure.

Die spezielle Bedeutung einiger exogener Aminosäuren für die Bildung der Bluteiweißkörper wurde bereits besprochen (s. Abb. 313).

Die Herabsetzung des Gehaltes einiger exogener Aminosäuren im Plasmaeiweiß bei Inanitionszuständen geht aus Tabelle 90 hervor. Der Gehalt der Bluteiweißkörper an *Cystin, Methionin* und *Tyrosin* ist beim *Hungerödem erniedrigt* (Absinken der Albumine!), während der *Tryptophangehalt* wohl hauptsächlich infolge des relativ hohen Globulingehaltes des Blutes *ansteigt.* Letztere Aminosäure ist in unserer Nahrung auch bei Fehlen von tierischem Eiweiß am reichlichsten vertreten.

5. Bedeutung der Plasmaeiweißkörper für den Aufbau der Zellproteine und Folgen von Hypoproteinämie

Haupt*bildungsstätte* der Eiweißkörper, vor allem der *Albumine,* ist die *Leber.* Durch Auswahl bestimmter Kombinationen der einzelnen Aminosäurebausteine entsteht ein Gemisch verschiedener Serumalbuminfraktionen. Diese aus verschiedenen Aminosäuregrundgerüsten zusammengesetzten Albuminfraktionen gelangen ins Blut, werden von dort aus den einzelnen Körperorganen zugeführt und hier jeweils spezifisch umgeformt. Das Serumalbumin des Blutes übernimmt die Rolle des Austauschs der verschiedenen Zell- und Organproteine. Es dient also nicht nur der Regulierung des Wasserhaushalts oder der Adsorption zahlreicher im Blut kreisender Stoffe im Sinne einer Vehikelfunktion der Bluteiweißkörper, sondern ist gleichzeitig *Transportorgan* des Organeiweißes. Cytoplasma der Zelle und Serumalbumin sind sehr nahe verwandt. Die feineren Strukturunterschiede zwischen den Proteinen des Cytoplasmas und des Serumalbumins sind uns bisher noch verschlossen.

Die Funktion der Serumalbumine, als Eiweißtransporteure zu fungieren, scheint zunächst der Lehre von der Undurchlässigkeit der normalen Capillaren für Eiweiß zu widersprechen. Wie bereits früher ausgeführt wurde, ist aber sicher anzunehmen, daß die Capillaren der einzelnen Organe eine verschiedene Durchlässigkeit für Eiweißkörper haben. Während normalerweise die Nierencapillaren für Bluteiweißkörper undurchlässig sind, sind die Lebercapillaren für Albumine zum großen Teil sicher durchlässig. Auch ist mit der Möglichkeit einer Spaltung der Serumalbumine zu Polypeptiden in den Capillarendothelien durch die Anwesenheit von eiweißspaltenden Fermenten zu rechnen. Zwar tragen auch diese Spaltprodukte noch hochmolekularen Charakter, können aber die Capillarmembran passieren.

Daß die Serumalbumine direkt im Dienste des Eiweißaufbaues der verschiedenen Organe stehen können, wird noch dadurch erhärtet, daß durch eine *ausschließliche* Eiweißzufuhr in Form von *intravenösen Plasmainfusionen N-Gleichgewicht* erzielt werden kann. Auch sieht man, wie bei Zuständen von Hypalbuminosen nach intravenöser Zufuhr von Blutserumkon-

serven die unmittelbar nach der Infusion ange-
stiegenen Albumine 24 Std später die Blutbahn
schon wieder großenteils verlassen haben. (Dagegen kommt es meist zur gleichen Zeit zu
einer reaktiven Erhöhung der Serumglobuline)
(s. Abb. 315). Man spricht von der Umbaufähig-
keit der Plasmaproteine in Organeiweiß (,,*turn
over*"). Weiterhin wurde gefunden, daß Ge-
webskulturen auf Zufuhr von Spaltprodukten
hochmolekularer Eiweißkörper besseres Wachstum zeigen als durch Zusatz exogener Amino-

Im Gegensatz zu den normalerweise vorhandenen Glykogen- und Fettdepots verfügt
der Organismus nicht über eine Eiweißreserve.
Wenn auch unter den Bedingungen hoher Eiweißzufuhr besondere ,,*Eiweißeinschlußkörper*"
der Zelle beschrieben werden, so haben diese
fragwürdigen Gebilde keineswegs die Bedeutung einer quantitativ ins Gewicht fallenden
Eiweißreserve. Bei übermäßiger Eiweißzufuhr
wird ein großer Teil des Eiweißes unter entsprechender O_2-Verbrauchssteigerung ver-

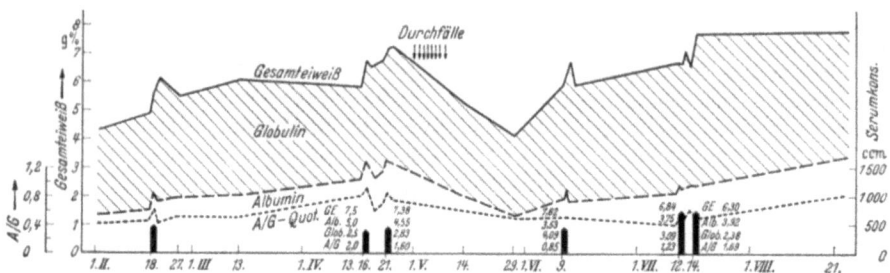

Abb. 315. Die Wirkung intravenöser Eiweißtherapie (Blutserumkonserve) auf die Bluteiweißkörper bei
schwerer Hypoproteinämie. Beachte vor allem das schnelle Wiederabsinken der Albumine innerhalb von
24—48 Std nach der Infusion, während meist eine länger dauernde reaktive Vermehrung der Globuline
einsetzt. Beachte den starken Abfall der Bluteiweißkörper während der Zeit der Durchfälle. (Eigene
Beobachtung)

säuren. Hierbei ist allerdings Voraussetzung,
daß es sich um *homologes* Eiweiß handelt und
daß der Zelle hochmolekulare Spaltprodukte
der Serumalbumine, nicht aber Albumine selbst
angeboten werden. Da Proteinasen in allen
Körpersäften und Zellen vorhanden sind, dürfte
ein solcher Abbau von Albumin zu hochmolekularen Spaltprodukten im Organismus kein
besonderes Problem sein.

Es kann somit ein *dynamisches Gleichgewicht*
zwischen Zelleiweiß und Serumalbumin (,,*a give
and a take*") angenommen werden. Für den Aufbau des Cytoplasmas wird das Bluteiweiß wahrscheinlich partiell abgebaut und aus diesen
höheren Bausteinen das Struktureiweiß der
Zelle gebildet.

Die Annahme eines dauernden Austausches von
Peptidgruppen und von Aminosäuren im Eiweiß des
Protoplasmas wird auch durch Untersuchungen mit
radioaktiven Stoffen (*Isotopen*) gestützt, die zeigen,
daß das Organeiweiß in weitgehendem Maße reaktionsfähig ist und die N-Gruppen der Gewebeproteine in
ständigem Wechsel miteinander stehen. Man hegt die
Vorstellung, daß die hierbei auftretenden Rupturen
zu den Peptidbindungen der Eiweißketten durch freiwerdende Aminosäuren oder durch Polypeptide wieder geschlossen werden können. An diesem dauernden
Wechselspiel sollen vor allem *Glutaminsäure*, *Asparaginsäure* und die *Eiweißkörper* der *Leber* beteiligt sein.

brannt, der andere Teil wird in Kohlenhydrate
bzw. Fett umgewandelt. Beim *normal ernährten*
Erwachsenen gibt es *keinen Eiweißansatz* wie
z.B. einen Fettansatz), wohl aber beim *wachsenden* Organismus, bei dem Eiweiß zum Zell-
aufbau benötigt wird. *Mangelhafte* Eiweißzufuhr geht stets mit einem *Verlust von Organeiweiß*, besonders von Muskel-[1] und Lebereiweiß
einher. Die Reduktion der Plasmaeiweißkörper
im Eiweißmangezustand wird im Verhältnis
zur Reduktion von Körpereiweiß auf etwa 1:25
bis 1:30 geschätzt.

Es wird vielfach die Frage diskutiert, ob
beim Eiweißmangel zuerst das Struktureiweiß
angegriffen wird oder ob es zuerst zu einem
Aufbruch und Absinken der Bluteiweißkörper
kommt. Wahrscheinlich sind beide Vorgänge
eng miteinander gekoppelt. Immerhin zeigen
die Befunde an Unterernährten, daß der Organismus bestrebt ist, den Bluteiweißspiegel möglichst konstant zu erhalten. Zwischen Schwere
der Hungerschädigung und der graduellen Erniedrigung der Bluteiweißkörper besteht in

---

[1] Die Einschmelzung von Muskelmasse ist beson-
ders an der hohen Kreatininausscheidung zu erkennen.
Aus dem erhöhten Myoglobinzerfall resultiert eine
Hämosiderose der reticulo-endothelialen Organe.

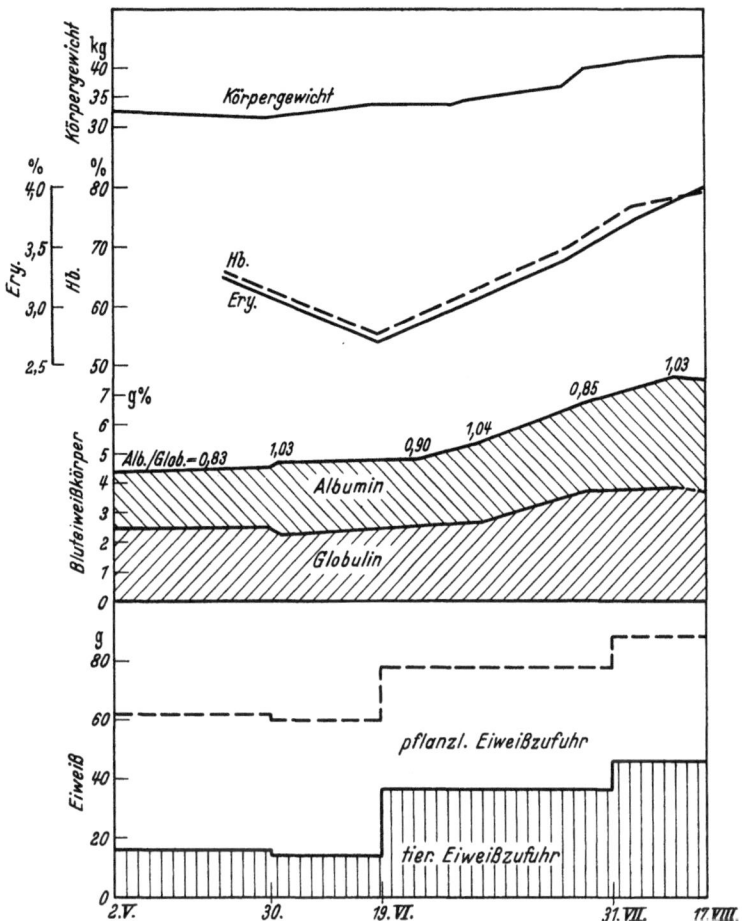

Abb. 316. Schwerer Eiweißmangelzustand mit Hungerödemen. (Eigene Beobachtung.) Beachte, daß die Bluteiweißwerte, vor allem die Albumine, erst bei einer Zufuhr von etwa 40 g tierischem Eiweiß in Form von NaCl-freiem Milcheiweiß (Aletosal) deutlich ansteigen (vgl. dazu auch Abb. 313). Hämoglobin und Erythrocyten fallen anfangs sogar noch weiter ab und steigen erst mit Verbesserung der Bluteiweißwerte an

quantitativer Hinsicht vielfach *kein lineares* Abhängigkeitsverhältnis. Die Veränderungen der Bluteiweißkörper bei Eiweißmangel gestalten sich etwa folgendermaßen:

1. Sind *deutliche* Symptome von Eiweißmangel ausgeprägt, so ist auch der *Gesamteiweißgehalt* des Blutes meist *herabgesetzt*. Dabei können aber Bluteiweißwerte beobachtet werden, die noch an der unteren Grenze der normalen Streubreite liegen. Die Steigerung der Bluteiweißwerte nach ausreichender Zufuhr von Eiweiß beweist in diesen Fällen, daß vorher eine Hypoproteinämie vorgelegen hat.

2. Die *Albumine* sind an dieser Herabsetzung der Bluteiweißkörper in hervorragendem Maße beteiligt. Sie zeigen mit Regelmäßigkeit eine *absolute Verminderung* und steigen bei Eiweißtherapie entsprechend an (s. Abb. 316).

3. Das Verhalten der *Globuline* ist nicht so einheitlich. Bei stärkerer Herabsetzung des

Gesamteiweißes sind sie meist auch absolut vermindert. Der Abfall der Globuline ist aber hierbei regelmäßig im Verhältnis zur Reduzierung der Albumine geringer. Es kann auch sein, daß die Globuline gleich hoch bleiben, in einigen Fällen sogar über der Norm liegen. Hyperglobulinämien treten auch bei Hypalbuminämien, besonders bei interkurrenten Infekten, in Erscheinung. Bei entsprechender peroraler Eiweißzufuhr steigen auch die Globuline an, wenn sie vorher vermindert waren. Der Anstieg der Globuline ist dabei aber meist geringer als derjenige der Albumine. Waren die Globulinwerte vor der Eiweißzufuhr relativ hoch, so sinken sie meist während der Eiweißtherapie ab. Fast immer resultiert *nach der Eiweißzufuhr* eine *Erhöhung des Albumin-Globulinquotienten* (s. Abb. 316).

Es wird vielfach die Anschauung vertreten, daß der Organismus deswegen an seinen Globulinen so zäh festhält, weil er sie für die Infektionsabwehr notwendig braucht. Es ist aber fraglich, ob diese Deutung richtig ist. Nach allen Ernährungsversuchen ist es wahrscheinlich, daß die Globuline leichter vom Organismus aufgebaut werden können (auch aus Phytoproteinen) als die Albumine (s. auch Abb. 313). Die Bedeutung der Globuline für die Infektionsabwehr wird damit in keiner Weise eingeschränkt.

4. Zwischen der Ausprägung des *Ödems* und der *Hypalbuminose* bestehen keine *festen* Beziehungen. Eine genaue Grenze, bei welchen Graden von Hypalbuminose ein Ödem auftritt, kann nicht festgelegt werden. Hungerkranke mit relativ hohen Bluteiweißwerten können schon deutliche Ödeme aufweisen, während andere Patienten mit niedrigen Eiweißwerten das Bild einer sog. „*trockenen Kachexie*" bieten. Neben dem Faktor der *Erniedrigung des kolloidosmotischen* Druckes des Blutes ist auch ein *Gewebsfaktor* wesentlich an der Ödementwicklung beteiligt, nämlich die Schädigung der „*micellaren*" Eiweißstrukturen der Zelle, die nur schwer reparabel sind. So kann noch lange Zeit eine Ödemneigung bestehen, wenn wieder ein N-Gleichgewicht erreicht und die Bluteiweißkörper annähernd normalisiert sind.

5. Hinsichtlich der therapeutischen Beeinflußbarkeit können *zwei Hauptgruppen* von Patienten mit Eiweißmangelschaden unterschieden werden: Die *erste* Gruppe der sog. *Aufbaubereiten* reagiert schon auf relativ niedrige Eiweißzufuhr mit einer wesentlichen Besserung des Gesamtzustandes und einer weitgehenden Normalisierung der Bluteiweißkörper. Hier wurden schon mit einer Gesamteiweißzufuhr von 70—75 g pro die, davon nur 20—25 g tierisches Eiweiß wesentliche Besserungen erzielt. Jugendliche zeigen meist eine sehr gute therapeutische Ansprechbarkeit, wenn die Unterernährung nicht zu lange gedauert hat. Dagegen sind die Schädigungen bei *älteren Patienten* wesentlich *resistenter*. Je länger der Eiweißmangelschaden andauert, um so schwerer ist natürlich auch die Restitution.

Bei den Folgen des Eiweißmangelschadens sind die *Störungen des Ferment- und Hormonstoffwechsels* von besonders schwerwiegender Bedeutung. Wenn man berücksichtigt, daß die Wirkungsgruppen der Hormone und Fermente stets an ein besonderes Eiweiß gebunden sind (z.B. Co-Ferment+Apoferment=Holoferment) und der Hormon- bzw. Fermentcharakter erst im Zusammenspiel dieser beiden Gruppen wirksam werden kann, so findet das Auftreten einer allgemeinen *hormonalen* und *fermentativen Insuffizienz* beim Eiweißmangel hierin seine Erklärung.

6. Krankhafte Zustände gesteigerten Eiweißverbrauchs

a) Narkosen und Operationen

Nach Narkosen von 30 min wurde eine Reduktion der Plasmaproteine um 0,5 g-% gefunden. Nach verschiedenen größeren operativen Eingriffen wurden negative Stickstoffbilanzen (entsprechend einem Eiweißverlust von 25—1100 g) beobachtet.

b) Verbrennungen

zeigen ganz besonders hohe Stickstoffverluste, die allein schon durch die Exsudation hervorgerufen sein können. Bei Verbrennungen 3. Grades wurde in den ersten Tagen ein Proteinverlust von mehr als 35 g je Stunde beobachtet.

c) Im Fieber

kommt es zu einem erhöhten Eiweißumsatz, der in seinem Anteil über die Steigerung des Gesamtumsatzes hinausgeht. Es erscheint fraglich, ob diese erhöhte Eiweißeinschmelzung im Fieber durch die Temperaturerhöhung selbst bedingt ist, da bei einer Hyperthermie durch äußere Aufwärmung eine Erhöhung der Stickstoffausscheidung nicht festgestellt wurde. Wahrscheinlich beruht der erhöhte Eiweißzerfall im infektiösen Fieber auf einer *toxischen* Wirkung. Für eine Steigerung des endogenen Eiweißumsatzes im Fieber spricht die Feststellung, daß beim infektiösen Fieber die N-Ausscheidung im Urin vor allem durch eine *Erhöhung* des *Harnsäure-* und *Kreatininanteils* verursacht wird. Es besteht die Fage, ob die Ursache des toxischen Eiweißzerfalls im infektiösen Fieber auf einer direkten Einwirkung auf das Zellprotoplasma in der Peripherie beruht oder ob es sich dabei um eine zentral ausgelöste Erhöhung der Eiweißverbrennung, vor allem in der Leber, handelt. Es ist bisher nicht sicher erwiesen, daß es besondere zentrale Regulationsgebiete des Eiweißumsatzes gibt, die über das vegetative Nervensystem regulierend in den Eiweißumsatz der Leber eingreifen. Doch wird eine solche Annahme durch eine Reihe von tierexperimentellen Untersuchungen wahrscheinlich. Es würde sich somit beim infektiösen Fieber gleichzeitig um eine Störung der Temperaturregulationsstellen und der diesen benachbarten Regulationsgebiete des Eiweißstoffwechsels handeln.

Ob beim *Carcinom* ein erhöhter Eiweißzerfall stattfindet, der über das Maß der allgemeinen Kachexie hinausgeht, ist fraglich.

Durchfälle können zu starken Eiweißverlusten mit Hypoproteinämien führen, vor allem wenn bereits Symptome eines Eiweißmangelschadens vorhanden sind (s. Abb. 315).

Hauterkrankungen, vor allem schuppende Ekzeme größerer Ausdehnung, können durch den dauernd erhöhten Eiweißverlust starke Erniedrigungen der Bluteiweißkörper zur Folge haben.

II. Genetisch bedingte Störungen des Aminosäurestoffwechsels
1. Störungen des Phenylalaninstoffwechsels

Phenylalanin ist eine der essentiellen Aminosäuren. Außer für die Proteinsynthese des Organismus hat diese Aminosäure eine besondere Bedeutung als Vorstufe des Tyrosins. Vom Tyrosin aus erfolgt einmal über das Tyramin die Synthese des Adrenalins, außerdem über das Dijodtyrosin die Bildung des Thyroxins und schließlich über das 3,4-Dioxyphenylalanin (Dopa) des Melanins. Der normale Stoffwechsel des Phenylalanins kann, wie in Abb. 317 gezeigt, an mehreren Stellen unterbrochen sein. Je nach dem Ausfall des den einzelnen Stoffwechselschritt katalysierenden Enzyms resultieren infolge Anhäufung der einzelnen Vorstufen bzw. Fehlens des Reaktionsproduktes bestimmte Stoffwechselstörungen mit klinisch gut umschriebener Symptomatik.

a) Phenylketonurie
(Oligophrenia phenylpyruvica)

Infolge des *Mangels* oder beschleunigter Inaktivierung der *Phenylalanin-4-Hydroxylase* wird Phenylalanin nicht zu Tyrosin umgesetzt. Infolgedessen steigt die Konzentration des Phenylalanins im Blut, das zum Teil vermehrt im Urin ausgeschieden wird, zum Teil nach Desaminierung vermehrt als Phenylpyruvat, Phenyllactat und Phenylacetat ausgeschieden wird. Phenylpyruvat kann mittels der Ferrichloridprobe nach FÖLLING nachgewiesen werden („*Windeltest*"). Klinisch zeigen die Kranken Intelligenzdefekte, Tremor und Hypertonie der Muskulatur, weiterhin als Folge des Mangels an Tyrosin mit konsekutiver Hemmung der Melaninsynthese eine helle Hautfarbe sowie eine Störung der Adrenalinsynthese mit Neigung zu niedrigen Blutdruckwerten. Der Ver-

erbungsmodus der gestörten Enzymsynthese ist autosomal recessiv.

b) Albinismus

Die Ausgangssubstanz des in den Melanocyten gebildeten Melanins ist das Tyrosin. Tyrosin wird unter Vermittlung des kupferhaltigen Fermentes Tyrosinase zu 3,4-Dioxyphenylalanin und weiter zu Dopachinon umgewandelt und ferner über mehrere Zwischenreaktionen zu Indol-5,6-Chinon metabolisiert und zu Melanin polymerisiert. Bei einem *Mangel an Tyrosinase* in den Melanocyten ist beim Albinismus universalis das gesamte Integument pigmentfrei. Beim selteneren *partiellen Albinismus* sind nur einzelne Körperregionen, unter Umständen nur das Auge, depigmentiert. Ein partieller Albinismus kann mit weiteren Anomalien verbunden sein, so beim Waardenburg-Syndrom mit einer angeborenen Taubheit, beim Mende-Syndrom mit angeborener Taubheit, Lippenspalte und Minderwuchs, beim Chediak-Higashi-Syndrom ein partieller Albinismus der Haut und Augen mit einer Anomalie der Leukocytengranulierung, Hepatosplenomegalie und Lymphknotenschwellung. Der Mangel an Tyrosinase in den Melanocyten beeinträchtigt nicht die anderen Abbauwege des Tyrosins, so daß die Bildung von Adrenalin und Noradrenalin wie auch Thyroxin beim Albinismus nicht gestört ist. Der Erbgang beim Albinismus universalis ist wahrscheinlich recessiv, beim partiellen Albinismus einfach dominant.

c) Tyrosinosis

Eine seltene Störung des Phenylalaninabbaus ist die Tyrosinosis, bei der vermehrt Para-

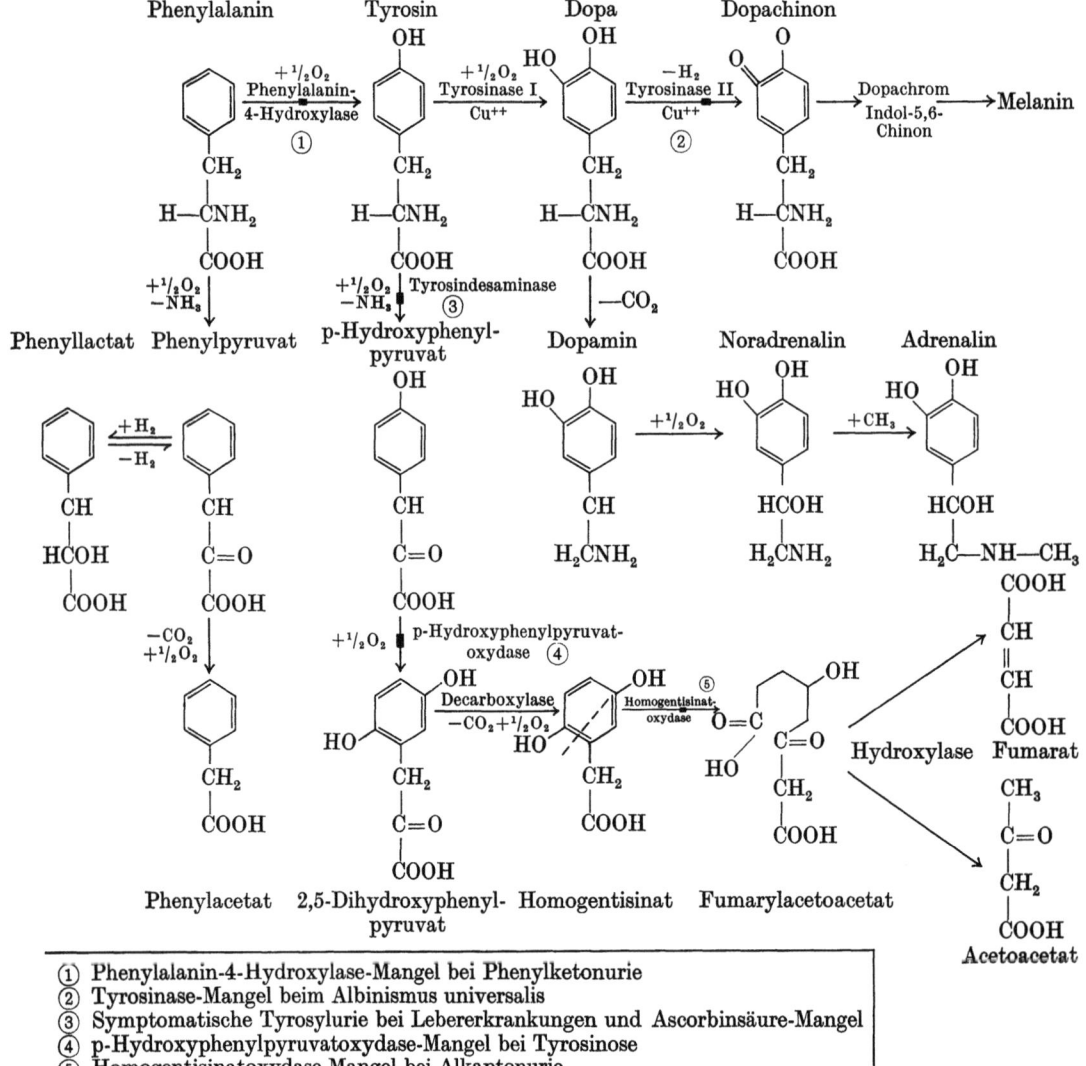

① Phenylalanin-4-Hydroxylase-Mangel bei Phenylketonurie
② Tyrosinase-Mangel beim Albinismus universalis
③ Symptomatische Tyrosylurie bei Lebererkrankungen und Ascorbinsäure-Mangel
④ p-Hydroxyphenylpyruvatoxydase-Mangel bei Tyrosinose
⑤ Homogentisinatoxydase-Mangel bei Alkaptonurie

Abb. 317. Genetische Enzymdefekte im Stoffwechsel aromatischer Aminosäuren. (Nach SCHREIER: Die angeborenen Stoffwechselanomalien. Stuttgart: Thieme 1963)

Hydroxy-Phenyl-Brenztraubensäure im Urin ausgeschieden wird. Die genetische Störung beruht wahrscheinlich auf einem *Mangel* an *p-Hydroxy-Phenyl-Brenztraubensäureoxydase* oder einem *Mangel* an *Tyrosintransaminase*. Klinisch wurde eine Hepatosplenomegalie beschrieben, weiterhin neurologische Störungen, Vitamin D-resistente Rachitis und renal tubuläre Resorptionsstörungen, die dem Bilde des Debré-de Toni-Fanconi-Syndrom ähneln. Der Vererbungsmodus ist wahrscheinlich autosomal recessiv.

d) Alkaptonurie

Eine ebenfalls seltene Störung ist die Alkaptonurie, bei der infolge des *Fehlens* der *Homo-gentisinase* in Leber und Niere ein Stoffwechselblock zwischen Homogentisinsäure und Fumarsäure-Acetessigsäure resultiert. Die Folge dieses Blocks ist eine Anhäufung von Homogentisinsäure im Organismus, die vermehrt im Urin ausgeschieden wird und zu einer Dunkelfärbung des Harns führt. Mit zunehmendem Alter kommt es bei den meisten Kranken zur Ablagerung eines dunklen Pigments in bradytrophen Geweben wie Skleren, Ohrmuscheln, Knochen und Gelenken (*sog. Ochronose*). Geelgentlich wurden infolge Ablagerungen des Pigments im Myokard EKG-Veränderungen beschrieben. Der Erbgang ist autosomal recessiv.

2. Ahornsirupkrankheit (Verzweigtkettenketonurie)

Der enzymatische Defekt dieser Stoffwechselstörung beruht auf einer *mangelhaften Decarboxylierung* der Aminosäuren *Leucin, Isoleucin* und *Valin*. So können Leukocyten und Organhomogenate der Anomalieträger diese Aminosäuren unter Bildung der entsprechenden α-Ketosäuren (α-Ketoisocapronsäure, α-Keto-β-Methylvaleriansäure, α-Ketoisovaleriansäure) zwar desaminieren, aber nicht weiter decarboxylieren. Der biochemische Defekt liegt offenbar in einem *Mangel der drei entsprechenden α-Ketosäureoxydasen.* Da die oxydative Decarboxylierung der α-Ketosäuren mehrere enzymatische Schritte erfordert, ist es allerdings möglich, daß verschiedene genetische Defekte als Ursache infrage kommen. Durch Anhäufung der drei Aminosäuren sowie der entsprechenden Ketosäuren und ihrer Metabolite kommt es bereits in den ersten Lebenstagen zu cerebralen Störungen. Pathologisch-anatomisch wurde in einigen Fällen ein Mangel an Myelin und eine Astrocytose beschrieben. Möglicherweise ist die Cerebrosidsynthese gehemmt. Der bemerkenswerte Geruch des Urins stammt wahrscheinlich von einem Metaboliten des Isoleucins. Der Vererbungsmodus ist nicht bekannt.

Außer dem genetisch bedingten Decarboxylasemangel bei der Ahornsirupkrankheit, die zum „Stoffwechselanstau" der α-Ketosäuren des Valins, Leucins und Isoleucins führt, sind zwei weitere Enzymdefekte im Stoffwechsel der Aminosäuren Valin und Leucin bekannt: Die *Hypervalinämie* sowie die *Isovaleriansäure-Acidämie.*

Der biochemische Defekt der *Hypervalinämie* beruht auf einer *Störung der oxydativen Desaminierung des Valins,* so daß die entsprechende α-Ketosäure nicht gebildet wird.

Bei der *Isovaleriansäure-Acidämie* kommt es infolge *Fehlens der Isovaleriansäure-Co-Dehydrogenase* zu einem Anstau der entsprechenden Vorstufen: Leucin, der α-Ketosäure des Leucins (α-Ketocapronsäure) und der Isovaleriansäure. Ähnlich den Patienten mit der Ahornsirupkrankheit ist der charakteristische süßliche Geruch des Harns auffällig, der wahrscheinlich durch die α-Ketosäuren bedingt ist. Die Patienten sind in der geistigen Entwicklung gestört und zeigen in der Regel eine metabolische Acidose. Die cerebralen Defekte beruhen möglicherweise auf einer toxischen Schädigung durch die α-Ketosäuren, von denen bekannt ist, daß sie die oxydative Phosphorylierung der Mitochondrien zu hemmen vermögen.

Abb. 318 gibt eine Übersicht des Stoffwechsels sowie der blockierten Reaktionen der drei Aminosäuren Leucin, Valin und Isoleucin.

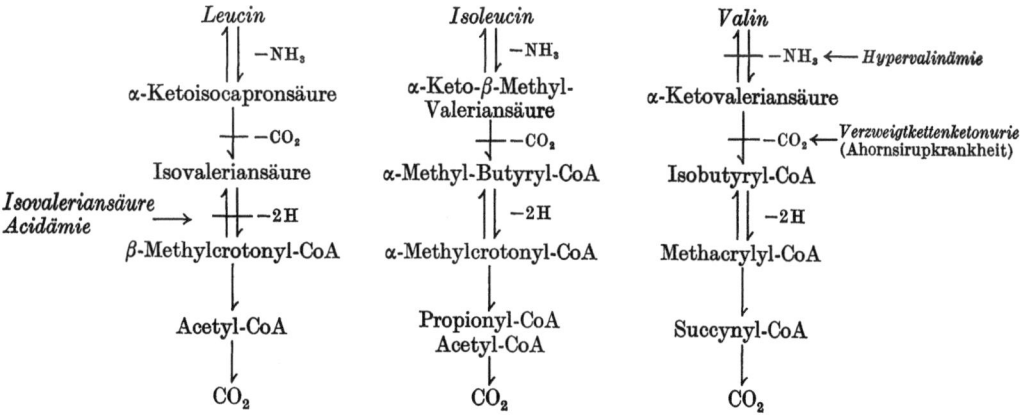

Abb. 318. Stoffwechsel der 3 Aminosäuren Leucin, Isoleucin und Valin und Block bei genetisch bedingtem Enzymmangel

3. Hyperglycinurie

Glycin (Glykokoll) ist in fast allen tierischen Proteinen reichlich vorhanden. Im intermediären Stoffwechsel nimmt es an zahlreichen Syntheseschritten teil, z.B. an der Synthese von Purinen, Glutathion, Kreatin, Proteinen,

und als Substrat bei der Synthese des Cholins und Sarkosins. Die Harnkonzentration des Glycins ist höher als jeder anderen Aminosäure und macht insgesamt etwa 30% der Gesamtaminosäureausscheidung im Urin aus. Eine

Hyperglycinurie ist in einigen Fällen als asymptomatische Anomalie bei Mitgliedern einer Familie beschrieben worden. Ein Syndrom von Hyperglycinurie mit Hyperglycinämie in Verbindung mit schweren zentralnervösen Störungen ist weiterhin bei Neugeborenen beschrieben worden. Der enzymatische Defekt ist unbekannt, ebenfalls der Erbgang.

4. Homocystinurie

Ein genetisch bedingter *Mangel* an *Cystathionin-Synthetase*, des die Umwandlung von Homocystin in Cystin katalysierenden Enzyms, führt zur Ausbildung eines progredienten, Marfan-ähnlichen Krankheitsbildes mit Debilität, feingliedrigen langen Extremitäten, genua valga, Skoliose, Trichterbrust und Linsendislokation. Außerdem besteht eine Neigung zu thromboembolischen Gefäßerkrankungen, die bei Befall der Cerebralarterien zu epileptiformen Krampfzuständen führen. Im Harn ist eine vermehrte Ausscheidung von Homocystin festzustellen (Nachweis mittels der Cyanid-Nitroprussidprobe nach BRAND oder der Silber-Nitroprussidprobe nach BARBER). Ein vermehrter Anfall der schwefelhaltigen Aminosäuren Homocystin und Methionin, die im normalen Kollagen nicht enthalten sind, ist wahrscheinlich Ursache einer echten Kollagenstörung — im Gegensatz zu den sog. Kollagenosen. So ist die intercelluläre Grundsubstanz in den Wandungen der Arterien erheblich vermehrt und zeigt auch quantitative Abweichungen hinsichtlich des Glykoproteidgehaltes und des Aufbaus der Protein-Polysaccharid-Matrix im Vergleich zu normalen Gefäßen. Der Vererbungsmodus ist autosomal-recessiv. Eine Frühdiagnose ist ähnlich wie bei der Phenylketonurie für die Prognose entscheidend, da mittels einer entsprechenden Diät der Entwicklung einer Oligophrenie vorgebeugt werden kann.

5. Cystathioninurie

Als außerordentlich seltene Stoffwechselanomalie wurde bei einigen Patienten eine vermehrte Ausscheidung von Cystathionin bei geistiger Retardierung beschrieben. Beide Patienten hatten außerdem Hypophysenstörungen. Der biochemische Defekt beruht wahrscheinlich auf einem *Mangel* an „*Cystathionin-Cleaving-Enzyme*". Ob die Anhäufung von Cystathionin im Blut und Liquor Ursache der geistigen Retardierung ist, konnte bisher noch nicht geklärt werden. Der Vererbungsmodus ist unklar.

6. Hyperhistidinämie

Der biochemische Defekt beruht auf einem *Mangel* an *Histidase*, vorwiegend in der Leber. Obwohl Histidin über verschiedene Wege metabolisiert werden kann [Verbrauch bei der Proteinsynthese, Bildung von Carnosin (β-Alanilhistidin), Methylierung zum 1- oder 3-Methylhistidin, Decarboxylierung zu Histamin], scheint der Hauptabbauweg über eine Desaminierung oder Transaminierung in die Ketosäuren Imidazolpyruvat, -lactat und -acetat zu erfolgen. Durch den Enzymmangel wird Histidin nicht zur Urocaninsäure desaminiert und die beschriebenen Ketosäuren treten vermehrt im Blut und Harn auf. Offenbar besitzen sie eine toxische Wirkung auf die Ganglienzellen, so daß die geistige Entwicklung verzögert ist, häufig besteht auch eine verzögerte körperliche Entwicklung mit Minderwuchs. Der Erbgang ist wahrscheinlich autosomal recessiv.

Weitere sehr seltene biochemische Defekte der Imidazol-Dipeptide sind die *Hyperalaninämie* sowie die *Carnosinämie*. Der biochemische Defekt bei der Hyperalaninämie ist ein Fehlen der β-Alanin-α-Ketoglutarat-Transaminase, bei der Carnosinämie beruht der biochemische Defekt auf einem Mangel an Carnosinase, so daß Carnosin (=β-Alanilhistidin) nicht in β-Alanin und Histidin gespalten werden kann. Auch bei diesen Patienten sind cerebrale und neurologische Störungen beschrieben.

Ein ähnliches klinisches Bild, kombiniert mit einer vermehrten Ausscheidung von Histidin, Carnosin und Methylhistidin, wurde als *Imidazol-Amino-Azidurie* bei cerebromakulärer Degeneration (=Spielmeyer-Vogt-Syndrom) beschrieben. Der Stoffwechselblock dieser bei verschiedenen Angehörigen einer Familie in Amerika und Skandinavien beobachteten Form der amaurotischen Idiotie ist bisher nicht bekannt.

7. Störungen des Harnstoffcyclus

Wie in Abb. 319 dargestellt, erfolgt die Harn-stoffbiosynthese über 5 enzymatisch kataly-sierte Zwischenreaktionen. Bei 3 der 5 betei-ligten Enzyme wurde ein genetisch bedingter Stoffwechselblock beschrieben. Jede der 3 Stoffwechselstörungen führt zu einer Anhäu-fung eines bestimmten, an der Harnstoffsyn-these beteiligten Metaboliten. Allen drei ge-meinsam ist der Anstieg der Ammoniakkonzen-tration im Blut bei normaler Harnstoffkonzen-tration. Offenbar ist die Harnstoffsynthese trotz des jeweiligen Enzymdefektes nur partiell gestört.

a) Chronische Ammoniakintoxikation

Ursache des erhöhten Ammoniakspiegels im Blut mit schwerer geistiger Retardierung und Atrophie der

Hirnrinde ist ein *Mangel* an *Carbamyl-Phosphat-synthetase* oder *Ornithin-Transcarbamylase* in der Leber. Der Vererbungsmodus ist unbekannt.

b) Citrullinämie

Außer Ammoniak ist die Konzentration von Citrullin im Blut erhöht. Die Ursache ist wahrschein-lich ein genetisch bedingter *Mangel* an *Arginin-Bern-steinsäuresynthetase*. In beiden bisher beschriebenen Fällen bestand eine erhebliche geistige Retardierung.

c) Argininosuccinurie (Arginin-Bernsteinsäureschwachsinn)

Infolge eines *Mangels* an *Argininsuccinase* kann die Arginin-Bernsteinsäure nicht in Fumarsäure und Arginin gespalten werden. Ihre Konzentration im Blut und Liquor nimmt zu, ebenso die Konzentration des Ammoniaks. Auch hier finden sich schwere geistige Störungen. Der Erbgang ist wahrscheinlich recessiv.

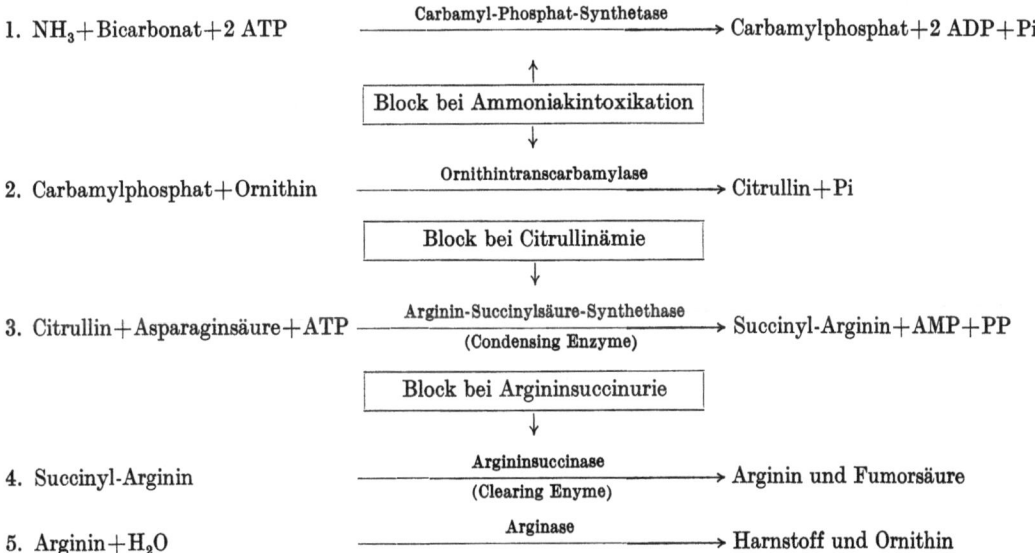

Abb. 319. Krebs-Henseleit-Harnstoffcyclus und Blockierungsmöglichkeiten

8. Störungen des Prolin- und Hydroxyprolinstoffwechsels

Hydroxyprolin ist ein wichtiger Bestandteil des Kollagens. Das aus dem Kollagenabbau stammende Hydroxyprolin wird normaler-weise nicht als freies, sondern als peptidgebun-denes Hydroxyprolin im Urin ausgeschieden; freies Hydroxyprolin ist auch bei gesteigertem Kollagenumsatz (während des Wachstums, bei Knochenerkrankungen, Hyperparathyreo-dismus, Marfan-Syndrom) nicht vermehrt. Freies Hydroxyprolin wird normalerweise un-ter Vermittlung der *Hydroxyprolinoxydase* in Pyrolin-3-Hydroxy-5-Carboxylat umgewan-

delt. Der genetische Defekt bei Patienten mit erhöhter Hydroxyprolinausscheidung liegt wahrscheinlich in einem Mangel dieses Enzyms. Die Patienten zeigen cerebrale Defekte, deren Ursache unklar ist. Der Vererbungsmodus ist unbekannt.

Eine *Hyperprolinämie* in Verbindung mit mul-tiplen Entwicklungsstörungen der Niere, des Genital-traktes, geistigen Entwicklungsstörungen und Nei-gung zu cerebralen Krampfanfällen wurde bei ver-schiedenen Angehörigen zweier Familien beschrieben. Biochemisch liegt ein *Mangel* an *Prolinoxydase* der Stoffwechselstörung zugrunde.

9. Störungen des Tryptophanstoffwechsels (Hartnupsche Erkrankung)

Im Vordergrund der klinischen Symptomatik steht eine pellagraähnliche Photodermatose. Zwei Drittel der bisher beobachteten Fälle litten außerdem an Anfällen einer cerebellaren Ataxie und ähnlich der Pellagra traten auch psychiatrische Symptome (Halluzinationen, Affektinstabilitäten) auf. Ein charakteristisches Merkmal der Erkrankung ist eine *vermehrte Ausscheidung* von *Monoaminomonocarbonsäuren*. Diese *Hyperaminoacidurie* ist möglicherweise Folge einer primären Störung der tubulären Rückresorption von Aminosäuren, von denen bekannt ist, daß sie einen gemeinsamen Reabsorptionsmechanismus teilen. Neben diesem, möglicherweise ebenfalls enzymatisch bedingten tubulären Reabsorptionsdefekt besteht außerdem wahrscheinlich eine Stoffwechselblockierung im Abbau des Tryptophans, da die Patienten vermindert Tryptophan zu Kynurenin und Nicotinamid umwandeln. Der Mangel an Nicotinamid („Pellagra-preventive-factor") ist möglicherweise Ursache der Hauterscheinungen und der psychiatrischen Störungen. Andere Abbauwege des Tryptophans über Tryptamin und 5-Hydroxytryptamin (Serotonin) sind offenbar nicht gestört. Die Störung des Aminosäuretransportes ist auch im Jejunum vorhanden, so daß die Patienten die betreffenden Aminosäuren länger im Intestinum retinieren. Die Folge ist ein vermehrter bakterieller Abbau zu Indican und Indolessigsäure, die wiederum resorbiert und ihrerseits möglicherweise bestimmte Enzymsysteme in der Leber und im Intestinum hemmen können. Der Vererbungsmodus ist wahrscheinlich autosomal recessiv.

III. Störungen des Purin- und Pyrimidinstoffwechsels

1. Hyperuricämie und primäre Gicht

Die *primäre* Gicht ist eine genetisch bedingte Anomalie des Purinstoffwechsels mit dem biochemischen Befund einer Hyperuricämie. Ein Anstieg der Serumharnsäurekonzentration ist an sich klinisch asymptomatisch, kann aber — bevorzugt bei männlichen Anomalieträgern — unter rezidivierenden Anfällen einer akuten Arthritis oder auch durch Ausbildung einer Nephrolithiasis manifest werden. Die Zeitspanne vom ersten Nachweis einer Hyperuricämie (gewöhnlich zur Zeit der Pubertät) bis zur Ausbildung einer Arthritis oder Nephrolithiasis, die sich bei etwa der Hälfte der Fälle als klinische Manifestation der Stoffwechselanomalie entwickeln, ist unterschiedlich und hängt u.a. von der Höhe des Harnsäurespiegels ab. In der Regel tritt der erste akute „Gichtanfall" im 5. Lebensjahrzehnt auf. Ob und in welcher Zeit sich eine chronisch polyartikuläre Arthritis entwickelt, ist ebenfalls im Einzelfall unterschiedlich.

Der Harnsäurepool beträgt normalerweise etwa 1,2 g, von denen im Mittel täglich 60% durch Neubildung ersetzt werden. Die Harnsäureausscheidung findet zu 85—90% über die Nieren statt (täglich 0,5—0,7 g). Die Harnsäure ist in den verschiedenen Körperräumen nicht gleichmäßig verteilt, z.B. enthalten einige intracelluläre Verteilungsräume (z.B. Fettgewebe und Erythrocyten) nur wenig Harnsäure.

Die Serumharnsäurekonzentration beträgt für Männer 4,9±1,4; für Frauen 4,2±1,2 mg-%. Bei pH 7,4 des Blutplasmas ist die Harnsäure zu 99% als Mono-Natrium-Urat gelöst. Im Urin ist der Anteil der freien Säure je nach pH unterschiedlich, bei pH 5 ist die Harnsäure zu 75% als freie Säure vorhanden.

Ursache der akuten *Gichtarthritis* ist die Ablagerung von Mono-Natrium-Uratkristallen in der Synovialmembran der Gelenke oder bei hochgradiger Hyperuricämie auch in den Weichteilen der Endphalangen und der Ohrmuscheln als sog. Gichttophi. Für die Auslösung des akuten Gichtanfalls sind indessen weniger die aktuelle Harnsäurekonzentration als vielmehr lokale Faktoren maßgebend. So begünstigen pH-Änderungen und ein Anstieg der Lactatkonzentration die Präcipitation von Uratkristallen und die entzündlichen Leukocyteninfiltrationen des Tophus sowie der Synovialflüssigkeit der Gelenke. Die den akuten Gichtanfall unterbrechende Wirkung des Colchicins beruht wahrscheinlich auf einer lokalen Beeinflussung des Leukocytenstoffwechsels in den Gichttophi. Eine medikamentöse Senkung des Harnsäurespiegels vermittels uricosurischer Pharmaka oder Hemmung der Purinsynthese durch Allopurinol vermag die akute Gichtarthritis nicht zu beeinflussen. Auf dem lokalen

Anstieg der Milchsäurekonzentration dürfte weiterhin auch die manifestationsfördernde Bedeutung des Alkohols, fettreicher und kohlenhydratarmer Ernährung sowie die häufige Kombination von Diabetes mellitus und der Gicht beruhen.

In der *Niere* lagern sich die Uratkristalle bevorzugt in der Medulla ab und führen zu interstitiell entzündlichen Begleitreaktionen und vasculären Veränderungen. Die *Gichtglomerulosklerose* unterscheidet sich histologisch aufgrund der charakteristischen fibrillären Verdickung der glomerulären Basalmembranen von der Nephrosklerose wie auch der diabetischen Glomerulosklerose.

Die *Pathogenese der Hyperuricämie* bei der primären Gicht ist umstritten. In vielen Fällen — allerdings nicht bei sämtlichen Anomalieträgern — ist eine *vermehrte Harnsäureproduktion* nachgewiesen worden. Die Überproduktion von Harnsäure kann auf einer Regulationsstörung der Synthese des Phosphoribosylamins als spezifischem Vorläufer des Purins beruhen. Dieser Stoffwechselstörung kann unter Umständen ein vermehrtes Substratangebot für die Purinsynthese zugrunde liegen. Nach der Annahme von GUTMAN und YÜ ist ein vermehrter Anfall von Glutamin und Phosphoribosylpyrophosphat von pathogenetischer Bedeutung. Die Ursache des gesteigerten Glutaminangebotes wird als Folge einer verminderten Aktivität der Glutaminase gedeutet. Als weiterer, für die Hyperuricämie möglicherweise ursächlich verantwortlicher enzymatischer Defekt kommt ein Mangel an Hypoxanthin-Guanin-Phosphoribosyltransferase infrage, ein Enzym, das die Metabolisierung von Hypoxanthin und Guanin zu Inosin und Guanylsäure katalysiert.

Im Gegensatz zu den Befunden über eine vermehrte Synthese von Purinen sprechen zahlreiche Befunde für die Annahme von THANNHAUSER und ZÖLLNER, die in einer Störung der renalen Harnsäureexkretion die wesentliche Ursache der primären Gicht sehen. Normalerweise wird die Harnsäure glomerulär filtriert und tubulär rückresorbiert. Die im Endharn ausgeschiedene Uratmenge ist ausschließlich tubulär sezerniert. Bei der primären Gicht ist offenbar die tubuläre Harnsäuresekretion gestört. Die im Endharn ausgeschiedene Harnsäure kann daher nach Überschreiten der tubulären Rückresorptionskapazität bei erhöhtem Harnsäureplasmaspiegel und damit vermehrt glomerulär filtriertem Harnsäureangebot durchaus im Bereich der normalen Harnsäureausscheidung liegen. Obgleich an einer Störung der renalen Harnsäuresekretion als einer wesentlichen Teilursache der primären Gicht nicht gezweifelt werden kann, ist der Mechanismus der Sekretionsstörung unbekannt. Die tubuläre Harnsäuresekretion kann im Einzelfall nur teilweise blockiert sein. Bei einer endogenen Lactatakkumulation, z. B. bei Alkoholexzessen, Schwangerschaftstoxikosen, Glykogenspeicherkrankheiten, Ketose bei Diabetes mellitus, kann es infolge der die Harnsäuresekretion hemmenden Wirkung der Milchsäure zu einem akuten Anstieg der Plasmaharnsäurekonzentration und unter Umständen zu einem akuten Gichtanfall kommen. Indessen sind — wie schon betont — nicht ausschließlich der Plasmaharnsäurespiegel, sondern lokale Faktoren für die klinische Symptomatik der Gicht verantwortlich. So sind Gichtanfälle bei *sekundären Hyperuricämien* (z. B. Polycythämie, Myelose, Röntgentherapie, Niereninsuffizienz, langdauernder Thiazidtherapie) selten. Der Vererbungsmodus der für die Hyperuricämie verantwortlichen Faktoren ist unbekannt.

2. Xanthinurie

Eine seltene Störung des Purinstoffwechsels ist die auf einem genetisch bedingten *Xanthinoxydasemangel* beruhende Xanthinurie. Infolge der erhöhten renalen Xanthinausscheidung können sich Xanthinsteine bilden. Im weiteren Verlauf entwickeln sich chronische Pyelonephritiden. Die Vererbung ist wahrscheinlich recessiv. Diese an sich seltene Stoffwechselstörung hat insofern eine allgemeine Bedeutung, als ihre Kenntnis gewisse Voraussagen über mögliche Nebenwirkungen einer therapieinduzierten Xanthinurie erlaubt, die bei medikamentöser Blockade der Xanthinoxydase durch Allopurinol zur Behandlung der Gicht entstehen können.

3. Orotacidurie

Die homozygoten Defektträger leiden an Wachstumsstörungen, geistiger Retardierung und schwerer, therapeutisch unbeeinflußbarer megaloblastärer Anämie mit Leukopenie. Biochemisch handelt es sich um einen *zweifachen Enzymdefekt* der *Orotidyl-Pyrophosphorylase* sowie der *Orotidyl-Dekarboxylase*, so daß Orotsäure nicht zur Pyrimidinsynthese herangezogen werden kann und vermehrt im Harn ausgeschieden wird. Die Folge des *Pyrimidinmangels* ist eine verminderte Produktion der für die DNS- und RNS-Synthese notwendigen Pyrimidinbasen Adenin und Guanin mit konsekutiver Störung der DNS- und RNS-Synthese. Der Erbgang ist wahrscheinlich autosomal recessiv.

Literaturhinweise

BANSI, H. W.: Das Hungerödem und andere alimentäre Mangelkrankheiten. Stuttgart: Ferdinand Enke 1949.

BUDD, M. A., K. TANAKA, L. B. HOLMES, M. L. EFRON, J. D. CRAWFORD, and K. J. ISSELBACHER: Isovaleric azidemia: New genetic defect of leucin metabolism. New Engl. J. Med. **277**, 321 (1967).

BÜRGER, M.: Ernährungsstörungen. In: Handbuch der inneren Medizin, Bd. VI/2, S. 655. Heidelberg: Springer 1944.

EFRON, M. L.: Aminoaciduria. New Engl. J. Med. **272**, 1058ff., 1107ff. (1965).

GOEDDE, H. W., W. KELLER, K. G. BLUM, W. HENSE u. D. BRACKERZ: Zur Genetik und Biochemie der Ahornsirupkrankheit. Dtsch. med. Wschr. **1968**, 94.

HOTTINGER, GSELL, UEHLINGER, SALZMANN u. LABHART: Hungerkrankheit, Hungerödem, Hungertuberkulose. Basel: Benno Schwabe & Co. 1948.

GUTMAN, A. B., and T. F. YÜ: Thrie acid metabolism in normal man and in primary gout. New Engl. J. Med. **273**, 313 (1965).

KÜHNAU: Eiweißmangel als Ernährungsproblem. Ärztl. Wschr. **1946**, 161.

LINNEWEH, F.: Erbliche Stoffwechselkrankheiten. München: Urban & Schwarzenberg 1962.

LÖHR, G. W., u. H. D. WALLER: Hereditäre Enzymopathien. In: R. GROSS u. D. JAHN, Lehrbuch der inneren Medizin. Stuttgart: F. K. Schattauer 1966.

PERRY, TH. C., S. HANSEN, B. TISCHLER, R. BUNTING, and K. BERRY: Carnosinemia: Metabolic disorder with neurologie disease and mental defect. New Engl. J. Med. **277**, 1219 (1967).

PETRYKOWSKI, W. v.: Zur Frühdiagnose und Pathogenese der Homocystinurie. Dtsch. med. Wschr. **1968**, 1877.

SCHOENHEIMER, R., and D. RITTENBERG: The study of intermediary metabolism of animals with the aid of isotopes. Physiol. Rev. **20**, 218 (1940).

SCHREIER, K.: Die angeborenen Stoffwechselanomalien. Stuttgart: Georg Thieme 1963.

SCHULTEN, H.: Die Hungerkrankheit. Haug 1946.

STANBURY, J. B., J. B. WYNGAARDEN, and D. S. FREDRICKSON: The metabolic basis of inherited disease, 2nd ed. New York: McGraw-Hill Book Co. 1966.

TALBOTT, J. H., and J. E. SEEGMILLER: Gout, 3rd ed. New York: Grune & Stratton 1967.

ZÖLLNER, N.: Moderne Gichtprobleme, Ätiologie, Pathogenese und Klinik. Ergebn. inn. Med. Kinderheilk., N.F., **14**, 321 (1960).

Fettstoffwechsel

I. Biologische Aufgaben der Fette und Ausfallserscheinungen bei Fettmangel

1. Depotfette und Organfette

Nach Sitz und Funktion wird Depotfett und Organ- oder Zellfett unterschieden. Das Depotfett hat 3 Aufgaben zu erfüllen: es dient der Energiespeicherung, der Polsterung und als Wärmeschutz. Hauptbestandteil des Depotfettes sind die Neutralfette. Sie sind in den Fettzellen gelagert, aus denen sich kleinere Fettläppchen bilden, die dann in größerem Verband das Fettgewebe ausmachen. Im Depotfett findet nicht nur eine passive Ablagerung von Fett statt, es laufen vielmehr in ihm sehr lebhafte Stoffwechselvorgänge ab. Die Fermentsysteme der Fettzellen sind zum Auf- und Abbau von Fett befähigt, auch ist eine Fettbildung aus Kohlenhydraten im Fettgewebe möglich. Besonders reich ist das Fettgewebe an Phosphatasen und Lipasen.

Beim Depotfett wird das *weiße* und das *braune* Fett unterschieden. Das Unterhautfettgewebe besteht aus weißem Fett, das braune findet sich im Bereich des Magen-Darmkanals, des Thymus und im Gefäßgebiet der A. subclavia und der A. suprarenalis. Braunes Fett ist auffallend reich an Vitamin D, der braune Farbton wird durch den hohen Gehalt an Lipochromen bedingt.

Normalerweise beträgt der Anteil von Fett am Körpergewicht bei jungen Männern etwa 10—15%, bei Frauen ist er etwas höher. Mit zunehmendem Alter wird der Fettanteil größer (Tabelle 91). Wegen seines hohen Brennwertes ist das Fett als Energiereserve raumsparend. Bei Gewichtsabnahme Fettsüchtiger oder bei Gewichtszunahme Normalgewichtiger wird Gewebe in einer recht konstanten Zusammensetzung von etwa 65% Fett, 23% Zellmaterial und 12% extracellulärer Flüssigkeit abgebaut oder angesetzt, entsprechend einem Gesamtbrennwert von 6000 Cal pro kg. Mit der in seinem Fettgewebe gehorteten Calorienmenge kann vom Normalgewichtigen der Calorienbedarf eines Monats bestritten werden. Dieser Calorienspeicher ist besonders bei Erkrankungen, die mit Störungen der Nahrungsaufnahme einhergehen, von Bedeutung.

Bei Mangelernährung begünstigt die fehlende Fettpolsterung der Eingeweide das Entstehen von Enteroptosen und die Ileusbildung.

Die Bedeutung des Fettes als *Wärmeschutz* geht aus der dreimal schlechteren Wärmeleitfähigkeit des Fettes gegenüber Wasser hervor. Sie wird bei den Wasservögeln und Wasser-

Tabelle 91. *Körperfettgehalt in verschiedenem Alter.*
(Nach KEYS und BROZEK)

Männer		Frauen	
Alter Jahre	Fettgehalt %	Alter Jahre	Fettgehalt %
20,3	9,9	24,2	26,1
25,2	14,4	39,1	32,4
46,0	22,2	56,0	38,8
50,0	24,0		
54,6	25,2		

säugern mit ihren Schutzeinrichtungen gegen Wärmeabgabe in Form starker, subcutaner Fettansammlungen besonders sinnfällig. Die Wärmeschutzfunktion des Unterhautfettgewebes ist aber nur dadurch gewährleistet, daß das Fettgewebe auch gleichzeitig schlecht durchblutet ist.

Das im Depotfett abgelagerte Fett weist gegenüber dem Nahrungsfett im allgemeinen deutliche Unterschiede auf. Bei gleicher Grunddiät vermögen verschiedene Tierarten Fett in einer für sie charakteristischen Zusammensetzung im intermediären Stoffwechsel auf- und umbauen. Darüber hinaus unterscheiden sich auch die Fettsubstanzen, die vom einzelnen Organismus in verschiedenen Organen abgelagert werden. So ist schon seit langem bekannt, daß das Fett der subcutanen Depots einen niedrigeren Schmelzpunkt und eine höhere Jodzahl und somit einen ungesättigteren Charakter hat als das Fett der tieferliegenden Organe. Die sich daraus ergebende Fähigkeit des Organismus, aus gesättigten Fettsäuren ungesättigte zu bilden, konnte in Versuchen mit deuterierter Stearinsäure gezeigt werden, die durch eine Fettsäuredehydrase in Ölsäure umgewandelt wurde.

Unter besonderen Bedingungen, bei langdauernder Zufuhr einer einseitigen Diät können jedoch bei höheren Tieren die mit der Nahrung zugeführten Fette im Depotfett abgelagert und dort nachgewiesen werden. So fanden sich im Speck von Schweinen, die mit Fischabfällen gefüttert wurden, Fischölfettsäuren, die sich durch ihren charakteristischen Geruch unangenehm bemerkbar machten. Im Depotfett von Hunden, die mit Rüböl gefüttert wurden, ließ sich Erucasäure nachweisen, die wichtigste Säure des Rüböls, die normalerweise im Hundefett nicht vorkommt.

Das Organfett (Zellfett) weicht in seiner Zusammensetzung wesentlich vom Depotfett ab, es besteht zum größten Teil aus Lipoiden. Jedoch sind in allen Organen auch kleine Mengen von Neutralfett vorhanden, die für den Energiebedarf des Körpers unwesentlich sind, aber für die normale Zellfunktion große Bedeutung haben. Kleine Mengen von Neutralfett sind in allen Drüsenzellen vorhanden und können auch in Muskelzellen, Knorpelzellen und weißen Blutkörperchen vorkommen. In der Leber besteht ein Antagonismus zwischen Glykogengehalt und Fettgehalt.

2. Sondernährwert der Fette

Während im Organismus eine Entstehung von gesättigten Fettsäuren und Ölsäure aus Kohlenhydraten und Eiweiß möglich ist, können die mehrfach ungesättigten Fettsäuren nicht synthetisiert werden. Die Dehydrasen der Fettzellen vermögen gesättigte Fettsäuren nur bis zur einfach ungesättigten Ölsäure zu dehydrieren, eine weitere Dehydrierung der Ölsäure unter Bildung 2fach-ungesättigter Säuren ist nicht möglich. Dagegen können 2fach-ungesättigte Fettsäuren in höher ungesättigte Fettsäuren umgewandelt werden. Es konnte weiterhin in Versuchen mit radioaktiv markierten Substanzen gezeigt werden, daß die Rattenleber C_{20}- und C_{22}-Polyensäuren im wesentlichen aus Linol- und Linolensäure durch Anlagerung von Acetat auf der Seite der Carboxylgruppe unter Verlängerung der Kohlenstoffkette um 2 bzw. 4 C-Atome und unter Einführung neuer Doppelbindungen im Divinylmethanrhythmus synthetisiert.

Versuche an Ratten haben gezeigt, daß völliges Fehlen von Linol-, Linolen-, Arachidon- und Clupanodonsäure zu schwersten Mangelerscheinungen führt. Es kommt zu Wachstumsstillstand, Hautnekrosen, ringförmigen Ein-

kerbungen des Schwanzes, Haarausfall, Durchfällen, Fettlebern und Nierenschädigungen. Zufuhr von Linol- und Linolensäure in Höhe von 0,5% der gesamten Nahrungsmenge bewirkt einen Rückgang der beschriebenen Erscheinungen bzw. verhindert ihr Auftreten. Empfindlich gegenüber dem Fehlen der höher ungesättigten, sog. essentiellen Fettsäuren sind vor allem junge, heranwachsende Tiere. Jedoch lassen sich unter bestimmten Bedingungen auch an erwachsenen Tieren diese Mangelsymptome erzeugen. Nach länger dauernder Unterernährung können erwachsene Ratten den Gewichtsverlust nur aufholen, wenn sie in der Aufbauphase essentielle Fettsäuren erhalten. Fehlen diese, so bleibt der Gewichtsanstieg aus und es treten Hautsymptome auf.

Für die Wirksamkeit der essentiellen Fettsäuren ist Lage und Zahl der Doppelbindungen von besonderer Bedeutung:

Wirksam ist die cis-Form von Linolsäure und Arachidonsäure. Nur diejenigen mehrfach ungesättigten Fettsäuren haben die beschriebene biologische Wirkung, die zwischen den Doppelbindungen aktive Methylengruppen aufweisen. Verschiebung der Doppelbindung,

$$\overset{10}{C}H_3-CH_2-CH_2-CH_2-CH_2-CH_2-CH_2-CH_2-\overset{10}{C}H=\overset{9}{C}H-(CH_2)_7-\overset{1}{C}OOH$$
Ölsäure (unwirksam)

$$CH_3-CH_2-CH_2-CH_2-CH_2-\overset{13}{C}H=\overset{12}{C}H-CH_2-\overset{10}{C}H=\overset{9}{C}H-(CH_2)_7-\overset{1}{C}OOH$$
Linolsäure (wirksam)

$$CH_3-CH_2-\overset{16}{C}H=\overset{15}{C}H-CH_2-\overset{13}{C}H=\overset{12}{C}H-CH_2-\overset{10}{C}H=\overset{9}{C}H-(CH_2)_7-\overset{1}{C}OOH$$
Linolensäure (wirksam)

$$CH_3-CH_2-CH_2-CH_2-\overset{14}{C}H=\overset{13}{C}H-\overset{12}{C}H=\overset{11}{C}H-\overset{10}{C}H=\overset{9}{C}H-(CH_2)_7-\overset{1}{C}OOH$$
Eläostearinsäure (unwirksam)

insbesondere im Sinne der Konjugation (CH=CH—CH=CH), vernichtet die Wirksamkeit. Die mehrfach ungesättigten Fettsäuren sind sämtlich in Butter, Leinöl und Speck enthalten. Die Frauenmilch enthält wesentlich größere Mengen dieser Säuren als die Kuhmilch.

Die hochungesättigten Fettsäuren unterscheiden sich untereinander bezüglich ihrer Wirkung auf das Wachstum bzw. die Hautveränderungen. Linolensäure hat an der Ratte gute Wachstumswirkung, dagegen nur geringe Hautwirkung. Arachidonsäure beeinflußt wie die Linolsäure die Hauterscheinungen günstig und entfaltet gleichzeitig eine günstigere Wachstumswirkung als die Linolsäure. Konjugiert ungesättigte Linolsäure kann dagegen bei fettfrei ernährten Tieren die schweren Ausfallserscheinungen nicht beheben. Man kann danach die ungesättigten Fettsäuren in 2 Gruppen einteilen: Die Säuren mit 3 und 6 Doppelbindungen vermögen das Wachstum anzuregen, die Symptome des Fettmangels jedoch nicht zu beheben, dagegen können die ungesättigten Fettsäuren mit 2 und 4 Doppelbindungen die bei Fettmangel auftretenden Hauterscheinungen zum Verschwinden bringen.

Auch beim Menschen lassen sich im Serum ungesättigte Fettsäuren nachweisen. Die Nor-malwerte weisen allerdings eine große Schwankungsbreite auf:

Ölsäure	250—950 mg/g Fett
Diensäuren	15—115 mg/g Fett
Triensäuren	5—35 mg/g Fett
Tetraensäuren	35—65 mg/g Fett

Ob es beim Menschen Erkrankungen gibt, die auf einen Mangel an ungesättigten Fettsäuren zurückgehen, ist noch ungewiß. Da einerseits von den ungesättigten Säuren täglich nur sehr geringe Mengen gebraucht werden, andererseits insbesondere Linol- und Linolensäure in pflanzlichen und tierischen Fetten reichlich vorkommen, ist die Gefahr eines Defizits sicher nur gering. Ob es berechtigt ist, die mehrfach ungesättigten Fettsäuren als Vitamine anzusprechen (Vitamin F), erscheint zweifelhaft.

Über den Wirkungsmechanismus der ungesättigten Fettsäuren ist bekannt, daß sie durch Aufnahme von Wasserstoff die Oxydation der gesättigten Fettsäuren fördern. Man bezeichnet die ungesättigten Fettsäuren den gesättigten gegenüber als kinetisch höherwertig, obwohl sie calorisch gleichwertig sind. Es ist anzunehmen, daß den mehrfach ungesättigten Fettsäuren noch andere, bisher unbekannte Wirkungsmechanismen zugrunde liegen.

3. Fettminimum

Die Neutralfette, insbesondere die in ihnen enthaltenen gesättigten und ungesättigten Fettsäuren sind die wichtigsten *Calorienträger* unserer Ernährung. Bei ihrem Fehlen ist eine ausreichende Calorienzufuhr nicht mehr gewährleistet. Calorienersatz durch Kohlenhydrate erfordert eine erhebliche Vermehrung der Nahrungsmenge, die bei längerer Dauer nicht ohne nachteilige Folgen auf die Verdauungsorgane bleibt. Durch die voluminöse Nahrung kommt es dabei außerdem zu einem vorzeitigen Sättigungsgefühl, ohne daß der Calorienbedarf schon gedeckt ist.

Weiterhin kommt den Fetten eine besondere Bedeutung als *Vitaminträger* zu. Ebenso wie das Fehlen von Vitaminen zu Störungen der Fettresorption und Fettverwertung führt, können die fettlöslichen Vitamine nur in Gegenwart von Fett resorbiert werden. Auf die Bedeutung der mit dem Fett aufgenommenen hochungesättigten Fettsäuren, deren Synthese dem Organismus nicht möglich ist, wurde schon hingewiesen.

Genaue Angaben über das in der Ernährung des Menschen notwendige Fettminimum sind nicht möglich, da wir eine Fettbilanz wie etwa beim Eiweiß nicht aufstellen können wegen der Fähigkeit des Organismus, Fette in größerem Umfang selbst zu synthetisieren. So werden z.B. von der Ratte 30—50% der mit der Nahrung zugeführten Kohlenhydrate in Fett verwandelt. Dieser Umbau geht vor allem in der Leber und der Darmschleimhaut vonstatten. Aber auch alle übrigen Körperzellen sind dazu befähigt. Neuere Untersuchungen sprechen dafür, daß sich eine mangelhafte Fettzufuhr ungünstig auf viele Stoffwechselprozesse auswirkt. Zur Sicherstellung einer quantitativ und qualitativ ausreichenden Ernährung sollte die Nahrung wenigstens 40—50 g Fett täglich enthalten. Ein Teil dieser Fettmenge muß von Nahrungsfetten bestritten werden, die hochungesättigte Fettsäuren enthalten (z.B. Speck, Leinöl, Butter).

II. Störungen der Fettverwertung und des Fettansatzes

1. Fettverwertung und Vitamine

Bei *Vitamin A-Mangel* kommt es zu Störungen des Fettansatzes. Einige experimentelle Untersuchungen sprechen dafür, daß Vitamin A bei der Fettsäurenbildung aus Kohlenhydraten sowie bei der Fettsynthese aus Fettsäuren und Glycerin eine Rolle spielt. Bei A-Hypervitaminosen kommt es zu einer Verfettung der Endothelien und Reticuloendothelien von Leber und Milz und einer Verfettung der Hodenzwischenzellen, die vielleicht auf einer Hemmung des Fettabbaues beruht. Für die Resorption von Vitamin A ist seine Fettlöslichkeit wesentlich, durch ungesättigte Fettsäuren wird die Resorption gesteigert.

Bei B_1-*Mangel* (Aneurin) ist die Aktivität der Pankreaslipase und -esterase herabgesetzt, es treten Fettresorptionsstörungen auf. Die Fettbildung aus Kohlenhydraten wird durch Aneurin beschleunigt, auch die durch Vitamin B_1 bewirkte Aktivierung des Insulins und die Verbesserung der Fettresorption führen zu einer Zunahme des Depot- und Organfetts.

Auch *Vitamin B_6* spielt sehr wahrscheinlich im Fettstoffwechsel eine Rolle. Mit einer B_6-Mangeldiät ernährte Tiere zeigen eine verminderte Umbaurate von Eiweiß in Fett, die vielleicht auf einer gestörten Desaminierung von Aminosäuren und damit eine verringerte Bereitstellung von N-freien Verbindungen zur Fettsäuresynthese zurückgeht, da Verbindungen der B_6-Gruppe Cofermente von Transaminasen darstellen. B_6-Mangel begünstigt die Entwicklung von Fettlebern. Als Folge einer B_6-Avitaminose werden bei Ratten ringförmige Veränderungen am Schwanz beobachtet, wie sie auch bei Fehlen der hochungesättigten Fettsäuren zustande kommen. Die Hautveränderungen bei B_6-Mangel lassen sich durch Zufuhr essentieller Fettsäuren beseitigen, umgekehrt lassen sich die Folgezustände nach fettfreier Ernährung durch B_6-Vitamine zum Verschwinden bringen.

Der *Pantothensäure* als der wesentlichen Wirkgruppe des Coenzyms A kommt eine besondere Bedeutung im Fettstoffwechsel durch die Bildung aktivierter Fettsäurenverbindungen sowohl beim Auf- und Abbau der Fettsäuren als auch bei der Umwandlung von Kohlenhydraten in Fett zu. Der pantothensäuresparende Effekt von Fettsäuren erklärt sich aus dem Eingreifen von CoA in die Fettsäurensynthese. Pantothensäure-Mangel bewirkt eine Hypolipämie, wobei neben dem Neutralfett auch Cholesterin und Phosphatide vermindert sind, da CoA auch bei der Synthese dieser Stoffe eine wesentliche Rolle spielt. Auch die bei Ratten nach Pantothensäure-Mangel beobachteten Blutungen und Degenerationsherde in den Nebennieren werden mit einer verminderten Synthese von Nebennierenrindenhormonen in Zusammenhang gebracht, da hierbei CoA ebenfalls eingreift (s. Lipoidstoffwechsel).

Auf Beziehungen zwischen *Vitamin B_{12}* und Fett weisen Untersuchungen an Mäusen hin, bei denen Wachstumsstillstand und andere Schäden infolge B_{12}-Mangel durch Fettzulage behoben werden konnten. Bei Folsäuremangel ist die Fettresorption gestört.

Durch Gaben von *Vitamin E* läßt sich der Fettgehalt der Aorten von Hühnern deutlich herabsetzen, durch gleichzeitige Anwendung von Vitamin A wird diese Wirkung noch weiter gesteigert. Durch *Vitamin C* soll die Fettsäurenoxydation gesteigert werden.

III. Lipolyse und Lipogenese

Wenn dem Stoffwechsel Fett zur Verfügung gestellt werden soll, muß es aus den Depots mobilisiert werden. Der Mobilisierungsvorgang, die Lipolyse, wird mit der hydrolytischen Spaltung der Triglyceride eingeleitet. Dabei entstehen freie Fettsäuren und schließlich freies Glycerin, die ins Blut übertreten und damit anderen Organen zugeleitet werden können.

Wesentlich ist, daß freigesetzte Fettsäuren auch im Fettgewebe selbst zu ihren Coenzym A-Verbindungen aktiviert werden können. Auf diese Weise können sie unmittelbar wieder verestert werden. Die Rückveresterung läuft normalerweise so ab, daß etwa zwei Drittel der durch Lipolyse gebildeten freien Fettsäuren an der Triglyceridbildung, der Lipogenese, wieder teilnehmen. Während also der größere Teil der freien Fettsäuren im Fettgewebe verbleibt, liegen die Verhältnisse beim Glycerin anders. Freies Glycerin kann erst nach Phosphorylierung metabolisiert werden. Dem Fettgewebe fehlt die hierzu erforderliche Glycerokinase. Somit tritt freies Glycerin in Abhängigkeit von der intracellulären Konzentration in das Blut über. Die Glycerinabgabe kann als Maß der Triglyceridhydrolyse angesehen werden.

Lipolyse und Lipogenese laufen im Fettgewebe gleichzeitig nebeneinander ab. Eine Steigerung der Fettmobilisation kommt zustande, wenn das Verhältnis beider zugunsten der Lipolyse verschoben wird, d.h., entweder bei verminderter Rückveresterung oder bei gesteigerter Hydrolyse der Triglyceride.

Die *Rückveresterung* freier Fettsäuren im Fettgewebe ist abhängig von der *Glucoseutilisation*. Dafür können zwei Gründe als verantwortlich angeführt werden: 1. Die *Glykolyse* stellt die zur Aktivierung der freien Fettsäuren erforderlichen Energien bereit. 2. α-*Glycerophosphat* als Reaktionspartner der aktivierten Fettsäuren wird fast ausschließlich aus der Glykolyse zur Verfügung gestellt. Ein Rückgang der Glucoseutilisation führt zu einer Steigerung der Fettmobilisation und umgekehrt. Bei anhaltender Nahrungskarenz mit Erschöpfung mobilisierbarer Glykogenreserven steigen die freien Fettsäuren und das freie Glycerin zunehmend an. Nach einer 42stündigen Hungerperiode werden Erhöhungen der freien Fettsäuren auf das Vierfache und des freien Glycerins auf mehr als das Zweifache festgestellt. Umgekehrt führt eine intravenöse Injektion von Glucose beim stoffwechselgesunden Menschen zu einem prompten Abfall der freien Fettsäuren und des freien Glycerins im Serum.

Die *Beziehungen* zwischen *Fettmobilisation* und *Glucoseutilisation* stellen die *Basisregulation* des Fettstoffwechsels dar. Voraussetzung für ihr Zustandekommen ist eine ausreichende Insulinaktivität im Serum. Die Insulinaktivität ihrerseits bestimmt entscheidend die Glucoseutilisation und damit den Grad der Fettmobilisation. So ist beim *Diabetes mellitus* infolge Fehlens von Insulin die *gesteigerte Lipolyse* ein charakteristisches Kennzeichen. Die Insulinwirkung auf den Fettstoffwechsel kommt nicht direkt, sondern indirekt über die Veränderung der Glucoseutilisation zustande.

Die Fettmobilisation wird auch unmittelbar *hormonal* gesteuert. Ein typisches Beispiel ist die *Adrenalinlipolyse*. Adrenalin und Noradrenalin aktivieren Triglyceridlipasen der Fettzelle. Sie führen nicht nur zu einer verstärkten Mobilisation von freien Fettsäuren, sondern auch zur zusätzlichen Abgabe von freiem Glycerin.

Zu den lipolytisch wirksamen Hormonen gehören auch das *Glucagon*, das *thyreotrope*, *somatotrope* und *adrenocorticotrope* Hormon der Hypophyse. Die lipolytische Wirkung dieser Hormone beruht wie die des Adrenalins auf einer Aktivierung einer intracellulären Triglyceridlipase.

Es ist immer wieder versucht worden, aus der Hypophyse ein spezielles Fettstoffwechselhormon zu isolieren, das das eigentliche lipolytische Hypophysenprinzip sein könnte. Genannt seien das *Adipokinin* sowie das *Lipotropin*.

Darüber hinaus wurden im Urin und Blut noch lipoidmobilisierende Substanzen gefunden, deren Herkunft unbekannt ist.

Welche physiologische bzw. klinische Bedeutung den angeführten Stoffen zukommt, ist noch unklar.

Von besonderer Bedeutung ist das Gegenspiel zwischen der Fettmobilisation durch Lipolyse und der Glucoseutilisation. Steigerung der Glucoseutilisation führt zur Hemmung der Fettmobilisation. Andererseits bewirkt Steigerung der Fettmobilisation eine Drosselung der Glucoseutilisation. Die Einschränkung der Glucoseutilisation beruht auf einer Hemmung der Insulinwirksamkeit am Muskel in Gegenwart erhöhter Konzentration der freien Fettsäuren und der Ketokörper.

Die Hemmung der Glucoseutilisation durch gesteigerte Fettmobilisation hat auch klinische Bedeutung. Bei *Hyperthyreosen* z.B. findet man des öfteren Störungen der Glucoseutilisation, die gleichzeitig mit einer Erhöhung von Metaboliten des Fettstoffwechsels im Blut einhergehen. Die Lipolyse ist bei Hyperthyreose beträchtlich gesteigert. Diese Steigerung soll durch Verzögerung des Adrenalinabbaues infolge Hemmung der Monoaminooxydase zustande kommen.

Bei *Adipösen* ist eine Störung der Glucoseutilisation sehr häufig nachzuweisen. In solchen Fällen findet man im Blut eine deutliche Erhöhung der freien Fettsäuren und des freien

Glycerins. Auch wird man die Pathogenese diabetischer Stoffwechselstörungen bei anderen Endokrinopathien wie *Morbus Cushing* oder *Akromegalie* unter dem Gesichtspunkt einer hormonal gesteigerten Lipolyse betrachten müssen. Allerdings sind hierüber noch keine sicheren Aussagen möglich.

Während die Lipolyse von vielfältigen hormonalen Steuerungsmechanismen abhängig ist, liegen die Verhältnisse bei der Fettbildung, der *Lipogenese*, einfacher. Hierbei ist bisher nur die Einwirkung von *Insulin* sichergestellt. Die Insulinwirkung ist indirekt und kommt im wesentlichen durch folgende Prozesse zustande: Insulin fördert die Fettsäuresynthese, Insulinmangel hemmt sie. Die Hemmung der Fettsäuresynthese bei Insulinmangel ist wiederum Folge einer verminderten Glucoseutilisation bei gesteigerter Lipolyse. Dadurch, daß Insulin die Glucoseaufnahme verstärkt, wirkt es auch positiv auf die Triglyceridsynthese im Fettgewebe. Schließlich ist noch zu erwähnen, daß bei Abnahme der Glucoseutilisation, z.B. im Hunger oder bei dekompensiertem Diabetes mellitus, die Triglyceridaufnahme im Fettgewebe ein-

geschränkt ist. Daraus resultiert eine Hyperlipämie, die wieder rückwirkend die Glucoseutilisation vermindert und so fort.

Daß Insulin die Fettsäuresynthese fördert, Insulinmangel sie hemmt, hängt mit folgenden Stoffwechselabläufen zusammen: Die Fettsäuresynthese wird durch das Enzym Acetyl-Coenzym A-Carboxylase eingeleitet und erfordert TPNH als Coenzym. TPNH wird bei der Oxydation von Glucose-6-Phosphat gebildet. Bei verminderter Utilisation kann es zu einer Abnahme der TPNH-Konzentration kommen. Andererseits wird eine Aktivitätsabnahme des Enzyms Acetyl-Coenzym A-Carboxylase in der Leber sowohl bei Hunger als auch bei Insulinmangel gefunden. Ursache der Aktivitätsabnahme ist eine Enzymhemmung durch Coenzym A-Verbindungen langkettiger Fettsäuren, deren Gewebsspiegel bei gesteigerter Fettmobilisation, z.B. im Hunger, über die Norm ansteigt. Demnach kann die Hemmung der Fettsäuresynthese bei Insulinmangel als Folge verminderter Glucoseutilisation mit gesteigerter Lipolyse angesehen werden (s.a. Kap. Kohlenhydratstoffwechsel).

IV. Störungen der hormonalen und nervösen Steuerung des Fettstoffwechsels

1. Hypothalamus und Hypophyse

Aus klinischen Beobachtungen und experimentellen Befunden kann gefolgert werden, daß im Hypothalamusgebiet wichtige Regulationszentren für den Nahrungstrieb und damit für den Fettansatz liegen. Bei Tumoren am Boden des Zwischenhirns entwickelt sich häufig eine Fettsucht. Auch nach Encephalitiden, Schädelverletzungen, Subarachnoidalblutungen und, wie Erfahrungen der letzten Jahre zeigten, nach Stirnhirnleukotomien kann es zu starker Gewichtszunahme kommen. Durch tierexperimentelle Untersuchungen konnten diese Beobachtungen ergänzt und erweitert werden. Durch gezielte, engumschriebene Hypothalamusläsionen mittels Horsley-Clarkescher Elektroden läßt sich bei verschiedenen Tierarten eine Fettsucht erzeugen. Bei Affen entwickelte sich die Fettsucht nach Verletzungen an der Basis des vorderen Hypothalamus oder nach Zerstörung des ventro-caudalen Anteils des Hypothalamus und des rostralen Mittelhirnsegmentes (Gegend der Corpora mammillaria) (s. Abb. 320). Bei Hunden bewirkt eine doppelseitige Schädigung des Nucleus paraventricu-

laris eine Fettsucht. Besonders eingehend ist die hypothalamische Fettsucht bei Ratten untersucht worden. Eine Zerstörung der ventromedialen Kerne des Hypothalamus und von lateral davon gelegenen Kerngruppen verursacht eine erhebliche Steigerung des Nahrungstriebes mit Fettsuchtentwicklung. Die Ratten beginnen sofort nach Beendigung der Narkose mit größter Gier zu fressen. Können sie ihr Futter frei wählen, so erreicht die Gewichtszunahme das 5—10fache der Norm. Bereits in den ersten 24 Std nach der Verletzung wurden Gewichtszunahmen bis zu 15% des Ausgangsgewichtes bei ausgewachsenen weiblichen Ratten beobachtet. Die enorme Steigerung der Freßlust ist der wichtigste Faktor beim Zustandekommen der *hypothalamischen Fettsucht*, in geringerem Maße spielt daneben die nach Hypothalamusverletzungen auftretende Abnahme der Bewegungsaktivität eine Rolle, wie sie sowohl bei Ratten als auch bei Katzen beobachtet wird.

Während die beschriebenen Schädigungen der ventromedialen und ventrolateralen Kerngruppen zur Steigerung der Nahrungsaufnahme führen, hat eine doppelseitige Zerstörung eines kleinen Bezirkes im äußersten lateralen Teil des lateralen Hypothalamusgebietes bei Ratten und Katzen Verweigerung jeglicher Nahrungsaufnahme und dadurch den Tod der Tiere zur Folge. Einseitige Zerstörung hat keinen Einfluß auf die Nahrungsaufnahme. Man hat dieses Hypothalamusgebiet als „*Freßzentrum*"

Stamm und Extremitäten. Bei der engen räumlichen Konzentration der verschiedenen übergeordneten Zentren des Vegetativums im Hypothalamus wird es verständlich, daß zum klinischen Bild der hypothalamischen Fettsucht nach Zwischenhirnschädigung noch andere vegetativ-endokrine Störungen wie Diabetes insipidus, Störungen der Wärmeregulation und der Schweißsekretion, Somnolenz, Hypogona-

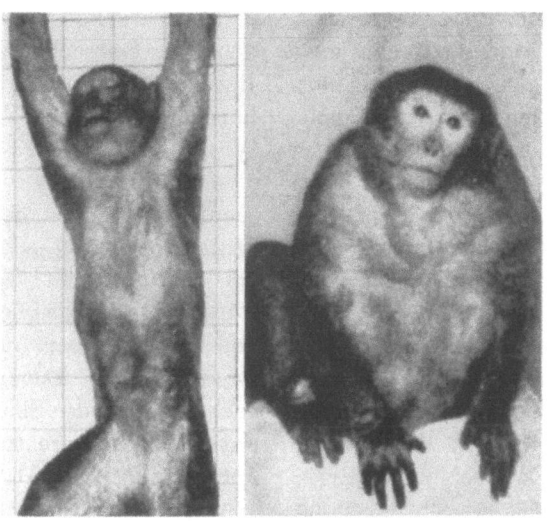

Abb. 320. Entwicklung einer Fettsucht beim Rhesusaffen nach beidseitiger Verletzung des Tegmentum mesencephalicum rostrale mittels Horsley-Clarke-Elektroden. Links: Unmittelbar vor der Operation (24. Februar 1942) beträgt das Gewicht 3,1 kg. Rechts: 1 Jahr nach der Operation (16. April 1943) wiegt das Tier 12,9 kg. (Nach unveröffentlichten Versuchen von RUCH, SHENKIN u. PATTON aus FULTON: Physiology of the nervous system)

bezeichnet und stellt sich vor, daß von den ventromedialen Hypothalamusregionen hemmende Impulse zum Freßzentrum gehen. Hören nach Verletzung der ventromedialen Anteile diese Impulse auf, so wird das Freßzentrum enthemmt, es kommt zu Hyperphagie und zur Fettsucht. Wird das Freßzentrum selbst dagegen beidseitig zerstört, so ist völlige Nahrungsverweigerung die Folge.

Es bedarf noch weiterer Untersuchungen, inwieweit sich diese tierexperimentellen Befunde, insbesondere was die Lokalisation der Zentren anbetrifft, auf die Verhältnisse beim Menschen übertragen lassen. Sicher ist, daß sich auch beim Menschen eine Fettleibigkeit nach organischen Hypothalamusläsionen entwickeln kann, wie sie im Gefolge der oben genannten zentralnervösen Erkrankungen und Verletzungen auftreten. Die *Zwischenhirnfettsucht* ist eine universelle, die Fettansammlungen verteilen sich gleichmäßig über Gesicht,

dismus und neurologische Symptome mehr oder weniger regelmäßig gehören.

Bei Männern mit Zwischenhirnschädigung und begleitendem Hypogonadismus wird ein andersartiger, mehr femininer Fettverteilungstyp beobachtet mit Bevorzugung von Bauch, Hüften, Oberschenkeln, Nates und Mammae (*M. Fröhlich*). Das Syndrom von Fettsucht und genitaler Unterentwicklung wird auch als „*Dystrophia adiposogenitalis*" bezeichnet. Als seine Ursache wurden hypophysär-diencephale Störungen angenommen. Die Annahme eines hypophysären Ursprungs dieses Syndroms und darüber hinaus der Begriff der „hypophysären Fettsucht" ist heute nicht mehr haltbar. Es gibt keine Fettsucht als direkte Folge einer Hypophysenerkrankung. Im Tierversuch läßt sich weder durch totale noch durch partielle Hypophysektomie ohne gleichzeitige Schädigung des Hypothalamusgebietes eine Fettsucht erzeugen. Auch beim Menschen ist für die Entstehung der Fettleibigkeit nach Zwischenhirnschädigung eine gleichzeitige Hypophysenschädigung bzw. deren Unversehrtheit ohne Bedeutung. Bei der in der Klinik nicht selten zur Beobachtung kommenden Kombination von Hypophysenerkrankungen (Akromegalie, chromophobes Adenom) und Fettleibigkeit geht die Zunahme des Körpergewichtes entweder auf eine gleichzeitige Hypothalamusschädigung zurück oder sie ist Folge des durch die Erkrankung bedingten längeren Bewegungsmangels oder einer Änderung der Ernährungsweise, also exogener Faktoren, die, bei entsprechender konstitutioneller Bereitschaft, nicht selten auch nach anderen Erkrankungen und Operationen die Entwicklung einer Fettsucht begünstigen.

Die echte Fröhlichsche Erkrankung, d.h. die Dystrophia adiposogenitalis als Folge einer Zwischenhirnläsion, ist nicht häufig (s. S. 514, S. 577). Im Gegensatz hierzu lassen sich bei der bei Jugendlichen in der Präpubertät recht häufig zu beobachtenden Kombination von Fettsucht und genitaler Unter- oder besser Spätentwicklung keine Zwischenhirnstörungen nachweisen. Meist handelt es sich dabei um nichts anderes als um eine Übertreibung der normalerweise in die Zeit der Präpubertät fallenden Periode der zweiten Fülle, bei deren Zustandekommen bzw. Ausprägung Mast und Trägheit bei entsprechender konstitutioneller Veranlagung entscheidend sind. Ist die Fettsucht des Jugendlichen mit Hochwuchs, grobem Knochenbau und verfrühter Ossifikation

verbunden, so wird diese Kombination als *Adiposogigantismus* bezeichnet. Kinder mit echter Fröhlichscher Erkrankung sind dagegen eher kleinwüchsig, ihre Knochenkernbildung ist verzögert.

Auf eine, wie heute angenommen wird, recessiv vererbte Schädigung des Zwischenhirns geht die Bardet-Biedlsche Krankheit (Synonyme: Laurence-Moon-Biedl-Syndrom, *diencephaloretinale Degeneration*) zurück. Bei dieser Erkrankung, die recht selten ist, treten neben der Fettsucht noch geistige Defekte, eine Retinitis pigmentosa, genitale Unterentwicklung und körperliche Mißbildungen (Polydaktylie) in Erscheinung.

Das Gegenstück zu den genannten Fettsuchtsformen bildet die *hypophysär-diencephale Magersucht*, wobei jedoch, in Parallele zu dem bei der Fettsucht Gesagten, Zwischenhirnstörungen eine dominierende Rolle spielen. Ob und inwieweit der Ausfall der Hypophysenfunktion für die Entwicklung der Magersucht bei einem Teil der Simmonds-Kranken pathophysiologische Bedeutung hat, bedarf noch der weiteren Klärung. Daß es, analog den tierexperimentellen Befunden bei Zerstörung bestimmter Hypothalamusareale, auch beim Menschen eine Zwischenhirnmagersucht gibt, zeigt die Beobachtung schwerster Magersucht bei organischen Hirnschädigungen (Encephalitis, Tumoren, Arteriosklerose, tuberkulöse und syphilitische Entzündungen), wenn diese das Hypothalamusgebiet miteinbeziehen und den Nahrungstrieb entsprechend unterdrücken.

2. Geschlechtsdrüsen

Wie aus den Erfahrungen der Tierzucht hervorgeht, ist die Wirkung der *Kastration* auf den Fettansatz abhängig vom Zeitpunkt der Kastration. Kastration vor der Geschlechtsreife führt zu Hochwuchs und eventuell zu Riesenwuchs, da die hemmende Funktion der Gonaden auf das Wachstumshormon des Hypophysenvorderlappens fortfällt. Bei Spätkastration wird dagegen ein vermehrter Fettansatz beobachtet. Beim Menschen sind die Verhältnisse zwar etwas verwickelter, doch sind auch hier derartige Beziehungen deutlich zu erkennen. Auch hier führt Kastration vor der Pubertät bei noch offenen Epiphysenfugen meist zu eunuchoidem Hochwuchs mit leichtem Fettansatz bei seidenartigem Aussehen der

Haut. Bei Kastration von Erwachsenen tritt oft ein stärkerer Fettansatz hervor, vor allem nach dem 30. Lebensjahr. Jedoch hängt die Ausbildung einer Fettsucht nach Kastration stark von konstitutionellen Faktoren ab, sie tritt nur bei einem Teil der Kastrierten in Erscheinung. So haben Nachuntersuchungen an Kriegskastraten ergeben, daß nur ein Fünftel stärkere bis starke Übergewichtigkeit aufwiesen. Charakteristisch ist die nach Kastration beim Manne eintretende Verschiebung der Fettpolster. Durch den Ausfall der hemmenden Wirkung der Sexualhormone auf die Fettlager in der Hüft-, der Bauch- und der Brustgegend finden sich die Fettpolster bei den männlichen Kastraten vorzugsweise am Bauch und der

Symphysengegend, am Gesäß, den lateralen Partien der Oberschenkel und an der Brust. Die Fettlager der Bauchorgane nehmen dagegen ab.

Auf Beziehungen zwischen Fettstoffwechsel und Sexualdrüsen weisen auch die klinischen Beobachtungen hin, daß sich eine Fettsucht bei Frauen vorzugsweise im Verlaufe von Perioden der Umstellung der Geschlechtsdrüsenfunktion entwickelt. Bei dem während der Schwangerschaft auftretenden Fettansatz mit Bevorzugung der Beckengegend und der Brüste handelt es sich nur zum Teil um eine echte Zunahme des Fettgewebes, zum Teil beruht sie auf einer Verschiebung der Fettlager. Bei Frauen während des Klimakteriums entwickeln sich die Fettansammlungen besonders im Bereich des Beckens, der Oberschenkel und des Bauches (*Maternitätsfettsucht*). Auch während oder nach der Stillperiode tritt nicht selten eine deutliche Zunahme des Körpergewichtes auf. Während Verschiebungen der Fettlager auf hormoneller Basis ohne Änderungen der calorischen Bilanz zustande kommen können, sind Fettansammlungen, die mit einer Zunahme des Körpergewichts verbunden sind, stets an eine höhere Calorienzufuhr oder Einschränkung der Calorienabgabe gebunden.

Eine deutliche *Geschlechtsabhängigkeit* zeigt der Gesamtfettgehalt des Körpers. Sowohl bei den verschiedensten Tierarten als auch beim Menschen hat der weibliche Organismus einen höheren prozentualen Fettgehalt als der männliche, und zwar unabhängig vom Alter. Gewisse Geschlechtsdifferenzen im Fettstoffwechsel zeigt auch der Fettabbau. Bei fastenden Frauen wurde eine stärkere Beschleunigung der Fettverbrennung, die sich in einer stärkeren Erhöhung der Ketonkörperausscheidung im Urin zeigte, als bei Männern gefunden.

3. Nebenniere

Im Gegensatz zu anderen exogenen und endogenen Fettsuchtsformen, bei denen die Art der Fettverteilung weitgehend durch konstitutionelle bzw. geschlechtsspezifische Merkmale geprägt wird, ist die Anordnung der Fettdepots bei Überfunktion der Nebennierenrinde recht charakteristisch. Die Fettansammlungen finden sich am Stamm, an Schulter und Hals (Büffelnacken) und im Gesicht (Vollmondgesicht), während die Gliedmaßen nicht selten (einschließlich der Hüften) auffallend schlank bleiben. Beim Cushing-Syndrom wird dieser Fettverteilungstyp recht regelmäßig gefunden. Die beschriebene Fettverteilung geht auf die vermehrte Produktion von Glucocorticoiden zurück, deren katabole Wirkung auf den Eiweißstoffwechsel zu einem Schwund der Muskulatur führt. Cushing-Kranke können durch diese Verschiebungen zwischen dem Bestand des Körpers an Eiweiß und Fett zugunsten des letzteren „fett" erscheinen, ohne übergewichtig zu sein. Die Frage, ob die Nebennierenrindenhormone unmittelbar auf die betroffenen Körperregionen einwirken und dort eine vermehrte Fettbildung oder -ablagerung veranlassen oder ob ihre Wirkung unter Zwischenschaltung zentraler Regulationen zustande kommt, bedarf noch weiterer Untersuchung. Auch sind die im Kapitel Lipolyse und Lipogenese besprochenen hormonalen Regulationen zu berücksichtigen (s. S. 655).

4. Schilddrüse

Bei Schilddrüsenüberfunktion kommt es infolge der allgemeinen Oxydationssteigerung zum Fettschwund. Eine stärkere Abmagerung braucht jedoch beim Basedow-Kranken nicht die Regel zu sein. Ein Teil der Kranken vermag durch entsprechend gesteigerte Nahrungsaufnahme die Energiebilanz auszugleichen, manchmal noch an Gewicht zuzunehmen. Konstitutionelle Faktoren beeinflussen wesentlich die Richtung der Änderung des Körpergewichtes, unmittelbare endokrine Beziehungen zwischen Schilddrüsenhormonen und Zu- bzw. Abnahme des Körperfettes bestehen nicht. Das gilt im besonderen auch für das *Myxödem*, der Begriff der „thyreogenen Fettsucht" ist nicht mehr haltbar.

Im Rattenversuch konnte gezeigt werden, daß der Gesamtfettgehalt erwachsener Ratten nach Entfernung der Schilddrüse abnahm. Eine Fettsucht wurde nach Thyreoidektomie in diesen Untersuchungen nie beobachtet.

Ungeklärt ist noch die Ursache der beim *Myxödem* konstant zu beobachtenden Erhöhung des Gesamtfettes einschließlich der Neu-tralfette im Serum. Beim Basedow kommt es umgekehrt zu einem Absinken der Gesamtfett-werte (s. a. Lipoidstoffwechsel).

5. Pankreas

Fettsucht und Diabetes ist eine recht häufige Kombination, die übergewichtigen Diabetiker finden sich vor allem in den Altersklassen jenseits der 30 (s. Tabelle 92). In den meisten Fällen geht dabei die Fettsucht dem Diabetes voraus. Sicher besteht dabei zwischen der Fett-

Tabelle 92. (Nach JOSLIN)

Alter in Jahren	Anzahl der Fälle	% innerhalb des Normal-gewichtes ($\pm 5\%$)	% mit Unter-gewicht	% mit Über-gewicht
0—10	43	37	44	19
11—20	84	39	29	32
21—30	112	19	10	71
31—40	172	6	5	89
41—50	244	12	3	85
51—60	252	12	1	87
61—70	79	10	6	84
71—80	14	14	7	79

leibigkeit und der Entwicklung des Diabetes ein wesentlicher ursächlicher Zusammenhang (s. Kap. Diabetes). Mit Zunahme des Körper-gewichtes wird nicht selten eine Verschlech-terung der Kohlenhydrattoleranz beobachtet, bei manchen Kranken manifestiert sich der Diabetes erstmals, wenn ihr Gewicht eine bestimmte Grenze überschritten hat. Einer Ge-wichtsreduktion durch entsprechende diäteti-sche Maßnahmen geht andererseits häufig eine Besserung der Kohlenhydrattoleranz parallel. So nahm bei der allgemeinen Unterernährung während der letzten beiden Kriege die Zahl der Diabeteskranken erheblich ab, der Verlauf der Erkrankung wurde leichter.

Die Rolle der Fettsucht bei der Auslösung bzw. Verschlimmerung des Diabetes wird ver-ständlich im Hinblick auf die heutigen Kennt-nisse von der Wirkung des Insulins im inter-mediären Stoffwechsel. Wie bereits erwähnt, wird beim Gesunden ein erheblicher Teil der mit der Nahrung zugeführten Kohlenhydrate in Fett verwandelt. Insulin fördert die Lipo-genese, es begünstigt den Einbau der beim Kohlenhydratstoffwechsel anfallenden C_2-Bruchstücke in die Fettsäuren. Im diabetischen Organismus ist dementsprechend, wie Tierver-suche ergaben, die Fettsäurensynthese deutlich vermindert. Die bei Insulinmangel eintretende verminderte Glucoseutilisation führt zu gestei-gerter Lipolyse, die ihrerseits die Glucoseutili-sation weiter einschränkt.

Auch im *Tierexperiment* konnten die Be-ziehungen zwischen Kohlenhydrattoleranz und Körpergewicht gezeigt werden. Bei Ratten, denen ein Teil des Pankreas entfernt worden war, trat ein Diabetes erst auf, nachdem durch Verletzung der entsprechenden Zwischenhirn-areale eine hypothalamische Fettsucht mit ge-steigerter Nahrungsaufnahme erzeugt worden war. Ähnliche Versuche gelangen bei Katzen und Affen.

Beim *Hyperinsulinismus* findet sich manch-mal Fettsucht, diese Kombination ist jedoch wesentlich seltener als das Zusammentreffen von Diabetes und Fettsucht. Eine echte endo-krinologische Beziehung in dem Sinne, daß die überschießende Insulinausschüttung zur ver-mehrten Fettbildung unmittelbar beiträgt, be-steht zwischen Inselzelladenomen und Über-gewichtigkeit nicht. Vielmehr ist eine über-mäßige Nahrungszufuhr, zu der der Kranke neigt, um die unangenehmen Symptome der Hypoglykämie zum Verschwinden zu bringen, die Ursache.

6. Hormonale Insuffizienz und sog. „Hungerfettsucht"

Bei Heimkehrern aus Kriegsgefangenschaft, aber auch bei anderen unterernährten Personen wurde in der Wiederaufbauphase die schnelle Entwicklung einer meist universellen Fettsucht beobachtet. Bei Männern ähnelte der Fettver-teilungstyp infolge des ebenfalls auf die Mangel-ernährung zurückzuführenden funktionellen Hypogonadismus gelegentlich dem der Dys-trophia adiposo-genitalis. Auffallend ist bei dieser Fettsuchtsform ihre schnelle Entwick-lung im Gegensatz zu dem nur langsam von-statten gehenden Wiederaufbau des körpereigenen Eiweißes. Als Ursache dieser sog. *lipophilen Dystrophie* werden hormonale Fehlsteuerungen als Zeichen der durch die lange Mangelernährung geschädigten endokrinen Drüsen diskutiert, ohne daß im einzelnen gesagt werden könnte, um welche hormonellen Fehlregulationen und Ausfallserscheinungen es sich handelt. Entscheidend für das Zustandekommen der Übergewichtigkeit ist natürlich ein Mißverhältnis zwischen Energiezufuhr und Energiebedarf. Der in der Zeit des Hungerns alle anderen Reaktionen übertreffende Nahrungsdrang wird nicht rechtzeitig abgebremst, auch nach Normalisierung des Gewichtes werden überschießende Nahrungsmengen aufgenommen. Dazu kommt auf seiten der Energieausfuhr bzw. des -bedarfes Bewegungsarmut und Antriebslosigkeit infolge Fortdauer der in der Hungerperiode zweckmäßigen Spareinstellung des Organismus. Eine stärkere Flüssigkeitseinlagerung in das schnell entstandene Fettgewebe erhöht zusätzlich das Gewicht und verleiht den Betroffenen ein gedunsenes Aussehen. In der Mehrzahl bilden sich diese Fettsuchtsformen nach 1—2 Jahren normaler Ernährung spontan zurück.

7. Nervöse Faktoren

Mit den Gefäßnerven treten auch in das Fettgewebe feinste Nervenfasern ein, die frei an den Zellen enden sollen. Die Zugehörigkeit solcher Nervenfasern zum parasympathischen System scheint anatomisch gesichert zu sein. Daß auch sympathische Nervenfasern beteiligt sind, ist auf Grund physiologischer Experimente anzunehmen (s. unten). *Entnervung* führt zum Wachstum des Fettgewebes. Dabei tritt zunächst ein Anstieg des Wassergehaltes auf, später nimmt aber auch der Fettgehalt der entnervten Fettkörper bis zu 100% und mehr zu. Am eindeutigsten ist das Wachstum des Fettgewebes nach Entnervung am Scapularfettkörper der Maus, wobei das Wachstum des Fettkörpers bereits $^1/_2$ Tag nach der Entnervung beginnt und in etwa 2—4 Wochen beendet ist. Im Hungerzustand werden diese Fettgeschwülste erst zuletzt eingeschmolzen. Nach Entnervung des Fettgewebes kommt es offenbar zu einer größeren Fettgier der entnervten Bezirke. Ihre Speicherungsfähigkeit ist verstärkt.

Enge Beziehungen der örtlichen Fettansammlungen bestehen zum *sympathischen* und *parasympathischen Nervensystem.* Reizung der Vorderwurzeln soll zu einem Fettschwund auf der gereizten Seite führen, das gleiche Ergebnis hat die Ausschaltung parasympathischer Fasern durch Hinterwurzeldurchschneidung oder Entfernung des Spinalganglions. Danach würde den sympathischen Nervenfasern die Rolle der Fettmobilisierung zufallen, den parasympathischen die gesteigerte Fettbildung. Leberfett und Subcutanfett sollen sich dabei antagonistisch verhalten. Bei Reizung des Sympathicus soll es zu einer Fettwanderung von den peripheren Depots zur Leber kommen, Parasympathicusreizung soll sich gegensinnig auswirken.

Bestimmte Formen von Störungen des örtlichen Fettstoffwechsels, die in der Klinik beobachtet werden, weisen auf die engen Beziehungen zwischen Nervensystem und Fettstoffwechsel hin.

Bei der *Lipomatosis dolorosa* (Dercumsches Syndrom) kommt es zu örtlich begrenzten Anschwellungen des Fettgewebes, die durch eine besondere Spontanschmerzhaftigkeit charakterisiert sind. Die Ursache dieser Schmerzhaftigkeit ist nicht näher bekannt, Beziehungen zum rheumatischen Formenkreis werden diskutiert. Häufig sind die Lipome symmetrisch angeordnet, ein Hinweis auf Beziehungen zum Nervensystem. In einigen Fällen ließen sich gleichzeitig eine Degeneration der Hinterstränge oder organische Hirnveränderungen nachweisen. Auch die verwandtschaftlichen Beziehungen zur *Neurofibromatosis Recklinghausen*, bei der es neben den Neurofibromen oft zur Ausbildung von Neurolipomen kommt, sind ein weiterer Hinweis auf die Verbindungen zwischen Nervensystem und örtlichem Fettstoffwechsel.

Vorwiegend konstitutionell bestimmt sind die verschiedenen Formen der *regionären* Fettsucht. Die dabei auftretenden zonalen Fettansammlungen sind in ihrem Umfang veränderlich und durch diätetische Maßnahmen beeinflußbar, ihr Sitz ist jedoch genetisch festgelegt. Entwickelt sich bei einem Träger dieser Anlage zur Ausbildung einer regionären Fettverteilung eine Fettsucht, so werden die entsprechenden Körperzonen bei der Fetteinlagerung bevorzugt, bei Abmagerung verlieren sie ihr Fett zuletzt. Bei *Frauen* wird vor allem der sog. *Gürteltyp* als Form der regionären Fettsucht gefunden mit Fettansammlungen an den Hüften, den Nates und den Oberschenkeln, während der Rumpf und die oberen Extremitäten auffallend schlank bleiben. Beim „*Blusentyp*" ist die obere Körperhälfte bevorzugt. Bei *Männern* finden sich regionäre Fettansammlungen vorzugsweise am Bauch, dann an Brust und Rücken, Nates und Extremitäten bleiben dagegen frei.

Abzutrennen von dieser regionalen diffusen Fetteinlagerung in die Subcutis sind die *Lipome*, die vereinzelt oder über den ganzen Körper verteilt, nicht selten in symmetrischer Anordnung, vorkommen können. Sie sind vor allem dadurch charakterisiert, daß bei hochgradiger Abmagerung die Lipome lange bestehen bleiben und erst spät einschmelzen. Welche Störungen hormoneller, nervöser oder fermentativer Art zu dieser lokalen Fettansammlung führen, ist unbekannt. Aus dieser hier zutage tretenden, lokal begrenzten Lipophilie des Gewebes lassen sich jedoch keine Rückschlüsse auf die Pathogenese der allgemeinen Fettsucht ziehen.

Die Lipomatose bei der *Dystrophia musculorum progressiva* (Ersatz der atrophierenden Muskulatur durch Fett) wird von einigen Autoren auf den Ausfall des sympathischen bzw. auf eine Steigerung des parasympathischen Tonus zurückgeführt. Diese Deutung erscheint aber fragwürdig. Die Fettvermehrung tritt hier besonders an den Unterschenkeln in Erscheinung.

Bei der *progressiven Lipodystrophie* kommt es zu einer hochgradigen Abmagerung im Bereich des Schultergürtels, während sich im Bereich des Beckengürtels massive Fettansammlungen entwickeln. Als Ursache dieser auffallenden Fettverteilung werden zentrale, neuroendokrine Regulationsstörungen angenommen, zumal in manchen Fällen andere neurologische Symptome auf eine Mitbeteiligung der Stammganglien hinweisen (hyperkinetische Syndrome). Von anderer Seite wird jedoch die progressive Lipodystrophie als Folge einer rein peripheren, genetisch bedingten Störung des Fettgewebes angesehen.

Zu einer *neuralen Magersucht* führen Erkrankungen des 2. motorischen Neurons oder des peripheren Nerven. Zu der Muskelatrophie gesellt sich eine Atrophie des Fettgewebes (sog. Skeletmenschen).

Bei der *Lipatrophia circumscripta* entwickelt sich an umschriebenen Stellen der Körperhaut ein vollständiger Schwund des Fettgewebes. Man kann diese Hautteile wie eine Gummimembran abziehen (*Cutis laxa*). Neben dem durch die Symmetrie der Hautveränderungen gegebenen Hinweis auf eine nervöse Störung werden an den Hautnerven Veränderungen im Sinne einer fibromatösen Entartung beschrieben.

V. Fettsucht, Magersucht und intermediärer Fettstoffwechsel

Jede Zunahme des Körpergewichtes ist an eine positive Energiebilanz gebunden, d. h. die mit der Nahrung zugeführte Energie übertrifft die Energieausfuhr. Der 1. Hauptsatz der Thermodynamik, das Gesetz von der Erhaltung der Energie, gilt auch für den Energiestoffwechsel des Organismus, das Problem der Fettsucht birgt keine thermodynamischen Geheimnisse. Der Fragekomplex etwaiger Veränderungen des Energiestoffwechsels steht daher für die Entwicklung von Fettsucht und Magersucht ganz im Vordergrund (s. Kap. Energiestoffwechsel). In den letzten Jahren haben als Ursache einer positiven Energiebilanz vor allem Störungen der neurohormonalen Regulation von Hungergefühl und Temperamentsentfaltung eine besondere Beachtung gefunden. Daneben ist immer wieder versucht worden, durch den Nachweis von Störungen des intermediären Stoffwechsels das Problem der Fettsuchtsentstehung zu klären. Besteht vielleicht beim Fettsüchtigen aufgrund abnormer Stoffwechselvorgänge die Tendenz, daß die Fettzellen die im Blut kreisenden Nahrungsstoffe vermehrt aufnehmen und zu Fett verarbeiten bzw. als solches stapeln ? Für das Bestehen einer solchen allgemeinen lipophilen Tendenz des Gewebes im Sinne v. BERGMANNs stehen jedoch trotz vieler experimenteller Bemühungen die Beweise noch aus.

Auf der Suche nach vom Normalen abweichenden Stoffwechselvorgängen wurden bei Fettsüchtigen andersartige Abläufe der Blutzuckerkurve im Zuckerbelastungsversuch beschrieben. Größere Differenzen im Stoffwechselablauf sollen sich durch den Insulin-Glucose-Toleranz-Test nachweisen lassen, bei dem sich für den Fettsüchtigen größere Schwankungen im Blutzuckerspiegel und eine verzögerte Rückkehr der Blutzuckerwerte zur Norm ergeben. Bei solchen Untersuchungen muß berücksichtigt werden, ob man Personen während der Periode der Gewichtszunahme oder solche im Stadium der sog. „statischen Fettsucht" mit seit langem bestehendem, im wesentlichen konstanten Übergewicht untersucht. Während der Periode der Gewichtszunahme wurden in entsprechenden Untersuchungen Einschränkungen der Kohlenhydrattoleranz gefunden, die im Stadium der „statischen" Fettsucht nicht nachweisbar waren.

Wichtige, in ihrer Bedeutung für die Pathogenese der menschlichen Fettsucht noch nicht zu übersehende Befunde sowohl für das Problem der Vererbung als auch für die Frage einer etwaigen Änderung des intermediären Stoffwechsels bei der Fettsucht wurden in den letzten Jahren an Mäusestämmen erhoben, bei denen das sog. *Fettsucht-Hyperglykämiesyndrom* auftritt. Dieses Syndrom ist erblich. Träger des recessiv vererbbaren Gens erreichen mehr als das doppelte des Gewichtes der anderen Tiere aus demselben Wurf. Die bei den Tieren bestehende Hyperglykämie soll auf einer Hypersekretion eines von den α-Zellen des Pankreas gebildeten Hormons beruhen, dessen Produktion unter der Kontrolle des Wachstumshormons der Hypophyse steht. Die Hyperglykämie ist weitgehend insulinresistent, sie verschwindet nach Entfernung der Hypophyse oder nach Zerstörung der α-Zellen durch Dithiocarbamat. Bei genauerer Untersuchung der bei den fetten Mäusen vorliegenden Stoffwechselstörung zeigt sich, daß sie nach Injektion von mit Isotopen markiertem Natriumacetat etwa doppelt so viel an markiertem Kohlenstoff in ihrem Körperfett ablagern als die gesunden Kontrolltiere. Offenbar ist bei den fetten Mäusen die Oxydation von C_2-Bruchstücken gestört. Dadurch wird aus dem Kohlenhydratabbau anfallende Brenztraubensäure überwiegend in den Fettsäurenaufbau eingeschleust, statt wie gewöhnlich über den Citronensäurecyclus verbrannt zu werden.

Energetische Geheimnisse enthält auch diese tierexperimentelle Fettsucht nicht. Die positive Energiebilanz kommt bei diesen Tieren einmal durch eine ausgesprochene Trägheit zustande, sie bewegen sich etwa 50 bis 100mal weniger als ihre gesunden Stammesgenossen. Zum anderen fressen sie bei unbeschränkt angebotenem Futter um 20% mehr als die Normaltiere. Während bei den letzteren bei einem Gesamtumsatz von 20 Cal pro Tag 10 Cal auf den Basalstoffwechsel, 2 auf die spezifisch-dynamische Wirkung und 8 auf die Muskeltätigkeit (Körperbewegung usw.) entfallen, stehen bei den fetten Tieren diese 8 Cal fast vollständig für den Fettaufbau zur Verfügung.

In jüngster Zeit haben Tierstämme mit vererbter Fettsucht und Diabetes ein besonders aktuelles Interesse erlangt (s. Kap. Diabetes mellitus S. 623).

Literaturhinweise

AMMON, R., u. W. DIRSCHERL: Fermente. Stuttgart: Georg Thieme 1959.
BAHNER, F.: Fettsucht und Magersucht. In: Handbuch der inneren Medizin, Bd. VII/1. Berlin-Göttingen-Heidelberg: Springer 1955.
BIRK, Y., and CH. H. LI: Isolation and properties of a new biologically active peptide from sheep pituitary glands. J. biol. Chem. 239, 1048 (1964).
BORTZ, W. M., and F. LYNEN: Elevation of long chain acyl-COA derivates in livers of fasted rats. Biochem. Z. 337, 505 (1963), 339, 77 (1963).
BROBECK, J. R.: Mechanism of the development of obesity in animals with hypothalamic lesions. Physiol. Rev. 26, 541 (1946).
HAUSBERGER, F. X.: Pathophysiologie des Diabetes mellitus. Ergebn. inn. Med. Kinderheilk., N.F., 3, 220 (1952).
JAHNKE, K., u. F. A. GRIES: Endokrine Regulation des Fettstoffwechsels. In: Schriftenreihe d. Dtsch. Ges. f. Fettwissenschaft, 5. Folge: Verh. Ber. 1. Weltfettkongreß Hamburg 1964. Lockham bei München: Pallas-Verlag 1965.
KEYS, A., u. J. BROZEK: Body fat in adult man. Physiol. Rev. 33, 245 (1953).
LANG, K.: Der intermediäre Stoffwechsel. Berlin-Göttingen-Heidelberg: Springer 1952.

MAYER, J.: Genetic, traumatic and environmental factors in the etiology of obesity. Physiol. Rev. 33, 472 (1953).
OBERDISSE, K., u. W. TÖNNIS: Pathophysiologie, Klinik und Behandlung der Hypophysenadenome. Ergebn. inn. Med. Kinderheilk., N.F., 4, 975 (1953).
RANDLE, P. J., P. B. GARLAND, C. N. HARLES, and E. A. NERSHOLME: The glucose fatty acids cycle. Lancet 1963, 785.
RENOLD, A. E., and G. F. CAHILL, JR. (ed.): Handbook of physiology, sect. 5: Adipose tissue. Baltimore: Williams & Wilkins Co. 1965.
SCHAPIRO, B., and E. WERTHEIMER: The physiology of adipose tissue. Physiol. Rev. 28, 451 (1948).
SCHETTLER, G., u. R. SANWALD (Hrsg.): Pathophysiologische Aspekte des Fettstoffwechsels. Stuttgart: Georg Thieme 1965.
WIELAND, D., u. I. EGER-NEUFELD: Zur Hemmung der Lipoidsynthese beim Diabetes. Biochem. Z. 337, 349 (1963).
ZÖLLNER, N.: Stoffwechsel der Neutralfette und Fettsäuren. In: THANNHAUSERs Lehrbuch des Stoffwechsels und der Stoffwechselkrankheiten. Stuttgart: Georg Thieme 1957.

Lipoidstoffwechsel

I. Cholesterin, Phosphatide und Lipoproteine

1. Cholesterin

a) Stoffwechsel und Ausscheidung

Cholesterin ist ein Bestandteil aller Zellen des Organismus. Während es bei Pflanzenfressern ausschließlich endogen gebildet wird, hat das körpereigene Cholesterin beim Menschen zwei Quellen: ein Teil wird mit der Nahrung zugeführt, der größere Teil jedoch wird biosynthetisch in den Körperzellen gebildet. Untersuchungen unter Verwendung radioaktiv markierter Vorstufen haben ergeben, daß Cholesterin gleich den Fettsäuren aus C_2-Vorstufen aufgebaut wird. (Näheres s. Lehrbücher der Biochemie.)

Hauptbildungsstätte des endogenen Cholesterins ist die Leber, in der täglich 10—15 g Cholesterin aufgebaut werden können. Die Synthese geht hier sehr rasch vonstatten. Bereits 30—60 min nach oraler Zufuhr von radioaktiv markiertem Acetat läßt sich in der Leber C^{14}-Cholesterin nachweisen. Nach kurzer Zeit erscheinen die neugebildeten Cholesterinmoleküle dann auch im Plasma. Extrahepatische Cholesterinsynthese wurde beim Menschen bisher in der Nebenniere und in Tumorgewebe nachgewiesen.

Das weitere Schicksal des Cholesterins im Organismus ist nur zum Teil bekannt. Bisher sprechen keine Befunde dafür, daß ein intermediärer Abbau des Sterinskeletes stattfindet. Nur wenn die Seitenkette des Cholesterins mit radioaktivem Kohlenstoff markiert war, ließ sich bei Ratten in der Ausatmungsluft radioaktiver Kohlenstoff als $C^{14}O_2$ nachweisen. Bei den durch die oxydative Verkürzung der Seitenkette entstehenden Verbindungen handelt es sich vor allem um *Gallensäuren*. Die in der Leber stattfindende Umwandlung des Cholesterins in Gallensäure spielt eine wichtige Rolle im Cholesterinstoffwechsel bzw. bei der Cholesterinausscheidung. Bei der Ratte werden bis zu 80% des zugeführten radioaktiven Cholesterins in Form von Gallensäure, und zwar in der Hauptsache als Taurocholsäure, in den Faeces ausgeschieden. Auch beim Menschen kommt diesem Ausscheidungsweg des Cholesterins offensichtlich eine wesentliche Bedeutung zu. Das ausgeschiedene Cholesterin erscheint vorwiegend als *Glykocholsäure*.

Cholesterin selbst wird nur in geringem Maße, zum Teil durch die Galle, zum Teil durch die Dickdarmschleimhaut, in den Darm ausgeschieden. Hier mischt es sich mit dem nichtresorbierten Anteil des Nahrungscholesterins. Durch die Fäulnisbakterien des Darmes erfolgt dann die Hydrierung zu den gesättigten Verbindungen Koprosterin und epi-Koprosterin. Diese beiden Steroide können nicht mehr resorbiert werden, sie erscheinen in größerer Menge in dem Faeces. Die tägliche Cholesterinausscheidung durch die Haut beträgt etwa 0,1—0,3 g, im Sputum und im Urin sind normalerweise nur Spuren von Cholesterin vorhanden.

Eine wichtige Rolle spielt das Cholesterin bei der Biosynthese der Steroidhormone, wahrscheinlich stellt es die speicherbare Vorstufe der Nebennierenrindenhormone dar (s. Kap. Nebenniere).

Auch die Synthese anderer C_{21}- und C_{19}-Steroidhormone (Progesteron, Testosteron) mit einer Δ^4-3-Keto-Gruppierung verläuft wahrscheinlich über das Cholesterin, zumindest jedoch über ein Steroid, das wie das Cholesterin eine Δ^5-3 β-Oxy-Gruppe besitzt (s. Abb. S. 550).

b) Cholesterin und Ernährung

Die mit der Nahrung zugeführte Cholesterinmenge liegt in Abhängigkeit vom Fettgehalt der Ernährung zwischen 100 und 400 mg täglich, bei eier- und fleischreicher Ernährung kann sie jedoch auch 1 g täglich überschreiten (s. Tabelle 93). Nur etwa 30—75% des Nahrungscholesterins werden resorbiert. Das Ausmaß der Resorption ist nur annähernd bestimmbar, da sich im Darm das exogene Cholesterin mit dem durch Galle und Darmschleimhaut ausgeschiedenen mischt und eine Rückresorption in verschiedener Größe stattfindet. Durch die Anwesenheit von Fett wird die Cholesterinresorption verbessert. Fette, die vorwiegend gesättigte Fettsäuren enthalten, sollen eine verstärkte Resorption von Cholesterin bewirken. Notwen-

Tabelle 93

Cholesteringehalt der Nahrungsmittel (nach W. Hueck)	in %
Frauenmilch (Beumer, Wacker und Beck)	0,014
Kuhvollmilch	0,013
Kuhmagermilch (Wacker und Beck)	0,0023
Vollmilchpulver (Niemes und Wacker)	0,088
Trockenmilch (Thannhauser)	0,048
Magermilch (Niemes und Wacker)	0,007
Ei (Thannhauser, Beumer)	0,240
Eigelb (Beumer)	1,342
Butter (Beumer)	0,185
Lebertran (Wacker und Hueck, Wacker und Beck)	0,488
Amerikanisches Schweinefett (Wacker und Beck)	0,108
Muskelfleisch vom Rind (Hotta)	0,046—0,048
Muskelfleisch vom Kalb (Hotta)	0,084—0,088
Muskelfleisch vom Huhn (Lewaczek)	0,059—0,108
Roggenmehl (Beumer)	0,061
Feines Weizenmehl (Beumer)	0,026
„Mehl" (Thannhauser)	0,008
Haferflocken (Beumer)	0,025
Reis (Thannhauser)	0,026
Apfelmus (Thannhauser)	0,0008

Tabelle 94. *Blutcholesterin (mg-%) von Normalpersonen (20—40 Jahre alt) während der Jahre, 1943, 1947, 1949* (Nach Schettler und Schmidt-Thomé aus Verh. dtsch. Ges. inn. Med. **1953**, 204)

	Mittelwert von	Gesamt- cholesterin	Freies Cholesterin	Verestertes Cholesterin
1943	4 Männern	$196 \pm 6,7$	$69 \pm 2,7$	$127 \pm 5,9$
	9 Frauen	$206 \pm 4,0$	$69 \pm 1,5$	$137 \pm 3,1$
1947	60 Männern	$161 \pm 2,3$	$60 \pm 2,1$	$101 \pm 2,5$
	40 Frauen	$172 \pm 2,9$	$59 \pm 2,0$	$112 \pm 3,0$
1949	50 Männern	$194 \pm 6,0$	$62 \pm 2,1$	$132 \pm 6,9$
	50 Frauen	$201 \pm 6,0$	$63 \pm 3,0$	$138 \pm 6,6$

dig zur Resorption scheint die Gegenwart von Gallensäuren zu sein. Nach dem Durchtritt durch die Darmwand, wobei noch unbekannt ist, wie die Resorption im einzelnen verläuft, wird das Nahrungscholesterin über die Lymphräume und den Ductus thoracicus dem Blut zugeführt. Über die Hälfte des Cholesterins wird bei der Resorption mit Fettsäuren verestert.

Auch pflanzliche Sterine (Sitosterin, Ergosterin) können, wenn auch in sehr geringem Ausmaß, im Darm resorbiert werden. Gleichzeitig wird durch die Anwesenheit pflanzlicher Sterine die Resorptionsquote des Cholesterins beim Menschen und im Kaninchenversuch vermindert. Aus diesen Befunden hat man die Vorstellung entwickelt, daß bei der Cholesterinresorption enzymatische Prozesse eine Rolle spielen und die Reaktionsstellen der Enzyme durch die dem Cholesterin stereoisomeren pflanzlichen Sterine blockiert werden können.

Besonders reich an diesen Sterinen sind Weizenkeimöl, Roggenöl, Hanfsamen und verschiedene Kohlarten. Da auch die Rückresorption des in den Darm ausgeschiedenen Cholesterins durch die Pflanzensterine gehemmt wird, kommt es nach sitosterinreicher Ernährung zum Abfall des Blutcholesterins auf einen Basalwert, dessen Konstanz dann wahrscheinlich durch das endogen gebildete Cholesterin gewährleistet wird.

Untersuchungen während der Kriegs- und Nachkriegszeit haben ergeben, daß der Blutcholesterinspiegel bei mangelhafter, qualitativ und quantitativ nicht ausreichender Ernährung absinkt (s. Tabelle 94). Auch bei Völkern mit verhältnismäßig fettarmer Ernährung liegen die Werte für das Serumcholesterin im Durchschnitt niedriger als bei reichlich ernährten Völkern. Wie ausgedehnte Belastungsversuche gezeigt haben, ist die Änderung des Serumcholesterinspiegels von einer Reihe von Faktoren abhängig. Sowohl nach längerdauernder Fettzufuhr als auch nach calorienreicher Ernährung ohne besondere Bevorzugung fetthaltiger Nahrungsmittel steigen die Cholesterinwerte an. Der Nahrungscholesteringehalt selbst ist dagegen für die Höhe des Serumcholesterins ohne wesentliche Bedeutung. Das gilt sowohl für kurzdauernde als auch für langdauernde Belastungsversuche. Neben dem Fett- und Gesamtcaloriengehalt der Nahrung ist für die Höhe des Cholesterinspiegels vielleicht auch ein relatives Überwiegen pflanzlicher Steroide bei bestimmten, vorwiegend vegetarischen Kostformen mit einer dadurch bedingten Hemmung der Cholesterinresorption von Bedeutung (weiteres s. Kap. Essentielle Lipidämien).

Tabelle 95. *mg-% Cholesterin im Serum in Abhängigkeit vom Lebensalter.* (Nach H. D. CREMER, Angew. Chemie **68**, 30, 1956)

Bantu-Neger		USA	
Alter	Cholesterinwerte	Alter	Cholesterin-werte
20	155 ± 32	18	168 ± 31
21—30	166 ± 28	25	184 ± 34
31—40	169 ± 40	35	200 ± 43
41—50	179 ± 37	45	236 ± 37
51—60	184 ± 39	55	256 ± 46
60 +	183 ± 42	70	225 ± 42

c) Die Regulation des Blutcholesterins und die Beziehungen zwischen exogenem und endogenem Cholesterin

Beim Gesunden wird der Blutcholesterinspiegel recht konstant gehalten. Nach Alter verschieden (s. Tabelle 95) beträgt der Spiegel von Gesamtcholesterin im Serum zwischen 170 und 240 mg-%. Etwa $^2/_3$ des Plasmacholesterins liegen in veresterter Form vor, bei dem Erythrocytencholesterin handelt es sich dagegen fast ausschließlich um freies Cholesterin. Bei der Regulation sowohl des Gesamtcholesterinspiegels als auch des Verhältnisses von freiem zum veresterten Cholesterin spielt die Leber eine wesentliche Rolle. Die Cholesterinsynthese in der Leber kann in Abhängigkeit von der exogenen Cholesterinzufuhr gesteigert oder gedrosselt werden. Leberschnitte von Ratten, denen 8 Tage eine Diät mit einem Cholesteringehalt von 5% verfüttert worden war, besaßen in vitro nicht mehr die Fähigkeit,

aus C^{14}-Acetat Cholesterin zu synthetisieren, auch noch bei einer Diät mit nur 0,5% Cholesterin war die Syntheserate gegenüber den normal ernährten Kontrolltieren erheblich verringert. Selbst nach einer einzigen größeren exogenen Cholesterinzufuhr konnte diese Hemmung der Cholesterinsynthese in der Leber beobachtet werden. Umgekehrt stieg bei Beschränkung des Nahrungscholesterins die Bildung in der Leber an. Die extrahepatische Cholesterinsynthese ist dagegen von der Größe der exogenen Zufuhr weitgehend unabhängig.

Die Leber ist weiterhin bei der Aufnahme des Nahrungscholesterins als Filter wirksam. Nach der enteralen Resorption, die recht langsam verläuft, fängt sie das Cholesterin zunächst ab und gibt es dann langsam an das Plasma weiter. Über die genauen zeitlichen Relationen geben Versuche mit radioaktiv markierten Testsubstanzen Auskunft. Nach peroraler Gabe von C^{14}-Cholesterin läßt sich dies im Plasma erst nach längerer Zeit nachweisen, die Maximalwerte werden nach 2—3 Tagen erreicht. Bei Zufuhr von H^3- bzw. C^{14}-Acetat per os ist das in der Leber gebildete radioaktive Cholesterin bereits nach 8 Stunden im Plasma maximal nachweisbar. Wahrscheinlich ist die Verhütung der exogenen Hypercholesterinämie von der Funktionstüchtigkeit des RES der Leber (Kupfferschen Sternzellen) abhängig. Wird das hepato-reticuloendotheliale System durch Tusche oder ähnliche Substanzen blockiert, so steigt der Cholesterinspiegel an. Das RES kann seine Aufgabe, das exogene Cholesterin aus seiner Transportform, den Chylomikronen (Makromoleküle von 0,5—1,0 μm ($=10^{-3}$ mm) Durchmesser mit hohem Neutralfett und 5—10% Cholesteringehalt) herauszulösen, nicht mehr erfüllen. Endogen gebildetes Cholesterin vermag dagegen direkt, ohne Zwischenschaltung des RES, in die Leberzellen einzudringen und von da aus über die Lymphe ins Blut zu gelangen.

Zwischen Leber- und Plasmacholesterin findet ein fortwährender Austausch in recht erheblichem Umfang statt. Für den Erwachsenen kann man einen stündlichen Austausch von annähernd 1 g an freiem Cholesterin zwischen Leber und Plasma in jeder Richtung annehmen. Sehr schnell findet auch nach Zufuhr von markiertem Acetat per os ein vollständiger Austausch zwischen dem in der Leber synthetisierten und dann an das Plasma abgegebenen C^{14}-Cholesterin und dem Erythrocytencholesterin statt. Das zeigt, daß das in den Erythrocyten, hier vorwiegend in den Membranen, gebundene Cholesterin keineswegs stoffwechselträge ist, wie es früher angenommen wurde. Der Einbau von markiertem, peroral zugeführtem Acetat in die Cholesterinesterfraktion des Plasma geht dagegen sehr langsam vonstatten. Das Gleichgewicht zwischen verestertem und freiem Cholesterin wird beim Menschen erst nach 24—48 Std erreicht (s. Abb. 321).

Auch die Konstanterhaltung des Verhältnisses von freiem zum veresterten Cholesterin ist im wesentlichen, wenn nicht ausschließlich, Aufgabe der Leber. Teilhepatektomierte Ratten können selbst bei reichlicher Zufuhr von freiem Cholesterin einen künstlich herabgesetzten Cholesterinspiegel nicht normalisieren. Tiere mit ungeschädigter Leber, denen aber

Abgesehen vom Cholesterintransport in der postresorptiven Phase in Form der Chylomikronen wird das Cholesterin normalerweise in Bindung an Proteine als sog. Lipoprotein gefunden. Durch die Proteinbindung wird die Löslichkeit erreicht. Möglicherweise werden auch die Lipoproteine in der Leber gebildet, jedoch ist nicht ausgeschlossen, daß diese Protein-Lipoid-Komplexe zum Teil erst im Plasma selbst entstehen.

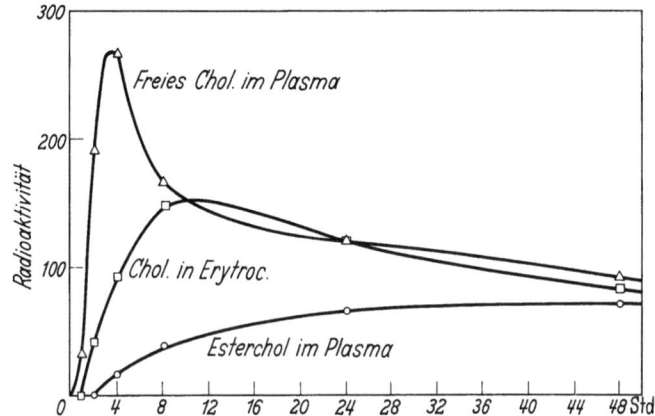

Abb. 321. Die C^{14}-Aktivität der einzelnen Blutcholesterinfraktionen nach peroraler Zufuhr von C^{14}-Acetat in Abhängigkeit von der Zeit. (Modifiziert nach GOULD, aus Symposion of atherosclerosis. Publication 338 of Nation. Acad. of Sciences, S. 153)

Niere, Pankreas oder Darm entfernt worden waren, verhalten sich dagegen wie gesunde Kontrolltiere, der Cholesterinspiegel steigt bei ihnen wieder schnell auf normale Werte an. Die in Pankreas und Darm nachgewiesenen Cholesterinesterasen haben danach für die Bildung der Plasmacholesterinester keine Bedeutung. Auch bei parenteraler Zufuhr von Cholesterinester sind nur Tiere mit intakter Leberfunktion imstande, die normale Relation zwischen freiem und Estercholesterin wieder herzustellen.

d) Die physiologische Bedeutung des Cholesterins für die Zellfunktion

Nur etwa 5% des gesamten Körpercholesterins sind als „kreisendes Cholesterin" im Plasma vorhanden, der weitaus größte Teil ist als „Bausteincholesterin" im Zellgefüge der Organe fest verankert. Bei einem 65 kg schweren Mann beträgt die Gesamtmenge des Körpercholesterins ungefähr 210 g bzw. 0,3% des Feuchtgewichtes.

Tabelle 96. *Cholesteringehalt einiger Organe und Substrate.* (Aus B. FLASCHENTRÄGER u. E. LEHNARTZ: Physiologische Chemie. Berlin-Göttingen-Heidelberg: Springer 1954)

Organ oder Substrat	Cholesterin %	Organ oder Substrat	Cholesterin %
Hirn (Mensch):		Muskel (Mensch), trocken	0,25
Gesamtorgan, trocken	10—17	Leber (Schwein), trocken	0,5
Rinde, feucht	1,2	Thymus (Kalb), trocken	0,5
Weiße Substanz, feucht	2,5	Lunge (Kalb), trocken	1
Kleinhirn, feucht	1,30	Milz (Kalb), trocken	2
Brücke und verlängertes Mark, feucht	4,00	Pankreas (Kalb), trocken	4
		Prostata (Stier), trocken	0,6
Nervengewebe (Mensch), feucht	1,1	Sperma (Rheinlachs), trocken	2,2
Ischiasnerv, trocken	5,6	Haifischtran	4—5,3
Nebenniere (Mensch), trocken	3		

Zwischen Plasma- und Gewebscholesterin findet ein dauernder Austausch statt, dessen Geschwindigkeit jedoch von Organ zu Organ verschieden ist. Ein Austausch von Cholesterinmolekülen zwischen Plasma und Zentralnervensystem, in dem etwa $1/3$ des gesamten Körpercholesterins enthalten ist, konnte bisher nicht nachgewiesen werden.

Über die eigentliche Aufgabe des Cholesterins in der Zelle ist nur wenig bekannt. Gemeinsam mit den Phosphatiden ist es am Aufbau der Zellmembran beteiligt. Wegen seiner *hydrophoben* Eigenschaften wird ihm eine *menbranabdichtende* Wirkung zugeschrieben. Für die Aufrechterhaltung des Kolloidzustandes des Protoplasmas ist die Anwesenheit von Cholesterin von Bedeutung. Der hohe Gehalt an freiem Cholesterin in der Zellmembran der roten Blutkörperchen wird mit der Aufgabe in Verbindung gebracht, durch Bildung von Komplexen hämolytisch wirkende Substanzen zu entgiften.

2. Phosphatide

Zu den phosphorhaltigen Lipoiden gehören die Monoaminophosphatide Lecithin und Kephalin (Colamin- bzw. Serinkephalin) und das Diaminophosphatid Sphingomyelin. Die Hauptmenge der mit der Nahrung zugeführten Phosphatide wird erst nach hydrolytischer Spaltung aufgenommen. Ein Teil kann jedoch auch ungespalten oder partiell hydrolysiert resorbiert werden. Ähnlich den Verhältnissen beim Cholesterin übertrifft auch bei den Phosphatiden die endogene Synthese die exogene Zufuhr. Die erste Stufe der biologischen Phosphatidsynthese ist die Bildung von Glycerin-Phosphorsäure, dann werden die Fettsäuren, und zwar bevorzugt die mehrwertigen ungesättigten Säuren eingebaut und schließlich treten die stickstoffhaltigen Gruppen (Cholin, Serin, Colamin) in das Phosphatidmolekül ein.

Kephalin

Lecithin

Sphingomyelin

Die wichtigste, wahrscheinlich sogar die alleinige *Bildungsstätte* der Plasmaphosphatide ist die *Leber*. Zwar sind auch die Zellen der anderen Organe zur Phosphatidsynthese befähigt, jedoch gelangen diese Phosphatide nicht ins Plasma. Der Gesamtphosphatidgehalt des Plasmas liegt zwischen 150 und 250 mg-%. Davon sind etwa 80% Lecithin, 3—8% Kephalin (überwiegend Colaminkephalin) und etwa 15% Sphingomyelin. Auch nach Ausschaltung der Leber aus dem Kreislauf sinkt der Phosphatidspiegel des Plasmas nicht ab, da die Leber normalerweise gleichgroße Mengen an Phosphatiden aus dem Blut abfängt bzw. ins Blut abgibt.

Ob die Phosphatide die ihnen früher zugeschriebene hervorragende Rolle beim Transport der Fettsäuren spielen, ist zweifelhaft geworden. Wie bereits gesagt, erfolgt kein Übertritt extrahepatisch gebildeter Phosphatide ins Plasma. Der Fettsäuretransport von Organ zu Organ einschließlich des Transportes von der Peripherie zur Leber erfolgt also nicht über eine Phosphatidbindung. Auch die in der Leber synthetisierten Fettsäuren werden nur z.T. in Phosphatidbindung abtransportiert. Radioaktiv markiertes Acetat wird nach peroraler Zufuhr wesentlich schneller in der Leber in Neutralfette und Cholesterin eingebaut als in die Phosphatidfraktion. Die markierten Fettsäuren, die aus dem C^{14}-Acetat in der Leber gebildet wurden, erscheinen dann als Triglyceride und als Cholesterinester früher und in höherer Konzentration im Plasma als in Phosphatidbindungen.

Phosphatide sind Bestandteile aller Gewebe. Besonders hoch ist ihre Konzentration im Gehirn (s. Tabelle 97). Ihre wesentliche Bedeutung liegt in der Herstellung und Aufrechterhaltung der Eukolloidität des Protoplasmas und in ihrer Aufgabe, als Baustein intracellulärer und peri-cellulärer Membranen, bei der Kontrolle der Membranpermeabilität mitzuwirken. Ihre physikalisch-chemischen Eigenschaften, die sich aus der Kombination von hydrophilen Phosphorsäureestern mit hydrophoben Fettsäureketten ergeben, machen sie für eine Mittlerrolle

Tabelle 97. *Kephalin-, Lecithin- und Sphingomyelingehalt in menschlichen Organen (in % der Trockensubstanz)* (Aus B. FLASCHENTRÄGER u. E. LEHNARTZ: Physiologische Chemie. Berlin-Göttingen-Heidelberg: Springer 1954)

	Gesamt-phospho-lipoid	Sphingo-myelin	Kephalin	Lecithin
Gehirn	30,90	5,66	20,42	4,81
Lunge	6,65	1,45	2,00	3,85
Milz	8,56	0,86	4,16	3,54
Niere	8,00	0,72	3,26	5,10
Leber	9,80	0,38	4,62	4,81
Herz	6,87	0,34	2,06	4,47

zwischen den hydrophilen und den hydrophoben Bestandteilen des Protoplasmas besonders geeignet. Für das Auftreten einer lipämischen Trübung des Serums spielen Änderungen des Verhältnisses von Cholesterin zu den Phosphatiden eine Rolle. Bei hohem Phosphatidgehalt können auch fettreiche Seren klar erscheinen. Die emulgierende Wirkung der Serumphosphatide geht wahrscheinlich auf die Bildung von wasserlöslichen Phosphatid-Protein-Komplexen zurück, die als hydrophile Filme die Oberfläche der kolloidal verteilten Fettpartikel bedecken und deren Entmischung verhindern.

3. Lipoproteine

Der Transport der schwer wasserlöslichen Lipide im Blut erfolgt in Bindung an Proteine. Dadurch erhalten die Lipide die Löslichkeitseigenschaften von Proteinen. Die Lipoid-Protein-Verbindungen, die sog. Lipoproteine, sind keine einheitlichen chemischen Individuen von gleichbleibender stöchiometrischer Zusammensetzung. Ihre nähere Charakterisierung ist daher nur mittels physiko-chemischer Verfahren möglich, die wegen der nur lockeren Protein-Lipid-Bindung sehr schonend sein müssen. Neben Fällungsmethoden haben sich dabei die elektrophoretische Trennung und die Sedimen-tation im Schwerefeld der Ultrazentrifuge als besonders geeignet erwiesen (s.a. S. 70).

Bei der *Elektrophorese* finden sich die Lipoide überwiegend im Bereich der α- und der β-Globuline. Die entsprechenden Komponenten werden daher vielfach als α- und β-Lipoproteine bezeichnet. Normalerweise liegt der Cholesterin-Phosphatid-Quotient für die α-Lipoproteine um 0,5, für die β-Lipoproteine um 1,35. Mengenmäßig überwiegen die β-Lipoproteine.

In der *Ultrazentrifuge* werden die Lipoproteine nach ihrem Verhalten im Schwerefeld differenziert. Während jedoch die Proteine mit ihrer Dichte von 1,1—1,3 in den hochtourigen Zentrifugen (50 000 Umdrehungen pro Minute) ohne weiteres sedimentieren, lassen sich die durch ihren Lipoidgehalt spezifisch leichteren Lipoproteine erst auftrennen, wenn man die Dichte des Lösungsmittels durch Elektrolytzusatz (z. B. Kochsalz) erhöht. Die Lipoproteine bewegen sich dann in Richtung auf das Drehzentrum der Zentrifuge. Diese Sedimentation in umgekehrter Richtung wird als *Flotation* bezeichnet, Maßeinheit ist die *Flotationskonstante* (S_f), deren Einheit einer Wanderungsgeschwindigkeit von 10^{-13} cm/sec pro Einheitsfeld entspricht. Bei einer Dichte des Lösungsmittels von 1,063 lassen sich im Serum vorwiegend Lipoproteine mit Flotationskonstanten von S_f 0—400 nachweisen, die man gewöhnlich in 4 Gruppen unterteilt: S_f 0—12, S_f 12—20, S_f 20—100, S_f 100—400. Die Bestimmung der Serumlipoproteine mit den genannten Verfahren hat in den letzten Jahren verschiedene neue Gesichtspunkte für die Pathogenese von Lipoidstoffwechselstörungen erbracht und ältere, mit chemischen Lipidbestimmungsmethoden gewonnene Ergebnisse erweitert und ergänzt.

II. Störungen des Lipoidstoffwechsels

Eine systematische Darstellung der Lipoidstoffwechselstörungen wird durch verschiedene Gründe erschwert. Einmal umfaßt der Sammelbegriff „Lipide" chemisch recht unterschiedliche Substanzen mit entsprechend voneinander abweichenden Stoffwechselabläufen. Zum anderen ist man bisher, trotz der Fortschritte in den letzten Jahren, bei den meisten der hierher gehörenden Erkrankungen über eine rein beschreibende Darstellung der qualitativen und quantitativen Lipoidverschiebungen im Serum und in den Organen nicht hinausgelangt. Bei einem Teil der Lipoidosen sind die zugrundeliegenden biochemischen Störungen noch unbekannt, eine Einteilung und Darstellung nach pathogenetischen Gesichtspunkten ist daher vorläufig nicht möglich. Zweckmäßigerweise teilt man die Lipoidstoffwechselstörungen ein in:

1. Organlipoidosen, bei denen bestimmte Lipoide vermehrt in den Organen abgelagert werden und bei denen die Serumlipoidverschiebungen nur gering sind oder ganz fehlen.

2. Lipoidosen mit Veränderungen der Serumlipoide. Bei einem Teil dieser Störungen kann es sekundär zu Verschiebungen in der Zusammensetzung der Organlipoide kommen.

Zu der zweiten Gruppe gehören die symptomatischen Lipoidosen, bei denen die auftretenden, oft erheblichen Lipidverschiebungen im Serum lediglich Begleitsymptome einer anderen Erkrankung sind. Wegen ihrer Häufigkeit seien sie zuerst besprochen (s. auch Abb. 322).

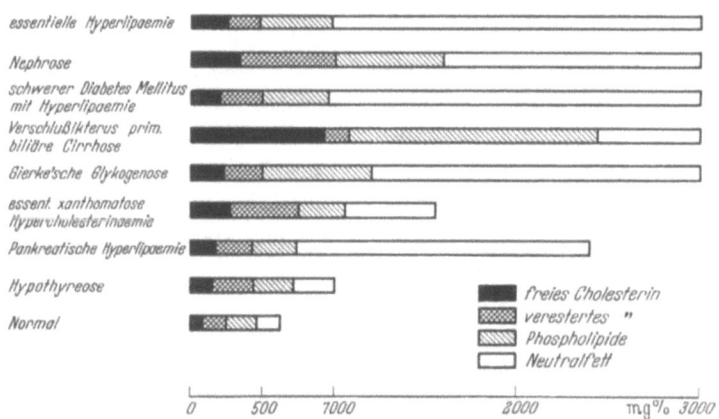

Abb. 322. Synopsis der Serumlipiderhöhungen bei inneren Krankheiten. (Nach Schettler, in: Handbuch der inneren Medizin, Bd. VII/2, Berlin-Göttingen-Heidelberg: Springer 1955)

1. Störungen des Lipoidstoffwechsels als Begleitsymptom anderer Erkrankungen

a) Der Lipoidstoffwechsel bei hormonalen Störungen

α) *Schilddrüse*

Beim *Myxödem* ist der Cholesterinspiegel erhöht, auch die Serumphosphatide sind vermehrt. Der relative Anstieg der Cholesterinwerte ist dabei größer als der des Lipoidphosphors, der normalerweise bei 1 liegende Cholesterin-Phosphatid-Quotient steigt an. Zufuhr von Thyreoidin normalisiert die Serumlipidwerte. Bei *hyperthyreotischen* Stoffwechselstörungen sind die Cholesterin- und Phosphatidwerte häufig vermindert, diese Verschiebungen lassen sich jedoch nicht mit der gleichen Regelmäßigkeit nachweisen wie die Vermehrung der Serumlipoide beim Myxödem.

Der genaue Wirkungsmechanismus des Schilddrüsenhormons auf den Lipoidstoffwechsel ist noch unbekannt. Tierexperimentell ließ sich zeigen, daß bei Hemmung der Schilddrüsentätigkeit eine Verschiebung des Cholesterins aus den Organen in die Blutbahn stattfindet. Die Synthesegeschwindigkeit für das Cholesterin in der Leber ist bei hypothyreotischen Tieren (nach Thiouracilgaben) vermindert, intravenös injiziertes Cholesterin verschwindet bei ihnen jedoch langsamer aus der Blutbahn als bei Normaltieren, auch die Cholesterinausscheidung durch die Galle ist verlangsamt. Nach den vorliegenden Untersuchungen ist zu vermuten, daß die bei den Schilddrüsenfunktionsstörungen auftretenden Cholesterinverschiebungen im Serum auf einer Störung des Gleichgewichtes zwischen Cholesterinsynthese und Cholesterinausscheidung bzw. Cholesterinverbrauch in der Peripherie beruhen.

β) *Nebenniere*

Beim M. Cushing wird in der Mehrzahl der Fälle eine Erhöhung der Cholesterin- und Phosphatidwerte des Serums beobachtet. Auch nach länger dauernder Zufuhr von Nebennierenrindenhormon (Cortison) steigen beim Menschen Cholesterin- und Phosphatidwerte an, die Neutralfette des Serums sinken dagegen ab. Entsprechende Verschiebungen in den Serumlipoiden lassen sich experimentell bei Tieren (Ratten, Kaninchen, Hühner) durch Cortisongaben erzielen.

Beim M. Addison finden sich keine konstanten Änderungen des Plasmalipoidgehaltes. Im Tierversuch sinken nach Adrenektomie Cholesterin und Phosphatide ab, Cortisongaben können die Werte wieder normalisieren.

Wie die Nebennierenrindenhormone im einzelnen in den Lipoidstoffwechsel eingreifen, ob sie die Synthese, den intermediären Um- und Abbau oder die Lipoidverteilung zwischen Plasma und Gewebe beeinflussen, ist noch unklar.

γ) *Geschlechtsdrüsen*

In der *Schwangerschaft* findet sich ein Anstieg aller Plasmalipoidfraktionen als Zeichen eines gesteigerten Fetttransportes von den Fettdepots zur Brustdrüse und zu den bei Schwangeren für die Fettablagerung bevorzugten Körperstellen, vorwiegend im Bereich des Beckens (*Transportlipämie*). Unmittelbar vor der Menstruation und während der Ovulation, also in den *Cyclusphasen* mit *maximaler Oestrogenproduktion*, sinkt der Serumcholesterinspiegel ab. Auch bei der therapeutischen Anwendung von natürlichen oder synthetischen Hormonen mit Oestrogenwirkung fallen die Plasmacholesterinwerte ab, die Phosphatidwerte steigen an, der Cholesterin-Phosphatid-Quotient fällt unter 1. Mit diesen Lipoidverschiebungen unter dem Einfluß der weiblichen Sexualhormone wird die Beobachtung in Zusammenhang gebracht, daß bei Frauen arteriosklerotische Gefäßschäden vor der Menopause viel seltener auftreten als bei Männern der entsprechenden Altersklasse. Bei Kranken mit Arteriosklerose konnten die erhöhten Cholesterinwerte und die pathologischen Lipoidspektren durch Zufuhr von oestrogenen Hormonen erniedrigt werden.

δ) *Inkretorisches Pankreas*

Insulin beeinflußt die endogene Cholesterinsynthese aus C_2-Vorstufen nicht. Im Gegensatz zur herabgesetzten Fettsynthese beim Diabetes ist die Cholesterinsynthese in der Leber eher verstärkt. Die Neubildungsrate ist dabei abhängig von der Art der zugeführten Kohlenhydrate, durch Glucose wird sie verstärkt, durch Fructose vermindert. An der bei unbehandelten oder schlecht mit Insulin eingestellten Diabetikern auftretenden Lipämie sind besonders die Neutralfette, aber auch die Phosphatide und das Cholesterin beteiligt. Ähnlich wie bei der Schwangerschaft, im Hungerzustand oder bei kohlenhydratfreier Kost ist die Lipämie Ausdruck eines vermehrten Fetttransportes von der Peripherie zur Leber (*Transportlipämie*). Daneben bedingt auch die besonders im Präkoma und Coma diabeticum vorhandene Exsiccose eine relative Konzentrierung der Lipoide im Blut. Durch Insulingaben lassen sich die Hyperlipämie und die meist gleichzeitig bestehende Fettleber günstig beeinflussen.

Im Verlauf einer längerdauernden Hyperlipämie kann es beim Diabetiker zur Ausbildung xanthomatöser Hautveränderungen kommen. Diese Hautveränderungen können flächenhaft als sog. „*Xanthosis diabetica*" mit Bevorzugung von Hand- und Fußinnenflächen auftreten oder seltener in Form kleiner, gelblicher Knoten (*Xanthoma diabeticum multiplex*). Die Xanthomknötchen bestehen im wesentlichen aus freiem und verestertem Cholesterin, der Phosphatidgehalt ist nur gering, die gelbliche Farbe ist durch Lipochrome bedingt. Da diese Xanthome nur bei einem kleinen Teil der Diabetiker gefunden werden, bei denen eine Hypercholesterinämie besteht, kann diese nicht die alleinige Ursache sein, es muß noch eine besondere Affinität der Haut für eine Cholesterineinlagerung bei den betreffenden Kranken angenommen werden.

Ob neben dem Insulin ein weiteres Pankreashormon, der sog. *Lipocaic*-Faktor, mit Einwirkung auf den Lipoidstoffwechsel existiert, ist noch umstritten. Bei Tieren entwickelt sich nach der Pankreasentfernung eine Fettleber mit einer Hypolipämie. Durch Zufuhr des Lipocaic-Faktors sollen diese Veränderungen zu verhüten sein. Dagegen kann selbst eine reichliche Zufuhr von lipotropen Faktoren mit der Nahrung eine Leberverfettung und ein Absinken der Serumlipide nicht verhindern, wenn der Lipocaic-Faktor fehlt. Ob die in manchen Fällen von akuter und chronischer Pankreatitis zu beobachtende Hyperlipämie auf einer Störung dieses den Lipoidstoffwechsel beeinflussenden Pankreashormons beruht oder ob es sich um eine Transporthyperlipämie handelt, ist noch nicht entschieden.

ε) Hypophyse

Auf den Einfluß der Hypophysenhormone auf den Fettstoffwechsel wurde bereits hingewiesen (s. S. 656). Nach Zufuhr von Wachstumshormon (*STH*) entwickelt sich eine Transportlipämie mit Leberverfettung und Ketosis. Die Änderungen der Plasmalipoide nach Gaben von adrenocorticotropem Hormon (*ACTH*) sind dagegen uneinheitlich. Auch bei Unterfunktionszuständen der Hypophyse sind keine eindeutigen Verschiebungen der Serumlipoide nachzuweisen. Im Rattenversuch führt die Hypophysektomie zu einer Abnahme der Cholesterinsynthese in der Leber. Noch ungeklärt ist, warum sich nach Hypophysektomie keine Hypercholesterinämie entwickelt, da die Hypothyreose, die sekundär durch Ausfall des thyreotropen Hypophysenhormons entsteht, sonst zu abnorm erhöhten Cholesterinwerten führt.

b) Lipoidstoffwechselstörungen bei Nierenerkrankungen

Eine hochgradige Hyperlipämie wird beim *nephrotischen* Syndrom beobachtet. Erhöht sind vor allem die Neutralfette, aber auch Cholesterin und Phosphatide sind deutlich bis stark vermehrt (Cholesterinwerte im Serum von 1000 mg-% und mehr). Oft läßt sich auch eine Cholesterinurie nachweisen in Form von doppelbrechenden Substanzen im Urinsediment. Weiterhin ist bei den Nephrosen eine extreme Erhöhung aller Lipoproteinklassen (S_f 0—12 bis S_f 100—400) bemerkenswert. Bei der Lipoidelektrophorese findet man eine Verschiebung von Cholesterin und Phosphatiden von den α-Globulinen zu den β-Globulinen. Im terminalen bzw. urämischen Stadium der Nephrose können die Serumlipoide auf subnormale Werte abfallen.

Die der Hyperlipämie bei Nephrosen zugrundeliegende Stoffwechselstörung ist unbekannt. Bei der experimentellen Rattennephrose fand sich kein Anstieg der hepatogenen Cholesterinsynthese, auch die enterale Resorption des Nahrungscholesterins war nicht erhöht, Ausscheidungsstörungen bestanden ebenfalls nicht. Viele Befunde sprechen für eine wesentliche Rolle der Leber bei der nephrotischen Hyperlipämie. Im Tierversuch geht nach subtotaler Hepatektomie oder nach Unterbindung des Ductus choledochus die Hyperlipämie zurück. Auch die beim Nephrotiker und bei der experimentellen Rattennephrose sich findenden stark erhöhten Gallensäurenwerte im Serum weisen auf eine Leberfunktionsstörung hin. Durch die Änderung der Gallensäurenkonzentration wird die Oberflächenspannung des Serums vermindert. Dieser Änderung der Oberflächenspannung des Serums wird eine wesentliche Bedeutung für das Zustandekommen der Hyperlipämie beigemessen. Zeitweilig wurde auch an eine dem nephrotischen Syndrom zugrunde liegende Hypothyreose gedacht. Jedoch unterscheidet sich der Lipämietyp bei der Nephrose vom Lipämietyp des Myxödems durch seinen hohen Neutralfettanteil. Darüber hinaus ist die

Hyperlipämie bei der Nephrose durch Zufuhr von Thyreoidin nicht zu beeinflussen.

Bei Nephritiden ohne Ödeme, bei Sublimatvergiftungen und nach Nephrektomie sind keine deutlichen Lipoidverschiebungen im Serum zu beobachten. Im urämischen Finalstadium der Nephritis wird meist eine Hypocholesterinämie gefunden.

c) Lipoidstoffwechselstörungen bei Erkrankungen der Leber und der Gallenwege

Beim *Verschlußikterus* besteht eine Hypercholesterinämie, deren Höhe und Verlauf den Veränderungen des Serumbilirubinspiegels nicht parallel geht. Die Phosphatidwerte steigen meist noch stärker an, so daß der Cholesterin-Phosphatid-Quotient erniedrigt gefunden wird. Die Neutralfette des Serums sind beim Verschlußikterus nur mäßig erhöht. Es wird vermutet, daß gewisse Nichtlipoide vermindert ausgeschieden werden, die dann sekundär eine erhöhte Lipoid-, insbesondere eine erhöhte Cholesterinsynthese in der Leber anregen. Zu diesen retinierten Stoffen gehören vor allem die Gallensäuren. Der aktivierende Einfluß einer Choledochusunterbindung auf die Cholesterinsynthese der Leber ließ sich im Tierexperiment zeigen. Bei der akuten Hepatitis verhalten sich die Serumlipoide nicht einheitlich, in schweren Fällen sind sie meist vermindert. Sehr regelmäßig wird infolge der gestörten Fähigkeit der Leber zur Esterbildung ein Abfall der Cholesterinester gefunden (Estersturz).

Bei der seltenen primären biliären Cirrhose (*xanthomatöse biliäre Lebercirrhose*) sind vor allem die Phosphatide stark vermehrt, und zwar im wesentlichen das Lecithin und Sphingomyelin. Bei dem hohen Phosphatidgehalt mit der dadurch bedingten Verschiebung der grobdispersen Kolloide zu den feindispersen erscheinen die Seren dieser Kranken trotz Erhöhung des Gesamtlipoidwertes optisch klar. Weitere Symptome der Erkrankung sind ein oft jahrelang bestehender Ikterus mit zunehmender Lebervergrößerung und einer Xanthomatose der Haut. Im Vergleich zu anderen Leberfunktionsstörungen sind die Verschiebungen im Serumeiweißbild auffallend gering.

Gewisse pathologisch-anatomische Befunde, die Bilirubinretention bei fehlendem totalem Gallengangsverschluß, der schwere Ikterus ohne wesentliche Veränderungen in den üblichen, den Kohlenhydrat- und den Eiweißstoffwechsel erfassenden Leberfunktionsproben und der mehrjährige Verlauf rechtfertigen die Abtrennung eines selbständigen Krankheitsbildes von den gewöhnlichen Formen des chronischen Verschlußikterus. Die bei der Erkrankung nachzuweisenden entzündlichen Prozesse in der Wand der kleinen Gallengänge, in deren Ablauf es erst relativ spät zu einem totalen Verschluß der intrahepatischen Gallenwege kommt, können allein nicht die schon in Frühstadien zu findende hochgradige Hyperphosphatidämie und meist auch Hypercholesterinämie erklären. Es wird daher als weiterer pathogenetischer Faktor eine gesteigerte Lecithin- und Cholesterinsynthese in der Leber angenommen.

d) Lipoidstoffwechselstörungen als Begleitsymptome anderer Erkrankungen

Bei *Infektionskrankheiten* findet sich eine Hypocholesterinämie, solange die Immunitätslage des Organismus schlecht ist, während mit zunehmender Besserung des Krankheitsbildes die Serumcholesterinwerte wieder ansteigen. Diese Beobachtungen sind ein Hinweis auf die Bedeutung des Cholesterins für das Zustandekommen immunisatorischer Abwehrvorgänge. Im Verlauf von chronischen Erkrankungen entstehen nicht selten Hypolipämien. Niedrige Cholesterinwerte finden sich bei der Colitis ulcerosa, bei der idiopathischen Steatorrhoe, bei manchen Anämieformen und bei chronischer Mangelernährung. Auch bei der unbehandelten Perniciosa werden erniedrigte Cholesterin- und Phosphatidwerte gefunden, deren Ausmaß der Schwere der Anämie in etwa parallel geht und die sich nach Behandlung mit Vitamin B_{12} wieder normalisieren. Es wird vermutet, daß bei der Perniciosa der Regulierungsmechanismus der Leber für die Serumlipoide gestört ist.

2. Primäre Hyperlipoproteinämien (essentielle Hyperlipidämien)

a) Essentielle familiäre Hypercholesterinämie

Bei dieser Erkrankung besteht eine Hypercholesterinämie meist erheblichen Grades. (Das Verhältnis von freiem zu verestertem Chole-

sterin ist im allgemeinen nicht wesentlich gestört.) Das Serum des Patienten ist klar oder nur wenig getrübt. Die Phosphatide und die Neutralfette des Serums sind nur gering bis mäßig vermehrt. Die Erhöhung der Phosphatide betrifft fast ausschließlich das Lecithin. Bei der elektrophoretischen Trennung findet man eine Anreicherung des Cholesterins in den β-Lipoproteinen. Auch die α_2-Lipoproteine können erhöht sein. Die Carotinoide des Plasmas steigen in etwa gleichem Ausmaß wie das Cholesterin an. Das Ultrazentrifugendiagramm zeigt eine Anreicherung der dichten Lipoproteinklassen S_f 0—12 an. Auch die S_f 12—20-Klassen sind häufig erhöht, während die S_f 20—100-Klassen nicht oder weniger stark betroffen sind. Die Erkrankung tritt häufig familiär auf. Es wird ein unvollständig dominanter Erbgang als wahrscheinlich angenommen. Bei Heterozygoten soll es zu mäßiger, bei Homozygoten zu schwerer Hypercholesterinämie kommen. Sehr regelmäßig werden mehr oder weniger ausgedehnte *xanthomatöse* Hautveränderungen beobachtet. Sie bilden oft den ersten Hinweis auf das Vorliegen einer essentiellen Hypercholesterinämie, ohne jedoch dafür absolut charakteristisch zu sein, da sie sich auch bei anderen primären oder sekundären Lipoidstoffwechselstörungen (essentielle Lipämie, Diabetes) finden. Die Xanthome und die ebenfalls häufig nachweisbaren Xanthelasmen der Augenlider sind von wechselnder Größe, rundlich und gelblich gefärbt. Bevorzugter Sitz sind die Streckseiten der Extremitäten (Knie und Ellenbogen), Gesäß und Handrücken. Sehr selten werden die Schleimhäute befallen. Oft sind auch Xanthombildungen an den Sehnen nachzuweisen, meist im Bereich der Achillessehne (*Xanthoma tendinosum*).

Die *Hautxanthome* bestehen histologisch aus einer Anhäufung von sog. „*Schaumzellen*", d.h. Zellen histiocytären oder endothelialen Ursprungs mit intracellulärer Anreicherung von Cholesterin und Cholesterinestern. Besondere Bedeutung für den Krankheitsverlauf und die Prognose haben die sich häufig in der *Intima* und der *Subintima* der Gefäße entwickelnden *Schaumzellenanhäufungen.* Die Hypercholesterinämie ist dabei wahrscheinlich zu einem wesentlichen Teil die unmittelbare Ursache der vermehrten Penetration von Cholesterin durch die gefäßnahe Membran der Intima. Doch ist es wahrscheinlich, daß ein Teil der in den atheromatösen Plaques vorhandenen Lipoide ortsständig synthetisiert wird. Die Schaumzellanhäufungen in der Gefäßwand bedingen die bei dem Patienten häufig zu beobachtenden

kardiovasculären Komplikationen. Aus noch unbekannten Gründen sind die *Coronararterien* bei der essentiellen Hypercholesterinämie bevorzugter Sitz der Schaumzellen. Pektanginöse Beschwerden und Herzinfarkte sind auch bei Jugendlichen nicht selten. Auch können die Herzklappen befallen werden und ein kardiovasculäres Syndrom unter dem Bild eines oder mehrerer Vitien in Erscheinung treten.

Die der Erkrankung zugrunde liegende Stoffwechselstörung ist nicht genauer bekannt. Wohl darf man annehmen, daß eine defekte Koppelung der Fett-Eiweiß-Transportformen vorliegt und daß die registrierten Veränderungen Ausdruck gestörter Löslichkeitsphänomene sind.

b) Essentielle familiäre Hypertriglyceridämie

Bei der essentiellen Hyperlipämie (Hypertriglyceridämie) sind im Serum vor allem die Neutralfette (Serumtriglyceride) stark vermehrt. Charakteristisch ist die *rahmige Trübung* des Nüchternserums. Die Gesamtlipoide sind immer erhöht, sie können die Normalwerte um das 3fache, aber auch bis zum 30fachen übertreffen. Überwiegend ist die Triglyceridfraktion beteiligt. Die Phosphatide sind nur leicht vermehrt. Das Cholesterin ist meist nur gering erhöht, kann aber gelegentlich exzessive Werte erreichen. Es sind Zweifel laut geworden, ob man die essentielle familiäre Hypercholesterinämie von der essentiellen familiären Hypertriglyceridämie trennen kann. Wenn es auch Krankheitsfälle gibt, bei denen sowohl die Cholesterine als auch die Triglyceride im Serum stark vermehrt sind, so muß man doch an der Trennung beider Krankheitsbilder festhalten. Im Gegensatz zur Hypercholesterinämie zeigt das *Ultrazentrifugendiagramm* eine Anreicherung der weniger dichten Lipoproteinklasse S_f 100—400, die den beim Gesunden in der postprandialen Phase nachweisbaren Chylomikronen entsprechen. Etwa die Hälfte der bisher beschriebenen Fälle von essentieller Hypertriglyceridämie wiesen *xanthomatöse* Hautveränderungen auf. Diese Xanthome sind morphologisch von jenen der Hypercholesterinämie zu unterscheiden. Sie können ausgesprochen eruptiv aufschießen, haben oft einen rötlichen Hof und können sowohl unter therapeutischen Maßnahmen als auch gelegentlich spontan rasch verschwinden. Xanthelasmen werden dagegen im Gegensatz zur essentiellen Hypercholesterinämie nicht beobachtet. *Kardiovasculäre Komplikationen* auf dem Boden von xanthomatösen Gefäßveränderungen sind auch bei der essentiellen Hypertriglyceridämie nicht selten. Weitere Symptome, die sich bei einem Teil der Fälle finden, sind eine Hepatosplenomegalie und anfallsweise auftretende Oberbauchkoliken, als deren Ursache periodisch rezidierende Pankreatiden angenommen werden.

Untersuchungen in den letzten Jahren haben neue Gesichtspunkte ergeben, die zur Abtrennung einer *fettsensitiven* Hyperlipämie und einer *kohlenhydratsensitiven* Hyperlipämie geführt haben. Man hat festgestellt, daß erhöhte Fettzufuhr nur bei einigen der Patienten mit essentieller Hyperlipämie einen Anstieg der Serumlipoide bewirkte. Andere Patienten reagierten dagegen nach Zufuhr einer isocalorischen kohlenhydratreichen Diät mit einem Anstieg der Triglyceride. Schließlich wurden Patienten beobachtet, bei denen die Höhe der *Calorienzufuhr* schlechthin für die Höhe des Triglycerinspiegels im Serum maßgeblich war.

Die seltene fettsensitive Hyperlipämie und die kohlenhydratsensitive Hyperlipämie unterscheiden sich im Verhalten der Chylomikronen. Bei der fettinduzierten Hyperlipämie setzen sich die Chylomikronen als cremeartige Fettschicht über einem klaren Serum im Oberflächenbereich ab, während das Serum von kohlenhydratinduzierter Hyperlipämie trüb bleibt und die Fettpartikel sich eher am Boden des Röhrchens absetzen. Ferner kann man beide Formen durch den Fett-Toleranztest unterscheiden. Schon lange ist bekannt, daß gewisse lipämische Seren postprandial verzögert geklärt werden. Dieses Phänomen beruht auf der Wirkung der sog. Lipoproteinlipase. Plasma von fettinduzierter Hyperlipämie zeigt nach Heparininjektion eine weit unter der Norm gelegene lipolytische Aktivität, während sich kohlenhydratsensitive Patienten von gesunden Kontrollpersonen darin nicht unterscheiden.

Von allgemeiner pathophysiologischer Bedeutung ist die Feststellung, daß viele Patienten mit kohlenhydratinduzierter Hypertriglyceridämie einen leichten *Diabetes mellitus* oder pathologische Glucosetoleranzwerte aufweisen. Auch bei Untersuchungen der Familien dieser Patienten finden sich gehäuft Fälle von Diabetes oder latent diabetischer Stoffwechsellage. Während bei der fettinduzierten Hyperlipämie nach Tolbutamidgabe ein Verhalten

wie beim Normalen registriert wird, reagiert der Blutzucker bei der kohlenhydratinduzierten Hyperlipämie nach Tolbutamid wie beim Prädiabetiker.

Die aufgeführten Einteilungsversuche stellen offenbar erst den Anfang einer wichtigen Entwicklung auf dem Gebiet der essentiellen Hyperlipidämie dar. Die in jüngster Zeit erfolgten weiteren Klassifizierungsversuche ergeben noch kein abgeschlossenes Bild, so daß auf eine weitere Darstellung dieser jüngsten Forschungen verzichtet werden muß.

Im Gegensatz zur essentiellen Hypercholesterinämie sind bei der fettinduzierten Hypertriglyceridämie sowohl die Hyperlipämie als auch die xanthomatösen Hauterscheinungen durch eine rigorose fettarme Diät günstig zu beeinflussen. Bei der kohlenhydratinduzierten bzw. calorisch induzierten Hyperlipämie besteht die Therapie in einer Einschränkung der Calorienzufuhr bei gleichzeitiger Beschränkung der Kohlenhydrate auf weniger als 15% der zugeführten Calorien. Medikamentös scheint *Äthyl-p-Chlorphenoxylisobutyrat (Atromid* bzw. *Regelan)* eine Verminderung der Serumkonzentration der Triglyceride und auch des Cholesterins zu bewirken.

c) Zieve-Syndrom

Auf dieses Syndrom soll an dieser Stelle hingewiesen werden, trotzdem seine Zuordnung zu den essentiellen Hyperlipoproteinämien fragwürdig ist.

1958 beschrieb ZIEVE ein Krankheitsbild, bei dem ätiologisch ein chronischer *Alkoholabusus* vorliegt, symptomatologisch die Trias *Hyperlipidämie, Anämie* und *Ikterus* auftritt und dessen Prognose durch Alkoholkarenz beeinflußt werden kann. Für das Zustandekommen der Hyperlipidämie wird ein Ausfall eines den Lipidstoffwechsel regulierenden Inselzellhormons im Rahmen einer Pankreasschädigung diskutiert.

Weiterhin ist eine Hungerlipidämie bei gleichzeitigem Eiweißmangel und eine alkoholisch bedingte Hyperlipidämie durch direkte Beeinflussung des hepatischen oder peripheren Triglyceridstoffwechsels ursächlich in Betracht zu ziehen. Der Entstehungsmechanismus der Anämie ist auch noch weitgehend ungeklärt. An ihrer hämolytischen Natur besteht kein Zweifel, eine zusätzliche Mangelanämie durch ein nutritiv bedingtes Folsäuredefizit ist ebenso wie eine direkte Knochenmarksschädigung durch Alkohol zu diskutieren. Die Hyperbilirubinämie läßt sich nicht allein durch die hämolytische Komponente erklären. Erhöhung des direkten Bilirubins im Serum sowie die Erhöhung der alkalischen Phosphatase weisen auf eine intrahepatische Cholostase hin.

An der Hyperlipidämie sind die Triglyceride und die veresterten Fettsäuren, häufig aber auch Cholesterin und Phosphatide beteiligt. Unter normaler Ernährung und Alkoholentzug bilden sich bei frühzeitiger Erkennung die Symptome meist innerhalb weniger Wochen zurück. Eine Restitution ist natürlich nur zu erwarten, wenn noch keine cirrhotischen Leberveränderungen vorliegen.

3. Primäre Hypolipoproteinämien

a) A-β-Lipoproteinämie

Es handelt sich um ein *cöliakieähnliches* Syndrom, dessen Träger überwiegend jüdischen Familien entstammen. Der Erbgang ist noch nicht hinreichend geklärt. Pathognomonisch ist das *Fehlen der β-Lipoproteine*. Die fettlöslichen Vitamine sowie die Carotine sind ebenfalls vermindert.

Bei der Autopsie findet man stark mit Fett angereicherte und geradezu verstopfte Epithelien des Dünndarmes. Eine Steatorrhoe ist immer nachweisbar, wobei das Fett im Stuhl überwiegend hydrolysiert erscheint, da noch Lipaseaktivität vorhanden ist. Die Erythrocyten weisen Abnormitäten auf, die als *Acanthocytose* und aufgehobene Geldrollenbildung in Erscheinung treten. Die BKS ist abnorm erniedrigt. Im Adoleszenten- und Erwachsenenalter entwickelt sich eine *Retinitis pigmentosa*, möglicherweise durch Vitamin A-Mangel. Zu zunehmenden geistigen Entwicklungsstörungen gesellen sich ataktische neuropathische Krankheitsbilder hinzu. Als vermutliche Folge eines Vitamin K-Mangels besteht gelegentlich eine ausgeprägte hämorrhagische Diathese. Im Zusammenhang mit dem Fehlen der β-Lipoproteine sind die Cholesterinwerte im Blut stark erniedrigt, ebenso die Gesamtlipoide. Die Fettsynthese scheint bei der Erkrankung intakt zu sein, da bei entsprechender Diät und Zufuhr von Vitamin A ein Fettpolster gebildet wird. Die hämorrhagische Diathese ist durch Vitamin K günstig zu beeinflussen. Parenterale Linolsäureinfusionen sollen therapeutisch wirksam sein.

b) An-α-Lipoproteinämie (Tangier disease)

Ausgangspunkt für die Entdeckung dieses Krankheitsbildes war die Beobachtung, daß die Tonsillen bei einem 8jährigen Kind und dessen Geschwistern, die auf der *Tangierinsel* in Virginia lebten, ein gelbes bis orangefarbenes Aussehen boten. Kennzeichnend für dieses sehr seltene familiäre Syndrom ist das Fehlen der dichten Lipoproteinklassen im Ultrazentrifugendiagramm. Weiterhin findet sich eine Cholesterinspeicherung im reticuloendothelialen System. Bisher wurden 3 Geschwisterpaare mit dem vollen Syndrom in 3 verschiedenen Stammbäumen bekannt. Über einen 7. Patienten wird aus Australien berichtet.

4. Lipoidspeicherkrankheiten (Lipoidosen im engeren Sinne)

a) Die Cholesteringranulomatose (Schüller-Christian-Handsche Erkrankung)

In den verschiedensten Organen werden bei dieser Erkrankung cholesterinreiche Granulome gefunden. Charakteristisch ist eine Kombination von *granulomatösen Knochenherden* mit einem *Exophthalmus* und *Diabetes insipidus*. Die Knochenherde finden sich dabei vorzugsweise am Schädel (*Landkartenschädel*) und am Becken. Der Exophthalmus entsteht durch retrobulbär lokalisierte Granulome, der Diabetes insipidus entwickelt sich auf dem Boden einer granulomatösen Zerstörung der Hypophyse bzw. des Hypophysenstieles. Die einzelnen Komponenten der genannten Trias können auch isoliert oder in Kombination nur zweier Merkmale oder zusammen mit granulomatösen Wucherungen in anderen Organen (Haut, Zentralnervensystem, Lymphdrüsen, Leber, Pleura) auftreten (s. Tabelle 98). Die verschiedenen Lipoidfraktionen im Serum sind bei der Cholesteringranulomatose nicht erhöht. Das granulomatöse Gewebe ist reich an Cholesterinestern, der Gehalt an freiem Cholesterin und Neutralfett ist geringer.

Am häufigsten erkranken Kinder in den ersten Lebensjahren, aber auch bei Erwachsenen kann sich die Erkrankung noch manifestieren. Eine familiäre Häufung oder eine Bevorzugung bestimmter Rassen besteht nicht. Die Prognose der Erkrankung wird vom Sitz und der Ausdehnung der Granulome bestimmt. Die granulomatösen Wucherungen können den knöchernen Schädel weitgehend zerstören und zu Drucksymptomen mit Stauungspapillen usw. führen. Besonders gefährlich ist eine Lokalisation der Erkrankung in Form von interstitiellen granulomatösen Veränderungen in der Lunge (interstitielle xanthomatöse Pneumonie), da sie zu schweren Zirkulationsstörungen in der Lunge mit Einschränkung der Atmungsfunktion führt.

Wahrscheinlich liegt bei der Cholesteringranulomatose eine *primäre Erkrankung des reticulo-endothelialen Systems*, insbesondere des Gefäßbindegewebes vor. Im Beginn der Erkrankung sind die Granulome lipoidfrei. Erst im weiteren Verlauf kommt es dann zu der

Tabelle 98. *Synopsis über 48 Fälle von HSC-Syndrom.* (Nach SCHETTLER: Lipoidosen. In: Handbuch der Inneren Medizin. Bd. VII/2. Berlin-Göttingen-Heidelberg: Springer 1955)

Gruppe	Zahl der Fälle	Land-karten-schädel	Haut-verän-derung	Drüsen-beteili-gung	Leber-vergröße-rung	Milz-vergröße-rung	Stau-ungs-papille	Zahn-ausfall
I. Skeletveränderungen mit Exophthalmus und Diabetes insipidus	26	24	8	4	5	7	3	10
II. Skeletveränderungen und Exophthalmus	12	10	6	3	3	2	2	4
III. Skeletveränderungen und Diabetes insipidus	10	6	4	2	3	3	1	3

typischen Cholesterineinlagerung. Die Reticulumzellen sind zur Cholesterinsynthese befähigt. Es ist jedoch noch nicht entschieden, ob die Cholesterinanreicherung in den Granulomen auf einer pathologisch vermehrten intracellulären Cholesterinsynthese beruht oder ob infolge einer Störung der Zellpermeabilität vermehrt Cholesterin aus dem Plasma in die Granulomzellen gelangt.

b) Cerebrosidzellige Lipoidose (Gauchersche Erkrankung)

Die Erkrankung ist selten, bei einem Teil der Fälle ($^1/_3$) läßt sich eine familiäre Disposition nachweisen. Bevorzugt wird die jüdische Rasse befallen. Der Erbgang ist autosomal recessiv. Von der *infantilen* Form, die im Säuglingsalter auftritt, meist sehr stürmisch verläuft und in der Regel in 1 Jahr zum Tode führt, ist eine mehr *chronisch* verlaufende Form abzutrennen, die sich in allen Lebensabschnitten manifestieren kann und womöglich eine normale Lebensprognose hat. Führendes klinisches Symptom ist ein Milztumor (Milzgewicht bis zu 4 kg), daneben kommt es zur Vergrößerung von Leber und Lymphknoten, zu chloasmaartigen Pigmentverschiebungen und zu hämatologischen Veränderungen (Anämie, Thrombopenie, hämorrhagische Diathese, Leukopenie), deren Schwere die Prognose der Erkrankung wesentlich beeinflussen.

Die *Diagnose* der Erkrankung wird gesichert durch den Nachweis von epitheloidartigen, blasigen, etwa 20—100 µ großen, oft mehrkernigen Zellen, den sog. Gaucher-Zellen. Diese Zellen werden in fast allen parenchymatösen Organen, den Lymphknoten und den Knochen gefunden, wo sie röntgenologisch nachweisbare Veränderungen hervorrufen, z.B. erlenmeyer-

kolbenähnliche Deformierungen des Femur bei Erwachsenen. Sie gehen aus Reticulum- und Adventitiazellen und Histiocyten hervor. Sie werden auch im Sternalmark gefunden, ihr Plasma sieht wie „verknitterte Seide" aus. Bei dem in diesen Zellen gespeicherten Lipoid handelt es sich um *Kerasin*, ein Cerebrosid, das aus den Bausteinen Sphingosin (ungesättigter höherer Aminoalkohol), einer Fettsäure und einem Monosaccharid besteht. Als Fettsäure enthält das Kerasin die Lignocerinsäure ($C_{24}H_{48}O_2$), von den Monosacchariden sind entweder Glucose oder Galaktose glucosidisch mit dem Sphingosin verbunden. Kerasin kommt normalerweise in geringeren Mengen in Milz und Leber vor, in der Rindermilz bis zu 0,4 g pro kg. Es handelt sich dabei hauptsächlich um Galaktokerasin. Beim Morbus Gaucher enthält das in den Zellen gespeicherte Kerasin vorwiegend Glucose, aber auch das Galaktokerasin ist angereichert (siehe Tabelle 99).

Bei der *infantilen* Form wird das Krankheitsbild von Funktionsstörungen des Zentralnervensystems beherrscht, die in Form von schweren psychischen Defekten bis zum Stupor, Idiotie, Dyskinesien der Muskulatur, Störungen des pyramidalen und extrapyramidalen Systems sowie pseudobulbärparalytischen Symptomen in Erscheinung treten. Die pathologisch-anatomischen Befunde im Gehirn sind bei dieser Erkrankung nicht krankheitsspezifisch, sondern sie lassen schwere Störungen des Rindenaufbaus mit Sklerosierung der Ganglienzellen erkennen, wie sie auch für andere cerebrale Erkrankungsformen typisch sind. Man hat jedoch auch im Gehirn bei diesen Kranken Gaucher-Zellinseln nachweisen können. Die allgemeinen Störungen im Aufbau der Gehirnsubstanz versucht man damit zu erklären, daß die für den Aufbau notwendigen Cerebroside durch die Speicherung in Milz, Leber und Knochen nicht mehr verfügbar sind.

Über die der Erkrankung zugrunde liegende Stoffwechselstörung herrscht noch keine Klar-

Tabelle 99. *Organanalysen bei Morbus Gaucher* (THANNHAUSER und REINSTEIN)

	Gaucher-milz mg-%	Normal-milz mg-%	Gaucher-leber-mg-%	Normal-leber mg-%	Gaucher-niere mg-%	Normal-niere mg-%	Gaucher-herz mg-%	Normal-herz mg-%	Gaucher-lunge mg-%	Normal-lunge mg-%
Gesamt-Cholesterin	1,69	0,6— 2,3	2,82	2,1 — 2,6	2,44	1,5— 2,8	1,77	0,7—1,8	3,11	1,2—2,7
Freies Cholesterin	0,61	0,5— 1,1	0,14	0,44— 0,55	0,71	0,9— 1,1	0,38	0,3—0,5	1,03	0,7—1,0
Cholesterin-ester	1,08	0,2— 1,2	2,68	1,50— 2,15	1,73	0,5— 1,7	1,39	0,4—1,3	2,08	0,4—1,7
Gesamt-Phosphor-lipide	9,50	5,5—11,0	8,90	9,0 —11,0	11,02	7,0—10,0	8,79	6,0—7,5	8,56	6,0—8,0
Sphingo-myelin	—	0,7— 1,0	—	0,3 — 0,5	1,27	0,6— 0,8	0,34	0,2—0,5	1,53	1,0—2,0
Cephalin		1,5— 7,0	0,84	3,0 — 5,5	6,14	2,0— 4,0	3,44	1,5—3,0	3,88	1,5—3,0
Lecithin		3,0— 4,0		3,0 — 6,0	3,61	4,0— 7,0	5,01	3,0—6,0	3,15	3,0—4,0
Gesamt-Fettsäuren	4,95	4,0— 6,2	18,60	8,6 —13,0	8,68	5,6— 6,2	10,12	7,1—8,1	7,22	3,1—4,3
Cerebroside	6,20	0,1— 0,6	5,93	Spur	negativ	negativ	Spur	Spur	Spur	0,1—0,6

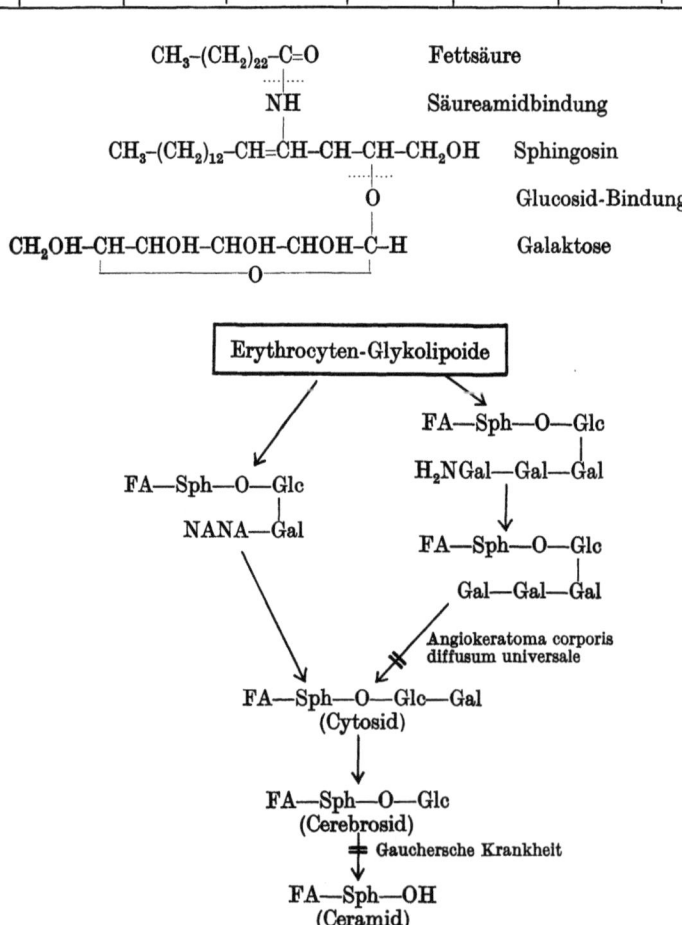

Abb. 323. Schema zur Pathogenese bei der Gaucherschen Krankheit. (Nach W. KAHLKE, in: Fortschritte der Medizin, 1967)

heit. Manches spricht dafür, daß es sich um eine primäre Erkrankung des reticuloendothelialen Systems mit sekundärer Lipoidspeicherung bzw. vermehrter intracellulärer Cerebrosid-synthese handelt. Von anderer Seite werden Phosphorylierungsstörungen in den Vordergrund gestellt, durch die es zu einer Störung der normalen Sphingomyelinsynthese aus Lignocerinsphingosin und Phosphorylcholin kommen soll. Das überschüssige Lignocerinsphingosin könnte dann unter Einbau von Galaktose bzw. Glucose in die Cerebrosidsynthese eingeschleust werden. In neuerer Zeit werden vor allem *Störungen des Cerebrosidasesystems* verantwortlich gemacht. Die Cerebrosidbildung ist ein reversibler Prozeß, Auf- und Abbau werden durch das Ferment Cerebrosidase katalysiert. Beim M. Gaucher ist der Abbau des Cerebrosids zum Ceramid blockiert (s. Abb. 323). Das Fehlen des für die Abspaltung der Glucose zuständigen Enzyms scheint gesichert zu sein.

Durch eine Milzexstirpation wird die Lipoidstoffwechselstörung nicht sicher beeinflußt, während Anämie, Thrombopenie und hämorrhagische Diathese gebessert werden.

c) Phosphatidzellige Lipoidosen (Niemann-Picksche Erkrankung)

Die Erkrankung tritt ganz überwiegend bei Säuglingen in den ersten Lebensmonaten auf. Familiäre Häufung wurde in 40% der Fälle beschrieben, etwa $1/3$ stammt aus jüdischen Familien. Der Erbgang ist autosomal recessiv. Zum klinischen Bild gehören eine Lebervergrösserung mit Ascites, ein Milztumor, Lymphdrüsenschwellungen und blaßbräunlicher Verfärbung der Haut. Im Gegensatz zu den Verhältnissen beim M. Gaucher findet eine Lipoidspeicherung bei der Niemann-Pickschen Erkrankung nicht nur in den Zellen des reticuloendothelialen Systems statt, sondern durch Lipoideinlagerung können sich die Zellen aller Gewebe und Organe in sog. *Pick*-Zellen umwandeln. Diese Zellen sehen gebläht aus, haben einen Durchmesser von 20—40 μ und verlieren durch die Lipoideinlagerung teilweise ihre Kernfärbbarkeit. Da auch in den Zellen des Zentralnervensystems die Lipoidanreicherung auftritt, kommt es zu neurologischen und geistigen Ausfallserscheinungen (Tonusverlust der Muskulatur, geistige Unterentwicklung bis zur Idiotie). Die befallenen Organe, besonders Milz, Lymphknoten und Leber, nehmen durch die Lipoiddurchtränkung bei gleichzeitiger Anreicherung von Lipochromen eine gelblich-rötliche oder kanariengelbe Farbe an. Die Veränderungen im Serumlipoidgehalt sind uneinheitlich. Der Serumsphingomyelinspiegel (normal 30—50 mg-%) ist nicht meßbar erhöht.

Bei dem eingelagerten Lipoid handelt es sich um ein Phosphatid, das *Sphingomyelin*. Diese Verbindung enthält anstelle des in den Kephalinen und dem Lecithin vorkommenden mehrwertigen Alkohols Glycerin den Aminoalkohol Sphingosin, der säureamidartig mit einer Fettsäure (Stearinsäure, Palmitinsäure, Nervonsäure oder Lignocerinsäure) verbunden und dessen alkoholische Hydroxylgruppe mit Cholinphosphorsäure verestert ist.

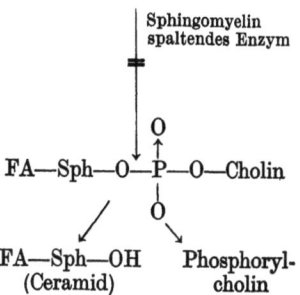

Abb. 324. Schema zur Pathogenese bei der Niemann-Pickschen Krankheit. (Nach W. KAHLKE, in: Fortschritte der Medizin, 1967)

Während in den phosphatidhaltigen Organen Sphingomyelin nur in geringen Mengen vorkommt, wurden bei der Niemann-Pickschen Erkrankung Sphingomyelinmengen bis zu 23% des Trockenorgans gefunden. Die Glycerinphosphatide sind gegenüber der Norm bei dieser Erkrankung kaum verändert (s. Tabelle 100).

Pathogenetisch spielt eine Blockierung im Abbau des Sphingomyelinmoleküls entsprechend dem Schema eine wesentliche Rolle. Eine *defekte Sphingomyelinase* wurde nachgewiesen (s. Abb. 324).

d) Gangliosidosen

Hierbei handelt es sich um eine Speicherung von Lipoiden (Gangliosiden), die beim Menschen normalerweise nur in der grauen, nicht in der weißen Substanz des Zentralnervensystems vorkommen. Die Ganglioside bestehen aus Fettsäuren (20%, vorwiegend Stearinsäure), Sphingosin oder einer sphingosinähnlichen Base (ca. 13%), Neuraminsäure (ca. 21%) und Zucker (40—43%, vorwiegend Galaktose). Je nach der anteilsmäßigen Beteiligung der einzelnen Komponenten, ihrer Bindungen und Stellung im Molekül unterscheidet man eine Reihe verschiedener Ganglioside. Damit hängt auch die neuere und noch nicht übereinstimmende Nomenklatur der Ganglioside zusammen, die in der folgenden Tabelle 101 zusammen-

Tabelle 100. *Lipoidgehalt von Milz und Leber bei Niemann-Pickscher Krankheit. In Prozent des Trockenorgans.*
(Nach KLENK)

	Fett und Cholesterin		Glycerin-phosphatide		Rohsphingo-myelin		Gereinigtes Sphingomyelin	
	Milz	Leber	Milz	Leber	Milz	Leber	Milz	Leber
Fall Baumann	6,3	8,7	8,6	12	23	25	13	16
Fall Müller	9,3	—	8,3	—	14	—	4,7	—
Fall Freudenberg I	7,3	8,4	8,6	12	27	23	—	16
Fall Freudenberg II	—	11	8,3	13	34	34	23	22
Normalorgane nach TEUNISSEN und DEN OUDEN	—	—	8,0	—	1,7	—	—	—

Tabelle 101. *Nomenklatur der Ganglioside.* (Nach W. KAHLKE, Fortschritte der Medizin 1967)

Abgekürzte Strukturformel	KUHN und WIEGANDT (1963, 1964) WIEGANDT (1965)	SVENNER-HOLM (1964)	KLENK (1963, 1964, 1965)	KOREY und GONATAS (1963)
FA—Sph—O^1←1 Glc4$\overset{\beta}{\leftarrow}$1 Gal3←2 NANA	G$_{LACT}$	G$_{M3}$	B$_2$	G$_6$
FA—Sph—O^1←1 Glc4$\overset{\beta}{\leftarrow}$1 Gal4$\overset{\beta}{\leftarrow}$1 GalNac 3 ↑ 2 NANA	G$_{GNTr II}$	G$_{M2}$	A$_1$	G$_5$
FA—Sph—O^1←1 Glc4$\overset{\beta}{\leftarrow}$1 Gal4$\overset{\beta}{\leftarrow}$1 GalNac3$\overset{\beta}{\leftarrow}$1 Gal 3 ↑ 2 NANA	G$_{GNT I}$	G$_{M1}$	A$_2$	G$_4$
FA—Sph—O^1←1 Glc4$\overset{\beta}{\leftarrow}$1 Gal4$\overset{\beta}{\leftarrow}$1 GalNac3$\overset{\beta}{\leftarrow}$1 Gal3←2 NANA 3 ↑ 2 NANA	G$_{GNT II}$	G$_{D1a}$	B$_1$	G$_3$
FA—Sph—O^1←1 Glc4$\overset{\beta}{\leftarrow}$1 Gal4$\overset{\beta}{\leftarrow}$1 GalNac3$\overset{\beta}{\leftarrow}$1 Gal 3 ↑ 2 NANA8←2NANA	G$_{GNT III}$	G$_{D1b}$	C$_1$	G$_2$
FA—Sph—O^1←1 Glc4$\overset{\beta}{\leftarrow}$1 Gal4$\overset{\beta}{\leftarrow}$1 GalNac3$\overset{\beta}{\leftarrow}$1 Gal3$\overset{\beta}{\leftarrow}$2 NANA 3 ↑ 2 NANA8←2NANA	G$_{GNT IV}$	G$_{T1}$	C$_3$	G$_1$
FA—Sph—O^1←1 Glc4$\overset{\beta}{\leftarrow}$1 Gal4$\overset{\beta}{\leftarrow}$1 GalNac3$\overset{\beta}{\leftarrow}$1 Gal3←2 NANA 3 8 ↑ ↑? 2 NANA 8←2 NANA NANA2	G$_{GNT V}$			

Symbole: FA = Fettsäure; Sph-O^1 = Sphingosin mit freier Valenz am Sauerstoffatom der 1. Alkoholgruppe;
Glc = Glucose; Gai = Galaktose; GalNac = N-Acetyl-galaktosamin; NANA = N-Acetylneuraminsäure.
Die Zahlen vor und hinter den Symbolen geben jeweils das für die Bindung verwendete C-Atom an.
Die Hexosen und Hexosamine sind in *β*-Stellung miteinander verbunden.

gestellt ist. In Abhängigkeit von der chemischen Natur des vorliegenden Gangliosids, der Unterschiede im Vererbungsgang, der Unterschiede im Manifestationsalter sowie der verschiedenartigen klinischen Symptomatologie wurden bisher die folgenden Gangliosidosen beschrieben: die *kongenitale amaurotische familiäre Idiotie*, die *infantile amaurotische familiäre Idiotie* (*Typ Tay-Sachs*), die *spätinfantile amaurotische familiäre Idiotie*, die *juvenile amaurotische familiäre Idiotie*, die *adulte amaurotische familiäre Idiotie*, die *neuroviscerale Gangliosidosen* sowie das *Pfaundler-Hurler-Syndrom*. Die unterschiedlichen Befunde bei den jeweiligen Krankheitssyndromen sind in der folgenden tabellarischen Zusammenstellung nach Kahlke zu ersehen. Neuerdings wurde ein Fall infantiler Tay-Sachsscher Erkrankung bei einem $2^1/_2$jährigen Knaben beschrieben, der neben der Speicherung von Tay-Sachs-Gangliosid (Monosialoceramid-Glucose-Galaktose-N-Acetylgalaktosamin) eine hochgradige Vermehrung von Ceramid-Glucose-Galaktose-N-Acetylgalaktosamin (neuraminsäurefreies Tay-Sachs-Gangliosid) aufwies. Enzymatische Untersuchungen ergaben einen Mangel an β-Galaktosaminidase.

e) Metachromatische Leukodystrophie (sog. degenerative diffuse cerebrale Sklerose vom Typ Scholz-Bielschowsky-Henneberg)

Pathognomonisch ist die Speicherung von *Sulfatid* im Zentralnervensystem. Dieses Markscheidenlipoid unterscheidet sich vom Cerebrosid durch ein zusätzliches Molekül Schwefelsäure und entspricht dem histochemisch nachweisbaren metachromatischen Material. Auch im Urin gelingt der Nachweis des Sulfatids. Im Zentralnervensystem findet sich als Charakteristikum eine diffuse Demyelinisierung, am stärksten in der Capsula interna und den Pyramidenbahnen, weniger in den peripheren Nerven. Anstelle der zum Teil völlig fehlenden Markscheiden findet sich eine ausgeprägte Gliaproliferation. Sulfatidspeicherzellen sind in verschiedenen Hirnregionen in ballonartig aufgetriebenen Nervenzellen nachweisbar. Der Erbgang ist autosomal recessiv. (Bekannt bisher 54 Fälle aus 41 Familien.) Die Krankheit beginnt meist vor dem 3. Lebensjahr, die ersten Symptome sind Störungen der motorischen Funktionen mit Gangunsicherheit sowie Schwäche in Armen und Beinen. Unter progredientem Fortschreiten der motorischen Störungen und der Retardierung der geistigen Entwicklung endet die Erkrankung in völliger Idiotie und Blindheit. In diesem letzten Stadium fehlt jede Umweltbeziehung wie auch Schmerzreaktion. Meist tritt der Tod vor dem 6. Lebensjahr ein.

Pathogenetisch wird ein Block bei der enzymatischen Umwandlung von Sulfatiden zu Cerebrosiden angenommen (Mangel an Arylsulfatase?).

f) Angiokeratoma corporis diffusum universale (Fabrysche Krankheit)

Charakteristischer Befund ist eine *Verdickung der Media* sämtlicher Arterien in nahezu allen Geweben, bedingt durch *Einlagerung* eines *hyalinen Materials*, welches im polarisierten Licht doppelbrechend erscheint. Die gespeicherte Substanz ist ein *Glykolipoid*, bestehend aus je einem Molekül Sphingosin, Fettsäure und Glucose sowie 2 Molekülen Galaktose. Diese Speichersubstanz trägt auch den Namen *Ceramid-Trihexosid*. Sie kann durch Abspaltung der beiden Galaktosemoleküle in das bei der Gaucherschen Krankheit gespeicherte Glucocerebrosid übergehen. Leitsymptome sind die als „*Angiokeratome*" imponierenden Hauterscheinungen: etwa 1—5 mm im Durchmesser große, z.T. leicht keratotische, purpurrote bis blau-schwarze Farben der Haut mit Prädilektionsstellen am unteren Rumpf, besonders der Gluteosacralregion, um den Nabel, am Genitale, den Inguinalfalten und dem Gesäß. Meist fällt ihr Auftreten mit Pubertätsbeginn zusammen. Auch die Schleimhäute können blaue Papeln und die Augenbindehaut aneurysmatische Venenerweiterungen aufweisen. Die Hauterscheinungen sind Ausdruck des generalisierten Gefäßbefalls, dessen Auswirkungen an Nieren und Herz für Verlauf und Prognose entscheidend sind. *Herz* und *Skeletmuskeln* können durch die Einlagerungen des Glykolipoids hypertrophisch erscheinen (*Pseudohypertrophie*). Auch im Zentralnervensystem sowie im autonomen Nervensystem werden stark geblähte Ganglienzellen mit honigwabenähnlichem Aussehen und exzentrisch verdrängtem Kern gefunden.

Die Ursache der Glykolipoidspeicherung kann in einem *Enzymblock* auf dem Abbauweg der Erythrocytenglykolipoide liegen (vgl. Schema 323, S. 678). Der Vererbungsgang ist nicht ganz geklärt, vermutlich ist die Vererbung geschlechtsgebunden an das X-Chromosom bei unvollständiger Recessivität. Erkrankte Väter vererben das Leiden an ihre sämtlichen Töchter. Neuerdings sind auch solche Lipoidspeicherungen bei Frauen beschrieben worden, bei denen dann aber die typischen Hauterscheinungen fehlten.

Tabelle 102. *Gangliosidosen.* (Tabellarische Zusammenstellung nach W. KAHLKE,

Krankheit	Ätiologie/Pathogenese	Klinisches Bild
Kongenitale amaurotische familiäre Idiotie	**Ätiologie.** Wahrscheinlich liegt autosomal-recessive Vererbung vor (bis heute sind erst 3 Fälle beschrieben). Eventuell handelt es sich bei dieser kongenitalen Form um eine Variante der infantilen amaurotischen familiären Idiotie.	Die ersten **Symptome** treten unmittelbar oder wenige Wochen nach der Geburt auf und bestehen in Atemstörungen mit apnoeischen Phasen und Cyanose. Der Saug- und Schluckmechanismus wird zunehmend gestört, Ernährungsschwierigkeiten mit Erbrechen und Gewichtsverlust sind die Folge. Es entwickelt sich ein Rigor der Muskulatur, an Häufigkeit und Stärke zunehmende klonisch-tonische Krämpfe treten auf, fokal und generalisiert und durch geringste Reize (Geräusche, Berührung) auslösbar.
	Pathogenese. Eine Blockierung innerhalb des Enzymsystems der Gangliosidsynthese darf vermutet werden. Das im ZNS gespeicherte Gangliosid G_{D3} kommt wahrscheinlich in der weißen Substanz des Gehirns, in der Milz und der Leber spurenweise vor.	Im foudroyanten **Verlauf** kommt es bei schwersten neurologischen und allgemeinen Störungen zur „Enthirnungsstarre" (burnt-out stage). Wenige Wochen oder Monate nach dem Einsetzen der Erkrankung tritt der Tod ein.
Infantile amaurotische familiäre Idiotie Synonyma: Tay-Sachssche Krankheit	**Ätiologie.** Der Erbgang ist autosomal recessiv. Etwa 90% der Erkrankten gehören der jüdischen Rasse an und entstammen fast alle osteuropäischen Vorfahren (Ashkenazi). Beide Geschlechter werden gleich häufig befallen.	**Symptome.** Die Krankheit manifestiert sich bei 80% der Fälle zwischen dem 3. und 7. Lebensmonat und beginnt mit zunehmendem Desinteresse an der Umgebung, gefolgt von Verzögerung und Rückbildung der körperlichen und geistigen Entwicklung. Obligat ist eine Sehstörung, beginnend mit unkoordinierten Augenbewegungen und Verlust der Pupillenreaktion; sie endet in völliger Blindheit. Die Macula ist grau-weiß, die Fovea centralis erscheint als kirschroter Fleck.
	Pathogenese. Vermutlich besteht eine Störung im Abbau des Tay-Sachs-Gangliosids G_{GNTrII}. Am wahrscheinlichsten ist ein Enzymdefekt mit Blockierung auf der Stufe der Abspaltung von N-Acetylgalaktosamin (vgl. Strukturformel). Ein atypisch strukturiertes Tay-Sachs-Gangliosid liegt sicher nicht vor.	**Verlauf.** Neben erhöhter Reizbarkeit (Hyperacusis in 50%) entwickeln sich motorische Störungen, allgemeine Spastik, Kontrakturen und Quadriplegie. Die fortschreitenden Veränderungen im ZNS äußern sich in typischen unmotivierten Lachreaktionen, fokalen und generalisierten Krämpfen und enden in völliger Idiotie. $1^{1}/_{2}$ Jahre nach Ausbruch entwickelt sich eine Megencephalie mit 10—25% vergrößertem Kopfumfang. Das *EEG* zeigt keine spezifischen Veränderungen. Im *Liquor cerebrospinalis* können bei normaler Zellzahl Zuckerspiegel und Protein leicht erhöht sein. Im *Serum* finden sich erhöhte Werte für SGOT und LDH bis zum 5fachen der Norm.

in Fortschritte der Medizin „Fd. M-Tabellen für die Praxis" 1967, S. 820)

Pathologisch-anatomische Veränderungen	Lipoidchemische Befunde	Diagnose
Makroskopisch finden sich ausgeprägter Hydrocephalus externus und/oder internus sowie Kleinhirnatrophie. **Mikroskopisch** erscheint das Gehirn sehr unreif mit starker Verminderung oder völligem Fehlen der Nervenzellen. Vorhandene Ganglienzellen erscheinen ballonartig aufgetrieben wie bei der infantilen amaurotischen familiären Idiotie. Die Glia ist allgemein proliferiert. In Milz, Leber, Lungen, Thymus, Nieren und Nebennieren können fettspeichernde (sudanophile) Zellen gefunden werden.	Im Gehirn besteht eine deutliche Verminderung der Markscheidenlipoide (Cerebroside und Phosphatide) bei normalem oder sogar erhöhtem Cholesteringehalt. Die Ganglioside erscheinen — entsprechend den zahlenmäßig stark reduzierten Nervenzellen — deutlich erniedrigt. In den vorhandenen Ganglienzellen besteht die Speicherung des Gangliosids G_{D_3}, welches 2 Hexosen und 2 Moleküle N-Acetylneuraminsäure enthält und dessen Struktur noch nicht aufgeklärt ist.	Bei Auftreten der charakteristischen Symptome unmittelbar oder wenige Wochen nach der Geburt und dem gleichzeitigen Fehlen einer Hepatosplenomegalie ist an die kongenitale Form der amaurotischen familiären Idiotie zu denken. Hirn- und Rectumbiopsie können dem Nachweis von speichernden Ganglienzellen dienen. Bewiesen wird die Diagnose durch die post mortem mögliche Differenzierung der Ganglioside des zentralen Nervensystems. **Differentialdiagnostisch** muß an andere Speicherkrankheiten mit frühinfantilen Verlaufsformen, wie M. Niemann-Pick und M. Gaucher oder Glykogenosen gedacht werden.
Makroskopische Veränderungen beschränken sich ausschließlich auf das ZNS. Das Gehirn zeigt verdickte Meningen und ist bis zu einem Jahr nach Krankheitsausbruch atrophisch mit geschrumpften Gyri und verbreiterten Sulci; nach Überleben des 1. Krankheitsjahres werden Gewichts- und Größenzunahme um etwa 10—25%, selten bis zu 50% über der altersentsprechenden Norm beobachtet bei gleichzeitig progressiver Atrophie von Stamm- und Kleinhirn. Die weiße Substanz ist geschwollen, mucoid, ödematös und von cystisch-degenerativen Herden durchsetzt. **Histologisch** findet sich die charakteristische, ballonartige Schwellung nahezu sämtlicher Ganglienzellen und ihrer Dendriten; der Kern ist durch reichliches Speichermaterial an die Zellperipherie gedrängt. Die Glia ist in örtlich unterschiedlichem Ausmaß proliferiert. Im Großhirn besteht diffuse, im Cerebellum geringgradige Demyelinisierung. *Elektronenoptisch* werden charakteristische Partikel, sog. **„membranous cytoplasmic bodies"**, lamellär angeordnete lipoid- und proteinhaltige Aggregate in den speichernden Ganglienzellen, nachgewiesen. **Histochemisch** zeigt die intracelluläre Substanz der Ganglienzellen positive Bial-Reaktion als Beweis für neuraminsäurehaltiges Material.	Charakteristischer Befund ist eine Erhöhung der Ganglioside des Gehirns auf das 5—15fache der Norm; 80—90% davon entfallen auf das Gangliosid G_{GNT_rII}, das sog. Tay-Sachs-Gangliosid, welches normalerweise nur in Spuren unter 5% vorkommt. Die übrigen Ganglioside sind zum Teil absolut vermindert. Das in den speichernden Ganglienzellen enthaltene Tay-Sachs-Gangliosid liegt zum Teil — zusammen mit Cholesterin und Phosphatiden — in Form der lamellär angeordneten „membranous cytoplasmic bodies" vor. Cerebroside und Sphingomyelin (Markscheidenlipoide!) sind, entsprechend der Demyelinisierung, vermindert; im Liquor cerebrospinalis können sie leicht vermehrt vorkommen.	Die Ausbildung der typischen neurologischen Symptome in früher Kindheit, meist im Säuglingsalter beginnend, fortschreitende Erblindung und Nachweis des kirschroten Fleckes an der Stelle der Fovea centralis weisen auf das Vorliegen der Tay-Sachsschen Krankheit hin. Eine Hepatosplenomegalie wie bei M. Niemann-Pick oder M. Gaucher fehlt. Das Vorliegen der metachromatischen Leukodystrophie kann durch das Fehlen des typischen Augenbefundes sowie den Nachweis eines charakteristischen Sulfatides im Urin ausgeschlossen werden. Durch Hirn- oder Rectumbiopsie läßt sich die Diagnose histologisch und/oder histochemisch erhärten und durch den chemischen Nachweis des Gangliosids G_{GNTrII} beweisen.

Tabelle 102

Krankheit	Ätiologie/Pathogenese	Klinisches Bild
Spät-infantile amaurotische familiäre Idiotie Synonyma: Amaurotische Idiotie vom Typ Jansky-Bielschowsky	**Ätiologie.** Autosomal-recessiver Erbgang ist anzunehmen. Bevorzugter Befall der jüdischen oder einer anderen Rasse liegt nicht vor; beide Geschlechter werden gleich häufig befallen. Die **Pathogenese** ist noch ungeklärt. Eine Blockierung des enzymatischen Abbaus des gespeicherten Gangliosids G_{GNT} I kann vermutet werden. Dieses Gangliosid unterscheidet sich vom Tay-Sachs-Gangliosid G_{GNTrII} nur durch ein zusätzliches Galaktosemolekül (vgl. Nomenklatur der Ganglioside, Folge 1).	Diese Form beginnt später als die Tay-Sachssche Krankheit, meistens zwischen dem 2. und 4. Lebensjahr. Erste **Symptome** sind Intelligenzabfall sowie Verlust bereits erlernter Sprechfähigkeit. Es entwickeln sich cerebellare Ataxie und extrapyramidale Störungen. Ein kirschroter Fleck ist selten, häufig dagegen sind Retinitis pigmentosa und pathologische Pupillenreaktionen. Der **Verlauf** erstreckt sich über mehrere Jahre und dauert bei späterer Manifestation noch länger. Nach langsamer Ausbildung einer Idiotie künden Somnolenz, Synkopen und Grand mal-Anfälle das Endstadium an.
Juvenile amaurotische familiäre Idiotie Synonyma: Amaurotische Idiotie vom Typ Spielmeyer-Vogt; Battens disease; maculo-cerebrale Degeneration	**Ätiologie.** Der Erbgang ist autosomal recessiv. Die meisten Fälle (über 100) sind in Schweden beschrieben. Unter Juden wurde die Krankheit bisher nicht beobachtet, dagegen bei einem farbigen Kind. Die **Pathogenese** ist unklar. Eine für die neurologischen und ophthalmologischen Ausfälle verantwortliche Speicherung durch bestimmte Ganglienzellen kann vermutet, ein charakteristisches Gangliosid konnte bisher nicht nachgewiesen werden.	Die Kinder erkranken zwischen dem 5. und 7. Lebensjahr, häufig nach zunächst normalen Schulleistungen. **Symptome.** Intelligenzverlust und Sehbehinderung sind erste Zeichen, Retinitis pigmentosa, Strabismus, Nystagmus folgen. Sprechstörungen wie Stottern, ferner Athetose, cerebellare Ataxie und Gehunfähigkeit treten auf. Muskelatrophie und Kontrakturen sind Spätsymptome, ebenso Störungen des vegetativen Nervensystems (Akrocyanose der Hände und Füße u. a.). **Verlauf.** Über 80% der Patienten entwickeln zwischen 10 und 12 Jahren epileptische Anfälle. Bei schließlich völliger Idiotie und Erblindung tritt der Tod meistens noch vor Beginn der Pubertät ein. Im *EEG* finden sich meistens pathologische, aber unspezifische Veränderungen. Im *Liquor cerebrospinalis* ist das Protein durchweg erhöht. Im *Blut* können „vacuolisierte Lymphocyten" gefunden werden.
Adulte amaurotische familiäre Idiotie Synonyma: Amaurotische Idiotie vom Typ Kufs-Hallervorden	**Ätiologie.** Der Erbgang ist vermutlich autosomal recessiv. Die Bevorzugung einer bestimmten Rasse sowie Geschlechtsprädisposition liegen nicht vor. Die **Pathogenese** scheint in einem Enzymdefekt mit Blockierung des Gangliosidabbaus zu liegen.	Erste **Symptome** treten erst nach der Pubertät, selten nach dem 25. Lebensjahr auf und bestehen überwiegend in psychischen Veränderungen. Störungen des extrapyramidalen Systems sowie cerebrale Krampfanfälle sind häufig. Sehstörungen, Retinitis pigmentosa und Opticusatrophie werden selten, Blindheit nie beobachtet (paradox zur Bezeichnung „amaurotisch"). **Verlauf.** Nach chronischem, häufig Jahrzehnte dauerndem Verlauf tritt im Stadium einer Pseudobulbärparalyse oder eines allgemeinen Marasmus der Tod ein.

(Fortsetzung)

Pathologisch-anatomische Veränderungen	Lipoidchemische Befunde	Diagnose
Gehirn und Rückenmark sind atrophisch mit verschmälerten Gyri und verbreiterten Sulci. Gelegentlich besteht Hydrocephalus externus. Weiße Substanz und Cerebellum erscheinen fester als normal, die graue Substanz ist erweicht. **Histologisch** finden sich wiederum speichernde Ganglienzellen, weniger stark gebläht als bei M. Tay-Sachs, daneben bestehen völlig intakte Bezirke mit normalen Ganglienzellen. Gliaproliferation ist die Regel in den betroffenen Regionen. **Histochemisch** spricht die positive Bial-Reaktion für Speicherung neuraminsäurehaltiger Substanzen.	Bis heute liegen nur spärliche Analysenergebnisse vor. Der Gangliosidgehalt im Gehirn ist auf das 3—5fache erhöht; der größte Teil besteht aus dem Gangliosid G_{GNT} I, die übrigen Gangliside sind meist absolut erniedrigt. Das Tay-Sachs-Gangliosid G_{GNTr} II ist nicht vermehrt.	Manifestationsalter, Verlust bereits ausgebildeter Intelligenz, und Vorkommen bei Nichtjuden sind wichtige Kriterien für die Krankheit und ihre Abgrenzung gegenüber der infantilen amaurotischen familiären Idiotie. Die Unterscheidung gegenüber der Myoklonus-Epilepsie vom Typ Unverricht-Lundberg und anderen ähnlichen Krankheitsbildern ist oft erst durch den chemischen Nachweis des Gangliosids G_{GNT} I möglich. Gleichzeitige Gangliosidspeicherung in visceralen Organen spricht für neuroviscerale Gangliosidose.
Makroskopisch erscheint das zentrale Nervensystem unauffällig. **Histologisch** finden sich auf 2—4fache Größe angeschwollene Ganglienzellen, daneben sind manche Regionen überhaupt nicht befallen. Im Gegensatz zum M. Tay-Sachs fehlen die Zeichen einer Demyelinisierung, die weiße Substanz ist nicht betroffen. Makro- und zum geringeren Teil auch Mikroglia zeigen Hypertrophie und Hyperplasie. **Histochemisch** läßt sich in den speichernden Ganglienzellen Bial-positives Glykolipoid nachweisen.	Eine signifikante Vermehrung von Gangliosiden oder anderen Lipoiden ist nicht nachweisbar, die bisher vorliegenden Analysen sind spärlich. Der histochemische Verdacht auf Gangliosidanreicherung in den geblähten Ganglienzellen ist chemisch noch nicht sicher bestätigt worden.	Der Beginn nach der Einschulung mit Intelligenzverlust, nachfolgender Sehverschlechterung und Retinitis pigmentosa und schließlich fortschreitenden neurologischen Ausfällen weisen auf die Diagnose hin. M. Niemann-Pick und M. Gaucher sind durch Hepatosplenomegalie und Nachweis gespeicherten Lipoids abgrenzbar.
Makroskopisch erscheint das Gehirn unauffällig. **Histologisch** finden sich für die Gangliosidosen typische, geblähte Ganglienzellen, jedoch in weit geringerem Ausmaß als bei den akut verlaufenden amaurotischen Idiotien. Corpus striatum und Nucleus amygdalae sind stärker betroffen als die Rindenzonen. **Histochemisch** läßt sich in den Meningen und dem Plexus chorioideus lipoidhaltiges Pigment nachweisen.	Eindeutige Analysen liegen nur spärlich vor. Befunde über eine geringe Vermehrung des Tay-Sachs-Gangliosids und seines entsprechenden neuraminsäurefreien Derivates konnten bisher nicht bestätigt werden. Die Zuordnung zu den Gangliosidosen erfolgt aufgrund speichernder Ganglienzellen.	Später Beginn mit zunächst psychiatrischen Zustandsbildern, extrapyramidalen Symptomen und Inkonstanz der Sehstörungen gestatten eine Unterscheidung gegenüber anderen protrahiert verlaufenden Formen der Gangliosidosen. Schwierig kann die Abgrenzung gegenüber M. Alzheimer sein.

Tabelle 102

Krankheit	Ätiologie/Pathogenese	Klinisches Bild
Neuroviscerale Gangliosidose Synonyma: „Pseudo-Hurler disease"; „systemic late infantile lipidosis with relationship to Tay-Sachs disease and gargoylism"	Über die **Ätiologie** ist wenig bekannt; bisher sind nur Kinder nichtjüdischer Eltern erkrankt. **Pathogenetisch** muß man sich auf die Annahme eines das Gangliosid G_{GNT} I betreffenden Abbaudefektes beschränken. Auffällig erscheint die Speicherung eines für das Nervengewebe spezifischen Gangliosids in visceralen Organen.	Innerhalb der letzten 8 Jahre wurden 13 Fälle mit Gangliosidspeicherung in ZNS und visceralen Organen mitgeteilt. Die **Symptomatik** ist ähnlich der bei Tay-Sachsscher Krankheit, ihr Beginn fällt ins 1. Lebensjahr, meist in dessen 1. Hälfte. Äußerlich können Zeichen von Gargoylismus bestehen. Neben körperlicher und geistiger Entwicklungsverzögerung finden sich häufig Skeletveränderungen sowie Hepatosplenomegalie. Ein kirschroter Fleck ist selten. Die meisten Fälle zeigen im Blut vacuolisierte Lympho- oder Monocyten. **Verlauf.** Die Kinder sterben meist innerhalb eines Jahres; nur selten wird das 2. Lebensjahr überschritten.
Gargoylismus (heute unterteilt in die Mucopolysaccharidosen Typ I—V: Hurler; Hunter; Sanfilippo; Morquio-Brailsford; Scheie)	**Ätiologie.** Recessiver Erbgang; bei der Hunterschen Krankheit X-chromosomal geschlechtsgebunden, bei den übrigen autosomal. **Pathogenese.** Verdacht auf gestörte Synthese bestimmter Mucopolysaccharide; auch ein gestörter Abbau kommt in Betracht.	Zwergwuchs mit zu großem Kopf und an Wasserspeier gotischer Kathedralen erinnerndes Gesicht haben der Krankheitsgruppe den Namen gegeben. Diese Symptome sind neben geistigen und körperlichen Entwicklungsstörungen (Skeletdeformitäten, Hornhauttrübung u.a.) bei den einzelnen Typen unterschiedlich stark ausgeprägt. Normale Intelligenz bei Typ V (Scheie).

g) Heredopathia ataktica polyneuritisformis (sog. Refsum-Syndrom)

Bei diesem durch den norwegischen Neurologen REFSUM erstmalig beschriebenen Krankheitsbild handelt es sich um eine Lipoidose mit Anhäufung von *Phytansäure* (3,7,11,15-Tetramethylpalmitinsäure). Die Phytansäure entsteht im Organismus durch Oxydation von Phytol aus der Nahrung. Neue Untersuchungen haben nachweisen lassen, daß beim Refsum-Syndrom ein *Enzymdefekt* vorliegt, der die α-Oxydation des Phytansäureabbaues bedingt. Ob Phytan eine pathogenetische Rolle für die auftretenden zentralnervösen Symptome spielt oder ob der gestörte Phytansäureabbau nur Ausdruck einer allgemeinen Störung der α-Oxydation im Zentralnervensystem ist, muß noch offen bleiben. Die *neurologischen Hauptsymptome* sind: Augenhintergrundsveränderungen nach Art einer atypischen Retinitis pigmentosa, Nachtblindheit, konzentrische Gesichtsfeldeinengung, Erscheinungen chronischer Polyneuropathie mit progredienten distal betonten Paresen der Extremitäten, Ataxie und Nystagmus, Eiweißvermehrung im Liquor cerebrospinalis ohne Erhöhung der Zellzahl.

Wahrscheinlich besteht ein autosomal-recessiver Erbgang. Von 18 Familien mit insgesamt 33 Patienten bestand 8mal Blutsverwandtschaft.

Literaturhinweise

FLASCHENTRÄGER, B., u. E. LEHNARTZ: Physiologische Chemie. Berlin-Göttingen-Heidelberg: Springer 1954.

GOFMAN, J. W., H. B. JONES, TH. P. LYON, F. LINDGREN, B. STRISOWER, D. COLMAN, and V. H. HERRING: Blood lipids and human atherosclerosis. Circulation 5, 119 (1952).

GOULD, R. G.: Symposion of atherosclerosis. Publication 338 of Nation. Acad. of Sciences.

KAHLKE, W.: Lipoidosen. In: Fortschr. Med. 85, 818, 868, 960, 1010 (1967); 86, 116 (1968).

KLENK, E.: Phosphatische und zuckerhaltige Lipoide. In: FLASCHENTRÄGER-LEHNARTZ: Physiologische Chemie. Berlin-Göttingen-Heidelberg: Springer 1951.

LANG, K.: Der intermediäre Stoffwechsel. Berlin-Göttingen-Heidelberg: Springer 1952.

(Fortsetzung)

Pathologisch-anatomische Veränderungen	Lipoidchemische Befunde	Diagnose
Makroskopisch zeigt das ZNS ausgeprägte Degenerationsprozesse. **Histologisch** sind deutlich geschwollene, teils ballonartig aufgetriebene Ganglienzellen nachweisbar. **Histochemisch** läßt sich Speicherung von Glykolipoiden nachweisen. „Schaumzellen" werden in Leber, Milz, Lunge, Knochenmark und Lymphknoten sowie in den Glomerula der Nieren gefunden. Diese Zellen imponieren als glykolipoidspeichernde Histiocyten.	Der Gangliosidgehalt im ZNS kann das 5—10fache der Norm erreichen. Bei seiner Differenzierung findet man die Anreicherung des Gangliosids G_{GNT} I bis zu 85%. Die übrigen Ganglioside sind entsprechend vermindert. Auch aus visceralen Organen läßt sich ein Gangliosid mit den Eigenschaften G_{GNT} I isolieren. Damit sind die Speichersubstanzen bei der neurovisceralen Gangliosidose und der spätinfantilen amaurotischen familiären Idiotie identisch.	Körperliche und psychische Entwicklungshemmung im 1. Lebensjahr, Hepatosplenomegalie, Skeletdeformitäten, vacuolisierte Lympho- oder Monocyten bei nachweisbaren Schaumzellen in Knochenmark und visceralen Organen weisen hin auf das Vorliegen einer neurovisceralen Gangliosidose. Im Gegensatz zum Gargoylismus fehlt die Ausscheidung von Chondroitinsulfat, Heparitinsulfat oder Keratosulfat im Urin.
Makroskopisch stehen die schon äußerlich und röntgenologisch erkennbaren Veränderungen an Knochen und Gelenken im Vordergrund. Starke Verdickung von Herzklappen und Endokard sind häufig. **Histologisch** werden (in Typ I und II) speichernde Zellen (Glykogen, Glykolipoide) in ZNS, Leber und anderen Organen gefunden. Viele Ganglienzellen sind ballonartig aufgetrieben wie bei M. Tay-Sachs-Krankheit.	Viele Fälle von Gargoylismus zeigen Gangliosidspeicherung in Zellen des ZNS, häufig begleitet von verminderten Markscheidenlipoiden. Mucopolysaccharide und Ganglioside haben manche Bausteine gemeinsam. Aussagen über sichere Zusammenhänge bezüglich ihrer gemeinsamen Speicherung bei bestimmten Mucopolysacchariden fehlen.	Bei fehlenden oder nur angedeuteten charakteristischen Gesichts- und Skeletveränderungen kann die vermehrte Ausscheidung von Chondroitinsulfat B und/oder Heparitinsulfat (bzw. Keratosulfat bei Typ IV) das Vorliegen einer Mucopolysaccharidose beweisen.

Lipoide: 16. Kolloquium Dtsch. Ges. für physiologische Chemie 1965.

PILZ, H., D. MÜLLER, K. SANDHOFF u. V. TERMEULEN: Tay-Sachssche Krankheit mit Hexosaminidase-Defekt. Dtsch. med. Wschr. **1968**, 1833.

SCHETTLER, G.: Lipoidosen. In: Handbuch der inneren Medizin, Bd. VII/2, S. 629. Berlin-Göttingen-Heidelberg: Springer 1955.

— Lipids and lipidoses. Berlin-Heidelberg-New York: Springer 1967.

—, u. R. SANWALD (Hrsg.): Pathophysiologische und klinische Aspekte des Fettstoffwechsels. Symposion Heidelberg 1965. Stuttgart: Georg Thieme 1966.

STANBURY, J. B., J. B. WYNGAARDEN, and D. S. FREDRIKSON: The metabolic basis of inherited diseases. New York 1966.

THANNHAUSER, S. J.: Lipoidosis. Diseases of the cellular lipid metabolism. New York 1950.

ZÖLLNER, N.: Lipoidstoffwechsel. In: THANNHAUSERs Lehrbuch des Stoffwechsels und der Stoffwechselkrankheiten. Stuttgart: Georg Thieme 1957.

Energiestoffwechsel

I. Energiebilanz des Organismus

1. Messungen des Gesamtstoffwechsels

Calorieneinnahme und -ausgabe bestimmen nach dem Gesetz von der Erhaltung der Energie, das nach RUBNERs grundlegenden Untersuchungen auch für den menschlichen Organismus Geltung hat, den Bestand des Einzelindividuums an Körpersubstanz. Jedes Individuum hat seinen ihm eigenen Energieverbrauch. Es kommt für die Erhaltung seines Körperbestandes darauf an, daß die ihm adäquate Calorienzufuhr gewährleistet ist. Ob Soll und Haben ausgeglichen sind, ist eine Frage

entsprechend ihrem Brennwertgehalt gegenseitig vertreten können. Dieses Gesetz ist jedoch nur bedingt gültig. Wird nämlich das sog. Eiweißminimum unterschritten, so kommt es zur Einschmelzung von körpereigenem Eiweiß. Ebenso ist die Zufuhr eines Fettminimums notwendig.

Da der Organismus Glykogen nur in begrenztem Umfang, Eiweiß gar nicht zu speichern vermag, besteht sein Energiereservoir in Fettdepots. Kohlenhydrate und Eiweiße kön-

Tabelle 103

Es verbrennt		O_2-Verbrauch in cm³	CO_2-Bildung in cm³	Wärme-Bildung in Cal	Calorischer Wert für 1 l	
1 g	Cal				O_2	CO_2
Eiweiß	4,1	966,3	773,9	4,316	4,485	5,567
Fett	9,4	2019,3	1427,3	9,461	4,686	6,629
Stärke	4,1	828,8	828,8	4,182	5,047	5,047

der Energiebilanz. Es können in einen sonst gesunden Organismus zuviel oder zu wenig Energien hineingesteckt werden. Es kann aber auch durch Erkrankungen die Energiebilanz dadurch gestört werden, daß der Stoffwechsel gesenkt oder gesteigert wird (z. B. Thyreotoxikose, Fieber) und bei einer Calorienzufuhr, die dem gesunden Zustand adäquat sein würde, die aufgenommene Calorienmenge zu niedrig oder zu hoch ist.

Die Zufuhr von Energie geschieht durch die Aufnahme der Nährstoffe Eiweiß, Fett und Kohlenhydrate. Jeder von ihnen hat einen ihm eigenen Brennwert, der in einer Calorimeterbombe gemessen werden kann und in der Einheit der großen Calorie ausgedrückt wird (s. Tabelle 103). Dabei ist zwischen physikalischer Verbrennungswärme und Nutzwert zu unterscheiden. Eine zu beachtende Differenz dieser beiden Größen ist nur bei den Eiweißen festzustellen (physikalische Verbrennungswärme für 1 g Eiweiß = 5,5—5,6 Cal, Nutzwert nach RUBNER = 4,1 Cal). Sie beruht darauf, daß Eiweiß nur bis zum Harnstoff abgebaut wird.

Das Gesetz der „Isodynamie" von RUBNER besagt, daß die einzelnen Nahrungsstoffe sich

nen vom Organismus in Fett umgewandelt werden (s. Kap. Kohlenhydrat- und Eiweißstoffwechsel).

Zur Messung der vom Organismus verbrannten Nährstoffe stehen prinzipiell zwei Methoden zur Verfügung:

1. Die direkte Calorimetrie beruht auf der Messung des Brennwertes der Nahrung unter Abzug des Brennwertes von Harn und Kot und auf Messung der vom Körper abgegebenen Wärme.

2. Die indirekte Methode zur Messung des Gesamtstoffwechsels bedient sich der gasanalytischen Bestimmung des aufgenommenen O_2 und des abgegebenen CO_2.

Die Nährstoffe Eiweiß, Fett und Kohlenhydrate bedürfen zu ihrer Verbrennung jeweils einer bestimmten Menge O_2 und bilden eine für sie jeweils spezifische Menge CO_2 (s. Tab. 2). Daraus ergibt sich ein für Eiweiß, Fett und Kohlenhydrate jeweils konstantes molares Verhältnis von ausgeschiedenem CO_2 zu aufgenommenem O_2, das als *Respiratorischer Quotient* (RQ) bezeichnet wird. Der RQ beträgt für Eiweiß 0,8, Fett 0,7 und Kohlenhydrate 1,0.

Aus dem RQ und der O_2-Aufnahme bzw. der CO_2-Abgabe kann der Energieumsatz ermittelt werden. Zweckmäßigerweise bedient man sich dabei der Größe der O_2-Aufnahme, da die CO_2-Abgabe eine starke Ab-

Tabelle 104. ZUNTZ-SCHUMBURG-*Tafel*. (Modifiziert nach CATHCART)

RQ	Prozentualer Anteil am Sauerstoffverbrauch		Prozentualer Anteil an der Wärmebildung		Calorienäquivalent von 1 l O_2
	Kohlenhydrat	Fett	Kohlenhydrat	Fett	
0,718	0,0	100,0	0,0	100,0	4,735
0,75	11,4	88,7	12,0	88,0	4,770
0,80	29,1	70,9	30,4	69,6	4,826
0,85	46,8	53,2	48,4	51,6	4,881
0,90	65,5	35,5	66,0	34,0	4,936
0,95	82,3	17,7	83,2	16,8	4,992
1,00	100,0	0,0	100,0	0,0	5,047

hängigkeit von der Atmungstiefe aufweist. Für eine exakte Bestimmung muß der für den RQ gewonnene Wert in die auf die einzelnen Nährstoffe Eiweiß, Fett und Kohlenhydrate entfallenden Anteile des O_2-Verbrauchs aufgeschlüsselt werden. Das geschieht in der Weise, daß zunächst der auf die Eiweißverbrennung zu beziehende Anteil durch Bestimmung des ausgeschiedenen Harn-N (100 g Fleischeiweiß entsprechen 16,2 g Harn-N) aus dem RQ-Wert eliminiert wird. In dem verbleibenden RQ sind nur noch die Anteile für Fett- und Kohlenhydrate enthalten, deren jeweilige Relation aus der Tabelle zu entnehmen ist.

In praxi ist es möglich, zur Bestimmung des Energiehaushaltes einen mittleren RQ von 0,85 zugrunde zu legen. Zur Aufstellung einer genauen Energiebilanz wäre es notwendig, den gesamten Tagesumsatz festzustellen. Eine solche Bestimmung scheitert jedoch an technischen Schwierigkeiten.

Man gliedert den Energiebedarf des Organismus in die Größen des Grundumsatzes und des Arbeitsumsatzes.

2. Grundumsatz

Als Grundumsatz (Ruhe-Nüchtern-Umsatz) bezeichnet man den Energieumsatz des völlig ruhenden, nüchternen Organismus am Morgen, 12—18 Std nach der letzten Nahrungsaufnahme, bei normaler Körpertemperatur und einer Umgebungstemperatur von 20° C, wobei die zuletzt aufgenommene, eiweißhaltige Nahrung 24 Std vor der Bestimmung liegen soll. Unter normalen Bedingungen besteht ein konstantes Verhältnis zwischen Energieverbrauch und Körperoberfläche. Die Bestimmung der Körperoberfläche ist nur annäherungsweise aus Körpergröße und Körpergewicht möglich. Meist wird die von DU BOIS und DU BOIS angegebene Formel benutzt (s. Abb. 325):

$$(\text{Oberfläche in cm}^2) = (\text{Gewicht in kg})^{0,425}$$
$$\cdot (\text{Größe in cm})^{0,725} \cdot 71,84 .$$

Die engen Beziehungen zwischen Stoffwechselgröße und Körperoberfläche lassen sich bereits aus theoretischen Überlegungen postulieren. Bei der konstanten Körpertemperatur des Warmblüters müssen Wärmebildung und Wärmeabgabe gleich sein. Bei einer bestimmten Temperatur der Oberfläche ist die Wärmeabgabe und damit auch die Wärmebildung eine Funktion der Oberfläche. Neben der Oberfläche ist der Grundumsatz abhängig vom Geschlecht und Alter (s. Abb. 326). Der Grundum-

Bestimmung der Körperoberfläche

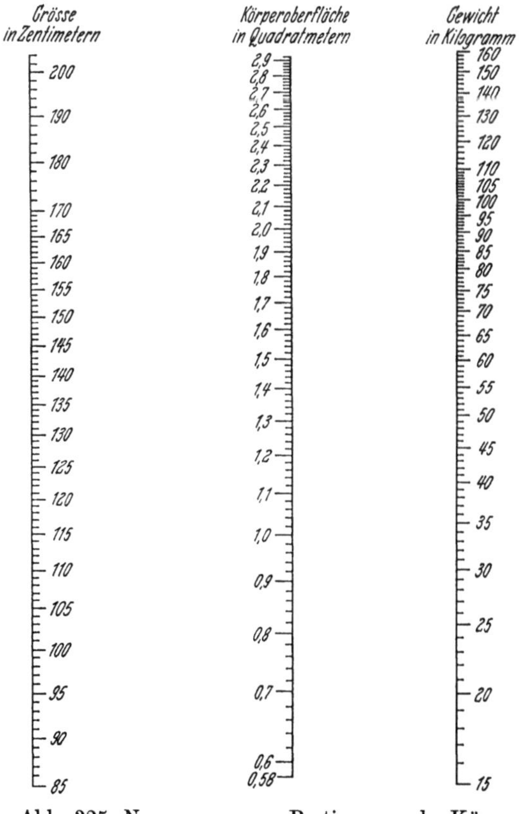

Abb. 325. Nomogramm zur Bestimmung der Körperoberfläche nach der Formel von DU BOIS und DU BOIS aus Größe und Gewicht. (Nach den Wissenschaftlichen Tabellen der Firma Geigy, Basel 1953)

44 Grosse-Brockhoff, Path. Physiologie, 2. Aufl.

satz für Frauen liegt bei gleicher Oberfläche um 10% niedriger als der für Männer. Während der Kindheit und der Pubertät ist der Energieum-

satz sehr viel höher als im Erwachsenenalter, wohl im wesentlichen eine Folge der Wachstumsvorgänge und der im Verhältnis zum Ge-

Tabelle 105. *Sollwerte für die Wärmebildung je Quadratmeter und Stunde.* (Nach BOOTHBY und BERKSON und DUNN)

Männer		Frauen		Männer		Frauen	
Alter in Jahren	Cal/m² Std	Alter in Jahren	Cal/m²/Std	Alter in Jahren	Cal/m² Std	Alter in Jahren	Cal/m²/Std
6	53,00	6	50,62	18¹/₂	42,70	15¹/₂	39,40
7	52,45	6¹/₂	50,23	19	42,32	16	38,85
8	51,78	7	49,12	19¹/₂	42,00	16¹/₂	38,30
8¹/₂	51,20	7¹/₂	47,84	20—21	41,43	17	37,82
9	50,54	8	47,00	22—23	40,82	17¹/₂	37,40
9¹/₂	49,42	8¹/₂	46,50	24—27	40,24	18—19	36,74
10	48,50	9—10	45,90	28—29	39,81	20—24	36,18
10¹/₂	47,71	11	45,26	30—34	39,34	25—44	35,70
11	47,18	11¹/₂	44,80	35—39	38,68	45—49	34,94
12	46,75	12	44,28	40—44	38,00	50—54	33,96
13—15	46,35	12¹/₂	43,58	45—49	37,37	55—59	33,18
16	45,72	13	42,90	50—54	36,73	60—64	32,61
16¹/₂	45,30	13¹/₂	42,10	55—59	36,10	65—69	32,30
17	44,80	14	41,45	60—64	35,48		
17¹/₂	44,03	14¹/₂	40,74	65—69	34,80		
18	43,25	15	40,10				

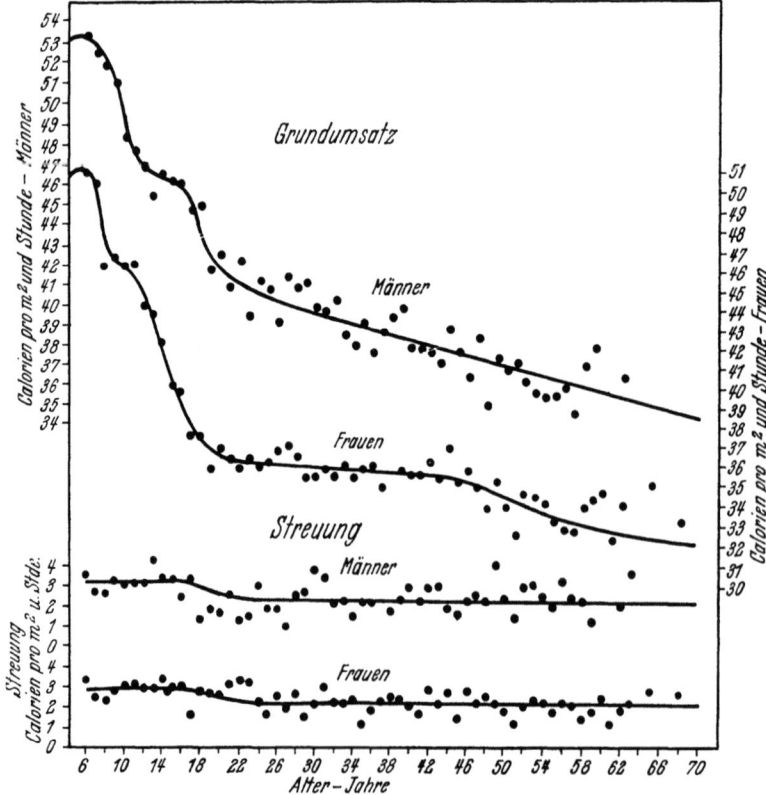

Abb. 326. Mittelwerte des Grundumsatzes und der Streuungen für alle Altersstufen (Punkte). Die Kurven stellen die mit statistischen Mitteln geglätteten Verbindungen dieser Punkte dar. (Nach BOOTHBY, BERKSON und DUNN, aus Zöllner, Thannhausers Lehrbuch des Stoffwechsels u. der Stoffwechselkrankheiten. Stuttgart: Georg Thieme 1958)

wicht und zur Körperlänge großen Körperoberfläche (s. Abb. 326). Vom Ende der Pubertät an findet sich ein stetiger und langsamer Abfall des Grundumsatzes. Vom 20. bis zum 50. Lebensjahr fällt er durchschnittlich um etwa 10% (s. Abb. 326 u. Tabelle 105). Als Norm kann man für Männer zwischen 20 und 30 Jahren 40 Cal/m²/Std und für Frauen gleichen Alters 36 Cal/m²/Std annehmen. Unter Grundumsatzbedingungen ist der RQ relativ konstant und liegt zwischen 0,785 und 0,800. Die Streuungsbreite des Grundumsatzes liegt bei ±15%.

3. Spezifisch-dynamische Wirkung und Luxuskonsumption

Nach einer Nahrungsaufnahme, die calorisch etwa dem Grundumsatz entspricht, tritt eine über den Grundumsatz hinausgehende Steigerung des Energieverbrauchs ein, die nicht durch die Verdauungsarbeit im Magen-Darm-Trakt erklärt werden kann. Die Höhe der spezifisch-dynamischen Wirkung ist für die einzelnen Brennstoffe verschieden: Für Eiweiß beträgt sie über 10%, gelegentlich bis zu 40%, für Kohlenhydrate 10% und für Fette 2—2,5% des Brennwertes, so daß bei normaler Kost eine durch die spezifisch-dynamische Wirkung bestimmte Steigerung des Energieverbrauchs zwischen 5—6% angenommen werden muß. Die spezifisch-dynamische Wirkung hält etwa 12 Std an. Die größte spezifisch-dynamische Wirkung kommt den Eiweißen zu. Sie ist ebenfalls nach Gabe von Aminosäuren zu beobachten, so daß man sie in Zusammenhang mit den Desaminierungsvorgängen gebracht hat. Für die Eiweiße ist mit ziemlicher Sicherheit nachgewiesen, daß der Ort der spezifisch-dynamischen Wirkung in der Leber zu suchen ist. Neben der spezifisch-dynamischen Wirkung gibt es eine sog. *Luxuskonsumption*: Wird Eiweiß dauernd im Überschuß zugeführt, so steigt die spezifisch-dynamische Wirkung stetig an. Der Grundumsatz kann noch 30—40 Std nach einer solchen Überernährung deutlich erhöht bleiben. Diese Luxuskonsumption wird auch als „sekundäre spezifisch-dynamische Wirkung" bezeichnet. Die Hypothese, daß es sich dabei um einen Schutz gegen übermäßigen Ansatz handele, ist nicht haltbar.

4. Der Arbeitsumsatz

Den größten Energiezuwachs erfährt der Organismus durch Muskelarbeit. Schon geringe Körperbewegungen steigern den Grundumsatz um 25%, schwere Arbeiten um das 3—4fache.

Bedarf des Menschen unter physiologischen Bedingungen:

Der Energieumsatz des erwachsenen Mannes von 70 kg beträgt in 24 Stunden bei absoluter Bettruhe und Nüchternzustand 1600 bis 1700 Cal, 1 Cal je Kilogramm Körpergewicht und Stunde oder 34,7 Cal je Quadratmeter Körperoberfläche und Stunde (Grundumsatz).

Bei absoluter Bettruhe und ausreichender Nahrungszufuhr etwa 10% mehr	1800—1850 Cal
Bei 8 Stunden Bettruhe und leichter Arbeit	2300 Cal
Bei 8 Stunden Nachtruhe und mittlerer körperlicher Arbeit	2800—3500 Cal
Bei 8 Stunden Nachtruhe und schwerer Arbeit	3500—4000 Cal

Der Energieverbrauch der Frau ist um durchschnittlich 10—15% niedriger.

Energieumsatz je Stunde (des Mannes von 70 kg):

	Cal	←GU
Bei absoluter Bettruhe	70	(70+ 10)
Bei strammem Stehen	78	(70+140)
Bei horizontalem Gehen (3,6 kg/m/Std)	210	(70+280)
Bei raschem Gehen (6 kg/m/Std)	350	(70+290)
Bei Bergsteigen je nach Gang und Steigung (300—500 m Steigung/Std)	360—580	(70+510)
Radfahren (15 km/Std)	380	(70+310)
Schwimmen	640	(70+570)

Der tatsächliche Mehrumsatz für 1 kg/m Arbeit beträgt bei Menschen 7—10 Cal. Der bei der Arbeit geleistete Mehraufwand an Verbrennung wird zu 23—33% in mechanische Arbeit umgesetzt, 67—77% geht in Wärme über.

Abb. 327 zeigt die Energieumsätze für verschiedene Berufe als Richtwerte. Wenn bei Sportlern an Einzeltagen durch Höchstleistungen maximale Umsätze bis zu 12000 Cal/Tag erreicht werden können, so liegen die Umsätze, die bei schwerer körperlicher Arbeit auf die Dauer geleistet werden können, viel niedriger. Der Höchstwert, den ein Arbeiter ohne gesundheitliche Schäden dauerhaft leisten kann, liegt bei etwa 4800 Cal/Tag. Für Beanspruchungen darüber hinaus ist die Nahrungskapazität des Menschen auf längere Sicht jedenfalls nicht ausreichend.

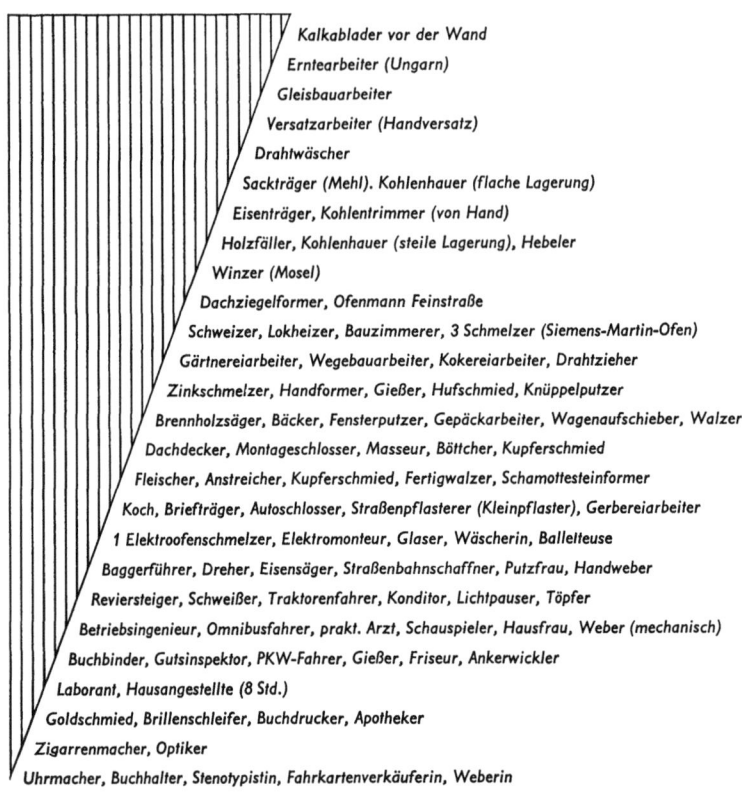

Abb. 327. Durchschnittlicher Tagesbedarf an kcal bei verschiedenen Berufen. (C. LEHMANN, Hrsg.: Handbuch der gesamten Arbeitsmedizin, Bd. I, Arbeitsphysiologie, G. LEHMANN: Energetik des arbeitenden Menschen. Berlin-München-Wien: Urban & Schwarzenberg, 1961)

II. Fettleibigkeit, Magersucht und Energiestoffwechsel

1. Fettleibigkeit

a) Definition

Von Fettleibigkeit (Obesitas, Adipositas) oder auch von Fettsucht wird gesprochen, wenn das Körpergewicht eines Menschen das Sollgewicht um mehr als 10% übersteigt. Zur Bestimmung des Sollgewichtes ist die Formel von BROCA weit verbreitet:

(Sollgewicht in kg) = (Körperlänge in cm)—100.

Als exakter gilt die Formel von BORNHARDT:

$$(\text{Sollgewicht in kg}) = \frac{(\text{Körperlänge in cm}) \cdot (\text{Mittl. Brustumfang in cm})}{240}$$

(Von der Fettsucht muß eine Übergewichtigkeit durch Wasserretention differenziert werden.)

b) Pathogenese

Die früher geübte Trennung zwischen „endogener" und „exogener" Fettsucht ist heute nicht mehr gerechtfertigt. Der Fettsucht liegt eine Verschiebung des Gleichgewichts von Nahrungsaufnahme auf der einen und Energieabgabe in Form von Wärme und Arbeit auf der anderen Seite zugrunde. Der Energieüberschuß wird vom Organismus als Fettdepot gespeichert. Bei pathologisch gesteigertem Hungertrieb hat der Hunger seine Funktion als Regulativ der Nahrungsaufnahme im Verhältnis zum Energieverbrauch verloren. Nimmt beispielsweise ein Mann von 75 kg Körpergewicht täglich 80 Cal (etwa 8—9 g Butter) über seinen Bedarf hinaus zu sich, so wird seine Gewichtskurve zunächst steil ansteigen. Mit zunehmender Körperoberfläche nimmt aber auch sein Ruhenüchternumsatz zu. Somit wird die Gewichtszunahme immer geringer werden: Der Fettsüchtige kommt von der „dynamischen" in die „stabile" Phase (s. Abb. 328). Er lebt auf einem „höheren" Niveau als der Normalgewichtige. Erreicht der Adipöse durch eine

Dem *psychogenen* Faktor der Fettsucht kommt eine ganz entscheidende Bedeutung zu. Die Diskrepanz zwischen Appetit und Nahrungsbedarf ist letzten Endes stets der ausschlaggebende pathogenetische Faktor des Fettwerdens. Es sind zu unterscheiden das „Überessen" aus Gewohnheit und das „Überessen" wegen mangelnden Widerstandes gegen

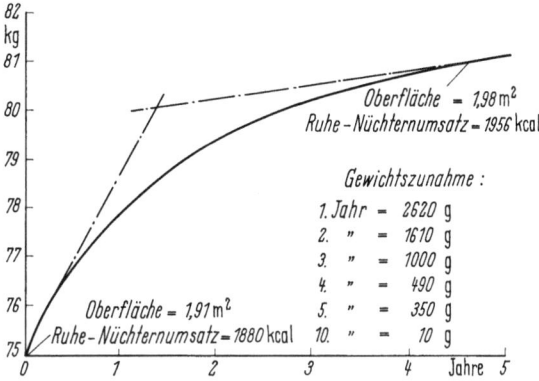

Abb. 328. Zu erwartende Gewichtszunahme bei einer täglichen Überschreitung der Kalorienzufuhr von 80 Kalorien über den notwendigen Bedarf. Die ausgezogene Linie zeigt die immer geringer werdende Gewichtszunahme in Abhängigkeit von der Vergrößerung der Körperoberfläche an. Die gestrichelten Linien geben die Anstiegsgeschwindigkeit im ersten und im fünften Jahr an. [Nach NEWBOURGH, aus GROSSE-BROCKHOFF, Obesitas als Stoffwechselproblem. Helv. med. Acta **19**, 271, (1952)]

Fastenkur wieder sein Sollgewicht, so verläuft die Kurve entsprechend, d.h. er nimmt zunächst schnell, im weiteren Verlauf viel weniger drastisch an Gewicht ab. Dieses Beispiel zeigt, daß kleine Ursachen mit der Zeit große Wirkungen entfalten.

Tierexperimentell läßt sich eine Fettsucht durch Zerstörung des Bodens des 3. Ventrikels erzeugen (*hypothalamische Fettsucht*). Die Tiere fressen mehr und zeigen eine herabgesetzte Motilität. Beim Menschen sind Craniopharyngiome vielfach für eine Zerstörung des Zwischenhirns verantwortlich, die mit einer Fettsucht einhergehen. Bei der Fettsucht der echten Dystrophia adiposohypogenitalis handelt es sich auch um eine hypothalamische.

Inwieweit *konstitutionelle* Faktoren bei der Pathogenese der Fettsucht mit verantwortlich zu machen sind, ist noch nicht endgültig entschieden. Die Auswertung größerer anthropologischer Meßreihen spricht gegen die frühere Annahme von zu Fettsucht neigenden Körperbautypen. Von Interesse sind in diesem Zusammenhang Beobachtungen an Mäusestämmen, bei denen ein sog. „Fettsucht-Hyperglykämiesyndrom" als erbliche Anomalie auftritt.

das Nahrungsangebot. Viele Fettsüchtige verdanken ihr Übergewicht der Lust am kulinarischen Genuß, bei anderen ist das „Überessen" als Ersatzreaktion für andere versäumte Genüsse anzusehen.

Zur ersten Gruppe zählen vornehmlich ältere Menschen, deren Energieverbrauch durch herabgesetzte Motilität abgenommen hat, deren Calorienzufuhr jedoch gleichgeblieben ist. Ähnlich liegen die Verhältnisse bei bettlägerigen und körperbehinderten Fettsüchtigen.

Zu der zweiten Gruppe gehören solche Personen, die durch berufsmäßigen Kontakt zu einer übermäßigen Nahrungsaufnahme verführt werden (Metzger, Köchinnen). Die dritte Gruppe der Genußsüchtigen braucht nicht weiter charakterisiert zu werden.

Der Fettansatz der zur vierten und letzten Gruppe Gehörigen wird gern als „Kummerspeck" bezeichnet. Es handelt sich um Personen, für die die übermäßige Nahrungszufuhr eine Ersatzhandlung darstellt.

Die frühere Abgrenzung von *endokrin* bedingten Fettsuchttypen wird nicht mehr aufrechterhalten. Es besteht heute allgemein die Ansicht, daß es eine endokrine Fettsucht nur insofern gibt, als das Endocrinium einen Einfluß auf den Nahrungsaufnahmetrieb und auf die Fettverteilung hat: Das Fett ist beim Mann vorwiegend im Bereich des Stammes lokalisiert, bei der Frau dagegen an den Flanken, Oberarmen, Oberschenkeln und am Gesäß. Die beim M. Cushing sowie bei der Therapie mit Nebennierenrindenhormonen zu beobachtende Fettsucht wird auf das hierbei auftretende Gefühl eines relativen allgemeinen Wohlbefindens, das auch mit einem gesteigerten Appetit einhergeht, zurückgeführt.

c) Energiestoffwechsel bei Fettleibigkeit

Eine für die Fettsucht pathogenetische Stoffwechselstörung wurde bisher für den Menschen nicht gefunden. Der Grundumsatz ist, bezogen auf die Körperoberfläche, bei Fettsüchtigen normal. Geht man von einem relativ niedrigen Energieverbrauch des Fettgewebes aus und bezieht den gemessenen Energieverbrauch auf das Sollgewicht, so ist der Grundumsatz gegenüber dem Sollverbrauch sogar relativ erhöht. Heute ist bekannt, daß das Fettgewebe ein sehr stoffwechselaktives Organ ist. Somit ist die angeführte Beziehung des Grundumsatzes auf das Sollgewicht der Fettsüchtigen doch wohl problematisch.

Eine erniedrigte spezifisch dynamische Wirkung ist bei Fettsüchtigen nicht festzustellen. Die nach Eiweißzufuhr eintretende Umsatzsteigerung ist bei Normalen und Adipösen gleich groß.

Die Resorption zugeführter Nahrungsstoffe ist bei Fettsüchtigen und Normalen gleich, so daß eine etwaige vermehrte Resorption als pathogenetischer Faktor der Fettsucht auch ausscheidet.

Der Wirkungsgrad der Muskelarbeit ist bei Adipösen normal, keinesfalls verbessert.

Wenn man die Schilderungen der Menschen über ihre Essensgewohnheiten als wahr unterstellt, so könnte man den Eindruck gewinnen, daß viele magere Menschen große Calorienmengen, anscheinend auch übergroß im Verhältnis zu ihrer körperlichen Arbeit, verschlingen ohne zuzunehmen, daß dagegen den Fettleibigen bzw. den zur Fettleibigkeit neigenden jede Sünde, zu der ihn sein Gaumen verführt, eine neue Körperlast aufbürdet. Hiergegen sind folgende wichtige Argumente anzuführen: Der Fettleibige hat meist ganz andere Maßstäbe über viel und wenig als der Normale oder der Magere. Kleine Personen, die in be-

sonders hoher Zahl das Kontingent der Adipösen bestreiten, beurteilen ihre Nahrungszufuhr meist am Kostmaß der großen und übersehen dabei, daß ihr Bedarf wesentlich geringer ist. Auch sollte nicht übersehen werden, daß mit steigendem Lebensalter der Grundumsatz niedriger und der Bedarf entsprechend kleiner wird. Die Ursache hierfür ist in einem geringeren Aufbau und Regenerationsstoffwechsel, einem Nachlassen des Tonus, sowie in einer Relationsverschiebung der Bestandstoffe des Körpers zugunsten des Fettes zu suchen. Daß Fettleibige trotz ihrer angeblich so kargen Lebensweise mehr, vor allem calorisch mehr essen im Vergleich zu Normalen, konnte durch eine Reihe von Untersuchungen sicher erwiesen werden. Dennoch wird man einem Teil der Fettleibigen zugute halten müssen, daß sie für ihre Gaumenlust stärker zu büßen haben als der Normale oder der Magere, die womöglich bei gleich gutem oder noch besserem Appetit nicht zunehmen. Wenn ein solches unterschiedliches Verhalten in gewissen Fällen besteht, so kann dies nur den Grund haben, daß der Normale oder der Magere mit seinen Energien weniger haushälterisch umgeht als der Fettleibige. Das mehr oder weniger haushälterische Umgehen des Mageren bzw. Fetten mit den verzehrten Calorien dürfte in erster Linie von der Aktivität bzw. Inaktivität, d.h. von dem Temperament des betreffenden Individuums bestimmt werden. Wir verfügen bisher zwar über keine exakten Angaben darüber, wieviel Calorien der Zappelphilipp durch all die kleinen und ungezählten Bewegungen mehr verbraucht als der phlegmatische und behäbige Konstitutionstyp. Aber wenn man z.B. in Rechnung stellt, daß dem Berufsautofahrer arbeitsphysiologisch 300 Cal pro Tag mehr zugebilligt werden als dem Buchhalter, die beide eine sitzende Lebensweise haben, so kann man sich eine ungefähre Vorstellung davon machen, welchen Anteil von Energieaufwand ein beweglicher und unruhiger Magerer gegenüber einem trägen Fettleibigen im Verlaufe eines Tages mehr beansprucht. v. NOORDEN hat schon 1910 aus dem täglichen Leben ein lehrreiches Beispiel errechnet: Ein 70 kg schwerer Mann, der bisher in einem Stockwerk 15 m über der Erde lebte und den Weg 4mal am Tag machte, nimmt eine Parterrewohnung. Dadurch spart er täglich die Verbrennung von 3,54 g Fett, im Jahre also über 1 kg Fettgewebe. Mit dem Grad der Fettleibigkeit nimmt im übrigen im allgemeinen auch die Trägheit zu, während der Appetit nicht entsprechend abnimmt. Diesen Circulus vitiosus kennzeichnete FRIEDRICH v. MÜLLER mit den Worten: „Fett trägt Zinsen". Die Diskrepanz zwischen Appetit und Nahrungsbedarf ist letzten Endes immer der ausschlaggebende pathogenetische Faktor des Fettwerdens.

d) Kohlenhydratstoffwechsel bei Fettleibigkeit

Der Kohlenhydratstoffwechsel der Fettsüchtigen weist eine Abweichung von der Norm auf, die jedoch nicht Ursache, sondern Folge der Adipositas ist: Die Fetten haben eine erniedrigte Glucosetoleranz, d. h. auf Glucosebelastung hin kommt es zu einem hohen und langanhaltenden Anstieg des Blutzuckers (s. Abb. 329). Hat der Fettsüchtige sein Sollgewicht wieder erreicht, so ist seine Glucosetoleranz in der Regel wieder normal. Weiterhin ist bekannt, daß der Fettsüchtige der Fettverbrennung im Gesamtstoffwechsel den Vorzug gibt. Der Nüchtern-RQ ist dementsprechend niedriger als bei Normalen.

Zugunsten der Fettverbrennung sollen bei Adipösen auf der einen Seite die Einschleusung der Nahrung in den Zwischenstoffwechsel hintangehalten, auf der anderen Seite Kohlenhydratvorräte und Körpereiweißbestand geschont werden.

Nach neueren Untersuchungen (s. auch Kap. Kohlenhydrat- und Fettstoffwechsel) differenziert man einen lipolytischen und einen lipogenetischen Einfluß von Hormonen: *Lipolytisch* wirken Adrenalin, ACTH, STH, Schilddrüsenhormon und TSH, indem unter ihrer

Einwirkung aus dem Fettgewebe durch Hydrolyse der Triglyceride Glycerin und nicht veresterte Fettsäuren frei werden. Aus Schafshypophysen wurde ein Polypeptid (Mol.-Gew. 6600, 59 Aminos.) mit starker lipolytischer Aktivität isoliert, das mit den übrigen Hypophysenhormonen nicht identisch ist. Einen *lipogenetischen* Effekt hat man bisher nur vom

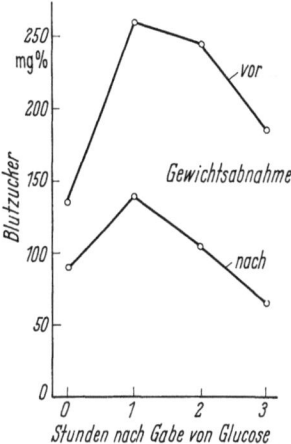

Abb. 329. Glucosetoleranzkurven von Patienten mit Fettsucht vor und nach Abmagerung. Glucosegabe von 1,75 g/kg Sollgewicht. (Nach NEWBOURGH und GONN)

Insulin nachweisen können. Auch konnte gezeigt werden, daß bei Adipösen die „insulinähnliche Aktivität" gegenüber Normalen deutlich vermehrt ist.

Die Insulinmehrinkretion wird als Folge des erhöhten Blutzuckers, als *„adaptiver Hyperinsulinismus"* gedeutet. Schließlich wird diskutiert, daß es im Laufe der Zeit zu einer Erschöpfung des β-Zellapparates des Pankreas mit manifestem Diabetes mellitus kommen könnte (s. auch Kap. Kohlenhydrat- und Fettstoffwechsel).

2. Magerkeit

a) Definition

In den Darstellungen über die Untergewichtigkeit wird immer wieder versucht, den Begriff der „Magerkeit" von der „Magersucht" zu trennen. Sowohl bei der Magerkeit wie bei der Magersucht ist das Körpergewicht um mindestens 10% unter das Sollgewicht erniedrigt (Berechnung des Sollgewichts s. unter Kap. Fettleibigkeit). Unter Magerkeit wird eher eine „physiologische" Untergewichtigkeit verstanden, während die Magersucht als ein „patho-

logischer" Zustand aufgefaßt wird. Im Falle der Magersucht kämen zu der Untergewichtigkeit noch weitere typische Symptome des Calorienmangels hinzu. Dabei ist zu berücksichtigen, daß es zwischen Magerkeit und Magersucht fließende Übergänge gibt. Eine exakte Abgrenzung ist unseres Erachtens nicht möglich.

b) Pathogenese

Analog den Verhältnissen bei der Fettsucht sollte auch bei der Untergewichtigkeit von einer Differenzierung in „endogene" und „exogene" Magersucht abgesehen werden. Es handelt sich auch hier um eine Verschiebung der Energiebilanz: Die Energieaufnahme steht im Mißverhältnis zum Energieverbrauch, es besteht eine negative Bilanz. Die Untergewichtigkeit kann also ihre Ursache in einer Störung der Nahrungsaufnahme, der Resorption, in einer Steigerung des Energieverbrauchs und schließlich im Verlust ungenutzter Nährstoffe haben. In Friedenszeiten ist die Unterernährung meist durch einen Mangel an Appetit bedingt. Als umschriebenes Krankheitsbild ist hier die *Anorexia nervosa* zu nennen. Sie tritt ausschließlich bei Frauen auf. Zugrunde liegt ein krankhafter Gemütszustand, der psychotherapeutischen Bemühungen zugänglich ist. Man nimmt Zwischenhirnläsionen als zugrundeliegende Schädigung an. Der Weg zur Untergewichtigkeit führt auch hier über den Mangel an Appetit. Tierexperimentell läßt sich eine *hypothalamische Magersucht* erzeugen. In der menschlichen Pathologie sind Magersuchten nach organischer Schädigung der entsprechenden Hypothalamusareale beschrieben.

Die beim M. *Addison* zu beobachtende Magersucht ist ebenfalls Folge des Symptoms Appetitmangel. Appetitstörungen werden bei vielen anderen organischen und psychiatrischen Erkrankungen beobachtet, so bei Carcinomen, chronischen Infekten und bei Depressionen. In Kriegszeiten liegt der Grund der verminderten Nahrungsaufnahme in den verminderten Angeboten.

Bei der Untergewichtigkeit durch Resorptionsstörungen kommen als Ursache chronische Diarrhoen, eine verminderte Sekretion der Verdauungssäfte und atrophierende Krankheiten der Darmschleimhaut wie die Sprue in Betracht. Zustände eines Energiemehrverbrauchs liegen normalerweise bei Schwangerschaft und Lactation vor. Hier paßt sich allerdings im Regelfall der Appetit dem Bedarf an. Bei der Thyreotoxikose und chronisch fieberhaften Zuständen ist der Gewichtsverlust ebenfalls durch einen Mehrverbrauch an Energie ohne adäquate Calorienzufuhr bedingt.

Die Magersucht des unbehandelten schweren Diabetes mellitus erklärt sich aus dem chronischen Glucoseverlust mit dem Harn.

c) Stoffwechsel

Es erscheint sinnvoll, hier die Verhältnisse beim akuten Hungerzustand und beim chronischen Hungerzustand getrennt aufzuführen.

α) *Der akute Hungerzustand.* Die Angaben darüber, wie lange der absolute Hunger bei freigestellter Wasserzufuhr mit dem Leben vereinbar ist, schwanken zwischen 17 und 76 Tagen. Der Gewichtsverlust ist während der ersten Hungertage am größten und nimmt dann ständig ab. Zunächst werden die Glykogendepots entleert, erst daraufhin werden die Fettdepots angegriffen. Man differenziert beim absoluten Hunger mehrere Phasen: In den ersten 4—5 Tagen kommt es zur Entleerung der Kohlenhydratspeicher. Vom 6.—12. Tag steigt die Ketonkörperausscheidung („Hungeracidose", „Säurekrise"). Diese Periode wird subjektiv als die unangenehmste empfunden. In der nächsten Phase, die etwa bis zum 20. Tag andauert, hat sich der Körper dem Hungerzustand „angepaßt". Erst gegen Ende dieses Zeitraums treten Schwächezustände und mitunter ein quälendes Hungergefühl auf.

Der Gesamtstoffwechsel ist während des Hungerns herabgesetzt. Der Grundumsatz ist erniedrigt. Die Körpertemperatur liegt um 0,5—1,0° C unter der Norm. Ob es sich hierbei um einen echten „Sparmechanismus" des Stoffwechsels handelt, ist umstritten. Eine Tonusminderung der Skeletmuskulatur ist sicher maßgebend an der Senkung des Grundumsatzes beteiligt.

β) *Der chronische Hungerzustand.* Auch bei chronischem Hungerzustand kommt es zu einer Erniedrigung des Grundumsatzes und zu einer Abnahme der Körpertemperatur. Der Blutzucker ist erniedrigt. Die Blutzuckerdoppelbelastung ergibt einen erhöhten zweiten Gipfel: Es besteht also eine erniedrigte Glucosetoleranz. Bei rein calorischer Unterernährung werden Ödeme nicht beobachtet. Sie sind Folge einer Eiweißmangelernährung. Es sind Gewichtsverluste bis zu zwei Drittel des Sollgewichts beschrieben, die noch mit dem Leben vereinbar waren. Die frühere Annahme, daß Gewichtsabnahmen unter 50% des Sollgewichts zum Tode führen müßten, ist nicht mehr haltbar. Für den akuten Hunger soll sie jedoch noch zutreffen.

Literaturhinweise

BIRK, Y., and Ch. H. LI: Isolation and properties of a new biologically active peptide from sheep pituitary glands. J. biol. Chem. **239**, 1048 (1964).

BOTTERMANN, K., SCHWARZ u. K. KOPETZ: Über das Verhalten der insulinähnlichen Aktivität im Serum bei Fettsucht. Dtsch. med. Wschr. **90**, 917 (1965).

GRIES, F. A., G. ZIMMER u. K. JAHNKE: Fettstoffwechselstudien bei Adipositas. Verh. dtsch. Ges. inn. Med. 424 (1964).

GROSSE-BROCKHOFF, F.: Obesitas als Stoffwechselproblem. Helv. med. Acta **19**, 271 (1952).

KARAM, J. H., G. M. GRODSKY, and P. H. FORSHAM: Excessive insulin response to glucose in obese subjects by immunochemical assay. Diabetes **12**, 197 (1963).

KEYS, A., J. BROZEK, D. MICHELSON, and H. L. TAYLOR: The biology of human starvation. Minnesota University Press 1950.

NEWBYURGH, L. H.: Obesity. Physiol. Rev. **24**, 18 (1944).

RYNEARSON, E. H., and C. F. GASTINEAU: Obesity. Springfield (Ill.): Ch. C. Thomas 1949.

ZÖLLNER, N.: Gesamtstoffwechsel. In: THANNHAUSERS Lehrbuch des Stoffwechsels und der Stoffwechselkrankheiten. Stuttgart: Georg Thieme 1957.

Temperaturregulation

I. Allgemeine Ursachen der Störungen des Wärmehaushalts

Störungen des Wärmehaushalts beruhen auf einem Mißverhältnis von Wärmeproduktion und Wärmeabgabe. Eine Erhöhung der Körpertemperatur kommt zustande, wenn die Wärmeabgabe bei gleichbleibender Wärmeproduktion absinkt oder bei gesteigerter Wärmeproduktion nicht entsprechend ansteigt. Steigt die Wärmeabgabe bei gleichbleibender Wärmeproduktion an oder ist die Wärmeabgabe bei absinkender Wärmeproduktion vermehrt, so erniedrigt sich die Körpertemperatur. Erhöhungen oder Erniedrigungen der Körpertemperatur können rein exogen ohne primäre Beteiligung der temperaturregulierenden Mechanismen zustande kommen (exogene Hyper- und Hypothermie). Erhöhungen der Körpertemperatur können unter normalen äußeren Temperaturbedingungen durch starke Verbrennungssteigerungen bei intensiver Muskelarbeit auftreten. Meist sind sie jedoch Begleiterscheinungen von Erkrankungen, die den Wärmehaushalt beeinflussen (z. B. Thyreotoxikose, Fehlen der Schweißsekretion, Fieber). Bei diesen Störungen sind Temperatursteigerungen schon bei leichter Muskelbetätigung ausgeprägt (Bewegungstemperatur). Erniedrigungen der Körpertemperatur beruhen meist auf exogenen Faktoren (stärkere Erniedrigungen der Umgebungstemperatur, vor allem im Wasser). Sie können aber auch auf endogenen Ursachen basieren (Kollaps, hormonale Störungen, z. B. Ausfall der Schilddrüsenfunktion, Nebenniereninsuffizienz).

Zur Aufrechterhaltung der normalen Körpertemperatur ist meist diejenige Wärmemenge ausreichend, die bei den durch die Leistungen der verschiedenen Organe erfolgenden chemischen Umsetzungen frei wird. Reicht diese Wärmeproduktion nicht aus, so wird zur

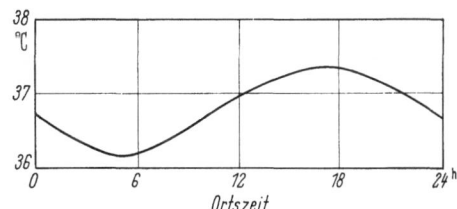

Abb. 330. Tagesschwankung der Rektaltemperatur. (Nach H. Hensel aus Keidel: Kurzgefaßtes Lehrbuch der Physiologie. Stuttgart: Georg Thieme 1957)

Aufrechterhaltung einer normalen Körpertemperatur zusätzlich in den Muskeln Wärme erzeugt (z. B. bei Erniedrigung der Umgebungstemperatur durch Erhöhung des Muskeltonus oder Kältezittern). Die Körperinnentemperatur wird als *Kern*temperatur, die Temperatur der Körperoberfläche als Temperatur der *Körperschale* bezeichnet. Als Maß für die Kerntemperatur kann annäherungsweise die Rectaltemperatur gelten. Die Kerntemperatur zeigt eine deutliche Tagesschwankung mit einem Minimum in den frühen Morgenstunden und einem Maximum am Nachmittag (s. Abb. 330). Die Tagesschwankungen können bei jüngeren Personen bis zu 1,5° C betragen. Bei Kindern sind sie unter Umständen noch größer. Die *Tages-*

rhythmik der Körpertemperatur ist Ausdruck iner 24stündigen endogenen Periodik des Organismus, welche durch äußere „Zeitgeber", in erster Linie Licht und Dunkelheit, mit der Erddrehung (Ortszeit) synchronisiert wird. Bei Verschiebungen der Ortszeit, z. B. weite Seereisen oder Langstreckenflüge, stellt sich der Temperaturrhythmus nach einigen Tagen auf eine neue Phasenlage ein.

Eine periodische Temperaturschwankung von längerer Dauer ist mit dem *Menstruationscyclus* verbunden. Den Tiefstand erreicht die Temperatur kurz vor der Ovulation. Mit der Ovulation steigt die Temperatur plötzlich um etwa 0,5° C an und bleibt bis zur nächsten Menstruation bestehen. Tritt eine Schwangerschaft ein, so verbleibt die Temperatur in der Regel auf diesem höheren Niveau.

Die Menge der durch die physikalische Temperaturregulierung abgegebenen Wärme setzt sich aus mehreren Anteilen zusammen. Nimmt man einen täglichen Umsatz von 3000 Cal für einen arbeitenden Menschen an, so ergeben sich folgende Anteile: Abgegebene Wärme durch:

Strahlung	1800 Cal	= 60,0%
Leitung und *Konvektion*	420 Cal	= 14,0%
Wasserverdunstung		
durch Haut und Lungen	710 Cal	= 24,3%
Erwärmung der eingeatmeten		
Luft	50 Cal	= 1,6%
Stuhl und *Urin*	20 Cal	= 0,6%.

Der größte Teil der Wärmeabgabe erfolgt durch *Abstrahlung*. Die Haut entspricht dabei weitgehend einem idealen „*schwarzen Körper*", d. h., daß alle Wärmestrahlen (Strahlen jenseits von 3000 μμ), die auf die Haut fallen, eine maximale Absorption haben (Stephan-Boltzmannsches Gesetz). Bei der Wärmeabgabe durch *Leitung* und *Konvektion* ist für die Haut des bekleideten Menschen praktisch nur die Konvektion von Bedeutung, da die Haut von einer dünnen Luftschicht umgeben ist, die die gleiche Temperatur wie die Haut hat. Die Änderung der Temperatur dieser Luftschicht ist in erster Linie abhängig von der Bewindung. Die Wärmeabgabe durch die Haut kann dadurch wesentlich verändert werden, daß zur konduktiven Wärmeleitung der nichtdurchbluteten Haut die *konvektive* Wärmeleitung durch den Blutstrom hinzutritt. Der Wärmedurchgang der Haut wird im wesentlichen bestimmt von der Hauttemperatur und der Leitfähigkeit von

Haut und Unterhautfettgewebe. Letztere ist in hohem Maße von der Durchblutung abhängig. Die wirkliche Wärmeleitfähigkeit der durchbluteten Haut wird daher im Gegensatz zur konduktiven Leitfähigkeit der undurchbluteten Haut als „*Scheinleitfähigkeit*" der Haut bezeichnet. Die Scheinleitfähigkeit kann je nach der Durchblutungsgröße in starkem Maße schwanken. Beispiel: Bei Absinken der Außentemperatur (eines unbekleideten Menschen) sinkt die Oberflächentemperatur der Haut ab. Das Temperaturgefälle zwischen der Hautoberfläche und Umgebung wird zwar kleiner, bei gleichbleibender Durchblutung würde aber infolge des erhöhten Temperaturgefälles zwischen Körperkern und Körperschale ein erhöhter Wärmeverlust eintreten. Erst durch die gleichzeitig einsetzende Vasoconstriction der Haut wird der Wärmeabstrom vom Körperkern auf die Körperoberfläche vermindert.

Die Wärmeabgabe durch *Wasserverdunstung* an der Haut vollzieht sich über der der Haut anliegenden Grenzschicht, in der der Wasserdampftransport durch Diffusion erfolgt. Richtung und Größe der Diffusion sind in erster Linie abhängig vom Dampfdruckgefälle an der Hautoberfläche und der Luft. Weitere Faktoren sind die Dicke der Grenzschicht, die absolute Feuchtigkeit an beiden Enden der Grenzschicht, die Hauttemperatur, die Luftbewegung und der Luftdruck. Die Wärmeabgabe durch die *Perspiratio insensibilis* ist in besonderem Maße vom Feuchteunterschied zwischen Haut und Luft (Differenz der Dampfdrucke) und der Größe der Luftbewegung abhängig. Unter *Perspiratio insensibilis* wird diejenige Wasserverdunstung an der Hautoberfläche verstanden, die ohne Mitwirkung der Schweißdrüsen zustande kommt. Sie stellt eine sehr konstante Größe dar (annähernd 25% der gesamten Wärmeabgabe), sofern die äußeren klimatischen Bedingungen sich im Normbereich befinden. Solange die Hauttemperatur 31° C nicht überschreitet, kann man annehmen, daß praktisch die gesamte Wasserverdunstung an der Haut durch die Perspiratio insensibilis vor sich geht. Ihre Größe schwankt je nach den äußeren Bedingungen zwischen 20—30 g/Std.

Die *Schweißsekretion* setzt bei nackten Versuchspersonen ein, wenn die Hauttemperatur etwa 32° C beträgt. Die Angabe einer solchen Grenze ist nur mit großen Vorbehalten zu machen, da die individuelle Erregbarkeit gegenüber thermischen Reizen sehr verschieden ist. Schwitzen wird durch eine Kombination einer Reizung der Thermoreceptoren einerseits und einer Erhöhung der Bluttemperatur andererseits hervorgerufen. Inwieweit die Reizung der Thermoreceptoren durch die Erhöhung der Hauttemperatur für das Ingangkommen der Schweißsekretion die größere Rolle spielt, läßt sich schwerlich sagen. Sicher ist, daß beide Faktoren eine bedeutende Rolle spielen. Bei ruhenden Versuchspersonen kann z.B. eine starke Schweißsekretion auftreten, wenn die Hauttemperatur erhöht ist, die Rectaltemperatur dagegen unter 37° C liegt. Bei arbeitenden Versuchspersonen kann dagegen eine starke Schweißsekretion einsetzen, wenn die Rectaltemperatur erhöht ist, die Hauttemperatur aber infolge der höheren Wasserverdunstung verhältnismäßig niedrig ist. Andere Beobachtungen zeigten, daß durch einen lokalen Wärmereiz eine milde Schweißsekretion hervorgerufen werden kann, ohne daß die Bluttemperatur angestiegen war, während andererseits bei Erhöhungen der Rectaltemperatur nur um 0,2° C profuses Schwitzen einsetzte. Das durch einen thermischen Reiz hervorgerufene Schwitzen ist im Beginn vor allem durch ein Anwachsen der Anzahl der aktivierten Schweißdrüsen bedingt, während profuses Schwitzen in den späteren Stadien gleichzeitig mit einem starken Anwachsen der von jeder Schweißdrüse produzierten Flüssigkeitsmenge einhergeht.

Was die Schweißsekretion angeht, so müssen an der menschlichen Haut 3 verschiedene Systeme unterschieden werden. Die *ekkrinen* Schweißdrüsen, die in der Hauptsache über dem Körperstamm, Gesicht und Streckseiten der Extremitäten verteilt sind, dienen in erster Linie der Thermoregulation. Die *apokrinen* Schweißdrüsen, die im Bereich der behaarten Körperstellen lokalisiert sind, stehen neben ihrer thermoregulatorischen Funktion vor allem im Dienste der Hautpflege. Die an den Hand- und Fußinnenflächen lokalisierten Schweißdrüsen unterstehen in erster Linie emotionellen Reizen.

Bei der Schweißabsonderung handelt es sich um einen aktiven, über cholinerge sympathische Nervenfasern ausgelösten Sekretionsvorgang. Die Wärmeabgabe durch den Schweiß ist ganz beachtlich. Je Liter verdampften Wassers werden 585 Cal frei. Dies ist allerdings nur unter der Voraussetzung der Fall, daß der Schweiß an der Oberfläche der Haut verdampft und nicht nutzlos abtropft. Der Aufgabe des Schweißes, durch Verdunsten dem Körper Wärme zu entziehen, wird der Organismus dadurch gerecht, daß die Konzentration des Schweißes möglichst niedrig ist. Mit maximal 1% gelöster Substanzen ist der Schweiß das verdünnteste Sekret aller Drüsen. Die Gefrierpunktserniedrigung liegt bei minus 0,05—0,35°C. Der Zweck einer *Hitzeanpassung* ist im wesentlichen darauf gerichtet, daß der Organismus ein stärker verdünntes Sekret in größeren Mengen ausscheiden kann. Der Schweiß enthält eine durchschnittliche Salzkonzentration von 0,2—0,3%. Bei Hitzeakklimatisierten kann die Konzentration bis auf 0,03% absinken. Unter extremen Hitzebedingungen können bis zu 4 Liter Schweiß/Std erzeugt werden. Neben NaCl sind im Schweiß Spuren von Harnstoff, Ammoniak, Harnsäure, Fettsäuren und Milchsäure enthalten. Die flüchtigen Fettsäuren bedingen den Geruch des Schweißes.

II. Hyperthermie

1. Ursachen

Erhöhungen der Körpertemperatur kommen beim normalen Menschen zustande, wenn durch Erhöhung der Umgebungstemperatur die Kompensationsmechanismen der physikalischen Wärmeregulation erschöpft sind. Beim Überschreiten der „*Indifferenztemperatur*" steigt vor allem die Wärmeabgabe durch Wasserdampfabgabe (Schweiß). Durch Zunahme der Hautdurchblutung steigt gleichzeitig die Scheinleitfähigkeit der Haut an. Als Indifferenztemperatur (sog. Komfortzone) wird diejenige Umgebungstemperatur bezeichnet, bei der es nicht zu Veränderungen der Wärmeproduktion und Wärmeabgabe kommt. Sie liegt bei normalen nackten Personen zwischen 28 und 30° C (s. Abb. 331), bei normal bekleideten Personen bei einer Raumtemperatur zwischen 20 und 24° C. Für Frauen ist die Spanne der Indifferenzzone etwas größer als für Männer.

Exogen bedingte Erhöhungen der Körpertemperatur kommen aus folgenden Ursachen zustande: Heiße Bäder mit Badtemperaturen, die annähernd der Hauttemperatur entspre-

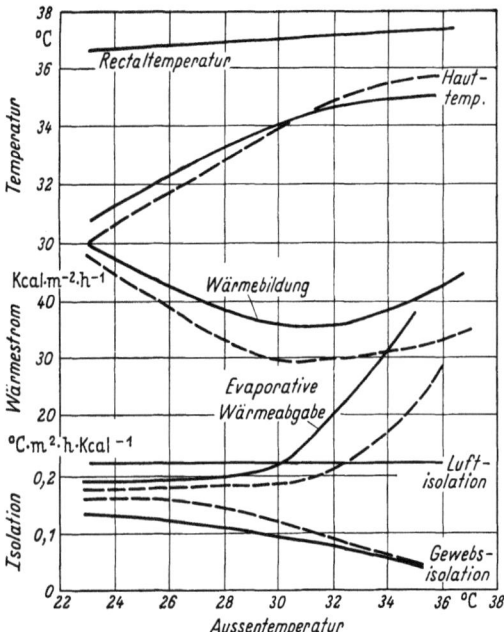

Abb. 331. Schematische Darstellung der wichtigsten Größen für die Thermoregulation bei steigender Außentemperatur. Unbekleidete gesunde Versuchspersonen in Klimakammer. Ausgezogene Linien: Mittelwerte von Männern, gestrichelte Linien: Mittelwerte von Frauen. Man erkennt den plötzlichen Anstieg der Wasserdampfabgabe durch Schwitzen bei etwas über 28°C, etwas früher und stärker bei Männern als bei Frauen. [Aus Hensel nach J. D. Hardy and E. F. Du Bois: Proc. nat. Acad. Sci. (Wash.) **26**, 389 (1940)]

chen oder höher liegen. Badtemperaturen von 35° C verursachen z. B. innerhalb 1 Std ein Ansteigen der Körpertemperatur von 1° C und mehr. Bei Heißluftbädern ist die Wärmeabgabe durch Schweißsekretion zwar noch möglich, aber nicht ausreichend. Anders dagegen bei der Sauna, bei der Raumtemperaturen mit nur ganz geringer relativer Luftfeuchtigkeit bis zu 100° C ertragen werden können. Hoher Wasserdampfgehalt der Außenluft bei hohen Außentemperaturen (über 30° C) kann die Wärmeabgabe durch Verdunstung so stark einschränken, daß es zur Wärmestauung kommt (Tropenklima). Durch Diathermiebehandlung können Hyperthermien bis zu 40 und 41° C Körperkerntemperatur erzeugt werden.

Steigt die Körpertemperatur infolge Wärmestauung an, so resultiert daraus wiederum eine Erhöhung der Wärmeproduktion, da alle Verbrennungsvorgänge bei Erhöhung der Temperatur beschleunigt verlaufen. Die Erhöhung der Wärmeproduktion folgt dem *Van't Hoffschen* Gesetz, welches sagt, daß eine Steigerung der Temperatur um 10° C zu einer Beschleunigung der chemischen Reaktionsgeschwindigkeit um das 2—3fache führt. Eine Erhöhung der Körpertemperatur um 1° C führt somit zu einer Steigerung des Energieumsatzes von etwa 20—30%.

2. Klinische Krankheitsbilder

a) Hitzekrämpfe

Betroffen werden vor allem Personen, die strahlender Hitze ausgesetzt sind und dabei gleichzeitig schwerere körperliche Arbeit leisten müssen (Hochofenheizer, Schiffsheizer, Grubenarbeiter, Feuerwehrmänner). Hitzekrämpfe können schon bei Außentemperaturen von 36° C auftreten, meist ist dann aber eine stärkere körperliche Beanspruchung vorausgegangen. Vorboten der Muskelkrämpfe sind allgemeine Mattigkeit, Kopfschmerzen, Brechneigung, Rückgang der Harnsekretion. Die Symptome sind Folge der Dehydratation und des NaCl-Verlustes. Dominierender Faktor für das Zustandekommen von Hitzekrämpfen ist der *NaCl-Verlust*. Damit geht in der Regel eine Wasserverschiebung einher, und zwar derart, daß die intracelluläre Flüssigkeit im Verhältnis zur extracellulären Flüssigkeit vermehrt wird. Muskelkrämpfe können bereits nach einem NaCl-Verlust von 10 g auftreten: Die NaCl-

Verluste, die den Krämpfen vorausgehen, schwanken zwischen 10 und 30 g. Die Therapie der Wahl ist die Zufuhr von Kochsalz, das meist intravenös in Form physiologischer NaCl-Lösung (etwa 1500—2000 cm³) infundiert wird. Prophylaktisch hat sich die orale Zufuhr in Form von 0,1%iger Salzlösung bewährt.

b) Hitzeerschöpfung (Hitzekollaps)

Der Hitzekollaps stellt jenen Zustand der Hitzebelastung des Organismus dar, in dem die Kreislaufregulation versagt. Die Hitzeerschöpfung wird vielfach durch Symptome eingeleitet, die man als Vorboten bezeichnen kann. Diese sind gekennzeichnet durch die anfängliche Leistungssteigerung der Thermoregulation. Die Haut ist gerötet und schweißbedeckt. Die Schleimhäute sind trocken, es besteht quälender Durst. Kopfschmerzen, Schwindelgefühl und Sehstörungen in Form von Flimmerskotomen sind häufig, Ohrensausen und Par ästhesien können auftreten, Puls- und Atemfrequenz sind beschleunigt. Die Harnmenge nimmt ab, für Stunden kann Anurie auftreten. Bei weiter anhaltender Belastung entwickelt sich das klinische Zustandsbild eines peripheren Kreislaufschocks mit mangelhaftem venösen Rückfluß zum Herzen.

c) Hitzschlag

Der Hitzschlag stellt die gefährlichste Form der Hitzeschädigung dar. Verhinderung der Wärmeabgabe und abnorm große Wärmezufuhr von außen sind die Voraussetzungen, die einzeln oder miteinander kombiniert eine pathologische Erhöhung der Körpertemperatur verursachen. Die Umgebungstemperatur liegt in der Regel höher als die Körpertemperatur, ein Zustand, bei dem die Wärmeabgabe nur noch durch Wasserverdunstung an der Körperoberfläche möglich ist. Neben der hohen Umgebungstemperatur spielen vor allem ein hoher Feuchtigkeitsgehalt der Luft, eine geringe Luftbewegung und trübes Wetter mit schlechten Abstrahlungsbedingungen eine große Rolle. Eine Reihe von Berufen sind besonders gefährdet: Schiffsheizer, Arbeiter in Bergwerken, Tunnels, Heizanlagen, Eisengießereien, Glasbläsereien, Soldaten auf dem Marsch in tropischem bzw. heißem Klima. Das *entscheidende Kriterium* ist die starke und plötzliche Erhöhung der Körpertemperatur, die Werte bis über 43—44° C erreichen kann. Erhöhungen der Körpertemperatur über 41° C sind bereits gefährlich. Dabei ist die Geschwindigkeit des Anstiegs der Körpertemperatur ein wesentlicher Faktor. Durch den schnellen Anstieg der Bluttemperatur wird der Kreislauf zunächst auf Hochtouren einreguliert, der Blutdruck durch die Erregbarkeitssteigerung des Vasomotorenzentrums auf normalen oder sogar leicht erhöhten Werten gehalten, bis bei Temperaturen über 42° C die Katastrophe eintritt. Solange es noch nicht zu einem Zusammenbruch der Kreislaufregulation gekommen ist, sieht die Haut rot aus und fühlt sich trocken an. Dieser Zustand wird als das „*rote Stadium*" bezeichnet. Das darauffolgende „*graue Stadium*" entspricht dem Endzustand der Hyperthermie. Von den Folgen einer Hyperthermie werden fast alle Organe betroffen. Es kommt zu schweren Veränderungen der Ganglienzellen des Gehirns, der Leberzellen, der Nieren usw. In der Haut treten durch Diapedese infolge

Capillarschädigungen Blutungen auf, ebenso in der Dura, der Arachnoidea und den Meningen. Es besteht Oligurie bzw. Anurie. Im Herzmuskel finden sich Gefäßverquellungen, kleine Nekroseherde, denen entzündliche Infiltrate, Granulome und fleckförmige Verkalkungen folgen. Im Endzustand des Hitzschlags entwickelt sich eine *myogene Herzinsuffizienz*. Als deren Folge kann ein Lungenödem auftreten. Die *cerebralen* Symptome sind in der klinischen Symptomatologie die hervorstechendsten (delirante Zustände, Dämmerzustände bis zu völliger Bewußtlosigkeit, klonische Zuckungen bis zu epileptiformen Krämpfen, meningitische Symptome). Der Kranke verfällt schließlich bei kleinem und fliegendem Puls in ein tiefes Koma mit Cheyne-Stokesschem Atemtyp.

Wenn der Kreislaufschock mit dem Nachlassen der Herzmuskelkraft einen beherrschenden Gefahrenfaktor darstellt, so bleibt noch die wichtige Frage zu beantworten, warum die Patienten schon zu einem relativ frühen Zeitpunkt nicht mehr schwitzen können. Für das Verschwinden bzw. das Aufhören der Schweißabgabe sind sicher nicht nur funktionelle, sondern auch morphologische Veränderungen im Gebiet der temperaturregulierenden Zentren des Zwischenhirns verantwortlich zu machen. Wahrscheinlich werden auch morphologische Veränderungen im Gebiet des Vasomotoren- und Atemzentrums für das Versagen der Atem- und Kreislaufregulation mit verantwortlich sein. So finden sich beim Hitzschlag ausgeprägte pathologisch-anatomische Veränderungen im Bereich des zentralen Nervensystems (Gehirnödem, kongestive Hyperämie, diapedetische Blutungen, Erweichungsherde, encephalitische Herde). Dementsprechend treten auch langdauernde neurologische Ausfallserscheinungen bzw. Dauerschäden nach Hitzschlag auf. Es kann keinem Zweifel unterliegen, daß in der Pathogenese des Hitzschlags auch direkte, durch die Überwärmung hervorgerufene Protoplasmaschädigungen eine wesentliche Rolle spielen. Es ist schwierig zu entscheiden, ob man dem Faktor der hypoxischen Zellschädigung oder dem unmittelbar einwirkenden Wärmefaktor die größere Rolle für die letzte Todesursache zumessen soll. Das Aufhören der Schweißsekretion, das schon zu einer Zeit einsetzt, in der anoxisch bedingte Schädigungen der Gehirnzellen kaum ausgeprägt sein können, weist auf die große Bedeutung der Gewebsschädigungen des zentralen Nervensystems durch Hitzeeinwirkung hin.

d) Sonnenstich

Eine grundsätzliche Trennung zwischen exogener Hyperthermie (Hitzschlag) und Sonnenstich ist nicht gerechtfertigt. Der Sonnenstich nimmt in der Pathogenese insofern eine Sonderstellung ein, als es hierbei zu einer besonders starken Wärmeeinstrahlung auf den entblößten Schädel kommt. Entsprechend den äußeren Bedingungen, unter denen es zum

allem bei langdauerndem Tropenaufenthalt und führen zum Bilde der tropischen Dermatosen bzw. Hitzeblattern. Bei chronischer Hitzeeinwirkung entwickelt sich nicht selten eine Anämie, deren Genese unklar ist. Die dauernde Erweiterung der Hautgefäße führt des öfteren zur Hypotonie mit entsprechenden Kreislaufregulationsstörungen. Die häufig zu beobachtende Appetitlosigkeit steht wahrscheinlich mit einem Chlormangel in ursächlichem Zusammenhang. Psychische Veränderungen (Gedächtnisschwäche, magelhaftes

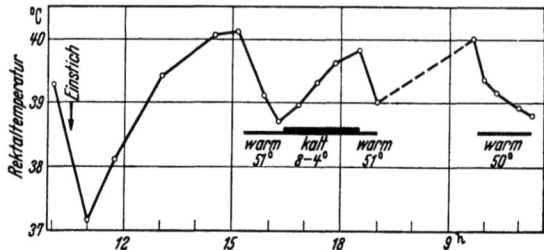

Abb. 332. Stichfieber bei Kaninchen, unterbrochen durch lokale Erwärmung des Striatum mittels doppelläufiger Kanüle. Bei lokaler Abkühlung tritt Rückkehr des Fiebers auf. (Nach Barbour)

Sonnenstich kommt, können infolge der besonderen Wärmeempfindlichkeit des Gehirns bereits bedrohliche cerebrale Erscheinungen auftreten, bevor es zu einer so ausgeprägten Erhöhung der allgemeinen Körpertemperatur kommt, wie dies beim Hitzschlag der Fall ist. Charakteristisch ist die *Plötzlichkeit* des Auftretens des Sonnenstichs. Oft sind meningeale Reizerscheinungen alleinige Folge der Insolation. Der Liquordruck ist erhöht, Eiweiß und Zellzahl sind mäßig vermehrt. Weiterhin sind Blutungen, insbesondere in Form der Pachymeningitis haemorrhagica bzw. des subduralen oder subarachnoidalen Hämatoms oder einer Purpura des Gehirns und der Meningen charakteristisch, die schnell tödlich verlaufen können.

e) Chronische Hitzeschäden

Chronische Hitzeeinwirkungen bei Grubenarbeitern, Schiffsheizern, Hochofenheizern und anderen Personen, die durch ihre berufliche Tätigkeit hohen Umgebungstemperaturen ausgesetzt sind, führen des öfteren zur Epithelisierung und Verstopfung der Schweißdrüsengänge mit erhöhter Gefahr der Überwärmung bei schon leichteren Erhöhungen der Umgebungstemperatur infolge mangelhafter Schweißsekretion. Veränderungen der Schweißdrüsen und der Schweißdrüsengänge entwickeln sich vor

Konzentrationsvermögen, erhöhte psychische Erregbarkeit) werden häufiger beschrieben. Über das Zustandekommen der aufgeführten Erscheinungen herrschen noch große Unklarheiten.

f) Hypothalamische Hyperthermie

Das sog. „zentrale" Fieber wird durch unmittelbare Reizung der temperaturregulierenden Zentralstellen infolge Erkrankungen des zentralen Nervensystems verursacht.

Die temperaturregulierenden Zentralstellen sind im Hypothalamus gelegen. Aus Tierexperimenten kann geschlossen werden, daß die Zentralstellen für die Wärmeabgabe (Schwitzen und Hecheln) in der präoptischen und supraoptischen Region zwischen Commissura anterior und Chiasma opticum lokalisiert sind, während die Regulationsstellen für die chemische Wärmeregulation (Steigerung des Muskeltonus und Muskelzittern) im caudalen Anteil des lateralen Hypothalamus liegen. Diese Stellen sind gegenüber Veränderungen der Bluttemperatur äußerst empfindlich. Künstliche Erhöhung der Bluttemperatur verursacht Absinken, Kühlung Erhöhung der Körpertemperatur (s. Abb. 332).

Zentrale Hyperthermie wird beobachtet bei Hirntumoren, vor allem bei intrakraniellen

Drucksteigerungen, nach operativen Eingriffen in der Gegend des Infundibulums, bei Eingehen in den 3. Ventrikel und Berühren des Bodens des 3. Ventrikels, bei starken intracerebralen Druckschwankungen, bei Luftfüllungen der Ventrikel, besonders nach plötzlicher Druckentlastung durch Punktionen und schließlich bei örtlichen Durchblutungsstörungen des Zwischenhirns und entzündlichen oder destruktiven Prozessen im Zwischenhirngebiet.

Die zentrale Hyperthermie ist durch besondere Blässe, Kühle und Trockenheit der Haut (fehlende Schweißsekretion) charakterisiert. Die Störung der Wärmeabgabe steht ursächlich ganz im Vordergrund. Antipyretica bleiben meist ohne wesentliche temperatursenkende Wirkung.

g) Spinale Hyperthermie

Eine Hyperthermie kann auch nach Abtrennung des Rückenmarks vom Hirnstamm auftreten. Frakturen der Halswirbelsäule mit Querschnittsdurchtrennung des Rückenmarks können plötzlich einsetzende, hochgradige Temperatursteigerungen zur Folge haben. Im Gegensatz zur hypothalamischen Hyperthermie wird statt der Hautblässe eine Rötung der Haut infolge Vasodilatation beschrieben. Durch völliges Sistieren der Schweißsekretion ist trotzdem die Wärmeabgabe stark eingeschränkt.

Die Hyperthermie bei Halsmarkdurchtrennung zeigt, daß ihr Auftreten nicht unbedingt an die Intaktheit der nervösen Verbindungen zwischen Hypothalamus und Rückenmark geknüpft ist. Auch Tierversuche haben eindeutig ergeben, daß nach Ausschaltung des Zwischenhirns oder nach Querschnittsdurchtrennungen im oberen Halsmark die Tiere die Fähigkeit zur Temperaturregulierung behalten oder wieder erlangen. Die Existenz kältesensibler Strukturen im Rückenmark konnte durch Aktionsstromuntersuchungen bewiesen werden. Tiere, bei denen operativ jeder Zusammenhang des Rückenmarks mit dem Hypothalamus beseitigt worden war, behielten auf Kältereiz die Fähigkeit zur Erzeugung von Kältezittern. Wenige Sekunden nach Beginn einer Rückenmarkskühlung konnte bei solchen Tieren in den Muskeln die gleiche, mit Zittern verbundene Steigerung der elektrischen Aktivität nachgewiesen werden, die auch bei intaktem Zentralnervensystem beobachtet wird.

h) Wärmestauung durch Ausfall der Schweißdrüsen

Verminderungen der Schweißsekretion können auf angeborenem Fehlen der Schweißdrüsen beruhen. Die Perspiratio insensibilis ist dabei normal. Bei höheren Außentemperaturen oder körperlichen Anstrengungen tritt bei solchen Personen frühzeitig eine Wärmestauung auf.

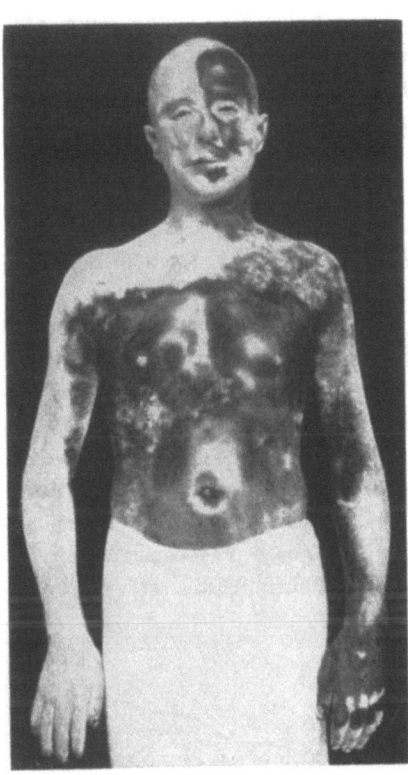

Abb. 333. Schweißsekretion (dargestellt durch Jod-Stärkemethode nach MINOT) nach Exstirpation des rechtsseitigen Halsgrenzstranges einschließlich Ganglion supremum, medius und stellatum. (Nach GUTTMANN.) Beachte die Anhidrosis rechts auf der Seite der Exstirpation

Störungen der Schweißsekretion kommen vor allem durch Ausfall der vegetativ-sympathischen Hautnervenfasern zustande, z. B. Exstirpation vegetativer Ganglienzellen (siehe Abb. 333). Bei Ausfall größerer Areale (z. B. Vorderseitenstrangdurchtrennung) tritt unter veränderten Umweltbedingungen leichter eine Wärmestauung auf.

Nach totaler Rückenmarksdurchtrennung kann unter Hitzeeinwirkung auch in den Körperpartien unterhalb der Läsion eine Schweißsekretion zustandekommen. Man darf annehmen, daß im Rückenmark selbst Zentralstellen für die Schweißsekretion liegen.

Da nach Exstirpation des gesamten Halsgrenzstranges einschließlich des Ganglion stellatum und
Durchschneidung der hinteren Wurzeln von C6-Th4
gelegentlich an dem betreffenden Arm eine Schweiß-

sekretion zustande kommt, dürften auch parasympa-
tische Nervenfasern direkt vom Rückenmark ohne
ganglionäre Unterbrechung zu den Schweißdrüsen gelangen.

III. Fieber

Beim Fieber handelt es sich um eine *Soll-*
wertverstellung der Regelungszentren, ein Vorgang, der mit der Einstellung eines Thermostaten auf eine höhere Temperatur vergleichbar
ist. Unter der Einwirkung fiebererzeugender
(pyrogener) Stoffe werden die temperaturregu-

lierenden Zentren auf ein höheres Regulations-
niveau eingestellt. Die Funktionstüchtigkeit
des Reglers bleibt erhalten. Das infektiöse
Fieber ist gekennzeichnet durch Erhöhung der
Wärmeproduktion bei unzureichender Wärmeabgabe.

1. Akut einsetzendes Fieber

Dieser Fiebertyp ist in seinem Beginn durch
das Auftreten eines *Schüttelfrostes* gekennzeichnet. Während des Schüttelfrostes steigt
die Wärmeproduktion erheblich an (etwa um
das 3fache des Ausgangswertes). Die Wärmeabgabe kann während des Schüttelfrostes absinken oder gleich bleiben. Absinken der Hauttemperatur tritt während des Schüttelfrostes
besonders an den Extremitäten in Erscheinung
(blasse Haut durch Vasoconstriction). Gegen
Ende des Schüttelfrostes steigt die Haut-

temperatur der Extremitäten meist an, während die Stirntemperatur bereits vorher erhöht
sein kann (s. Abb. 334). Die Entstehung des
Muskelzitterns beruht auf einem zentral ausgelösten Kältegefühl durch pyrogene Stoffe.
Beim Zustandekommen des Kältegefühls im
Schüttelfrost ist aber auch eine Reizung der
Thermoreceptoren der Haut infolge der einsetzenden Vasoconstriction mit zu berücksichtigen. Durch heiße Bäder (39—40° C) kann
die Stärke des Schüttelfrostes wesentlich ver-

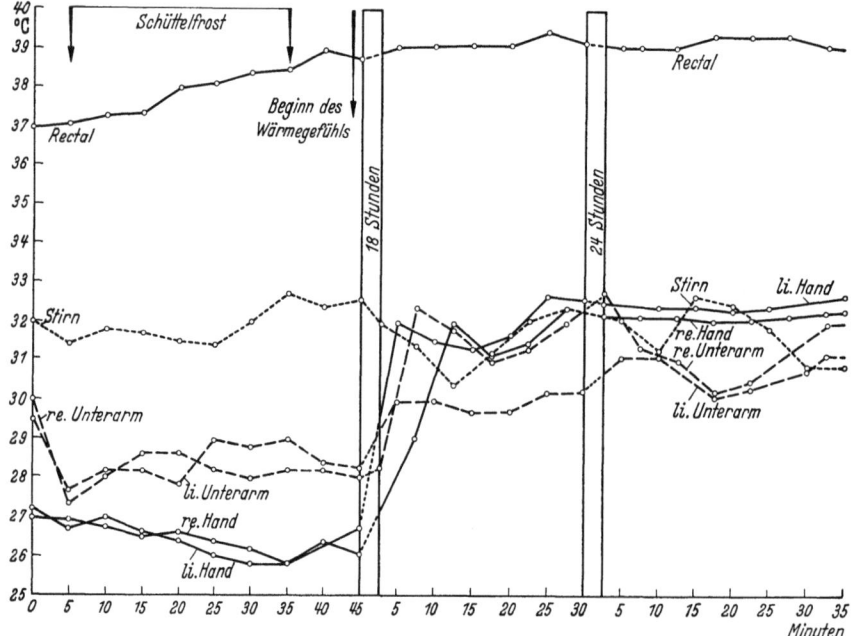

Abb. 334. Das Verhalten von Haut- und Rectaltemperatur nach Pyrifer. Während des Schüttelfrostes an den
oberen Extremitäten Absinken der Hauttemperatur. Bei Beginn des Wärmegefühls ↓ ist die Rectaltemperatur
auf annähernd 39° C angestiegen, dabei ist auch die Hauttemperatur im Bereich der Stirn erhöht. Auf der Höhe
der Continua liegen auch die Hauttemperaturen an den Extremitäten hoch, erhöhte Wärmeproduktion und
Abgabe halten sich auf einem neuen Niveau die Waage. (Nach Versuchen mit VORLAENDER)

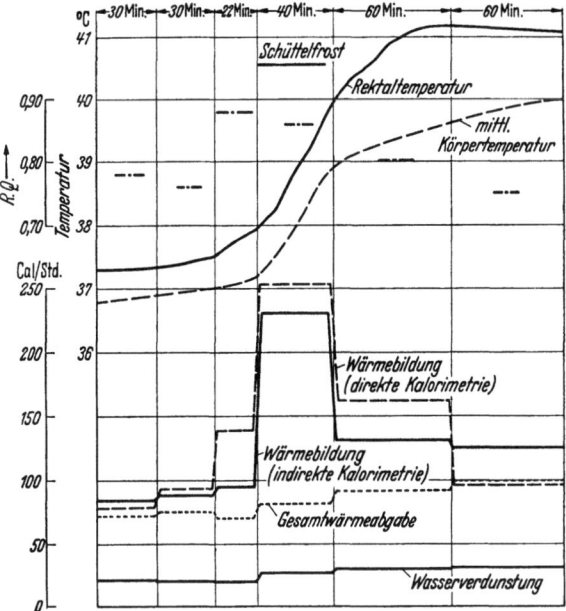

Abb. 335. Rectaltemperatur, mittlere Körpertemperatur, Wärmebildung, Gesamtwärmeabgabe und Wärmeabgabe durch Verdunstung bei einem Malariafieberanfall. Die mittlere Körpertemperatur wurde aus der Differenz
zwischen Wärmebildung und -abgabe errechnet. (Nach Du Bois)

mindert oder sogar beseitigt werden. Wahrscheinlich handelt es sich bei dem Kältegefühl
im Schüttelfrost um eine Herabsetzung der
zentralen Empfindungsschwelle für periphere
Kältereize.

Daß im Schüttelfrost die Wärmeabgabe bei
starker Vermehrung der Wärmeproduktion gestört ist, geht aus folgendem Versuch hervor:
Wird die Wärmeproduktion eines Menschen
etwa um den gleichen Betrag wie im Schüttelfrost durch willkürliche Muskelbewegungen erhöht, so erfolgt nur ein geringgradiger Anstieg
der Körpertemperatur, da die Wärmeabgabe
gleichfalls stark ansteigt (s. Abb. 335 und 336).

Die Erhöhung der Körpertemperatur im Schüttelfrost läßt sich annähernd vorausberechnen, wenn
die Wärmeproduktion und die Wärmeabgabe bekannt
sind. Nimmt man der Einfachheit halber an, daß die
Wärmeabgabe konstant bleibt, so ergibt sich: Die
spezifische Wärme des Körpers beträgt 0,8°C, d.h.,
daß bei einem erwachsenen Mann von 70 kg etwa
56 Cal zusätzlich notwendig sind, um die Körpertemperatur um 1°C zu erhöhen. 56 Cal entsprechen
unter der Annahme eines Kalorienverbrauchs von
70 Cal/Std einer Umsatzerhöhung von 80%. Dabei
steigt also unter der Voraussetzung konstanter Wärmeabgabe die Körpertemperatur um 1°C an. Bei
einer Umsatzsteigerung von 100% würde somit die
Körpertemperatur um 1,2°C, bei einer Umsatzsteigerung von 300% um 3,6°C ansteigen. Dieses Beispiel
wird natürlich nur annäherungsweise den tatsächlichen Verhältnissen gerecht.

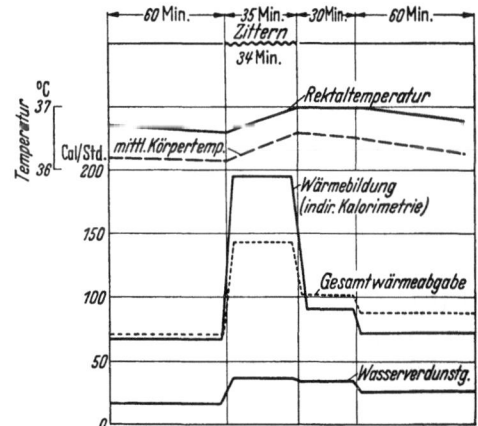

Abb. 336. Im Vergleich zu Abb. 335 wird der Schüt-
telfrost des Malariafieberanfalls durch willkürliches
Zittern gesteigert. Trotz gleich starker Steigerung der
Wärmebildung kommt es nur zu einer geringgradigen
Erhöhung der Körpertemperatur, da hierbei, im Ge-
gensatz zum Schüttelfrost, die Wärmeabgabe annä-
hernd der erhöhten Wärmebildung ebenfalls ansteigt.
(Nach Du Bois)

Solange das Fieber hoch bleibt, ist die
Wärmeabgabe unzureichend. Die während
einer Continua bei verschiedenen infektiösen
Fieberarten festgestellten Stoffwechselerhö-
hungen entsprechen weitgehend der nach der
Van't Hoffschen Regel zu erwartenden Stoffwechselsteigerung. Das Diagramm der Abb. 337

zeigt die Beziehungen zwischen Stoffwechel-
höhe und Körpertemperatur bei verschiedenen
Fieberarten. Die Abweichungen von den nach
der Van't Hoffschen Regel zu erwarten den
Stoffwechselwerten schwanken nur zwischen
$+10\%$ und -10%.

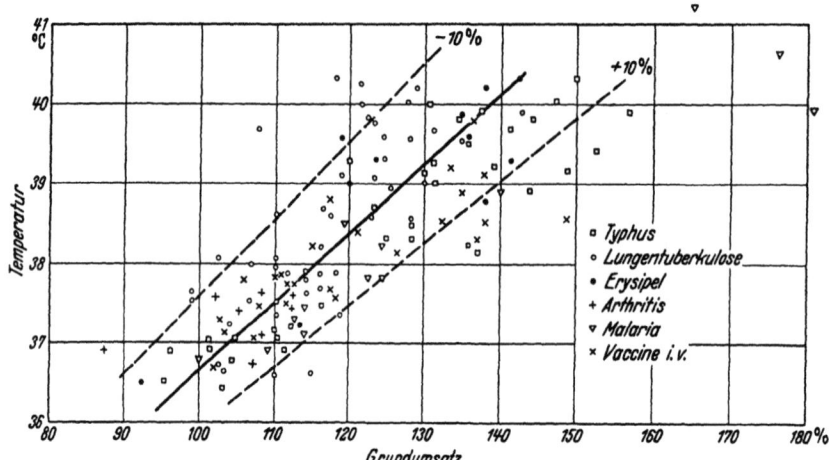

Abb. 337. Beziehungen zwischen Stoffwechsel und verschiedenen Fieberarten. (Die ausgezogene Linie entspricht
den Durchschnittswerten. Die gestrichelten Linien schließen die Werte ein, die 10% über bzw. unter den Durchschnittswerten liegen.) (Nach Du Bois)

2. Langsam einsetzende Fiebertypen

Bei diesen Fieberarten ist meist eine primäre Einschränkung der Wärmeabgabe die Ursache der Steigerung der Körpertemperatur.
Dazu kommt noch eine leichte Steigerung der
Wärmeproduktion, die auch ohne sichtbares
Muskelzittern durch Tonuserhöhung der Muskulatur zustande kommt. Wahrscheinlich ist
auch eine Erhöhung der Stoffwechselfunktion
der Leber an der Steigerung der Wärmeproduktion mitbeteiligt.

3. Temperaturregulation im Fieber

Wie schon ausgeführt, ist die Temperaturregulation selbst im Fieber intakt. Auf Abkühlung reagiert der Fiebernde in etwa gleichem Maße wie der Normale. Auch die Kreislaufregulation ist intakt, soweit nicht durch besonders hohe Steigerungen der Körpertemperatur eine Erschöpfung der Kreislaufreserven
einsetzt. Jedoch ist zu berücksichtigen, daß
beim infektiösen Fieber der Kreislauf meist
schon toxisch geschädigt ist.

4. Fieber und Stoffwechsel

Die Steigerung des Stickstoffumsatzes im Fieber
beruht zum Teil auf der erhöhten Verbrennung von
körpereigenem Eiweiß infolge unzureichender Nahrungszufuhr (Herabsetzung des Appetits). Ein Teil
der N-Umsatzsteigerung dürfte auf einer echten Erhöhung der Eiweißverbrennung beruhen. Die spezifisch-dynamische Eiweiß- und Kohlenhydratwir-
kung wurde im Fieber herabgesetzt gefunden. Besonderer Erwähnung bedarf noch eine *Veränderung* im
Wasserhaushalt zu Beginn des Fiebers. Es kommt dabei zu einer leichten Bluteindickung durch Abstrom
von Blutflüssigkeit ins Gewebe. Von einigen Autoren
wird angenommen, daß diese Bluteindickung für die
Entstehung des zentralen Kältegefühls und die Reizung der temperaturregulierenden Zentralstellen mit
verantwortlich ist. Bei Hypothermie (s.w.u.) soll
eine solche Bluteindickung zentral Kältezittern auslösen.

5. Entfieberung

Bei der *kritischen* Entfieberung tritt durch
plötzliche Erhöhung der Wärmeabgabe unter
starker Schweißbildung eine Senkung der Temperatur zur Norm oder sogar unter die Norm
ein. Infolge des hohen NaCl-Verlustes kann es
dabei zu Muskelkrämpfen kommen. Die Bean-

spruchung des Kreislaufs ist in dieser Phase des kritischen Temperaturabfalls besonders groß. Die im Anschluß an eine kritische Entfieberung auftretende Erniedrigung der Körpertempe-

ratur unter die Norm hängt wahrscheinlich mit einer vorübergehenden Herabsetzung der Erregbarkeit der temperaturregulierenden Zentren im Hypothalamus zusammen.

6. Pyrogene Stoffe

Daß fiebererzeugende Stoffe ursächlich das infektiöse Fieber auslösen, wird seit langem diskutiert. Eine Aufklärung der Beschaffenheit

2. Der Fieberverlauf ist charakteristischerweise biphasisch mit Gipfeln nach etwa 1 und 3 Std. 3. Unmittelbar nach der Injektion tritt eine

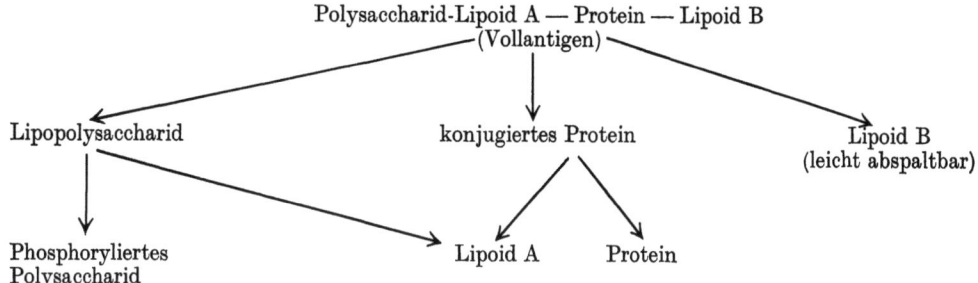

Abb. 338. Aufbau und Komponenten der O-Endotoxine gramnegativer Bakterien. (Nach O. Westphal)

der Pyrogene wurde jedoch erst in den letzten 10—20 Jahren erreicht. Dazu haben im wesentlichen Modellversuche beigetragen, die an Tieren ausgeführt wurden und bei denen *Endotoxine* zur Fiebererzeugung verwandt wurden.

Die *Endotoxine* sind ein Teil der Zellwand gramnegativer Bakterien und bilden in Verbindung mit Protein das O-Antigen der S-Form. Chemisch handelt es sich um Lipopolysaccharide mit einem Molekulargewicht in der Grössenordnung von 10^{-6}. Abb. 338 zeigt den Aufbau und die Komponenten der O-Endotoxine gramnegativer Bakterien. Nach WESTPHAL ist die Lipoid-A-Komponente verantwortlich für die besondere Toxicität des Endotoxins. Beim Kaninchen provozieren 0,0001—0,001 γ/kg Endotoxin bereits nachweisbare Fieberreaktionen. Beim Menschen sind ähnliche Dosen wirksam. (Viele der pyrogenen Eigenschaften des von MENKIN 1943 gefundenen „Pyrexins", einer Euglobulinfraktion aus Granulocytenexsudaten nach Terpentininjektion, sind auf eine Verunreinigung mit Endotoxin zu beziehen.) Werden solche von gramnegativen Bakterien stammende Endotoxine Kaninchen intravenös injiziert, so tritt eine reproduzierbare Fieberreaktion mit folgenden Charakteristica auf:

1. Ein Fieberanstieg tritt erst nach einer Latenzeit von 20—30 min ein (beim Menschen beträgt diese Latenzzeit mindestens 45 min).

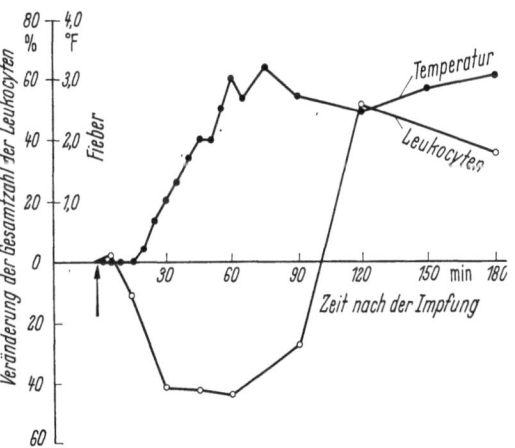

Abb. 339. Fieberreaktion beim Kaninchen nach intravenöser Injektion von 1,5 ml einer 1:10-Lösung von Typhus-Stammvaccine. Man beachte die bei Beginn der Temperatursteigerung auftretende Leukopenie. [Nach W. B. Wood, in: Triangel 101 (1961)]

Leukopenie auf, der nach einigen Stunden eine Leukocytose folgt (s. Abb. 339). 4. Werden bakterielle Endotoxine wiederholt in Abständen von 24 Std oder rascher injiziert, so entsteht ein Refraktärzustand: Die Fieber- und Leukocytenreaktion ist signifikant vermindert (s. Abb. 340). Dieser als *Toleranz* bezeichnete Zustand hält nach Absetzen der Endotoxininjektionen für die Dauer von weniger als 2 Wochen an. Das Auftreten einer Toleranz konnte auch bei Individuen mit einer A-γ-Globulinämie nachgewiesen werden. Die Pyrogentoleranz ist unspezifisch, d.h., daß ein gegenüber einer Art von bakteriellem Endotoxin tolerant gewordenes Tier auch gegenüber den Pyrogenen anderer Bakterienarten unempfindlich ist. Die Toleranz beruht auf einem beschleunigten Verschwinden des bakteriellen Endotoxins aus dem

ein Kohlenhydrat enthält. Der Gehalt normaler Blutgranulocyten an endogenem Pyrogen ist gering. Das Pyrogen wird erst geformt als Reaktion auf spezifische Stimuli wie beispielsweise auf bakterielles Endotoxin hin. Das Leukocytenpyrogen führt schon nach einer Latenzzeit von 10—15 min zu einem Fieber-

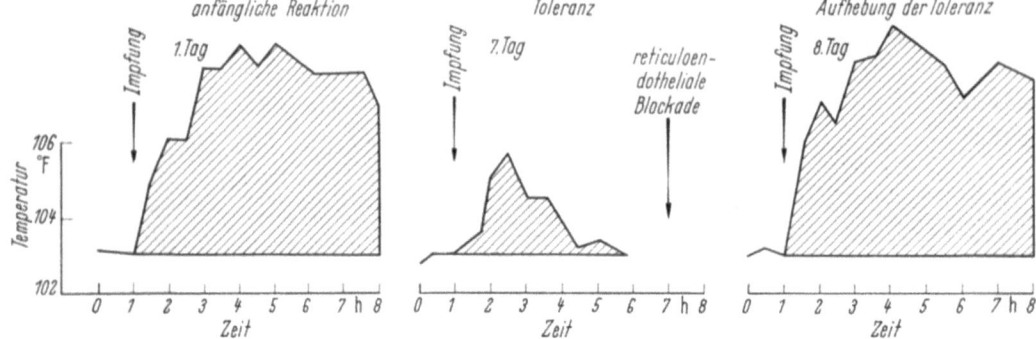

Abb. 340. Aufhebung der Pyrogentoleranz durch „reticuloendotheliale Blockade". Durch tägliche Vaccineinjektionen herbeigeführte Toleranz; „Impfung": i.v. Injektion von Typhusvaccine (5 ml). (Nach W. B. Wood)

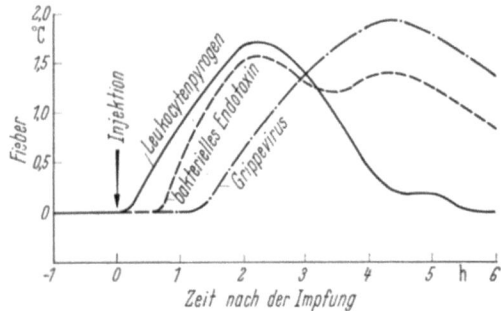

Abb. 341. Fieberkurven von Kaninchen nach intravenöser Injektion von Leukocytenpyrogen, bakteriellem Endotoxin und Grippevirus. Leukocytenpyrogen ruft eine raschere und kürzer dauernde Fieberreaktion als Endotoxin oder als Grippevirus hervor. (Nach W. B. Wood)

Blutkreislauf. Das Phänomen der Toleranz kann durch Blockierung des RES durch Thorotrast aufgehoben werden (s. Abb. 340). Hieraus hat man geschlossen, daß das RES für das Auftreten der Toleranz eine entscheidende Rolle spielt.

Aus polymorphkernigen Leukocyten kann eine fiebererzeugende Substanz extrahiert werden, die sich vom bakteriellen Endotoxin auf verschiedene Weise unterscheidet und als *endogenes Pyrogen* bezeichnet wird. Die chemische Analyse des gereinigten endogenen Pyrogens ergab, daß es außer einem essentiellen Proteinanteil ein essentielles Lipid und wahrscheinlich

anstieg. Die Fieberreaktion ist weniger lang anhaltend und endet mit einer raschen Entfieberung. In Abb. 341 sind die Fieberreaktionen auf bakterielles Endotoxin und Leukocytenpyrogen hin miteinander verglichen. Bei wiederholten Injektionen von endogenem Pyrogen kommt es nicht zum Auftreten einer Toleranz. Gegenüber bakteriellem Endotoxin tolerant gewordenen Tiere zeigen gegenüber dem endogenen Pyrogen keine Toleranz.

Inzwischen ist es bei der Ratte gelungen, auch in Gewebeextrakten (Skeletmuskel, Leber, Niere, Herz, Lunge und Milz) endogenes Pyrogen nachzuweisen, so daß man neben dem Granulocytenpyrogen auch ein Gewebepyrogen annehmen muß.

Auf Grund der angeführten experimentellen Untersuchungsergebnisse hat man heute folgende Vorstellung von der Entstehung des Endotoxinfiebers:

Das injizierte Endotoxin führt zu einer Freisetzung des endogenen Pyrogens aus den endotoxingeschädigten Zellen. Der Abfall der peripheren Leukocytenzahl ist durch ein Haften der Granulocyten an den Capillarwänden bedingt. Die darauf folgende Leukocytose beruht auf einer Mobilisierung von unreifen Granulocyten aus dem Knochenmark. Die bis zum Auftreten der Fieberreaktion relativ lange Latenzzeit des Endotoxins gegenüber der des endogenen Pyrogens stützt die obengenannte Hypothese. Das endogene Pyrogen löst über das Wärmeregulationszentrum (Chemoreceptoren?) Fieber aus:

Endotoxininjektion
↓
Schädigung der zirkulierenden Zellen (Leukocyten)
↓
Freisetzung von endogenem Pyrogen
↓
Reizung der wärmeregulierenden Hirnzentren
↓
Fieber

Inzwischen ist es im Experiment auch gelungen, mit intravenöser Injektion von grampositiven Bakterien, die im Gegensatz zu gramnegativen Bakterien kein Lipopolysaccharidendotoxin enthalten, ein hohes, biphasisches Fieber zu erzielen. Das Fieber tritt erst nach einer Latenzzeit von 45—60 min auf, also später als das typische Endotoxinfieber. Es kommt nur zu einer flüchtigen Leukopenie und zur Freisetzung von zirkulierendem endogenen Pyrogen. Da die intravenös applizierten Staphylokokken schnell von den Granulocyten phagocytiert werden, nimmt man an, daß das endogene Pyrogen aus diesen phagocytierenden Zellen stammt. Das durch Injektion von grampositiven Bakterien erzeugte Fieber ähnelt in vieler Hinsicht dem Fiebertypus, der nach Injektion von kolloidalen Partikeln wie Dextran und Methylcellulose auftritt. Auch in diesem Falle scheint die Phagocytose für die Freisetzung von endogenem Pyrogen verantwortlich zu sein. Auf ähnliche Weise stellt man sich vor, daß das beim akuten Gichtanfall zu beobachtende Fieber durch die Phagocytose von Harnsäurekristallen ausgelöst wird. Es wird heute angenommen, daß das Fieber, das von grampositiven Bakterien herrührt, auf mehrere Faktoren zurückzuführen ist: Einmal sind diese Organismen — wie oben angeführt — selbst pyrogen. Zum anderen geben sie Antigene ab, die im sensibilisierten Wirtsorganismus ebenfalls pyrogen wirksam sind. Schließlich lösen die grampositiven Bakterien eine massive Entzündungsreaktion aus, die ihrerseits zu einer Ausschüttung von endogenem Pyrogen in den Kreislauf führt.

Das experimentell durch Virusinfektionen ausgelöste Fieber hat eine noch längere Latenzzeit von 1—2 Std (s. Abb. 341) und geht mit einer *Lymphopenie* einher.

Am eingehendsten wurde die Entstehung viraler pyrogener Stoffe bei Influenza- und Myxoviren untersucht. Bei den *Myxoviren* kann die Fieberwirkung etwa folgendermaßen umrissen werden: Zunächst werden die Viren in der Blutbahn von Leukocyten und Zellen des reticuloendothelialen Systems durch „*Endocytose*" (Viropexis) aufgenommen. Bei dem sodann stattfindenden intracellulären Prozeß des enzymatischen Abbaus wird ein Teil eines „exogenen" Pyrogens abgespalten. Der exogene Fieberstoff hat Lipoproteidstruktur, im Gegensatz zur Lipopolysaccharidstruktur der bakteriellen Pyrogenese ist er unlöslich in Wasser, hat eine geringe Thermoresistenz bei 56°C, wird durch organische Lösungsmittel zerstört und durch Trypsin und Phospholipase A teilweise abgesprengt. Der exogene Fieberstoff induziert die Bildung eines *sekundären* Pyrogens, das Proteincharakter hat (Molekülgröße 40000, Molekulargewicht 10000—20000). Manches spricht dafür, daß es sich beim sekundären endogenen Pyrogen um ein enzymatisches Umwandlungsprodukt eines präformierten Zellproteins handelt. Das sekundäre endogene Pyrogen gelangt aus der Zelle in die Blutbahn und erzeugt durch Einwirkung auf die „Chemoreceptoren" der temperaturregulierenden Zentralstellen Fieber.

Auch den Viruspyrogenen ist eine *Fiebertoleranz* eigen (s. oben). Hierfür ist der exogene Fieberstoff verantwortlich. Er soll einen humoralen Mechanismus auslösen, der zur Bildung eines passiv übertragbaren „Toleranzfaktors" führt.

Auch das bei der *Überempfindlichkeitsreaktion* auftretende Fieber, das im Experiment beim Kaninchen durch wiederholte Injektionen von Rinderserumalbumin provoziert wurde, ist biphasisch. Es geht mit einer Leukopenie einher und hat eine längere Latenzzeit als das Endotoxinfieber (nahezu 1 Std). Nach den vorliegenden Untersuchungen scheint es wahrscheinlich, daß unter bestimmten Bedingungen durch die Antigen-Antikörper-Reaktion Wirtszellen zur Freisetzung von endogenem Pyrogen stimuliert werden. Die pyrogenen Toxine von Mikroben verhalten sich deswegen pyrogen, weil sie als Antigene in einen sensibilisierten Wirtsorganismus gelangen und dort eine Antigen-Antikörper-Reaktion auslösen.

Bei in der Klinik zu beobachtenden Fieberzuständen ist es bisher nicht gelungen, ein zirkulierendes endogenes Pyrogen nachzuweisen. Man nimmt jedoch an, daß dafür eine für

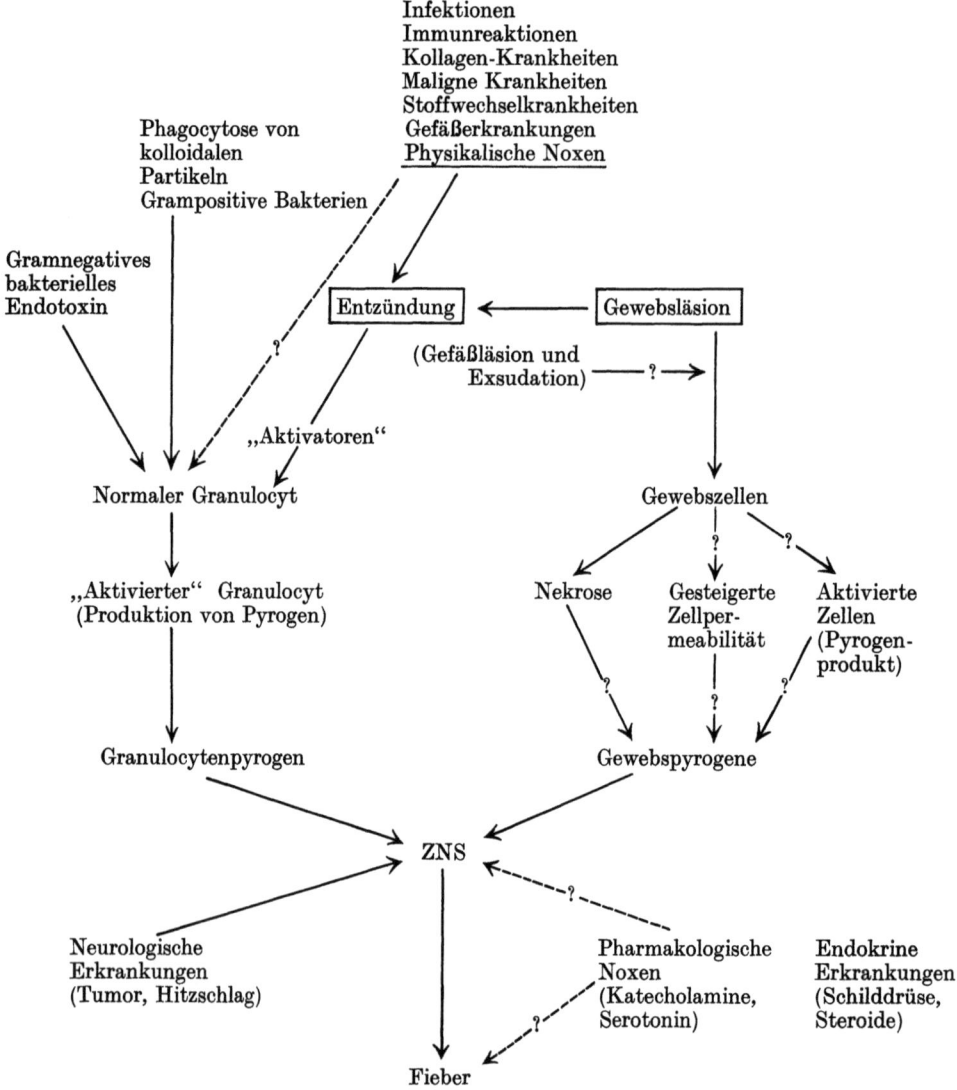

Abb. 342. Schematische Darstellung einzelner bekannter und anderer möglicher Mechanismen der Pathogenese des experimentellen und klinischen Fiebers. (Nach E. Atkins u. E. S. Snell)

den Nachweis zu niedrige Serumkonzentration verantwortlich ist. Die Rolle des endogenen Pyrogens in der menschlichen Pathologie ist dadurch bestätigt worden, daß diese Substanz in bakteriell bedingten entzündlichen Exsudaten und in tumorösen Ergüssen gefunden werden konnte, während Transsudate kein endogenes Pyrogen enthielten. Als Quelle dieses endogenen Pyrogens werden nicht ausschließlich die Granulocyten, sondern auch durch Entzündung oder Nekrose alteriertes Gewebe in Anspruch genommen. Der Mechanismus scheint jedoch nicht einfach so zu sein, daß das nekrotische Gewebe (z.B. im Falle des Herzinfarktes oder bei Tumoren) direkt ein endogenes Ge-

webspyrogen abgibt, sondern man hat die Vorstellung, daß Produkte des Zelluntergangs für andere Zellen toxisch sind und diese zur Freisetzung von endogenem Pyrogen stimulieren.

Bei der Entzündung sind es bestimmte Stimuli (bakterielle Endotoxine oder Phagocytose), die die Pyrogenfreisetzung aus Granulocyten bewirken. Diese geschieht entweder im entzündeten Gewebe bzw. in einem lokalen Exsudat oder im Kreislauf.

Nimmt man die Granulocyten als wesentliche Quelle des endogenen Pyrogens im Organismus an, so erscheint das bei einer Agranulocytose zu beobachtende Fieber unerklärlich. Untersuchungen mit endotoxininduziertem

Fieber an granulocytopenischen Kaninchen zeigten jedoch, daß eine kleine Zahl von restlichen Granulocyten in der Lage ist, im agranulocytären Stadium Fieber zu produzieren.

Bei bestimmten chronischen Infektionen — wie beispielsweise bei der Tuberkulose — scheint die allergische Reaktionsbereitschaft für die Entstehung von Entzündung und Fieber eine wesentliche Rolle zu spielen.

Einige der möglichen Mechanismen der Fieberpathogenese in der menschlichen Pathologie sind im Schema der Abb. 342 dargestellt. Es gibt nach dem heutigen Stand der Untersuchungen mindestens 4 Wege, auf welchen eine Infektion die Wirtszellen zur Freisetzung von endogenem Pyrogen stimuliert: 1. durch Phagocytose; 2. durch Freisetzung von Toxinen, die die Granulocyten aktivieren; 3. durch Provokation einer Entzündungsreaktion; 4. durch Freisetzung löslicher Antigene in einem sensibilisierten Wirt.

In neuerer Zeit wurde von klinischer Seite ein besonderer Fiebertyp herausgearbeitet, der als *Ätiocholanolon*fieber bezeichnet wird. Es handelt sich um ein C-19-Steroid, ein Abbauprodukt des Testosterons, das bei den betroffenen Patienten in erhöhter Serumkonzentration angetroffen wird. Da auch ähnliche Steroide einen pyrogenen Effekt haben, hat man sie als „pyrogene Steroide" zusammengefaßt. Es besteht eine strenge Speciesspezifität für den Menschen. Vom Endotoxinfieber gramnegativer Bakterien unterscheidet sich das Steroidfieber dadurch, daß es weder eine Leukopenie noch eine Toleranz induziert. Der Pathomechanismus des Ätiocholanolonfiebers ist noch ungeklärt.

Das sog. *Durstfieber*, das bei Säuglingen zu beobachten ist, ist durch eine Dehydratation und eine Hyperosmolarität der Körperflüssigkeiten bedingt. Auf welchem Wege das Fieber in diesen Fällen ausgelöst wird, ist unklar.

7. Chemisches Fieber

Betatetrahydronaphthylamin wirkt durch die stimulierende Wirkung auf die Temperaturregulationszentren einerseits und Verminderung der Temperaturabgabe infolge Vasoconstriction andererseits. Die Vasoconstriction beruht auf einer Reizung der peripheren vegetativen Nervenfasern mit gleichzeitiger Adrenalinausschüttung aus dem Nebennierenmark. Darüber hinaus ruft dieser Stoff eine Stoffwechselsteigerung in der Muskulatur hervor.

Dinitrophenol wirkt vor allem durch Oxydationssteigerung im Gewebe fiebererzeugend.

Adrenalin und *Tyroxin* wirken in höheren Dosen sowohl stoffwechselsteigernd als auch infolge der eintretenden Vasoconstriction wärmeabgabeverringernd. *Ergotoxin* übt eine direkte Reizwirkung auf die Wär-

meregulationszentren aus. *Coffein* und *Cocain* in hohen Dosen steigern den Muskeltonus und damit die Wärmeproduktion.

Hypertonische *Glucose* und *NaCl*-Lösung können durch Wasserentzug des Gewebes zentral fiebererregend wirken.

Stoffe, die bei der Resorption von körpereigenen Substanzen frei werden, üben eine stimulierende Wirkung auf die Temperaturregulationszentren aus (*Resorptionsfieber*). Auf gleiche Weise wirken kleine Mengen von *körperfremdem Eiweiß*, die bei plötzlichem Auftreten in größerer Menge oder beim Zustandekommen anaphylaktischer Erscheinungen zur Temperatursenkung infolge Lähmung der temperaturregulierenden Zentren führen.

IV. Hypothermie

1. Unterscheidung zwischen akuter und langdauernder Unterkühlung

Bei der allgemeinen Unterkühlung, die mit Herabsetzung der Körpertemperatur unter die Norm einhergeht, muß zwischen einer akuten und einer langdauernden Unterkühlung unterschieden werden. Bei der akuten Unterkühlung kann es schon innerhalb von Stunden zu einem lebensbedrohlichen Absinken der Körpertemperatur kommen. Bei der langdauernden Unterkühlung gesellen sich zu der meist geringeren äußeren Kälteeinwirkung Symptome der Erschöpfung hinzu.

a) Akute Unterkühlung

Eine akute Unterkühlung tritt meist bei Aufenthalt in Wasser von etwa 10—15° C ein (Schiffs- und Flugzeugunglücke über See). Akute Unterkühlungen treten auch bei Schneestürmen auf, wenn die Personen nicht durch entsprechende und vor allem wasserdichte Kleidung genügend geschützt sind. Relativ häufig werden akute Unterkühlungen bei Einschlafen im Schnee beobachtet. Unterkühlungen geringeren Grades treten im Verlauf von

Narkosen auf (Einschränkung der Wärmeproduktion durch Nachlassen des Muskeltonus).

α) *Verschiedene Phasen der akuten Unterkühlung*. Den Verlauf der akuten Unterkühlung
kann man schematisch in 3 Phasen unterteilen
(s. Abb. 343). Die erste „Erregungsphase", die
bis zu etwa 34° C Körpertemperatur andauert,

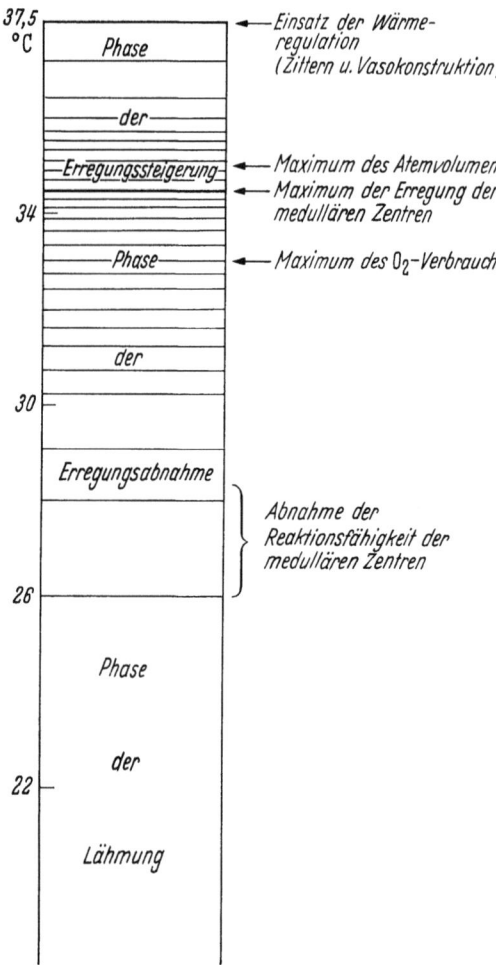

Abb. 343. Die Phasen der Unterkühlung. (Nach
GROSSE-BROCKHOFF u. SCHOEDEL)

ist durch eine gesteigerte Erregbarkeit der Atmung und kreislaufregulierenden Zentren in
der Medulla oblongata charakterisiert. Durch
hochgradiges Kältezittern steigt der Stoffwechsel bis zum 7- und 8fachen der Norm an.
Trotzdem ist die Herzfrequenz in diesem Stadium bereits durch unmittelbare Kühlwirkung
des Blutes auf den Sinusknoten vermindert.
Dieser ersten Phase folgt die Phase der „ab-
klingenden Erregung", welche unterhalb
26—27° C in die lebensbedrohliche dritte Phase,
die einem Zustand von Scheintod gleicht, über-

geht. Die Fähigkeit zu einer Thermoregulation
bleibt auch in der Phase des Scheintodes noch
erhalten. Wird der ausgekühlte Organismus
zum Zwecke der Wiedererwärmung in heiße
Umgebung, z. B. in ein heißes Bad verbracht,
so kommt es von den Wärmereceptoren der
Haut aus zu einem Kältezittern mit entsprechender Erhöhung des O$_2$-Verbrauchs.

Es lag auf der Hand, daß die tierexperimentellen Ergebnisse einer künstlichen Hypothermie mit Absinken des Sauerstoffverbrauchs
zur Verlängerung der Operationszeit bei solchen Operationen, die einen Herzstillstand ver-
langen, ausgenutzt wurden. Wegen der Erniedrigung des Sauerstoff- bzw. Energiebedarfs
des Organismus bei sinkender Körpertemperatur nach der RGT-Regel wird die Wiederbelebungszeit des Organismus nach Herzstillstand erheblich verlängert. So steigt die Wiederbelebungszeit des Gesamtorganismus von
etwa 4 min bei 37° C auf rund 8 min bei
29—30° C, die des Gehirns von rund 8 min bei
37° C auf rund 16 min bei 30° C. Bei noch stärkerer Senkung der Körpertemperatur ist zwar
eine weitere Verlängerung der Wiederbelebungszeit zu erreichen (bei 15° C würde sie
1¹/₂—2 Std betragen), doch treten bei solchen
Senkungen der Temperatur durch Herzflimmern bzw. Herzstillstand Gefahren ein, die eine
Wiederbelebung erschweren. Deswegen werden
Senkungen der Körpertemperatur unter 28° C
nur dann vorgenommen, wenn eine Herz-
Lungen-Maschine zur Aufrechterhaltung eines
künstlichen Kreislaufs bereitsteht. Eine zur
Zeit sehr aktuelle Bedeutung hat die Anwendung tiefer Temperaturen (unter 0° C) dadurch
erhalten, daß die Konservierung von Organen,
die zur Transplantation benutzt werden sollen,
von der Temperatur des Mediums abhängig ist.
Die Möglichkeiten und Grenzen solcher Unter-
kühlungsmethoden sind zur Zeit noch nicht klar
abgrenzbar. Beim homoiothermen Gesamtorganismus ist es bisher nicht gelungen, ihn über
1 Std bei Temperaturen um 0° C am Leben zu
erhalten.

β) *Langdauernde Unterkühlung*. Während
die Symptome bei der schnellen Unterkühlung
in gesetzmäßiger Weise phasenartig erfolgen,
wechseln diese bei langdauernder Unterkühlung je nach dem Grade des Vorherrschens der
Einwirkung kalter Umgebungstemperaturen
und der Einwirkung eintretender Erschöpfung.
Der Abfall der Körpertemperatur erfolgt lang-

sam und überschreitet meist 5—8° C nicht. Solche Herabsetzungen der Körpertemperatur sind bei langdauernder Unterkühlung bereits als bedrohlich anzusehen. Grundsätzlich unterscheiden sich die Veränderungen von der akuten Unterkühlung nicht, solange die Symptome der Erschöpfung noch nicht auftreten. Da der Stoffwechsel für eine lange Zeit infolge der Frierreaktion stark erhöht bleibt, muß das Herz sehr große Schlag- und Minutenvolumina bewältigen. Die notwendige Mehrleistung des Herzens wirkt sich dadurch noch besonders nachteilig aus, daß es bei langdauernden Unterkühlungen nicht nur zu einem hochgradigen Schwund des Muskel- und Leberglykogens kommt, sondern daß vor allem auch die Glykogenreserven des Herzens erschöpft werden.

Dauert die Unterkühlung z.B. im Tierversuch länger als 8—10 Std, so beobachtet man bei diesen Tieren, die bereits sterben, bevor sie in die eigentliche Lähmungsphase kommen, das Auftreten von Insuffizienzsymptomen des Herzmuskels.

Gegenüber der akuten Unterkühlung treten bei langdauernder Unterkühlung hormonale Störungen in den Vordergrund. An der Nebenniere kommt es zu einem Schwund der Rindenlipoide. Auch die Schilddrüse wird aktiviert. Zu den durch Kälteeinwirkung bedingten Erscheinungen addieren sich die Folgen der Inanition, die schließlich das Zustandsbild beherrschen. Letztlich ist das Versagen des Herzmuskels ausschlaggebend.

V. Kälteüberempfindlichkeit

Eine Kälteüberempfindlichkeit kann sich auswirken, ohne daß eine Erniedrigung der Körpertemperatur vorliegt. Zeichen von Kälteüberempfindlichkeit sind *Kälteurticaria* und *Quinckesches Ödem*, die des öfteren nach Kälteeinwirkungen auftreten. Es kann dabei zu schweren Schockerscheinungen kommen. Solche anaphylaktischen Erscheinungen sind Ursache des plötzlichen Kältetodes, wie er beim Baden im Freien oder bei plötzlicher Einwirkung sehr kalter Lufttemperaturen gelegentlich beobachtet wird.

Als weitere Kälteüberempfindlichkeitsreaktion ist die *Kältehämoglobinurie* zu nennen.

Schon geringe Abkühlungen können bei den entsprechenden Personen Anfälle hervorrufen, die durch Abgeschlagenheit, Übelkeit, Schüttelfrost, Schweißausbruch und Erbrechen gekennzeichnet sind. Die Körpertemperatur steigt während des Anfalls bis zu 40° C. Entleerung eines braun-roten Urins, der reichlich Hämoglobin und hämoglobinhaltige Cylinder enthält, ist charakteristisch. Im Blut ist ein *Autohämolysin* als thermostabiler Amboceptor vorhanden, der aber erst mit einem spezifischen thermolabilen Komplement in Verbindung treten muß, um die Hämolyse einzuleiten (s. Kap. Bluterkrankungen).

VI. Erkältungskrankheiten

Der Begriff der Erkältungskrankheit bzw. des „Kältekatarrhs" ist so alt wie die Medizin, aber ebenso umstritten. Beherrschte der Erkältungskatarrh in der vorbakteriologischen Ära ein weites Feld der Nosologie, so wurde die Bedeutung der Erkältung in den letzten Jahrzehnten von einigen Autoren weitgehend oder sogar ganz bestritten. Man sollte als Erkältungskrankheiten nicht alle jene Krankheiten bezeichnen, bei denen in der Entstehung auch Abkühlung eine Rolle spielen kann, sondern diesen Begriff auf den Erkältungskatarrh der oberen Luftwege begrenzen. Dieser ist durch charakteristische Symptome gekennzeichnet: Im Beginn besteht leichtes Frösteln. Kopfschmerzen, besonders in der Gegend der Stirn-

oder Kieferhöhlen, gehen häufig dem katarrhalischen Stadium voraus. Zunächst hat man das Gefühl, daß die Zugänge zur Nase verstopft sind. Es besteht ein Kratzen und ein Trockenheitsgefühl im Hals, daneben häufig leichter Reizhusten. Mit Einsetzen des katarrhalischen Stadiums wird das subjektive Befinden gewöhnlich besser. Es wird jetzt im wesentlichen durch starken Schnupfen, Tränenfluß und bronchitische Erscheinungen beeinträchtigt und unter Umständen durch Entzündungsvorgänge der Nebenhöhlen kompliziert. In den ersten Tagen bestehen vielfach subfebrile Temperaturen.

Der Streit geht im wesentlichen um die Frage, ob der Abkühlungsfaktor bzw. klimatische Faktoren oder die Infektion mit „common-cold" Virus das Wesen der Erkrankung ausmachen. Ohne Frage ist die Infektion mit Viren der „common-cold"-Gruppe eine Voraussetzung für das Auftreten des Erkältungskatarrhs. Doch darf man annehmen, daß die Abkühlung eine wesentliche Rolle mitspielt. Nicht Kälte als solche, aber mangelhafte Reaktionsweise des Organismus auf Abkühlung scheint einen wesentlichen Krankheitsfaktor darzustellen. Experimentelle Untersuchungen ergaben, daß bei Personen, die besonders zu Erkältungskrankheiten neigen, lokale Abkühlungen der Haut zu Senkungen

der Schleimhauttemperatur von Nase und Mund führten (z. B. bei Abfall der Hauttemperatur von 32,5° C auf 30° C, Abfall der Pharynxtemperatur von 34° C auf 29° C). Die mit dem Abfall der Schleimhauttemperatur einhergehende Schleimhautanämie könnte eine Verschlechterung der lokalen Infektionsabwehr bedeuten und eine Teilursache für das Zustandekommen des Kältekatarrhs sein. Weitere Untersuchungen zeigten, daß Versuchspersonen, die oft an sog. „cold-virus-Krankheit" litten, auf Kaltreize einzelner Hautstellen mit verzögerten vasomotorischen Reaktionen der Mund- und Nasenschleimhaut reagierten.

VII. Örtliche Verbrennung und Erfrierung
1. Örtliche Verbrennung

Bei Erwärmung der Körperzellen auf 45° C treten bereits Schädigungen, bei Erwärmung auf 50° C durch Coagulation des Protoplasmas Zellnekrosen auf. Während trockene, heiße Luft von 100° C noch ohne Schaden vertragen wird, tritt bei Berührung der Haut mit festen und flüssigen Medien von 50° C bereits Verbrennung bzw. Verbrühung ein. Das Erythem bei Verbrennung beruht auf erhöhter Hautdurchblutung (1. Grad). Beim 2. Grad der Verbrennung liegen bereits Zell- und Gefäßwandschädigungen vor. Abhebung der Epidermis mit Ausstrom von Blutflüssigkeit aus den geschädigten Capillaren ruft das Bild der Dermatitis bullosa hervor. Beim 3. Verbrennungsgrad tritt durch Coagulation Zellnekrose ein.

Verallgemeinernd kann angenommen werden, daß bei Brandnekrosen, die mehr als 25% der Körperoberfläche einnehmen, Lebensgefahr besteht. Das erste Schockstadium (6—10 Std nach Verbrennung) wird als neurovegetativer (weißer) *Frühschock* bezeichnet. Dieser Zustand

entspricht der sog. *Commotio neurovascularis*, wie er auch sonst im Anschluß an schwere Traumen auftritt. Bei der Verbrennung liegen die Bedingungen für das Zustandekommen eines reflektorischen Schocks besonders günstig, da durch die starke Irritation der zahlreichen bloßgelegten sensiblen Nervenendigungen die zentralen Regulationsgebiete für Kreislauf und Atmung unter ein Trommelfeuer von Erregungen gesetzt werden, dem sie schließlich unterliegen. Auf das primäre Schockstadium folgt etwa am 3. Tag das *Intoxikationsstadium*. Eine schwere Komplikation stellt als Folge des Schocks das *akute Nierenversagen* dar. Hierbei spielt zusätzlich eine Myoglobinämie mit Myoglobinurie (sog. *Crush*-Syndrom) eine erschwerende Rolle. Schließlich stellt die Infektion mit Staphylokokken, Colibakterien, hämolytischen Streptokokken, Pyocyaneus und Tetanus eine lebensbedrohliche Komplikation dar, die auch durch Antibiotica des öfteren nur schwer oder nicht zu überwinden ist.

2. Örtliche Kälteschädigung

Örtliche Kälteschädigungen durch direkte Vereisung sind selten. Maßgebend für das Eintreten einer örtlichen Erfrierung ist nicht die absolute Höhe der Umgebungstemperatur, sondern der Wärmeentzug, der neben der Höhe der Umgebungstemperatur vom Feuchtigkeitsgrad des umgebenden Mediums abhängig ist. So werden Erfrierungen besonders häufig bei einsetzendem Tauwetter beobachtet. Weiterhin ist die Stärke der Windbewegung ein wichtiger Faktor für die Größe des Wärmeentzuges.

Als erste noch physiologische Kältereaktion tritt durch Kontraktion der Erectores pilorum *Gänsehaut* auf. Bei stärkerer Kälteeinwirkung setzt eine Vasoconstriction unter allmählicher Entwicklung eines tauben Gefühls in den der Kälteeinwirkung ausgesetzten Körperpartien ein. Dauert die Kälteeinwirkung längere Zeit, so ändert sich die Hautfarbe. Die vorher blasse Haut wird zunächst unter Eintritt heftiger Schmerzen rot und schließlich unter Zurückgehen der Schmerzempfindlichkeit bis zur

Schmerzfreiheit cyanotisch. Die Rötung bzw. livide Verfärbung der Haut beruht auf einer Capillarerweiterung als Ausdruck einer Lähmung der kleinsten Gefäße. Auf das erste Stadium des Kälteerythems folgt der 2. Grad der Erfrierung in Form von Blasenbildungen (*Congelatio bullosa*), dem sich der 3. Grad der Erfrierung, der Frostbrand (*Congelatio gangraenosa*) anschließt.

Entscheidend für die pathologisch-anatomischen Veränderungen bei der örtlichen Kälteschädigung ist die *Ischämie* und der hierdurch bedingte örtliche Sauerstoffmangel. Wird eine Extremität in vollkommener Ruhe unterkühlt, so kann dieser Zustand auch bei einer Auswirkungsdauer über lange Zeiten ohne bleibenden Schaden ertragen werden, da mit dem Absinken der Gewebstemperatur auch der Sauerstoffbedarf entsprechend niedriger wird. Wenn nach einer lokalen Unterkühlung die Aufwär-

mung so vorsichtig und langsam erfolgt, daß Sauerstoffbedarf und Sauerstoffzufuhr miteinander Schritt halten, tritt keine Gewebsschädigung auf. Ein Teil der in der menschlichen Pathologie beobachteten örtlichen Kälteschäden sind *Wiederaufwärmungsschäden*. Bei einer plötzlichen Wiederaufwärmung des unterkühlten Gliedes steigt der Sauerstoffverbrauch stärker an als die zu seiner Deckung erforderliche Durchblutung. In dieser Phase ist die Gefahr einer hypoxischen Gewebsschädigung besonders groß. Jedoch bleibt zu berücksichtigen, daß beim Zustandekommen des lokalen Kälteschadens das betroffene Organ vielfach einen Belastungsstoffwechsel hat und daß daher auch schon während der Unterkühlungsphase ein Erstickungsstoffwechsel mit entsprechender Gewebsschädigung vorliegen kann (über die morphologischen Befunde s. Lehrbücher der Pathologischen Anatomie).

Literaturhinweise

ASCHOFF, J.: Hundert Jahre Homoiothermie. Naturwissenschaften **1948**, 235.

ATKINS, E., and E. S. SNELL: Fever. In: The inflammatory process von B. J. Zweifach, L. Grant and R. T. Mc Cluskey. New York and London: Academic Press 1965.

BEESON, P. B.: Temperature-elevating effect of a substance obtained from polymorphonuclear leucocytes. J. clin. Invest. **27**, 524 (1948).

BRENDEL, W.: Kreislauf in Hypothermie. Verh. dtsch. Ges. Kreisl.-Forsch. **1957**, 33.

CHOREMIS, K., C. DANELATOU, F. MAOUNIS, B. BASTI, P. LAPATSANIS, and K. KIOSSOGLOU: Paper chromotography for amino-acids in thirst fever. Helv. paediat. Acta **14**, 44 (1959).

DU BOIS, E. F.: The mechanisme of heart loss and temperature regulation. London 1937.

EBBECKE, U.: Schüttelfrost in Kälte, Fieber und Affekt. Klin. Wschr. **1948**, 609.

FOERSTER, O.: Symptomatologie der Erkrankungen des Rückenmarks. Handbuch der Neurologie, Bd. 5, S. 1. 1936.

GROSSE-BROCKHOFF, F., u. W. SCHOEDEL: Das Bild der akuten Unterkühlung im Tierexperiment. Naunyn-Schmiedebergs Arch. exp. Path. Pharmak. **201**, 417 (1943).

GROSSE-BROCKHOFF, F.: Krankheiten aus äußeren physikalischen Ursachen. In: Handbuch der inneren Medizin, Bd. VI/2, S. 1. 1954.

HUHNSTOCK, K., D. KUHN u. G. W. OERTEL: Ätiocholanolon-Fieber. Dtsch. med. Wschr. **91**, 1641 (1966).

KAPPAS, A., L. HELLMANN, D. K. FUKUSHIMA, and T. F. GALLAGHER: The pyrogenic effect of etiocholanolone. J. clin. Endocr. **17**, 451 (1957).

SIEGERT, R.: Natur und Wirkungsmechanismus der Viruspyrogene. Dtsch. med. Wschr. **1967**, 2183.

STAEMMLER, M.: Die Erfrierung. Leipzig: G. Thieme 1944.

THAUER, R.: The circulation in hypothermia of nonhibernating animals and men. In: Handbook of Physiol., Sect. 2: Circulation. Vol. III, S. 1899. 1965.

— Homoiothermie als Fortschritt und Schicksal des Menschen. Jb. Max-Planck-Ges. **1967**, 39.

WESTPHAL, O., u. O. LÜDERITZ: Chemische Erforschung von Lipopolysacchariden gramnegativer Bakterien. Angew. Chem. **66**, 407 (1954).

WINSLOW, C. E. A., and L. P. HERRINGTON: Temperature and human life: Princeton Univ. Press 1949.

WOOD, W. B.: Die Pathogenese des Fiebers. Das Medizinische Prisma **3** (1966) (Boehringer).

Zellstoffwechsel

I. Biochemische Organisation, Struktur und Funktion der Zelle

Die Grundeinheit der einzelnen Organsysteme und damit des Organismus ist die Zelle. In der Zelle vollziehen sich alle lebensnotwendigen Prozesse: Die Stoffaufnahme und

nen manifestieren, insbesondere in einer Störung des Zellstoffwechsels.

Zunächst soll in einem Überblick gezeigt werden, vermittels welcher Strukturen und

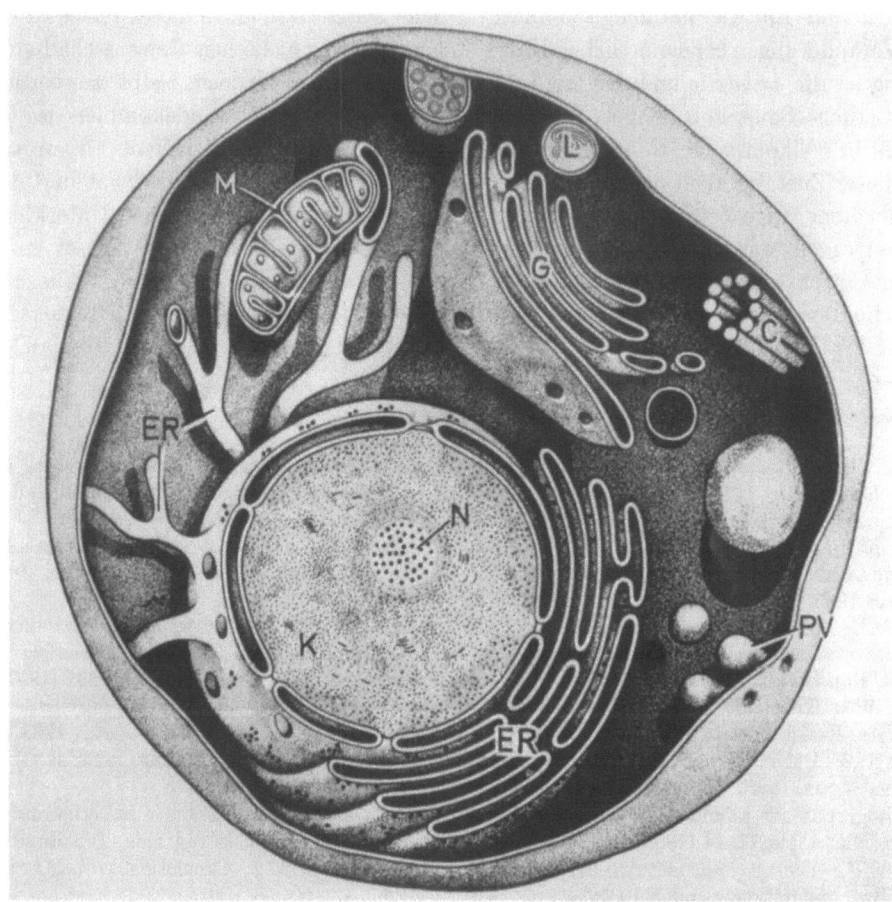

Abb. 344. Schema einer Zelle und einzelner intracellulärer Strukturen [nach E. Ruska (unveröffentlicht)]. *K* Zellkern; *N* Nucleolus; *ER* endoplasmatisches Reticulum, dessen Zisternen mit dem perinucleären Raum in Verbindung stehen; *M* Mitochondrion; *L* Lyosom; *PV* Pinocytose-Vesikel; *C* Centrosom; *G* Golgi-Apparat

der Stoffumsatz, die Energieproduktion und Energieumwandlung für die vielfältigen organspezifischen Zelleistungen; die Synthese von Proteinen, im besonderen von Enzymen und Hormonen, die chemischen Grundlagen und Vorgänge bei der Vererbung, um nur einige der wichtigsten Zelleistungen aufzuführen. Entsprechend werden sich auch pathologische Veränderungen in reversiblen oder irreversiblen Störungen der Zellstruktur oder einzelner Zellbestandteile und ihrer biochemischen Funktio-

deren biochemischer Funktionen der Stoffumsatz der Einzelzelle in seinen Grundzügen reguliert und den jeweiligen Erfordernissen angepaßt werden kann. Die verschiedenen pathophysiologischen Reaktionsabläufe werden in den späteren Kapiteln abgehandelt.

Die elektronenoptische und biochemische Forschung der letzten Jahrzehnte hat gezeigt, daß die klassische morphologische Einteilung der Zelle in Zellkern, Mitochondrien und Cytoplasma nicht mehr genügt. So sind z.B. die meisten Enzyme als Regulatoren des Zellstoffwechsels nicht frei im Cytoplasma oder im Kernraum gelöst, sondern an bestimmte Strukturen, z.B. Membranen, gebunden oder in Zellbestandteile eingeschlossen. Zwischen diesen verschiedenen Zellelementen bestehen Permeabilitätsschranken, aber auch Verbindungen. Entsprechend unterteilt die biochemische Forschung einzelne Zellelemente weniger nach den klassischen morphologischen Einheiten, sondern unter den Begriff verschiedener durch Permeabilitätsschranken getrennter „*Kompartimente*", wobei das einzelne „Kompartiment" oftmals weniger durch bestimmte morphologische Charakteristica als vielmehr bestimmte biochemische Funktionen definiert ist.

1. Der Zellkern

Der Zellkern ist von einer *Doppelmembran* umschlossen. Zwischen den beiden Membranlamellen besteht ein Zwischenraum von ca. 100—300 Å Breite, der sog. *perinucleäre Raum*. Die äußere Membranlamelle setzt sich in die Membranen des endoplasmatischen Reticulums (s.u.) fort, so daß der perinucleäre Raum mit dem räumlichen Netzwerk des endoplasmatischen Reticulums, den sog. „Zisternen des Ergastoplasmas" (s.u.) in enger Verbindung steht. Weiterhin sind elektronenoptisch in der Kernmembran Poren zu erkennen, die wiederum durch ein feines Diaphragma verschlossen sind. In der Kernmembran sind stellenweise Enzyme der Glykolyse lokalisiert. Durch die Kernmembran findet ein Transport von Elektrolyten und Nichtelektrolyten statt. Eine wichtige Funktion hat die Kernmembran bei der Übertragung der an den Chromosomen (s.u.) synthetisiertens og.,,*messenger Ribonucleinsäuren*", die an den *Ribosomen* des endoplasmatischen Reticulums (s.u.) als Matrizen für die Proteinsynthese dienen.

Die wichtigsten Bestandteile des Zellkernes sind die *Chromosomen* als Träger des genetischen Materials, der Desoxyribonucleinsäuren. Der an den Riesenchromosomen verschiedener Insekten untersuchte Aufbau der Chromosomen läßt unterschiedlich färbbare sog.,, Querscheiben" und „Zwischenscheiben" erkennen. Die stark färbbaren *Querscheiben* bestehen aus basischen und nichtbasischen Proteinen. Sie enthalten die mittels der Feulgenfärbung nachzuweisenden Desoxyribonucleinsäuren und entsprechen damit den *Gen*orten. Die *Zwischenscheiben* bestehen aus nichtbasischen Proteinen. Die biochemische Funktion der Chromosomen ergibt sich aus ihrem Gehalt an Desoxyribonucleinsäuren, an denen die Ribonucleinsäuren (sog. „messenger Ribonucleinsäuren") synthetisiert werden. Diese Funktion ist elektronenoptisch an einzelnen Riesenchromosomen zu verfolgen. Bei der Ribonucleinsäuresynthese ist an den entsprechenden Querscheiben eine Aufblähung zu erkennen, das sog. „*Puffing*"-Phänomen. Wodurch dieser Funktionszustand der Gene gesteuert wird, ist noch weitgehend unklar. Bei Insekten kann z. B. dieses „Puffing" durch Hormongaben ausgelöst werden (s. auch die Ausführungen über Proteinbiosynthese und Störung der genetischen Information).

Die außerdem elektronenoptisch im Kernraum zu erkennenden granulären und fibrillären Strukturen sind in ihrer biochemischen Bedeutung noch nicht zu bestimmen.

2. Das endoplasmatische Reticulum

Das endoplasmatische Reticulum besteht aus mannigfachen Ausstülpungen der äußeren Zellmembran sowie der Kernmembran und durchsetzt als System von Kanälchen und Zisternen die Zelle. Die Hohlräume des endoplasmatischen Reticulums stehen somit sowohl mit der Zelloberfläche wie auch der Kernhülle in Verbindung. Der Innenraum einer solchen „*Zisterne des Ergastoplasmas*" weist einen durchschnittlichen Durchmesser von 100 bis 200 mμ auf. Stellenweise sind die Membranen dieser Kanäle und Zisternen von Granula, den sog. *Ribosomen*, besetzt. Man unterscheidet demgemäß eine ribosomenreiche Fraktion (rough membrane) von einer ribosomenarmen (smooth membrane). Die Ribosomen sind der Ort der Proteinbiosynthese. Ribosomenreiche Membranen des endoplasmatischen Reticulums finden sich daher vornehmlich in Zellen mit hohem Eiweißumsatz (Pankreas, Leber). Die ribosomenarme Fraktion ist vornehmlich in Zellen, die eine feste Struktur bewahren, zu finden, z.B. in quergestreiften Muskelzellen, weiterhin in den Zellen der Steroidsynthese. Es kommen aber auch beide Formen des endoplasmatischen Reticulums in derselben Zelle vor. Die Zisternen des endoplasmatischen Reticulums spielen möglicherweise eine Rolle für den extra- und intracellulären Stoffaustausch. So können sich einzelne Bläschen von dem Kanalsystem des endoplasmatischen Reticulums abschnüren und ihren Inhalt als sog. sekretorische Granula nach außen hin abgeben. Ob dieser als „Pinocytose" bezeichnete Stofftransport eine erhebliche physiologische Bedeutung hat, ist noch umstritten.

3. Lyosomen

Innerhalb des Cytoplasmas sind weiterhin von Membranen umschlossene Vesikel zu erkennen, die sich bezüglich ihrer biochemischen Eigenschaften deutlich von den Zisternen des endoplasmatischen Reticulums unterscheiden. Sie werden als Lyosomen bezeichnet. Auffallend ist ihr hoher Gehalt an Hydrolasen (Phosphatasen, Kathepsin, β-Glucuronidase, Ribonuclease). Möglicherweise sind die Lyosomen daher von Bedeutung bei der Verdauung intracellulär aufgenommener Substanzen (Phagocytose). Ebenso ist ihre Bedeutung bei cytolytischen Prozessen noch unklar. Da verschiedene Substanzen, insbesondere Hormone und Vitamine, auf die Membran der Lyosomen einen stabilisierenden oder aber einen auflockernden Einfluß haben, sind sie u.U. wichtig für bestimmte Hormonwirkungen. So erniedrigt z.B. Vitamin A die Stabilität der Lyosomenmembran, während Cortison sie erhöht, so daß eventuell die entzündungshemmende Wirkung des Cortisons damit in Zusammenhang steht.

4. Die Mitochondrien

Die Mitochondrien sind längliche Gebilde unterschiedlicher Größe. Sie sind von einer dreischichtigen Hüllmembran umschlossen, die in den Innenraum hinein zahlreiche septenartige Vorsprünge erkennen läßt, die sog. Cristae mitochondriales. Dieser Aufbau ist in den Mitochondrien verschiedener Pflanzen- und Tierzellen im Prinzip gleich. Auffallend ist ein weniger artspezifischer als vielmehr organspezifischer — und damit wahrscheinlich funktionsspezifischer Unterschied in bezug auf Größe, Form und Innenstruktur der Mitochondrien. Besonders zahlreich sind die Mitochondrien in Organen mit hoher Stoffwechselaktivität (z.B. im Herzmuskel). Den Lebermitochondrien eigentümlich ist ihre relative Armut an Cristae mitochondriales. Die Anordnung der Mitochondrien in den Tubuluszellen der Niere zwischen den Einfaltungen der basalen Zellmembran läßt auf eine Beteiligung an Resorptions- und Sekretionsprozessen schließen. Die Gestalt der Mitochondrien kann je nach dem Funktionszustand der Zelle variieren.

Die Membranen der Mitochondrien enthalten zahlreiche Enzymsysteme. Auffallend ist ihr hoher Gehalt an Enzymen der Atmungskette sowie des Tricarbonsäurecyclus. Daraus ergibt sich die wichtigste biochemische Funktion der Mitochondrien, nämlich die Umwandlung der Verbrennungsenergie der einzelnen Substrate in den einheitlichen Energieträger ATP für die unterschiedlichen Zelleistungen. So wird der Energieträger ATP z.B. im Muskel für mechanische Arbeit, in der Leber für Syntheseprozesse, in den Tubuluszellen der Niere für aktive Transportvorgänge verbraucht. Eine gewisse Differenzierung der jeweiligen Mitochondrienfunktion ist durch den unterschiedlichen Gehalt der Mitochondrien einzelner Organe an Pyridinnucleotiden, Nicotinsäureamidadenindinucleotid (NAD) und Nicotinsäureamidadenindinucleotidphosphat (NADP) möglich. NADP ist als Coenzym synthetisierender Zellprozesse anzusehen, während NAD vor allem als Coenzym abbauender Stoffwechselwege von Bedeutung ist. NADP ist besonders in Lebermitochondrien zu finden, die dementsprechend eine hohe Syntheseleistung aufweisen, während die NAD-Konzentration in den Mitochondrien der Muskelzellen höher ist. Eine weitere Unterscheidung der Mitochondrienfunktion einzelner Organe ist durch den unterschiedlichen Gehalt von den am Fettsäureabbau beteiligten Enzymen gegeben, die möglicherweise eine gewisse Spezialisierung der Organe entweder überwiegend auf die Oxydation von Fettsäuren — wie im Herzmuskel — oder von Kohlenhydraten — wie im Skeletmuskel — widerspiegelt.

5. Der cytoplasmatische Raum

Der außer dem Zellkern, den Mitochondrien, Lyosomen und dem räumlichen Netzwerk des endoplasmatischen Reticulums und seinem Inhalt verbleibende Raum wird als *Hyaloplasma* bezeichnet. Geordnete Strukturen sind elektronenoptisch in ihm nicht mehr zu erkennen. Im Hyaloplasma sind die Enzyme der Glykolysekette gelöst. Die Glykolyse, d.h. der Abbau von Glucose zu Milchsäure, läuft dementsprechend mit aller Wahrscheinlichkeit in diesem Zellkompartiment ab. Allerdings ist es nicht ausgeschlossen, daß ein Teil der Enzyme der Glykolysekette an den Membranen des endoplasmatischen Reticulums gebunden ist.

6. Die Zellmembran

Hauptbestandteil der Zellmembran sind Lipoide, insbesondere Phosphatide. Außerdem enthält sie Proteine. Elektronenoptisch ist die Zellmembran nach Art einer sog. „unit membrane" gebaut, d.h. eines bimolekulären Lipoidfilms, dessen Ober- und Unterseite je von einer Proteinlamelle bedeckt ist. Von dieser eigentlichen *Zellmembran* ist die außen anschließende *Zellwand* zu unterscheiden, die wegen ihres hohen Polysaccharidgehaltes auch als *Glykokalyx* bezeichnet wird. Im Gegensatz zu der einheitlichen Struktur der Zellmembranen weisen die Zellwände je nach Zelltyp erhebliche Unterschiede auf. Wasserhaltige Poren, wie sie aufgrund verschiedener physiko-chemischer Verhaltensweisen der Zellmembran angenommen werden, konnten bisher noch nicht elektronenoptisch nachgewiesen werden. Die Zellmembran weist zahlreiche Ausstülpungen auf, die in engem Kontakt mit den Nachbarzellen stehen. Auch sind ähnliche Einstülpungen der Zellmembran beschrieben, von denen angenommen wird, daß sie in Verbindung mit dem Kanalsystem des endoplasmatischen Reticulums treten können. Die Hauptaufgabe der Zellmembran ist die einer Permeabilitätsschranke, aber auch einer Austauschfläche für den Stofftransport zwischen Extra- und Intracellularraum.

Es muß betont werden, daß die einzelnen Zellstrukturen nicht isoliert betrachtet werden können. Jede Zelle ist ein komplexes System, in dem mannigfache biochemische Prozesse neben- und miteinander ablaufen, die sich gegenseitig beeinflussen. Ebenso ist zu berücksichtigen, daß Transport- und Permeabilitätsfragen nicht nur für die Zellgrenzen, sondern auch für die Prozesse innerhalb der Zelle eine Rolle spielen. Die durch die einzelnen Zellstrukturen geschaffenen großen Membranoberflächen errichten einerseits Permeabilitätsbarrieren, während andererseits dadurch aber auch Transportvorgänge erleichtert werden. So ist ein geregelter Ablauf der vielfältigen miteinander ablaufenden und ineinandergreifenden enzymatischen Reaktionen möglich und eine Steuerung der mannigfachen Stoffwechselprozesse sowohl im Hinblick auf die Erfordernisse der Einzelzelle als auch des Zellverbandes im Organ und schließlich auf die jeweiligen Funktionsnotwendigkeiten des Gesamtorganismus gewährleistet.

II. Grundzüge der genetischen Information und ihrer Störungen

1. Allgemeine Vorbemerkungen

Seit langem ist bekannt, daß die Erbinformationen in den Chromosomen lokalisiert sind. Die Chromosomen haben dementsprechend zweierlei Funktionen: einmal die Aufrechterhaltung und Weitergabe der genetischen Information in der Generationenfolge der Lebewesen, zum anderen die Regulation der verschiedensten Stoffwechselmechanismen, die u.a. auch den Phänotyp des Organismus bestimmen.

a) Struktur der genetischen Information

Die Chromosomen des Zellkerns enthalten neben Protein als maßgeblichen Bestandteil Desoxyribonucleinsäuren (*DNS*). Die DNS setzen sich jeweils aus mehreren tausend Untereinheiten, den Nucleotiden, zusammen. Jedes Nucleotid besteht aus einer Pentose (der Desoxyribose), einem Molekül Phosphorsäure und einer Base, und zwar entweder der Purinbase Adenin oder Guanin, oder der Pyrimidinbase

Thymin oder Cytosin. Die einzelnen Nucleotide, die sich nur in ihrem Basenanteil unterscheiden, sind als 3′,5′-Diester der Desoxyribose und dem Makromolekül der DNS mit einem Molekulargewicht von 5—6 Millionen verknüpft. WATSON und CRICK wiesen weiterhin nach, daß ein DNS-Molekül jweils aus zwei Einzel-DNS-Strängen besteht. Die beiden DNS-Stränge

oder A/G. Die Anordnung der 4 Nucleotidbasen innerhalb der DNS erfolgt für jeden Organismus in einer gleichmäßigen Folge, die die genetische Information wiedergibt. Die Basensequenz der DNS stellt also den Code dar, der die Syntheseanweisung für die Zelle enthält. Hierbei ist die Basenanordnung für sämliche Zellen des Organismus gleich.

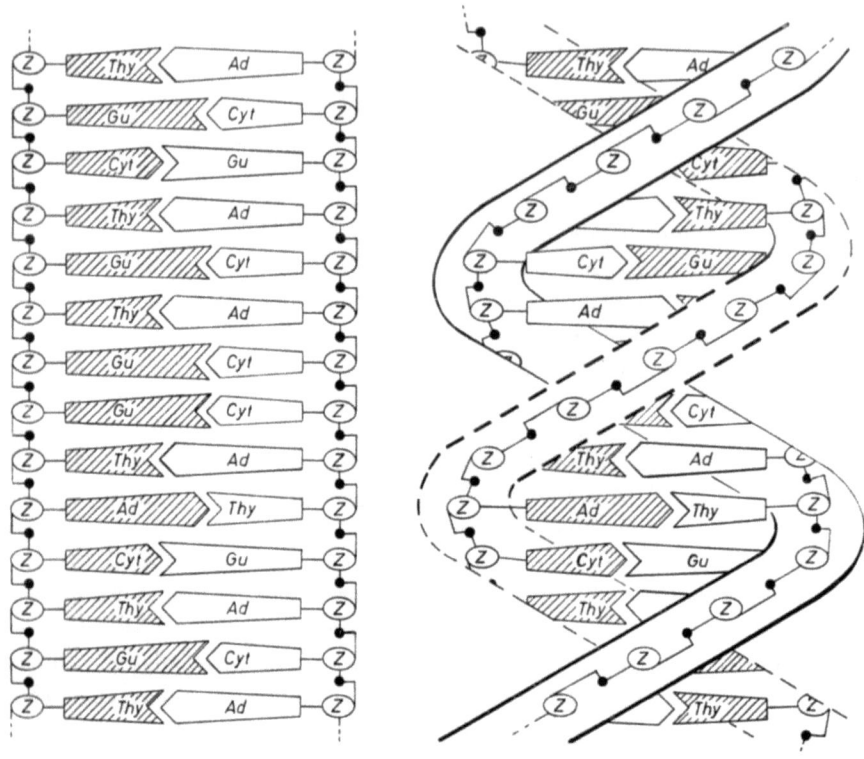

Abb. 345. Schema des DNS-Aufbaus. Z bedeutet Zucker (Desoxyribose), · Phosphorsäure. (Nach WATSON u. CRICK aus KARLSON, Biochemie, 3. Aufl. Stuttgart: Georg Thieme 1962)

sind nach Art einer „verdrillten Strickleiter" zu einer Doppelspirale umeinander gewunden. Je zwei gegenüberliegende Basen sind (gewissermaßen als die „Sprossen der Stickleiter") über Wasserstoffbrücken miteinander verbunden, wobei stets Adenin mit Thymin und Guanin mit Cytosin gepaart sind (Abb. 345).

Infolge der Korrespondenz der Basen Adenin (A) und Thymin (T) einerseits sowie Guanin (G) und Cytosin (C) andererseits in den gegenüberliegenden Einzelsträngen der DNS-Spirale, ist auch die Zahl der Purinbasen $(A+G)$ gleich der der Pyrimidinbasen $(T+G)$, weiterhin ist auch die Zahl der 6-Hydroxybasen $(A+G)$ gleich der der 6-Aminobasen $(T+G)$. Die Zusammensetzung der DNS weist also nur eine variable Größe auf: Das Verhältnis $A+T/G+C$

b) Die identische Reproduktion der genetischen Information

Eine Vererbung der Zellanlagen von Generation zu Generation verlangt bei der Zellenteilung eine Kopierung der genetischen Information. Nach dem Watson-Crick-Modell kommt die Replikation der DNS als Träger der genetischen Information in der Weise zustande, daß sich die Wasserstoffbrücken zwischen den korrespondierenden Basenpaaren der Doppelspiralen lösen und eine Entfaltung der Spirale eintritt. Jede der beiden Einzelstränge, die ja in der Basensequenz komplementär zueinander sind, lagert mit Hilfe eines synthetisierenden Enzyms, der DNS-Polymerase, Nucleotide an und bildet auf diese Weise eine neue Doppelspirale. Die Anlagerung der Nucleotide an den

DNS-Einzelstrang erfolgt entsprechend der jeweils komplementären Base des anzulagernden Nucleotids, so daß also aus einer DNS-Spirale zwei identische „Tochterspiralen" entstehen, wobei jeweils ein Einzelstrang der ursprünglichen DNS-Spirale entstammt (s. Abb. 346). Auf diese Weise ist gewährleistet, daß die Basensequenz der DNS bei der Zellteilung in den neugebildeten Zellen identisch bleibt. Wenn auch prinzipiell dieser Mechanismus für die identische Reproduktion der genetischen Information zutrifft, so sind doch noch zahlreiche Probleme ungeklärt (z.B. Ursache für die Lösung der Wasserstoffbindungen der Basenpaare, Beginn der DNS-Replikation am Anfang, Ende oder in der Mitte der Doppelspirale).

c) Übermittlung und Ausführung der genetischen Information

Ist die genetische Information in der Basensequenz der DNS niedergelegt, so erhebt sich die Frage, wie die jeweilige verschlüsselte Anweisung zur Ausbildung eines phänotypischen Merkmals führen kann.

Struktur und Funktion des Organismus sind in der Spezifität zahlreicher Enzymsysteme begründet und damit in der Spezifität der Enzymproteine. Die Spezifität der Proteine wiederum wird durch die Reihenfolge und Häufigkeit der 20 natürlichen Aminosäuren bestimmt. Die in der Basensequenz der DNS in den Chromosomen fixierte Information muß also eine Anweisung enthalten, nach der die Proteinsynthese erfolgt, d.h. die Basensequenz muß in eine Aminosäuresequenz übersetzt werden.

Da die DNS im Zellkern fixiert sind, die Proteinsynthese aber an den Ribosomen stattfindet, muß die genetische Information 1. kopiert, 2. an den Ort der Proteinsynthese transportiert und dort 3. in die entsprechende Aminosäuresequenz übersetzt werden.

Dieser Kopierungs-, Transport- und Übersetzungsmechanismus wird von den Ribonucleinsäuren übernommen. Die Ribonucleinsäuren (RNS) unterscheiden sich von den DNS in der Art des Zuckeranteils (Ribose statt Desoxyribose). Außerdem tritt anstelle des Thymins der DNS die Pyrimidinbase Uracil. Die dem Adenin entsprechende Base ist also in der RNS das Uracil. Weiterhin unterscheiden sich die RNS von den DNS dadurch, daß sie meist

nicht als Doppelspirale, sondern als Einzelstränge vorliegen.

Die Synthese der RNS als Vermittler der genetischen Information zur Proteinsynthese geschieht in unmittelbarem Kontakt an der DNS. Unter der Vermittlung eines synthetisierenden Enzyms, der RNS-Polymerase, entsteht am Muster der DNS ein RNS-Strang, der in seiner Basensequenz komplementär zu der jeweiligen DNS-Basensequenz ist (dem Adenin ist Uracil, dem Guanin das Cytosin entsprechend). Die auf diese Weise entstandene RNS, die eine bestimmte Basensequenz der DNS kopiert und an den Ort der Proteinsynthese übermittelt, wird „*messenger-RNS*" (=m-RNS) bezeichnet. Ihr Molekulargewicht beträgt

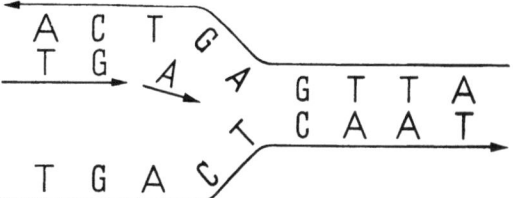

Abb. 346. Replikationsschema der DNS. A, T; G, C entsprechen den Basen der Nukleotide. (Nach Watson u. Crick aus Bresch, Klassische und molekulare Genetik. Berlin-Göttingen-Heidelberg-New York: Springer 1964)

200000—500000 und ist damit wesentlich kleiner als die DNS. Es wird also nicht die gesamte DNS in der messenger-RNS (m-RNS) kopiert, sondern nur ein bestimmtes „Gen", d.h. ein ausgewählter Abschnitt des DNS-Moleküls, der die Anweisung für die Synthese eines bestimmten Proteins enthält (Funktionseinheit).

Die m-RNS gelangen nach Ablösung von der DNS-Matrize in das Cytoplasma und an den Ort der eigentlichen Proteinsynthese, den am endoplasmatischen Reticulum haftenden Ribosomen. Die Ribosomen bestehen aus Proteinen und einer Ribonucleinsäure, der sog. ribosomalen RNS (r-RNS), die sich sowohl von den DNS als auch m-RNS erheblich hinsichtlich ihrer Basenrelationen unterscheiden. Die r-RNS sind mit bestimmten Strukturproteinen und Enzymen zu größeren Partikeln verbunden (70 Svedberg). Auch die Synthese der r-RNS ist genabhängig und erfolgt an bestimmten DNS-Matrizen.

Bei der *Proteinbiosynthese* wird jeweils eine bestimmte m-RNS, die genetische Informationen für die Proteinsynthese enthält, an den

Ribosomen als den Orten der Proteinsynthese fixiert. Die Ribosomen werden also durch einen langen m-RNS-Faden zu einer Kette verbunden. Die einzelnen Ribosomen sind indessen nicht fest an die m-RNS gebunden, sondern der m-RNS-Strang gleitet an den Einzelribosomen vorbei, wobei jeweils der „Informationsinhalt" von den Ribosomen „aufgenommen" wird. Erst durch die Aufnahme der m-RNS werden die Ribosomen aktiv und bilden Proteinmoleküle. Gleichzeitig ist hierdurch auch erklärt, daß die Ribosomen verschiedene Proteine zu synthetisieren vermögen, je nach dem „Informationsgehalt" der ihnen anliegenden m-RNS.

Die m-RNS, die den „Drucksatz" der genetischen Information von den „Matrizen" der DNS übernommen hat, wird sozusagen in die „Druckmaschinen" der Ribosomen eingespannt. — Die Übersetzung der in der Basensequenz niedergelegten genetischen Information zur eigentlichen Proteinsynthese, d.h. der Aufbau der bestimmten Aminosäuresequenz der einzelnen Proteine, wird über eine weitere Ribonucleinsäure vermittelt, der sog. *transfer* oder *soluble* RNS (t- oder s-RNS).

Jede der 20 natürlichen Aminosäuren erfordert zu ihrer Codefizierung im DNS-Strangbzw. im korrespondierenden m-RNS-Faden eine festgelegte Auswahl von drei in ihrer Basenfolge sich unterscheidenden Nucleotiden (sog. Triplets = Codons). Diese für jede Aminosäure charakteristische Basensequenz ist der *genetische Code*, der für alle Aminosäuren inzwischen entschlüsselt werden konnte. Allerdings ist zu berücksichtigen, daß bei Vorliegen von 4 möglichen Nucleotiden als Elemente erster Ordnung eines Triplet-Codes, theoretisch $4^3 = 64$ Elemente zweiter Ordnung möglich sind, indessen aber nur 20 Aminosäuren zu codefizieren sind. Es ist daher anzunehmen, daß für einzelne Aminosäuren mehrere Basentriplets als Code möglich sind (sog. „*degenerierter Code*"). Weiterhin ist wahrscheinlich, daß bestimmten theoretisch möglichen Basensequenzen keine Aminosäuren entsprechen, einzelne Codetriplets also „keinen Sinn" ergeben.

Die Synthese der Aminosäuren entsprechend dem von den DNS übernommenen Code erfolgt nicht direkt an den m-RNS, sondern wird über *Adapter*-Moleküle, die sog. s (= soluble) oder t (= transfer)-RNS vermittelt. Für die 20 verschiedenen Codetriplets der m-RNS sind mindestens 20 verschiedene Adapter-s-RNS vorhanden. Jede der s-RNS trägt an ihrer „spezifischen" Stelle ein *Anticodon* für eine bestimmte Aminosäure. Dieses „Anticodon" entspricht dem Code für die betreffende Aminosäureinformation im messenger RNS, d.h. ein Basentriplet komplementär zum Codetriplet der m-RNS. An dem anderen Ende der s-RNS befindet sich die entsprechende Aminosäure. Die s-RNS geben dann an den Ribosomen nach dem Informationsmuster, d.h. Codetripletanordnungen der den Ribosomen angelagerten m-RNS, ihre jeweiligen Aminosäuren ab, die dort über enzymatische Vermittlung zu Peptidketten verbunden werden. Während des Vorganges der Proteinsynthese läuft gewissermaßen die m-RNS-Kette durch die Ribosomen hindurch, d.h. nach Abgabe der Aminosäure der s-RNS „rastet" die m-RNS immer um jeweils ein Codetriplet weiter und gibt die jeweilige s-RNS wieder frei.

Das Prinzip der komplementären Basenpaarung und die Anordnung dreier Basen als Code der genetischen Information wird also an drei Stellen ausgenutzt: 1. zur identischen Reproduktion der in den DNS niedergelegten Informationen, 2. zur Kopierung der in den DNS enthaltenen Informationen auf die m-RNS, 3. zur Transskription der m-RNS Codetripletfolgen in Aminosäuresequenzen mit Hilfe der s-RNS (s. Tabelle 106). Der Nucleotid-Aminosäure-Code ist universell, d.h. bei allen eiweißsynthetisierenden Organismen führen gleiche Codons (= Basentriplets) zu gleichen Aminosäuren. Die Anordnung der Codons, d.h. die genetische Information über das jeweilige Protein ist dagegen spezifisch und damit die molekuläre Grundlage der individuellen genetischen Information. Jeder Organismus trägt dementsprechend in der Codetripletanordnung innerhalb der DNS die Matrize für die Proteinsynthese. Der von den m-RNS kopierte Abschnitt der DNS-Basensequenz entspricht jeweils der Anweisung für die Synthese eines bestimmten Proteins. Die Proteine ihrerseits steuern — soweit es sich um Enzymproteine handelt — sämtliche biochemischen Reaktionen der Zelle und bestimmen die physiologischen und morphologischen Eigenschaften der Zelle. Die *Wirkung der Gene* beruht also letzten Endes darauf, daß sie indirekt über die Produktion spezifischer Enzyme die Funktionen des

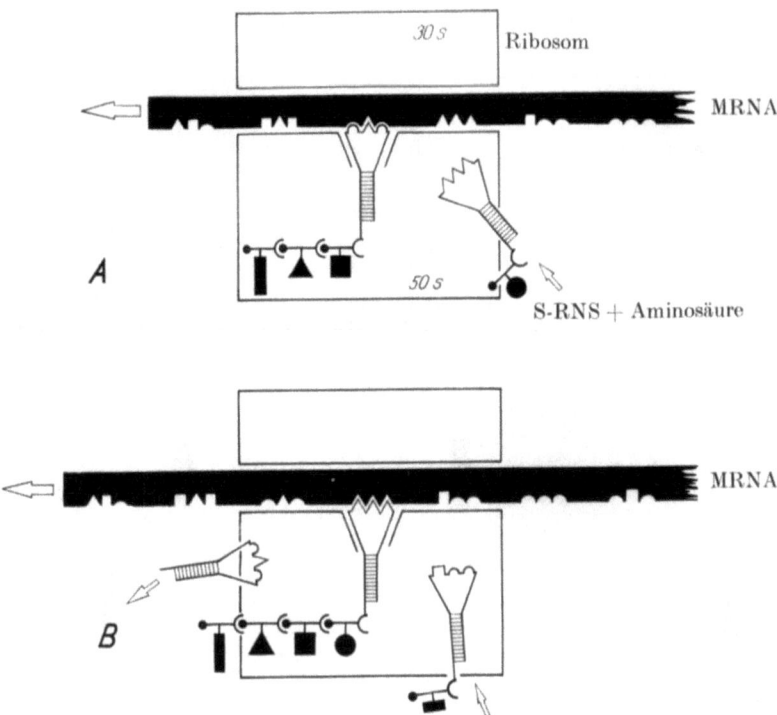

Abb. 347. Synthese der Polypeptide an den Ribosomen. (Nach BRESCH, Klassische und molekulare Genetik. Berlin-Göttingen-Heidelberg-New York: Springer 1964)

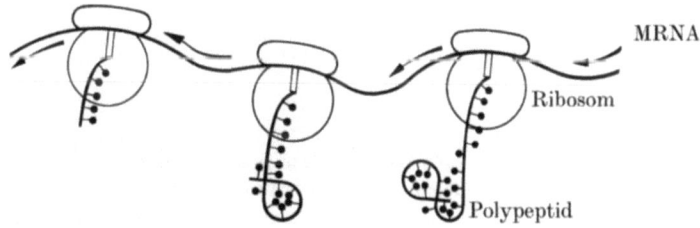

Abb. 348. Schema der Polypeptidsynthese über Vermittlung der s-RNS. (Nach BRESCH, Klassische und molekulare Genetik. Berlin-Göttingen-Heidelberg-New York: Springer 1964)

Organismus kontrollieren (*Ein-Gen = Ein-Enzym*-Hypothese). Die Ein-Gen-Ein-Enzymhypothese besagt indessen nicht, daß nicht auch andere Gene mit anderen Funktionen existieren. So gibt es neben den *Strukturgenen*, die die Struktur eines Proteins oder Enzyms festlegen, Gene, die das Ausmaß und die Geschwindigkeit der Proteinsynthese steuern, sog. *Regulatorgene*. Die Wirkung der Regulatorgene wird wiederum durch niedermolekulare *Induktoren* gesteuert. In vielen Fällen ist der spezifische Induktor das Substrat oder auch das Endprodukt des jeweiligen Synthesevorganges, so daß auf diese Weise das Phänomen der „*adaptativen Enzymsynthese*" gedeutet werden kann, d.h. daß bestimmte Enzyme nur bei

Vorhandensein eines Substrates als Induktor gebildet werden, oder auch daß das Endprodukt einer biochemischen Reaktion die Synthese des die Reaktion katalysierenden Enzyms unterdrückt („reprimiert"). Die Wirkung der Induktoren und Repressoren ist aber nicht durch einen direkten Eingriff in die Proteinsynthese zu erklären, sondern wiederum indirekt über eine Beeinflussung spezieller Gene. Verschiedene für die Enzymsynthese verantwortliche, auf der DNS angeordnete Gene werden durch ein übergeordnetes Gen, das sog. *Operatorgen* gesteuert. Dieses Operatorgen vermag über eine Freigabe der genetischen Information eines oder mehrerer Strukturgene eine bestimmte Synthesekette in Gang zu setzen. Das

Tabelle 106

Genetisches Merkmal	Biochemisches Korrelat
Gen	Basensequenz der DNS
Identische Replikation (Vererbung)	Prinzip der Basenpaarung der DNS
Differenzierung und Wachstum	a) Transkription der Basensequenz der DNS auf m-RNS b) Übertragung der m-RNS-Basensequenz in Aminosäure-sequenzen, vermittelt über s-RNS (Proteinsynthese und Regulation der Proteinsynthese)
Mutation	a) Veränderung der Basensequenz der DNS b) Fehlerhafte Kopierung der Basensequenz der DNS

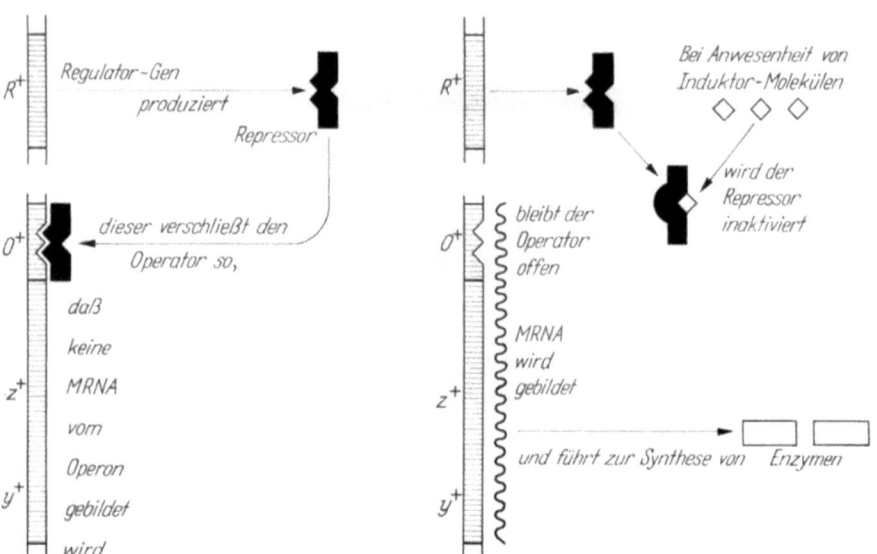

Abb. 349. Regulation der Genfunktion. (Nach Bresch, Klassische und molekulare Genetik. Berlin-Göttingen-Heidelberg-New York: Springer 1964)

Operatorgen selbst wird wiederum über die von den Regulatorgenen gebildeten Repressoren gesteuert.

Auf diese Steuerung der Freigabe der genetischen Information der einzelnen Gene beruht letzten Endes die Differenzierung des Organismus in die einzelnen Organsysteme mit ihren unterschiedlichen Zellfunktionen, die potentiell in der genetischen Information der Keimzelle für alle Zellen schon enthalten ist.

2. Störungen der genetischen Information

Bei Störungen in der Weitergabe des Erbgutes an nachfolgende Generationen kommt es je nach den zugrunde liegenden Fehlern zu charakteristischen Veränderungen phänotypischer Merkmale. Schon lange bekannt sind Anomalien, deren Änderungen im Gesamtbestand der Chromosomen des Zellkerns zugrunde liegen, innerhalb des Einzelchromosoms aber die normale Anordnung der Gene erhalten ist. Individuen mit fehlenden oder überzähligen Chromosomen entstehen bei Störungen während der Reduktionsteilung in der Keimzelle.

Als Musterbeispiel für das Vorliegen eines überzähligen Chromosoms ist hier das *London-Down*-Syndrom (sog. *Mongolismus*) anzuführen. Die Chromosomenanalyse dieser Patienten zeigt vielfach eine Trisomie des Chromosoms Nr. 21 und somit eine Gesamtzahl von 47 statt normalerweise 2×23 Chromosomen. Außer den Fällen einer Trisomie des Chromosoms 21 sind Patienten mit Downsyndrom bekannt, bei denen ein überzähliges Chromosom 21 auf ein anderes, meist das Chromosom 15 *transloziert* ist. Das Chromosom 21 behält auch in diesen

Fällen, deren Chromosomenzahl scheinbar normal ist, funktionell die Wirkung eines Trisomen 21. Diese Form des Mongolismus besitzt wegen des familiären Auftretens besondere Bedeutung (die phänotypisch normalen Überträger haben scheinbar nur 45 Chromosomen, da ja das Chromosom 21 auf das Chromosom 15 transloziert ist). Weiterhin kann die Chromosomenstörung bei Downsyndrom auch nach der Befruchtung während der ersten Zellteilungsphasen der befruchteten Eizelle eintreten. In diesen Fällen findet man ein sog. *Mosaik* von Trisomie 21 und normalen Chromosomensätzen, d.h. der Träger weist neben normalen Zellen mit 46 Chromosomen solche auf, die eine Trisomie 21 tragen.

Neben der Trisomie 21 sind Trisomien mit anderen Symptomen bekannt. So die *Trisomie 16—18* (EDWARDS) mit einem Mißbildungssyndrom von Mikrognathie, Pterygium colli, Schwachsinn und Vitium cordis; außerdem eine *Trisomie der Chromosomengruppe 13—15* (PÄTAU), deren Träger ebenfalls multiple Mißbildungen (Schwachsinn, Taubheit, Gaumenspalte u.a.) aufweisen. In diesem Zusammenhang sind auch die Anomalien der Geschlechtschromosomen anzuführen, z.B. das *Ullrich-Turner*-Syndrom bei weiblichen Patienten, die nur 1x-Chromosomen aufweisen, statt der normalen xx-Konstellation, weiterhin das *Klinefelter*-Syndrom bei männlichen Patienten mit den Chromosomen xxy, statt xy. Die Ursache ist wie auch bei dem sog. *Triplo-x-Syndrom* (*superfemale* Syndrom) bei Frauen eine *Non-disjunction* der Eizelle, d.h. „Nichttrennung" eines homologen Chromosomenpaares bei der Reifungsteilung (Meiose). Von Interesse sind in diesem Zusammenhang außerdem Chromosomenvariationen des Chromosoms 21 und 22 bei chronisch myeloischer Leukämie (sog. *Philadelphia*-Chromosom). Im allgemeinen sind indessen Chromosomenanomalien selten, da wegen einer derartig schweren Störung des genetischen Gleichgewichts sich in den meisten Fällen ein Fehlen oder eine Trisomie eines Chromosoms letal auswirkt.

Häufiger sind Störungen, die auf einer Änderung in der Erbanweisung des Einzelgens beruhen. In diesen Fällen ist entweder die Basensequenz der DNS verändert oder aber die genetische Information der Nucleotidtriplets fehlerhaft kopiert. Derartige Störungen sind die Ursache der Erbkrankheiten im engeren Sinne.

Eine Änderung der genetischen Information des Einzelgens ist die Grundlage des *Mutationsmechanismus*. Je nach der Länge des veränderten Genabschnitts einer DNS unterscheidet man *Punkt-* und *Blockmutationen*. Die Ursache für eine solche sprunghafte Änderung der genetischen Information kann ein zufälliger Replikationsfehler der DNS sein, oder durch bestimmte mutagene Substanzen (Röntgenstrahlen, chemische Agentien) ausgelöst werden. Mutationen können an beliebigen Stellen eines DNS-Stranges auftreten. Auffälligerweise sind jedoch bestimmte Genabschnitte häufiger betroffen (sog. „hot spots"). Die spontane Mutationsrate ist relativ niedrig, durch mutagene Einflüsse (Röntgenstrahlen, chemische Substanzen) kann sie beträchtlich erhöht werden. Es ist indessen nicht möglich, durch derartige Eingriffe etwa gezielt ein bestimmtes Codetriplet oder einen größeren Abschnitt einer DNS zu verändern; der Ort der Mutation bleibt dem Zufall überlassen.

Die molekulare Wirkungsweise verschiedener mutationsauslösender Substanzen konnte in Untersuchungen an Bakterienkulturen teilweise aufgeklärt werden. So ist es möglich, anstelle einer der vier natürlichen Purin- bzw. Pyrimidinbasen eine strukturell ähnliche Substanz in die Nucleinsäure einzubauen. Zum Beispiel kann anstelle des Thymins das 5-Bromuracil treten, das sich aber bei der Replikation der DNS nicht mit dem Adenin — wie das Thymin —, sondern mit Guanin paart. Dem Guanin entspricht dann bei der nächstfolgenden Replikation das Cytosin. Insgesamt ist somit ein T-A-Paar in ein G-C-Paar übergegangen. Weiterhin können durch verschiedene chemische Substanzen (Hydroxylamin, salpetrige Säure) die natürlichen DNS-Basen selber chemisch verändert, oder es kann z.B. durch Acridinderivate die „Ablesung" der Basensequenz durch die m-RNS an der DNS gestört werden. In Untersuchungen an Tabakmosaikvirus konnte z.B. gezeigt werden, daß bei entsprechender Behandlung mit salpetriger Säure Adenin zu Hypoxanthin mit der Paarungseigenschaft wie Guanin verändert werden konnte oder daß Cytosin zu Uracil mit der Thyminpaarungseigenschaft umgewandelt wurde oder daß Guanin in Xanthin, das sich mit keiner anderen Base paart und dadurch die DNS-Replikation verhindert, überführt wurde. Für die menschliche Pathologie ist indessen der Wirkungsmechanismus mutagener Substanzen noch weitgehend unklar. Eine besondere Bedeutung gewinnen derartige Untersuchungen möglicherweise hinsichtlich der Auslösung *somatischer Mutationen* in bestimmten Geweben und damit als cancerogene Substanzen oder auch therapeutisch durch Induzierung von somatischen Mutationen in Krebszellen, die zur Blockierung der DNS-Replikation in Krebszellen führen könnte.

Wichtiger für die menschliche Pathologie sind Störungen, die auf einer genetisch bedingten fehlerhaften Proteinsynthese beruhen. Eine mutationsbedingte Änderung im DNS-Code-Muster, oder auch eine fehlerhafte Kopierung eines bestimmten DNS-Informationsabschnittes bei der DNS-Replikation muß zwangsläufig auch zu einer fehlerhaften Aminosäuresequenz bei der Proteinsynthese führen. Falls das mutierte Basentriplet soweit verändert wird, daß es „keinen Sinn" ergibt, d.h. daß ihm keine Aminosäurecode mehr entspricht, so ist die Folge der Mutation ein vollständiger Ausfall des betreffenden Proteins. Da ein bestimmtes Gen immer am gleichen Ort in gleichen Chromosomen sämtlicher Körperzellen vorhanden ist, führt die Mutation eines Gens in der Keimzelle auch zu den entsprechenden Defekten in den Körperzellen. Handelt es sich bei dem betroffenen Gen um die Information zur Synthese eines Enzymproteins, so ist die Folge der Mutation eine Störung der von dem betreffenden Enzym katalysierten Stoffwechselreaktion. Dieser pathogenetische Zusammenhang ist die Ursache der erblichen Stoffwechselkrankheiten, der sog. „*inborn errors of metabolism*" nach GARROD. Bisher sind etwa 100 genetisch bedingte Stoffwechselanomalien bekannt. Neben den Störungen der Enzym-Proteinsynthese mit konsekutiv veränderten Stoffwechselreaktionen oder einem vollständigen Stoffwechselblock sind weiterhin Zustände bekannt, bei denen eine fehlerhafte Proteinsynthese oder der Ausfall der Synthese eines bestimmten Strukturproteins ebenfalls auf eine Störung der genetischen Information bestimmter Gene zurückzuführen ist. Zu beachten ist für das Verständnis der pathogenetischen Zusammenhänge, daß in allen Fällen die Ursache der Erkrankung auf einer Störung der genetischen Information in der DNS beruht, die dann sekundär entsprechend der Bedeutung des Proteins, dessen verschlüsselte Syntheseanweisung

von der Mutation betroffen ist, zu charakteristischen Ausfallserscheinungen oder Stoffwechselanomalien führt.

Je nach der normalen Funktion des durch die gestörte Geninformation veränderten Proteins lassen sich die angeborenen Stoffwechselanomalien nach HSIA in drei Krankheitsgruppen unterteilen:

1. Störungen der molekularen Funktion (Enzymdefekte),

2. Störungen der molekularen Synthese (Proteinmangelzustände),

3. Störungen der molekularen Struktur (pathologisch veränderte Proteine).

Die gemeinsame Ursache aller dieser nach PAULING genannten „Molekularkrankheiten" ist eine Störung in der genetischen Anweisung zur Synthese eines Proteins, oder wie WALDENSTRÖM es bezeichnet, eine Veränderung der „Matrize" zur Proteinsynthese.

Die genetisch bedingten Enzymdefekte *(Störungen der molekularen Funktion)* können jeden Stoffwechselzweig betreffen. Dementsprechend sind erbliche Stoffwechselanomalien des Eiweiß-, Fett-, Lipoid-, Kohlenhydrat-, Hormon- und Pigmentstoffwechsels bekannt. Weiterhin können bestimmte enzymatisch gesteuerte Zellfunktionen bei einem Fehlen oder einer Änderung des betreffenden Enzyms zu mehr oder weniger bedeutungsvollen Störungen für den Gesamtorganismus führen, z.B. Störungen bestimmter enzymatisch bestimmter tubulärer Transportvorgänge in der Niere, oder bei Ausfall der Glucose-6-Phosphatdehydrogenase in Erythrocyten eine erhöhte Hämolysebereitschaft unter bestimmten Bedingungen.

Die Folge eines Enzymdefektes ist, daß der Organismus einen bestimmten enzymatisch katalysierten Syntheseschritt des intermediären Stoffwechsels nicht mehr vollziehen kann. Ein derartiger Stoffwechselblock kann zu mannigfachen klinischen Erscheinungen Anlaß geben, die auf der Anhäufung der nicht weiter metabolisierten Stoffwechselprodukte oder auf dem Fehlen einer bestimmten Substanz beruhen können. Wie kompliziert im einzelnen die Ursache eines „*genetischen Blocks*" sein kann, soll Abb. 350 verdeutlichen.

Ist durch die genetische Fehlinformation nicht die Synthese eines Enzymproteins, sondern die eines sonstigen Strukturproteins betroffen, so resultieren bestimmte Proteinmangelzustände (sog. *Störungen der molekularen*

Synthese). Hierzu rechnen die verschiedenen Mangelzustände an Proteinen, die wichtige Funktionen bei der Blutgerinnung erfüllen, weiterhin Mangelzustände an verschiedenen Plasmaproteinkomponenten.

Schließlich kann durch eine Mutation die Syntheseanweisung für die Struktur eines Proteins verändert werden. Hierzu genügt,

molekül des Hämoglobins statt Glutaminsäure Valin (s. Hämoglobinopathien S. 10). Die Ursache für diese Veränderung ist eine Änderung des Codes für Glutaminsäure in einen solchen mit der Syntheseanweisung zum Einbau von Valin.

Außer den hier angeführten Stoffwechselanomalien, die auf einer Störung der geneti-

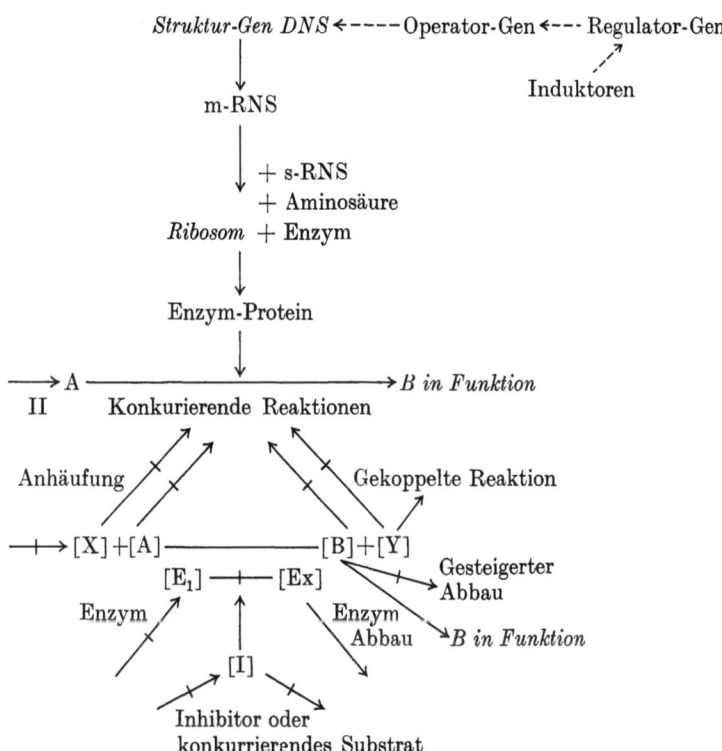

Abb. 350. Schema eines „genetischen Blocks". Metabolit B wird bei Fehlen des die Reaktion A B katalysierenden Enzyms vermindert gebildet. [Modifiziert nach VOGEL aus WEGNER u. MITCHEL, Dtsch. med. Wschr. 84, 1825 (1959).] *Möglichkeiten des Stoffwechselblocks:* Das notwendige Enzym kann aus mehreren Komponenten (Ei—Ex) bestehen, seine Synthese kann gestört, sein Abbau beschleunigt sein, oder es wird durch den Inhibitor J gehemmt, ferner kann es durch ein konkurrierendes Substrat gebunden werden. Außerdem können andere Substanzen (x; y) fehlen, deren Reaktionen mit der Reaktion A→B gekoppelt sind. Weiterhin können andere, konk urrierendeReaktionen ablaufen in der Weise, daß A vermehrt verbraucht oder B sofort weiter im Stoffwechsel umgesetzt wird, bevor es seine Funktion ausübt

wenn ein einzelnes Codetriplet für eine Aminosäure innerhalb eines Proteins betroffen ist (sog. *Störungen der molekularen Struktur*). Bei dieser Gruppe genetisch bedingter Stoffwechselkrankheiten könnte man im engeren Sinne von „Stoffwechselmißbildungen" sprechen. Als Beispiel sei die Bildung eines abnormen Hämoglobins bei der Sichelzellanämie angeführt. Durch eine Mutation wird bei diesen Erkrankungen innerhalb der genetischen Anweisung der DNS für die Synthese des normalen Hämoglobins der Code einer Aminosäure verändert. Es tritt an einer bestimmten Stelle im Protein-

schen Information auf dem Boden einer Mutation bestimmter Gene der Keimzelle beruhen, sei in diesem Zusammenhang erwähnt, daß es auch in Körperzellen zu Mutationen kommen kann. In einem solchen Fall ist innerhalb der betroffenen Zelle und aller folgenden Zellgenerationen die in der DNS niedergelegte Anweisung zur Proteinsynthese verändert und es werden als Folge der veränderten „Matrize" abnorme Proteine gebildet. Unter Umständen ist eine derartige somatische Mutation die Ursache verschiedener Dysproteinämien wie der Makroglobulinämien WALDENSTRÖM und des Myeloms.

III. Mechanismen und Kräfte des Stofftransports durch Zellmembranen

Der Stoffaustausch zwischen der Zelle und ihrer Umgebung beruht auf vielfältigen Permeabilitätsprozessen, die sowohl enge Beziehungen zum Zellstoffwechsel aufweisen als auch in Wechselwirkungen miteinander treten. Vermittels der verschiedenartigen Permeabilitätsvorgänge wird einerseits ein freier Austausch zwischen Extra- und Intrazellularraum für die am Stoffwechsel beteiligten Substanzen möglich, andererseits werden aber auch die charakteristischen Konzentrations- und Potentialunterschiede zwischen Zellinnerem und der Außenlösung aufrechterhalten. Eine Störung der Permeabilitätsvorgänge wird dementsprechend auch Beeinträchtigungen der Zellfunktionen zur Folge haben.

Der Stoffaustausch durch Zellmembranen kann auf passiven oder aktiven Transportmechanismen beruhen.

1. Passive Transportmechanismen

Passive Transportvorgänge sind solche, die ohne Vermittlung von Energie des Zellstoffwechsels entlang einem elektrochemischen Gradienten vonstatten gehen. Damit haben diese Austauschvorgänge in ihrer Gesamtheit die Tendenz, die Verteilung der betreffenden Substanz zwischen Zellinnerem und der Außenlösung dem thermodynamischen Gleichgewicht anzunähern. Da die Zellmembran im wesentlichen aus Lipoiden aufgebaut ist (s. S. 719), ist die *Lipoidlöslichkeit* oder *-Unlöslichkeit* der zu transportierenden Substanzen für ihre Permeabilität von entscheidender Bedeutung.

Für den *Transport lipoidlöslicher Substanzen* ist die Annahme von Poren in der Membran nicht notwendig, da sich die zu transportierende Substanz in der lipoiden Phase der Membran lösen kann. Bestimmend für die Austauschgeschwindigkeit derartiger Moleküle ist 1. der Konzentrationsunterschied der betreffenden Substanz zwischen den Verteilungsräumen, 2. ihr Lipoid/Wasser Verteilungskoeffizient.

Für den *Transport lipoidunlöslicher Substanzen* bestehen zwei Möglichkeiten: 1. Wasser und andere lipoidunlösliche Moleküle lösen sich in einer hydrophilen Membranphase und gelangen durch Diffusion von einer Membranseite zur anderen. 2. Die lipoidunlöslichen Substanzen wandern durch wasserhaltige Poren der Membran. Es muß indessen betont werden, daß derartige Poren elektronenoptisch bisher noch nicht nachgewiesen worden sind. Verschiedene physikalische Eigenschaften und Verhaltensweisen biologischer Membranen, z.B. der „Siebeffekt" für hydrophile Moleküle unterschiedlicher Größe, lassen sich indessen am besten durch die Annahme wassergefüllter Poren in der Membran erklären. Über die geometrische Form derartiger Poren oder auch ihrer Dimensionen ist damit noch nichts ausgesagt, sondern lediglich der Penetrationsweg gekennzeichnet.

Der maßgebende Transportmechanismus für den Austausch hydrophiler Substanzen ist die *Diffusion*. Die treibende Kraft für diesen Stoffaustausch ist die kinetische Energie der jeweiligen Moleküle, die ihre gleichmäßige Verteilung in den zur Verfügung stehenden Räumen bewirkt.

a) Freie Diffusion: Als freie Diffusion wird der ungehinderte Konzentrationsausgleich zwischen verschiedenen Verteilungsräumen bezeichnet, ohne daß die Molekülbewegung der diffundierenden Substanz durch Membranporen oder Wechselwirkungen mit anderen diffundierenden Partikeln gestört ist. Die für die Diffusion maßgebenden Faktoren sind im 1. Fick'schen Gesetz bezeichnet:

$$\frac{dn}{dt} \geqq - Dxq\,\frac{dc}{dx}$$

dn/dt = Nettodiffusion der gelösten Substanz pro Zeiteinheit
q = Querschnitt (Porenfläche)
dc/dx = Konzentrationsdifferenz dc über der Diffusionsstrecke dx
D = Diffusionskoeffizient der Substanz, (abh. u.a. vom Molekulargewicht)

Das negative Vorzeichen besagt, daß sich die Diffusion von der höheren zur niedrigeren Konzentration vollzieht.

b) Beschränkte Diffusion: Die freie Diffusion wird für verschiedene Substanzen maßgeblich durch die Statik und Dynamik der Membranporen beeinflußt, d.h. allgemein durch die Eigenschaft und Anordnung der hydrophilen Membranphase im Hinblick auf die Molekülgröße und Form der diffundierenden Substanz. Infolge dieser Wechselwirkung zwischen Porengröße und diffundierendem Molekül können folgende Faktoren die Diffusion beeinflussen:

α) *Solvent Drag Effekt*: In einer nicht mehr streng semipermeablen Membran, in der die Membranporen etwa der Größe der Moleküle der diffundierenden Substanz entsprechen, wird die Beweglichkeit der penetrierenden Substanz in der Membran stärker herabgesetzt als die der Lösungsmittelmoleküle. In Abhängigkeit von der vorhandenen Strömung des Lösungsmittels kann unter diesen Umständen die Diffusion der in ihr gelösten Substanz je nach der Strömungsrichtung beschleunigt oder verlangsamt werden.

β) *Membranladung*: Ist die Oberfläche der Membranporen entweder vorwiegend von einem positiven oder negativen elektrischen Potential besetzt, so beeinflußt eine solche Oberflächenladung maßgeblich die Diffusion von Ionen.

γ) *Osmose*: Sind die Membranporen nur für das Lösungsmittelteilchen, aber nicht für die gelösten Substanzen durchgängig, d.h. ist die Membran ideal semipermeabel, so kommt es zu einem Nettofluß des Lösungsmittels entlang seinem Aktivitätsgradienten. Die thermodynamische Erklärung besteht darin, daß alle gelösten Substanzen die Aktivität des Lösungsmittels herabsetzen, in einem Ausmaß, das etwa der Konzentration der gelösten Substanz parallel geht. Die Osmose ist somit ein Sonderfall der beschränkten Diffusion. Der hydrostatische Druck, der aufgewandt werden müßte, um die Osmose zu verhindern, wird als osmotischer Druck bezeichnet. Der osmotische Druck ist somit definiert als Druck, der notwendig ist, um die Nettodiffusion von Lösungsmittel durch eine semipermeable Membran in eine Lösung höherer Konzentration zu verhindern.

So beruht der Wasseraustausch zwischen dem durch die semipermeable Zellmembrane getrennten Extra- und Intrazellularraum auf der Osmose. Änderungen des osmotischen Drucks innerhalb eines dieser Räume führt damit zwangsläufig zu Wasserverschiebungen zwischen Extra- und Intrazellularraum (s. Kapitel Wasser- und Elektrolytstoffwechsel).

Die Aufrechterhaltung des osmotischen Druckes in der Zelle beruht auf verschiedenen Faktoren. Neben dem aktiven Transport gelöster Substanzen (s.o.) sind die Synthese verschiedener Anionen (Proteine) innerhalb der Zelle hierfür maßgebend. Die Energie für diese Vorgänge stammt aus dem Zellstoffwechsel. Weiterhin ist für die Größe des intrazellulären osmotischen Druckes auch der Umfang des „nicht lösenden Raumes" von Bedeutung, da Proteine und andere Zellstrukturen einen erheblichen Anteil des intrazellulären Lösungsvolumens beanspruchen.

c) *Erleichterte Diffusion* (Facilitated diffusion): Außer der Diffusion durch Poren kann ein Stofftransport hydrophiler Substanzen auch durch in der lipoiden Membranphase beweglicher Transportvermittler, sog. *Carrier* erfolgen. Das zu transportierende Molekül verbindet sich reversibel mit einem Carrier und dieser Komplex diffundiert entsprechend seinem Konzentrationsgefälle von einer Membranseite zur anderen. Dieser Prozeß verläuft ohne Energieverbrauch und kann deswegen auch nicht als aktiver Transport bezeichnet werden. Ein Beispiel für eine derartig durch einen Carrier vermittelte, erleichterte oder „katalysierte" Diffusion ist die Glucoseaufnahme in Erythrocyten. Die meisten Transportmechanismen, die mit Hilfe von Carriern vonstatten gehen, verbrauchen aber Energie und sind den „aktiven" Transportmechanismen zuzuordnen.

2. Aktive Transportmechanismen

Aktive Transportmechanismen sind solche, die unter Verbrauch von chemischer Energie des Zellstoffwechsels verlaufen und entgegen einem elektrochemischen Gradienten gerichtet sind, sog. „Bergauftransporte".

a) Der Transportmechanismus

Ein Transport von Molekülen entgegen ihrem thermodynamischen Potentialunterschied erfolgt über Vermittlung von Carriern. Ein aktiv transportierender Carrier erfährt unter Energieverbrauch bei den jeweiligen Transportschritten eine chemische Veränderung. Die chemische Natur des Carriers ist unbekannt. Grundsätzlich kann es jede Molekülgruppe in einer Membran sein, die sich unter Energieverbrauch mit dem zu transportierenden Teilchen verbindet. Dieser Carrier-Substratkomplex gelang durch Diffusion oder Änderung im Membrangefüge von einer Seite der Membran auf die andere. Hier wird in einer weiteren energieverbrauchenden Reaktion der Carrier-Substratkomplex wieder gespalten. Die chemische Energie für die einzelnen Transportschritte wird über energiereiche Phosphatverbindungen, insbesondere ATP vermittelt. Aus dieser Konzeption des Carriermechanismus ergeben sich verschiedene quantitative Charakteristica für den aktiven Transport; 1. die begrenzte Transportkapazität des Systems, 2. die Möglichkeit der Konkurrenz verschiedener Substrate zum gleichen Carrier, sog. kompetetive Hemmung oder Aktivierung.

b) Beispiele und biologische Bedeutung

Aktive Transportmechanismen, die unter Energieverbrauch Stoffe entgegen einem Konzentrationsgradienten befördern, oftmals als „Pumpen" bezeichnet, haben nicht nur für den Stoffaustausch zwischen Zellinnerem und Umgebung, sondern auch für transcelluläre Transporte eine große Bedeutung. So beruhen die meisten Sekretions- und Resorptionsprozesse im Darm und in der Niere auf aktiven Transportvorgängen. Auch bei den transcellulären Transporten handelt es sich um Membrantransporte. So ist z. B. für die Resorption von Aminosäuren und Zucker im Darm nachgewiesen, daß ihrem transcellulären Transport eine Akkumulation in den Darmwandepithelzellen vorausgeht. Entsprechende Beobachtungen konnten auch bei verschiedenen sekretorischen und resorptiven Prozessen an den Tubulusepithelien der Niere erhoben werden. Neben dem transcellulären Transport von Stoffwechselprodukten sind auch entscheidende Austauschvorgänge zwischen Zelle und Umgebung sowie innerhalb der mannigfachen Zellkompartimente aktive Pumpvorgänge. Eine der wichtigsten ist der aktive Na^+- und K^+-Transport, auf dem die unterschiedliche Verteilung von Na^+ und K^+ zwischen Extra- und Intracellularraum beruht, welche für verschiedene Zellfunktionen unerläßlich ist. So sind verschiedene intracelluläre Enzyme auf eine hohe Kaliumkonzentration angewiesen. Die Erregungsleitung geht mit spontanen Verschiebungen von K^+ und Na^+ an den Membranen

bzw. dem rückläufigen Transport dieser Kationen einher.

Weiterhin beruht ein Teil des osmotischen Druckgradienten zwischen Intra- und Extracellularraum auf dem aktiven Transport gelöster Substanzen durch die Zellmembran. Auch innerhalb der Zelle sind Konzentrationsunterschiede einzelner Stoffe festzustellen, die auf aktiven Membrantransporten beruhen müssen, z. B. die Anhäufung von Na^+ und Sulphat in Mitochondrien oder die Anreicherung von Aminosäuren im Zellkern.

Bei transcellulären Transporten ist allerdings die Annahme der Polarisation der Zelle im Hinblick auf ihre Membraneigenschaften notwendig. Die Frage, ob die Natriumpumpe als Nettopumpe (sog. ,,electrogenic pump") oder als Austauschpumpe, bei der gleichzeitig Kalium transportiert wird, arbeitet, ist nicht endgültig geklärt. Man nimmt an, daß bei einem solchen Austauschtransport der Carrier unter Energieverbrauch auf den beiden Seiten der Membran jeweils seine Affinität zu dem betreffenden Kation ändert, die ,,Pumpe" wäre in diesem Fall elektrisch neutral.

3. Störungen des Stofftransportes durch Zellmembranen

Die Kenntnis aktiver und passiver Transportvorgänge stützt sich auf experimentelle Untersuchungen, die an bestimmten Membranmodellen gewonnen wurden, wie die Froschhaut, die Erythrocytenmembran und das Riesenaxon des Tintenfisches. Es ist anzunehmen, daß die Transportprozesse an den Zellmembranen im Organismus in gleicher Weise verlaufen, wie auch an den verschiedenen Modellen, dem direkten Nachweis sind sie bisher jedoch entzogen. Dementsprechend sind Änderungen der Membranpermeabilität, wie sie unter verschiedenen pathologischen Bedingungen auftreten können, nicht unmittelbar nachzuweisen und wir sind daher auf indirekte Hinweise für die Störung der verschiedenen Transportvorgänge angewiesen.

Eines der wichtigsten Kriterien für die Intaktheit der Zelle ist der auf dem aktiven Transport beruhende unterschiedliche Natrium- und Kaliumgehalt der Zelle gegenüber dem Extracellularraum. Ein Absterben der Zelle ist gleichbedeutend mit der Aufhebung dieser Differenzen. Der Zellnekrose geht eine Permeabilitätsstörung voraus, deren Folge die Angleichung zwischen innerem und äußerem Zellmilieu ist. Mit dem Eintritt der Zellnekrose verschwinden auch die normalerweise vorhandenen elektrostatischen Potentialdifferenzen zwischen Zellinnerem und Zelläußerem. Es liegt daher nahe, auch in den Anfangsstadien einer Zellschädigung, die sich dem mikroskopischen Nachweis noch entzieht, Störungen transmembranaler Transportvorgänge anzunehmen, wie aufgrund elektrophysiologischer Untersuchungen an Einzelzellen zu vermuten ist.

Jede pathologische Veränderung, insbesondere Vorgänge, die in den Energiestoffwechsel der Zelle eingreifen, wirken sich auch auf den Stoffaustausch und die Permeabilität der Zellmembran aus. So ist z. B. die Änderung der Permeabilität der Mitochondrienmembran durch verschiedene Toxine die Ursache für das pathologisch-histologische Substrat der ,,trüben Schwellung". Weiterhin wirken sich die Aktivierung oder Hemmung bestimmter Enzymsysteme der Membran durch Toxine, O_2-Mangel, Stoffwechselprodukte, Acidose, Pharmaka, auch auf aktive und passive Transportvorgänge aus. Auch sind im allgemeinen Störungen aktiver Transportsysteme mit Änderungen passiver Transportmechanismen verknüpft, da durch die oben genannten stofflichen Einwirkungen auch die für den passiven Transport maßgebenden Membraneigenschaften der Zelle verändert werden können.

Wenn auch vorerst daran festgehalten werden soll, Störungen der Permeabilität nur bei solchen Erkrankungen anzunehmen, bei denen dafür auch experimentell gesicherte Hinweise vorliegen, so darf auf der anderen Seite nicht übersehen werden, daß in der Störung der Permeabilität wahrscheinlich nicht so sehr ein für eine bestimmte Erkrankung spezifisches Krankheitssymptom zum Ausdruck kommt, sondern daß es sich hierbei um ein Zeichen der gestörten Funktion der Zelle schlechthin handelt.

Literaturhinweise

BELL, D.J., and J.K. GRANT: The structure and function of membranes and surfaces of cells. Cambridge: Harvard University Press 1963.

BENNHOLD, H., u. O. OTT: Der Stofftransport. In: Handbuch der allgemeinen Pathologie, Bd. V, 1. Berlin-Göttingen-Heidelberg: Springer 1961.

Biochemie des aktiven Transportes. 12. Mosbacher Kolloquium der Ges. für physiologische Chemie. Berlin-Göttingen-Heidelberg: Springer 1961.

BRACHET, J., and A.E. MIRSKY: The Cell, vol. 2 and 5. New York: Academic Press 1959.

BRESCH, C.: Klassische und molekulare Genetik. Berlin-Göttingen-Heidelberg-New York: Springer 1964.

Ciba Foundation Symposion: Regulation of Cell metabolism. London: Churchill, 1959.

GIESE, A.C.: Cell Physiology. Philadelphia: W.B. Saunders Co.

HEINZ, E.: Physiologie, Biochemie und Energetik des aktiven Transports. Naunyn-Schmiedebergs Arch. exp. Path. Pharm. **245**, 10—28 (1963).

HODGKIN, A.L.: Ionenbewegungen als Grundlage der Nervenleitung. Nobel-Vortrag. Angew. Chemie **76**, 661 (1964).

HSIA, D.Y.: Inborn errors of metabolism. Chicago: Year Book Publ., Inc. 1959.

KARLSON, P.: Kurzes Lehrbuch der Biochemie für Mediziner und Naturwissenschaftler, 4. Aufl. Stuttgart: Georg Thieme 1963.

— Funktionelle und morphologische Organisation der Zelle. Berlin-Göttingen-Heidelberg: Springer 1963.

KLEINZELLER, A., and A. KOTYK: Membrane Transport and Metabolism. London and New York: Academic Press 1961.

KRÜCK, F. (Hrsg.): Transport und Funktion intracellulärer Elektrolyte. Symposion, Schüren 1967. München-Berlin-Wien: Urban & Schwarzenberg 1967.

KÜHNAU, J.: Grundlage der biochemischen Genetik. Internist 4, 337 (Berl.) (1963).

LEAF, A.: Transepithelial Transport of Sodium. In: J. DE GRAEFF and B. LEIJASC, Water and Electrolyte Metabolism II. Amsterdam: Elsevier Publ. Co. 1964.

PASSOW, H.: Passive Permeabilität von Zellmembranen. Klin. Wschr. 41, 130—138 (1963).

PFÄNDLER, U.: Genetische Probleme bei Stoffwechselleiden und biochemischen Abweichungen. Internist (Berl.) 4, 363 (1963).

SCHADE, H.: Chromosomenpathologie. Internist (Berl.) 4, 355 (1963).

SCHLÖGL, R.: Stofftransport durch Membranen. Fortschr. physik. Chemie, Band 9. Darmstadt: Steinkopf 1964.

STICH, W.: Angeborene Stoffwechselstörungen und Stoffwechselkrankheiten. Internist (Berl.) 1, 300 (1960).

THIEL, A.: Mitochondrien. Ergebnisse und Probleme. Dtsch. med. Wschr. 84, 2038—2044 (1959).

USSING, H.H.: Active and passive transport of alkali metal ions. In: Handbuch der experimentellen Pharmakologie (O. EICHLER u. A. FARH, Hrsg.), Bd. 13, The alkali metal ions in biology. Berlin-Göttingen-Heidelberg: Springer 1960.

VERSCHUER, O.v.: Die Entwicklung der Genetik in der inneren Medizin. Internist (Berl.) 4, 248 (1963).

VOGEL, V.: Moderne Anschauungen über Aufbau und Wirkung der Gene. Dtsch. med. Wschr. 84, 1825 (1959).

WAGNER, R.P., and H.K. MITCHELL: Genetics and metabolism, 2nd ed. London and New York 1955.

WARTIOVAARA, V., u. R. COLLANDER: Permeabilitätstheorien in Protoplasmatologia. In: Hdb. der Protoplasmaforschung. Wien 1960.

WILBRAND, W.: Aktiver Transport durch Grenzflächen. Klin. Wschr. 41, 138—147 (1963).

Gewebsstoffwechsel
I. Stoffaustausch zwischen Capillare und Gewebe

Der Zellverband in den Organen ist in Form eines funktionellen *Dreikammersystems* angeordnet. Blut und Zelle treten nicht in unmittelbaren Kontakt miteinander, sondern zwischen beiden befindet sich der *interstitielle Raum*. Der dauernder Flüssigkeitsstrom zwischen Blut und Zellen statt, in der Weise, daß Wasser, Mineralien, die Grundbausteine der Nahrungsstoffe und Sauerstoff dem Filtrationsdruck und Diffusionsgefälle entsprechend durch die Capillar-

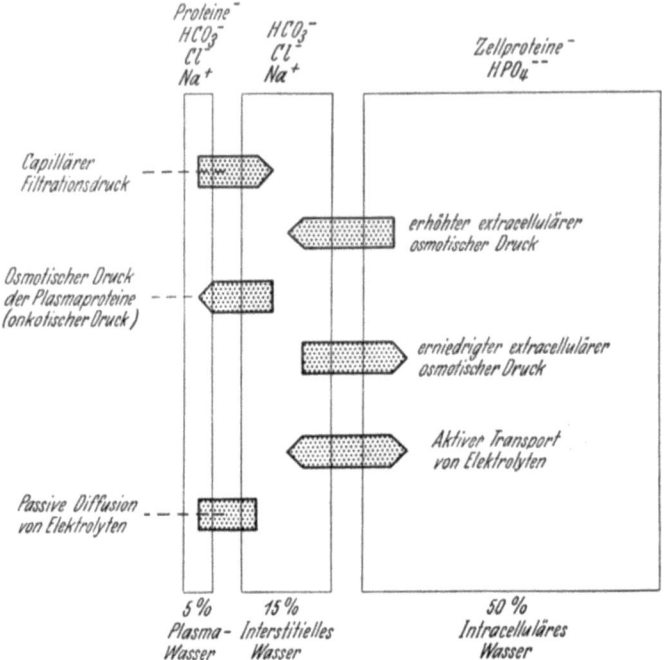

Abb. 351. Schematische Darstellung der Flüssigkeitsräume sowie der Faktoren, welche die Verteilung von Wasser und Elektrolyten beeinflussen. (Nach H.C. MOLL u. G.W. DAUGHERTY, Stoffwechsel des Wassers und der Elektrolyte. In: N. ZÖLLNER, TANNHAUSER's Lehrbuch des Stoffwechsels und der Stoffwechselkrankheiten. Stuttgart: Georg Thieme 1957)

Zellraum, der interstitielle Raum und der Blut- oder intravasale Raum werden durch zwei Permeabilitätsschranken voneinander getrennt, der Capillarwand auf der einen und der Zellmembran auf der anderen Seite. Die Durchlässigkeit und jeweiligen Transportmöglichkeiten dieser Permeabilitätsbarrieren sind für die Zellfunktion von entscheidender Bedeutung. Durch den Capillarkreislauf findet ein wand in den interstitiellen Raum und von hier aus vermittels aktiver oder passiver Transportvorgänge in die Zelle gelangen, während die Stoffwechselendprodukte in umgekehrter Richtung aus der Zelle in den interstitiellen Raum passieren, um von hier aus durch die venösen Capillaren oder durch den Lymphstrom abtransportiert zu werden (Abb. 351).

1. Der Aufbau der Capillarwand und ihre Bedeutung für den Stofftransport

Die Kapillaren bestehen aus einem Endothelzellrohr, das von einer sog. Basalmembran umschlossen ist. Außer dem inneren Endothelzellbelag ist in einzelnen Organen der Kapillarbasalmembran ein äußerer Zellbelag aufgelagert, der geschlossen sein kann, wie z. B. in den Alveolen, oder von dünnen diaphragmalen Membranen ausgekleidete Schlitze aufweist, wie z. B. in den Glomeruluskapillaren der Niere (Abb. 352). Der innere Endothelzellbelag weist mit Ausnahme der Alveolarkapillaren der Lunge zwischen den Endothelzellen Lücken auf mit durchschnittlicher Weite von 90 Å. In einigen Organen, z.B. im Mesenterium sind die Kapillarendothelzellen durch eine Zwischenzellsubstanz, sog. ,,Kittleisten``, verbunden, die von der

Endothelzelle gebildet wird. Ihre Stabilität ist vom Zellstoffwechsel abhängig.

Möglicherweise sind die Zwischenräume zwischen den Endothelzellen von Bedeutung für den Stofftransport, zumal ihre Größe etwa derjenigen entspricht, die auf Grund physikalischer Untersuchungen über den passiven Molekulartransport der Kapillarwand errechnet wurde.

Kapillaroberfläche bestimmt. Es muß allerdings betont werden, daß diese Porendimensionen auf der Basis experimenteller Untersuchungen errechnet wurden und bisher elektronenoptisch keine entsprechenden durchgehenden Öffnungen der Kapillarwand gefunden worden sind. Über die geometrische Form der „Poren" sind demgemäß keine Aussagen möglich. Insbesondere ist es bisher nicht möglich zu bestim-

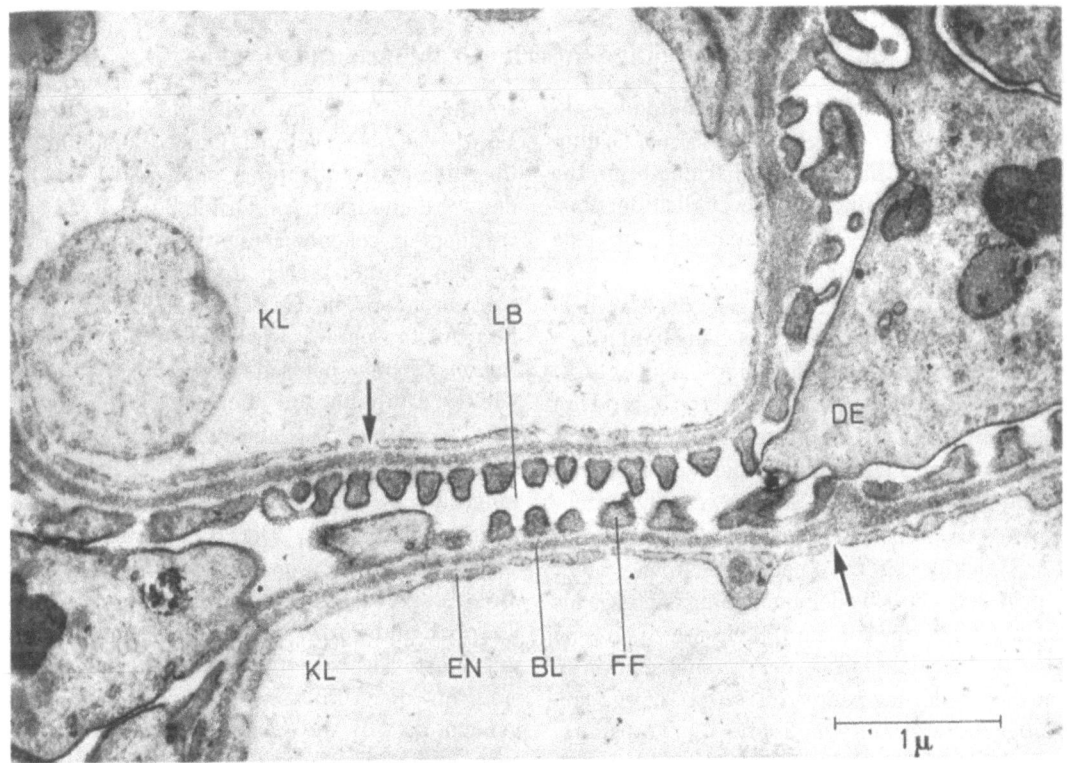

Abb. 352. Wandstruktur der Blutcapillaren im normalen Säugerglomerulum. Standard-OsO$_4$-Fixation, Kunststoffeinbettung, PWS-Kontrastierung, Ultradünnschnittbild. Die Capillarlumina (KL) werden nur vor der Basal-Lamelle (BL) kontinuierlich umschlossen. Demgegenüber weist das flach ausgebreitete Endothel-Häutchen (EN) intracelluläre Poren (→) mit einem Durchmesser von rd. 0,1μ auf. Die Fußfortsätze (FF) der Deckepithelzellen (DE) zeigen keine Schlußleistenstrukturen — die Intercellularspalten findet man stets rd. 200 ÅE breit geöffnet. Als Ultrafilter zwischen dem Blut und dem Lumen der Bowmanschen Kapsel (LB) kommt bei normaler Nierenfunktion vorzugsweise die Basal-Lamelle (BL) in Frage. (Aus: H. SITTE, Feinstruktur der Zellgrenzen. In: F. KRÜCK, Transport und Funktion intrazellulärer Elektrolyte. S. 29. München u. Berlin: Urban & Schwarzenberg 1967).

Die Permeabilität der Kapilarwand für lipoidunlösliche Moleküle nimmt mit ansteigender Molekülgröße ab. Dieses Phänomen wird als „Molekularsiebung" bezeichnet. Auf Grund ihrer Befunde errechneten PAPPENHEIMER und Mitarb. für die Muskelkapillaren einen mittleren „Porendurchmesser" von 62 Å und für die Gesamtporenoberfläche von etwa 0,1% der Muskelkapillaroberfläche. Für die Glomeruluskapillaren wurde der mittlere Kapillarporendurchmesser mit 96 Å und die Porenoberfläche mit 5% der

men, auf welche Weise die Basalmembran der Kapillaren den Stoffaustausch beeinflußt. Die Basalmembran besteht aus einem komplizierten Mosaik von gebündelten Proteinketten, sog. Mizellen, und Lipoidlamellen. Entsprechend der räumlichen Anordnung dieser hydrophilen und lipophilen Strukturen sowie der unterschiedlichen Dicke der Basalmembran in den einzelnen Organen, werden Austauschprozesse in ganz entscheidendem Maße von dem Zustand der Basalmembran bestimmt.

2. Die Bedeutung der Intercellularsubstanz für den Stoffaustausch

Neben der Kapillarwand ist der Aufbau des interstitiellen Raumes für den Stoffaustausch von Bedeu-

tung. Das Interstitium besteht aus der sog. mesenchymalen Grundsubstanz, die von Kollagen-Retikulin-

und elastischen Fasern durchzogen wird. Die mesen-
chymale Grundsubstanz besteht aus einem Gemisch
von Mukopolysacchariden unterschiedlichen Polymerisationsgrades. Mit einer Änderung des Polymerisationsgrades werden auch der Hydratationsgrad sowie die Viskosität beeinflußt. Weiterhin haben die
Mukopolysaccharide vermöge ihres Gehaltes an
Karboxyl- und Sulfatgruppen Ionenaustauscher-
eigenschaften, die sich auf die Ionenbewegung und

Ionenbindung im Interstitium auswirken — und damit wiederum andere wichtige physiochemische
Eigenschaften beeinflussen. So hängen Viskosität,
Hydratationsgrad, Vernetzungsgrad entscheidend
von der Ionenverteilung und jeweiligen Ionenkon-
zentration ab. Damit wirken sich derartige Änderungen des physikochemischen Zustandes auch auf
den Stoffaustausch zwischen Kapillarraum und Zelle
aus.

3. Transportvorgänge zwischen Capillare und Gewebe

Für die Capillarendothelzelle sind keine aktiven Transportvorgänge nachgewiesen. Grundsätzlich gelten für die Capillarmembran die
gleichen Gesetzmäßigkeiten bezüglich der Passage verschiedener Substanzen wie für jede
andere biologische Membran.

Allerdings unterscheidet sich die Capillarmembran von anderen biologischen Membranen
dadurch, daß sie für Moleküle mit relativ gros-
sem Durchmesser permeabel ist. Während im
allgemeinen bei den Zellmembranen die Grenze
der passiven Permeabilität bei der Molekülgröße der Saccharose (Mol.-Gew. 320, Durchmesser: ca. 8 Å) liegt, ist die Capillarmembran
für Moleküle bis zu einem Molekulargewicht
von 40000—60000 oder einem Durchmesser bis
zu 40—60 Å durchlässig. Es besteht also eine
gewisse Spezialisierung der Capillarmembran
für die Förderung passiver Transportvorgänge.
Außer der Molekülgröße ist für die Transportrate der einzelnen Substanzen entscheidend, ob
es sich um lipoidlösliche oder lipoidunlösliche
Stoffe handelt. Der maßgebende Mechanismus
für den transcapillären Stoffaustausch ist in
beiden Fällen die *Diffusion*. Die Transportrate
wird durch das Ficksche Diffusionsgesetz bestimmt.

Lipoidlösliche Substanzen wie die Atemgase
O_2 und CO_2 können die gesamte Capillarober-
fläche zum Durchtritt benutzen. Ihre Austauschraten sind dementsprechend erheblich
höher als die lipoidunlöslicher Substanzen ver-
gleichbarer Molekülgrößen. Da die Durchtritts-
geschwindigkeit dieser Substanzen durch die
Capillarwand erheblich höher ist als ihre An-
und Abtransportraten im Blut, ist der limitierende Faktor für den Stoffaustausch einmal der
Konzentrationsgradient zwischen Blut und
Gewebe, zum anderen die Durchblutung.

Lipoidunlösliche Substanzen müssen sich
entweder in einer hydrophilen Membranphase
lösen oder aber durch wasserhaltige Poren

transportiert werden, wobei mit dem Begriff
Pore, wie oben betont, keine Vorstellungen
über deren Gestalt und Abmessungen verbunden werden dürfen, sondern lediglich der Penetrationsweg gekennzeichnet werden soll. Auch
für den Stoffaustausch lipoidunlöslicher Substanzen gelten die Gesetze der Diffusion. Für
ihre Austauschrate wird neben der *Konzentrationsdifferenz* beidseits der Capillarwand sowie der Durchblutung, noch der sog. *Permea-
bilitätskoeffizient* bedeutungsvoll, der neben
vielen anderen Faktoren vom Verhältnis Mole-
külgröße/,,Porengröße" in der Durchtritts-
membran abhängt. Der Permeabilitätskoef-
fizient nimmt im allgemeinen mit steigendem
Molekulargewicht ab. Aber nicht nur die Molekülgröße und Form, sondern im einzelnen noch
ungeklärte Eigenschaften der Capillarmembran
sind für die Diffusionsgeschwindigkeit maßgebend, da z.B. die Austauschraten für Stoffe
sehr änlicher Struktur erheblich differieren
können. Weiterhin sind die Diffusionsraten für
dieselbe Substanz in verschiedenen Organen
sehr unterschiedlich. Diese für die einzelnen
Organe charakteristische Hemmung des transcapillären Stoffaustausches wird als *Blut-
Gewebsschranke* bezeichnet, sie ist am höchsten
im Gehirn und am niedrigsten in der Leber und
im Mesenterium.

Neben dem Stoffaustausch vermittels Diffusion ist für transcapilläre *Nettoflüssigkeits-
verschiebungen* noch ein Flüssigkeitstransport
durch *hydrodynamische Strömung* von Bedeutung. Für den Wasserübertritt an Membranen
können je nach Porengröße die Diffusion einzelner H_2O-Moleküle oder eine hydrodynamische Strömung von Bedeutung sein, wobei das
Wasser wahrscheinlich in größeren Aggregaten
mehrerer H_2O-Moleküle bewegt wird. Bei einem
Porenradius von 10 Å geschieht der Wasser-
durchtritt einer Membran fast ausschließlich
durch laminäre Strömung, für die das Poiseuille-

sche Gesetz gilt, d.h., kleine Änderungen des Porenradius ermöglichen erhebliche Volumenverschiebungen. Maßgebend für derartige transcapilläre Flüssigkeitsverschiebungen sind Ultrafiltration und Osmose.

Ultrafiltration bezieht sich auf die Flüssigkeitsbewegungen und in ihr gelöste Substanzen unter dem Einfluß von hydrostatischen Druckdifferenzen beidseits der Capillarmembran, d. h. zwischen intravasalem und interstitiellem Raum.

Die *Osmose* beruht im Falle des transcapillären Transportes von Wasser und in ihm gelöster frei permeabler Substanzen auf der Konzentrationsdifferenz nicht permeabler Eiweißkörper zwischen intravasalem und interstitiellem Raum. Diese Konzentrationsdifferenz der Plasmaproteine bewirkt einen osmotischen Druck, den sog. *kolloidosmotischen Druck*. Er beträgt normalerweise 33—36 cm H_2O. Der kolloidosmotische Druck der Bluteiweißkörper ist entsprechend der unterschiedlichen Durchlässigkeit der Capillarwand in den einzelnen Organen von unterschiedlicher Wirksamkeit. Im allgemeinen sind jedoch die Capillaren mit Ausnahme des Darms und der Leber für Eiweißkörper undurchlässig, während die kristalloiden Substanzen die Capillarwände frei passieren können. Für die Flüssigkeitsverschiebungen ist daher nur der durch die Plasmaproteine verursachte kolloidosmotische Druck und nicht der gesamtosmotische Druck des Blutes bedeutungsvoll.

Der kolloidosmotische Druck ist proportional der Zahl der Eiweißkörper in einem bestimmten Lösungsraum. Es ist daher einleuchtend, daß unterschiedlich große Partikel innerhalb eines definierten Lösungsraumes einen unterschiedlichen osmotischen Druck ausüben. Da die Albumine ein wesentlich niedrigeres Molekulargewicht haben als die Globuline, ist die Zahl der gelösten Teile bei gleichen Konzentrationen erheblich höher und damit auch der kolloidosmotische Druck der Albumine (Abb. 353).

Hinzu kommt, daß normalerweise die Albumine den größten Teil der Plasmaproteine ausmachen. Aus diesem Grunde entfällt allein auf die Albumine etwa 70% des gesamtkolloidosmotischen Druckes der Plasmaproteine.

Als weiterer Faktor für die Höhe des kolloidosmotischen Druckes ist die sog. DONNAN-Verteilung zu berücksichtigen. Im physiologischen pH-Bereich liegen die Proteine als Anionen vor. Es werden daher von den nicht diffusiblen Proteinanionen diffusible Kationen — meist Na^+ — Ionen — gebunden. Als Folge dieser Ionenverschiebungen ist die Summe aller diffusibler Ionen und damit auch der osmotische Druck innerhalb der Kapillare höher als außen. Auf diesem

DONNAN-Effekt beruht die Tatsache, daß die Gesamtelektrolytkonzentration im Plasma etwa 5% höher als in der interstitiellen Flüssigkeit ist. Der durch die DONNAN-Verteilung verursachte osmotische Druck beträgt etwa 6 cm H_2O und trägt etwa 20% zum gesamtkolloidosmotischen Druck der Plasmaproteine bei.

Neben der Konzentration der einzelnen Fraktionen der Plasmaproteine und der Größe ihrer elektrischen Ladung ist noch der sog. „nichtlösende Raum" zu berücksichtigen. Man versteht darunter den Teil

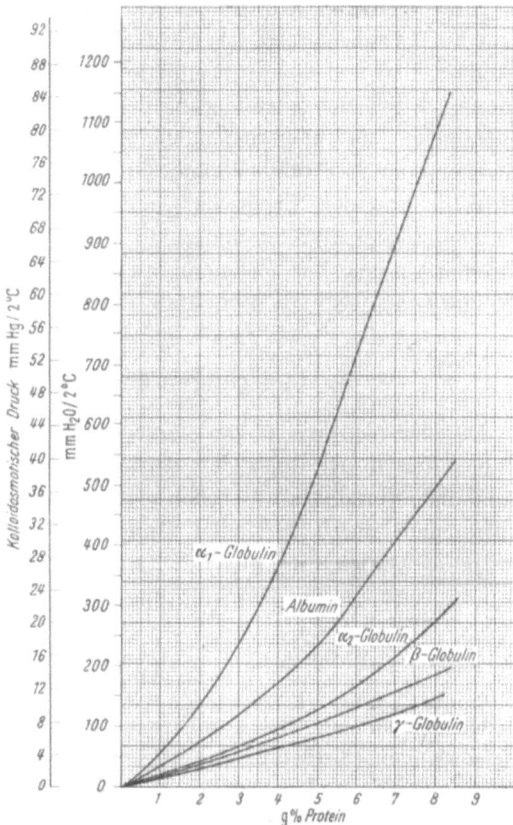

Abb. 353. Abhängigkeit der Höhe des kolloidosmotischen Druckes von der Konzentration einzelner Serum-Eiweißfraktionen. [Aus H. OTT, Klin. Wschr. **34**, 1079 (1956)]

des Gesamtlösungsvolumens, der für den Lösungsakt nicht unmittelbar nutzbar gemacht werden kann. Ein Teil des Lösungsraumes wird z.B. von dem an die Proteine gebundenen Hydratationswasser beansprucht. Der gesamte „nicht lösende Raum" wird im Plasma auf etwa 10% geschätzt.

Von größerer Bedeutung ist der nichtlösende Raum für die Höhe des *intrazellulären osmotischen Druckes*. Innerhalb der Zelle nehmen feste Strukturen wie Eiweißkörper etc. einen erheblichen Anteil des Lösungsvolumens ein.

Flüssigkeitsverschiebungen auf Grund von hydrostatischen oder kolloidosmotischen Druckdifferenzen werden durch laminare Strömung vermittelt. Da die Mechanismen des Flüssigkeitstransportes dieselben sind, können die wirksamen Kräfte, hydrostatischer und kolloidosmotischer Druck addiert werden. Dieses Gesetz ist der Grundsatz der Starlingschen Hypothese, welche besagt, daß das Flüssigkeitsgleichgewicht über der Capillarwand von der Größe des hydrostatischen Druckes in den Capillaren und dem kolloidosmotischen Druck der Plasmaeiweißkörper bestimmt wird. Die Starlingsche Hypothese bildet die Grundlage für das Verständnis der Flüssigkeitsverschiebungen im Organismus (s. Kap. Elektrolyt- und Wasserhaushalt, Ödempathogenese S. 454).

II. Störungen des Stoffaustausches zwischen Capillare und Gewebe

Störungen des Stofftransportes zwischen dem Dreikammersystem des intravasalen, des interstitiellen und des intracellulären Raumes können durch eine Veränderung der von den Substanzen zu überwindenden Austauschstrecken oder aber durch Veränderungen in der Struktur und den Eigenschaften der beiden Permeabilitätsschranken innerhalb des Dreikammersystems, der Zellmembran oder der Capillarwand bedingt sein. Daß die Eigenschaften der Austauschmembranen in hohem Maße vom Zellstoffwechsel abhängen, wurde im vorhergehenden Kapitel bereits betont. Im folgenden sind die einzelnen Möglichkeiten, die für den Stoffaustausch zwischen Capillare und Gewebe unter pathologischen Bedingungen eine Rolle spielen können, kurz dargestellt. Auf die einzelnen Erkrankungen, für die die erwähnten Veränderungen von Bedeutung sind, wird in den jeweiligen speziellen Kapiteln eingegangen.

1. Änderungen der Capillarweite und der Durchblutung

Da der Austausch von Sauerstoff und Kohlendioxyd als auch der Austausch der Stoffwechselprodukte wesentlich vom An- und Abtransport der betreffenden Stoffe im Blut bestimmt werden, muß sich jede Änderung der Capillarweite und der Durchblutung auch entscheidend auf die mannigfachen Stofftransporte auswirken. Dies trifft für eine Fülle von pathologischen Zuständen zu, insbesondere solchen, die mit Änderungen der Kreislaufverhältnisse einhergehen.

2. Änderungen der Capillarwand

Hierbei können die Capillarendothelzelle, die Zwischenzellsubstanz (,,Kittleisten''), die Basalmembran und schließlich — wenn vorhanden — die Deckzellschicht der Basalmembran betroffen sein. Eine Durchlässigkeitssteigerung der Zwischenzelleisten entsteht z. B. bei Calcium- oder Vitamin C-Mangel. Zu Änderungen der Permeabilität der Basalmembran kommt es bei Quellungserscheinungen, die zwischen oder innerhalb der einzelnen Micellen — sog. *inter-* oder *intramicellare Quellung* — stattfinden. Die Verdickung der Basalmembran der Glomeruluscapillare bei der Nephrose ist hier als Beispiel anzuführen. Ebenso kann es z. B. durch Histamin zu einer Quellung der Basalmembran und Durchlässigkeitssteigerung der Capillarwand kommen. In den meisten Fällen ist es indessen nicht möglich, zu unterscheiden, welche Struktur der Capillarwand durch eine Noxe geschädigt wird, meist dürften alle Strukturen beeinträchtigt sein.

Bei den Permeabilitätsstörungen, die sich zwischen Capillare und Interstitium abspielen, kommt es stets zu einer Flüssigkeitsansammlung im interstitiellen Raum, die als ,,*echtes Ödem*'' bezeichnet wird, im Gegensatz zum *cellulären Ödem*, das auf Permeabilitätsstörungen der Zellmembran beruht und nicht zu einer ,,abtropfbaren'' Flüssigkeitsansammlung im Gewebe führt. Charakteristisch für das auf einer erhöhten Durchlässigkeit der Capillarmembran beruhende Ödem ist ein hoher Eiweißgehalt, der durch das gleichzeitige Ausströmen der Blutweißkörper aus der Blutbahn verursacht wird (sog. *Entzündungsödem*). So spielt z. B. bei der Entstehung toxischer Myokardschädigungen die Durchlässigkeitssteigerung der Capillarmembranen mit Ansammlung eiweißreichen Exsudates zwischen den Muskelfibrillen eine große Rolle. Auf ähnlichen Vorgängen beruhen die Permeabilitätsstörungen, die durch verschiedene Bakterientoxine, z.B. das Gasbrandbacillentoxin, durch Histamin, „pyrogene Substanzen" oder durch eine Erniedrigung des pH verursacht werden.

Zu einer Herabsetzung der Permeabilität kommt es unter der Einwirkung von ACTH und Cortison. Der Wirkungsmechanismus aller dieser die Capillarpermeabilität verändernden Substanzen ist indessen noch weitgehend unklar.

3. Änderungen des Interstitiums

Infolge einer Änderung des Polymerisationsgrades der Mucopolysaccharide der mesenchymalen Grundsubstanz kann es zu einer Änderung des Hydratationsgrades und damit zu „Quellungserscheinungen" kommen. Als *Quellung* wird zweckmäßigerweise die Wasseraufnahme kolloidaler Systeme bezeichnet, wie sie in den Fasern und der Grundsubstanz des Interstitiums vorliegen. Änderungen des pH, der Ionenverteilung, des Polymerisationsgrades der Mucopolysaccharide etc. z.B. in entzündetem Gewebe können somit zu Wassereinlagerungen Anlaß geben und damit zu Volumenvergrößerung der betreffenden Organe im Sinne einer Quellung führen, z.B. entzündliche Schwellung beim akuten Rheumatismus. Hiervon zu unterscheiden sind Volumenvergrößerungen des Gewebes auf Grund von osmotischen Wasserverschiebungen, wie sie beim generalisierten Ödem vorliegen (s.o.).

4. Änderungen des Verhältnisses zwischen kolloidosmotischem und Filtrationsdruck

Ist das Gleichgewicht zwischen kolloidosmotischem Druck und hydrostatischem Druck in den Capillaren gestört, so kommt es zu Flüssigkeitsverschiebungen ins Gewebe. Das auf diese Weise entstehende Ödem ist im Gegensatz zum entzündlichen Ödem eiweißarm, da die Permeabilität der Capillarwand nicht verändert ist. Beispiele für derartige interstitielle Flüssigkeitsverschiebungen sind die Ödeme bei Hypoproteinämie, insbesondere Albuminverlusten (Nephrose) sowie bei Herzinsuffizienz. Die Entstehungsursachen dieser Ödemformen werden eingehender im Kapitel Störungen des Wasser- und Elektrolythaushaltes abgehandelt. Die Folgen des Ödems wie auch der Quellung des Interstitiums sind eine Vergrößerung der Diffusionsstrecke vom intravasalen zum intracellulären Raum. Damit kommt es zu einem O_2-Mangel, mangelhafter Substratzufuhr und Anhäufung von Stoffwechselendprodukten in der Zelle, die ihrerseits wiederum zu Funktionsstörungen der Zellmembran und schließlich zum Zelltod führen.

III. Sauerstoffmangel des Gewebes

Als *Hypoxie* wird ganz allgemein eine Herabsetzung des Sauerstoffdruckes bzw. des Sauerstoffgehaltes in der Einatmungsluft, im Blut oder im Gewebe bezeichnet. Dagegen werden alle Zustände, bei welchen der Ablauf der Zellatmung und damit der Energiegewinnung der Zellen gestört oder herabgesetzt ist, *Hypoxydose* genannt. Neben der durch Sauerstoffmangel der Zelle bedingten Hypoxydose (*hypoxische Hypoxydose*) sind Hypoxydosen durch Mangel an Brennstoff (*nutritive Hypoxydose*) oder Mangel an Fermenten bzw. Vergiftung von Fermenten bekannt (*histotoxische Hypoxydose*). Unter *Anoxie* versteht man den völligen Mangel an Sauerstoff im Gewebe. Eine ins Gewicht fallende Sauerstoffreserve des Gewebes besteht nicht. Die Kenntnis der Sauerstoffversorgung des Gewebes ist deswegen für das Verständnis von Störungen der Zellatmung durch Hypoxie bzw. Anoxie wichtige Voraussetzung.

1. Sauerstofftransport im Blut

Die Besonderheiten des Sauerstofftransportes im Blut gewährleisten, daß das zur Diffusion in die Gewebe erforderliche O_2-Druckgefälle in weiten Grenzen erhalten bleibt. Die im Blutplasma *physikalisch* gelöste Sauerstoffmenge ist dem Sauerstoffpartialdruck (pO_2) direkt proportional, ihr Anteil am gesamten Sauerstoffgehalt des Blutes ist jedoch wegen des kleinen Löslichkeitskoeffizienten des Blutes für Sauerstoff (s.u.) klein (etwa 0,23—0,3 Vol.-

%). Der *chemisch* an das Hämoglobin gebundene Sauerstoff stellt deswegen das Reservoir dar, aus welchem die aus dem Blutplasma ins Gewebe hineindiffundierenden und dort verbrauchten Sauerstoffmoleküle ersetzt werden. Zwischen dem chemisch gebundenen O_2 und

über einen weiten Bereich noch ein für die O_2-Diffusion in das Gewebe ausreichend großes Sauerstoffdruckgefälle.

Zu *Verlagerungen* der O_2-Bindungskurve kommt es bei Veränderungen des pH-Wertes (metabolisch oder respiratorisch) und Verände-

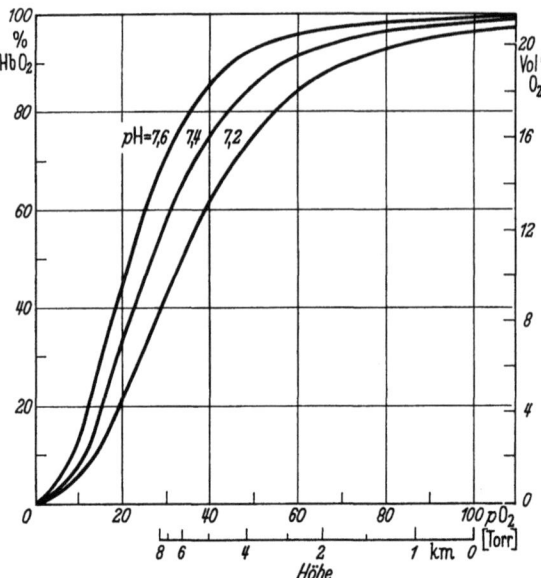

Abb. 354. Standard-O_2-Dissoziationskurve des menschlichen Blutes für 3 verschiedene pH-Werte. Abszisse: Sauerstoffdruck (pO_2) in Torr. Ordinate links: Prozentualer Anteil des Oxyhämoglobins am Gesamthämoglobin. Ordinate rechts: Angabe der jeweiligen an Hämoglobin gebundenen Absolutmenge Sauerstoff (in Vol.-%), wobei angenommen wurde, daß der Hämoglobingehalt 16 g-% beträgt und 1 g Hgb = 1,34 ml O_2 bindet. Der untere Maßstab gibt die Höhe (in km) an, bei der im Höhenaufstiegsversuch die jeweiligen alveolären O_2-Drucke bei nicht höhenangepaßten Versuchspersonen erreicht werden. [Modifiziert nach BARTELS u. Mitarb., Pflügers Arch. ges. Physiol. **272**, 372 (1961)]

Tabelle 107. *Normalwerte der Blutgase im arteriellen und venösen Mischblut*

Meßgröße	Arterielles Blut	Venöses Mischblut	Arteriovenöse Differenz
O_2-Gehalt (Vol.-%)	20	14,0	6
O_2-Sättigung (%)	96	67	29
pO_2 (Torr)	93	36	57
Totaler CO_2-Gehalt (Vol.-%)	49	55	6
freie CO_2 (Vol.-%)	40	46	6
pCO_2 (Torr)	40	46	6
pH	7,42	7,36	0,06

dem Sauerstoffdruck des Blutes bestehen gesetzmäßige Beziehungen (*Sauerstoffdissoziationskurve*). In Abb. 354 ist die sog. *Standarddissoziationskurve* (= Standard-O_2-Bindungskurve) des Menschen (7,4 pH, 37°C) dargestellt.

Dem s-förmigen Verlauf der O_2-Dissoziationskurve kommt dabei besondere Bedeutung zu. Der flache Kurvenverlauf bei hohem pO_2 sichert in der Lunge eine nahezu vollständige O_2-Sättigung des Blutes. Der steilere Kurvenablauf bei niedrigem pO_2 gewährt auch bei starker Entsättigung des Blutes

rungen der Temperatur. *Linksverlagerungen* der Bindungskurve werden dabei durch Abnahme der H^+-Konzentration sowie durch erniedrigte Temperatur verursacht, *Rechtsverlagerungen* durch Zunahme der H^+-Konzentration und Zunahme der Temperatur. Die in den Capillaren durch Zunahme der H^+-Konzentration bedingte Rechtsverlagerung der O_2-Bindungskurve wird Bohr-Effekt genannt. Die temperaturbedingten Verlagerungen der O_2-Bindungskurve sind zum großen Teil durch temperaturabhängige H⁺-Änderungen verursacht, da es z. B. bei Abfall der Temperatur um 10° zu einem Anstieg des pH-Wertes (Abnahme der H⁺-Konzentration) um 0,147 pH kommt. Das Ausmaß

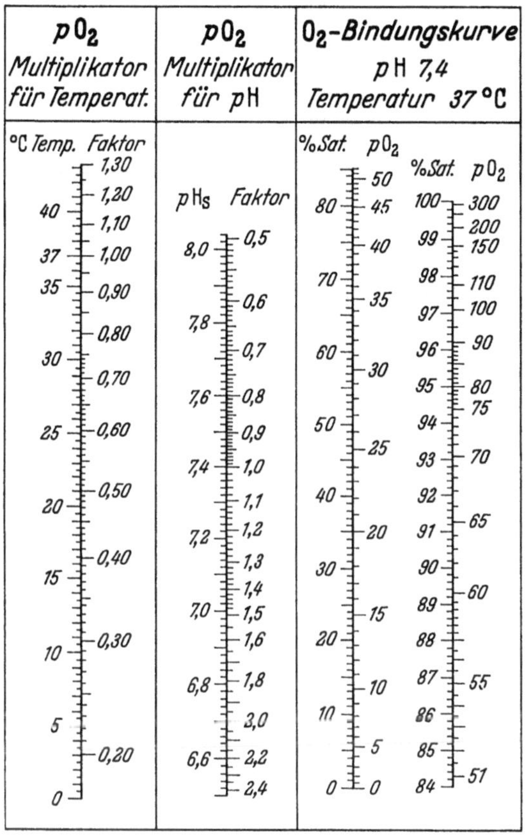

pO_2 Multiplikator für Temperat.	pO_2 Multiplikator für pH	O_2-Bindungskurve pH 7,4 Temperatur 37°C		
°C Temp. Faktor	pHs Faktor	%Sat. pO_2	%Sat.	pO_2
40 — 1,30		80 — 50	100 —	300
40 — 1,20	8,0 — 0,5	80 — 45	99 —	200 / 150
37 — 1,10		70 — 40	98 —	110
37 — 1,00		70 — 35	97 —	100
35 — 0,90	7,8 — 0,6	60 — 30	96 —	90
30 — 0,80	7,6 — 0,7	50 — 30	95 —	80 / 75
30 — 0,70	7,6 — 0,8	50 — 25	94 —	70
25 — 0,60	7,4 — 0,9	40 — 25	93 —	70
20 — 0,50	7,2 — 1,0	40 — 20	92 —	65
20 — 0,40	7,2 — 1,1	30 — 20	91 —	60
15 — 0,40	7,0 — 1,2 / 1,3 / 1,4	30 — 15	90 —	60
15 — 0,30	7,0 — 1,5 / 1,6	20 — 15	89 —	60
10 — 0,30	6,8 — 1,8	20 — 10	88 —	55
5 —		10 — 10	87 —	55
5 — 0,20	6,6 — 3,0 / 2,2	5 — 5	86 —	
0 —	6,6 — 2,4	0 — 0	85 — / 84 —	51

Abb. 355. Nomogramm zur Berechnung von O_2-Dissoziationskurven für verschiedene pH- und Temperaturwerte aus einer Standarddissoziationskurve (37°, 7,4 pH). Links: Multiplikationsfaktor für die gewünschte Temperatur (ft), Mitte: Multiplikationsfaktor für den gewünschten pH-Wert (fpH), rechts: Standard-O_2-Dissoziationskurve linear dargestellt. Berechnung nach: $P_{t, pH} = P \times ft \times fpH$. $P_{t, pH}$ ist der (gesuchte) pO_2 bei der Temperatur t und dem dazugehörigen pH, P der pO_2 bei 37° und pH 7,4. *Beispiel 1*: Zur Aufstellung einer O_2-Bindungskurve für 30° und pH 7,6 geht man folgendermaßen vor: Der Faktor für 30° ist 0,74, für den pH-Wert von 7,6 0,80. Das Produkt der Faktoren ist 0,59. Alle pO_2-Werte der Standard-O_2-Bindungskurve müssen mit 0,59 multipliziert werden, z. B. ist der pO_2 der gesuchten Kurve für 50% Sättigung $26,4 \times 0,59 = 15,6$ Torr. *Beispiel 2*: Aus einem gemessenen pH-Wert von 7,22 und einer gemessenen O_2-Sättigung von 80% bei einer Temperatur von 38° soll der aktuelle pO_2 errechnet werden. Faktor für pH 7,22 = 1,2, für Temperatur 38° = 1,05, pO_2 bei 80% Sättigung (pH 7,4, Temperatur 37°) = 45,2. Gesuchter pO_2 ($P_{t, pH}$) = $45,2 \times 1,2 \times 1,05 = 57,0$ Torr. Entsprechend ist auch die Errechnung einer bestimmten O_2-Sättigung bei bekanntem pH und bekanntem pO_2 möglich. (Nach SEVERINGHAUS)

der gesamten Verschiebung ist dabei für die sog. Standarddissoziationskurve so gut bekannt (Abb. 354), daß mit Hilfe der Bindungskurve eine Berechnung der Sauerstoffsättigung aus dem pH und dem pO_2 oder eine Berechnung des pO_2 aus O_2-Sättigung und pH unter physiologischen Bedingungen zuverlässig möglich ist (Abb. 355). Dieses Vorgehen ist unter pathophysiologischen Bedingungen jedoch nicht immer mit hinreichender Genauigkeit anzuwenden, da es bei den verschiedensten Erkrankungen zu deutlichen *Abweichungen von der*

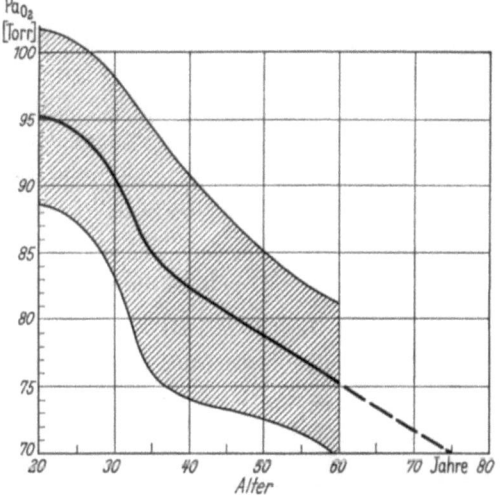

Abb. 356. Abhängigkeit des arteriellen Sauerstoffdruckes Pa_{O_2} in Torr (Ordinate) vom Lebensalter (mittlere Kurve). Schraffiertes Gebiet: Bereich der Standardabweichungen. Der Pa_{O_2} nimmt zwischen dem 25. und 35. Lebensjahr relativ stark ab und weist von da an einen weniger steilen, linearen Abfall auf. [LOEW u. THEWS, Klin. Wschr. **40**, 1093 (1962)]

Standard-O_2-Dissoziationskurve kommen kann. Ursächlich liegen diesen Verschiebungen Veränderungen des intra-extraerythrocytären H⁺-Konzentrationsgefälles, Veränderungen der intraerythrocytären Elektrolytkonzentration und andere diese Veränderungen bewirkende Zustände der Erythrocytenmembran zugrunde. Infolgedessen unterscheiden sich auch die O_2-Bindungskurven reiner Hämoglobinlösungen von der des Vollblutes. Darüber hinaus zeigt auch die O_2-Bindungskurve des fetalen Hämoglobins (HbF) im Vergleich zu der des Erwachsenenhämoglobins (HbA) eine Linksverlagerung. Wenn das Hämoglobin des Erwachsenen wie bei bestimmten Formen der hämolytischen Anämien (z. B. Thalassämie) teilweise als HbF vorliegt, sind deswegen entsprechende Abweichungen von der Standard-O_2-Dissoziationskurve zu erwarten. In den allermeisten Fällen sind die erwähnten Verlagerungen der Sauerstoffbindungskurve jedoch nicht so erheblich, daß sich *allein* daraus Sauerstoffversorgungsstörungen des Gewebes ergeben können. Eine erhebliche Bedeutung für die Gewebssauerstoffversorgung haben jedoch die starke Linksverlagerung der O_2-Bindungskurve bei der CO-Vergiftung (s. S. 758) und die temperaturbedingte Linksverlagerung der O_2-Bindungskurve bei der induzierten tiefen Hypothermie (15—20°C) im Verlauf von Herzoperationen. Bei letzterer wird durch gleichzeitigen Abfall des pCO_2 infolge Zunahme der CO_2-Löslichkeit diese Linksverlagerung noch verstärkt. So kann es trotz ausreichender O_2-Sättigung des Blutes und Abnahme des O_2-Verbrauchs entsprechend der RGT-Regel zur Gewebshypoxie kommen. Das gilt besonders, wenn gleichzeitig die capil-

läre Blutzirkulation gestört ist oder die Hypothermie durch Abkühlung des Blutes herbeigeführt wird, da dabei erhebliche Temperaturunterschiede zwischen dem weniger stark abgekühlten Gewebe und dem bereits stärker unterkühlten Blut auftreten können. Prophylaktisch wird deswegen in solchen Situationen die artefizielle Beatmung mit erhöhtem Kohlensäuredruck durchgeführt, wodurch die O_2-Dissoziationskurve wieder mehr nach rechts verlagert wird.

Eine Übersicht über die meist gemessenen Normalwerte (O_2-Gehalt, O_2-Kapazität, prozentuale O_2-Sättigung, pO_2, CO_2-Gehalt, pCO_2, pH) gibt die Tabelle 107. Die Menge des physikalisch gelösten O_2 kann dabei nach der Formel

$$O_{2phys} = pO_2 \cdot \frac{a}{760} = 0.23 - 0.3 \text{ ml/100 ml Blut}$$

berechnet werden (α 37° = 0.0237). Die Sauerstoffdruckwerte im arteriellen Blut zeigen infolge pulmonaler Veränderungen eine deutliche Altersabhängigkeit, welche in Abb. 356 wiedergegeben ist.

2. Sauerstoffversorgung des Gewebes

a) Gewebecylinder
(Bedeutung der Capillarisierung des Gewebes)

Die Versorgung des Gewebes mit Sauerstoff erfolgt ausschließlich durch Diffusion von den versorgenden Blutcapillaren aus. Kriterium für eine ausreichende Sauerstoffversorgung ist die ausreichende O_2-Sättigung der innerhalb der Mitochondrien gelegenen Atmungsfermente (Cytochrome). Der Sauerstoffdruck, bei welchem unter Sauerstoffmangelbedingungen die Mitochondrien damit beginnen, ihre maximale Atmung zu vermindern, wird *kritischer mitochondrialer pO_2* genannt. Er beträgt für isolierte Lebermitochondrien 1,5—3 Torr. Bei hoher Anreicherung des Gewebes mit Atmungsfermenten (z.B. in der Hirnrinde) kann der maximale O_2-Verbrauch des Gewebes geringer als derjenige der Mitochondrien sein. Der kritische mitochondriale pO_2 liegt deswegen tiefer. Er wird in diesen Fällen als *effektiv kritischer mitochondrialer pO_2* bezeichnet. Er kennzeichnet den Sauerstoffdruck an den Mitochondrien, bei dem der Sauerstoffverbrauch des Gewebes unter Sauerstoffmangel abnimmt. Für die Hirnrinde liegt er bei 1—2 Torr. Von diesem kritischen Sauerstoffdruck im Gewebe ist derjenige in der Capillare abzugrenzen. Dieser *kritische Sauerstoffversorgungsdruck* kennzeichnet den pO_2 im Blut, bei dem die Gewebshypoxie beginnt (s. S. 745). Da die Sättigung

der Atmungsfermente mit Sauerstoff Diffusionsgesetzen folgt, gelingt es theoretisch, die Bedingungen festzulegen, bei welchen es zu Versorgungsstörungen des Gewebes kommen muß. Diese Bedingungen können am Modell des Gewebscylinders (Kroghscher Cylinder) für die einzelnen Organe studiert werden.

Stark vereinfacht stellt man sich das Gewebe in cylinderförmige Bezirke aufgeteilt vor (Abb. 357). Die Versorgung eines solchen Gewebecylinders erfolgt von einer zentral gelegenen Capillare aus. Der Sauerstoff diffundiert aufgrund eines Diffusionsgefälles vorwiegend senkrecht zur Capillarachse (Querdiffusion), zum geringen Teil auch parallel zu ihr (Längsdiffusion). Es kommt dabei abhängig vom jeweiligen Sauerstoffverbrauch, dem Cylinderradius und den O_2-Diffusionskonstanten zu einem mehr oder weniger starken Abfall des Sauerstoffdruckes zur Peripherie des Gewebecylinders hin. Da gleichzeitig der Sauerstoffdruck vom arteriellen Ende der Capillare zum venösen hin ebenfalls abfällt, muß es bei Sauerstoffmangel zuerst am venösen Ende des Cylinder*mantels* („gefährdete Ecke") zu Mangelerscheinungen kommen. Wesentlich ist dabei, daß der Sauerstoffdruck mit dem Quadrat des Cylinderradius sinkt. Bei Berechnung solcher Diffusionsvorgänge müssen jedoch darüber hinaus zwei Versorgungstypen unterschieden werden. Ent-

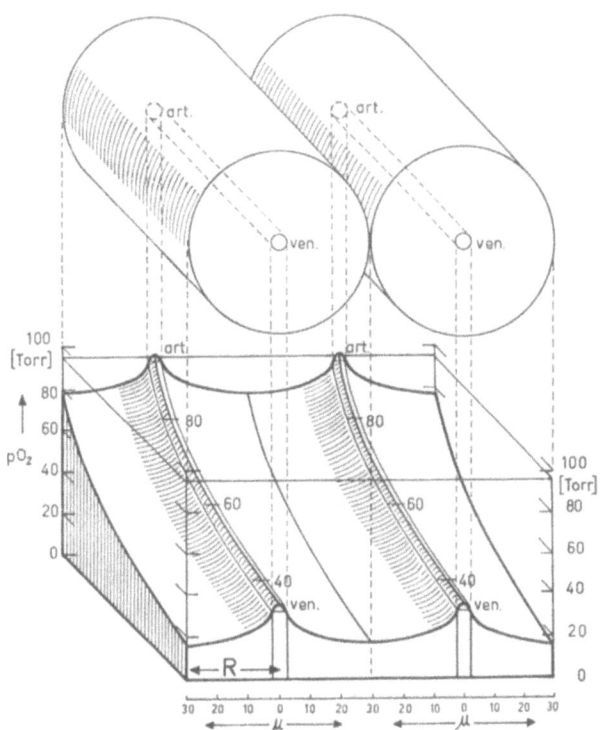

Abb. 357. Schematische Darstellung zweier Versorgungscylinder in der Hirnrinde des Menschen (oben) mit dem Relief der dazugehörigen Sauerstoffdrucke (pO_2, in Torr) in den Capillaren und im Gewebe. Durchmesser des Gewebecylinders 30 μ. Die Sauerstoffdrucke fallen vom arteriellen zum venösen Cylinderende und von der Achse (= Capillare) zum Mantel des Gewebecylinders ab. [Nach Thews, Pflügers Arch. ges. Physiol. **271**, 197 (1960)]

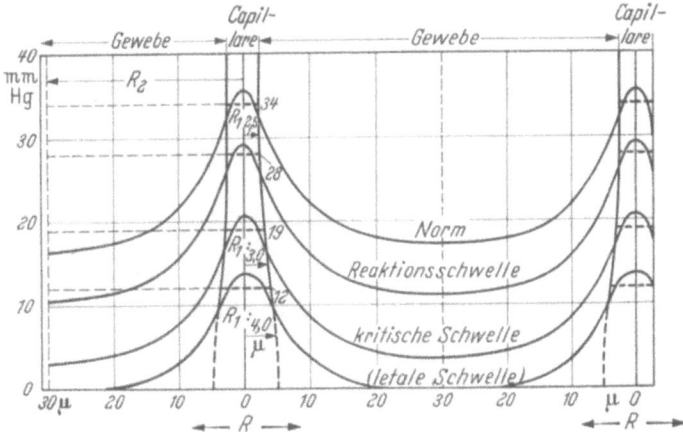

Abb. 358. Sauerstoffdruck *am venösen Ende* zweier benachbarter Gewebecylinder in der grauen Substanz der Hirnrinde bei verschiedenen venösen Schwellspannungen unter Hypoxie. In der schematischen Darstellung ist berücksichtigt, daß der Capillardurchmesser bei abnehmendem Sauerstoffdruck im venösen Blut größer wird. Man erkennt außerdem den O_2-Druckabfall *innerhalb* der Capillare. Der Sauerstoffdruck an der schlechtestversorgten Stelle („gefährliche Ecke") beträgt dabei normalerweise etwa 17 mmHg (= Torr), bei Hypoxie an der „Reaktionsschwelle" 11 mm Hg, an der „kritischen Schwelle" 4 mm Hg und an der „letalen Schwelle" 0 mm Hg. [Nach Thews, Pflügers Arch. ges. Physiol. **271**, 197 (1960)]

weder läuft der Transport der Atemgase unter stationären Bedingungen ab (O_2-Verbrauch und Nachlieferung konstant, Beispiel: Gehirn) oder aber unter zeitabhängigen Bedingungen (O_2-Verbrauch oder/und Nachlieferung zeitlich inkonstant, Beispiel: Herz).

Voraussetzung für die Richtigkeit dieser Berechnung mit Hilfe des Gewebecylinders sind unter anderem folgende Annahmen: 1. Alle Capillaren verlaufen in relativ gleichmäßigem Abstand parallel zueinander; 2. alle Capillaren haben den gleichen Anfang und das gleiche Ende; 3. die Flußrichtung ist in benachbarten Capillaren die gleiche (kein Gegenstromprinzip).

In experimentellen Untersuchungen an stillstehenden, mit Tyrode-Lösung perfundierten Kaninchenherzen wurde jedoch von Lübbers u. Mitarb. nachgewiesen, daß

1. die Flußrichtung in benachbarten Capillaren gegeneinander gerichtet sein kann (Gegenstromprinzip),

2. die arteriellen Capillaranfänge bis zur Hälfte der Länge einer Capillare (= eines Gewebecylinders) gegeneinander verschoben sein können,

3. Querverbindungen zwischen den Capillaren existieren, in welchen es sogar von Zeit zu Zeit zur Flußumkehr kommen kann.

Außerdem gibt es Capillarschleifen, in welchen der arterielle und der venöse Schenkel dicht beieinander liegen können. Durch dieses Versorgungsmuster ist es denkbar, daß es trotz eines noch „normalen" venösen pO_2 an manchen Gewebestellen infolge von arteriovenösen O_2-Diffusions-Shunts zur Hypoxie oder Anoxie kommen kann. Experimentelle Befunde unter Hypoxie stützen diese Annahme. Andererseits ist es jedoch wahrscheinlich, daß die Versorgungsbedingungen durch das Gegenstromprinzip und die asymmetrische Capillaranordnung noch günstiger sind, als es aufgrund der Berechnungen mit dem Gewebecylinder angenommen werden muß. Diese Annahme wird durch Berechnungen unterstützt, die an einem theoretischen Capillarmodell mit asymmetrischer Capillarverteilung und teilweisem Gegenstromprinzip gemacht wurden.

Diese Befunde machen klar, daß die Berechnungen mit Hilfe des Gewebecylinders stark vereinfacht sind. Bei dem derzeitigen Stand des Wissens stellt jedoch der Gewebecylinder trotz dieser Einschränkungen immer noch ein brauchbares Denkmodell zum Studium der O_2-Versorgung des Gewebes dar.

α) O_2-Diffusion unter stationären Bedingungen (Gehirn)

Aus Abb. 357 ist zu erkennen, daß bei den stationären Diffusionsbedingungen im Gehirn der Sauerstoffdruck an der gefährdeten Ecke des Gewebscylinders etwa 17 Torr bei einem venösen pO_2 von 34 Torr beträgt. Es wird somit klar, daß bei einem Absinken des Sauerstoffdruckes im venösen Blut um etwa 15 Torr (=„kritische Schwelle") die Atmungsfermente im Bereich der gefährdeten Ecke nicht mehr ausreichend mit Sauerstoff versorgt werden (Abb. 358). Beim Menschen tritt dann Bewußtseinstrübung ein. Die O_2-Diffusion im Gehirn ist also unter normalen Verhältnissen eben aus-

reichend, um alle Zellen mit Sauerstoff zu versorgen. Keineswegs liegt ein Sauerstoffüberschuß überall und zu jedem Zeitpunkt vor, wie früher angenommen wurde.

β) O_2-Diffusion unter zeitabhängigen Bedingungen (Herz)

Im Herzmuskel liegen besondere Versorgungsbedingungen vor. Der Gewebecylinder, welcher normalerweise von einer Capillare versorgt wird, hat mit 14 μ, verglichen mit dem Gehirn, einen etwa halb so großen Durchmesser. Der normale venöse Sauerstoffdruck liegt etwa bei 17 Torr. Durchblutung und Sauerstoffverbrauch sind nicht konstant. In der Systole sistiert die Capillardurchblutung vorübergehend vollständig, der Sauerstoffverbrauch ist jedoch am größten. In der Diastole sind die Verhältnisse umgekehrt. Die unterschiedlichen Verhältnisse unter Ruhe- und Belastungsbedingungen gehen aus den Abb. 359 und 360 hervor.

Unter *Ruhebedingungen* fällt der mittlere Sauerstoffdruck des Querschnittes eines Gewebecylinders um etwa 6 Torr ab, wobei als wahrscheinlich angenommen werden kann, daß es auch in der Systole beim Sistieren der Durchblutung zu einer O_2-Nachdiffusion von der versorgenden Capillare aus kommt. Am venösen Ende des Gewebecylinders fällt dabei der mittlere Gewebedruck auf etwa 10 Torr. Bei *schwerer körperlicher Arbeit* sinkt dieser Wert infolge der besseren O_2-Nachdiffusion während der verkürzten Systole nur auf etwa 9 Torr, obwohl der O_2-Verbrauch erheblich angestiegen ist. Da der Druck an der „gefährdeten Ecke" jedoch noch tiefer liegt als der mittlere Gewebedruck am venösen Cylinderende, besteht die Möglichkeit, daß einige Zellen bereits kurzfristig anoxisch sind. Dieses Ergebnis der Diffusionsberechnung stimmt gut mit der in der Klinik beobachteten beginnenden hypoxischen Abflachung der T-Wellen im EKG unter den Bedingungen der schweren körperlichen Belastung überein. Der Zeitpunkt des niedrigsten Sauerstoffdruckes im Gewebe fällt dabei mit der T-Welle zusammen.

Für das *stark hypertrophierte Herz* mit Vergrößerung des Radius des Gewebecylinders sind die Diffusionsbedingungen noch schlechter (Abb. 361, Cylinderradius 20 μ bei einem Gewicht des Herzens von 500 g). Der O_2-Druck

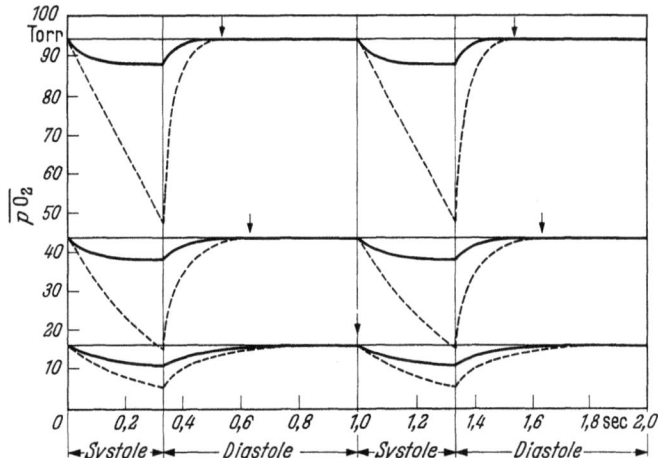

Abb. 359. Zeitliche Veränderungen des mittleren Sauerstoffdruckes pO_2 im Herzmuskelgewebe *unter Normal-bedingungen* während der systolischen Verbrauchsphase und der diastolischen Wiederauffüllung, berechnet für das arterielle Ende des Gewebecylinders (oben), einen mittleren Bereich (Mitte) und das venöse Ende (unten). Die gestrichelten Kurven gelten für eine systolische Verbrauchsphase *ohne* O_2-Nachdiffusion, die ausgezogenen Kurven für eine konstante O_2-Nachdiffusion aus den Capillaren. Die Pfeile bezeichnen den Zeitpunkt, bei welchem die Aufsättigung 99 % der O_2-Druckdifferenz zwischen dem tiefsten Wert und dem Endwert beträgt, also praktisch der Ausgangszustand wiederhergestellt ist. [Nach THEWS, Pflügers Arch. ges. Physiol. **276**, 166 (1962)]

fällt in der Systole am venösen Cylinderende bis auf 6 Torr ab.

Das Verhalten der Sauerstoffdrucke in den verschiedenen Bereichen des Blutgefäßsystems unter körperlicher Ruhe geht aus der Über-sichtsdarstellung in Abb. 362 hervor.

Aufgrund dieser Darlegungen wird klar, daß bei allen Formen des akuten oder chronischen Sauerstoffmangels der *erhöhten Capillarisierung des Gewebes, verbunden mit einer Steigerung des Kreislaufminutenvolumens*, eine entscheidende Bedeutung für die Gewebesauerstoffversorgung zukommt (s.u.). Durch Dilatation und Neu-eröffnung von Capillaren werden die Diffusions-strecken im Gewebecylinder verkürzt (Ver-kleinerung des Versorgungsradius). Nach Wie-derherstellung von normalen Versorgungsbe-dingungen kann u.U. ein beträchtlicher Teil des Blutes über arterio-venöse Anastomosen abfließen, ohne wesentlich an der Versorgung teilgenommen zu haben. Die Neueröffnung von Capillaren spielt für den Skeletmuskel eine wesentliche Rolle (Radius des Gewebecylinders in Ruhe 50 μ, bei Arbeit 5 μ). Für Hirn und Herzmuskel hat wahrscheinlich die Capillar-dilatation eine größere Bedeutung.

b) Kritische Sauerstoffversorgungsdrucke im Blut

Dem kritischen Sauerstoffdruck des Gewe-bes bzw. der Mitochondrien entsprechen kri-

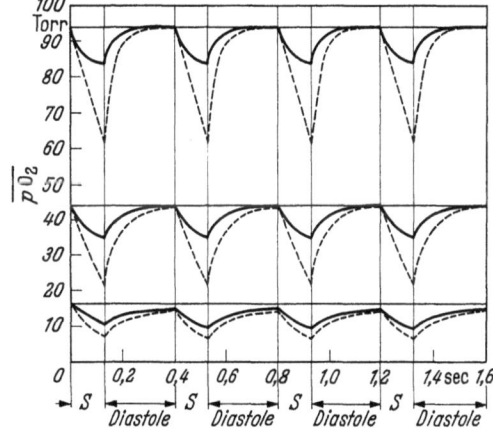

Abb. 360. Zeitliche Veränderung des mittleren Sauer-stoffdruckes pO_2 im Herzmuskelgewebe in drei ver-schiedenen Bereichen des Gewebecylinders *bei schwerer körperlicher Arbeit* (Herzfrequenz 150/min). Oben: arterielles Ende des Gewebecylinders, Mitte: mittlerer Bereich, unten: venöses Ende. Darstellung wie in Abb. 359 (gestrichelte Kurven bei fehlender O_2-Nach-diffusion in der Verbrauchsphase). Am venösen Cy-linderende wird während der Diastole keine voll-ständige Wiederaufsättigung erreicht. Die Folge ist ein Absinken der mittleren Sauerstoffdrucke zu einem neuen dynamischen Gleichgewicht, das nach einigen Aktionen eingestellt ist. (Nach THEWS wie Abb. 359)

tische Sauerstoffdrucke im arteriellen *und* im venösen Blut, bei deren Unterschreiten es auf-grund der jeweiligen Diffusionsbedingungen zur Anoxie im Bereich der gefährdeten Ecke des Gewebecylinders kommt. Dabei werden unter

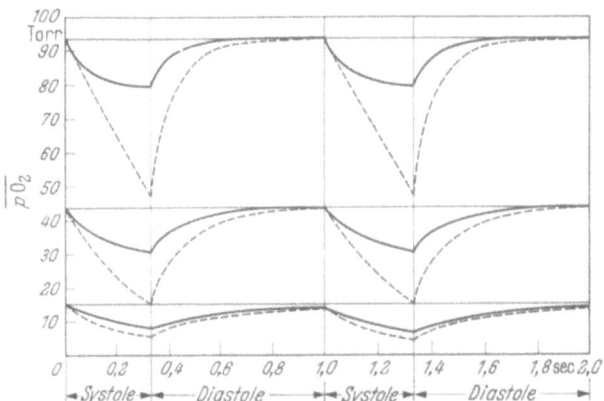

Abb. 361. Zeitliche Veränderung des mittleren Sauerstoffdruckes pO_2 im Muskelgewebe des *hypertrophierten Herzens* (mit dem Grenzgewicht 500 g) und für 3 verschiedene Bereiche des Gewebecylinders. Oben: arterielles Ende des Gewebecylinders, Mitte: mittlerer Bereich, unten: venöses Ende. Darstellung wie in Abb. 359 (gestrichelte Kurven bei fehlender O_2-Nachdiffusion in der Verbrauchsphase). Der größere Durchmesser des Versorgungscylinders bedingt eine ungünstigere Sauerstoffversorgung als im Normalfall (s. Abb. 359), was sich sowohl in einem stärkeren O_2-Druckabfall als auch in einer langsameren diastolischen Aufsättigung manifestiert.
[Nach THEWS, Pflügers Arch. ges. Physiol. **276**, 166 (1962)]

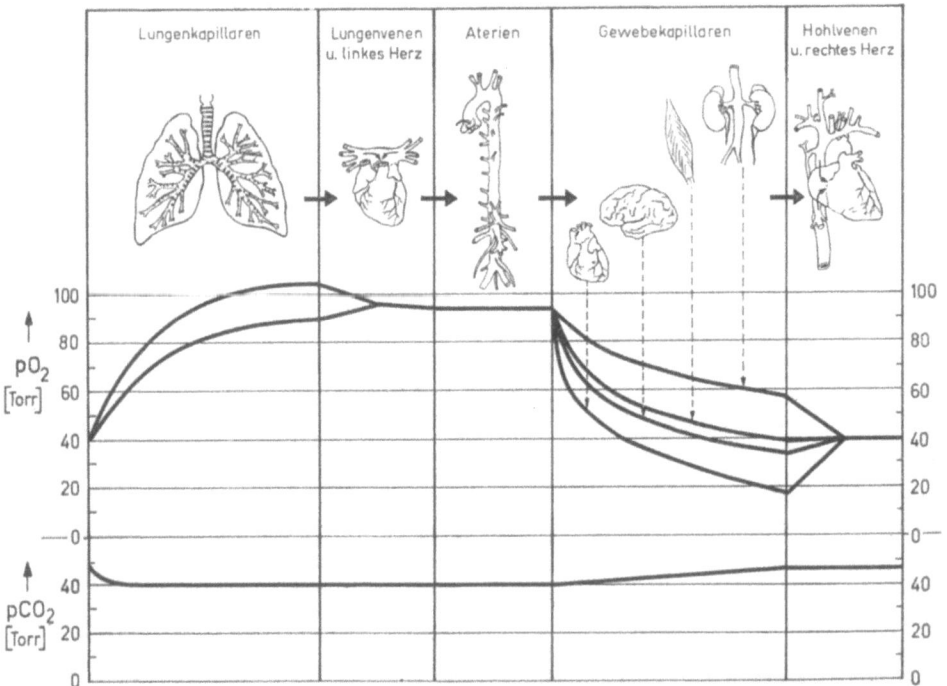

Abb. 362. Verhalten der Sauerstoff- und Kohlendioxyddrucke in den verschiedenen Abschnitten des menschlichen Blutgefäßsystems bei körperlicher Ruhe. *Lungencapillaren:* Druckangleich an die alveolären Partialdrucke, die aufgrund der ungleichmäßigen Belüftung der verschiedenen Lungenabschnitte unterschiedlich hoch sind (schematisch durch 2 alveoläre O_2-Druckwerte gekennzeichnet). *Lungenvenen und linkes Herz:* Mischung des Blutes aus den verschiedenen Lungenabschnitten und venöse Beimischung. *Arterien:* konstante Gaspartialdrucke. *Gewebecapillaren:* Unterschiedliche O_2-Entsättigung in den verschiedenen Organen. *Hohlvenen und rechtes Herz:* Mischung des Blutes aus den verschiedenen Körperregionen. [Nach THEWS, Klin. Wschr. **41**, 120 (1963)]

„Anoxie" auch diejenigen O_2-Mangelzustände verstanden, bei denen zwar noch Sauerstoff in geringen Konzentrationen in der Zelle vorhanden ist, der Sauerstoffdruck aber nicht mehr zur O_2-Sättigung der Atmungsfermente ausreicht. Man kann eine *primär arterielle* von einer *pri-*

mär venösen *Hypoxie* trennen, obwohl die Auswirkung beider Hypoxieformen dieselbe ist. In beiden Fällen kommt es zu einem Abfall des O_2-Druckes am venösen Ende des Gewebecylinders unter den kritischen Wert (Abb. 363). Bevor diese „kritische Schwelle" jedoch erreicht ist, wird die sog. „Reaktionsschwelle" durchlaufen. Diese ist durch eine kompensatorische Erweiterung der Gefäße charakterisiert, welche durch Anoxie einiger weniger Zellen im Bereich der gefährdeten Ecke ausgelöst wird. Die sog. „letale Schwelle" ist durch unmittelbare Lebensgefahr gekennzeichnet, da

β) Kritischer venöser Sauerstoffdruck

Die Kenntnis des kritischen arteriellen O_2-Druckes ist für die Untersuchung der O_2-Mangeltypen, wie sie in der Klinik vorkommen, nur von bedingtem Wert. Ein O_2-Druck im arteriellen Blut von nur 30 Torr kann nämlich nur unter der Voraussetzung ertragen werden, daß die Kompensationsmechanismen von seiten des Kreislaufes und der Atmung (s. u.) ohne Einschränkung eingesetzt werden können. Gerade in pathologischen Fällen muß aber mit einer Einschränkung der Kreislaufreserven gerechnet werden. Zudem begegnet man in der

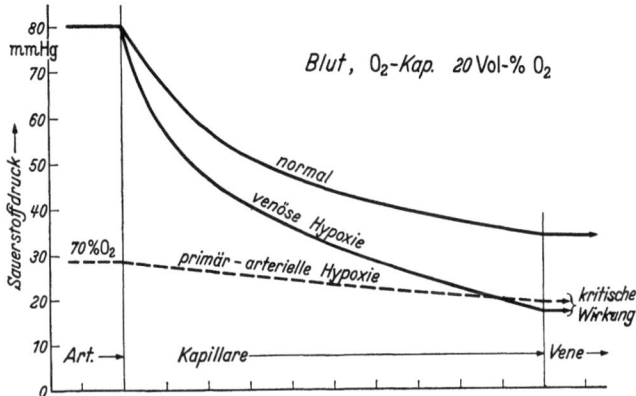

Abb. 363. Schematische Darstellung der Größe des Sauerstoffdruckes bei primär arterieller und venöser Hypoxie entlang einer Capillare am Beispiel des Gehirns. Aus der Abbildung geht hervor, daß bei beiden Hypoxieformen etwa der gleiche Punkt der kritischen Wirkung (*kritische Schwelle*) erreicht wird. Da jedoch bei der primärarteriellen Hypoxie wegen des bereits niedrigen O_2-Druckes am Beginn der Capillare die *Längsdiffusion* im Gewebecylinder eine erhebliche kleinere Rolle als bei der venösen Hypoxie spielt (Druckgefälle in Längsrichtung ist kleiner), liegt die kritische Schwelle etwa 2 mm höher als bei der venösen Hypoxie. [Nach OPITZ u. SCHNEIDER, Ergebn. Physiol. **46**, 126 (1950)]

bereits ein großer Teil der Zellen anoxisch ist. Es kommt zu zentralem Vagusreiz und zur Herzdilatation. Die O_2-Mangelbedingungen der letalen Schwelle dürfen nicht länger als die Wiederbelebungszeit dauern, wenn irreversible Störungen vermieden werden sollen. Für das Gehirn sind diese Verhältnisse in Abb. 358 dargestellt. Die experimentell gefundenen Schwellenwerte stehen dabei in guter Übereinstimmung mit den mit Hilfe des Gewebecylinders berechneten Werten.

α) Kritischer arterieller Sauerstoffdruck

Bei einem Abfall des arteriellen Sauerstoffdruckes unter 30 Torr sind die lokalen und allgemeinen Kreislaufreserven (Steigerung von Atmung, Kreislauf und Capillarisierung, s. u.) erschöpft, der kritische venöse Schwellenwert ist erreicht. Es kommt zu einem Zusammenbruch von lebenswichtigen Funktionen des Zentralnervensystems.

Klinik häufig O_2-Mangelzuständen, bei denen die O_2-Versorgung des arteriellen Blutes normal ist, während infolge krankhafter Störungen des Kreislaufes oder infolge Anämie O_2-Gehalt und O_2-Druck im Venenblut erniedrigt sind. Für die pathologischen Störungen der O_2-Versorgung des Gewebes hat daher die Kenntnis des *kritischen venösen O_2-Druckes* eine größere allgemeine Bedeutung. Der venöse Sauerstoffdruck kann nämlich etwa als Spiegelbild des mittleren Gewebesauerstoffdruckes betrachtet werden. Der kritische venöse O_2-Druck ist für die einzelnen Organe unterschiedlich hoch.

Für die graue Substanz des *Gehirns*, welche gegenüber der weißen einen etwa 3fach höheren Sauerstoffverbrauch hat, liegt sie bei 17 bis 19 Torr (Abb. 357, Abb. 358). Dieser Wert ergibt sich sowohl aus den Berechnungen der Diffusionsanalyse mittels des Gewebecylinders wie aus zahlreichen experimentellen Untersuchungen.

Für den *Herzmuskel* findet sich ein Wert von 7—8 Torr. Für die anderen Organe sind die kritischen venösen Sauerstoffdrucke nicht so gut bekannt. Wir wissen nur, daß die Leber sehr empfindlich auf Sauerstoffmangel ist, der Skeletmuskel dagegen sehr unempfindlich, da er eine Sauerstoffschuld eingehen kann. Für die Niere (Rinde und Mark) liegt der kritische venöse Sauerstoffdruck mit 13 Torr nur geringfügig über dem kritischen mitochondrialen pO_2 von 8—12 Torr.

Trotz seiner großen praktischen Bedeutung (relativ leicht bestimmbare Meßgröße) können aus dem kritischen venösen O_2-Druck nur mit gewisser Einschränkung Rückschlüsse auf die O_2-Versorgung eines Organs gezogen werden. Es sei hierzu an die mögliche Existenz von *arteriovenösen O_2-Diffusions-Shunts* erinnert (s. S. 742). Auch durch Bestimmung des mittleren Gewebe-O_2-Druckes an der Oberfläche eines Organs läßt sich nicht ausschließen, daß an manchen Stellen des Gewebes ein unterkritischer pO_2 herrscht. Die derzeit beste Methode zur Beurteilung der O_2-Versorgung des Gewebes ist die Messung des Gewebe-pO_2 mit winzigen Platin-Mikroelektroden (Spitze 2—5 μ groß). Diese feinen Elektroden erlauben die Bestimmung des intracellulären pO_2. Durch langsames Vorschieben der Elektrode im Gewebe und Messung des pO_2 an dicht beieinanderliegenden Stellen (z.B. alle 40 μ) können sog. vertikale Sauerstoffdruckfelder bestimmt werden. Daraus lassen sich Rückschlüsse auf die statistische Verteilung der einzelnen pO_2-Werte machen. Diese schwierige Bestimmungsmethode wurde am Menschen bisher nur zur Bestimmung des pO_2 am M. tibialis anterior benutzt.

3. Allgemeine Reaktionen auf akuten Sauerstoffmangel

a) Atmung, Kreislauf, Temperaturregulation

Im akuten Sauerstoffmangel (O_2-Mangelatmung, Höhenversuch) kommt es zu charakteristischen Umstellungsreaktionen von Atmung und Kreislauf, lange bevor die kritischen Sauerstoffdruckwerte der einzelnen Organe erreicht werden. Bei Absinken des arteriellen O_2-Druckes unter Werte von 60—70 Torr (Unterschreiten der „Reaktionsschwelle" im Höhenversuch, s. S. 754) steigt das Atemminutenvolumen durch Reizung der Chemoreceptoren des Glomus caroticum. Die Hyperventilation bedingt einen Abfall der CO_2-Spannung im Blut, woraus zunächst bis zum Auftreten von Kompensationsmechanismen (z.B. Bicarbonatausscheidung durch die Niere) ein Anstieg des pH-Wertes (bis maximal auf 7,8 pH) resultiert. Gleichzeitig kommt es mit einer vermehrten Capillarisierung zu einer Steigerung von Herzminutenvolumen und Blutdruck. Der erhöhten Capillarisierung verbunden mit einer gesteigerten Zirkulationsgeschwindigkeit kommt für die ausreichende O_2-Versorgung des Gewebes (d.h. Verhinderung des O_2-Druckabfalls unter die kritischen Schwellenwerte, s.o.) eine entscheidende Bedeutung zu. Bei weiter fortschreitendem Sauerstoffmangel (pO_2-Abfall auf 45—50 Torr) kommt es zu ersten Versorgungsstörungen, die sich vor allem in Störungen von seiten des Zentralnervensystems manifestieren („Störschwelle" im Höhenversuch, s. S. 754). Bei einem Abfall des arteriellen pO_2 auf ca. 30 Torr sind sämtliche Kompensationsmöglichkeiten erschöpft. Es besteht unmittelbare Lebensgefahr, falls der Sauerstoffmangel über die Wiederbelebungszeit hinaus anhält („letale Schwelle" im Höhenversuch).

Neben den Umstellungsreaktionen von Atmung und Kreislauf wird durch den akuten O_2-Mangel des Gesamtorganismus eine Senkung der Körpertemperatur herbeigeführt, welche zunächst mit einem Abfall des O_2-Verbrauches einhergeht. Diesem Abfall folgt jedoch wieder ein langsamer Anstieg des O_2-Verbrauches, bis sich ein neues Gleichgewicht zwischen O_2-Verbrauch und Körpertemperatur eingestellt hat. Nach Beendigung des Sauerstoffmangelzustandes wird — verglichen mit dem Zustand *vor* dem O_2-Mangel — auch ohne zusätzliche körperliche Tätigkeit eine vermehrte O_2-Aufnahme beobachtet. Es wurde vielfach angenommen, daß diese vermehrte O_2-Aufnahme der Tilgung einer während der Hypoxie eingegangenen *Sauerstoffschuld* dient. Diese Annahme ist nicht wahrscheinlich, da festgestellt werden konnte, daß die vermehrt aufgenommene O_2-Menge calorisch weitgehend dem Bedarf entspricht, welcher zur Normalisierung der Körpertemperatur erforderlich ist.

b) Organfunktion

Die Kompensationsmechanismen von Kreislauf, Atmung und Körpertemperatur im akuten Sauerstoffmangel haben die Aufrechterhaltung der normalen Organfunktion (*Tätigkeitsumsatz*) zum Ziel, da eine ausreichende Energiebereitstellung nur durch den aeroben Stoffwechsel gewährleistet ist. Der normale Umsatz der inneren Organe (Hirn, Herz, Leber, Niere) ist — auch im Schlaf — ein Tätigkeitsumsatz. Einschränkung der Sauerstoffzufuhr führt zunächst zu einer Lähmung der Organfunktion (*Grund- oder Bereitschaftsumsatz*). Der Grundumsatz beträgt für das Gehirn etwa 50% des Tätigkeitsumsatzes (Abb. 364). Die volle Organfunktion kann in dieser Situation sofort durch eine Normalisierung der Sauerstoffzufuhr erreicht werden. Weitere Einschränkung der Sauerstoffzufuhr führt jedoch zum Verlust der *Tätigkeitsbereitschaft* des Organs. Wird die Sauerstoffzufuhr dabei nicht unter ein Minimum gedrosselt (*Erhaltungsumsatz*), so bleiben irreparable Störungen aus. Bis zur Wiedererlangung der Tätigkeitsbereitschaft vergeht jedoch — auch unter normalen Versorgungsbedingungen — einige Zeit (*Erholungslatenz*). Der Erhaltungsumsatz des Gehirns liegt bei etwa 15% des Tätigkeitsumsatzes. Er dient der Aufrechterhaltung der Zellstruktur (Erhaltung der intra-extracellulären Wasser- und Ionenkonzentrationsdifferenzen). Bei fortschreitender Drosselung der Sauerstoffzufuhr kommt es infolge Versagens der Membran-ATPase zu einem Angleich der Wasser- und Elektrolytkonzentrationen, das Innere der vorher gegenüber dem umgebenden Medium hypertonen Zelle schwillt mehr und mehr („trübe Schwellung").

Die Drosselung der Sauerstoffzufuhr eines Organs kann durch *Asphyxie* oder *Ischämie* herbeigeführt werden. Bei der Asphyxie ist die Atmungsfunktion des Blutes (O_2-Transport, CO_2-Abtransport) aufgehoben, die Spül-, Nähr- und Pufferfunktion jedoch zunächst noch erhalten. Bei der kompletten Ischämie sind sämtliche Funktionen des Blutes aufgehoben, weswegen die Folgen stärker und nachhaltiger sind. Eine wesentliche Bedeutung gerade zur Aufrechterhaltung des Erhaltungsumsatzes kommt nämlich einem bei der Asphyxie noch vorhandenen *Restkreislauf* zu.

Plötzliche Unterbrechung der Sauerstoffzufuhr eines Organs durch Ischämie führt zu reproduzierbaren, zeitlich typisch ablaufenden Änderungen der Organfunktion. Für sehr kurze Zeit nach Ischämiebeginn (meist nur Sekunden, sog. störfreies Intervall) ist eine Änderung der Organfunktion nicht zu erkennen. Da jedoch eine ins Gewicht fallende Sauerstoffreserve des Gewebes nicht besteht, kommt es innerhalb kürzester Zeit zum völligen Erlöschen der Organfunktion. Diese Zeit von Ischämiebeginn an gerechnet, wird *Überlebenszeit* genannt (Abb. 365). Eine Wiederbelebung der Organfunktion ist nur innerhalb bestimmter zeitlicher Grenzen möglich. Die maximale Dauer einer Ischämie oder Asphyxie, nach welcher es noch zu einer vollkommen Wiederherstellung aller Organfunktionen ohne irreversible morpho-

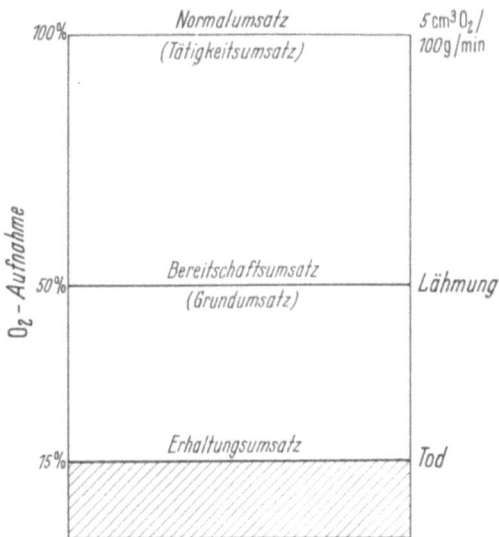

Abb. 364. Darstellung der Größe der O_2-Aufnahme des Gehirns bei den verschiedenen Umsatzformen. (Nach REIN u. SCHNEIDER, Physiologie des Menschen, 15. Aufl. Berlin-Heidelberg-New York: Springer 1966)

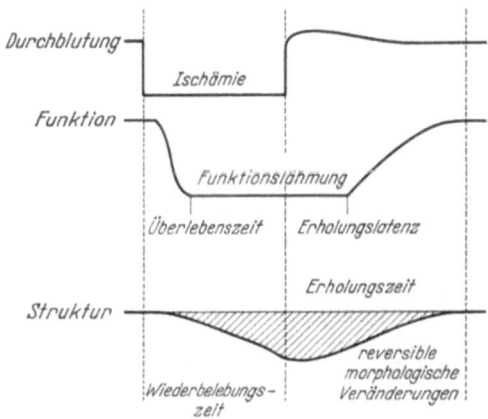

Abb. 365. Schema zur Definition der Überlebenszeit, der Erholungslatenz, der Erholungszeit und der Wiederbelebungszeit am Beispiel der kompletten Ischämie eines Organs. [Nach ISSELHARD, Dtsch. med. Wschr. **90**, 349 (1965)]

logische Schädigungen kommt, wird *Wiederbelebungszeit* genannt. Wird innerhalb der Wiederbelebungszeit die Ischämie mit überkritischem Blutdruck (über 60—70 mm Hg Mitteldruck) beendet, so kehrt die Organfunktion nach einer gewissen Latenzzeit, der sog. *Erholungslatenz*, zurück. Bis zur vollständigen Wiederherstellung der Organfunktion vergeht jedoch eine erheblich längere Zeit, die sog. *Erholungszeit*. Überlebenszeit und Wiederbelebungszeit werden entsprechend der RGT-Regel durch Temperatursenkung verlängert.

Sie sind für die einzelnen Organe unterschiedlich lang.

α) Gehirn

Die Überlebens- und Wiederbelebungszeiten sind auch für die einzelnen Gehirnabschnitte von unterschiedlicher Länge. Am empfindlichsten auf Sauerstoffmangel reagiert die Hirnrinde. Im Elektroencephalogramm sind bereits 4—6 sec nach Ischämiebeginn (nach Ablauf des störungsfreien Intervalls) Veränderungen zu beobachten, nach 20—30 sec ist in

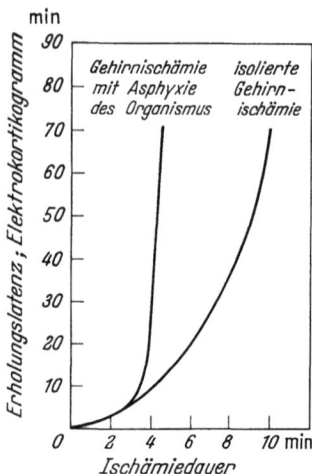

Abb. 366. Beziehung zwischen Ischämiedauer (Abszisse) und Erholungslatenz (geprüft am EEG, Ordinate) bei isolierter Gehirnischämie und bei Gehirnischämie mit gleichzeitiger Asphyxie des Gesamtorganismus. Bei gleichzeitiger Asphyxie des Gesamtorganismus wird durch die *asphyktische Herzinsuffizienz* die Erholungslatenz bereits bei etwa 4 min unendlich groß, d.h. eine Erholung tritt nicht mehr ein. [Nach HIRSCH, EULER u. SCHNEIDER, Pflügers Arch. ges. Physiol. **265**, 281 (1957)]

Normothermie eine Spontanaktivität nicht mehr nachweisbar. Beim Menschen tritt bei kompletter Ischämie nach 8—12 sec Bewußtlosigkeit ein, bei Asphyxie ist wegen der Sauerstoffreserve im Blut und in der Lunge diese Zeit auf 15 sec verlängert. Die Erholungslatenz ist von der Dauer der Ischämie bzw. Asphyxie abhängig (Abb. 366). Sie beträgt für die Hirnrinde nach 4 min dauernder Ischämie etwa 10 min. Die Erholungszeiten sind entsprechend erheblich länger, sie können Stunden bis Tage dauern. Bereits nach einer Ischämie von 1 min Dauer ist eine normale Funktion erst nach 15 min erreicht. Die Wiederbelebungszeit des Gehirns ist für praktisch-klinische Fragen von größerer Bedeutung. Sie beträgt nicht wie bis-

her angenommen nur etwa 3—4 min bei 37°C, sondern liegt mit 8—10 min deutlich darüber. Es soll weiter unten erläutert werden, warum die Wiederbelebungszeit des Gesamtorganismus in den meisten Fällen trotzdem deutlich unter derjenigen des Gehirns liegt (s. Abschnitt ε).

Durch *Aufrechterhaltung eines Restkreislaufes* kann die Wiederbelebungszeit des Gehirns oder einzelner Gehirnabschnitte erheblich verlängert werden. Diesem Umstand kommt eine besondere Bedeutung dann zu, wenn wie bei einem *apoplektischen Insult* durch Thrombose oder Embolie für das Überleben nicht lebenswichtige Hirnabschnitte betroffen sind, deren Erhaltungsumsatz durch einen Restkreislauf gedeckt werden kann. Eine Wiederherstellung von Organfunktionen ist dann noch nach Wochen möglich. Die gleiche Bedeutung kommt dem Restkreislauf beim Glaukomanfall zu, wo möglicherweise nach lang dauernder Blindheit wieder volle Sehfähigkeit erzielt werden kann.

β) Herz

Auch der Herzmuskel ist überaus empfindlich auf Sauerstoffmangel. Am empfindlichsten reagiert die Ventrikelmuskulatur, es folgen in abnehmender Reihenfolge Vorhofmuskulatur und Reizleitungssystem. Der Sauerstoffvorrat des Herzens (etwa 0,8 Vol.-%) reicht bei einem Sauerstoffverbrauch von etwa 8—10ml/100 g/min für etwa 10 Systolen aus. Dementsprechend findet sich bei Sauerstoffmangel, z.B. durch Asphyxie des Gesamtorganismus, ein störungsfreies Intervall von etwa 8—10sec, danach kommt es zunehmend zu einer Dilatation des Myokards, welche bereits nach etwa 45 sec ihr Maximum erreicht hat. Die Überlebenszeit des Herzens ist jedoch wesentlich länger. Die Kreislauffunktion erlischt nach etwa 4—5 min, elektrische Aktivität ist entsprechend der geringeren Sauerstoffempfindlichkeit des Reizleitungssystems noch nach Stunden nachzuweisen. Auch die Wiederbelebungszeit des Herzens nach Anoxie variiert in weiten Grenzen, ganz abhängig von den jeweiligen Kreislaufbedingungen. Die Wiederbelebungszeit von stillgelegten Herzen kann viele Stunden betragen. Entsprechend verlängern sich jedoch auch die Erholungszeiten. Für den Gesamtorganismus ist jedoch diejenige Zeit entscheidend, die gerade noch durch rechtzeitiges

Einsetzen einer ausreichenden Organfunktion nach Anoxie ein Überleben des Gesamtorganismus ermöglicht (Entsprechendes gilt nicht nur für das Herz, sondern auch für Hirn, Leber, Niere). Diese Zeit wird *Toleranzzeit* genannt. Sie beträgt in Normothermie für das Herz etwa 10—15 min.

γ) Niere

Die Niere ist sehr empfindlich auf Sauerstoffmangel, insbesondere der distale Tubulus. Ihre Überlebenszeit ist kürzer als die des Herzens. Die Wiederbelebungszeit nach kompletter Ischämie beträgt 3 Std, wobei die Erholungszeit dann mehrere Tage dauert.

δ) Leber

Da die Leber im wesentlichen von venösem Pfortaderblut durchströmt wird und deswegen die Kompensationsmöglichkeiten bei Sauerstoffmangel eingeschränkt sind, ist sie auf Sauerstoffmangel sehr empfindlich. Ihre Wiederbelebungszeit beträgt etwa 4 Std.

ε) Gesamtorganismus

Obwohl die Wiederbelebungszeit des Gehirns mit etwa 8—10 min deutlich kürzer als die Wiederbelebungszeit des Herzens ist, ist die Wiederbelebungszeit des Gesamtorganismus nach Asphyxie nicht primär sondern erst sekundär von der Wiederbelebungszeit des Gehirns abhängig. Die Begrenzung wird primär durch die einer Asphyxie folgenden Myokardinsuffizienz gesetzt. Nach etwa 4—5 min Asphyxiedauer bricht der Kreislauf zusammen. Wird jetzt die Asphyxie beendet, so ist das Herz wegen der *postasphyktischen Myokardinsuffizienz* nicht in der Lage, rechtzeitig einen für die Erholung des Gehirns erforderlichen überkritischen Blutdruck (70mmHg Mitteldruck) aufrechtzuerhalten. Die Wiederlebebungszeit des Gehirns von 8—10min wird damit überschritten (s. Abb. 366). Die Wiederbelebungszeit des Gesamtorganismus somit ist erst sekundär von der des Gehirns abhängig. Durch geeignete Maßnahmen zur Bekämpfung der postasphyktischen Herzinsuffizienz (z. B. Herzmassage verbunden mit intrakardialer Adrenalininjektion, bei Kammerflimmern Elektroreduktion) kann die Wiederbelebungszeit des Gesamtorganismus derjenigen des Gehirns angeglichen werden.

Nach 3,5—4 min Asphyxiedauer des Gesamtorganismus ist also eine Wiederbelebung sicher möglich. Danach ist es fraglich, ob rechtzeitig vor Ablauf der Wiederbelebungszeit des Gehirns ein ausreichender sog. „überkritischer" Blutdruck (mehr als 60—70 mm Hg Mitteldruck) erreicht werden kann. Unter Umständen wird nur eine vorübergehende Wiederbelebung erreicht. Aufgrund der unterschiedlichen Wiederbelebungszeit der einzelnen Hirnabschnitte kann jedoch bei aktiven therapeutischen Maßnahmen zur Behebung der postasphyktischen Herzinsuffizienz auch eine Wiederbelebung mit Defektbildung erreicht werden, wobei die auf Anoxie empfindlichsten Bezirke der Hirnrinde wegen Überschreitung der Wiederbelebungszeit ausgefallen sind, die entwicklungsgeschichtlich älteren Anteile des Gehirns (Zentren der Medulla oblongata) jedoch wiederbelebt wurden. Es sind eine Reihe solcher Fälle bekannt geworden, die zwar wiederbelebt wurden, bei denen aber alle höheren Cerebralfunktionen ausgefallen waren.

c) Stoffwechsel

Es ist im Rahmen der vorliegenden Darstellung nicht möglich, den Stoffwechsel aller Organe unter akuter Anoxie im einzelnen darzustellen. Da jedoch Veränderungen im Stoffwechselstatus während der Anaerobiose in allen Organen miteinander vergleichbar sind, können einige grundsätzliche, für alle inneren Organe zutreffenden Feststellungen getroffen werden.

Das störungsfreie Intervall zu Beginn der Überlebenszeit entspricht den im geringen Maße vorhandenen Sauerstoffreserven. Danach muß der Energiegewinn ausschließlich aus der anaeroben Glykolyse bereitgestellt werden. Dieser Energiegewinn ist jedoch in keinem Organ in der Lage, eine ungestörte Funktion aufrecht zu erhalten, so daß es schon bald zu einem völligen Erlöschen der Organfunktion kommt (Ende der Überlebenszeit). Je ungünstiger also das Verhältnis des Sauerstoffbedarfs eines Organs zu seinem O_2-Vorrat und seiner glykolytischen Aktivität ist, um so kürzer wird die Überlebenszeit sein. Entsprechend wird die Überlebenszeit auch dann kurz sein, wenn der Anteil des Grundumsatzes der Zellen am Gesamtumsatz des Organs groß ist, da dann bereits durch frühzeitigen Ausfall

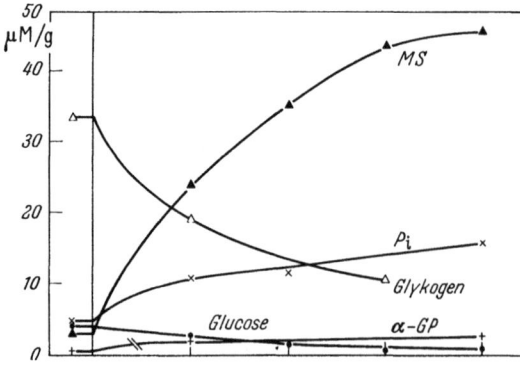

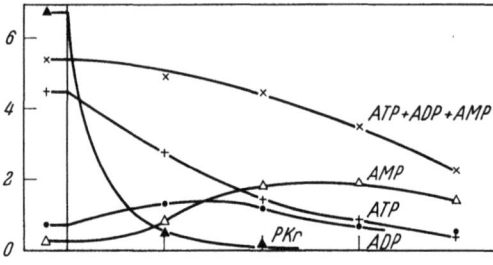

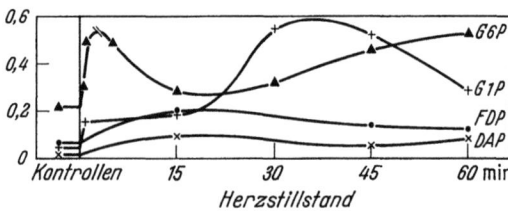

Abb. 367. Übersicht über zeitabhängige Änderungen im Stoffwechselstatus des künstlich mit 0,1 molarer Kaliumchloridlösung bei 37° C stillgestellten und perfundierten Warmblüterherzens (Meerschweinchen). Die Kontrollwerte (= Ausgangswerte) sind bei normal schlagenden Herzen gewonnen. *G1P* Glucose-1-phosphat; *G6P* Glucose-6-phosphat; *FDP* Fructose-1,6-diphosphat; *DAP* Dihydroxyacetonphosphat; α-*GP* α-Glycerophosphat; *MS* Milchsäure; P_i anorganisches Phosphat; *Pkr* Phosphokreatin; *ATP*, *ADP* und *AMP* Tri-, Di und Monophosphat des Adenosins. Erklärung siehe Text. [Nach ISSELHARD, Dtsch. med. Wschr. **90**, 349 (1965)]

einzelner Zellen oder Zellgruppen die Funktion des gesamten Organs geschädigt wird. Die Energiebereitstellung durch die anaerobe Glykolyse ist in den einzelnen Organen aufgrund ihres unterschiedlichen Fermentbesatzes verschieden groß. Ihr kommt eine Bedeutung für Hirn, Herz- und Skeletmuskel zu. Die großen Glykogenvorräte der Leber können nur in sehr beschränktem Umfang im Sauerstoffmangel durch Glykolyse nutzbar gemacht werden.

Die energieliefernden Substrate des Glykolysecyclus (Glykogen, Glucose) nehmen im Sauerstoffmangel ab. Entsprechend steigt die Konzentration der Endprodukte des anaeroben Stoffwechsels (Milchsäure, α-Glycerophosphat), wobei die Anhäufung der Milchsäure ganz im Vordergrund steht. Dadurch kann nicht einmal über einen nur kurzen Zeitraum eine ausreichende Energiebereitstellung gewährleistet werden. Dies geht aus dem Verhalten der energiereichen Phosphate hervor (Abb. 367). Sofort mit Beginn der Anaerobiose ist ein steiler Abfall des Phosphokreatins festzustellen, gefolgt von einem etwas langsameren Abfall des ATP (Adenosintriphosphat) und des ADP (Adenosindiphosphat). Obwohl das AMP (Adeninmonophosphat) einen vorübergehenden Anstieg seiner Konzentration zeigt, nehmen unter diesen Umständen die Gesamtnucleotide ab. Die Schnelligkeit ihres Abfalls bestimmt die Dauer der Wiederbelebungszeit, da ihnen für die Aufrechterhaltung des Erhaltungs- oder Strukturumsatzes eine wesentliche Bedeutung zuzumessen ist. Entsprechend den Grundsätzen der RGT-Regel ist die wirksamste Maßnahme zur Verlängerung der Wiederbelebungszeit eine Senkung der Körpertemperatur. Auch wenn nach Ablauf einer Ischämie oder Asphyxie schnell wieder eine uneingeschränkte Organfunktion erreicht wird, bedeutet das nicht, daß es zu einer völligen Normalisierung der Metabolitkonzentrationen (gemessen z.B. am ATP-Gehalt) gekommen ist; diese ist meist erst mit erheblicher zeitlicher Verzögerung zu beobachten.

Die Bestimmung der Gewebsmetabolite ist beim Menschen zur Feststellung eines Sauerstoffmangels nur in Ausnahmefällen (z.B. bei Herzoperationen) möglich. Es wurde deswegen versucht, durch Bestimmung von Metaboliten im venösen Blut eines Organs Hinweise für den Grad des O_2-Mangels zu finden. Besondere Bedeutung kommt dabei der Bestimmung der Lactat- und Pyruvatkonzentration zu, seitdem bekannt war, daß zwischen diesen Größen folgendes Gleichgewicht besteht:

$$\text{Pyruvat} + \text{NADH}_2 \underset{}{\overset{\text{LDH}}{\rightleftharpoons}} \text{Lactat} + \text{NAD}.$$

Normalerweise geht entsprechend dem Massenwirkungsgesetz jeder Anstieg des Pyruvats auch mit einer Erhöhung des Lactats einher. Durch Hypoxie wird das Gleichgewicht gestört, Lactat steigt im Vergleich zum Pyruvat stärker an. Dieser Lactat-Überschuß wurde *Excess-Lactat* genannt. Die Bestimmung des Excess-Lactats ist jedoch als Maß für eine Gewebehypoxie nur bedingt verwendbar. Einerseits kann es nämlich für längere Zeit nach der Anoxie zum Auftreten erheblicher Gradienten zwischen dem Gewebe und dem venösen Blut kommen (nachgewiesen für das Gehirn), zum anderen kann die Leber relativ rasch einen erhöhten *Lactat/Pyruvat-Quotienten* normalisieren.

d) Pathologisch-anatomische Korrelate

Von allen inneren Organen sind typische, durch akuten Sauerstoffmangel hervorgerufene morphologische Veränderungen bekannt. Entsprechend einem etwa dreifach höheren O_2-Verbrauch der grauen gegenüber der weißen Substanz treten bei Anoxie zuerst Schädigungen an den Ganglienzellen der grauen Substanz auf. Die Durchlässigkeit der Blut-Liquorschranke wird ebenso wie ganz allgemein die Durchlässig-keit der Gefäße unter O_2-Mangel erhöht. Am Herzmuskel sind Nekrosen der Muskelfasern, verbunden mit Einwanderung von Leukocyten, bekannt. An der Leber tritt die Bedeutung der Lage der Parenchymzellen zum arteriellen und venösen Teil der Capillaren besonders augenfällig hervor. Die anoxischen Gewebeschädigungen in Form der vacuoligen Degeneration, der degenerativen Verfettung und schließlich der Nekrose treten im Zentrum der Leberläppchen zuerst in Erscheinung.

4. Akklimatisationserscheinungen bei chronischem Sauerstoffmangel

Langdauernder Höhenaufenthalt führt zu Akklimatisationserscheinungen, die als Kompensationsmechanismen bei chronischem Sauerstoffmangel anzusehen sind. Bei Patienten mit chronischem Sauerstoffmangel durch *Shunt-Hypoxie* (Morbus caeruleus) sind dabei praktisch gleichartige Veränderungen wie bei *Höhenangepaßten* festzustellen.

a) Atmung, Blutgase, Säurebasenhaushalt

Der chronische Sauerstoffmangel bewirkt eine Erhöhung des Atemminutenvolumens. Bei Höhenangepaßten kann auf etwa 5000 m Höhe eine Ventilationssteigerung von ca. 40% beobachtet werden. Eine gleichgroße Ventilationssteigerung konnte bei Patienten mit M. caeruleus und einem Sauerstoffsättigungs-defizit von 23% gefunden werden. Entsprechend der Hyperventilation kommt es zu einem Abfall des arteriellen Kohlensäuredruckes auf Werte zwischen 26—30 Torr. Da der Standard-bicarbonatgehalt entsprechend dem Abfall der Kohlensäurespannung auf Werte zwischen 20—25 mval/l gesenkt ist, resultiert eine *kompensierte, respiratorische Alkalose* mit normalen pH-Werten. Von der Hyperventilation ist bei M. caeruleus keine wesentliche Verbesserung der arteriellen Sauerstoffsättigung und des Sauerstoffdruckes zu erwarten, da das die Lunge passierende Blut bereits eine 96%-Sättigung zeigt. Entsprechend findet sich trotz Hyperventilation ein durch die Shunt-Hypoxie auf Werte zwischen 30—50 Torr gesenkter arterieller Sauerstoffdruck.

b) Kreislauf

Herzminutenvolumen und Blutdruck sind bei Höhenangepaßten in Ruhe normal, das Herzminutenvolumen bei M. caeruleus ist in der Regel ebenfalls normal.

c) Blut

Als wichtigster Kompensationsmechanismus auf chronischen Sauerstoffmangel findet sich sowohl bei Höhenangepaßten wie beim M. caeruleus eine Erhöhung der Erythrocytenzahl (*Polyglobulie*) und des Hämoglobingehaltes. Hierbei werden Steigerungen des Hämoglobinwertes bis auf 150% bei Erythrocytenzahlen von 7—8 Mill. beobachtet. Der durch diese Vermehrung der Erythrocyten und des Hämoglobins erzielte Gewinn für die Aufrechterhaltung einer ausreichenden O_2-Spannung im venösen Blut ist aus Abb. 368 zu ersehen. Der Gewinn wird vor allem in jenen Bereichen wirksam, in denen die Gefahr des Abfalls unter die kritischen venösen Sauerstoffdrucke am größten ist. Dieser Vorteil muß allerdings mit einem gewissen Nachteil erkauft werden, da durch eine Erhöhung der Blutviscosität infolge der Polyglobulie eine vermehrte Kreislaufarbeit erforderlich ist. Durch capilläre Gefäßerweiterung wird der periphere Gefäßwiderstand jedoch herabgesetzt, so daß ein normaler Blutdruck resultiert. Die Hirndurchblutung bei M. caeruleus ist normal, bei *essentieller Polycythämie* (Polycythaemia vera) ist sie dagegen bei gleichzeitiger Erhöhung des cerebralen Gefäßwiderstandes trotz Anstieg des arteriellen Blutdruckes um 25 mm Hg auf weniger als die Hälfte reduziert, die arterio-venöse O_2-Differenz des Gehirnblutes deswegen etwa verdoppelt. Ein Ansteigen des Hämoglobingehaltes über die Grenze von 140—150% (ca. 24 g.-%) bringt bei konstantem Herzminutenvolumen nur noch einen geringen Sauerstoffgewinn, bedeutet jedoch durch erhebliche Viscositätserhöhung zusätzliche Kreislaufarbeit.

Die Ankurbelung der Hämatopoese auf Sauerstoffmangel wird auf eine vermehrte Bildung von *Erythropoietin* in den Nieren zurückgeführt.

Die Sauerstoffbindungskurve ist nach bisher vorliegenden Untersuchungen beim M. caeruleus wahrscheinlich normal, bei Höhenangepaßten soll sie dagegen eine Rechtsverlagerung zeigen, wodurch eine vermehrte O_2-Abgabe im Gewebe erzielt würde.

zieht. Vermutlich ist beim M. caeruleus die CO_2-Regulation der Hirndurchblutung zugunsten der O_2-Regulation aufgrund des Sauerstoffmangels verschoben.

e) Pathologische Anatomie

Auf die Bedeutung der Capillarisierung für die Anpassung an akuten Sauerstoffmangel

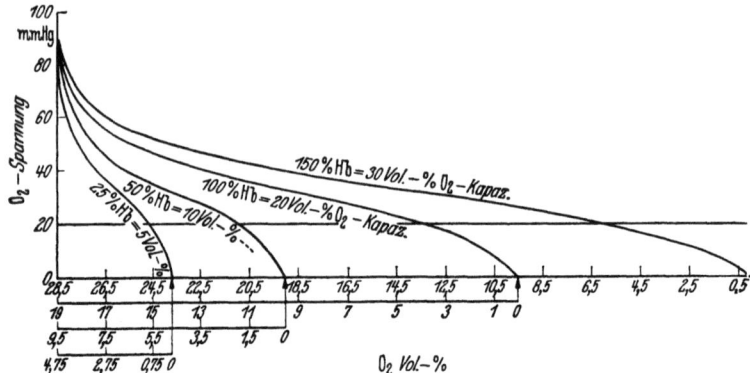

Abb. 368. Abfall der Sauerstoffspannung im Blut bei verschiedenem Hämoglobingehalt des Blutes. Ordinate: O_2-Spannung in mm Hg. Abszisse: O_2-Gehalt in Volumenprozent. Dabei ist ein Gleichbleiben der CO_2-Spannung und des pH vorausgesetzt. Die Pfeile zeigen an, zu welcher Kurve verschiedenen Hämoglobingehaltes des Blutes die verschiedenen Maßstäbe für den O_2-Gehalt in Volumprozent gehören. Die „kritische" venöse O_2-Spannung ist bei 20 mm Hg durch eine ausgezogene Linie markiert. Ist die O_2-Spannung im arteriellen Blut bekannt, so können wir bei Kenntnis der arteriovenösen Differenz die O_2-Spannung im Venenblut ablesen. Beispiele: a) Normalfall: Die arteriovenöse Differenz betrage entsprechend den experimentellen Befunden von LENNOX im Gehirnblut 7 Vol.-%, d.h. der O_2-Gehalt nimmt von 19 Vol.-% auf 12 Vol.-% ab. Der entsprechende Wert für die O_2-Spannung im Venenblut liegt bei 38 mm Hg. b) Anämie mit 50% Hämoglobingehalt. Die O_2-Spannung im arteriellen Blut ist normal. Würde keine Vermehrung des Kreislaufminutenvolumens und der Gehirndurchblutung zustande kommen, so würde der O_2-Gehalt von 9,5 Vol.-% auf 2,5 Vol.-% abfallen, der entsprechende Wert für die O_2-Spannung im Gehirnvenenblut würde bei 22 mm Hg, also noch eben über dem kritischen Wert liegen. Nach den vorliegenden experimentellen Befunden ist aber eine geringe Steigerung des Hämoglobin-Minutenvolumens anzunehmen, d.h. die arteriovenöse Differenz würde entsprechend geringer werden und dementsprechend die O_2-Spannung im Gehirnvenenblut ansteigen. c) Die arterielle Spannung ist auf den kritischen Wert von 30 mm Hg abgesunken. Die O_2-Spannung im Venenblut kann nur durch Verdoppelung des Hämoglobin-Minutenvolumens eben über dem kritischen Wert gehalten werden. Steigt aber der Hämoglobingehalt als Folge der Höhenanpassung z.B. auf 150% an, so bedarf es nur einer geringen Steigerung des Hämoglobin-Minutenvolumens, um die venöse O_2-Spannung über dem kritischen Grenzwert zu halten

d) Stoffwechsel

Sowohl bei Höhenangepaßten wie beim M. caeruleus ist der oxydative Stoffwechsel in den meisten Fällen nicht gestört, da durch die Kompensationsmechanismen eine ausreichende Sauerstoffversorgung des Gewebes erzielt werden kann. Sauerstoffverbrauch und respiratorischer Quotient sind normal.

Bei M. caeruleus konnten auch für das Gehirn ein normaler Sauerstoffverbrauch und eine normale Durchblutung nachgewiesen werden. Das ist auffallend, weil normalerweise ein verminderter arterieller Kohlensäuredruck eine Vasoconstriktion der Gehirngefäße nach sich

wurde bereits hingewiesen. Bei chronischem Sauerstoffmangel kann sowohl beim Menschen wie bei der höhenangepaßten Ratte ein starker Ausbau des Gefäßsystems durch *Capillarhypertrophie* mit starker Verbreiterung des Gefäßnetzes beobachtet werden (s. Abb. 369). Eine Capillarneubildung ist entgegen früherer Annahme nicht wahrscheinlich. Durch Capillarerweiterung werden vor allem die Radien der zu versorgenden Gewebecylinder verkleinert, was in der Leber an einer Verkleinerung der Läppchendurchmesser besonders deutlich wird. Dadurch verbessern sich die Diffusionsbedingungen erheblich. Entsprechend wurde bei

Höhenangepaßten ein auf 16—17 Torr verminderter, kritischer venöser Sauerstoffdruck
für das Gehirn errechnet.

Erwähnt sei noch, daß durch akute oder
chronische Hypoxydose, gleich welcher Form,
im Verlaufe der ersten Schwangerschafts-
monate ausgeprägte Mißbildungen hervorgerufen werden können. Postnatal kann durch
chronische hypoxische Hypoxydose die Ent-

eine chronische Hypoxie, welche ebenfalls zur
Trommelschlegelbildung führt. Zusätzlich soll
es bei diesen Erkrankungen zur Eröffnung
arterio-venöser Anastomosen in der Peripherie
kommen, wodurch die primär vorliegende
Hypoxie noch verstärkt wird. Eine wesentliche
Rolle bei dieser Eröffnung der Anastomosen
scheint nach neueren Befunden das Ferritin zu
spielen. Sowohl bei der Lebercirrhose wie bei

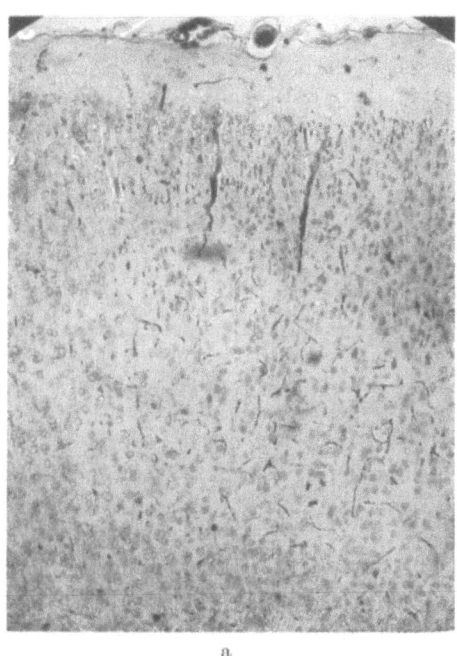 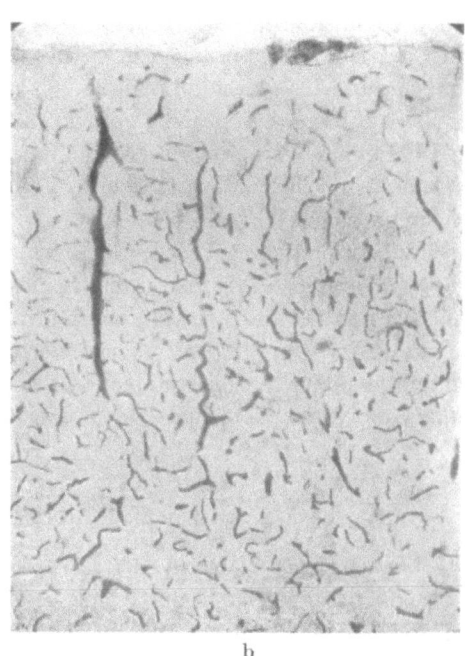

a   b

Abb. 369a u. b. Gehirncapillaren der Ratte (Area temporalis media vor [a] und nach [b] Höhenanpassung).
Auffallend ist die Erhöhung des Capillardurchmessers nach Anpassung an O$_2$-Mangel. Mittlerer Capillardurch-
messer der Kontrollratten 2,3 μ, der höhenangepaßten Ratten 4,6μ [Nach MERCKER u. SCHNEIDER, Pflügers
Arch. ges. Physiol. **251**, 49 (1949)]

wicklung gehemmt werden. Klinisch sind solche
Fälle besonders als cardiale Dystrophie bei angeborenen Herzfehlern bekannt.

f) Trommelschlegelfinger

Als Folge einer langdauernden Hypoxie
werden uhrglas- und trommelschlegelartige
Verformungen der Finger- und Zehenendglieder beobachtet. Ursächlich ist dabei die
Hypoxie am häufigsten auf einen ausgeprägten
Rechts-Links-Shunt bei angeborenen Herzfehlern (Morbus caeruleus) zurückzuführen.
Daneben entwickelt sich jedoch auch bei den
verschiedensten Lungenerkrankungen und bei
ausgeprägter Lebercirrhose (durch Eröffnung
arterio-venöser Anastomosen in der Lunge ?)

intrapulmonalen Kurzschlußverbindungen soll
die Überführung der gefäßaktiven reduzierten
Form des Ferritins in die gefäßinaktive oxydierte Form gestört sein. Bei anderen chronischen Lungenerkrankungen wie bei den Bronchiektasien werden darüberhinaus toxische Einflüsse geltend gemacht, wobei die Toxine aus
den Zerfallsprodukten der Bronchiektasien
resorbiert werden.

Pathologisch-anatomisch handelt es sich um
eine Volumenzunahme des subungualen Pol-
sters, verbunden mit einer chronisch-progre-
dienten Elasto- und Kollagenolyse. Außerdem
liegt eine Erweiterung der bereits normalerweise in der Fingerbeere vorhandenen arterio-
venösen Anastomosen (der sog. Hoyer-Grosser-
schen Organe) vor.

5. Cyanose

Jede Form des akuten und chronischen Sauerstoffmangels kann eine Cyanose hervorrufen. Darunter versteht man eine bläuliche Verfärbung der Haut, der Schleimhäute und der tiefer gelegenen inneren Organe. Die Entstehung einer Cyanose ist abhängig von der absoluten Menge des reduzierten Hämoglobins in den Capillaren. Eine Cyanose kann durch Abfall des Sauerstoffdruckes im arteriellen Blut zustande kommen (*arterielle Cyanose*), was ursächlich auf Diffusionsstörungen in der Lunge oder aber auf einen Rechts-Links-Shunt bei Herzfehlern (*Mischungscyanose*) zurückgehen kann. Die Cyanose kann auch bei vollkommen normalem arteriellem Sauerstoffdruck auftreten, wenn eine stärkere Strömungsverlangsamung in der Peripherie vorliegt (*periphere oder venöse Cyanose*). Dabei kann die Cyanose örtlich begrenzt (lokale Durchblutungsstörungen) oder aber generell sein (vermindertes Herzminutenvolumen). Im letzteren Fall sind vor allem die Acren betroffen (*Acrocyanose*).

Durch Methämoglobinbildung kann eine Cyanose vorgetäuscht werden.

Es konnte festgestellt werden, daß eine Cyanose entsteht, wenn mindestens 5 g-% Hämoglobin im *Capillarblut* als reduziertes Hämoglobin vorliegt. Dem entspricht eine Sauerstoffentsättigung des Capillarblutes von 6,7 Vol-%, da 1 g Hämoglobin 1,34 ml Sauerstoff binden kann. Die durchschnittliche Menge von reduziertem Hämoglobin im Capillarblut kann annäherungsweise als arithmetisches Mittel der Menge von ungesättigtem Hämoglobin im arteriellen (A) und im venösen (V) Blut errechnet werden: Durchschnittliche Untersättigung des Capillarblutes

$$= \frac{A+V}{2}.$$

Normalerweise ist das arterielle Blut bei einer Kapazität von 21 Vol.-% O_2 etwa zu 96% gesättigt, so daß A kleiner als 1 Vol.-% ist. Die venöse O_2-Sättigung liegt bei 15 Vol.-%, entsprechend einer 70%igen Sättigung, so daß V etwa 6 Vol.-% beträgt. Daraus ergibt sich: $\frac{1+6}{2} = 3{,}5$ Vol.-% O_2 entsprechend 2,6 g-% reduziertem Hämoglobin in den Capillaren. Damit eine Cyanose entsteht, muß dieser Wert verdoppelt werden. Bei einer Anämie mit weniger als 5 g-% Hämoglobin kann dementsprechend eine Cyanose nicht mehr entstehen.

6. Sauerstoffmangeltypen

Die verschiedenen Formen der Hypoxie bzw. Hypoxydose, wie sie in der Klinik beobachtet werden, sind schematisch in der Tabelle 108 dargestellt. Es erweist sich dabei als erforderlich, mehrere Kriterien der Einteilung zu benutzen. Allen Hypoxydoseformen gemeinsam ist eine Störung bei der Übertragung des Sauerstoffs von der Außenluft bis zum Oxydationsort innerhalb der Zelle.

a) Hypoxämische Hypoxie bzw. Hypoxydose

Arterieller O_2-Druck und O_2-Gehalt sind erniedrigt (*primär arterielle Hypoxie*). Die Ursachen dafür können folgende sein:

α) Atmosphärische Hypoxie (Höhenaufstiegsversuch)

Hierfür ist eine Erniedrigung des Sauerstoffdruckes in der Einatmungsluft typisch, wie sie bei Sauerstoffmangelatmung durch Zumischung eines inerten Gases oder im *Höhenaufstiegsversuch* vorliegt. Im Höhenversuch können dabei dem abfallenden Sauerstoffdruck markante Wirkungsschwellen gegenüberge-

stellt werden (Abb. 370, s. auch Abb. 358, wo diese Verhältnisse am Gewebecylinder geschildert sind). Bei der „*Reaktionsschwelle*" (Höhe 2000—3000 m, pO_{2a} 60—70 Torr) sind die oben geschilderten Umstellungsreaktionen von Kreislauf und Atmung zu beobachten (s. S. 746). Bei Erreichen der „*Störungsschwelle*" (4000 m, pO_{2a} 45—50 Torr) sind Konzentrations- und Merkfähigkeit gestört. Nach Durchschreiten eines euphorischen Stadiums mit Überbewertung der eigenen personalen Leistungsfähigkeit (wie bei der Alkoholintoxikation) kommt es zu einem Verlust des inneren Antriebes. Es entwickelt sich zunehmend eine Apathie, verbunden mit Blässe und Schweißausbruch, später bei Erreichen der „*letalen Schwelle*" (7000 m, pO_{2a} 30 Torr) Nausea und Ohnmacht. Diese „letale Schwelle" kann durch Sauerstoffatmung ohne Überdruck auf etwa 14000 m Höhe hinaufgeschoben werden. Beim Höhenaufstieg *mit* körperlichen Belastungen treten grundsätzlich die gleichen Reaktionen auf, die Erholungsphase ist jedoch deutlich verlängert. Die Störschwelle kann bei kreislauflabilen Personen auf etwa 1800 m herabgesetzt sein.

Tabelle 108. Schematische Einteilung der verschiedenen Formen der Hypoxie bzw. Hypoxydose

Bezeichnung	Charakteristikum	Vorkommen bei	Ort des primären O₂-Mangels	Art des primären O₂-Mangel
1. Hypoxämische Hypoxie bzw. Hypoxydose				
a) atmosphärische Hypoxie	*Erniedrigter O₂-Partialdruck in der Einatmungsluft durch:*	1. herabgesetztem Barometerdruck (Höhenaufstieg) 2. Zumischung eines inerten Gases	*Primär arterielle Hypoxie* (arterieller O₂-Druck und O₂-Gehalt erniedrigt, oft Hyperventilation und kompensatorische Polyglobulie)	Störung des O₂-Transportes
b) respiratorische Hypoxie	Störung der äußeren Atmung ohne O₂-Diffusionsstörung	1. Hypoventilation 2. Stenose der äußeren Atemwege (Sonderform: Asphyxie)		
c) pulmonale Hypoxie	Verminderung der O₂-Diffusionskapazität	Pneumonie, Atelektase, Pneumothorax, Emphysem, interstitielle Fibrosen usw.		
d) Shunt-Hypoxie	venoarterielle Kurzschlußverbindung	1. intrakardial (z. B. Fallotsche Tetralogie) 2. extrakardial (z. B. a.v.-Lungenfistel)		
2. Anämische Hypoxie bzw. Hypoxydose				
a) Anämie	*Einschränkung der O₂-Transportkapazität des Blutes infolge:* Herabsetzung des Hb-Gehaltes	z. B. Blutungsanämie, Hämoglobinbildungsstörung	*Primär venöse Hypoxie* (arterieller O₂-Druck und O₂-Gehalt normal, deswegen meist keine Hyperventilation und keine Polyglobulie)	
b) CO-Vergiftung c) Methämoglobin d) Sulfhämoglobin	Herabsetzung der O₂-Bindungskapazität des Blutes bei normalem Hb-Gehalt	Einatmung von CO Kontakt mit Methämoglobinbildnern H₂S-Bildung in Darm		
3. Ischämische Hypoxie bzw. Hypoxydose	*Einschränkung der O₂-Transportkapazität der Zirkulation durch:*			
a) generalisiert	Verminderung des HZV	Alle Formen der Herzinsuffizienz		
b) örtlich begrenzt α) arteriell bedingt β) venös bedingt	lokale Durchblutungsstörung bei arteriellem oder venösem Verschluß	z. B. Apoplex, alle Infarkttypen z. B. Phlegmasia caerulea dolens		
c) gestörte O₂-Diffusion in das Gewebe[2] (interstitielle Hypoxie)	venösem Gewebsödem	Stauung, Hypoproteinämie		
4. Histotoxische Hypoxydose Störung:				
a) An den Cytochromen	Störung der Energiegewinnung der Zelle bei ausreichendem O₂-Angebot	HCN-Vergiftung Narkose? O₂-Vergiftung? Hyperthyreose?	*Primäre Gewebshypoxie* (arterieller und venöser O₂-Druck und O₂-Gehalt normal oder sogar gesteigert)	Störung der O₂-Utilisation
b) An den Dehydrasen und bei der Substratverwertung				
c) durch Fermentmangel		Vitamin B-Mangel		
5. Hyperchreotische[a] Hypoxie bzw. Hypoxydose	Mißverhältnis zwischen O₂-Angebot und O₂-Bedarf bei primärer Bedarfssteigerung und normalem oder bereits gesteigertem O₂-Angebot	z. B. cerebrale Krampfanfälle		Steigerung des O₂-Bedarfs

[a] Entsprechend dem Begriff der *Hypochreosen* (von τὸ χρέος = der Bedarf, M. Schneider), bei welchen umgekehrt eine Einschränkung des Bedarfs durch Einschränkung der Tätigkeit vorliegt. Im englischen Sprachbereich wird diese Form „Overutilization Anoxia" genannt (s. BARD, Medical Physiology, 1956).

β) Respiratorische Hypoxie

Sie wird beobachtet bei Störung der äußeren Atmung, ohne daß eine Einschränkung der Diffusionskapazität vorliegt. Vorkommen bei Hypoventilation (z. B. Pickwick-Syndrom) oder bei Stenosierung der äußeren Atemwege (z. B. Struma). Neben einer Senkung des O_2-Druckes kommt es zum Anstieg des CO_2-Druckes. Die Veränderungen der intellektuellen Leistungen und der Psyche sind wie bei der pulmonalen Hypoxie zum Teil auf den erhöhten CO_2-Druck im Gewebe zurückzuführen,

dere der Steigerung des Herzminutenvolumens, kann der venöse Sauerstoffdruck auch in schweren Krankheitsfällen noch über dem kritischen vitalen Druck gehalten werden. Man kann hieraus aber ersehen, welche erhöhten Anforderungen z. B. bei einer ausgedehnten Pneumonie an den schon toxisch geschädigten Kreislauf gestellt werden.

δ) Shunthypoxie

Alle veno-arteriellen Kurzschlußverbindungen (Morbus caeruleus, s. Kapitel ange-

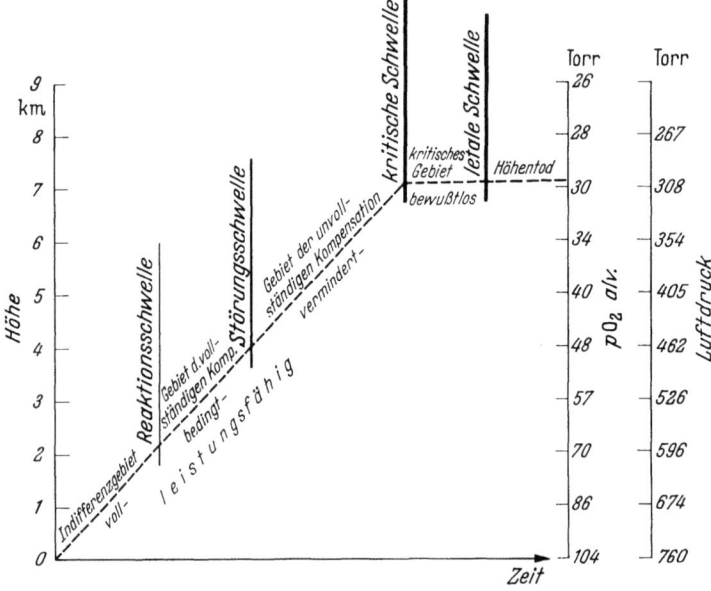

Abb. 370. Beziehung der verschiedenen *Schwellen* im Höhenaufstiegsversuch zur Höhe, dem Luftdruck und dem alveolären Sauerstoffdruck. (Modifiziert nach RUFF u. STRUGHOLD 1956)

da bei einem hirnvenösen CO_2-Druck über 70 Torr Bewußtseinstrübung eintritt.

γ) Pulmonale Hypoxie

Diese Hypoxieform wird am häufigsten in der Klinik beobachtet. Vorkommen z. B. bei allen Störungen gleichmässiger Belüftung, Störungen der Relation von Belüftung zu Durchblutung, Einschränkung der O_2-Diffusionskapazität (Pneumonie, Atelektase, Pneumothorax, Lungenödem, Lungenemphysem, Bronchiektasien, Zustand nach Pneumektomie usw.) (s. auch Kapitel Atmung). Bei Ausfall einer Lungenhälfte ist der pO_{2a} etwa auf 40 Torr reduziert (O_2-Sättigung etwa 70%), sofern die ausgefallene Lungenhälfte normal durchblutet bleibt. Damit ist die „Störschwelle" des Höhenaufstiegsversuches erreicht. Durch Einsetzen aller Kompensationsmechanismen, insbeson-

borene Herzfehler) führen hierzu. Da sich hierbei eine Anpassung an chronischen Sauerstoffmangel vollziehen kann, können die arteriellen Sauerstoffdruckwerte deutlich tiefer als im akuten Sauerstoffmangel liegen, ohne daß es zu Ausfallserscheinungen von seiten des Zentralnervensystems kommen muß (s. Anpassung an chronischen Sauerstoffmangel).

b) Anämische Hypoxie bzw. Hypoxydose

Arterieller O_2-Druck und O_2-Sättigung sind normal. O_2-Kapazität und O_2-Gehalt des Blutes sind entsprechend dem Hämoglobinverlust herabgesetzt, venöser O_2-Gehalt und venöser Sauerstoffdruck durch größere O_2-Ausschöpfung des Blutes erniedrigt (*primär venöse Hypoxie*). Die Ursache kann einmal eine echte Verminderung des Hämoglobingehaltes (Anämie) oder aber eine funktionelle Verminderung

Tabelle 109. *Arterielle und venöse Sauerstoffwerte des Gehirns bei verschiedenen Typen von Hypoxie bzw. Hypoxydose. Die Werte für O_2-Gehalt und O_2-Druck im Gehirnvenenblut wurden unter Annahme einer konstanten Durchblutung errechnet. In Wirklichkeit werden die Werte durch Steigerung des Kreislaufminutenvolumens verbessert. Die unterschiedliche Gefährdung bei den einzelnen Hypoxieformen wird jedoch deutlich (s. auch Text)*

	Arterielles Blut				O_2-Abgabe an das Gewebe in Vol.-%	Venöses Blut des Gehirns		
	O_2-Kapazität in Vol.-%	O_2-Gehalt in Vol.-%	O_2-Sättigung in %	O_2-Spannung in Torr		O_2-Gehalt in Vol.-%	O_2-Sättigung in %	O_2-Spannung Torr
Normal	20	19	95	90	7	12	60	35
Hypoxämische Hypoxie, z.B. Ausfall einer Lungenhälfte	20	14	70	40	7	7	35	22
Anämische Hypoxie, z.B. Herabsetzung des Hämoglobins auf die Hälfte	10	9,5	95	90	7	2,5	25	22
Anämische Hypoxie, z.B. CO-Vergiftung ($^1/_4$ Hämoglobin durch CO beschlagnahmt)	15	14	70	90	7	7	46	22
Ischämische Hypoxydose, z.B. Herabsinken des Kreislauf-Minutenvolumens auf die Hälfte	20	19	95	90	14	5	25	22

des Hämoglobingehaltes (bei normalem Hb-Gehalt) durch Bildung von CO-, Sulf- oder Methämoglobin sein.

α) Anämie

Die Verhältnisse gegenüber der hypoxämischen Hypoxie liegen bei der Anämie insofern anders, als der O_2-Druck im arteriellen Blut, unabhängig vom Grad der Anämie, normal ist. Hieraus ergeben sich wichtige Folgerungen: Im Gegensatz zur Hypoxämie ist die Atmung nicht oder nur geringgradig beschleunigt, da die Chemoreceptoren nur durch Erniedrigung des arteriellen O_2-Druckes gereizt werden. Eine Atmungssteigerung wäre auch bedeutungslos, da das vorhandene Hämoglobin voll gesättigt ist und der arterielle pO_2 normal ist. Der kritische venöse Sauerstoffdruck wird erst später erreicht als beim Vorliegen einer Hypoxämie, da der pO_2 in den der Capillare direkt benachbarten Zellen normal ist, dann allerdings infolge der mangelhaften Nachlieferung von O_2-Molekülen aus der herabgesetzten O_2-Hämoglobin

reserve schneller als normalerweise absinkt (s. Abb. 368). Der Druckabfall zur Peripherie des Gewebscylinders ist also steiler als normalerweise. Hieraus erklärt sich auch die Tatsache, daß bei Anämien von 50% Hämoglobin trotz Ausbleibens einer stärkeren Steigerung des Kreislaufminutenvolumens der kritische venöse Sauerstoffdruck noch nicht unterschritten wird. Bei der Hypoxämie mit normalem Hämoglobingehalt wird der kritische venöse Sauerstoffdruck schon bei einem arteriellen O_2-Gehalt von 14 Vol.-%, bei einer Anämie unter gleichen Kreislaufverhältnissen erst bei einem arteriellem O_2-Gehalt von 9,5 Vol.-% erreicht (s. Tabelle 109). Durch Steigerung des Herzminutenvolumens und vermehrte Capillarisierung kann eine Anämie daher erhebliche Grade erreichen, bevor es zur Hypoxie bzw. Anoxie des Gehirns kommt. Bei einem Hämoglobingehalt von 25% (4 g-%) würde eine Verdopplung der Gehirndurchblutung genügen, um die venöse O_2-Spannung über dem kritischen Grenzwert zu halten. Dabei wirkt sich die Herabsetzung der Blutviscosität durch Erythrocytenverlust für die Kreislaufarbeit günstig aus. Anämien von 15% (2,4 g-%) brauchen in Ruhe noch keine schweren Hypoxieerscheinungen von seiten des Zentralnervensystems aufweisen, aber schon geringe Steigerungen des Sauerstoffverbrauches (z.B. Aufstehen aus dem Bett) haben schwere Kollapszustände zur Folge. Wenn auch bei chronischen Anämien akute Zeichen eines schweren Sauerstoffmangels nicht auftreten, sofern körperliche Belastungen vermieden werden, so kommt es dennoch in einigen Organen zu Zellveränderungen, die als Folge einer chronischen Hypoxie aufzufassen sind (z.B. degenerative Verfettung des Herzmuskels infolge Hemmung der Fettverbrennung).

β) CO-Vergiftung

Die Hypoxieerscheinungen treten bei der CO-Vergiftung eher und in stärkerem Maße in Erscheinung als es dem alleinigen Verlust von O_2-Hb infolge Bildung von COHb entspricht. Bei einer CO-Vergiftung nähert sich der Sauerstoffdruck im Gehirnvenenblut bereits dem kritischen Wert, wenn über $^1/_4$ des Hämoglobins durch Bildung von COHb für den O_2-Transport ausfällt (s. Tabelle 109). Bei Anämien tritt dieselbe Erniedrigung des O_2-Druckes im Gehirnvenenblut erst auf, wenn die Hälfte des Hb fehlt. Diese Unterschiede beruhen nicht auf einer Vergiftung der Atmungsfermente der Zellen (s. histotoxische Hypoxydose). Die CO-Konzentrationen sind bei CO-Vergiftungen, wie sie in der Klinik beobachtet werden, zu gering, um eine Blockierung der Atmungsfermente zu verursachen. Die Gründe liegen vielmehr in einer beträchtlichen Verlagerung der O_2-Bindungskurve nach links. Dadurch entsprechen den O_2-Sättigungswerten des Blutes niedrigere O_2-Drucke. Erschwerend kommt bei der CO-Vergiftung hinzu, daß keine Erniedrigung der Viscosität des Blutes wie bei Anämien eintritt und dadurch die Gehirndurchblutung nicht in adäquatem Maß gesteigert wird. Außerdem sind bei der akuten CO-Vergiftung die Möglichkeiten des Eintretens von Akklimatisationserscheinungen, wie sie sich bei chronischen Anämien entwickeln können, nicht vorhanden. So sind auch bei der CO-Vergiftung die *Symptome des akuten Sauerstoffmangels* schon früh ausgeprägt: Starke Kopfschmerzen, vor allem im Stirnbereich,

Nausea, Unruhe, Aufregung, Zittern, Konzentrations- und Denkunfähigkeit, schließlich Kollaps, Bewußtlosigkeit und zentrale Atemlähmung.

Infolge der im Vergleich zu O_2 etwa 210—230mal so großen Affinität des CO zum Fe^{++} des Hämoglobins führt schon eine geringe Beimengung von CO zur Einatmungsluft zu Vergiftungserscheinungen. Neben der Konzentration des CO in der Einatmungsluft spielt jedoch die Expositionszeit eine bedeutende Rolle. Dabei besteht folgende Gesetzmäßigkeit: Wenn das Produkt aus Expositionszeit (in Stunden) × Anteil des CO (in % × 100) in der Einatmungsluft kleiner als 6 ist, besteht kein merkbarer Effekt. Wenn das Produkt 9 erreicht, kommt es zum Auftreten von Kopfschmerzen und Nausea, wenn es 15 erreicht, besteht unmittelbare Lebensgefahr. Gefährlich ist die CO-Vergiftung, weil sie ohne die sonst bei Sauerstoffmangel auftretenden Alarmzeichen wie Cyanose und Dyspnoe einhergeht. COHb gibt der Haut auf Grund seiner Eigenfarbe ein hellrotes Aussehen. Da der arterielle pO_2 normal ist, wird keine merkliche Hyperventilation durch die Chemoreceptoren ausgelöst. Schwere körperliche Arbeit verschlechtert die oben aufgezeigten Beziehungen noch mehr, weil einmal der Sauerstoffverbrauch erhöht wird und zum anderen durch die vermehrte Ventilation mehr CO aufgenommen wird. Während unter körperlicher Ruhe bei einer 50%igen CO-Sättigung des Hb Bewußtlosigkeit eintritt, ist dies unter körperlicher Belastung bereits bei ca. 30% COHb der Fall.

Übliches Haushaltsgas enthält etwa 5—15% CO. Abgase von Verbrennungsmotoren enthalten im Leerlauf zwischen 4—8%, bei Vollast 9—13% CO. Bei starken Gewohnheitsrauchern wird bis zu 10% COHb beobachtet.

Für die Elimination von CO aus dem Blut von Vergifteten sind folgende Faktoren zu beachten: Bei einfacher Luftatmung beträgt die Halbwertzeit der CO-Elimination etwa 250 min. Durch Sauerstoffatmung wird die Halbwertzeit auf etwa 40 min reduziert, durch CO_2-Zusatz zum Sauerstoff kann sie etwas weiter vermindert werden. *In vitro* beträgt die Halbwertzeit für die Reaktion $O_2 + COHb \rightarrow CO + O_2Hb$ etwa 8 sec. Diese Reaktion kann *in vivo* praktisch nur in der Lunge stattfinden, da nur dort CO entweichen kann. Die Kontaktzeit des Blutes in der Lunge, in welcher sich die Gasaustauschvorgänge vollziehen müssen, beträgt jedoch höchstens 1 sec. Die Halbwertzeit muß also von der Menge des in der Zeiteinheit die Lungencapillaren passierenden Blutes wesentlich mit abhängen. Berechnungen haben ergeben, daß bei normalem Lungendurchfluß die Halbwertzeit auf Grund dieser Voraussetzungen bestenfalls bei 10 min liegen kann. Der Schnelligkeit dieser Reaktionsabläufe kommt also bei Sauerstoffatmung eine limitierende Begrenzung zu. Entsprechend ist von einer Überdruckbeatmung mit Sauerstoff nur noch eine kleine Verkürzung der Halbwertzeit zu erwarten. Wichtiger erscheint dabei, daß unter Überdruckbeatmung bereits so viel Sauerstoff physikalisch gelöst ist, daß eine nahezu ausreichende O_2-Versorgung der Gewebe auf diese Weise möglich wird.

γ) Methämoglobinämie

Da im Methämoglobin der Sauerstoff fest gebunden ist, fällt Methämoglobin für den Sauerstofftransport aus. Wenn mehr als 10% des Hämoglobins im Blut als Methämoglobin vorliegen, kann das Auftreten der charakteristischen grau-blauen Cyanose beobachtet werden. Wenn über 40% des Hämoglobins in Methämoglobin umgewandelt sind, kommt es zum Auftreten der ersten toxischen Erscheinungen des Sauerstoffmangels (Tachykardie, Dyspnoe, Kopfschmerzen). Methämoglobinkonzentrationen von 70—80% sind lebensbedrohlich. Die Störungen sind auch bei der akuten Methämoglobinvergiftung stärker ausgeprägt als bei entsprechenden Anämiegraden, weil die Blutviscosität nicht absinkt und sich Akklimatisationserscheinungen nicht ausbilden können. Da der arterielle Sauerstoffdruck normal ist, wird eine Hyperventilation meist nicht beobachtet.

Entstehung. Während im HbO_2 das Eisen zweiwertig ist und der Sauerstoff in dissoziabler Form vorliegt, ist beim Methämoglobin das zweiwertige Eisen durch Entzug von 2 Elektronen zum dreiwertigen oxydiert. Im Gegensatz zum *Häm*oglobin wird das Methämoglobin deswegen auch als *Hämi*globin bezeichnet. Normalerweise entsteht im Blut immer etwas Methämoglobin (0,1—1,0%), welches unter Energieaufwand durch ein in den Erythrocyten vorhandenes Flavinenzym, die „Hämiglobinreduktase", ständig in Hämoglobin reduziert wird. Nach der Blutentnahme bilden sich beim Stehenlassen des Blutes größere Mengen Methämoglobin. Der Übergang der hellroten Farbe eines Blutfleckens in schokoladenbraun beruht auf der Umwandlung von HbO_2 in Methämoglobin.

Bei der *akuten Methämoglobinbildung* im Organismus wird zwischen der *toxischen* und der *autotoxischen* Methämoglobinbildung unterschieden. Zur toxischen Methämoglobinämie kommt es durch Einwirkung verschiedener exogen zugeführter Giftstoffe (Nitrite, Nitrobenzol, Nitrophenol, Arsenwasserstoff, Nitroglycerin, Anilin, Phenacitin, Antifebrin u.a.). Diese Stoffe sind einerseits selbst starke Oxydationsmittel oder aber es bilden sich aus ihnen im Organismus Redoxsysteme (wie aus Anilin und Nitrobenzol das p-Aminophenol), welche das Hämoglobineisen katalytisch oxydieren können.

Bei schweren Enteritiden kann es infolge Resorption von Nitriten aus dem Darm zu *autotoxischer* Methämoglobinbildung kommen. Durch Anaerobier hervorgerufene Sepsisformen führen ebenfalls häufiger zur Methämoglobin-bildung. Bei der seltenen *familiären chronischen* Methämoglobinämie (30—50% Methämoglobin) liegt ursächlich die Hämiglobinreductase in den Erythrocyten in viel geringerer Konzentration als normalerweise vor. Es bestehen eine Cyanose und eine kompensatorische Polyglobulie.

Bei der *Behandlung* der akuten Methämoglobinämie kann man die langsame spontane Rückbildung durch Gabe von Reduktionsmitteln wie Methylenblau, Thionin oder Toluidinblau beschleunigen, was in schweren Fällen lebensrettend sein kann. Ascorbinsäure hat einen erheblich geringeren Effekt.

δ) Sulfhämoglobinämie

Schwefelwasserstoff allein ist weder in vitro noch in vivo in der Lage, eine *Sulfhämoglobinämie* zu erzeugen. Dafür sind zweierlei Voraussetzungen erforderlich: 1. Resorption von H_2S aus dem Darm (z.B. bei Obstipation); 2. Sensibilisierung des Hämoglobins durch eine geeignete Droge (Acetanilid, Phenacetin, Anilin, Sulfonamide) im Sinne der *Hämi*globinbildung. Durch Verordnung schwefelhaltiger Medikamente kann eine H_2S-Resorption gefördert werden. Therapeutisch kommen nur Austauschtransfusionen in Frage. Es ist wahrscheinlich, daß bei einem Teil der sog. autotoxischen Methämoglobinämien eine Sulfhämoglobinämie vorliegt.

c) Ischämische Hypoxie bzw. Hypoxydose

Bei der ischämischen Hypoxydose sind arterieller O_2-Druck und O_2-Sättigung normal, venöser O_2-Druck und O_2-Sättigung infolge des Absinkens der Durchblutung erniedrigt.

α) Generalisierte ischämische Hypoxie bzw. Hypoxydose

Ist das Kreislaufminutenvolumen erniedrigt, so entwickelt sich durch stärkere O_2-Ausschöpfung des Blutes mit Vergrößerung der AVD-O_2 eine allgemeine periphere venöse Cyanose. Dieser Cyanosetyp wird bei allen Formen der Herzinsuffizienz beobachtet. Er tritt bei primärem Versagen des linken Ventrikels (Linksinsuffizienz, Kollaps), jedoch auch bei Versagen des rechten Ventrikels und noch leistungsfähiger Muskulatur des linken Ventrikels auf. Im ersteren Fall kann gleichzeitig durch pulmonale Stauung eine pulmonale Hypoxie vorliegen.

β) Örtlich begrenzte ischämische Hypoxie bzw. Hypoxydose

Kommt es zu einem *örtlich begrenzten, primär arteriellen* völligen Sistieren der Durchblutung, so entstehen Anoxie und Nekrose in dem von der Durchblutung abgeschlossenen Bezirk (z.B. Apoplexie, Coronarinfarkt, Infarkte anderer Organe, Gangrän). Ist die Durchblutung wesentlich eingeschränkt, wie beim partiellen Arterienverschluß, so entsteht eine lokale Cyanose, welche bei längerem Bestehen zu einer Organatrophie und auch zu Nekrose führt. Darüber hinaus kann auch *örtlich begrenztes*, *primär venös* bedingtes Sistieren der Durchblutung beobachtet werden (z.B. Venenverschluß bei ausgedehnter Trombose, Phlegmasia caerulea dolens), wobei die betroffene Extremität einen gegenüber der primär arteriell bedingten Ischämie nicht so starken Temperaturabfall und eine wesentliche Zunahme des Umfangs zeigt.

γ) Hypoxische Hypoxydose
durch gestörte O₂-Diffusion in das Gewebe

Dieser O_2-Mangeltyp kann sich entwickeln, wenn eine Permeabilitätsstörung der Capillaren mit Austritt eiweißhaltiger Blutflüssigkeit in das Gewebe vorliegt (sog. Albuminurie in das Gewebe nach EPPINGER). Dabei werden die interstitiellen Räume durch Austritt von Blutflüssigkeit erweitert und somit die *Diffusionsstrecken* für O_2 von der Capillare bis zu den Zellen vergrößert. Durch Quellung der Zellmembranen wird die Diffusion für O_2 erschwert. Die weiter von der Capillare entfernt liegenden Zellen an der Peripherie des vergrößerten Gewebezylinders werden anoxisch und gehen zugrunde. Dieser O_2-Mangeltyp spielt besonders beim Zustandekommen von Degenerationen und Nekrosen der Leberparenchymzellen eine Rolle. Es entwickelt sich dabei ein Circulus vitiosus, da durch den O_2-Mangel die Durchlässigkeit der Capillaren noch weiter gesteigert wird, woraus ein noch stärkerer Austritt von Bluteiweiß ins Gewebe resultiert.

d) Histotoxische Hypoxydose

Anwesenheit von molekularem Sauerstoff ist zwar eine wesentliche Voraussetzung für Eintritt und Ablauf von Oxydationsvorgängen im Gewebe, ohne Mitwirkung der Atmungsfermente der Zelle kann aber auch bei ausreichender O_2-Versorgung keine Oxydation stattfinden, da die zu verbrennenden Zellsubstrate nicht autoxydabel sind. Erst unter Zwischenschaltung der Atmungsfermente kön-

nen die Oxydationsvorgänge stattfinden. Bei der *histotoxischen Hypoxydose* kommt es meist zur Blockierung bestimmter Fermentreaktionen innerhalb der Atmungskette bei zur Oxydation ausreichendem Sauerstoffvorrat der Zelle.

Die Atmungskette besteht aus einer Aneinanderreihung biologischer Redoxsysteme (Dehydrasen, Flavinenzyme, Cytochrome), mit deren Hilfe die entscheidende energieliefernde Reaktion des Stoffwechsels, die Bildung von Wasser aus Substratwasserstoff und Sauerstoff in einzelnen energieliefernden Reaktionen vollzogen werden kann. In vielen Einzelheiten ist dieser Prozeß noch unklar. Eine logische Anordnung der Enzyme in der Atmungskette ist durch die Größe der Redoxpotentiale gegeben (s. Abb. 371). Auf der Seite mit dem niedrigsten Redoxpotential stehen die Dehydrasen, welche den Substratwasserstoff auf die gelben Atmungsfermente übertragen. Chemisch gesehen handelt es sich dabei um das $NAD^+/NAD \cdot H + H^+$-System, wobei NAD Nicotinamid-adenin-dinucleotid bedeutet (früher DPN = Diphospho-pyridin-nucleotid genannt). Die Substratspezifität dieses Systems wird durch den jeweiligen Proteinanteil (= Apoenzym) gegeben, so daß immer nur der Wasserstoff eines bestimmten Substrates übertragen werden kann. An die NAD-Katalyse schließt sich die Flavinkatalyse an. Diese Enzyme enthalten meist Flavinmononucleotid als prosthetische Gruppe. Sie werden auch $NAD \cdot H$-Cytochrom-c-Reduktasen genannt. Der wesentliche Unterschied zum $NAD \cdot H$-System besteht darin, daß sie den Substratwasserstoff nicht direkt weiter auf das Cytochromsystem übertragen, sondern ihn durch Entzug von zwei Elektronen ionisieren (oxydieren). Die zwei Elektronen werden an das reduzierte Cytochrom c oder b und schließlich über das Cytochrom a (das Warburgsche Atmungsferment = Cytochromoxydase) auf den molekularen Sauerstoff übertragen. Der ionisierte Sauerstoff reagiert sofort mit dem ionisierten Substratwasserstoff unter Bildung von Wasser.

Auf Grund von Messungen der Redoxpotentiale muß man annehmen, daß zwischen die Flavinenzyme und die Cytochrome noch eine Chinonkatalyse eingeschaltet ist. Die Cytochrome gehören zum *Häminsystem*. Sie enthalten Hämingruppen als prosthetische Gruppe. Ihre Wirksamkeit beruht auf einem Valenzwechsel des im Hämin enthaltenen Eisens: das Fe^{++} wird durch Elektronenentzug zu Fe^{+++} oxydiert, durch Elektronenaufnahme kann es erneut reduziert werden. Die Cytochrome sind durch ihre Spektren unterschieden, auch das Cytochrom a und a_3. Wahrscheinlich handelt es sich jedoch bei letzteren beiden nur um verschiedene Zustände *eines* Enzyms.

Die Bedeutung der Atmungskette mit ihren verschiedenen Redoxstufen liegt darin, daß auf den einzelnen Stufen die durch die Oxydation entstehende freie Energie abgefangen wird und in chemischer Energie in Form energiereicher Phosphatverbindungen gespeichert werden kann (= oxydative Phosphorylierung). Dabei werden pro $^1/_2$ O_2 (1 Mol H_2O) etwa 3 ATP (Adenosintriphosphat) aus ADP (Adenosindiphosphat) gebildet.

Sowohl Störungen am Cytochromsystem, Störungen an den wasserstoffübertragenden Fermenten bzw. an der Substratversorgung und Störung bei der oxydativen Phosphorylierung werden bei der histotoxischen Hypoxydose beobachtet.

α) Störung am Cytochromsystem

Durch Substanzen, welche sich mit Fe^{+++} (Blausäure) oder mit Fe^{++} (Kohlenmonoxyd)

noch zu etwa 5% erhalten („cyanresistente Atmung"). Sie reicht jedoch zur Aufrechterhaltung der Zellfunktion nicht aus.

Bei der Cyanidvergiftung reagiert der rote Blutfarbstoff als Oxyhämoglobin (Fe^{++}) nicht mit Cyanid. Hämiglobin (Methämoglobin, Fe^{+++}) hat jedoch genau wie die Gewebshämine eine hohe Affinität zu Cyanid. Diese Tatsache versucht man therapeutisch auszunützen, indem man bei der Cyanidvergiftung durch Injektion von Natriumnitrit eine Methämoglobinämie erzeugt. Auf diese Weise kann durch

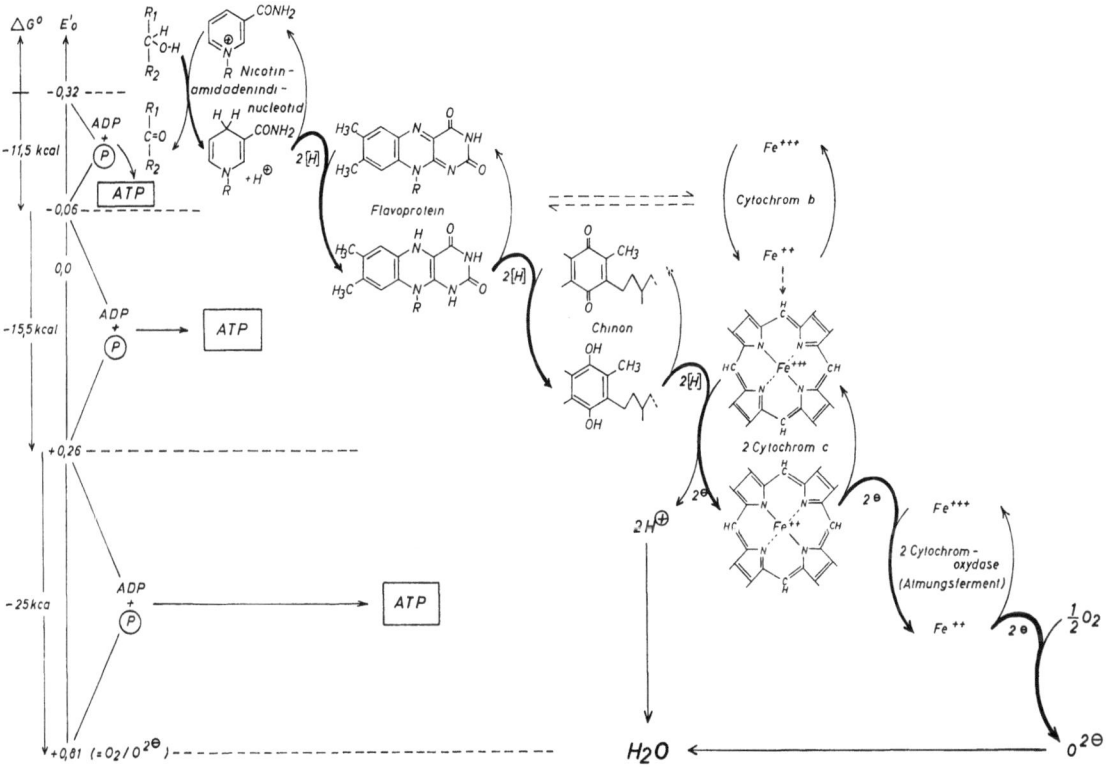

Abb. 371. Reihenfolge der Redoxsysteme in der Atmungskette. (Nach KARLSON, Biochemie, 4. Auflage. Stuttgart: Georg Thieme 1964)

verbinden, können die Redoxvorgänge innerhalb des Cytochromsystems (Häminsystems) gehemmt werden. *Blausäure* (HCN) geht mit dem oxydierten Cytochrom a eine stabile Verbindung ein und verhindert dessen Reduktion durch die Cytochrome b und c. Im Cytochrom c ist die Hämgruppe tief in den Proteinketten versteckt, so daß sie nicht mit HCN reagieren kann. Schon bei Konzentrationen von 10^{-4} Mol HCN wird die Zellatmung stillgelegt. Die starke Wirksamkeit beruht auf der äußerst geringen Konzentration des Fermenteisens in den Zellen (10^{-7} Mol). Da die Flavinenzyme nicht blausäureempfindlich sind und den molekularen Sauerstoff unmittelbar als Elektronenacceptor benützen können, ist die Sauerstoffaufnahme

Bindung an das Hämiglobin (Methämoglobin) Cyanid von den Zellhäminen losgelöst werden. Die weitere Behandlung erfolgt dann mit Austauschtransfusionen.

Bei der *CO-Vergiftung* kommt es erst bei sehr hohem CO-Partialdruck (über 600 Torr) zu einer Verbindung des CO mit dem reduzierten Atmungsferment (Fe^{++}), so daß dessen Oxydation durch O_2 verhindert wird. Auch hier besteht noch wie bei der HCN-Vergiftung eine Restatmung durch die Flavinenzyme. Bei der in der Klinik beobachteten CO-Vergiftung liegt jedoch wegen der niedrigen CO-Partialdrucke keine Blockierung des Atmungsfermentes vor, sondern es kommt zur Bildung von CO-Hämoglobin (s. S. 758).

β) Störungen an den Dehydrasen und bei der Substratverwertung

Die Störungen an den wasserstoffübertragenden Fermenten betreffen meist nicht direkt das Fermentsystem. Vielmehr liegt eine Störung der Übertragung des Substrat-Wasserstoffes auf die Dehydrasen vor, so daß es sich meistens um einen Substratmangel handelt.

Die Wirkung des *Insulinschocks* scheint primär durch einen Substratmangel (Glucosemangel) hervorgerufen zu sein (*nutritive Hypoxydose*). Pathologisch-anatomisch können bei diesen Hypoxydoseformen ähnliche Veränderungen an Hirn und Herz wie bei der hypoxischen Hypoxydose festgestellt werden.

Die Bildung von ATP kann durch verschiedene Stoffe (z.B. Dinitrophenol, Dicumarin) gehemmt werden, ohne daß der Elektronentransport gestört ist (sog. Entkoppelung der Atmungskettenphosphorylierung). Auch Thyroxin gehört zu diesen Stoffen. Es wird diskutiert, ob diesem Effekt eine Bedeutung bei der Thyreotoxikose zukommt, wobei der bei dieser Erkrankung gesteigerte Stoffwechsel als Versuch der Gegenregulation aufzufassen wäre (vermehrter Stoffwechsel bei geringerem Nutzeffekt).

7. Atmung unter Überdruck

Die Atmung unter Überdruck unterliegt besonderen Gesetzmäßigkeiten, welche einerseits Folge der Erhöhung des Gesamtdruckes, andererseits Folge der Erhöhung der Partialdrucke von Sauerstoff, Kohlensäure und Stickstoff sind. Die daraus sich ergebenden pathophysiologischen Veränderungen gewinnen angesichts der therapeutischen Anwendung von Überdruck (insbesondere Überdruck mit reinem O_2) und der neuerdings beträchtlichen Verbreitung von transportablen Atemgeräten für den Tauchsport zunehmend an Bedeutung.

a) Wirkung des erhöhten Gesamtdruckes (Barotrauma)

Mit der Bezeichnung *Barotrauma* werden die infolge Erhöhung des Gesamtdruckes auftretenden Funktionsstörungen zusammengefaßt. Da die nicht lufthaltigen Gewebsabschnitte des Körpers wegen ihres Wassergehaltes als praktisch imkompressibel betrachtet werden können, werden vom Überdruck in erster Linie entsprechend dem Boyle-Mariottschen Gesetz ($p \cdot v = $const.) die lufthaltigen Räume des Körpers betroffen. Die Druckbelastung des Körpers beim Tauchen ist dabei beträchtlich: bei einer Tauchtiefe von 10 m verdoppelt sich der auf dem Körper lastende Druck auf 2 atm, bei weiterem Abstieg nimmt er je 10 m um eine weitere Atmosphäre zu (s. Abb. 372). Allgemein bekannt ist die schon beim Gesunden auftretende Schmerzempfindung am Trommelfell infolge Druckerhöhung im Mittelohr, wobei jedoch durch Schluckbewegungen ein Druckausgleich mit der durch die Atmung unter Überdruck stehenden Lunge bzw. dem Pharyngealraum herbeigeführt werden kann. Ist die Tuba eustachii infolge entzündlicher Veränderungen nicht durchgängig, kann es durch relativen Unterdruck im Mittelohr zur Hyperämie, Schleimhautschwellung und -blutung im Bereich der Paukenhöhle und des Trommelfells, schließlich zum Einriß des Trommelfells kommen. Entsprechende Veränderungen werden an den Nasennebenhöhlen beobachtet. Doch nicht nur die zunehmende *Druckbelastung*, sondern auch die plötzliche *Druckentlastung* kann schwerwiegende Folgen haben. Da z.B. in einer Tiefe von 40 m bei einem Überdruck von 5 atm in der mit Überdruck durch das Atemgerät beatmeten Lunge 5mal so viel Gasmoleküle wie bei normalem Luftdruck enthalten sind, muß beim Aufstieg für einen entsprechenden Druckausgleich gesorgt werden. Wird der Druckausgleich durch Atemanhalten beim schnellen Aufstieg nur unvollkommen vollzogen, so werden Zerreißungen der Alveolarmembranen mit nachfolgendem Mediastinalemphysem und Luftembolien in die Gefäße beobachtet. Nur das schnelle Einbringen in eine Überdruckkammer kann dann lebensrettend sein. Schwere, durch relativen Überdruck bedingte Veränderungen werden auch beim *Tauchen* im elastischen Taucheranzug mit starrem Kopfteil (Taucherglocke) gesehen. Kommt es z.B. beim plötzlichen Absturz des Tauchers auch nur kurzfristig infolge unzureichender Preßluftzufuhr zum relativen Unterdruck in dem starren Kopfteil, so wird die untere Körperhälfte gewissermaßen in den starren Kopfteil hineingepreßt, was zu erheblichen Kreislaufstörungen, schweren Atembehinderungen mit Hypoxie und schwerer oberer Einflußstauung führt.

b) Wirkung des erhöhten Sauerstoffpartialdruckes (Sauerstoffvergiftung)

Die O_2-Versorgung des Organismus ist ohne Anwesenheit von Hämoglobin gewährleistet, wenn reiner Sauerstoff unter Überdruck von 3 atm eingeatmet wird, da unter solchen Umständen der physikalisch im Blut gelöste Sauerstoff zur Deckung des O_2-Verbrauchs des Gewebes unter Ruhebedingungen ausreicht. Während bei Luftatmung unter normalen Druckbedingungen im Blut etwa 0,3 Vol.-% O_2 gelöst sind, steigt die Menge des physikalisch gelösten O_2 bei reiner Sauerstoffatmung und 1 atm Überdruck (Gesamtdruck = 2 atm) auf etwa 2 Vol.-%, bei 3 atm Druck auf über 6 Vol.-% an. Die AVD-O_2 unter Ruhebedingungen beträgt ebenfalls etwa 6 Vol.-%.

Aufgrund dieser theoretischen Überlegungen wurde versucht, die Beatmung mit Sauerstoff therapeutisch nutzbar zu machen. Bei Beatmung mit reinem Sauerstoff unter Normaldruck und unter Überdruck (*hyperbare Oxygenation*) treten jedoch *toxische* Erscheinungen auf, wobei *akute* Symptome von *chronischen* deutlich zu trennen sind. Die *Symptome der chronischen O_2-Vergiftung* umfassen vor allem pulmonale Störungen wie Bronchopneumonien, Atelektasen, Lungenblutungen und schließlich Lungenödem. Sie treten vor allem bei Atmung von reinem Sauerstoff über einen längeren Zeitraum und bereits bei normalem Luftdruck auf. Erhebliche Latenzzeiten von mehreren Stunden bis zum Auftreten der Symptome sind möglich. Die *Symptome der akuten Sauerstoffvergiftung* werden vor allem bei Einatmung von Sauerstoff unter Überdruck beobachtet, z.B. bei 95% O_2 und 3,7 atm (pO_2 = 2670 Torr) nach etwa 55 min, wobei allerdings die individuellen Schwankungsbreiten sehr groß sind (7—148 min). Die Zeiten schwanken selbst beim gleichen Individium erheblich. Die Symptome der akuten Sauerstoffvergiftung treten relativ plötzlich und ohne Latenzzeit auf: Benommenheit, Erbrechen, Erstickungsgefühl, Dyspnoe, Tremor und schließlich, häufig fast ohne Prodromalerscheinungen, cerebrale Krampfanfälle, die durch Barbiturate und Antikonvulsiva durchbrochen werden können. Es sind die Symptome des akuten cerebralen Sauerstoffmangels. Wird der Überdruck normalisiert, treten Spätsymptome von seiten der Lunge meist nicht auf. Obwohl hinsichtlich der Toleranzzeiten des Menschen gegenüber reiner Sauerstoffatmung noch zahlreiche Unklarheiten bestehen, können aufgrund bisheriger Erfahrungen einige Richtlinien gegeben werden:

1. *Reine O_2-Atmung bei Unterdruck* von etwa 460 Torr (in 4000 m Höhe) wird ohne Einschränkung hinsichtlich der Zeit vertragen. 2. *Ohne Anwendung von Überdruck* ist die Beatmung mit Sauerstoff bis zu 60% (ca. 425 Torr Partialdruck) ohne zeitliche Begrenzung möglich. Die Atmung von 100% O_2 (ca. 713 Torr) ist bis zu etwa 12 Std ungefährlich, danach muß mit dem Auftreten pulmonaler Schädigungen, u.U. nach einer Latenzzeit von 12 Std und mehr, gerechnet werden. 3. *Bei Anwendung von Überdruck* sollte bei der Beatmung mit reinem Sauerstoff ein Druck von 2 atm und eine Zeit von 3 Std nicht überschritten werden, da es sonst zum Auftreten der Symptome der akuten Sauerstoffvergiftung kommt. Häufiges Unterbrechen des Überdruckes verlängert diese Toleranzzeiten praktisch nicht.

Bei der gewöhnlichen O_2-Therapie ohne Überdruck ist aufgrund dieser Tatsachen in der Klinik zu besonderer Vorsicht hinsichtlich der Sauerstoffvergiftung keine Veranlassung. Von der Verwendung von reinem O_2 zum Tauchen wird jedoch wegen dieser Folgeerscheinungen abgesehen.

Eine klinische Anwendung von Sauerstoffatmung unter Überdruck hat bisher bei folgenden Erkrankungen stattgefunden: CO-Vergiftung; Behandlung von Infektionen mit Anaerobiern (besonders Gasbrand, Tetanus); Behandlung von lokalen ischämischen Hypoxydosen (z.B. einer Extremität); Schockzustände, z.B. nach Myokardinfarkt; akute cerebrale Durchblutungsstörungen. Einen speziellen Anwendungsbereich stellt die gleichzeitige Verwendung von Strahlen und O_2-Überdruckbehandlung bei Carcinomerkrankungen dar, da die Sauerstoffbehandlung die Strahlenwirkung verstärkt. Auch in der Herzchirurgie fand das Verfahren Verwendung.

Die wichtigste klinische Indikation zur Sauerstoffüberdruckbehandlung sind Infektionen mit *Gasbrand (Clostridium perfringens)*, da es dabei zu einer wirksamen Hemmung des Bakterienwachstums und der Toxinproduktion kommt. Daneben ist die Anwendung bei der schweren CO-Vergiftung von klinischer Bedeutung. Eine zunehmende Rolle wird die Anwendung von Sauerstoffüberdruck bei der Organkonservierung für Transplantationen (z.B. der Niere) in Kombination mit Hypothermie spielen.

Die *Ursache der Sauerstoffvergiftung* ist nicht geklärt. Bei den pulmonalen Erscheinungen scheint ein direkter toxischer Effekt des Sauerstoffs auf das Lungengewebe vorzuliegen. Bei den anderen akuten Erscheinungen kommen ursächlich folgende Möglichkeiten in Frage:

a) Es handelt sich um eine CO_2-Vergiftung des Gewebes, welche dadurch zustande kommt, daß praktisch alles Hb als Hb-O_2 vorliegt und damit das reduzierte Hb als wesentlicher Blutpuffer für den CO_2-Transport ausfällt.

b) Es handelt sich um eine cerebrale Ischämie, wobei durch den hohen Sauerstoffpartialdruck eine cerebrale Vasoconstriction hervorgerufen wird.

c) Es handelt sich um eine Hemmung von Enzymen im Citronensäurecyclus, insbesondere von solchen, welche Sulfhydrylgruppen enthalten.

Aufgrund der bisherigen Untersuchungen kommt der letztgenannten Ursache (s. u. c) am meisten Wahrscheinlichkeit zu.

In vitro kann nämlich die Atmung von Gehirnschnitten durch Sauerstoffüberdruck gehemmt werden, *in vivo* werden die toxischen Erscheinungen durch Anwesenheit von Cu-Ionen, welche die Oxydation von Sulfhydrylgruppen katalysieren, beschleunigt. Dagegen konnte in tierexperimentellen Untersuchungen gezeigt werden, daß unter Sauerstoffatmung mit einem Druck von 3,5 atm (pO_2 2660 Torr) die Gehirndurchblutung bei konstantem Sauerstoffverbrauch nur um 25% reduziert wird, so daß der hirnvenöse Sauerstoffdruck auf 75 Torr abfällt, ein Wert, welcher noch weit über dem kritischen venösen O_2-Druck liegt. Gleichzeitig war das venöse Blut weniger als 90% O_2-gesättigt, so daß noch eine gewisse Pufferungskapazität durch das Hämoglobin vorlag und der hirnvenöse pCO_2 nur um etwa 3 Torr gegenüber dem Normalwert anstieg. Der mittlere capilläre pCO_2 betrug dabei 43,5 Torr. Der mittlere capilläre pCO_2 entspricht jedoch etwa dem mittleren Gewebs-pCO_2, da die CO_2-Bindungskurve des Blutes praktisch linear verläuft. Eine CO_2-Vergiftung des Hirngewebes ist somit nicht wahrscheinlich. Die O_2-Vergiftung wäre somit als histotoxische Hypoxydose anzusehen.

c) Tiefenrausch

Obwohl wegen der Gefahren der Sauerstoffvergiftung beim Tauchen eine Überdruckbeatmung mit Preßluft und nicht mit reinem O_2 durchgeführt wird, können auch dabei bei einem Gesamtdruck von etwa 4—5 atm (30 bis 40 m Wassertiefe) Störungen auftreten, welche unter dem Begriff des *Tiefenrausches* zusammengefaßt werden. Die Warnsymptome des Tiefenrausches sind zunächst motorischer Art (Muskelzucken, Muskelkrämpfe), später kommen sensorische Störungen wie beim Alkoholrausch hinzu (Euphorie, Verlust der Zielstrebigkeit, schließlich Schwindel und Bewußtseinsverlust). Bei körperlicher Arbeit unter dem erhöhten Druck treten diese Symptome erheblich früher auf: Bei empfindlichen Personen und 10 m Tiefe (2 atm) bereits nach 1 Std, in 20 m Tiefe (3 atm) bereits nach 15 min körperlicher Belastung. Entgegen der früheren Annahme, daß es sich beim Tiefenrausch ursächlich um eine narkotische Wirkung von Stickstoff handelt, wird neuerdings eine CO_2-Intoxikation diskutiert. Der Wirkungsmechanismus ist dabei noch nicht geklärt. Die narkotische Wirkung von CO_2 auch unter klinischen Bedingungen (z.B. bei der Globalinsuffizienz) ist seit langem bekannt. Als *Ursache* der CO_2-Anreicherung im Gewebe sind beim Tiefenrausch folgende Zusammenhänge zu diskutieren: Ganz im Vordergrund steht eine alveoläre *Hypo*ventilation, welche zu einer CO_2-Retention führt. Die Hypoventilation ist auf einen zunehmenden Atemwiderstand durch die zunehmende Luftdichte mit erschwerter Diffusion des CO_2 vom Alveolarraum in den Totraum zurückzuführen. Von geringerer Bedeutung ist die Verminderung des für die CO_2-Pufferung wichtigen reduzierten Hämoglobins unter Sauerstoffüberdruck (s. O_2-Vergiftung). Zusätzlich kann eine Erhöhung des CO_2-Partialdruckes in der Einatmungsluft infolge unzureichender CO_2-Absorption der Ausatmungsluft bei Anwendung eines Atemgerätes mit geschlossenem Kreislauf eine Rolle spielen. Durch Einatmung eines Sauerstoff-Helium-Gemisches treten die Symptome des Tiefenrausches erheblich später (= tiefer) auf, da Helium gegenüber Stickstoff eine etwa 7mal geringere Dichte hat, weshalb wegen des geringeren Widerstandes die Atmung erheblich erleichtert wird.

In neuerer Zeit sind eine Reihe tödlicher Unfälle beim Tauchen ohne Tauchgerät und gerade bei geübten Tauchern beschrieben worden. Diese Unfälle sind nicht auf eine CO_2-Intoxikation zurückzuführen. Es wird vielmehr angenommen, daß es dabei zum akuten cerebralen O_2-Mangel kommt, bevor der Atemreiz durch die — infolge der vor dem Tauchen durchgeführten starken Hyperventilation — verzögerte CO_2-Anhäufung den geübten Taucher zum Auftauchen zwingt.

d) Wirkung des erhöhten Stickstoff-partialdruckes (Caissonkrankheit)

Während die toxische Wirkung von O_2 und CO_2 direkt unter vermehrter Kompression wirksam wird, treten die Symptome der Stickstoffvergiftung (Caissonkrankheit) erst unter Dekompression auf, weswegen die *Caissonkrankheit* auch als *Dekompressionskrankheit* bezeichnet wird. Zur Dekompression kommt es, wenn eine Person aus einer Überdruckatmosphäre wieder in normale Druckverhältnisse gelangt (z.B. Caissonarbeiter, Taucher) oder wenn ein Höhenflieger ohne Druckkabine mit hoher Steiggeschwindigkeit von Bodenhöhe auf Höhen über 8000 m (267 Torr Luftdruck) aufsteigt.

Der Stickstoff ist als inertes Gas ohne Stoffwechselbeteiligung ausschließlich physikalisch gelöst. Bei der Dekompression kommt es akut durch Verminderung der Löslichkeit des N_2 zur Gasblasenbildung im Gewebe und im Blut, wodurch die Symptome der Caissonkrankheit hervorgerufen werden. Die Löslichkeit von Stickstoff ist in den einzelnen Organen unterschiedlich. Fettgewebe und lipoidreiches Nervengewebe können bei gleichem Druck eine etwa 6fach größere Stickstoffmenge als Blut aufnehmen, was für die Entstehung der neurologischen Erscheinungen wichtig ist. Die Stickstoffaufnahme hängt außerdem von der Größe der Organdurchblutung ab. Die Stickstoffdiffusion durch Zellmembranen ist zudem erschwert. Diese Faktoren sind für die Prophylaxe der Caissonkrankheit von zentraler Bedeutung: Wegen der gegenüber den Geweben verminderten Löslichkeit des Stickstoffs im Blut bedarf es einerseits nämlich einiger Zeit, bevor die einzelnen Organe bei einem gegebenen Überdruck völlig mit Stickstoff gesättigt sind. Die Gefahr einer Blasenbildung von Stickstoff im Gewebe bei Dekompression wächst also auch mit der Zeit, für welche sich die betreffende Person unter dem Überdruck aufgehalten hat. Andererseits kommt es erst dann zu einer N_2-Blasenbildung im Gewebe, wenn der Stickstoffpartialdruck doppelt so hoch wie der der Umgebung ist. Es gibt deswegen für die einzelnen Druckhöhen (= Tauchtiefen) genau tabellarisch festgelegte Verweildauern, innerhalb welcher die Symptome der Caissonkrankheit auch dann nicht auftreten, wenn die Dekompression schnell erfolgt (s. Abb. 372). Werden diese Zeiten überschritten, so muß zur

Vermeidung der Caissonkrankheit die Dekompression in Dekompressionskammern oder unter Wasser nach genau festgelegten Zeiten erfolgen. Bei wiederholtem Tauchen in kürzeren Abständen verkürzen sich die Verweildauern, bei welchen eine Dekompression nicht erforderlich ist, u.U. erheblich, da während der Tauchpausen nicht aller Stickstoff aus den Körpergeweben gelöst wird.

Die Hauptsymptome der Dekompressionskrankheit sind entsprechend der Reihenfolge ihres Auftretens folgende:

1. Gelenk- und Gliederschmerzen (sog. „bends"), die durch örtlich auftretende Blasen-

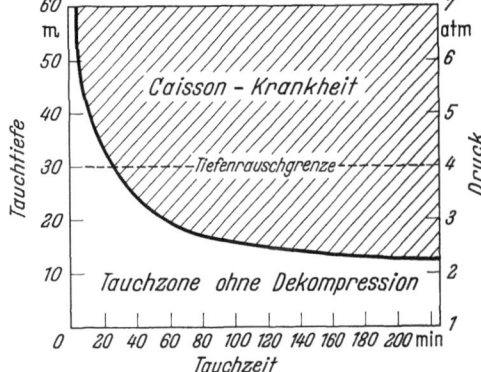

Abb. 372. Schematische Darstellung der bei den verschiedenen Tauchtiefen (Ordinate) möglichen Tauchzeiten (Abszisse), bei welchen ein Auftauchen *ohne* Dekompression erlaubt ist. Wird bei Erreichen von Tauchzeiten und Tauchtiefen innerhalb des schraffierten Bereiches ohne Dekompression aufgetaucht, so ist mit den Erscheinungen der Caissonkrankheit zu rechnen. Eingezeichnet ist auch die Tiefe, von welcher an es durch CO_2-Kumulation zum Auftreten des Tiefenrausches kommen kann

bildung in Gelenkhöhlen, Knochenmark, Muskeln und Fettgewebe entstehen.

2. Periphere Nervenstörungen, Störungen des Zentralnervensystems, vor allem Schädigung des Rückenmarks in seinen unteren Partien als Folge lokaler Gasblasenbildung.

3. Störungen der inneren Organe, z.B. Gasembolien in die Coronararterien mit Infarktbildung oder in die Hirngefäße mit zentralen Ausfallerscheinungen (bis zum allerdings seltenen apoplektiformen Insult).

4. Hautemphyseme, zum Teil in Form tumorartiger Gewebe, die eine seriös-eitrige Flüssigkeit enthalten können.

Diese Initialsymptome können dabei mit einer erheblichen Latenz (bis zu 6 Std) auftreten.

Die Behandlung der Caissonkrankheit kann nur in einer Überdruckkammer erfolgen.

IV. Entzündliche Gewebsreaktionen

Entzündliche Reaktionen sind durch bestimmte Veränderungen der Struktur und des Stoffwechsels des Bindegewebes charakterisiert. Der Ablauf der entzündlichen Reaktionen ist sehr vielgestaltig. Hier können nur die wesentlichen biochemischen Aspekte des Entzündungsablaufs dargestellt werden. Morphologische Veränderungen werden nur insoweit berücksichtigt, als sie in engem Zusammenhang mit den biochemischen Reaktionen stehen.

Das Bindegewebe (Mesenchym) setzt sich aus einer Grundsubstanz, Fibrocyten, Kollagenen, reticulären und stark lichtbrechenden elastischen Fasern zusammen. In das Mesenchym sind Lymphocyten, Mastzellen und Makrophagen (Histiocyten) eingestreut. Die Matrix der Grundsubstanz besteht chemisch aus Mucopolysacchariden, Eiweiß und Wasser mit einem physiologischen Salzgehalt. Hauptbestandteil der Grundsubstanz des Bindegewebes ist ein saures Mucopolysaccharid, die hochpolymere *Hyaluronsäure*. Ihr Grundmolekül besteht aus N-Acetylglucosamin und Glucuronsäure in äquimolaren Mengen. Als weiteres

Mucopolysaccharid kommt im Bindegewebe die *Chondroitinschwefelsäure* als Proteinkomplex vor. Die Grundsubstanz befindet sich gewöhnlich in einem Gelzustand. Proteolytische und mucolytische Enzyme können den Gelzustand der Hyaluronsäure in ein Sol überführen. Solche enzymatischen Vorgänge spielen bei der Entzündung eine große Rolle (s. u.).

In die Analyse der biochemischen Vorgänge bei der Entzündung muß auch die terminale Strombahn einbezogen werden. Dabei spielt die Permeabilität der Capillaren eine besondere Rolle. Die Capillaren werden von einer Endothelschicht ausgekleidet. Die Endothelien werden durch eine Kittsubstanz zusammengehalten und von einem Eiweißfilm plasmatischer Herkunft überzogen. An der Außenseite werden die Capillaren von einer Grenzmembran des anliegenden Bindegewebes umgeben. Neben den vegetativ-nervös gesteuerten Änderungen der Capillardurchblutung sind beim Entzündungsvorgang zahlreiche Stoffe wirksam, die die Durchblutung der terminalen Strombahn verändern und auch Veränderungen der Permeabilität der Capillaren bewirken.

1. Ursachen der Entzündung

Eine Entzündung kann durch physikalische und chemische Ursachen sowie durch belebte Erreger (Bakterien, Pilze, Viren) hervorgerufen werden. Einen Entzündungsvorgang besonderer Art stellt das Zusammentreffen eines Antigens

mit einem Antikörper im Rahmen einer allergisch-hyperergischen Reaktion dar. Die klinisch bedeutungsvollsten entzündungserregenden Faktoren bilden die Bakterien.

2. Entzündungsstoffe

Die entzündlichen Reaktionen des Mesenchyms werden durch stoffliche Mediatoren eingeleitet und unterhalten. Es ist eine große Zahl von solchen ,,Entzündungsstoffen" entdeckt worden, ohne daß allerdings ihre pathogenetische Rolle eindeutig geklärt werden konnte. Die im folgenden aufgeführten Entzündungsstoffe müssen daher mit gewissen Vorbehalten angesehen werden.

a) Stoffwechselaktive Substanzen der Bakterien

Die Wirkung der Bakterien auf den Entzündungsvorgang ist an das Wirksamwerden stoffwechselaktiver Substanzen gekoppelt. Es handelt sich dabei im wesentlichen um Prote-

asen, Nucleasen, Lipasen, Lecithinasen und Phosphatasen. Eine besonders große Bedeutung hat die von zahlreichen Bakterien gebildete *Hyaluronidase* erhalten. Die Hyaluronidase führt zu einer Aufspaltung der Hyaluronsäure und damit zu einer Depolymerisation des Bindegewebes. Gleichzeitig werden damit die Schrankenfunktionen der Grundsubstanz verändert und die Ausbreitung der Infektion gefördert (,,Spreading-Effekt"). Es bleibt hinzuzufügen, daß die von den Streptokokken abgegebene Streptokinase als Aktivator des natürlicherweise auch im menschlichen Plasma vorkommenden Plasminogens fungiert und daß das Plasmin (Fibrinolysin) ein proteolytisches Ferment darstellt, das ebenfalls auf das Bindegewebe einen destruierenden Einfluß hat. Die bei Staphylokokken vorkommende Coagulase fördert die Fibringerinnung. Örtliche Fibrinbildungen, die zur Thrombosierung von Lymphgefäßen führen, stellen einen gewissen Schutz gegen eine weitere Ausbreitung von bakteriellen Infektionen dar.

b) Menkinsche Entzündungsstoffe

In entzündlichen Exsudaten sind Stoffe enthalten, die im gesunden Gewebe Entzündungssymptome hervorrufen können. Diese Stoffe werden nach ihrem Entdecker Menkinsche Stoffe genannt. Sie sind im chemischen Sinne nie identifiziert worden. Die Auffindung solcher Stoffe hat aber die Forschung ungemein angeregt und das Menkinsche Konzept kann auch heute noch als Arbeitshypothese dienen. Die wesentlichste Substanz dürfte das *Leukotaxin* sein, dessen wirksamste Komponente wahrscheinlich ein Polypeptid darstellt, das eine starke Leukodiapedese hervorruft und durch Cortisonabkömmlinge hemmbar ist. Möglicherweise ist Leukotaxin mit *Nekrosin* identisch bzw. ihm ähnlich. *Exudin* soll die Phagocytose von Bakterien fördern.

c) Histamin und Serotonin

Ein stichhaltiger Beweis, daß *Histamin* ein essentieller Faktor der Entzündung ist, liegt nicht vor. Viele Untersuchungen sprechen jedoch dafür, daß Histamin in der frühen Phase der Entzündung Bedeutung hat. Histamin kann bereits bei leichten Schädigungen des Bindegewebes aus den Mastzellen freigesetzt werden. Die Steigerung der Gefäßdurchlässigkeit durch Histamin ist als Folge von Änderungen der Mikrozirkulation anzusehen, die ihrerseits durch Einwirkung des Histamins auf contractile Elemente von prä- oder postcapillären Sphincteren zustande kommt. Histamin erweitert die Arteriolen und verengt die Venolen. Dadurch wird der Capillardruck stark gesteigert. Es entsteht ein Ödem.

Serotonin wird ähnlich wie Histamin aus den Mastzellen freigesetzt. Möglicherweise kommt auch eine Freisetzung aus Thrombocyten in Betracht. Die Bedeutung von Serotonin für die Entzündung ist noch umstritten. Bei Ratten können entzündliche Gefäßveränderungen durch Serotoninantagonisten gehemmt werden. Die Wirkung des Serotonins soll sich an die Histaminwirkung in der Frühphase der Entzündung anschließen. Es wird vermutet, daß Serotonin bei der Erzeugung des Entzündungsschmerzes im Spiel ist.

d) Kinine

Kinine werden schon bei relativ milden Läsionen aus Geweben freigesetzt. Die Vorstufe bilden die Kininogene, die im α_2-Globulin des Blutplasmas vorhanden sind. Die Kininogene werden durch die Einwirkung proteolytischer Enzyme, insbesondere Trypsin und dem bereits physiologischerweise im Plasma vorkommenden Plasmakallikreinogen in Kinine umgewandelt. Verschiedene Befunde sprechen dafür, daß besonders das Plasmakallikreinogen bei der Entzündung aktiviert wird und Kinine freisetzt. Auch Bakterien besitzen Enzyme, die zur Umwandlung von Kininogenen in Kinine befähigt sind. Am besten untersucht ist bisher die Wirkungsweise von *Bradykinin* und *Kallidin*. Bradykinin ist ein Nonapeptid, das an seinen beiden Enden die basische Aminosäure Arginin trägt. Kallidin ist ein Dekapeptid, das ein um die basische Aminosäure Lysin verlängertes Bradykinin darstellt. Die Kinine steigern die Gefäßpermeabilität noch wesentlich stärker als Histamin. Wahrscheinlich erhöht Bradykinin wie Histamin die Gefäßdurchlässigkeit indirekt, d.h. hämodynamisch (s. bei Histamin). Wie groß die Bedeutung der Plasmakinine bei der Entzündung tatsächlich ist, läßt sich zur Zeit noch nicht angeben. Daß am Zustandekommen des Entzündungsschmerzes auch die Kinine ursächlich beteiligt sind, wird als wahrscheinlich angenommen.

e) Basische Polypeptide aus Zellkernen und Lysosomen

Aus Kalbsthymus konnten basische Polypeptide gewonnen werden, die bei intradermaler Injektion eine beträchtliche Steigerung der Capillardurchlässigkeit verursachen. Ebenso ließen sich in den Lysosomen von Exsudatleukocyten biologisch aktive basische Polypeptide gewinnen. Neben der Erhöhung der Gefäßdurchlässigkeit fördern diese Stoffe die Emigration von Leukocyten. Es liegt die Annahme nahe, daß diese Stoffe mit dem Menkinschen Leukotaxin verwandt sind.

f) Proteolytische Enzyme der Leukocyten

Die Granulocyten spielen bei der Auslösung eines entzündlichen Exsudates eine wesentliche Rolle. Sie verfügen über ein universelles Spektrum proteolytischer Enzyme und vermögen große Eiweißmoleküle, wie sie z. B. im Fibrin vorliegen oder wie sie beim Abbau zerstörter Zellen entstehen, in verschieden große Bruchstücke zu zerlegen. In den Granulocyten befinden sich auch Nucleasen, die den Abbau von Nucleotiden bewirken. Über die biochemische Wirkung des monohistiocytären Systems ist bisher wenig bekannt. Ihre besondere Bedeutung liegt in ihrer hohen Phagocytosefähigkeit. Bei Gewebsreizungen, die eine starke monohistiocytäre Reaktion hervorrufen, treten vor allem Phosphatasen und Peptidasen vermehrt auf.

Einer besonderen Erwähnung bedarf das *Heparin*. Es liegt in den Mastzellen vor und stellt ein Mucopolysaccharid dar: Seine Wirkung ist komplexerer Natur. Auf der einen Seite kommt ihm eine geringe permeabilitätssteigernde Wirkung zu, die auf eine Auflockerung des das Capillarendothel abdichtenden Fibrinfilms zurückzuführen ist. Andererseits hemmt Heparin die entzündungsfördernden Enzyme, besonders die Hyaluronidase. Auch wird ihm eine Bindung basischer Substanzen und damit eine lokale Entgiftungsfunktion beim Ablauf der Entzündung zugeschrieben.

Allein die obige noch sehr unvollkommene Darstellung der vielen Entzündungsstoffe läßt die Komplexität des biochemischen Vorganges der Entzündung erkennen. Vieles ist noch hypothetisch und eine verbindliche Interpretation der Biochemie der Entzündung läßt sich noch nicht geben. Trotzdem soll im folgenden versucht werden, die biochemischen Erkenntnisse in den Rahmen des Phasenablaufs der entzündlichen Bindegewebsreaktionen einzuordnen.

3. Phasenablauf örtlicher Entzündungen

Zu den ersten Befunden nach Auftreten einer örtlichen Entzündung gehören die sog. entzündlichen Kreislaufstörungen sowie die *primäre Acidose*. Die plötzlich auftretende Störung des Säurebasen- und des Wasserverteilungsgleichgewichts im entzündeten Gewebe ziehen eine Änderung des Ionisationsgrades der Sulfat- und Karboxylgruppen der Mucopolysaccharid-Proteinkomplexe nach sich. Es entwickelt sich eine *Desaggregation* der makromolekularen Ordnung der Bindegewebsgrundsubstanz. Depolymerisierungen, Viscositätssenkungen, Erhöhungen der Permeabilität, Störungen des Stoffaustausches und der Stoffdiffusion folgen. Die Summe dieser Veränderungen wurde von Schallock und Lindner als *Grundsubstanzentmischung* bezeichnet (s. Abb. 373). Die in den ersten Minuten eingeleiteten und in den ersten Stunden sich zunehmend verstärkenden katabolen Prozesse der Entzündung erreichen schließlich ihren Höhepunkt und sind gekennzeichnet durch den Abbau von Grundsubstanz und Fasern. Dieser Prozeß wird verstärkt durch Exsudation, Fibrinabscheidungen, Leukocytose usw. Intensiviert wird der Prozeß durch serumeigene Fermente und Aktivierung sowie Neubildung von Fermenten in den eingewanderten Leukocyten, Histiocyten bzw. Makrophagen sowie den ortsständigen Bindegewebszellen im Rahmen intra- und extracellulärer Verdauungsvorgänge. Bei diesen Prozessen spielen die obengenannten Entzündungsstoffe eine Rolle, wobei es jedoch dahingestellt bleiben muß, welcher Anteil den einzelnen Stoffen tatsächlich zufällt.

In der akuten Entzündungsphase sind katabole Stoffwechselvorgänge maßgebend, jedoch bahnen sich schon bald anabole Prozesse an, die z. B. in der Fibroblastenproliferation in Erscheinung treten. Diese anabolen Vorgänge erreichen mehr und mehr die Überhand, die Grundsubstanz wird neu synthetisiert. Es folgt die Fasersynthese, die Mikro- und Makrophagen bilden sich zugunsten ausreifender Fibroblasten zurück, die Mastzellen werden neugebildet. Unter Abnahme des Wassergehaltes nimmt sodann der Polymerisationsgrad der Grundsubstanz zu. Zwischen dem 6.—10. Tag ist die vollständige oder auch unvollständige Wiederherstellung der Ausgangssituation erreicht.

Das Schema der Tabelle 110 nach Lindner vermittelt einen Überblick über den zeitlichen Ablauf der Entzündung anhand des morphologisch, biochemisch und radiochemisch zur Zeit erfaßbaren Startes der wichtigsten Einzelphasen.

Die Vielfältigkeit des Spektrums der Entzündungsfaktoren läßt es nicht verwunderlich erscheinen, daß wir auch in der Therapie auf solche Medikamente angewiesen sind, die ein breites Wirkungsspektrum umfassen. Selbstverständlich ist bei einer bakteriellen Entzündung die antibiotische Behandlung oberster Grundsatz. Bei den von HAUSS benannten „unspezifischen" entzündlichen Mesenchym-

pyretika ableiten (Salicylate, Pyramidon, Butazonabkömmlinge, Indometacin). Die entzündungshemmende Wirkung dieser Medikamente beruht auf dem Zusammenspiel zahlreicher, verschiedener Wirkungskomponenten. Eine besondere Bedeutung kommt dabei folgenden Wirkungen zu: Hemmung kataboler Prozesse, Einschränkung der entzündlichen Gewebseinschmelzung und der Produktion von Ent-

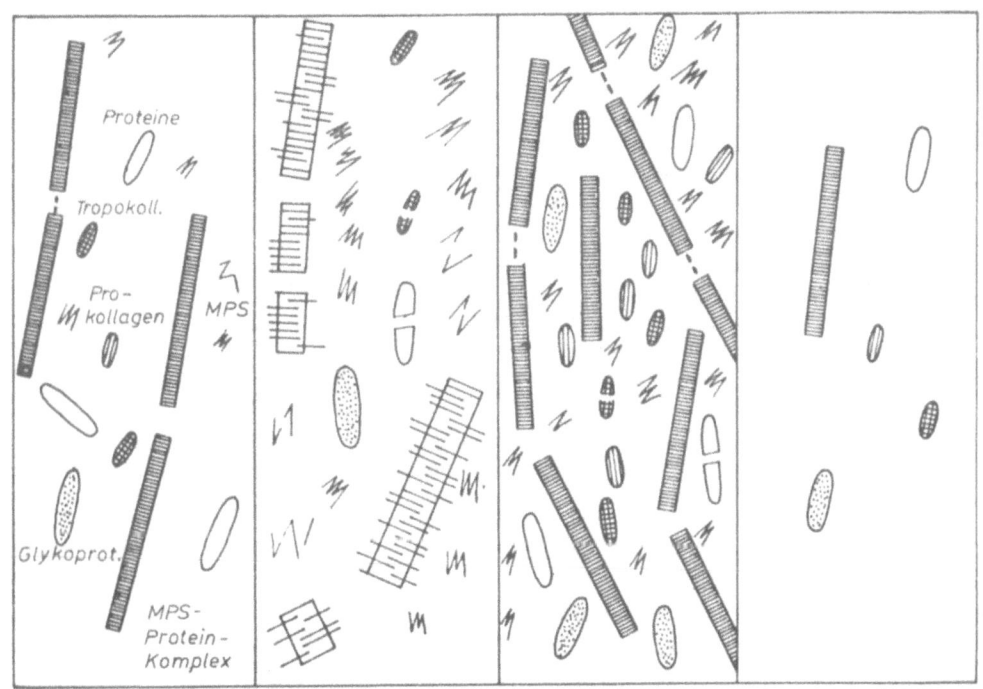

Abb. 373. Schematische Darstellung der sog. *Grundsubstanzentmischung:* Linke Bildseite mit schematischer Darstellung der normalen makromolekularen Strukturverhältnisse der Grundsubstanz sowie im zweiten Bildabschnitt von links: der im Text zuvor beschriebenen Entmischungsvorgänge; in der rechten Hälfte der schematischen Abbildung: Darstellung der Bindegewebsneubildung in den weiteren Entzündungsstadien mit Vermehrung, Verdichtung und festerer Vernetzung (Aggregation) dieser Makromoleküle, welche schließlich in der Narbe (letzte Bildspalte rechts außen) durch die straffe Faserausrichtung stärker geordnet sind, bei Abnahme oder Überwiegen nicht nur der Faser- sondern auch der Grundsubstanz-MPS-Proteinkomplexe (in Abhängigkeit von den am Ende der tabellarischen Zusammenfassung genannten Faktoren). (Nach J. LINDNER, Die Entzündung. Int. Symposion Freiburg. München-Berlin-Wien: Urban & Schwarzenberg 1966)

reaktionen, vor allem bei den Entzündungen des hyperergischen Formenkreises (z. B. Rheumatismus), sind wir auf Mittel angewiesen, die man als *Antiphlogistika* bezeichnet. Das Ziel dieser antiphlogistischen Therapie besteht vor allem darin, die aufgrund einer Antigenantikörperreaktion in Gang gesetzten überschießenden Reaktionen des Bindegewebes dämpfend zu beeinflussen. Hierbei stehen uns zwei Hauptgruppen zur Verfügung: Die Abkömmlinge von Cortison und die Substanzen, die sich wenigstens zu einem großen Teil von den Anti-

zündungsmediatoren, antagonistische Wirkung gegenüber Entzündungsmediatoren, Hemmung der Produktion von Mucopolysacchariden, Hemmung der Kollagenbildung, Hemmung des Wachstums von Fibroblasten, Hemmung von Granulombildungen. Hiermit sind natürlich nur die wichtigsten Wirkungsprinzipien dieser Stoffe angedeutet. Inwieweit die einzelnen Pharmaka diese Eigenschaften mehr oder weniger erfüllen, muß der Darstellung in den pharmakologischen und klinischen Lehrbüchern vorbehalten bleiben.

Tabelle 110. *Schema des zeitlichen Ablaufes der Entzündung (an Hand des morphologisch, biochemisch und radiochemisch z.Zt. erfaßbaren Startes der wichtigsten Einzelphasen). (Nach* J. LINDNER)

1.—4. Std	Primäre Acidose mit Störung der Elektrolyt- und Wasserverteilung: Grundsubstanzentmischung = primäre physikalisch-chemische Zustandsänderung mit Desaggregation, Kolloiddispersion, Depolymerisierung usw. der MPS-Protein-Komplexe mit Störung der Isoionie, Isoosmie und Isotonie.
	Faseraufquellung (durch Beteiligung der interfibrillären Kittsubstanz am Grundsubstanzentmischungsablauf und interkristalline Quellung).
	Zelldemaskierung, -reizung, -aufquellung mit Beginn von Pino- und Phagocytose sowie Enzymaktivierung der ortsständigen Bindegewebszellen (Fibrocyten, Gefäßwandzellen usw.), RNS-Synthese und adaptive bzw. induktive Enzymsynthesen.
	Mastzellen-Degranulierung = Freisetzung von Heparin und Histamin (speziesabhängig auch von Serotonin usw.) mit Gefäß-, Zell- und Zwischensubstanzwirkungen (Permeabilitäts-, Diffusions-, Entgiftungs-, Fermenthemmungs- und weitere Einflüsse). Capillarwand-Permeabilitätsänderung durch Beteiligung an den genannten Entmischungs- und Aufquellungsvorgängen der Zwischensubstanz mit Einfluß auf die Capillarfunktion: Prästase, Stase, Hypoxie, entzündliche Hyperämie; Serum-(Fibrin-), Ery-, Leuko- usw. Austritte: Permeation, Exsudation und Emigration.
	^{35}S-Sulfat-Inkorporationszunahme = Sulfatierung und Synthese von MPS (anabole und katabole Prozesse).
4.—12. Std	Sekundäre Acidose: Fortsetzung der Grundsubstanzveränderung mit wechselnder Dysionie und Dysomie, Quellung und Entquellung, Auftreten von Denaturierungs- und Degenerationsprodukten des Kollagen mit folgendem Abbau durch unspezifische Proteasen, allgemeiner Zerfall der am stärksten geschädigten zelligen und zwischenzelligen Bindegewebsbestandteile des Entzündungsfeldes: Zunahme des intra- und extracellulären *Katabolismus*, von Glykolyse, Proteolyse, Lypolyse usw.: Zunahme von gefäßaktiven Abbauprodukten usw.
12.—36. Std	Zunahme der initialen, vorwiegend katabolen Prozesse, deren Intensität und Dauer vom Ort der Entzündung ebenso wie von Art, Stärke und Dauer des Entzündungsreizes abhängt; gleichzeitige Überlagerung der katabolen Vorgänge mit den genannten primären und folgenden sekundären anabolen Prozessen:
	Zellproliferationen (^{3}H-Thymidin- und Mitoseraten-Indices), spezifische Fibroblastenproliferation.
48.—72. Std	Histochemischer, autoradiographischer und radiochemischer (mit ^{35}S-Sulfat) sowie biochemischer (Uronsäuren-, Hexosamin-, MPS-) Nachweis der Grundsubstanz-Synthese (intra- und extracellulär).
3.—4. Tag	In gleicher methodischer Reihenfolge erfolgter Nachweis der Fasersynthese (mit ^{3}H-Prolin, Hydroxyprolin-Bestimmung usw.). Capillarisierung.
4.—6. Tag	Verschiebung des Zellverhältnisses mit Abnahme von Mikro- und Makrophagen zugunsten ausreifender Fibroblasten; Mastzellenneubildung.
6.—10. Tag	Abnahme des Wassergehaltes, Zunahme des Polymerisationsgrades der Grundsubstanz mit Abnahme der histochemischen Anfärbbarkeit und Zunahme des physikochemischen Gleichgewichtes, bzw. der Eukolloidalität der Grundsubstanz; Verschiebung des Verhältnisses der Kollagenfraktionen (zugunsten der schwerer löslichen und unlöslichen) mit steigender Zahl der intramolekularen Kreuzbindungen des Kollagens.
	Die vollständige oder unvollständige Wiederherstellung der Ausgangssituation ist qualitativ und zeitlich abhängig von der Lokalisation des betroffenen Gewebes sowie von Art, Grad und Einwirkungsdauer der Entzündungsursache (neben dem Einfluß individueller Faktoren sowie der Reaktionslage und -eigenschaften sowie mannigfaltiger Regulationen des Gesamtorganismus).

V. Immunmechanismen

Unter Immunreaktionen im weitesten Sinne versteht man die Mechanismen des Organismus zur Abwehr fremder Substanzen, die meist organismusfremder, in seltenen Fällen wohl aber auch körpereigener Natur sein können. Diese Abwehrmechanismen können angeboren oder erworben sein. Der Grad der einzelnen Immunitätsreaktionen ist wechselnd, u.a. in Abhängigkeit von der Antigenzufuhr (s.u.). — Eine Vielzahl von Faktoren ist an den Immunitätsreaktionen beteiligt, eine zentrale Stellung nehmen *Antigen* und *Antikörper* ein.

1. Antigene

Dringt ein *Antigen* in den Organismus ein, so veranlaßt es diesen, *Antikörper* zu bilden. Diese können ihrerseits das ihnen entsprechende Antigen binden, woraus der Antigen-Antikörperkomplex entsteht, der eine entzündliche Reaktion im Gewebe auslöst. — Die Antikörperbildung nach Antigenzufuhr spielt sich aber nur ab, wenn der Organismus eine bestimmte Entwicklungsreife erlangt hat. Gelangt ein Antigen während des Embryonalzustandes in den Organismus, so entstehen keine Antikörper. Auch im Postnatalzustand ist der so während seiner Embryonalphase mit einem Antigen in Berührung gebrachte Organismus nicht in der Lage, das entsprechende Antigen als körperfremd zu empfinden und bildet daher keine entsprechenden Antikörper. Es hat sich ein Zustand sog. *Immuntoleranz* entwickelt.

Auf welche Weise eine solche, bisher nur tierexperimentell nachgewiesene Immuntoleranz zustande kommt, ist unbekannt. Denkbar ist, daß der embryonale Organismus noch nicht in der Lage ist, „körperfremde" und „körpereigene" Substanzen zu differenzieren. Daß auch in der Postnatalphase auf eine erneute Zufuhr des gleichen Antigens keine Antikörperbildung erfolgt, könnte dadurch bedingt sein, daß sich das Antigen aus der Embryonalphase noch im Organismus befindet und noch als körpereigen empfunden wird. Erst wenn das Antigen vollständig eliminiert ist, führt eine erneute Antigenzufuhr zur Antikörper-Bildung. Diese Hypothese würde die zumeist zeitliche Begrenzung der Immuntoleranz erklären. — Die Tatsache, daß die Rötelnembryopathie (die Ausdruck eines immunologischen Prozesses ist, d.h. aber, daß der embryonale Organismus schon „körperfremd" erkennen kann) trotz des frühen Termins der Infektion (Phase der Organogenese) auftritt, gibt Hinweis darauf, daß die immunologische Reifung beim Menschen schon sehr früh erfolgt und dementsprechend die Entwicklung der Immuntoleranz offenbar nur in den ersten Schwangerschaftswochen möglich ist. — Immuntoleranz wird nicht nur durch ein Antigen im klassischen Sinne erzeugt, sondern auch durch Substanzen, die selbst keine Antikörperbildung hervorrufen (sog. Tolerogene).

Eine Substanz kann im allgemeinen nur eine antigene Wirkung ausüben, wenn sie eine bestimmte Mindestmolekülgröße besitzt (Molekulargewicht > 5000—10000). Des weiteren ist die chemische Struktur für die Antigenität von Bedeutung. LANDSTEINER zeigte schon in den 30er Jahren, daß die Einführung chemisch relativ einfach strukturierter Gruppen in ein alleinindifferentes Trägermolekül dieses antigen werden lassen kann. Die durch ein solches künstliches Antigen [Trägermolekül + spez. Gruppe (letztere auch Hapten genannt)] bedingten Antikörper reagieren hochspezifisch mit der die Antigenität verursachenden einfachen chemischen Substanz, d.h. dem Hapten.

Die Spezifität eines Antigens wird durch die sog. Antigen-Determinanten bestimmt, die offenbar sterisch an den Kombinationsort des Antikörpers passen. Bei den *natürlichen* Proteinen ist der Determinant wahrscheinlich ein in seiner Aminosäurensequenz bestimmter Teil der Polypeptidkette des Eiweißmoleküls. Unserer Unkenntnis der Sequenz der Eiweiße

Tabelle 111. *Berechnete Valenzen einiger Antigene von Proteincharakter.* (Aus F. MÜLLER)

Antigen	Ungefähres Molekulargewicht	Valenz
Eialbumin	43000—44000	5
Serumalbumin	70000	6
Diphtherietoxin	70000	8
Thyreoglobulin	650000	40
Busycon-Hämocyanin	6500000	74
Viviparus-Hämocyanin	6500000	321

(s. Kapitel Eiweiße) entspricht unsere Unkenntnis der chemischen Struktur der Antigendeterminanten.

Je nach der *Lokalisation* der Determinanten am Trägermolekül entstehen sehr unterschiedliche antigene Wirkungen. Die *Zahl* der reaktiven Gruppen (Valenzen) ist unterschiedlich, und man hat auf ihre Abhängigkeit von der Molekülgröße geschlossen, wie dies Tabelle 111 zeigt.

Die verschiedenen Funktionen und Arten von Antigenen im weitesten Sinne sind in der Tabelle 112 zusammengefaßt.

Üblicherweise rufen Antigene die Bildung solcher Antikörper hervor, die nur gegen das entsprechende Antigen gerichtet sind. Von einigen Antigenen ist aber bekannt, daß die durch sie bedingten Antikörper auch mit Antigenen reagieren, die am betreffenden Immunisierungsvorgang nicht beteiligt waren (heterogene Antigene). Hierfür gibt es in der Humanmedizin das Beispiel der heterologen Antigenverwandtschaft zwischen dem Bact. proteus 0X19 und der Rickettsia prowazeki, die man zum serologischen Nachweis des durch die R. prowazeki hervorgerufenen Fleckfiebers verwendet. — Antigen sind nicht nur solche Substanzen, die von artfremden biologischen

Tabelle 112. *Die Tabelle zeigt die unterschiedlichen Funktionen der Antigene bzw. von Substanzen mit antigen-ähnlichem Charakter.* (Modifiziert nach A. L. DE WECK)

	Erzeugung von Anti-körpern	Auslösung allergischer Reaktionen	Hemmung allergischer Reaktionen	Erzeugung immunologischer Toleranz
Vollständiges Antigen (z.B. Protein)	+	+	(+)	+
Monofunktionelle Haptene	−	−	+	−
Plurifunktionelle Haptene	−	+	(+)	−
Tolerogene	−	(+)	+	+

( ) = Nur in bestimmten Fällen.

Strukturen, sondern auch solche, die von Individuen der gleichen Species stammen, wie dies von bestimmten Blutgruppensubstanzen bekannt ist.

Schließlich können Stoffe eines Organismus durch bisher unbekannte Alterationen für denselben Organismus antigen werden (Autoantigene).

2. Antikörper

Antikörper sind jene Substanzen, die durch den „Reiz" eines Antigens vom Organismus gebildet werden. Sie gehören zur Gruppe der Immunglobuline (s. Kapitel Bluteiweißkörper) und reagieren mit dem ihnen entsprechenden Antigen. Die aus der Reaktion zwischen Antigen und Antikörper resultierenden Veränderungen lassen sich je nach Nachweismethode als Präcipitation, Lyse oder Agglutination etc. erkennen (s. unten). Abb. 374 zeigt in schematischer Darstellung, wie man sich die Reaktion des Antikörpers mit seinem Antigen vorstellen kann.

Wie bei den Antigenen ist der immunologische Reaktionsort im Antikörpermolekül auf einen kleinen Bereich beschränkt (sog. combining site).

Die Bildung der Antikörper ist an das lympho-plasmacelluläre System gebunden.

Jene Orte, an denen sich die Zellen dieses Systems gehäuft finden, wie Thymus, Tonsillen, Appendix, Knochenmark, Milz, Lymphknoten (also die Organe des reticuloendothelialen Systems), und die in Kreislauf und Gewebe vorhandenen Monocyten, Plasmazellen und Lymphocyten, kann man als *Immunsystem* zusammenfassen. In ihm spielen die sog. kleinen Lymphocyten eine besondere Rolle. Sie finden sich in Blut- und Lymphbahnen und vermögen sich z.B. in den Immunorganen abzusiedeln und dort zu vermehren. Man kann sie mit den Stammzellen der Immunorgane, den ruhenden Reticulumzellen, vergleichen. Ereignet sich ein Reiz durch ein Antigen, so vermehren sie sich, und es gehen aus ihnen über einige Zwischenstufen antikörperbildende Lymphocyten hervor, z.T. auch sog. sensibilisierte Lymphocyten, die bei neuerlichem Kontakt mit demselben Antigen *sofort* mit Vermehrung und Antikörperbildung reagieren.

In der Entwicklung des menschlichen Organismus bilden sich die ersten Lymphocyten im Thymus. Diese Thymuslymphocyten besiedeln dann die anderen Immunorgane, weshalb man den Thymus als primäres, Milz und Lymphknoten als sekundäre Immunorgane bezeichnet. Darüber hinaus scheint auch eine humorale Beeinflussung der übrigen Lymphorgane vom Thymus auszugehen. — Ähnlich der *Bursa Fabricii* bei den Vögeln, die sich im Bereich der Kloake aus dem Entoderm entwickelt, kann man bei den Säugetieren die Tonsillen und Appendix als primäre Immunitätsorgane bezeichnen, wobei allerdings über ihre speziellen Funktionen noch nichts näheres bekannt ist.

Über den Mechanismus der Antikörperbildung existieren im wesentlichen zwei Theorien:

1. Die sog. *Selektionstheorie* (BURNET, JERNE, TALMAYE) nimmt an, daß der Organismus von vornherein bestimmte Zellen besitzt, deren jede resp. deren Stamm (clonus) *einen* Antikörper zu produzieren vermag. Dringt ein bestimmtes Antigen ein, so wird hierdurch eine selektive Vermehrung des entsprechenden Zellstammes ausgelöst (clonal selection).

2. Bei der sog. *Induktionstheorie* soll das Antigen über eine Matrize (z.B. aus der Ribonucleinsäure [RNS] der Mikrosomen) die Bildung der Antikörper hervorrufen („template theory", HAUROWITZ, PAULING), und zwar soll die normale Polypeptidkette des Proteinmoleküls unter dem Einfluß des Antigens eine besondere Faltung erfahren, so daß das so zu einem Antikörper gewordene Eiweißmolekül zu bestimmten Strukturen des Antigens eine sterische Beziehung bekommt. — Eine Ab-

wandlung dieser Theorie besagt, daß unter der Einwirkung des Antigens Enzymsysteme der Zelle, die die Proteinsynthese kontrollieren, verändert werden und hierdurch das Eiweißmolekül spezifische Antikörpereigenschaft bekommt.

Jede der vorgenannten Theorien hat Mängel in der Interpretation einzelner oder mehrerer immunologischer Vorgänge, wie sie beispielsweise bei der Transplantationsimmunität, der Immuntoleranz, der erworbenen hämolytischen Anämie, Fortbestehen des immunologischen Erinnerungsvermögens, booster effect etc. ablaufen. — Ist ein Antigen erstmals in den Organismus eingedrungen, so vergeht eine gewisse Zeit, bis Antikörper nachgewiesen werden können. Nach etwa 14 Tagen ist das Maximum erreicht, danach fällt der Antikörpertiter wieder ab, zunächst relativ schnell, später zunehmend langsam. Es dauert Monate, evtl. Jahre, bis ein Antikörper nur noch in so geringer Menge vorhanden ist, daß wir ihn nicht mehr nachweisen können. — Ist einmal auf einen bestimmten Antigenreiz hin ein Antikörper produziert worden, so erfolgt bei erneutem Kontakt mit dem gleichen Antigen ein wesentlich schnellerer und stärkerer Titeranstieg des Antikörpers als bei dem Erstkontakt (anamnestische Reaktion oder „booster effect").

Wird ein Antigen in die Haut eines sensibilisierten, d.h. mit einem Antigen bereits früher einmal in Kontakt gekommenen Organismus appliziert, so treten praktisch unmittelbar danach eine lokale Rötung und Schwellung auf, die durch eine erhöhte Gefäßpermeabilität bedingt sind. Diese Reaktionen des überempfindlichen Organismus (*Sofort*reaktion, anaphylaktische Reaktion) ist an die humoralen Antikörper (Immunglobuline) des Serums gebunden und ist daher mit dem zellfreien Serum des überempfindlichen Organismus auf nicht sensibilisierte Individuen übertragbar.

An dieser Stelle ist kurz darauf einzugehen, daß es Antikörper mit einer Sedimentationskonstanten (s. Kapitel Eiweiße) sowohl von 19 S als auch von 7 S gibt. Die 19 S-Antikörper treten meist früher auf und gehen bald wieder zurück. Die 7 S-Antikörper werden langsamer gebildet, verschwinden langsamer und sind verantwortlich für eine länger dauernde Immunität. So konnte gezeigt werden, daß z.B. nach Applikation von Salmonella H-Antigen zunächst 19 S-Antikörper produziert werden,

später (vom 6. Tag an) aber auch 7 S-Antikörper. Ähnliches konnte nach Poliovirusinjektion beobachtet werden (s. Abb. 375).

Während die 19 S-Antikörper schon mit gering aktivem Antigen resp. mit kleinen Antigenmengen zu produzieren sind, erscheinen 7 S-Antikörper erst nach stark wirksamen Antigenen resp. großen Mengen.

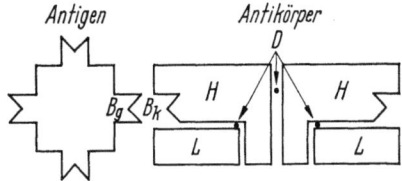

Abb. 374. Schematische Darstellung von Antigen und Antikörper und ihren spezifischen Bindungsstellen (*Bg* und *Bk*). H und L bedeuten die „Heavy" und „Light chains" (s. Kapitel Bluteiweiße), D die diese beiden Ketten verbindenden Disulfidbrücken. [Nach GÜNTHER, Landarzt 43, 151 (1967)]

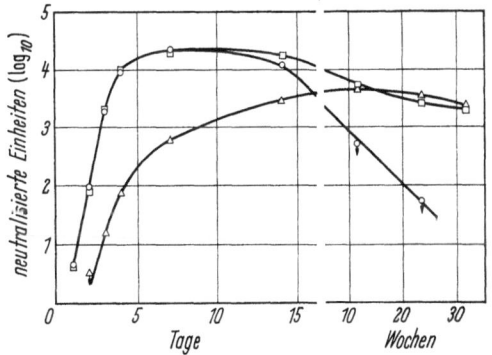

Abb. 375. Verlauf der Titer der 7 S (△)- und 19 S (○)-Poliovirusantikörper (□ Antikörper insgesamt) nach i.v.-Injektion einer einmaligen hohen Antigendosis. [Modifiziert nach SHEVAG u. MANDEL, J. exp. Med. 119, 1 (1964)]

Manche Zellen scheinen nur 19 S-, andere nur 7 S-Antikörper zu bilden. Gleiche Zellen können aber wohl nacheinander und vorübergehend auch nebeneinander beide Klassen von Antikörpern bilden. — Die 19 S-Antikörperproduzierenden Zellen scheinen vorwiegend der lymphocytären Reihe, die 7 S-Antikörperproduzierenden Zellen der plasmacellulären Reihe zuzuordnen zu sein.

Neben der Sofortreaktion ist ein zweiter Immunmechanismus bekannt, die sog. *Spätreaktion*, deren Prototyp die *Tuberkulin*reaktion ist. Hierbei findet man nach intracutaner Tuberkulininjektion z.B. des tuberkulösen Meerschweinchens nach 6—8 Std und später eine nur geringe Rötung und Schwellung an der

Injektionsstelle. Histologisch zeigen sich dichte monocytäre Infiltrate, während eine durch eine gesteigerte Gefäßpermeabilität bedingte Ödembildung bei dieser Reaktion nicht typisch ist. Diese Reaktion ist im Gegensatz zur Sofortreaktion mit dem zellfreien Serum des sensibilisierten Organismus nicht übertragbar. Dagegen gelingt die Übertragung dann, wenn die Leukocytenfraktion des Blutes oder eine Zellsuspension der Milz, des Knochenmarks oder Lymphocyten verwandt werden. Die Spätreaktion kann dann im Empfängerorganismus so lange produziert werden, wie die übertragenen Zellen in ihm überleben. — Die Zellinfiltrate, die sich bei der Antigenzufuhr an der Injektionsstelle des *Empfänger*organismus zeigen, stammen ganz überwiegend vom Emp-

fänger selbst, so daß die übertragenen Zellen (Leukocytenfraktion etc., s.o.) offenbar nur mittelbar an der Spätreaktion beteiligt sind. — Die Lokalreaktion bei der Pockenschutzimpfung, die Ähnlichkeit mit der Tuberkulinreaktion hat, verläuft bei einer A-Gammaglobulinämie [Antikörpermangelsyndrom (s. Kapitel Eiweiße)], bei der ja die die humoralen Antikörper beinhaltenden Immunglobuline fehlen oder hochgradig vermindert sind, völlig normal. Hieraus ergibt sich eine Erklärung dafür, warum bei der A-Gammaglobulinämie die Abwehr der Virusinfektion nicht so verhängnisvoll beeinträchtigt ist wie die Abwehr der bakteriellen Infektionen, bei der die humoralen Antikörper (Gamma- oder Immunglobuline) eine wesentlich größere Rolle spielen.

3. Antigen-Antikörper-Reaktion

Ein Antikörper tritt — von ganz seltenen Ausnahmen abgesehen — immer nur mit seinem homologen Antigen in Reaktion. Diese Ag-Ak-Reaktion ist an die Intaktheit der beiden Reagenten gebunden. Der Theorie nach muß die Zahl der Valenzen beim Antigen und Antikörper übereinstimmen, was jedoch nicht bedeutet, daß Antigen und Antikörper in gleichem Mengenverhältnis zueinander stehen müssen, da die Zahl der Valenzen pro Molekül bei diesen und jenen unterschiedlich sein kann. So lange Antigen und Antikörper verbunden sind, verlieren sie bestimmte, z.B. toxische, Eigenschaften. Gelingt es, den Antikörper in einer solchen Bindung selektiv zu zerstören, so erlangt das Antigen seine frühere Eigenschaft (z.B. die eines Toxins) zurück. — Die biochemischen Vorgänge bei der Antigen-Antikörper-Reaktion sind weitgehend unbekannt. Die eigentliche Reaktion zwischen Antigen und Antikörper ist sehr häufig nicht erkennbar, erst das Hinzutreten weiterer Substanzen läßt die Reaktion erkennen. Die Anlagerung des Komplements an den Ag-Ak-Komplex ist z.B. ein solcher Vorgang, der den Nachweis der Antigen-Antikörper-Reaktion ermöglicht. Die erste Phase der Antigen-Antikörper-Reaktion — die Bindung zwischen Antigen und Antikörper — ist somit die uns nicht erkennbare Verbindung der zwei Reagenten, während die Anlagerung zusätzlicher Substanzen an den Antigen-Antikörper-Komplex die 2., nachweisbare Phase darstellt. Je nach deren Effekt, der sich nach

Anlagerung einer akzessorischen Substanz an den Antigen-Antikörper-Komplex einstellt, kann man den beteiligten Antikörper als Agglutinin, Präcipitin, Lysin etc. bezeichnen.

Während die Antigen-Antikörper-Reaktion den eigentlichen prinzipiellen und strengspezifischen Immunmechanismus darstellt, ist das Hinzutreten zusätzlicher, *unspezifischer* Substanzen in diese Reaktion ein wesentlicher Faktor für die sich daran anschließenden pathologischen Veränderungen, so wie wir sie z.B. in Form der Hämolyse — um nur eine bekannte Erscheinung zu erwähnen — kennen.

Komplement. Aus den unspezifischen Substanzen, die sich an den Antigen-Antikörper-Komplex anlagern und so pathologische Bedeutung erlangen, ist das *Komplement* hervorzuheben. Es handelt sich hierbei um ein Globulin, das elektrophoretisch im Beta- bis Gamma-Globulinbereich lokalisiert ist. Es ist nicht einheitlich, sondern besteht aus 5 Komponenten: $C'1$, $C'2$, $C'3a$, $C'3b$ und $C'4$. Seine quantitative Erfassung geschieht meist mittels Bestimmung seiner hämolytischen Aktivität.

Es kommt im Blut aller Menschen vor. Seine Anlagerung an Antigen-Antikörper-Komplexe ist so charakteristisch, daß sein Schwund in einer Lösung nach Zugabe von Antigen-Antikörper-Komplexen einen semiquantitativen Nachweis eines Antigens oder Antikörpers ermöglicht. — Die Aktivität einiger Komplementkomponenten wird bei Erhitzung des Serums auf 56°C zerstört. — Die Anlagerung des Komplements an Antigen-Antikörper-Komplexe kann nachgewiesen werden durch Antiköper gegen Komplement, an die ein fluorescierender Farbstoff (Fluorescein-Isothiocyanat, Lissamin, Rhodamin) gekoppelt ist. Mit fluorescierendem Antikomplement wurden so komplementbindende Antigen-Antikörper-Komplexe z.B. in den Aschoffschen Knötchen im rheumatisch erkrankten Herzen, bei der Glomerulonephritis und bei der Myasthenia gravis nachgewiesen. — Die quanti-

tative Messung des Komplements erfolgt zumeist mittels Bestimmung seiner hämolytischen Aktivität.

Properdin. Ein weiterer unspezifischer Faktor bei Immunmechanismen scheint das von PILLEMER beschriebene *Properdin* darzustellen, das bactericide und virucide Eigenschaften besitzen soll. Elektrophoretisch ist es den Gamma-Globulinen zugehörig, sein Molekulargewicht beträgt ca. 1 000 000. Sein Nachweis ist recht schwierig, und zwar schwierig insofern, als seine isolierte Erfassung problematisch ist.

4. Allergische Reaktionen

Bei *allergischen* Reaktionen, unter denen man gemeinhin immunologisch (Antigen-Antikörper-)bedingte Überempfindlichkeitsreaktionen versteht, hängt die zu beobachtende Verschiedenartigkeit vom Reaktionsort, der Reaktionsstärke und der Reaktionsdauer ab.

Lagern sich Antikörper, die andernorts gebildet wurden, an Zellen an und treten dann entsprechende Antigenmoleküle hinzu, so

kommt es durch die darauf erfolgende Reaktion zur Freisetzung von Histamin und einigen anderen Substanzen (Abb. 376) (Serotonin, Acetylcholin, Heparin, Bradykinin etc.).

Dieser Ablauf liegt der schon weiter oben erwähnten anaphylaktischen Reaktion zugrunde, bei der das Histamin für die zur Ödembildung führende Capillardilatation verantwortlich ist. Die Histaminfreisetzung kann

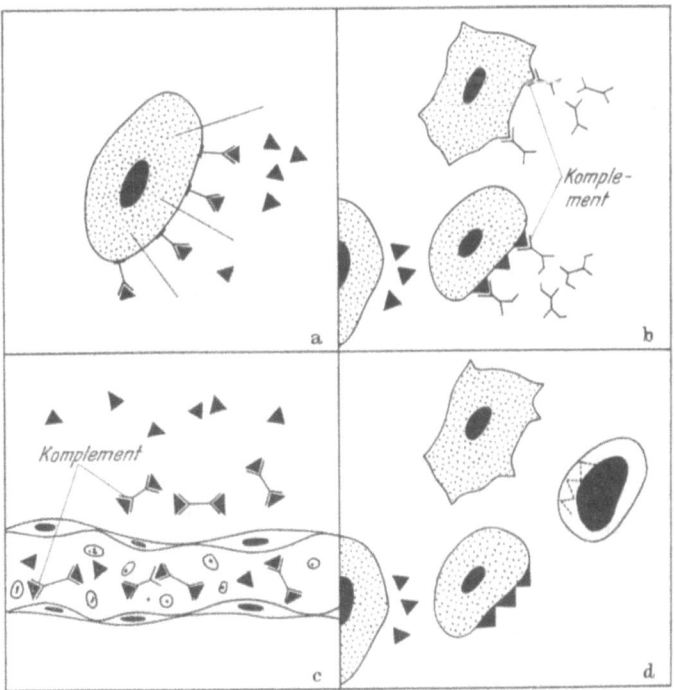

Abb. 376. Schematische Darstellung der Reaktionsformen zwischen Antigen und Antikörper. a Freie Antigene reagieren mit an die Zelloberfläche angelagerten Antikörpern. b Freie Antikörper reagieren mit Zellstrukturen, die Antigen-Charakter tragen (zelleigen oder angelagert). Komplement lagert sich an den so entstandenen Antikörper an. c Freie Antigene und freie Antikörper treten in Reaktion miteinander. Die Antigen-Antikörper-Komplexe schädigen das umgebende Gewebe, in diesem Fall z.B. die Gefäßwand. d Mononucleäre Zellen (mit zellständigen Antikörpern?) reagieren mit antigenen Strukturen anderer Zellen. ▲ Antigene, frei oder an die Zelle angelagert. ⌒⌒ Zelleigene Antigenstrukturen. ⟩——⟨ Antikörper. (Nach W. MÜLLER-RUCHHOLTZ aus H. REPLOH u. H. J. OTTE, Lehrbuch der Medizinischen Mikrobiologie. Stuttgart: Gustav Fischer 1965)

des weiteren zur Blutdrucksenkung und zur Kontraktion der glatten Muskulatur (z. B. Bronchialspasmus) führen. — Antikörper, die besonders zur Sensibilisierung von Gewebszellen befähigt sind — die sog. Reagine — können, wenn das ihnen entsprechende Antigen in den Kreislauf kommt (z. B. bei Injektion eines Medikaments), Ursache generalisierter anaphylaktischer Reaktionen sein, die lebensbedrohlich verlaufen können.

Hat sich ein Antigen an eine Zelle angelagert und tritt ein Antikörper hinzu, so resultiert meist Zellzerstörung, bei der das Komplement eine wichtige Rolle spielt. Derartige Reaktionen sind klinisch deshalb bedeutungsvoll, weil sich z. B. antigen wirksame Medikamente an Erythro-, Leuko- und Thrombocyten anlagern können und es durch entsprechende Antikörper zur hämolytischen Anämie, zur Leuko- oder Thrombopenie kommen kann.

Erfolgt die Reaktion zwischen Antigen und Antikörper in freier Lösung, so kommt es meist zur Präcipitation, die sekundär in der Umgebung zur Zellschädigung (z. B. Gefäßwandschädigung) führen kann (s. Abb. 376).

In dieser Aufzählung der allergischen Reaktionsformen sei abschließend noch die Spätreaktion, die weiter vorn bereits erwähnt wurde, genannt. Bedeutungsvoll ist diese Reaktionsform deshalb, weil sie eine wichtige Rolle bei der Abstoßung von Transplantaten einnimmt, die auch *ohne* Serumantikörper geschieht. In den Randgebieten von Transplantaten finden sich in großer Zahl mononukleäre Zellen (Lymphocyten und Monocyten), die offenbar eine tragende Funktion in dem immunologischen Prozeß haben, der sich bei der Transplantation abspielt. Wenngleich ein endgültiger Beweis noch aussteht, so spricht doch vieles dafür, daß für die Spätreaktion *zellständige* (sessile) Antikörper verantwortlich sind.

5. Autoimmunität (bzw. Autoallergie)

Bei der Autoimmunität kommt es zu einer Perversion der an sich ja sinnreichen und lebenserhaltenden, gegen äußere Substanzen gerichteten Immunmechanismen. Es treten hierbei Antikörper auf, die gegen körpereigene Substanzen gerichtet sind, sog. Autoantikörper.

Welches die Pathogenese dieser Autoimmunität resp. Autoallergie ist, ist bisher nicht bekannt. Möglich wäre, daß bestimmte organspezifische Haptene durch Verbindung mit einem exogen zugeführten Trägermolekül zu einem Vollantigen werden und Anlaß zur Antikörperbildung geben. Diese Antikörper würden dann mit körpereigenen Substanzen reagieren. — Eine andere Möglichkeit wäre die, daß im Verlauf eines pathologischen Prozesses organismuseigene Substanzen so alteriert werden, daß sie antigen werden und so eine Antikörperbildung gegen körpereigene Substanzen in Gang gesetzt wird. — Eine dritte Möglichkeit besteht darin, daß organismuseigene Substanzen erst nach der Phase der Immuntoleranz gebildet werden, oder erst später dem „Immunsystem zugänglich" werden, dann für den Organismus Antigencharakter haben und die Antikörperbildung auslösen. — Letztlich ist auch noch denkbar, daß die Ursache der Autoimmunerkrankungen in einer *abnormen*

Antikörperbildung begründet ist und diese abnormen Antikörper gegen körpereigene Substanzen gerichtet sind.

Bei einer ganzen Reihe von vermutlichen Autoimmunerkrankungen können Auto-Antikörper nachgewiesen werden, die gegen organismuseigene Substanzen gerichtet sind. Ein typisches Beispiel ist der beim *Erythematodes visceralis* nachzuweisende sog. *LE-Faktor*. Es handelt sich hierbei um einen Antikörper, der gegen Zellkernsubstanzen gerichtet ist. Diese beim visceralen Erythematodes auftretenden antinukleären Serumfaktoren lassen sich differenzieren in Antikörper gegen Nucleoprotein, Desoxyribonucleinsäure, Histon und andere Kernbestandteile. Bis jetzt ist aber, wie bei anderen Autoimmunerkrankungen, nicht geklärt, ob diese gegen körpereigene Substanzen gerichteten Antikörper von pathogenetischer Bedeutung für den betreffenden Krankheitsprozeß sind oder ob sie nur ein Symptom ohne pathogenetische Bedeutung sind.

Als Autoimmunerkrankungen werden die Thyreoiditis (HASHIMOTO), gewisse Encephalomyelitiden, bestimmte Blutkrankheiten, die Myasthenia gravis und die Kollagenosen (insbesondere der viscerale Erythematodes) angesehen.

6. Transplantationsimmunität

Unter Transplantation versteht man die Übertragung von lebendem und vermehrungsfähigem Zellmaterial. Spender und Empfänger können einen unterschiedlichen Verwandtschaftsgrad besitzen: Man spricht von einer *Xenotransplantation* bei einer Übertragung zwischen zwei Individuen verschiedener Species (z.B. Affenniere auf Mensch), von einer *Allotransplantation* bei einem Austausch zwischen zwei Individuen der gleichen Species, ohne daß sie genetisch gleich sind, von einer *Isotransplantation* bei einer Übertragung zwischen zwei Individuen, die von einer genetisch rein gezüchteten Linie einer Species stammen (z.B. eineiige Zwillinge). Die *Autotransplantation*, bei der die Übertragung von einer Körperregion in eine andere des gleichen Individuums erfolgt, ist immunologisch ohne wesentliche Bedeutung.

Transplantiert man einem Organismus körperfremde Zellen, Gewebe oder Organe, so tritt eine spezifische Reaktionsänderung ein, die darin besteht, daß der Empfängerorganismus das Transplantat abstößt, und nach einer zweiten Transplantation des gleichen Gewebes oder Organes dieses beschleunigt verwirft. Dieser veränderte Zustand wird als *Transplantationsimmunität* bezeichnet. Sie betrifft, soweit bekannt, alle Regionen des Organismus, soweit sie mit Blutgefäßen versorgt sind bzw. soweit sie von im Blut zirkulierenden Zellen erreicht werden können.

Die Entstehung der Transplantationsimmunität hängt von den genetisch determinierten antigenen Eigenschaften des Transplantates, d.h. seinen Histokompatibilitäts- oder Transplantationsantigenen, ab. Es ist daraus leicht verständlich, daß der Verwandtschaftsgrad von ausschlaggebender Bedeutung bei der Übertragung eines Transplantates ist. Daneben ist der Grad der Immunogenität der verschiedenen H-(Histokompatibilitäts-)Antigene für das Schicksal eines Transplantates bedeutungsvoll. Unsere bisherige Kenntnis der H-Antigene des Menschen ist zur Zeit noch weitgehend auf jene der Leuko-, Lympho- und Erythrocyten beschränkt.

Bei der Transplantation spielen sich immunologisch folgende Phasen ab:

Aufnahme des Transplantates und Transport der Transplantationsantigene zu den immunologischen Zentren des Empfängers → Produktion der die Immunantwort bestimmenden Substanzen (humorale Antikörper und Immunzellen) in diesen Zentren → Transport dieser Produkte zum Transplantat → Reaktion dieser Produkte mit den Antigenen des Transplantates.

Nach einer allogenen Transplantation, die zur Zeit die größte klinische Relevanz besitzt, tritt morphologisch zunächst eine Latenzperiode von etwa 5—6 Tagen ein, nach der eine Infiltration des Transplantates mit Rundzellen, unreifen Plasma- und eosinophilen Zellen eintritt. Diese individuell unterschiedlich starke celluläre Infiltration ist begleitet von einem mehr oder weniger starken Ödem und Veränderungen am Gefäßendothel und führt letztlich zur Zerstörung und Abstoßung des Transplantates. Je geringer der Antigenunterschied zwischen Spender und Empfänger des Transplantates ist, desto geringer sind auch die genannten Veränderungen ausgeprägt. Die zur Abstoßung führenden Immunreaktionen können gehemmt werden z.B. durch Cortison oder ähnliche Substanzen, Röntgenbestrahlung, Cytostatica oder Antilymphocytenserum. — Bei einer Zweittransplantation vom gleichen Spender auf den gleichen Empfänger erfolgt, wie schon gesagt, die Abstoßung infolge der inzwischen eingetretenen Transplantationsimmunität wesentlich schneller (Sekundärphänomen).

Literaturhinweise

BATCHELOR, J., and M. SILVERMANN: Interactions between sessil and humoral antibodies in homograft reactions. Ciba Found, Symp. Transplant., hrsg. v. G. WESTENHOLME and M. CAMERON. London: Churchill 1962.

BEHNKE, A. R., and H. A. SALTZMANN: Hyperbasie oxygenation. New Engl. J. Med. 276, 1423 (1967).

BODANSKY, O.: Methemoglobin and methemoglobin compounds. Pharmacol. Rev. 3, 144 (1951).

BÜCHNER, F.: Die Pathologie der cellulären und geweblichen Oxydationen. In: Handbuch der allgemeinen Pathologie, Bd. IV/2, S. 567. Berlin-Göttingen-Heidelberg: Springer 1957.

DEWEY, A. W.: Decompression sickness, an emerging recreational hazard. New Engl. J. Med. 267, 759, 812 (1962).

BURNET, M.: The clonal selection theory of acquired immunity. Cambridge University Press 1959.

FISCHER, H., u. J. HAUPT: Serumkomplement. In: Immunchemie, hrsg. v. O. WESTPHAL. Berlin-Heidelberg-New York: Springer 1965.

FREY, R., M. HALMAGYI, K. LANG u. G. THEWS: Hypoxie. Anaesthesiologie und Wiederbelebung 30, 1968.

FRIMMER, M.: Entzündungsstoffe. Dtsch. med. Wschr. 91, 33 (1966).

GOTTSTEIN, V., A. BERNSMEIER u. H. BLÖMER: Der Hirnkreislauf bei angeborenen Herzfehlern mit Blausucht. Verh. dtsch. Ges. Kreisl.-Forsch. 23, 290 (1957).

GROSSE-BROCKHOFF, F.: Sauerstoffmangel als klinisches Problem. Klin. Wschr. 23, 145 (1944).

HARRIS, E. J.: Transport und accumulation in biological systems. London 1956.

HAUROWITZ, F.: Struktur und Bildung der Antikörper. Behringwerke-Mitt. 45, 37 (1966).

HEILMEYER, L., u. H. J. KÄHLER: Die Entzündung und ihre Steuerung. Stuttgart: Benno Schwabe-Basch 1962.

ISSELHARD, W., Akuter Sauerstoffmangel und Wiederbelebung. Dtsch. med. Wschr. 90, 349 (1965).

JERNE, N. K.: The natural-selection theory of antibody-formation. Proc. nat. Acad. Sci. (Wash.) 41, 849 (1955).

JUNGE-HÜHSING, G., u. W. H. HAUSS: Struktur und Stoffwechsel der Bindegewebe. Stuttgart: Georg Thieme 1960.

LAMBERTSEN, C. J., R. H. KOUGH, D. Y. DOOPER, G. L. EMMEL, H. H. LOESCHKE, and C. F. SCHMIDT: Oxygen toxicity. J. appl. Physiol. 5, 471, 487 (1953).

LANDIS, E. M.: Micro-injektion studies of capillary permeability. Amer. J. Physiol. 82, 217 (1927).

LANDSTEINER, K.: The specifity of serological reactions, 2. ed. Cambridge, Mass.: Harvard 1945.

LANPHIER, H.: Diving medicine. New Engl. J. Med. 256, 120 (1957).

LILIENTHAL, J. L.: Carbon monoxide. Pharmacol. Rev. 2, 342 (1950).

LOESCHKE, and C. F. SCHMIDT: Oxygen toxicity. J. appl. Physiol. 5, 471, 487 (1953).

LINDNER, J.: Morphologie, Biochemie und Radiochemie der Entzündung. In: Die Entzündung. Grundlagen und pharmakologische Beeinflussung. Int. Symposion Freiburg 1966. Hrsg. R. HEISTER u. H. F. HOFFMANN. München-Berlin-Wien: Urban & Schwarzenberg 1966.

LOCHNER, W., u. M. NASSERI: Über den venösen Sauerstoffdruck, die Einstellung der Coronardurchblutung und den Kohlehydratstoffwechsel des Herzens bei Muskelarbeit. Pflügers Arch. ges. Physiol. 269, 407 (1959).

LÜBBERS, D. W., U. C. LUFT, G. THEWS u. E. WITZLEB (Hrsg.): Oxygen transport in blood and tissue. Stuttgart: Georg Thieme 1968.

LUFT, V. C.: Die Höhenanpassung. Ergebn. Phyisol. 44, 256 (1941).

MEESSEN, H.: Pathologische Anatomie des Morbus caeruleus. Langenbecks Arch. klin. Chir. 279, 474 (1954).

MERCKER, H., u. M. SCHNEIDER: Über Capillarveränderungen des Gehirns bei Höhenanpassung. Pflügers Arch. ges. Physiol. 251, 49 (1949).

MIESCHER, P., u. K. O. VORLAENDER: Immunopathologie in Klinik und Forschung. Stuttgart: Georg Thieme 1961.

MÜLLER, F.: Grundriß der medizinischen Mikrobiologie. Stuttgart: Ferdinand Enke 1963.

MÜRTZ, R.: Zur Pathophysiologie des chronischen Sauerstoffmangels. Untersuchungen über Anpassung von Kreislauf und Atmung des Morbus caeruleus. Arch. Kreisl.-Forsch. 40, 167 (1963).

NETTER, H.: Theoretische Biochemie. Berlin-Göttingen-Heidelberg: Springer 1959.

OPITZ, E., u. D. LÜBBERS: Allgemeine Physiologie der Zell- und Gewebsatmung. In: Handbuch der allgemeinen Pathologie, Bd. IV/2, S. 395. Berlin-Göttingen-Heidelberg: Springer 1957.

—, u. M. SCHNEIDER: Über die O_2-Versorgung des Gehirns und den Mechanismus von Mangelwirkungen. Ergebn. Physiol. 46, 126 (1950).

OTT, H.: Die Errechnung des kolloidosmotischen Serumdrucks aus dem Eiweißspektrum und das mittlere Molekulargewicht der Serum-Eiweißfraktionen. Klin. Wschr. 34, 1079 (1956).

PLÖTNER, K., u. K. BETKE: Pathologie des Hämoglobins und verwandter Stoffe. In: Handbuch der allgemeinen Pathologie, Bd. IV/2, S. 245. Berlin-Göttingen-Heidelberg: Springer 1957.

REYNOLDS, S. R., and B. W. ZWEIFACH: Symposion: The microcirculation. Factors influencing exchange of substances across capillary wall. Urbana (Illionois): University Press 1959.

RHODIN, J. A. G.: The diaphragm of capillary endothelial fenestrations. J. Ultrastruct. Res. 6, 171 (1962).

ROUGHTON, F. J. W.: Kinetics of gas transport in the blood. Brit. med. Bull. 19, 80 (1963).

RUFF, S., u. H. STRUGHOLD: Grundriß der Luftfahrtmedizin, 3. Aufl. München 1957.

SCHAUER, A.: Histo- und Biochemie der akuten Entzündung. Münch. med. Wschr. 106, 799 (1964).

SCHMIDT, C. F.: The cerebral circulation in health and disease. Springfield (Ill.) 1950.

SCHNEIDER, M.: Hypoxie und Anoxie. Therapiewoche 6, 217 (1956).

SEUSING, J., u. H. C. DRUBE: Der Tiefenrausch und andere Gefahren des Tauchens. Dtsch. med. Wschr. 87, 2580 (1962).

STEFFEN, C.: Allgemeine und experimentelle Immunologie und Immunpathologie. Stuttgart: Georg Thieme 1968.

THEWS, G.: Der Transport der Atemgase. Klin. Wschr. 41, 120 (1963).

Sachverzeichnis

MIX
Papier aus verantwortungsvollen Quellen
Paper from responsible sources
FSC® C105338

If you have any concerns about our products,
you can contact us on
ProductSafety@springernature.com

In case Publisher is established outside the EU,
the EU authorized representative is:
Springer Nature Customer Service Center GmbH
Europaplatz 3, 69115 Heidelberg, Germany

Printed by Libri Plureos GmbH
in Hamburg, Germany